F. DE QUERVAIN

SPEZIELLE CHIRURGISCHE DIAGNOSTIK

FÜR STUDIERENDE UND ÄRZTE

ZEHNTE AUFLAGE

NEUBEARBEITET VON

DR. KARL LENGGENHAGER

O. Ö. PROFESSOR DER CHIRURGIE
UND DIREKTOR DER CHIRURGISCHEN UNIVERSITÄTSKLINIK IN BERN

MIT 956 ZUM TEIL FARBIGEN ABBILDUNGEN

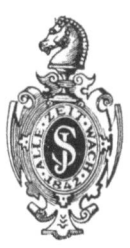

SPRINGER-VERLAG
BERLIN · GÖTTINGEN · HEIDELBERG
1950

COPYRIGHT 1950 BY SPRINGER-VERLAG OHG. IN BERLIN, GÖTTINGEN AND HEIDELBERG
SOFTCOVER REPRINT OF THE HARDCOVER 10TH EDITION 1950

ISBN 978-3-642-88224-1   ISBN 978-3-642-88223-4 (eBook)
DOI 10.1007/978-3-642-88223-4

Vorwort zur zehnten Auflage.

Leider war es dem Schöpfer dieses Werkes, Professor F. DE QUERVAIN, nicht mehr vergönnt, die zehnte Auflage zu bearbeiten. Eine kurze Krankheit riß den bis zuletzt unermüdlich arbeitenden und erst seit $1^1/_2$ Jahren vom Lehramt zurückgetretenen Meister in seinem 72. Lebensjahr von uns.

Wiewohl mir die Übernahme der anvertrauten Bearbeitung einer neuen Auflage wie eine Vermessenheit erschien, machte ich mich doch voll Dankbarkeit meinem großen, langjährigen Lehrer gegenüber ans Werk. Ich habe mich bemüht, die mir notwendig erscheinenden Ergänzungen im Sinne meines Vorbildes und Meisters einzufügen, im übrigen an diesem Monumentalwerk so wenig als möglich zu ändern. Das Hauptgewicht wurde wiederum auf das klinische Erfassen der Symptome gelegt, im übrigen wieder die Erfahrungen der Berner Klinik besonders berücksichtigt.

Besonderer Dank gebührt Herrn Dr. LOTMAR, welcher die teilweise Neubearbeitung der neurologischen Kapitel übernahm, ferner meinen Oberärzten und Assistenten, welche bei der Durchsicht der Korrekturen wertvolle Dienste leisteten.

So kann die neue Auflage wiederum als eine Schöpfung aus der Zusammenarbeit der Berner Klinik und der Berner Ärzte angesehen werden.

Ich hoffe, daß das Werk das bleibt, was es bisher für den Arzt und den Studierenden war.

Bern, im Herbst 1949.

K. LENGGENHAGER.

Inhaltsverzeichnis.

Erster Teil.
Chirurgische Erkrankungen des Kopfes.

Seite

1. Über Schädelbrüche 1
    A. Geschlossene Schädelbrüche 1
        1. Direkte Symptome 1
            a) Der Schmerz 1
            b) und c) Dislokation und falsche Beweglichkeit 1
            d) Die Blutung 2
            e) Liquorabfluß 3
            f) Veränderung des Perkussionsschalles 3
            g) Das Röntgenbild 4
        2. Indirekte Symptome 5
        3. Sitz und Verlauf der Fraktur 6
    B. Offene Schädelbrüche 8
2. Verletzungen des Gehirns 11
        1. Die Hirnerschütterung 12
        2. Die Hirnquetschung 14
        3. Der traumatische Hirndruck 16
        4. Spätfolgen von Hirnverletzungen 21
3. Die umschriebenen Erkrankungen des Gehirns und seiner Hüllen.
    Absceß, Pachymeningitis haemorrhagica, Cysten, Geschwülste,
    Parasiten 22
    A. Allgemeine Symptomatologie und Diagnostik 22
        1. Die Röntgendiagnostik 23
        2. Die Ventrikulo- und Encephalographie 25
        3. Die Lumbalpunktion 27
        4. Die Arteriographie 30
    B. Hirnlokalisation und Herddiagnose 30
        1. Der Olfactorius 30
        2. Die Sehstörungen 30
        3. Die Augenmuskelstörungen 34
        4. Der Trigeminus 35
        5. Der Facialis 35
        6. Der Acusticus 36
        7. Die caudalen Hirnnerven IX—XII 38
        8. Extremitäten 38
        9. Die Aphasie 38
    C. Die einzelnen Erkrankungen 43
        1. Der Hirnabsceß 43
        2. Pachymeningitis haemorrhagica 45
        3. Die Hirncysten 46
        4. Hirntumoren und Granulationsgeschwülste 47
        5. Kurze Charakterisierung der häufigsten Hirngeschwülste 50
4. Die chirurgischen Komplikationen der eitrigen Mittelohrentzündung . . . 54
5. Zur Epilepsiefrage 60
6. Chirurgisches über den Exophthalmus 64
7. Akut entzündliche Vorgänge am Schädel 66
8. Geschwülste am Kopf 66
    I. Angeborene Kopfgeschwülste 67
    II. Erworbene Kopfgeschwülste 70
        1. Die gutartigen erworbenen Kopfgeschwülste 71
        2. Die bösartigen Kopfgeschwülste und die chronisch-entzündlichen Schwel-
            lungen 71

Seite

9. Akut-entzündliche Erkrankungen im Gesicht 73
10. Geschwülste und Geschwüre im Gesicht 77
    I. Geschlossene Geschwülste 77
    II. Geschwürige Vorgänge 80
11. Verletzungen im Bereiche der Kiefer 89
12. Über die Kiefersperre 92
13. Entzündliche Erkrankungen und schmerzhafte Zustände im Bereiche
    der Kiefer 95
    1. Akute Periostitis 96
    2. Chronische Kieferentzündung 96
14. Die Geschwülste des Oberkiefers 101
15. Die Geschwülste des Unterkiefers 105
16. Akut-entzündliche Erkrankungen in der Mundhöhle 108
17. Geschwülste und Geschwüre in der Mund-, Rachen- und Nasenhöhle 111
    I. Nichtgeschwürige Gebilde 111
    1. Schleimhaut von Lippen und Wangen 111
    2. Mundboden 112
    3. Zahnfleisch 114
    4. Gaumen, Tonsillengegend, Zungengrund 114
    5. Rachen 115
    6. Nasenhöhle 116
    II. Geschwürige Gebilde 117
    1. Lippen- und Wangenschleimhaut 117
    2. Mundboden 117
    3. Zahnfleisch 118
    4. Tonsillengegend 118
    5. Gaumen und Gaumensegel 120
    6. Rachenwand 120
    7. Nasenhöhle 120
18. Chronische Erkrankungen der Zunge 120
    1. Nichtgeschwürige Geschwülste und Schwellungen 121
    2. Geschwürige Erkrankungen der Zunge 124

Zweiter Teil.

Chirurgische Erkrankungen des Halses.

19. Chirurgische Erkrankungen der Luftwege (Rachen, Kehlkopf und Luft-
    röhre) 125
    I. Akute Erkrankungen 126
    1. Entzündliche Prozesse im Rachen und Kehlkopf 126
    2. Traumen des Kehlkopfes 127
    3. Fremdkörper in den Luftwegen 127
    4. Perichondritis laryngea 129
    5. Entzündliche Prozesse in der Nachbarschaft 129
    6. Reine Zirkulationsstörungen 129
    II. Chronische Erkrankungen 130
20. Über Schluckbeschwerden 132
    I. Störungen des Schluckmechanismus in Mund und Rachen 132
    II. Störungen des Schluckmechanismus im Bereiche der Speiseröhre . . . 133
21. Halsabscesse 140
    I. Akute Entzündungsvorgänge 140
    1. Die Submentalgegend 140
    2. Die Submaxillargegend 140
    3. Die seitliche Halsgegend (Gefäßspalt) 141
    4. Die Supraclaviculargegend 141
    5. Vorderes Halsdreieck 142
    6. Nackengegend 142
    II. Chronische Abscesse 142
22. Halsfisteln 144
23. Geschwülste und geschwulstähnliche Gebilde am Halse 147
    I. Das vordere Halsdreieck 148

Seite

A. Die klinische Form des Kropfes 149
   a) Der diffuse Kropf 149
   b) Der knotige Kropf 150
B. Die Lageverhältnisse des Kropfes 151
C. Das funktionelle Verhalten des Kropfes 156
   a) Der Zustand funktionellen Gleichgewichts: Euthyreoidismus 156
   b) Die gesteigerte Funktion: Hyperthyreote Zustände 157
   c) Die Unterfunktion der Schilddrüse: Die hypothyreoten Zustände . . 160
D. Komplikationen des Kropfes: Blutung. Entzündung, maligne Entartung 160
   a) Blutung 160
   b) Entzündung 161
   c) Maligne Entartung 162
II. Geschwülste der seitlichen Halsgegend und ihrer Nachbargebiete 163
  1. Lymphdrüsenschwellungen 164
  2. Geschwülste mit flüssigem Inhalt 167
  3. Feste Halsgeschwülste 171
    a) Submaxillargegend 171
    b) Parotisgegend 172
    c) Seitliche Halsgegend im engeren Sinne 173
    d) Supraclaviculargegend 174
III. Die Nackengegend 175
24. Einiges über Entwicklungs- und Wachstumsstörungen 177
  I. Verlangsamung der geistigen Entwicklung bzw. der Intelligenzdefekt . . . 178
  II. Körperliche Wachstumsanomalien 183
  III. Anomalien von seiten des Skelets 184
25. Über abnorme Kopfhaltung 187
  I. Schmerzhafte Steifhaltung des Kopfes 187
   1. Plötzlich einsetzende Steifigkeit 187
   2. Allmählich eintretende Steifigkeit 192
  II. Schmerzlose Steifhaltung des Kopfes 192

Dritter Teil.
Die chirurgischen Erkrankungen des Thorax.

26. Knochenbrüche am Brustkorb 194
27. Über Lungenverletzungen 196
28. Herzverletzungen 200
29. Zur Chirurgie der entzündlichen Lungenerkrankungen 203
  I. Empyem, Lungenabsceß, Lungengangrän 204
   a) Der traumatische Lungenabsceß 207
   b) Das traumatische Empyem 207
  II. Die Bronchiektasie 208
  III. Die Aktinomykose 210
  IV. Die Pericarditis adhaesiva 210
  V. Der offene Ductus Botalli 211
  VI. Die Tuberkulose 212
30. Geschwülste und geschwulstähnliche Bildungen im Thoraxinnern . . 212
  1. Mediastinalgeschwülste 212
  2. Lungengeschwülste 217
31. Mißbildungen, Schwellungen und Geschwülste am Thorax 220
  I. Primäre Erkrankung des Thoraxinnern 220
  II. Primäre Erkrankung der Thoraxwand 222
   1. Akute Erkrankungen 222
   2. Chronische Erkrankungen 222
    a) Chronisch-entzündliche Prozesse 223
    b) Geschwülste 226
32. Entzündliche Erkrankungen der Brustdrüse 230
  1. Akute Entzündungen 231
  2. Chronische Entzündungen 232
33. Geschwülste und geschwulstähnliche Gebilde in der Brustdrüse . . . 233
  1. Kleine und mittelgroße Geschwülste 234
  2. Große Geschwülste 240
  3. Anomalien der Brustdrüse 241

Vierter Teil.
Chirurgische Erkrankungen des Bauches und der Beckeneingeweide.

Seite

34. Normale und abnorme Lage der Baucheingeweide 241
   I. Die angeborenen Verlagerungen 242
      1. Lage des Wurmfortsatzes 243
      2. Überkreuzung von Dünn- und Dickdarm 243
   II. Die erworbenen Lageveränderungen 243
35. Bauchverletzungen 249
   I. Die Verletzungen durch stumpfe Gewalt 249
      1. Magen-Darm-Kanal 251
      2. Milz 253
      3. Leber und Gallenwege 254
      4. Nieren 254
      5. Blase 255
   II. Die offenen Bauchverletzungen 257
      1. Schnitt- und Stichwunden 257
      2. Schußwunden 258
36. Akut-entzündliche Prozesse in der Bauchhöhle 259
   I. Bauchschmerzen ohne greifbare Veränderungen 265
   II. Diffuse Peritonitis ohne Lokalisation 268
   III. Umschriebene Peritonitis 270
      1. Epigastrium 270
      2. Rechtes Hypochondrium 270
      3. Linkes Hypochondrium 270
      4. Die Lendengegend 270
      5. Unterbauch und kleines Becken 271
37. Der subphrenische Absceß 278
      1. Subphrenische Abscesse ohne Pleuraexsudat 278
      2. Subphrenische Abscesse mit Pleuraexsudat 279
38. Tuberkulöse Peritonitis 280
39. Diagnose der Bauchgeschwülste im allgemeinen 284
40. Die Untersuchung des Magens und des Duodenums 288
41. Fremdkörper im Magen 299
42. Die Lageveränderungen des Magens 299
43. Das Magen- und Duodenalgeschwür 300
      1. Sitz des Geschwürs 300
      2. Diagnose der gutartigen sekundären Veränderungen 306
      3. Diagnose der krebsigen Entartung eines Geschwürs 307
44. Der primäre Krebs des Magens und des Duodenums 307
      1. Der Krebs der Kardia 309
      2. Der Krebs des Magenkörpers 309
      3. Der Krebs der Pylorusgegend 311
45. Die akute Perforation des Magen- und Duodenalgeschwürs 312
46. Die chirurgischen Erkrankungen der Leber und der Gallenwege . . 315
      1. Die Gallensteinkolik 316
      2. Die akute Cholecystitis 317
      3. Die gangränöse Cholecystitis 320
      4. Der Choledochusverschluß 323
      5. Hydrops der Gallenblase, chronisches Empyem 326
      6. Akute Cholangitis 327
      7. Die von den Gallenwegen unabhängigen Entzündungen des Leberparenchyms 327
         Lebergeschwülste 328
47. Zur Chirurgie des Pankreas 329
      1. Die akute Pankreatitis und die Pankreashämorrhagie 330
      2. Chronische Pankreatitis und Krebs des Pankreaskopfes 331
      3. Geschwülste und Cysten des Pankreaskörpers 332
48. Die Chirurgie der Milz 333
   A. Isolierte Erkrankungen der Milz 333
      1. Akut-entzündliche Erkrankungen der Milz 333
      2. Die Milztuberkulose 334

Seite

   3. Die tierisch-parasitären Erkrankungen der Milz 334
   4. Die Neubildungen der Milz 335
   B. Systemerkrankungen der Milz 335
49. Die akute Appendicitis 338
50. Colitis, sog. chronische Appendicitis und Funktionsstörungen
    des Dickdarms 343
   A. Colitis mit ausgesprochen anatomischen Veränderungen 343
   B. Funktionsstörungen des Dickdarmes ohne typische anatomische Veränderungen 345
51. Über Darmverschluß 348
   I. Die allmählich sich entwickelnde Stenose (sog. chronischer Darmverschluß) 349
      A. Die Symptome der Stenose 349
      B. Der Sitz der Stenose 351
      C. Form und Ursache der Stenose 352
   II. Der akute, völlige Darmverschluß 359
      A. Symptome 359
      B. Sitz des Verschlusses 360
      C. Die allgemeinen Erscheinungsformen des akuten Verschlusses 363
      D. Die Ursachen des akuten Darmverschlusses 364
         1. Verschluß durch Stränge und Knickungen 364
         2. Verschluß durch Gallensteine 364
         3. Die Invagination 365
         4. Die Achsendrehung 366
         5. Einklemmung innerer Hernien 367
         6. Der spastische Ileus 369
52. Geschwülste und Schwellungen der Bauchdecken 369
         1. Oberbauchgegend 369
         2. Nabelgegend 370
         3. Leistengegend 373
         4. Lendengegend 374
         5. Schwellungen und Geschwülste an atypischen Stellen 374
53. Über Bauchfisteln 376
54. Der äußere Leistenbruch 377
         1. Diagnose beim Fehlen einer Bruchgeschwulst 378
         2. Diagnose bei inguinaler Bruchgeschwulst 380
         3. Diagnose der labialen und scrotalen Hernien 383
55. Der innere oder direkte Leistenbruch 384
56. Der Schenkelbruch 385
57. Über Unfallhernien 389
58. Einiges über Brucheinklemmung 390
         1. Liegt überhaupt eine Hernie vor? 390
         2. Ist die Hernie eingeklemmt? 392
         3. Was enthält der Bruch? 393
         4. Wo sitzt die Einklemmung? 393
         5. In welchem Stadium befindet sich die Einklemmung? 394
         6. Welche Fragen erheben sich während der Operation selbst? . . . 394
         7. Welche diagnostischen Fragen erheben sich nach erfolgter blutiger oder
            unblutiger Reposition? 395
59. Über Stuhlbeschwerden 396
60. Verletzungen und Fremdkörper des Mastdarmes 401
61. Die Abscesse und Fisteln der Dammgegend 402
         1. Dermoide und Dermoidfisteln 403
         2. Knochenabscesse und Knochenfisteln 403
         3. Mastdarm- und Afterabscesse und -fisteln 403
         4. Periurethrale Abscesse und Harnfisteln 405
62. Geschwülste und Schwellungen im Scrotum 405
   I. Schwellungen des Scrotums selbst 405
      A. Akute Schwellungen 405
      B. Chronische Schwellungen 406
   II. Schwellungen des Scrotalinhalts 407
      A. Geschwülste des Samenstranges 408
      B. Akute Schwellungen von Hoden und Nebenhoden 408

Seite

C. Chronische Schwellungen von Hoden und Nebenhoden 410
    1. Schwellungen des Nebenhodens. 410
    2. Schwellungen zwischen Hoden und Nebenhoden 411
    3. Schwellungen im Bereiche des Hodens 411
63. Allgemeines über die chirurgischen Erkrankungen der Harnorgane . 413
  I. Störungen der Harnentleerung 414
    A. Die schmerzhafte Entleerung 414
    B. Die erschwerte Entleerung 415
      1. Störungen des nervösen Entleerungsmechanismus 415
      2. Verlegung und Verengerung der Harnröhre 415
    C. Der mangelhafte Schluß der Blase 416
    D. Der Blasentenesmus 417
  II. Abnorme Beschaffenheit des Urins 417
    A. Beimischung von Eiter. 418
    B. Beimischung von Blut 419
    C. Beimengung von anorganischen Niederschlägen oder Konkrementen
      (Harngrieß) 420
  III. Die örtlichen Erscheinungen 420
    1. Beurteilung des gesamten Nierensystems 424
      a) Bestimmung der Tagesmenge des Harnstoffes im Urin. 424
      b) Der Verdünnungs- und Konzentrationsversuch 424
      c) Die Bestimmung des Harnstoffgehaltes des Blutes 425
      d) Die Bestimmung des Gefrierpunktes des Blutes 425
      e) Die Bestimmung des Verhaltens der Niere körperfremden Sub-
        stanzen gegenüber 426
    2. Die Funktion einer einzelnen Niere. 426
64. Entzündliche Vorgänge in der Umgebung der Nieren 426
65. Über die Wanderniere 428
66. Über Hydronephrose und ihre Folgezustände 434
67. Über selbständige Eiterungen in Nierenbecken und Niere 438
68. Über Nieren- und Uretersteine 440
  A. Primäre Nieren- und Uretersteine 440
    1. Nichtinfizierte Steinniere 440
    2. Infizierte Steinniere 442
  B. Sekundäre Nierensteine 442
69. Nierengeschwülste. 444
70. Die Tuberkulose des Harnapparates 447
71. Über Blasensteine 449
72. Über Cystitis 450
73. Blasengeschwülste. 452
    1. Geschwülste der Blasenschleimhaut. 452
    2. Geschwülste der Muscularis 454
74. Hypertrophie, Schrumpfung, Geschwülste und Abscesse der Prostata 454
    1. Hypertrophie, Schrumpfung und Geschwülste 454
    2. Entzündungsprozesse 456
75. Verletzungen der Harnröhre 457
76. Chirurgische Erkrankungen des Penis 459
    1. Traumatische Verletzungen und Schädigungen des Gliedes 459
    2. Mißbildungen 460
    3. Geschlossene Geschwülste und Schwellungen. 463
    4. Geschwürige Veränderungen 463

Fünfter Teil.
Die chirurgischen Erkrankungen des Beckens und der Wirbelsäule.

77. Beckengeschwülste 466
78. Angeborene Veränderungen der Wirbelsäule 469
79. Lumbago 474
80. Verletzungen der Wirbelsäule 477
  I. Gang der Untersuchung 477

Seite

II. Bestimmung von Grad, Natur und Sitz der Verletzung 481
   A. Der Grad und die Natur der Rückenmarksverletzung 481
   B. Der Sitz der Rückenmarksverletzung. (Die Höhendiagnose) 484
   C. Beziehungen zwischen Mark- und Wirbelverletzung 491
   D. Die Form der Wirbelverletzung 492
     1. Brüche von Dorn-, Quer- und Gelenkfortsätzen 494
     2. Der Bogenbruch 495
     3. Der Kompressionsbruch 495
     4. Die Totalverschiebung 496

81. Zur Chirurgie der nichttraumatischen Rückenmarkserkrankungen . 499
     1. Handelt es sich überhaupt um eine Geschwulst? 500
     2. Welcher Natur ist die Geschwulst? 502
     3. In welcher Höhe sitzt die Geschwulst? 503

82. Die entzündlichen Erkrankungen der Wirbelsäule 504
   A. Tuberkulöse Spondylitis 504
     1. Spondylitis ohne deutlichen Buckel und ohne Senkungsabsceß . . . 504
     2. Spondylitis mit Senkungsabsceß 505
     3. Spondylitis mit Gibbus 509
     4. Spondylitis mit Rückenmarkssymptomen 510
   B. Nichttuberkulöse Spondylitiden 511
     1. Akute Spondylitis 511
     2. Aktinomykose der Wirbelsäule 511
     3. Syphilitische Spondylitis 511
     4. Deformierende und ankylosierende Spondylitis 511
     5. Diffuse Neubildungen der Wirbelsäule 513

83. Verbiegungen der Wirbelsäule 515
     1. Antero-posteriore Verbiegungen 519
     2. Seitliche Verbiegungen 520

Sechster Teil.
Chirurgische Erkrankungen der oberen Extremität.

84. Frakturen und Luxationen im Bereiche des Schultergürtels und des
   Schultergelenks 525
   A. Schlüsselbein 525
   B. Schultergelenk und Oberarm 529
     1. Luxationen 530
     2. Frakturen 531

85. Entzündungsprozesse im Bereiche des Schultergelenks 536
   A. Unterscheidung von Schleimbeutel- und Gelenkerkrankungen . . . 536
   B. Diagnose der einzelnen Formen von Bursitis und Omarthritis . . . 537
     1. Bursitis 537
     2. Omarthritis 538
   C. Primäre Erkrankungen des Knochens 540
   D. Die Anstrengungsthrombose der oberen Extremität 541

86. Verletzungen im Bereiche des Ellbogengelenks 541
   A. Inspektion 542
   B. Funktionsprüfung 544
   C. Palpation 548
   D. Röntgenuntersuchung 552

87. Entzündungsprozesse in der Ellbogengegend 554
     1. Akute Entzündungsprozesse 554
     2. Chronische Entzündungsprozesse 555

88. Geschwülste und geschwulstähnliche Gebilde am Ober- und Vorderarm 557

89. Verletzungen im Bereiche des Vorderarms, Handgelenks und der Hand 563
     1. Radius und Ulna 563
     2. Handgelenk 568
     3. Mittelhand und Finger 574

90. Von den Entzündungsprozessen im Bereiche des Handgelenks . . . 575
     1. Akute Entzündungen 575
     2. Chronische Entzündungsprozesse 579

Seite

91. Geschwülste an Hand und Fingern 580
    1. Gutartige Geschwülste. 580
    2. Bösartige Geschwülste. 584
92. Akut-entzündliche Prozesse an Hand und Fingern 585
    1. Entzündungsprozesse an den Fingern 585
    2. Akut-entzündliche Prozesse an der Hand 585
93. Die chronischen Entzündungen an Hand und Fingern 589
    1. Die Haut 589
    2. Die Sehnenscheiden 591
    3. Der Knochen. 592
94. Abnorme Haltungen und Stellungen von Hand und Fingern. Schädi-
    gungen der Nerven der oberen Extremität 592
    1. Folgen von Schädigungen der Nerven 592
    2. Stellungsanomalien des Handgelenks 597
    3. Nichtneurogene Stellungsanomalien der Finger 599
    4. Zirkulatorische und nervöse Erkrankung 601

Siebenter Teil.

Erkrankungen der unteren Extremität.

95. Luxationen und Frakturen im Bereiche des Hüftgelenks 601
    A. Gang der Untersuchung. 602
    B. Diagnose der einzelnen Verletzungsformen 605
       1. Luxationen 605
       2. Kontusion, Distorsion, Fraktur 608
96. Die nichttraumatischen Formveränderungen am Hüftgelenk (Luxatio
    coxae congenita, Coxa vara und Osteochondritis deformans juvenilis) 619
    A. Die angeborene Hüftluxation 619
    B. Die Coxa vara 626
    C. Die Osteochondritis deformans juvenilis 630
97. Die akut-entzündlichen Erkrankungen des Hüftgelenks 633
98. Die chronisch-entzündlichen Erkrankungen der Hüfte 634
    A. Die tuberkulöse Coxitis 634
    B. Die nichttuberkulösen chronischen Erkrankungen des Hüftgelenks. . . 640
99. Schwellungen, Schmerzen und Geschwülste am Oberschenkel . . . 642
    I. Akute Zustände 642
    II. Chronische Veränderungen 644
       A. Schwellungen der Weichteile 644
       B. Schwellungen am Knochen 646
          1. Osteome und Chondrome 646
          2. Sarkome. 648
100. Verletzungen im Bereiche des Kniegelenks 652
101. Akut-entzündliche Erkrankungen des Kniegelenks 664
102. Chronische Erkrankungen des Kniegelenks 666
    1. Die Gelenkgeräusche 667
    2. Der chronische Gelenkerguß 667
    3. Die fungöse Gonitis 670
    4. Die mit Versteifung verbundenen Veränderungen 672
    5. Formveränderung des Knochens 673
    6. Intermittierende Gelenkblockierungen 673
103. Geschwülste und geschwulstähnliche Bildungen im Bereiche des
    Kniegelenks. 674
104. Die akuten Weichteilinfektionen der unteren Extremitäten 676
105. Ischias und andere schmerzhafte Erkrankungen an den unteren
    Extremitäten 679
106. Geschwüre am Unterschenkel 683
107. Schwellungen und Geschwülste am Unterschenkel 688
    A. Akute Erkrankungen 691

Seite

B. Chronische Entzündungsprozesse und Geschwülste 691
    1. Die diffusen Entzündungsprozesse 692
    2. Die umschriebenen Schwellungen 694
108. Verletzungen im Bereiche des Unterschenkels und des Fußgelenks . 698
    A. Unterschenkelschaft 698
    B. Knöchelgegend 699
        1. Verletzungen ohne Formveränderung 699
        2. Verletzungen mit Formveränderungen 706
109. Über den Bruch des Fersenbeines 708
110. Nach vorn von den Knöchelgelenken gelegene Fußverletzungen . . 712
111. Entzündliche Erkrankungen am Fuße 714
    A. Fußwurzel 714
        1. Akute Erkrankungen 714
        2. Chronische Entzündungen 715
    B. Mittelfuß und Zehen 718
112. Über Deformitäten am Knie, Unterschenkel und Fuß 719
    A. Die Deformitäten des Kniegelenks 720
    B. Fußdeformitäten 721
        1. Knick- und Plattfuß 721
        2. Klumpfuß und Hohlfuß 725
        3. Spitzfuß und Hackenfuß 728
    C. Zehendeformitäten 729
113. Geschwülste und Geschwüre am Fuß 732
    1. Geschwülste 732
    2. Geschwüre 734
114. Schema der kurzen Orientierung bei Schwerverletzten 735

Sachverzeichnis 737

Erster Teil

Chirurgische Erkrankungen des Kopfes.

1. Über Schädelbrüche.

Zur richtigen Einschätzung der Gefahr, welche dem Hirn droht, gehört auch die Kenntnis der *Schädelverletzung*. Wir werden darum suchen, über dieselbe ein genaues Urteil zu gewinnen — nicht durch Aufgießen von Farbe auf den bloßgelegten Schädel, wie es die Chirurgen vor Zeiten taten, sondern durch die sorgfältige Berücksichtigung aller klinischen Symptome und des Röntgenbildes.

Wir unterscheiden aus praktischen Gründen *geschlossene* und *offene Schädelfrakturen* und wollen dieselben gesondert besprechen.

A. Geschlossene Schädelbrüche.

1. Direkte Symptome.

Die anatomischen Verhältnisse liegen am Schädel so, daß uns die gewöhnlichen Frakturzeichen vielfach im Stiche lassen. Sie bilden aber immerhin unsere hauptsächlichste Richtschnur. Diese Zeichen sind kurz zusammengefaßt: *Bruchschmerz — Verlagerung der Bruchstücke — falsche Beweglichkeit der Bruchstücke — Blutung — Liquorabfluß — Perkussionsschalländerung.*

a) Der Schmerz.

Der „*Schmerz*" kann sich bei Schädelbrüchen in doppelter Weise äußern. Vorsicht erfordert die Deutung des *direkten* Druckschmerzes, denn jede Beule, jeder Bluterguß in oder unter die Kopfschwarte ist schmerzhaft. Wenn wir dagegen eine mehrere Tage anhaltende, in einer Linie verlaufende Schmerzhaftigkeit nachweisen können, so müssen wir eine daselbst durchgehende Schädelfissur zum mindesten als wahrscheinlich annehmen. Ferner können wir *indirekt*, d. h. durch Zusammendrücken des Schädels oder durch Eindrücken eines großen Fragments an der Frakturstelle, also entfernt von der Druckstelle Schmerz hervorrufen.

b) und c) Dislokation und falsche Beweglichkeit.

„*Dislokation und falsche Beweglichkeit*" treffen wir nur bei Stückbrüchen, d. h. bei der völligen Auslösung eines Schädelstückes aus seinem knöchernen Zusammenhang. Die Dislokation äußert sich als Einsenkung — *Impressionsfraktur* —, die falsche Beweglichkeit durch die Möglichkeit federnden Eindrückens — Klaviertastenbeweglichkeit —. Gewöhnlich schließt das eine Symptom das andere aus, indem bei Impressionsfraktur die eingedrückten Stücke sich gegenseitig festhalten, weshalb eben die Impression bestehen bleibt, während bei Stückbruch mit beweglichen Fragmenten die letzteren durch den intrakraniellen Druck wieder in ihre normale Lage gebracht werden und dadurch die anfängliche Impression spontan gehoben wird. Das eine wie das andere Symptom ist leicht zu erkennen und ist ohne weiteres für einen Stückbruch des Schädeldaches beweisend. Nur eines kann zu Täuschungen Anlaß geben und hat schon erfahrene Chirurgen in Verlegenheit gebracht: Bei jedem etwas ausgedehnteren, unter der Galea und ganz besonders unter dem Periost sitzenden Blutergusse finden wir einen von den Seiten her allmählich ansteigenden derben Wall, welcher dem blutdurchtränkten Gewebe entspricht, während in der Mitte, wo sich das Blut in einem größeren Hohlraume angesammelt hat, die Konsistenz weicher ist und der tastende Finger das Gefühl der Eindrückbarkeit bekommt. Man glaubt im ersten Augenblick, eine Impressionsfraktur vor sich zu haben. Kann man durch allmählich zunehmenden Druck den Wall an einer Stelle zum Verschwinden bringen und fühlt der Finger darunter normalen Knochen, so handelt es sich um eine große Beule — Cephalhämatom —, nicht um eine Impressionsfraktur.

Besonders bei den ausgedehnten, durch Gefäßdegeneration begünstigten Hämatomen der Alkoholiker glaubt man, mit dem tastenden Finger ins Schädelinnere zu geraten.

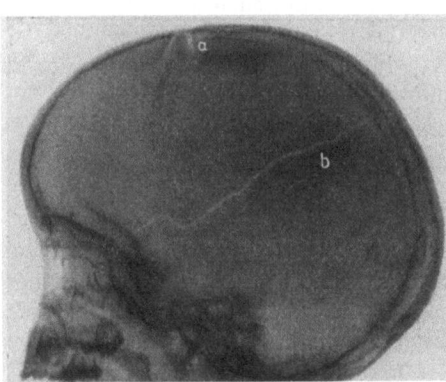

Abb. 1. Schädelfissur. *a* Kranznaht *b* Fissur.

Selbstverständlich wird man sich nicht durch angeborene Eigentümlichkeiten in der Schädelform, so durch eine stark vorragende Hinterhauptschuppe oder durch einen Schaltknochen, durch syphilitische Defekte oder durch auf frühere Traumen zurückzuführende Schädelimpressionen irreführen lassen.

d) Die Blutung.

Viel regelmäßiger vorhanden und deshalb von viel größerer Bedeutung, ja für den Nachweis der Schädelbasisbrüche oft das einzige Zeichen, ist die „*Blutung*". Bei jeder Kopfverletzung erkundigt sich der Praktiker denn auch sofort nach Blutung aus *Ohr — Mund — Nase*.

Bei **Ohrblutungen** versichere man sich vor allem, daß das Blut nicht von außen her in den Gehörgang gelaufen ist. Findet sich nur wenig Blut im Gehörgang, so kann dasselbe von einem bloßen Trommelfellriß herrühren, der auch ohne Basisfraktur vorkommt. Reichlichere oder länger andauernde Blutung weist dagegen auf eine Knochenverletzung hin, die eine Basisfraktur sein wird, wenn nicht der äußere Gehörgang selbst schwer verletzt ist.

Derartige Verletzungen sind in seltenen Fällen schon bei Stoß auf den Unterkiefer dadurch zustande gekommen, daß der Gehörgang durch den Gelenkfortsatz des Unterkiefers eingedrückt wurde.

Blutungen aus **Nase und Mund** haben nur dann diagnostische Bedeutung, wenn das Trauma nicht direkt den Gesichtsschädel betroffen hat. Ist diese Möglichkeit ausgeschlossen, so muß ein Sprung im Siebbein, Keilbein oder im vorderen Teil der Pars basilaris des Hinterhauptbeines vorhanden sein. Ausnahmsweise stammt das Blut aus der Tuba Eustachii.

Diagnostisch ebenso wichtig wie die offenen sind die **subcutanen Blutergüsse**. Wir achten auf ihren Sitz und auf den Zeitpunkt ihres Auftretens. Sie finden sich vor allem im Bereiche der Orbita und des Warzenfortsatzes und unterscheiden sich dadurch von Blutunterlaufungen durch direkte Quetschung, daß sie nicht sofort nach der Verletzung auftreten, sondern erst, wenn das Blut Zeit gehabt hat, an die Oberfläche zu gelangen, d. h. nach einigen Stunden, selbst nach 2—3 Tagen. Wir werden uns also hüten, aus jedem blauen Auge eine Basisfraktur zu machen. Vor allem erkundigen wir uns danach, ob das Trauma nicht vielleicht das Gesicht treffen konnte, sei es auch nur in indirekter Weise dadurch, daß der Schädelverletzte nachträglich auf dasselbe fiel. Ist eine solche Ursache nicht vorhanden, und sehen wir, den Verletzten regelmäßig beobachtend, wie sich allmählich der Bulbus etwas vordrängt, die Lider sich blau verfärben, die Conjunctiva blutig unterläuft, so muß ein Bluterguß im orbitalen Fett- und Zellgewebe vorliegen und als Ursache desselben eine Knochenverletzung im Bereiche der Orbita, gewöhnlich im Orbitaldache. Die Suffusion ist infolge der Fascienverhältnisse ringsum scharf abgegrenzt, mehr oder weniger kreisförmig, den Bereich des Orbitalrandes nicht überschreitend („Brillenhämatom", siehe Abb. 5). Zeigt ein Blick hinter das Ohr am 2. oder 3. Tage nach der Verletzung, daß hier eine Suffusion auftritt, so schließen wir daraus, daß der Schädelbruch die mittlere bzw. die hintere Schädelgrube betroffen hat.

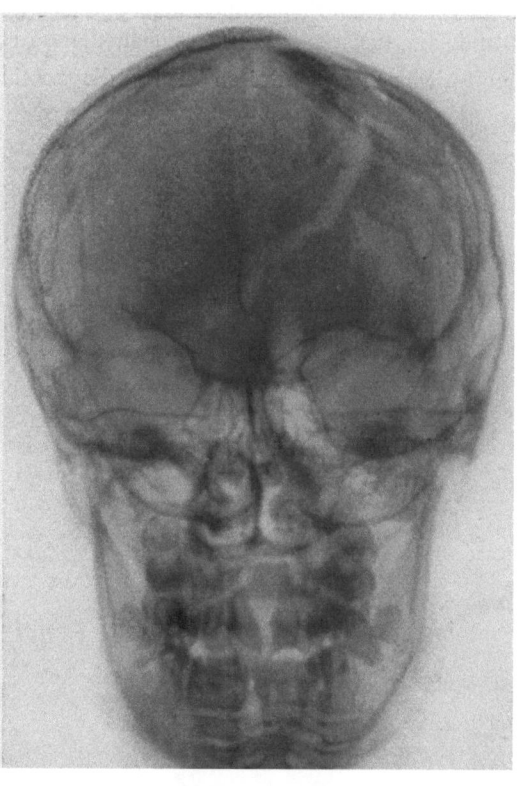

Abb. 2. Impressionsfraktur am Scheitelbein und Sprengung der Lambdanaht.

Folgendes Vorkommnis könnte zur Verwechslung Anlaß geben: Ein von einem Wagen überfahrener Junge wird mit subkonjunktivalen Ekchymosen ins Spital gebracht. Man konnte bei oberflächlicher Untersuchung an Basisfraktur denken. Er zeigte aber im ganzen Gesicht, am Halse und am oberen Teile des Thorax zahlreiche punktförmige Blutaustritte in der Haut. Es handelt sich also um *Stauungsblutungen* infolge schwerer Thoraxkompression, d. h. um das, was die französische Chirurgie als „Masque ecchymotique" bezeichnet. Auch der epileptische Anfall kann bei Beengung des Halses durch den Kragen hierzu führen.

e) Liquorabfluß.

Fließt nach Aufhören der Blutung eine klare Flüssigkeit — „*Liquor cerebrospinalis*" — aus Ohr oder Nase aus und durchtränkt in kürzester Zeit die Verbände, oder gibt der Patient an, daß er eine eigentümliche Flüssigkeit schlucken müsse, so haben wir eine weitere Stütze für die Diagnose Schädelfraktur, und noch mehr, wenn gar irgendwo „*Hirnmasse*" unter die Haut gelangt ist.

Daß die letztere, wie ich gesehen, nach Incision des Buckels vom Arzte als „Eiter" ausgedrückt wird, das gehört zum Glück zu den Raritäten unter den ärztlichen Versündigungen.

f) Veränderung des Perkussionsschalles.

Es ist schon lange auf die Bedeutung der Perkussion bei Schädelbrüchen hingewiesen worden und doch wird diese Untersuchungsmethode nur wenig angewendet. Nach unseren Beobachtungen findet sich bei vergleichender

Perkussion der beiden Schädelhälften auf der verletzten Seite oft deutliche Dämpfung, die nicht immer auf eine größere Blutung zurückgeführt werden kann, und bisweilen ein sehr deutliches Geräusch des „gesprungenen Topfes". Die Schallanomalien werden, wie Dr. PEYER auf unsere Anregung hin festgestellt hat, noch deutlicher, wenn man den Kopf auf einen Resonanzkasten — z. B. eine leere Zigarrenkiste — legt.

g) Das Röntgenbild.

Die meisten Schädelbrüche lassen sich auch ohne das Röntgenbild erkennen, und die meisten klinisch sicher diagnostizierten Basisbrüche entgehen der Röntgenuntersuchung. Trotzdem versäumen wir die Röntgenaufnahme nicht, denn sie läßt uns den Verlauf und die Ausdehnung der Sprünge besonders an der Konvexität zuverlässiger feststellen als irgendein klinisches Zeichen (besonders Absprengungen der Tabula interna offenbaren sich auf diese Weise). Nur darf man nicht Arterienfurchen und Knochennähte mit Frakturen verwechseln. Erscheint eine Naht als auffallend breit, so müssen wir die Sprengung derselben durch das Trauma annehmen, wie sie beim kindlichen Schädel statt Fissuren, oder mit solchen zusammen, nicht selten vorkommt. Daß kleine Asymmetrien, besonders im Orbitalbereich, nicht ohne weiteres als Frakturzeichen gedeutet werden dürfen, das liegt auf der Hand.

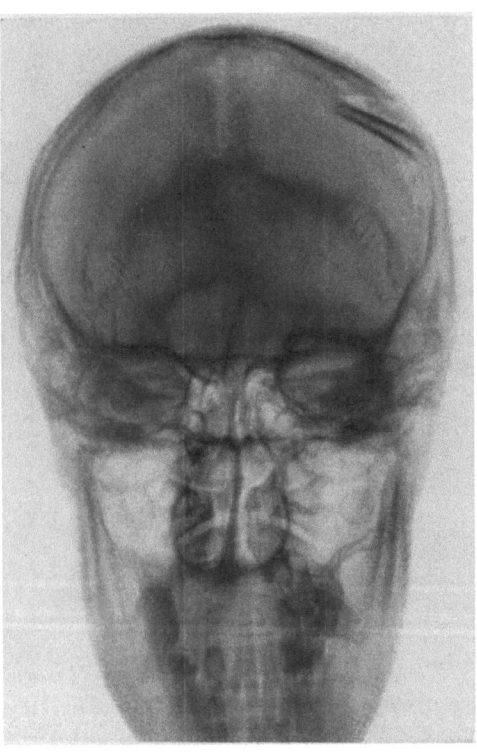

Abb. 3. Impressionsfraktur.

Zur ersten Orientierung muß eine Aufnahme mit der Platte auf der voraussichtlich betroffenen Schädelseite und eine zweite senkrecht dazu — die Platte am Gesicht oder Occiput — gemacht werden. Je nach dem Ergebnis derselben können noch Aufnahmen in anderen Richtungen nötig werden, so mit der Platte auf dem Scheitel und Strahleneinfall bei rückwärts geneigtem Kopfe, vom Halse her, oder in diagonaler Richtung usw. Die Felsenbeine kann man am besten durch Projektion in die Orbitae sichtbar machen. Auch stereoskopische Aufnahmen können von Wert sein.

Bei Kommunikation der Schädelhöhle mit dem Nasen-Rachenraum (auch Sinus frontalis und Mastoidzellen) kann es durch Hustenstöße, Schneuzen usw. zu Lufteinpressung in die Schädelhöhle kommen: sog. *Pneumatocele.* Ähnlich wie beim Spannungspneumothorax kann es hier durch Ventilmechanismus zu allmählicher Drucksteigerung kommen. In dem in Abb. 4 dargestellten Falle kam es durch Eindringen eines Eisenhakens durch den rechten Sinus frontalis ins Gehirn unmittelbar zu einem Spontanventrikulogramm und zu einem Pneumocephalus. Letzterer ist perkutorisch leicht feststellbar.

Im Anschluß an geschlossene Schädelfrakturen der Konvexität kommt es gelegentlich zur Ausbildung des sog. *Sinus pericranii,* einer mit dem Sinus sagittalis superior in Zusammenhang stehenden, in der Medianlinie liegenden, bläulich durchschimmernden und verdrängbaren Blutcyste.

2. Indirekte Symptome.

Zu den direkten Knochenbruchsymptomen gesellen sich häufig Hirnnervenverletzungen, auf die wir sowohl im Interesse der Diagnose als auch der Prognose sorgfältig achten müssen. Wie dieselben von zentralen Lähmungen zu unterscheiden sind, das werden wir im Abschnitt über die Hirnlokalisation besprechen.

Obenan in der Häufigkeitsskala steht die *Facialislähmung.*

Nicht selten sind ferner die *Augenmuskel-nerven* betroffen, und zwar vor allem der *Abducens*, nicht selten auf beiden Seiten, weniger häufig der *Oculomotorius* und der *Trochlearis.* Ebenfalls nicht ungewöhnlich ist die Schädigung des *Acusticus.* Seltener sind dagegen die Verletzungen des *Olfactorius*, des *Opticus* und der letzten Nervenpaare *Glossopharyngeus* bis *Hypoglossus.*

Aus dem zeitlichen Auftreten dieser Lähmungen und aus ihrer Intensität können wir auf die Natur der Nervenverletzung schließen.

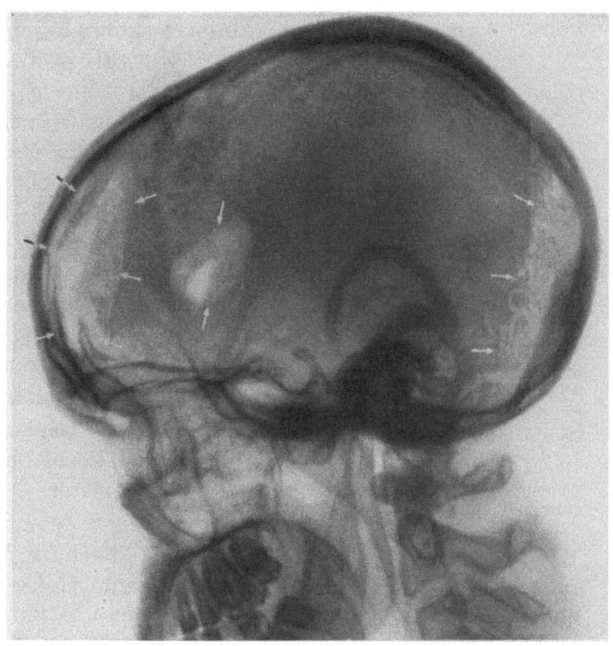

Abb. 4. Traumatische Pneumocele mit teilweiser Ventrikelfüllung.

Ist die Lähmung sofort nach der Verletzung eingetreten und ist sie total, so muß eine völlige Durchquetschung oder ein Abriß des Nerven an der Austrittstelle aus der Brücke, bzw. der Medulla oblongata vorliegen; hat sie sich nach einigen Stunden eingestellt, so kommen ödematöse Durchtränkung und Kompression durch einen Bluterguß in Betracht.

Wie vorsichtig man in der Beurteilung solcher Nebenverletzungen sein muß, zeigt folgender Fall:

Ein Arbeiter stößt sehr heftig mit dem Scheitel an eine steinerne Platte. Am 2. Tage tritt, allmählich zunehmend, eine linksseitige Oculomotoriuslähmung auf. Auch wenn der Patient nicht gegen Unfall versichert gewesen wäre, so hätte man mit ihm an einen Zusammenhang zwischen Trauma und Lähmung denken müssen. Die genauere Untersuchung zeigt, daß nicht nur sämtliche äußeren Muskeln des linken Auges gelähmt sind, sondern daß an beiden Augen reflektorische Pupillenstarre besteht. Nachforschungen bei dem Augenarzt, der den Patient wegen eines Unfalls ein Jahr früher behandelt hatte, ergaben nun, daß schon damals reflektorische Pupillenstarre bestanden hatte. Die linksseitige Augenmuskellähmung besserte sich unter versuchsweise vorgenommener Hg-Behandlung, dagegen traten später Lähmungserscheinungen rechts ein. Nach einigen Jahren sah ich den Patienten wieder, auch diesmal wegen eines leichten Schädeltraumas. Doppelbilder bestanden auch jetzt, und die Wassermannsche Reaktion war positiv.

Während die Prognose bei den peripheren Nervenschädigungen, soweit es sich nicht um Ausreißung der Nerven handelt, eine gute ist, verhält sich dies anders bei den traumatischen Schädigungen des *Olfactorius* und des *Opticus*, da sich zerrissene Fasern hier nicht regenerieren.

Bei **Geruchsstörungen nach Schädeltrauma** ist zu untersuchen, ob wirklich der Olfactorius betroffen ist und nicht der Geruchsanteil des Trigeminus. Bisweilen ist die Blutversorgung des *Opticus* geschädigt, so daß das ophthalmoskopische Bild der Verstopfung der Zentralarterie entsteht.

Taubheit ist entweder die Folge der Schädigung des *N. acusticus* (*N. cochlearis*) selbst, oder sie rührt von einer Mitbeteiligung der *Schnecke* her (Übergänge von bloßer Erschütterung bis zu mikroskopisch sichtbarer Zerstörung. Prognose dieser traumatischen Taubheit meist schlecht.) Verletzungen des *N. vestibularis* oder der Bogengänge des *Labyrinths* machen Schwindel und Brechreiz. Letzterer darf aber nicht mit dem Brechreiz bei Hirndruck verwechselt werden, bei welchem Schwindel anfänglich fehlt. Da Labyrintherschütterung auch ohne Knochenverletzung vorkommt, so dürfen wir aus ihr allein noch keine Basisfraktur diagnostizieren.

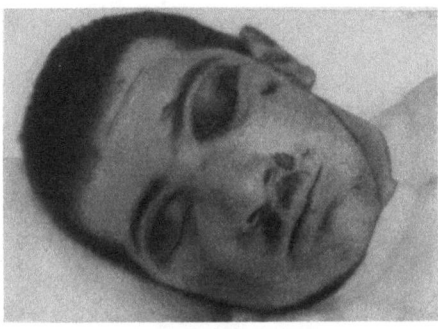

Abb. 5. Schädelbasisfraktur mit blutiger Suffusion der Lider in Brillenform und Protrusio bulbi links. Die linksseitige Suffusion als solche konnte sich aus direkter örtlicher Quetschung erklären (Hautabschürfungen links!), nicht aber die Protrusio und die rechtsseitige Suffusion.

Genaueres über die Störungen von seiten der peripheren Nerven siehe später.

Zu indirekten Symptomen können auch die Verletzungen der **großen Gefäße** führen. Die hauptsächlichste Verletzungsfolge ist der später noch zu besprechende *Exophthalmus pulsans*. Keine unmittelbaren Symptome macht die subcutane Verletzung der großen Sinus, an welche man besonders bei in der Sagittallinie liegenden Impressionsfrakturen denken wird. Bei offenen Frakturen sind diese Verletzungen durch Blutung rasch tödlich. Auch bei operativer Hebung der Impression kann es zu Verblutung, ja zu tödlicher Luftembolie durch Aspiration von Luft in die klaffenden venösen Blutleiter bei Kopfhochlage während des Repositionsversuches kommen, wenn man an diese Gefahr nicht denkt.

3. Sitz und Verlauf der Fraktur.

Haben wir auf Grund der eben beschriebenen Symptome das Vorhandensein einer Schädelfraktur erkannt, so werden wir suchen, den „*Sitz*" und „*Verlauf*" derselben zu bestimmen.

Wir stützen uns hierfür auf die objektiv wahrnehmbaren Erscheinungen und auf die Lage des Angriffspunktes der Gewalt, wenn wir denselben aus der Anamnese oder aus den Weichteilverletzungen bestimmen können. Wir wissen, daß der Schädel einmal konzentrisch zur Angriffsstelle des Traumas „äquatorial" durch *Biegung* einbricht, und daß von dieser Stelle aus Sprünge als *Berstungsbrüche* „meridional" verlaufend nach der entgegengesetzten Pol, also meist nach der Basis hinziehen (s. Abb. 6, 7). Oft beginnen diese Sprünge umgekehrt an der Basis, als dem schwächeren Teil, um sich nach der Stelle der Gewalteinwirkung hin zu verlieren. Dies erklärt die zahlreichen, auf die Basis beschränkten Fissuren. *Stückbrüche* sind von Biegungs- und Berstungsfissuren begrenzt. THOMA vereinfacht das Schema noch, indem er beide Formen als „*Deformationsbrüche*" zusammenfaßt, bedingt durch abnorme Beanspruchung des Knochens auf Zug und Druck. Ganz umschriebene, mit einer bestimmten Geschwindigkeit einwirkende Traumen — Hammerschlag, Schußverletzung —

wirken durch Abscherung. Es wird dann ein der Ausdehnung des aufschlagenden Körpers entsprechendes Stück ausgestanzt — *Lochbruch.*

Viel wurde früher über die isolierte Fraktur von Tabula externa[1] und interna diskutiert. Daß die eine und die andere Tafel für sich springen kann, ist sicher, ebenso, daß die Sprünge

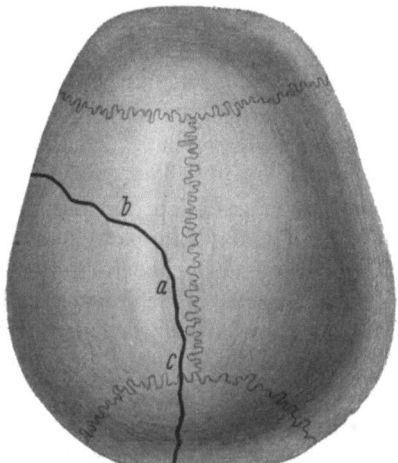 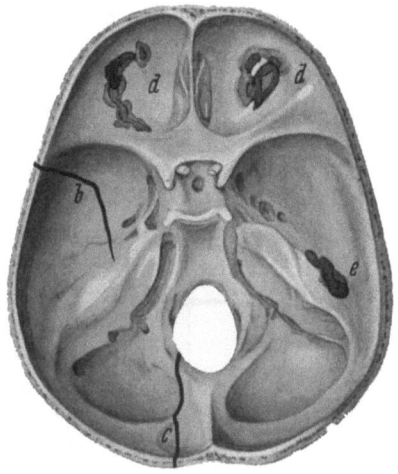

Abb. 6. *a* Stelle der Gewalteinwirkung. *b* und *c* Berstungsfissuren. (Nach KOCHER.)

Abb. 7. *b* und *c* basaler Teil der Berstungsfissuren, *d d* isolierte Contrecoupfrakturen der Orbitaldächer. *e* Suffusion am Tegmen tympani. (Nach KOCHER.)

in der Tabula vitrea meist ausgedehnter sind, als in der externa. Das praktische Interesse der isolierten Ablösung eines Stückes Tabula interna bei umschriebenem Trauma (Schlag, Prellschuß) beruht auf den Störungen, die von dem abgelösten Splitter ausgehen können: Blutung durch Gefäßverletzung, Reizung der Hirnrinde.

Von besonderem Interesse sind endlich die sog. *Contrecoupfrakturen* (DE QUERVAIN), die nicht etwa mit den eben erwähnten reinen Berstungs-Basisfissuren zu verwechseln sind. Erstere finden sich vornehmlich an den dünnwandigen Basispartien: Orbitaldächer, Siebbeindächer, Felsenbeindächer. Nach eigenen Erfahrungen beruhen sie auf dem dem Gegenstoß des Gehirnes gegenüberliegenden Vakuum, sind also primär Impressions- und nicht Expressionsfrakturen.

Beim Aufprall des Schädels schwert das nicht elastische Gehirn nach, unter Auspressung von Blut und Liquor aus dem Schädel. Hierdurch kann auf der Gegenseite des Stoßes ein Vakuum entstehen, in welches hinein von der Aufschlagstelle aus rückläufige Gehirnsubstanzabschleuderungen stattfinden, die früher als Gegenstoß- oder Contrecoupverletzungen bezeichnet wurden.

Diese durch Vermittlung der Hirnmasse entstandenen Frakturen am Gegenpol sind unabhängig von den auch an der Basis durch unmittelbare Deformation der Schädelkapsel entstehenden Biegungs- und Berstungsfissuren. Abb. 8 gibt die beste Erläuterung für diese Frakturform. Sie stammt von einem Falle, den ich während meiner Assistenzenzeit zu beobachten Gelegenheit hatte. Umgekehrt

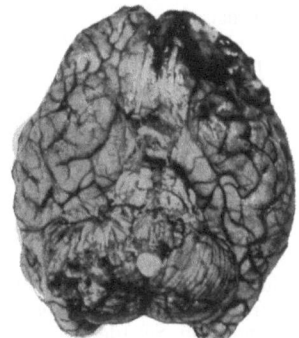

Abb. 8. Contrecoupverletzung am linken Stirnpol bei Gewalteinwirkung auf das rechte Hinterhaupt.

werden durch die hydrodynamische Seitenwirkung eines den Schädel durchquerenden Projektils bisweilen die Orbitaldächer aus dem Schädel heraus in die Orbita hineingedrückt.

Von großem Wert für die Beurteilung des Sitzes der Fraktur sind die Nervenverletzungen. So ist der Sitz in der vorderen und mittleren Schädelgrube bei Opticusstörungen und Augenmuskellähmungen, im Felsenbein, wenn Facialis oder Acusticus betroffen sind, in der Gegend des Clivus Blumenbachi und des Foramen magnum bei Lähmung der letzten Hirnnerven.

---

[1] Von den Anatomen als *Lamina* externa bezeichnet.

B. Offene Schädelbrüche.

Im Frieden entstehen die meisten offenen Schädelbrüche durch dieselben Mechanismen wie die geschlossenen, und es gelten bei ihnen im allgemeinen die für die letzteren aufgestellten diagnostischen Regeln, nur ist die Diagnose durch die Verletzung der Hautbedeckung erleichtert. Dazu kommt aber noch die Frage vom *Eindringen von Fremdkörpern*. Die gewöhnlichen, oberflächlichen Verunreinigungen sind leicht zu erkennen. Selbst bei einem scheinbar nur spaltförmigen Impressionsbruch können sich Haare, ja Hautstücke zwischen Knochen und Dura finden. Die Feststellung des Vorhandenseins solcher Fremdkörper gehört allerdings schon einigermaßen zu den Aufgaben der Therapie.

Bei **Schußwunden** kommt ein neues Moment hinzu, nämlich die plötzliche Übertragung einer gewaltigen lebendigen Kraft, bis 350 mkg beim Gewehrschuß, auf eine umschriebene Knochenstelle. Hierdurch unterscheidet sich die Schußverletzung des Knochens ganz wesentlich von der Knochenverletzung durch die gewöhnlichen stumpfen Gewalteinwirkungen.

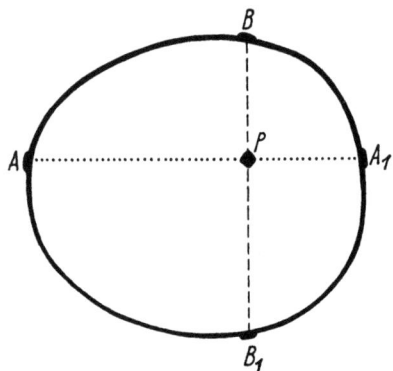

Abb. 9. Vierpunktmethode.

Je nach der Größe der verschiedenen Faktoren: Angriffsfläche, Geschwindigkeit, Masse des Geschosses werden wir bei *axial auftreffendem Diametralschuß* aus einer Handfeuerwaffe folgende Knochenveränderungen finden:

1. Absprengung von der Tabula interna bei unversehrter oder nur leicht gesprungener Tabula externa (Prellschuß bei mattem Geschoß).

2. Unregelmäßigen Lochschuß, oft mit radialen Sprüngen in der Umgebung (bei geringer lebendiger Kraft des Projektils, z. B. beim Fernschuß, beim Revolverschuß).

3. Glatten Lochschuß vom Durchmesser des Projektils (bei etwas größerer lebendiger Kraft). Dabei bisweilen entfernte Fissuren durch seitliche Fortleitung der Kraft in der Hirnmasse.

4. Unregelmäßige Zertrümmerung um Ein- und Ausschuß bis zu völliger Zertrümmerung der Schädelkapsel bei bis auf den Durchschuß erhaltener Hautbedeckung oder mit Zerreißung derselben, bei großer und größter lebendiger Kraft (Nahschuß).

Je mehr sich der Schuß dem *Segmental-* und *Tangentialschuß* nähert, um so mehr erhält die Schädelverletzung den Charakter einer einseitigen Zertrümmerung und schließlich bloß einer Rinne, wobei wieder bei wenig veränderter Tabula externa die Tabula interna ausgedehnt zersplittert sein kann. Die Hautbedeckung zeigt dabei entweder einen getrennten Ein- und Ausschuß, ohne oder mit Unterminierung der Verbindungsstrecke, oder schließlich eine furchenförmige Aufpflügung mit zerfetzten oder auch ziemlich scharf geschnittenen Rändern.

Jeder Regel und Beschreibung spotten die Zertrümmerungen durch Querschläger und durch größere Granatsplitter. Gerade das Gegenteil stellen umgekehrt jene Verwundungen durch kleinste Granatsplitter dar, bei welchen man unter einer kaum bemerkten Hautwunde am Schädel höchstens eine kleine Blutunterlaufung des Periosts sieht, die einen ganz feinen Substanzverlust deckt, wo aber das Röntgenbild den Granatsplitter tief im Schädelinnern zeigt. Ich sah bei einer solchen Verletzung das Gehirn gespickt von feinsten, bis an die Basis in den Opticus eingedrungenen Splittern.

Fremdkörpernachweis. Neben der Verletzung von Schädel und Hirn ist auch — und gerade bei Schußverletzung — das Vorhandensein von Fremdkörpern — Geschossen und sekundären Projektilen — von Bedeutung. Ihrem Nachweis wollen wir hier einige Zeilen widmen, und zwar soll das Gesagte für den „*Fremdkörpernachweis*" im menschlichen Körper überhaupt gelten.

Wir müssen von vornherein unterscheiden zwischen den röntgendurchlässigen und den durch das Röntgenbild nachweisbaren Fremdkörpern. Die ersteren, meist Haare, Holzsplitter, Teile der Kopfbedeckung, können wir bloß durch völliges Aufklappen und Freilegen aller Hauttaschen nachweisen, sofern sie oberflächlich liegen, und durch Hebung eingedrückter Knochen, sorgfältiges Wegräumen von Knochen- und Hirntrümmern und Gerinnseln, wenn sie in die Tiefe gedrungen sind.

Mehr beschäftigen uns die *mit Röntgenstrahlen nachweisbaren Fremdkörper:* Projektile aller Art, auch indirekte Projektile, wie Ausrüstungsgegenstände, Stein- und Glassplitter.

Die erste Frage ist die, inwiefern uns die *Schirmuntersuchung* genügen kann, und inwiefern wir auf die *Röntgenplatte* zurückgreifen müssen. Erstere bietet den Vorteil der Zeit- und Materialersparnis. Sie erlaubt uns, an nicht zu dicken Körperteilen festzustellen, ob überhaupt ein metallischer Fremdkörper vorhanden ist. Feinste Granatsplitter, Nadeln entgehen uns freilich leicht bei bloßer Schirmuntersuchung. Die Platte ist schon hierfür also die letzte Instanz.

Die Schirmuntersuchung ist in vielen Fällen auch genügend für die Lokalisation. Schon die bloße Rotation einer Extremität vor dem Schirm zeigt uns, auf welcher Seite und in welcher Tiefe der Fremdkörper sitzt.

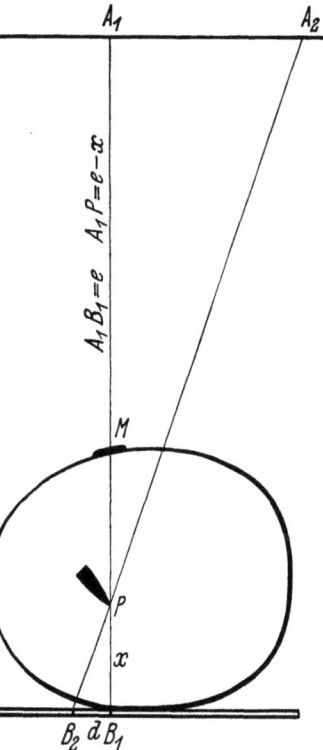

Abb. 10. Tiefenbestimmung mittels Doppelaufnahme.

An etwas dickeren Extremitätenteilen: Vorderarm, Oberarm, Unterschenkel, verwerten wir das Prinzip der Betrachtung in zwei zueinander senkrechten Richtungen, wie es am einfachsten in der alten „Vierpunktmethode" von LEVY-DORN und ihren verschiedenen Modifikationen zur Anwendung kommt. Zuerst wird der Schirm (Abb. 9) bei A aufgelegt, und werden die Bleimarken A—A_1 so aufgeklebt, daß sich ihre Schatten mit demjenigen des Projektils decken. Sodann wird der Schirm senkrecht zur ersten Lage bei B aufgesetzt und werden die Bleimarken B und B_1 mit dem Projektilschatten zur Deckung gebracht. Im Schnittpunkt der Linie $A A_1$ und $B B_1$ liegt der Fremdkörper.

Überall, wo die Gewebe zu dicht sind, um das Projektil am Schirme klar erkennen zu lassen, und ferner da, wo die Beziehungen desselben zum Skelet für die Entfernung desselben von Bedeutung sind, muß zum *Plattenverfahren* gegriffen werden. Dasselbe ist überdies unersetzlich, wenn der Chirurg die Schirmuntersuchung nicht selbst vornehmen kann und deshalb für seine Operation ein Dokument besitzen muß, nach dem er sich richten kann. Die Plattenuntersuchung muß allerdings methodisch, pedantisch genau vorgenommen werden.

Einer ersten Orientierung dient die *Aufnahme in zwei rechtwinklig zueinander stehenden Ebenen* (Abb. 11a und b), von denen die eine wenn irgend möglich der Ebene des Operationsfeldes entsprechen sollte.

Von Bedeutung ist dabei, daß der Fremdkörper möglichst im Lot der Antikathode liegt, da sonst eine irreführende Verzeichnung auftritt. Eine in dieser Hinsicht mangelhafte Aufnahme müßte also mit besserer Einstellung wiederholt werden.

Die auf diese Weise erhaltenen zwei Bilder ergeben uns, wenn der Fremdkörper in der Nähe von charakteristisch geformten Knochen liegt, bisweilen schon eine hinreichende Orientierung für die Extraktion. Bei Geschossen in den Extremitätenweichteilen, wo die Knochenform als solche keine Anhaltspunkte bietet, ist es zweckmäßig, überdies die Beziehungen des Projektils zur Hautoberfläche durch Drahtmarken, deren Lage auf der Haut aufgezeichnet wird, oder durch ein eigentliches Drahtnetz festzuhalten.

Für die genaue Tiefenbestimmung benutzen wir die *Doppelaufnahme auf der gleichen Platte mittels der parallaktischen Verschiebung* nach PERTHES. Das derselben zugrunde liegende mathematische Prinzip ist die Basis der meisten wirklich genauen Bestimmungsmethoden, wie sie auch heißen mögen. Die an sich schon äußerst einfache mathematische Berechnung wird durch Apparate (von FÜRSTENAU, SCHULZ, CANOVAS, MACKENZIE-DAVIDSON, WESKI u. v. a.) noch weiter vereinfacht. Wir wollen aber hier annehmen, wir hätten keine derartigen Hilfsmittel zur Verfügung, sondern bloß einen gewöhnlichen Röntgenapparat und einen für einen gewesenen Abiturienten gewiß nicht als zu groß vorausgesetzten Rest mathematischer Kenntnisse.

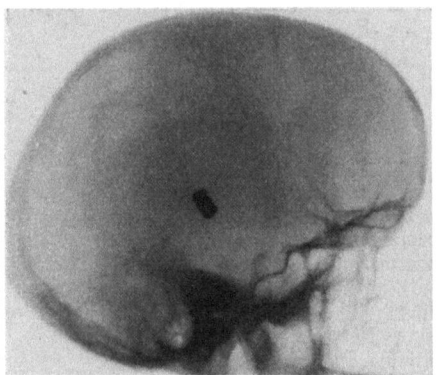 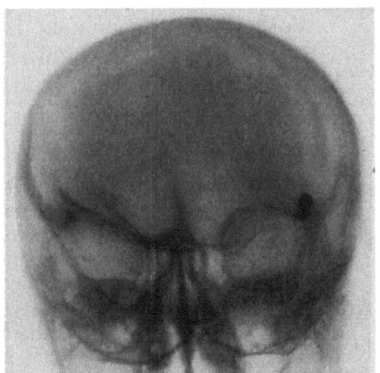

Abb. 11a. Projektil im Schädel. Profilaufnahme.   Abb. 11b. Derselbe Fall. Antero-posteriore
                                                                    Aufnahme.

Unsere Aufgabe (Abb. 10) ist, die Entfernung des Fremdkörpers oder genauer gesagt eines Punktes desselben (P) von der Körperoberfläche bzw. von einer dieselbe berührenden Ebene (Röntgenplatte) zu bestimmen. Als Ausgangsebene wählen wir womöglich diejenige, von welcher aus voraussichtlich der operative Eingriff stattfinden würde, falls sich wenigstens eine Röntgenplatte in dieselbe legen läßt. Um unsere Berechnung zu kontrollieren und gleich auch für das Eingehen von der Gegenseite her verwendbar zu machen, kleben wir daselbst auf die Haut im Lot der Antikathode und gleichzeitig in der Projektion des Fremdkörpers, die wir ja von unseren früheren Untersuchungen her annähernd kennen, eine Bleimarke (M) von charakteristischer Form, z. B. ein Dreieck auf. Ein Drahtring, z. B. von □-Form, wird zu besserer Orientierung bei der Operation in derselben Projektion auf der Plattenseite des Körperteiles fixiert. Nun machen wir *auf derselben Platte* 2 Aufnahmen von gleicher Expositionszeit, die erste unter genauer Lotung auf die Bleimarke und die Richtung des Fremdkörpers, die zweite nach einer Verschiebung der Röntgenröhre um einen genau bestimmten Betrag, z. B. 6,5 cm. Wir erhalten auf der Platte also je *2 Bilder* des Fremdkörpers, des Knochens und der Bleimarke, und ein Bild des der Platte aufliegenden Drahtringes, dessen Lage auf der Haut mit Höllenstein aufgezeichnet wird. Die gegenseitige Entfernung identischer Punkte dieser Bilder erlaubt uns nun ohne weiteres, ihre Entfernung von der Platte zu berechnen. Es ist dabei nicht nötig, daß der eine Richtstrahl senkrecht durch den Fremdkörper auf die Platte falle. Die mathematischen Beziehungen der uns beschäftigenden Größen werden durch einen andern Einfallswinkel nicht beeinflußt, da die Formel für jede Röntgenstellung gilt. Es seien: P = Spitze des Projektils, M = Metallmarke im Lot der Antikathode, A_1 und A_2 die beiden Stellungen der Antikathode, B_1 und B_2 die entsprechenden Schatten des Punktes P, A_1B_1 = Entfernung der Antikathode von der Platte = e, A_1A_2 = Verschiebung der Röntgenröhre = v, B_1B_2 = Distanz der beiden Bilder = d, B_1P = Tiefe des Fremdkörpers von der Platte aus = x, A_1P = Entfernung des Fremdkörpers von der Antikathode = $e-x$. Wir haben dann:

$$x : d = (e - x) : v. \qquad vx = de - dx. \qquad x = \frac{d \cdot e}{d + v}.$$

In gleicher Weise läßt sich auch die Entfernung der *Basis* des Geschosses von der Platte berechnen und damit bestimmen, ob das Geschoß derselben parallel liegt, oder in welchem Grade es zu derselben geneigt ist.

In manchen Fällen ist die vergleichende Tiefenbestimmung von gewissen Knochenpunkten und dem Geschoß von Bedeutung. Sie erlaubt uns z. B. zu sagen, ob ein Projektil vor, hinter oder im Humerus — oder Schenkelkopf liegt.

Ein Beispiel aus einem Kriegslazarett: Geschoß in der Gegend des großen Trochanters eingedrungen, nach einem Orientierungsbild in der Gegend des Schenkelhalses liegend. Kein Zeichen von Knochenläsion. Zur Verfügung steht ein primitivster Röntgenapparat. Aus der parallaktischen Verschiebung schließen wir auf eine Tiefe von $8^1/_2$ cm von vorn und von hinten. Denselben Wert ergibt die Tiefenbestimmung der Schenkelhalsumrandung. Eingehen von vorn. In 8 cm Tiefe Schenkelhals — kein Geschoß. Aufmeißeln des Schenkelhalses. Unter der Corticalis desselben liegt dasselbe da, genau in $8^1/_2$ cm Tiefe.

Nach den eben beschriebenen Regeln lassen sich alle Lokalisationen in einer für die chirurgische Praxis völlig genügenden Genauigkeit vornehmen, insofern nicht durch die Natur der Verhältnisse — Sitz des Projektils in größeren Muskelmassen und dadurch Verschieblichkeit desselben dem Skelet gegenüber — besondere Fehlerquellen entstehen.

Mathematisch noch genauer, aber in Muskelmassen den gleichen Fehlerquellen unterworfen, ist die auf eine *genaue Bestimmung der 3 Raumkoordinaten* hinauslaufende Lokalisation des Fremdkörpers, wie sie in den Methoden von HIRTZ und GILLET zur Anwendung kommt. Bei dem wohl in dieser Hinsicht vollkommensten Instrument, demjenigen von HIRTZ führt eine Sonde zwangsläufig auf den Fremdkörper hin. Die Bestimmung der Raumkoordinaten nimmt aber mehr Zeit in Anspruch, als für die meisten Fälle nötig ist.

Von einem ganz anderen Prinzip gehen die *stereop otogrammetrischen Methoden* aus, wie sie von MARIE und RIBAUT, RICHARD mit eigenen Apparaten, und später von HASSELWANDER mit dem ZEISS-PULFRICHschen Apparat versucht worden sind. Dieselben beruhen auf der Tiefenberechnung der einzelnen Punkte des Radiogramms aus zwei stereoskopisch aufgenommenen Röntgenbildern. Eine neue Errungenschaft stellt das Boloskop dar, welches auf dem Prinzip der Interferenz zweier aufeinander abgestimmter Schwingungskreise bei Vergrößerung der Selbstinduktion (durch Annäherung eines Metallfremdkörpers an einen der beiden Schwingungskreise) beruht. Wir gehen auf diese an sich sehr interessanten Versuche nicht ein, weil unser Ziel war, zu zeigen, wie die Lokalisation eines Fremdkörpers ohne jedes besondere Instrument mit Hilfe jedes Röntgenapparates rasch und im Rahmen der unvermeidlichen Fehlerquellen sicher vorgenommen werden kann.

Welcher Art der Fremdkörper ist — Nadel, Gewehr-, Revolver-, Flobertgeschoß, Granatsplitter usw. —, das ergibt sich oft auf den ersten Blick. In anderen Fällen bedarf es einer gewissen Erfahrung, um das Gesehene richtig zu deuten.

Mit dem Nachweis des Fremdkörpers und der genauen Bestimmung seines Sitzes ist nun freilich noch nicht gesagt, daß derselbe entfernt werden müsse, weder am Schädel noch an anderen Körperteilen. Die Indikation zur Operation hat vielmehr sorgfältig abzuwägen zwischen den möglichen Folgen des Verbleibens desselben: Bestehenbleiben einer Fistel, Wiederaufflackern einer ruhenden Infektion, mechanischen Störungen durch Sitz in den nervösen Zentralorganen, in der Nähe von Nerven, großen Gefäßen, in Gelenken, im Thorax und der Gefahr des Eingriffes anderseits. Daß dabei die Erfahrung des Chirurgen und die äußeren Umstände in hohem Grade mit in Betracht kommen, das braucht kaum gesagt zu werden.

2. Verletzungen des Gehirns.

Für unser therapeutisches Vorgehen entscheidend ist bei Schädelbrüchen, wie schon gesagt, nicht die Verletzung des Knochens, sondern diejenige des Hirns. Auf sie achten wir darum vor allem. Es ist Brauch, die traumatischen Schädigungen des Gehirns in 3 Gruppen einzuteilen: *Hirnerschütterung, Hirndruck durch Blutung, Hirnquetschung* oder besser einfach *Hirnläsion*, und für

jede dieser Kategorien ein eigenes Krankheitsbild aufzustellen. Die Wirklichkeit geht aber nicht so systematisch vor, und viel häufiger als sog. reine Bilder
treten uns wechselvolle Mischformen entgegen. Auch bei ihnen lassen sich
freilich die einzelnen Komponenten oft mit ziemlicher Sicherheit erkennen und
auseinanderhalten. Ein Beispiel möge dies zeigen.

Ein Heizer fällt von der Lokomotive herunter, wird leicht betäubt aufgehoben, besteigt
die Maschine wieder und zeigt, von seiner Betäubung erholt, eine auffallende Aufregung.
Nach 2 Stunden werden Erbrechen, Kopfschmerzen und Pulsverlangsamung beobachtet.
nach weiteren 2 Stunden völlige Bewußtlosigkeit. Die Untersuchung zeigt, daß das linke
Schläfenbein betroffen ist. Die Trepanation ergibt unter dem gespaltenen Schläfenbein
ein extradurales und ein intradurales Hämatom, eine zweite Trepanation tags darauf einen
rechtsseitigen intraduralen Bluterguß. Die schon am Tage nach der Verletzung auf 40⁰
ansteigende Temperatur und der rasch werdende Puls lassen die Prognose schlecht stellen.
Am 3. Tage erfolgt Exitus.

Dieser Fall gestattete schon intra vitam, Schritt für Schritt die richtige Diagnose zu
stellen.

Die sofort nach dem Unfall aufgetretene Betäubung deutete auf *Erschütterung* hin.
Das wenigstens in bezug auf schwerere Erscheinungen freie Intervall mit nachfolgender
Pulsverlangsamung und mit Bewußtseinsverlust bewiesen das Vorhandensein einer zunehmenden, *Hirndruck* bedingenden *Blutung*, deren Vorhandensein durch die Operation erwiesen
wurde. Der unvollständige Erfolg dieser sofort in loco laesionis ausgeführten Trepanation
zeigt, daß entweder ein zweites Hämatom oder Hirnquetschung oder beides zusammen
vorliegen mußte. Der bald langsame, bald sehr rasche Puls ließ mit großer Wahrscheinlichkeit das Weiterbestehen von Hirndruck und damit ein zweites Hämatom annehmen, das
dann auch durch die zweite Trepanation an der Contrecoupstelle gefunden wurde. Die
auffallend hohe Temperatur veranlaßte aber gleichzeitig, die Diagnose einer *Hirnverletzung*
zu stellen. Diese letztere Annahme wurde durch die Autopsie bestätigt, welche ferner erwies,
daß die Temperatursteigerung nicht etwa auf eine Meningitis zurückzuführen war.

Es ist hier nicht der Ort, auf die Lehre vom Hirndruck und die vielen Erklärun-
gen der sog. Hirnerschütterung einzugehen. Die sorgfältige klinische Beobachtung
des Verletzten gibt uns zum Glück in der Regel genügende Anhaltspunkte für
unser therapeutisches Handeln, selbst wenn wir nicht imstande sind, das physiologische „Wie" des Vorganges in allen seinen Einzelheiten zu ergründen.

Bevor wir gewisse Symptome, so besonders das Erbrechen, als Hirnsymptome deuten,
müssen wir uns überzeugen, daß nicht neben der Schädelfraktur noch andere Verletzungen
vorliegen, so z. B. Verletzungen der Baucheingeweide.

Bei einem Jungen mit Schädelbruch tritt am 2. Tage Übelkeit auf, die begreiflicherweise
zuerst als Hirnsymptom gedeutet wird. Die Untersuchung ergibt aber das Vorhandensein
eines Ergusses im Bauche, und die Laparotomie zeigt einen Riß am Milzhilus.

Ferner ist nicht zu vergessen, daß bei schweren Traumen, besonders Extremitäten-
frakturen, Hirnerscheinungen verschiedener Art, so konvulsive Zustände, Erbrechen und
Sopor, durch *Fettembolie* verursacht werden können. Fettgehalt des Urins, auffallende
Pulsbeschleunigung, vielleicht auch blutiges Sputum mit oder ohne Atemnot und zunehmen-
der Hämoglobinsturz wie bei einer Blutung, jedoch ohne daß eine solche vorliegt (LENGGEN-
HAGER), weisen uns auf diese Möglichkeit hin.

Endlich müssen wir feststellen, ob der Verunglückte nicht betrunken ist. Diese Frage
erhebt sich bei den so häufigen Verkehrsunfällen auch aus gerichtlich-medizinischen Gründen,
und die chemische Untersuchung einer sofort durch Venenpunktion entnommenen Blutprobe
wird vielleicht in absehbarer Zeit zu den regelmäßigen diagnostischen Maßnahmen gehören.

1. Die Hirnerschütterung.

Wir beginnen mit dem leichtesten Grade von traumatischer Schädigung,
mit der sog. „*Hirnerschütterung*". Vor allem mache man sich klar, daß dieser
Begriff, so wie er gewöhnlich gefaßt wird, ein *Sammelbegriff* ist für alle leichteren
Hirnverletzungen überhaupt. Besteht leichter, rasch ausgeglichener Hirndruck,
so spricht man von Hirnerschütterung. Hat ein Patient unbedeutende und
besonders in den Rindengebieten ohne bekannte Funktion liegende Quetschungsherde, so beruhigt man sich wieder mit der Diagnose „Commotio". Es ist ja

freilich bequem, einen solchen Sammeltopf zu besitzen, und die Unzulänglichkeit unserer diagnostischen Mittel bei frischen Fällen zwingt den Arzt oft genug, zu diesem Auskunftsmittel zu greifen, wenn er nicht offen die Unmöglichkeit einer sofortigen Diagnose eingestehen will.

Scheiden wir einmal die in Wirklichkeit dem Hirndruck und der Hirnquetschung zugehörenden Fälle aus und halten uns an diejenigen Vorkommnisse, bei denen wir einzig eine vorübergehende Funktionsstörung annehmen dürfen. Diese hat nur zwei sichere Kennzeichen, nämlich den plötzlichen, sich direkt an das Trauma anschließenden Beginn und die kurze Dauer der Erscheinungen. Daß sich dieselben unmittelbar an die Verletzung anschließen müssen, das liegt in der Definition der Gehirnerschütterung begründet und ist eine Conditio sine qua non, um eine solche anzunehmen. Die Symptome der Commotio mit dem schlagartigen Bewußtseinsverlust stellen sich dann ein, wenn die Erschütterung sich im Hirnstamm auswirken kann, also bei praktisch allen stumpfen, senkrecht die Schädeloberfläche treffenden Traumen. Dagegen brauchen tangential einwirkende Kräfte (Stirnbein, Scheitel) keine Commotio zu bedingen. *Zur Diagnose Commotio cerebri gehören der schlagartig einsetzende Bewußtseinsverlust und die retrograde Amnesie. Sobald wir ein freies Intervall beobachten, kann von Commotio nicht mehr die Rede sein.* Dieser diagnostische Punkt ist also rasch erledigt. Über den zweiten Punkt, nämlich über den raschen *Verlauf* bzw. *Ablauf*, wissen wir im Anfang nichts und können ihn nur hintendrein zur Stütze der Diagnose verwerten.

Der *Ausgang* kann sich in verschiedener Weise gestalten:

Entweder tritt binnen wenigen Minuten oder Stunden, höchstens Tagen Wiederherstellung der Hirntätigkeit ein, oder, wenn die Zirkulationsstörung zu schwer war, rascher Tod, oder es schließt sich an das Bild der Commotio dasjenige des langsam zunehmenden Hirndruckes oder dasjenige der Hirnquetschung an.

Wir kennen freilich Fälle von tagelangem Bestehenbleiben der Bewußtseinsstörung und endlichem gutem Ausgang, ohne daß die klassischen Erscheinungen des Hirndruckes oder der Hirnquetschung vorgelegen hätten. Hier fehlt naturgemäß die autoptische Kontrolle, aber die Fälle, bei denen schließlich der Tod eintrat, lassen uns annehmen, daß in diesen Fällen die Schwere des Kommotionsbildes, auch wenn alles günstig abläuft, durch multiple, über das Hirn zerstreute anatomische Schädigungen mit oder ohne traumatische Hirnschwellung bedingt ist.

Wir haben bis jetzt dessen nicht gedacht, was sich zwischen diesen beiden Zeitpunkten, dem plötzlichen Beginn und dem raschen Ablauf abspielt, d. h. der *Symptome* der Hirnerschütterung. Es gibt kein einziges sog. „Allgemeinsymptom", das nicht in den Beschreibungen der Hirnerschütterung zu finden wäre: Verlangsamung, Beschleunigungen von Puls und Atmung, Kopfschmerz, Erbrechen, Bewußtseinsverlust bis zu Koma, Aufregung, Blässe usw. In diesem Chaos finden wir uns am besten zurecht, wenn wir von der Kocherschen Vorstellung ausgehen, daß die Hirnerschütterung im engeren Sinne einer plötzlichen Druckerhöhung entspricht (Hirnpressung), und daß also die Kurve derselben sozusagen einen Ausschnitt aus der Kurve des langsam zunehmenden Hirndrucks darstellt, aber rückwärts gelesen, d. h. von den schweren zu den leichten Symptomen absteigend. Wir verstehen dann, warum wir je nach dem Stadium, in dem wir den Patienten finden, bald Lähmungserscheinungen, bald Reizerscheinungen, d. h. bald Pulsbeschleunigung, bald Pulsverlangsamung usw. antreffen. Ein weiterer Grund der Verschiedenheit der Erscheinungen von Fall zu Fall ergibt sich aus der verschiedenen Intensität, mit der die einzelnen

Hirnabschnitte getroffen sind. Ziehen wir für unsere Diagnose hieraus das
Fazit, so können wir den folgenden Satz aufstellen:

*Zeigt ein Mensch sofort nach einem Schädeltrauma Hirnerscheinungen irgend-
welcher Art, sei es Bewußtseinsstörung, seien es Symptome von seiten des verlängerten Markes, gleichviel, ob Reizung oder Lähmung, so hat er für den Moment
eine „Hirnerschütterung". Ob er mehr hat, das wird uns erst der weitere Verlauf
zeigen.*

Halten wir uns diesen Satz vor Augen, so werden wir nicht Gefahr laufen,.
uns und die Angehö igen mit einer „bloßen Hirnerschütterung" zu beruhigen,
und den Patienten binnen kurzem an Hirndruck zugrunde gehen zu sehen.

Worin besteht aber das eben angedeutete „Mehr"? Wie wir schon gesagt
haben, in Hirnquetschung einerseits und in Hirnhautblutung mit allmählich sich.
steigerndem Druck andererseits.

Von Bedeutung sind die nach dem Abklingen der schwereren Erscheinungen oft noch-
längere Zeit zurückbleibenden psychischen Symptome. Vor allem fällt die *Amnesie* auf,.
und zwar nicht nur als Ausfall der Erinnerungsbilder vom Moment des Unfalls weg, sondern häufig auch als *retrograde* Amnesie, d. h. als Erinnerungsdefekt für den unmittelbar
vor dem Unfall liegenden Zeitabschnitt. Diese Amnesie geht meist im Verlauf einiger Tage
zurück, wenigstens in ihrer retrograden Komponente.

Verbindet sich retrograde Amnesie mit Störungen in der Orientierung und der Merkfähigkeit, so spricht man von KORSAKOW*schem Symptomenkomplex*. Bisweilen sind damit
eigentliche Zustände von Aufregung und Verwirrtheit verbunden, so daß man von einer
eigentlichen *Kommotionspsychose* sprechen kann.

Bleibend ist von dem allem der Ausfall der Erinnerung an den Unfall selbst und die
sich unmittelbar an denselben anschließenden Ereignisse.

2. Die Hirnquetschung oder Gegenstoßverletzung.

Wir nehmen von den schweren Verletzungsfolgen die „*Hirnquetschung*"
vorweg. Dieselbe besteht in einer mechanischen Schädigung der nervösen
Elemente. Sie ist also von der Hirnerschütterung als Zirkulationsstörung
im Prinzip völlig verschieden, und doch bestehen Zwischenformen, welche die
Beurteilung so sehr erschweren können, daß wir in einzelnen Fällen nicht
einmal bei der Autopsie, geschweige denn am Lebenden wissen, ob wir sie
der Commotio oder der Contusio zurechnen sollen. Wie durch Experiment
und histologische Untersuchung nachgewiesen ist, ruft ein heftiger Stoß nicht
nur Zirkulationsstörungen, sondern auch Zusammenhangstrennungen und
mechanische Schädigungen der nervösen Elemente hervor, die, selbst wenn
sie keine makroskopisch sichtbaren Veränderungen bedingen, doch zu den
schwersten funktionellen Störungen, selbst zum Tode führen können. Zwischen
diesen Veränderungen und den bei der Autopsie sichtbaren Blutungen und
Quetschungsherden ist nur ein gradueller Unterschied, und die ausgesprochene
Quetschung ist mit den klinisch einer bloßen Erschütterung zugeschriebenen
mikroskopischen Veränderungen durch häufige Zwischenformen verbunden.

Die merkwürdige und klinisch wichtige Tatsache des durchwegs stärkeren
Befallenseins der Contrecoupstellen des Gehirns im Vergleich zu den Arten der
direkten Gewalteinwirkung führte LENGGENHAGER zu der Ansicht, daß es sich
bei den sog. Hirn-„Quetschungen" um Abschleuderungsverletzungen handeln
müsse. Dieselben sollen an Stellen stark verminderten Druckes (bei starken
Traumen Vakuum infolge des nachschwerenden Gehirns, welches Blut und
Liquor aus dem Schädelinnern hinauspreßt) entstehen, auf der Gegenseite der
Gewalteinwirkung. Durch rückläufige Ausbreitung des Stoßes von Molekül
zu Molekül werden an dieser Stelle die oberflächlichsten Hirnschichten gelockert,
abgeschleudert. Dies erklärt das gelegentliche Zusammentreffen von sog.
„Quetschungen" an der Unterseite der Stirnpole bei gleichzeitiger Aspiration

von Orbitaldachfragmenten und Orbitalfett in den Schädelraum hinein nach Sturz auf das Hinterhaupt (nur bei direkten Impressionen des Schädels gilt dieses Gesetz nicht, da hier die zermalmte Gehirnmasse am Läsionsort infolge der Ausweichmöglichkeit die größte Schädigung zeigt).

Wie sollen wir nun aber die Contusio klinisch diagnostizieren ?

Mit der Commotio hat sie im allgemeinen das *sofortige Einsetzen* der Erscheinungen im Moment des Trauma gemein. Sie unterscheidet sich aber von ihr klinisch vor allem durch das *Andauern* derselben. Ein weiterer Unterschied liegt darin, daß bei der Quetschung mehr die sog. „Herdsymptome" oder, sagen wir besser, die Zeichen von Reizung oder Lähmung von Rindenbezirken mit uns bekannter Funktion hervortreten, während bei reiner Erschütterung die sog. „Allgemeinsymptome" vorherrschen. Es wird aber auf diesen Unterschied gewöhnlich zuviel Gewicht gelegt. Viele Rindenstellen haben keine unserer Untersuchung zugängliche Funktion, so daß die Schädigung derselben klinisch nicht erkannt werden kann. Die Funktion anderer können wir bei dem bewußtlos daliegenden Patienten nicht prüfen, wie z. B. diejenige der Occipitalrinde. Auch werden leichtere und mittelschwere „Allgemeinsymptome" in der Regel mit Recht auch bei Contusio auf die begleitende Commotio zurückgeführt. Ausgesprochene Quetschung des Hirnstammes endlich führt durch Lähmung der lebenswichtigen Zentren so rasch zum Tode, daß wir überhaupt nicht Zeit zu diagnostischen Überlegungen haben. Ein Symptom weist uns schon früh mit Bestimmtheit auf eine Kontusion hin und erlaubt uns, die Prognose dementsprechend zu stellen. Es ist dies die *früh einsetzende und andauernde Temperaturerhöhung*, die wahrscheinlich von einer Reizung der die Körpertemperatur regulierenden Zentren herrührt (Corpus striatum, Infundibulum). Wir sahen eine Temperatur von 41⁰ wenige Stunden nach einer Hirnkontusion. Bei Hämatomen finden wir freilich nicht selten auch etwas Fieber, doch sind *höhere* Temperaturen, 39⁰ und mehr, stets der Kontusion höchst verdächtig, selbst wenn daneben noch ein Hämatom bestehen sollte. Es braucht hierzu keineswegs ausgedehnter Quetschungsherde. Wir haben dieses Hirnfieber vielmehr auch da gesehen, wo die Autopsie einen beinahe negativen Befund ergab, und müssen hier annehmen, daß eine mikroskopische Schädigung der Hirnsubstanz stattgefunden hatte, bei der es infolge des raschen Todes nicht zu augenfälligen Degenerationsherden kommen konnte. Prognostisch sind hohe Temperaturen im allgemeinen ungünstig.

Leichter ist die Diagnose, wenn nach Abklingen der Erschütterungserscheinungen sog. Herdsymptome, d. h. umschriebene Lähmungen bzw. Ausfallserscheinungen, oder umschriebene Spasmen zurückbleiben oder wenn solche neben dem Fortbestehen von Aufregung und Delirien deutlich zutage treten, ohne daß der Patient dabei das Bild des Druckes darböte. Die Deutung der Herdsymptome werden wir in einem späteren Kapitel besprechen.

Für die allgemeine Diagnose der Hirnkontusion ziehen wir aus dem Gesagten folgenden Schluß:

Zeigt ein Verletzter im unmittelbaren Anschluß an ein Schädeltrauma tagelang dauernde Hirnerscheinungen, die nicht in den Rahmen des allmählich zunehmenden Hirndruckes passen, so hat er eine Hirnquetschung im weitesten Sinne erlitten. Diese Ausnahme wird gestützt durch das Vorhandensein von Reiz- oder Ausfallserscheinungen von seiten von Rindenbezirken mit bekannter Funktion und ganz besonders durch das Bestehen einer nicht durch Infektion von außen zu erklärenden, anhaltenden Temperatursteigerung höheren Grades.

Wir sind im bisherigen von der Annahme ausgegangen, daß die Symptome der Quetschung sofort mit der Verletzung einsetzen. Dies ist im großen und ganzen zutreffend. Immerhin finden wir auch bei reiner Kontusion ohne Blutung bisweilen die klassischen Erscheinungen zunehmenden Hirndruckes und finden die Diagnose durch die Operation oder die Autopsie bestätigt. Die Quetschung kann als solche zu andauernder Störung der Hirnzirkulation und dadurch zu vermehrtem Druck führen. Es geschieht an dem Hirn dasselbe, wie an einer gequetschten Extremität — es schwillt an und hat nun, auch ohne größeren Bluterguß, nicht mehr Platz in der Schädelkapsel. Folgendes Beispiel ist bezeichnend: Ein 4jähriger Junge verliert eine halbe Stunde nach einem Sturz auf den Kopf das Bewußtsein. Rechtsseitige Krämpfe, dann tiefes Koma. Impressionsfraktur. Sofortige Operation zeigt den Liquor unter hohem Druck, aber nirgends eine nennenswerte Blutung, trotzdem an drei Stellen eröffnet wird. Nach Abfließen einer gewissen Menge Liquors Wiedereintreten der anfänglich aufgehobenen Hirnpulsation. Schwinden der Hirnerscheinungen, rasche Genesung.

Wir haben dabei zwei Zustände zu unterscheiden: die „*akute traumatische Liquorstauung*" und die „*akute Schwellung der Hirnsubstanz*" in Form von ödematöser Durchtränkung oder von Volumvergrößerung ohne augenfälliges Ödem. Wir haben nach Traumen vorwiegend die erstere Form gesehen. Sind die klinischen Zeichen der Drucksteigerung nicht eindeutig, so läßt sich dieselbe durch die Lumbalpunktion nachweisen, welche gleichzeitig eine nützliche Entlastung bringt. Zurückgehen der Druckerscheinungen auf intravenöse Zufuhr von hypertonischer Kochsalz- oder Zuckerlösung spricht für akutes Hirnödem.

Bei stumpfer Gewalt ist die Verletzung an der „Contrecoupstelle", wie schon erwähnt (Schädelbasis!), immer viel stärker als an der Stelle des Auftreffens der Gewalt. Nicht selten finden wir ferner Quetschungsherde im Bereiche des Wechsels der Medien, an den Wänden des III. Ventrikels, in den Stammganglien, besonders im Thalamus und ferner bis in Brücke und Medulla oblongata hinunter. Solche von dem Locus laesionis weit abliegende Herde stellen bisweilen selbst die einzigen makroskopischen Zeichen einer tödlich verlaufenden Hirnquetschung dar.

Ein besonderes Bild bieten die *Hirnquetschungen* durch *Schußverletzungen* dar. *Anatomisch* finden wir die Hirnsubstanz da, wo sie direkt getroffen ist, völlig zerstört, zu Brei zermalmt, sei es in einer streifen- oder rinnenartigen Zone bei Tangentialschüssen, sei es in Form eines Kanals oder einer Trümmerhöhle bei Steck- und Durchschuß, sei es endlich als Defekt eines ganzen Abschnittes bei segmentalem Nahschuß (z.B. Abschuß eines ganzen Stirnlappens usw.). Im klinischen Bilde tritt nach Ablauf der ersten Kommotionserscheinung ein Zustand der Apathie in den Vordergrund, wie man ihn bei bloßer Gasdruckwirkung (Granatexplosion) auch ohne nachweisbare anatomische Veränderungen sieht. Auch Kopfschmerz gehört zum regelmäßigen Bilde des Kopfschusses, während die Gedächtnisstörungen im Gegensatz zu der gewöhnlichen Commotio hier weniger hervortreten. Bei schweren Fällen von Hirnschuß ist der Ablauf der Erscheinungen, vom Koma bis zum Tode derselbe wie nach schweren Hirnquetschungen durch Fall aus der Höhe: das Aussehen des Verletzten wird blaßcyanotisch, der Puls unregelmäßig und rasch, die Atmung schnarchend und aussetzend, die Reflexe schwinden und Lähmung der Gefäß- und Herzinnervation beschließt das Bild.

3. Der traumatische Hirndruck.

Die dritte Form von traumatischer Schädigung des Gehirns ist der traumatische „*Hirndruck*", hervorgerufen in der Regel durch Blutung. Die Quelle der Blutung ist ein zerrissenes Blutgefäß außerhalb oder innerhalb der Dura. Da eine gewisse Menge ergossenen Blutes, etwa bis 50 cm³, ohne auffallende

Störung vertragen wird, so treten die klinischen Erscheinungen des Druckes nicht sofort auf, sondern erst dann, wenn das Extravasat einen über dieses erlaubte Maß hinausgehenden Rauminhalt erreicht hat. Dieser Zeitpunkt ist vom Augenblick der Verletzung durch ein verschieden langes *Intervall* getrennt, während dessen wir am Verletzten entweder nichts oder nur die Erscheinungen einer abklingenden Hirnerschütterung bemerken. Die Dauer dieses sog. ,,freien Intervalls" ist um so kürzer, je rascher das Blut aus dem zerrissenen Gefäß ausströmt; sie beträgt bisweilen nur eine Viertelstunde, bisweilen aber auch mehrere Tage, selbst Wochen. Die Erscheinungen setzen sich zusammen aus Reizungs- und besonders aus Lähmungssymptomen von seiten der unmittelbar gedrückten Rindenpartie — *lokaler Hirndruck* — und aus den Erscheinungen des *allgemeinen Hirndruckes*. Während die ersteren, je nach der Lage des Hämatoms, sehr verschieden sind, so zeigen die letzteren einen wenigstens einigermaßen regelmäßigen Verlauf, bei dem sich folgende Stadien unterscheiden lassen:

a) Das Stadium des *beginnenden Hirndruckes*, das durch Reizerscheinungen, so besonders durch Kopfschmerz, psychische Aufregung und Pulsverlangsamung gekennzeichnet ist;

b) das Stadium des *vollendeten Hirndruckes* mit einer Mischung von Reiz- und Lähmungssymptomen, und endlich

c) das eigentliche *Lähmungsstadium*, in welchem die Reizerscheinungen verschwinden und Koma, CHEYNE-STOKESsche Atmung und rascher unregelmäßiger Puls eintreten.

Sehen wir uns kurz die diagnostische Verwendbarkeit der verschiedenen sog. klassischen Symptome des Hirndruckes an.

1. Der Kopfschmerz. Das erste Symptom, über das ein Patient mit beginnendem Hirndruck klagt, ist der anhaltende Kopfschmerz, und wir sehen nicht selten Fälle von Schädelverletzungen, bei denen er das einzige Zeichen eines leichteren Blutergusses ist und bleibt.

2. Das Erbrechen ist hier, wie bei jeder Form von Hirndruck, ein wichtiges Initialsymptom. Es kommt aber auch bei Labyrinthverletzungen vor und kann, als vorübergehende Erscheinung, jede Commotio begleiten. Wir werden es also nur für die Hirndruckdiagnose verwerten, wenn es, nach freiem Intervall, die übrigen Druckerscheinungen einleitet.

3. Von großer Bedeutung ist das **Verhalten des Bewußtseins.** Im Anfang ist das Sensorium noch nicht gestört, und es kann bei mäßigen Blutergüssen ungestört bleiben. Nimmt der Druck aber zu, so stellt sich Aufregung, selbst Delirium ein. Je mehr der Druck steigt, um so mehr treten die Reizerscheinungen in den Hintergrund; der Patient wird schläfrig und gerät schließlich in einen soporösen Zustand, der in schweren Fällen unheimlich rasch in völliges Koma übergeht. Bisweilen fehlen die Reizerscheinungen ganz und der Druck äußert sich sofort durch Benommenheit.

4. Die Stauungspapille. So häufig dieselbe bei Hirndruck durch Geschwülste vorkommt, so unregelmäßig trifft man sie bei Hirndruck durch Blutung an. Sie ist hier ein Frühsymptom, das oft schon zurückgegangen ist, wenn man dazu kommt, den Patienten ophthalmoskopisch zu untersuchen, und das oft überhaupt fehlt. Meist beschränken sich die Stauungserscheinungen auf abnorm starke Füllung der Venen und vielleicht noch auf etwas Unschärfe des Pupillenrandes. Täuschung ist möglich, wenn durch das Trauma gleichzeitig die Blutversorgung des Opticus geschädigt ist (Kompression oder Thrombose der A. centralis).

5. Die Pupillen sind in leichten Fällen normal, in mittelschweren eng, reagieren aber auf Lichteinfall. Einseitige Dilatation mit Fehlen des Lichtreflexes weist mit großer Sicherheit auf eine schwere Schädigung des Hirns — ausgesprochenen Druck — auf der *gleichen* Seite hin. Beiderseitige Dilatation ist ein Zeichen des Lähmungsstadiums.

6. Der Druckpuls. Druckpuls nennt man bekanntlich den vollen, gespannten, verlangsamten Puls des Anfangsstadiums, wennschon, strenggenommen, der Lähmungspuls des Endstadiums auch ein Druckpuls ist. Das Vorhandensein der Pulsverlangsamung ist von der größten diagnostischen Bedeutung. Sie kann aber in Fällen von ausgesprochenstem Hirndruck (besonders Stirn- und Schläfenlappen) fehlen, oder wenigstens verdeckt sein. Besteht z. B. höheres Fieber, so ist noch ein Puls von 70—80 Schlägen in der Minute in Wirklichkeit verlangsamt, also ein Druckpuls. Dieselbe Überlegung gilt, wie KOCHER bemerkt, wenn aus irgendeinem Grunde beschleunigte oder tiefe Atmung vorhanden ist. Endlich ist nicht zu vergessen, daß bei offener Schädelfraktur ein selbst hochgradiger lokaler Druck bestehen kann, ohne daß es zur Ausbildung allgemeinen Hirndruckes kommt.

Die *Unregelmäßigkeit* des Pulses gehört nicht notwendig zum Bilde des Druckpulses. Sie stellt sich erst ein, wenn der Patient sich dem Lähmungsstadium nähert. Zuerst ist der Puls also verlangsamt, aber regelmäßig, dann verlangsamt und unregelmäßig und schließlich beschleunigt und unregelmäßig. Dieses letztere Stadium wird bisweilen eingeleitet durch ein Übergangsstadium, in welchem wir einen abwechselnd verlangsamten und beschleunigten Puls finden.

7. Die Veränderungen der Atmung. Nach vorübergehender Beschleunigung ist die Atmung (wie der Puls) bei ausgesprochenem Hirndruck verlangsamt und häufig auch vertieft, um im weiteren Verlauf bisweilen stark beschleunigt und vertieft, gelegentlich unregelmäßig und im Lähmungsstadium schnarchend zu werden und den Typus der CHEYNE-STOKESschen Atmung anzunehmen.

8. Die lokalen Drucksymptome äußern sich anfänglich durch Reizerscheinungen: Krämpfe, Kontrakturen, Reflexerhöhung, später durch Lähmung des gedrückten Zentrums. Oft beobachtet man auf der der Druckseite gegenüberliegenden Körperhälfte ein positives BABINSKI-Zeichen. Noch feiner ist der Fußballen-Streichreflex, welcher nach meiner Erfahrung meistens dem BABINSKI-Zeichen vorauseilt und nach Druckentlastung auch später verschwindet als das BABINSKI-Zeichen (Dorsalflexion der Großzehe beim Bestreichen der Fußballengegend von lateral gegen median nach LENGGENHAGER). Wir finden also, je nach Sitz und Ausdehnung des Hämatoms, Mono- und Hemispasmen und Mono- und Hemiplegien. Besonders bezeichnend ist die konjugierte Ablenkung der Augen nach der gesunden Seite hin bei Reizung, nach der verletzten bei Lähmung des Rindenzentrums. („Der Patient sieht bei Reizung von dem Rindenherde weg, bei Lähmungen nach demselben hin.") Sitzt das Hämatom im Bereich der BROCAschen Windung, so entwickelt sich eine mehr oder weniger ausgesprochene corticale motorische Aphasie; sitzt es über dem linken Schläfenlappen, so finden wir sensorische Aphasie, bei Sitz in der Occipitalregion (Cuneus) Hemianopsie, also Ausfall der beiden Gesichtshälften der gekreuzten Seite.

Alle diese Erscheinungen können sich je nach dem Sitz und der Ausdehnung des Hämatoms und nach seiner raschen oder langsamen Entstehung in der verschiedenen Weise zusammensetzen, um so mehr, als die einzelnen Zentren verschieden leicht reizbar sind, so daß bei gleichem Druck das eine noch gereizt, das andere schon gelähmt sein kann. Wir werden also nur selten alle angeführten Symptome in ihrem klassischen Ablaufe beobachten können. Trotzdem werden wir den traumatischen Hirndruck nicht übersehen, wenn wir uns an die folgende Zusammenfassung des Gesagten halten:

Wenn im Anschluß an eine Schädelverletzung nach einem freien Intervall von sehr verschiedener Dauer, bisweilen nach Ablauf anfänglicher Kommotionserscheinungen, Gehirnsymptome irgendwelcher Art auftreten, so ist Druck durch Blutung wahrscheinlich, gleichviel, ob Herderscheinungen oder sog. Allgemeinsymptome vorherrschen. Steigern sich die Symptome im weiteren Verlaufe, so müssen wir auch dann Hirndruck annehmen, wenn die klassischen Zeichen desselben: Kopfschmerz, Bewußtseinsstörung, Verlangsamung von Puls und Atmung, Stauungspapille nur unvollständig vorhanden sind.

Wir haben oben auseinandergesetzt, daß Liquorstauung und Hirnödem zu Druckerscheinungen führen können, ohne daß ein irgendwie erheblicher Bluterguß vorhanden wäre. Wenn nicht eine auffallende Temperatursteigerung auf Kontusion hinweist, ist die Entscheidung ohne operative Kontrolle kaum zu fällen. In weniger dringenden Fällen wird man Druckherabsetzung durch hypertonische Flüssigkeiten versuchen.

Sind wir zur Annahme eines Hämatoms gekommen, so haben wir weiterhin zu bestimmen, *wo* es sitzt. Darüber geben in der Regel die klinische Erfahrung, die Angriffsstelle des Traumas und die bestehenden Hirnerscheinungen Aufschluß.

Die *Erfahrung* lehrt, daß umschriebene Blutungen, soweit sie der A. meningea media entstammen und zwischen Dura und Schädel sitzen, einigermaßen typische Lokalisationen zeigen. Am häufigsten entspricht der Erguß einer Zerreißung des Stammes oder des vorderen Astes der Arterie und sitzt dann unter der Schläfenschuppe. Weniger häufig zerreißt der hintere Ast, wobei das Hämatom in der Parietalgegend sitzt. Noch seltener finden wir endlich umschriebene Blutergüsse über dem Stirnhirn oder in der hinteren Schädelgrube.

Der Nachweis der *Angriffsstelle des Traumas* ist in doppelter Hinsicht wichtig, einmal, weil der Bluterguß oft unmittelbar unter derselben sitzt, sodann, weil häufig ein intraduraler Erguß als Contrecoupwirkung am gegenüberliegenden Schädelpole vorhanden ist. Wenn auch die Contrecoupverletzungen nach stumpfen Traumen stärker sind als die Verletzungen am Primärherd der Gewalteinwirkung, so sollte doch beim Vorliegen einer sicheren Fraktur an der primären Läsionsstelle (Röntgenbild!) hier und nicht am Contrecoup operativ vorgegangen werden, falls der Zustand eine Trepanation nötig macht (Blutung aus dem frakturierten Knochen!). Brächte die Trepanation keine befriedigende Entlastung, so müßte auch am Contrecoup eröffnet werden.

Wir haben oben schon gesehen, wie die Contrecoupverletzungen entstehen. Abb. 8 stellt ein solches Gehirn dar. Während Contrecoupfrakturen sozusagen nur an den Orbitaldächern vorkommen, so finden wir Contrecoup am Gehirn mit den entsprechenden Blutungen an jeder Stelle, welche der Gegenpol eines Stoßes sein kann. Eine Ausnahme hiervon bildet die Gehirnkonvexität, da bei Sturz auf die Füße infolge Abfederung kein richtiger „Contrecoup" entstehen kann.

Man wird also, wenn andere Symptome fehlen, sorgfältig nach Hautverletzungen und -quetschungen suchen, welche uns den Locus laesionis und die ihm gegenüberliegende Contrecoupstelle angeben. Größere Hämatome geben bei Schädelperkussion einen dumpferen Schall als die gesunde Seite.

Den wichtigsten Anhaltspunkt entnehmen wir den *bestehenden Hirnerscheinungen*. Aphasie, Monoplegie, Hemiplegie, vielleicht auch Hemianopsie weisen uns auf das gedrückte Gebiet hin, ebenso lokalisierte Krämpfe oder Anfälle von JACKSONscher Epilepsie.

Häufig genug wird man sich aller drei Zeichen bedienen müssen, um zu einer genauen Lokaldiagnose zu kommen.

Ein Beispiel: Ein junger Mann stürzt vom Pferde und zeigt in der Folge ein Gemisch von Symptomen von Hirndruck und Kontusion. Da die Erscheinungen zunehmen, so wird eingegriffen. Die Haut ist in der rechten Schläfengegend geschürft, und es findet sich eine Ekchymose hinter dem rechten Warzenfortsatz. Der rechte Facialis ist paretisch, der rechte Arm ebenfalls, der rechte Daumen krampfhaft in die Hand eingeschlagen. Schluß: Rechtsseitiger Schädelbruch. Vielleicht Hämatom in loco laesionis, sicher aber Bluterguß durch Contrecoup auf der linken Hemisphäre. Beiderseitige Trepanation ergibt rechts (unter der Schädelverletzung) ein ganz unbedeutendes, links ein großes intradurales Hämatom.

Von besonderer diagnostischer Bedeutung ist die *starr dilatierte Pupille*. Stets haben wir das hauptsächlich drückende Hämatom auf der entsprechenden — nicht der gekreuzten! — Seite gefunden und haben wiederholt bei der Operation beobachtet, daß die Pupille in dem Maße normal wurde, wie wir das Hämatom entfernten und wie der Hirnpuls wiederkehrte.

Im bewußtlosen Stadium hilft oft das ORTNERsche Symptom zu einer Seitenlokalisation: Nachhinken der Atmung auf gelähmter Seite. Desgleichen können Tonusdifferenzen der beiden Körperhälften (Spastizität oder auch große Schlaffheit) die Seitenlokalisation ermöglichen.

Können wir entscheiden, ob der Erguß *extra-* oder *intradural* liegt? Eine extradurale Blutung wird sich der Größe des Gefäßes wegen rascher entwickeln als eine intradurale, wird aber dank der festeren Verwachsung zwischen Dura und Schädel umschriebener bleiben als ein intradurales Hämatom. Aus letzterem Grunde wird sie auch ausgesprochenere Herdsymptome zeigen als die letztere. Diese zeichnet sich umgekehrt oft durch ein langes, selbst wochenlanges freies Intervall und durch das Vorherrschen der sog. allgemeinen Drucksymptome aus. Intradurale Hämatome sind häufiger von Hirnverletzung und deshalb von Temperatursteigerung begleitet als extradurale. Eine gewisse Unterscheidung gestattet bisweilen die Lumbalpunktion (s. nächste Seite).

Der Lieblingssitz großer intraduraler Hämatome ist die Konvexität, und zwar die Nachbarschaft der Falx cerebri. Selbst bei diesem Sitz kann das einzige schließlich eintretende Herdsymptom Aphasie sein. Ich sah dies kurz hintereinander in 2 Fällen, bei denen das freie Intervall 4—6 Wochen gedauert hatte, und wo trotz sehr ausgedehnter Hämatome über der Konvexität keine irgendwie in die Augen fallenden Störungen von seiten der Extremitäten auftraten, wohl aber leichtere aphasische Störungen, welche es erlaubten, wenigstens die Seite zu bestimmen, auf welcher das Hämatom saß. In einem andern unserer Fälle betrug das Intervall 5 Monate. Es bestanden Hirndruckerscheinungen, aber keine Herdsymptome. Der Junge wurde uns mit der Diagnose „Hirntumor" zugewiesen, weil das Schädeltrauma in der Anamnese übersehen worden war. Der Liquorbefund war, von der Druckerhöhung abgesehen, normal, Entleerung des ausgedehnten Hämatoms brachte die Erscheinungen sofort zum Schwinden.

Man hat bei der **Lumbalpunktion** Antwort auf verschiedene Fragen gesucht. Ist der Liquor blutig gefärbt, so schließt man auf intradurale Blutung oder Quetschung. Ein negatives Resultat erlaubt aber nicht, das eine oder das andere mit Bestimmtheit auszuschließen, da der Liquor nach 4—5 Wochen meist wieder normal ist. Die Frage, ob eine extra- oder intradurale Blutung vorliegt, ist übrigens für die Indikation zum Eingriff von sehr geringer Bedeutung, und gerade die Hauptfrage, ob es sich um Blutung oder um Quetschung handelt, läßt sich durch die Lumbalpunktion nicht entscheiden. Viel wertvoller als die Lumbalpunktion ist hierfür im Zweifelsfalle die *Probeöffnung* des Schädels. Man legt, am besten mit der Fräse, eine Öffnung vom Durchmesser von etwa 1 cm an, von der aus sich der Zustand der Hirnhäute und der Hirnrinde mit Sicherheit beurteilen läßt. Bisweilen erfordert das Auffinden des Hämatoms mehrere derartige Öffnungen. Dies alles gehört aber nicht mehr zur reinen Diagnostik, sondern schon zur Therapie, und die Probeöffnung sollte nur vorgenommen werden, wenn alles zu einer ausgedehnteren Operation bereitsteht. Damit wollen wir nicht sagen, daß jeder Fall von Hirndruck durch Blutung trepaniert werden müsse. Kleinere intrakranielle, besonders intradurale Blutergüsse resorbieren sich ohne unser Zutun, und oft sehen wir die Erscheinungen beginnenden Druckes, Kopfschmerz und leichte Pulsverlangsamung, spontan nach wenigen Tagen schwinden. Jeder Patient mit Druckerscheinungen sollte aber in Verhältnisse gebracht werden, unter denen eingegriffen werden kann. Die Indikation hierzu besteht, sowie die Symptome stetig zunehmen, ganz besonders, sobald eine Störung des Bewußtseins eintritt.

4. Spätfolgen von Hirnverletzungen.

Je mehr Bedeutung die Unfallversicherung gewinnt, um so häufiger wird der Arzt gewisser „*Spätfolgen*" der Schädelfrakturen und Hirnverletzungen wegen beraten, und zwar öfter für die Ausstellung eines Gutachtens, als zum Zweck der Behandlung. Wir wollen dieselben hier kurz besprechen, indem wir für gewisse Einzelheiten auf die Kapitel der Hirncysten und der Epilepsie verweisen. Diese Spätfolgen — nach Friedens- und Kriegsverletzungen des Schädels und des Hirns — lassen sich in die folgende Trias zusammenfassen: *Kopfschmerz, Schwindel, Gedächtnisschwäche.* Der Grad der angegebenen Beschwerden geht dabei keineswegs der Schwere der stattgehabten Verletzung parallel, so daß ein funktionelles und recht oft auch subjektives Moment dabei eine wesentliche Rolle spielen muß. Trotzdem dürfen wir solche Fälle nicht einfach mit den Schlagwörtern: „Simulation" und „Übertreibung" abtun. Die Gleichmäßigkeit des Symptomenbildes zeigt im Gegenteil, daß ein auch nur durch Erschütterung geschädigtes Gehirn häufig mehr oder weniger lang in dieser besonderen Weise reagiert. Freilich entspricht diese Reaktion andererseits auch dem Bilde der unter den Begriff der „Neurasthenie" zusammengefaßten Labilität des Zentralnervensystems. Welches auch die Ursache sei, so arbeitet sich der Verletzte schließlich so sehr in diesen Symptomenkomplex ein, daß er auf jeden äußeren Einfluß immer wieder mit Kopfschmerzen und Schwindel reagiert, selbst wenn die eigentlichen Unfallfolgen schon lange abgelaufen sind. Was ist nun die Aufgabe des Begutachtenden? Vor allem, die vielleicht noch fortbestehenden organischen Ursachen zu erkennen, oder andererseits, ihr Fehlen nachzuweisen. Wir untersuchen den Schädel selbst auf Residuen der Fraktur. Depressionen, Defekte mit narbiger Verwachsung von Hirn, Hirnhäuten, Schädel und äußerer Haut sind, wie Friedens- und Kriegserfahrungen zeigen, die Hauptursachen solcher Spätbeschwerden. Die Verwachsungen sind besonders störend bei Schußverletzungen, weil hier oft der Knochen fehlt und die Hirnrinde tief vernarbt mit Hirnhäuten und Galea zu einer schwartigen Masse verbacken ist. Wir gehen sodann an die Analyse der eben erwähnten drei Hauptklagen der Verletzten und beginnen mit dem „*Kopfschmerz*".

Kopfschmerz. Kontrolle des Augenhintergrundes und des Pulses und Lumbalpunktion müssen Hirndruck ausschließen lassen, Untersuchung des Urins eine allfällige Nephritis. Der Kopfschmerz soll nicht den Typus der Hemikranie oder den einer Neuralgie zeigen und ebensowenig den sich graduell steigernden Charakter des meningitischen Schmerzes. Er ist intermittierend, wird durch jede geistige Anstrengung, durch jede Erhöhung des Blutdruckes, jede Erschütterung des Körpers hervorgerufen oder gesteigert. Bisweilen beschränkt er sich auf Kopfdruck im Gebiet der Stirn oder des Nackens.

Der **Schwindel** ist zu untersuchen auf die Zeichen einer organischen Labyrinth- oder Kleinhirnläsion (s. unten). Beim gewöhnlichen Schwindel nach Schädelfrakturen fällt die ROMBERGsche Prüfung — Stehen mit geschlossenen Augen auf beiden Beinen und auf einem Bein oder in Seiltänzerstellung (den einen Fuß vor dem andern) — negativ aus, und die Labyrinthprüfung ergibt ebenfalls ein normales Resultat. Der Patient geht, trotzdem er das Gegenteil behauptet, völlig sicher, ohne zu fallen.

Die **Gedächtnisschwäche** ist vielleicht mit verminderter Merkfähigkeit verbunden. Es besteht nachweisliche Vergeßlichkeit, besonders für die Dinge der Jüngstvergangenheit. Dagegen zeigt das Gedächtnis nicht grobe Lücken wie beim Paralytiker, und die Orientierung ist völlig normal. Meist ist der Betreffende trotz seiner angeblichen Gedächtnisschwäche imstande, seiner Berufstätigkeit ohne erhebliche Störung nachzukommen.

Finden wir bei der Prüfung dieser Symptome und der stets daran anzuschließenden Untersuchung des ganzen Nervensystems organisch bedingte Defekte, dann haben wir es meist mit einer posttraumatischen Hirncyste oder einem latenten Hirnabsceß, bei relativ frischen Fällen selbst mit einem Späthämatom zu tun. An den Hirnabsceß werden wir besonders dann denken, wenn die Fraktur eine offene war, und wenn ab und zu leichte Temperatursteigerungen oder Schübe von Drucksteigerung mit Erbrechen auftreten. Das Genauere hierüber steht im nächsten Kapitel. Auch wenn wir keine organischen Veränderungen am Nervensystem und keine Druckerhöhung finden, so werden wir den Mann nicht als Simulanten oder Übertreiber behandeln, wenn der Unfall frischen Datums ist. Die erwähnte Trias kann als wirkliche Unfallfolge monatelang, ja 1—2 Jahre lang, allerdings allmählich abnehmend, bestehen bleiben. Es ist im Interesse des Verletzten, daß die Berufsarbeit mit der nötigen Vorsicht möglichst bald wieder aufgenommen werde, damit die krankhaften Empfindungen nicht aus dem Gebiete des Wirklichen in dasjenige des Subjektiven übergehen und sich dort festsetzen. Diesen Übergang zu verhindern, ist allerdings um so schwerer, je mehr Aussicht der Mann auf Entschädigung hat.

In seltenen Fällen kommt nach scheinbar bloßer Commotio das Bild einer zunehmenden *Demenz* zustande. Man wird dann annehmen müssen, daß die Erschütterung doch mit anatomischen Veränderungen, multiplen Quetschungs- und Zerreißungsherden verbunden war. Bisweilen spielt dabei eine schon vor dem Unfall mehr oder weniger latent vorhanden gewesene Arteriosklerose mit eine ursächliche Rolle. Progressive Paralyse muß natürlich ausgeschlossen werden. Auch Paralysis agitans ist — als Folge von Striatumschädigung — nach scheinbar reiner Commotio schon beobachtet worden. Ganz selten und nur mit größter Vorsicht zu diagnostizieren ist die Entstehung von echten Neubildungen nach Hirntraumen.

Die größte Schwierigkeit bei der Begutachtung liegt in der Unmöglichkeit, leichte organisch bedingte und rein funktionelle psychopathische Störungen in jedem Falle scharf auseinanderzuhalten, wenn sich dieselben, wie nicht selten, überschichten.

3. Die umschriebenen Erkrankungen des Gehirns und seiner Hüllen.
Absceß, Pachymeningitis haemorrhagica, Cysten, Geschwülste, Parasiten.

A. Allgemeine Symptomatologie und Diagnostik.

Zuerst ein Wort über die *Anamnese*. Es gibt herdförmige Veränderungen im Hirn, bei welchen die Anamnese sozusagen stumm ist, und welche unvermittelt zum Tode führen, ohne daß vorher an eine ernstliche Erkrankung gedacht worden wäre. In der Regel äußern sich aber raumbeengende Zustände im Schädelinnern durch die Erscheinungen des *langsam zunehmenden Hirndruckes* und, je nach ihrem Sitz, auch durch *Herderscheinungen*. Die Aufnahme einer auf alle Einzelheiten achtenden Anamnese kann bisweilen über die Bedeutung der einzelnen Symptome besser aufklären, als die unmittelbare Untersuchung, und füllt besonders auch bei wechselndem Krankheitsbilde Lücken im Untersuchungsbefunde aus.

Das wichtigste, weil vom Patienten am frühesten bemerkte Drucksymptom ist der *Kopfschmerz*, der anfänglich nur anfallsweise auftritt, mit mehr oder weniger langen freien Intervallen. Bloß seine große Heftigkeit unterscheidet ihn von anderen „gewöhnlichen" Kopfschmerzen. Zu diesen Kopfschmerzen gesellen sich bisweilen *Schwindelanfälle*, in andern Fällen *epileptiforme Anfälle* oder leichte, vorübergehende, aphasische Störungen. Bisweilen äußert sich der Hirndruck durch scheinbar unmotiviertes *Erbrechen*, vom Patienten als

„Verdauungsstörung" bezeichnet. Die *Stauungspapille* wird es schon in diesem Stadium oft erlauben, eine einfache Neurasthenie auszuschließen. Sie ist anfangs einseitig bei Tumoren des Frontallappens, bei denen sie überhaupt früher auftritt, als bei den Geschwülsten der motorischen Region, und sie tritt früh beidseitig auf bei Geschwülsten der hinteren Schädelgrube.

Pulsverlangsamung fehlt bei Abscessen und Geschwülsten in der Regel, oder sie findet sich nur im Stadium akuter Erscheinungen.

Die Stauungspapille darf nicht mit der Retinitis albuminurica der Nephritis und mit der Neuritis optica der Bleivergiftung verwechselt werden. In beiden Fällen finden sich oft Kopfschmerz und andere Hirnerscheinungen, welche die Verwechslung begünstigen könnten.

Die Epilepsie hat bei Hirntumoren in den Zentralwindungen oder ihrer Nachbarschaft oft den Charakter der JACKSONschen Epilepsie, d. h. es handelt sich um lokalisierte klonische Krämpfe, die erst im weiteren Verlaufe der Erkrankung in allgemeine Anfälle übergehen. Bisweilen unterscheiden sich aber die Anfälle schon von Anfang an in nichts von denjenigen der genuinen Epilepsie.

In einzelnen Fällen stehen *psychische Störungen* im Vordergrunde, so daß man geneigt ist, auf Dementia praecox oder Paralyse zu schließen, solange nicht deutliche Druckerscheinungen auftreten. Besonders multiple Geschwülste (multiple Tuberkulome, metastatische Tumoren) scheinen hierzu Anlaß zu geben.

Sind wir auf Grund der oben erwähnten anamnestischen und klinischen Anhaltspunkte zur Annahme einer Geschwulst im weitesten Sinne gelangt, so haben wir die *Art der Veränderung* und ihren *Sitz* festzustellen. Die Regeln, welche das erstere möglich machen, werden wir bei den einzelnen Erkrankungen darlegen. Der Lokalisationslehre, welche allen Erkrankungen gemeinsam ist, wollen wir dagegen einen eigenen Abschnitt widmen. Derselbe soll das kurz zusammenfassen, was sich aus unseren heutigen Kenntnissen von der Hirnanatomie und Hirnphysiologie für die klinische Diagnostik ziehen läßt.

Grundregel ist bei jeder Lokalisation, daß man sucht, die Erscheinungen *von einer Stelle aus* zu erklären.

Ein junger Mann ohne syphilitische oder tuberkulöse Antezedentien erkrankt an Schwindelanfällen und Kopfschmerzen. Als sich vorübergehende Störungen des Sensoriums und aphasische Erscheinungen hinzugesellen, wird er ins Spital gebracht. Die genauere Untersuchung ergibt: rechtsseitige Hemianopsie, linksseitige Oculomotoriuslähmung, sehr wechselnde Sprachstörungen, schwankende Beeinträchtigung des Sensoriums. Unmöglichkeit, die hemianopische Pupillenreaktion festzustellen. Hochgradige beiderseitige Stauungspapille. Die Diagnose lautete: Tumor im linken Stirnlappen, nach der Basis hin, mit Kompression des Tractus opticus. Nur so ließen sich die Hauptsymptome: Hemianopsie, Sprachstörungen, Augenmuskellähmungen von einem Herde aus erklären. Die Autopsie zeigte, daß es sich um ein faustgroßes Sarkom des linken Stirnlappens handelte, das nach der Basis hin gewachsen war und das den linken Tractus opticus zu einem papierdünnen Streifen zusammengedrückt hatte.

Fälle, in denen eine einheitliche Lokalisation nicht möglich ist und wo Multiplizität angenommen werden muß, sind für chirurgische Hilfe verloren.

Bevor wir auf die Einzelheiten der Lokalisationslehre eingehen, wollen wir noch einige allgemeine diagnostische Hilfsmittel besprechen.

1. Die Röntgenuntersuchung.

Dieselbe ist in den letzten Jahren in verschiedener Weise zur Diagnostik endokranieller Erkrankungen herbeigezogen worden.

Leicht zu deuten sind die sehr seltenen Fälle, bei denen eine umschriebene oder diffuse osteomartige Verdickung des Schädels zu Hirnerscheinungen führt, und ebenso die häufigeren Fälle von umschriebener Zerstörung des Schädel-

daches durch einen primären oder metastatischen Tumor. Bei multiplen
Metastasen von Schilddrüsen-, Mamma-, Nebennierentumoren kann der Schädel
im Röntgenbild wie ein Löcherbecken aussehen. Ebenfalls nicht schwer zu deuten sind die seltenen Verkalkungen von Hirntumoren. Nicht mit Tumoren zu verwechseln sind die nicht so seltenen Verkalkungen des Corpus pineale, des Plexus chorioideus, der Ventrikelwände und der Dura (DANDY). Vorsichtig einzuschätzen ist die Sprengung von Nähten bei allgemeinem Hirndruck.

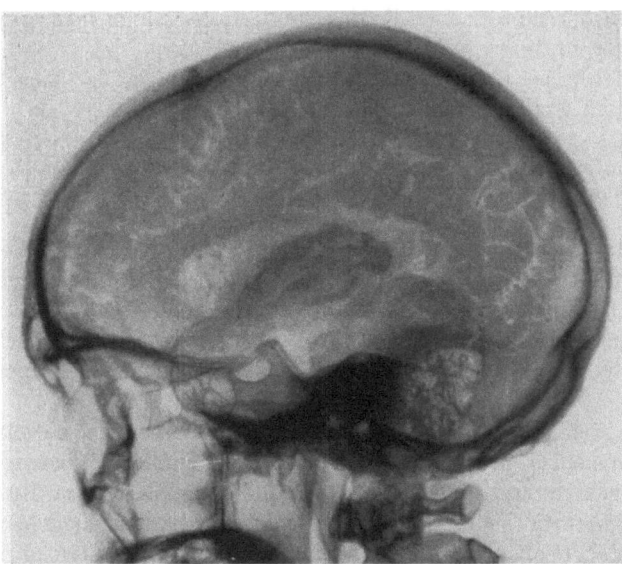

Abb. 12. Normales Encephalogramm.

In neuerer Zeit hat man angefangen, am Schädeldach auf umschriebene Arrosion des Knochens, auf die umschriebene Erweiterung der Diploevenen und auf umschriebene Knochenneubildung in Form von Hyperostosen oder Spiculabildung zu achten, alles Veränderungen, welche gelegentlich im Bereich von Hirnhaut- und Hirngeschwülsten beobachtet werden.

An der *Schädelbasis* achtet man auf die Form der Sella turcica, auf die Sichtbarkeit und Form der Processus clinoidei und auf Aufhellungs- oder Verdichtungsvorgänge im Bereich der Keilbeinflügel, des Clivus und der Felsenbeinpyramiden. Es muß dabei unterschieden werden zwischen der unmittelbaren Zerstörung des Knochens durch eine denselben durchwachsende Geschwulst und der bloßen Entkalkung desselben infolge von örtlichem und allgemeinem Hirndruck.

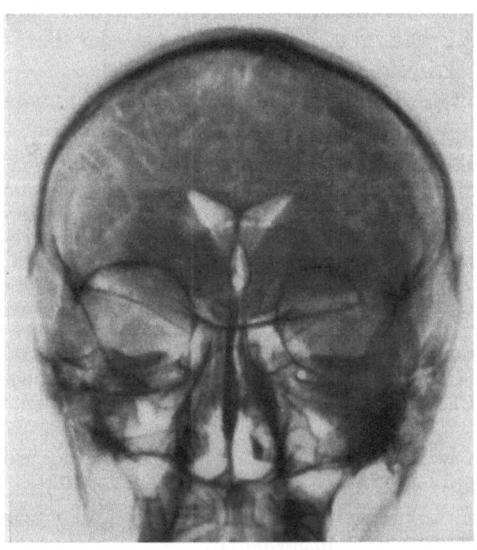

Abb. 13. Normales Encephalogramm.

Die letztere äußert sich besonders im Bereich der Sella und kann so zu der irrtümlichen Diagnose einer Hypophysengeschwulst führen. Die Verbiegung des entsprechenden Processus clinoideus posterior ist als ein Zeichen von Acusticustumoren angegeben worden und ebenso die einseitige Erweiterung des Porus acusticus internus und die Entkalkung der Spitze der Felsenbeinpyramide. Die Felsenbeinpyramiden werden am besten im anterioposterioren Bilde in die Orbitae projiziert.

Sonderuntersuchungen, wie die Darstellung des Porus acusticus internus erfordern besondere Maßnahmen zur Einstellung der Röhre und zur Fixation des Kopfes (MAYER u. a.), während man für die meisten Untersuchungen mit dem Seitenbild von beiden Seiten her und dem Frontalbild auskommt.

2. Die Ventrikulo- und Encephalographie.

Nach einer ganz anderen Richtung hin gehen die auf DANDY und BINGEL zurückreichenden Bestrebungen, die Röntgenstrahlen zu benutzen. Man sucht die Ventrikel auf dem Kontrastwege sichtbar zu machen, durch die sog. *Ventrikulo-und Encephalographie.*

Als Kontrastmittel wird Luft benützt, welche, durch Watte filtriert, auf dem Wege der Ventrikelpunktion oder der Lumbalpunktion in das Ventrikelsystem gebracht wird. Man nennt das Verfahren im ersten Falle Ventriculographie, im letzteren Falle, bei welchem durch die Luftfüllung auch der Subarachnoidealräume und Cisternen zugleich die

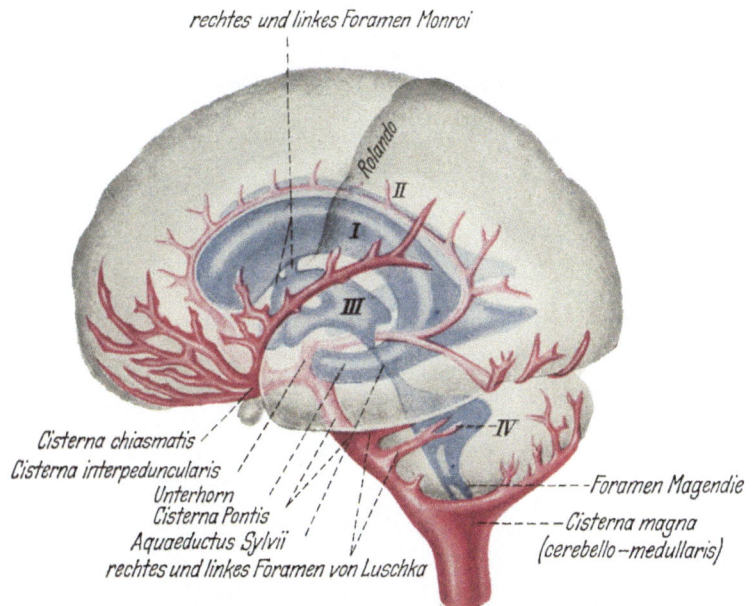

rechtes und linkes Foramen Monroi

Rolando

II

I

III

IV

Cisterna chiasmatis
Cisterna interpeduncularis
Unterhorn
Cisterna Pontis
Aquaeductus Sylvii
rechtes und linkes Foramen von Luschka

Foramen Magendie

Cisterna magna
(cerebello-medullaris)

Abb. 14. Schematische Darstellung des Liquorsystems (nach DANDY).
Blau: Ventrikelsystem, rot: Subarachnoidalsystem.

äußeren Formen des Gehirns sichtbar werden können, Encephalographie (im engeren Sinne) (s. Abb. 12 u. 13). Die Menge der eingeführten Luft beträgt beim Erwachsenen, nach Ablassung von 40—50 cm³ Liquor, etwa 30—40 cm³. Weiter zu gehen halten wir nicht für rätlich, wenn nicht ausgesprochener Hydrocephalus internus besteht. Im letzteren Falle werden, besonders bei hydrocephalischem Schädel, 100—150 und sogar mehr Kubikzentimeter Luft ohne weiteres vertragen. Die Ventrikulographie kann uns über Form, Lage und Ausdehnung der Ventrikel und über Durchgängigkeit oder Undurchgängigkeit des Aquädukts, die Encephalographie auch über krankhafte Prozesse an der Großhirnoberfläche (z. B. Atrophie, Hydrocephalus externus, umschriebene adhäsive Arachnitis) aufklären.

Ungenügende Füllung eines Ventrikels läßt Ausfüllung desselben durch einen Tumor annehmen (s. Abb. 16). Verschiebung des Septums spricht für Tumor auf Seite, von welcher her die Verschiebung stattfindet. Erweiterung beider Ventrikel spricht für ein Abflußhindernis bei normaler Produktion oder für krankhaft gesteigerte Produktion bei normalem oder nur wenig gestörtem Abfluß.

Steigt die Luft aus dem Lumbalsack ohne weiteres in das Ventrikelsystem auf, so sind Foramen Magendie und Aquädukt frei. Steigt die Luft bloß in die Subarachnoidealräume, so sind entweder die Foramina Magendie und Luschkæ frei, der Aquädukt dagegen relativ geschlossen oder aber jene Foramina geschlossen,

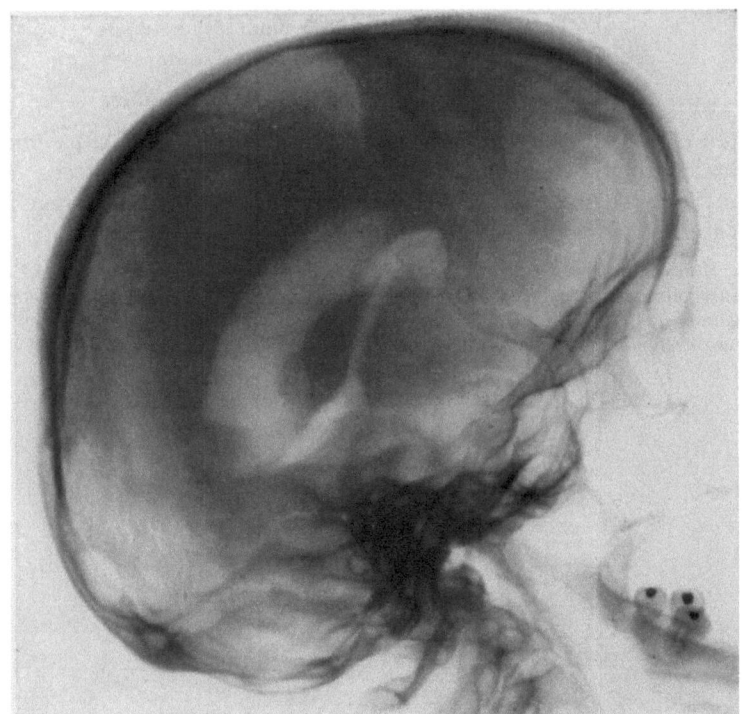

Abb. 15. Starke Verdrängung der linken mittleren Ventrikelpartie von links oben seitlich her.

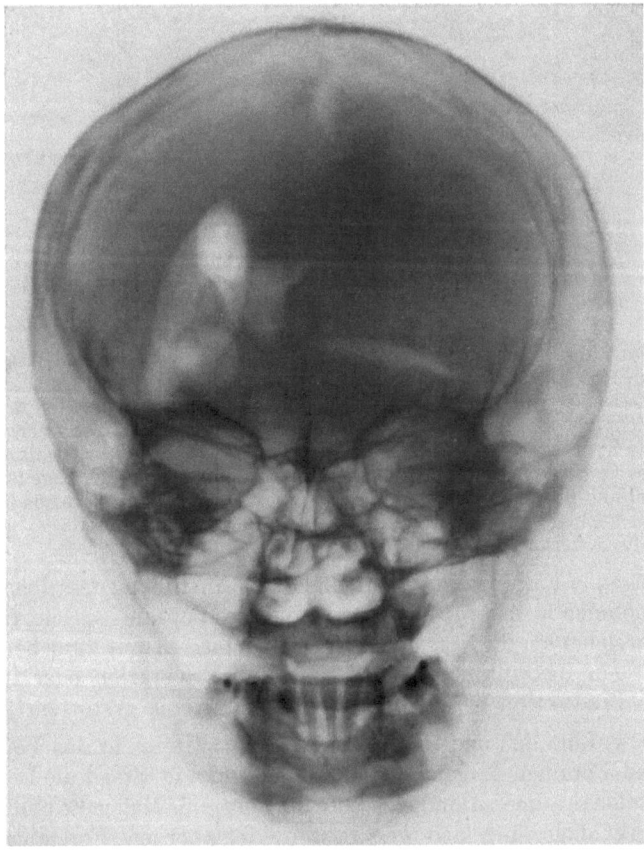

Abb. 16. Verdrängung des linken Ventrikel nach unten durch ein in Abb. 17 dargestelltes Gliom.

der Aquädukt aber frei oder geschlossen. Gewöhnlich ist dieser Verschluß in der Tat ein unvollständiger, eine Art von Ventilverschluß, indem sich der gesteigerte Hirndruck von oben nach unten in den Lumbalsack fortsetzt, während umgekehrt der Auftrieb der Luft nicht genügt, um das Hindernis im Aquädukt zu überwinden.

Die Vorteile, welche sich aus diesen Feststellungen ergeben, werden wir an entsprechender Stelle berühren. Der große Nachteil liegt darin, daß das bei gesundem Hirn ziemlich harmlose Verfahren bei Hirngeschwülsten, wo es hauptsächlich in Betracht kommt, nach der Sammelstatistik von GRANT eine Mortalität von 8% ergibt. Dieser hohen Mortalitätsziffer steht die Tatsache gegenüber, daß in ungefähr einem Viertel der untersuchten Fälle eine genaue Diagnose bloß auf Grund des Ventrikulogramms gestellt werden konnte. Bei intrakranieller Drucksteigerung (Stauungspapille) muß die Luft durch Ventrikelpunktion eingeführt werden. Die cysternalen und

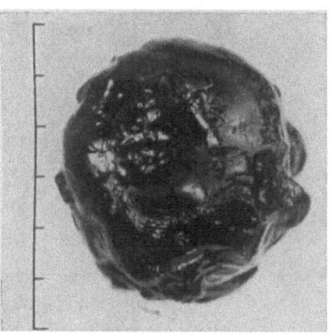

Abb. 17. Gliom.

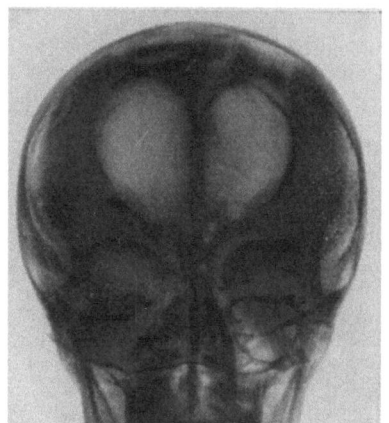

Abb. 18. Ventrikulogramm bei Hydrocephalus internus.

lumbalen Luftfüllungen eignen sich für Fälle mit freier Liquorpassage und unwesentlichem Hirndruck (fehlende Stauungspapille). Die Gefahren bei raumbeengenden Prozessen werden ziemlich ausgeschaltet, wenn die Ventrikulographie der Regel nach erst unmittelbar vor der beabsichtigten Operation durchgeführt wird.

Die Benützung von Lipiodol als Kontrastsubstanz ist infolge spätarachnitischer Erscheinungen ungeeignet.

3. Die Lumbalpunktion.

Im Gegensatz zur Ventrikulographie und Encephalographie müssen wir heutzutage die Lumbalpunktion als einen integrierenden Bestandteil der Hirndiagnostik ansehen. Auch sie hat allerdings ihre Gefahren. Dieselben lassen sich aber durch die Vornahme der Punktion im Liegen und durch die sofortige Nachfüllung einer entsprechenden Menge von steriler Kochsalzlösung im Falle des Auftretens von Störungen beinahe sicher vermeiden. Nach der Punktion soll der Patient mindestens 24 Stunden, bei stärkerer Reaktion noch länger, horizontale Lage einnehmen. Bei stark raumbeengenden Prozessen des Gehirns ist nach OLIVECRONA eine Punktion der Suboccipitalzisterne weniger gefährlich als die Lumbalpunktion, da bei letzterer nachträglich mehr Liquor durch die Punktionsöffnung entweichen kann und eher zu Einpressung des Kleinhirns ins Foramen magnum führen könnte.

Wir nehmen die Punktion vor: 1. *Um den Lumbaldruck bei ruhiger Atmung festzustellen.* Derselbe soll zwischen 120—150 mm schwanken und jedenfalls 180 mm nicht überschreiten. Alle Luftblasen müssen sorgfältig aus dem Röhrensystem entfernt sein. Die zur Untersuchung erforderliche Menge von Liquor soll nicht zu rasch abgelassen werden. Treten schon nach der Entfernung von wenigen Kubikzentimetern Hirnerscheinungen auf, so ist

Übersicht über die Reaktionen der Cerebrospinalflüssigkeit bei einigen diagnostisch wichtigen Erkrankungen.

Krankheit	Wassermann im Blut	Wassermann im Liquor cerebrospinalis	Eiweißkörper	Globulinreaktion v. NONNE	Zellgehalt	Druck	Bakteriologischer Befund	Bemerkungen
Normalzustand (n)	—	—	n Spuren (0,2 bis 0,3 /₀₀)	—	n = 0—2—5 Zellen	n = 120 bis 180 m	—	
Meningismus	—	—	—	—	n	+	—	
Akute infekt. Meningitis	—	—	+	+	++	+	Staphylo-, Strepto-, Pneumo-, Meningokokken usw.	
Tuberkulöse Meningitis	—	(+)	+	+	+	++	Tuberkelbacillen	
Meningo-encephalitis syphilitica	+ in 80 bis 90%	+[1] (mit 1 cm)	+	+	+	+	—	[1] Wassermann negativ mit 0.2 cm³ in 90% der Fälle.
Tabes	+ 70%	+[1] (mit 1 cm)	+	+	+	n +	—	
Paralyse	+[2] etwa 95%	++[3] (mit 1 cm)	+	+	+	n +	—	[2] Wassermann negativ mit 0.2 cm³ in 15% der Fälle. [3] Je nach Stadium und Vorbehandlung.
Poliomyelitis anterior acuta	—	(+)	n	—	n +	+	—	
Nichteitrige Encephalitis und Myelitis	—	—	n +	— +	n +	n +		
Hirnabsceß	—	—	n +	— +	n +	n +		
Sinusthrombose	—	—	n +	— +	+,++	n +	—	Farbe normal oder Xanthochromie.
Hirn- und Rückenmarktumoren	—	—	n +	— +	n +	+,++	—	
„Pseudotumoren"	—	—	n	—	n	+		
Multiple Sklerose	—	— (+)	n	—	n +	n	—	
Extradurale Blutungen	—	—	n	—	n	+		
Intradurale Blutungen	—	—	—	+	+	+	—	Farbe: 1. Stunden leicht geröt. bis blutrot. 1.-2.Tag: normal oder gelblich. 3.Tag: gelb. 6.-12. Tag: rotgelb, dann Zurückgehen bis zum Normalbefund, der am 20.-30. Tag eintritt.

n = normal, % = leicht vermehrt, + + = stark vermehrt, — = negativ.

physiologische Kochsalzlösung in entsprechender Menge wieder einzuführen (durch Vorfüllung des Meßsystems mit physiologischer Kochsalzlösung kann der Lumbaldruck ohne

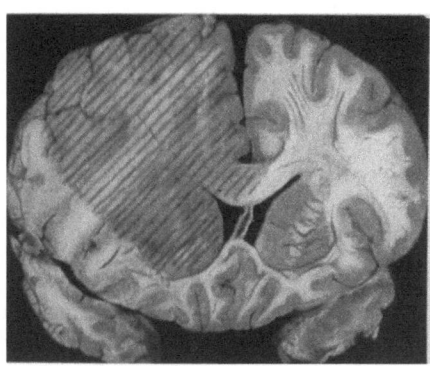

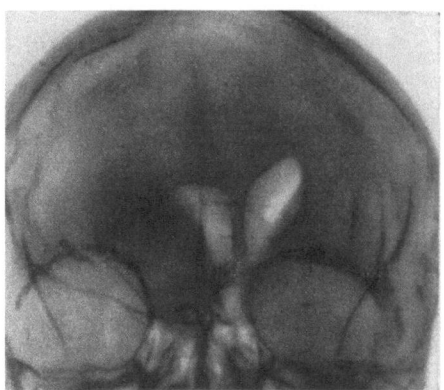

Abb. 19a. Gliomatose des Hirns im schraffierten Gebiet. Verschiebung der Seitenventrikel nach links und Deformierung des rechten Ventrikels.

Abb. 19b. Dasselbe im Ventrikulogramm.

Flüssigkeitsverlust im Bedarfsfalle gemessen werden). Versiegt der Ablauf des Liquors rasch unter starker Abnahme des Druckes, so spricht dies für Einpressung der Medulla oblongata und des Kleinhirns ins Hinterhauptloch, und der Versuch muß sofort unterbrochen werden, am besten unter Nachspritzen von Kochsalzlösung.

2. Um die freie Verbindung zwischen Ventrikelsystem und Lumbalsack durch den QUECKENSTEDTschen Versuch festzustellen. Druck auf die beiden Jugularvenen soll ein rasches Ansteigen des Flüssigkeitsstandes, Nachlassen des Druckes ein ebenso rasches Absinken auf den vorher vorhandenen Druck bedingen.

3. Zur Gewinnung der für die bakteriologischen, serologischen und chemischen Untersuchungen erforderlichen Liquormenge. Dieselbe beträgt ungefähr 10 cm³. Bei Kindern oder im Falle rascher Drucksenkung auch bei Erwachsenen, wird man suchen, mit weniger auszukommen. Die Schlüsse, welche sich aus diesen Untersuchungen ziehen lassen, sind in der nebenstehenden Tabelle zusammengestellt.

Durch Mitberücksichtigung der „Kolloidkurven" (Goldsol, Mastix) kann oft die diagnostische Verwertung des Liquorbefundes noch gesichert und verfeinert werden. Bei luischen und metaluischen Erkrankun-

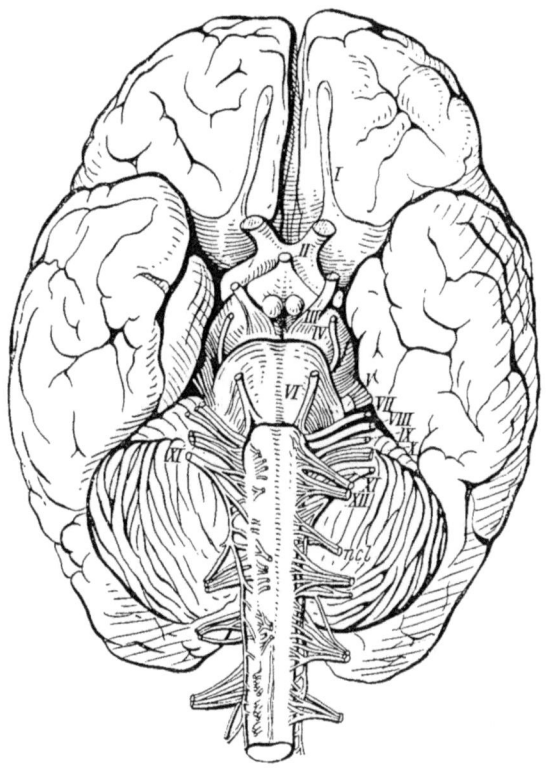

Abb. 20. Hirnbasis (zum Teil nach HENLE).

gen des Zentralnervensystems, nicht selten auch bei multipler Sklerose und im akuten Stadium der Encephalitis lethargica, findet sich Ausflockung im Anfangsteil der Kurven („Linkskurven"), bei den verschiedenen Formen der

Meningitis sowie oft im akuten Stadium des Hirnabscesses „Rechtskurven". Für weitere Einzelheiten sei etwa auf die „Liquordiagnostik" von K. DEMME (1935) verwiesen.

4. Die Arteriographie.

Gibt die Ventrikulographie nicht den gewünschten Aufschluß über den Sitz einer Geschwulst oder besteht Verdacht auf arteriovenöses Aneurysma, so kann die Arteriographie eine wertvolle Ergänzung darstellen (s. Abb. 33).

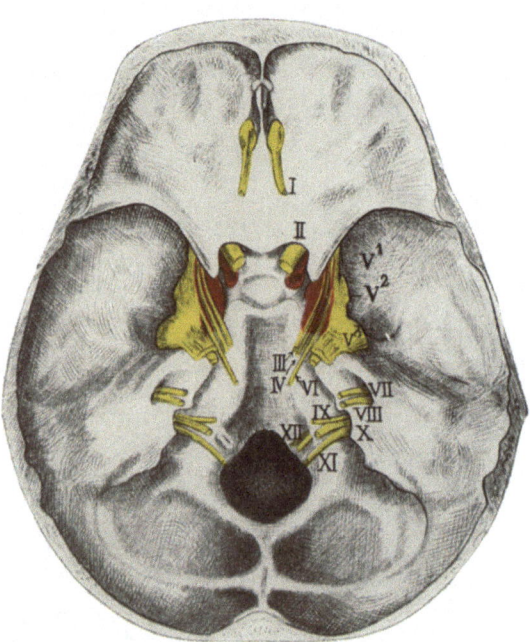

Abb. 21. Nerven der Schädelbasis (zum Teil nach HENLE).

B. Hirnlokalisation und Herddiagnose.

Wir beginnen, dem gewöhnlichen Gang der Untersuchung folgend, mit den Gehirnnerven.

1. Der Olfactorius.

Der „Olfactorius" wird beinahe nur durch Brüche in der vorderen Schädelgrube und durch daselbst sitzende Geschwülste geschädigt. Schädigung des Rindenzentrums im Gyrus uncinatus, Gyrus hippocampi und Ammonshorn kann sich in Hyposmie auf der Herdseite vor allem aber in Anfällen von Geruchshalluzinationen kundtun (Temporallappentumoren).

2. Die Sehstörungen.

Ein Blick auf das möglichst vereinfachte Schema (Abb. 22) läßt uns die verschiedenen, chirurgisches Interesse bietenden Möglichkeiten erkennen. *Einseitige Blindheit,* Gesichtsfeldeinengung, einseitiger Ausfall im Gesichtsfelde (Skotome) weisen auf eine völlige oder teilweise Leitungsunterbrechung zwischen Retina und Chiasma hin (*f*). (In der Orbita entstandene oder sekundär in dieselbe gewachsene Tumoren, Orbitalphlegmone, Schädelbasisbrüche.) *Bitemporale Hemianopsie* ist das klassische Zeichen einer Verletzung oder eines Tumors im Bereiche des Chiasmas (*d*) (Hypophyse!). Sie kann aber auch bei starkem Hirndruck durch Einpressen des Infundibulum in das Chiasma entstehen und sie kann endlich bei unvorsichtig suggerierendem Untersuchen von Hysterischen vorgetäuscht werden. *Beidseitige Blindheit* beruht auf derselben Ursache (*e*), stellt aber ein späteres Stadium oder eine schwerere Schädigung dar (z. B. Selbstmörderschuß). Sie kann aber auch aus hochgradiger Stauungspapille bei chronischem Hirndruck hervorgehen (Tumor, Cyste an irgendeiner Stelle, besonders aber in der hinteren Schädelgrube). Endlich kommt sie — sehr selten — durch gleichzeitige Läsion beider corticalen Sehsphären zustande (Tumor der Falx cerebri). *Homonyme Hemianopsie* beweist entweder eine Schädigung des gekreuzten Tractus opticus (*c*) oder der gekreuzten Sehstrahlung (*b*), bzw. der primären Sehzentren im Thalamus, Corpus geniculatum laterale und vorderen Vierhügel (*b₁*) oder der Hirnrinde (*a*) (Tumoren, Cysten, Traumen).

Homonyme Quadrantenhemianopsie (Ausfall z. B. der beiden rechten unteren Quadranten) beweist einseitige partielle Rindenläsion, ebenso homonyme umschriebene Ausfälle — Skotome.

Beidseitiger Ausfall der unteren Gesichtshälften — sog. untere Hemianopsie — beweist eine beidseitige Schädigung der oberen Lippe der Fissura calcarina. Völliger Ausfall der Sehempfindung entsteht durch beidseitige Zerstörung der Rinde im Bereiche dieser Fissur (Rindenblindheit). Von dieser Rindenblindheit wird unterschieden der völlige Ausfall der Sehvorstellungen, der optischen Erinnerungsbilder durch ausgedehntere Zerstörung der Occipitalrinde und der zu ihr gelangenden Assoziationsfasern (Seelenblindheit). Ist der linksseitige Gyrus angularis geschädigt, so entsteht *Wortblindheit* (Alexie).

Die Formen der zentralen Gesichtsfelddefekte erklären sich daraus, daß die Sehstrahlung in dem Rindenbezirk um die Fissura calcarina herum die Retinae so projiziert, daß die oberen Gesichtsfelder (untere Retinahälften) der unteren Lippe der Fissur entsprechen und umgekehrt. Jeder Rindendefekt bedingt also den Ausfall eines ganz bestimmten, stets homonymen Bezirks beider Gesichtsfelder. Verwundete mit Verletzung beider oberen Lippen kommen häufiger mit dem Leben davon, als solche mit Verletzung der unteren Lippen (Gyrus lingualis). Darum ist untere Hemianopsie bei Schußverletzungen wiederholt, obere sozusagen nie beobachtet worden. Homonyme Skotome weisen auf Verletzung durch kleine Granat- oder Knochensplitter, oder auf kleine Geschwülste oder Erweichungsherde hin. Leichte Schädigungen des Rindenzentrums oder der Bahnen können auf bloßer *Hemiachromatopsie* — Ausfall der Farbempfindung in einem bestimmten Bezirk — führen.

Wichtig ist die Unterscheidung von Tractusschädigung und Rindenherd. Ein Zeichen kann

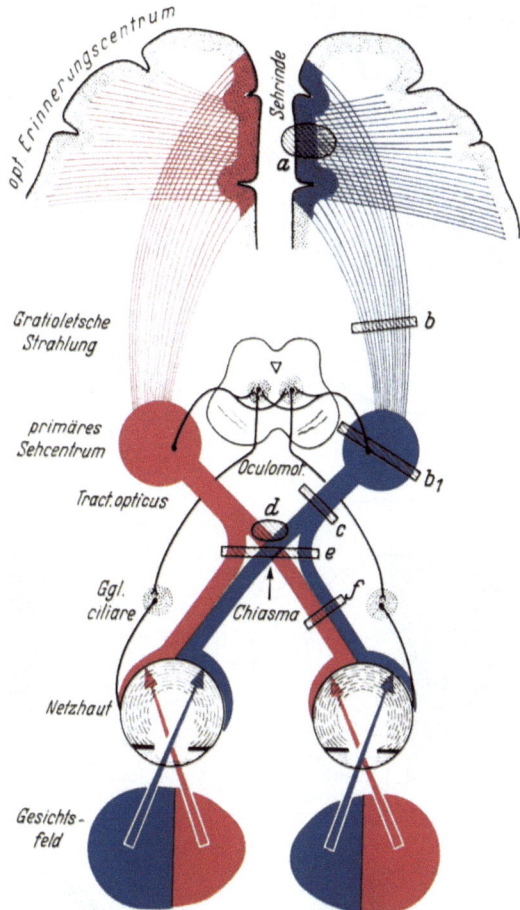

Abb. 22. Zusammenstellung der chirurgisch wichtigsten Sehstörungen unter Zugrundelegung des Schemas von BING.

a Rindenläsion (Cuneus) (Traumen, Tumoren, Cysten, Abscesse). Homonyme gekreuzte Hemianopsie (Ausfall der gekreuzten Gesichtsbilder). Vision nulle. Reflexe normal. *b Läsion der Sehstrahlung.* Dieselben Ursachen und Symptome wie bei *a. b₁ Läsion der primären Sehzentren. c Läsion des Tractus* (meist Tumoren). Dieselben Symptome wie bei *b,* aber Pupillenreflexe von den gekreuzten Blickfeldern aus aufgehoben (hemianopische Pupillenreaktion). *d Partielle Chiasmaläsion* (Tumoren der Hypophyse). Ausfall der beiden temporalen Gesichtsfelder (bitemporale Hemianopsie). Entsprechender Ausfall der Pupillenreflexe. *e Totale Chiasmaläsion* (Tumoren, Traumen, bes. Selbstmörderschüsse). Beidseitige Blindheit und totale Aufhebung der Pupillenreflexe. *f Läsion des Opticus* (Traumen, Tumoren). Einseitige Blindheit mit Reflexaufhebung auf der verletzten und von derselben aus nach der gesunden Seite. Bei unvollständiger Läsion einseitiges Skotom oder konzentrische Gesichtsfeldeinengung.

Rot und blau: Sehfasern, schwarz: Pupillenfasern.

uns hier leiten, auf das Dufour zuerst aufmerksam gemacht hat. Nach ihm besteht bei der Leitungsunterbrechung (*c* und *b*) „Vision obscure", Dunkelsehen, positives Skotom, bei Rindenblindheit „Vision nulle", Nichtsehen, negatives Skotom. Diese Beobachtung wird auch durch die Kriegserfahrungen

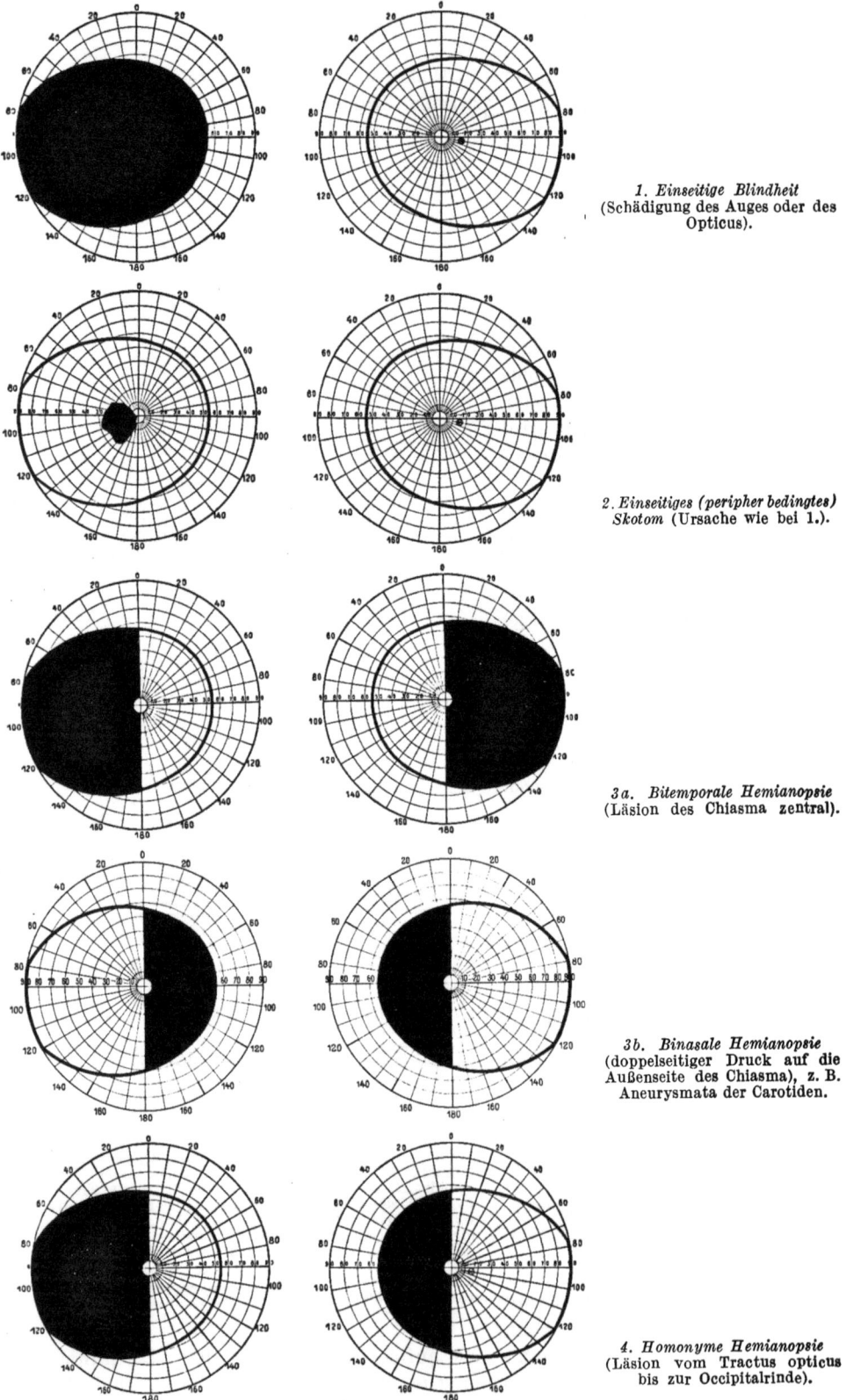

1. *Einseitige Blindheit*
(Schädigung des Auges oder des
Opticus).

2. *Einseitiges (peripher bedingtes)*
Skotom (Ursache wie bei 1.).

3a. *Bitemporale Hemianopsie*
(Läsion des Chiasma zentral).

3b. *Binasale Hemianopsie*
(doppelseitiger Druck auf die
Außenseite des Chiasma), z. B.
Aneurysmata der Carotiden.

4. *Homonyme Hemianopsie*
(Läsion vom Tractus opticus
bis zur Occipitalrinde).

Abb. 23a. Schematische Übersicht über die chirurgisch wichtigen Sehstörungen.

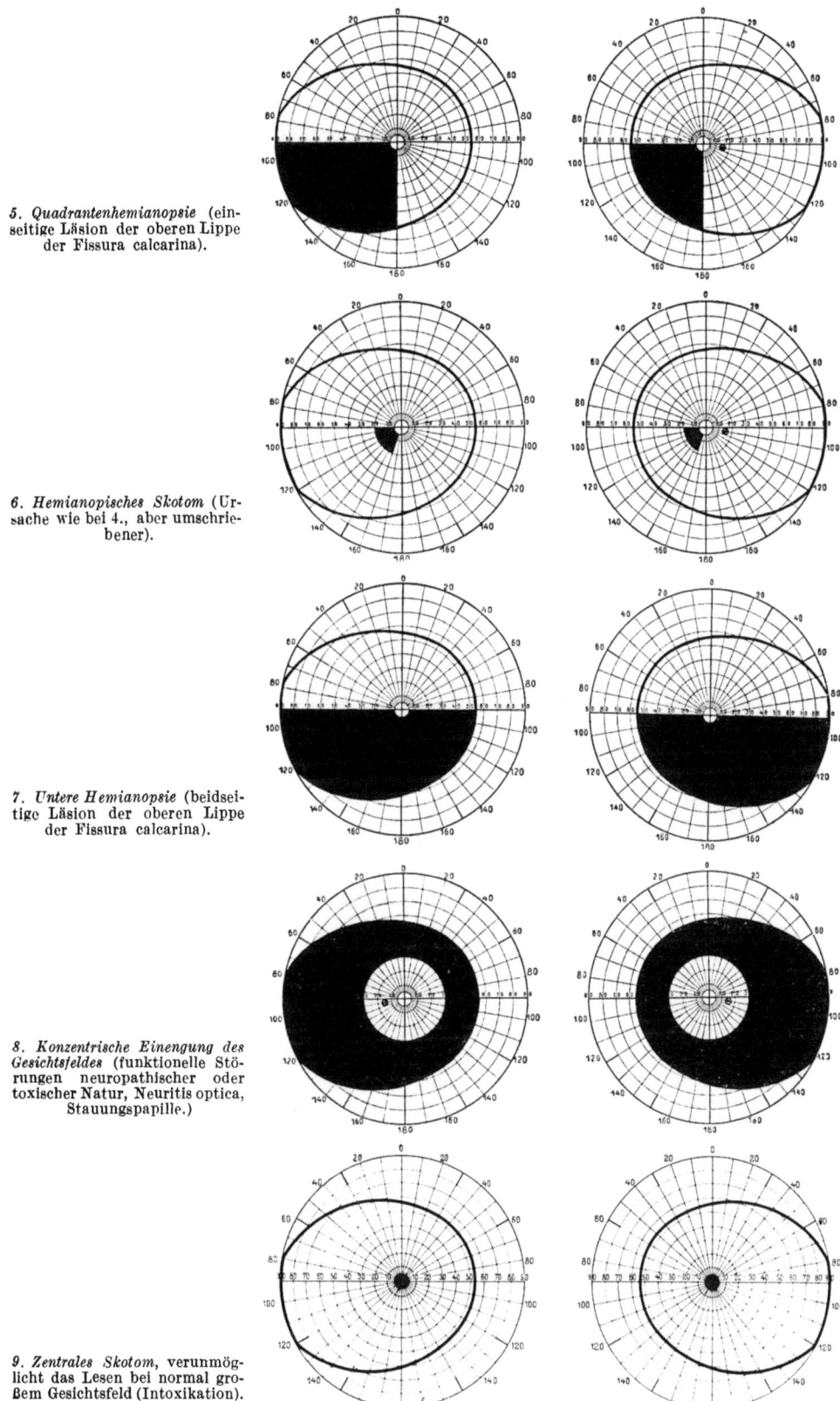

5. *Quadrantenhemianopsie* (einseitige Läsion der oberen Lippe der Fissura calcarina).

6. *Hemianopisches Skotom* (Ursache wie bei 4., aber umschriebener).

7. *Untere Hemianopsie* (beidseitige Läsion der oberen Lippe der Fissura calcarina).

8. *Konzentrische Einengung des Gesichtsfeldes* (funktionelle Störungen neuropathischer oder toxischer Natur, Neuritis optica, Stauungspapille.)

9. *Zentrales Skotom*, verunmöglicht das Lesen bei normal großem Gesichtsfeld (Intoxikation).

Abb. 23b. Schematische Übersicht über die chirurgisch wichtigen Sehstörungen.

bestätigt (CHÂTELIN). Ferner werden wir den Versuch machen, auf hemiopische Pupillenreaktion bzw. Pupillenstarre zu untersuchen. Das Fehlen
der Reaktion beweist einen Herd bei *c*, schließt also sowohl *a* wie *b* aus.
Subcorticale und corticale Hemianopsien (Abb. 22) zeichnen sich auch dadurch
aus, daß der sehende Bezirk weiter nach dem ausgelöschten hin ausgedehnt
und weniger scharf abgegrenzt ist, als bei den Tractusläsionen („überschüssiges
Gesichtsfeld").

Alle diese Untersuchungen setzen aber normale Intelligenz und erhaltenes
Sensorium voraus, und unsere Patienten verfügen bisweilen weder über das
eine noch über das andere. Wir müssen also oft zufrieden sein, wenn wir einseitige Blindheit, bitemporale und homonyme Hemianopsie unterscheiden
können. Wir können diese Untersuchung annäherungsweise schon ohne Peri-
meter ausführen, obschon eine genaue Gesichtsfeldbestimmung immer wünschenswert ist.

Von den Pupillenreflexen nimmt man an, daß sie ihre eigenen Bahnen
haben. Ihr Verhalten ergibt sich aus den Angaben des Schemas von Abb. 22.
Störungen der Reflexe ohne gleichzeitige Sehstörungen lassen an eine isolierte
Erkrankung des N. oculomotorius, seines Kernes oder seiner Verbindung mit
dem primären Sehzentrum denken, oder endlich an eine Schädigung des Sympathicus.

Bei der Prüfung der Pupillenreflexe ist stets der Einfluß des Lichteinfalles von der
anderen Seite her zu berücksichtigen. Ist z. B. die eine Pupille stark dilatiert, so kann
die andere als starr verengt erscheinen, wenn man den Lichteinfall von der ersteren aus
nicht verhindert. Ferner muß auf Erweiterungsfähigkeit stets im halbdunklen Raum
geprüft werden. Endlich wird man sich an die Möglichkeit intraokulärer und retrobulbärer
Veränderungen erinnern, bevor man aus dem Verhalten der Pupillen auf den Zustand des
intrakraniellen Nervenapparates schließt.

3. Die Augenmuskelstörungen.

Man unterscheidet zwischen einseitiger Störung: Schielen und koordinierter
Störung: konjugiert ablenken. Ob der Patient das eine oder andere tut, das
erkennen wir sofort, wenn wir ihn dazu bringen, seine Augen zu bewegen. Bringt
man ihn bei seitlich gerichtetem Blick zu keiner Augenbewegung, so liegt wahrscheinlich konjugierte Ablenkung vor. Die *konjugierte Bewegung* wird entweder
von den corticalen Koordinationszentren aus geordnet, oder von den bulbären
Zentren aus, welche im Bereiche der Abducenskerne, also in der Brücke liegen.
Bei Lähmung eines Rindenzentrums „sieht der Patient dasselbe an", bei Lähmung des Brückenzentrums „sieht der Patient von ihm weg". Chirurgische
Ursachen von konjugierten Lähmungen sind Tumoren, Cysten, Abscesse, Rinden-
traumen. Die *isolierten Augenmuskelbewegungen* gehen von den Kernen aus.
Ihre Lähmung sitzt also im peripheren Neuron. Nur beim Levator palpebrae
superioris können einseitige Lähmungen auch zentral verursacht sein. Ursachen
von peripheren Lähmungen sind vor allem Lues, Tuberkulose, Meningitis,
basale Tumoren, Traumen der Schädelbasis. Während ausgesprochene Augenmuskellähmung leicht zu erkennen ist, so können die Patienten bei leichteren
Graden den Bewegungsausfall so sehr durch die Tätigkeit der nicht gestörten
Muskeln verdecken, daß eine sorgfältige Prüfung auf Doppelbilder auf allen
Punkten des Gesichtsfeldes erforderlich ist.

Neben der konjugierten Ablenkung müssen wir noch den *Nystagmus* erwähnen, der
auf Schädigungen im Bereiche der Augenmuskelkerne, des Vestibularis oder des Kleinhirns
hinweist. Wir werden auf die Prüfung desselben noch zurückkommen.

4. Der Trigeminus.

Von Bedeutung für die Herddiagnose ist einmal die Tatsache, daß scharfe Gerüche (Essigsäure, Ammoniak) durch den Trigeminus empfunden werden. Die Unterscheidung zwischen einer Schädigung oberhalb und unterhalb des GASSERschen Ganglions ergibt sich aus der Ausdehnung der Sensibilitätsstörung (alle oder nur einzelne Äste). Schädigung des Stammes und des dritten Astes verbinden sich mit Masseterlähmung. Bei leichter Beeinträchtigung des Trigeminusstammes (z. B. Brückenwinkeltumor) findet sich oft als erstes Zeichen eine Herabsetzung des Cornealreflexes, noch bevor deutliche Zeichen von sensibler Lähmung nachzuweisen sind (DANDY). Von mehr innermedizinischem als chirurgischem Interesse ist die Tatsache, daß sich die Gebiete der drei peripheren Trigeminusäste mit denjenigen der segmentären Kernanordnung in der Substantia gelatinosa Rolandi nicht decken, sondern überkreuzen. Jede dieser segmentären Zone enthält Fasern aus allen drei Ästen (vgl. Abb. 24).

5. Der Facialis.

Für den „*Facialis*" (s. Abb. 24) ist vor allem der Umstand zu berücksichtigen, daß bei peripherer Schädigung des Nervenstammes alle Gesichtsäste gleichmäßig beteiligt sind, während bei zentraler Läsion die Lähmung dank der beiderseitigen Innervation des Stirnastes mehr die unteren Facialisäste betrifft. Daß bei Schädelfrakturen die periphere Lähmung auf der Seite der Verletzung sitzt, die zentrale dagegen gekreuzt ist, darf auch in Betracht gezogen werden, wenn wir wenigstens den Sitz der Schädelverletzung kennen — aber nur mit Vorsicht; denn bei Contrecoupverletzung der Rinde sitzt die Lähmung auch auf der Seite des Schädeltraumas. Reizerscheinungen, Krämpfe im gelähmten Gebiete sprechen für eine zentrale Schädigung, ebenso in der Regel gleichseitige Extremitätenlähmung. Ist bei völliger Aufhebung von Mitbewegung und willkürlicher Bewegung die Affektbewegung erhalten, so liegt mit Sicherheit eine zentrale Läsion vor. Dagegen können wir aus einem Überwiegen der willkürlichen über die Mitbewegung nichts schließen, da diese Eigentümlichkeit sowohl bei zentraler als bei peripherer Parese vorkommt (SAHLI). Mit gewissen Einschränkungen ist die Lähmung der *sekretorischen* und *Geschmacksfasern* des Facialis zu verwerten, die sich in Verminderung der Speichelsekretion und in Herabsetzung des Trigeminusgeschmackes an der entsprechenden Zungenhälfte äußert. Störungen der Speichelsekretion allein finden sich der motorischen Lähmung beigesellt bei Herden zwischen Kern und Ganglion geniculi, also im wesentlichen an der Hirnbasis (Abb. 24c). Geschmacksstörungen verbunden mit Verminderung der Speichelsekretion finden wir bei Herden oder Läsionen im Felsenbein, unterhalb des Ganglion geniculi (Abb. 24d und e), Störungen der Tränensekretion nur bei Schädigungen oberhalb des Ganglion geniculi.

Neuere Darstellungen vertreten übrigens die Ansicht, daß die Geschmacksfasern der Chorda tympani vom Ganglion geniculi aus im Facialisstamm (N. intermedius) zum Gehirn ziehen, um im proximalen Gebiet des Tractus solitarius zu enden.

Zu all den feineren Untersuchungen finden wir nur bei Spätfolgen von Verletzungen und bei Geschwülsten Zeit und Muße — und das nötige Verständnis von seiten des Patienten. Sollen wir bei dem benommen daliegenden Patienten rasch unterscheiden, ob und wo trepaniert werden soll, so müssen uns die zuerst erwähnten Kennzeichen genügen, die wir noch einmal zusammenfassen wollen: *Relatives Freisein der Augen- und Stirnäste, gekreuzter Sitz in bezug auf das Trauma, gleichseitige Extremitätenlähmung sprechen für zentralen Sitz; Lähmung aller Äste, und zwar auf der Seite der Schädelverletzung, gleichzeitiges Bestehen von*

Augenmuskellähmungen, von Zeichen einer Felsenbeinverletzung, sprechen für periphere Läsion. Gekreuzte Extremitätenlähmung bei Facialislähmung spricht für eine Läsion der Basis (Brückengegend) oder für zwei getrennte Herde.

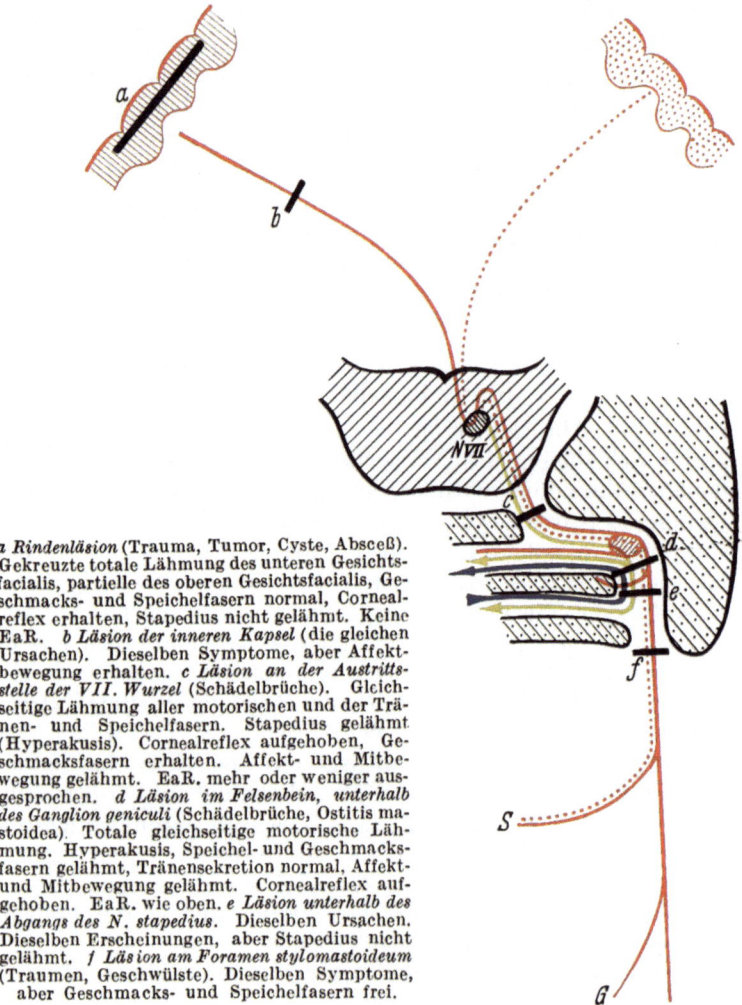

a Rindenläsion (Trauma, Tumor, Cyste, Absceß). Gekreuzte totale Lähmung des unteren Gesichtsfacialis, partielle des oberen Gesichtsfacialis, Geschmacks- und Speichelfasern normal, Cornealreflex erhalten, Stapedius nicht gelähmt. Keine EaR. *b Läsion der inneren Kapsel* (die gleichen Ursachen). Dieselben Symptome, aber Affektbewegung erhalten. *c Läsion an der Austrittsstelle der VII. Wurzel* (Schädelbrüche). Gleichseitige Lähmung aller motorischen und der Tränen- und Speichelfasern. Stapedius gelähmt (Hyperakusis). Cornealreflex aufgehoben, Geschmacksfasern erhalten. Affekt- und Mitbewegung gelähmt. EaR. mehr oder weniger ausgesprochen. *d Läsion im Felsenbein, unterhalb des Ganglion geniculi* (Schädelbrüche, Ostitis mastoidea). Totale gleichseitige motorische Lähmung. Hyperakusis, Speichel- und Geschmacksfasern gelähmt, Tränensekretion normal, Affekt- und Mitbewegung gelähmt. Cornealreflex aufgehoben. EaR. wie oben. *e Läsion unterhalb des Abgangs des N. stapedius.* Dieselben Ursachen. Dieselben Erscheinungen, aber Stapedius nicht gelähmt. *f Läsion am Foramen stylomastoideum* (Traumen, Geschwülste). Dieselben Symptome, aber Geschmacks- und Speichelfasern frei.

Abb. 24. Rot: motorische Fasern; grün: Speichelfasern und Tränensekretionsfasern; blau: Geschmacksfasern. *S* Stirnast (oberer Facialis); *G* Gesichtsäste (unterer Facialis).

6. Der Acusticus.

Der „*Acusticus*" hat für den Chirurgen diagnostisches Interesse in mehrfacher Beziehung:

a) Nervus cochlearis. Gehörstörungen beruhen auf einer Schädigung des schalleitenden Apparates, des schallempfindenden CORTIschen Organs oder der Nervenleitung. Über die Frage, ob der Schalleitungsapparat betroffen ist, geben uns besonders der RINNEsche und der WEBERsche Versuch Aufschluß. Fällt der RINNEsche Versuch negativ aus, d. h. ist die Knochenleitung besser als die Luftleitung, und wird beim WEBERschen Versuch der Ton der auf den Scheitel aufgesetzten Stimmgabel in dem geschädigten Ohr besser gehört als im anderen, so nehmen wir eine Erkrankung des schalleitenden Apparates (positiver Ausfall) an. Wird der Ton im *gesunden* Ohr besser gehört (negativer Ausfall), so ist eine Störung des nervösen Apparates wahrscheinlich. Auch Ohrensausen spricht für nervöse Schwerhörigkeit. Wir können aber leider nicht unterscheiden, ob die Schädigung des nervösen Apparates nur das Endorgan, die Schnecke, oder ob sie den Nerven in seinem Verlauf bis zur Rinde betrifft. Auch der Ausfall hoher Töne (GALTONsche Pfeife, Monochord nach STRUYCKEN) spricht nur ganz allgemein für eine Schädigung des nervösen Apparates, läßt aber kein Urteil über den Sitz derselben zu. Eine gewisse Unsicherheit in der Deutung der Hörstörungen wird also immer bestehen. Eine Bedeutung kommt derselben überdies nur dann zu, wenn der Patient vor Beginn der in Frage stehenden Erkrankung ein normales Gehör besessen hat, und das läßt sich in recht vielen Fällen nicht erweisen. Von chirurgisch-diagnostischer Bedeutung sind besonders die Gehörstörungen bei Schädeltraumen und bei Acusticustumoren.

b) Nervus vestibularis. Da der N. vestibularis Gleichgewichtsnerv ist, so ist das charakteristische Symptom seiner Schädigung die Gleichgewichtsstörung, die vom Patienten subjektiv als *Schwindel* empfunden wird, und zwar als Drehschwindel. Da nun aber die sekundären Bahnen des Vestibularis zum Teil in der Rinde des Kleinhirns (besonders des Wurmes) enden und die Endkerne des Vestibularis zum Teil in die Substanz des Kleinhirns hineinragen, so lösen Verletzungen oder Erkrankungen des Kleinhirns ähnliche Schwindelerscheinungen aus wie periphere Schädigungen. Die Unterscheidung zwischen peripherer und zentraler Störung des Gleichgewichtsapparates wird darin gesucht, daß die Schwindelerscheinungen bei Labyrintherkrankungen in höherem Grade von der Kopfhaltung abhängig sind, als bei Kleinhirnläsionen. Der Hauptsache nach wird man aber, wie für den Cochlearis, Begleiterscheinungen mit zur Entscheidung herbeiziehen müssen (Erkrankungen des Mittelohrs, Miterkrankung anderer Gehirnnerven, Hirndruck usw.).

Zur Prüfung der Vestibularis- und Kleinhirnfunktion kommen besonders die folgenden Methoden in Anwendung.

a) Prüfung auf Nystagmus durch Fixieren eines mindestens 1 m entfernten Gegenstandes. Die Bewegung der Augen bei pathologischem Nystagmus durch Labyrinth- (oder periphere Vestibularis-)schädigung geht nach der Seite des gereizten bzw. nach der Gegenseite des gelähmten Labyrinths.

b) Drehversuch. Der mit geschlossenen Augen dasitzende Patient wird in einer halben Minute etwa 17mal nach rechts gedreht. Beim Aufhören der Drehung soll normal horizontaler Nystagmus nach links während einer halben Minute und Fall nach rechts eintreten. Bei Labyrintherkrankung ist der Nystagmus von kürzerer Dauer und die Gleichgewichtsstörung nach der kranken Seite hin weniger ausgesprochen, als nach der gesunden.

c) Calorische Prüfung nach BARANY. Spülen des Gehörganges mit Wasser von 20—25° C oder auch schon Einspritzen von 4—5 cm³ Wasser von 17° (Schwachreizmethode) ruft normal Nystagmus nach der Gegenseite und Schwindel (Fall nach der gleichen Seite) hervor. Warmes Wasser bewirkt die umgekehrte Augenbewegung. Fehlen der Reaktion beweist Schädigung des Vestibularapparates auf der geprüften Seite.

d) Versuch des Voltaschwindels nach BABINSKI. Beim Durchgehen eines konstanten Stromes von 1—2 Milliamp. neigt der Kopf sich nach der Seite des positiven Poles, bei etwas stärkerem Strom der ganze Körper. Abweichungen von dieser Regel beweisen eine Störung des Vestibularapparates.

e) Zeigeversuch von BARANY. Patient berührt mit dem Zeigefinger seines vorgestreckten Armes den ihm vorgehaltenen Zeigefinger des Untersuchers, und hat nun bei geschlossenen Augen eine Vertikalbewegung im Schultergelenk nach abwärts und wieder zurück zum Ausgangspunkt auszuführen (oder entsprechende Bewegungen in einem Horizontalversuch); ein Vorbeizeigen nach außen, seltener innen (bzw. nach unten, seltener oben) spricht dann für Schädigung der dem vorbeizeigenden Arm gleichseitigen Kleinhirnhälfte.

7. Die caudalen Hirnnerven IX—XII

geben zu keinen besonderen lokalisatorischen Bemerkungen Anlaß. Wir finden
sie bisweilen bei Verletzungen und Tumoren der hinteren Schädelgrube mitbeteiligt. Es sei nur bemerkt, daß Störungen der feineren Geschmacksempfindung
auch bei beidseitiger Zerreißung des Olfactorius vorkommen. Störung des
Erkennens der Elementarqualitäten: salzig, bitter, süß am Gaumen und hinteren
Zungendrittel, weisen dagegen auf eine Schädigung des Glossopharyngeus hin.

8. Extremitäten.

Für die übrigen motorischen Gebiete, besonders für die „*Extremitäten*",
steht im Vordergrund des chirurgischen Interesses die Frage, ob die Läsion
in der Rinde, in der inneren Kapsel im Bereiche des Hirnstammes oder im
Bereich der Pyramidenbahnen sitzt. Diese Frage kann nach den schon gemachten
Andeutungen aus den begleitenden Veränderungen meist ohne Schwierigkeit
beantwortet werden. So spricht mit der Extremitätenlähmung gleichseitige
Facialislähmung für Sitz in der Rinde, in der inneren Kapsel oder im Hirnstamm, zur Extremitätenlähmung gekreuzte Lähmung des Facialis, Trigeminus,
Abducens oder Acusticus für eine basale Affektion oder für zwei getrennte Herde.
Gekreuzte Lähmung von Arm und Bein entsteht zuweilen bei einseitigem Herd
in der Höhe der Pyramidenkreuzung usw.

Je enger umschrieben ferner eine Lähmung ist, um so mehr ist sie nach der Rinde hin
zu lokalisieren. So spricht Monoplegie eines Armes eher für einen Rindenherd, völlige
Hemiplegie für eine Schädigung im Bereiche der inneren Kapsel oder eines Hirnschenkels.
Ferner ist bei subcorticalen Herden die Steigerung der Sehnenreflexe und des Muskeltonus
ausgesprochener, als bei rein corticalen Schädigungen.

Mehr innermedizinisches Interesse haben die extrapyramidalen motorischen Störungen,
deren Deutung noch eine umstrittene ist. Im Corpus striatum werden unterschieden das
Palaeostriatum, d. h. der Globus pallidus, und das Neostriatum, d. h. das Putamen des
Nucleus lentiformis und der Nucleus caudatus. Erkrankungen der Stammganglien und
des Thalamus sind choreatischen und athetotischen Störungen zuzuschreiben, ohne daß eine
scharfe Abgrenzung zwischen Thalamus, Putamen und Nucleus caudatus bis jetzt möglich
ist. Läsionen des Neo- oder Palaeostriatum, ferner vor allem der Substantia nigra liegen
dem Rigor bei Paralysis agitans sowie bei dem nach Encephalitis lethargica häufig beobachteten Parkinsonismus zugrunde. Auch organische „Tics" und verwandte Erscheinungen bei
Encephalitis lethargica werden mit Schädigungen des Neostriatums oder der Substantia
nigra in Beziehung gebracht.

9. Die Aphasie.

Die „*Aphasie*" beurteilen wir nach den bekannten, von Broca, Wernicke,
Lichtheim, Sahli aufgestellten Regeln.

Gewisse mit dem gewöhnlichen Schema nicht übereinstimmende Befunde sucht
v. Monakow durch die Annahme einer hemmenden Fernwirkung von einem Rindenbezirk
auf einen anderen zu erklären (Diaschisis). Wiederherstellung des Sprachvermögens nach
Zerstörung des entsprechenden linksseitigen Rindengewebes würde demnach nicht bloß
durch allmähliche Eingewöhnung der entsprechenden Zone der rechten Hemisphäre, sondern
auch durch Wegfall der Diaschisis zu erklären sein.

Von Bedeutung ist es nach dem klassischen Schema, Anarthrie und Aphasie
zu unterscheiden. *Anarthrie* ist die Wortverstümmelung infolge von Schädigung
des exekutiven Sprachapparates (Funktionsstörung im Bereich der Kerne und
der austretenden Wurzeln, oder der *beiderseitigen* zu den Kernen ziehenden
Pyramidenfasern: sog. „pseudobulbäre" Form). *Aphasie* ist dagegen die Störung
der Wortbildung im Bereiche der Rinde, der Sprachregion und ihrer Verbindungen. Anarthrie weist also vor allem auf die Geschwülste im Bereiche der
Brücke und des verlängerten Markes hin, Aphasie dagegen auf Schädigung

der Rindenzentren und ihrer Verbindungen innerhalb der Hemisphären. Die Unterscheidung ist in manchen Fällen leicht zu treffen. In anderen verwischen sich die Bilder, und es treten auch bei sicher aphasischen Patienten anarthrische Störungen auf.

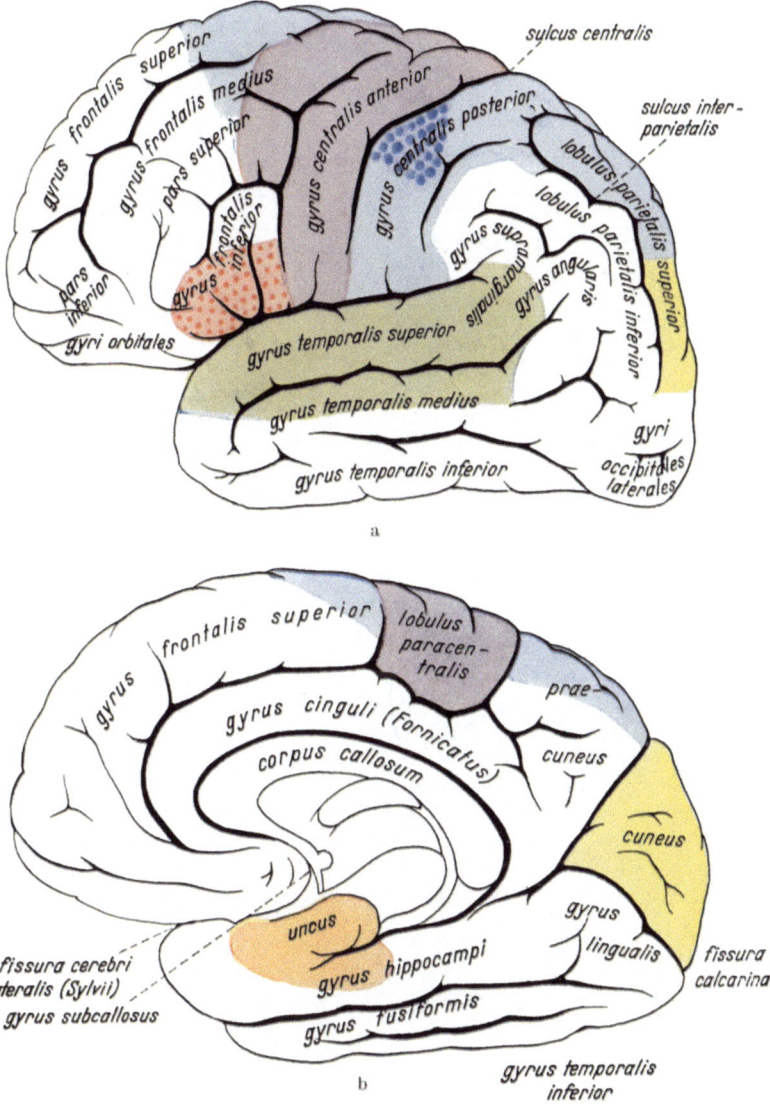

Abb. 25 a u. b. Die wichtigsten bis jetzt feststehenden Rindenfelder.
Rot: motorische Region; rot punktiert: motorisches Sprachzentrum; blau: sensible Region; blau punktiert: Stereognosie; grün: Hörfeld; grün punktiert: sensorisches Sprachzentrum; gelb: Sehfeld; orange: Geruchsfeld.

Für die chirurgische Lokaldiagnostik läßt sich die bisherige Aphasielehre in folgende Sätze zusammenfassen:

1. Ausgesprochene, reine Anarthrie weist auf Thalamus, Hirnschenkel, Brücke oder verlängertes Mark hin. Ist Unterscheidung zwischen Anarthrie und Aphasie nicht sicher möglich, so entscheidet der übrige Befund.

2. Ausgesprochene motorische Aphasie hat ihren Sitz in der Gegend der BROCAschen Windung (unterste Stirnwindung).

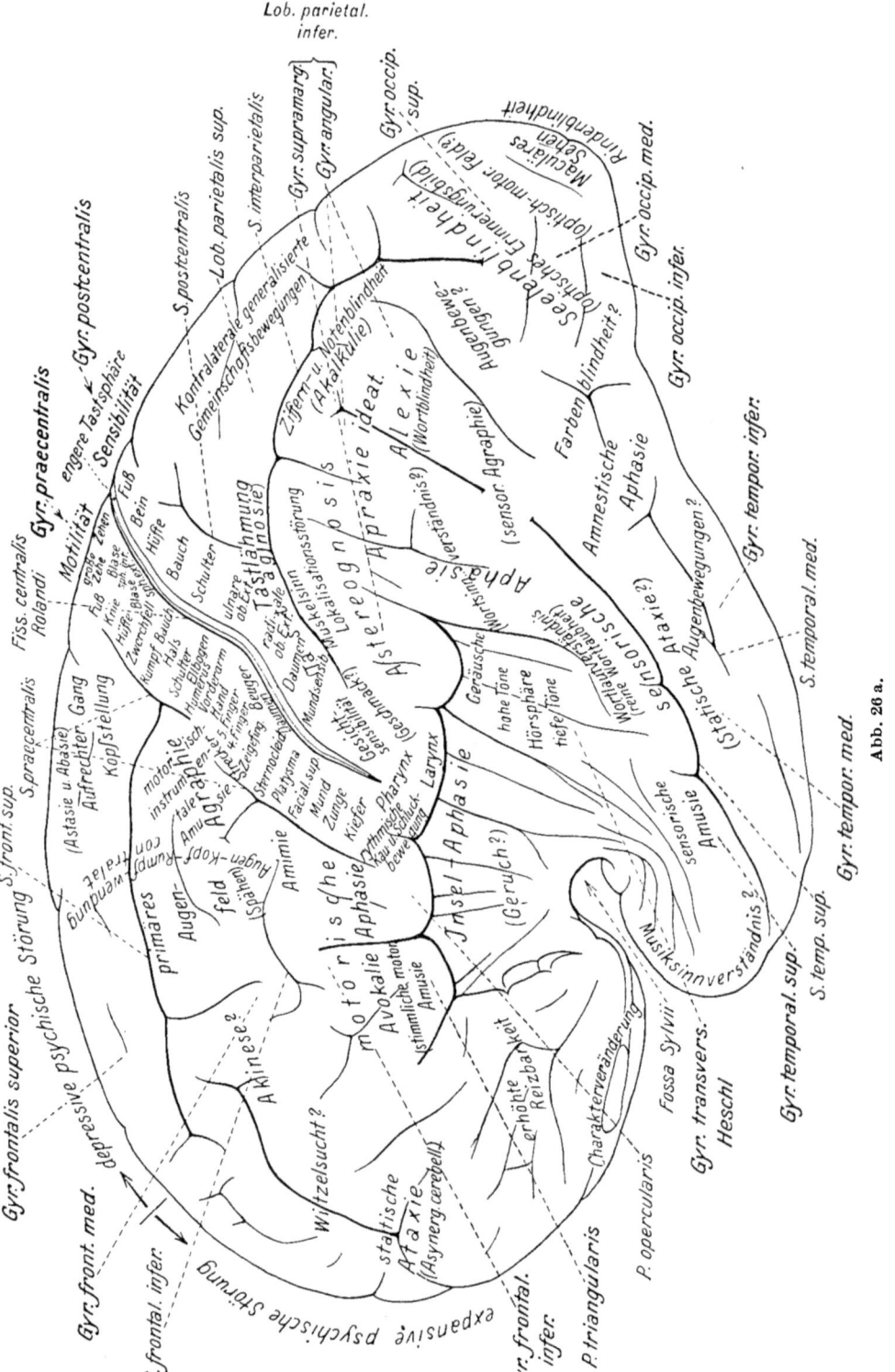

Abb. 26 a.

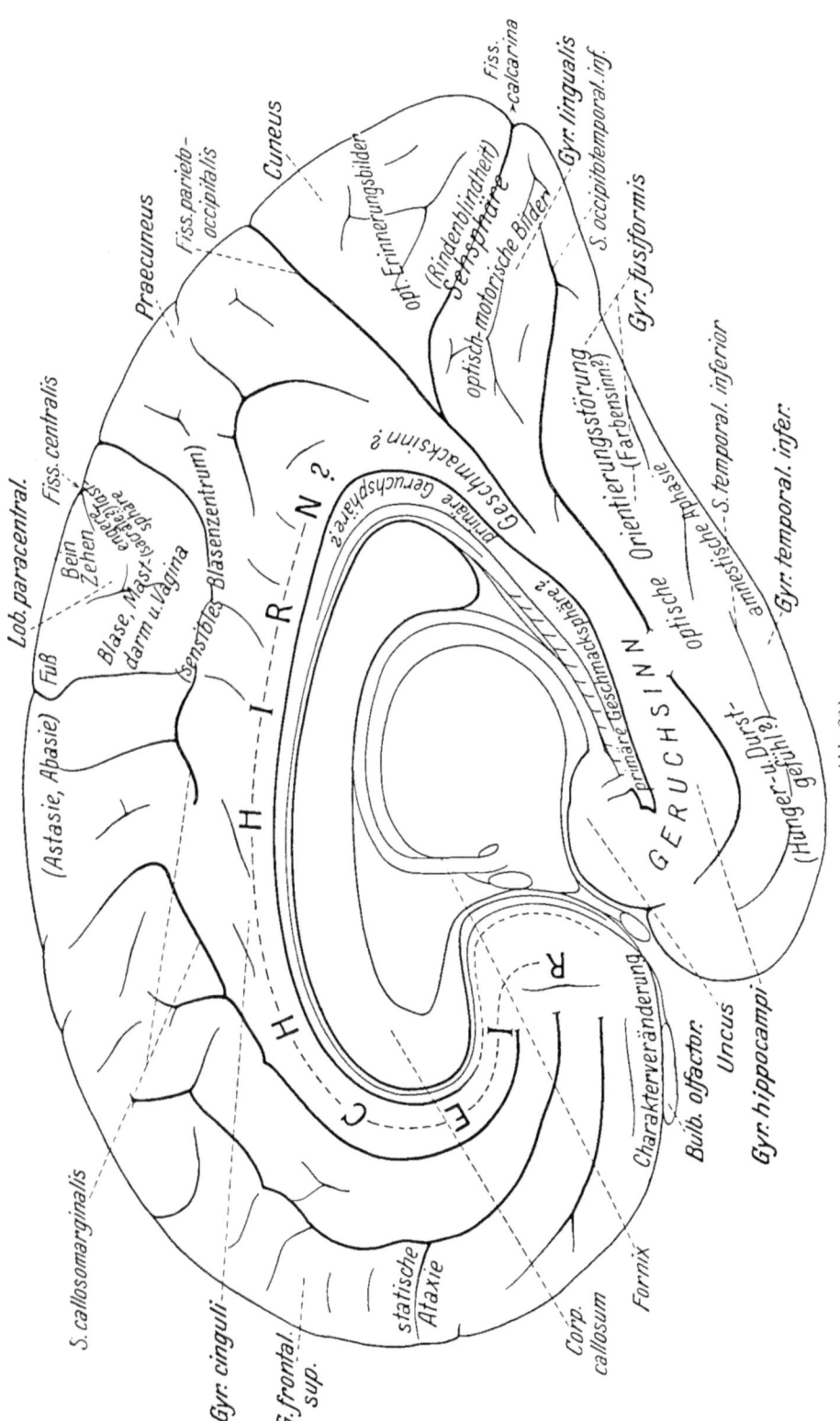

Abb. 26 b.

Abb. 26 a u. b. Detailliertes Lokalisationsschema.

3. Ausgesprochene sensorische Aphasie weist auf die WERNICKEsche Windung (obere Schläfenwindung) hin.

Zur „Projektion der verschiedenen Rindengebiete auf die Schädeloberfläche" sind eine ganze Anzahl von Methoden und Instrumenten angegeben worden, von denen wir als handlich und praktisch diejenigen von KOCHER und von KROENLEIN erwähnen wollen. Wir können aber mit Bandmaß und Blaustift auch auskommen und wollen uns hier mit diesen jedem Arzte zugänglichen

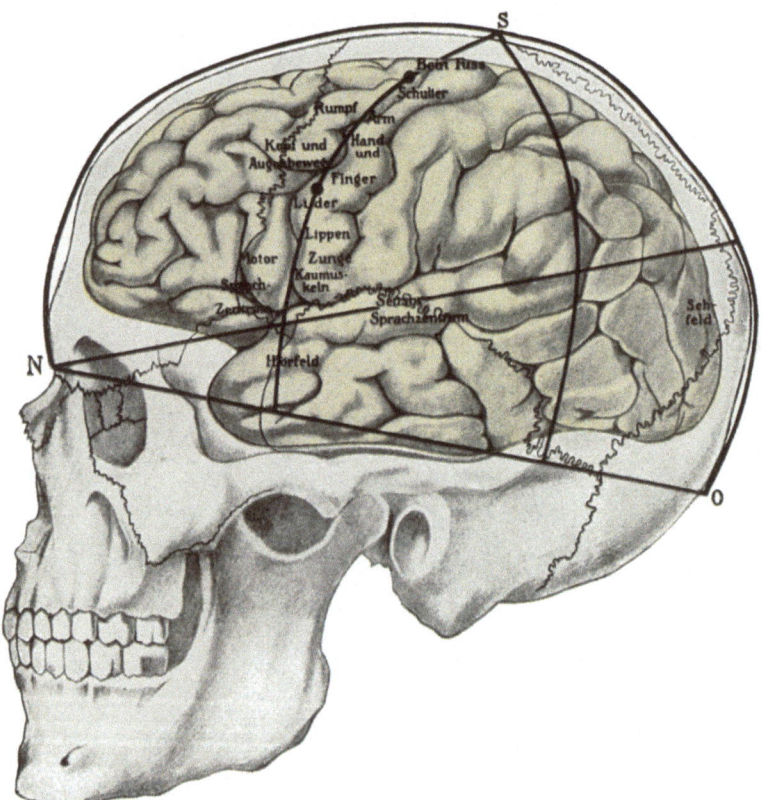

Abb. 27. Bestimmung der Rindenzentren nach KOCHER. Eintragung der Zentren zum Teil nach KRAUSE.

Hilfsmitteln begnügen. Die Hauptsache ist die Bestimmung *der vorderen Zentralwindung*, in welcher die wichtigsten motorischen Zentren liegen. Diese Windung liegt zwischen der Zentral- und der Präzentralfurche. Auf die der letzteren geht nun die KOCHERsche Methode aus.

Wir benutzen dieselbe in der Modifikation, die wir auf Grund unserer Leichenversuche und Erfahrungen am Lebenden schon in unserer ersten Auflage, 1907 beschrieben haben, und die sich uns stets bewährt hat. Die Differenzen zwischen den beiden Bestimmungswerten liegen reichlich im Bereiche der durch die verschiedene Schädelform bedingten individuellen Schwankungen (MATTI).

Wir ziehen zuerst die *Äquatoriallinie*, indem wir das Bandmaß horizontal über den Ohrmuschelansätzen hin durch Glabella und Protuberantia occipitalis externa legen und unseren Blaustift dem unteren Rande des in dieser Stellung festgehaltenen Bandmaßes nachführen (Abb. 28). In gleicher Weise zeichnen wir den *sagittalen Meridian* auf, indem wir das Band über den Scheitel hin durch Glabella und Protuberantia occipitalis externa legen. Gleichzeitig messen wir diese Distanz — beim Erwachsenen etwa 35 cm — und zeichnen ihre Mitte, also $17^{1}/_{2}$ cm von den Endpunkten, auf den Schädel auf (*S* Scheitelpunkt). Nun würden wir nach der KOCHERschen Methode mit dem Kraniometer einen zweiten Meridian aufzeichnen, der den *sagittalen* in einem Winkel von 60° schnitte. Mit annähernder Genauigkeit — der Unterschied beträgt nur 2—3 Bogengrade — finden wir diesen Meridian, indem wir die eine Äquatorhälfte in 3 gleiche Teile teilen und das Bandmaß durch den vorderen Teilpunkt c (beim Erwachsenen 9—9½ cm rückwärts von der Glabella) und durch den Scheitelpunkt S legen. Das so erhaltene Meridianstück cS gibt uns die Lage der *Präzentralfurche* (*Pr*) an, hinter welcher wir die wichtigsten Zentren zu suchen haben. Teilen wir dasselbe wieder in 3 Teile, so bezeichnen die beiden Drittelpunkte a und b die Fußpunkte der beiden Stirnfurchen. Das obere Drittel entspricht den Zentren der unteren, das mittlere den Zentren der oberen Extremität und das untere denjenigen der Gesichtsmuskulatur. Wollen wir auch noch die SYLVische Furche bestimmen, so legen wir unser Bandmaß durch Nasenwurzel und oberes Ende der Schläfenschuppe (Beginn der Lambdanaht). Der nach hinten vom Sulcus praecentralis gelegene Teil dieser Linie entspricht eine Strecke weit der genannten Furche.

Durch Wiedergabe der Rindenschemata von v. ECONOMO-KOSKINAS (Abb. 26 a u. b) soll auch von neueren, mehr ins einzelne gehenden lokalisatorischen Bestrebungen eine Anschauung vermittelt werden, ungeachtet des zum Teil noch hypothetischen Einschlages.

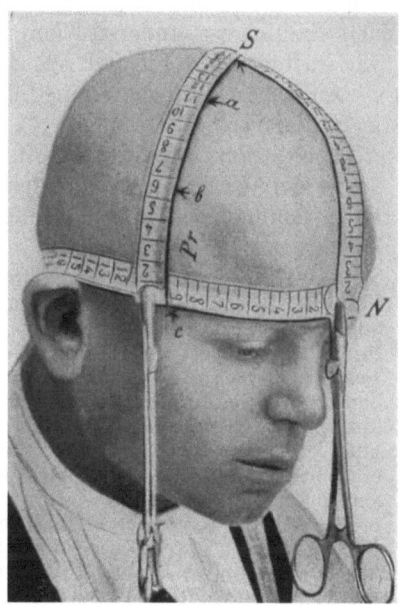

Abb. 28. Vereinfachte Bestimmung der Präzentralfurche. (Nach KOCHER-DE QUERVAIN.)

C. Die einzelnen Erkrankungen.

1. Der Hirnabsceß.

Obenan für unsere diagnostischen Überlegungen steht die *Ätiologie*. Ein Hirnabsceß hat stets eine ganz bestimmte Ursache, eine Eingangspforte der Infektion, die wir beinahe immer klinisch nachweisen können, während die Geschwulst, wenigstens wenn sie primär ist, ohne eine für uns nachweisbare Ursache auftritt. Wir werden also vor allem nach einer Infektionsquelle forschen.

Am leichtesten ist dies bei dem Vorhandensein einer offenen Schädelverletzung. Der Absceß kann hier noch lange nach der Heilung der Wunde zutage treten.

Folgender Fall ist typisch: Einem jungen Mann dringt eine Holzstange oberhalb des linken Auges in die Orbita. Weder bei der Austastung der Wunde, noch bei der Freilegung des Stirnhirns wird ein Fremdkörper gefunden. Auftreten von meningitischen Erscheinungen, die zurückgehen. Nach 2 Monaten erscheint in der fistelnden Orbitalwunde ein 4,5 cm langes Holzstück. Schluß der Fistel. Hier und da etwas Übelkeit und Ansteigen der Temperatur auf 37,5°, ab und zu leichte aphasische Störungen, aber keine Stauungspapille. 5 Monate nach dem Unfall stärkere Übelkeit, Kopfschmerz, akute Stauungspapille. Diagnose: Hirnabsceß. Entleerung von 40 cm³ Eiter aus dem hintersten Teile des Stirnlappens. Heilung.

Ausnahmsweise gelangen auch einmal Mikroorganismen auf metastatischem Wege in Quetschungsherde des Gehirns. So sah ich multiple Hirnabscesse auf Grund einer geschlossenen Hirnquetschung bei einem alten Bronchitiker entstehen. Dieselben enthielten Reinkulturen von FRÄNKELschen Pneumokokken. Bei akut entstehenden Abscessen des Stirnhirns beobachtete ich mehrmals plötzlich auftretende Wahn- und Verfolgungsideen, welche das Fesseln des Patienten benötigten.

Beobachtungen von Spätabscessen sind im Kriege häufig gemacht worden. Eine Schußverletzung scheint anfänglich normal zu heilen. Nach einigen — bisweilen schon 2—3 — Wochen treten Kopfschmerzen und kleine Anfälle von Übelkeit auf, die Temperatur steigt etwas an, das Hirn prolabiert, die Granulationen werden ödematös, der Patient magert ab. Hier ist die Diagnose Hirnabsceß leicht. Manchmal treten Andeutungen von Hirnsymptomen, wie in dem oben beschriebenen Falle erst nach Monaten auf, und es kann weitere

Monate dauern, bis an Absceß gedacht wird, wenn das Nervensystem des Patienten nicht von Zeit zu Zeit genau untersucht wird. Den gleichen Verlauf sehen wir bisweilen nach offenen Schädelfrakturen.

Häufiger schließt sich der Hirnabsceß an eine nicht traumatische Eiterung im Bereiche der Schädelknochen an, und da steht bekanntlich die chronische eitrige Mittelohrentzündung obenan, besonders wenn sie auf die pneumatischen Höhlen des Felsenbeines übergegriffen und zu Zerstörungsprozessen am Knochen geführt hat. Jeder Patient mit Ohreiterung, bei dem, wenn auch noch so unauffällige Hirnerscheinungen auftreten, ist des Hirnabscesses verdächtig. Wie derselbe sich von anderen Komplikationen der Otitis unterscheidet, das werden wir im folgenden Kapitel sehen.

Auch Stirnhöhleneiterung führt, wenn auch viel seltener als Ohreiterung, zu Hirnabsceß.

Fehlt jeder Anhaltspunkt für eine eitrige Erkrankung der Schädelkapsel, so werden wir nach einer Infektionsquelle am übrigen Körper suchen. Vor allem kommen hier die Eiterungen in den Lungen und der Brustfellhöhle in Betracht.

Ein junger Mensch mit tuberkulöser Heredität erkrankt an einem metapneumonischen Empyem, das anfänglich mit BÜLAUscher Drainage behandelt wird. Da die Eiterung nicht versiegt, so wird er der chirurgischen Abteilung überwiesen. Resektion mehrerer Rippen bringt das Empyem zur Heilung, und es besteht nur noch ein in Vernarbung begriffener Fistelgang. Da treten plötzlich Hirnsymptome auf, Druckerscheinungen ohne Fieber und ohne irgendwelche Herderscheinungen. Die tuberkulöse Heredität läßt vor allem an tuberkulöse Meningitis denken. Nach einer Woche stellt sich plötzlich rechtsseitige Hemiplegie und Koma ein und wenige Stunden später Exitus. Die Autopsie ergab einen großen Gehirnabsceß im linken Praecuneus, nach der Falx cerebri hin, mit Perforation in den Seitenventrikel.

Der Absceß wahr sehr wahrscheinlich zu einer Zeit entstanden, wo der Eiter in der Pleurahöhle noch unter Druck stand, also vor der Rippenresektion, und wahrscheinlich auch vor der BÜLAUschen Drainage. Unmerklich war er dann gewachsen, ohne Herdsymptome, weil er nicht unmittelbar in der motorischen Zone lag.

Auch ein Gallenblasenempyem kann die Infektionsquelle für einen Hirnabsceß abgeben.

Endlich führt Kieferaktinomykose, hier und da durch Metastase, öfters durch direkte Fortleitung zu Hirnabsceß.

Die *klinischen Erscheinungen* des Hirnabscesses bestehen aus Fieber, Druckerscheinungen und Herdsymptomen.

Das Fieber zeigt einen sehr unregelmäßigen Typus und kann, so lange der Absceß nicht im Fortschreiten begriffen ist, wochenlang völlig fehlen. Ist es vorhanden, so kann es ebenso sehr unregelmäßige Anstiege, wie den regelmäßigen Typus des sog. Absceßfiebers zeigen. Eine plötzliche Steigerung desselben mit gleichzeitiger Verschlimmerung des Allgemeinzustandes läßt Durchbruch in das Ventrikelsystem vermuten.

Die Hirndrucksymptome sind nicht so ausgesprochen wie bei den meisten Hirntumoren, da die Volumzunahme durch die Zerstörung von Hirnsubstanz kompensiert wird. Druckpuls, Stauungspapille, Erbrechen findet man deshalb bloß in den Phasen, während deren der Absceß zunimmt. Dasselbe gilt von der Erhöhung des Lumbaldruckes. Der Liquorbefund wird im aktiven Stadium des Abscesses etwas Zellvermehrung und Eiweißreaktion zeigen, kann dagegen während der ruhigen Perioden völlig normal sein.

Der *objektive Befund* am Schädel beschränkt sich auf Klopf- und Druckempfindlichkeit und etwas dumpferen Schall im Bereich des Abscesses, aber auch diese Zeichen können fehlen, wenn der Absceß tief sitzt und klein ist. Das *Röntgenbild* wird den Absceß zeigen, wenn er gashaltig ist.

Die *Lokalisation* ist zum guten Teil schon durch die Ätiologie gegeben (Schläfenlappen und Kleinhirn bei otogenen, Stirnhirn bei rhinogenen Abscessen). Bei Schädelfrakturen sitzt der Absceß meist unter der Frakturstelle in der zertrümmerten Hirnsubstanz. In anderen Fällen, besonders bei metastatischen Abscessen, sind die allgemeinen Regeln der Lokalisation maßgebend.

Differentialdiagnostisch sind akute, nicht eitrige herdförmige Encephalitider, atypische Form von Meningitis tuberculosa und Sinusthrombose zu berücksichtigen. Allerdings fehlt, außer bei Sinusthrombosen, in diesen Fällen eine charakteristische Ätiologie. Eine besondere Stellung nimmt der selten metastatische, meist durch Fortleitung von der Schädelbasis aus entstandene *„aktinomykotische"* Hirnabsceß ein. Derselbe zeigt einen sich durch Wochen hinziehenden, durch die spezifische Therapie nicht zu beeinflussenden Verlauf. Leider macht die ihn oft begleitende aktinomykotische Meningitis auch die operativen Versuche ziemlich illusorisch.

Bei einem unserer Patienten täuschten die schubweise unter Fieber bis 38,5⁰ erfolgenden Durchbrüche eines kleinen Aneurysma der A. cerebri anterior einen Hirnabsceß vor, da im Liquor eine starke Zellvermehrung ohne Blutbeimischung gefunden wurde, und da eine vorübergegangene Pneumonie die Möglichkeit einer Hirnmetastase gegeben hatte.

2. Pachymeningitis haemorrhagica.

Unter den Erkrankungen, an welche wir bei akut einsetzenden einseitigen Hirnerscheinungen denken müssen, ist die sog. hämorrhagische Pachymeningitis interna zu erwähnen, in welcher wir allerdings nicht eine klinische Einheit, sondern einen Sammelbegriff zu erblicken haben. Alle Zustände von Brüchigkeit der Gefäße und hämorrhagischen Blutveränderungen: Hämophilie, Leukämie, Thrombopenie, Alkoholismus, Arteriosklerose mit und ohne Schrumpfniere usw. können auch ohne äußeren Anlaß zu Blutungen in die Hirnhäute und bei Wiederholung der Blutung zu chronischer Verdickung der Dura führen. Am häufigsten wird, besonders für die Fälle mit chronisch rezidivierendem Verlauf, Alkoholismus angeschuldigt. Auf leichte Traumen wird man allerdings stets fahnden müssen.

Anhaltender, oder anfallsweise auftretender Kopfschmerz, Anfälle von Schlafsucht, Schwindelzustände, Hemiparesen, könnten in schleppend verlaufenden Fällen an Tumor denken lassen, dagegen fehlt, wenigstens außerhalb der Blutungsperioden, die Stauungspapille. Die akuten Schübe zeigen einen so ausgesprochen apoplektischen Charakter, daß in der Regel die Diagnose „Hirnblutung" gestellt wird. Kopfschmerz, Schlafsucht und anderweitige Zeichen von Hirndruck sprechen eher für Meningealblutung, doch läßt sich eine sichere Diagnose oft nicht stellen.

Eine besondere Stellung nehmen die subduralen traumatischen Späthämatome ein, bei denen das Übel mit der Entfernung des Blutergusses beseitigt ist, und bei denen die Auflagerungen an die Innenfläche der Dura viel geringfügigere sind, als bei der chronischen rezidivierenden Pachymeningitis. Die Frage wird sich bisweilen stellen, ob das Trauma — Fall — ein primäres war, oder die Folge einer pachymeningitischen Blutung. Daneben haben wir chronische Subduralhämatome (Einrisse von „Brückenvenen") bei gesunden Menschen im Anschluß an Holzhacken usw. gesehen. Zunehmende Kopfschmerzen und Somnolenz bis zum Koma können sich einstellen.

Am schwierigsten ist die Bestimmung der Verantwortlichkeit, wenn nach einem ausgesprochenen Schädeltrauma bei frühzeitiger Arteriosklerose eine ein- oder — wie wir es gesehen haben — selbst beidseitige Blutung gefunden wird.

3. Die Hirncysten.

Wenn wir von den seltenen angeborenen oder angeboren angelegten Cysten-bildungen in Hypo- und Epiphyse, Hirnhäuten und Chorioidealplexus und von parasitären Cysten absehen, so sind Cysten fast stets sekundäre Vorgänge, Endstadien von traumatischen, hämorrhagischen und entzündlichen Zerstörungs-prozessen, oder von Zerfall von Tumorgewebe. Die Cyste bildet sich dabei entweder unmittelbar im Zerfallsherd, als durch die Starrheit der Schädel-kapsel geforderter Ausgleich, oder es entsteht im Hirndefekt eine Narbe, und der Volumenausgleich vollzieht sich auf dem Wege einer cystischen Erweiterung der Subarachnoidalräume. Cysten der ersteren Art können sich mit dem Ventrikel-system in Verbindung setzen. Sowohl die eigentlichen Zerfallscysten wie die subarachnoidalen Retraktionscysten können ein Volumen von 400 cm³ erreichen.

Für die Entstehung der traumatischen Cysten müssen wir bis zu den Geburts-traumen (Zange) zurückgehen. Steht der cystisch erweiterte Seitenventrikel in Verbindung mit einer Flüssigkeitsansammlung unter der Arachnoidea oder Galea, so sprechen wir von Porencephalie bzw. Cephalohydrocele. Im post-natalen Leben kann jeder traumatische Hirnzerfall zu Cystenbildung führen, am häufigsten allerdings mit dem Umweg über den Hirnabsceß.

Fehlt ein Trauma in der Anamnese, so kommt als Entstehungsursache hauptsächlich ein prä- oder postnataler encephalitischer Zustand in Frage. Da die Anamnese hier viel weniger zuverlässig ist, als beim Trauma, so wird die Diagnose meist nur per exclusionem gestellt werden können, nachdem die Cyste als solche durch Hirnpunktion (oberflächlicher Flüssigkeitsbefund) oder Ventrikulogramm festgestellt ist.

Ohne praktisches Interesse sind die meistens nicht sehr umfänglichen *post-apoplektischen* Cysten. Die durch Tumorzerfall entstehenden Cysten werden wir im folgenden Abschnitt behandeln, obwohl bei cystischen Gliomen das Geschwulstgewebe bisweilen mit dem Mikroskop gesucht werden muß.

Von den eigentlichen Hirncysten verschieden sind die als ,,Leptomeningitis (oder Arachnitis) chronica cystica" oder ,,circumscripta adhaesiva" bezeichneten abgeschlossenen Flüssigkeitsansammlungen in den weichen Hirnhäuten, beson-ders im Bereiche des Kleinhirns, deren Ursache heute zumeist in Traumen oder Infekten gesehen wird. Wie die entsprechende Erkrankung am Rücken-mark weisen sie alle klinischen Zeichen des Tumors auf (sog. Pseudotumoren), und ihre Diagnose kann meist erst bei der Operation gestellt werden.

Die *parasitären Cysten* zeigen meist das klinische Bild des Tumors und werden erst bei der Operation oder der Autopsie als solche erkannt. Höchstens würde eine auffallende Eosinophilie und eine positive WEINBERGsche Reaktion eine klinische Diagnose wahrscheinlich machen. Ausnahmsweise — bei multiplen Cysti-cerken der Hirnhäute — kann es zum Bild einer chronischen Meningitis kommen.

Auch der klinisch primäre *Hydrocephalus internus* kann in Ausnahmefällen zur Geschwulstdiagnose Anlaß geben. Leicht zu erkennen ist der angeborene und der frühjugendliche Hydrocephalus mit seiner typischen Schädelform. Beim später erworbenen Hydrocephalus ohne Veränderung der Schädelform und mit Vorwiegen von allgemeinen Drucksymptomen, ja von einseitigen Hirnerscheinungen, kann die Differentialdiagnose dem Hirntumor gegenüber sehr schwierig sein, weil selbst das Ventrikulogramm nur die Erweiterung der Ventrikel zeigen wird, ohne aber die Entstehung derselben durch eine Geschwulst auszuschließen. Für primären Hydrocephalus wird ein sehr chronischer Gesamt-verlauf sprechen. Hierher gehören jene Fälle von sog. Hirntumor, welche unter irgendeiner harmlosen Behandlung oder nach einigen Lumbalpunktionen ausheilen.

4. Hirntumoren und Granulationsgeschwülste.

Das diagnostische Interesse für die Gehirngeschwülste hat im Verlauf der letzten 3 Jahrzehnte tiefgreifende Wandlungen durchgemacht, welche zum Teil mit den allgemeinen diagnostischen Fortschritten, zum Teil mit der Ausbildung der Hirnphysiologie, zum Teil auch mit den neuen therapeutischen Möglichkeiten zusammenhängen. Seitdem — besonders durch CUSHING — die Technik der radikalen und der palliativen Operationen vervollkommnet worden ist und seitdem auch die Röntgenstrahlen als Behandlungsmittel Bedeutung gewonnen haben, hat die Diagnostik einen erhöhten praktischen Zweck erhalten. Die Chirurgie der Hirngeschwülste ist nicht mehr, wie im Beginn, die „Chirurgie der Zentralwindungen". Die erweiterte Erfahrung hat es ermöglicht, neben den rein neurologischen Momenten auch indirekte Zeichen, wie die Beeinflussung des Schädels zur Diagnostik herbeizuziehen. Bedeutungsvoll sind die prognostischen Schlüsse, welche CUSHING und seine Schüler auf Grund ihrer Statistik aus der histologischen Beschaffenheit der Geschwülste, insbesondere der Gliome ziehen. Es stehen wertvolle Erkenntnisse in Aussicht, wenn einmal auch das europäische Material nach den gleichen Gesichtspunkten hin bearbeitet sein wird. Wenn trotz aller bis jetzt aufgewendeten Mühe das operative Gesamtresultat ein recht bescheidenes ist und man froh ist, auch nur ein Überleben von einigen Jahren zu erreichen, so hängt dies mit der eine wirkliche Heilung in der Mehrzahl der Fälle ausschließenden Natur der Geschwülste zusammen.

Eine Hirngeschwulst im weitesten Sinne, d. h. unter Einbeziehung der Granulationsgeschwülste (Tuberkulom und Aktinomykom) und der parasitären Cysten, nehmen wir an, wenn Verlauf und Befund uns Lues, Abszeß, Cyste, Hirnhautblutung ausschließen lassen und wenn Druck- und Herderscheinungen ein organisches Leiden beweisen.

Die weitere Fragestellung ist eine *topographische*, da auch die Natur einer Geschwulst zum Teil von ihrem Sitz abhängt. Wir müssen bei der Verwertung der im Anfang dieses Kapitels zusammengestellten Anhaltspunkte die ständigen Herdsymptome von den unbestimmten und wechselnden Fernwirkungen unterscheiden und zu diesem Zweck der Anamnese die ihr gebührende Beachtung schenken. Je früher ein Symptom aufgetreten ist und je beständiger es geblieben ist, um so sicherer weist es auf den Herd des Übels hin. In vielen Fällen wird man froh sein, überhaupt entscheiden zu können, ob eine Geschwulst oberhalb oder unterhalb des Tentoriums und ob sie rechts oder links sitzt. Schon das erstere ist oft schwer. Im allgemeinen machen subtentorielle Geschwülste früh Erweiterung der Ventrikel und beidseitige Stauungspapille. Wir sahen das gleiche aber bei Balkengeschwulst und bei anderen supratentoriellen Neubildungen. Schwere Gleichgewichtsstörungen sind für subtentoriellen Sitz charakteristisch, aber sie können bei demselben fehlen. Die Seite läßt sich, wenn überhaupt Herderscheinungen vorliegen, für eine supratentorielle Geschwulst meist leicht bestimmen, für die subtentoriellen mit einiger Sicherheit beinahe nur bei den Acusticustumoren.

Unter Berücksichtigung des im Kapitel 3 B Gesagten und der bisherigen Erfahrungen bei der Röntgenuntersuchung lassen sich, topographisch geordnet, die folgenden diagnostisch wichtigen Tatsachen zusammenstellen:

Stirnlappen: Psychische Störungen, Witzelsucht, sexuelle Perversität, Gedächtnisverlust, besonders bei beidseitiger Erkrankung, gleichseitiger, feinschlägiger Tremor, gekreuzte Hemiparese, Augenmuskellähmungen (peripher), Tractuskompression. Einseitige Stauungspapille, bei linksseitigem Sitz bisweilen Aphasie, um so häufiger und bleibender, je weiter hinten die Läsion sitzt.

Gegend der Präzentralfurche: Gekreuzte motorische Reiz- und Lähmungserscheinungen, deren Ausdehnung von derjenigen des Tumors abhängt. Scheinbare Adiadochokinesis durch beginnende Parese.

Scheitellappen: Gekreuzte Störungen der Sensibilität. Gekreuzte Astereo-
gnosie. Konjugierte Abweichung des Blickes nach der Herdseite (Gyrus angularis
subcortical). Bei größerer Ausdehnung Erscheinungen von seiten der Nachbargebiete, also besonders motorische Störungen, akustische Reizerscheinungen,
Hemianopsie und bei Sitz links sensorische Aphasie, Alexie, Agraphie (Gyrus
supramarginalis).

Temporallappen (links): Sensorische Aphasie.

Occipitallappen und Cuneus: Optische Reizerscheinungen, homonyme
Hemianopsie, selten (bei querem Schuß durch beide Occipitallappen) Hemi-
anopsia inferior, bei sehr umschriebener Läsion Quadrantenhemianopsie oder
isolierte homonyme Skotome, Seelenblindheit.

Balken und Centrum semiovale: Apraxie (nicht notwendig!).

Kleinhirnbrückenwinkel: Trigeminusneuralgie, Ohrensausen, einseitige nervöse Schwerhörigkeit, Labyrinthschwindel, Lähmung der benachbarten Hirnnerven (besonders VI und VII), gleichseitige Adiadochokinesis (Unfähigkeit,
fortlaufende antagonistische Bewegungsfolgen, wie z. B. Pro- und Supination,
längere Zeit hintereinander rasch zu wiederholen, mit normaler Raschheit
auszuführen bei nicht oder nur gering beeinträchtigter Raschheit der betreffenden
*Einzel*bewegungen). Vergrößerung (oder Verkleinerung!) des Porus acusticus
internus, Aufhellung der Spitze der Felsenbeinpyramide, Verbiegung des Proc.
clinoid. posterior, alles auf der Seite des Tumors.

Brückengegend: Gekreuzte spastische Extremitätenlähmung, gleichseitige
Abducens- und Facialislähmung.

Corpus striatum: Extrapyramidale motorische Störungen (Athetose, Chorea).

Kleinhirn: Nackenschmerzen, Nackenstarre, frühes Auftreten von beidseitiger Stauungspapille, Kleinhirnataxie (öfter mit Schwanken nach der Seite,
auf welcher der Tumor sitzt), Drehschwindel, Nystagmus, Zwangsbewegungen,
breitspuriger Gang, gleichseitige Adiadochokinesis, Fernwirkungen auf die
benachbarten Hirnnerven. Bei Sitz des Tumors in den vorderen, oberen (subtentoriellen) Bezirken der rechten Kleinhirnhemisphäre (oder fortgeleitetem
Druck auf diese Gegend) beobachtete LENGGENHAGER verwaschene, ataktische
Sprache.

Epiphyse (Glandula pinealis): Störungen von seiten der Augenmuskeln
(durch Druck auf die Vierhügelgegend), körperliche und geistige Frühreife,
besonders vorzeitige Genitalentwicklung bei Kindern, Adipositas, Polyurie,
bei Erwachsenen auch Genitalatrophie.

Hypophyse: Beginn mit Druckerscheinungen von seiten des Chiasmas, die
sich durch bitemporale Hemianopsie äußern und die mit völliger Blindheit
enden. Dieses Symptom ist so bezeichnend, daß es, wenn nicht eine andere
Ätiologie, Schädelbruch, Schußverletzung, vorliegt, an sich schon die Wahrscheinlichkeitsdiagnose eines Hypophysentumors erlaubt. Dazu gesellen sich
allgemeine, mit der Funktion der Hypophyse zusammenhängende Wachstumsanomalien, nämlich in den einen Fällen Akromegalie (Folge von Hypersekretion
des Vorderlappens), in den anderen eine Form von allgemeiner *Adipositas*,
verbunden mit mangelhafter Entwicklung der Genitalien und bisweilen Diabetes
insipidus, oder auch hypoplastisch-kachektischer Zustand mit Genitalatrophie.
Das Röntgenbild zeigt Vergrößerung der Hypophysenloge, Verdünnung bis
Schwund des Daches der Keilbeinhöhle, Deformation, Atrophie, Zerstörung
der Proc. clinoidei in sehr verschiedener Weise.

Differentialdiagnostisch ist zu bemerken, daß durch das Einpressen des erweiterten Infundibulums bei Hydrocephalus internus (z. B. Tumoren der hinteren Schädelgrube) Abplattung der Hypophysenloge und bitemporale Hemianopsie entstehen können.

Nach den neuesten Erfahrungen (von CUSHING, FRAZIER u. a.) würde der FRÖHLICHsche Typus der Dystrophia adiposo-genitalis auf chromophobes Adenom des Vorderlappens hinweisen (Druck auf den Hinterlappen). Die eosinophilen Adenome des Vorderlappens würden durch Hyperfunktion zur Akromegalie führen. Erblindung durch Druck auf das Chiasma kommt bei beiden vor.

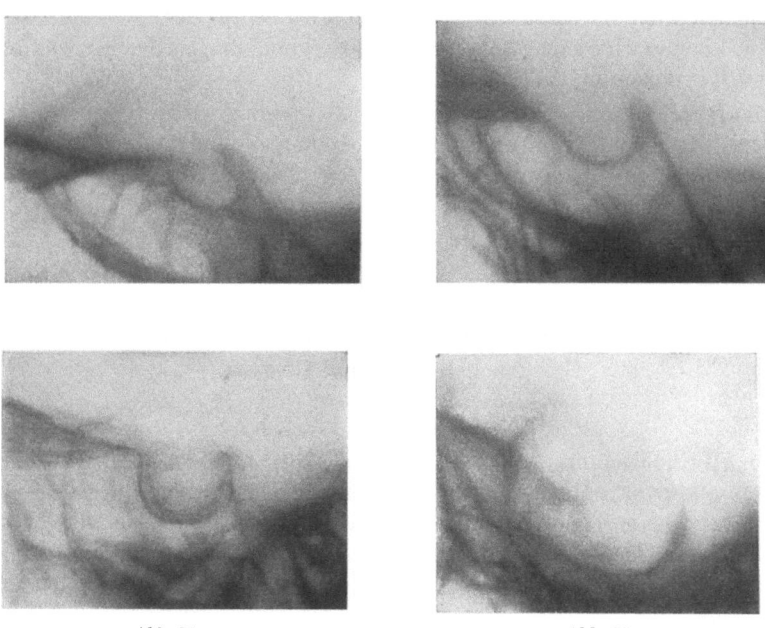

Abb. 31.   Abb. 32.

Abb. 29—31. Normale Sellae von verschiedener Form.
Abb. 32. Sella bei Hypophysentumor.

Dagegen führt das basophile Adenom zu Fettansammlung im Gesicht und Abdomen, Impotenz bzw. Amenorrhoe, Osteoporose des Skelets, Kyphose, Kreuzschmerzen; Blutdruckerhöhung und Polyglobulie, Hyperglykämie: sog. Morbus Cushing.

Von den eigentlichen Hypophysentumoren abzutrennen sind die seltenen der Sella überlagerten sog. *Hypophysengangtumoren*, welche — cystisch oder solid — bisweilen Verkalkung zeigen und dann im Röntgenbild dargestellt werden können. Sie können sich suprasellär entwickeln, die Hypophyse und das Chiasma von hinten oben her komprimieren, oder sie entstehen hinter dem Vorderlappen und drücken dann von hinten unten her. Das klinische Bild entspricht demjenigen der eigentlichen Hypophysentumoren, so daß eine Unterscheidung, wenn überhaupt, nur auf Grund des Röntgenbildes möglich ist. Durch Einführen von ascendierendem Lipiodol in den Lumbalsack werden typische Verdrängungsbilder der Cisterna chiasmatis im Röntgenbild erzeugt, je nach dem der Tumor von unten her (Hypophyse) oder von oben her (Hypophysengang; Hydrocephalus occlusus des 3. Ventrikels) diese Zisterne verlagert.

Überblickt man die verschiedenen Geschwulstlokalisationen in bezug auf ihre Häufigkeit, so kann man sagen, daß sich die folgenden Gruppen als praktisch wichtig herausgestellt haben und diagnostisch in der Regel unterschieden werden können.

1. Supratentorieller Sitz.

a) Hemisphärengeschwülste, hauptsächlich im motorischen Gebiet.

b) Hypophysen- einschließlich Hypophysenganggeschwülste.

2. Subtentorieller Sitz.

a) Kleinhirngeschwülste.

b) Acusticusgeschwülste einschließlich der übrigen Kleinhirnbrückenwinkeltumoren.

Suchen wir auf Grund der Lokalisation die *Natur der Geschwulst* zu bestimmen, so können wir gleich zwei Gruppen vorwegnehmen, bei denen verhältnismäßig eindeutige Beziehungen bestehen.

Die Hypophysengeschwülste sind meist Adenome, selten Sarkome, bisweilen Cysten. Die Hypophysengangtumoren bestehen aus Plattenepithel der RATHKEschen Tasche mit Umwandlung nach dem Cancroid hin.

Die Acusticustumoren sind meist Neurinome, d. h. von den SCHWANNschen Scheiden abstammende Geschwülste.

5. Kurze Charakterisierung der häufigsten Hirngeschwülste.
(Nach BAILEY und CUSHING.)

a) Gliome (42,6%).

1. *α*) **Glioblastoma multiforme.** Sehr häufige, meist in den Hemisphären Erwachsener vorkommende, rasch wachsende Geschwulst (in durchschnittlich einem Jahre zum Tode führend, früher als Gliosarkom bezeichnet). Blutungen und Zerfall im Tumor häufig, deshalb oft sprunghaftes Zunehmen der Symptome (Histologie: spindelförmige, bipolare Neurogliazellen, ähnlich dem Spindelzellsarkom).

β) **Astroblastom.** Gleiche Lokalisation und Vorkommen, weniger rasch wachsend (durchschnittliche Lebensdauer 28 Monate (Histologie: Astroblasten).

2. Astrocytom. Überall im Gehirn vorkommende, über Jahre langsam wachsende Tumoren, gefäßarm. Neigung zu cystischem Zerfall bis auf einen kleinen, wandständigen Tumorknoten (Histologie: Astrocyten).

3. Oligodendrogliom. In den Hemisphären Erwachsener. Sehr häufig Verkalkungstendenz, im Röntgenbild dann sichtbar. Wie 2. langsam wachsend (Histologie: Oligodendroglia).

4. Medulloblastom. Fast nur im kindlichen Kleinhirn. Rasch wachsend, tödlich in etwa 12—15 Monaten. Mittlere Lokalisation, deshalb rasch in 4. Ventrikel vorstoßend. Sehr gefäßreich. Relativ röntgensensibel (Histologie: Abkömmlinge der Medulloblasten).

5. Spongioblastom. Vornehmlich im Hirnstamm, längs des Tractus opticus bei Kindern. Langsam wachsend. Öfters kombiniert mit peripheren Manifestierungen der Neurofibromatosis (Histologie: bi- und unipolare Spongioblasten).

6. Ependymom. Längs den Ventrikelwänden, besonders im 4. Ventrikel, besonders im Kindesalter. Langsam wachsende, nur durch ihre Lokalisation gefährlich werdende Geschwülste. Häufigstes Gliom des Rückenmarks (Histologie: Ependymalzellen oder Ependymoblasten).

b) Meningeome (13,4%).

Gleichen im histologischen Bilde den PACCHIONIschen Granulationen, finden sich folglich wie jene in der Nähe der venösen Blutleiter (Sinus). Besonders häufige Lokalisation: Parasagittal, Olfactoriusrinne, Sphenoidal- und Tuberculargegend (Tuberculum sellae), längs dem Sinus cavernosus und transversus. Nur bei Erwachsenen vorkommend, relativ langsam wachsend, abgegrenzt.

Typische Symptome einiger Meningeome.

1. Parasagittal gelegen. α) Im Gebiet der Zentralwindungen: Langsam zunehmende Lähmung des gegenseitigen, später oft auch des gleichseitigen

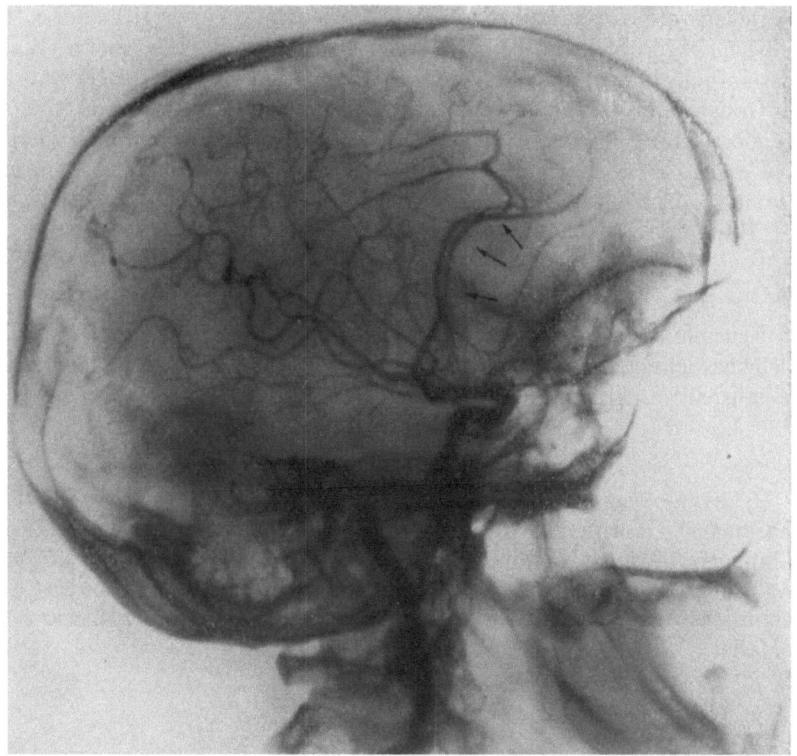

Abb. 33. Arteriogramm: Verdrängung der A. cerebri ant.

Fußes, des Beines, schließlich des Armes und Gesichtes, gelegentlich vorgängige epileptische Anfälle in dieser Reihenfolge, oft mit sensiblen Störungen der Gegenseite, oder Aura vor den Anfällen, wenn Tumor hinter der Zentralwindung gelegen.

β) Im präzentralen Bereich: Gelegentlich uncharakteristische epileptische Anfälle oft mit Augen- und Gliederverdrehungen. Zwangsgreifen (vorgehaltene Gegenstände werden krampfhaft festgehalten).

γ) Gelegentlich uncharakteristische epileptische Anfälle wie b). Bei hinterem Sitz gelegentlich hemianopische Störungen.

Oft können über solchen parasagittalen Meningeomen Knochenverdünnungen oder Verdickungen im Röntgenbild bemerkt werden.

2. Auf der Lamina cribrosa gelegen (Olfactoriusrinne). Gleichseitige Anosmie (Druck auf Tractus olfactorius). Zentrales Skotom (durch leichteien Druck auf einen Opticus). Später auch auf Gegenseite Geruchstörung, Stauungspapille durch allgemeinen Hirndruck, Vergeßlichkeit und psychische Störungen. Im Arteriogramm typische Verdrängung der A. cerebri ant. nach hinten oben analog Abb. 33.

3. An Sphenoidalkante gelegen. Können in die Orbita einbrechen und zu einseitigem Exophthalmus führen. Im Röntgenbild Verschattung der Orbito-Sphenoidgegend.

4. Gegend des Tuberculum sellae. Bitemporale Hemianopsie ohne Erweiterung der Sella turcica.

c) Hypophysentumoren (17,8%).

Gehen vom Vorderlappen aus, meist Adenome. Vorwiegen einer eosinophilen Zellwucherung bedingt beim Erwachsenen Akromegalie, beim Wachsenden Riesenwuchs. Basophiles Adenom führt zum Morbus Cushing: Fettansammlung am Gesicht und Abdomen, Impotenz bzw. Amenorrhoe, Osteoporose des Skelets, Kyphose, Kreuzschmerzen; Blutdruckerhöhung und Polyglobulie, Hyperglykämie.

Das häufigste chromophobe Adenom führt zu den lokalen Symptomen des Hypophysentumors: Kopfschmerzen durch Spannung des Duradeckels über der Hypophyse, Sellaausweitung, bitemporale Hemianopsie. .

d) Acusticustumoren (8,7%).

Neurinome des sog. Kleinhirnbrückenwinkels. Schädigung des Gehör- und Gleichgewichtsnerven, Erweiterung des Porus acusticus int.; bei Ausbreitung Facialisparese, Trigeminusneuralgie.

e) Kongenitale Tumoren (5,6%).

α) Kraniopharyngeome. Bei Jugendlichen, aus Gewebsresten des Ductus pharyngeus (RATHKEsche Tasche) hervorgegangen, suprasellär, oft mit Verkalkungen. Wegen Nachbarschaft zu vegetativen Hirnzentren oft verbunden mit Polyurie, Schlafsucht, Hyper- oder Hypothermie, Herzirregularitäten, Gemütsstörungen. Durch Druck von oben auf das Chiasma oft bizzarre Gesichtsausfälle.

β) Cholesteatome und Dermoide.
γ) Chordome und Teratome.

f) Metastatische und invasive Tumoren (4,2%).

Carcinome, Sarkome, Hypernephrome, Myelome.

g) Granulationstumoren und Parasiten (2,2%).

Tuberkulome, Syphilome, Echinococcus, Cysticercus.

h) Blutgefäßtumoren (2%).

i) Papillome (Plexus chorioideus) (0,6%).

Nicht mit Hirnaffektionen zu verwechseln sind die anfallsweise auftretenden Zustände von Schlafsucht, Zittern, Schwitzen und Bewußtlosigkeit (oft verbunden mit Krämpfen oder Spasmen), welche bei akuten Hypoglykämien angetroffen werden. So standen wir einst schon im Begriff, bei einem 25jährigen, bewußtlosen Manne mit Krämpfen ein Ventrikulogramm anzufertigen, als das

eben gemeldete Resultat der Blutzuckerbestimmung einen Wert von 45 mg-%
ergab. Sofortige intravenöse Zuckerinfusionen blieben leider ohne Erfolg und die
Sektion zeigte das erwartete Adenom
einer Gruppe von LANGERHANSschen
Zellen des Pankreas. Abb. 367 zeigt
das „Insulom" dieses Falles (S. 332).

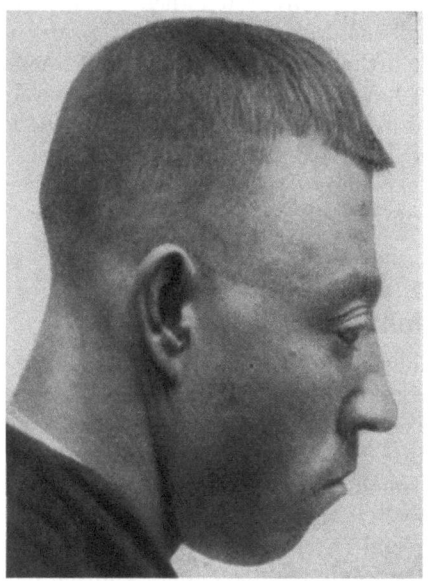

Abb. 34. Turmschädel, 25 Jahre alt.

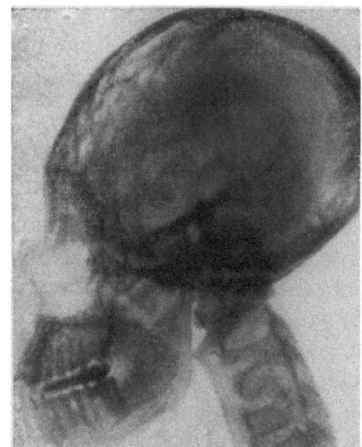

Abb. 35. Röntgenbild dazu. Zu beachten: Die starken
Eindrücke der Hirnwindungen.

Im Anschluß an die Hirngeschwülste seien einige „*Anomalien der Schädelform*"
kurz gestreift, weil dieselben bisweilen ebenfalls zu Druckerscheinungen führen.
Beim *Hydrocephalus*, den wir schon erwähnt haben, ist die Schädelform die

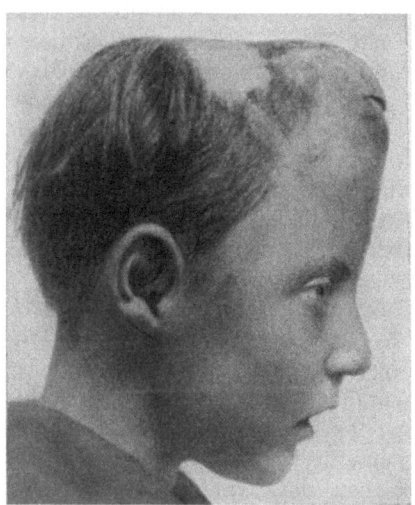

Abb. 36. Trigonocephalus (angeborener Kahnschädel)
nach Hundebiß. 5 Jahre alt.

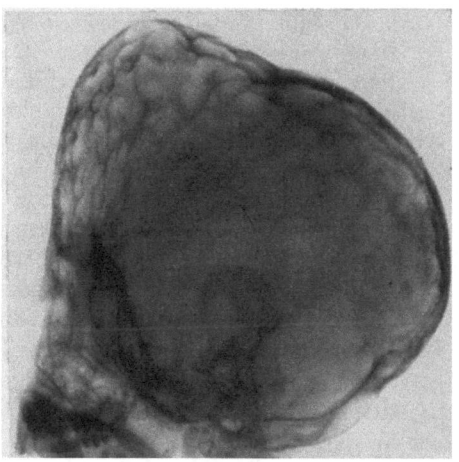

Abb. 37. Röntgenbild dazu.

Folge der Inhaltvermehrung. Anders verhält es sich beim *Turmschädel* und
beim *Kahnschädel*, einschließlich des Dreieckkopfes, das *Caput trigonum*. Hier
führt ein abnormer Ablauf der Verknöcherungsvorgänge zu einer abnormen
Schädelform und damit bisweilen auch zu einer Störung des Liquor- und Druck-
ausgleiches. Die Folge ist meistens eine chronische Druckerhöhung, die nicht
erheblich genug ist, um klinische Erscheinungen zu bedingen, die aber doch

zu einer abnorm starken Abzeichnung der Hirnwindungen in der Schädelkapsel führt. Die Störung der Hirnzirkulation geht dabei nicht immer parallel dem äußerlich sichtbaren Grade der Deformität. In schweren Fällen kommt es zu habituellem Kopfschmerz und selbst zu Sehstörungen, sei es infolge der allgemeinen Drucksteigerung, sei es durch örtliche Kompression des Sehnerven in dem abnorm gebildeten Kanal. Man hat unter solchen Umständen selbst zur operativen Befreiung des Sehnerven durch Aufmeißeln des Kanals gegriffen.

Im Falle von Abb. 36 und 37 wurde der Junge plötzlich und ohne ersichtlichen Grund von einem Hunde in die Stirn gebissen. Der Angreifer wurde hierzu offenbar durch die ungewohnte Kopfform veranlaßt.

4. Die chirurgischen Komplikationen der eitrigen Mittelohrentzündung.

Wenn auch nicht alle Hirnkomplikationen der Otitis media auf dem Umwege der eitrigen **Warzenfortsatzentzündung** entstehen, so spielt dieselbe doch bei dem Zustandekommen solcher Komplikationen die Hauptrolle. Sie macht uns darauf aufmerksam, daß die Otitis ihre Harmlosigkeit verloren hat und in ein Stadium getreten ist, in dem wir die Gefahr von Hirnstörungen voraussehen müssen, derselben aber auch durch einen rechtzeitigen Eingriff vorbeugen können. Wir müßten theoretisch zwischen akuter und chronischer Otitis unterscheiden. Da aber die Erscheinungen der Mastoiditis, wenn dieselbe einmal klinisch nachweisbar wird, bei akuter und chronischer Otitis dieselben sind, so wollen wir sie auch gemeinschaftlich besprechen.

Vor allem muß es uns klar sein, daß das, was wir klinisch diagnostizieren, nicht der eitrige Katarrh der Schleimhautauskleidung der Warzenbeinhöhlen ist, sondern nur das Endergebnis desselben. Solange der Eiter aus diesen Höhlen freien Abfluß hat, so lange besitzen wir kein sicheres Mittel, um die Erkrankung zu erkennen. Vergleichende Beklopfung und Röntgenuntersuchung können uns in einzelnen Fällen eine gewisse Wegleitung geben, aber keine Gewißheit. Erst wenn Eiterverhaltung und im Gefolge derselben Schädigung des Knochens, Periostitis, Ostitis, Sequesterbildung eintritt, so werden wir durch sichere klinische Zeichen auf den Krankheitsvorgang aufmerksam. Es gilt dies von der akuten, wie von der chronischen Otitis. Eine große Zahl von scheinbar ganz harmlosen Otitiden sind, ohne daß wir es ahnen, von Eiterung der Nebenhöhlen begleitet. Diese Eiterung ist aber verhältnismäßig gefahrlos, solange sie nicht zu den eben genannten Folgen geführt hat.

Unsere *erste* Aufgabe besteht darin, bei akuter wie bei chronischer Otitis media möglichst früh das Auftreten von Komplikationen von seiten des Warzenfortsatzes zu erkennen, damit durch rechtzeitige Eröffnung desselben dem Übergreifen der Infektion auf das Hirn vorgebeugt werden kann. Bei schweren Infektionen, besonders im Anschluß an Scharlach oder Influenza, handelt es sich dabei nicht um Tage, sondern bisweilen um Stunden. Ein bei einem schwerkranken Kinde leicht mögliches Übersehen der Warzenfortsatzentzündung kann demselben das Leben kosten.

Verdachterregend ist bei chronischer Mastoiditis jedes plötzliche *Versiegen der Eiterung* mit gleichzeitiger *Verschlimmerung der subjektiven Erscheinungen* trotz offenstehender Trommelfellperforation. Die Zunahme der Schmerzen beweist, daß Retention vorhanden ist, und das offene Loch im Trommelfell zeigt, daß die Verhaltung tiefer, also in den Nebenhöhlen sitzt. Damit soll nicht gesagt sein, daß fortbestehende Eiterung Retention ausschließt. Der Eiter kann aus der Paukenhöhle kommen, während in den Nebenhöhlen Verhaltung besteht.

Beweisend ist jede bei vergleichender Untersuchung gefundene, ausgesprochene *Druckempfindlichkeit des Warzenfortsatzes.*

Auf einige Irrtumsquellen sei allerdings aufmerksam gemacht: So kann eine schmerzhafte Schwellung der in der Gegend des Warzenfortsatzes befindlichen Lymphdrüsen, z. B. infolge einer Entzündung des äußeren Gehörganges, Mastoiditis vortäuschen. Bei sorgfältiger Betastung läßt sich immerhin die schmerzhafte Drüse als umschriebenes Gebilde erkennen, neben welchem der Knochen nicht druckempfindlich ist.

Bei Entzündung bes äußeren Gehörganges (Diabetes!) kann ferner das ihm zugewendete Periost etwas druckempfindlich sein, ohne daß notwendigerweise eine Eiterung der pneumatischen Zellen bestände.

Endlich wäre eine auf den hinteren Umfang des Warzenfortsatzes beschränkte Druckempfindlichkeit als solche noch kein zwingender Beweis für eine Mastoiditis. Sie ist eines der Hauptsymptome der Phlebitis des Emissarium mastoideum und läßt also nur indirekt auf Eiterverhaltung in den Warzenfortsatzzellen schließen.

Was wir von der Druckempfindlichkeit gesagt haben, das gilt auch von der *Schwellung* der den Knochen bedeckenden *Weichteile.* Auch sie kann durch Lymphdrüsenschwellung und durch Phlebitis verursacht sein.

Sehr bezeichnend für eine vorgerücktere Mastoiditis ist das vermehrte *Abstehen des Ohres vom Kopf* (Abb. 38).

Ist gar *Hautrötung* aufgetreten, so haben wir eine nicht zu mißdeutende Stütze für unsere Diagnose, wenn die Rötung nicht durch einen Jodanstrich oder ein Blasenpflaster verursacht worden ist.

Bedürfen wir aber aller dieser Symptome, um eine Mastoiditis zu diagnostizieren? Wer häufig Warzenfortsätze eröffnet hat, der weiß, daß hinter einer

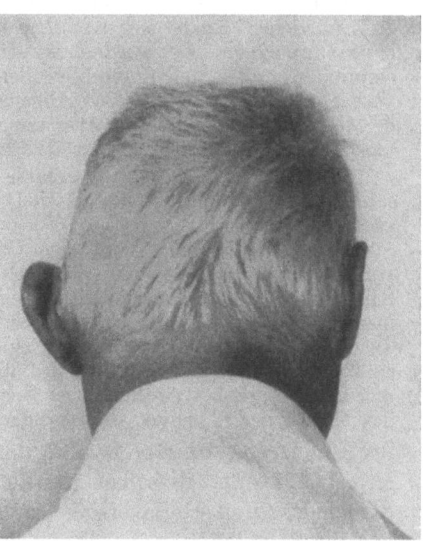

Abb. 38. Abstehen der Ohrmuschel bei Ostitis mastoidea.

kaum druckempfindlichen, weder geschwollenen noch geröteten Warzenfortsatzgegend eine schwere Eiterung, selbst mit Sequesterbildung verborgen sein kann. Wir müssen also auch die übrigen Symptome herbeiziehen, und da kommen vor allem die Körpertemperatur und die subjektiven Empfindungen des Patienten in Frage. Treten bei einer akuten Otitis nach Ablauf der ersten Erscheinungen neue Temperatursteigerungen auf, begleitet von Schmerzen in und hinter dem Ohr, oder beobachten wir dasselbe bei einer chronischen Otitis, so können wir selbst dann auf Ostitis mastoidea schließen wenn die äußerlich wahrnehmbaren Zeichen derselben sehr wenig ausgesprochen sind. In gleicher Weise deuten wir eine zur Ohreiterung hinzutretende Facialislähmung. Nicht zu vergessen ist, daß es ausnahmsweise auch ohne Eiterung in der Paukenhöhle zu Ostitis mastoidea kommen kann, so unter anderem bei Diabetes. Tritt im Verlaufe einer akuten Mittelohreiterung Schmerz in der Schläfen- und Scheitelgegend unter gleichzeitiger Ausbildung einer gleichzeitigen Abducenslähmung auf, so handelt es sich um eine Weiterkriechen der eitrigen Entzündung in die pneumatischen Kammern der Felsenbeinpyramidenspitze. Sog. GRADENIGO-*Symptom.*

Von diagnostischer Bedeutung ist auch die Entstehungsweise der Entzündung. Fortleitung in der Schleimhaut auf dem Wege der Tuba Eustachii — Angina catarrhalis, Diphtherie, Scharlach — läßt eine Streptokokkeninfektion erwarten. Schließt sich die Otitis an eine Pneumonie an, so liegt wahrscheinlich eine hämatogene Pneumokokkenerkrankung vor. Ist sie schleichend entstanden und sehr hartnäckig geworden, so ist stets an Tuberkulose zu denken, ganz besonders, wenn, ohne daß je akute Erscheinungen bestanden hätten, eine Facialislähmung auftritt.

Ist bei einer chronischen Otitis media der Ausfluß häufig übelriechend, treten ab und zu Eiterverhaltungen mit etwas Schmerzhaftigkeit hinter dem Ohr auf, dann denken wir an das sog. „Cholesteatom", eine konkrementartige Anhäufung von abgestoßenen Epithelzellen, Detritus und Bakterien im ausgeweiteten Antrum, die nicht zu verwechseln ist mit der vom pathologischen Anatomen als Cholesteatom bezeichneten epithelialen Perlgeschwulst in den Meningen.

Ein Paradigma für das gewöhnliche Ohrcholesteatom ist folgender Fall: Ein kleiner Knabe mit seit langem bestehendem Ohrfluß kommt ins Spital wegen eines Ohrpolypen. Der Ausfluß ist stinkend, die Gegend hinter dem Ohr leicht druckempfindlich, aber weder angeschwollen noch gerötet. Akute Erscheinungen sind nicht vorhanden. Fieber fehlt. Das Allgemeinbefinden ist gut. Diagnose: Cholesteatom. Bei der Operation findet sich ein über taubeneigroßes Cholesteatom, von jauchiger Flüssigkeit umspült, das die Dura mater in der Ausdehnung von etwa $1^1/_2$ cm² freigelegt hatte.

Bisweilen wird ein solches Gebilde durch ein ganzes Leben hindurchgeschleppt. Ich sah ein Cholesteatom, das 40 Jahre nach Beginn der Ohreiterung anfing, Hirnerscheinungen zu machen.

Zwei Momente sind es außer dem Gesagten noch, die unsere Diagnose auf Cholesteatom stützen, nämlich die Tatsache, daß sich die meisten Cholesteatome an die sehr destruktive Scharlachotitis anschließen, und ferner der Umstand, daß die Perforation bei demselben meist nicht eine zentrale ist, sondern als eine periphere meist am oberen Umfang des Trommelfelles sitzt. Die Fälle von chronischer Otitis media mit zentralen Perforationen sind erfahrungsgemäß in bezug auf die Gefahr von Hirnkomplikationen viel harmloser und heilen auch bei zweckmäßiger Behandlung viel leichter aus als die sozusagen immer das Messer des Chirurgen erfordernden Cholesteatome.

Eine zweite Aufgabe ist die, das Auftreten von Hirnerscheinungen rechtzeitig zu erkennen und dieselben richtig zu deuten. Handelt es sich bloß um Nachbarschafts- und Reflexerscheinungen, oder bestehen anatomische Veränderungen im Schädelinnern? Wenn letzteres anzunehmen ist, handelt es sich um einen epiduralen Absceß, um Hirnabsceß, Meningitis oder um Thrombophlebitis des Sinus transversus?

Wie jeder geschlossene Infektionsherd, so ist auch der otitische Herd von einer Zone von Zirkulationsstörungen umgeben, in welche der benachbarte Bezirk des Hirns und seiner Hüllen einbezogen werden kann. Dies erklärt uns das Vorkommen von einseitiger Stauungspapille ohne anderweitige Veränderung im Schädelinnern.

Zu diesen örtlichen Zirkulationsstörungen kommen die reinen Reflexvorgänge, die besonders bei Kindern ausgesprochen sind, und die Erscheinungen allgemeiner Intoxikationen. Wir werden also Hirnerscheinungen, wie Delirien, Krämpfe und selbst Nackenstarre, wenn sie den ersten akuten Schub der Otitis oder der Mastoiditis begleiten, nicht gleich für Zeichen einer beginnenden Meningitis halten, sondern uns damit begnügen, nach Eröffnung des örtlichen Eiterherdes in Paukenhöhle oder Warzenfortsatz den Verlauf sorgfältig weiter zu beobachten. Wirkliche Hirnkomplikationen brauchen zu ihrer Ausbildung eine gewisse Zeit, in der Regel einige Tage. Sie begleiten also selbst in rasch verlaufenden Fällen die ersten Ohrerscheinungen nicht, sondern folgen ihnen nach. Bestehen aber, nachdem wir am Warzenfortsatz freien Abfluß geschaffen haben, Hirnsymptome weiter, oder treten solche frisch auf, so müssen wir eine intrakranielle Komplikation annehmen und dementsprechend handeln.

Das harmloseste Ereignis ist der **epidurale Absceß**, d. h. die Ansammlung von Eiter zwischen Felsenbeindach und Dura mater, seltener hinten, zwischen Petrosum und Sinus transversus. Manchmal verlaufen diese Abscesse so symptomlos, daß wir sie beinahe zufällig bei der Eröffnung des Antrums wegen Mastoiditis entdecken. „Zufällig" ist zwar nicht das richtige Wort, denn der erfahrene Chirurg wird sich in jedem Falle von Warzenfortsatzeröffnung das Dach der Höhle genau ansehen und wird, wenn Verdacht besteht, sich nicht scheuen, die Dura an umschriebener Stelle freizulegen, um nicht einen epiduralen Absceß zu übersehen. Ist der Absceß groß, so bedingt er Kopfschmerzen, Somnolenz, leichte Pulsverlangsamung und dabei ein richtiges Absceßfieber. Wirklich schwere Hirnerscheinungen fehlen dagegen in der Regel.

Nur ausnahmsweise, am ehesten noch bei Kindern, kommt es zu lokalen Druckerscheinungen von seiten der benachbarten Rindengebiete, also zu Aphasie bei linksseitigem Sitz und zu motorischen Störungen bei sehr großer Ausdehnung der Eiteransammlung.

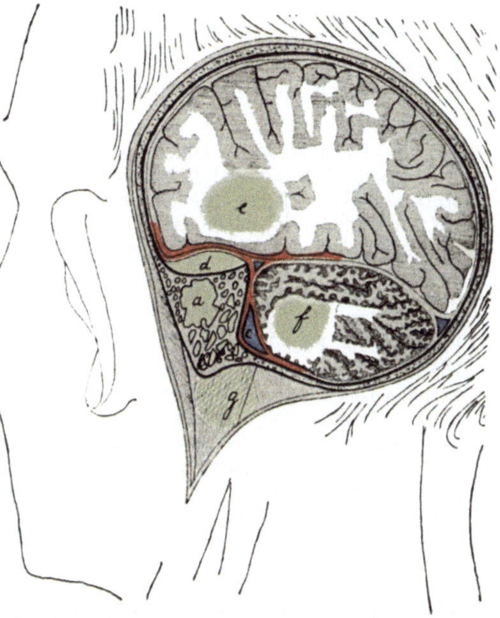

„Epiduraler Absceß" ist also unser erster Gedanke, wenn nicht alles zu einer bloßen Mastoiditis stimmen will, ohne daß uns der Zustand des Patienten als eigentlich beunruhigend erschiene. Wir müssen uns aber stets sagen, daß der Eiter doch jenseits der Dura liegen könnte. Wer also einen epiduralen Absceß aufsuchen will, der mache sich gleich bereit, wenn nötig die Dura zu eröffnen und dem Eiter in der Hirnsubstanz nachzugehen.

Gibt es aber nicht Symptome, die uns erlauben, die Diagnose gleich richtig auf Gehirnabsceß zu stellen? Besprechen wir zunächst den häufigeren **Absceß im**

Abb. 39. Schema der entzündlichen Komplikationen bei Eiterung der Schläfenbeinräume. Grün: Eiterung; rot: entzündete Hirnhäute; blau: venöser Sinus; violett: thrombosierter Sinus. *a* Antrum mastoideum; *b* Warzenfortsatzzellen; *c* thrombosierter Sinus transversus; *d* subduraler Absceß; *e* Absceß im Schläfenlappen; *f* Absceß im Kleinhirn; *g* Absceß unter dem Kopfnicker (Bezoldscher Absceß).

Schläfenlappen, der die gleichen Rindenpartien schädigt, wie die epiduralen Abscesse bei ihrer gewöhnlichen Lokalisation auf dem Felsenbeindach.

Die gekreuzte Hörperzeption können wir selbst bei einseitiger Otitis aus naheliegender Ursache nicht zur Kontrolle verwenden. Im *linken* Schläfenlappen sitzend, wird ein Absceß sensorische Aphasie bedingen können, wird es aber nicht immer tun. Wenn es auch, wie schon bemerkt, denkbar ist, daß ein größerer epiduraler Absceß durch Druck auf den Schläfenlappen ebenfalls einen gewissen Grad von Aphasie hervorrufen kann, so müssen wir doch eine ausgesprochene sensorische Aphasie zugunsten eines Hirnabscesses verwerten. Fehlt dieselbe oder handelt es sich um eine rechtsseitige Erkrankung, so erlaubt uns einzig die Intensität der Erscheinungen, Schlüsse zu ziehen. Sind Kopfschmerz, Pulsverlangsamung, Erbrechen sehr ausgesprochen, oder besteht gar Bewußtlosigkeit, so ist ein Hirnabsceß wahrscheinlicher. Gewisse Schlüsse können wir aus dem Verhalten der Temperatur ziehen. Der Hirnabsceß weist einen unregelmäßigeren Temperaturverlauf auf als der epidurale Absceß. Auch der „Eindruck", den uns der Patient macht, ist nicht zu vernachlässigen. Beim epiduralen Absceß haben wir nicht das Gefühl, einen Schwerkranken vor uns zu sehen. Beim Hirnabsceß beunruhigt uns, vom letzten Stadium abgesehen, der Allgemeinzustand gewöhnlich auch nicht allzusehr. Immerhin fällt dem sorgfältig Beobachtenden ein gewisses „Etwas" im physischen Verhalten auf, das sich schwer definieren läßt. Handelt es sich um ein Kind, so werden uns die Eltern angeben, dasselbe komme ihnen „verändert" vor, und eine Mutter beobachtet oft viel feiner als der Arzt. Ganz anders endlich bei der diffusen *eitrigen Meningitis.* Hier hat jeder sofort den Eindruck einer schweren Erkrankung. Steigert sich dieser Eindruck zusehends, bisweilen fast von Stunde zu Stunde, so ist an der Diagnose kein Zweifel, da die Meningitis stetig zunimmt, während der Hirnabsceß einen schwankenden Verlauf zeigt. Die Lumbalpunktion werden wir unten erwähnen.

Hier noch ein klassisches Beispiel von otitischem Hirnabsceß im Schläfenlappen:

Ein kleines Mädchen leidet seit mehreren Jahren an linksseitigem Ohrfluß. 3 Wochen vor seinem Spitaleintritt klagt es über heftige Schmerzen hinter dem linken Ohr. Die Mutter glaubt, daselbst eine leichte Schwellung bemerkt zu haben. Die Schmerzen vergehen auf Anwendung eines Hausmittels hin. Das Kind besucht wieder die Schule, und es wird in seinem Verhalten nichts Besonderes bemerkt. Nun treten heftige Kopfschmerzen mit Erbrechen auf. Der Arzt findet gleichzeitig eine leichte linksseitige Facialisparese. Hinter dem Ohr leichte Druckempfindlichkeit, aber keine Schwellung, aus dem Gehörgang stinkender Ausfluß. Keine Aphasie. Keine Stauungspapille. Puls nicht verlangsamt. Mäßiges Fieber. Die Facialisparese beweist einen schweren Entzündungsprozeß im Felsenbein. Die lange Dauer des Leidens und der stinkende Ausfluß lassen mit großer Wahrscheinlichkeit die Diagnose *Cholesteatom* stellen. Kopfschmerz und Erbrechen lassen an Hirnabsceß denken, können aber doch auf Fernwirkung beruhen. Die sofortige Operation ergibt das Vorhandensein eines von jauchigem Eiter umspülten Cholesteatoms. Am Boden der großen Knochenhöhle sieht man den Facialis hinziehen, dessen Kanal durch Arrosion in eine offene Rinne verwandelt ist. Nach dieser Operation Besserung während 2 Tagen. Dann wieder Kopfschmerzen, auffallend verändertes psychisches Verhalten und Andeutungen von Aphasie. Beginnende Stauungspapille links. Ergo Hirnabsceß im linken Schläfenlappen. Eine zweite Operation ergibt in der Tat einen gewaltigen Absceß im Schläfenlappen, gefüllt mit stinkendem, gashaltigem Eiter. Die Aphasie schwindet, die Psyche wird normal und das Kind verläßt nach einigen Wochen das Spital, geheilt bis auf einen Rest seiner Facialislähmung.

Schwieriger ist die Diagnose beim **Kleinhirnabsceß.** Wie der Schläfenlappenabsceß die Folge einer Weiterverbreitung der Entzündung nach *oben,* so ist der Kleinhirnabsceß die Folge des gleichen Vorganges nach *hinten.* Der Knochen braucht dabei nicht notwendig zerstört zu sein. Wohl aber ist der auf dem Wege zum Kleinhirn liegende Sinus transversus häufig mitbeteiligt. Wenn also die Zeichen eines Hirnabscesses auf diejenigen einer Sinusthrombose folgen, so werden wir vor allem an Kleinhirnabsceß denken. Schwindel und sog. Kleinhirnataxie bestärken uns in unserem Verdacht. Da aber auch Miterkrankung des Labyrinths eine Kleinhirnerkrankung vortäuschen kann, müssen wir doppelt sorgfältig auf das Vorhandensein der allgemeinen Hirnabsceßsymptome achten. Eine gleichzeitig bestehende Sinusthrombose stützt zwar, wie wir oben gesehen haben, diese Diagnose, insofern sie beweist, daß der Entzündungsprozeß nach *hinten* durchgebrochen ist, sie kann aber selbst zu Symptomen führen, die denjenigen des Kleinhirnabscesses gleichen. Man wird also gut daran tun, die ersten Erscheinungen der Thrombose ablaufen zu lassen, ehe man nach einem Kleinhirnabsceß auf die Suche geht.

Hier noch ein klassisches Beispiel von Kleinhirnabsceß: Ein junger Mann, Träger einer alten chronischen Otitis, bekommt einen Absceß hinter dem linken Ohr. Derselbe wird vom Arzt durch einen oberflächlichen Schnitt eröffnet. Daraufhin rasche Heilung. Nach einigen Wochen fängt der Patient an, über Kopfschmerzen und Schwindel zu klagen. Der Puls wird langsam und unregelmäßig, und es treten die sicheren Zeichen eines Hirnabscesses auf. Für die Lokalisation läßt sich nur der Schwindel verwerten, der so hochgradig ist, daß der bei normalem Sensorium befindliche Patient kaum mehr gehen kann. Die Operation und leider auch später die Autopsie bestätigen den vermuteten Kleinhirnabsceß.

Wie erkennen wir die **Sinusthrombose?** Am allerwenigsten aus ihren Hirnsymptomen. Die durch Verlegung und infektiöse Entzündung eines so großen Blutleiters bedingte Zirkulationsstörung äußert sich freilich auch durch cerebrale Erscheinungen, doch zeigen dieselben so wenig Bezeichnendes, daß wir auf sie eine Diagnose nicht gründen können. Kopfschmerz, Erbrechen, Schwindel haben wir beim Absceß gefunden und werden sie auch bei der Meningitis wieder finden. Wir haben dagegen andere, sehr bestimmte Anhaltspunkte, die uns erlauben, die Erkrankung des Sinus zu erkennen: Einmal die Veränderungen an den mit dem Sinus zusammenhängenden Venen. Vielleicht ist die Gegend des Emissarium mastoideum am hinteren Umfang des Warzenfortsatzes druckempfindlich oder ödematös geschwollen, infolge von Fortsetzung der Thrombose durch das Emissarium nach außen. Ganz besonders werden wir aber auf das Verhalten der Vena jugularis interna achten, welche in der Regel, wenigstens in ihrem oberen Abschnitt, an der Thrombophlebitis teilnimmt, und in deren Verlauf wir dementsprechend ein diffuses Infiltrat oder eine walzenförmige, druckempfindliche Schwellung finden werden. Gelegentlich kommt es zu einem Übergreifen des entzündlichen Prozesses auf die Nerven des Foramen jugulare. Vagus: Heiserkeit. Glossopharyngeus: Schluckstörungen, Gaumensegellähmung, Geschmackstörung. Accessorius: Krämpfe oder Lähmungen im Sternocleido und Trapezius. Nach Tobey und Ayer spricht auch das Fehlen des Liquordruckanstieges bei der Lumbalpunktion während Kompression der auf der Seite der vermutlichen Sinusthrombose gelegenen Vena jugularis int. für das Vorliegen einer Sinusthrombose. Diese Zeichen, im Anschluß an eine Ohreiterung entstanden, genügen, um die richtige Diagnose zu erlauben. Nur hüte man sich, die Schwellung hinter dem Warzenfortsatz mit einer Drüsenschwellung zu verwechseln, oder mit dem tiefen Halsabsceß, der nach akuter und chronischer Mittelohreiterung ab und zu beobachtet wird, und der sich von da über die ganze seitliche Halsgegend erstrecken kann. Ich habe einen solchen Absceß — eine Gasphlegmone — selbst bis zum Gesäß hinunterreichen sehen. Dieser von Bezold zuerst beschriebene otitische Halsabsceß kann sich zwar an eine eiterige Sinusthrombose anschließen, kommt aber auch ohne dieselbe vor.

Lassen uns bei Verdacht auf Sinusthrombose die lokalen Zeichen im ungewissen, so können wir die Diagnose in schweren Fällen aus den *allgemeinen Symptomen* einer infektiösen Thrombophlebitis stellen. Wiederholte Schüttelfröste, gefolgt von dem charakteristischen Schweißausbruch, dem plötzlichen Ansteigen der Temperatur auf 40—41°, des Pulses auf 140 und mehr Schläge, und im weiteren Verlaufe die selten fehlenden Lungenembolien, ferner infektiöse Metastasen in den Gelenken, Muskelabscesse usw., das alles bildet zusammen ein Krankheitsbild, das der nicht vergißt, der es einmal gesehen hat.

Nicht immer verläuft der Einbruch der Infektion in den Sinus unter so schweren Erscheinungen. Es kommt vielmehr bisweilen, sei es nach infektiöser Thrombose kleiner Knochenvenen (Körner), sei es bei umschriebenem, wandständigem Thrombus des Sinus transversus, zu schleppenderen Formen von Sepsis, die bald da, bald dort im Bindegewebe, in Muskeln und Gelenken entzündliche, flüchtige Infiltrate hervorrufen, und die schließlich in Heilung ausgehen können. Folgendes Beispiel ist typisch.

Eine 40jährige Patientin wird uns wegen vermuteter Osteomyelitis der linken Tibia zugewiesen. Es findet sich ein Weichteilinfiltrat über der Tibia. Der Knochen scheint unbeteiligt zu sein. Ähnliche Erscheinungen fanden sich flüchtig auch am anderen Bein. Unregelmäßige, sprungweise einsetzende Temperatursteigerungen mit Andeutungen von Schüttelfrost. Vor 4 Wochen vorübergehende Otitis media. Klinische Diagnose: Endocarditis lenta, Blutinfektion, wahrscheinlich durch Streptokokken, mit flüchtigen, nicht eitrigen Metastasen. Blutbefund: In jedem Kubikzentimeter Blut eine Anzahl von Kolonien eines kleinen Streptococcus vom Viriandstypus.

Es bleibt noch die **Meningitis** übrig. Wir können dieselbe schon per exclusionem diagnostizieren, wenn die Erscheinungen zu keinem der eben geschilderten
Krankheitsbilder passen wollen. Kopfschmerzen, Nackenstarre, Erbrechen,
Fieber leiten die Krankheit ein. Das Aussehen ist schon früh ein schwer leidendes
und wird es von Stunde zu Stunde mehr. Im Anfang wechselt Schläfrigkeit
ab mit Delirien. Je weiter die Krankheit fortschreitet, um so mehr nimmt
die Benommenheit überhand. Dabei können motorische Reiz- und Lähmungserscheinungen ohne bestimmte Regel in den verschiedensten Zusammenstellungen vorkommen, können aber auch bis zum Endstadium fehlen. Das Fieber
bleibt meist bestehen, der anfänglich verlangsamte Puls wird rasch, die Atmung
wird aussetzend, und in tiefem Sopor tritt der Tod ein.

Die *Lumbalpunktion* werden wir vornehmen, sobald Hirnerscheinungen vorhanden sind.
Die aus derselben zu ziehenden Schlüsse ergeben sich aus der Tabelle auf S. 28. Zusammenfassend können wir sagen, daß normaler Befund oder geringe Abweichungen vom Normalen
für Epidural- oder Hirnabsceß, ausgesprochene eitrige Trübung mit Bakterienbefund für
Meningitis und Zellvermehrung mit Xanthochromie für Thrombose spricht.

Was wir hier von der otitischen Meningitis gesagt haben, das gilt mutatis
mutandis von *jeder akut eitrigen Meningitis*, so besonders von der Hirnhaut-
entzündung bei Sinusitis frontalis, nach Schädelverletzungen, nach Osteomyelitis
der Schädelknochen. Besonders nach Influenza hat man schwere destruktive
Entzündung des Sinus frontalis mit akuter Meningitis gesehen.

Heimtückischer, weil weniger akut auftretend, ist die *aktinomykotische Meningitis*,
welche meist das Endstadium einer von den Halsweichteilen her in das Schädelinnere
kriechenden aktinomykotischen Infektion darstellt, ausnahmsweise auch die Endphase
eines metastatischen aktinomykotischen Hirnabscesses.

5. Zur Epilepsiefrage.

Der Chirurg hat Gelegenheit, alle drei Kategorien von Epileptikern zu sehen:
Am häufigsten diejenige, bei welcher das Leiden im Anschluß an eine *Verletzung*
entstanden ist, sodann diejenige, bei der die Epilepsie ein Symptom einer *nicht
traumatischen anatomischen Hirnerkrankung* ist, und endlich verirren sich zu
ihm auch sog. *genuine Epileptiker*, weil ihnen die innere Medizin nicht helfen
konnte. Da *er* in letzter Instanz darüber zu entscheiden hat, ob operiert werden
soll oder nicht, so muß er sich auch ein Urteil darüber bilden können, zu welcher
Gruppe der Patient zu rechnen ist.

Vor allem ist festzustellen, ob derselbe wirklich Epileptiker ist. Aber schon
hier beginnt die Schwierigkeit. Wir wollen annehmen, daß kein grober diagnostischer Fehler begangen worden sei, und daß man nicht eine Urämie oder
eine Eklampsie für Epilepsie gehalten habe. Es handelt sich vielmehr darum,
die sog. ,,epileptischen Äquivalente'' und die Anfälle des ,,petit mal'' richtig
zu deuten und andererseits den epileptischen Anfall von hysterischen Anfällen
zu unterscheiden. Gerade letzteres ist trotz aller diagnostischen Merkzeichen
nicht immer leicht, wenigstens in den Fällen nicht, wo Zungenbiß und andere
Selbstbeschädigungen fehlen, und wo die Verschrobenheit des Charakters dem
einen wie dem anderen Zustande zugerechnet werden kann. Man kommt ganz
besonders dann in Verlegenheit, wenn die epileptiformen Anfälle sich an ein
Trauma anschließen.

Ich sah einen jungen Mann, arbeitsscheu und verlogen, den Typus der psychopathischen
Minderwertigkeit, nach einem übrigens harmlos abgelaufenen Messerstich in die Seite
epileptiforme Anfälle bekommen, bei denen wir wie andere Untersucher wochenlang im
Zweifel waren, ob es sich um Epilepsie oder um Hysterie in großem Stil handle. Er wurde
von Spital zu Spital geschickt, simulierte, bewußt oder unbewußt, die verschiedensten
Krankheiten, wollte bald trepaniert, bald thorakotomiert, bald laparotomiert werden,

zog sich auch in Anfällen leichte Selbstschädigungen zu, riß dann wieder aus, sobald ihm der Aufenthalt nicht mehr gefiel, oder er sich nicht nach Wunsch eingeschätzt fühlte.

Ob man solche abnorm veranlagte Individuen mit der Diagnose Epilepsie oder Hysterie oder mit beiden zusammen versehen will, oder ob es sich um Dementia praecox handelt, das zu unterscheiden werden wir dem Psychiater überlassen. Für die Indikation zum chirurgischen Eingreifen ist es gleichgültig Ihre motorischen Sphären sind wie ihr ganzes Nervensystem jeglichen Reizen gegenüber abnorm eingestellt, und für den Chirurgen gibt es nur einen Rat, die Hände von ihnen zu lassen, auch wenn es ihnen in verblüffender Weise gelingen sollte, somatische Krankheitsbilder zu simulieren.

Gesetzt, wir hätten es mit einem wirklichen Epileptiker zu tun, so müssen wir die *Anamnese*, den *Ablauf des epileptischen Anfalles* und den *objektiven Befund* in der Zwischenzeit berücksichtigen, um den Patienten in die richtige Kategorie einreihen zu können.

Wir forschen bei Aufnahme der **Anamnese** zuerst nach allen Anhaltspunkten, die den Patienten als „nichtchirurgischen Epileptiker" kennzeichnen können, also nach Heredität, Intoxikationen, besonders Alkohol, Absinth, Blei — und Infektionen, besonders Lues (darum stets Wassermannsche Reaktion auch im Liquor cerebrospinalis!). Damit soll natürlich nicht gesagt sein, daß z. B. bei einem Alkoholiker die Epilepsie *nur* dem Alkohol und nicht auch einer hinzugetretenen Schädelverletzung zuzuschreiben sei. Hereditäre Anlage, Intoxikationen, Infektionen bilden die Grundlage, auf der bei Anlaß irgendeines auslösenden Momentes die Epilepsie entsteht. Dieses Moment kann so geringfügig sein, daß es sich unserer Beobachtung entzieht — dann ist der Fall medizinisch. Es kann aber auch durch die greifbaren Folgen einer Verletzung oder durch ein anderweitiges anatomisches Substrat geliefert werden, dann ist der Fall chirurgisch, sobald wir diese Folgen operativ beseitigen können.

Weiterhin erkundigen wir uns, ob der Patient einmal eine schwere Kopfverletzung durchgemacht hat, ganz besonders eine Kopfverletzung mit Beteiligung von Schädel und Hirn. Wir müssen dabei recht weit ausholen — bis auf die Geburt —, denn es kann sich Epilepsie an eine durch Zangenverletzung entstandene Porencephalie anschließen.

Das Kindesalter ist, auch vom Forceps abgesehen, bekanntlich reich an Gelegenheiten zu Schädelverletzungen. Wird das Kind nicht von der Wärterin fallen gelassen, so fällt es selbst irgendwo herunter. Der Schädel kann eingedrückt werden, ohne daß von den Eltern darauf geachtet wird, und selbst unter einem scheinbar unverletzten Schädeldach erleidet das Gehirn oft schwere Schädigungen, die durch nachträgliche Erweichung zu Cysten oder zu porencephalischen Zuständen führen können.

Ist das Überstehen einer Schädelverletzung festgestellt, so handelt es sich darum, zu erfahren, ob die Epilepsie in unmittelbarem oder mittelbarem Anschluß an dieselbe aufgetreten sei. Diese Frage hat durch die Unfallversicherung eine besondere Bedeutung bekommen. Ein Schädelverletzter kann schon vor seinem Unfall Epileptiker gewesen sein, aber dem Zuge der Zeit folgend die Verletzung für sein Leiden verantwortlich machen wollen. Erfahren wir umgekehrt, daß zwischen Verletzung und erstem Auftreten der Anfälle ein langer Zeitraum, vielleicht Jahre verflossen sind, so dürfen wir daraus nicht den Schluß ziehen, daß die Epilepsie nicht traumatischer Natur sei. Die Hirnverletzung kann, um nur eine Möglichkeit zu erwähnen, zu einer Hirncyste geführt haben, deren Vorhandensein sich erst nach Jahren durch Epilepsie und anderweitige Erscheinungen äußert. Nach den bisherigen Kriegserfahrungen tritt Epilepsie mindestens in einem Zehntel aller zur Heilung gelangten Hirnschüsse auf, und zwar meist schon im Verlaufe des ersten Jahres, bisweilen aber viel später. Die Friedenserfahrungen mit Schädelbrüchen verschiedener Art geben niedrigere Zahlen, doch dürften 5% nicht zu hoch gegriffen sein. Wir müssen unterscheiden zwischen der *Frühepilepsie*, die sich unmittelbar an die Verletzung anschließt, und die sich bisweilen auf einen einzigen oder wenige Anfälle beschränkt, der Epilepsie als Zeichen eines *Hirnabscesses*, die nach Tagen, Wochen oder selbst nach Monaten auftritt, und der *Spätepilepsie*, die sich erst nach Heilung der unmittelbaren Gewebsschädigung einstellt, und wo Reizung durch den Vernarbungsvorgang als solchen oder durch Cystenbildung als Ursache der Krämpfe angeschuldigt werden muß. Die Schwere der anatomischen Veränderungen ist

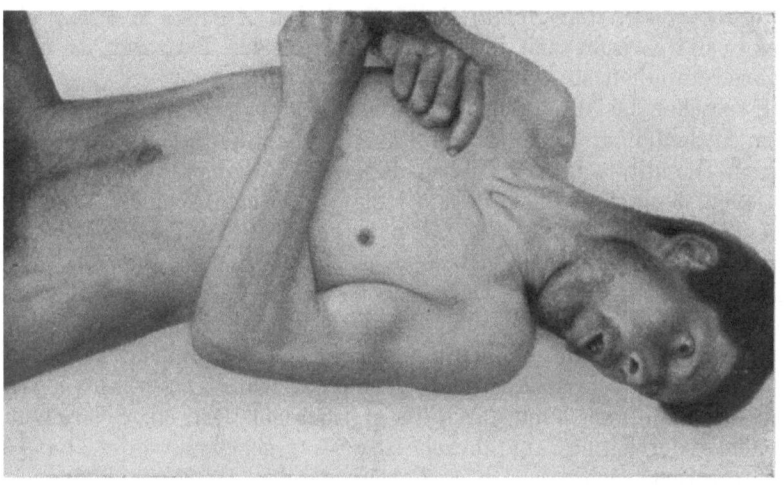

Abb. 40. Anfall von JACKSONscher Epilepsie nach Hirntrauma.

zwar weder für das Auftreten der Epilepsie, noch für ihre Intensität ausschlaggebend, spielt aber immerhin eine gewisse Rolle, wahrscheinlich im Zusammenhang mit infektiösen Komplikationen. Daher auch die größere Häufigkeit der Epilepsie nach Schädelschüssen, als nach den öfter geschlossenen Friedensverletzungen.

Die traumatische Epilepsie kann alle Formen aufweisen, vom leichtesten „Petit mal" und den ohne Bewußtseinsverlust auftretenden umschriebenen Krämpfen bis zum schweren, allgemeinen Anfall, und zwar letzteres auch bei Sitz der Läsion in den motorischen Gebieten. Traumatische und JACKSONsche Epilepsie sind also nicht etwa, wie dies bisweilen geglaubt wird, gleichbedeutende Begriffe! Anfälle von epileptischem oder von Tobsucht Irresein können typische Anfälle ersetzen. Der Gesamtverlauf ist dabei ein äußerst launischer. Perioden von gehäuften Anfällen, ja von schwerem Status epilepticus mit beinahe anhaltenden Krämpfen und mit andauernder Bewußtlosigkeit oder Verwirrtheit können ohne ersichtlichen Grund abwechseln mit jahrelangen anfallfreien Zeiten. In den Intervallen ist auf die epileptische Charakterveränderung zu achten.

Wir haben bis jetzt nur von Kopf- oder, besser gesagt, Hirnverletzungen gesprochen. Es gibt aber eine Form von Epilepsie, welche auf Grund von irgendwelchen peripheren Reizen auftritt, also ohne Hirnverletzung. Man nennt dieselbe *Reflexepilepsie*. Solche äußeren Reize können durch die Folgen einer peripheren Verletzung erzeugt werden. Besonders mit Knochen oder Nervenstämmen verwachsene und deshalb druckempfindliche Narben wurden von alters her hierfür angeschuldigt. Auch Fremdkörper in Körperhöhlen (Nase, Ohr) können die Ursache von Reflexepilepsie sein. DEMME berichtet von einem Falle, in dem ein Mastdarmpolyp in gleicher Weise wirkte.

Ich sah als Student bei Kocher einen Fall, in dem eine typische Jacksonsche Epilepsie von einer Narbe an der Hand auszugehen schien. Die Excision der Narbe blieb aber erfolglos. Der Mann sollte daraufhin trepaniert werden. Er entzog sich aber diesem Eingriff durch plötzlichen Tod, und die Autopsie zeigte einen gut umschriebenen Tumor an der zur Trepanation ausersehenen Stelle!

Man hat eine Zeitlang der Reflexepilepsie ein viel zu großes Feld eingeräumt. Immerhin werden wir nicht vergessen, bei der Untersuchung des Patienten an dieselbe zu denken. Unsere Vermutung wird sich zur Gewißheit erheben, wenn der Patient angibt, in der angeschuldigten Narbe vor dem Anfall abnorme Sensationen zu verspüren, und wenn es gelingt, durch Druck auf dieselbe unmittelbar einen Anfall auszulösen. Die reflektorischen Krampf- und Lähmungszustände bei peripheren Verletzungen, wie sie der Krieg wieder häufiger hat entstehen lassen, eröffnen das Verständnis für die Reflexepilepsie. Die Grenze zwischen Epilepsie und Hysterie ist allerdings gerade hier recht schwer zu ziehen.

Ein 3jähriger Knabe, früher nicht epileptisch, wird einige Tage nach einem Fall auf die Stirn mit ausgesprochenen epileptischen Anfällen ins Spital gebracht. Die Untersuchung zeigt an der Stirn eine Schürfung, von der ein Erysipel ausgeht, und darunter einen Absceß. Eröffnung desselben. Kein Schädelbruch. Sofortiges Schwinden der Anfälle, ergo toxische oder Reflexepilepsie.

Daß Säuglinge und kleine Kinder auf alle möglichen Reize mit epileptiformen Erscheinungen — Eklampsie — antworten, und daß bei ihnen darum nicht sofort auf eine Hirnerkrankung geschlossen werden darf, das weiß selbst der Laie. Schon eine Verdauungsstörung kann bei abnorm empfindlich eingestelltem Nervensystem zu stundenlang sich wiederholenden epileptiformen Entladungen führen.

Nicht minder wichtig wie die Anamnese ist die **Beobachtung des Anfalles.** Zeigt derselbe das Bild des gewöhnlichen Anfalles, mit gleich von Anfang an universellen Krämpfen, und ist weder von der Aura noch von den Nachwehen ein bestimmter Körperteil in regelmäßiger Weise betroffen, so können wir keinen Schluß auf die Ätiologie ziehen. Universelle Krämpfe gehören zum Bild der sog. genuinen Epilepsie, d. h. der Epilepsie ohne bekannte anatomische Grundlage, sie können aber auch bei den durch irgendwelche grobanatomische Veränderung bedingten Epilepsieformen auftreten. Histologische Veränderungen sind bei genuiner Epilepsie im Gehirn gefunden worden, aber nicht so regelmäßig, daß sich aus ihnen etwas schließen ließe.

Anders verhält es sich, wenn die Aura, der Ablauf des Anfalles und die zuweilen zurückbleibenden, vorübergehenden Lähmungserscheinungen auf einen bestimmten Hirnrindenbezirk als Ausgangspunkt des Anfalles hinweisen. Wir können hier zwei Formen unterscheiden: Das eine Mal beschränken sich die Krämpfe auf einen umschriebenen motorischen Bezirk und wir haben die typische Jacksonsche Rindenepilepsie vor uns — mit oder ohne Bewußtseinsverlust. In anderen Fällen beginnt der Anfall stets in einem bestimmten motorischen Gebiete, geht aber von da in anatomisch begründeter Reihenfolge auf die übrigen Gebiete über, bis er schließlich allgemein wird. Das dem Ausgangspunkt entsprechende Gebiet kann nach dem Anfall vorübergehend paretisch bleiben.

Bisweilen geben uns schon die Angehörigen des Patienten hierüber brauchbare Anhaltspunkte. Es ist aber besser, wenn wir die Angaben derselben selbst bestätigen oder zum mindesten durch ein geschultes Krankenhauspersonal bestätigen lassen können, denn von ihnen hängt oft unser therapeutisches Handeln ab.

Daß eine lokalisierte Epilepsie ebenso wie eine lokalisierte Aura eine grobanatomische Ursache der Epilepsie wahrscheinlich macht, daran kann kein Zweifel bestehen. Die histologischen Befunde bei genuiner Epilepsie lassen aber annehmen, daß auch hier, wenn schon selten, Anfälle von Jacksonschem Typus mit umschriebener Aura vorkommen.

Endlich werden wir nicht versäumen, den **Zustand des Patienten zwischen den Anfällen** genau zu untersuchen. Vor allem werden wir auf Narben an der Kopfschwarte, auf Unregelmäßigkeiten an der Schädeloberfläche, kurz, auf alle sicht- und fühlbaren Spuren eines früheren Schädeltraumas achten und so die Anamnese ergänzen.

Bei dieser Gelegenheit suchen wir aus dem schon angeführten Grund auch nach dem Vorhandensein von schmerzhaften Narben am übrigen Körper und bei Kindern mit frischer, durch nichts zu erklärender Epilepsie, auch von Fremdkörpern in Ohr und Nase.

Dieser äußeren Untersuchung lassen wir eine genaue Untersuchung des Nervensystems folgen, bei welcher vor allem auf die Rindengebiete mit bekannter Funktion Rücksicht zu nehmen ist. Ausgesprochene und andauernde Steigerung des Lumbaldruckes, selbst ohne Stauungspapille, weist auf eine organische Ursache hin, ebenso positiver Zell- und Eiweißbefund im Liquor. Angeborener Schwachsinn und frühe Verblödung sind ebenfalls Beweise einer anatomischen Schädigung, und die Epilepsie ist dann nur eine Nebenerscheinung. Dasselbe gilt von den Fällen, in denen wir lokalisierte Reiz- oder Ausfallserscheinungen motorischer oder sensorischer Natur finden.

Bei Kindern wird es sich am ehesten um die Folgen einer intrauterinen oder postnatalen Encephalitis, also einer sog. cerebralen Kinderlähmung handeln. In jedem Alter kommen Geschwülste, Tuberkulose, Gumma, traumatische Hirncysten, Cysticercus, Echinococcus, Encephalitis lethargica vor. Endlich finden wir epileptische Anfälle bei alten Apoplektikern.

Erst wenn uns bei einem Epileptiker eine alle diese Umstände berücksichtigende Untersuchung ein negatives Resultat ergeben hat, so dürfen wir ihn als „genuinen Epileptiker" bezeichnen und müssen damit dem gegenwärtigen Stande der Dinge nach die Hoffnung auf chirurgische Hilfe auf ein Minimum, um nicht zu sagen auf Null herabsetzen.

Damit soll aber nicht gesagt sein, daß wir jedem traumatischen Epileptiker von der Operation Erfolg versprechen können. Leider hat die Erfahrung gezeigt, daß die anfangs in die operative Therapie gesetzten Hoffnungen sich bei weitem nicht in allen Fällen erfüllt haben. Woher dies kommt, das haben wir hier nicht zu besprechen. Ein Eingriff ist immerhin in allen traumatischen Fällen angezeigt, in denen nicht die lange Dauer des Übels und ausgesprochene psychische Veränderungen eine schon zu sehr eingewurzelte Anlage des Zentralnervensystems beweisen. Bei Tumoren und Tuberkulose hängt die Prognose vor allem von der Möglichkeit der radikalen Entfernung des Gebildes ab. Bei der traumatischen Epilepsie kann Beseitigung von Knochensplittern, Hirnnarben, Cysten heilend wirken. Ob Schädellücken als solche zu Epilepsie führen können, oder umgekehrt vor derselben schützen (KOCHER), das ist trotz aller Kriegsbeobachtungen noch nicht festgestellt. Daher das Schwanken in der Behandlung dieser Lücken.

LERICHE glaubt, das Auftreten von traumatischer Epilepsie mit Besonderheiten in der histologischen Beschaffenheit der Narben in Verbindung bringen zu können. Die vergleichende Untersuchung von Narben bei Nichtepileptikern steht aber noch aus.

6. Chirurgisches über den Exophthalmus.

Wenn wir ein Glotzauge sehen, so drängt sich uns vor allem die Frage auf, ob wir es mit einer Vergrößerung des Augapfels, d. h. mit einem *Buphthalmus*, oder mit einer Vordrängung desselben, mit einem *Exophthalmus*, zu tun haben. Ersterer hat nur dann ein einigermaßen chirurgisches Interesse, wenn er durch einen Tumor, ein Sarkom der Chorioidea oder ein Gliom der Retina bedingt ist. Da diese Geschwülste aber in das Gebiet des Ophthalmologen gehören, so beschränken wir uns hier auf die Besprechung des *Exophthalmus*.

Ist ein *beidseitiger* Exophthalmus *allmählich* im Verlauf von Monaten, selbst von Jahren entstanden, und ist er von Tachykardie und Zittern begleitet, so stellen wir sofort die Diagnose der BASEDOWschen Krankheit, über welche Näheres bei den Halsgeschwülsten gesagt ist. Allerdings ist der Exophthalmus bisweilen auch bei M. Basedowii im Beginn einseitig!

Bildet sich ein *einseitiger*, von Doppelbildern begleiteter Exophthalmus im Verlaufe von Wochen oder Monaten, wenn nicht Jahren aus, so haben wir es mit einem in der Orbita entstandenen oder von außen in dieselbe hineingewachsenen Tumor zu tun, der oft von der Schädelbasis, bisweilen auch vom Oberkiefer ausgeht. Bei rascher Entstehung handelt es sich meist um Sarkome,

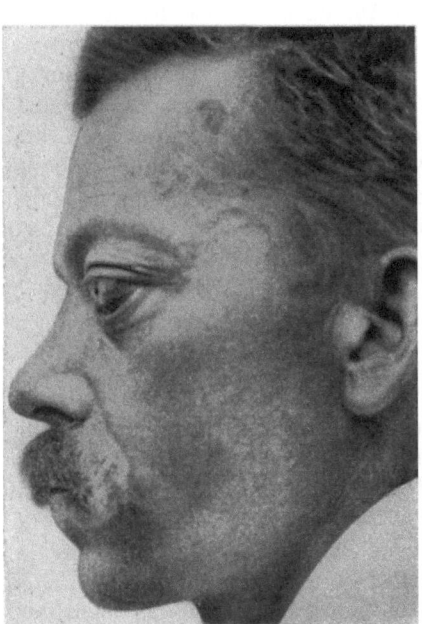

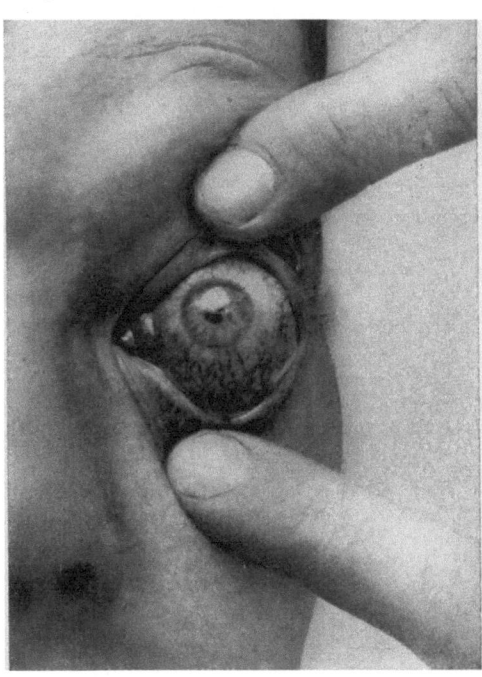

Abb. 41. Exophthalmus pulsans nach Schädelfraktur.

Abb. 42. Venenerweiterung bei Exophthalmus pulsans.

bei sehr langsamer Ausbildung der Erscheinungen um eine gutartige Geschwulst, z. B. Elfenbeinosteom der die Orbita begrenzenden Knochen, um ein in die Orbita eingedrungenes Fibrom der Schädelbasis oder um ein Orbitaldermoid.

Ist *einseitiger* Exophthalmus *allmählich* im Anschluß an ein *Trauma* entstanden, pulsiert der Augapfel, und hören wir mit dem Stethoskop in der Schläfengegend ein mit dem Carotispuls synchrones Schwirren, so haben wir das Krankheitsbild vor uns, das man in einfacher Umschreibung des Befundes als „*Exophthalmus pulsans*" bezeichnet, und das auf einem Durchbruch der Carotis interna in den Sinus cavernosus beruht. Eine Verwechslung desselben mit etwas anderem ist nicht denkbar. Weitere Zeichen sind die Dilatation aller Gefäße des Auges und der Lider, die Stauungspapille, die fortschreitende Abnahme der Sehkraft, die allmählich auftretende Abducensparese und das Verschwinden oder Kleinerwerden der Pulsationen bei Kompression der gleichseitigen Carotis.

Jede Verletzung, welche die Gegend des Sinus cavernosus trifft, kann zu diesem Zustande führen. Gewöhnlich handelt es sich um Schädelbasisbrüche, bisweilen aber auch um Stich- oder Schußverletzungen. Dasselbe Krankheitsbild entsteht ferner hier und da spontan, ohne traumatische Ursache, häufig bei Lues infolge eines *Aneurysma der Arteria ophthalmica* oder eines *kavernösen*

Angioms der Orbita. In diesem letzteren Falle wird allerdings die Pulsation in den Hintergrund treten. Endlich hat man Exophthalmus pulsans schon nach heftigem Pressen während der Geburt entstehen sehen.

Für die Beurteilung der Ätiologie ist der Umstand von Bedeutung, daß die Erscheinungen oft erst Monate, ja sogar Jahre nach dem Trauma auftreten können.

Akuter Exophthalmus, gleichviel, ob *ein- oder beidseitig*, beruht einmal häufig auf einem retrobulbären, in der Regel durch eine Schädelbasisfraktur entstandenen Bluterguße. Diese Ätiologie erkennen wir auch an der Suffusion der Lider, die, wenn sie nicht von Anfang an vorhanden ist, innerhalb der folgenden Tage stets eintritt.

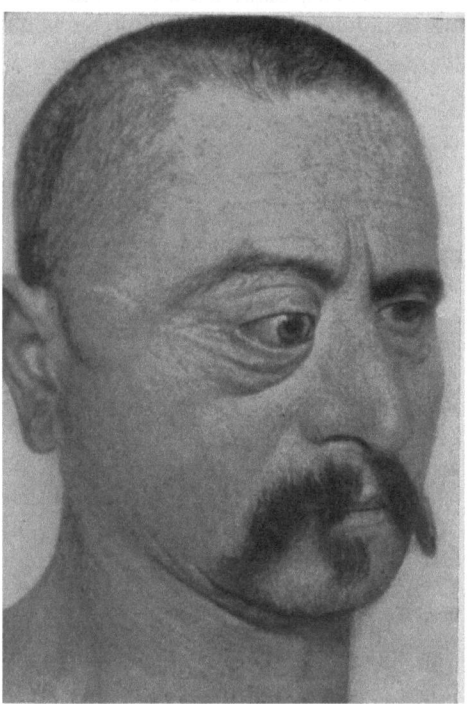

Abb. 43. Exophthalmus bei retrobulbärem Tumor.

Fehlt eine derartige Entstehungsweise, so kann nur noch ein entzündlicher Vorgang in Frage kommen, und zwar entweder eine retrobulbäre *Thrombose* oder ein *Absceß*. Wie die beiden zu unterscheiden sind, das werden wir später sehen.

7. Akut entzündliche Vorgänge am Schädel.

Sehen wir vom „*Erysipel*" ab, das den behaarten Kopf meist sekundär befällt und sich daselbst durch Fehlen der Hautrötung auszeichnet, so haben akut entzündliche Prozesse ihren Sitz entweder in den Lymphdrüsen oder im Knochen. „*Drüsenphlegmonen*" finden sich hinter dem Ohr oder nach dem Nacken hin. Die Infektion hat meist eine oberflächlich liegende Eingangspforte, wie eine kleine Verletzung oder ein nässendes Ekzem. Fehlt eine solche und sitzt der entzündliche Prozeß hinter dem Ohr, so werden wir auf eine eitrige Otitis untersuchen und damit selten fehlgehen. Nur in Ausnahmefällen überspringt die Infektion das Mittelohr und lokalisiert sich gleich in den Zellen des Warzenfortsatzes. In einem solchen Falle werden wir aber doch meist die Ätiologie: Angina, Influenza usw. nachweisen können. Sitzt der entzündliche Prozeß an anderer Stelle, so bleibt uns nur die Diagnose einer „*akuten Periostitis*" und „*Osteomyelitis*" des Schädels übrig. Dieselbe ist leicht zu stellen, wenn die Infektion der Schädelknochen eine Metastase eines anderweitigen osteomyelitischen Herdes darstellt. Auch wenn dies nicht der Fall ist, so erlauben uns die obenstehenden diagnostischen Überlegungen, die „*primäre Osteomyelitis*" des Schädels zu erkennen, so selten diese Erkrankung auch ist. In sehr seltenen Fällen infiziert sich der Knochen von der darüberliegenden Kopfschwarte aus. Ödematöse Schwellung der Kopfschwarte ohne Erscheinungen von Entzündung sehen wir bei „*Thrombose der Hirnsinus*".

8. Geschwülste am Kopf.

Bei Kopfgeschwülsten lautet unsere erste Frage, ob das Gebilde angeboren sei. Wenn ja, so haben wir es mit irgendeiner Form des *Hirn-* oder *Hirnhäutu-*

bruches, mit einem *Angiom* oder mit einem *Dermoid* zu tun. Andere angeborene Geschwülste sind recht selten und hängen gewöhnlich mit einem versteckten Hirnbruch zusammen.

I. Angeborene Kopfgeschwülste.

1. Hirnbrüche sitzen stets in der Mittellinie, und zwar meist über der *Nase* oder am *Hinterhaupt.*

Sehr selten und ohne chirurgische Bedeutung sind die basalen Hirnbrüche.

An der Stirn bilden Hirnbrüche mäßig große, flache bis halbkugelige, bisweilen unregelmäßige Vorwölbungen (Abb. 44 und 45), die hauptsächlich Hirnsubstanz enthalten, und die man deshalb als *Encephalocelen* bezeichnet.

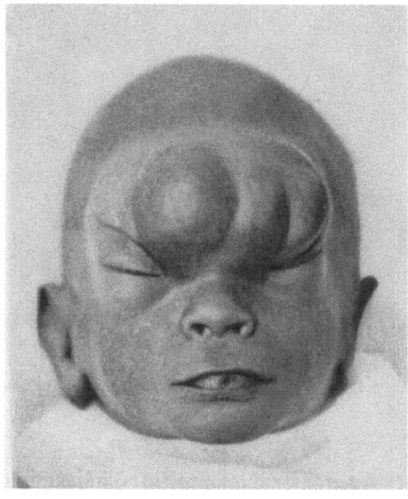
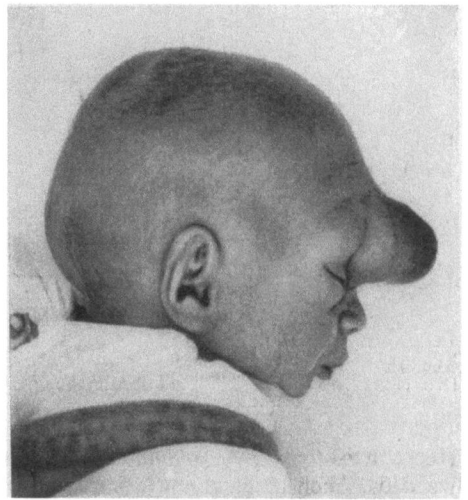

Abb. 44. Encephalocele frontalis.   Abb. 45. Encephalocele frontalis. Derselbe Fall
im Profil.

Viel größer sind meist die Hirnbrüche der *Nackengegend.* Sie enthalten entweder ein ausgeweitetes Hinterhorn, umschlossen von einer dünnen Schicht Hirnsubstanz, oder gewaltig ausgeweitete Maschenräume der Arachnoidea mit einem kleinen Pfropf Hirnsubstanz in der Tiefe *(Encephalomeningocele).* Viel seltener ist die bloße Ausstülpung von Hirnhäuten, die reine *Meningocele.*

In manchen früher als Meningocelen aufgefaßten Fällen handelte es sich in Wirklichkeit um Encephalomeningocelen der einen oder der anderen der eben angeführten Formen, deren wahre Natur sich oft nur mit dem Mikroskop erkennen läßt.

Je nach dem Sitz *über* oder *unter* der Protuberantia occipitalis externa unterscheiden wir *obere* (Abb. 46) und *untere* (Abb. 47) *occipitale Hirnbrüche.*

Bei allen diesen Geschwülsten verrät *prallere Spannung beim Schreien* den Zusammenhang mit dem Schädelinnern. Dasselbe gilt von der Pulsation, die aber größeren cystischen Hirnbrüchen oft fehlt. *Verdrängbarkeit* durch stetigen Druck kommt den Meningocelen und den cystischen Encephalocelen zu. Sie ist abhängig von der Weite der Verbindung und ist selbstverständlich bei größeren Geschwülsten nur unvollständig. Nicht immer gelingt es, die Bruchpforte, d.h. die Lücke im Schädel, abzutasten. Dieselbe kann auch bei großen Geschwülsten sehr klein sein. Nicht selten finden wir, besonders bei großen Meningocelen, schon einen Anfang von *Hydrocephalus*, worauf besonders deshalb zu achten ist, weil diese Beigabe eine erfolgreiche Operation ausschließt.

Verwechslung wäre denkbar: a) mit der Blutcyste eines Sinus, einem sog. *Sinus pericranius*. Auch hier kommt das Gebilde aus dem Schädelinnern und findet sich in der Mittellinie, meist am Occiput, nur enthält es Blut statt Cerebrospinalflüssigkeit. Wäre die Geschwulst groß und die Haut darüber verdünnt, so müßte das Blut dunkelblau durchschimmern: bei kleiner Geschwulst und unverdünnter Haut kann die Farbe im Stiche lassen. Dagegen gelingt die Entleerung durch Druck auffallend leicht, weil der Hirnsinus weiter offene Abflußwege hat als die Subarachnoidalräume;

b) mit einem sekundär mit dem Sinus longitudinalis in Verbindung ge-

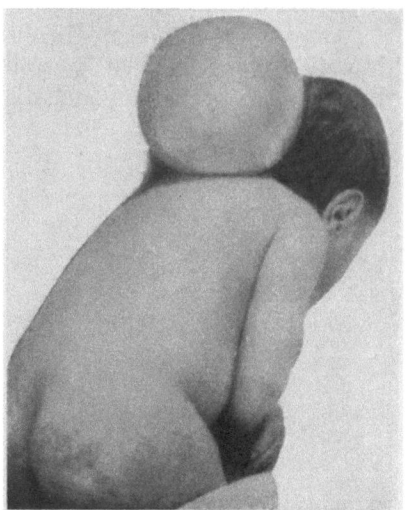

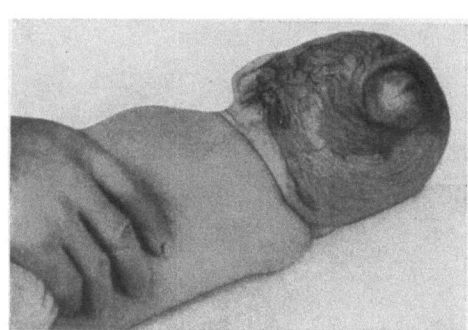

Abb. 46. Encephalomeningocele occipitalis superior. (Mit einem Naevus vasculosus in der Umgebung des Hirnbruches.)

Abb. 47. Encephalomeningocele occipitalis inferior.

tretenen *kavernösen Angiom*, wie sie besonders an der großen Fontanelle gesehen werden. Auch hier gelingt die Verdrängung des Inhalts leichter als bei Hirnbrüchen, und ferner erkennt man schon durch die Haut hindurch den kavernösen Bau der Geschwulst. Überdies sind Hirnbrüche an der großen Fontanelle so selten, daß dort ihr Vorkommen geleugnet wird;

c) mit einem *Dermoid*. Hier fehlen die Zeichen des Zusammenhanges mit dem Schädelinnern, wenn nicht, wie im Falle von Abb. 49, das Dermoid in einer Schädellücke sitzt und unmittelbar an die Dura stößt. Selbst dann sind aber die genannten Zeichen viel weniger deutlich als bei Hirnbrüchen.

Finden wir bei einem Kinde eine nicht genau in der Mittellinie, sondern an beliebiger Stelle sitzende, pulsierende, verdrängbare Vorwölbung der Hautdecken mit mehr oder weniger deutlich nachweisbarem Knochendefekt irgendwelcher Form, so müssen wir eine auf ein Schädeltrauma zurückzuführende sog. „*falsche Meningocele*", eine „*Cephalohydrocele traumatica*", annehmen. Eine solche kommt zustande, wenn beim Kinde nach einer Schädelverletzung mit Hirnquetschung eine Kommunikation des subcutanen Gewebes mit einem Hirnventrikel eintritt. Es handelt sich also um eine traumatische Porencephalie, verbunden mit Erguß von Cerebrospinalflüssigkeit unter die Haut. Das Trauma ist entweder ein Geburtstrauma (Zange), und dann wird die Erkrankung leicht für angeboren gehalten, oder es handelt sich um Fall oder Schlag. Ist das Kind rachitisch, so kann der Schädeldefekt sich durch Resorption des Knochens allmählich vergrößern und damit auch der Erguß von Liquor unter die Haut. Bei Zangenverletzung haben wir den Prozeß ohne jede Folge zurückgehen sehen.

Gewöhnlich nimmt die Vorwölbung im Verlaufe der Jahre allmählich ab, tritt nur noch bei hängendem Kopfe auf, und schließlich wird die ganze Lücke von straffem Bindegewebe ausgefüllt. Hat das Trauma das motorische Rinden-

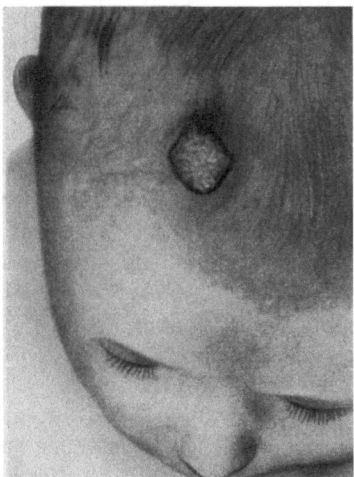

Abb. 48. Maulbeerförmiges Angiom eines Neugeborenen.

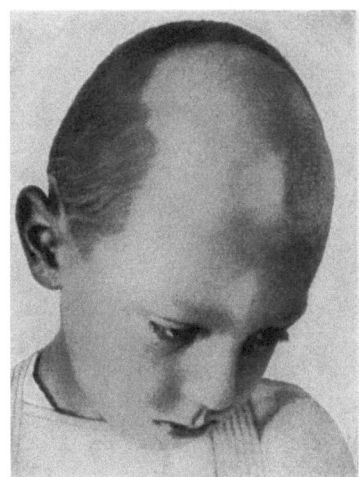

Abb. 49. In einer Schädellücke sitzende Dermoidcyste.

gebiet betroffen, so finden wir als Folge desselben eine leider unheilbare spastische Hemiparese, die völlig dem Bilde der cerebralen Kinderlähmung entspricht.

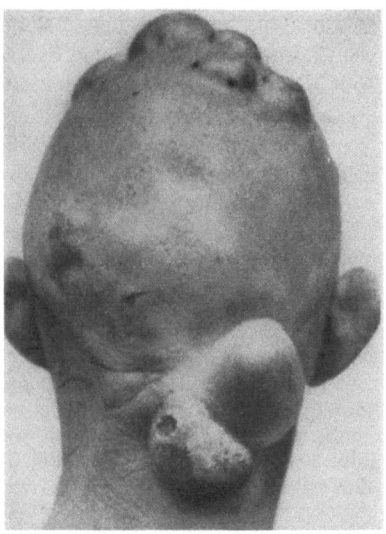

Abb. 50. Multiple Atherome, das unterste krebsig.

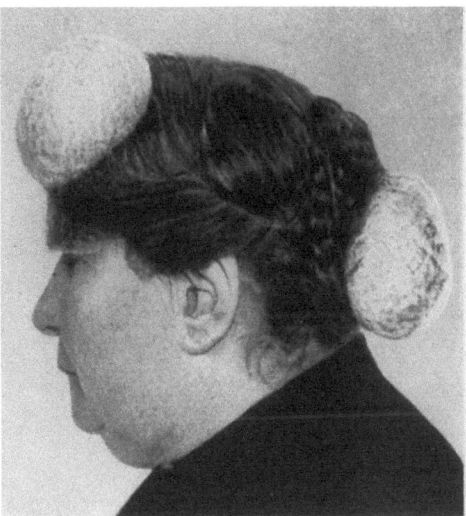

Abb. 51. Riesenatherome.

Auch mit dem Seitenventrikel nicht kommunizierende traumatische Meningocelen kommen als Seltenheit vor. Dieselben sind klein und schwer reponierbar.

2. Angiome. Als zweite angeborene Geschwulstform haben wir die „*Angiome*" erwähnt. Wir finden alle Übergangsformen von den sich nicht über die Haut erhebenden teleangiektatischen Flecken bis zu großen kavernösen Angiomen. Sie können an beliebiger Stelle der Schädeloberfläche sitzen. Ihre Verschieblichkeit

gegenüber dem Knochen zeigt, daß sie der Haut und dem subcutanen Zellgewebe angehören. Die meist kleinhöckerige Oberfläche (Abb. 48), die rot bis

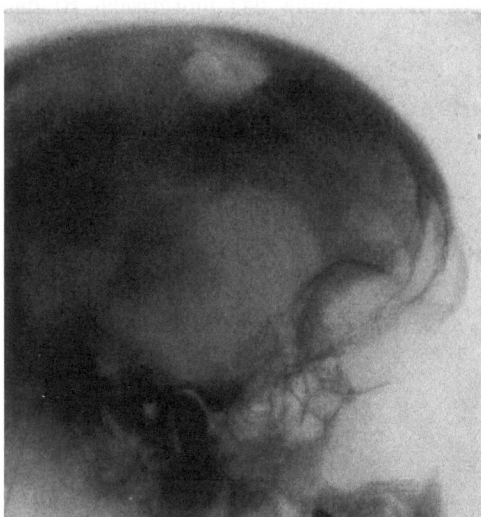

Abb. 52. Schädelmetastasen einer metastasierenden
Struma.

blau durchschimmernde Blutfarbe
und die Verdrängbarkeit des Inhaltes durch Druck lassen die
Diagnose sofort stellen. Daß kavernöse Angiome bisweilen in die
Tiefe greifen und mit einem Sinus
im Zusammenhang stehen können,
das haben wir eben gesehen.

3. Dermoide sitzen *unter* der
Haut, im Nacken oder auf dem
Scheitel. Sie sind dem Knochen
gegenüber wenig verschieblich,
sind oft in eine Vertiefung desselben gelagert, können denselben
sogar völlig durchsetzen. Sie finden sich schon bei Kindern, entwickeln sich aber bisweilen erst in
späterer Zeit zu einer Größe, die
sie auffallen läßt.

4. Die Atherome seien ebenfalls hier erwähnt. Sie entstammen nämlich, obwohl erst in
späteren Jahren zutage tretend,
doch einer angeborenen Anlage.
Sie kommen an beliebigen Stellen
der Kopfhaut vor und finden sich
bisweilen zu Dutzenden. Sie zeigen Linsen- bis Kindskopfgröße.
Ihr intracutaner Sitz und ihre
völlige Unabhängigkeit gegenüber
dem Knochen läßt sie von den
Dermoiden unterscheiden. Der
kongenitale Charakter ergibt sich
aus der vielfach beobachteten
Familienanlage.

Bisweilen brechen sie spontan
durch, so daß eine Atheromfistel entsteht, aus der sich von Zeit zu Zeit
eine krümelige, fettige Masse und, bei
der selten fehlenden Infektion, auch
Eiter entleert. Die krebsige Entartung
derselben besprechen wir später.

II. Erworbene Kopfgeschwülste.

Wir sind mit den Atheromen
bei den im späteren Leben am

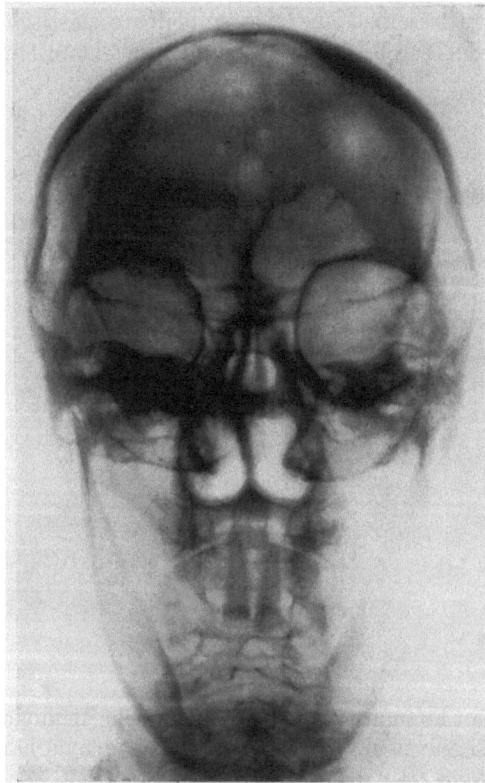

Abb. 53. Lues des Schädels.

Kopfe auftretenden Geschwülsten und geschwulstartigen Bildungen angekommen und unterscheiden hier zwischen gutartigen und bösartigen Gebilden.

1. Die gutartigen erworbenen Kopfgeschwülste.

Dieselben sind rasch erledigt, denn es kommen von solchen sozusagen nur Osteome oft von elfenbeinerner Konsistenz, und *weiche Fibrome* der Haut vor. Letztere sind oft von allgemeiner Fibromatose begleitet.

Die Prognose dieser weichen Warzen ist an sich gut, solange dieselben nicht sarkomatös werden und insofern nicht noch nach Jahrzehnten die schweren Erscheinungen der RECKLINGHAUSENschen Krankheit eintreten und zum Tode führen.

2. Die bösartigen Kopfgeschwülste und die chronisch-entzündlichen Schwellungen.

a) Bei *geschlossenen, mit dem Knochen in Zusammenhang* stehenden Geschwulstbildungen haben wir zu unterscheiden zwischen *Gumma, Tuberkulose, Sarkom und metastatischen Geschwülsten* irgendwelcher Natur. Nicht mit Geschwulstmetastasen zu verwechseln sind die unregelmäßigen, landkartenförmigen Aufhellungen der Schädelknochen bei der SCHÜLLER-CHRISTIANschen Krankheit. Die Lückenbildungen sind ausgefüllt durch ein cholesterinreiches Granulationsgewebe. Die Störung des Cholesterinstoffwechsels äußert sich auch durch Hypercholesterinämie, gelegentlich durch Leber- und Milzvergrößerung. Ist das lipoidhaltige Granulationsgewebe am Schädel reichlich entwickelt, so kann es zu Exophthalmus und Diabetes insipidus (Kompres-

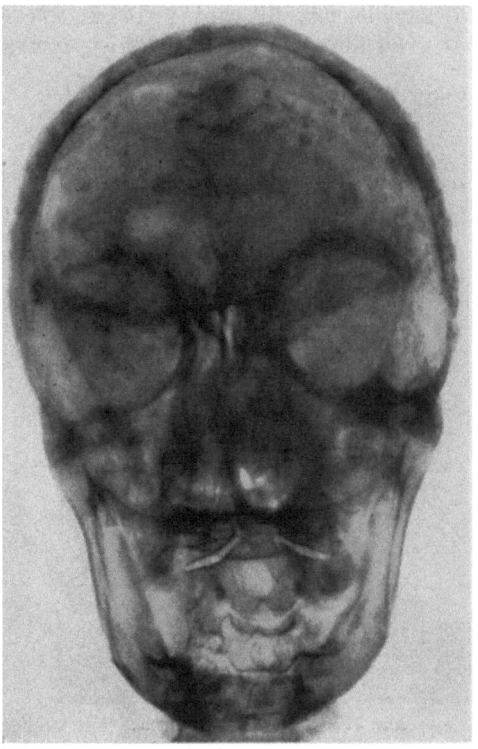

Abb. 54. Ostitis deformans Paget.

sion der Hypophyse) kommen. Eigenartig „wattig" ist das Skelet im Röntgenbild bei der Ostitis deformans Paget (s. Abb. 54). Der Knochen (auch Becken usw.) zeigt starke, oft unregelmäßige Verdickungen (s. Abb. 54).

„Gummen" sind oft multipel und können nach und nach den größten Teil der Schädeloberfläche befallen. In dem Stadium, in dem sie als Geschwülste imponieren können, sind sie meist in der Mitte erweicht. Im Beginn stellen sie freilich eine derbe Verdickung des Periostes dar, welche, entgegen der gewöhnlichen Annahme von der Schmerzlosigkeit tertiär-syphilitischer Produkte ausgesprochen druckempfindlich sein kann. Bisweilen findet sich eine diffuse Periostose, in der sich einzelne Gummen oder frischere Schübe beinahe nur auf dem Röntgenbilde erkennen lassen. Sind Gummen aufgebrochen, so weisen der gelbliche speckige Grund des Geschwüres, die oberflächliche Nekrose des Knochens, der unregelmäßige, elfenbeinerne, wenig bewegliche Sequester und die Knochenneubildung in der Umgebung auf Lues hin. Vielleicht haben frühere Schübe ihre Spuren in Form von Hautnarben und von Unregelmäßigkeiten am Knochen aufgezeichnet.

Die an sich seltene „*Schädeltuberkulose*", die öfter beim Kinde als beim Erwachsenen vorkommt, kann ebenfalls multipel sein. Die frühzeitige eitrige

Einschmelzung des Herdes und die weitere Ausdehnung der Erkrankung in Form eines kalten Abscesses lassen sie von gummösen Produkten unterscheiden, besonders wenn etwa noch anderweitige tuberkulöse Herde, zum mindesten tuberkulöse Drüsenschwellungen, vorhanden sind. Wie bei allen geschlossenen Tuberkulosen hüte man sich, die Schwellung zu eröffnen, wenn man nicht sofort zu einem gründlicheren Eingriff bereit ist. Ist der Absceß einmal eröffnet oder von selbst durchgebrochen, so bestätigen der scharf, wie mit dem Locheisen ausgeschlagene, die ganze Dicke des Knochens durchsetzende Defekt, der — wenn überhaupt vorhanden — bewegliche, leicht zu entfernende Sequester

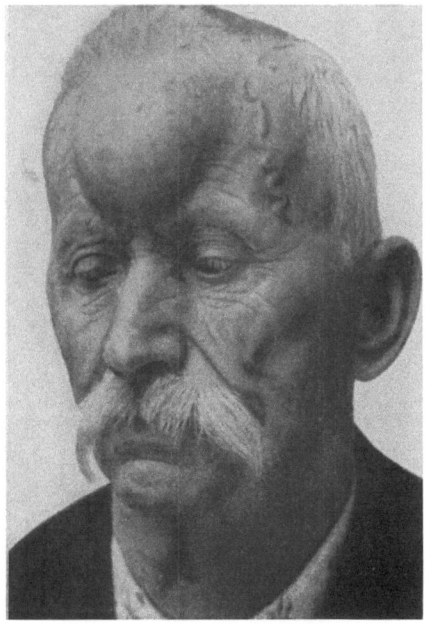

Abb. 55. Osteom des Stirnbeins.

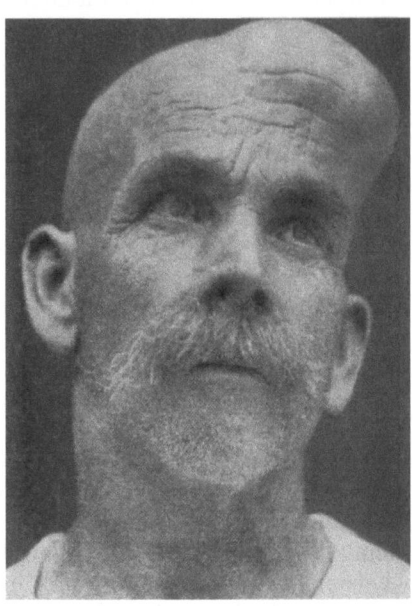

Abb. 56. Sarkom des Schädels.

und das Fehlen von Knochenneubildung in der Umgebung die Diagnose. Auch das Röntgenbild zeigt die scharf ausgestanzte runde Form des Knochendefektes.

Können wir Syphilis und Tuberkulose ausschließen, so bleibt nur noch eine „*bösartige Geschwulst*" übrig. Da Metastasen in den Schädelknochen nicht selten sind, so werden wir vor allem einen primären Herd suchen und dabei besonders der *Schilddrüse* und des *Hypernephroms* gedenken. Es ist bekannt, daß auch ein scheinbar gutartiger Kropf zu Metastasen bösartigen Charakters Anlaß geben kann. Diese Metastasen können an einer beliebigen Stelle des Schädels sitzen und weit ins Schädelinnere hineinwachsen. Sie fühlen sich, im Gegensatz zu gewissen Sarkomen, auffallend weich an und sind sehr blutreich, bisweilen pulsierend. Finden wir keine ätiologisch zu verwertende anderweitige primäre Geschwulst, so bleibt uns nur die Annahme eines „*primären Sarkoms*" übrig. Ein solches kann von der Schädelkapsel oder von der Dura ausgehen. Gehen Erscheinungen von Hirntumor einer sichtbaren Geschwulst voraus, so ist der ursprüngliche Sitz der Neubildung eher die Dura. Im umgekehrten Falle werden wir einen primären Schädeltumor annehmen. Bisweilen läßt der Schmerz nach, wenn durch völlige Zerstörung des Knochens Entlastung eingetreten ist.

b) Anders ist die Fragestellung bei *chronisch geschwürigen Gebilden* am Schädel. Hängen dieselben mit dem Knochen zusammen, so müssen wir in erster Linie an ein durchgebrochenes „*Schädelgumma*" denken. Ein tertiäres *Hautgeschwür* ist dem Schädel gegenüber beweglich, wenn es nicht nachträglich in die Tiefe gefressen hat. Lassen sich aus dem Grunde grauliche Pfröpfe auspressen, so handelt es sich um „*Cancroid*" (Atheromkrebs, Abb. 50). Eine glattere Geschwulstfläche mit derbem Rand und Grund spräche für einen „*Bazalzellkrebs*".

9. Akut-entzündliche Erkrankungen im Gesicht.

Alle im Bereiche des Gesichts auftretenden Entzündungsprozesse haben das Gemeinsame, daß sie sehr rasch zu starker Schwellung führen, einesteils, weil die Haut des Gesichts, besonders der Lippen und Wangen, sehr reichlich mit Gefäßen versorgt, und im Bereiche der

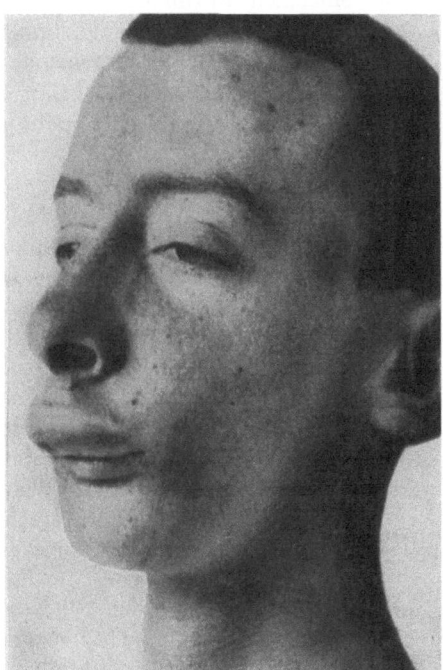

Abb. 57. Oberlippenfurunkel.

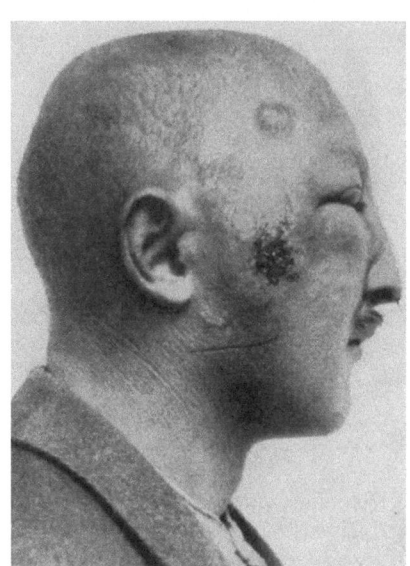

Abb. 58. Karbunkel der Wange (Staphylokokkeninfektion).

Augenlider, weil das subcutane Gewebe dort sehr locker ist. Das Bild, das uns solche Patienten bieten, ist deshalb ein ziemlich gleichförmiges, welches auch der Ausgangspunkt des Entzündungsprozesses sei. Die Lippen sind gewulstet und stehen mehr oder weniger rüsselförmig vor; die Wange ist gedunsen, die Augenlider sind in glatte Wülste verwandelt, zwischen denen das Auge, wenn überhaupt, mühsam durchblinzelt.

Vor allem werden wir an die Möglichkeit eines „*Erysipels*" denken. Darauf werden uns Gleichmäßigkeit der Schwellung, starke Rötung der Haut und scharfe Abgrenzung beider hinweisen. Diese Abgrenzung werden wir freilich nicht im Bereiche der Augenlider suchen dürfen, die infolge ihrer anatomischen Beschaffenheit sofort in ganzer Ausdehnung anschwellen, sondern an Wange und Stirn. Überdies werden wir meist erfahren, daß die Schwellung an der Nase begonnen habe. Hat der Patient, wie so häufig, schon mehrere solche Schübe durchgemacht, so wird er dem Arzt auch gleich schon die Diagnose mitbringen. Untersuchen wir die Schwellung genauer, so werden wir erkennen, daß dieselbe ihren Sitz in der Haut selbst hat, und daß die tieferen Gewebe normal sind. Der nicht in die Hand des Chirurgen gehörende *Lupus erythematodes* (der zwar mit Tuberkulose nichts zu tun hat) unterscheidet sich unter anderem durch die follikuläre Hyperatose (Schuppenbildung). Können wir ein Erysipel ausschließen, so kommen vor allem der *Furunkel* und *Karbunkel*, die *Periostitis des Oberkiefers*, die *akute Entzündung des Sinus maxillaris* und des *Sinus frontalis*, die *Entzündung des Tränensackes* und die *Orbitalphlegmone* in Frage, und in letzter Linie zufällige Infektionen irgendwelcher Art.

Beim *Oberlippenfurunkel*, der bekanntlich nicht so selten die Gesichtsvenen infiziert und gern in Pyämie ausläuft, erfahren wir den ursprünglichen Sitz der Infektion ohne weiteres durch den Patienten, selbst wenn wir den meist nicht großen Furunkel übersähen. Bisweilen ist die Oberlippe dicht von kleinen Eiterherden durchsetzt. Das Bild des aus einzelnen Furunkeln zusammenfließenden Wangenkarbunkels zeigt Abb. 58. Auch hier ist die Gefahr der Infektion des Venensystems eine nicht geringe.

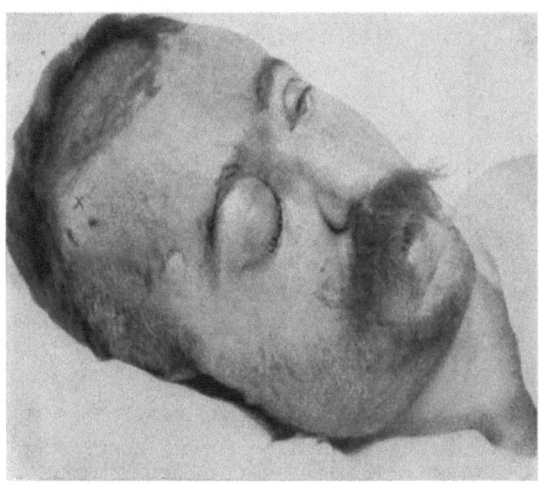

Abb. 59. Thrombose des Sinus cavernosus und retrobulbäre Phlegmone nach Stirnverletzung.

Die akute „*Oberkieferperiostitis*" und der akute Schub der „*Kieferhöhlenentzündung*" verursachen auf den ersten Blick sehr ähnliche Erscheinungen. Außer der Schwellung fällt bei beiden die Druckempfindlichkeit der Fossa canina, auch vom Vestibulum oris her, also unter Umgebung der oberflächlichen Weichteile, auf. Die Unterscheidung ergibt sich bisweilen aus der Anamnese insofern, als eine vorausgegangene akute Rhinopharyngitis ein Schnupfen, eine sog. Influenza auf Sinuitis hinweist. Eine infektiöse Wurzelerkrankung kann dagegen sowohl zu einer Kieferperiostitis, wie zu einer Kieferhöhleneiterung führen. Das entscheidende Zeichen für letztere ist der eitrige Ausfluß aus dem Sinus unter der mittleren Muschel hervor in die Nase. Liegt ein akuter Schub einer alten Sinusentzündung vor, so erhalten wir bei genauem Ausfragen die klassische Anamnese aller Sinuskatarrhe mit ihren akuten Verschlimmerungen und den plötzlichen reichlichen Entleerungen von bisweilen blutigem oder selbst übelriechendem Eiter. Bei der *Zahnperiostitis* tritt überdies die Schwellung der Weichteile — auch des Zahnfleisches — in den Vordergrund, und die Druckempfindlichkeit des Oberkiefers betrifft vor allem den Alveolarfortsatz. Bei der *akuten Sinuitis* ist die Weichteilschwellung geringer. Dagegen besteht eine diffuse, bis an den Infraorbitalrand gehende Druckempfindlichkeit des Knochens und oft eine besonders die Hautäste des N. infraorbitalis betreffende Neuralgie. Die Nasenschleimhaut der erkrankten Seite ist ödematös, die Nasenatmung behindert. Bei einem *chronischen Empyem des Sinus* finden wir meist Hypertrophie der Schleimhaut der mittleren Muschel und häufig Polypen. Schließlich können wir die Diagnose durch eine Probepunktion des Sinus vom unteren Nasengange aus sichern.

Finden wir, als Zentrum des entzündlichen Prozesses, die Gegend des inneren Augenwinkels am meisten vorgewölbt und ganz besonders druckempfindlich, so liegt eine vom Tränensack ausgehende Phlegmone, eine phlegmonöse „*Dakryo-*

cystitis" vor. Das Tränenträufeln beweist, daß der Tränenkanal verstopft ist, und die Patienten, die gewöhnlich nicht mehr an ihrem ersten Schub von Dakryocystitis sind, erzählen wohl auch von früheren Sondierungen desselben.

Chronischer, der Behandlung trotzender Verlauf der Dakryocystitis legt den Gedanken an die hier nicht so seltene Tuberkulose und an Streptothrixinfektion nahe.

Eine vom *„Sinus frontalis"* ausgehende Phlegmone kennzeichnet sich durch die hauptsächliche Beteiligung der Stirn und des oberen Lides.

Leichtere Fälle von Empyem des Sinus frontalis werden oft für bloße Supraorbitalneuralgien gehalten. Druckempfindlichkeit der Sinuswand lateral vom Nerven spricht für den primären Charakter der Sinuitis. Isolierte Neuralgien des I. und II. Trigeminusastes haben allerdings nicht selten Sinuserkrankungen zur Ursache. Auch Erkrankungen des Auges und des Opticus können von chronischen Nebenhöhlenentzündungen ausgehen.

Bei der epidemischen Influenza hat man die schwersten Formen von nekrotisierender Sinuitis frontalis mit anschließender Meningitis beobachtet.

Da wir an der knöchernen Umrandung der Orbita sind, so sei einer bei Kindern nicht allzu seltenen Erkrankung Erwähnung getan, die bisweilen bei Fistelbildung und Sekundärinfektion durch Sekretretention zu akut phlegmonösen Erscheinungen führt. Es ist dies die am unteren Orbitalrande sitzende *„Oberkiefertuberkulose"* (Abb. 60).

Ein eigenartiges Bild bieten die entzündlichen Erkrankungen des *Orbitalinhaltes* dar, einmal, weil die entzündliche Schwellung mehr oder weniger scharf auf Bindehaut und Lider beschränkt ist, und sodann, weil in der Regel der Augapfel vorgetrieben ist. Dieses letztere Symptom fehlt nur bei

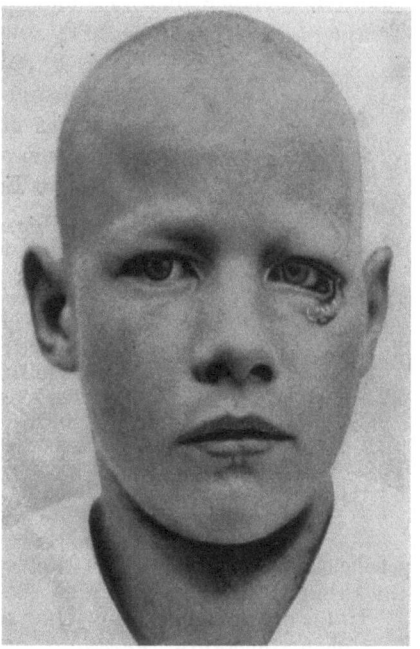

Abb. 60. Tuberkulöse Fistel am Unterlid, von einer umschriebenen Oberkiefertuberkulose ausgehend.

der *„Entzündung der Tränendrüse".* Dieselbe kennzeichnet sich dadurch, daß die Schwellung hauptsächlich die laterale Hälfte des oberen Lides und die angrenzende Stirngegend betrifft. Finden wir dagegen den Bulbus vorgetrieben und beide Lider zu Kissen gedunsen, so kann es sich nur um einen *„retrobulbären Absceß"* oder um eine *„Venenthrombose im retrobulbären Fettgewebe"* bzw. um eine *Thrombose des Sinus cavernosus* handeln. Die Unterscheidung zwischen Absceß und Thrombose ist nicht leicht, weil nicht nur die Erscheinungen, sondern auch die Ätiologie dieselben sein können, nämlich Entzündungsprozesse irgendwelcher Natur im Bereiche des Gesichts und Gesichtsschädels und weil Absceß und Thrombose sich nicht ausschließen. (So fand sich z. B. beides im Fall von Abb. 59.) Besonders zu fürchten sind in dieser Hinsicht das Gesichtserysipel, die Furunkel des Gesichts und die Ostitis und Periostitis des Oberkiefers. Hohes Fieber, Benommenheit, enge, starre Pupille, Aufhebung des Sehvermögens, Lidödem, Exophthalmus, bisweilen Hemiplegie sind die klassischen Zeichen der septischen Sinusthrombose.

Sind die Erscheinungen *beidseitig,* so kommt nur die *Thrombose der beiden Sinus cavernosi* in Frage.

Einem kleinen Knaben wird von einem Kurpfuscher — die Sache hätte auch unter den Händen eines Arztes geschehen können — bei bestehender eitriger Kieferperiostitis ein Unterkiefermolar ausgezogen. Bald darauf fangen die Lider beider Augen an zu schwellen, die Bulbi treten vor, die Temperatur steigt unter Schüttelfrösten auf 39 und 40⁰, der Puls wird schlecht, das Bewußtsein schwindet und der Tod tritt ein, wenige Tage nach Beginn der Erscheinung, wie gewöhnlich bei der septischen Thrombose der Sinus cavernosi.

Auch ein an sich harmloser operativer Eingriff im Naseninnern kann zu Thrombose des Sinus cavernosus führen.

Bei *einseitiger* Erkrankung werden wir so rasch wie möglich zwischen Thrombose und Absceß zu unterscheiden suchen, um die richtige Behandlung einzuleiten. Solange bloß gleichmäßige Lidschwellung ohne Rötung und geringe Temperatursteigerung besteht, werden wir eine bloße retroorbitale Thrombose ohne eitrige Einschmelzung annehmen und müssen abwarten. Sobald sich dagegen das eine, meist das obere Lid stärker vorwölbt, ausgesprochener rötet, infiltriert und druckempfindlich wird, so ist Eiter in der Tiefe, und wir müssen eingreifen.

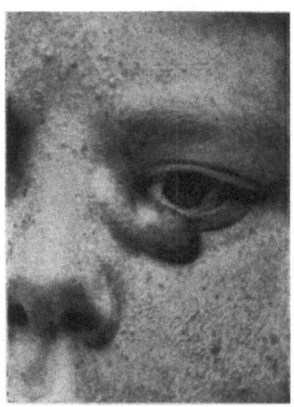

Abb. 61. Tuberkulose des Tränensackes.

Folgender Fall ist in dieser Hinsicht lehrreich: Ein Patient wird von einem Kameraden in das linke obere Lid gebissen und mit Gesichtserysipel ins Spital gebracht. Das Erysipel verbreitet sich über den ganzen Kopf und hat mehrere subcutane Abscesse zur Folge. Nach Heilung derselben tritt plötzlich auf der Seite des Bisses erneute Schwellung der Lider und Exophthalmus auf. Die Schwellung ist gleichmäßig auf beide Lider verteilt, es besteht nirgends eine auffallendere Vorwölbung. Die Temperatur bleibt normal. Die Vorgeschichte muß an Absceß denken lassen. Die Gleichmäßigkeit der Schwellung und das Fehlen von Fieber lassen aber nichtsdestoweniger eine umschriebene Thrombose als wahrscheinlich erscheinen. Wir warteten also ab. Nach wenigen Tagen gehen die Erscheinungen völlig zurück. Die Diagnose einer retrobulbären Thrombose war also offenbar richtig, und wir hätten durch ungestümes Operieren nur geschadet.

Unter den Ursachen akut-entzündlicher Schwellungen im Gesicht ist schließlich noch die akute „*Parotitis*" zu erwähnen. Die Lage der Schwellung vor dem Ohr mit Beteiligung des unter dem Ohrläppchen nach hinten ziehenden Fortsatzes läßt den Sitz des Übels ohne weiteres erkennen. Tritt die Erkrankung unter Fieber auf und wird sie rasch beidseitig, so handelt es sich um die *Parotitis epidemica*, die gekennzeichnet ist durch den blöden, ich möchte sagen froschähnlichen Ausdruck, den das Gesicht durch diese Verbreiterung bekommt. Eine unerwünschte Bestätigung der Diagnose liefert bisweilen die in den einzelnen Epidemien verschieden häufige Orchitis. Ganz verschieden hiervon ist die im Anschluß an infektiöse Erkrankungen, Typhus, Erysipel, Appendicitis usw. besonders bei benommenen Patienten mit Soor auftretende *sekundäre*, meist *einseitige Parotitis*, die in der Regel zu Absceßbildung führt, und ferner die akute Entzündung der in der Parotiskapsel eingeschlossenen Lymphknoten bei infektiösen Prozessen der Nachbarschaft. Wieder ein anderes Bild bietet die durch das Vorhandensein von *Speichelsteinen* im STENONschen Gange entstandene akute schmerzhafte Schwellung der Ohrspeicheldrüse, die sich durch häufige Rückfälle auszeichnet, und die auch eitrig werden kann. Durchbruch des Abscesses nach außen kann zu *Speichelfistel* führen. Auffüllung des Parotisganges durch Lipiodol (Sialographie) kann den Sitz der Verlegung zur Darstellung bringen.

Von den keiner Regel folgenden Spaltbildungen im Gesichte durch amniotische Stränge sehen wir hier ab, und wollen nur die durch ihren häufig familiären

Charakter als Keimstörungen erwiesenen typischen Lippen- und Gaumenspalten erwähnen, welche sowohl unabhängig voneinander, als auch miteinander verbunden vorkommen. Die „*Lippenspalte*" geht, als *einseitige* Lippenspalte, von der leichten, stets etwas seitlichen Kerbe bis zur tiefen, in den Gaumen reichenden Spalte; als *beidseitige* Lippenspalte isoliert sie mehr oder weniger den Zwischenkiefer, welcher in den schwersten Fällen mit einem kleinen Lippenstück bürzelartig vorsteht. Die Abb. 62—65 sagen alles Weitere und illustrieren gleichzeitig den hereditären bzw. familiären Charakter der Veränderung.

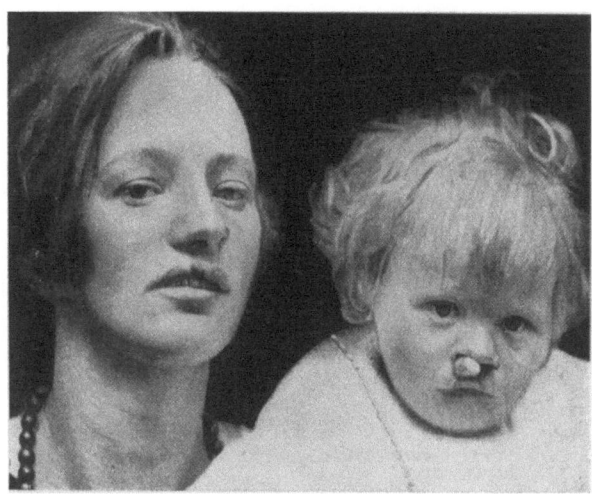

Abb 62. Lippenspalte: bloße Kerbe bei der Mutter, beidseitige Spalte mit Bürzel beim Kind.

Zu den angeborenen Gesichtsdeformierungen gehören auch die Hemiatrophia faciei mit und ohne Kieferknochenmangel und die Makrocheilie (oft in Form der „Doppellippe"), welche leicht zu unterscheiden ist vom Lymphangiom der Lippe.

10. Geschwülste und Geschwüre im Gesicht.

Bei jeder im Bereiche des Gesichts auftretenden Schwellung oder Geschwulst untersuchen wir vorerst, ob sie der Hautbedeckung oder tieferen Gebilden entstammt. Ist die Haut über dem Gebilde verschieblich, so hat dasselbe seinen Ursprung in der Tiefe; ist sie über demselben nicht faltbar, so ist sie selbst der Sitz desselben, wenn sie wenigstens mit ihm auf der Unterlage verschieblich ist. Bilden Haut, Geschwulst und Unterlage eine einheitliche unbewegliche Masse, so hat die Geschwulst entweder von der Unterlage auf die Haut oder von der Haut auf die Unterlage übergegriffen. Ersteres ist erfahrungsgemäß viel häufiger der Fall als letzteres.

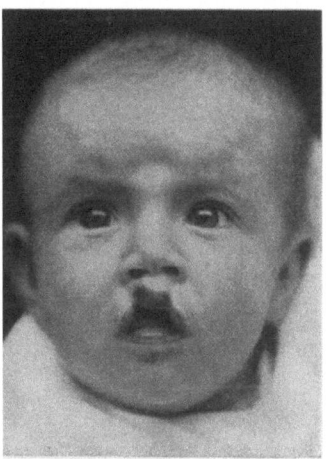

Abb. 63. Beidseitige Lippenspalte, 5 Monate alt.

I. Geschlossene Geschwülste.

Wir beschränken uns hier auf die *Hautgeschwülste*, da die den tieferen Organen entstammenden Neubildungen bei den Erkrankungen des Schädels und der Kiefer besprochen werden. Sitzt ein halbkugeliges, pralles Gebilde *in* der Haut, so handelt es sich um ein „*Atherom*". Läßt sich die Haut dagegen über dem Geschwülstchen noch deutlich falten, so ist sein Sitz etwas tiefer und es handelt sich nicht um ein Atherom, sondern um ein subcutan

liegendes „*Dermoid*" oder, seltener, um ein Lipom. Der Sitz des Dermoids ist häufig
der obere Orbitalrand.   Die Differentialdiagnose hat deshalb Interesse, weil wir
das Dermoid nicht so bequem ausschälen können wie das Atherom, sondern

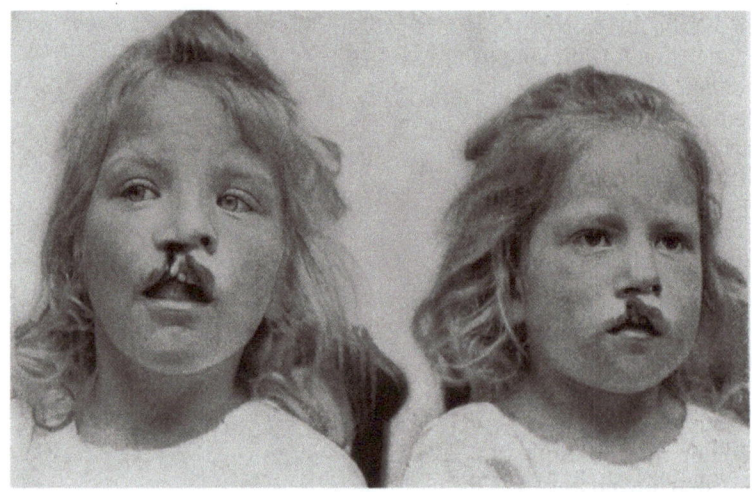

7 Jahre alt.   3 Jahre alt.
Abb. 64. Schwestern mit verschiedenen Graden von seitlicher Lippen- und Gaumenspalte.

dasselbe oft vom Knochen ablösen müssen, dem es, bisweilen in einer Delle, unmittelbar aufsitzt (Abb. 66).   *In* der Orbita gelegene Dermoide verdrängen den
Bulbus in verschiedener Weise, je nach ihrem Sitz.   Gelegentlich können Or-
bitalranddermoide zwerchsackartige Fortsätze in die Orbita hinein aufweisen.

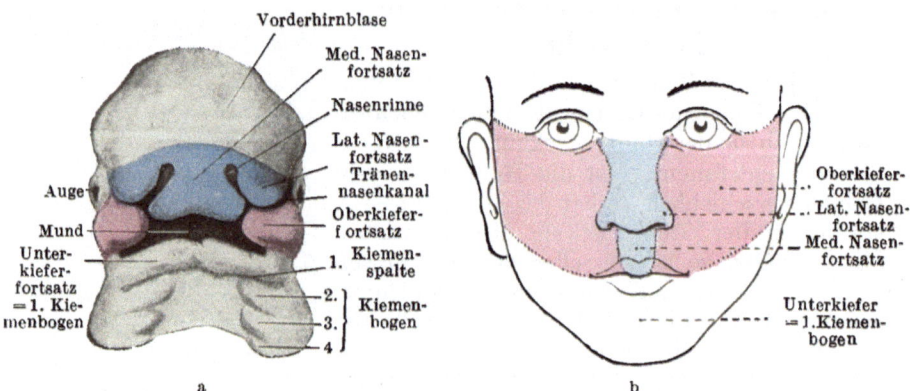

Abb. 65a u. b.   Schema der Gesichtsspalten. (Aus DEMEL: Diagnostisch-chirurgische Erkrankungen, S. 96.
Wien: Wilhelm Maudrich 1940.)

Daß man frontale Hirnbrüche nicht für Atherome oder Dermoide halten darf, oder
umgekehrt, das braucht kaum gesagt zu werden. Wie leicht eine Verwechslung möglich ist,
zeigt Abb. 67, in welcher das Atherom genau den Sitz einer frontalen Cephalocele einnahm.

An der Wange und an der Schläfe kommen besonders Atherome vor, doch
sieht man daselbst auch „*Lipome*" und „*Lymphangiome*".

Die Angiome lassen sich an Form und Farbe und an ihrer leichten Entleerbarkeit durch Druck erkennen. Das einem Haufen pulsierender Regenwürmer vergleichbare *Aneurysma cirsoides* (Abb. 68) wird auch der Anfänger richtig deuten.

Die als „*Rhinophyma, Pfundnase, Kartoffelnase*" bezeichnete Hypertrophie der Nasenhaut — Acne rosacea —, die mit der bescheideneren „Burgundernase" beginnt, ist auch dem Laien so bekannt, daß sie keiner Beschreibung bedarf. Abb. 69 gibt ein Beispiel.

Das „*Xanthelasma*", ein flaches, strohgelbes Gebilde, das, oft symmetrisch, im Bereiche der Lider sitzt, ist an seiner Farbe sofort zu erkennen.

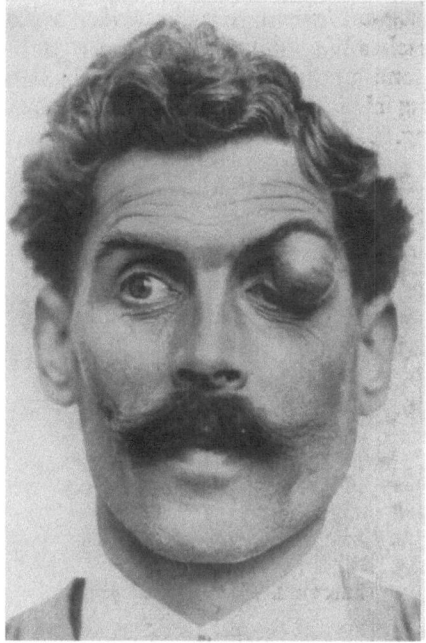

Abb. 66. Supraorbitales Dermoid.

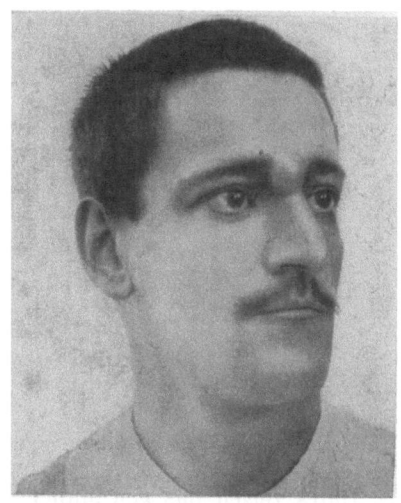

Abb. 67. Atherom der Nasenwurzel.

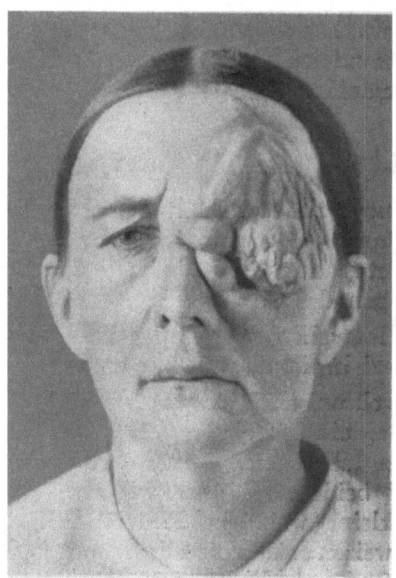

Abb. 68. Aneurysma cirsoides.

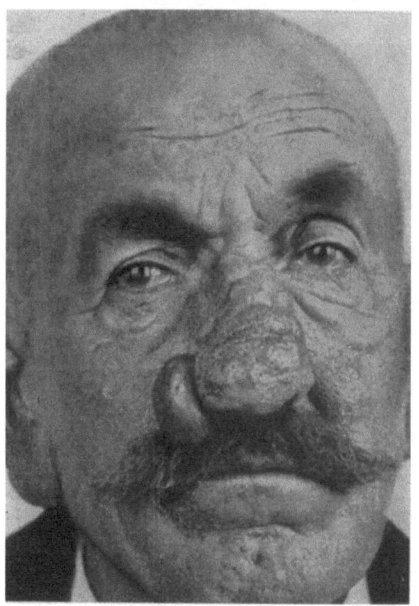

Abb. 69. Rhinophyma.

Als Seltenheit könnten wir noch das sog. *verkalkte Epitheliom* erwähnen. Dasselbe stellt ein rundliches, plattes, etwas höckeriges, unter der Haut liegendes Gebilde dar, das sich leicht ausschälen läßt, und das auf der Schnittfläche kreidig aussieht.

Die durch Keimversprengung entstandenen „*knorpelartigen Hautanhänge*" vor dem Ohr und die besonders bei den älteren Leuten auch im Gesicht auftretenden „*weichen Hautwarzen*" werden leicht als solche erkannt.　Mehr als bloß kosmetisches Interesse zeigen diese letzteren, wenn sie bösartig werden. Rasches Wachstum, fester werdende Konsistenz und Bluten bei leichter Berührung sind die Zeichen dieser Umwandlung. „*Angiome*" und „*Lymphangiome*"

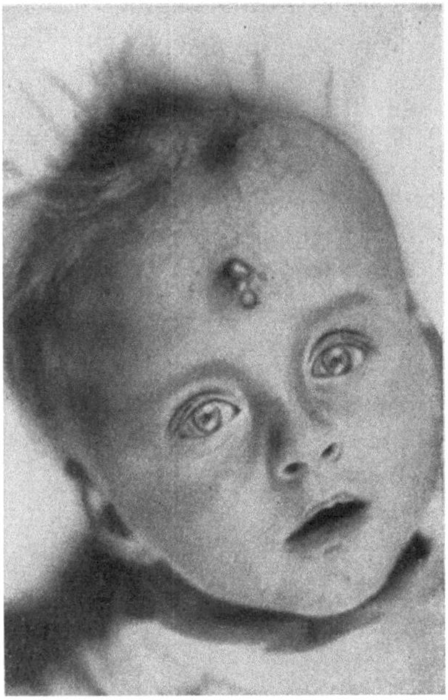

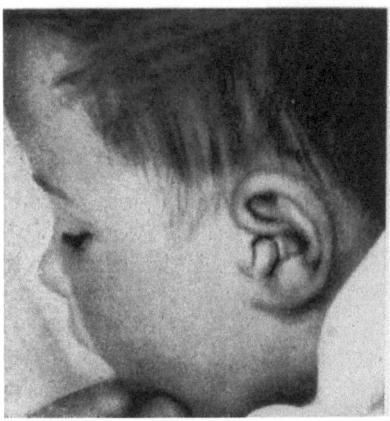

Abb. 70. Angiom der Stirn.

Abb. 71. Dermoid des Gehörganges.

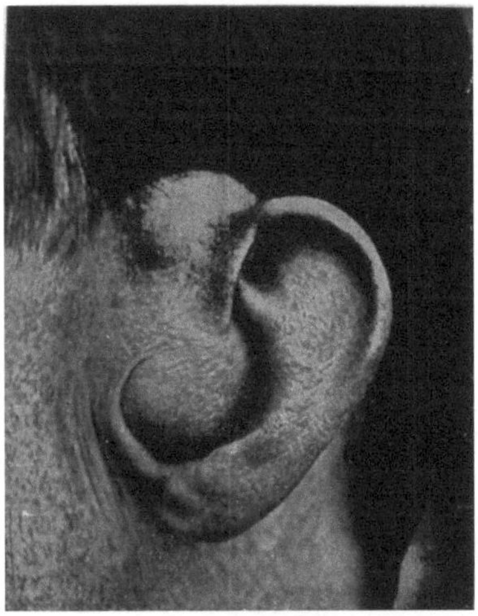

des Ohres zeigen das gewöhnliche Bild dieser Geschwülste.　Auch Dermoide kommen am Gehörgange vor und können, in der Tiefe sitzend, den Facialis gefährden (Abb. 71).　Geschwulstähnlich sieht dort bisweilen der Lupus aus und ganz besonders auch das vorzüglich bei Geisteskranken beobachtete „*Othämatom*".

II. Geschwürige Vorgänge.

Diagnostisch interessanter sind die gleich von Anfang an oder wenigstens nach kurzem Bestande geschwürig werdenden Erkrankungen der Gesichtshaut.

1. Wir wollen hier topographisch vorgehen und beginnen mit den Lippen.

Ein chronisches „*Lippengeschwür*" ist entweder ein „*Primäraffekt*" (Abb. 76) oder ein „*Krebs*".　Derber Grund findet sich bei beiden.　Können wir aber durch Druck kleine weißliche Pfröpfe entleeren,

Abb. 72. Othämatom.

und erweisen sich dieselben unter dem Mikroskop als aus Plattenepithel bestehend, so haben wir ein Cancroid vor uns.　Fehlen von Pfröpfen läßt in erster Linie an Basalzellkrebs denken. Besteht der Grund aus einem gleichmäßig rötlichen, wie man sagt, wie lackiert aussehenden Gewebe, das keine Pfröpfe liefert, so ist auch ein Primäraffekt möglich.　Von Bedeutung ist das Verhalten der *Lymphdrüsen*.　Während man sonst gewohnt ist, das Vorhandensein von derb geschwollenen Drüsen als Stütze für die Krebsdiagnose zu verwerten, so können wir hier nicht selten gerade aus dem *Fehlen* von Drüsenschwellungen auf Krebs schließen. Ein seit einigen

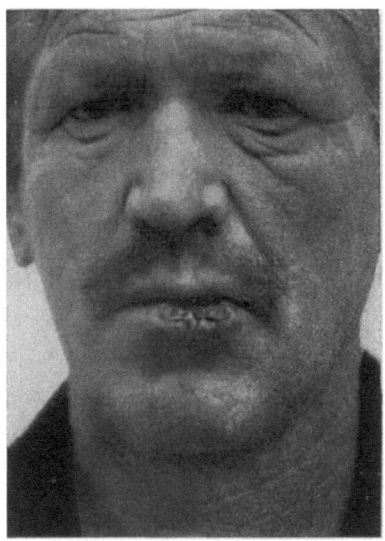

Abb. 73. Cancroid der Unterlippe.

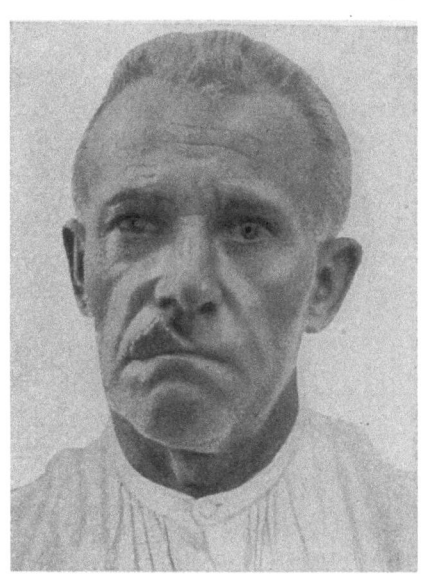

Abb. 74. Cancroid der Oberlippe.

Wochen bestehender Primäraffekt ist nämlich immer von Drüsenschwellungen begleitet, beim Lippenkrebs dagegen können sie monatelang fehlen.

So leicht die Diagnose des geschwürig gewordenen Lippenkrebses ist, so oft wird doch das Anfangsstadium vom Patienten übersehen oder vernachlässigt. Klagt jemand über eine stets schuppende

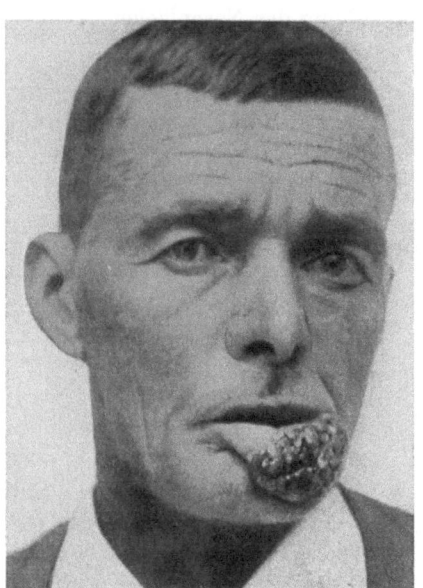

Abb. 75. Cancroid der Unterlippe.

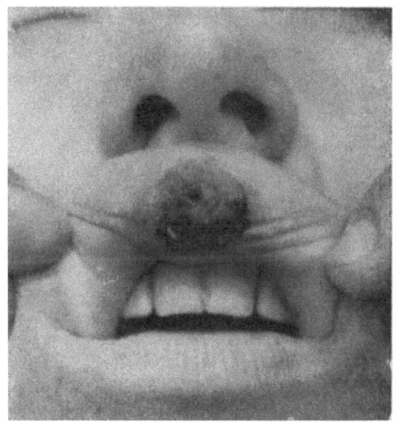

Abb. 76. Primäraffekt der Oberlippe.

und bei Ablösung der Schuppe leicht blutende, etwas derbe Stelle an der Unterlippe, so dürfen wir nicht, wie es früher Baruch war, die Stellung einer Diagnose durch eine Betupfung mit Lapis ersetzen. Die seit Monaten schuppende und leicht blutende Stelle kann nicht nur „zum Krebs werden", wie man sich etwa schonend ausdrückt, sondern sie *ist* es schon und muß beseitigt werden.

Wir sind gewohnt, den Lippenkrebs an der *Unterlippe*, und zwar beim *männlichen* Geschlecht auftreten zu sehen, er kommt aber auch ab und zu an der

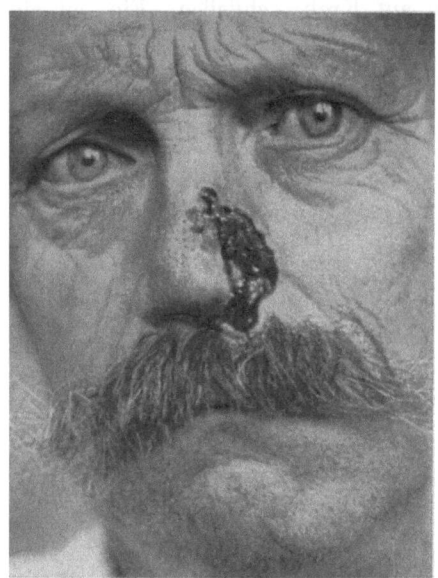

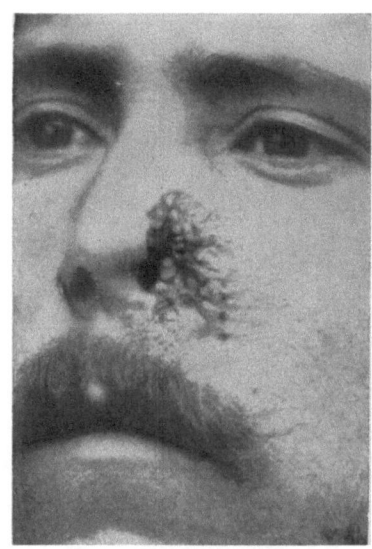

Abb. 77. Vorgerücktes Ulcus rodens.   Abb. 78. Lupus der Nase.

Oberlippe vor (Abb. 74) und gelegentlich beim *weiblichen* Geschlecht, mit und ohne Tabakspfeife.

2. Eine weitere Stelle, die mit Vorliebe von Geschwüren befallen wird, ist die „*Nase*". Sitzt das Geschwür in der Umgebung der Nasenlöcher, so denken

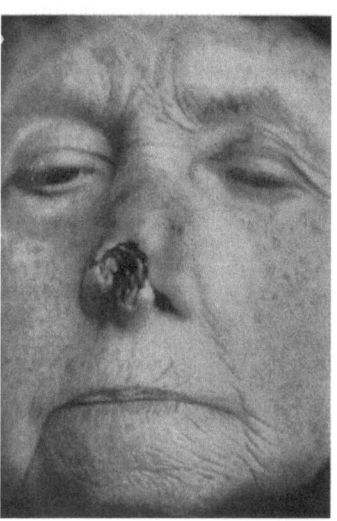

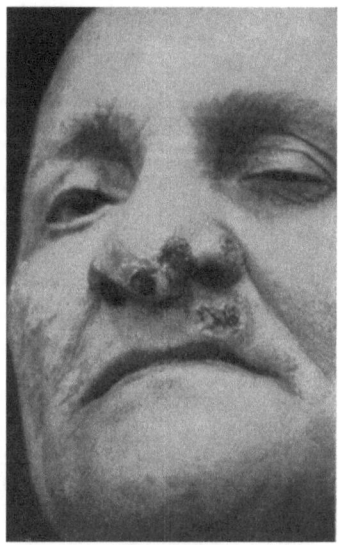

Abb. 79. Lues III der Nase. Lupusähnlich.   Abb. 80. Lues III von Nase und Lippe.

wir vor allem an „*Lupus*" und an „*tertiäre Syphilis*". Von größter Bedeutung ist hier eine genaue Anamnese, sowohl in bezug auf die allgemeine Vorgeschichte, als auch betreffs der Entwicklung des Nasenleidens.

Als Hauptregel merke man sich, daß die unter dem Namen des *Lupus* zusammengefaßten Hauttuberkulosen Jahre dauern, während wir bei *tertiären*

Syphiliden mit Wochen, höchstens mit Monaten zu rechnen haben. Beim Lupus erfahren wir ferner nicht selten von zeitweiligen Besserungen, aber nicht von

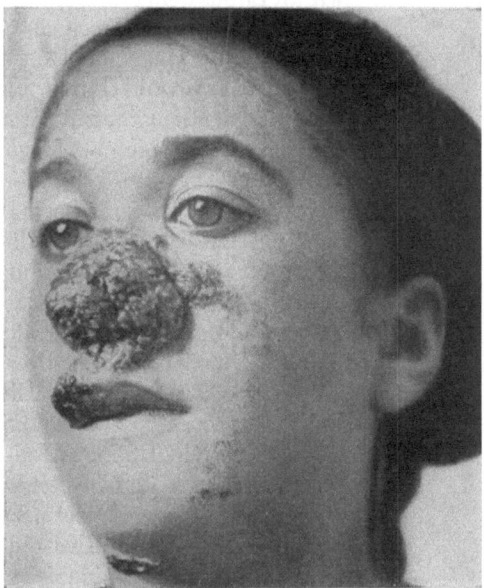

Abb. 81. Lupus hypertrophicus.

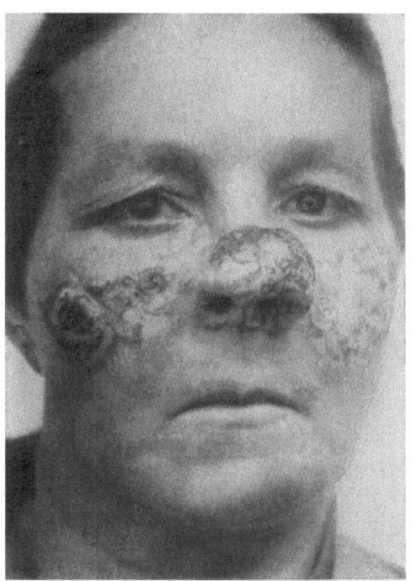

Abb. 82. Cancroid von Wange und Nase auf altem Lupus.

spontaner völliger Heilung. Bei tertiärer Syphilis dagegen berichtet uns der Patient bisweilen — nicht immer — von einzelnen Schüben, zwischen denen

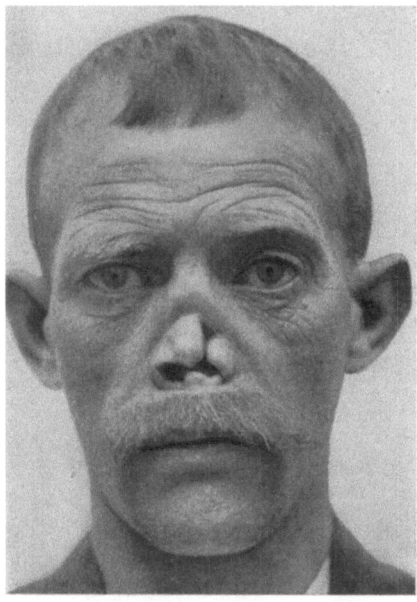

Abb. 83. Tertiär-syphilitische Sattelnase.

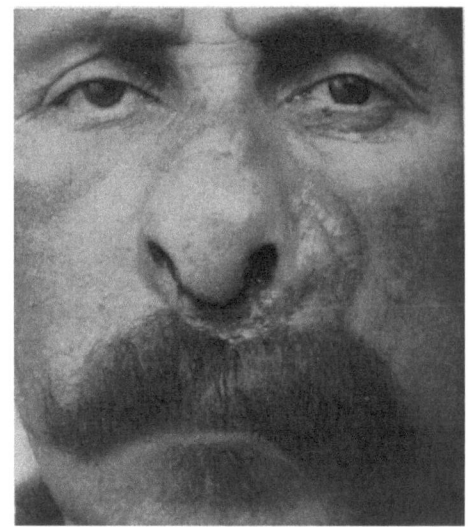

Abb. 84. Sarkom der Nase.

völlige Heilung eingetreten sei, natürlich unter Zurücklassung von Narben. Ist er noch an seinem ersten Schub, so können wir sicher sein, daß die Dauer desselben viel kürzer war als diejenige eines gleich ausgedehnten Lupus.

6*

Sehen wir uns nun die Nase und ihre Umgebung genauer an! Ist der ganze Vorgang trotz längerer Dauer nicht von Geschwürsbildung begleitet, so werden wir an Lupus denken. Das Vorhandensein von Geschwüren erlaubt uns dagegen keinen Schluß, da sowohl Lupus als Gumma zerfallen können. Hat das Geschwür serpiginöse Form, scharf geschnittene Ränder, einen speckigen Grund, so werden wir Lues annehmen; finden wir unter Borken eine leicht blutende Geschwürsfläche, auf der einzelne graue Knötchen sichtbar sind, so vermuten wir Tuberkulose. Die Beurteilung dieser Dinge erfordert aber viel Übung. Leichter ist es, aus der *Umgebung* des Infiltrats oder Geschwürs Schlüsse zu ziehen. Besteht die Veränderung aus einzelnen hochroten, eher erbsen- als linsengroßen Knoten, die in der Mitte vereitern, oder besser

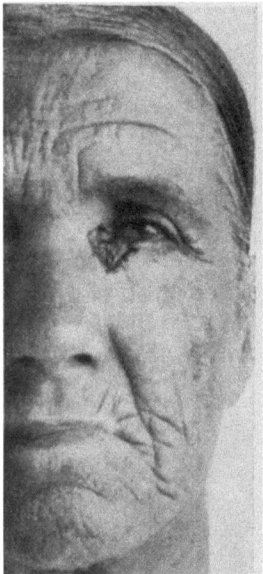

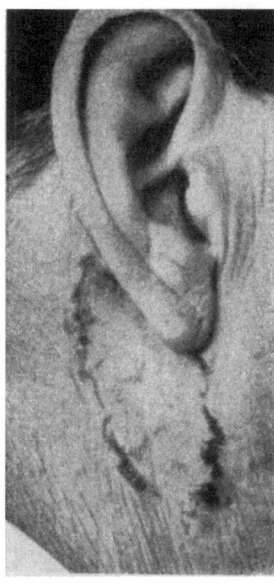

Abb. 85.   Ulcus rodens des Lidwinkels.

Abb. 86.   Ulcus rodens mit zentraler Vernarbung und fortschreitendem Krebswall.

gesagt nekrotisch werden und vielleicht zu einem polycyclischen Geschwür zusammenfließen, so haben wir Lues vor uns. Finden wir dagegen in der Umgebung eines höchstens oberflächlich erodierten, bräunlich-hellroten, weichen Infiltrats einzelne kleine, oft nicht einmal linsengroße Knötchen

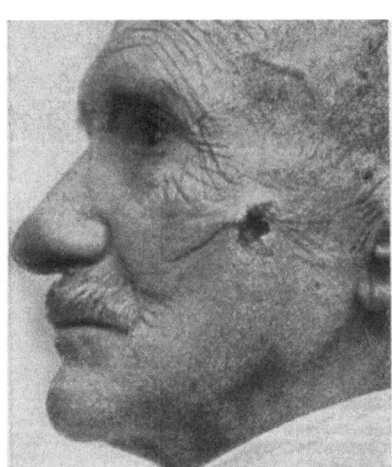

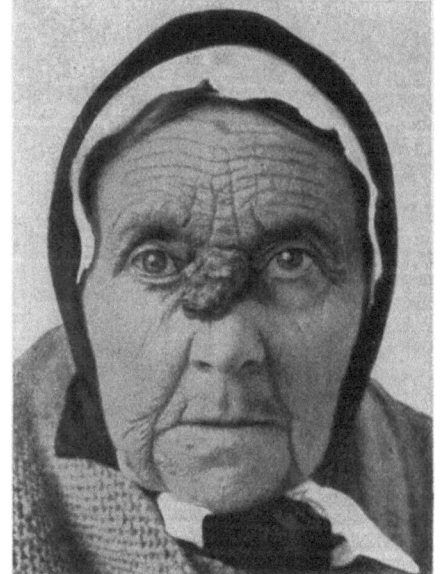

Abb. 87. Ulcus rodens der Wange.

unter der normalen oder höchstens schuppenden Epidermis liegend, und verwandeln sich diese Knötchen unter der aufgedrückten Glasplatte in hellbraune Fleckchen, so handelt es sich um Lupusknötchen. Bezeichnend für dieselben

ist noch ihre Weichheit. Wir können eine feine Knopfsonde ohne jede Gewalt
anwendung durch die Epidermis hindurch in die Mitte des Knötchen eindrücken. Nicht zu verkennen sind die *hypertrophischen Formen des Lupus*, bei
denen neben den kleinen zerstreuten Knötchen größere, weiche, nicht ulcerierte
Knoten, oder gar mehrere Zentimeter große dicke Platten eines hellbraun-
rötlichen, weichen Gewebes vorhanden sind.

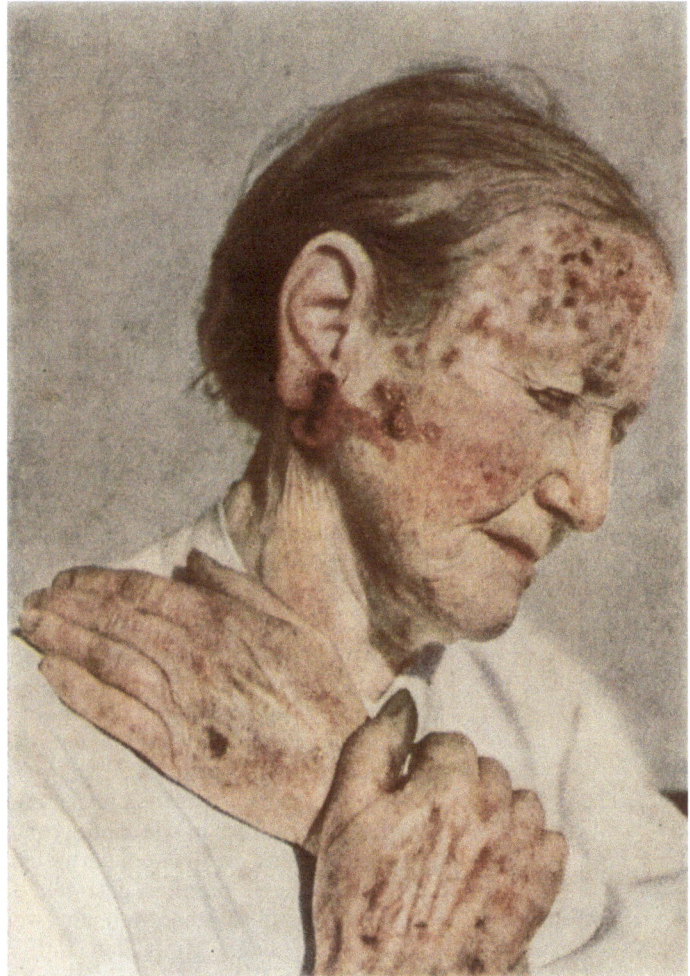

Abb. 89. Keratosis senilis in allen Stadien, bis zum Krebs an Wange und Handrücken.

Wir haben bis jetzt den „*Krebs*" noch nicht erwähnt. Er sitzt mit Vorliebe
nicht in der Umgebung der Nasenlöcher, wie Lupus und Lues, sondern mehr
nach oben auf dem Nasenrücken, zu beiden Seiten des Nasendaches oder auch
in der Nasolabialfalte. Von Lupus und Gumma unterscheidet ihn auch bei den
chronischen, flachen Formen die größere Derbheit des Randes und Grundes.

Was den *zeitlichen Verlauf* betrifft, so ist ein erst seit Wochen oder wenigen
Monaten bestehendes, stetig zunehmendes Geschwür immer krebsverdächtig.
Umgekehrt dürfen wir aus jahrelangem Bestehen und teilweiser spontaner
Heilung oder, besser gesagt, Überhäutung nicht etwa gegen Krebs schließen.
Dieser Verlauf ist im Gegenteil für eine bestimmte Form von Krebs geradezu
bezeichnend. Trotzdem auch der Lupus diesen Verlauf zeigen kann und häufig

zeigt, so genügen doch die angegebenen und noch anzugebenden Kennzeichen in der Regel völlig, um jede Verwechslung auszuschließen. Wie der Lupus, so zeigt auch der als *Ulcus rodens* bezeichnete flache Basalzellenkrebs oft auf glatten Narben einzelne Knötchen. Dieselben sind aber im Gegensatz zu den Lupus-

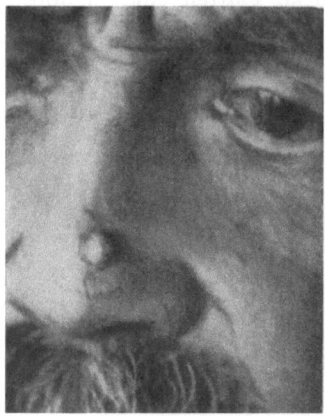

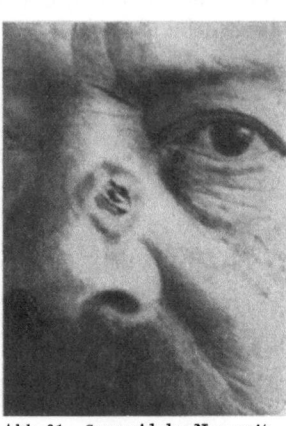

knötchen weißlich, derb, lassen die Sonde nicht eindringen und zeigen bei Glasdruck nicht den bräunlichen Fleck des Lupus. Diese Knötchen sind meist wenn auch scheinbar isoliert, doch cyclisch angeordnet und liegen besonders am Saume der Narbenfläche (Abb. 86).

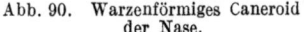

Abb. 90. Warzenförmiges Caneroid   Abb. 91. Caneroid der Nase mit
         der Nase.   wallartigem Rande.

Werden wir wegen einer kaum über die Umgebung erhabenen, leicht verhärteten Stelle beraten, welche in der Mitte eine kleine Borke trägt, unter der eine leicht blutende Stelle zum Vorschein kommt, so können wir mit großer Wahrscheinlichkeit die eben erwähnte Form von Hautkrebs annehmen, die man als *Ulcus rodens* bezeichnet (Abb. 87), und die erst nach jahrelangem Bestehen allmählich oder auch rasch (Epithelioma terebrans) in die Tiefe greift.   Bezeichnend für sie ist an älteren Stellen die

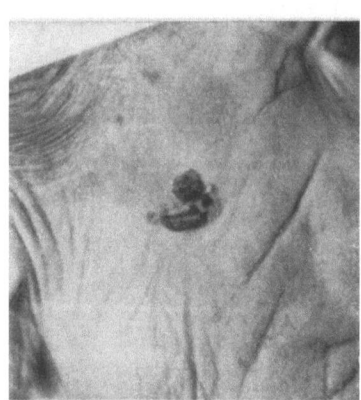

zentrale glatte Vernarbung mit dem eben erwähnten knorpelharten, weißlichen, derben Randwall, und ferner die in der Umgebung auftretende Schrumpfung, die je nach dem Sitz der Neubildung zu Hinaufziehen der Lippen, Herunterziehen der Augenlider, Einziehen der Wange usw. führt. Lymphdrüsenschwellungen werden wir hier nur sehr selten finden. Hat die Erkrankung in die Tiefe gegriffen, so heftet sie die Haut an die knöcherne Unterlage. Einmal in dieses Stadium getreten, frißt das Übel langsam, aber unaufhaltsam weiter, zerstört die Augenlider, greift den Bulbus an oder eröffnet die Nase und ihre Nebenhöhlen, kriecht an die Schädelbasis, ohne je irgendwo zu massiger Geschwulstbildung zu führen.

Abb. 92. Hauthorn der Wange bei
         Hyperkeratosis, 82 Jahre alt.

Ein anderes Mal handelt es sich um ein halbkugeliges, warzenähnliches, derbes Gebilde, das in der Mitte etwas schuppt (Abb. 90). Schon in diesem Stadium ist die Diagnose leicht zu stellen. Die derbe Beschaffenheit und die kurze Lebensdauer der „Warze" schützen vor Verwechslung mit den im Gesicht so häufigen weichen Hautfibromen. Das Fehlen von Entzündungserscheinungen und die scharfe Abgrenzung schließen einen acneähnlichen Prozeß aus, und die Abschuppung weist auf eine vermehrte Tätigkeit des Epithels hin. Ist aus dem Knoten ein Geschwür mit wulstigen, wuchernden Rändern (Abb. 91) oder selbst ein pilzförmig oder schildartig die Haut überragendes Gebilde (Abb. 88) geworden, so ist die Diagnose auf den ersten Blick zu stellen. Im weiteren

Verlauf unterscheidet sich diese Form des Hautkrebses — histologisch meist Krebs der Hornzellschicht, mit Cancroidperlen — vom Ulcus rodens besonders dadurch, daß sie innerhalb *Monaten* dieselben Zerstörungen bewirkt, zu welchen das Ulcus rodens *Jahre* braucht. Ferner kommt stets, im Gegensatz zu dem, was wir beim Ulcus rodens sehen, neben dem Zerstörungsprozeß die Geschwulstbildung deutlich zum Ausdruck.

Diesem oft bösartigen Verlauf isolierter Cancroide des Gesichts stehen jene harmloseren Formen des Cancroids gegenüber, die besonders an unbedeckten Hauptpartien (Gesicht und Hände) auf Grund der Keratosis senilis (Landmanns- oder Matrosenhaut)

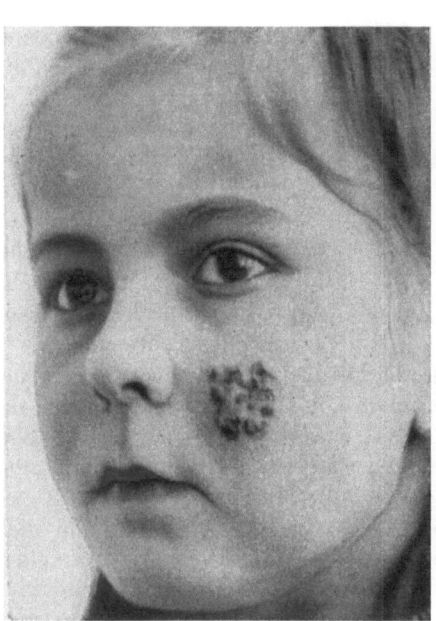
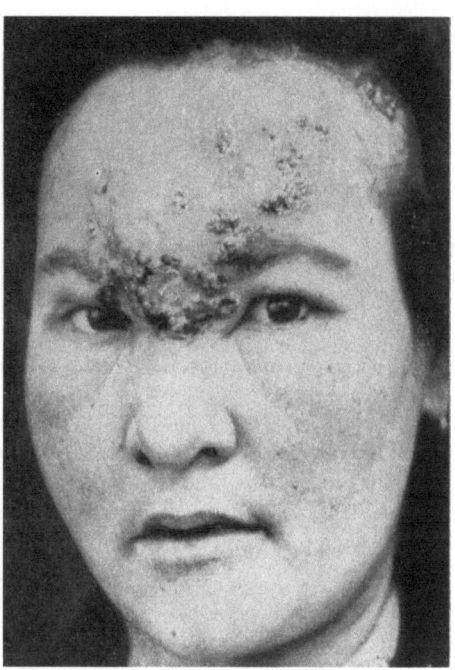

Abb. 93. Lupus der Wange.   Abb. 94. Tertiäres Syphilid der Stirn.

entstehen und dort oft gleichzeitig mit noch gutartigen Keratomen gefunden werden (der früher als seborrhoisch bezeichnete Krebs).

Wir haben bis jetzt das Cancroid (den spinocellulären Hautkrebs) und den Basalzellkrebs auseinandergehalten. Das bisher Gesagte bezieht sich auf die typischen Formen. Mischformen in klinischer und histologischer Hinsicht sind aber nicht selten.

Während man früher die Verruca senilis sozusagen als eine Vorstufe des Cancroids und des Basalzellkrebses ansah, gilt dies nach neuerer Ansicht bloß vom Keratoma senile, während die davon abgetrennte Verruca senilis nur selten zu maligner Entartung führt. Ein Zusammenhang mit der Seborrhoea capitis besteht für das Keratom nicht und ist für die Greisenwarze im engeren Sinne nicht wahrscheinlich (FREUDENTHAL).

Bekannt ist, daß sich Cancroide nicht selten auf altem Lupus oder auf Lupusnarben entwickeln. Bisweilen ist hierfür nicht der Lupus verantwortlich, sondern eine jahrelang fortgesetzte Röntgentherapie mit ihrer Folgeerscheinung, der „Röntgenhaut". Man wird dann nicht von Lupuskrebs, sondern von Röntgenkrebs zu sprechen haben. Der richtige Lupuskrebs ist bald flach, bald tumorartig wuchernd, von sehr verschiedener Bösartigkeit. Der Röntgenkrebs ist eher flach, sein Verlauf ist langsam, aber heimtückisch.

Wassermann, Probeexcision und histologische Untersuchung sind stets erforderlich, bevor man die Behandlung eines chronischen geschwürigen Prozesses im Gesicht in Angriff nimmt.

3. Wir kommen zu den geschwürigen oder leicht geschwürig werdenden Gebilden der „*Lidgegend*".

Ein rundliches, hanfkorn- bis erbsengroßes, an der Kuppe etwas eingezogenes Geschwülstchen muß ohne weiteres für *krebsverdächtig* gehalten werden. Es kann sich freilich auch um ein großes „*Molluscum contagiosum*" handeln. Das Molluscum ist aber weicher und selten solitär. Gewöhnlich findet man in der Umgebung desselben, vielleicht auch nach dem Halse hin, noch andere ähnliche Knötchen. Drückt man dieselben aus, so erscheint eine weißliche, dem Inhalt eines Atheroms ähnliche Masse, in der wir unter dem Mikroskop die bekannten ovalen, homogenen Molluscumkörperchen finden. Drücken wir auf ein beginnendes Carcinom, so kommen zwar vielleicht einige Epithelpfröpfe zum Vorschein, aber wir können das Geschwülstchen doch nicht wie ein Molluscum durch Ausdrücken geradezu entleeren.

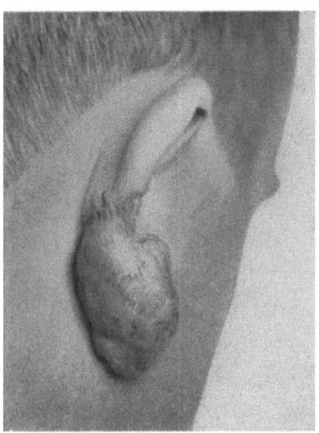
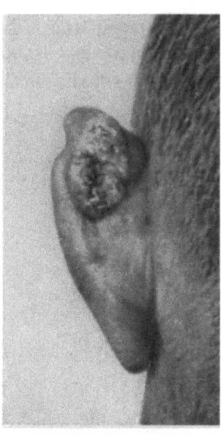

Abb. 95. Tuberkulose (Lupus hypertrophicus) des Ohrläppchens.

Abb. 96. Cancroid der Ohrmuschel.

4. Für die „*Wangengegend*" genügt es, auf das über die Geschwülste von Nase und Lid Gesagte hinzuweisen. In erster Linie kommt der *Lupus* in Frage und sodann der *Krebs*, meist in der Form des Ulcus rodens. Auch an das eben erwähnte *Molluscum contagiosum* muß gedacht werden. Endlich wären hier noch die bisweilen oberflächlich erodierten *teleangiektatischen Granulome* zu erwähnen.

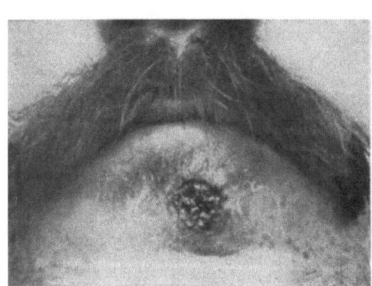

Abb. 97. Primäraffekt der Unterlippe.

5. Auch „*Stirn und Schläfe*" sind nicht selten der Sitz von Geschwüren, besonders an der Haargrenze. Dieselben gehören in der Regel dem oben erwähnten „*seborrhoischen Hautkrebs*" an. Bei einem jüngeren Individuum werden geschwürig zerfallende Infiltrate hier vor allem an „*ulcerierte Syphilide*" denken lassen (Abb. 94).

6. Geschwüre an der „*Ohrmuschel*" sind am häufigsten Cancroide (Abb. 96). Sie können, sich selbst überlassen, zu völliger Zerstörung der Ohrmuschel führen. Seltener ist hier der „*Lupus*" in seiner hypertrophischen, nicht geschwürigen Form, die an eine Geschwulst erinnert (Abb. 95). Lupus erythematodes und vulgaris ist dagegen häufig und führt meist zu Gewebsatrophie.

Geschwüre an anderen als den obengenannten typischen Stellen sind stets eines besonderen Ursprungs verdächtig. So werden wir bei einem frisch entstandenen Geschwür an Kinn oder Wange an die Möglichkeit eines „*Primäraffektes*" denken, solange die Asepsis der Barbiere nicht die wünschbare Stufe erreicht hat (Abb. 97).

Selbst auf die Conjunctiva kann sich ein Primäraffekt verirren. Ein Arbeiter ließ sich von einem Kameraden einen Fremdkörper aus der Conjunctiva entfernen. Der Kamerad benützte dazu ein Hölzchen, das er nach der ekligen Gewohnheit mancher Leute vorher in den Mund gesteckt hatte. Die Entfernung des Fremdkörpers gelang — und die Einimpfung der Spirochäte auch.

Nur für die Tropen von Bedeutung, aber dort häufig ist die mit sehr verschiedenen Namen: Orientbeule, Aleppobeule, Bagdadbeule usw. versehene Hautinfektion durch ein Protozoon, die Leishmannia. Abb. 98 zeigt die Erkrankung beim Kinde in ihren verschiedenen Stadien und bei der Mutter als glatte Narbe an der rechten Wange.

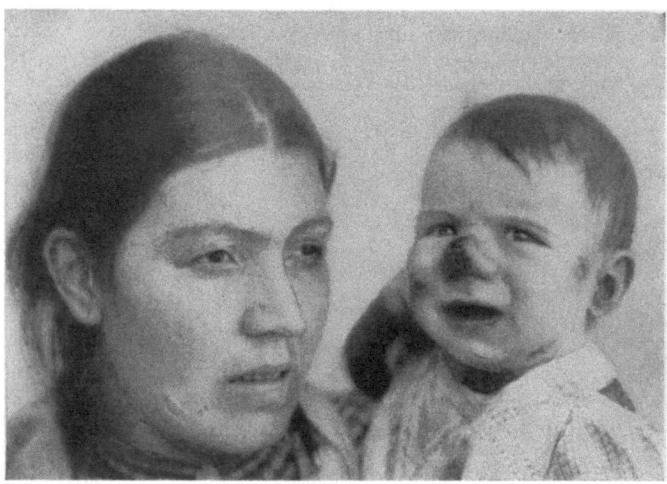

Abb. 98. Orientbeule in verschiedenen Stadien beim Kinde, als Narbe bei der Mutter (Wange).

11. Verletzungen im Bereich der Kiefer.

„*Unterkieferbrüche*" sind in der Regel am Schmerz beim Kauen oder an der Unmöglichkeit zu kauen, leicht zu erkennen. Man wird in erster Linie zu entscheiden haben, ob der Kiefer quer durchbrochen, oder ob nur der Alveolarfortsatz abgesprengt ist. Der Grad der Funktionsstörung, die Zahnstellung, der Schmerz bei seitlichem Druck und Gegendruck in der Gegend der beiden Kieferwinkel und der Sitz der falschen Beweglichkeit werden darüber ohne weiteres Klarheit geben.

Am ehesten wird ein durchgehender Bruch übersehen, wenn er in der Gegend des Kieferwinkels oder am aufsteigenden Ast sitzt, also außerhalb des Bereiches der Zähne. Auch hier sind aber Funktionsstörung, lokaler und indirekter Druckschmerz so ausgesprochen, daß die Fraktur, selbst wenn kein Knacken zu fühlen ist, in der Regel bei genauer Untersuchung erkannt wird. Ein Beispiel des Gegenteils gibt folgender Fall:

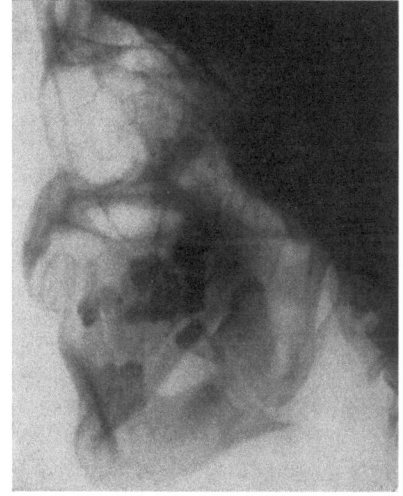

Abb. 99. Fraktur des Unterkiefers (in schräger Aufnahme zur getrennten Darstellung der beiden Kieferhälften).

Ein Zahnarzt brach bei der Extraktion eines Weisheitszahnes, ohne es zu bemerken, den an dieser Stelle etwas atrophischen Kiefer durch. Aus der Zahnstellung konnte nichts geschlossen werden, weil der Bruch am Kieferwinkel saß und weil Verschiebung fehlte. Die heftige Neuralgie des Nervus mandibularis, über welche die Patientin einzig klagte, lenkte die Aufmerksamkeit von der Knochenverletzung ab, und man dachte nicht daran, daß der

Nerv zwischen den Fragmenten eingeklemmt sein könnte. Erst eine beginnende Phlegmone an der Bruchstelle machte den Arzt auf die Fraktur aufmerksam.

Den genaueren Verlauf der Bruchlinie zeigt das Röntgenbild. Brüche des Gelenkfortsatzes werden ohne dasselbe nicht sicher erkannt. Von der Mundhöhle her angelegte kleine Zahnfilme werden bisweilen die Gesamtaufnahmen des Kiefers zu vervollständigen haben.

Die mangelhafte Heilung eines Kieferbruches äußert sich in der meist leicht nachzuweisenden Pseudarthrose. Knochendefekte, wie sie besonders bei Schußfrakturen häufig sind, führen ferner meist zu seitlicher Verschiebung des noch vorhandenen Kieferteiles — „schiefer Biß" — und zu Rückwärtsverlagerung — „Vogelgesicht" —. Brüche im Bereiche des aufsteigen den Astes haben Kiefersperre und Behinderung der Vor- und Rückwärtsbewegung des Kiefers zur Folge — alles Dinge, welche meist vermieden werden können, wenn die Behandlung der Kieferbrüche von Anfang an gleichzeitig vom Chirurgen und vom Zahnarzt besorgt wird.

Öfter unerkannt bleiben die **„Oberkieferbrüche"**. Der Abbruch eines Stückes des Alveolarfortsatzes bei allzu gewaltsamer Zahnextraktion ist ohne diagnostisches Interesse. Die ausgedehnten Zertrümmerungen durch Einwirkung großer Gewalt, so besonders der Schußverletzungen, bieten ebenfalls andere als diagnostische Probleme dar. Eine eigenartige

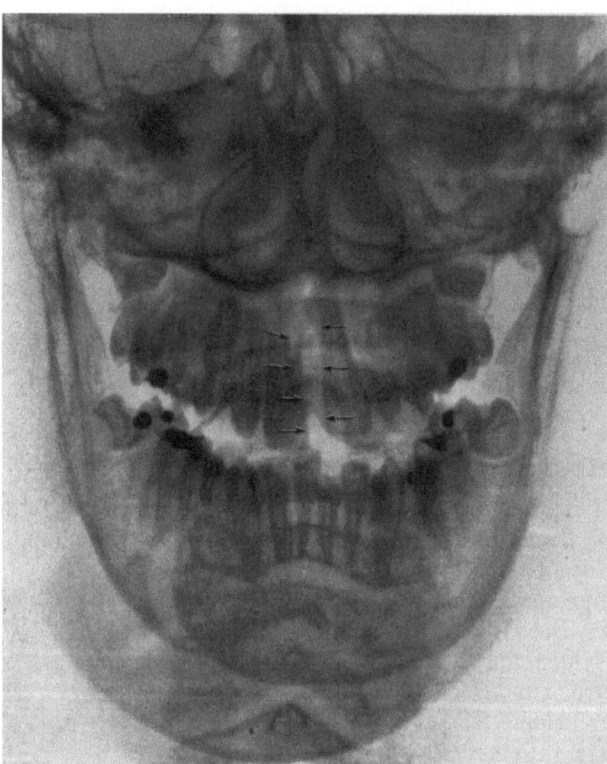

Abb. 100.   Traumatische Sprengung des Oberkiefers.

Verletzung ist der *Abbruch der beiden Oberkiefer vom übrigen Schädel*, in einem Stück oder unter Zertrümmerung der Oberkiefermasse. Diese letztere kann dann mit Leichtigkeit dem Schädel gegenüber nach allen Richtungen hin verschoben werden. Rechtzeitige Diagnose ist zur Erzielung eines guten funktionellen und kosmetischen Resultates von großer Bedeutung. Wir haben diese schwere Verletzung bei Hufschlag, Fall auf das Gesicht, Steinschlag in den Bergen beobachtet.

Leicht übersehen werden die subcutanen Fissuren des Oberkiefers. Es handelt sich um durch stumpfe Gewalt bedingte Sprünge, die bisweilen beide Oberkiefer quer durchsetzen. Das erste nach frischer Verletzung in die Augen fallende Symptom, die Blutung aus Nase und Mund, beweist selbstverständlich nichts. Viel bezeichnender ist das Vorhandensein eines submukösen Blutergusses am Alveolarfortsatz oder an der Gaumenplatte. Falsche Beweglichkeit der Kieferstücke fehlt in diesen leichten Fällen. Sagt uns aber der Patient, einige Zähne seien ihm „zu lang geworden", so können wir ohne weiteres annehmen, daß eine Stellungsanomalie und damit ein Sprung im Kiefer besteht.

Diese sehr bezeichnende Angabe läßt die Diagnose auch längere Zeit nach dem Unfall noch stellen. Von großer Bedeutung ist ferner die Schmerzhaftigkeit. Hindert nicht ein subcutaner Bluterguß an der Wange die Untersuchung, so können wir leicht von außen her die Vorderfläche des Oberkiefers auf Druckempfindlichkeit prüfen. Findet sich eine solche an deutlich umschriebener Stelle, und läßt sie sich vielleicht auch quer von dem einen Oberkiefer nach dem anderen verfolgen, so haben wir allen Grund, einen Bruch zu vermuten. Schmerz bei Druck auf die Zahnreihe von unten nach oben oder von der Seite her und Mitbeteiligung des Nervus infraorbitalis bestätigen die Diagnose.

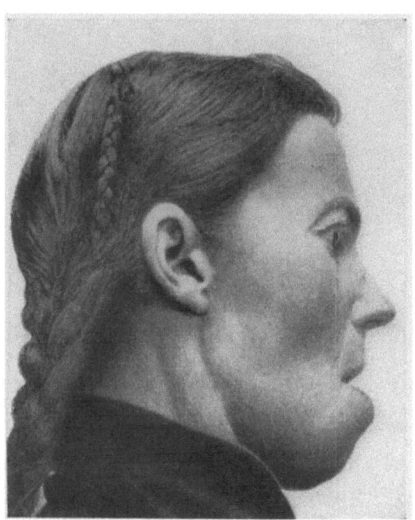
Abb. 101. Beiderseitige Luxatio mandibulae.

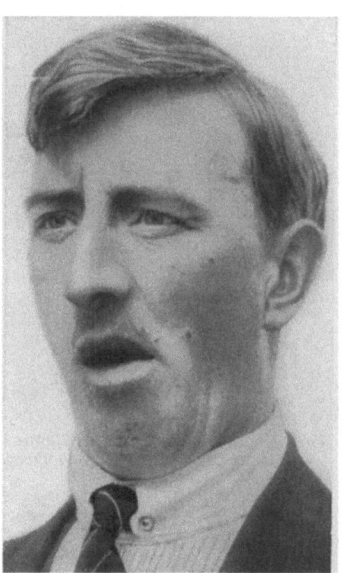
Abb. 102. Luxation des rechten Kiefergelenks.

Bei dem in Abb. 100 abgebildeten Falle kam es durch stumpfes Trauma auf die Nasengegend zu einer seitlichen Auseinandersprengung des Oberkiefers mit Längsspaltung der Schleimhaut des harten und zum Teil weichen Gaumens, ohne daß die Nase lädiert wurde.

Der Nachweis von Oberkiefersprüngen hat nicht nur diagnostisches, sondern auch prognostisches Interesse, denn solche Fissuren können sich nach der Schädelbasis hin fortsetzen und noch andere Nerven, besonders den Opticus und die Augenmuskelnerven, in Mitleidenschaft ziehen, ja sie können zu Meningitis Anlaß geben.

Eine Frau erhielt von einem betrunkenen Bauern einen Stockhieb auf die Wange. Einige Wochen später fand sich noch Druckempfindlichkeit in der Fossa canina, das Gefühl der langen Zähne und eine Trigeminusneuralgie. Die Erblindung des betreffenden Auges mit ophthalmoskopisch nachweisbarer Opticusatrophie bewies, daß der Sprung den Bereich des Sehnerven erreicht hatte.

PARTSCH sah sogar beiderseitige Erblindung eintreten.

Bei der „*Luxation des Unterkiefers*" wollen wir uns nicht aufhalten. Der Patient zeigt bei der *beidseitigen* Luxation mit dem vorgeschobenen Unterkiefer und dem offenen Munde, den er wohl noch mehr öffnen, aber nicht schließen kann, ein so auffallendes Bild, daß die Verletzung auch vom Laien sofort erkannt und vom Patienten selbst diagnostiziert wird (Abb. 101). Die *einseitige* Luxation kennzeichnet sich durch die Asymmetrie des Gesichts (Abb. 102) und die Überkreuzung der oberen und der unteren Zahnreihe („Kreuzbiß").

Bei Fällen von angeborenem, starkem Vorspringen des Unterkiefers, sog. *Prognathie*, weisen im Zweifelsfalle die Kauflächen der Zähne auf die richtige Spur.

12. Über die Kiefersperre.

Während die Unmöglichkeit, den Mund zu *schließen*, ohne weiteres auf eine Luxation hinweist, kann die Unmöglichkeit, den Mund zu *öffnen*, auf den

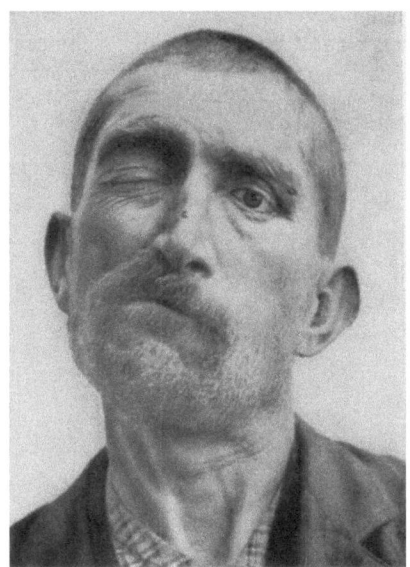

Abb. 103. Kopftetanus mit Facialislähmung. Kleine Verletzung an der linken Augenbraue.

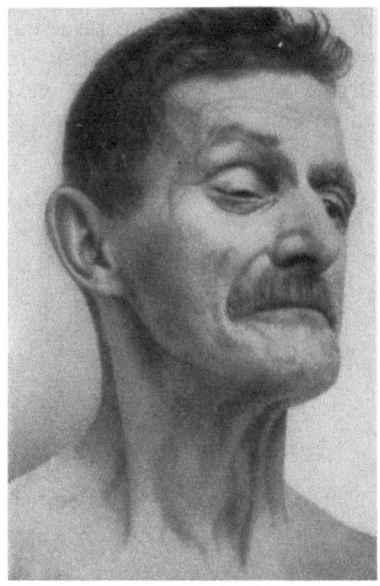

Abb. 104. Kopftetanus nach Ellenbogenverletzung. Zeigt die Kontraktur der Gesichtsmuskeln und des Platysma.

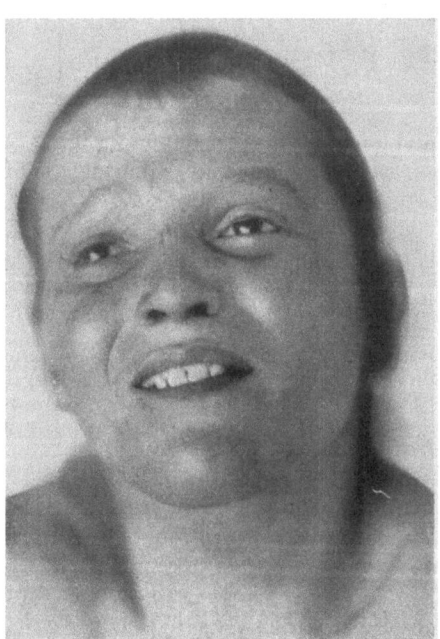

Abb. 105. Risus sardonicus bei Tetanus.

allerverschiedensten Erkrankungen beruhen.

Wir beginnen mit einem seltenen Falle:

Ein junges Mädchen wird von Zeit zu Zeit plötzlich und ohne nachweisbaren Grund von Kiefersperre befallen, die in Halbnarkose sofort aufhört. Es liegt also eine rein funktionelle Störung vor, ein Krampf, den KOCHER mit der Torticollis spastica vergleicht, und den wir dem Gebiete der Neurosen zuweisen müssen.

In die Kategorie der neurogenen Kiefersperre gehören jene seltenen Fälle von Trismus bei apoplektischem Herde in der unteren Stirnwindung und, als peripheres Reizsymptom, bei Geschwülsten der Brückengegend.

Weniger selten ist folgendes Vorkommnis:

Ein Mann kommt vom Lande her 3 Stunden weit zu Fuß in die Stadt zum Arzt, weil er „wegen eines bösen Zahnes" seit 14 Tagen den Mund nicht mehr öffnen könne. Sofort fällt neben der Kiefersperre eine linksseitige Facialislähmung und eine kleine reizlose Narbe über der linken Augenbraue auf. Dieselbe rührt von einer Verletzung mit einer Hacke her, die der Patient vor 4 Wochen erlitten hatte. Der Muskeltonus ist erhöht, der Gang etwas steif, der Gesichtsausdruck auf der nichtgelähmten Seite grinsend.

Wir haben das klassische Bild des „*Kopftetanus*" vor uns. Der Anfänger, der sich den von Starrkrampf Befallenen stets schwer leidend vorstellt, wird sich an dem dreistündigen Marsch stoßen, aber mit Unrecht. Die Allgemeinerscheinungen sind bei Kopftetanus bisweilen recht geringfügige. Fieber kann fehlen. Eine Verletzung ist nicht immer nachzuweisen, und so kann ein Kopftetanus tagelang als Angina, Zahnwurzelentzündung, Kiefergelenkentzündung behandelt werden, wenn nicht die tonische Kontraktion selbst kleinster Gesichtsmuskeln, bisweilen auch des Platysma, und der grinsende Risus sardonicus den Arzt endlich auf seinen Irrtum aufmerksam machen (Abb. 105). Die Facialislähmung gehört zwar nicht notwendig zum Bilde, ist aber häufig. Nur darf man sie nicht, wenn das ursächliche Trauma den Schädel traf, mit der Facialislähmung durch Felsenbeinbruch verwechseln.

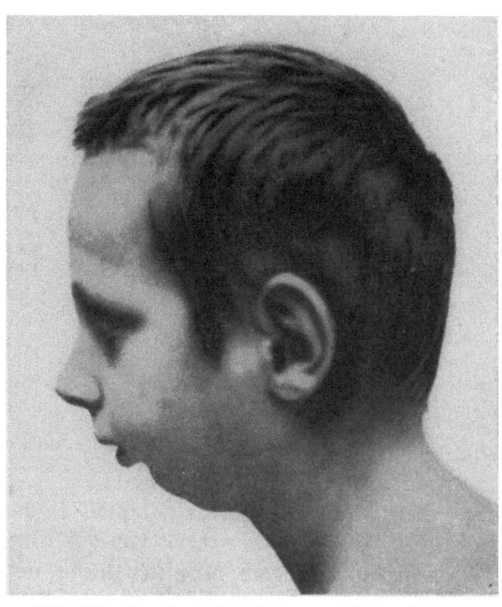

Abb. 106. Vogelgesicht infolge von Kieferankylose.

Sehen wir von diesen immerhin nicht häufigen Ursachen der Kiefersperre ab, so handelt es sich darum, die anatomische Ursache der Störung aufzufinden.

Wir folgen dem natürlichen Gang der Untersuchung.

Kommt der Patient mit frisch geschwollener Wange und dem klassischen Ausdruck des Zahnschmerzes zu uns, so vermuten wir eine „*Kieferperiostitis*". Wir lassen den Mund so weit öffnen, als es eben noch geht, und sehen nach dem schuldigen Zahn, wahrscheinlich einem hinteren Molaren

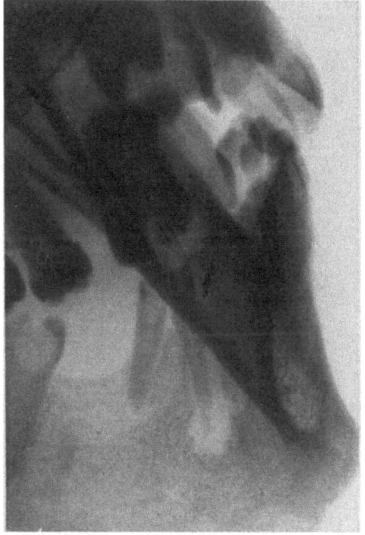

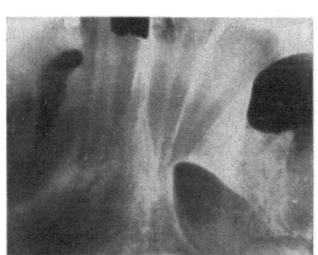

Abb. 107. Retention eines Incisivus mit chronischer Entzündung.

Abb. 108. Entzündliche Zahncyste.

oder einem Weisheitszahn. Ist am Zahn vielleicht auch nicht viel zu sehen, so finden wir doch die Schleimhautfalte zwischen dem Kiefer und der Wange an der betreffenden Stelle mehr oder weniger verstrichen, oder das Zahnfleisch hinter dem letzten Molaren entzündet, den Zahn zum Teil bedeckend.

Ist die Wange nicht glatt und gleichmäßig geschwollen, sondern bis zum Halse hinunter derb infiltriert, mit Fisteln, Granulationsherden und narbigen Einziehungen besetzt, so denken wir an „*Aktinomykose*". Bisweilen enthält der aus einer Fistel ausgedrückte Eiter schon gleich die bekannten, hirsekorngroßen, gelblichen Körnchen, welche die klinische Diagnose bestätigen. Wir werden freilich weiter unten noch sehen, daß auch die Aktinomykose sich im Beginn als rein diffuse Schwellung ohne Fisteln und Furchen darstellt.

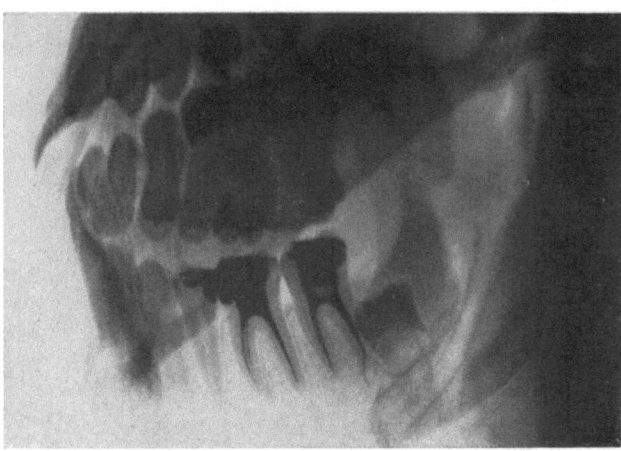

Abb. 109. Neuralgie des 3. Trigeminusastes durch abgebrochenes Zahnarztinstrument.

Ein ähnliches Krankheitsbild findet sich bei der seltenen „*Kiefertuberkulose*", die sich aber meist von der Aktinomykose schon auf den ersten Blick durch die geringere Miterkrankung der Haut und bisweilen auch durch die starke Beteiligung der Lymphdrüsen unterscheidet.

Ist eine akut aufgetretene Kiefersperre von diffuser Schwellung des ganzen Unterkiefers und des Mundbodens und von hohem Fieber begleitet, so werden wir an „*Kieferosteomyelitis*" denken.

Betrifft die Schwellung mehr die Wangengegend, sind die Lippen gedunsen, fließt aus dem Munde eine stinkende, leicht blutige Flüssigkeit, so haben wir es mit einem der seltenen Fälle von „*gangränöser Stomatitis*" zu tun. Auch *Quecksilberstomatitis* kann zu einem ähnlichen Bilde führen.

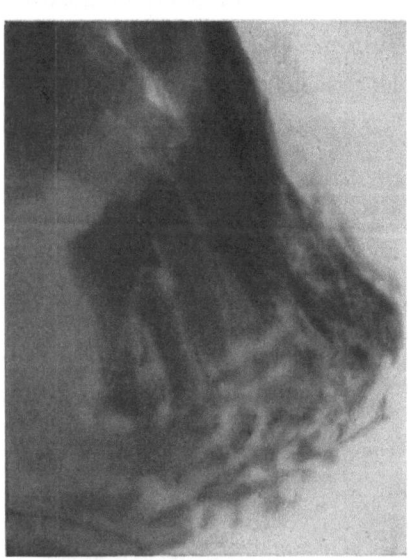

Abb. 110. Kieferosteomyelitis vom Zahnabsceß aus.

Gibt der Anblick des Patienten keinen Anhaltspunkt für die Ursache der Kiefersperre, so sehen wir uns nach dem Zustand der „*Kiefergelenke*" um. Ist die Sperre sehr rasch und unter Schmerzen entstanden, so ist eine *akute Arthritis* wahrscheinlich, wie sie bei den verschiedensten Infektionskrankheiten vorkommt, ganz besonders bei Scharlach, akutem Gelenkrheumatismus und Gonorrhoe. Die Gegend des Gelenks erscheint leicht geschwollen. Druck vor dem Ohr, hart unter dem Jochbogen ist schmerzhaft, und der Kranke klagt über ausstrahlende Schmerzen in der Umgebung des Gelenks. Jeder Versuch, die Kiefer gewaltsam zu öffnen, bedingt eine sofortige Kontraktion der Kaumuskeln. Fehlen akut entzündliche Erscheinungen, und ist die Kiefersperre schon älteren Datums, so werden wir daraus schließen, daß das Kiefergelenk infolge einer *früheren Entzündung* ankylosiert ist, vielleicht im Zusammenhang mit einer chronischen ankylosierenden Polyarthritis. Ankylosierung in der Jugend führt zu Kieferatrophie und zu dem bekannten „Vogelgesicht" (Abb. 106).

Als harmloseste Störung in diesem Gebiete wäre noch das Knacken im Kiefergelenk zu erwähnen, das oft nur auf einer Lockerung der Kapsel, bzw. des Discus articularis beruht („Discitis" nach LANZ). Stellt man das Gelenk durch einen Gleitschienenapparat für einige Monate mehr oder weniger still, so schwindet das Knacken. In anderen Fällen weist das

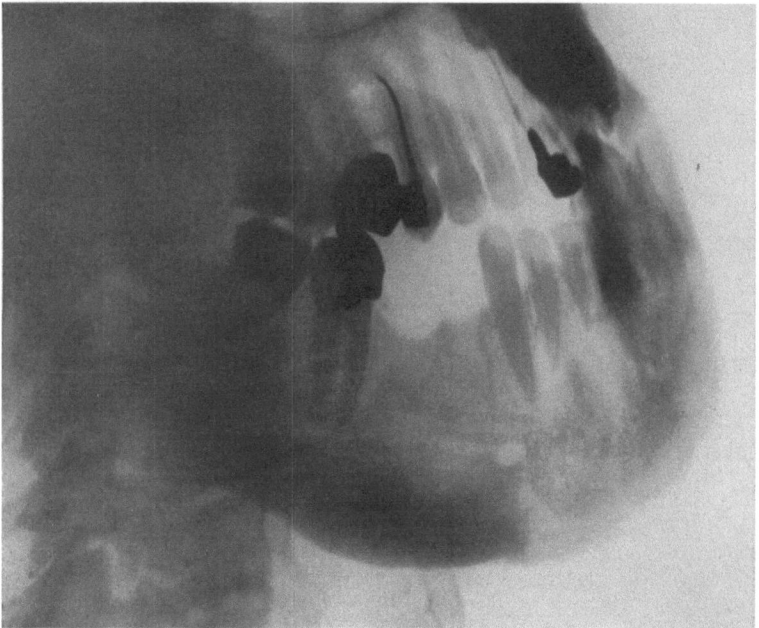

Abb. 111. Kieferosteomyelitis nach Heilung.

Knacken auf eine deformierende Kieferarthritis hin, die im weiteren Verlaufe bei Zerstörung der Gelenkflächen, wenn sie einseitig ist, ihren Ausdruck auch in einer seitlichen Verschiebung des Kiefers und damit der unteren Zähne findet. Bei dem in Abb. 112 abgebildeten Fall von Kieferknacken handelte es sich um eine im Anschluß an heftiges Gelächter entstandene Distorsion des linken Kiefergelenkes mit sekundärer Verdickung und zentraler Verkalkung des Discus articularis. Nach dessen Entfernung schwand das laute Knacken schlagartig.

Unter den Ursachen der Kiefersperre müssen wir auch die *„Entzündungsprozesse der Nachbarschaft"* erwähnen, so besonders retrotonsilläre Abscesse und *Eiterungen der Paukenhöhle.* Auch Tumoren, besonders Krebse und Lymphosarkome der Tonsillen behindern bisweilen die Kieferbewegungen. Endlich spielen *„Traumen",* eine nicht unbedeutende Rolle, indem sie zu ausgedehnten Knochenwucherungen, ja selbst zur Bildung von eigentlichen Osteomen führen können.

13. Entzündliche Erkrankungen und schmerzhafte Zustände im Bereiche der Kiefer.

Wir haben im vorhergehenden Abschnitt von einem einzigen, allerdings wichtigen Symptome, der Kieferklemme, ausgehend, schon verschiedene entzündliche Erkrankungen der Kiefer gestreift, müssen dieselben aber hier noch einmal im Zusammenhang besprechen.

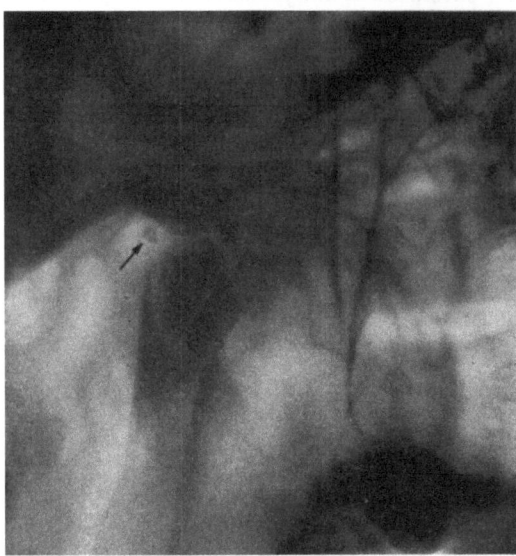

Abb. 112. Zentrale Verkalkung des Discus articularis.

1. Akute Periostitis.

Die „*akute Periostitis*" der Kiefer, die sozusagen ausnahmslos von Zahnerkrankungen ausgeht, ist ein bekanntes Krankheitsbild. Für die Differentialdiagnose kommt am Unterkiefer nur die seltene „*primäre Osteomyelitis*" in Frage, an die wir dann denken werden, wenn die Erkrankung sehr ausgedehnt und der Allgemeinzustand sehr schwer ist und wenn sich keine primäre Zahnerkrankung nachweisen läßt. Der ganze Verlauf derselben gleicht in seiner Schwere dem der akuten Osteomyelitis der Extremitätenknochen. Jedoch kommen auch chronisch verlaufende Osteomyelitiden besonders des Unterkiefers vor, meist im Anschluß an eine Zahninfektion. Abb. 110 demonstriert den charakteristischen Zustand des wie aus multiplen Sequestern zusammengesetzten Unterkiefers. Abb. 114 zeigt die Fistelung des Unterkiefers. Am Oberkiefer kommen noch die akuten Schübe der Sinusentzündung in Betracht, denen wir im nächsten Kapitel begegnen werden.

2. Chronische Kieferentzündungen.

Die „*chronischen Kieferentzündungen*" sind vielgestaltiger in ihren Ursachen.

Zahnfistel. Finden wir eine eng umschriebene Erkrankung, sagen wir z. B. eine am Zahnfleisch oder an der Wange sitzende Fistel mit mehr oder weniger starker Schwellung des entsprechenden Kieferabschnittes, so trägt ein Zahn die Schuld, und wir haben eine gewöhnliche „*Zahnfistel*" (Abbildung 113) vor uns. Je stärker eingezogen die Umgebung der Fistel ist, um so älter ist die Erkrankung. Ist an der betreffenden Stelle kein Zahn mehr vorhanden, so werden wir wahrscheinlich ein

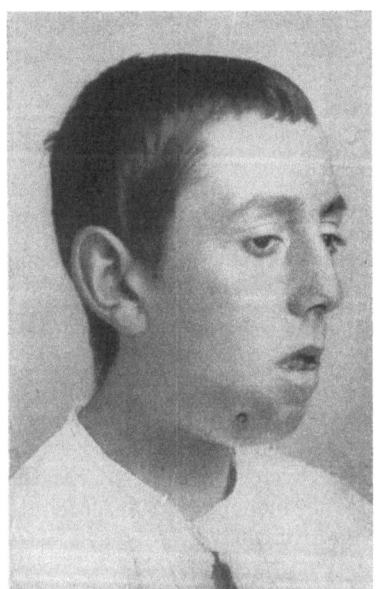

Abb. 113. Zahnfistel.

abgebrochenes Wurzelstück finden, bei ausgedehnterer Erkrankung vielleicht auch einen Sequester, hie und da eine Wurzelcyste, und in seltenen Fällen einen kongenital verlagerten Zahn.

Die glatte Oberfläche des Wurzelrestes läßt ihn schon mit der Sonde von rauhem nekrotischem Knochen unterscheiden. Am häufigsten geben die Entzündungen im Bereiche der

Weisheitszähne zu falschen Diagnosen Anlaß, weil die Zähne entweder noch gar nicht durchgebrochen sind oder sich unter der geschwollenen Schleimhaut verbergen. Wir haben es erlebt, daß solche chronischen Entzündungen selbst für Krebs gehalten wurden.

Über alle diese Dinge gibt uns die Röntgenaufnahme in geeigneter Richtung (Abb. 108) oder auf einem kleinen, gut geschützt in die Mundhöhle eingeführten Filmstückchen Aufschluß (s. Abb. 107, 128, 130).

Geht die Entzündung der Weichteile nach Beseitigung der gewöhnlichen Ursachen nicht zurück, so muß ein ernsteres Leiden vorliegen, und wir werden zwischen *Aktinomykose, Tuberkulose* und *Phosphornekrose* zu entscheiden haben.

Bei der **Kieferaktinomykose** sind die primären Veränderungen an der Eingangspforte — an Zahn oder Zahnfleisch — in der Regel nicht mehr nachweisbar und sind überhaupt meist nicht beachtet worden. Beim Stadtbewohner wird man über die Infektionsquelle freilich in der Regel nicht viel erfahren, und auf dem Lande ist die Gelegenheit zur Infektion so verbreitet, daß man unter den zahlreichen Möglichkeiten die wirkliche Ursache nur schwer herausfinden wird.

Bestimmtere Anhaltspunkte würde man gewinnen, wenn sich nachweisen ließe, daß der Patient actinomyceskrankes Vieh besorgt hatte, wie ich es in einem Falle von Bauchaktinomykose fand. Die direkte Übertragung, ohne pflanzlichen Zwischenwirt, ist möglich, aber selten. Wiederholt sah ich Aktinomykose am Kiefer und an anderen Körperstellen bei Soldaten, die wochenlang im Stroh geschlafen hatten. Allerdings sind die pathogenen Actinomycespilze nach neueren Ansichten anaerob und finden sich zum Teil als Saprophyten in der Mundhöhle.

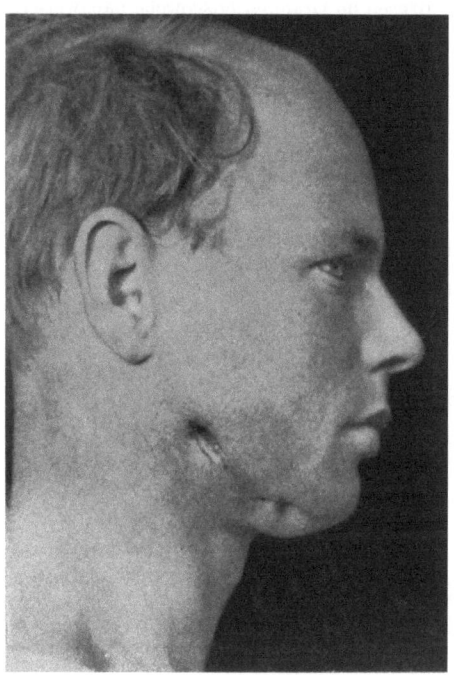

Abb. 114. Unterkieferfistel.

Die klinische Diagnose stützt sich auf das Aussehen der Veränderungen: derbes Infiltrat oft mit roten oder blau- bis braunroten Erweichungsherden und multiplen oberflächlichen Fisteln zwischen eingezogenen, vernarbten Stellen, auf das Fehlen von Lymphdrüsenschwellungen, und endlich auf den Nachweis der gelblichen Körner im Eiter.

Mit diesen Körnern können nekrotische Gewebsbröckel verwechselt werden, wie sie besonders bei tuberkulösen Abscessen vorkommen. Hat man das Mikroskop nicht zur Hand, so kann man die beiden Gebilde auf folgende Weise unterscheiden: Zerquetschen wir ein Korn des Strahlenpilzes zwischen zwei Glasplatten, so finden wir in der Durchsicht eine matte Zone an der Peripherie, von Eiterzellen herrührend, und ein durchsichtigeres Zentrum, dem Fasergewirre des Pilzes entsprechend. Handelt es sich dagegen nur um ein Eiterflöckchen oder um Bröckel nekrotischen Gewebes, so wird das Ganze bei der Durchsicht gleichmäßig trüb erscheinen. Ganz junge Pilzdrusen erscheinen in dem in dünner Schicht auf Glas ausgebreiteten trüben Eiter als durchsichtige Punkte.

So bestimmt sich die Diagnose der Aktinomykose beim Vorhandensein der beschriebenen Hautveränderungen schon auf den ersten Blick stellen läßt, auch wenn die Körner nicht gleich gefunden werden sollten (Abb. 116), so wenig darf man bei einer rein diffusen Entzündung (Abb. 115) Aktinomykose wegen des Fehlens typischer Hautveränderungen ausschließen. Man untersuche den Eiter jedes etwas schleppend verlaufenden, derbwandigen Kiefer- und Hals-

abscesses auf das Vorhandensein des Strahlenpilzes. In Zweifelsfällen leistete
mir eine Probeharpunierung des Infiltrates mit bakteriologischer Untersuchung
(Fadengewirre!) wertvolle Dienste.

Bisweilen finden sich statt eigentlicher Pilzdrusen bloß nach Gram färbbare Fadengewirre ohne Kolben. Über die Bedeutung der verschiedenen Erscheinungsformen des Actinomyces bzw. Streptomyces sind die Ansichten der Bakteriologen noch geteilt. Der klinischen
Erfahrung nach sind die Fälle ohne eigentliche Körnerbildung prognostisch günstiger als
die klassischen Formen, doch können auch sie zu pyämischen Erkrankungen führen.

Läßt die frische Untersuchung die Diagnose im ungewissen, so muß die allerdings müh-
same und unsichere Kultur zu Hilfe genommen werden. Oft läßt die Probeexcision Pilzdrusen im Granulationsgewebe nachweisen. Bisweilen bedarf es allerdings einer mehrfachen
Gewebsentnahme, bis man sichere Pilzwucherungen nachweisen kann.

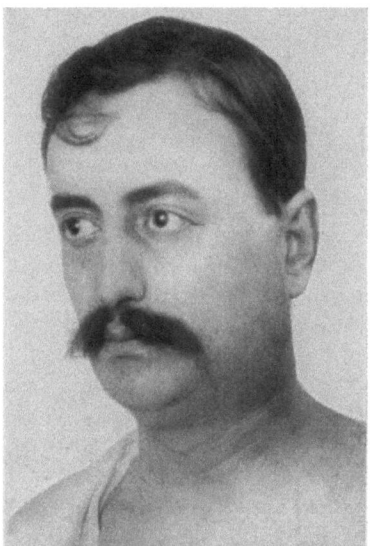

Abb. 115. Beginnende Kieferaktinomykose
(vor dem Durchbruch der Eiterung).

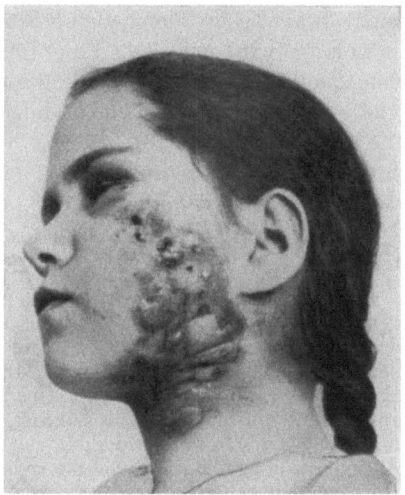

Abb. 116. Kieferaktinomykose (vorgerücktes
Stadium).

Geht die Aktinomykose vom Oberkiefer aus, so besteht immer die Gefahr
einer Ausbreitung per continuitatem nach der Schädelbasis hin und in den
Schädel hinein, mit aktinomykotischer Meningitis oder mit Hirnabsceß. Bisweilen enden auch Halsaktinomykosen auf diese Weise.

Der **Kiefertuberkulose** haben wir schon bei Anlaß der Kieferklemme gedacht.
Sie zeigt sich einmal in Form von *tuberkulösen Zahnfleischgeschwüren*, bei denen
die scharfe Abgrenzung, der chronische Verlauf, das Vorhandensein von weichen
Drüsenschwellungen am Halse die Diagnose stellen lassen. Rasch führt die
Probeexcision zum Ziele. Im Zweifelsfalle entscheidet der Meerschweinchen-
versuch.

Schwieriger zu beurteilen ist in den Anfangsstadien die *tuberkulöse Erkrankung des Knochens selbst*.

Folgender Fall ist charakteristisch:

Eine 38jährige Frau erkrankt ganz allmählich an Kieferklemme, die bei der ersten
Untersuchung schon von einer starken Schwellung der Wange und der Schläfengegend
begleitet ist. Ein Teil der Molaren fehlt, die anderen geben keine genügende Erklärung für
das Krankheitsbild ab, um so mehr, als sich der Knochen besonders im Bereiche des Kieferwinkels und des aufsteigenden Astes verdickt zeigt. Aus einer kleinen Fistel hinter dem
letzten Molaren quillt etwas Eiter, und die Sonde gelangt auf entblößten Knochen. Am
Halse findet sich ein Paket beweglicher, weich-elastischer, vergrößerter Drüsen. Die Schwellung in der Schläfengegend zeigt Fluktuation.

Vier Momente ließen hier die Diagnose stellen:

1. Der schleichende Beginn, der die Erkrankung von einer gewöhnlichen Zahnperiostitis unterschied.

2. Die Lokalisation am aufsteigenden Kieferast, die ebenfalls nicht zum gewöhnlichen Bilde einer solchen gehört.

3. Die tuberkulösen Drüsen am Halse.

4. Das Vorhandensein eines kalten Abscesses an der Schläfe. Dieser Absceß, man würde ihn Senkungsabsceß nennen, wenn er nicht nach oben stiege, ist geradezu bezeichnend für Unterkiefertuberkulose. Der Eiter kann sich aus anatomischen Gründen nicht leicht nach unten senken, sondern muß, dem geringsten Widerstand entlang, zwischen den Pterygoidei und dem Kieferknochen nach oben wandern und gelangt so unter den Schläfenmuskel. Von diesem Absceß aus können nun sekundär das Schläfenbein und andere Schädelknochen befallen werden.

Auch der weitere Verlauf war in dem eben beschriebenen Falle bezeichnend:

Die Eröffnung des Abscesses vom Munde her, die Entfernung des tuberkulösen Sequesters aus dem aufsteigenden Unterkieferast und die Auskratzung der Knochenhöhle halfen nur vorübergehend, und erst die Resektion des ganzen aufsteigenden Astes und Nachresektion eines Stückes des horizontalen Astes brachten das Übel am Unterkiefer zum Stillstand. Die Tuberkulose griff aber auf den Oberkiefer über, und es mußte auch dieser reseziert werden. Zwei Jahre später erlag die Patientin einer beiderseitigen Iliosacraltuberkulose.

In ähnlicher Weise verliefen die meisten bis jetzt beobachteten Fälle von Kiefertuberkulose.

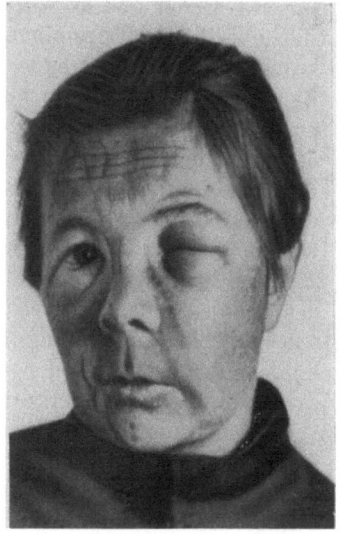

Abb. 117. Periostitis des Oberkiefers bei Phosphornekrose.

Ganz verschieden hiervon ist das Bild der **Phosphornekrose** (Abb. 117). Auch hier beginnt zwar das Übel mit den nichts beweisenden Erscheinungen des Zahnschmerzes, und auch hier bleibt die Entfernung der schmerzenden Zähne erfolglos. Der Schmerz bleibt bestehen, die Nachbarzähne lockern sich, Schub auf Schub treten akute Abscesse auf, die entweder nach dem Zahnfleisch oder auch nach außen durchbrechen und dann bleibende Fisteln hinterlassen. Der Kiefer wird durch periostale Knochenneubildung diffus verdickt, und schließlich stößt sich ein Stück des ursprünglichen Kiefers, ja selbst ein ganzer Kiefer nekrotisch aus, d. h. er wird ohne Mühe vom Arzt oder vom Patienten selbst herausgezogen.

Die Phosphornekrose hat also mit der Kieferosteomyelitis die ausgedehnte Sequestrierung des Knochens gemein, unterscheidet sich aber von ihr dadurch, daß der Prozeß sich nicht auf einen Schlag, sondern schubweise ausbildet. Der Tuberkulose gleicht sie durch den chronischen Verlauf, unterscheidet sich aber völlig von ihr durch die ausgedehnte Sequestrierung. Auch mit der Aktinomykose teilt sie nur den chronischen Verlauf. Selbstverständlich muß zur Sicherung der Diagnose nachgewiesen werden, daß der Patient anhaltend mit Phosphor in Berührung gewesen ist. Die Erkrankung kann aber noch auftreten, nachdem die Einwirkung des Phosphors schon seit Jahren aufgehört hat. Zum Glück wird freilich die Phosphornekrose mehr und mehr der Geschichte angehören,

wenn nicht der Verwendung des gelben Phosphors in der Industrie neue Gebiete
erschlossen werden.

Die bisher besprochenen Erkrankungen betreffen beinahe immer wenigstens
zum Teil den Alveolarfortsatz. Beschränkt sich am Oberkiefer die Entzündung
auf den Körper, so muß auch an Sinusitis gedacht werden. Dieselbe wird im
nächsten Kapitel besprochen werden.

Der Anblick des „Zahnschmerz-Patienten" mit seiner geschwollenen Wange
und dem Ausdruck mäßigen, aber anhaltenden Schmerzes ist bekannt. Bisweilen sehen wir aber unserem Patienten äußerlich nichts an. Er erzählt uns
ruhig von heftigsten Schmerzanfällen im Kieferbereich, aber plötzlich verzieht
sich die eine Gesichtshälfte und er greift mit seiner Hand an die Wange, wie wenn
er sie schützen wollte. Nach einigen Sekunden oder Minuten glättet sich sein
Gesicht wieder und er fährt in seiner Schilderung weiter. Wir haben das klassische Bild der **Trigeminusneuralgie** vor uns, in jener Form, die sich durch
kurze, plötzlich einsetzende und ebenso prompt abklingende Anfälle kennzeichnet.
Bisweilen können wir in kurzer Zeit mehrere solche Anfälle beobachten. Die
psychische Erregung des Patienten während der ärztlichen Beratung und die
mechanische Bewegung des Sprechens lösen sie mit besonderer Leichtigkeit aus.
Zwischen häufigen leichteren Anfällen von schmerzhaften Sensationen und den
weniger häufigen großen Schmerzanfällen gibt es zahlreiche Übergänge. Im einen
wie im anderen Falle kann der Patient durch sein Übel an jeder geordneten
Tätigkeit gehindert werden. Weiterhin haben wir zu untersuchen, ob im Bereich
des schmerzenden Nervenastes eine organische Veränderung vorhanden ist,
wie z. B. eine Schädigung des Nerven durch eine alte Verletzung, eine Neben-
höhlenerkrankung für den ersten und zweiten, eine Ohrenerkrankung für den
dritten Ast, eine Zahnerkrankung für den zweiten und dritten Ast. Gewöhnlich
verhält sich die Sache allerdings so, daß gesunde und kranke Zähne zu Unrecht
angeschuldigt und ausgezogen werden, während die Neuralgie bestehen bleibt.
Auch auf das Vorhandensein einer Neubildung wird man achten und an einen
Tumor der Schädelbasis, ein Cancroid des Sinus frontalis oder des Sinus maxillaris denken. Besonders Tumoren der Schädelbasis äußern sich bisweilen lange
Zeit nur durch neuralgische Schmerzen, während bei Geschwülsten der Nebenhöhlen die übrigen Erscheinungen: Schwellung und Ausfluß, früh in Erscheinung
treten. Durch Geschwülste verursachte Neuralgien haben einen anhaltenderen
Charakter als idiopathische Neuralgien und führen im weiteren Verlauf leicht zu
Herabsetzung der Sensibilität: Anaesthesia dolorosa.

Besteht keine toxische Erkrankung und findet sich keine periphere Ursache,
so wird man eine idiopathische Neuralgie annehmen. Wie weit zentral gelegen
ihr Sitz ist, das ist schwer zu beurteilen, da auch die Neuralgie eines einzelnen
Astes ihren Sitz in oder hinter dem GASSERschen Ganglion haben kann. Der
Erfolg einer peripheren Operation ist kein sicherer Beweis für den peripheren
Charakter der Erkrankung, da das Ausbleiben der Schmerzanfälle vielleicht
bloß auf dem Ausfall der sämtlichen peripheren Reizmomente beruht. Häufig
springt eine in einem Ast zur Ruhe gebrachte Neuralgie später auf einen oder
die beiden anderen Äste über.

Die Trigeminusneuralgie und der sie oft begleitende Facialiskrampf, der
„tic douloureux", werden gewöhnlich zu dem Gebiete des inneren Mediziners
gerechnet. Ist dieser, wie so häufig, machtlos, so wendet sich der Patient an
den Chirurgen. Ihm liegt die doppelte Aufgabe ob, eine allfällige anatomische
Ursache der Neuralgie aufzufinden und auch bei Fehlen einer solchen Ursache
durch die chirurgische Behandlung — von der Alkoholinjektion, der Elektro-

koagulation bis zur Entfernung des GASSERschen Ganglions oder der Durchtrennung seiner sensiblen Wurzel — dem Patienten Hilfe zu bringen.

Wir befassen uns hier bloß mit der ersteren, der *diagnostischen* Aufgabe.

Dieselbe beginnt mit dem *Forschen nach den konstitutionellen und toxischen Momenten,* welche bei jeder Neuralgie in Frage kommen. Wir nennen Malaria, Syphilis, Diabetes, Gicht und dann alle anorganischen und organischen Gifte, welchen sich der Kulturmensch aussetzt.

Sodann *bestimmen wir* auf Grund der Umgrenzung des Schmerzes, des Druckpunktes und vielleicht vorhandener Sensibilitätsstörungen *den von der Neuralgie befallenen Ast.* Bei der Beurteilung der Ausdehnung des Schmerzes ist allerdings mit der Irradiation zu rechnen, welche sich nicht nur auf die übrigen Trigeminusäste, sondern selbst auf den Bereich des Plexus cervicalis erstrecken kann.

In einzelnen Fällen wird der Schmerz als ein schmerzhaftes Kältegefühl bezeichnet, und es gibt Patienten, welche über diese Sensationen auch noch nach operativer Unterbrechung der sensiblen Leitung klagen und welche den Sensibilitätsausfall als Schmerz umdeuten. Atypische Neuralgien scheinen ihren Sitz im Sympathicus und vielleicht auch im Glossopharyngeus zu haben. Solche Formen werden an der Nutzlosigkeit der Trigeminusoperation erkannt.

Gelegentlich mit Trigeminusschmerzen zu verwechseln ist die Neuralgie des Ganglion sphenopalatinum (SLUDER). Hier herrschen Schmerzen im Gebiet der Nasenwurzel und Augenhöhlen vor, welche sich bis ins Occiput und in die Schulter erstrecken können (Anastomosen mit Sympathicus). In anderen Fällen herrscht der vasomotorische Faktor vor: Rötung und Sekretion der Nasenschleimhaut, Niesanfälle, Rötung der äußeren Nasenhaut und der Conjunctiven.

Auch im *Nervus glossopharyngeus* sind neuralgische, hartnäckige Schmerzen bekannt: Gaumen-Tonsillengegend und hinteres Zungendrittel. Sie können so heftig sein, daß eine Nervendurchtrennung vorgenommen werden muß.

14. Die Geschwülste des Oberkiefers.

Wie so manche bösartige Erkrankung, so haben auch die „*Geschwülste des Oberkiefers*" ihre harmlosen Doppelgänger, die schuld sind an manchen Spätdiagnosen. Diese sind vor allem die *Kieferperiostitis* und die *chronische Entzündung* des *Sinus maxillaris.* Tritt unter Zahnschmerzen eine Schwellung im Bereiche des Oberkiefers auf, so geht der Patient zuerst zum Zahnarzt und läßt sich einige Zähne ausziehen. Wird er durch ein ungewöhnliches Nasensekret oder durch Verstopfung eines Nasenganges beunruhigt, so sucht er den Nasenspezialisten auf, um sich sein Antrum ausspülen zu lassen. Ein Glück für ihn ist es, wenn der eine oder andere merkt, daß der Fall nicht in sein Gebiet, sondern in dasjenige des Chirurgen gehört, und diese summarische Diagnose ist nicht schwer, wenn man den Satz beherzigt, daß *jede auch noch so geringe Schwellung des Oberkiefers, wenn anhaltende neuralgische Schmerzen sie begleiten, der Bösartigkeit verdächtig ist.* Es kann dabei jedes andere Symptom, wie Verlegung der Nase, blutig-eitriger Ausfluß aus dem Antrum, Abweichung des Augapfels (Schielen, Doppelbilder!), geschwüriger Durchbruch nach der Mundhöhle, dem Vestibulum oris oder nach außen noch völlig fehlen. Zeigt die vergleichende Betastung, daß die Fossa canina verstrichen, der untere Orbitalrand rundlich oder höckerig, und vielleicht schon der Boden der Orbita etwas gehoben ist, besteht die erwähnte Neuralgie des N. infraorbitalis, und kommt gar noch eines der oben angeführten Symptome hinzu, so kann an der Diagnose kein Zweifel mehr bestehen. Die Probeexcision vom unteren Nasengang oder vom

Vestibulum oris her klärt über die Beschaffenheit des Tumors auf. Durch die rein klinische Untersuchung läßt sich nämlich nur die Diagnose einer *bösartigen Geschwulst* stellen, nicht aber ihr histologischer Bau erkennen.

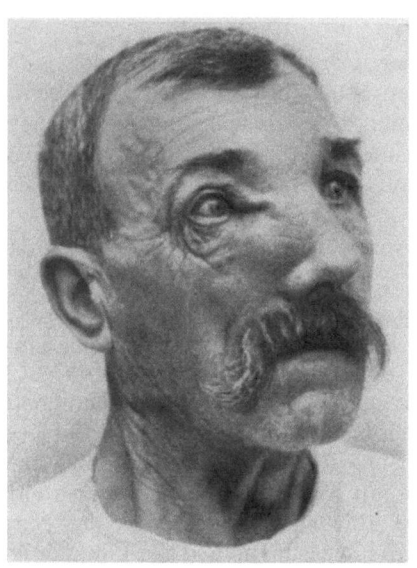

Abb. 118. Cancroid des Sinus frontalis.

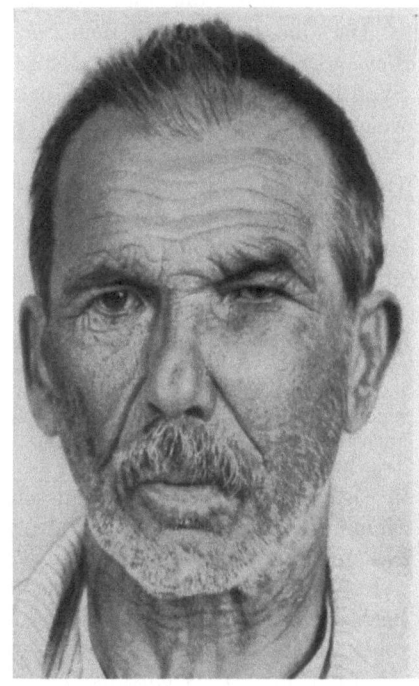

Abb. 119. Cancroid des Sinus maxillaris.

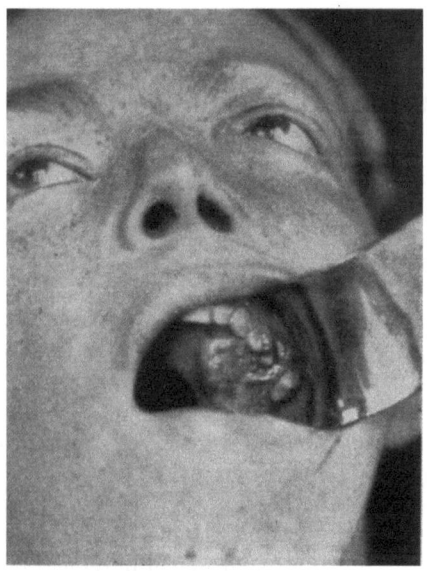

Abb. 120. Oberkiefersarkom, in die Mundhöhle durchgebrochen.

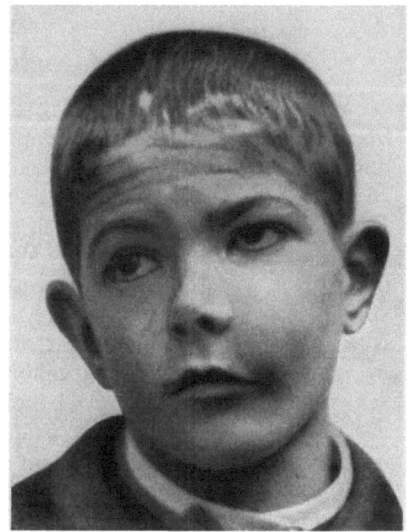

Abb. 121. Osteosarkom des Oberkiefers.

Für die Indikation zum operativen Eingriff ist die Frage, ob Carcinom oder Sarkom, gleichgültig; nicht allerdings für die Prognose. Die Sarkome ergeben nämlich am Oberkiefer bei operativer und bei Strahlenbehandlung viel bessere Resultate als die Carcinome.

Nur die Osteochondrosarkome lassen sich an ihrer Konsistenz und ihren grotesken Formen, sowie an dem charakteristischen Röntgenbild erkennen. Sie sind weniger unmittelbar bösartig, als die übrigen malignen Kiefertumoren, können aber während Jahrzehnten immer neu rückfällig werden. Nicht mit Sarkomen zu verwechseln ist die Ostitis deformans Paget, welche in ausgeprägten Fällen durch Knochenverdickungen zu grotesken Asymmetrien des Gesichtes führen kann. Dabei finden sich aber ähnliche Veränderungen auch am übrigen Skelet (s. Abb. 124). Vielleicht im Zusammenhang damit (Ausheilungsvorgänge?) stehen diffuse Verdickungen der Knochen des Schädels und Gesichtes, welche zur Bildung der *Facies leontina* führen können.

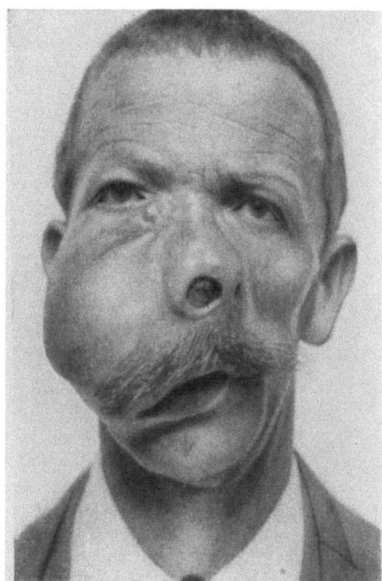

Abb. 122. Osteosarkom des Oberkiefers.

Von den Erkrankungen, welche diagnostische Schwierigkeiten bereiten können, kommen, wie wir schon angedeutet haben, *Empyem des Antrum, Kieferperiostitis, Kiefertuberkulose, gutartige Kiefergeschwülste, Zahncysten* in Frage. Jede dieser Erkrankungen hat ihre besondere Vorgeschichte.

Beim **chronischen Empyem** fallen dem Patienten vor allem die periodischen Entleerungen von Eiter auf. Örtliche Schmerzen fehlen beinahe völlig, solange der Abfluß frei ist, treten dagegen heftiger, spannend, klopfend oder bohrend, neuralgisch im Stadium der Retention auf, das sich auch durch andere akute Erscheinungen, besonders durch lokale Druckempfindlichkeit zu erkennen gibt.

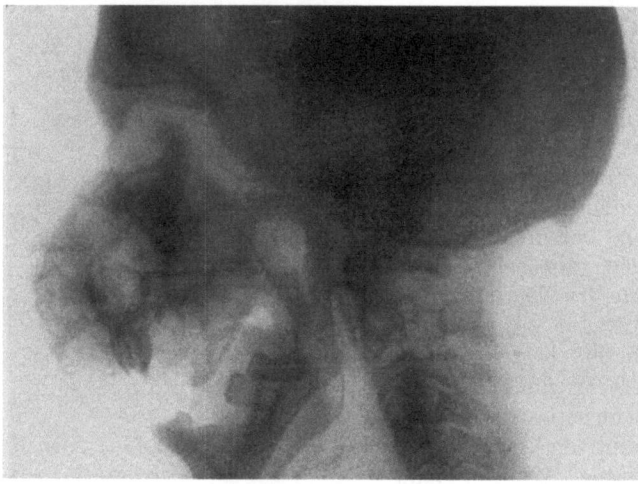

Abb. 123. Derselbe Fall im Röntgenbild.

Im Gegensatz hierzu klagt bei bösartigen Geschwülsten der Patient auch da, wo jede äußere Reizerscheinung und jede merkliche Druckempfindlichkeit fehlt, über heftige, quälende Neuralgien, die ihn keine Ruhe finden lassen. Fehldiagnosen kommen bisweilen daher, daß auch bei Carcinom eitriger Ausfluß nicht selten ist, so daß man an eine gewöhnliche Sinusitis denkt. Gerade hier wird aber das Vorhandensein von heftigem Schmerz trotz ungehinderten

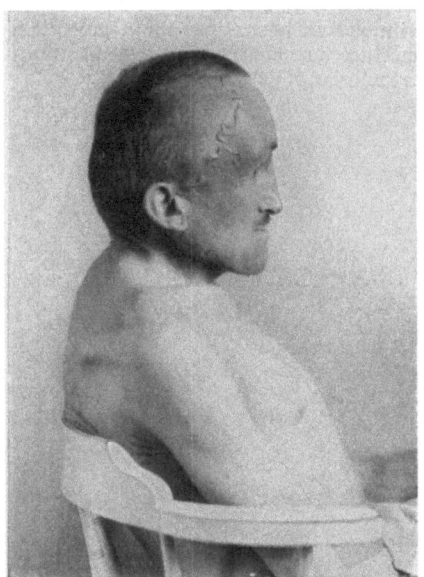

Abb. 124. PAGETsche Erkrankung.

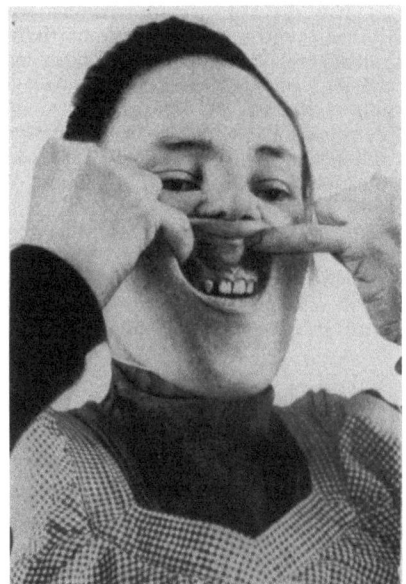

Abb. 125. Zahncyste am Oberkiefer. Unterhalb
der Cyste fehlt der äußere, rechte Schneidezahn.

Abflusses den Verdacht auf
eine bösartige Neubildung
erwecken. Überdies ist der
Ausfluß bei Carcinom meist
übelriechend und oft etwas
blutig gefärbt.

Bei **Kieferperiostitis** ist
es meist leicht, den schuldigen Zahn zu entdecken.
Bösartige Tumoren verur-
sachen freilich ebenfalls
Zahnschmerzen, aber auch
bei gesunden Zähnen. Der
Schmerz betrifft bei ihnen
bisweilen gleichzeitig die
Hautäste des Nerven (Oberlippe!), und kann von
Anästhesie begleitet sein
(Anaesthesia dolorosa). Bei
der Kieferperiostitis wie bei
Kieferempyem ist er nur
im akuten Stadium oder
bei den akuten Schüben
vorhanden und geht spon-
tan oder nach entsprechender Behandlung wieder zu-
rück. Eine einzige Form
von Ostitis oder Periostitis

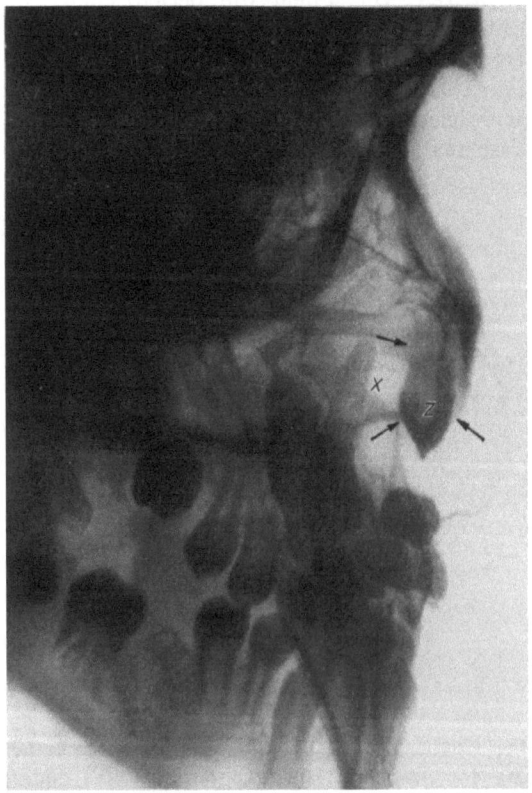

Abb. 126. Röntgenbild zu Abb. 125. *x* Zahncyste mit dem in
der Zahnreihe fehlenden Schneidezahn *z*.

kann ernstliche diagnostische Schwierigkeiten bereiten, nämlich die „*Kiefertuberkulose*", deren Kennzeichen wir oben besprochen haben.

Bei **Kiefercysten** erfahren wir von einer ganz allmählichen Auftreibung des Knochens, bei der es schließlich zu Pergamentknittern kommen kann, und die in der Regel schmerzlos verläuft, solange sich der Cysteninhalt nicht infiziert. In einzelnen Fällen entleert sich die Cyste periodisch nach der Nase hin und füllt sich dann wieder. Der langsame Ver-

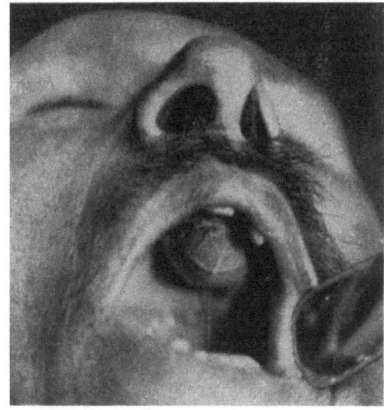

lauf, der sich durch Jahre hinziehen kann, erlaubt uns im allgemeinen, eine bösartige Neubildung auszuschließen, denn bei Carcinom sowohl wie bei Sarkom kann die Diagnose in der Regel schon wenige Monate nach dem ersten Beginn der Erscheinungen mit aller Sicherheit gestellt werden. Fehlt gar in der Zahnreihe ein Zahn, und finden wir denselben auf dem Röntgenbild in der Geschwulst liegen, so ist jeder Zweifel ausgeschlossen (s. Abb. 125 und 126). Hierher gehört auch das früher als Hydrops des Antrum beschriebene Krankheitsbild. Bei Infektion der Cyste wird leicht Empyem des Sinus angenommen.

Abb. 127. Zahncyste, am Gaumen vorragend. 51 Jahre alt.

Im Entwicklungsalter müssen wir bei männlichen Individuen ferner an das **Nasenrachenfibrom** denken. Diese Geschwulstform geht von der Schädelbasis im Bereiche des Rachendaches — von der Fibrocartilago basilaris — aus und wächst von da, obwohl histologisch gutartig, in alle zugänglichen Spalten hinein, also vor allem in die Nase, in die Orbita, auf Umwegen selbst in die Parotisgegend und in den Sinus maxillaris.

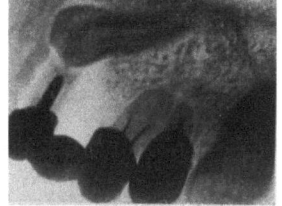

Gutartige Geschwülste des *Oberkieferkörpers* sind, von den Zahncysten abgesehen, nicht häufig. Meist handelt es sich um Osteome oder Osteochondrome. Ganz gutartig ist bloß das Osteoma eburneum. Alle anderen Formen können noch nach jahrelangem Bestehen in Sarkom übergehen. Ich sah ein ausgedehntes, osteosarkomatöses Rezidiv 26 Jahre nach

Abb. 128. Retinierter Zahn.

einer ersten Operation. Die Diagnose Sarkom wird klinisch wahrscheinlich, sobald das anscheinend gutartige Osteom beginnt, rascher zu wachsen und Neuralgien zu verursachen.

Umgekehrt spielen am *Alveolarfortsatz* die „*gutartigen*", bzw. nur „*örtlich bösartigen*" Geschwülste die Hauptrolle. Wir werden sie zusammen mit den Geschwülsten der Mundhöhle besprechen.

15. Die Geschwülste des Unterkiefers.

Sehen wir von den Neubildungen des Zahnfleisches und des Alveolarfortsatzes ab, die wir bei den Geschwülsten der Mundhöhle besprechen werden, so bieten die Neubildungen des Unterkiefers einfache Verhältnisse dar. Bei jeder uns auf den ersten Blick als Geschwulst erscheinenden Schwellung der Mandibula werden wir uns vor allem fragen, ob überhaupt eine *Geschwulst* und nicht etwa ein *entzündlicher Prozeß* vorliegt. Hat die Erkrankung mit Zahnschmerzen begonnen, und finden wir als Erklärung der letzteren cariöse Zähne, ist der Verdickung des Unterkiefers ein akut entzündliches Stadium

vorangegangen, weiß der Patient von wiederholten akuten Schüben zu berichten, zeigt er gar als Erinnerung an dieselben die Narbe einer alten Zahnfistel, oder finden wir endlich bei rein chronischem Verlauf am Halse tuberkulöse Drüsen, so werden wir den Gedanken an eine Neubildung aufgeben und
an eine der im Kapitel 13 beschriebenen Entzündungsformen denken. Ist die
Schwellung dagegen allmählich, schmerzlos entstanden, und sind die Zahnschmerzen, wenn solche überhaupt vorhanden sind, erst nachträglich hinzu-
gekommen, fangen vielleicht gesunde Zähne an, sich zu lockern, ohne daß wir
am Zahnfleisch entzündliche Veränderungen nachweisen könnten, so werden
wir auf Neubildung schließen. Vielfach gibt uns die Palpation einigen Aufschluß. Eine entzündliche Schwel-
lung läuft gegen den gesunden Knochen allmählich aus, während sich
viele Geschwülste gegen denselben

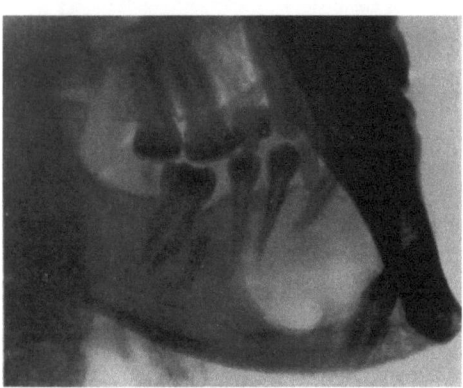

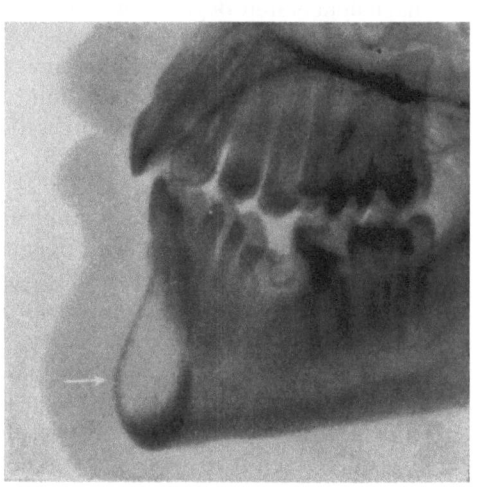

Abb. 129a. Follikelcyste des Unterkiefers
mit zwei Zähnen.   Abb. 129b. Follikelcyste des Unterkiefers.

scharf absetzen. Eine Ausnahme machen zentral entstandene Tumoren, indem dieselben den Knochen spindelförmig auftreiben. Hier wird der Ausschluß
einer primären Zahnerkrankung für die Diagnose ausschlaggebend sein.

Als Seltenheit kommen am Kieferkörper Veränderungen vor, die einigermaßen
zwischen nichtbakterieller Entzündung und Geschwulstbildung stehen, und die
in das Kapitel der *Ostitis fibrosa* einzureihen sind.

Haben wir uns für eine „*Geschwulst*" entschieden, so erhebt sich, wie immer,
als erste Frage diejenige nach der Gut- oder Bösartigkeit. *Langsames Wachstum*
spricht für Gutartigkeit, *rasches* für Bösartigkeit. Dieses Kriterium muß aber,
wie am Oberkiefer, mit Vorsicht verwendet werden, denn auch ein Sarkom kann
mehrere Jahre dauern und eine ursprünglich gutartige Geschwulst kann im
Laufe der Jahre bösartig werden. In zweiter Linie müssen wir die *Schmerzhaftig-*
keit berücksichtigen. Schmerzlos entstehende und jahrelang schmerzlos bleibende
Geschwülste sind im allgemeinen gutartig. Stellen sich schon früh Zahnschmerzen
ein, so liegt der Verdacht der Bösartigkeit nahe, aber auch nicht mehr als der
Verdacht, da auch gutartige Tumoren durch Druck auf den Nervus mandibularis
neuralgische Schmerzen hervorrufen können. Umgekehrt kann auch bei Sarkom
der Patient bisweilen ziemlich lange schmerzfrei bleiben.

Eines Zeichens haben wir absichtlich nicht gedacht, weil dasselbe bei den Unterkiefer-
geschwülsten keine Rolle spielt, nämlich des Fehlens oder Vorhandenseins von Lymphdrüsenmetastasen am Halse. Die bösartigen Unterkiefergeschwülste sind meist *Sarkome*
und lassen als solche die Lymphdrüsen in der Regel frei.

Wir gehen über zur Besprechung der einzelnen Formen.

1. Eine erste Gruppe von Unterkiefergewächsen umfaßt die ihres theoretischen Interesses wegen viel erörterten, in irgendeiner Weise mit der *Zahnbildung* oder wenigstens mit dem *epithelialen Belage des Kiefers* zusammenhängenden Geschwülste. Wir finden da einmal die eigentlichen „*Zahncysten" (Follikelcysten)* (Abb. 129 a und b), die meist im Wachstumsalter auftreten, den Kiefer mehr nach *außen* hin auftreiben, und in denen meist ein in der Zahnreihe fehlender oder ein überzähliger Zahn steckt. Sie bedingen eine ganz allmähliche Auftreibung des Knochens (s. Abb. 132 und 133), so daß dieser schließlich das Gefühl des Pergamentknitterns gibt. Hat man eine solche Cyste, ohne sie als solche zu erkennen, angeschnitten,

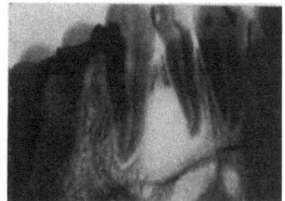

Abb. 130. Wurzelcyste.

oder ist sie spontan durchgebrochen, so bleibt eine Fistel bestehen, welche sekundärer Infektion die Tür öffnet und damit das Bild verwischt. Von diesen Follikelcysten zu unterscheiden sind die „*Wurzelcysten"*, die auf Grund chronischer Wurzelperiostitis entstehen, aber aus dem die Wurzel umspinnenden Epithelnetz eine epitheliale Auskleidung erhalten (s. Abb. 130). Sie sind meist nur hanfkorn- bis erbsengroß, können aber ausnahmsweise erheblich größer werden. Sie unterscheiden sich von Follikularcysten dadurch, daß sie weder Zahn noch Zahnrudiment enthalten. Große Wurzelcysten im Oberkiefer füllen den Sinus maxillaris ganz aus und wurden früher als Hydrops desselben bezeichnet. Bisweilen verdünnen sie selbst den harten Gaumen und ragen dort halbkugelig vor. Eine weitere Gruppe bilden die als „*Odontome* und *Adamantinome"* (Abb. 131) bezeichneten, bald weichen, bald schmelzharten oder auch gemischten Geschwülste, welche meist bei jungen Leuten, aber auch noch in mittleren Jahren im Innern des Kiefers durch regellose krebsähnliche Wucherung der verschiedenen Elemente des Zahnes

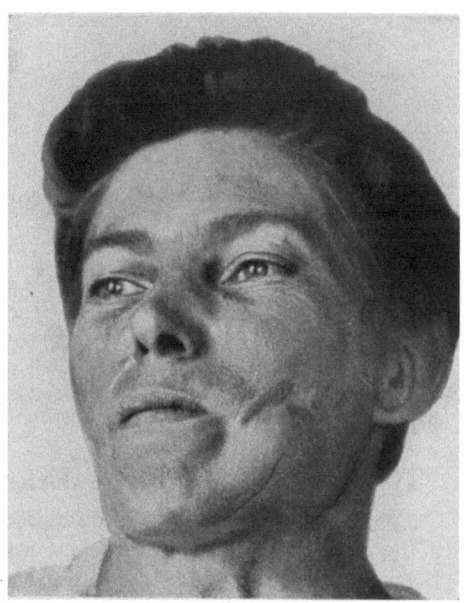

Abb. 131. Adamantinom des Unterkiefers.

entstehen und den umschließenden Knochen allmählich, meist nach *außen und innen* schmerzlos auftreiben. Ihr Lieblingssitz ist die Gegend der hinteren Molaren. Noch weiter vom Typus der Zahnbildung entfernt sich das „*multilokuläre Kiefercystom"*, bei welchem der Knochen durch cystische Wucherung von verlagerten epithelialen Elementen ganz allmählich aufgetrieben und schließlich in ein blasiges, unförmiges Gebilde verwandelt wird. Im Gegensatz zu den einfachen Kiefercysten und den Odontomen greift die Veränderung hier schließlich auch auf den aufsteigenden Kieferast über. Von diesem multilokulären Cystom verschieden ist die seltene Ausbildung von multiplen Wurzelcysten, welche nach und nach den Kiefer aushöhlen, und welche ebenfalls mit einer angeborenen Anlage zusammenhängen.

2. Wenden wir uns zu den *Geschwülsten der Bindegewebsreihe*, so müssen wir einmal die *gutartigen Gebilde*, die „*Fibrome, Chondrome*" und „*Osteome*" erwähnen, alles seltene Geschwülste. Gehen sie von der Oberfläche des Knochens aus, so stellen sie sich als langsam wachsende, derbe bis harte, knollige Gebilde dar, welche nur durch Verdrängungserscheinungen beschwerlich werden. Entstehen sie im Innern des Knochens, so können sie durch Druck auf den Nervus mandibularis schon früh neuralgische Schmerzen hervorrufen. Sie treiben anfänglich den Knochen spindelförmig auf und erscheinen erst dann als knollige, scharf abgegrenzte Gebilde, wenn sie die Corticalis durchbrochen haben.

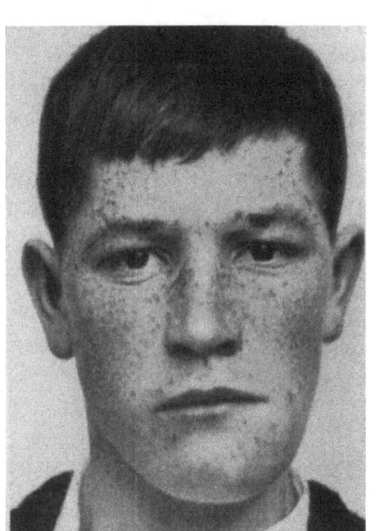

Auch beim *Sarkom* werden die anfänglichen Beschwerden und die erste Erscheinungsform durch den zentralen oder peripheren Sitz bedingt, aber der ganze Verlauf spielt sich rascher ab

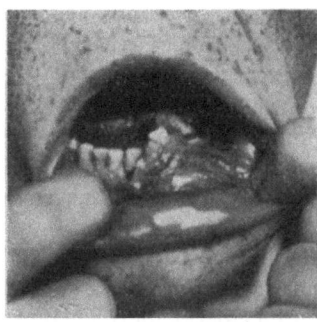

Abb. 132. Unterkiefercyste, 20 Jahre alt.   Abb. 133. Derselbe Fall. Zeigt die Verlagerung der Zähne durch die Cyste.

als bei den bisher besprochenen Geschwülsten, wenn auch ausnahmsweise die ersten Symptome auf einige Jahre zurückgehen können.

Von den *Unterkieferkrebsen* haben wir nicht gesprochen. Dieselben, meist Krebse der Zahnfleischschleimhaut, werden im folgenden Kapitel berücksichtigt werden. Nur äußerst selten kommt wirkliche krebsige Entartung von in die Tiefe versprengtem Zahnepithel vor.

16. Akut-entzündliche Erkrankungen in der Mundhöhle.

Wir haben von den akut-entzündlichen Erkrankungen der Organe der Mundhöhle schon mehrfach gesprochen und werden ihnen noch weiterhin bei der Besprechung ihrer Hauptsymptome, der Schluck- und der Atembeschwerden, begegnen. Hier wollen wir deshalb bloß einiges Auseinandergerissene zusammenfassen und einiges Fehlende ergänzen.

Eine akute Schwellung der *Lippen* beruht, soweit sie nicht Teilerscheinung einer ausgedehnteren entzündlichen Erkrankung (z. B. Erysipel) oder Folge einer Kieferperiostitis ist, beinahe immer auf dem Vorhandensein eines kleinen, in dem allgemeinen Ödem fast verschwindenden „*Furunkels*". Auf seine besonderen Gefahren haben wir schon hingewiesen.

Akute umschriebene Schwellung des Zahnfleisches weist auf einen kranken Zahn oder eine in der Alveole zurückgebliebene Wurzel hin. Die genaue Lokalisation ergibt sich aus der Stelle stärkster Rötung und des stärksten Verstrichenseins der Schleimhautfalte zwischen Wange und Kiefer. Ist der schuldige Zahn noch sichtbar, so wird er schon auf leichtes Beklopfen mit Schmerz antworten. Das Vorhandensein einer Wurzel zeigt das Röntgenbild.

Akute *ausgedehnte Schwellung* des Zahnfleisches ist entweder das Zeichen einer akuten Kieferperiostitis irgendeiner Form oder einer allgemeinen Stomatitis (s. unten).

Akute Schwellung des *Mundbodens* kann auf sehr verschiedenen Ursachen beruhen. Ist der Prozeß rein median und nach der Mundhöhle hin stärker ausgesprochen als nach außen, so denken wir, besonders bei kleinen Kindern, an ein sekundär „*vereitertes Dermoid*" oder an ein „*entzündetes Lymphangiom*".

Tritt die Entzündung mehr nach außen, in der Submentalgegend zutage, so handelt es sich um eine „*phlegmonöse Lymphadenitis submentalis*". Die Eingangspforte der Infektion werden wir in einer Lippenrhagade, einer Acnepustel am Kinn oder einer kleinen infizierten Hautverletzung finden.

Ist die Schwellung des Mundbodens mehr einseitig, oder kann der Patient wenigstens angeben, auf welcher Seite sie begonnen hat, so kommt vor allem eine „*akute Speicheldrüsenschwellung*" in Betracht, und zwar der Gl. sublingualis bei Sitz nach vorn, der Gl. submaxillaris bei Sitz mehr nach hinten. Der Mundboden kann dabei im Bereiche der Drüsen glasig-ödematös aussehen und brettartig geschwollen sein. Die Ursache der Entzündung werden wir am ehesten in einem Speichelstein (Abb. 134) suchen, besonders wenn die Schübe von Entzündung sich wiederholt haben. Sind diese Schübe von kurzer Dauer und enden sie mit einer reichlichen Speichelentleerung, so dürfen wir die Schwellung wesentlich auf Speichelretention zurückführen, besonders wenn die Schübe durch Kosten einiger

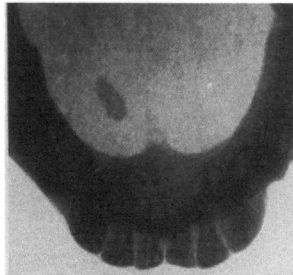

Abb. 134. Speichelstein im Gang der rechten Sublingualis.

Tropfen Citronensaftes (oft durch den bloßen Anblick einer zerschnittenen Citrone) ausgelöst werden können. Dauern sie dagegen länger, tagelang an, und tritt weitergreifende Infiltration der Gewebe hinzu, so schließen wir, daß sich zu der einfachen Retention eine bakterielle Entzündung der Speicheldrüse und ihrer Umgebung gesellt hat. Wird nicht eingegriffen, so schreitet dieselbe bis zu ihrer natürlichen Lösung, der Abszeßbildung, weiter.

Sind die Erscheinungen von Anfang an ausgesprochen entzündlicher Natur und nach außen ebensosehr ausgeprägt wie nach der Mundhöhle hin, so liegt eine „*akute submaxillare Lymphadenitis*" vor, deren Ursache wir am ehesten am Zahnfleisch oder an der Wange oder Nase finden werden, wenn die Eingangspforte überhaupt noch nachweisbar ist.

Ist die Infektion sehr heftig und dehnt sie sich besonders nach dem Mundboden hin aus, unter Neigung zu Nekrotisierung, so spricht man von „Angina Ludovici". Damit wird aber nur eine klinische, keine ätiologische Bezeichnung gegeben. Die Erreger sind, wie gewöhnlich im Bereiche der Mundhöhle, Staphylokokken, Streptokokken und Colibacillen. Höchstens ließe sich die besondere Heftigkeit der Erscheinungen darauf zurückführen, daß der Entzündungsprozeß sich in der Tiefe — unmittelbar um die Submaxillarspeicheldrüse herum — abspielt.

Betrifft die Schwellung von Anfang an die *Zunge*, wird diese letztere binnen kurzem in eine derbe, unbewegliche Masse verwandelt, neben welcher der Speichel zum offengehaltenen Munde herausläuft, und kann der Patient weder schlucken noch sprechen, sondern bloß gerade noch atmen, so haben wir eine „*akute Glossitis*" vor uns, die meist zur Ausbildung eines Zungenabscesses führt. Diese seltene Erkrankung ist in der Regel metastatischer Natur und tritt besonders im Anschluß an akute Infektionskrankheiten auf. Atemnot mit *verlangsamter* Atmung und Stridor lassen annehmen, daß das Ödem auf den Kehlkopf übergreift, und daß die Tracheotomie erforderlich ist. Wird der Patient dagegen dyspnoisch, und cyanotisch bei *beschleunigter* Atmung und ohne Stridor zu zeigen, so besteht eine beginnende Aspirationspneumonie oder Sepsis. Bisweilen ist von Anfang an der ganze Mundboden phlegmonös angeschwollen und die meist ebenfalls schon ödematöse Zunge an den Gaumen gedrängt. Das Bild gleicht demjenigen der Angina Ludovici, ist aber von Anfang an beidseitig. Es handelt sich um die „*akute Mundbodenphlegmone*" mit ihren dreifachen Gefahren, der Erstickung, der Aspirationspneumonie und der Weiterleitung der Entzündung auf das Bindegewebe des Halses und des Mediastinums.

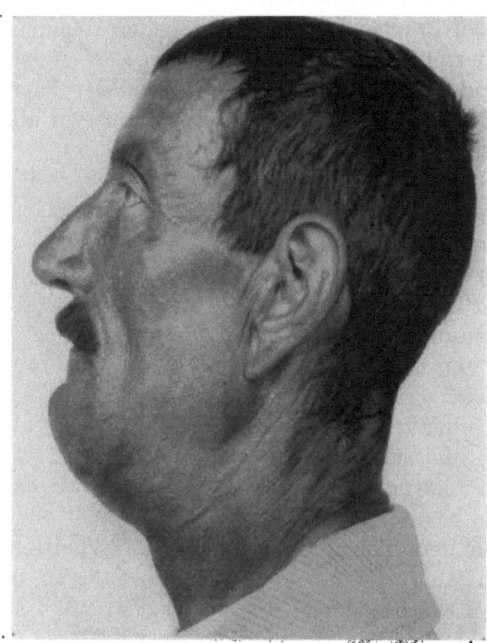

Abb. 135. Phlegmone des Mundbodens.

Ist der *Isthmus faucium* der ursprüngliche Sitz der Schwellung, so werden wir zwischen *diffuser* und *einseitiger* „*Angina*" unterscheiden. Bei *diffuser Erkrankung* denken wir an katarrhalische, lacunäre Angina, Scharlachangina, Diphtherie, sekundärsyphilitische Angina, Angina von PLAUT-VINCENT. Das chirurgisch Wichtige hierüber wird bei Anlaß der Besprechung der Diphtherie erwähnt werden.

Die *einseitige Angina* kann das Anfangsstadium oder eine leichte Form irgendeiner der genannten Anginen sein. Ist die Schwellung stark ausgeprägt, die Tonsille sozusagen verstrichen und kissenartig vorgewölbt, so denken wir an einen tonsillären oder retrotonsillären „*Absceß*".

Aus akuter Schwellung der hinteren oder seitlichen Rachenwand schließen wir auf einen akuten Retropharyngealabsceß, wie er meist auf Grund einer Lymphadenitis, seltener einer Wirbelosteomyelitis zustande kommt. Auch hierüber werden wir später noch sprechen.

Ferner sei hier der akuten Entzündungsprozesse gedacht, welche sich am *Rachendach* in adenoiden Vegetationen abspielen. Besonders bei Kindern darf die Untersuchung dieser Gegend nicht unterlassen werden, wenn Temperatursteigerungen bestehen, für die sich kein Grund auffinden läßt.

Tritt am Zahnfleisch nach cyanotischer Schwellung ein geschwüriger Zerfall auf und dehnt sich dieser Vorgang auch auf die übrige Mundschleimhaut aus unter Auftreten eines übelriechenden Ausflusses, so haben wir es mit der „*ulcerösen Stomatitis*" zu tun, welche besonders bei Kindern, aber unter schlechten Ernährungsverhältnissen auch bei Erwachsenen vorkommt, und zwar gelegentlich endemisch. Sie läuft meist günstig ab, kann aber auch unter septischen Erscheinungen in wenigen Tagen zum Tode führen. Ihre Ursachen sind nicht einheitlich, und das Krankheitsbild ist je nach der Ursache ein in Einzelheiten verschiedenes. Vergiftungen (Quecksilber), Vitaminmangel (Skorbut) sind als Ursachen in erster Linie zu nennen. Alimentäre Intoxikationen, spezifische Erreger (PLAUT-VINCENTscher Bacillus) sind noch fraglich. Infektion vom Tier her mit dem Erreger der Maul- und Klauenseuche kommt für seltene Fälle ebenfalls in Betracht.

Bei sehr kachektischen Kindern und ausnahmsweise auch bei Erwachsenen, besonders nach schwächenden Infektionskrankheiten, kann die Stomatitis ulcerosa auslaufen in die als „Noma" bezeichnete Gangraen der Wangen und Lippen. Das nicht zu verkennende Krankheitsbild ist in manchen Ländern sozusagen unbekannt, in anderen nicht selten. Eine einheitliche, bakterielle Ätiologie scheint nicht zu bestehen, und der wiederholt angeschuldigte PLAUT-VINCENTsche Bacillus könnte, wie bei der Stomatitis ulcerosa, nur für einzelne Fälle in Betracht kommen oder saprophytischen Charakter haben.

17. Geschwülste und Geschwüre in der Mund-, Rachen- und Nasenhöhle.

Wie auf jeder Schleimhaut, so stellt sich auch in der Mund- und Rachenhöhle ein Teil der Geschwülste als Geschwüre dar. Wir müssen deshalb die beiden

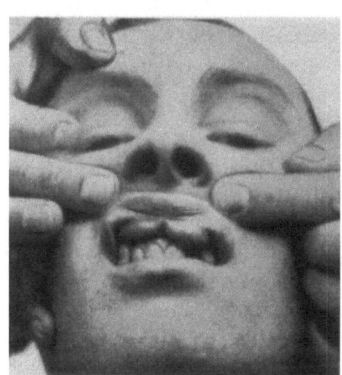
Abb. 136. Doppellippe.

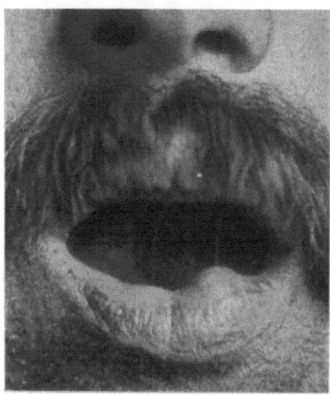
Abb. 137. Schleimcyste der Unterlippe.

gemeinschaftlich besprechen. Obenan sei der Satz gestellt, daß *jedes hartnäckige Geschwür der Neubildung verdächtig ist*, wie wenig es auch eigentlichen Geschwulstcharakter tragen möge.

Als „geschwürige Gebilde" bezeichnen wir hier nur solche, bei denen die Geschwürsbildung im Wesen des Übels begründet ist, also Krebs, Tuberkulose, Lues, nicht aber eine zufällige oberflächliche Erosion, z. B. bei einer durch einen Nachbarzahn wundgemachten Epulis. Beim Krebs muß das Geschwür bisweilen gesucht werden. Ein Krebs an der Zungenbasis kann sich bei einer ersten Inspektion als nicht ulcerierte Geschwulst darstellen, und erst die genauere Untersuchung mit Spiegel und mit tastendem Finger zeigt, daß er einen tiefen, nach hinten offenen Krater besitzt. Bisweilen zeigt ein schon ziemlich umfänglicher Krebs nur eine kleine Erosion auf etwas eingezogenem Gewebe.

I. Nichtgeschwürige Gebilde.

Wir gehen bei der Besprechung topographisch vor, weil die verschiedenen Erkrankungen ganz verschiedene Lieblingssitze aufweisen.

1. Schleimhaut von Lippen und Wangen.

Die als Doppellippe (Abb. 136) bezeichnete angeborene Veränderung ist durch ihren Namen genügend gekennzeichnet. Ein erbsen- bis haselnußgroßes Geschwülstchen unter der *Lippen-* oder *Wangenschleimhaut*, das von Zeit zu Zeit verschwindet und dann wieder auftritt, das bläulich durchscheinend aussieht und sich durch Druck nicht wegbringen läßt, kann nur eine „*Schleimcyste*" (Abb. 137) sein. Dieselben können dadurch, daß sie intermittierend zwischen die kauenden Zähne geraten, oft fibrös sich verdicken und den Eindruck von primären Fibromen erwecken. Finden wir in denselben Gebieten eine blaurote

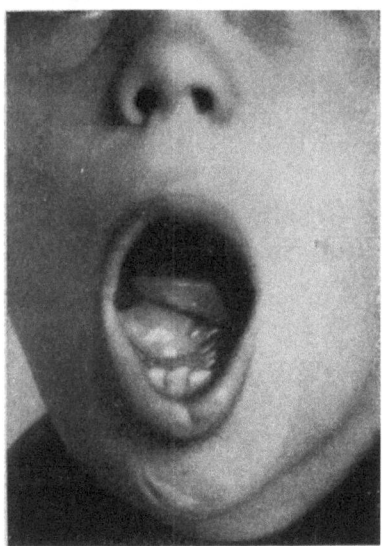

weiche und unter Fingerdruck verschwindende und sofort wieder erscheinende Geschwulst, so können wir es nur mit einem „kavernösen Angiom“ zu tun haben. Bemerkenswert ist, daß diese Schleimhautangiome im Gegensatz zu den Angiomen der Cutis bisweilen gut abgekapselt sind. Größere Angiome der Schleimhaut können durch die Lippe hindurch bis unter die äußere Haut wachsen. Eine gestielte, weiche, aber nicht durch Druck entleerbare, an der Wangenschleimhaut hängende Geschwulst ist ein „Fibrom“, in welchem die verschiedenen Bestandteile der Wangenschleimhaut: Drüsen, Blut- und Lymphgefäße, Fettgewebe mehr oder weniger reichlich mitgewuchert sind.

2. Mundboden.

Abb. 138. Ranula.

Die hier vorkommenden, von gesunder Schleimhaut bedeckten Geschwülste sind, wenn wir von den sehr seltenen, lappigen, gelblich durch die Schleimhaut durchscheinenden „Lipomen“ absehen, meist cystische Gebilde.

Wenn wir eine die Zunge emporhebende, einseitig gelegene, bläulich durch die verdünnte Schleimhaut durchschimmernde Geschwulst sehen, welche elastische

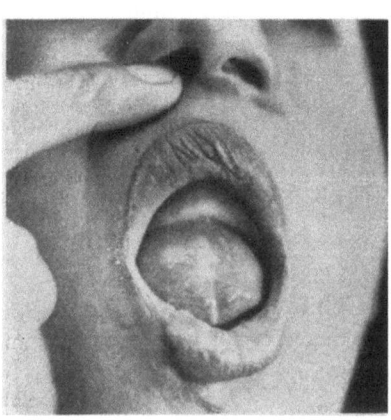

Abb. 139a. Dermoid des Mundbodens, nach innen vorragend.

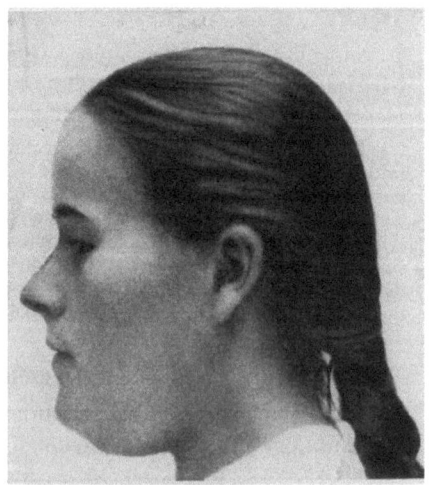

Abb. 139b. Mundbodendermoid, nach außen vorragend.

bis fluktuierende Beschaffenheit zeigt, dann stellen wir die Diagnose einer „Ranula“ (Abb. 138). Damit ist freilich noch nichts über die Herkunft des Gebildes gesagt, über die sich Embryologen und Chirurgen viel gestritten haben. Heutzutage ist man für die Mehrzahl der Fälle bei der einfachsten Erklärung stehengeblieben, nämlich bei der Annahme einer aus Abschnitten der Glandula

sublingualis entstandenen Cyste, als Analogon der eben erwähnten erbsengroßen Schleimcystchen in der Lippen- und Wangenschleimhaut.

Daß es neben dieser gewöhnlichen Ranula
noch dem Zungengrunde näher liegende Cysten
gibt, die von flimmerepithelbesetzten Boch-
dalekschen Gängen abstammen, das ist für
vereinzelte Fälle erwiesen. Ebenso können
Cysten von der Nuhn-Blandinschen Zungenspitzendrüse ausgehen. Doch haben dieselben
mit der Ranula nichts zu tun; sie sitzen *in*,
nicht *unter* der Zunge.

Berücksichtigt man die verschiedenen
Kennzeichen der Ranula, so ist eine Verwechslung schwer denkbar. *Lymphangiome*, die in dieser Gegend ebenfalls vorkommen, sind weniger scharf abgegrenzt.
Sie greifen gerne auf die Zunge selbst
über. Ferner bestehen sie nicht aus einem
einzigen Hohlraum, sondern aus zahlreichen kleineren Kammern. *Lipome* sind
gelappt und scheinen gelblich durch die
Schleimhaut durch. Nur „*Dermoide*"
(Abb. 139a und b) können irreführen. Sie
sitzen aber im Gegensatz zur Ranula

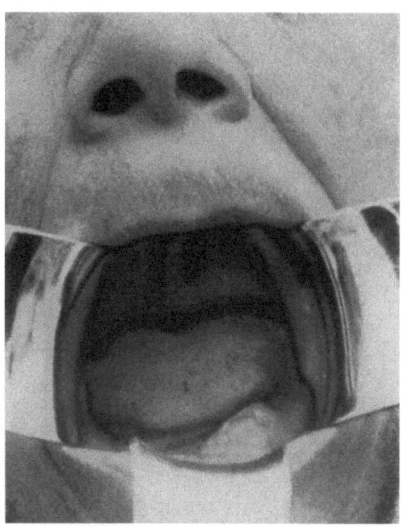

Abb. 140. Lipom des Mundbodens.

meist median. Ihre Wand ist viel dicker als diejenige der Ranula, und die Cyste
schimmert nicht bläulich durch, sondern zeigt eine weißlich-gelbe Farbe. Sie

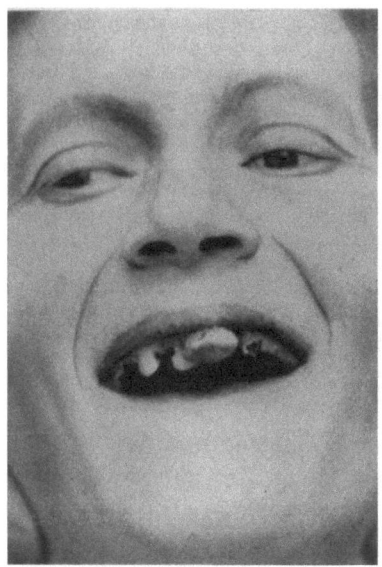

Abb. 141. Epulis in einer Zahnlücke.

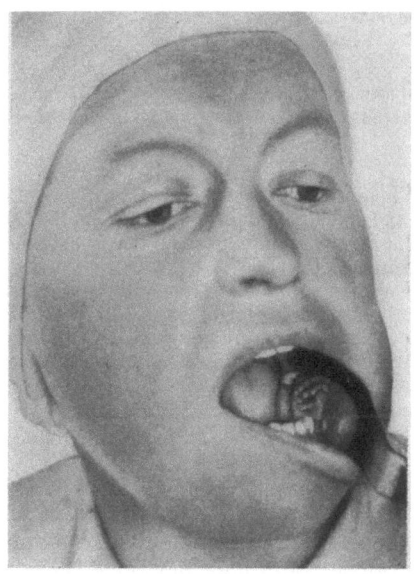

Abb. 142. Epulis (reines Fibrom), mit Eindrücken
der oberen Molaren.

sind bisweilen ziemlich fest mit der Umgebung verwachsen, was bei der
Ranula nicht der Fall ist, und vereitern leichter wie diese.

Sollten einmal Zweifel entstehen, weil eine scheinbar median liegende Geschwulst bläulich durchschimmert, z. B. eine große, über die Mittellinie hinaus-

gewachsene Ranula, oder weil eine seitlich gelegene Cyste das Aussehen eines Dermoids hat, so genügt die Probepunktion, um die Diagnose aufzuklären. Die Behandlung ist übrigens bei beiden Gebilden dieselbe, nämlich die Ausschälung.

3. Zahnfleisch.

Eine am Zahnfleisch sitzende, scharf abgegrenzte, erbsen- bis walnußgroße Geschwulst wird als Epulis bezeichnet, was aber nur sagen will: „Geschwulst am Zahnfleisch". Damit haben wir also nur unseren Befund umschrieben, aber noch keine histologische Diagnose gestellt. Zeigt das Geschwülstchen die Farbe des normalen Zahnfleisches und ist es derb, so dürfen wir ein *reines Fibrom* annehmen; ist es bei derselben Farbe weicher, so müssen wir schließen, daß es zell- und gefäßreicher ist und sich schon mehr dem *Sarkom* nähert. Ist das Gebilde dunkler, mit einem leichten Stich ins Bräunliche, so haben wir eines jener charakteristischen, vom Alveolarperiost ausgehenden *Riesenzellsarkome* vor uns, die man als Epulis im engeren Sinne bezeichnet.

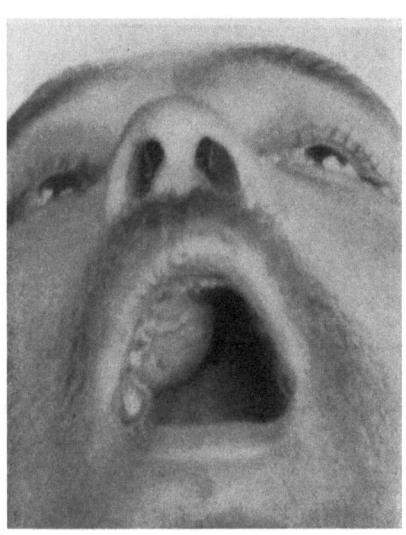

Abb. 143. Gaumenabsceß, von einer Zahnwurzel ausgehend.

Dieselben zeigen gewöhnlich an der Oberfläche eine beinahe angiomähnliche Vermehrung der Gefäße, während der übrige Teil den Bau eines Riesenzellsarkoms aufweist. Häufig enthalten die Geschwülste überdies ein braunes Pigment. Ihre Bösartigkeit beschränkt sich auf lokale Rezidive; die Lymphdrüsen werden nicht befallen, und Metastasen treten nicht auf. Sie gehören der gleichen Kategorie von Neubildungen an wie die Riesenzellsarkome, die sog. braunen Tumoren an anderen Stellen des Skelets und zeigen damit auch Beziehungen zur Ostitis fibrosa, die übrigens in typischer Form auch an den Kieferkörpern vorkommt. Sie entstehen nicht selten an Stellen, die durch eine länger dauernde Entzündung gereizt sind, so in Zahnlücken, etwa im Bereiche alter Wurzeln (s. Abb. 142). Hie und da sind sie infolge von Reibung an der Oberfläche ulceriert. Von den Geschwülsten der Kieferkörper unterscheiden sie sich durch den meist schmalen Stiel, der sie mit ihrer Ursprungsstelle verbindet. Auf den ersten Blick scheinen sie freilich breit aufzusitzen, wenn man sie aber mit der Sonde abhebt, ist man erstaunt über die geringe Ausdehnung der Anheftungsstelle.

Von den Epuliden verschieden sind die Granulome, die wir häufig im Bereiche von Wurzelresten, gar nicht selten auch in offenen Pulpahöhlen finden. Bisweilen sind — bei vernachlässigtem Gebiß — eine ganze Reihe Zahnstummeln von solchen Granulomen ausgefüllt.

4. Gaumen, Tonsillengegend, Zungengrund.

Eine umschriebene am *harten Gaumen* seit kurzer Zeit aufgetretene Schwellung ist, wenn sie nach der Mitte hin sitzt, am ehesten ein „*Gumma*"; wenn sie den Rand der Gaumenplatte einnimmt, und wenn sich in ihrem Bereich ein kranker Zahn oder eine alte Wurzel auffinden läßt, ein Zahnabsceß (Abb. 143) oder eine Oberkiefercyste.

Geht das Gebilde vom *weichen Gaumen* oder von der *Tonsillengegend* aus, und ist es deutlich abgekapselt, von verschieblicher Schleimhaut bedeckt, so müssen wir an jene „*Mischgeschwülste*" denken, wie sie häufiger in der Parotisgegend vorkommen. Sitzt die Geschwulst dagegen der Tonsillengegend breit auf, und ist sie wenig oder gar nicht verschieblich, so haben wir es mit einem „*Sarkom*" zu tun.

Die meisten dieser Sarkome sind Lymphosarkome, also, selbst wenn sie Drüsenmetastasen machen, nicht eigentliche Geschwülste. Auf Arsen-, Röntgen- oder Radiumbehandlung verschwinden sie bisweilen spurlos mit den Drüsenmetastasen.

Auffallende Schwellung des lymphatischen Apparates des ganzen Rachens läßt an eine *„leukämische"* oder *„pseudoleukämische"* Erkrankung denken. Die Untersuchung des Blutes und, wenn nötig, einer am Halse entfernten Drüse werden entscheiden.

An den *Gaumenbögen* finden sich zuweilen gestielte Polypen, besonders in Form von — völlig gutartigen — Papillomen.

Eine weiche, rundliche, gut abgegrenzte Geschwulst am *Zungengrunde* mit starker Gefäßentwicklung an ihrer Oberfläche ist am ehesten ein *„abgeirrter Kropf"*.

Diese Lokalisation erklärt sich aus dem Umstande, daß die Schilddrüsenanlage aus der Stelle herauswächst, welche später den Zungengrund bildet. Wir finden deshalb Nebenkröpfe am häufigsten im Bereiche des zwischen dem Foramen coecum und dem Processus pyramidalis der Schilddrüse verlaufenden Restes dieser Anlage, des Ductus thyreoglossus.

Patienten mit Zungenkropf haben das begreifliche Gefühl, als ob ihnen ein Bissen im Halse stecke, der nicht herunter will. Bei größerer Ausdehnung des Gebildes wird die Sprache näselnd, und schließlich selbst die Atmung gestört. Bisweilen treten starke Blutungen aus den oberflächlichen Gefäßen auf. Für die Operation ist, der Möglichkeit späterer Kachexia thyreopriva wegen, zu berücksichtigen, daß bei Zungenkropf die Schilddrüse an normaler Stelle bisweilen fehlt. Man wird deshalb den Hals sorgfältig abtasten, bevor man einen Zungenkropf radikal entfernt.

5. Rachen.

Ragt ein Gebilde geschwulstähnlich von *hinten* her in die *Rachenhöhle*, so suchen wir mit Auge, Sonde und Finger seinen Ausgangspunkt zu bestimmen. Sitzt er breit der Vorderfläche der Wirbelsäule auf, so könnte es zwar ein *„Sarkom"* sein, doch wird es sich häufiger um einen tuberkulösen *„Absceß"* bei Wirbelcaries handeln. Den aufmerksamen Beobachter hat vielleicht die steife Kopfhaltung des Patienten schon von Anfang an auf diese Diagnose gewiesen, und er wird aus der Anamnese erfahren, daß der Entstehung der Geschwulst im Rachen schon seit längerer Zeit Behinderung der Kopfbewegungen vorangegangen war. Das Anfühlen zeigt uns, ob wir es mit einem Absceß oder mit einer festen Geschwulst zu tun haben. Zur Verwechslung könnte der **retroviscerale Anteil einer Struma** Anlaß geben.

Bisweilen hat sich die Knochenerkrankung vorher nicht bemerkbar gemacht. Wir sahen übrigens einen tuberkulösen Retropharyngealabsceß auch ohne Spondylitis. Die Patientin hatte an ihrem Körper eine Anzahl von tuberkulösen Weichteilabscessen ohne Knochenherde.

Ragt die Geschwulst von *oben* her in den Rachen, so kann es sich um gewöhnliche, aus der Nase stammende *„Schleimpolypen"* handeln. Dieselben fühlen sich auffallend weich an und sind beweglich, als ob sie dem tastenden Finger aus dem Wege gingen. Kann man sie direkt oder mit dem Spiegel sehen, so erkennt man sie an ihrer bläulich-weißen Farbe und an dem durchscheinenden glasigen Aussehen. Ist die Geschwulst von festerer Beschaffenheit, so schwanken wir nur noch zwischen den von der Schädelbasis, der Fibrocartilago basilaris ausgehenden Fibromen junger Leute und den eigentlichen Sarkomen der Schädelbasis.

Ein *„Schädelbasisfibrom"*, gewöhnlich *„Nasenrachenfibrom"* oder Nasenrachenpolyp genannt, können wir ausschließen, wenn die Geschwulst *nach* Abschluß des Wachstums, also nach dem zweiten Dezennium aufgetreten ist. Die Nasenrachenfibrome haben nämlich die Eigentümlichkeit, sich nur bis zum Abschluß dieser Lebensperiode zu entwickeln. Sie kommen im frühesten Alter bei beiden Geschlechtern vor, im Pubertätsalter dagegen, wo sie relativ am häufigsten sind, sozusagen nur bei männlichen Individuen. Sendet die Neubildung in langsamem Vorwärtsschreiten Fortsätze in alle auf ihrem Wege befindlichen

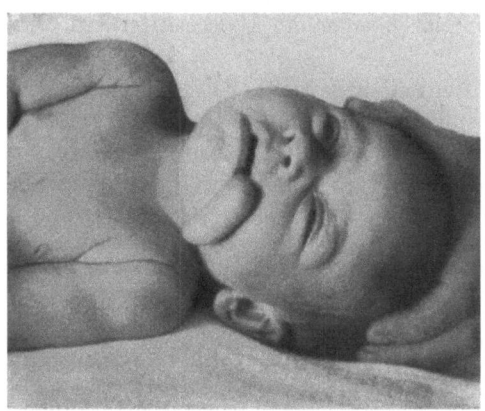

Hohlräume, und zeigen diese Fortsätze da, wo sie sichtbar werden, wieder dieselben rundlichen Formen, dieselbe scharfe Abgrenzung wie der Rachenteil derselben, so haben wir es mit dem eben beschriebenen Fibrom zu tun, während diffuses, rasches Umsichgreifen der Geschwulst, frühes Auftreten von neuralgischen Schmerzen und von Hirnerscheinungen für Sarkom sprechen.

Abb. 144. Langgestielter Rachenpolyp, vom Arcus palatopharyngeus ausgehend.

An verschiedenen Stellen des Rachens kommen endlich „teratoide Gebilde" vor. Bald sind es eigentliche *Teratome*, mit Bestandteilen aller drei Keimblätter, selbst mit einem Haarschopf an der Oberfläche, bald bloß *Lipome* oder weiche *Fibrome*. Die letzteren können wie eine Wurst zum Munde heraushängen (s. Abb. 144). Bisweilen zeigen sie sich nur bei bestimmten Anlässen — Erbrechen — und werden dann vom Patienten wieder verschluckt.

6. Nasenhöhle.

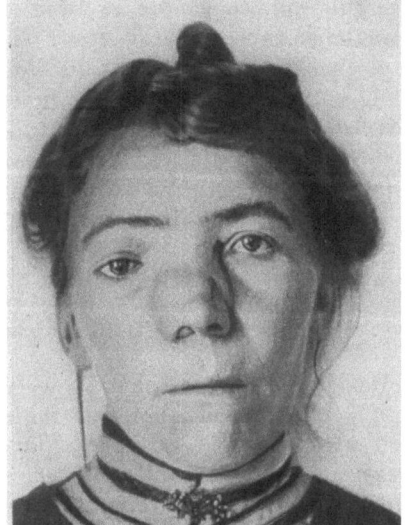

Nichtgeschwürige Neubildungen sind hier, wie im Rachen, hauptsächlich „*Schleimpolypen, fibröse Nasenrachenpolypen* und *Sarkome*". Die beiden ersteren haben wir eben besprochen und wollen nur noch hinzufügen, daß sich hinter Schleimpolypen meist ein Nebenhöhlenkatarrh verbirgt. Dabei gehört aber immerhin zur Entstehung der Polypen eine individuelle, oft sehr hartnäckige Disposition, welche zu immer neuer Entstehung von solchen Gebilden führt. In einzelnen Fällen kann sogar im Verlauf der Jahre das Nasenskelet seitlich so sehr aufgetrieben werden, daß man, wüßte man nicht um die Vorgeschichte des Falles, einen fibrösen Po-

Abb. 145. Schleimpolypen der Nase.

lypen oder gar ein Sarkom diagnostizieren würde. Bisweilen führt allerdings ein bläulich zu einem Nasenloch herausschauender Schleimpolyp sofort auf die richtige Diagnose.

Abb. 145 stammt von einer Patientin, welche sich während etwa 15 Jahren regelmäßig von Zeit zu Zeit ganze Trauben von Schleimpolypen aus beiden Nasengängen herausholen ließ, bevor sie sich zu einem radikaleren Eingriff, zur operativen Behandlung ihrer beidseitigen Nebenhöhlenkatarrhe entschloß.

„*Sarkome*" gehen in der Nase meist von den Muscheln aus. Sie werden im Anfang mit harmloser Hypertrophie derselben verwechselt, bis die rasche Zunahme, begleitet von Nasenverstopfung und Blutungen, zur Probeexcision und zur histologischen Diagnose und zur Bestätigung des klinischen Verdachtes Anlaß gibt. Sie sind an sich sehr seltene Vorkommnisse.

II. Geschwürige Gebilde.

Hier vorerst eine *allgemeine Bemerkung*. Es wird dem Anfänger bei der Beurteilung von Geschwüren stets eingeschärft, auf die Beschaffenheit zweier Dinge, der *Ränder* des Geschwüres und des *Grundes* desselben zu achten. Dies hat auch in der Mundhöhle seine Bedeutung, stößt aber in Wirklichkeit wegen der verschiedenartigen anatomischen Verhältnisse der Umgebung und der oft schweren Zugänglichkeit des Geschwüres auf allerlei Hindernisse. Es bleibt natürlich auch hier wahr, daß ein flaches Geschwür mit weichen Rändern und weichem, graulichem Grunde für *Tuberkulose*, ein tiefgreifendes Geschwür mit speckigem, gelblichem Grunde für *Gumma*, derber, unterhöhlter Rand und derber, zerklüfteter Grund, bisweilen von absterbenden Fetzen belegt, für *Krebs* spricht, und daß derbe Beschaffenheit ohne unterhöhlten Rand und mit glattem, lackiert aussehendem Grunde an *Primäraffekt* denken läßt. Man schließe daraus aber ja nicht, daß ein Carcinom stets zerklüftete und unterhöhlte Ränder, und ein zerfallendes Gumma notgedrungen und in jedem Stadium einen gelben speckigen Grund haben müsse! Die Probeexcision sollte bei jedem Geschwür vorgenommen werden, trotzdem sie bisweilen kein eindeutiges Resultat ergibt, ja hie und da sogar einmal irreführt. In diesem letzteren Falle liegt die Schuld übrigens meist an einer unzweckmäßigen Entnahme des Probestückchens. Stimmen klinischer Verdacht und histologischer Befund nicht überein, so sollte der Probeeingriff etwas ausgiebiger wiederholt werden. Bei kleinen krebsverdächtigen Geschwüren ist oft die sofortige gründliche Excision mit nachfolgender Untersuchung als Probe- und zugleich Heilverfahren der zweckmäßigste Eingriff.

Wir kommen mit der Diagnose am weitesten, wenn wir die Häufigkeit des Vorkommens der einzelnen Erkrankungen an den verschiedenen Stellen der Mundhöhle berücksichtigen.

1. Lippen- und Wangenschleimhaut.

Weitaus am häufigsten kommt hier „*Krebs*" vor, wennschon sowohl Tuberkulose, Primäreffekt und Gumma in den Bereich der Möglichkeiten gehören. Den Lippenkrebs haben wir schon oben besprochen. Der seltenere Krebs der Wangenschleimhaut ist bemerkenswert durch seine viel schlimmere Prognose.

Wie schwierig bisweilen die Diagnose ist, wenn man sich nur an das Schema hält, daß ein Lippengeschwür bei einem alten Manne krebsig sein müsse, das zeigt folgende Beobachtung:

Ein über 70 Jahre alter Mann, Bronchitiker alten Datums, weist ein Geschwür an der linken Unterlippe und ein kleineres an der rechten Wangenschleimhaut auf. Beide sind flach, weich, auffallend schmerzhaft. Keine Epithelpfröpfe, aber auch keine Tuberkel sichtbar. Für Lues sprach in der — sehr unbestimmten — Anamnese nichts, gegen sie sprach die Schmerzhaftigkeit. Für Krebs sprach nur das Alter, alles übrige dagegen. Für Tuberkulose sprach die Schmerzhaftigkeit. Die Bronchitis schien eine gewöhnliche Altersbronchitis zu sein. Die Diagnose „Tuberkulose" hätte also beinahe per exclusionem gestellt werden können, wurde aber durch die histologische Untersuchung eines zur Probe entfernten Randstückes erwiesen.

Daß kleine, vorübergehende Defekte an der Wangenschleimhaut sehr häufig durch „*Biß*" entstehen, das braucht kaum erwähnt zu werden.

2. Mundboden.

Am Mundboden sind sowohl Tuberkulose, als auch Primäraffekt und Gumma sehr selten, „*Carcinom*" dagegen häufig. Dasselbe stellt sich in den Anfangsstadien als ein bewegliches, rundliches, deutlich vorragendes Geschwülstchen dar, welches in der Mitte eine von übergreifenden Rändern umgebene, kleine Geschwürsfläche zeigt. Dieser Befund allein schon erlaubt uns, die richtige

Diagnose zu stellen, auch ohne daß Lymphdrüsenschwellung nachweisbar wäre. Verwächst die Geschwulst mit dem Kiefer und schließlich auch mit der Zunge, so daß diese letztere fixiert wird und daß Kaubewegung und Sprache gestört werden, dann wird die Diagnose leicht, kommt aber zu spät.

3. Zahnfleisch.

Die Untersuchung des Zahnfleisches hat nicht nur für den Zahnarzt und den inneren Mediziner, sondern auch für den Chirurgen Bedeutung. So erklären sich anhaltende Kolikschmerzen, bei denen man geneigt sein möchte, eine organische Darmverengerung anzunehmen, als toxischer Natur, wenn wir den bekannten Bleisaum nachweisen können. Sein Konkurrent ist seit der Einführung des Bismut in die Luesbehandlung der Bismutsaum geworden.

Bei hartnäckiger *Eiterung* zwischen Zahn und Zahnfleisch mit allmählicher Lockerung der Zähne werden wir auf Diabetes oder eine andere, die Alveolarpyorrhoe oder Paradentose begünstigende Allgemeinerkrankung fahnden.

Werden wir gerufen, um eine hartnäckige Zahnfleischblutung zu stillen, so werden wir uns nicht mit der Anwendung eines Stypticums begnügen, sondern der Ursache dieser Blutung nachforschen, die in einer vielleicht bisher übersehenen *Hämophilie, Thrombopenie, Thrombasthenie* (GLANZMANN), Fibrinogenopenie, einer *Leukämie* oder in einem *chronischen Ikterus* liegen kann (Hypoprothrombinämie).

Während bei Thrombopenie und Thrombasthenie die Schnepperstichwunden ohne weiteres verlängerte Blutungszeiten ergeben (bei normaler Blutgerinnungszeit), besteht bei der Hämophilie und der Fibrinogenopenie nur auf Druck eine verlängerte Blutungszeit bei gleichzeitiger Verlängerung der Blutgerinnungszeit. Die Bestimmung dieser Preßblutungszeit geschieht so, daß die Fingerschnepperwunde alle 20—30 Sek. zwischen Daumen und Zeigefinger kurz ausgepreßt wird. Preßblutungszeiten über 15—20 Min. sind pathologisch (LENGGENHAGER).

Die meisten chronisch *entzündlichen Erkrankungen* des Zahnfleisches und des Alveolarperiostes hängen von Erkrankungen der Zähne ab. Heilen sie nach Entfernung der schuldigen Zähne, Wurzeln oder Sequester nicht aus, so müssen wir an Neubildung, Aktinomykose, Tuberkulose oder Phosphornekrose denken. Wie diese Erkrankungen zu erkennen sind, das haben wir an anderer Stelle gesehen.

Geschwüre ohne ausgesprochen entzündlichen Charakter der Umgebung sind wie die Geschwüre der übrigen Teile der Mundschleimhaut zu beurteilen. Es wird sich also um die Unterscheidung zwischen *Krebs, Tuberkulose* und *Gumma*, und *Primäraffekt* handeln. Die leitenden Regeln sind an anderer Stelle zur Genüge auseinandergesetzt worden.

Leicht blutende Schwellungen endlich gehören dem Skorbut und bei kleinen Kindern der MÖLLER-BARLOW*schen Krankheit* an.

Bemerkenswert ist bei dieser letzteren, daß die nicht zu verkennende blaurote Schwellung des Zahnfleisches nur an den Stellen auftritt, wo schon Zähne durchgebrochen sind. Die Extremitätenschmerzen vervollständigen das klinische Bild und führen auf die einzig richtige alimentäre Therapie.

4. Die Tonsillengegend.

Hier kommen neben den seltenen Fällen von nicht spezifischem Tonsillengeschwür die verschiedensten Geschwürsformen, Krebs, Primäraffekt, Tuberkulose und Gumma in Frage. Eine erste Wegleitung gibt das Fehlen oder Vorhandensein von *Drüsenschwellungen*.

a) *Fehlt Lymphdrüsenschwellung*, so schließen wir einen nicht ganz frisch entstandenen Tonsillenschanker aus, denken also an Krebs, Lues II oder III und vielleicht noch an Tuberkulose.

Das „*Carcinom*" ist schon seiner Häufigkeit wegen viel wahrscheinlicher als alle anderen Geschwürsarten. Ist der Patient Alkoholiker, so erhält die Diagnose eine neue Stütze. Die meisten Tonsillenkrebse — und Pharynxkrebse überhaupt — sah ich bei ausgesprochenen Trinkern auftreten. Für Carcinom spricht ferner, abgesehen von derbem Grund und Rand, die Einzahl des Geschwürs. Gummöse und tuberkulöse Geschwüre sind eher multipel als der Krebs. Ausstrahlende Schmerzen nach dem Ohr hin, die dem Patienten den Schlaf rauben, sprechen für Krebs, während Schluckschmerzen für tuberkulöse Geschwüre des Rachenraumes bezeichnend sind, aber im Spätstadium auch bei Krebs vorkommen.

Für „*Tuberkulose*" spricht das Vorkommen von vereinzelten Knötchen in der Umgebung des Geschwürs, für „*tertiäre Syphilis*" nekrotischer Zerfall multipler Knoten. Unerläßlich ist die histologische Untersuchung. Dieselbe erlaubt meist mit Bestimmtheit, Krebs zu erkennen, oder auszuschließen. Zwischen Tuberkulose und Syphilis ist die Entscheidung dagegen auch im histologischen Bilde nicht immer leicht. Eine positive Wassermannsche Reaktion wird Krebs und Tuberkulose nicht ausschließen, aber einen auf das klinische und das histologische Bild gegründeten Verdacht auf Lues bestärken.

Bei der Probeexcision wird ein Stückchen von der Randpartie des Geschwürs mit der Zange oder mit Pinzette und Schere abgekniffen und zum Teil zur histologischen Untersuchung, zum Teil zur Tierimpfung verwendet. Ergibt die histologische Untersuchung trotz klinisch vorhandenen Verdachtes auf Krebs ein negatives Resultat, so entnehme man ein zweites, größeres Stück bzw. ein Stück vom Rand und ein solches vom Grunde des Geschwürs.

b) Erleichtert wird die Diagnose, wenn *Lymphdrüsenschwellung* vorhanden ist. Ist dieselbe kurz nach dem Erscheinen des Geschwürs aufgetreten, und hat sie in kurzer Zeit einen ziemlichen Umfang erreicht unter Verlötung der Drüsen mit der Nachbarschaft, so sehen wir darin eine Stütze für die Annahme einer „*Initialsklerose*".

Bezeichnend als Beispiel unter vielen ist der Fall eines Studenten, der nach einem „Alten Herrn" der Verbindung aus dem Trinkhorn trank. Der Student bekam einen Tonsillenschanker, und es ergab sich, daß der „Alte Herr" in seiner Mundhöhle sekundärsyphilitische Erscheinungen beherbergte. Nebenbei ein Beispiel dafür, wie wenig noch heute gewisse — selbst akademische — Gebräuche den elementarsten Regeln der Hygiene entsprechen.

Sind die Drüsen dagegen erst längere Zeit nach dem Auftreten des Geschwürs entstanden, so kommen nur Carcinom und Tuberkulose in Frage. Bei ersterem sind sie derb, bei letzterer mehr weich. Verwachsungen können bei beiden auftreten. Drüsen, die monatelang bestehen, ohne mit der Umgebung zu verwachsen, sind viel eher tuberkulös als krebsig. Bestehen Verwachsungen, so sind sie bei Krebs sehr fester Natur, so daß derbe unbewegliche Pakete entstehen. Gehen tuberkulöse Drüsen Verwachsungen ein, so folgt meist die zentrale Vereiterung auf dem Fuße, so daß verhältnismäßig derbe Randpartien elastische, selbst fluktuierende Stellen umschließen. Meist entscheidet der histologische Befund, doch haben wir schon als Zufall in den Lymphdrüsen bei Krebs Tuberkulose oder beides zugleich gefunden.

Alle Schlüsse aus dem zeitlichen Verhalten von Geschwür und Drüse fallen dahin, wenn der Patient oder der Arzt erst durch das Auftreten von Drüsen auf das Vorhandensein eines Geschwürs gelenkt werden.

Es sei endlich daran erinnert, daß die PLAUT-VINCENTsche Angina (s. S. 110) im Stadium der Geschwürsbildung leicht für ein syphilitisches Geschwür gehalten werden kann. Der bakteriologische Befund und der rasche Ausgang in Heilung geben den Ausschlag.

5. Gaumen und Gaumensegel.

Zieht sich ein Geschwür von der *Tonsillengegend* gegen den Rand des weichen Gaumens, so ist es, wenn solitär, meist ein „Carcinom". Nur selten beginnt das Carcinom am *weichen Gaumen*, doch haben wir schon wiederholt das ganze Gaumensegel von einem primären Krebse weggefressen gesehen. Viel eher werden wir hier an „*Syphilome*" denken, besonders, wenn das oder die Geschwüre sich dem *harten Gaumen* nähern oder direkt auf demselben sitzen, oder wenn sie gar den Gaumen schon durchlöchert haben. Auch hier kommt freilich Krebs vor, und auch er kann zu Perforation führen. Am weichen Gaumen kommt auch „*Tuberkulose* vor. Sie unterscheidet sich vom Gumma, abgesehen von ihrer längeren Dauer und dem Aussehen des Geschwürs, durch die viel stärkeren Schluckbeschwerden und durch das Vorkommen von Drüsenschwellung. Glatte, vernarbte Perforationen des harten Gaumens sind syphilitisch.

6. Rachenwand.

Wenn wir vom Zungengrund, Tonsillengegend und Sinus piriformis absehen, sind Geschwüre an der Rachenschleimhaut nicht häufig. „*Krebse*" finden sich am ehesten am Eingang von Speiseröhre (s. dort) und Kehlkopf, und ferner im Bereiche des Rachendaches sowie in der Umgebung der Choanen. Bei so versteckem Sitze werden sie meist erst an dem Auftreten von Lymphdrüsenschwellung erkannt, und ihre Diagnose setzt auch da noch eine sorgfältige rhinoskopische Untersuchung voraus. Geschwüre an der Hinterwand des Rachens sind am ehesten „*Gummen*". Auch an das durch den Druck des Ringknorpels bei langdauernden Erkrankungen bedingte „*Decubitusgeschwür*" muß erinnert werden.

7. Nasenhöhle.

Sehen wir von dem *runden Septumgeschwür* ab, so kommen wieder Krebs, Lues und Tuberkulose in Frage. Ist auch eine genaue Spiegeluntersuchung meist unerläßlich, so geben uns doch gewisse Begleitumstände des Übels oft schon nützliche Fingerzeige.

Ein junger Mann kommt mit gebesserten Lungen aus dem Sanatorium nach Hause. Nur hat er ein Geschwür in der Nase, das ihm allmählich das Septum wegfrißt. Hier werden wir an *Tuberkulose* denken.

Ein Patient mittlerer Jahre kommt zu uns mit oft blutigem, übelriechendem Ausfluß aus dem einen Nasenloch. Derselbe dauert schon seit einigen Monaten. Am Kieferwinkel seit einigen Wochen eine derbe Drüse. Hier kommt wohl nur *Krebs* in Betracht.

Eine betagte Großmutter klagt über „Schnupfen", besser gesagt, über anhaltenden, reichlichen Ausfluß aus der Nase. Sie zieht einige Knöchelchen hervor, die zu ihrer Verwunderung dabei abgegangen seien. In der Anamnese nach einer Reihe von Frühgeburten ein am Leben gebliebenes Kind. Sonst nichts für Lues. Das Gesagte genügt aber zur Diagnose, und Jodkali wirkt Wunder.

Das nicht zu verwechselnde Bild der syphilitischen Sattelnase zeigt Abb. 83.

In Rachen und Nase gibt es endlich teils geschwulstartige, teils geschwürige Gebilde, an die wir nur bei bestimmten Beschäftigungen der Patienten, oder unter bestimmten geographischen Breiten denken werden. Es sind dies die „*Rotzgeschwüre*" in der Nase bei Leuten, die rotzkranke Pferde pflegen, und ferner die „*Lepra*" und das „*Rhinosklerom*" in bestimmten Gegenden, letzteres nach den Balkanländern hin. Die Diagnose der Lepra wird aus den anderweitigen Äußerungen des Leidens, diejenige des Rhinoskleroms aus der Härte der Infiltrate, dem Fehlen von Drüsenschwellungen und dem chronischen Verlaufe gestellt.

18. Chronische Erkrankungen der Zunge.

Die Gewohnheit der alten Ärzte, sich stets die Zunge zeigen zu lassen, war keine müßige Sitte, und die junge Generation vernachlässigt ob der „exakten" klinischen Untersuchungsmethoden dieses einfache Hilfsmittel allzusehr. Was den Chirurgen an der Zunge interessiert, ist nicht nur die Farbe und der Belag, sondern ganz besonders der Grad der Feuchtigkeit. Nichts klärt uns bei infektiösen Zuständen, so bei Peritonitis, rascher über den Zustand des Patienten und die Prognose auf, als ein Blick auf die Zunge. Eine trockene Zunge von normaler Farbe ist schlimmer als eine noch so belegte, aber feuchte Zunge.

Wir lassen die verschiedenen oberflächlichen Veränderungen, wie die Landkartenzunge, die schwarze Haarzunge, die Faltenzunge usw. beiseite, denn sie haben keine chirurgische Bedeutung. Nur die „*Leukoplakie*" sei erwähnt, als besonders guter Entwicklungsboden für Krebs. Daß neben der Syphilis bei derselben auch der Tabakmißbrauch eine Rolle spielt, das ist gegenwärtig ziemlich allgemein anerkannt.

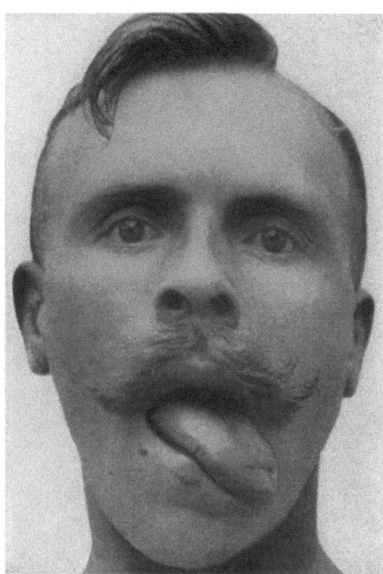

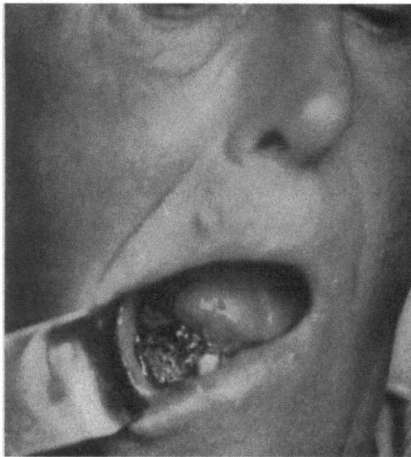

Abb. 146. Linksseitige Hypoglossuslähmung durch Schußverletzung.

Abb. 147. Carcinoma sublinguale.

Die besonders von FOURNIER geäußerte Auffassung, der Zungenkrebs sei, durch Vermittlung der Leukoplakie, sozusagen eine Nachkrankheit der Syphilis, gilt nur sehr bedingt, da die meisten Zungenkrebse ohne Leukoplakie und ohne Syphilis entstehen.

Die einseitige Lähmung und Atrophie der Zunge als Begleiterscheinung der sog. „*Hemiatrophia facialis congenita*" und, der erworbenen, meist traumatischen „*Hypoglossuslähmung*" (Abb. 146) seien hier pro memoria erwähnt.

Wie im vorhergehenden Kapitel, so trennen wir auch hier die nichtgeschwürigen von den geschwürigen Veränderungen.

1. Nichtgeschwürige Geschwülste und Schwellungen.

Unter den Geschwulstbildungen an der Zunge müssen wir vor allem die „*Makroglossie*", die diffuse Vergrößerung des ganzen Organes erwähnen. Die Umfangsvermehrung beruht bei derselben viel weniger auf Zunahme der Muskulatur — dieselbe ist bei Makroglossie verhältnismäßig untätig —, als auf Zunahme des interstitiellen Gewebes und ganz besonders der Lymphspalten, so daß man mit einigem Recht von *diffusem Lymphangiom* spricht. Ausgesprochene Makroglossie gibt dem Gesicht einen blöden Ausdruck. Daraus dürfen wir nicht schließen, daß alle mit diesem Leiden behafteten Individuen Idioten seien. Immerhin kommt Makrolgossie besonders gern bei mangelhafter Ausbildung der geistigen Fähigkeiten vor. Ein gewisser Grad von diffuser Vergrößerung der Zunge ist bezeichnend für Hypo- und Athyreose (s. dort). Hier bildet sich die Vergrößerung der Zunge unter dem Einfluß spezifischer Behandlung allmählich zurück. Bei unmotivierter, innerhalb Stunden wieder verschwindender Anschwellung der Zunge denke man an das QUINCKEsche Ödem.

Unter den *wirklichen Geschwülsten der Zunge* erkennen wir die *„kavernösen Hämangiome"* sofort an der Farbe und an der leichten Entleerbarkeit durch Druck. Weniger leicht zu diagnostizieren sind die *„umschriebenen Lymphangiome"*. Sie sitzen meist als scheinbar ziemlich feste Knoten in dem weichen Zungengewebe, mit Vorliebe auf dem Zungenrücken (Abb. 148), bisweilen aber auch auf der Unterfläche (Abb. 149). Die Ausdrückbarkeit ist gering, wie bei den Lymphangiomen überhaupt. Die dem Bereiche der Geschwulst entsprechenden

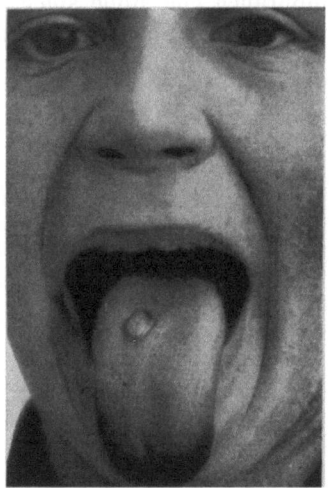
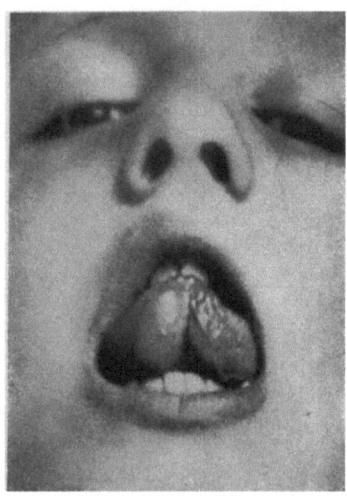

Abb. 148. Lymphangiom des Zungenrückens.   Abb. 149. Cystisches Lymphangiom der Zunge.

Papillen sind oft aufgetrieben, vergrößert und nehmen sich zum Teil wie kleine Bläschen aus. Damit ist die Diagnose zugunsten des Lymphangioms und gegen Tuberkulose und Aktinomykose entschieden.

Fänden wir in der Zungensubstanz ein weiches, lappiges Gebilde, so würden wir es als *„Lipom"* ansprechen und damit den wenigen bis jetzt beschriebenen Fällen einen neuen hinzufügen. *Fibrome* sitzen der Zunge mehr oder weniger gestielt auf.

Viel wichtiger als die Diagnose solcher Raritäten ist die sichere und rechtzeitige Unterscheidung von *Tuberkulose, Syphilis, Aktinomykose, Sarkom* und *Krebs.*

Wir führen den Krebs unter den nichtgeschwürigen Veränderungen in letzter Linie an, und nur mit einem wichtigen Vorbehalt. Krebse mit unversehrter Schleimhaut gibt es an der Zunge nicht. Dagegen kommt es vor, daß der Unerfahrene einen Krebs für nicht ulceriert hält, weil er ihn nicht genau angesehen hat. Hinter dem von normaler Schleimhaut bedeckten hochaufgeworfenen Wall der Neubildung fände er bei genauerem Zusehen den tiefgehenden Geschwürskrater, und auch da, wo ein dem Auge leicht zugänglicher, scheinbar nicht ulcerierter Knoten vorliegt, wird man bei genauerem Zusehen erkennen, daß der Epithelbelag selbst makroskopisch nicht mehr normal aussieht. Schon früh finden wir bei Krebs ein schiefes Herausstrecken der Zunge.

Ein in das Zungengewebe *eingelagerter* Knoten ist in der Regel ein *Tuberkelknoten*, ein *Syphilom*, ein *Actinomycesknoten* oder ein *Sarkom.*

Ein *„Sarkom"* werden wir annehmen, wenn der Knoten über die Größe hinausgeht, die mit einer entzündlichen Granulationsgeschwulst noch vereinbar ist. Ein walnußgroßer Knoten wird z. B. weder ein Tuberkulom, noch ein Gumma sein. Auch bei kleineren Geschwülsten spräche frühes Auftreten von ausstrahlenden Schmerzen für Bösartigkeit. Im übrigen werden wir ein Zungensarkom nur dann diagnostizieren, wenn keine der anderen Möglichkeiten plausibler ist, denn Zungensarkome sind sehr seltene Gewächse.

Zwischen „*Syphilis*" und „*Tuberkulose*" entscheidet bisweilen der lokale Befund. Ein Knoten, der schon

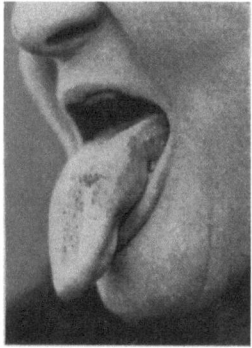

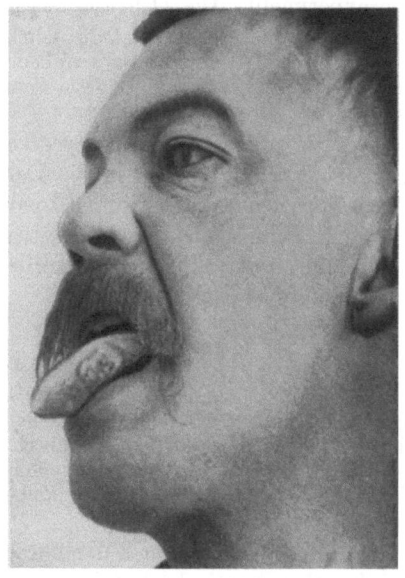

Abb. 150. Zungentuberkulose (geschlossener Absceß).	Abb. 151. Krebs des Zungenrandes.

seit Wochen besteht, ohne aufgebrochen zu sein, ist eher ein Tuberkulom als ein Gumma. Weiche Schwellung der Lymphdrüsen am Halse spricht, wie schon

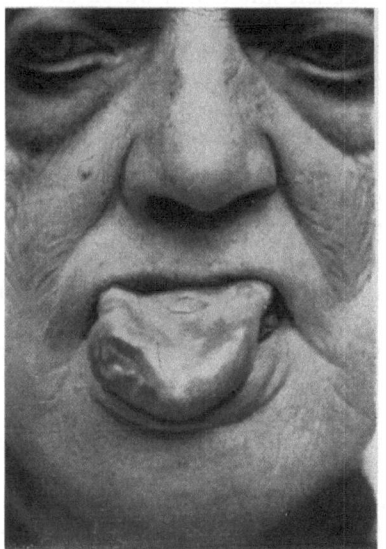

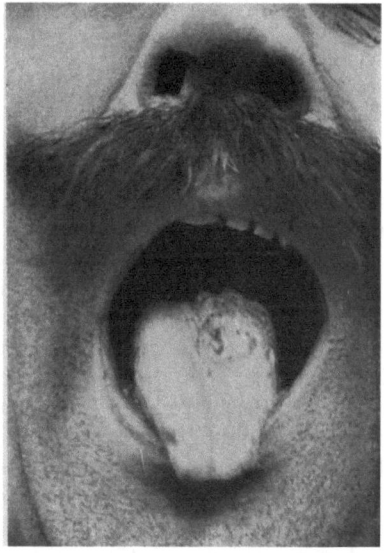

Abb. 152. Zungenkrebs auf Grund von syphilitischer Leukoplakie.	Abb. 153. Gumma des Zungenrückens.

bei den Geschwüren des Rachens hervorgehoben wurde, für Tuberkulose. Von Bedeutung sind ferner die Anamnese und der übrige Zustand des Patienten. Die Erfahrung zeigt, daß Zungentuberkulose selten als erste Äußerung tuberkulöser Infektion vorkommt, sondern meist bei Patienten, welche an ausgesprochener Lungen- oder Darmtuberkulose leiden. In gleicher Weise werden wir bei Syphilom oft in der Vorgeschichte und in dem Zustande des Patienten die Beweise für eine überstandene luische Infektion finden. Entscheidend sind Wassermann und Tierexperiment. Die Deutung des histologischen Bildes ist nicht immer leicht.

Schwierig zu erkennen ist die seltene *diffuse tuberkulöse* Infiltration der Zunge, die, wenn sie zum Teil geschwürig zerfallen ist, aussieht wie ein vorgerücktes Carcinom, mit dem einzigen Unterschiede, daß sie weniger derb anzufühlen ist als der Krebs. Dasselbe gilt von der *diffusen syphilitischen Infiltration.*

Für tiefsitzende „*Actinomycesknoten*", wie sie bisweilen in der Zunge vorkommen, spricht vor allem die Derbheit des Gebildes und das Fehlen der für Tuberkulose charakteristischen Lymphdrüsenschwellung. Ist die Erkrankung an die Oberfläche der Zunge gelangt, so entsteht jene von weichen Granulationsherden durchsetzte, bretthart Infiltration des Organs, welche die Aktinomykose auch anderswo kennzeichnet.

2. Geschwürige Erkrankungen der Zunge.

In Betracht kommen hier *Tuberkulose, Syphilis* und *Krebs.* Die beiden ersteren Erkrankungen haben wir oben besprochen. Nur das Fistelstadium nach Durchbruch eines tiefen Zungenherdes dürfte für Tuberkulose charakteristisch sein. Kleine schmerzhafte seitliche Rhagaden können tertiär-syphilitisch sein. Sonst sitzt die Syphilis mehr auf dem Zungenrücken, die Tuberkulose beginnt irgendwo und der Krebs am Zungenrand, um von da nach der Mitte zu wuchern.

Weitaus die meisten Zungengeschwüre gehören dem Krebs an. Wollen wir bei ihm therapeutische Erfolge haben, so muß er *früh* diagnostiziert werden. An der Spätdiagnose des Magenkrebses ist oft weder Patient noch Arzt schuld, an derjenigen des Zungenkrebses in der Regel der eine oder der andere, oder beide zusammen!

Im Frühstadium trösten sich beide bisweilen mit einem durch einen Zahn verursachten Geschwür. Es kommt gewiß vor, daß eckige Zähne oder Zahnreste den Rand der Zunge verletzen und ein kleines, oberflächliches Geschwür hervorrufen, dessen Heilung durch den beständigen traumatischen Insult verhindert wird. Es genügt aber in diesen Fällen, den schuldigen Zahn zu entfernen oder die verletzende Kante rund zu feilen und das Geschwür völlig in Ruhe zu lassen, um es innerhalb weniger Tage vernarben zu sehen. Bleibt es trotzdem bestehen, so steckt etwas Ernsteres dahinter, und die sorgfältige Palpation wird vielleicht ergeben, daß schon jetzt Grund und Rand deutlich verhärtet sind. Bezeichnend für Krebs ist schon in frühen Stadien das schiefe Herausstrecken der Zunge.

Nicht immer stellt sich der beginnende Krebs als Geschwür dar. Manchmal handelt es sich um ein derbes kleines Knötchen, über welchem der Epithelverlust dem bloßen Auge noch kaum sichtbar ist, in dessen Umgebung man aber das Zungengewebe schon leicht eingezogen sieht. In anderen Fällen haben wir es mit Patienten zu tun, die seit Jahren an Leukoplakie leiden. Mit der Gefahr dieser Erkrankung in bezug auf Krebsentstehung bekannt, schenken sie ihrer Mundschleimhaut die nötige und sogar mehr als nötige Aufmerksamkeit und befragen den Arzt, sobald sie eine Verdickung eines leukoplakischen Fleckes entdecken. Es kommt nun freilich vor, daß ein solcher Patient, zum Carcinophoben geworden, sich täuscht, und eine Verhärtung zu fühlen glaubt, wo keine vorhanden ist. Der Arzt wird aber gut tun, die verdächtigen Stellen vergleichend zu betasten. Ist wirklich eine Verhärtung vorhanden, so müssen wir die Erkrankung als Krebs behandeln, auch wenn das unbewaffnete Auge noch keinen Epithelverlust entdeckt. Zum mindesten wird man den Fleck im Gesunden ausschneiden und histologisch untersuchen lassen, um nach bestätigter Diagnose eine ausgedehntere Operation oder Zerstörung folgen zu lassen. Leider gibt die Leukoplakie bisweilen zu immer erneuter Krebsbildung Anlaß.

Am längsten übersehen werden die Krebse, welche am hinteren Zungenrande nach der Tonsille hin entstehen. Wenn sie entdeckt werden, so läßt es sich oft nicht mehr entscheiden, ob ein von der Zunge auf die Tonsille übergreifendes Carcinom vorliegt, oder umgekehrt. Bisweilen wird die Diagnose erst gestellt, wenn sich der bösartige Charakter der Veränderung durch ausstrahlende Schmerzen nach dem Ohr hin oder durch Drüsenschwellung zu erkennen gibt, oder wenn sich die Zunge nicht mehr frei herausstrecken läßt.

Es wird gewöhnlich gesagt, daß der Zungenkrebs in mittlerem und höherem Alter und fast nur beim männlichen Geschlecht vorkomme. Es gibt aber Ausnahmen.

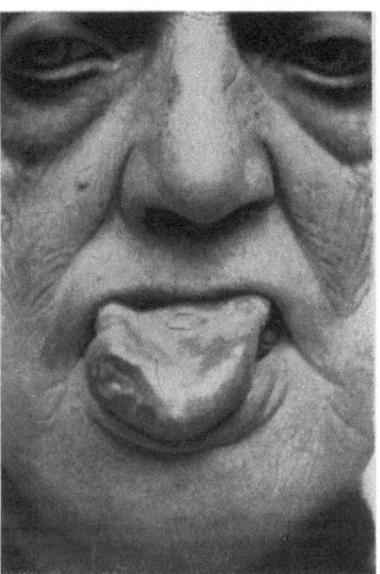

Abb. 154. Glossitis gummosa diffusa.

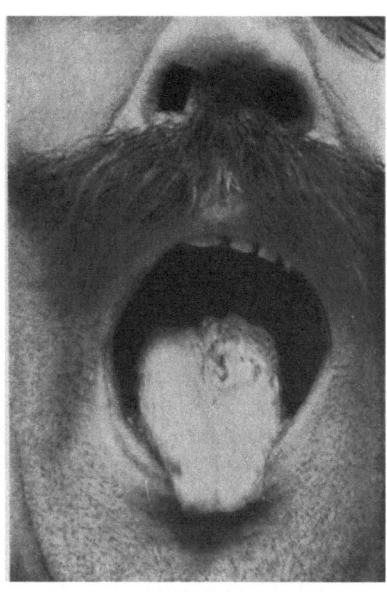

Abb. 155. Angeborene Faltenzunge.

Ein 22jähriges Mädchen geht zum Arzt wegen eines Geschwürs am seitlichen Zungenrande. Geschlecht und Alter sprechen so sehr gegen Krebs, daß der Arzt die Behandlung während längerer Zeit auf Gurgelwasser und Höllensteinapplikationen beschränkt. Schließlich wird ihm die Sache aber doch unheimlich, da das Geschwür immer weiter greift. Bei der Untersuchung zeigt es sich, daß ein guter Teil des linken Zungenrandes von einem seichten Geschwür mit wenig vorragenden, aber etwas unterminierten Rändern eingenommen ist. Rand und Grund sind zwar verhärtet, aber nur in geringe Tiefe. Am Halse finden sich einige derbe Drüsen. Anhaltspunkte für Tuberkulose und Lues fehlen. Die klinische Diagnose Krebs wird durch eine Probeexcision bestätigt. Die Operation konnte, obschon sehr ausgedehnt, das Rezidiv nicht mehr verhindern.

Zweiter Teil.

Chirurgische Erkrankungen des Halses.

19. Chirurgische Erkrankungen der Luftwege (Rachen, Kehlkopf und Luftröhre).

Die Erkrankungen des Kehlkopfes sind so sehr zum Sondergebiet geworden, daß sich der Arzt bei denselben nur zu leicht für inkompetent erklärt. Wenn es auch richtig ist, daß sich die Diagnostik dieser Erkrankungen in ihrer heutigen Ausbildung der komplizierten Hilfsmittel wegen für manche Fälle der Sphäre des Praktikers entzogen hat, so gibt es doch noch genug Erkrankungen, bei denen der Hausarzt die Diagnose rechtzeitig stellen kann und muß.

Die Symptomatologie der Erkrankungen der oberen Luftwege ist eine sehr einfache. Sie setzt sich zusammen aus Heiserkeit, Husten, Atemnot und Schlingbeschwerden. Gerade diese Einfachheit erklärt aber die Unmöglichkeit, in gewissen Fällen eine Diagnose ohne Laryngoskop zu stellen. Wir schließen unsere Untersuchung also stets mit dem Kehlkopfspiegel ab, werden aber immerhin zuerst sehen, wie weit wir ohne denselben auskommen.

Nehmen wir die Fälle so, wie sie dem Arzt zugehen.

I. Akute Erkrankungen.

1. Entzündliche Prozesse im Rachen und Kehlkopf.

Die akut-entzündlichen Prozesse im Rachen und Kehlkopf beschäftigen den Chirurgen insofern, als sie zu Abszeßbildung und zu Larynxstenose führen. Der Abszeß ist klinisch gekennzeichnet durch die Schlingbeschwerden, die Larynxstenose durch die Atemnot. Der Abszeß schließt sich an irgendeine Form von Angina an und ist in der Regel eine Streptokokkenerkrankung. Schwere Kehlkopfveränderungen durch Schwellung der Schleimhaut und durch Fibrinauflagerung finden wir beinahe nur bei diphtheritischer Infektion. Die Differentialdiagnose zwischen Streptokokkenangina und diphtheritischer Infektion ist nicht in erster Linie Sache des Chirurgen, doch muß auch dieser, da er die Endstadien der Infektion zu sehen bekommt, mit der Diagnose der Anfangsstadien vertraut sein. Es sei darum hier einiges Wichtige kurz zusammengefaßt.

Für die Beurteilung atypischer Fälle, besonders bei der Diphtherie, spielt der Zusammenhang mit einer Epidemie eine wichtige Rolle. Fehlt ein solcher, so werden unregelmäßige Fälle viel leichter übersehen. Die banale, meist durch Streptokokken verursachte Angina kennzeichnet sich durch die diffuse Rötung im Bereich des weichen Gaumens und der Tonsillen und durch das Fehlen von Belag, die diphtheritische Angina durch den nicht nur auf den Tonsillen, sondern auch an andern Stellen der Gaumenschleimhaut und der Rachenschleimhaut fest aufsitzenden, zähen, gelblich-weißen Belag. Dünnere, zerreißlichere Beläge finden sich auf den Tonsillen aber auch hier und da bei Streptokokkenangina, besonders bei Scharlach, und die punktförmigen, in die geröteten und geschwollenen Tonsillen eingelagerten Eiterpfröpfe der Angina lacunaris dürfen nicht mit diphtheritischen Membranen verwechselt werden. Andererseits gibt es auch diphtheritische Infektionen, bei denen, selbst wenn es zu Kehlkopfstenose kommt, im Rachen jeder Belag fehlt.

Das Verhalten der *Temperatur* ist nicht entscheidend, doch finden wir bei Streptokokkeninfektion eher höheres Fieber als bei der Infektion durch den LÖFFLERschen Bacillus.

Drüsenschwellungen kommen bei den beiden Infektionen vor, Milztumor und Albuminurie ebenfalls, alles aber häufiger bei Diphtherie.

Am ehesten mit Diphtherie verwechselt wird der sog. *Pseudocroup*, der sich allerdings durch das Fehlen von infektiösen Prodromalerscheinungen und durch den raschen Ablauf der Symptome kennzeichnet.

In allen diesen Fällen muß der klinische Befund durch eine *bakteriologische Untersuchung* ergänzt werden. Häufig ist schon das Resultat des Ausstrichpräparates chrarakteristisch, andernfalls muß der Ausfall der Kultur abgewartet werden.

Gehen wir nun zu den chirurgischen Komplikationen über:

a) Der „*retrotonsilläre Absceß*" tritt gewöhnlich auf, nachdem die Angina den Höhepunkt überschritten hat.

Das erneute Einsetzen von Schlingbeschwerden bis zur Unmöglichkeit des Schluckens, die näselnde Sprache, das Wiederansteigen der Temperatur, die einseitige Vorwölbung von Tonsille und weichem Gaumen unter Verstreichen der Krypten, die starke Druckempfindlichkeit der vorgewölbten Partie lassen an der Diagnose keine Zweifel bestehen, und der Patient verlangt, wenn keine spontane Perforation eintritt, selbst dringlich nach operativer Eröffnung.

In Ausnahmefällen entwickelt sich der Prozeß nicht hinter der Tonsille, sondern seitlich hinter der hintern Rachenwand, bisweilen nacheinander auf beiden Seiten oder endlich nach außen in den Drüsen hinter dem Kieferwinkel.

b) Bei der akut-entzündlichen, in der Regel wie gesagt diphtheritischen „*Larynxstenose*", dreht sich die Differentialdiagnose um andere Möglichkeiten: akute Verlegung des Kehlkopflumens durch Trauma, durch Eindringen eines Fremdkörpers, durch Insektenstich (Wespen), durch angioneurotisches Ödem, durch retro-laryngenalen Absceß und endlich durch Perichondritis laryngea.

Wir werden diese Möglichkeiten im folgenden noch einzeln besprechen. Charakteristisch für die diphtheritische Stenose ist besonders das Vorausgehen eines allgemein infektiösen, meist deutlich fieberhaften Vorstadiums. Dies muß besonders hervorgehoben werden, da schon mehr als einmal Kehlkopffremdkörper dem Chirurgen als diphtheritische Stenosen zugewiesen worden sind. Unter den Irrtumsquellen ist auch die Pneumonie zu erwähnen.

Es ist schon wiederholt vorgekommen, daß der Unerfahrene die Dyspnoe des pneumonischen Kindes für eine Stenosendyspnoe hielt und die peripneumonische Einziehung kleiner Kinder mit der Einziehung der nachgiebigen Thoraxpartien bei Diphtherie verwechselte. Die Unterscheidung liegt im Atemtypus: derselbe ist bei Larynxstenose verlangsamt, bei Pneumonie beschleunigt. Tritt bei sicher festgestellter Diphtherie beschleunigte Atmung auf, so weist dies auf eine komplizierende Pneumonie hin, und es wird Sache sorgfältiger Beobachtung sein, zu entscheiden, ob die Dyspnoe allein von dieser Komplikation herrührt oder von einer gleichzeitigen Larynxstenose. Tritt nach erfolgter Tracheotomie wieder Dyspnoe auf, so handelt es sich entweder um fibrinöse Verstopfung der Bronchien oder um Pneumonie. Ersteres würde Verlangsamung, letzteres Beschleunigung der Respiration bedingen.

2. Traumen des Kehlkopfes.

Ein Schlag auf den Kehlkopf kann durch Inhibition auf reflektorischem Wege Atemstillstand und plötzlichen Tod bedingen. Viel häufiger wird ein Kehlkopftrauma gefährlich durch blutige Suffusion und traumatisches Ödem der Kehlkopfschleimhaut, besonders im Anschluß an den Bruch eines der Knorpel. Tritt nach einer solchen Verletzung Hautknistern auf, so muß Luft durch die verletzte Schleimhaut in die Gewebe gelangt sein. Der Grad der Schleimhautschwellung läßt sich aus der Störung der Atmung erschließen und kann mit dem Kehlkopfspiegel direkt verfolgt werden. Jeder derartige Fall muß sofort in Krankenhausbehandlung verbracht und sorgfältig beobachtet werden, da die Stenoseerscheinungen sehr plötzlich bedrohlich werden können.

3. Fremdkörper in den Luftwegen.

Häufiger sieht der Arzt eine andere Ursache plötzlicher Dyspnoe, die Aspiration von „*Fremdkörpern*". Wir erhalten eine Vorstellung von dem, was schon in den Luftwegen gefunden worden ist, wenn wir uns alles dessen erinnern, was sich Kinder aus Unverstand in den Mund stecken, und was Erwachsene aus Bequemlichkeit und schlechter Gewohnheit mit den Lippen fassen. Bohnen,

Erbsen, Glasperlen, Knochenstücke stehen obenan; Nägel, Nadeln, Hemden-
knöpfe folgen nach. Selbst Gebißstücke haben schon den Weg zwischen den
Stimmbändern hindurch gefunden. Dieses letztere Vorkommnis läßt uns stets
an Epilepsie denken (unbewußte Aspiration im epileptischen Anfall).

Legen die äußeren Umstände den Gedanken an Fremdkörperaspiration nahe,
so fragen wir uns vor allem, ob der Fremdkörper wirklich in den Luftwegen sitzt.
Wird die Einführung desselben in den Mund zugestanden, und ist auf dieselbe
ein heftiger Hustenanfall, vielleicht mit Auswerfen blutig gefärbten Schleimes
gefolgt, so *war* der Fremdkörper in den Luftwegen, kann aber durch den Husten

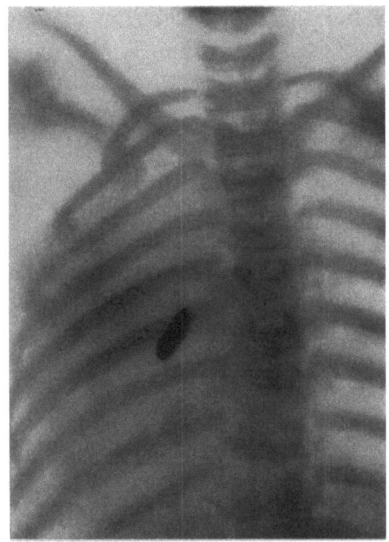

links   rechts
Abb. 156. Blechkapsel im Ende des linken
Hauptbronchus. Lungengewebe ausgedehnt
verdichtet (Pneumonie).

schon aus denselben entfernt worden sein.
Das „Nachgefühl" kann, je nach der gesetzten Schleimhautverletzung und der
Empfindlichkeit des Individuums, längere
Zeit, zum mindesten einige Stunden lang
anhalten. Ist die Atmung frei, so werden
wir mit dem Kehlkopfspiegel nachsehen.
Finden wir nichts, schwindet der Hustenreiz ohne künstliche Mittel und treten
im weiteren Verlauf keine Lungensym-
ptome ein, so ist der Fremdkörper wahrscheinlich ausgestoßen worden. Ein weiter
unten, d. h. in der Trachea sitzender Fremdkörper äußert sich meist durch periodisch
auftretenden Hustenreiz, der entweder von
der Unterfläche der Stimmbänder oder von
der Bifurkationsstelle ausgelöst wird, und
ein in einem Bronchus sitzender Fremdkörper wird sich durch Symptome von
seiten der entsprechenden Lungenpartie
kundgeben.

Während eines oder zweier Tage, ja erheblich länger kann ein Fremdkörper vollkommen
symptomlos in einem Bronchus verweilen. Ich sah dies bei einem Jungen, welcher zugab,
eine Bleifederschutzhülle,, verschluckt" zu haben, aber jede Störung von seitens der Atmung
im Moment des Verschluckens in Abrede stellte. In Wirklichkeit hatte er, wie nachher
festgestellt wurde, einen langandauernden sehr heftigen Erstickungsanfall gehabt. Einmal
im Bronchus angekommen, machte der Fremdkörper keine subjektiven Symptome mehr,
und die erst am 2. Tage einsetzende Pneumonie sowie das Röntgenbild wiesen auf den
Sitz der Metallhülse im linken Hauptbronchus hin. Die Entfernung gelang von einem
Tracheotomieschnitt aus mit einer Fremdkörperzange. Wird der Fremdkörper nicht entfernt, so können die akuten Symptome abklingen und es entwickelt sich im Laufe der
Monate oder Jahre ein chronisch-entzündlicher Zustand mit verschiedenartigen Komplikationen, wie Abszeß, Pleuritis und schließlich Bronchiektasien.

Besteht anhaltender oder anfallsweise auftretender Hustenreiz, ohne daß wir
im Kehlkopf etwas finden, so achten wir darauf, ob wir über der Trachea ein
flatterndes Geräusch vernehmen. Der Fremdkörper fliegt dann bei jeder Atmung
zwischen Bifurkation und Larynx hin und her und löst an beiden Stellen Hustenreiz aus. Tracheoskopie oder Bronchoskopie werden es vielleicht erlauben, seinen
Sitz zu bestimmen. Zeigt die Röntgenuntersuchung keinen Fremdkörper, so ist
sie nach Lipojodoleinträufelung zu wiederholen, da so auch röntgendurchlässige
Fremdkörper bisweilen sichtbar gemacht werden. Weiteren Aufschluß erwarten
wir von der Tracheotomie, bei der uns vielleicht das Corpus delicti durch den
ersten Hustenstoß entgegengeschleudert wird.

Wir haben bis jetzt angenommen, der die Atemnot bedingende Fremdkörper sitze in den Luftwegen. Dies ist aber nicht immer der Fall. Ich bekam einen Epileptiker, der sein Gebiß verschluckt hatte, erstickend auf den Operationstisch. Das Gebiß drückte von hinten auf die Trachea, und ich mußte die Tracheotomie ausführen, bevor ich Zeit hatte, die Speiseröhre zu eröffnen und das Gebiß aus derselben zu entfernen.

Im Anschluß an die Fremdkörper wollen wir die Insekten erwähnen, welche aus Unachtsamkeit mit Früchten oder Getränken verschluckt werden und durch ihren Stich Larynxödem verursachen. Jedes Jahr wird von Todesfällen berichtet, welche auf diese Weise zustande kommen, bevor chirurgisch — durch Intubation oder Tracheotomie — eingegriffen werden konnte.

4. Die Perichondritis laryngea.

Sie ist keine einheitliche, selbständige Erkrankung, sondern die Folge irgendeines in das submuköse Gewebe des Kehlkopfes reichenden, infektiösen Vorganges, wie Stichverletzung der Schleimhaut durch Fischgräten usw., geschwüriger Zerfall derselben durch Tuberkulose, Syphilis, Krebs, Variola, Dekubitalgeschwür bei Typhus, Röntgen- oder Radiumnekrose, eitrige Metastasen bei verschiedenen akuten Infektionskrankheiten, bei Pyämie.

Die Diagnose wird gestellt auf Grund der von außen feststellbaren Schwellung (s. Abb. 157) und Druckempfindlichkeit des Kehlkopfes und den Erscheinungen von Atembehin-

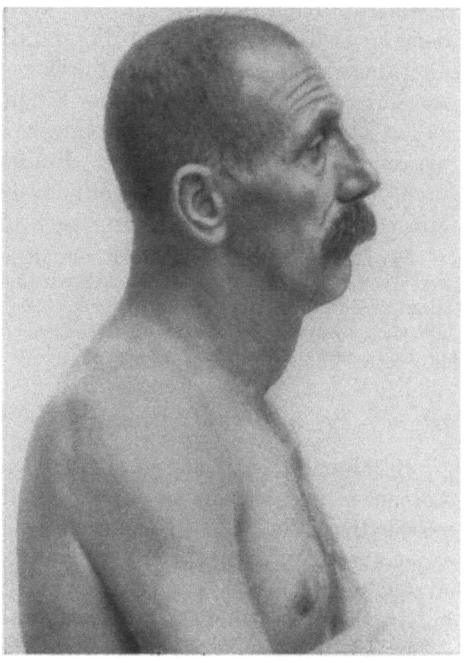

Abb. 157. Schwellung der Kehlkopfgegend bei Perichondritis laryngea.

derung mit oder ohne Heiserkeit und Schlingbeschwerden. Der Kehlkopfspiegel zeigt das Vorhandensein von Geschwüren Abscessen, Ödem, je nach dem Übel, welches der Perichondritis zugrunde liegt, und je nach seiner Lokalisation im Kehlkopf.

5. Entzündliche Prozesse in der Nachbarschaft.

Im Anschluß an die Perichrondritis sei erwähnt, daß jeder entzündliche, ödematöse Vorgang in der Nähe des Kehlkopfes, z. B. bei Mundbodenphlegmonen, oder im Anschluß an operative Eingriffe zu Kehlkopfödem führen kann.

Bei den Retropharyngealabscessen, wie sie im Anschluß an Angina (Scharlach!), an Erysipel, an Tuberkulose der benachbarten Lymphdrüsen oder der Halswirbelsäule entstehen, ist es neben dem kollateralen Ödem hauptsächlich der mechanische Druck des Abscesses, welcher zu Erstickung führen kann. Es wird berichtet, Chirurgen hätten sich früher den Nagel des rechten Zeigefingers lang und scharf gehalten, um in Ermangelung eines andern Instrumentes solche Abscesse bei Erstickungsgefahr durch einen Fingerdruck eröffnen zu können.

6. Reine Zirkulationsstörungen.

Kehlkopfödem kann ohne jede entzündliche Erkrankung als Folge einer *reinen Zirkulationsstörung* entstehen. Hierher gehören einmal das allgemeine

Ödem bei Erkrankungen der Zirkulationsorgane und bei Nephritis, ferner rein lokale Zirkulationsstörungen infolge von Neubildungen im Bereiche der Halsgefäße, und endlich die verschiedenen Formen des *„angioneurotischen Ödems"*, der sog. QUINCKEschen Krankheit. Solche Ödeme treten an den verschiedensten Stellen des Körpers auf, bald mehr in Form großer, urticariaähnlicher Haut- oder Schleimhautquaddeln, bald als ödematöse Schwellung eines größeren Hautbezirkes. Bald fehlt eine äußere Ursache, bald treten die Ödeme wie die gewöhnliche Urticaria nach dem Genuß gewisser Speisen auf, bei einem meiner Patienten regelmäßig nach dem Genuß von Weißwein. Nicht selten besteht hereditäre Belastung. Die Lokalisation dieser Ödeme im Kehlkopf ist nicht allzu selten. Allerdings wird die Gefahr dadurch gemildert, daß die Schwellung meist nur von kurzer Dauer ist, es ist aber schon zu Erstickung gekommen. In anderen Fällen war alles zur Tracheotomie bereit, als das Ödem von selbst so rasch schwand, wie es gekommen war. In diese Kategorie müssen wir wahrscheinlich auch das Larynxödem einreihen, das bei Leuten mit Idiosynkrasie gegen *Jodkalium* beobachtet worden ist. Auch hier ist schon Erstickung vorgekommen.

Die Diagnose ist in den Fällen von angioneurotischem Ödem deshalb nicht schwierig, weil die Leute meist ihre Leiden kennen und dem Arzt also die richtige Diagnose in die Hand geben. Anders bei der Idiosynkrasie gegen Jodkalium. Die Digitaluntersuchung läßt die kissenartige Schwellung der Taschenbänder sofort erkennen, schonender ist aber die Spiegeluntersuchung.

II. Chronische Erkrankungen.

Bei allmählicher Entstehung der Beschwerden werden wir uns durch genaue Anamnese und allgemeine Untersuchung eine erste diagnostische Wegleitung verschaffen. Chronische Heiserkeit beim Kinde weist auf Papillom hin, bei einem sonst gesunden Menschen in jungen oder mittleren Jahren auf Tabak- oder Alkoholmißbrauch, sekundäre Syphilis oder verkappte Tuberkulose. Bei einer in Evolution befindlichen Lungentuberkulose ist Kehlkopftuberkulose das Wahrscheinlichste, doch muß nach dem 50. Jahr, besonders beim männlichen Geschlecht, auch an Krebs gedacht werden. Erwiesene Syphilis läßt, wenigstens als Möglichkeit in diesem Alter, an tertiäre Erkrankung denken. Einige Vorsicht in der Bewertung des Alters als diagnostischen Faktors ist immerhin am Platz. Wir sahen wiederholt bei jüngeren Frauen Krebse an der Rückfläche des Kehlkopfes, bei welchen die Beschwerden in erster Linie an Tuberkulose denken ließen. Diese Erfahrung entspricht der Statistik von SENDZIAK, nach welcher sich Krebse an dieser Stelle bei Frauen viel häufiger finden als bei Männern. Quälender Schluckschmerz ist tuberkuloseverdächtig, ausstrahlender Schmerz nach dem Ohr hin krebsverdächtig, ebenso in späteren Stadien der Erkrankung jauchiger Geruch aus dem Munde. Weiche Drüsen am Halse sprechen für Tuberkulose, derbe für Krebs, in einem wie im andern Falle fehlen sie aber häufig. Wer jahrelang immer wieder bei objektiv guter Gesundheit über unangenehme Sensationen im Rachen oder bald rechts, bald links neben dem Kehlkopf klagt, der hat wahrscheinlich eine chronische Pharyngitis oder ist ein „Pharynxhypochonder".

Wir unterscheiden die Kehlkopfkrebse in *äußere* und *innere*. Diese Unterscheidung hat nicht nur eine topographische, sondern auch eine diagnostische und prognostische Bedeutung. Die äußeren Krebse verhalten sich wie die übrigen Pharynxkrebse. Sie verlaufen verhältnismäßig rasch und führen verhältnismäßig früh zu Lymphdrüsenmetastasen, während wir von den inneren Krebsen wissen, daß ihr Verlauf sich über Jahre erstrecken kann und daß Lymphdrüsenschwellung meist erst spät, bisweilen gar nicht eintritt.

Die laryngoskopische Erscheinungsform des Übels ist mit Vorsicht zu verwerten, da die differentialdiagnostisch in Betracht kommenden Erkrankungen in gewissen Stadien ein sehr gleichartiges Aussehen aufweisen können.

Am leichtesten zu erkennen sind die scharf abgegrenzten glatten, fibrösen, bisweilen polypös gestielten Gebilde, welche als Polypen und als Fibrome bezeichnet werden. Sie ragen bisweilen aus den MORGAGNISchen Ventrikeln in den Kehlkopf hinein und können sich zwischen den Stimmbändern fangen. Die Beschwerden sind infolgedessen bisweilen intermittierend. Ähnliche klinische Erscheinungen machen die blumenkohlartig aussehenden Papillome, welche mit den Blasenpapillomen und den spitzen Kondylomen vergleichbar sind. Sie sind bald scharf umschrieben, bald diffus. Wie die Polypen können sie plötzlich Erstickungsanfälle auslösen. Bei Kindern sind sie beinahe die einzige im Kehlkopf vorkommende Geschwulst.

Mit den Papillomen haben wir schon den Übergang zum Krebs gegeben, insofern als gutartig aussehende Papillome beim Erwachsenen oft in Wirklichkeit schon bösartig sind, und als ausnahmsweise auch ein Übergang von gutartigen in bösartige Papillome vorkommt.

Mit dem Krebs zusammen müssen wir differentialdiagnostisch die Tuberkulose und die Syphilis nennen, da alle drei dieselben Erscheinungsformen zeigen können, nämlich diffuse Infiltrate, glatte Knoten, papilläre Wucherungen, oberflächliche und tiefe Geschwüre. Was den Sitz betrifft, so finden wir Tuberkulose mit Vorliebe an den Stimmbändern und im Bereich der Aryknorpel, Syphilis mit Vorliebe am Kehldeckel, aber auch im ganzen Kehlkopf, Krebs im Sinus piriformis, an den Stimmbändern, den Taschenbändern, am Kehldeckel. Die Entscheidung wird gefällt auf Grund der Vorgeschichte, der übrigen am Patienten festgestellten Erscheinungen (Lungentuberkulose! luische Residuen, derbe Drüsen am Halse usw.), auf Grund der Blutuntersuchung und endlich mit Hilfe der Probeexcision und des Tierversuches.

Keines dieser Hilfsmittel ist für sich allein ausschlaggebend, wenn nicht der Befund ein völlig eindeutiger ist. Auch die histologische Untersuchung hat schon öfter irregeführt, indem rein entzündliche Epithelwucherungen für krebsig gehalten worden sind. Umgekehrt werden beginnende krebsige Veränderungen bisweilen als bloße *Pachydermia laryngis* gedeutet, bis das Auftreten von zweifellos krebsigen Drüsen auf den Irrtum aufmerksam macht. Die Pachydermie ist ein sehr banales Produkt chronischer Entzündung der Kehlkopfschleimhaut. Sie kann für sich bestehen, aber auch Krebs, Tuberkulose oder Lues begleiten. Die Probeexcision kann deshalb auch bei einer dieser Erkrankungen zufällig eine pachydermische Schleimhaut treffen, und dann ist nicht der pathologische Anatom am Irrtum schuld.

Wiederholt sind selbst von den erfahrensten Kehlkopfchirurgen tuberkulöse Geschwüre im Glauben entfernt worden, daß es sich um Krebs handle. Bei der histologischen Untersuchung eines Probestückes sind schon entzündliche Wucherungen des Schleimhautepithels für krebsig gehalten worden. Nur ein eindeutiger Befund darf darum verwertet werden.

Unter den am *Kehlkopf* und in der *Luftröhre* vorkommenden Geschwülsten und geschwulstähnlichen Bildungen sind als Seltenheiten, zum Teil mit enger geographischer Begrenzung zu erwähnen das ,,*Sklerom*", die ,,*Aktinomykose*", die ,,*Amyloidtumoren*", die durch Keimverlagerungen oder nachträgliches Einwachsen entstandenen ,,*Schilddrüsengeschwülste*" und endlich die etwas häufigeren ,,*Sarkome*". Aus der Nachbarschaft wachsen bisweilen bösartige Geschwülste pilzförmig in die Trachea. Bei auf andere Weise nicht zu erklärenden Atembeschwerden ist deshalb stets die Tracheoskopie vorzunehmen, welche beim eingeübten Patienten meist ohne Schwierigkeit schon mit dem Kehlkopfspiegel möglich ist. Nützlich ist auch die Aufnahme des Röntgenbildes in zwei Richtungen, welche besonders nach Lipojodoleinträufelung die Geschwulst als Aussparung im Trachealbande zeigt.

20. Über Schluckbeschwerden.

Altem und zweckmäßigem Herkommen gemäß unterscheiden wir bei Schluckbeschwerden zwischen Störungen des Schluckmechanismus im Bereich der Mund-
und Rachenhöhle und Behinderung des Durchpassierens im Bereiche der Speiseröhre. Es liegt auf der Hand, daß es sich hierbei um ganz verschiedene Dinge
handelt.

I. Störungen des Schluckmechanismus in Mund und Rachen.

Der Schluckmechanismus kann behindert sein:

1. Durch Lähmung der Gaumenmuskulatur. Da zum richtigen Schlucken
ein Abschluß des oberen Rachens durch den weichen Gaumen erforderlich ist,
so wird bei Gaumenlähmung zum mindesten ein Teil der genossenen Nahrung
nach oben entweichen und in die Nase gelangen. Da dies aber nicht nur mit der
Nahrung, sondern auch beim Sprechen mit dem Luftstrom geschieht, so wird
die näselnde Sprache uns die Ursache der Schluckbeschwerden erkennen lassen.
Ein Paradigma hierfür ist die *Gaumenlähmung nach Diphtherie.* Viel ausgedehnter
sind die Lähmungserscheinungen bei der *Bulbärparalyse,* bei welcher aber die
Schlingbeschwerden meist erst auftreten, wenn andere Lähmungserscheinungen
die Diagnose haben stellen lassen.

2. Durch angeborene oder erworbene Defektbildungen am weichen Gaumen.
Erstere oft in Verbindung mit *Wolfsrachen,* letztere als Folge *gummöser* Zerstörung
vorkommend, können den Schluckakt in gleicher Weise behindern wie Gaumenlähmung. Nur gelingt es den Patienten bei Gaumenspalte mehr oder weniger
gut, durch Heben der Zunge den fehlenden Gaumenschluß zu ersetzen.

3. Durch Narbenbildung, wie sie besonders nach tertiär-syphilitischen Geschwüren, ferner bei Verbrennungen und Verätzungen vorkommt.

4. Durch Schmerzen, die, wenn sie hochgradig sind, den Schluckakt reflektorisch völlig hemmen können. Sehen wir ab von den jedem Laien bekannten
Schlingbeschwerden bei Angina und Tonsillarabsceß, so kommen besonders die
Kehlkopftuberkulose und auch der Kehlkopf- und Rachenkrebs in Frage. Ganz
besonders bei der Tuberkulose können die Beschwerden einen so hohen Grad
erreichen, daß die Nahrungszufuhr beinahe unmöglich wird. Schmerzhemmung
erklärt auch die Schlingbeschwerden bei Fremdkörpern im Rachen, besonders
bei solchen in den Sinus piriformes.

5. Durch akute entzündliche Infiltrationen des Gaumensegels, *durch diffuse
Schwellung des ganzen Rachens* und durch *Absceßbildung* in Rachen, Zunge
und Mundboden.

6. Durch Rachengeschwülste verschiedener Natur, so besonders durch *Nasenrachenpolypen, Nasenrachenfibrome, retropharyngeale Geschwülste* und durch *bösartige Neubildungen* irgendeiner Stelle des Rachens. Dasselbe gilt von den
chronischen, meist tuberkulösen Retropharyngealabscessen.

7. Durch Vorhandensein eines Fremdkörpers im Schlundkopf.

Schon bevor wir den Rachen des Patienten untersuchen, schränken verschiedene Nebenumstände das Gebiet der Möglichkeiten ein.

Plötzliches Eintreten von Schluckbeschwerden bei einem gesunden Menschen
weist auf einen „*Fremdkörper*" hin, den wir sofort mit dem Finger bzw. mit
dem Kehlkopfspiegel suchen werden, und zwar entweder im Sinus piriformis,
oder hinter dem Kehlkopfe, oberhalb des Ringknorpels. Ich sah dort eine Rettich-
scheibe, ein anderes Mal zwei Stücke zäher, nicht gekauter Zunge stecken bleiben.

Sind die Beschwerden *allmählich* oder zum mindesten nicht von einer Stunde auf die andere eingetreten, so denken wir an eine der übrigen, obengenannten Möglichkeiten. Näselnde Stimme weist auf Störung des Gaumenverschlusses des Rachens, Heiserkeit auf eine Kehlkopferkrankung, heftiger Schmerz auf eine akute Erkrankung usw.

Haben wir aus der Anamnese und den genannten äußeren Momenten einen vorläufigen Eindruck erhalten, so gehen wir zur *Untersuchung der Mundhöhle und des Rachens* über. Meist läßt uns schon ein Blick in den geöffneten Mund die Diagnose stellen. Auf Gaumenlähmung schließen wir aus dem auch beim Phonieren schlaff herunterhängenden Gaumensegel. Angina und retrotonsillärer Absceß lassen sich ohne weiteres erkennen. Beim Retropharyngealabsceß erscheint die hintere, oft auch die seitliche Rachenwand vorgewölbt. Sehen wir nichts Abnormes, so werden wir unter Lokalanästhesie den Nasenrachenraum austasten und schließlich den Kehlkopfspiegel zu Hilfe nehmen. Ließe sich auch da nichts erkennen, so müßten wir schließen, daß das Übel nicht im Rachen, sondern im Bereiche der Speiseröhre sitzt.

II. Störungen des Schluckmechanismus im Bereiche der Speiseröhre.

1. Bei *plötzlichem Einsetzen der Beschwerden* müssen wir auch hier vor allem an einen „Fremdkörper" denken. In der großen Reihe von Gegenständen, die schon verschluckt worden sind, spielen Gebisse, Knochenstücke und Münzen stets die Hauptrolle (s. Abb. 158). So bestimmt die Anamnese in einzelnen Fällen lautet, so wenig können wir sie in anderen Fällen verwerten. Ein Epileptiker, der sein Gebiß im Anfall verliert, vermutet es, solange er keine Beschwerden empfindet, eher überall anderswo, als in seiner Speiseröhre. Ein Bauernknecht, der, wie ich gesehen habe, mit der Suppe nebenbei ein Stück Ziegenschädel verschluckt, wird diesem Zwischenfall anfänglich keine besondere Beachtung schenken. Ein Kind, das eine Münze geschluckt hat, wird, auch wenn es sprechen kann, nur ungern Auskunft über seine Missetat geben. Wir werden also auch ohne brauchbare Anamnese bei plötzlich eintretenden Schluckbeschwerden stets in erster Linie einen Fremdkörper vermuten dürfen. Wie aber die Diagnose feststellen? Kommt der obenerwähnte Epileptiker, zwei Tage nachdem er sein Gebiß verloren hat, mit vollständiger Unmöglichkeit zu schlingen und beginnender Halsphlegmone zu uns, so wissen wir, wo sich der verlorene Gegenstand befindet. Fehlen uns diese greifbaren Anhaltspunkte, so lassen wir etwas Wasser schlucken und lassen uns eine allfällig schmerzhafte Stelle angeben. Diese Angabe werden wir allerdings mit Vorsicht verwerten, da eine Schmerzlokalisation nur im oberen Teile des Ösophagus stattfindet, und da sie, auch wenn der Schmerz an einer bestimmten Stelle des Halses angegeben wird, nur vermuten läßt, daß dort eine Verletzung stattgefunden hat, nicht aber, daß der Fremdkörper sich immer noch dort befindet. Wir gehen nun zu der Röntgenuntersuchung als dem schonendsten Verfahren über. Münzen und andere größere metallische Fremdkörper sind schon mit Hilfe des Schirmes sichtbar, Gebisse, auch kleinere Gebißteile, und größere Knochenstücke wenigstens auf der Platte, sei es bei anteroposteriorer Aufnahme, sei es im rechten schrägen Durchmesser (Platte rechts vorn, Röhre links hinten). Schluckenlassen von Bariumaufschwemmung wird auch bei röntgendurchlässigem Fremdkörper die Lokalisation erleichtern. Ist sofortige Röntgenuntersuchung nicht möglich, oder bleibt sie resultatlos, so gehen wir zur Sondierung über. Wir beginnen mit einer weichen Gummisonde, die uns, wenn sie überhaupt aufgehalten wird, annähernd über den Sitz des

Hindernisses belehrt. Ein zuverlässigeres Resultat gibt uns die Fischbeinsonde, die recht biegsam sein muß. Liegt das Verschlucken des Fremdkörpers mutmaßlich ein oder zwei Tage oder gar noch weiter zurück, so werden wir besonders behutsam vorzugehen haben, weil vielleicht schon entzündliche Prozesse eingetreten sind, und werden zuerst einen sterilen, festsitzenden (!) Schwammansatz benutzen, dessen Abstreichen auf dem Objektträger nach dem Herausziehen uns auch über das Vorhandensein eines eitrigen Prozesses aufklären kann. Noch genauer ist die Lokalisation möglich mit der Elfenbeinolive oder dem Metallknopf. Nur vergesse man nicht, daß man mit beiden sehr wohl ahnungslos neben einem Gebisse durchgehen kann.

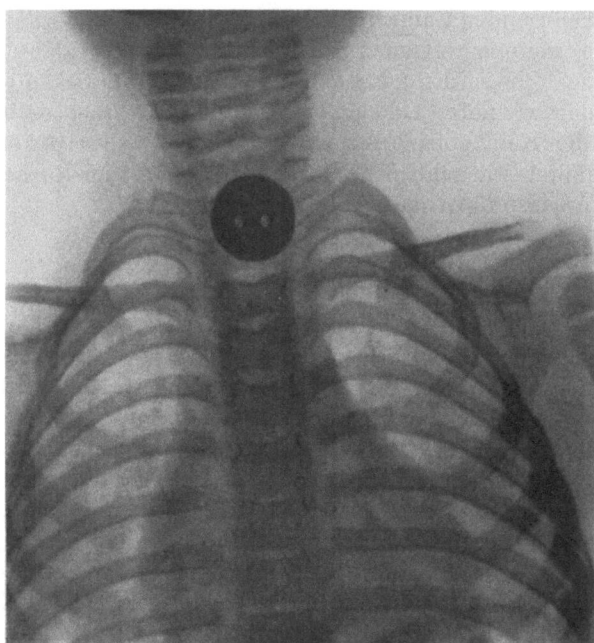

Abb. 158. Knopf im Ösophagus.

Den sichersten Aufschluß und oft auch gleich die Möglichkeit der Extraktion gibt die Untersuchung mit dem Ösophagoskop, die freilich Übung und große Vorsicht erfordert.

Wir müssen nun der Behandlung und Prognose wegen auch wissen, ob eine Verletzung des Ösophagus oder ein Decubitusgeschwür mit beginnender periösophagealer Phlegmone vorliegt. Ist dies der Fall, so werden wir bei den Extraktionsversuchen besonders schonend vorgehen, werden die Prognose vorsichtig stellen und auch nach gelungener Entfernung des Fremdkörpers den Patienten noch im Auge behalten. Wir werden schon *vor* der Extraktion Temperatur und Pulsfrequenz feststellen und, besonders bei Fremdkörpern im oberen Teile der Speiseröhre auf die Erscheinungen einer periösophagealen Phlegmone: Druckempfindlichkeit, Schwellung und Ödem am Halse achten.

Es ist kaum glaublich, wie lange bisweilen ein Fremdkörper im Ösophagus stecken kann, ohne schwere Erscheinungen zu bedingen. In dem in Abb. 158 abgebildeten Falle befand sich der Kleiderknopf schon seit 3 Wochen in der Speiseröhre und blieb so symptomlos, daß Mutter und Arzt vor der Röntgenuntersuchung am Vorhandensein desselben zweifelten. Dagegen sah ich einen Jungen, der einen Uniformknopf verschluckt hatte, nach wenigen Tagen an phlegmonöser Periösophagitis zugrunde gehen.

Unter den Ursachen akut einsetzender ösophagealer Schlingbeschwerden sind außer Fremdkörpern noch zu erwähnen: *die Verätzung der Speiseröhre* durch *Laugen* oder *Säuren* und die *Kompression* durch eine *akute Thyreoiditis, Strumitis, Hals- oder Mediastinalphlegmone.*

Bei „*Verätzung*" erhalten wir zumeist ohne weiteres die richtige Anamnese, außer bei Kindern, hysterischen Individuen und Geisteskranken. Gewöhnlich bessern sich nach einigen Tagen die anfänglich hochgradigen Beschwerden, machen aber im Verlauf von 3—4 Wochen denjenigen einer allmählich zunehmenden Striktur Platz. Bezeichnend ist bisweilen das anhaltende Regurgitieren oder Erbrechen von blutig gefärbter Flüssigkeit.

In solchen Fällen muß die Sondierung ganz besonders vorsichtig vorgenommen werden, denn es ist noch mehrere Wochen nach der Verätzung zu Sondenperforation mit tödlichen Folgen gekommen. Laugenverätzung ist noch mehr zu fürchten als Säureverätzung, da sie mehr in die Tiefe greift als jene. Am besten ist die Benutzung einer dicken Gummisonde, die man zur Verhinderung von Stenosierung längere Zeit liegen läßt.

Weitaus den besten unmittelbaren Aufschluß gibt uns das Röntgenbild nach Schluckenlassen von Kontrastbrei oder — bei enger Stenose — von Bariumaufschwemmung in Milch.

Von der *Strumitis* werden wir an anderer Stelle sprechen. Die *Mediastinalphlegmone* ist meist die Folge einer Ösophagusverletzung oder eines Krebses der Speiseröhre oder der Bronchien.

2. Sind die Schlingbeschwerden *allmählich* entstanden, so haben wir es entweder mit einer ,,*Verengerung des Ösophagus*" selbst oder mit ,,*Druck von außen*" auf denselben zu tun, oder es handelt sich endlich um ,,*funktionelle Störungen*". Mehr oder weniger konzentrische Stenosen sehen wir bei Krebs, Verätzungsstrikturen und den seltenen luischen Narben. Druck von außen findet sich bei Halsgeschwülsten, Formveränderungen der Wirbelsäule, Aneurysmen, Mediastinaltumoren irgendwelcher Art, kalten Abscessen und bei Ösophagusdivertikel.

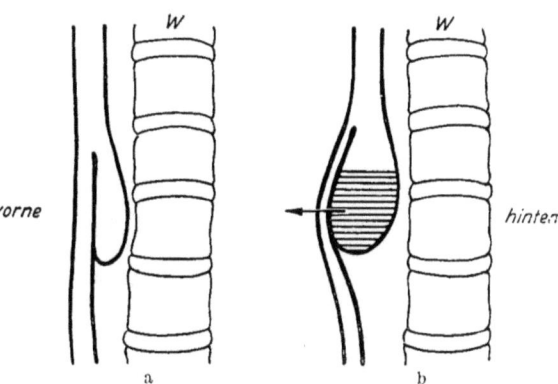

Abb. 159 a u. b.   Verlegung des Ösophagus durch ein gefülltes Divertikel .schematisch.

Bevor wir zur Sondierung schreiten, werden wir, da dieselbe nicht immer harmlos ist, auf *Aneurysma* untersuchen. Lassen Perkussion und Auskultation, Pulsdifferenzen an beiden Radialarterien oder die systolische Verschiebung des Kehlkopfes bei Streckung der Trachea durch Rückneigen des Kopfes (OLIVER-CARDARELLI-Symptom) ein solches vermuten, so werden wir die Kontrolluntersuchung am Röntgenschirm vornehmen. Besteht ein Aneurysma, so soll nicht sondiert werden.

Von Wert für die Beurteilung von Sitz und Natur des Hindernisses sind weiterhin die *besonderen Eigentümlichkeiten der Schlingstörung*. Beklagt sich ein Patient schon in einer frühen Periode seiner Erkrankung darüber, beständig seinen Speichel ausspucken zu müssen und sich häufig zu ,,verschlucken", so dürfen wir schließen, daß das Hindernis so hoch oben sitzt, daß die Speiseröhre sich oberhalb dessen nicht ausweiten kann. Ein gewisser Grad von Speichelfluß kommt als Reizsymptom bei Ösophaguskrebs überhaupt vor, aber auch bei rein funktionellen Störungen (Tabakmißbrauch). Er darf also nicht als Frühsymptom des Krebses kurzweg angesehen werden. Erzählt uns der Kranke, daß er, sobald er eine Tasse Milch getrunken habe, dieselbe gleich wieder ,,erbrechen" müsse, daß das Erbrochene aber keinen sauren Geschmack habe, gibt er ferner an, daß er auch zwischen den Mahlzeiten nicht selten fade, schleimige Massen erbreche, so werden wir vermuten, daß es sich nicht um wirkliches Erbrechen, sondern um Entleerung des Inhaltes einer erweiterten Speiseröhre handelt, wie sie sich oberhalb eines tiefsitzenden Hindernisses findet. Wir sehen also aus diesem reichlichen Regurgitieren einmal, daß das Hindernis tief sitzt und sodann, daß es schon seit längerer Zeit besteht. Derartige Fälle werden öfter monatelang als

,,magenkrank'' behandelt. Erfahren wir, daß der Schluckakt ganz ·allmählich immer schwieriger geworden ist, daß anfangs feste Nahrung gut gekaut und mit reichlich Flüssigkeit bespült, noch hinuntergegangen ist, daß aber in letzter Zeit nur noch Flüssigkeit genossen wird, fehlt das häufige Verschlucken einerseits und das reichliche Regurgitieren des eben Getrunkenen andererseits, so werden wir an eine allmählich aufgetretene Stenose im mittleren oder unteren Teile der Speiseröhre denken. Ein Glas Wasser wird erlauben, sofort das Experiment anzustellen. Fängt der Patient schon nach dem ersten oder zweiten Schluck zu husten an, so sitzt das Hindernis meist oben. Kann er dagegen ein halbes oder ein ganzes Glas voll rasch trinken, bevor das Wasser zurückkommt, so muß die Stenose ihren Sitz nahe an der Kardia haben. Während der Ausführung dieses Versuchs werden wir uns auch den Hals des Patienten ansehen. Finden wir in der Supraclaviculargegend einige derbe Drüsen, und klagt der Patient gar noch über Schmerzen in der Schulter oder im Nacken, so ist die Diagnose auf *Carcinom* sicher. Bemerken wir dagegen, daß sich die eine Halsseite bei diesen Schluckversuchen etwas füllt, so denken wir an ein *Divertikel*. Bisweilen stört aber ein Divertikel schon lange, bevor es sicht- und greifbar geworden ist.

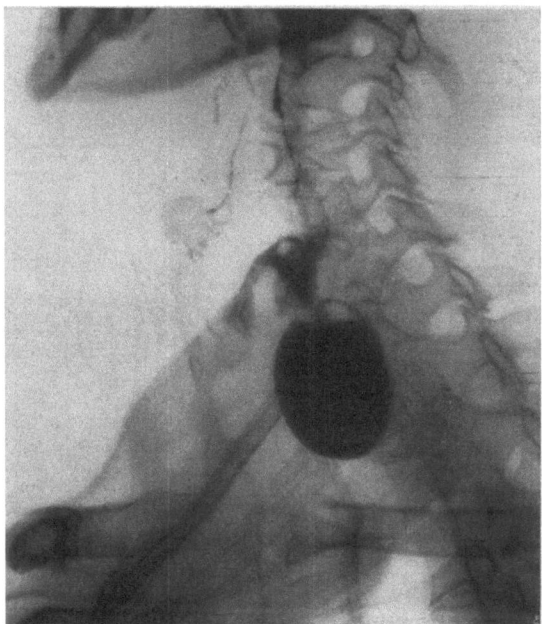

Abb. 160. Pulsionsdivertike des Ösophagus.

Bezeichnend für Divertikelbeschwerden ist meist das jahrelange Bestehen, ferner die charakteristische Erscheinung, daß die ersten Bissen oft gut passieren, dann zunehmende Stenose sich geltend macht (s. Abb. 160). Beim Schlucken von Wasser hört man ein sehr bezeichnendes glucksendes Geräusch. Ausmassieren des Halses vom Jugulum gegen die Kieferwinkel läßt schaumig-gurrendes Geräusch vernehmen (Leerung des schaumhaltigen Divertikels).

Divertikelerscheinungen am Halse und divertikelartige Erweiterung im Röntgenbilde kommen ausnahmsweise auch bei langsam entstehenden narbigen und selbst krebsigen Stenosen im oberen Teil des mediastinalen Ösophagusabschnittes vor.

Die *Sondierung* beginnen wir mit einer Gummisonde von 10 mm Kaliber. Dieselbe erlaubt uns, eine Striktur von einer Kompressionsstenose in gleicher Weise zu unterscheiden, wie eine Urethralstriktur von einer Prostatahypertrophie. Gelangt die Sonde trotz ausgesprochener Schlingbeschwerden bei jedem Versuch anstandslos in den Magen, so liegt eine ,,*von außen her komprimierende Geschwulst*'' vor. Bleibt sie das eine Mal schon hoch oben stecken, während sie das andere Mal leicht nach unten gleitet, so ist die Diagnose ,,*Divertikel*'' sozusagen sicher, vorausgesetzt, daß uns nicht ein pilzförmig vorragendes, noch nicht strikturierendes Carcinom aufgehalten hat. Letzteres würden wir an dem leichten Bluten erkennen. Bläht sich der Hals beim Schlucken, und läßt sich die geschwollene Partie durch Druck entleeren, so muß ein hochsitzendes Divertikel vorliegen, und es bleibt uns nur mehr übrig, durch Kontrastfüllung das Gebilde mit Röntgenstrahlen sichtbar zu machen.

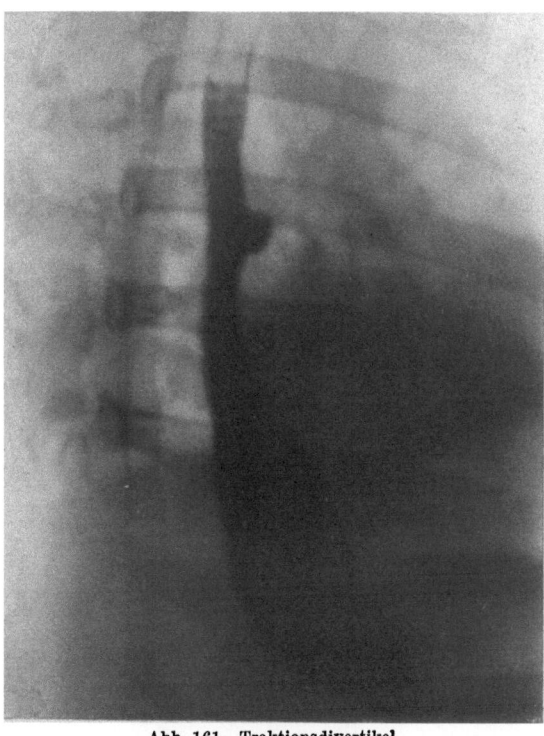

Die Frage, ob es sich um ein *Pulsions-* oder ein *Traktionsdivertikel* handelt, ist meist rasch erledigt. Bloß die Pulsionsdivertikel führen durch ihre Füllung zu Verlegung des Hauptrohres und damit zu klinischen Symptomen. Sie sitzen in der Regel am Halsteile der Speiseröhre, und ihr Eingang findet sich in der Höhe des Ringknorpels. Ausnahmsweise finden sich Pulsionsdivertikel auch unmittelbar oberhalb des Zwerchfelles. Zweimal sahen wir *Krebsbildung im Divertikelsack*. Traktionsdivertikel bleiben meist symptomlos. Sie finden sich meist in Bifurkationshöhe (Verwachsung mit bronchialen Drüsen; s. Abb. 161). Selten geben sie zu infektiösen Komplikationen — Mediastinitis — Anlaß, und es sind schon Fälle beschrieben worden, in denen sie sich zu Pulsionsdivertikeln ausgeweitet haben.

Abb. 161. Traktionsdivertikel.

Nicht mit einem Divertikel zu verwechseln ist die oben angedeutete, auf einer Funktionsstörung beruhende idiopathische, diffuse bzw. „spindelförmige Erweiterung" der Speiseröhre (s. Abb. 162).

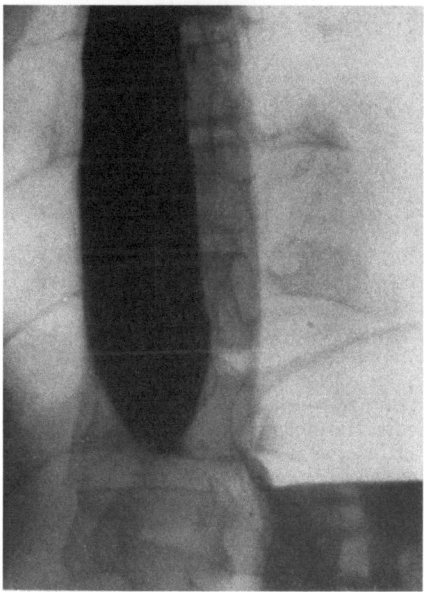

Dieser Zustand wurde von den einen durch einen *Spasmus der Kardia*, von den andern durch eine *Lähmung der Ösophagusmuskulatur* erklärt. Allgemein gesagt, handelt es sich um ein Mißverhältnis in der Innervation der Ösophagus- und Sphinctermuskulatur bzw. um eine Störung des Reflexvorganges zwischen Austreibung und Sphincterspiel. Feste Nahrung kann selbst tagelang im Ösophagus liegenbleiben. Die Sonde läßt sich auffallend frei umherbewegen und fängt sich bisweilen so in der Wand der Speiseröhre, daß man an ein Divertikel glauben könnte. Die Abmagerung ist bisweilen eine ausgesprochene, erreicht aber doch selbst nach jahrelanger Dauer des Übels meist nicht den hohen Grad, den wir beim Ösophaguskrebs oft schon nach einem Jahr eintreten sehen. Immerhin wurde uns ein solcher Patient mit wurstartig gefülltem Ösophagus in exitu zugeführt. Die Autopsie zeigte, daß er bei anatomisch völlig durchgängigem und mit Speisen gefülltem Ösophagus verhungert war.

Abb. 162. Spindelförmige Erweiterung des Ösophagus, „Kardiospasmus".

Ist der Ösophagus für eine weiche Sonde von 10 mm nicht mehr durchgängig, so greifen wir zur Olivensonde, von mittelstarkem zu dünnem Kaliber absteigend, um nicht eine Verletzung zu verursachen.

Haben wir das erste Hindernis, den Ringknorpel, 15 cm hinter der oberen Zahnreihe, überwunden, so gleitet die Sonde leicht bis zur Stenose. Stößt sie an, so ziehen wir sie mehrmals zurück und schieben sie wieder vor, um zu sehen, ob sie sich vielleicht nur an einem Wulst der Neubildung gefangen hat. Ge-

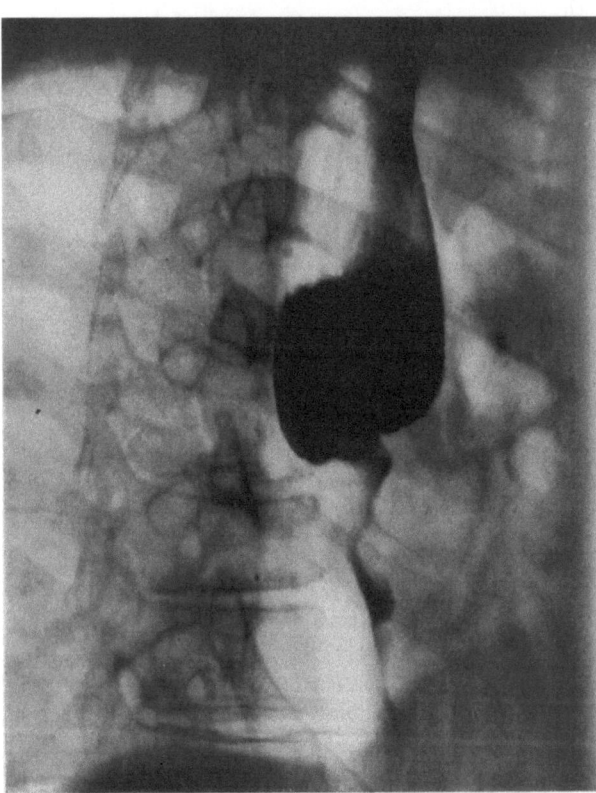

Abb. 163. Ösophaguscarcinom. (Stenose durch Schrumpfung der Gewebe!)

lingt es bei diesem Versuch nicht, sie ohne Gewaltanwendung tiefer einzuführen, so nehmen wir eine kleinere Nummer, bis wir schließlich auf diejenige treffen, welche eben noch durchgeht. Wir führen nun die Sonde bis in den Magen, um zu sehen, ob nur *ein* Hindernis vorliegt, und suchen ferner, indem wir uns die Anstoßstelle beim Zurückziehen merken, auch die *untere* Grenze der Striktur zu bestimmen.

Diese Bestimmung ist insofern von praktischer Bedeutung, als Carcinome, deren untere Grenze nicht tiefer als 20 cm hinter der Zahnreihe sitzt, noch vom Halse her entfernt werden können, während tieferliegende Geschwülste auf thorakalem und abdominalem Wege angegriffen werden.

Selbstverständlich dürfen wir nicht physiologische Hindernisse für pathologische halten; den Ringknorpel, etwa 15 cm hinter der oberen Zahnreihe, haben wir schon erwähnt. Einen leichten Anprall fühlen wir bisweilen auch in der Höhe der Bifurkation der Trachea (bei 26—27 cm) und einen etwas ausgesprocheneren beim Durchtritt durch den Hiatus oesophageus des Zwerchfells (etwa 38 cm). Wir dürfen uns auch nicht durch die spastischen Kontraktionen der Kardia täuschen lassen, welchen wir bei nervösen Individuen hier und da begegnen. Sie können, wie in der Harnröhre, die Sonde völlig am Durchgehen verhindern. Wir schließen auf ein solches Hindernis aus dem wechselnden Befunde einerseits und aus dem Fehlen von richtigen Divertikelzeichen andererseits. Hier sei erwähnt, daß auch Neigung zu Speichelfluß und unangenehme Sensationen im Ösophagus einen rein funktionellen Charakter haben können. Sie finden sich z. B. bei Nicotinmißbrauch ohne jede organische Störung und schwinden mit Beseitigung der Ursache.

Haben wir eine „*Striktur*" gefunden, so müssen wir feststellen, ob dieselbe krebsig oder narbig ist. Die Diagnose der „*Verätzungsstriktur*" wird dem Arzt in der Regel gleich mitgebracht. Wir werden also in praxi nur zwischen „*Krebs*" und „*syphilitischer Striktur*" zu entscheiden haben. Krebs ist das Gewöhnliche, syphilitische Striktur eine Seltenheit. Man braucht also nicht auf das Auf-

treten von Halsdrüsenschwellungen zu warten, um die Diagnose zu stellen.
Nützlich ist es aber immer, mit Hilfe der Fenstersonde etwas Gewebe zur histologischen Untersuchung zu holen, solange wenigstens die Stenose für die dünnste
dieser Sonden (etwa 5 mm) noch durchgängig ist.

Zwischen Größe und Alter des Krebses und Ausdehnung der Drüsenschwellung bestehen keine Beziehungen. Ich sah ein mehr als faustgroßes Drüsenpaket bei einem klinisch
nicht sicher nachweisbaren, wie die Autopsie bewies keine 2 cm großen, nicht ringförmigen
Krebse, der die größten Sonden passieren ließ, während oft genug auch bei alten Carcinomen jede Schwellung der Supraclavicular-
drüsen fehlt.

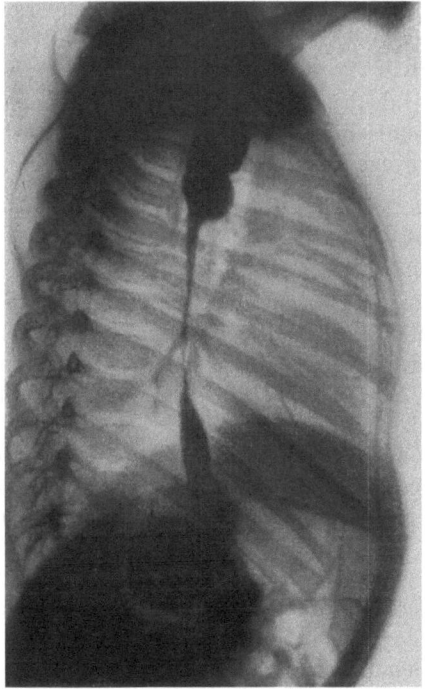

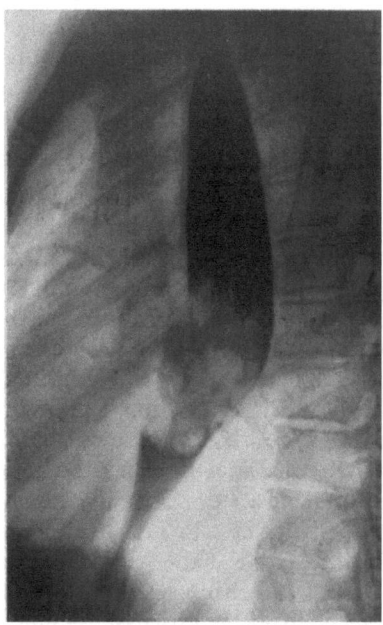

Abb. 164. Verätzung des Ösophagus.   Abb. 165. Ösophagussarkom.
(Fehlen der Stenose durch Schrumpfung!)

Alter, Rauchgewohnheiten und Alkoholismus geben nur annähernde Anhaltspunkte. Wichtiger ist eine syphilisverdächtige Anamnese und eine positive
Wassermannsche Reaktion.

Neben Verätzung und Syphilis sind als ganz seltene Ursachen von Strikturen traumatische Geschwüre, peptische Ulcera im unteren Speiseröhrenteile und periösophageale
Abscesse gesehen worden.

Selten und nur mit Hilfe des Mikroskops zu diagnostizieren sind die *Sarkome* der Speiseröhre. Das obenstehende Röntgenbild eines Sarkoms. Abb. 165, unterscheidet sich von
demjenigen des Krebses der Speiseröhre in charakteristischer Weise durch das Fehlen
von Stenosezeichen.

Unerläßlich ist die Ösophagoskopie in den weniger häufigen Fällen, in denen unbestimmte, intermittierende Schluckbeschwerden an die Möglichkeit einer Neubildung denken
lassen, wo aber auch eine dicke Sonde noch glatt durchgeht und die Fenstersonde kein
Gewebe mitbringt. Hier erlaubt die direkte Inspektion bisweilen eine Frühdiagnose.

Die *Röntgenuntersuchung* gehört zur Diagnostik jeder Ösophaguserkrankung. Wir
beginnen mit der Schirmuntersuchung und verfolgen den Durchgang von dickem Bariumbrei im rechten schrägen Durchmesser. Sodann nehmen wir nach Einführung von 100
bis 200 cm³ Kontrastbrei eine Plattenaufnahme vor. Ist eine Stenose für eine dünne Sonde
durchgängig, so kann am horizontal gelagerten Patienten durch Einlaufenlassen von Barium-
suspension auch der unterhalb der Verengerung liegende Abschnitt gefüllt und zur Darstellung gebracht und so die Ausdehnung der Geschwulst sichtbar gemacht werden.

Das *Divertikel* ist meist leicht als solches zu erkennen. Immerhin hat man schon Erweiterungen oberhalb einer krebsigen Stenose für Divertikel gehalten. Bei Krebs ist die Schattengrenze oft unregelmäßig und zeigt besonders häufig einen zapfenförmigen Fortsatz. Bei Spasmus findet sich eine bald rundliche, bald kegelförmige, aber stets glatte Abgrenzung und häufig eine Abknickung des stark erweiterten Ösophagus mit Scheitel nach rechts. Bei Verätzung bleibt meist Barium in großer Ausdehnung als unregelmäßiger, schmaler Streifen im Ösophagus liegen (Abb. 164). Die Kontrastfüllung des Magens in Trendelenburglage zeigt, ob ein scheinbarer Ösophaguskrebs in Wirklichkeit, wie nicht selten, dem kardialen Abschnitt des Magens angehört. Auf die diffuse krebsige Verengerung des Magens, welche einen Kardiakrebs vortäuscht, werden wir später zu reden kommen.

21. Halsabscesse.

Die Fragestellung ist bei akuten Halsabscessen und Halsphlegmonen so ganz verschieden von derjenigen bei chronischen Abscessen, daß wir die beiden trotz des Vorkommens von Übergangsformen trennen müssen.

I. Akute Entzündungsvorgänge.

Bei jeder Halsphlegmone und bei jedem Halsabsceß fragen wir zuerst nach dem Sitze der Entzündung. Entspricht derselbe einer typischen Drüsenstation, so dürfen wir mit Wahrscheinlichkeit eine *Drüseneiterung* annehmen. Drüsen vereitern aber nur, wenn sie von außen eingedrungene Mikroorganismen abgefangen haben. Wir suchen also die *Eingangspforte* auf. Für die submental, submaxillar und im Bereiche der großen Gefäße liegenden Drüsen denken wir außer an leicht sichtbare Hautinfektionen, wie Furunkel, vor allem an die Mund- und Rachenhöhle, ganz besonders an Zahnfleisch, Zähne und Tonsillen. Daß derartige Halsabscesse mit besonderer Vorliebe nach Diphtherie und Scharlach auftreten, sei nebenbei bemerkt. Bisweilen sind die entzündlichen Veränderungen an der Eingangspforte so gering, daß man sie nur bei genauem Zusehen findet. Bei den nach dem Nacken hin gelegenen Drüsenabscessen kleiner Kinder suchen wir das Ekzem der behaarten Kopfhaut.

Den Drüsenabscessen gegenüber spielen die *metastatisch entstandenen* Abscesse — meist Knochenabscesse — eine kleine Rolle. Durch *direkte Fortleitung* entstehende Abscesse können aus dem Mittelohr stammen (über die Warzenfortsatzzellen) oder von der Parotis.

Besprechen wir nun die verschiedenen Regionen des Halses.

1. Die Submentalgegend.

Leicht zu deuten sind die „*Submentalabscesse*". Sie gehen beinahe immer von den *Lymphdrüsen* aus, recht selten vom Kiefer. Die Eingangspforte sitzt meist an Unterlippe oder Kinn. Bei einem hartnäckigen, nach Incision nicht zur Heilung kommenden Absceß dieser Gegend müßte man auch an ein *vereitertes Dermoid* des Mundbodens denken, obwohl sich ein solches in der Regel mehr nach der Mundhöhle hin entwickelt.

Ödematöse Schwellung der Submentalgegend finden wir endlich auch bei akuter Glossitis und bei Phlegmone des Mundbodens.

2. Die Submaxillargegend.

Bei akut entzündlichen Schwellungen der „*Submaxillargegend*" können in Frage kommen:

a) *Kieferperiostitis* nach Zahncaries. Die Untersuchung der Zähne und des Zahnfleisches sowie das Abtasten des Kiefers zeigen uns Ausgangspunkte und Sitz der Entzündung.

b) *Kieferosteomyelitis.* Sie unterscheidet sich von der Periostitis durch ihre
große Ausdehnung (meist Beidseitigkeit) und die viel schwereren Allgemeinerscheinungen.

c) *Akute Entzündung der Submaxillar-Speicheldrüse* durch Verschluß des
WHARTONschen Ganges (Speichelstein), durch Infektion von der Mundhöhle
her, oder endlich als Miterkrankung bei Parotitis epidemica. Die entzündete
Drüse läßt sich als solche von der Mundhöhle her wie von außen mehr oder
weniger deutlich abtasten. Bisweilen tritt bei Druck auf die Geschwulst Eiter
aus dem WHARTONschen Gange. Für Speichelstein spricht das Auftreten in
wiederholten Schüben. Ein solcher läßt sich überdies bisweilen vom Munde
her durchfühlen und bei geeigneter Anordnung der Platte nach RÖNTGEN photo-
graphieren (Abb. 134).

d) Entzündung des in die Speicheldrüsenkapsel eingeschlossenen Lymph-
drüsengewebes — die sog. *Angina Ludovici.* Auch hier findet sich ein starkes
Vorragen der Schwellung nach der Mundhöhle hin, dabei aber schwerer gestör-
tes Allgemeinbefinden als bei der Speicheldrüsenentzündung und ein weithin
ausgebreitetes Ödem.

e) Entzündung der um die Speicheldrüse herum gelegenen *oberflächlicheren
Lymphdrüsen.* Diese bei weitem häufigste Form der Submaxillarphlegmone
erstreckt sich hauptsächlich nach außen. Sie führt rascher zu Fluktuation als
die intrakapsuläre Eiterung und ist viel weniger gefährlich als diese. Ausgangspunkte der Infektion sind Nase, Auge, Wange, Zahnfleisch.

Auch eine *Perichondritis laryngea* kann in dieser Richtung nach außen durchbrechen,
und als Kuriosum ist die eitrige *Periostitis des Zungenbeins* zu erwähnen.

3. Die seitliche Halsgegend (Gefäßspalt).

In der ,,*seitlichen Halsgegend*", im Bereiche des Kopfnickers, kommen beinahe nur Lymphdrüseneiterungen und thyreoiditische oder strumitische Prozesse
vor. Finden wir weder an der Haut noch an den Schleimhäuten eine Eingangspforte, so werden wir annehmen, daß die ursächliche Erkrankung an Haut
oder Schleimhäuten im Augenblick, wo der Abszeß in die Erscheinung tritt,
schon abgeheilt ist. Über die Schilddrüseneiterungen werden wir an anderer
Stelle sprechen.

Unter den selteneren Ursachen von Halsabscessen sind Verletzungen der
Rachen- oder Speiseröhrenschleimhaut durch Fischgräten oder ähnliche spitze
Fremdkörper zu erwähnen. Phlegmonen, die von der *Speiseröhre* ausgehen,
erscheinen zuerst im Bereiche des Kopfnickers und sind dadurch gekennzeichnet,
daß von Anfang an über Schluckbeschwerden geklagt wird. Der Patient wird
sich vielleicht auch des plötzlichen Schmerzes erinnern, den ihm der verletzende
Fremdkörper verursacht hatte.

4. Supraclaviculargegend.

Seltener sind die Abscesse und Phlegmonen der ,,*Oberschlüsselbeingrube*".
Die dort befindlichen Lymphdrüsen vereitern nur ausnahmsweise, weil die
Infektionserreger gewöhnlich in den weiter oben liegenden Drüsen hängen-
geblieben sind. Abscesse dieser Gegend entstehen deshalb gewöhnlich durch
Senkung der Eiterung von oben her. Bei einer wirklich primär in der Ober-
schlüsselbeingrube entstandenen Phlegmone müßten wir an *Osteomyelitis des
Schlüsselbeins* denken.

5. Vorderes Halsdreieck.

Wir kommen zu den ebenfalls seltenen akuten Abscessen des „*vorderen Halsdreiecks*". Dieselben haben ihren Ausgangspunkt in der Regel in der *Schilddrüse*, sei dieselbe nun kropfig verändert oder nicht. Sehen wir den Patienten im Anfangsstadium, wo der Entzündungsprozeß noch auf die Schilddrüse oder den Kropf beschränkt ist, so macht die Diagnose keine Schwierigkeiten. Wenn wir den Patienten erst im Stadium der diffusen Phlegmone zu Gesicht bekommen, so wäre noch die Möglichkeit der sehr seltenen eitrigen *Myositis des Kopfnickers* zu erwägen. Ferner könnte eine *Osteomyelitis des Manubrium sterni*, wenn sie ihren Eiter nach oben schickt, an eine Schilddrüseneiterung denken lassen. Die Druckempfindlichkeit des Brustbeins würde uns auf die rechte Fährte bringen. Endlich gibt es *Phlegmonen des oberen Mediastinums*, welche im Jugulum zum Vorschein kommen.

6. Nackengegend.

Häufiger sind die Abscesse des „*Nackens*" und seiner Umgebung. Sitzt der Absceß *hinten unten vom Warzenfortsatz*, und sind demselben Erscheinungen von Mittelohrentzündungen vorausgegangen, so nehmen wir einen BEZOLDschen *Absceß*, d. h. eine nach dem Halse durchgebrochene Warzenfortsatzeiterung, an.

Wie würden wir diese letztere Absceßform von den gewöhnlichen oberflächlichen Drüsenabscessen der Nackengegend unterscheiden? Der vom Felsenbein oder Warzenfortsatz ausgehende Absceß sitzt anfänglich in der Tiefe, bedeckt von dem Ansatz des Kopfnickers. Der Patient wird also über Schmerz klagen und den Kopf steif halten, bevor Schwellung und Rötung der Haut auftritt. Die meisten Drüsenabscesse liegen dagegen von Anfang an nahe der Haut; die subjektiven Störungen werden also Hand in Hand gehen mit der sicht- und fühlbaren Ausbildung des Abscesses. Über den viel häufigeren oberflächlichen Warzenfortsatzabsceß haben wir an anderer Stelle (Kap. 4) gesprochen.

Ein Bild dieser Art bietet uns der sog. „*Karbunkel des Nackens*" dar. Den einfachen Nackenfurunkel erkennt jeder, und auch den aus einer Gruppe von nahe aneinanderstehenden Furunkeln gebildeten Karbunkel wird man mit nichts anderem verwechseln und wird automatisch den Urin auf Zucker untersuchen.

Der Entzündungsvorgang beschränkt sich nicht immer auf die erkrankten Haarbälge und ihre unmittelbare Umgebung. Die Hautbedeckung des ganzen Nackens kann von einem Ohr zum andern derb infiltriert und blaurot verfärbt sein. Das trotz Entleerung der Eiterpfröpfe nicht schwindende Fieber zeigt, daß sich auch in der Tiefe ein entzündlicher Vorgang abspielt. Unter der oberflächlich wie eine Schaumkelle durchlöcherten Haut bildet sich auf der Muskulatur eine Phlegmone aus, bei welcher Fluktuation durch die infiltrierte Haut hindurch nur schwer nachweisbar ist. Und doch ist es von Bedeutung, diese Phlegmone so rasch wie möglich zu eröffnen, um der Ausbreitung des Eiters in die Tiefe zuvorzukommen.

Tiefe Nackenabscesse können auch die Folge einer *Osteomyelitis des Hinterhauptbeins* oder der obersten Halswirbel sein. Klinisch primär sahen wir eine *Aktinomykose* der oberen Halswirbel mit Nackenabsceß auftreten.

Selten ist *Vereiterung einer Nackengeschwulst* die Ursache eines Nackenabscesses. Ich sah in meiner Assistentenzeit ein Mädchen mit einem großen fistelnden Absceß im Nacken, aus dem beständig stinkender Eiter abfloß. Es handelte sich um ein *Dermoid*, in dem sich ein großes Büschel Haare fand. Auch *Lipome* können ausnahmsweise einmal vereitern.

II. Chronische Abscesse.

Tritt langsam und schmerzlos am Halse eine umschriebene Schwellung auf, so vermutet man vor allem eine „*Neubildung*", oder, wenn nicht alles zu dieser Diagnose stimmen will, einen „*tuberkulösen, kalten Absceß*". Es ist schon vorgekommen, daß man an diesen überhaupt nicht gedacht, sondern in der Erwartung, eine Geschwulst, etwa eine Kropfcyste, zu finden, gleich operiert hat. Leicht zu erkennen sind tuberkulöse *Drüsenabscesse*, denn hier weist die Vielheit der Herde ohne weiteres auf eine Drüsenerkrankung hin. Anders bei einem aus der Tiefe stammenden, von einem *tuberkulösen Wirbel* ausgehenden Absceß. Ist derselbe noch nicht an die Oberfläche vorgedrungen, so können wir Fluktuation nicht immer nachweisen. Nicht selten macht auch die ursächliche Spondylitis noch keine auffallenden Erscheinungen. Was aber schon in diesem

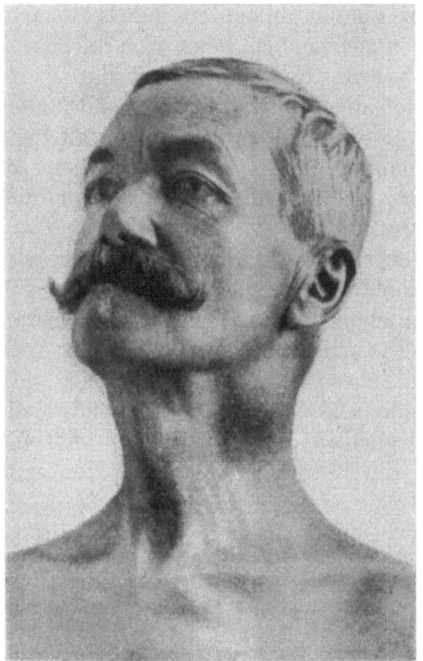 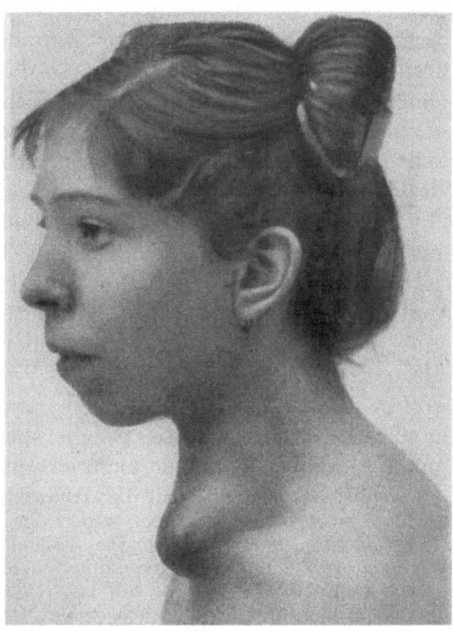

Abb. 166. Tuberkulöser Absceß bei Spondylitis, die obere Hälfte des Kopfnickers vorwölbend, bei gleichzeitigem Retropharyngealabsceß.

Abb. 167. Tuberkulöser Senkungsabsceß nach vorn bei Spondylitis des 2. und 3. Halswirbels.

Stadium auf einen tuberkulösen Absceß hindeutet, das ist, wie wir bei der Besprechung der Halsgeschwülste noch sehen werden, der Sitz des Gebildes *hinter* der Trachea, der Schilddrüse und der Carotis. Eine Schwellung, welche die Carotis emporhebt, kann nur eine Geschwulst der Wirbelsäule oder der tiefen Halsmuskeln oder ein kalter Absceß sein.

In Abb. 187 zeigt die starke Verdrängung der Trachea nach vorn, daß es sich um einen kalten Absceß handeln mußte. Das Kind wurde mit der Diagnose „Struma" in die Klinik eingeliefert.

Der tiefe Ursprung des Abscesses wird nur dann verwischt, wenn sich der Eiter zwischen den Muskeln durch schon einen Weg an die Oberfläche gebahnt hat. Er kann sogar dann im Jugulum zutage treten. Manchmal ist seine Herkunft durch die Palpation vom *Rachen* her leichter zu beurteilen, als von der Halsoberfläche aus.

Meist erweckt die steife Haltung des Kopfes sofort Verdacht. Ausnahmsweise fehlen alle klinischen Symptome der Spondylitis, und die Wirbelerkrankung muß mit Hilfe des Röntgenbildes gesucht werden.

Als seltener Ausgangspunkt einer tuberkulösen Eitersenkung nach dem Halse ist die *Zungentuberkulose* zu erwähnen.

Ähnlich wie ein chronischer Absceß kann sich ein in der seitlichen Halsgegend vorragendes gefülltes *Ösophagusdivertikel* anfühlen. Die Anamnese — jahrelange Dauer des Leidens — und der objektive Befund — Ausdrückbarkeit des Gebildes — lassen aber ohne Schwierigkeit die richtige Diagnose stellen.

Nicht alle chronischen Halsabscesse sind tuberkulöser Natur. Während diese letzteren sich stets durch ihre Weichheit auszeichnen, gibt es am Halse eine Gruppe von chronischen Abscessen, welche im Gegensatz hierzu auffallend derb sind, so hart, daß RECLUS sie als „*Phlegmon ligneux*" bezeichnet hat, ein Ausdruck, der als „*Holzphlegmone*" in die deutsche Literatur übergegangen ist. Einzelne Fälle, die wir dieser Gruppe zuzuteilen geneigt sind, gehören der *Aktinomykose* an, welche wir an anderer Stelle besprochen haben. Das Auftreten von kleinen Erweichungsherden und von Fisteln mitten in der brettharten Infiltration läßt die Aktinomykose meist schon erkennen, bevor sich die charakteristischen Körner im Eiter gefunden haben. Bisweilen bleibt der Prozeß freilich sehr lange in der Tiefe, so daß bloß die Probepunktion eine Diagnose möglich macht. Ist kein Eiter erhältlich, so muß eine Probeincision mit histologischer und bakteriologischer Untersuchung eines Gewebsstückchens die Sachlage abklären. Wir haben es wiederholt erlebt, daß sie unabklärbar blieb, daß aber das Infiltrat unter Jodbehandlung heilte.

Bei den nicht dem Strahlenpilze zuzuschreibenden Fällen von derber, chronischer Entzündung haben sich als Entzündungserreger verschiedene Spaltpilze gefunden. Diesen Fällen gemeinsam ist ein schlechter Allgemeinzustand und meist höheres Alter des Patienten. Die „Holzphlegmone" ist also nicht eine einheitliche Erkrankung, sondern die besondere Reaktionsweise meist älterer, kachektischer Leute auf das Vorhandensein einer Infektion irgendwelcher Natur. Der Absceß umgibt sich, statt irgendwo durchzubrechen, mit einer bindegewebigen Schwarte, welche sowohl die Resorption als auch den spontanen Durchbruch immer mehr erschwert.

Endlich sei bemerkt, daß die „Holzphlegmone" nicht mit der Angina Ludovici verwechselt werden darf, wie dies wegen der Derbheit beim Anfühlen schon geschehen ist. Trotz der Bezeichnung „Phlegmone" handelt es sich um einen ausgesprochenen chronischen Vorgang, während die Angina Ludovici sich gerade durch ihren akuten Charakter auszeichnet. Auch Verwechslung mit bösartigen Geschwülsten ist schon öfters vorgekommen. besonders mit infiltrierend wachsenden Metastasen eines Rachenkrebses, deren Aussehen allerdings einem entzündlichen Prozeß täuschend ähnlich sein kann.

22. Halsfisteln.

Fisteln, welche im Anschluß an eine „*Verletzung*" entstehen, bieten für die Diagnose keine Schwierigkeiten dar, da ihre Entstehung durch die Anamnese gegeben ist. Bloß das Vorhandensein eines Fremdkörpers oder das Bestehen einer Speichelgangverletzung läßt sie chronisch werden. Alle übrigen Fisteln entstehen entweder auf Grund von *entzündlichen*, selten geschwulstartigen *Vorgängen* (Tuberkulose, Syphilis, Aktinomykose, Krebs) oder beruhen auf *angeborenen Veränderungen*.

Schon *Entstehungsweise, Verlauf und äußeres Aussehen* lassen meist die richtige Diagnose stellen.

„*Gummöse*" Vorgänge können zu ähnlichen Fisteln führen wie tuberkulöse Drüsen. Sie kommen aber heute in zivilisierten Ländern nur selten mehr zur Beobachtung. Fisteln, welche die „*Aktinomykose*" begleiten, sitzen, wie schon gesagt, in einem derben, ja brettartig verhärteten Gewebe und sind meist multipel, selten in die Tiefe reichend. Wenn die Aktinomykose tiefere Organe, besonders Wirbelsäule und Schädelbasis, ergriffen hat, können die Fisteln monatelang dauern, eingezogen sein und in ihrer Umgebung die bezeichnende

Veränderung der Strahlenpilzkrankheit vermissen lassen. In solchen Fällen ist aber stets Sekundärinfektion mit im Spiele. „*Tuberkulöse*" Fisteln gehen entweder von *Drüsen* oder von einem *tuberkulösen Knochenherde*, meist in der

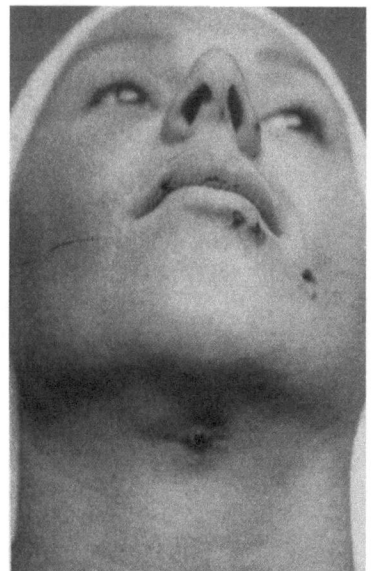

Abb. 168. Mediane Halsfistel.

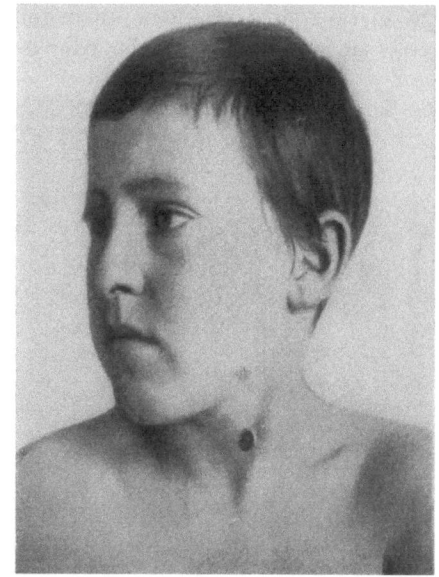

Abb. 169. Median entstandene, aber lateral ausmündende, angeborene Halsfistel (Ductus thyreoglossus).

Wirbelsäule, aus. Im ersteren Falle zählt ihre Dauer nach Wochen, höchstens Monaten, und wir finden neben alten Narben gewöhnlich noch tuberkulöse Drüsen in den verschiedenen Stadien der eitrigen Einschmelzung. Nur Fisteln, die vom Knochen, von einer Spondylitis ausgehen, können jahrelang dauern. Dann wird aber die Wirbelsäule auch, wenigstens im Röntgenbilde, die Zeichen tuberkulöser Erkrankung zeigen.

Es wird uns also schon auf Grund des Gesagten meist leicht sein, eine *entzündliche*, erworbene, von einer *kongenital angelegten Fistel* zu unterscheiden. Ob eine Fistel angeboren ist, erfahren wir überhaupt meist aus der Anamnese. Wir dürfen aber eine angeborene Anomalie nicht etwa deshalb ausschließen, weil die Fistel erst in späteren Jahren aufgetreten ist. Es kommt nicht selten vor, daß bei der Geburt und noch während Jahren in der Tiefe eine Kiemengangcyste bestand, die erst allmählich an die Oberfläche gelangte

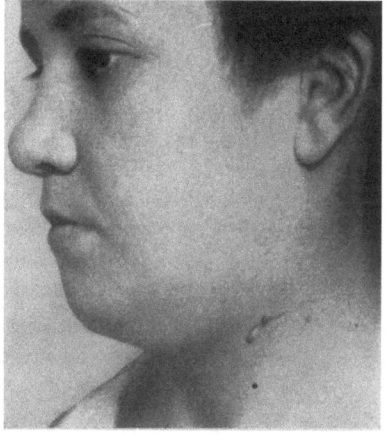

Abb. 170. Seitliche angeborene Halsfistel (Kiemengangfistel).

und schließlich, die Haut durchbrechend, zur Fistel wurde. Ebensowenig dürfen wir aus dem Vorhandensein von entzündlichen Veränderungen in der Umgebung der Fistelöffnung ohne weiteres auf eine entzündlich entstandene Fistel schließen. Kiemengangcysten sind nicht selten der Sitz entzündlicher Vorgänge. Entzündung einer Cyste wechselt ab mit fistelndem Durchbruch, so daß der Patient

von einem „Halsabsceß" erzählt, der sich von Zeit zu Zeit von selbst ent-
leere und nach mehr oder weniger langem Bestehen einer Fistel sich wieder neu
bilde. Die entzündlichen Veränderungen sind aber bei angeborenen Fisteln
von geringer Ausdehnung und treten zurück, sowie es zur Fistelbildung kommt.
Die Fistel stellt eine kleine, manchmal nur punktförmige Öffnung dar, die von
etwas eingezogener, normaler oder höchstens durch das Sekret leicht gereizter

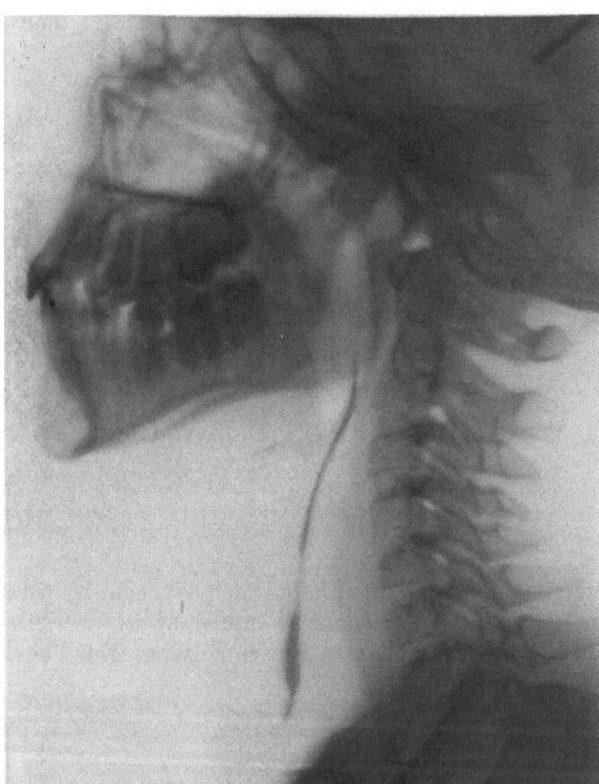

Abb.171. Halsfistel, mit Jodnatrium gefüllt.

Haut umgeben ist.
Jahrelanges Bestehen
einer solchen Fistel ge-
nügt, um ihre kongeni-
tale Entstehung mehr
als wahrscheinlich zu
machen.

Ein weiteres diagno-
stisches Mittel gibt uns
die Untersuchung des
Sekrets der Fistel an die
Hand. Entzündliche
Fisteln entleeren reinen
Eiter, bei Aktinomy-
kose bisweilen vermischt
mit den bekannten Kör-
nern. Angeborene Fi-
steln liefern dagegen
eine rein schleimige
oder schleimig-eitrige
Flüssigkeit, in der wir
neben Eiterzellen bis-
weilen auch Epithelzel-
len nachweisen können.
Auch die *Lage* der
Fistel gibt uns nützliche
Fingerzeige. Angebo-
rene Fisteln liegen ent-
weder in der Mittellinie des Halses oder in der Umgebung des Kopfnickers,
während spondylitische Fisteln, mit denen eine Verwechslung noch am ehesten
denkbar wäre, sich meist weiter nach hinten finden.

Ist einmal die Diagnose einer „*kongenitalen Fistel*" festgestellt, so haben
wir noch zwei Fragen zu beantworten:

1. Handelt es sich um eine *Kiemengangfistel* oder um eine sog. *mediane*,
vom Ductus thyreoglossus stammende *Fistel* ?

2. Ist die Fistel *vollständig* oder *unvollständig*, d.h. steht sie mit dem Rachen
in Verbindung oder nicht ?

Die Beantwortung der ersten Frage ergibt sich aus der Lage der Fistel.
Mündet dieselbe in die Mittellinie aus und verläuft sie in der Mittellinie nach
dem Zungenbein hin, so stammt sie mit Sicherheit vom Ductus thyreoglossus.
Mündet sie seitlich aus, so ist sie meist eine Kiemengangsfistel, ausgehend von
der ersten (Ohrgegend, sehr selten!), von der zweiten oder dritten Kiemen-
tasche. Verwechslungen können vorkommen, wenn ausnahmsweise Fisteln des
Ductus thyreoglossus etwas seitlich ausmünden oder wenn umgekehrt Kiemen-
gangsfisteln sich nach der Mittellinie hinziehen. Wir werden deshalb nicht nur

auf die Mündungsstelle, sondern auch auf den Verlauf achten. Diesen werden wir durch die Betastung zu erkennen versuchen. Der Fistelgang läßt sich in der Tat bisweilen als derber Strang durchfühlen. Da nun der erste Abschnitt der vom Ductus thyreoglossus stammenden Fisteln verhältnismäßig oberflächlich verläuft, so werden wir einen derartigen Strang bis zum Zungenbeinkörper verfolgen können. Hochsitzende mediane Fisteln verlaufen allerdings direkt in die Tiefe. Manchmal gelingt ein Versuch, etwas Na-Jodid oder Lipiodol in die Fistel einzuspritzen und den Verlauf derselben auf dem Röntgenschirm oder im Radiogramm zu verfolgen (s. Abb. 171).

Die Sondierung ist unzuverlässig und nicht ungefährlich, da der Sondenknopf leicht die dünne Wand des Ganges durchsticht und sich im Bindegewebe verliert. Histologisch lassen sich Fisteln des Ductus thyreoglossus am Vorhandensein von kleinsten Schilddrüsenläppchen in ihrer Wand erkennen.

Zur Beantwortung der Frage, ob die Fistel eine *vollständige*, d. h. bis in den Rachen gehende ist, werden wir uns der Injektionsmethode bedienen. Bei einer Fistel des Ductus thyreoglossus wird die gefärbte Flüssigkeit vor dem Kehldeckel, in dem Foramen coecum erscheinen, bei einer Kiemengangfistel an der seitlichen Rachenwand (meist hinter der Tonsille).

Zum Schluß haben wir noch eine besondere Fistelform zu erwähnen, die ebenfalls in der vorderen oder seitlichen Halsgegend ausmündet. Es handelt sich um die *Kropffistel*, entstanden nach Incision eines strumitischen Abscesses. Derartige Fisteln können jahrelang bestehen, wenn sich die Strumitis in einer Kropfcyste mit verkalkter Wand entwickelt hatte. Erst die Ausstoßung alles nicht vernarbungsfähigen Gewebes — oder die operative Beseitigung des Kropfknotens — bringt den Fistelprozeß zum Abschluß.

Kaum mehr als Fisteln zu bezeichnen sind die Durchbrüche von *Mund-*, *Kehlkopf-* oder *Rachenkrebsen* nach außen, wie sie in der letzten Phase der Krankheit eintreten können.

23. Geschwülste und geschwulstähnliche Gebilde am Halse.

Der Hals ist dank der verschiedenartigen Organe, die er beherbergt, ein Sammelpunkt von Tumoren jeder Art. Bei der Besprechung derselben schließen wir aus Zweckmäßigkeitsgründen gewisse angeborene cystische Gebilde in den Begriff der Geschwulst mit ein und besprechen gleichzeitig auch die chronischen Schwellungen der Lymphdrüsen.

Bevor wir Natur und Ausgangspunkt einer Neubildung bestimmen, müssen wir uns darüber klar werden, ob überhaupt eine *Geschwulst* auch in dem eben angedeuteten, erweiterten Sinne vorliegt. Gerade am Halse gibt es Krankheitsvorgänge, welche zu „*Scheingeschwülsten*" führen, und welche selbst den Erfahrenen irreleiten können.

Der *tuberkulösen Abscesse* und des ätiologisch vielgestaltigen Bildes der „*Holzphlegmone*" haben wir schon gedacht.

Bei einer alten Frau sah ich eine Holzphlegmone der seitlichen Halsgegend, die wie eine inoperable Geschwulst aussah. Sie fand ihre Erklärung in einer beinahe unbemerkt abgelaufenen Wurzelperiostitis eines Weisheitszahnes.

Ein anderes Mal hatte ich das Bild eines mit der Haut verwachsenen Sarkoms der seitlichen Halsgegend vor mir, dessen Auftreten Erscheinungen von seiten der Hirnnerven vorangegangen waren. Eine Probepunktion und im weiteren Verlauf auch die Autopsie zeigten, daß es sich um eine wahrscheinlich von der Keilbeinhöhle ausgehende *Aktinomykose* handelte.

Auch *tuberkulöse* oder *gummöse Herde* in den *Muskeln*, besonders im Kopfnicker, können Geschwülste vortäuschen. Dasselbe gilt von einem gefüllten *Ösophagusdivertikel*.

Die diagnostischen Schwierigkeiten, welche chronische entzündliche Veränderungen der *Speicheldrüsen* und der *Schilddrüse* bereiten, werden wir an entsprechender Stelle berühren. Auch auf die nicht seltenen Fehldiagnosen, zu denen *Aneurysmen* und *Halsrippen* führen, werden wir ebenfalls noch zu sprechen kommen.

Um die Übersicht zu erleichtern, wollen wir bei der Besprechung nach Regionen vorgehen.

I. Das vordere Halsdreieck.

Das vordere Halsdreieck und seine seitliche Nachbargegend, d. h. der Raum, der zwischen den Außenrändern der Kopfnicker und einer durch den oberen

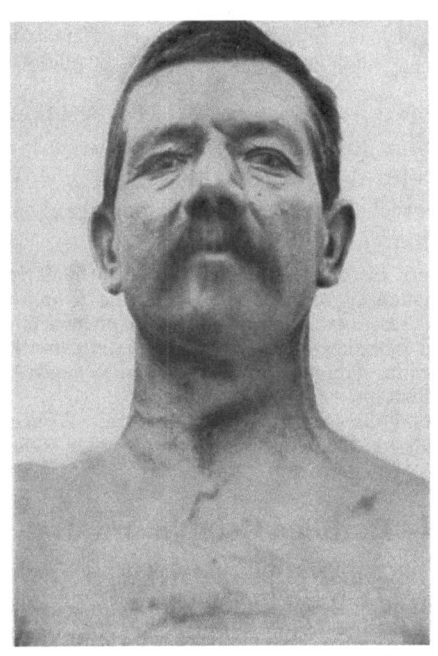 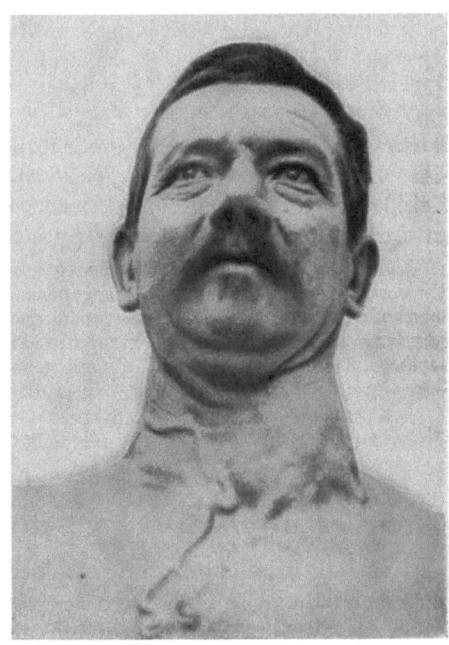

Abb. 172. Diffuse Struma bei ruhiger Atmung.   Abb. 173. Derselbe Fall beim Pressen.

Schildknorpelrand geführten horizontalen Linie liegt, ist so vollständig von der „*Schilddrüse*" beherrscht, daß wir uns bei jeder in demselben liegenden Geschwulst in erster Linie fragen müssen, ob sie nicht von dieser Drüse ausgeht.

Das klassische Zeichen für die Zugehörigkeit einer Geschwulst zur Schilddrüse ist das Aufsteigen des Gebildes mit Kehlkopf und Luftröhre bei der Schluckbewegung. Dieses Zeichen fehlt dann, wenn die erkrankte Drüse mit den Nachbargebilden durch Entzündung oder bösartige Veränderung so fest verwachsen ist, daß dadurch die Luftröhre am Aufsteigen verhindert wird. Auch intrathorazischer Sitz kann bei größerer Ausdehnung eine vergrößerte Drüse am Aufsteigen hindern. Die Lagebeziehungen zum Kopfnicker sind wechselnde: meist liegt das Gebilde medial, seltener lateral dieses Muskels, oft hinter demselben.

Die häufigste Erkrankung der Schilddrüse ist der „*Kropf*", eine teils rein hyperplastische, teils an der Grenze der Tumorbildung stehende Vergrößerung der Drüse, die hauptsächlich endemisch, aber vereinzelt oder fleckweise auch außerhalb der Endemiegebiete vorkommt.

Die grob-anatomische und die histologische Untersuchung lassen zwei große Gruppen unterscheiden, den diffusen und den knotigen Kropf. Beim ersteren finden wir ausnahmsweise bloß eine Vermehrung der Bläschen, eine numerische Hyperplasie, viel häufiger gleichzeitige Vergrößerung der Bläschen mit Vermehrung des Kolloidinhaltes (diffuser Kolloidkropf), oder Vermehrung der Bläschen mit Verminderung oder Fehlen des Kolloids (diffuser parenchymatöser Kropf). Dieselben Gewebstypen finden wir in den abgegrenzten Knoten wieder, und zwar bei parenchymatösen Knoten bisweilen mit plexiform ausgezogenen, durcheinander wuchernden leeren Zellschläuchen. Der Hauptstreitpunkt unter den pathologischen Anatomen ist die Frage, inwiefern diese parenchymatösen Knoten als Adenome zu bezeichnen seien. Wenn auch gute Gründe für die letztere Bezeichnung bestehen, so läßt sich doch der Adenombegriff beim Kolloidkropf nicht von demjenigen der Hyperplasie abgrenzen. Die Natur hält sich eben nicht an unsere schematischen Unterscheidungen. Unzutreffend ist jedenfalls die alte WOELFLERsche Bezeichnung „fetales Adenom".

Sowohl parenchymatöse wie kolloide Knoten, besonders aber die ersteren, zeigen im Zentrum häufig sekundäre Veränderungen: Ödematöse Durchtränkung, Gewebszerfall mit Cystenbildung, Blutung, Verkalkung, Vernarbung.

Für die pathologisch-anatomische Einschätzung eines Kropfes sind die *geographischen Beziehungen* von Interesse. In den Gebieten schwerster Endemie herrscht der adenomatöse (parenchymatöse) Knotenkropf vor, d r sich aus dem diffus-parenchymatösen Adolescententypus entwickelt; aber es kommen daneben auch die übrigen Kropfformen zur Beobachtung. Auch der diffuse Kolloidkropf kommt vor, jedoch wird er in der Regel nach den Pubertätsjahren mehr oder weniger rasch kolloid-knotig. Je weiter wir uns vom Zentrum der E. demie entfernen, um so mehr tritt der diffus bleibende Kolloidkropf in den Vordergrund. So finden wir in den Alpentälern beim Erwachsenen vorzugsweise den adenomatösen knotigen Kropf, in Mitteldeutschland — z.B. Maingau — den teils diffusen, teils knotigen Kolloidkropf, in holländischen und skandinavischen Kropfnestern d n rein diffusen Kolloidkropf. Mit dieser Verschiebung im anatomischen Kropftypus beobachten wir auch eine Verschiebung in den funktionellen Eigenschaften der Schilddrüse. Da wo der adenomatöse Typus vorherrscht (Zentrum der Endemie), besteht Neigung zu Unterfunktion — Kretinismus — bei gleichzeitig erhöhter thyreogener Jodempfindlichkeit; da wo sich die Kropfbildung auf die diffuse Kolloidstruma beschränkt, besteht Neigung zu Überfunktion. Doch hiervon später.

A. Die klinische Form des Kropfes.

a) Der diffuse Kropf.

Die diffuse Struma zeigt die Hufeisenform der normalen Schilddrüse und läßt oft auch den Processus pyramidalis erkennen. Ihre Konsistenz ist gleichmäßig, bald weich wie die normale Schilddrüse, bald (bei Kolloidstauung) mehr fest, körnig, klein — bisweilen auch großhöckerig, ohne eigentliche anatomische Knotenbildung.

Man kann sich darüber streiten, wo, d.h. bei welchem Volumen die physiologische Vergrößerung der Schilddrüse aufhört und ein pathologischer Zustand beginnt. Die Schilddrüse hat, wie dies besonders ASCHOFF betont, ihre Lebenskurve, welche in den Pubertätsjahren rasch ansteigt und, der starken funktionellen Beanspruchung entsprechend, zu einer Pubertätsvergrößerung der Drüse führt, die man noch nicht kurzweg als Kropf bezeichnen darf. Wo man die Grenze setzt, das ist einigermaßen Sache der subjektiven Auffassung. Die normale Drüse ist für den Geübten eben noch fühlbar. *Leichte* Fühlbarkeit bei normalem Halsprofil stellt den Grenzfall dar, Vorragen der Schilddrüse aus diesem Profil bedeutet schon einen Anfang von Kropf. Wir haben diese Typen für die schweizerischen Schuluntersuchungen als Typus I, II und III bezeichnet. Die beste Art, die Schilddrüse abzutasten, zeigt Abb. 174, die annähernde Messung ihrer Flächenausdehnung nach HUNZIKER Abb. 175 $\left(\text{Oberfläche} = \dfrac{aa_1 + bb_1}{2} \cdot cc_1 \right)$.

In Gegenden schwerer Kropfendemie ist Typus III schon beim Säugling nichts Seltenes, und Erstickung während und unmittelbar nach der Geburt kommt ab und zu vor, sind doch schon Säuglingskröpfe bis zu 40 g Gewicht beobachtet worden!

Nicht selten zeigt der diffuse Kropf sicht- und fühlbare Pulsation, und man hört über ihm auch, fern von den Gefäßstämmen, Geräusche von systolisch anschwellendem Charakter, oder mit einem systolischen und diastolischen Anschwellen, ähnlich dem Nonnensausen. Die oberen Schilddrüsenarterien und ihre Hauptäste an der Vorderseite des Drüsenlappens sind bisweilen deutlich tastbar und zeigen ihrerseits auch Gefäßgeräusche, ja selbst ein tastbares Schwirren. Läßt man einen Patienten mit gefäßreicher Struma pressen, so bläht

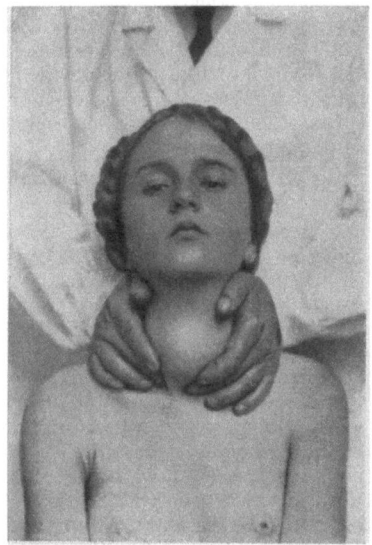

Abb. 174. Palpation der Schilddrüse.

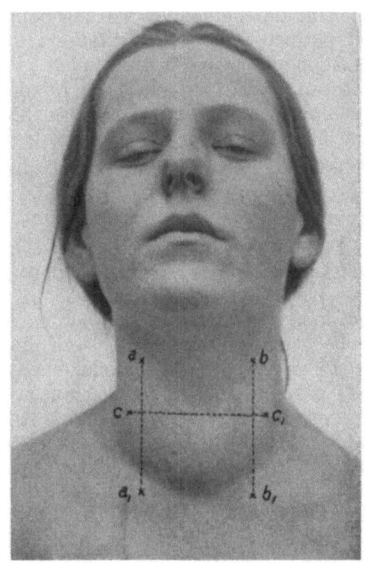

Abb. 175. Pubertätsstruma, 15 Jahre alt. Messung der Oberfläche nach HUNZIKER.

sich der Hals, teils durch Volumvermehrung der Schilddrüse, teils durch stärkere Füllung der Halsvenen auf und nimmt an Umfang um 2—4 cm zu (s. Abb. 173).

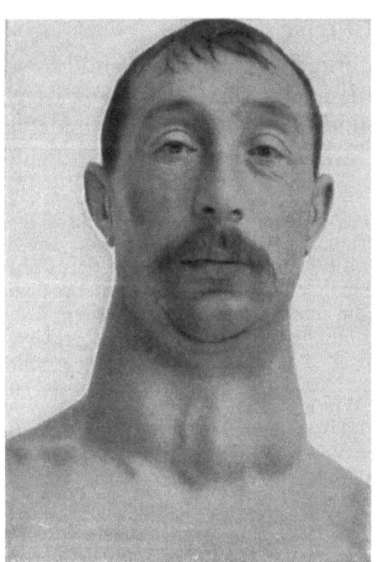

Abb. 176. Diffuse dreilappige Struma.

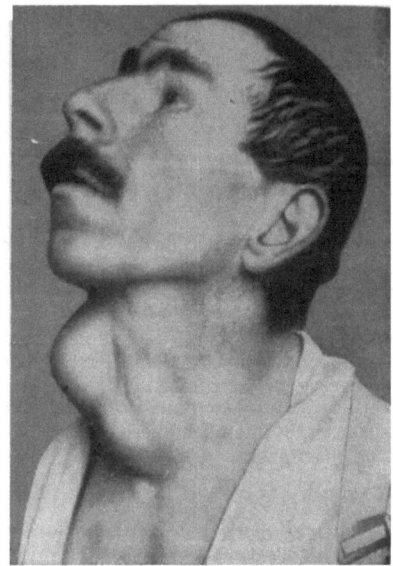

Abb. 177. Aus einzelnen Knoten bestehender Kropf (Konglomeratkropf) bei Kretinismus.

b) Der knotige Kropf.

In einer palpatorisch normal großen oder diffus vergrößerten Schilddrüse sitzen Knoten von Kugel- oder Eiform, von Haselnuß- bis Faust-, ja Mannskopfgröße. In der Regel finden wir entweder einen größeren, solitären Knoten, der im Augenblick, wo der Patient den Arzt aufsucht, gewöhnlich schon einen Durchmesser von 4—6 cm aufweist, oder eine Anzahl von kleineren Knoten. Mit zunehmendem Alter nimmt bei den kleinknotigen Formen die Zahl der Knoten zu, und schließlich ist im 3. oder 4. Dezennium die ganze Schilddrüse in ein Konglomerat von haselnuß- bis taubeneigroßen Knoten verwandelt, in welchem der größte Teil des Schilddrüsengewebes aufgegangen ist. Diese Form nennen wir, der Ähnlichkeit mit dem Nagelfluhgestein wegen, den *Nagelfluhkropf* (oder Konglomeratkropf) (s. Abb. 177).

Die Beschaffenheit der Knoten ist eine verschiedene. Bald sind sie weich, bald mehr prall, bald infolge von sekundärer Kalkeinlagerung sogar hart. Bei mehrknotigen Strumen zeigen im ganzen alle Knoten ungefähr denselben Typus, doch gibt es hiervon viele Ausnahmen. Ist ein Knoten zu Faustgröße angewachsen, so zeigt er beinahe immer in seinem Innern nekrotische Veränderungen oder cystischen Zerfall, in letzterem Fall häufig auch alte oder frische Blutungen und, bei alten Cysten, Kalkeinlagerung in die Wand (s. Abb. 178).

Der Cystenkropf ist also nicht etwa eine besondere Kropfform, sondern ein Degenerationsstadium verschiedener Formen, dessen Anfänge sich klinisch gar nicht erkennen lassen.

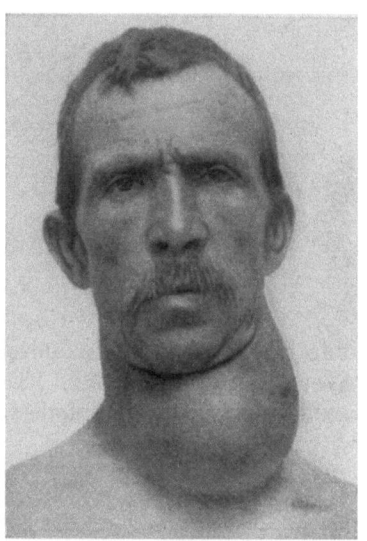
Abb. 178. Struma cystica.

B. Die Lageverhältnisse des Kropfes.

Für die subjektiven Beschwerden sind die Lageverhältnisse des Kropfes in viel höherem Grade maßgebend als seine Größe. Bei diffusen oder diffus-kleinknotigen Kröpfen — Konglomeratkröpfen — finden wir häufig eine Umwachsung der Halseingeweide (Struma retrovisceralis bzw. retrotrachealis, und Einwachsen in den Thorax (Struma profunda, retrosternalis, intrathoracica). Größere Knoten können bei tiefer Atmung ganz in den Thorax angesogen werden und in demselben verschwinden, um bei der Ausatmung wieder zutage zu treten (Tauchkropf, goître plongeant) (s. Abb. 179 und 180). Auch die Kontraktion der Kopfnicker kann einen solchen Kropf in die Tiefe drängen. Man wird seiner durch die Palpation am leichtesten habhaft, wenn man den Kopf rückwärts neigen läßt, dabei aber durch Unterstützung des Hinterhauptes die Kopfnicker zur Erschlaffung bringt und den Patienten in dieser Stellung schlucken läßt. Größere solitäre Knoten im Unterhorn oder Knotenkonglomerate, selten auch Nebenkröpfe, können im Thorax zu solchem Wachstum gelangen, daß sie das Mediastinum nicht mehr verlassen, und daß sie sogar den extrathorazischen Anteil der Schilddrüse immer mehr in den Thorax hineinziehen. Man findet Patienten, welche trotz schwerster Atemnot am Halse keinen sichtbaren Kropf aufweisen.

Um das Hereinragen eines Kropfes in den Thorax beurteilen zu können, umgreifen wir unter Schluckenlassen die Unterhörner. Können wir ihre unteren Pole nicht sicher abgrenzen, so besteht die Möglichkeit einer Fortsetzung nach dem Thoraxinnern hin. Typisch ist das Röntgenbild (s. Abb. 181). Beim Schlucken bewegt sich ein solcher Schatten. Dagegen zeigt er im Kymogramm keinerlei Pulsationen im Gegensatz zum Aortenaneurysma (s. Abb. 182).

Unter den vom Kropf gefährdeten Nachbarorganen ist in erster Linie die *Luftröhre* zu nennen. Sie kann von vorn, von den Seiten und von hinten zusammengedrückt, verschoben und verbogen sein. Gewisse Anhaltspunkte gibt

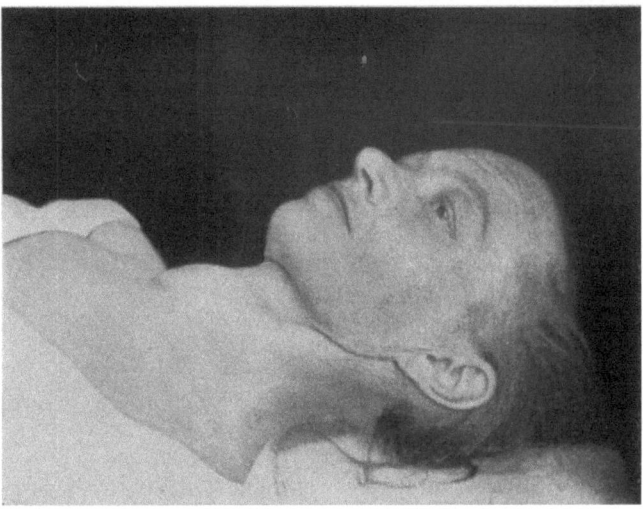

Abb. 179. Tauchkropf bei erschlafften Kopfnickern.

uns schon die laryngoskopische Untersuchung, eine zuverlässige Vorstellung aber erst das Röntgenbild. Dasselbe sollte in jedem Fall von Kropf, ganz besonders vor jeder Kropfoperation aufgenommen werden, und zwar sowohl in

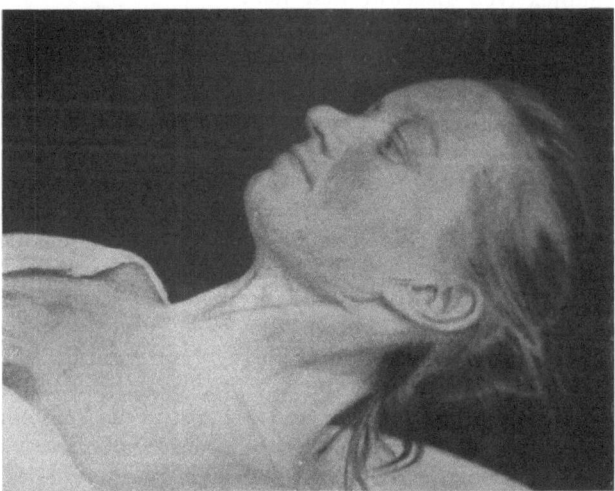

Abb. 180. Tauchkropf, durch Anspannen der Kopfnicker in die Tiefe gedrängt.

anteroposteriorem Sinne, als, wenn die vorhandenen Beschwerden sich nicht genügend aufklären, im Profil.

Die gewöhnlichen Formen der ein- und beidseitigen Kompression und der seitlichen Verlagerung und Ausbuchtung der Luftröhre lassen sich am anteroposterioren Bilde ohne weiteres erkennen. Ist dasselbe unscharf oder zum Teil ausgelöscht, so muß es sich, eine gute Aufnahme vorausgesetzt, um Kompression von vorn oder hinten handeln, d. h. um einen vom Jugulum her, seltener von der Hinterfläche der Trachea her drückenden Knoten. Mit

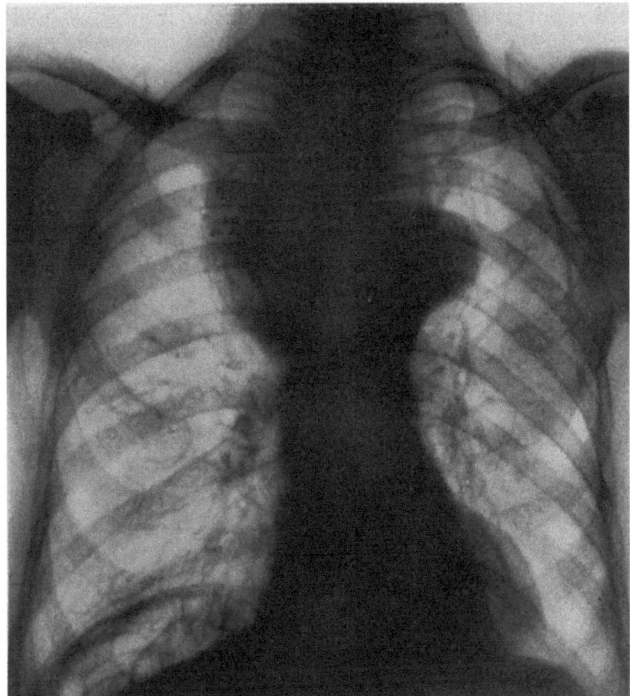

Abb. 181. Völlig intrathorazischer Kropf.

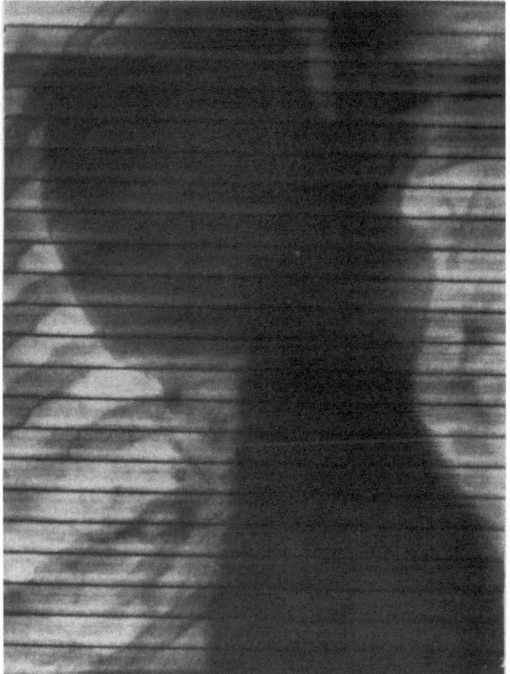

Abb. 182. Fehlende Pulsationen im Kymogramm bei intrathorazischer Struma.

Malignität hat diese Auslöschung des Trachealbildes nichts zu tun, wenn sie schon infolge der Fixation der Trachea durch Verwachsungen bei bösartigen Kröpfen vielleicht etwas häufiger ist als bei gutartigen.

Die seitliche Kompression sitzt in der Regel rechts höher als links, und so kommt es bei doppelseitigen Kröpfen oft zu S-förmiger Verbiegung der Trachea mit Verlauf derselben

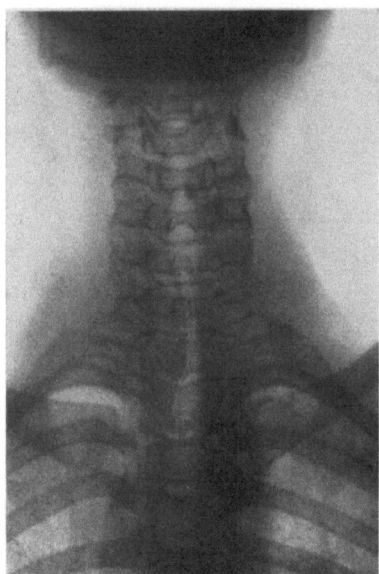

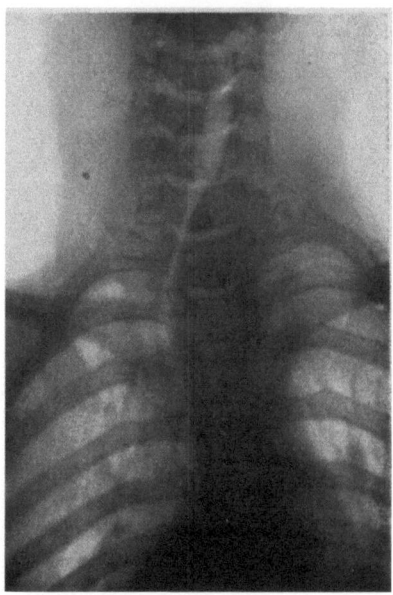

Abb. 183. Kompression von beiden Seiten.   Abb. 184. Kompression von rechts oben und links
                                                        unten (häufiger Typus!).

von links oben nach rechts unten. Der linksseitige Knoten liegt dabei häufig so tief, daß er ohne Röntgenbild übersehen wird, und daß dem Patienten infolgedessen bei der Operation gerade die am stärksten drückende Partie des Kropfes belassen wird (s. Abb. 183—186).

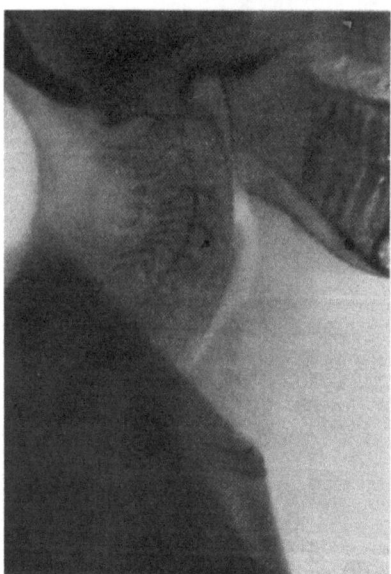

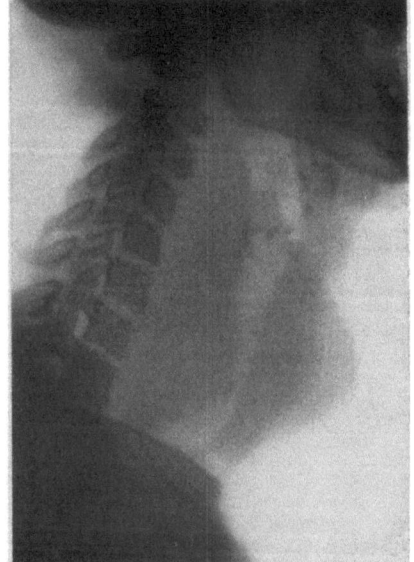

Abb. 185. Kompression von vorn.   Abb. 186. Kompression von vorn und hinten.

Wenig Bedeutung hat die Verdrängung der *Carotis* nach außen hinten. Wichtig ist dagegen die Kompression der *Jugularvenen* in der Thoraxapertur. Sie gibt dem Patienten ein gedunsenes Aussehen und verursacht durch die chronische, venöse Stauung häufig Kopfschmerzen.

Druck auf den *Sympathicus* äußert sich durch einen mehr oder weniger ausgesprochenen HORNERschen Symptomenkomplex: Pupillen- und Lidspalten-verengerung, Zurücksinken des Bulbus.

Druck auf den *Recurrens* kann zu Läh-mung des Nerven führen, sei es in Form von Posticuslähmung (Medianstellung des fixierten Stimmbandes), sei es in Form von totaler Lähmung (Abduktionsstellung des Stimmbandes).

Sympathicus- und Recurrensstörungen kommen zwar auch bei gutartigen, beson-ders derben, verkalkten Strumen vor, sind aber viel häufiger bei Struma maligna.

Mehr unschön als funktionell störend sind die Verlagerungen des Kropfes in das seitliche Halsdreieck, nach außen vom Kopf-nicker oder nach vorn unter die Haut, in Form des Hängekropfes (s. Abb. 188).

Daß der *Kehlkopf* durch den Kropf seitlich verschoben oder um seine Längs- oder Quer-achse gedreht werden kann, das liegt auf der Hand. Diese Lageveränderungen haben aber praktisch bei weitem nicht die Bedeu-tung der Lageveränderungen der Luftröhre.

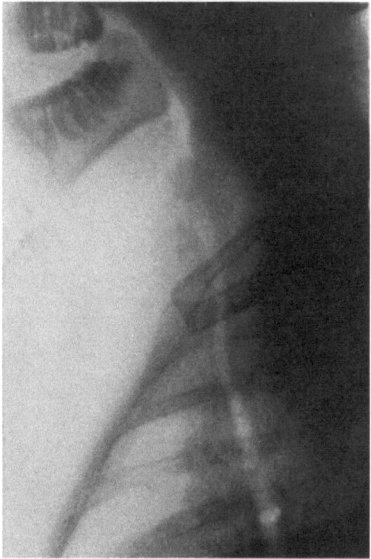

Abb. 187. Verdrängung der Trachea nach vorn durch einen spondylitischen Absceß.

Sehr charakteristisch ist der seitliche Anblick eines Patienten mit sog. *retrovisceraler Struma*, wo die Trachea von hinten her durch einen Kropf-knoten nach vorne verdrängt wird. Es resultiert hieraus das „kurze Kinn", weil der Larynx stark nach vorne ge-drängt wird (s. Abb. 189a u. b.)

Wann dürfen bestehende Atemstörun-gen auf Kropf bezogen werden?

Nicht selten schickt der Arzt Kropf-träger mit Atemstörungen zum Chirur-gen. Die Strumektomie ist aber nur dann von Nutzen, wenn der Kropf die Ursache der Atemstörung ist. Dies wird folgender-maßen erkannt:

1. Der Stridor oder die Atembehin-derung müssen hauptsächlich *inspira-torisch* sein. Besonders bei rasch und tief erfolgender Atmung wird eine rela-tive Tracheastenose inspiratorisch sich verengern, bei Exspiration dagegen durch den Lungendruck erweitern. Seltene Aus-nahme: Derbe Struma maligna, die Tra-chea mauerartig umwachsend.

2. Bei leichtem Außendruck auf die Halspartie muß der Stridor zunehmen.

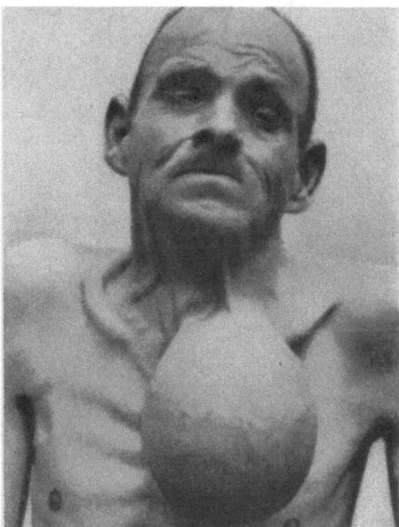

Abb. 188. Hängekropf.

3. Verlängertes, mühsames Exspirium spricht für Lungenemphysem, Asthma oder Lungenstauung bei Herzinsuffizienz.

4. Bei einseitiger Struma muß mindestens die gegenseitige Vena jugularis ext. inspiratorisch kollabieren.

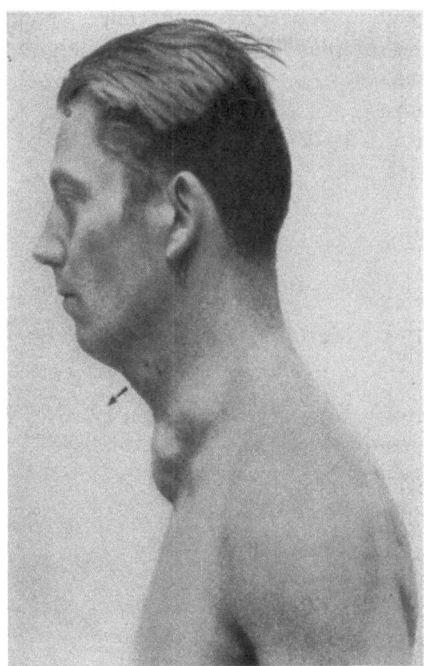

Abb. 189a. „Kurzes Kinn" bei retrovisceraler Struma.

5. Bei Struma profunda darf eine allfällige Venenstauung nur an Kopf und oberen Extremitäten bestehen (s. Abb. 190). Gleichzeitige Stauung an den unteren Extremitäten spricht für Herzleiden.

6. Bei rein intrathorazischen, stenosierenden Strumen herrscht exspiratorischer Stridor vor (Verengerung des Thoraxraumes bei Exspiration).

C. Das funktionelle Verhalten des Kropfes.

Während der Chirurg sich in den ersten Jahren der Schilddrüsenchirurgie ausschließlich mit den morphologischen Verhältnissen befaßte, wiesen ihn die an seinen Patienten gemachten Erfahrungen mit der Zeit auch auf das funktionelle Studium des Kropfes hin. So entwickelten sich unsere Kenntnisse über die hypothyreoten Zustände, und unser positives Wissen über die hyperthyreoten Krankheitsbilder hatte ebenfalls Operationserfahrungen zur Grundlage. Der Chirurg wurde damit, wenn er Beobachter war, zum zuverlässigsten Kenner der pathologischen Physiologie der Schilddrüse. Wir unterscheiden:

a) Zustand funktionellen Gleichgewichts: Euthyreoidismus.

Schon beim schilddrüsengesunden, euthyreoten Menschen und beim euthyreoten Kropfträger sind Schwankungen in der Funktion denkbar, doch treten dieselben klinisch nur

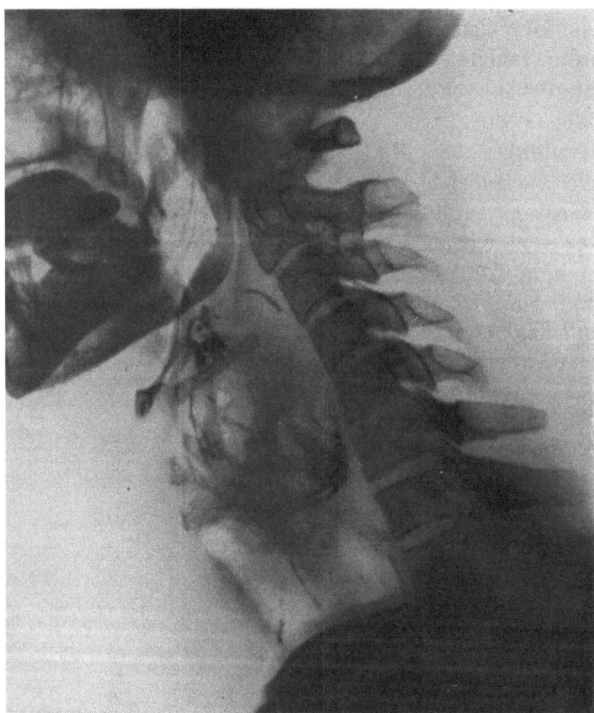

Abb. 189b. Dazugehöriges Röntgenbild.

wenig in Erscheinung und gleichen sich von selbst wieder aus. Die klinische Untersuchung läßt den Gleichgewichtszustand der Schilddrüse meist ohne

weiteres erkennen, und die unten zu erwähnenden Laboratoriumsunter-
suchungen werden höchstens den klinischen Befund bestätigen. Sie geben
gerade in Grenzfällen weniger Aufschlüsse als man dies anfänglich gehofft
hatte.

Das wirkliche Grenzgebiet zwischen normaler und gestörter Funktion besteht einerseits aus jenen Fällen von leicht erhöhter Einstellung aller Lebens-
funktionen, welche das Vorstadium der BASEDOWschen Krankheit bilden —
man nennt diesen Zustand auch Präbasedow —, und andererseits aus jenen
Individuen, denen die Nähe des en-
demischen Kretinismus oder eine zufällige Schädigung der Schilddrüse
den Stempel einer leicht angedeuteten
Unterfunktion aufdrückt, obschon ihre
geistigen Leistungen bürgerlichen
Durchschnittsanforderungen noch gewachsen sind. Diese Zwischenformen
sind diagnostisch von der Kenntnis
der schwereren Form der Störung
aus zu beurteilen, auf deren Besprechung wir jetzt eingehen werden.

b) Die gesteigerte Funktion: Hyperthyreote Zustände.

Wenn wir von den vorübergehenden, diagnostisch schwer greifbaren
Funktionssteigerungen absehen, so
finden wir das Bild der Hyperthyreose
in der „*genuinen* BASEDOW*schen Krankheit*" und in der „*sekundär basedowifizierten Struma*" verkörpert (siehe
Abb. 191).

Die seit bald einem Jahrhundert als
Kardinalsymptome geltenden Erschei-
nungen sind *der diffuse Kropf, die
Tachykardie, das feinschlägige Zittern*

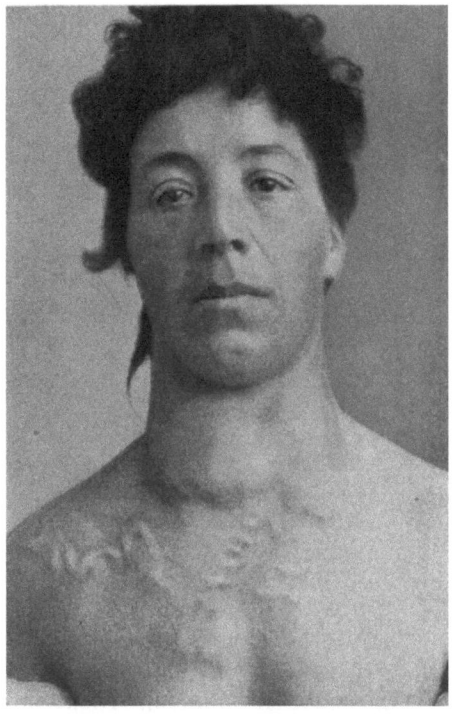

Abb. 190. Diffuser Kolloidkropf mit großem intra-
thorazischem Anteil. Ausgesprochenes Caput
medusae. Dyspnoe.

und *der Exophthalmus* (daher die Bezeichnung „goître exophthalmique"). Sie
sind allerdings nicht gleichwertig. Eine Schilddrüsenveränderung fehlt nie, doch
ist sie oft so gering, daß sie nicht den Anspruch auf die Bezeichnung „Kropf"
erheben kann. Man begegnet diesem Fehlen des sichtbaren Kropfes bisweilen
in den Fällen von schwerstem Exophthalmus. Die Tachykardie fehlt in den
akuteren Schüben der Krankheit nie, kann aber in den Ruhepausen auf 80 bis 90
Schläge zurückgehen. Eine obere Grenze ist schwer festzustellen, da der Puls
— selbst abgesehen von der bisweilen komplizierenden Arhythmie — geradezu
unzählbar werden kann. Das Zittern ist, wenigstens in den ausgesprochenen
Schüben, stets vorhanden. Der Exophthalmus, beginnend mit dem „Glanz-
auge", findet sich, wenn auch nicht immer, so doch in der Mehrzahl der Fälle
von genuinem Basedow, und stellt eines der hartnäckigsten Symptome der
Krankheit dar, während er bei der basedowifizierten Struma häufig fehlt. Unter
den beinahe nie fehlenden Zeichen ist der *verstärkte Carotidenschlag* zu nennen.
Aus der später zu besprechenden *Steigerung des Grundumsatzes* erklärt sich die
trotz normalem, ja gesteigertem Appetit in der Regel vorhandene *Abmagerung*.

Zu den beinahe regelmäßigen Symptomen gehört auch die Klage über *Muskelschwäche*. Häufig sind unmotivierte *Durchfälle* und *Schweißausbrüche* und beinahe die Regel abnorme Feuchtigkeit der Haut. Unbeständig, nicht selten
gänzlich fehlend, aber in ihrer Art nur der BASEDOWschen Krankheit zu-
kommend, sind gewisse Augen- bzw. Lidsymptome, welche zum Teil mechanisch
durch den Exophthalmus und zum Teil durch Muskelschwäche bedingt sind. Die
hauptsächlichsten sind: abnorme Weite der Lidspalten (DALRYMPLE), Seltenheit des Lidschlages (STELLWAG), mangelhaftes Folgen des Oberlides bei
Auf- und Abwärtssehen (GRAEFE, Abb. 192), Insuffizienz der Konvergenz bei

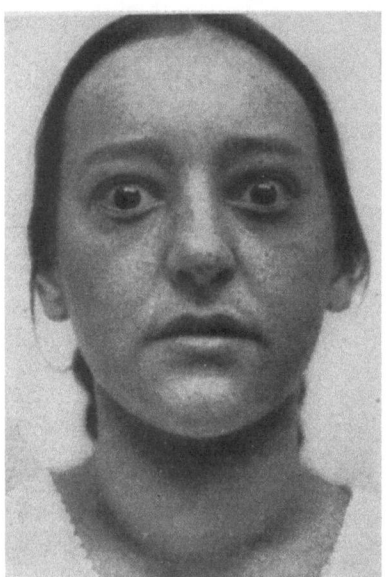
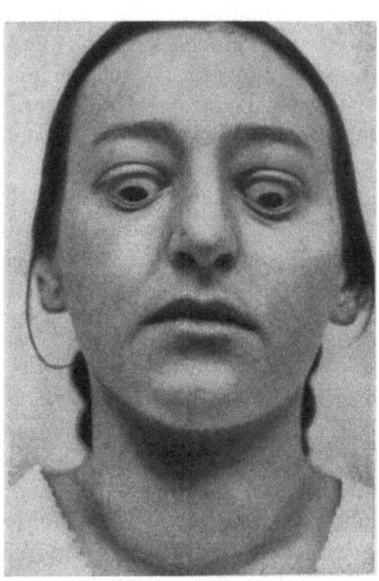

Abb. 191. Genuiner Basedow.   Abb. 192. Genuiner Basedow. Mangelhaftes Folgen
                                        des Oberlides (Symptom von GRAEFE).

Akkomodation (MÖBIUS). Nicht mit diesen Symptomen zu verwechseln sind
die selten beobachteten wirklichen Augenmuskellähmungen.

Das *Herz* ist meist nur leicht, bisweilen auch stark nach links vergrößert (thyreotoxisches Kropfherz), im Zustande der Insuffizienz auch nach rechts.

Ödeme und *Ergüsse in die Körperhöhlen* kommen vor, trotzen bisweilen allen Herz-
mitteln und gehen nach der Operation zurück. *Herzgeräusche* sind Ausnahmen. Der *Blut-
druck* ist im allgemeinen normal   Auffallend ist die *Labilität der Vasomotoren* (Dermogra-
phismus), nach MARAÑON besonders am Halse. Das *Skelet* zeigt Neigung zu gesteigertem
Längswachstum. Klagen über Gelenkschmerzen sind nicht selten. *Haarausfall* ist häufig
und kann in kurzer Zeit bis zur Kahlheit gehen. Trophische Störungen an den *Fingernägeln* werden öfter beobachtet auch ohne nachweisbare Störungen von seiten der Epithelkörperchen.

Das klinische Bild weist nur selten alle beschriebenen Züge auf. Jeder von
ihnen, mit Ausnahme von Tachykardie, Schilddrüsenveränderung, Zittern,
Abmagerung, Verstärkung des Carotidenschlages kann auch im ausgesprochenen
Schub fehlen. Insbesondere zeichnet sich der basedowifizierte Kropf aus durch
Zurücktreten aller Augensymptome und Hervortreten der Herzstörungen.

Die *psychische Einstellung des Basedowikers* ist gekennzeichnet durch erhöhte
Erregbarkeit, beständige Unruhe, raschen Stimmungswechsel bei Durchschnitts-
einstellung auf Depression, launisches Wesen, geistige Leistungsunfähigkeit.
Dies alles macht den Basedowiker zu einem „andern Menschen" als er vorher
war, und diese Selbsterkenntnis läßt die depressive Stimmung nicht abklingen.

Der Übergang in wirkliche Psychosen, besonders in akute Verwirrtheit kommt vor, dagegen ist ein Zusammenhang mit manisch-depressivem Irresein und Schizophrenie nicht erwiesen.

Obschon die klinische Diagnose, selbst wenn der Exophthalmus fehlt, bei einiger Aufmerksamkeit nicht zu verfehlen ist, sind doch Fehldiagnosen nicht selten. Monate-, wenn nicht jahrelang werden Basedowkranke — besonders in Fällen von Jodbasedow — als Hysterische, Neurastheniker, lungen-, magen-, darm- und besonders herzkrank behandelt, und wir sahen bei Komplikation mit Hydrothorax wiederholt die Diagnose „Lungencarcinom". Umgekehrt wird heute infolge unrichtiger Einschätzung des Blutbildes und des Grundumsatzes manche Hyperthyreose diagnostiziert, welche nicht vorhanden ist.

Seit zwei Jahrzehnten wird zur Unterstützung der Diagnose auch das *Laboratorium* herangezogen.

Das *Blutbild* zeigt häufig einen gewissen Grad von Leukopenie mit einer relativen Vermehrung der Lymphocyten (öfter bis zu 50% [Kocher]), ohne daß diese Zeichen konstant wären oder in einem bestimmten Verhältnis zur Intensität des Krankheitsbildes ständen. Die gleiche Veränderung finden wir auch im Blutbild des Kretinen, hier allerdings mit Beschleunigung der Blutgerinnung, während das Blut des Basedowikers eher zur Verzögerung neigt.

Durch den Rattenversuch nach Asher-Streuli läßt sich die Hyperthyreose im Blut nachweisen (Hara, Branovacky), im Kaulquappenversuch von Gudernatsch dagegen nicht. Beide Versuche sind übrigens zu kompliziert, um für die klinische Praxis verwertbar zu sein. Das leiche gilt vorläufig auch für die Joduntersuchung im Blut und im Urin. Der Basedowkranke zeigt in der Entwicklungsphase der Krankheit eine negative Jodbilanz, die im Stadium der Besserung in die positive, jodbindende Phase umschlägt (Saegesser, Curtis).

Diagnostisch wichtiger als alle anderen Laboratoriumsversuche ist die Bestimmung des *respiratorischen Grundumsatzes*, d. h. des Sauerstoffverbrauchs und der Kohlensäureproduktion bei völliger Muskelerschlaffung in horizontaler Lage, mindestens 12 Stunden nach der letzten Nahrungsaufnahme. Wenn die Untersuchung mit den genannten Vorsichtsmaßregeln von zuverlässigem Personal mit einem zuverlässigen Apparat ausgeführt und jedes zweifelhafte Ergebnis durch eine Kontrolluntersuchung geprüft wird, so stellt die Bestimmung des Grundumsatzes das genaueste Maß für die Schilddrüsenfunktion dar. Hinzuzufügen ist, daß die allgemein benützten normalen Vergleichswerte, wie sie von Du Bois, Benedict, Boothby u. a. festgestellt worden sind, den Werten bei nicht besonders auf die Untersuchung eingeübten Personen entsprechen, also eher zu hoch sind. Innerhalb der üblichen Fehlerquellen spielen wahrscheinlich auch Rassenunterschiede eine Rolle (Benedict). Abgesehen hiervon kommen individuelle Schwankungen zwischen minus und plus 10% auch bei Gesunden vor und sind deshalb diagnostisch für den Einzelfall nicht verwertbar. Bloß bei Gruppenuntersuchung ist einseitige Abweichung der Resultate nach plus oder nach minus hin schon in diesem Bereich von wissenschaftlicher Bedeutung. Beim Basedow finden wir im allgemeinen Werte von + 20 bis +100%. Der Parallelismus zwischen Grundumsatz und klinischem Bild ist ein ziemlich enger, aber kein absoluter. Auch Fälle mit geringer Erhöhung können z. B. einen wenig widerstandsfähigen Herzmuskel und einen sehr labilen Sympathicus besitzen, und auch ein Grundumsatz von nicht über + 30% schützt nicht vor postoperativen Überraschungen. Die Bedeutung des Grundumsatzes ergibt sich aber immerhin aus der Tatsache, daß wir durch ihn die operative Reduktion der Schilddrüse Schritt für Schritt verfolgen und kontrollieren können. Der respiratorische Gaswechsel wird allerdings auch durch extrathyreoidale Momente beeinflußt (Fieber, Dyspnoe, Erkrankungen der Milz und des Blutes, der Hypophyse, der Geschlechtsdrüsen usw.), so daß wir erst nach Ausschaltung dieser Möglichkeiten die Schilddrüse verantwortlich machen dürfen. Immer muß darum bei der Einschätzung eines Falles das ganze klinische Bild mitberücksichtigt werden.

Für den *Gesamtverlauf der* Basedow*schen Krankheit* bezeichnend ist ihr Auftreten in *Schüben*. Zwischen Perioden von bisweilen paroxysmaler Steigerung aller Symptome, besonders während der Frühjahrszeit, weniger häufig im Herbst, schieben sich mehr oder weniger lange ruhigere Perioden ein, während denen allerdings die körperliche und geistige Leistungsfähigkeit ebenfalls herabgesetzt ist.

Von *ätiologischen Momenten* ist für die Diagnose von Interesse das gelegentliche Vorkommen des Leidens nach entzündlichen Erkrankungen der Schilddrüse, nach Encephalitis, CO-Vergiftung (sog. zentraler Basedow) und die häufige Basedowifizierung einer vorbestehenden Struma durch Jodtherapie, wobei nach alter Erfahrung schon die längere Verabreichung von $^1/_2$ mg Jod im Tag genügen kann, um bei einem Kropfträger die schwersten Erscheinungen von Jodthyreotoxikose hervorzurufen. Im Gegensatz hierzu steht die auch diagnostisch interessante, vorübergehend günstige Wirkung des Jods beim genuinen Basedow.

Das *histologische Bild* der klassischen Basedowschilddrüse ist das einer diffusen parenchymatösen Struma mit Papillen- und Polsterbildung, Epitheldesquamation, Verflüssigung und Schwund des Kolloids sowie Einlagerung von Lymphocytenherden, mit allen Übergängen nach dem gewöhnlichen Bild der diffusen Kolloidstruma hin. Dagegen gibt es kein einheitliches charakteristisches Bild der basedowifizierten Struma. Bei der Operation zeichnet sich die eine und die andere häufig durch fest-brüchige Konsistenz aus, während in anderen Fällen das Bild der weichen vasculären Struma vorhanden ist.

c) Die Unterfunktion der Schilddrüse: Die hypothyreoten Zustände.

Unterfunktion der Schilddrüse kann beruhen:

1. auf einem teratologischen Fehlen des Organs, d. h. auf einer Mißbildung, Athyreose — *angeborenes sporadisches Myxödem,*

2. auf einer nach der Geburt durchgemachten destruktiven Erkrankung der Drüse — *erworbenes sporadisches Myxödem,*

3. auf einer mit dem *endemischen Kretinismus* zusammenhängenden *prä*- oder *postnatalen Schädigung der Schilddrüse ohne oder mit Kropf.* Wir werden diese Zustände im nächsten Kapitel besprechen und wollen hier nur darauf hinweisen, daß der Kropf beim Kretinen in der Regel nicht ein Kolloidkropf, sondern ein adenomatöser Knotenkropf ist, und daß er alle sekundären Degenerationserscheinungen aufweisen kann, die wir auch beim euthyreoten Kropf antreffen. Wir erkennen also den Kretinen nicht an seinem Kropf, sondern an seinem gesamten physischen und psychischen Habitus, wobei Kropf oder Schilddrüsenatrophie allerdings den Weg weisen können.

Das Charakteristische für die Kretinenschilddrüse ist, wie WYDLER an dem großen Kretinenmaterial unserer Klinik gezeigt hat, die Atrophie (nie Fehlen!) der Schilddrüse, bzw. des nichtkropfigen Restgewebes derselben.

D. Komplikationen des Kropfes:
Blutung, Entzündung, maligne Entartung.

Nicht nur der Kropf, sondern auch seine *Komplikationen* bieten diagnostisches Interesse. Diese Komplikationen sind: *Blutung, Entzündung, maligne Entartung.*

a) Die Blutung.

Tritt bei einem mit knotigem Kropf behafteten Patienten ohne äußeren Anlaß oder nach Trauma, nach Stauung im Gefäßsystem durch Husten, Erbrechen usw. plötzlich, bisweilen über Nacht, rasch zunehmende Atemnot auf, verbunden mit Spannungsgefühl im Kropf, sichtlicher Zunahme desselben, ausstrahlenden Schmerzen mäßigen Grades nach Kiefer, Nacken, Ohr, Schulter, und erreichen diese Erscheinungen in kurzer Zeit ein Maximum, um dann still zu stehen und allmählich wieder abzunehmen, so handelt es sich um eine „Blutung". Wir finden den Kropfknoten prall gespannt, ja derb, etwas druckempfindlich, aber, wenn er nicht sehr umfänglich ist, gut beweglich. Dieser letztere Umstand erlaubt häufig, einen entzündlichen Vorgang und auch eine zu derartigen Symptomen führende Struma maligna auszuschließen.

Ich operierte einst ein Mädchen, dessen vorher beinahe unbemerkter Kropf während eines Abendspazierganges die Größe eines mittleren Apfels erreicht hatte. Etwas Morphium beruhigte die Atemnot, und die bald darauf ausgeführte Operation zeigte den Knoten prall mit frischem Blut gefüllt.

Ein anderes Mal wurde mir ein junges Mädchen wegen Struma maligna zugeführt. Begründung der Diagnose durch einen erfahrenen Arzt: derbe Konsistenz, ausstrahlende Schmerzen, Wachstum in der letzten Zeit. Der Knoten war aber zu beweglich, um als Struma maligna ausstrahlende Schmerzen zu verursachen. Ferner waren Schmerzen und Vergrößerung seit 2 Monaten schubweise aufgetreten. Ergo: Cyste mit Blutungen. Die Operation bestätigte diese Diagnose.

Durch die Tatsache einer akuten Blutung ist Malignität allerdings nicht völlig ausgeschlossen. Wir haben gezeigt, daß sich das Hämangioendotheliom hauptsächlich in der Wand von hämorrhagischen Cysten findet, und bei einer Cyste mit wandständigem Carcinosarkom sahen wir eine gewaltige Blutung in die Cyste und in das Halsbindegewebe.

b) Entzündung.

Erreichen Schwellung, Atem- und Schlingbeschwerden ihren Höhepunkt nicht nach Minuten oder Stunden, sondern nach einem oder mehreren Tagen, und gesellen sich dazu starke Druckempfindlichkeit, heftige lokale und ausstrahlende Schmerzen, vielleicht auch Verwachsung mit der Haut und den tiefen Organen, und von Anfang an mehr oder weniger hohes Fieber, so liegt nicht eine Blutung in den Kropf, sondern eine *Entzündung* desselben, eine „*Strumitis*", vor. Klar ist die Sachlage, wenn Ödem und Rötung der Haut, Fluktuation und schließlich selbst Durchbruch des Eiters nach außen, nach der Luftröhre oder dem Pharynx hin eintreten. Bisweilen kommt es durch Druck auf die Luftröhre und durch entzündliches Ödem der Kehlkopfschleimhaut zu den hochgradigsten Atembeschwerden, selbst zur Erstickung (s. Abb. 193).

Die Strumitis ist stets metastatischer Natur und tritt besonders im Anschluß an Scharlach, Typhus, Puerperalfieber, Influenza, aber auch nach kaum beachteten Erkrankungen der Luft- und Speisewege, einer Angina, einem Darmkatarrh usw. auf. Die bakteriologische Untersuchung des Eiters hat es schon möglich gemacht, noch hinterdrein die Diagnose auf überstandenen Typhus zu stellen. Berücksichtigt man alle Momente, so lassen sich Entzündung und Blutung meist sicher unterscheiden.

Nicht nur die kropfige, sondern auch die *normale* Schilddrüse kann von Entzündung befallen werden, und zwar sowohl nach Infektionskrankheiten, besonders Typhus, Malaria, Influenza und Gelenkrheumatismus, als auch in Form einer *klinisch primären* Erkrankung. Wir haben es dann nicht mit einer Strumitis, sondern mit der „*Thyreoiditis*" zu tun, die ein zwar seltenes, aber wohl charakterisiertes und schon lange bekanntes Krankheitsbild darstellt. Wie die Strumitis, so führt auch sie bei weitem nicht immer zu Eiterung, sondern sie kann von selbst in Heilung übergehen. Diese Form, die bei Gelenkrheumatismus, Influenza und bei der klinisch primären Form die Regel ist, bezeichnen wir mit MYGIND am besten als *Thyreoiditis simplex*. Sie kann im Verlauf von einigen Wochen über die ganze Drüse wandern. Die Entscheidung, ob Eiterung vorliegt, ist bisweilen nicht leicht, und spontanes Zurückgehen ist nicht für Fehlen von Eiter beweisend.

Spielt sich der ganze Prozeß langsam, beinahe schmerz- und fieberlos ab, so müssen wir an die in der Regel übersehene „*diffuse Tuberkulose der Schilddrüse*" denken, die nicht zu Eiterung, sondern zu einer Art von Cirrhose des Organes — und bei ausgedehnter Zerstörung desselben zu Myxödem führt. Diese Form der Tuberkulose ist völlig verschieden von der seltenen *käsig-eitrigen* Form und von der viel häufigeren Einlagerung von klinisch symptomlosen Tuberkeln in gewöhnliche Kolloidkröpfe. Ätiologisch noch ungeklärt ist die zuerst von RIEDEL beschriebene, sehr seltene *harte Strumitis*, die aus einem zellreichen in ein zellarmes, fibröses Stadium übergeht. Nur die Ausdehnung über die ganze Drüse gibt ein relatives Unterscheidungszeichen der Struma maligna gegenüber.

c) Maligne Entartung.

Fehldiagnosen zwischen Strumitis und „*Struma maligna*" kommen nach beiden Richtungen hin vor. Ich habe schlecht abgegrenzte Schwellungen der Schilddrüse mit Hautrötung, selbst hohem Fieber, raschem Wachstum gesehen, die sich bei der Operation als Sarkome entpuppten. Umgekehrt kann ein chronischer Entzündungsprozeß in einem alten derben Kropfknoten alle klinischen Zeichen einer bösartigen Neubildung darbieten, mit Ausnahme der Metastasen und des tödlichen Verlaufes. Ganz unmöglich kann die Entscheidung auf Grund der klinischen Symptome bei der seltenen tertiären „*Lues*" der

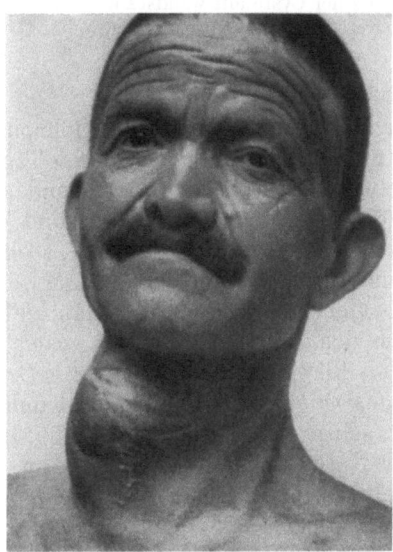
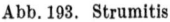
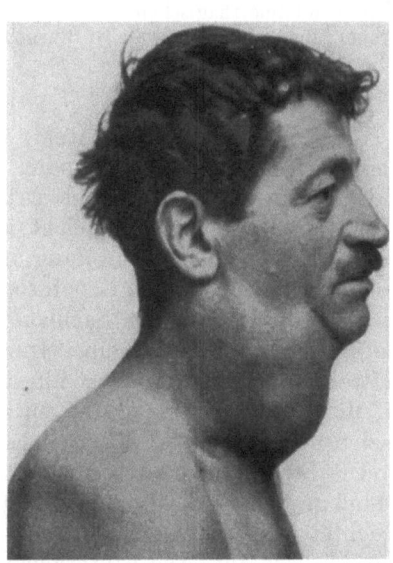

Abb. 193. Strumitis.   Abb. 194. Struma maligna (wuchernde Struma nach LANGHANS).

Schilddrüse werden. Lassen der klinische Verlauf, die Anamnese und eine positive Wassermannsche Reaktion Lues vermuten, und sind die Symptome nicht drängend, so ist ein Versuch mit spezifischer Behandlung angezeigt. Bestehen aber starke Verdachtsgründe für Malignität, besonders ausstrahlende Schmerzen, so dürfen wir mit solchen Versuchen keine Zeit verlieren. Auch die diffuse, fibröse Form der Schilddrüsentuberkulose kann an beginnende Struma maligna denken lassen, und die harte RIEDELsche Strumitis läßt sich mit Sicherheit nur durch die histologische Untersuchung erkennen.

Am meisten diagnostische Schwierigkeiten machen die Fälle von maligner Entartung mit sekundärer Vereiterung. Wir fanden wiederholt bei der histologischen Untersuchung Sarkom in der Wand von strumitischen Abscessen, und der weitere Verlauf bestätigte die Diagnose. Das klinische Bild hatte von Anfang an Anlaß zu Verdacht gegeben.

Im allgemeinen ist die Diagnose einer Struma maligna nicht zu verfehlen, wenn man sich an folgende Kennzeichen hält:

a) Unbegründetes stetiges Wachstum eines Kropfknotens bei einem über 30 Jahre alten Patienten;

b) Auftreten einer nicht durch die Größe der Geschwulst zu erklärenden Heiserkeit (Recurrenslähmung);

c) ausstrahlende Schmerzen nach Kiefer, Ohr, Nacken und Schulter ohne akut-entzündliche Erscheinungen und ohne die Symptome einer Blutung;

d) Abnahme der Beweglichkeit und Verschieblichkeit, unregelmäßig höckerige Form, derbe Konsistenz des Kropfes.

Solange sich die maligne Entartung noch auf das Innere des Kropfknotens beschränkt, fällt nur das unbegründete Wachstum desselben auf. Heiserkeit und ausstrahlende Schmerzen fehlen. Bloß die histologische Untersuchung gibt hier eine sichere Diagnose. Umgekehrt können bei schrumpfenden Krebsen und selbst bei Sarkomen infolge frühzeitiger Verwachsung der Geschwulst mit der Umgebung Heiserkeit und ausstrahlende Schmerzen, vielleicht auch Pupillen- und Lidspaltenverengerung die einzigen Symptome darstellen, und die vom Patienten übersehene Geschwulst muß erst gesucht werden. *Rasche Operation ist angezeigt, sobald auch nur ein „Verdacht" auf Malignität besteht, denn Aussicht auf Dauererfolg besteht nur so lange, als der Tumor noch in die Schilddrüsenkapsel eingeschlossen ist.*

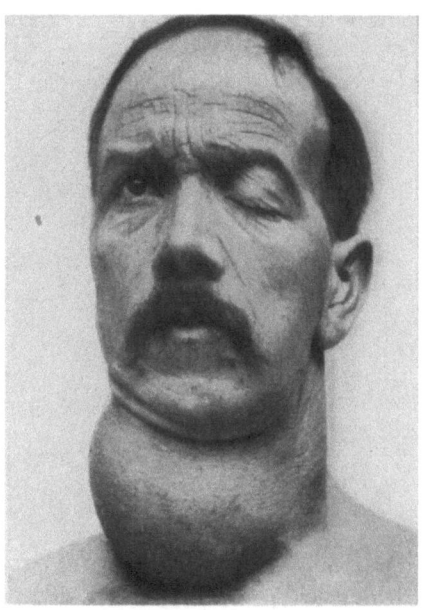

Abb. 195. Wuchernde Struma mit linksseitiger Ptose durch Schädelmetastase.

Bei der Frage, welche Geschwulstform vorliegt, halten wir uns nicht lange auf. Wir können bis heute nur folgendes sagen:

Sind bei mäßig großem bis großem Tumor die Erscheinungen der Bösartigkeit wenig ausgesprochen, so handelt es sich wahrscheinlich um jenes in Kropfgegenden häufig maligne Adenom, welches LANGHANS als *wuchernde Struma* bezeichnet hat oder auch um das in Kropfgegenden seltene Papillom. Entwickelt sich eine bösartige Neubildung in der Wand einer Kropfcyste, so handelt es sich wahrscheinlich um das unter LANGHANS zuerst von HEDINGER beschriebene Endotheliom, das ebenso bösartig ist wie der gewöhnliche Schilddrüsenkrebs. Alles übrige verteilt sich auf Krebs und Sarkom ohne klinische Unterscheidbarkeit (s. Abb. 194).

Die *Metastasenbildung* der Schilddrüsengeschwülste zeigt Besonderheiten, die auch von diagnostischem Interesse sind. Einmal finden wir bei klinisch und histologisch scheinbar harmlosen Kropfknoten Metastasen, deren Bau bald der normalen Schilddrüse, bald einem Kolloidkropf, bald endlich einem Krebs entspricht. Andererseits können Metastasen von ausgesprochenen Schilddrüsenkrebsen durch Rückschlag wieder das Bild der normalen Drüsen zeigen. Alle Krebsformen der Thyreoidea einschließlich der wuchernden Struma bevorzugen für die Metastasen das Knochensystem (s. auch unter „Schädelgeschwülste") (s. Abb. 195).

Die **von der Schilddrüse unabhängigen Geschwülste** des vorderen Halsdreiecks sind in der Regel *Kiemengangscysten*, bzw. bei medianer Lage und hohem Sitz Cysten des *Ductus thyreoglossus*, sehr selten der Nebenschilddrüsen. Wir werden dieselben im Zusammenhang mit den übrigen Halscysten besprechen.

Die sehr seltenen soliden Geschwülste der Nebenschilddrüsen vermutet man auf Grund einer begleitenden Ostitis fibrosa, gepaart mit Hypercalcämie.

II. Geschwülste der seitlichen Halsgegend und ihrer Nachbargebiete.

Die größte Mannigfaltigkeit finden wir bei den Geschwülsten der seitlichen Halsgegend. Um Wiederholungen zu vermeiden, werden wir mit ihnen auch die an der Grenze, d. h. unter dem Kopfnicker liegenden Neubildungen sowie diejenigen der Submaxillar- und Parotisgegend besprechen.

1. Lymphdrüsenschwellungen.

Für „*Lymphdrüsenschwellung*" spricht die Vielheit der Gebilde und ihre Anordnung in Gruppen. Ist eine anscheinend einheitliche Geschwulst aus deutlichen Knollen und Höckern zusammengesetzt, so müssen wir an ein verbackenes Drüsenpaket denken. Erhebliche Schwellung einer einzigen Drüse kommt zwar sowohl bei Tuberkulose wie bei sekundärer maligner Entartung vor, ist aber bei beiden Ausnahme.

Für *akute* Halsdrüsenschwellungen gilt das bei den akuten Halsabscessen Gesagte. Wir verweisen hierfür auf Kap. 21.

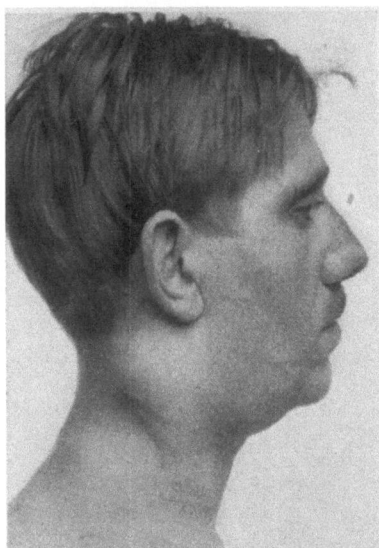

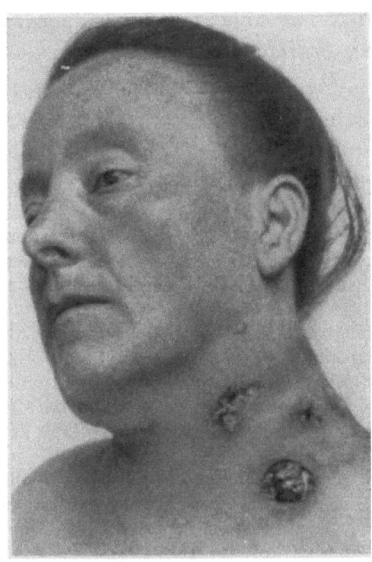

Abb. 196. Tuberkulöse Lymphome.   Abb. 197. Fistelnde, zum Teil nekrotische tuberkulöse Halsdrüsen.

Chronische bzw. *langsam entstandene* Lymphdrüsenschwellungen beruhen entweder auf chronischer Entzündung oder auf Neubildung oder auf einer sog. Systemerkrankung. Wir unterscheiden:

a) „*Die einfache Lymphadenitis*". Finden wir bei einem an Ekzem oder an chronischen Schleimhautkatarrhen leidenden Kinde chronische Schwellung von Lymphdrüsen im Stromgebiete der betreffenden Erkrankung, so stellen wir die Diagnose einer einfachen Lymphadenitis und nehmen an, daß die Drüse durch die beständige Zufuhr von wenig virulenten Mikroorganismen oder ihren Stoffwechselprodukten in diesen Zustand versetzt sei. Ob der alte, in unsere heutigen Anschauungen nicht mehr passende Begriff der *Skrofulose* hier oder bei der Tuberkulose einzureihen sei, darüber gehen die Meinungen auseinander. Sicher gibt es eine zum Teil mit der „exsudativen Diathese" zusammenfallende Prädisposition zu Entzündungen, welche nicht Tuberkulose ist, ihr aber wahrscheinlich den Boden vorbereitet.

b) Eine Kette oder Gruppe von elastischen oder derben, beweglichen oder infiltrierten und verwachsenen Knoten läßt „*Tuberkulose*" annehmen, besonders wenn alte Narben, Fisteln oder erweichte Stellen auf alte oder neue eitrige Prozesse hinweisen. Meist gehören alle Drüsen entweder dem jahrelang beweglich bleibenden, weichen, nicht verkäsenden, oder dann dem zu Verkäsung und eitriger Einschmelzung hinneigenden Typus an. Im ersteren Fall würde man nach der Terminologie der Lungentuberkulose von produktiven, im letzteren Fall von exsudativen, richtiger destruktiven Prozessen sprechen (s. Abb. 196 und 197).

c) Ein verhältnismäßig rasch aufgetretenes, einseitiges Drüsenpaket könnte an eine frische „luische" Infektion mit Primäraffekt im Stromgebiet der Halslymphdrüsen denken lassen.

d) Als „leukämisch" werden wir die Drüsen einschätzen, wenn der lymphatische Rachenring hypertrophisch und das Blutbild positiv ist. Die Allgemeinerscheinungen der Leukämie: Blässe, Schwäche, hämorrhagische Diathese brauchen dabei noch nicht vorhanden zu sein. In Grenzfällen zwischen lymphatischer Leukämie und aleukämischer Lymphadenose entscheidet der weitere Verlauf (s. Abb. 198).

e) „Pseudoleukämie" ist wahrscheinlich, wenn das Bild mit Tuberkulosen nicht stimmen will und der Blutbefund Leukämie ausschließt. Wir fassen hier die der COHNHEIMschen Form entsprechende aleukämische Lymphadenose zusammen mit der HODGKINschen Krankheit im engeren Sinn, dem STERNBERGschen „Lymphogranulom" (malignen Granulom), da der klinische Verlauf bei beiden derselbe ist. Für die Praxis ist das Lymphogranulom die wichtigere, weil bedeutend häufigere Erkrankung. Das histologische Bild zeigt beim ersteren

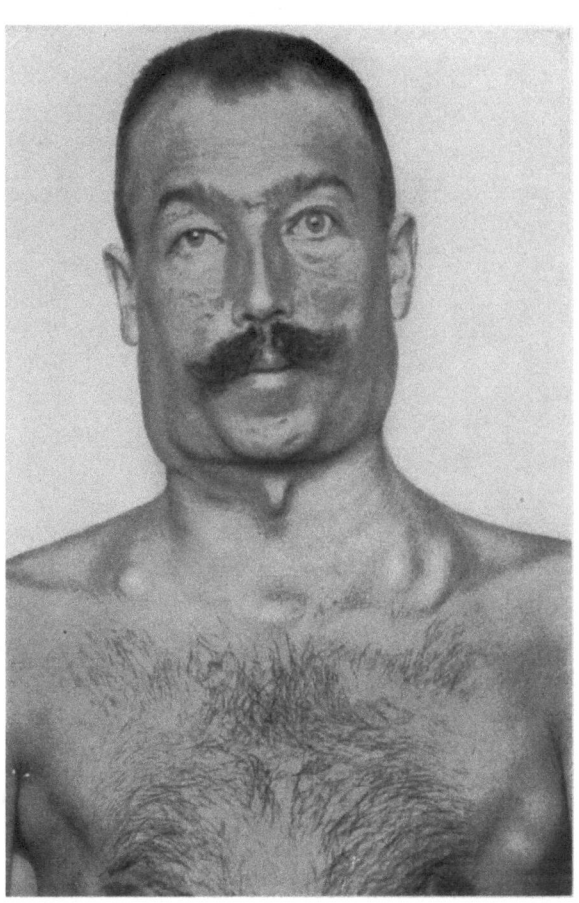

Abb. 198. Leukämische Lymphome am Hals und in den Achselhöhlen.

Typus Wucherungen des lymphatischen Gewebes, beim zweiten durch die STERNBERGschen Riesenzellen charakterisiertes Granulationsgewebe. Der histologische Befund kann allerdings in frühen Stadien unentschieden sein. Umschriebene Nekrosen kommen bei beiden Formen vor, eitrige Einschmelzung bei keiner derselben (s. Abb. 199).

Im Blut finden wir beim ersten Typus Vermehrung der Lymphzellen, beim zweiten eine starke relative Vermehrung der neutrophilen polynukleären Zellen und eine leichte Vermehrung der eosinophilen Zellen. In den Frühstadien ist nach der Blutbefund nicht charakteristisch. Die Ätiologie ist für beide Formen ungeklärt, doch muß es sich beim Lymphogranulom um eine der Tuberkulose verwandte, aber nicht mit ihr identische Infektionskrankheit handeln. Keiner der bis jetzt erhobenen bakteriologischen·Befunde ist einwandfrei, und die Tierversuche sind bis jetzt negativ geblieben.

Die generalisierte Pseudoleukämie ist im allgemeinen leicht zu erkennen, obschon es auch bei Lymphdrüsentuberkulose Fälle von generalisierter Erkrankung gibt. Das Bild der Pseudoleukämie ist ein sozusagen groteskeres als dasjenige der meisten tuberkulösen Lymphome.

Die Differentialdiagnose ist schwieriger in den Fällen, bei denen sich die sichtbaren Drüsen auf den Hals beschränken. Starkes Vorstehen der Drüsen, scharfe Abgrenzung derselben trotz gelegentlicher Verwachsungen, Mitbefallensein der Mediastinaldrüsen, oft in großen Paketen, Auftreten von Prurigo, dies alles genügt, um die Diagnose des Lymphogranuloms zum mindesten sehr wahrscheinlich zu machen. Sichere Entscheidung gegenüber der Tuberkulose einerseits und bösartigen Geschwülsten andererseits gibt bloß der histologische und der bakteriologische Befund an einer zur Probe entfernten Drüse. Dieser kleine Eingriff sollte bei der Bedeutung des Leidens stets vorgenommen werden.

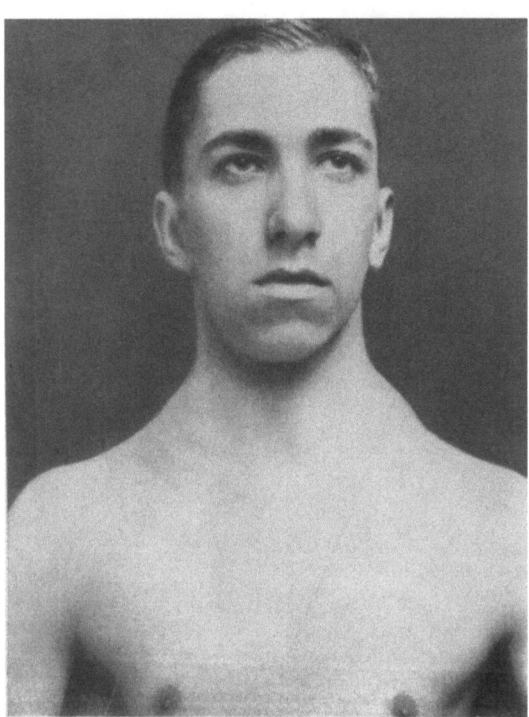

Abb. 199. Lymphogranuloma malignum, 18 Jahre alt.

Der *weitere Verlauf* läßt dann allerdings auch klinisch keine Zweifel mehr übrig. Unaufhaltsam schreitet das Leiden weiter, trotz vorübergehender Besserung nach Arsenbehandlung und Röntgenbestrahlung. Unter intermittierenden Fieberperioden stellen sich Anämie und Kachexie ein, und der Patient erliegt nicht selten einer nachträglich hinzutreten-

den Visceraltuberkulose mit miliarer Aussaat. Die Gesamtdauer des Leidens schwankt zwischen wenigen Monaten (es gibt eine geradezu typhusähnliche, akute Verlaufsform) und einigen Jahren. Vereinzelte, wie Heilung aussehende Remissionen sind in den letzten Jahren beschrieben worden, sind aber so selten, daß die Prognose noch immer als schlecht gestellt werden muß.

f) Das „*Lymphosarkom*" kommt ebenfalls am Halse nicht selten vor, gewöhnlich aber in Form eines isolierten Drüsenpaketes mit primärem Herd auf der entsprechenden Tonsille, seltener mit primärer Entwicklung in den Lymphdrüsen selbst. Es steht mitten drinnen zwischen aleukämischer Lymphadenose und bösartiger Geschwulst, läßt sich aber nicht selten durch Arsenik und Röntgenbehandlung zur Heilung bringen. Am ehesten denkt man zuerst an Tonsillenkrebs, doch entwickelt sich das Geschwür rascher und nimmt groteskere Formen an als die meisten Cancroide der Tonsillen (s. Abb. 201).

g) Will keine dieser Diagnosen stimmen, so suche man ein verstecktes „*Cancroid*" an einer wenig zugänglichen Stelle des Nasenrachenraumes (Nasenmuscheln, Choanen usw.). Insbesondere weisen ausstrahlende Schmerzen auf diese Diagnose hin, da dieselben bei Tuberkulose und Pseudoleukämie fehlen, und auch beim Lymphosarkom nicht in den Vordergrund treten (s. Abb. 200).

2. Geschwülste mit flüssigem Inhalt.

Die Geschwülste mit flüssigem Inhalt enthalten Lymphe, arterielles oder venöses Blut, oder das Produkt einer epithelialen Sekretion. Die Flüssigkeit ist entweder in einem großen Hohlraum oder in zahlreichen kleineren Höhlen enthalten, oder es verbinden sich die beiden Möglichkeiten.

Trotz dieser scheinbaren Mannigfaltigkeit engen sich die typischen Vorkommnisse auf eine geringe Zahl ein.

a) Ist das Gebilde so oberflächlich gelegen, daß der Inhalt durchschimmert, fehlt aber die dunkelblaue Blutfarbe, so haben wir eine „*Lymphgeschwulst*" vor uns, und zwar eine *Lymphcyste*, wenn das Gebilde glatt und rundlich ist, ein

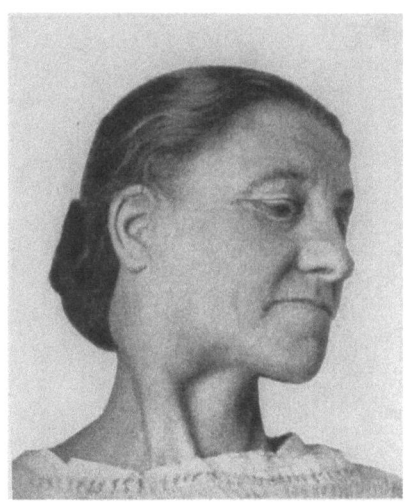

Abb. 200. Krebsige Drüse bei einem kleinen Krebs der mittleren Nasenmuschel.

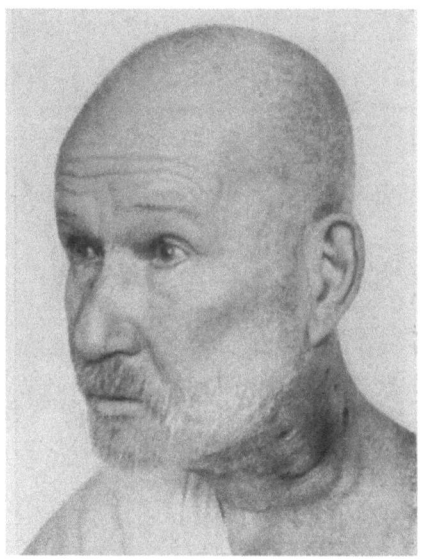

Abb. 201. Diffuse Carcinomatose des Halses bei primärem Tonsillenkrebs. (Gleicht einer Aktinomykose oder einer Holzphlegmone.)

kavernöses Lymphangiom, wenn es vielhöckerig ist oder sich schwammig anfühlt. Derartige Geschwülste sind, wenn wenigstens die bedeckende Haut genügend verdünnt ist, rötlich durchscheinend im durchfallenden, hellbläulich im auffallenden Licht. Ihr Inhalt ist nicht deutlich verdrängbar und reagiert nicht auf Pressen, Husten oder Veränderung der Körperlage. Durch Punktion kann er sekundär blutig werden. Zwischen den ein- und mehrkammerigen Cysten besteht keine scharfe Grenze.

Die Diagnose der cystischen Lymphgeschwülste wird durch den Umstand erleichtert, daß sie uns in zwei wohl umschriebenen Formen entgegentreten: als *cystisches Lymphangiom der Neugeborenen* (das sog. Hygroma colli cysticum congenitum) und als *seitliche Lymphcysten der Erwachsenen*. Das erstere kommt mit dem Patienten zur Welt und sitzt meist im oberen Halsdreieck, nach unten von der Parotisgegend. Es breitet sich von da, rasch zunehmend, um den Hals herum aus, ihn schließlich wie einen Kragen umschließend. Wie es sich immer mehr der Haut nähert und dieselbe stellenweise zu einer feinen Membran verdünnt, so greift es auch zwischen den Halsmuskeln in die Tiefe und behindert die Halsorgane durch seine zunehmende Ausdehnung. Bisweilen fühlt man zwischen weich-elastischen Cysten eingelagerte derbe Partien durch. Das Ganze zittert bei Bewegung beinahe wie Gallerte. Es neigt zu Schüben sekundärer

Entzündung und kann hierdurch unmittelbar tödlich werden, so in dem in Abb. 202 abgebildeten Falle.

Die Lymphangiome Erwachsener sitzen mit Vorliebe in der Supraclaviculargrube, kommen besonders bei Frauen vor und stellen bald größere, solitäre Cysten, bald Konglomerate von kleineren Cysten dar.

Die in Abb. 203 abgebildete Geschwulst bestand aus einem großen Hohlraum, von dem ein aus kavernösen Lymphräumen bestehender Stiel zwischen den Halsmuskeln in die Tiefe zog.

Die rein cystische Form kann Veranlassung geben zur Verwechslung mit den unten zu besprechenden Kiemengangscysten. Beide Gebilde sind kongenital angelegt, kommen

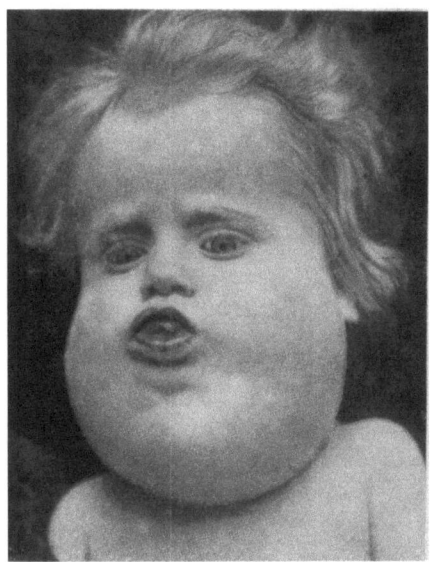
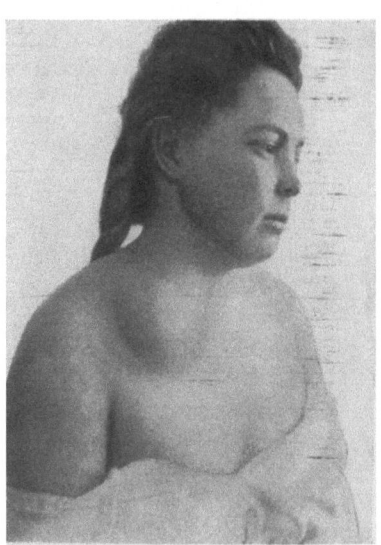
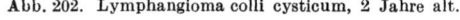

Abb. 202. Lymphangioma colli cysticum, 2 Jahre alt.   Abb. 203. Lymphcyste der seitlichen Halsgegend.

aber oft erst in späteren Jahren zur Ausbildung. Einzig sehr ausgesprochen seitlicher Sitz läßt sich für die Diagnose einer Lymphcyste verwerten. Völlige Sicherheit geben aber nur die Probepunktion und die histologische Untersuchung der Wand.

b) Schimmert der Inhalt der Geschwulst dunkelblau durch die dünne Haut durch, so handelt es sich um eine „*Blutgeschwulst*", und zwar um ein *kavernöses Angiom*, wenn die Oberfläche unregelmäßig höckerig aussieht, um eine sog. *Blutcyste*, wenn sie rundlich, gleichmäßig gestaltet ist. Im einen wie im andern Falle ist der Inhalt im Gegensatz zu dem, was wir beim Lymphangiom gesehen haben, deutlich verdrängbar, kehrt aber mit Nachlassen des Druckes sofort wieder zurück. Eine tiefliegende, venöse Blutgeschwulst läßt sich an der Farbe nicht erkennen, sie bläht sich aber bei Zunahme des intrathorazischen Druckes, also beim Pressen, Husten, Schreien, oder bei Tieflage des Kopfes auf. Dieses Zeichen unterscheidet sie von dem tiefen Lipom und vom Lymphangiom.

Da wir von Verdrängbarkeit sprechen, so müssen wir auch noch das *Ösophagusdivertikel* erwähnen. Wir können den Inhalt desselben allerdings auch verdrängen, doch fehlt die sofortige Wiederanfüllung bei Nachlassen des Druckes.

c) Während sich bei den eben besprochenen *venösen* Blutgeschwülsten die Blutnatur des Inhaltes durch Farbe und Verdrängbarkeit kundgibt, zeigen die mit *arteriellem* Blut gefüllte Gebilde, die „*Aneurysmen*", ein anderes charakteristisches Symptom, die oft schwirrende Pulsation.

Das Gefühl des Pulsierens erhalten wir unter drei verschiedenen Bedingungen:

1. Das Gebilde pulsiert selbst — Expansivpuls.

2. Das Gebilde wird durch die pulsierende Carotis rhythmisch gehoben — mitgeteilter oder Hebepuls.

3. Die pulsierende Carotis wird durch eine darunterliegende Geschwulst emporgehoben.

Zur Unterscheidung suchen wir die Geschwulst mit zwei Fingern zu umfassen. Dehnt sie sich an allen Stellen und nach allen Richtungen gleichmäßig aus, so haben wir Expansivpuls vor uns. Hebt sie sich zwar pulsatorisch, ohne sich aber seitlich auszudehnen, so handelt es sich um die zweite Form, den Hebepuls. Fühlen wir endlich bloß einen pulsierenden Strang *auf* der Geschwulst, ohne daß die übrigen Teile derselben eine pulsatorische Bewegung zeigen, so liegt die Geschwulst *hinter* der Carotis.

Gefäßreiche Sarkome können auch Expansivpuls und selbst starke Gefäßgeräusche zeigen und werden deshalb leicht für Aneurysmen gehalten.

Bisweilen führt die besonders bei älteren Leuten vorhandene Anschwellung der Carotis an der Teilungsfläche den Anfänger irre und läßt ihn an ein beginnendes Aneurysma denken.

Übersieht er die Pulsation und vergißt er die andere Seite nachzusehen, so hält er das Gebilde umgekehrt für eine vergrößerte Drüse, ganz besonders, wenn etwa ein Lippenkrebs ihn nach einer solchen suchen läßt.

Hebepuls sehen wir bei auf der Carotis liegenden Lymphomen, Kropfknoten und anderweitigen Geschwülsten, so besonders bei den tiefen Kiemengangscysten. Täuschung durch die *vor* einem pathologischen Gebilde pulsierende Carotis kommt bei *Senkungsabscessen* und tiefen *Halssarkomen* vor. In gleicher Weise hat die durch eine *Halsrippe* emporgehobene A. subclavia schon öfter ein Aneurysma annehmen lassen.

Für die Diagnose des „*Aneurysma*" von Bedeutung ist stets die *Ätiologie*. Es bedarf zur Arterienerweiterung entweder einer krankhaften Beschaffenheit der Gefäßwand (besonders Lues) oder einer traumatischen Schädigung.

Stellen wir die Diagnose Aneurysma, und liegt die Geschwulst hinter dem Kopfnicker, so denken wir an die *A. carotis*, und zwar an den Stamm, wenn das Gebilde schon weit unten anfängt. Als wichtiges, aber nicht konstantes Zeichen suchen wir die Verzögerung des Pulses an der A. temporalis. Sitzt die Geschwulst hoch oben und verdrängt sie vielleicht schon die Tonsillengegend nach innen, so kann nur ein Aneurysma der Carotis externa oder interna vorliegen. Abschwächung und Verzögerung des Pulses an der Temporalis spricht für das häufigere Aneurysma der *Carotis externa* (s. Abb. 205).

Finden wir eine aneurysmatische Geschwulst in der Oberschlüsselbeingrube oder gleich unterhalb der Clavicula, so ist die Diagnose eines Aneurysma der *A. subclavia* gegeben. Pulsabschwächung und Verlangsamung an der entsprechenden A. radialis, Druckerscheinungen von seiten des Plexus brachialis sind die klassischen Erscheinungen.

Zum Schlusse noch ein im Frieden seltenes, im Kriege dagegen häufig beobachtetes Vorkommnis, das „*arteriell-venöse Aneurysma*", das durch gleichzeitige Verletzung der A. carotis oder subclavia und der Vena jugularis interna oder subclavia entsteht. Unter einer Schuß- oder Stichnarbe der Haut findet sich eine pulsierende Geschwulst von Walnuß- bis Hühnereigröße, über welcher ein lautes, ununterbrochenes, systolisch und diastolisch anschwellendes, dem Nonnensausen ähnliches Gefäßgeräusch zu hören und ein starkes Schwirren zu fühlen ist. Der Patient klagt gleichzeitig über Erscheinungen von gestörter Hirnzirkulation. Die oberflächlichen Kopf- und Halsvenen auf der entsprechenden Seite sind erweitert. Man unterscheidet dabei anatomisch zwischen dem *eigentlichen Aneurysma arteriovenosum*, bei dem sich das Blut in einem Hohlraum zwischen Arterie und Vene befindet, und dem *Varix aneurysmaticus*, wo das Blut direkt aus der Arterie in die erweiterte Vene übertritt und wo die letztere die Geschwulst darstellt.

d) Paßt eine Halscyste in keine der beschriebenen Kategorien, so werden wir an eine *auf angeborener Anlage beruhende* „*Epithelcyste*" denken. Sitzt sie in der Mittellinie, nach oben von der Schilddrüse, so ist sie aus dem Ductus thyreoglossus entstanden, der bekanntlich vom Foramen coecum des Zungengrundes nach der Schilddrüse hin verläuft. Eine auf dem Wege dieses Ganges liegende Cyste, ob sie nun Schleim oder Epithelbrei enthalte, ist einer unvollständigen Obliteration des Ductus zuzuschreiben. Ausnahmsweise breitet sich ein solches Gebilde nach der Seite hin aus oder sitzt im Jugulum.

Eine solche Cyste könnte mit einem Hydrops der Bursa subhyoidea, einer medianen Kropfcyste, einem einfachen Atherom dieser Gegend oder selbst mit einer von der Zunge oder vom Zungenbein ausgehenden Eiterung verwechselt werden. Alles das sind aber seltene Dinge, bei denen erst das Mikroskop sicheren Bescheid gibt.

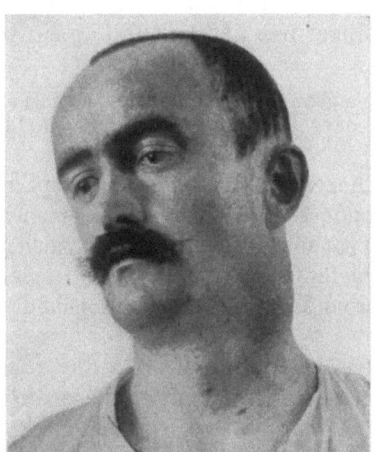

Abb. 204. Tiefe Kiemengangscyste (sog. tiefes Halsdermoid).

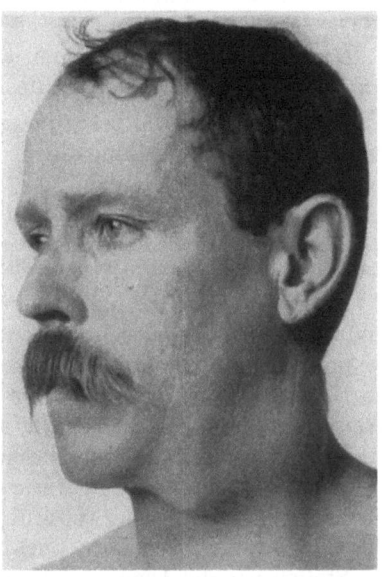

Abb. 205. Aneurysma der A. carotis externa nach Stichverletzung.

Liegt die Cyste mehr seitlich, am Innenrande des Kopfnickers, oder auch — in seinem unteren Teile — an seinem Außenrande, so müssen wir sie, wie die anatomischen Untersuchungen zeigen, vom zweiten, vielleicht auch dritten oder vierten Kiemengang ableiten. Je nach dem auskleidenden Epithel enthält sie Schleim bzw. eine schleimigseröse Flüssigkeit, oder, wie ein Dermoid, Epithelbrei. Die bedeckende Haut ist meist normal. Auch da, wo sie etwas verdünnt ist, vermissen wir das durchscheinende Aussehen der Lymphcysten. Ausnahmsweise ragen diese Cysten sehr deutlich und gut abgegrenzt über das Niveau der umgebenden Haut vor. Meist fühlen wir dagegen hinter einer diffusen, unbestimmten Vorragung der einen Halsseite in der Tiefe ein eiförmiges Gebilde. Lassen wir den Kopf nach der entgegengesetzten Seite drehen, so zieht sich der Kopfnicker über demselben zusammen. Man hat diese Gebilde auch als *tiefe Halsdermoide* beschrieben (s. Abb. 204). Ihre Abstammung verraten sie durch das sie umgebende reichliche lymphatische Gewebe — ein Ableger des lymphatischen Rachenrings. Auf den gelegentlichen Wechsel von Cyste und Fistel haben wir oben schon hingewiesen. Incisionsnarben weisen auf frühere Fehldiagnosen hin. Beidseitigkeit schließt Kiemengangscyste nicht aus. Andererseits sind die an beliebiger Stelle sitzenden intracutanen *Atherome* nicht mit Kiemengangscysten zu verwechseln.

Zu den Kiemengangsgebilden ist auch das seltene Cystoma colli papilliferum zu rechnen, dessen Diagnose erst mit dem Mikroskop gestellt werden dürfte. Das letztere gilt auch von den subcutanen, aus Schweißdrüsen entstandenen Cysten.

3. Feste Halsgeschwülste.

An das „*Lipom*" werden wir dann denken, wenn wir uns bei der Betastung nicht recht klar sind, ob wir eine feste oder eine mit Flüssigkeit gefüllte Geschwulst vor uns haben. Von dem leicht zu erkennenden, oberflächlichen Lipom sehen wir hier ab und werden dasselbe seinem gewöhnlichen Sitz gemäß bei den Nackengeschwülsten besprechen. Zu diagnostischen Zweifeln gibt nur das sehr seltene, *tiefe, subfasciale Lipom* Anlaß, das, obwohl gut abgegrenzt, doch mit seinen Ausläufern zwischen die Halsorgane hineinwächst (Abb. 206).

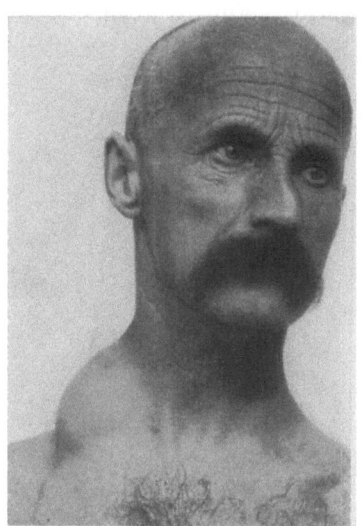 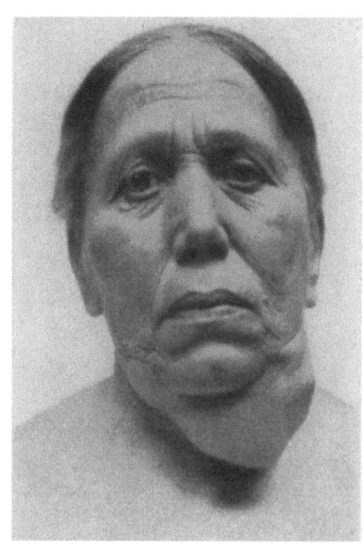

Abb. 206. Tiefes Halslipom, unter den Muskeln hindurch nach dem Rücken gehend.

Abb. 207. Mischtumor der Submaxillaris.

Die Fragestellung ist bei den meisten festen Halsgeschwülsten eine ganz andere. Die Mehrzahl dieser Gebilde ist von ausgesprochen fester, wenn nicht derber Beschaffenheit. Wir fragen uns also, ob wir ein Fibrom, ein Sarkom oder ein Carcinom vor uns haben.

Ist das Gebilde im Verlaufe von Jahren entstanden, und es ist noch beweglich, so dürfen wir es klinisch als gutartig ansprechen, dürfen aber nicht vergessen, daß es „*Halsfibrome*" gibt, die nach jahrelangem Bestehen noch sarkomatös werden können.

Nur an wenigen bestimmten Stellen kommen neben dem Fibrom noch andere gutartige Geschwülste in Frage, welche die Differentialdiagnose erschweren. Es ist dies die Gegend der Glandula submaxillaris und diejenige der Parotis, einschließlich des Gebietes unter dem Ohr. Der Übersichtlichkeit halber wollen wir die verschiedenen Abschnitte der seitlichen Halsgegend gesondert besprechen.

a) Submaxillargegend.

An der *Submaxillarspeicheldrüse* beobachtet man hie und da „*chronische Entzündungsprozesse*", die — unter Schwund des Drüsengewebes — zu Schwellung des Organs durch Vermehrung des Bindegewebes führen. Die Diagnose lautet gewöhnlich auf Neubildung, und zwar wird des verhältnismäßig raschen Wachstums wegen meist eine bösartige Geschwulst angenommen. Daß das Gebilde der Submaxillaris angehört, das ist leicht durch die Palpation nachzuweisen. Da die Diagnose bloß durch das Mikroskop gestellt und da die Drüse leicht entbehrt werden kann, wird man mit der Operation nicht zögern.

Nicht zu verwechseln ist diese chronische Entzündung einer *einzelnen* Submaxillaris mit der symmetrischen, chronischen Entzündung *sämtlicher* Speichel- und Tränendrüsen, die als MIKULICZ*sche Krankheit* bekannt ist, und bei der in einzelnen Fällen gleichzeitig Erscheinungen von Leukämie oder Pseudoleukämie bestanden. Die *Tuberkulose* der Submaxillaris ist so selten, daß sie, wenn nicht etwa ein chronischer Absceß auf diese Diagnose hinweist, erst durch das Mikroskop erkannt wird.

Von echten Geschwülsten kommen, wenn wir von einzelnen Seltenheiten absehen, als *gutartige* Gebilde nur die sog. „*Mischgeschwülste*" (Abb. 207) und die selteneren, aber auch typischen reinen Knorpelgeschwülste in Betracht. Eine bewegliche, langsam

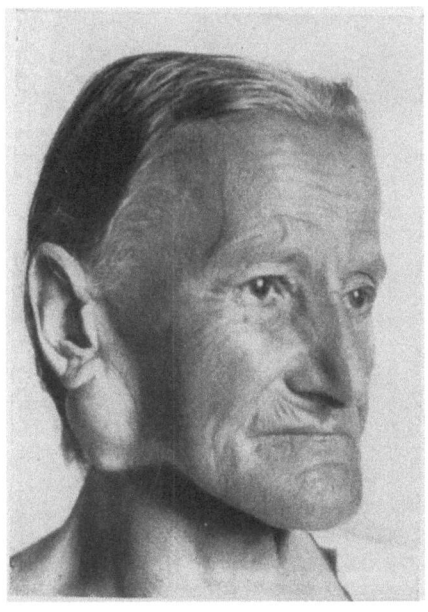

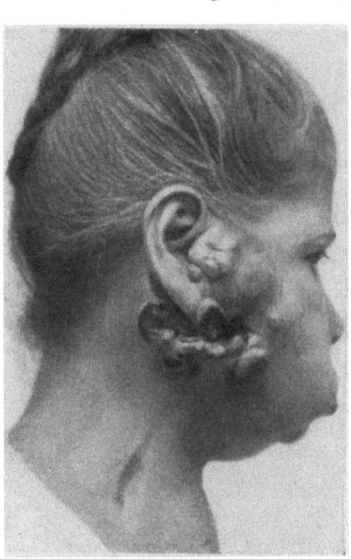

Abb. 208. Mischgeschwulst der Parotis, das Ohrläppchen emporhebend.   Abb. 209. Parotiskrebs.

entstandene, derbe Geschwulst in der Submaxillargegend wäre ein Halsfibrom, wenn wir neben derselben bei bimanueller Betastung von außen und vom Munde her die Speicheldrüse gesondert abtasten könnten. Es bestände Verdacht auf chronische, fibröse Speicheldrüsenentzündung, wenn die Drüse neben der Geschwulst nicht nachweisbar wäre. Auf eine sog. Mischgeschwulst würden wir dann schließen, wenn die Neubildung bei vollkommener Beweglichkeit eine höckerige Oberfläche zeigte und schon seit Jahren bestände. Rasche Größenzunahme in der letzten Zeit und Abnahme der Beweglichkeit spräche für sekundäre Malignität. Viel seltener sind primäre Carcinome und noch seltener Sarkome der Drüse.

Histologisch bestehen die Mischgeschwülste aus einem plexiformen epi- oder endothelialen Gewebe, in welches Inseln von Knorpel und von schleimig entartetem Gewebe eingelagert sind.

b) Parotisgegend.

In der Parotis beschränken sich die chronischen Entzündungsprozesse auf die sehr seltenen Fälle von Syphilis und von Tuberkulose der Drüse selbst und der in die Drüsenkapsel eingelagerten Lymphdrüsen. Auf eine Erkrankung der letzteren würde eine gleichzeitige tuberkulöse Erkrankung der Halslymphdrüsen hinweisen. Die gutartigen Geschwülste sind meist „*Mischgeschwülste*". Diese sind so typische Neubildungen, daß man die Diagnose nicht verfehlen kann, selbst wenn sie noch nicht jene grotesken Formen aufweisen, die wir aus früherer Zeit kennen. Jede bewegliche, im Bereiche der Parotis liegende, unregelmäßig höckerige Geschwulst ist in erster Linie als Mischgeschwulst anzusprechen, und die Frage erhebt sich nur, ob sie noch gutartig ist. Das Fehlen von Facialislähmung und von ausstrahlenden Schmerzen ist neben der freien Beweglichkeit hierbei ausschlaggebend. Die reinen ,,*Knorpelgeschwülste*'' sind, wenn wir von den knorpelhaltigen präaurikulären Hautanhängen absehen, viel seltener (s. Abb. 208).

In der Parotis kommen ferner ,,*primär bösartige Tumoren*'' vor, meist Carcinome, selten Sarkome. Der Krebs kann von Anfang an schrumpfend, scirrhös sein, so daß er eher eine Einziehung als eine Geschwulst darstellt (s. Abb. 209).

c) Seitliche Halsgegend im engeren Sinne.

Wir kommen zu der seitlichen Halsgegend im engeren Sinne. Hier sind die *gutartigen Geschwülste*, wie oben erwähnt, meist *Fibrome* oder *Neurofibrome*, die primär bösartigen Geschwülste mit zwei Ausnahmen *Sarkome*.

Von den Krebsen der Speise- und Luftwege sehe ich dabei ab, da dieselben zum Tode führen, bevor sie nach außen wachsende Geschwülste erzeugt haben. Höchstens Krebse des Halsabschnittes der Speiseröhre lassen sich von außen durchtasten.

Die ,,*Fibrome*'', ,,*Neurofibrome*'' und ,,*Neurinome*'' stellen langsam wachsende, derbe, bewegliche, meist spindel- oder eiförmige Gebilde dar, über denen die Haut frei verschieblich bleibt. Bei tiefem Ursprung — etwa vom Sympathicus, vom prävertebralen Bindegewebe oder von der Wirbelsäule selbst — ist ihr Sitz mehr oder weniger retropharyngeal und veranlaßt dementsprechend früh Schluck- und bisweilen auch Atembeschwerden. Solche Geschwülste werden am ehesten mit Schädelbasisfibromen und mit Retropharyngealabscessen verwechselt.

Besonders zum Übergang in Sarkom geneigt sind die Neurofibrome. Sie sind oft bloß eine Teilerscheinung allgemeiner Neurofibromatose, der ,,RECKLINGHAUSENschen Krankheit'', bei der sich häufig angeborene psychische Anomalien — Schwachsinn, Infantilismus, psychoneurotische Zustände — vorfinden, und wo auch sekundär nervöse Störungen entstehen können. Dieser Zusammenhang gilt auch für die Ganglienneurome, deren Ursprung im Sympathicus zu suchen ist.

Die ,,*Sarkome*'' des Halses gehen von den verschiedenen bindegewebigen Gebilden desselben aus, so von den Fascien, dem Periost, dem Bindegewebe der Muskeln, den Nerven usw. Ihr Lieblingssitz sind aber die Lymphdrüsen.

Bei den *Lymphdrüsensarkomen* hat man unterschieden zwischen den sog. ,,*Lymphosarkomen*'' und den ,,*Sarkomen der Lymphdrüsen*''. Die ersteren (s. Abb. 210) beruhen auf einer bösartigen Wucherung des lymphatischen Gewebes, die letzteren sind Sarkome des Stützgewebes. Die ersteren stellen sich dar als Rundzellensarkome mit erhaltenem Retikulum, die letzteren sind besonders Spindelzellensarkome.

Eine besondere Kategorie wurde früher aus den sog. *Gefäßscheidensarkomen* gemacht. Wenn es auch zweifellos zutrifft, daß von der Scheide der großen Gefäße Sarkome ausgehen können, so handelt es sich doch meist um die eben beschriebenen Sarkome der Lymphdrüsen. Der Ausgangspunkt läßt sich klinisch in der Regel um so weniger feststellen, als dies meist bei der Operation nicht mehr möglich ist.

Es gibt endlich am Halse primäre Carcinome, deren Ausgangspunkt wir in kongenital verlagertem bzw. liegengebliebenem Kiemengangsepithel suchen müssen. Entsteht an der bezeichneten Stelle bei einem Manne mittleren Alters — merkwürdigerweise fanden sich bis jetzt nur Männer befallen — eine Geschwulst mit den Zeichen einer bösartigen Neubildung, ganz besonders mit heftigen ausstrahlenden Schmerzen nach Kopf und Nacken hin, ohne daß eine genaue Untersuchung einen anderweitigen Primärtumor auffinden ließe, so müssen wir an die Möglichkeit eines solchen „*branchiogenen Carcinoms*" denken (s. Abb. 211).

Völlig sichergestellt wird die Diagnose erst durch die Autopsie oder durch lange Beobachtung des postoperativen Verlaufes, da kleine primäre Krebse an verborgener Stelle, so an der Rückfläche des Kehlkopfes, oft jeder Untersuchung entgehen und dann bei der Autopsie die Erklärung eines sog. „branchiogenen Krebses" geben. Immerhin ist der Übergang einer angeborenen seitlichen Halscyste in ein Carcinom direkt nachgewiesen worden. Als branchiogene Carcinome im weitesten Sinne muß man auch die bösartigen Geschwülste

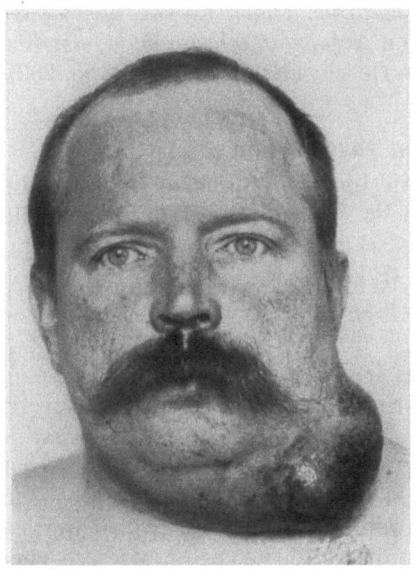   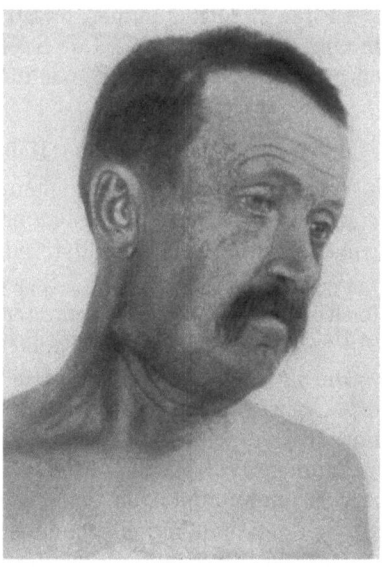

Abb. 210. Sarkom der seitlichen Halsgegend.   Abb. 211. Branchiogenes Carcinom.

der Nebenschilddrüsen, die Parastrumen, auffassen, und ebenso die noch selteneren, dem postbranchialen Körper, der sog. lateralen Schilddrüsenanlage entstammenden Geschwülste.

Nicht dem Kiemenapparat, sondern dem Ductus thyreoglossus gehören dagegen die Krebse abgeirrter (akzessorischer) Schilddrüsen an. Eine genaue Diagnose dieser Gebilde ist ohne Mikroskop unmöglich.

Eine Geschwulst sui generis, wie das Hypernephrom, ist die aus der „*Carotisdrüse*" hervorgehende Neubildung. Sie ist bei beiden Geschlechtern und in sehr verschiedenem Alter gefunden worden und zeigt mit ihrer scharfen Abkapselung und ihrem sich auf Jahre erstreckenden Wachstum einen verhältnismäßig gutartigen Charakter. Immerhin ist schon Durchwachsen von Gefäßwänden und lokales Rezidiv beobachtet worden. Ihre Konsistenz ist weich- bis derbelastisch, und ihre engen Beziehungen zur Carotis teilen ihr eine pulsierende Bewegung mit.

Unter dem Mikroskop sehen wir — ähnlich wie bei der normalen Carotisdrüse — ein der Hauptsache nach aus polygonalen, epithelähnlichen Zellen gebildetes Gewebe, das von endothelausgekleideten Bluträumen schwammartig durchzogen ist.

d) Supraclaviculargegend.

Hier kommen von primären echten Geschwülsten einmal die schon erwähnten seltenen, tiefen Lipome und sodann Fibrome und Sarkome vor. Zu irrigen Diagnosen führt öfter die „*Halsrippe*", deren Besprechung wir hier einfügen wollen (Abb. 212).

Die Halsrippe stellt ein kleines, hartes, in der Supraclaviculargrube fühlbares Gebilde dar, dessen Anwesenheit sich subjektiv sehr oft gar nicht, bisweilen aber durch Störungen (Neuralgien, Paresen) von seiten der Armnerven und ganz ausnahmsweise durch Zirkulationsstörungen im Arm zu erkennen gibt.

Manchmal treten die Druckerscheinungen von seiten des Plexus und der Arterie erst bei bestimmten Anlässen auf. So sah ich bei einem Soldaten mit Halsrippe unter der Einwirkung des Tornisterriemens den Radialispuls fast völlig verschwinden.

Die A. subclavia verläuft *über* die Rippe, oder *vor* derselben durch. Gewöhnlich ist die Anomalie beidseitig, aber auf der einen Seite stärker ausgeprägt als auf der anderen. Sehr selten finden sich auf der gleichen Seite zwei Rippen, zwischen denen dann die A. subclavia durchgeht.

Infolge eines Krampfzustandes der Scalenusmuskulatur, durch deren Schlitz Plexus und Gefäß ziehen, kommt es oft zu lokalisiertem Druckschmerz dieser Muskulatur mit ziehenden Schmerzen in den Nacken oder gegen die Schulter hin: *Scalenussyndrom.*

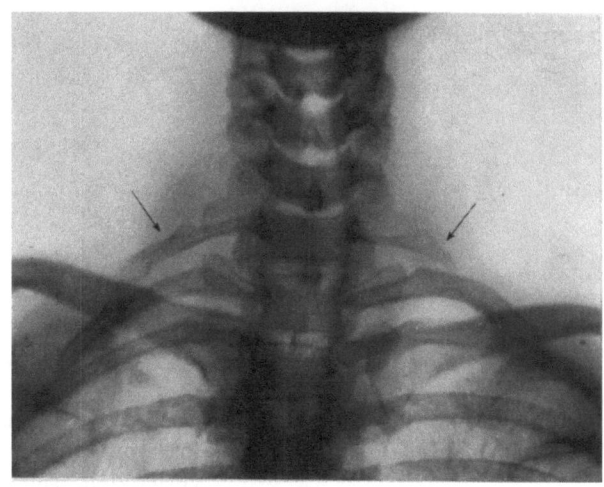

Abb. 212. Beidseitige Halsrippe.

Myalgie = Krampfzustand in der Scalenusmuskulatur;

Neuralgie = Reizsymptome von seiten des Plexus;

Kausalgie = sympathisch-zirkulatorische Störungen, bedingt durch Reiz der aus dem Grenzstrang mit der 7. und 8. Wurzel verlaufenden sympathischen Fasern (WANKE). Tote Finger, blaue, kalte Finger mit Schmerzerscheinungen.

Die myalgischen Beschwerden können durch Infiltration der Scalenusmuskulatur mit 1% Novocain vorübergehend und sogar oft dauernd ausgelöscht werden.

Denkt der Arzt nicht an Halsrippe und läßt er sich durch die Härte des Gebildes irreführen, so diagnostiziert er eine bösartige Geschwulst; fällt ihm die Pulsation der emporgehobenen A. subclavia auf, so glaubt er ein Aneurysma derselben vor sich zu haben.

Wäre das harte Gebilde auffallend groß, so müßte man an ein von einer Halsrippe ausgehendes *Chondrom* oder *Osteom* denken.

III. Die Nackengegend.

Wir schließen die Besprechung der Halsgeschwülste ab mit den Neubildungen des Nackens.

Eine mediane, cystische, weich-elastische oder fluktuierende Geschwulst ist meist eine „*Meningocele*" oder „*Meningoencephalocele*", selten ein „*Dermoid*". Der Unterschied liegt in der teilweisen Verdrängbarkeit des Inhalts und in der Reaktion auf Hirndruckschwankungen bei den beiden ersteren Formen. Da die Patienten den Folgen der Mißbildung, wenn sie nicht mit Glück operiert werden, in der Regel erliegen, so finden wir Meningocelen sozusagen nur bei Kindern. Dermoide treffen wir dagegen noch im späteren Alter an und die oberflächlicheren „*Atherome*" hauptsächlich bei älteren Leuten.

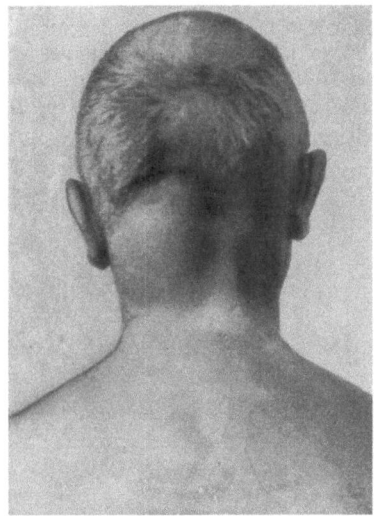

Abb. 213. Einseitiges Nackenlipom.

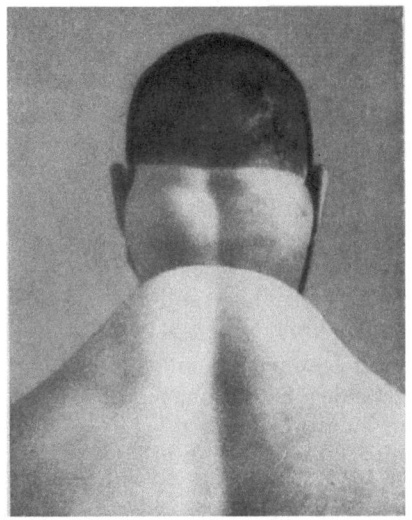

Abb. 214. Symmetrisches Nackenlipom.

Bei Erwachsenen sind Nackengeschwülste am häufigsten „*Lipome*". Ist das Gebilde mehr oder weniger gelappt, von weicher Konsistenz, in der Einzahl

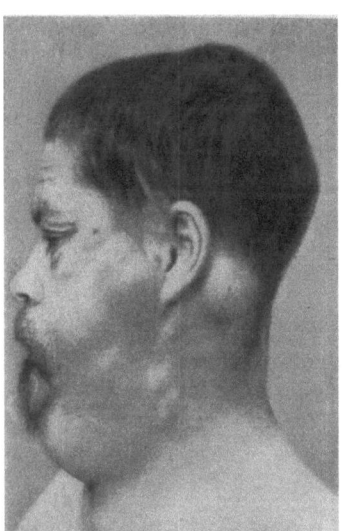

Abb. 215. Periganglionäres Lipom.

vorhanden, seitlich gelegen (s. Abb. 213), so haben wir das gewöhnliche *abgekapselte Lipom* vor uns, dessen Ausschälung ein Kinderspiel ist. Finden wir dagegen zwei symmetrisch neben der Mittellinie sitzende, nicht deutlich gelappte, sondern kleinkörnige, derbere, keine Neigung zum Hängen zeigende Geschwülste und vielleicht noch ein zweites Paar von solchen etwas weiter unten (siehe Abb. 214), so haben wir es mit dem *symmetrischen Nackenlipom* zu tun, für dessen Entstehung der Alkohol nicht ohne Bedeutung zu sein scheint.

Der Anfänger sei daran erinnert, daß die Entfernung dieser allseitig verwachsenen, zwischen die Interstitien der Muskulatur hineinreichenden Geschwülste keine Kleinigkeit, sondern ein mühsamer, recht blutiger Eingriff ist.

Als dritte Form von Nackenlipom sei das sog. *periganglionäre Lipom* erwähnt, bei dem es nicht nur am Nacken, sondern auch an anderen Stellen des Halses und des Körpers überhaupt zu umschriebenen Fettansammlungen, hauptsächlich um die Lymphdrüsen herum, kommt (siehe Abb. 215).

Verwandt mit diesen letzteren Formen ist der MADELUNGsche „*Fetthals*" im engeren Sinne, bei dem ein dicker Fettwulst wie ein Kragen den ganzen Hals umgibt. Der Kopf taucht sozusagen aus einer Fettmasse auf.

Im Zusammenhang mit den beiden letzteren Formen erwähnen wir die besonders beim weiblichen Geschlecht vorkommende *Adipositas dolorosa* oder DERCUM*sche Krankheit*. Dieselbe ist gekennzeichnet durch das Auftreten von bald mehr knotigen, bald mehr diffusen Fettmassen an den verschiedensten Teilen des Körpers, verbunden mit abnormer Druckempfindlichkeit, neuralgischen Schmerzen und anderweitigen Störungen von seiten des Nervensystems. Man hat an einen Zusammenhang dieser Erkrankung mit endokrinen Störungen (Schilddrüse, Hypophyse) gedacht, allerdings ohne sicheren Beweis.

Derbe Geschwülste, meist seitlich am Nacken gelegen, sind „*Fibrome*" oder „*Sarkome*". Ihr Ausgangspunkt liegt in der Haut oder im Bindegewebe der Aponeurosen, seltener in der Wirbelsäule. Ob die Geschwulst mehr Fibrom oder mehr Sarkom ist, das schließen wir aus der Raschheit des Wachstums, den Verwachsungen, der Konsistenz und dem Verhalten der bedeckenden Haut.

Wiederholt sah man ein hemdenknopfförmiges Fibrom der Dura dünn gestielt zwischen zwei Halswirbeln austreten und auf der Seite des Halses einen greifbaren Tumor bilden. Im Vordergrunde des Bildes stand dabei die Rückenmarkskompression durch den inneren Anteil des Tumors.

24. Einiges über Entwicklungs- und Wachstumsstörungen.

Da die Schilddrüse das praktisch wichtigste innersekretorische Wachstumsorgan ist, so seien im Anschluß an das ihr gewidmete Kapitel einige das Wachstum und die Körperentwicklung betreffende diagnostische Fragen im Zusammenhang besprochen.

Arzt und Patient erwarten vom Chirurgen oft Bescheid und Hilfe, wenn sie glauben, eine Entwicklungs- und Wachstumsstörung sei innersekretorisch begründet. Der dem Zug der Zeit entsprechenden *endokrinologischen* Deutungsweise ist in den letzten Jahren allerdings eine Konkurrenz erwachsen in der Neigung, alle möglichen Wachstumsanomalien als *Avitaminosen* zu deuten. Diese Auffassung hat ein besonderes Interesse erhalten, seit wir den Einfluß des Lichtes nicht nur auf das Körperwachstum, sondern auch auf die das Wachstum beeinflussenden Eigenschaften der Nahrungsmittel kennengelernt haben. Der Widerstreit zwischen Hormon- und Vitaminmangel als Erklärung von Krankheitsprozessen wird sich wahrscheinlich da und dort in einer Verbindung der beiden Prinzipien lösen. Oft wird aber vergessen, daß es endogene, zum Teil durch Mutation bedingte Wachstumsstörungen gibt, die mit innerer Sekretion und mit Vitaminen nichts zu tun haben und wo ein allfällig vorhandenes endokrines Moment sekundärer Natur ist. Die Unsicherheit, welche in der Deutung mancher dieser Zustände noch herrscht, hat zu einer therapeutischen Vielgeschäftigkeit geführt, welche mit einer wissenschaftlichen Auffassung des ärztlichen Berufes nicht immer vereinbar ist. Endlich ist an die verkappte *hereditäre Lues* zu erinnern, welche direkt oder durch Störung endokriner Drüsen zu Wachstumsanomalien führen kann, selbst in Fällen, wo der Wassermann negativ ist und wo Erscheinungen von Lues im frühen Kindesalter nicht beobachtet worden sind.

Bei den Krankheitsbildern, welche der Beurteilung des Chirurgen unterbreitet werden, ist es bald mehr der *physische Habitus*, bald mehr das *psychische Verhalten*, welche den Angehörigen des Kranken auffallen. In der Mehrzahl der Fälle handelt es sich um Patienten im *Kindes-* und *Pubertätsalter*, doch werden wir auch Störungen zu erwähnen haben, welche erst beim *Erwachsenen* in Erscheinung treten.

Wir müssen darauf verzichten, unserer Einteilung der Krankheitsbilder die *Ätiologie* zugrunde zu legen, da dieselbe uns zum Teil noch unbekannt ist, und werden uns deshalb an die *äußerlichen Merkmale* halten, welche den Patienten zu uns führen.

I. Verlangsamung der geistigen Entwicklung bzw. der Intelligenzdefekt.

In einer ersten Gruppe von Fällen steht die „*Verlangsamung der geistigen Entwicklung*" bzw. der „*Intelligenzdefekt*" im Vordergrunde. Die Kinder lernen erst spät oder gar nicht sprechen, und können, auch wenn sie als schulfähig erachtet worden sind, den Anford͏ rungen des Unterrichts nicht genüge Sie müssen ausgeschaltet werden, wei sie nicht in Klassen für Zurückgebli bene Unterkunft finden. Tritt d Störung erst beim Erwachsenen au so äußert sie sich in einer Verlan samung aller geistigen Funktione

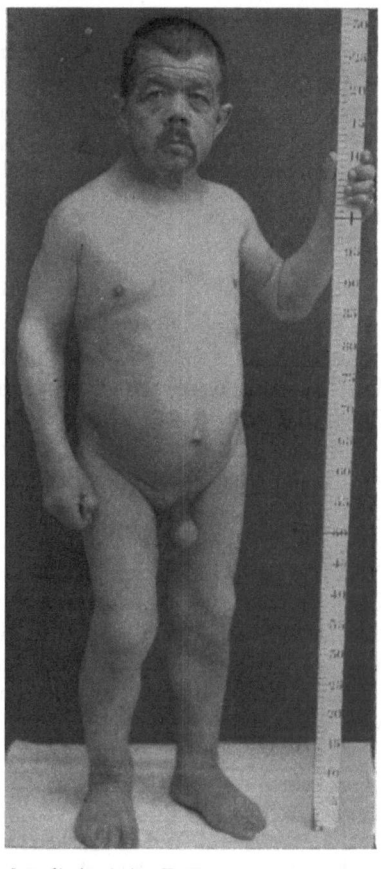

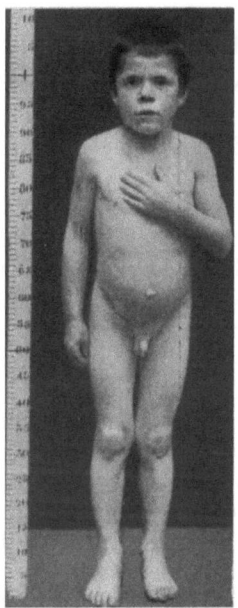

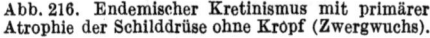

Abb. 216. Endemischer Kretinismus mit primärer Atrophie der Schilddrüse ohne Kropf (Zwergwuchs).   Abb. 217. Endemischer Kretinismus mit Atrophie der Schilddrüse ohne Kropf. Zwergwuchs. 52 Jahre alt.

In diagnostischer Konkurrenz stehen hier vor allem die mit der Schilddrüse zusammenhängenden Störungen einerseits und die verschiedenen Formen primärer Idiotie andererseits.

Kennzeichnend für die „*Insuffizienz der Schilddrüsenfunktion*" sind in allen Altersstufen die Verlangsamung der psychischen Funktionen und das in Frühfällen oft mit Makroglossie verbundene Myxödem, beim wachsenden Individuum ferner die Verzögerung der Ossifikation und der Zwergwuchs. Die Haut ist trocken, bisweilen schuppend. Gleichzeitig ist der Haarwuchs spärlich und struppig, und es tritt meist starke Schuppenbildung an der Kopfhaut auf. Die Geschlechtsorgane bleiben in der Entwicklung zurück. Die Sprache ist schwerfällig und beschränkt sich in den ausgesprochensten Fällen auf ein rauhes Lachen, auf Grunzen oder Brüllen. Der respiratorische Grundumsatz ist da, wo er überhaupt festgestellt werden kann, herabgesetzt.

Diesem in allen Abstufungen bis zum Normalzustand vorkommenden Krankheitsbild liegen verschiedene anatomische Ursachen zugrunde, welche nicht immer genügend auseinandergehalten werden. Es sind dies:

1. *Der völlige Schilddrüsenmangel*, die *Athyreose*, welche als echte Mißbildung, unabhängig von Kropfendemie und Kretinismus, in allen Ländern vorkommt und zum „angeborenen sporadischen Myxödem" führt. Die Erscheinungen treten schon im ersten Lebensjahre zutage und zeigen den Ausfall der Schilddrüsenfunktion in seiner reinsten Form, oder sie enthüllen, wie richtig gesagt

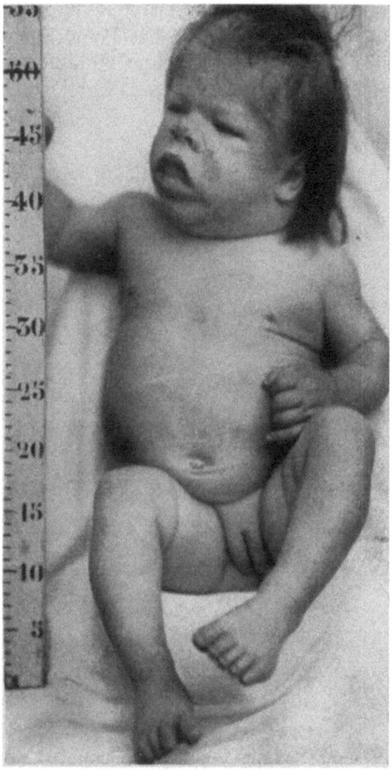

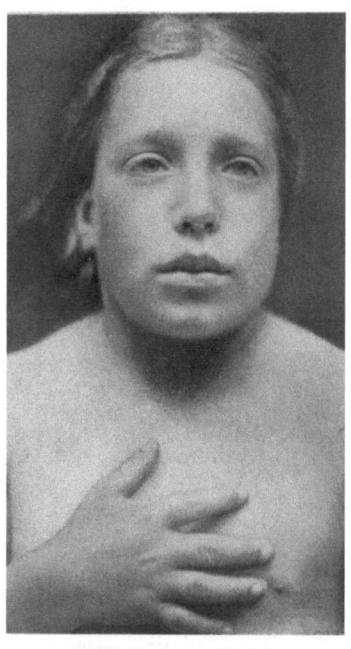

Abb. 218. Angeborene Athyreose (sporadisches angeborenes Myxödem), 6 Jahre alt. Schwerer Fall.

Abb. 219. Angeborene Athyreose (sporadisches angeborenes Myxödem). Relativ leichter Fall, wahrscheinlich mit teilweiser Kompensation durch eine Zungengrundschilddrüse.

worden ist, das, was die übrigen endokrinen Drüsen ohne die Schilddrüse noch zu leisten imstande sind (Abb. 218). Den Übergang zum Normalzustande vermitteln jene Fälle, bei denen die an normaler Stelle fehlende Schilddrüse durch akzessorische Schilddrüsenrudimente, besonders am Zungengrunde, zum Teil ersetzt ist. In solchen Fällen ist Schulbildung nicht ausgeschlossen, und es weisen bloß etwas Kleinwuchs, Myxödem und geistige Trägheit auf die Schilddrüseninsuffizienz hin (Abb. 219).

Beweisend ist im Zweifelsfalle der positive Ausfall des therapeutischen Experimentes, d. h. die Wirksamkeit der Substitutionstherapie mittels Schilddrüsenpräparaten oder Implantation, durch welche man selbst in schweren Fällen eine weitgehende Besserung erreicht, ohne allerdings aus dem myxödematösen einen normalen Menschen zu machen.

2. *Die Schädigung der Schilddrüse beim Kind oder beim Erwachsenen durch Entzündungsprozesse, Geschwülste, operative Eingriffe* (erworbenes, sporadisches Myxödem, Kachexia thyreopriva operativa). Hier treten die eben beschriebenen Erscheinungen um so ausgesprochener zutage, je schwerer die Schilddrüse

geschädigt und je jünger das Individuum ist. Das zuverlässigste Kriterium gibt neben dem Myxödem der mit einwandfreier Technik aufgenommene respiratorische Grundumsatz.

Die myxödematöse Schwellung der auffallend trockenen Haut scheint für die frühen Phasen der Schilddrüseninsuffizienz unerläßlich zu sein. Es gibt aber Fälle von nicht-myxödematösem Zwergwuchs mit palpatorisch kaum fühlbarer Schilddrüse, bei denen wir auf Grund von gewissen beim endemischen Kretinismus gemachten Beobachtungen eine Mitbeteiligung der Schilddrüse nicht ausschließen können und wo der therapeutische Versuch auch ohne Myxödem berechtigt ist. Schwierig einzuschätzen sind ohne Grundumsatzbestimmung die Fälle von sporadischer Schilddrüseninsuffizienz (Hypothyreoidismus von HERTOGHE) ohne vorangegangene Schilddrüsenerkrankung.

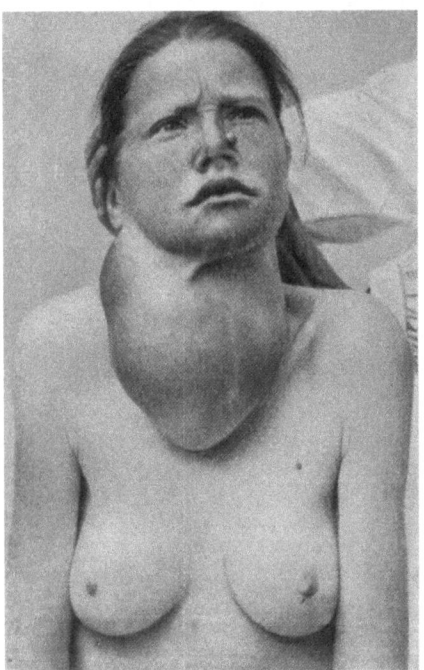

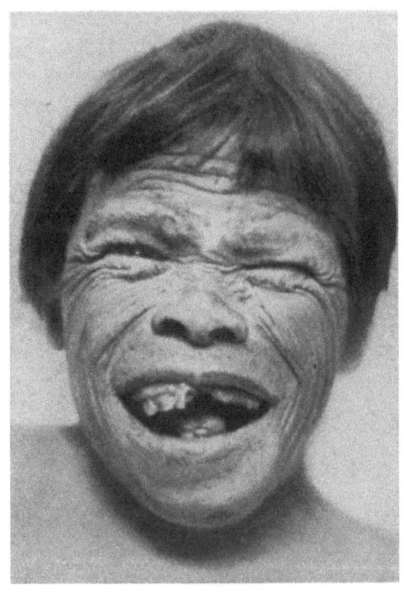

Abb. 220. Endemischer Kretinismus mit Kropf und normaler Körpergröße.

Abb. 221. Endemischer Kretinismus mit kleinem Kropf und hochgradiger Atrophie des Restgewebes. Zwergwuchs, „Affengesicht", 48 Jahre alt.

3. Der endemische Kretinismus. Derselbe unterscheidet sich von der Athyreose geographisch durch seine Beschränkung auf die Gebiete der Kropfendemie und anatomisch durch das stete Vorhandensein einer wenn auch atrophischen Schilddrüse. Das Organ funktioniert im frühen Kindesalter noch bis zu einem gewissen Grade und verfällt dann mehr und mehr der reinen Atrophie oder der Atrophie mit gleichzeitiger kropfiger Entartung eines Teiles der Drüse, in der Regel in Form von Adenomknoten. Bisweilen besteht in leichteren Fällen ein hyperplastisches Zwischenstadium vom Typus der Präpubertäts- oder Pubertätsstruma (s. Abb. 216—219).

Die Funktionsstörung setzt beim Kretinismus später ein als beim sporadischen Schilddrüsenmangel, beim rein atrophischen Typus, der anatomisch schwersten Form des Kretinismus, allerdings schon vor dem Schulalter, bei Kropfbildung oft erst während desselben. Wir unterscheiden darum:

a) Die frühkindliche Atrophie, meist ohne Kropf, mit Zwergwuchs, Myxödem, Affengesicht, Unterentwicklung der Genitalien und des Haarkleides (s. Abb. 221);

b) die vom Schulalter weg allmählich zunehmende Atrophie mit gleichzeitiger Kropfbildung. Der somatische Typus des Kretinen ist hier weniger ausgesprochen als bei a), dagegen kann der Intelligenzdefekt mit der Zeit ebenso schwer werden. Wir können diese Form als „Kropftrottel" (thyreogene Idiotie) dem klassischen Kretinen des Typus a) gegenüberstellen, mit der Einschränkung, daß Übergangsformen sehr häufig sind.

Die bei beiden Formen häufigen Störungen des Hör- und Sprechvermögens beruhen entweder auf peripherer Schwerhörigkeit, meist verbunden mit Schwerfälligkeit der Sprache oder auf einer cerebralen Einengung des Wortschatzes bis zur völligen cerebralen Perzeptions- und Sprechunfähigkeit. Nicht selten scheinen Kombinationen von zentraler und peripherer Störung zu sein. Psychisch ist der Kretine meist Optimist, im Gegen-

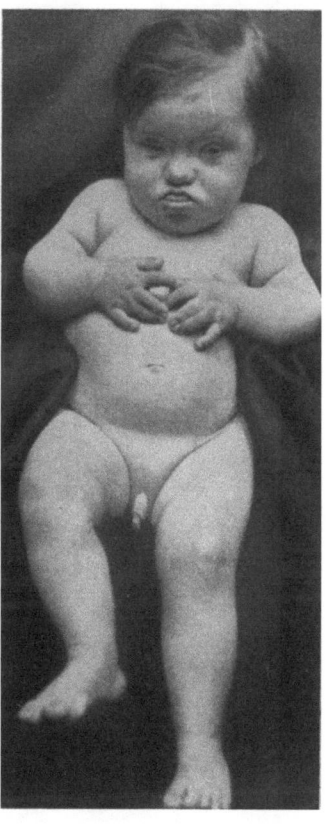

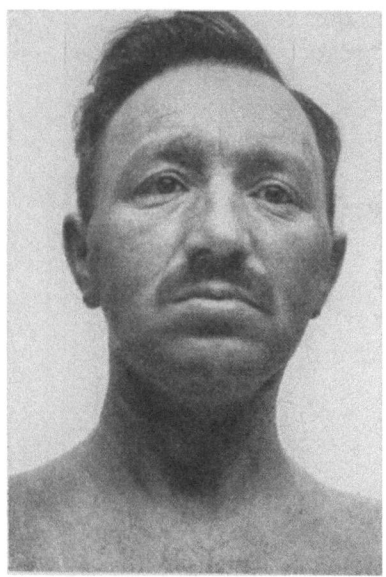

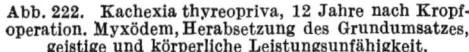

Abb. 222. Kachexia thyreopriva, 12 Jahre nach Kropfoperation. Myxödem, Herabsetzung des Grundumsatzes, geistige und körperliche Leistungsunfähigkeit.

Abb. 223.   Mongoloide Idiotie, 11 Monate alt.

satz zu dem zur Depression geneigten Späthypothyreoten (z. B. bei Kachexia thyreopriva operativa) (s. Abb. 222).

Für beide Typen des Kretinismus gilt die Tatsache, daß körperliche Stigmata und geistige Beeinträchtigung einander nicht notwendig parallel gehen, und daß man z. B. bei ausgesprochenen Zwergkretinen selbst einen gewissen Grad von Mutterwitz finden kann, während kropftragende Kretinen von annähernd normal entwickeltem Körperbau geistig auf den Nullpunkt kommen können. Ihrer Leistungsfähigkeit nach können wir unterscheiden zwischen Leichtkretinen, die in bescheidenem Rahmen einer selbständigen Tätigkeit fähig sind, Halbkretinen, die nur unter beständiger Kontrolle einige Arbeit leisten und Vollkretinen, die zu keiner Arbeit fähig sind. Vom leicht Kretinen bis zum normalen Menschen finden wir in Kropfgegenden physisch und psychisch alle Übergänge.

Die meisten Symptome des Kretinismus beruhen auf Schilddrüseninsuffizienz. Die übrigen endokrinen Drüsen treten in dem Bilde völlig in den Hintergrund mit Ausnahme einer leichten Hypophysenvergrößerung und der Genitaldrüsenatrophie der Zwergkretinen. Dagegen ist die Schwerhörigkeit wahrscheinlich auf eine direkte Einwirkung der Kropfnoxe zurückzuführen. Für einzelne Symptome ist die Pathogenese noch nicht abgeklärt.

Die andere Gruppe von „Zurückgebliebenen" gehört weit gefaßt der „primären Idiotie" an. Unter den angeborenen Idioten wird besonders der *mongoloide Idiot* (Abb. 223) oft mit dem Athyreoten und dem Kretinen verwechselt, trotzdem die Unterscheidung in der Regel leicht ist und der Erfahrene das

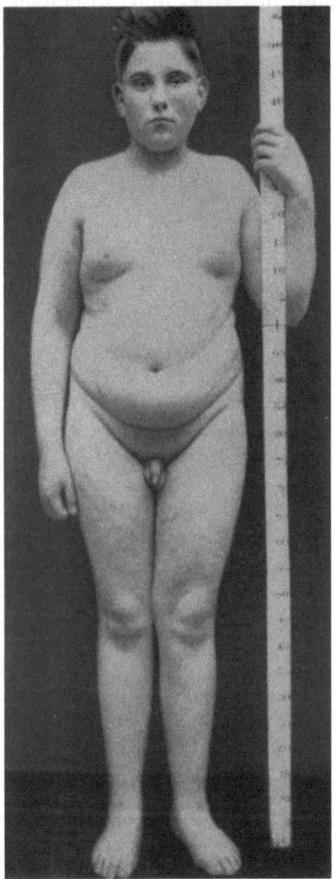

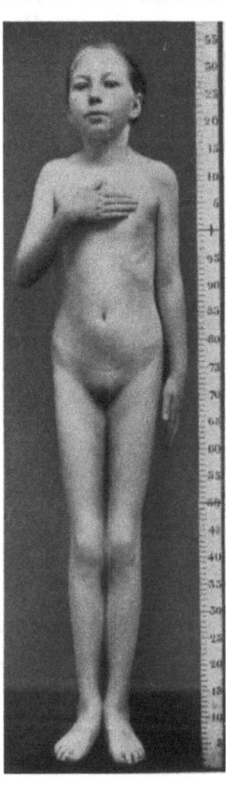

Abb. 224. Typus adiposogenitalis der Hypophysenkachexie, 16 Jahre alt.

Abb. 225. Dystrophischer Typus der Hypophysenkachexie (Typus Simmonds), 17 Jahre alt.

mongoloide Kind auf den ersten Blick aus einem Dutzend von Schwachsinnigen und Kretinen herausfindet. Allerdings besteht auch hier öfters Makroglossie, eine leichte myxödemähnliche Hautverdickung und ein gewisser Grad von Kleinwuchs. Der kurze Schädel, die schrägen Schlitzaugen, die große Entfernung der inneren Lidwinkel von der Nase, bisweilen mit einer senkrechten Hautfalte (Epicanthus), die abnorme Schlaffheit der Gelenke, die Kleinheit des 5. Fingers, bisweilen auch des Daumens, oft auch das breit angewachsene Ohrläppchen geben dem mongoloiden Kind ein nicht zu verkennendes Äußeres. Vor allem unterscheidet sich aber der mongoloide Idiot vom Athyreoten und Hypothyreoten durch seinen ungehemmten Bewegungsdrang.

In anderen Fällen weisen *organische Erkrankungen des Nervensystems*, so eine spastische Hemi-, Di- oder Tetraplegie darauf hin, daß die Störung des Intellekts primär-cerebraler Natur ist. Der primär-cerebral Imbezille kann gewisse geistige Fähigkeiten, ja selbst ein pathologisch gesteigertes Zahlengedächtnis aufweisen, in seiner Persönlichkeit steht er aber hinter vielen Kretinen zurück.

Am schwierigsten ist die Deutung derjenigen Fälle, bei denen wir im Endemiegebiet LITTLEsche *Symptome zusammen mit unzweifelhaft kretinistischen Stigmata* finden. MACCARRISON hat daraus den *Nervous cretinism* gemacht und eine Beteiligung der Epithelkörperchen angeschuldigt. Die Frage ist aber noch offen. Sichere klinische Erscheinungen von seiten der Epithelkörperchen finden sich jedenfalls nur bei einer Minderzahl der echten Kretinen. CHVOSTEK-sches und TROUSSEAUsches Zeichen und Calciumwerte im Blut von weniger als 9 mg-% würden einen solchen Verdacht rechtfertigen.

In der Regel fehlen alle diese Zeichen, und die in der Hälfte der Fälle vorhandene Steigerung der Sehnenreflexe ist nicht parathyreopriven Ursprungs.

Die *capillaroskopische Untersuchung des Nagelfalzes* (MÜLLER, JAENSCH u. a.) zeigt beim ausgesprochenen Hypothyreoten in der Mehrzahl der Fälle statt der normalen, haarnadelförmigen Capillarschlingen unregelmäßige Degenerationsformen. Da wir aber solche nicht selten auch bei primär cerebralen Idioten finden, so erlauben sie ohne die Berücksichtigung des übrigen Befundes nicht, einen Fall in diese oder jene Kategorie einzureihen.

II. Körperliche Wachstumsanomalien.

In einer zweiten Gruppe von Fällen sind es mehr „*körperliche Wachstumsanomalien*" mit und ohne Zwergwuchs als geistiger Defekt, welche den Patienten zum Chirurgen führen. Von Mischformen abgesehen, tritt die Schilddrüse hier in den Hintergrund, und es kommen die *Hypophyse*, die *Epiphyse*, die *Geschlechtsdrüsen* und die *Nebennieren* in Betracht.

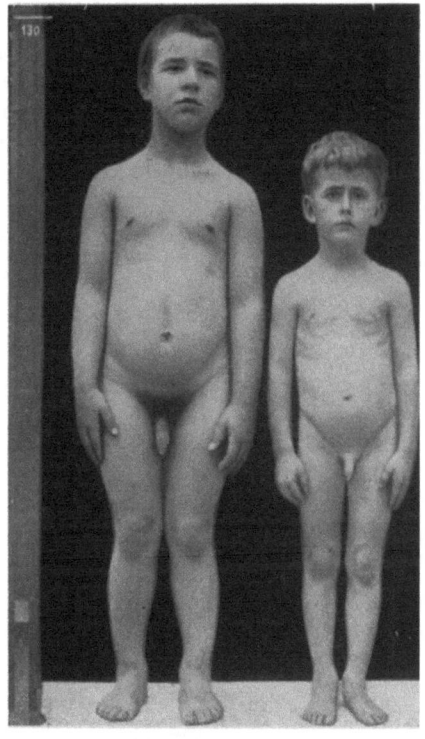

Abb. 226. Tumor der Epiphysis cerebri, Hypergenitalismus und Riesenwuchs (4¹/₂ Jahre alt). Daneben gleichaltriger normaler Knabe. (Aus der Basler Chirurg. Klinik, Dr. ODERMATT.)

Einigermaßen abgeklärt ist die „*Dystrophia adiposo-genitalis*" (Typus Fröhlich) und der „*kachektisch-atrophische Typus Simmonds*", beide als Unterfunktion des Vorder- bzw. Mittellappens (s. Abb. 224 und 225) und ferner die „*Akromegalie*", als Überfunktion des Vorderlappens der Hypophyse. Diabetes insipidus und mellitus kommt bei allen Hypophysenschädigungen vor, aber auch bei ausschließlichen Veränderungen des Tuber cinereum. Die eben erwähnten Funktionsstörungen sind zum Teil die Folge von Geschwulstbildung und damit im Röntgenbilde von Erweiterung der Hypophysenloge gekennzeichnet. In anderen Fällen handelt es sich um feinere histologische Veränderungen, und wir finden dann die Hypophysenloge normal oder selbst verkleinert.

Vielleicht hypophysären Ursprungs ist die „*Lipodystrophia progressiva*", bei welcher bis zum Beckengürtel herunter Abmagerung, bisweilen höchsten Grades, und von da abwärts Fettsucht besteht.

Ätiologisch unklar sind bis jetzt noch die Fälle von „*Hypogenitalismus*" und „*Eunuchoidismus*" ohne irgendwelche hypophysären Erscheinungen und ebenso die gleichzeitige „*Ovarial- und Schilddrüseninsuffizienz*" des weiblichen Geschlechts im Pubertätsalter.

Das Gegenstück dazu, der „*Hypergenitalismus*", findet sich meist bei Tumoren im Bereich der *Epiphysis cerebri* (s. Abb. 226), ausnahmsweise auch bei *Hodentumoren*. Im ersteren Falle leiten Hirndruck-symptome auf die Diagnose hin, im letzteren Falle ist sie leicht zu stellen.

Der „*Virilismus*" und „*Hirsutismus*", das Umschlagen der sekundären weiblichen Geschlechtscharaktere nach der männlichen Seite hin, mit Stimm-bruch, abnormer Haarentwicklung am ganzen Körper und Klitorishyper-trophie, hat beinahe immer eine geschwulstartige Vergrößerung der Nebennierenrinde zur Ursache.

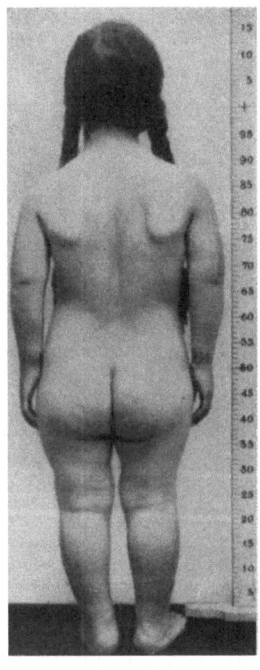

Abb. 227. Chondrodystrophie, 14 Jahre alt.

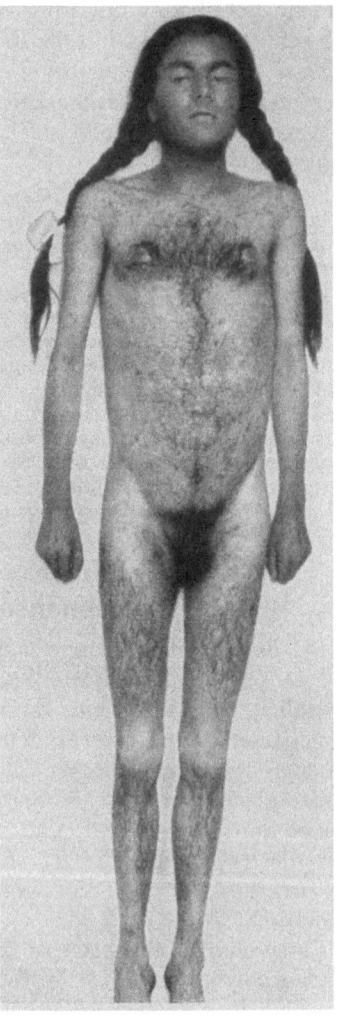

Abb. 228. Hirsutismus und Virilismus bei Neben-nierengeschwulst, 15 Jahre alt.

III. Anomalien von seiten des Skelets.

In einer letzten Gruppe herrschen „*Anomalien von seiten des Skelets*" vor. Als solche nennen wir vor allem die als Avitaminose erkannte „*Rachitis*". Hierher gehören ferner: die „*Chondrodystrophie*", welche sozusagen eine Karikatur der Rachitis darstellt, aber auf anderer, noch unbekannter Grundlage beruht und wo der normale Rumpf und Kopf mit den viel zu kurzen knorrigen Armen und Beinen ein Gegenstück zum früh-kastrierten Eunuchen darstellt, der auf seinen langen Beinen wie auf Stelzen einhergeht (s. Abb. 227);

die „*Osteogenesis imperfecta*" (s. Abb. 229 und 230), ebenfalls unbekannten Ursprungs, bei welcher die Kinder mit oft schon gebrochenen Diaphysen zur Welt kommen und bei jeder Gelegenheit neue Frakturen erleiden, als Ausdruck der generalisierten Schwäche des Mesenchyms mit „blauen Skleren" behaftet;

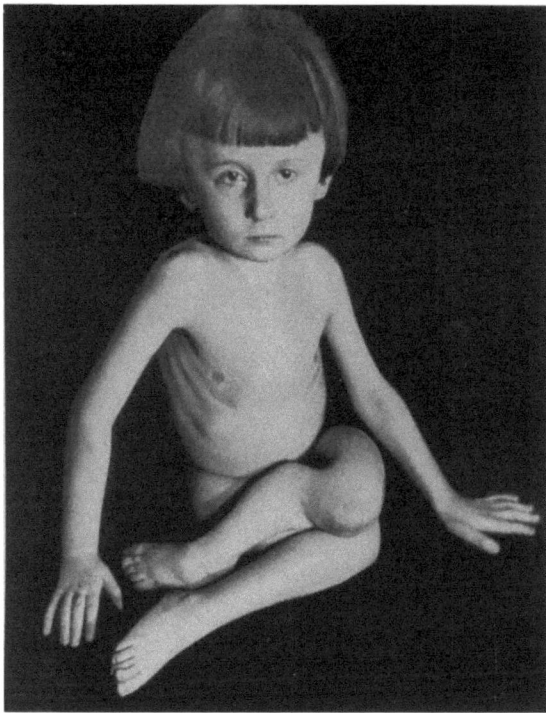

Abb. 229. Osteogenesis imperfecta. Spontanfrakturen schon bei der Geburt beobachtet.

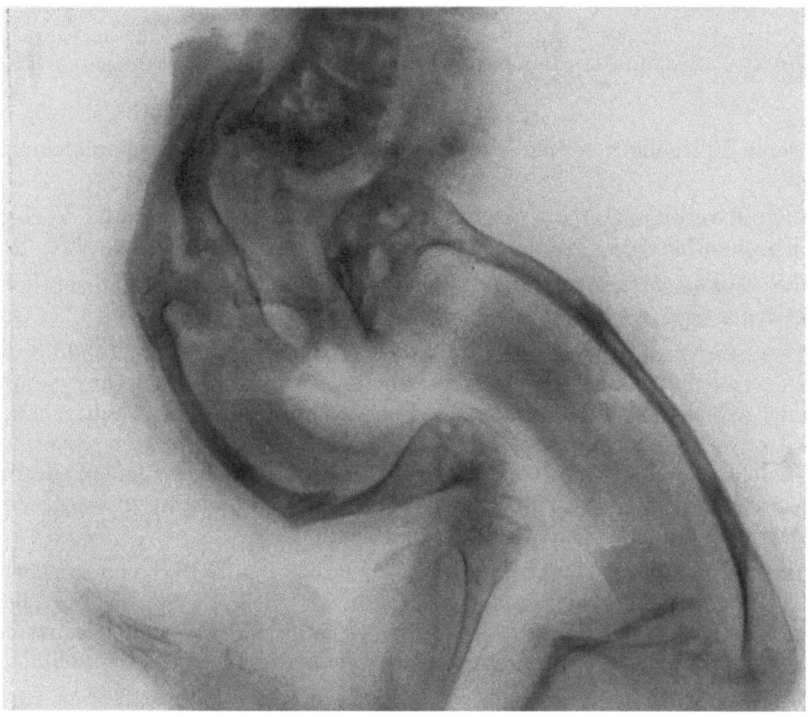

Abb. 230. Osteogenesis imperfecta.

die „*Osteopsathyrose*", bei welcher dieselbe Brüchigkeit der Diaphysen erst im Kindesalter oder beim Erwachsenen beobachtet wird;

die „*Marmorknochenkrankheit*", bei welcher die normal geformten Knochen eine krankhafte Verdichtung, aber gleichzeitig auch Brüchigkeit aufweisen und welche zuweilen familiär auftritt (s. Abb. 231a—d);

die „*generalisierte Ostitis fibrosa*" bzw. „*fibrosa cystica*", welche bei Individuen über etwa 13 Jahren mit geschwulstartiger Vergrößerung eines oder

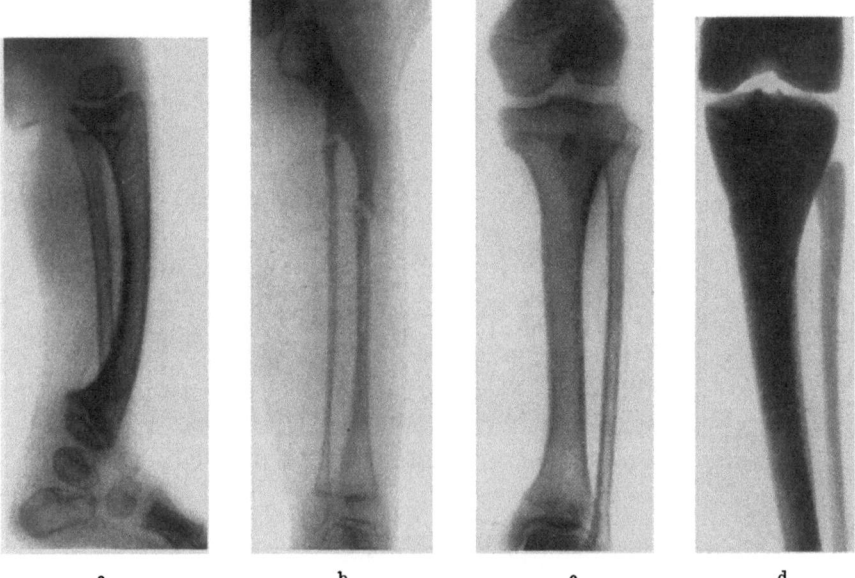

a   b   c   d

Abb. 231 a—d. Krankhafte Veränderungen des Knochenwachstums. a Rachitis; b Osteogenesis imperfecta; c Chondrodystrophie; d Marmorknochenkrankheit.

mehrerer Epithelkörperchen einhergehend, meistens eine Hypercalcämie aufweist;

die „PAGETsche *Ostitis deformans*", welche zu Verdickung und Verbiegung der Knochen führt und vielleicht entzündlicher Natur ist (s. Abb. 124, S. 104);

die „*Osteomalacie*", deren Interesse für den Chirurgen ein wesentlich diagnostisches ist.

Den „*Zwergwuchs*" haben wir nicht als gesondertes Krankheitsbild erwähnt, weil er eine Folge der verschiedenartigsten Störungen sein kann. Allerdings gibt es neben dem thyreopriven, dem hypophysären, dem rachitischen, dem chondrodystrophischen, auch einen idiopathischen, familiären Zwergwuchs, bei welchem es sich wie bei den neolithischen Pygmäen, den Weddah und anderen heutigen Zwergvölkern, bloß um eine Miniaturausgabe des Homo sapiens — ohne pathologischen Einschlag handelt.

Das im vorstehenden kurz zusammengefaßte bunte Bild von körperlichen und geistigen Fehlentwicklungen zeigt, auf wie viele Dinge der Arzt bei der Untersuchung solcher Fälle Bedacht nehmen muß, und wie wichtig es ist, neben der klinischen Untersuchung auch eine genaue Anamnese aufzunehmen, um nicht das oft ausschlaggebende hereditäre genotypische Moment zu übersehen.

25. Über abnorme Kopfhaltung.

Es wird erzählt, ein Politiker habe sich während einer Programmrede sehr ermuntert gefühlt durch die unausgesetzt aufmerksame Haltung eines seiner Zuhörer. Er dankte ihm nach der Rede dafür, der Mann sagte aber, er habe eine Torticollis. *Wir* schließen aus steifer Kopfhaltung auf etwas anderes als auf besondere Aufmerksamkeit.

Vor allem achten wir darauf, ob der Patient infolge von Schmerzen ängstlich jede Kopfbewegung vermeidet, oder ob er schmerzfrei dem Kopf bei teilweiser freier Beweglichkeit eine abnorme Stellung gibt.

I. Schmerzhafte Steifhaltung des Kopfes.

Jeder schmerzhafte Vorgang im Bereiche des Halses führt zu muskulärer Fixation der Halswirbelsäule. Schon ein Nackenfurunkel genügt hierzu. Das um den Hals geschlagene Tuch und das auf dem Furunkel sitzende Pflaster klären uns genügend auf. Die Ursache der steifen Haltung kann aber tiefer liegen, häufig an der Wirbelsäule selbst.

1. Plötzlich einsetzende Steifigkeit.

Ist die Steifigkeit *plötzlich* aufgetreten, so fragen wir zuerst nach einem ,,*Trauma*". Bei der beidseitigen oder ,,*Totalluxation*" oder der ,,*Luxationsfraktur*" mit noch bestehender Dislokation zeigt uns das Profil die bezeichnende Verschiebung des Kopfes nach vorn, meist mit Beugung verbunden. Die Luxation findet nämlich sozusagen immer in der Weise statt, daß der obere Wirbel sich

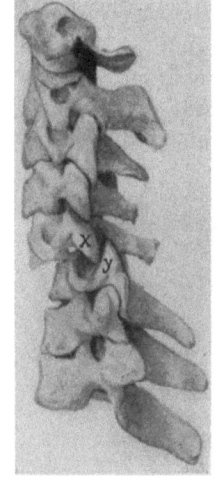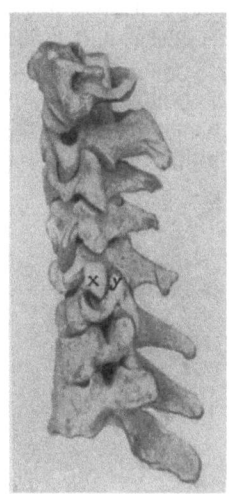

a   b

Abb. 232 a u. b. a Totalluxation; b einseitige Luxation mit Verhakung von der Seite.

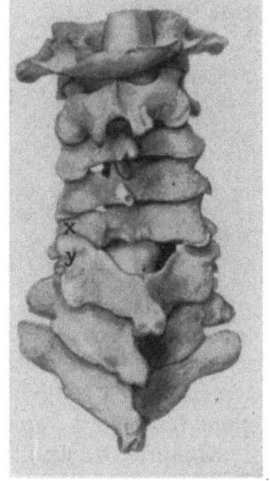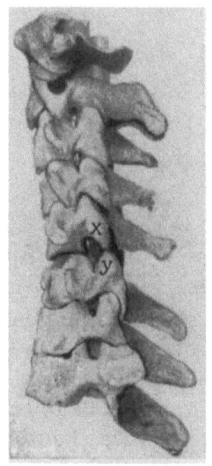

a   b

Abb. 233 a u. b. a Einseitige Luxation mit Verhakung von hinten; b einseitige Luxation ohne Verhakung.

gegen den unteren nach vorn verschiebt und mit wenigen Ausnahmen gleichzeitig in Beugestellung gerät. Der Hals sieht dabei, im Profil betrachtet, verbreitert aus.

Für die Funktionsprüfung erinnern wir uns an die Funktion der verschiedenen Teile der Halswirbelsäule. Zwischen Occiput und Atlas findet die Nickbewegung statt, zwischen Atlas und Epistropheus die Rotation, und weiter unten hauptsächlich die Vor- und Rückwärtsneigung des ganzen Halses. Zu berücksichtigen ist, daß die verschiedenen Gelenke der Halswirbelsäule in sehr ausgedehntem Maße für einander eintreten können.

Bei der Palpation finden wir im Falle der Luxation, daß zwischen zwei Dornen ein ungewöhnlich großer Zwischenraum besteht, indem der Dorn des verschobenen Wirbels etwas nach oben gedrängt ist und dem nächsthöheren Dorn anliegt (s. Abb. 232 und 233).

Deutlich fühlen wir bei nicht zu fetten Individuen den Dorn des Epistropheus, schlecht die Dornen des 3. und 4. Wirbels, deutlicher wieder denjenigen des 5. und sehr deutlich diejenigen des 6. und 7. Halswirbels durch.

Am häufigsten handelt es sich um Verschiebung des 5. gegen den 6. Halswirbel (s. Abb. 234—236). Das Mark bleibt dabei gar nicht selten unbe-

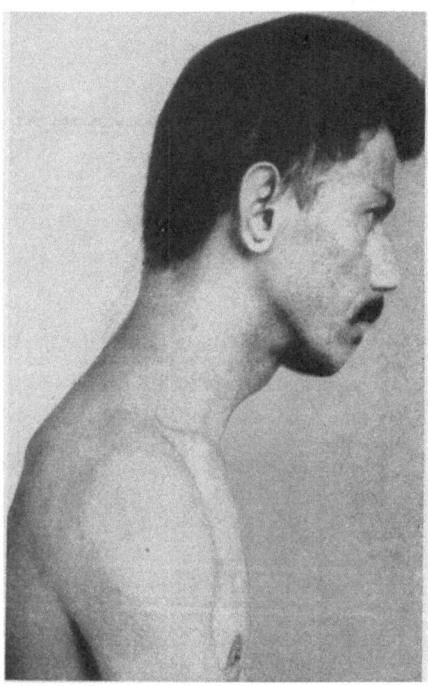

Abb. 234. Totalluxation des 5. Halswirbels nach vorn.

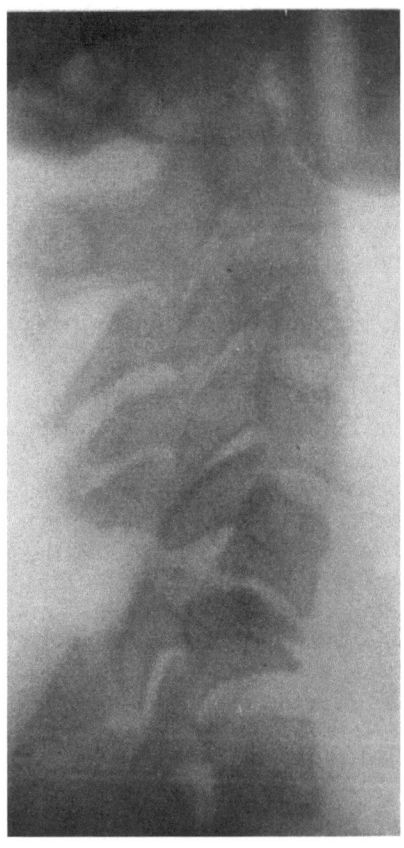

Abb. 235. Röntgenbild zu Abb. 234.

schädigt, und es bestehen höchstens Wurzelsymptome, so daß die Luxation bei oberflächlicher Untersuchung nicht selten übersehen wird. Höher gelegene Totalluxationen sind meist rasch tödlich. Die Kontrolle durch den Finger ist vom Rachen her möglich bis zum 2., ausnahmsweise bis zum 3. Wirbelkörper. Ist, wie häufig bei Kompressionsfrakturen, die Verschiebung nur gering (Abb. 236), so wird bloß das Röntgenbild eine Diagnose gestatten. Solche Fälle bilden klinisch den Übergang zu den „Kontusionen" und den „Distorsionen".

Bei diesen letzteren fehlt jede materielle Formveränderung der Wirbelsäule. Gestört sind nur die aktiven Bewegungen, und zwar ist diese Störung nur eine relative. Es handelt sich um eine durch den Schmerz bedingte muskuläre Fixation. Wir können also bei langsamem, vorsichtigem Vorgehen nicht nur die meisten Bewegungen passiv vornehmen, sondern sie auch aktiv ausführen lassen. Druck in der Längsachse sollte theoretisch bei Distorsion nicht schmerzhaft sein, ist es bisweilen doch wegen Zerrung der Bänder. Wäre dieser Druck auffallend schmerzhaft, so müßten wir an eine Quetschung einer Bandscheibe oder selbst an Fraktur ohne Verschiebung denken.

Umgekehrt ist bisweilen selbst bei schwerster Kontusion und bei Kompressionsbruch der Achsendruck wenig schmerzhaft.

Auch der Druck auf den Dorn kann bei Distorsion schmerzhaft sein, doch zeigen sorgfältige Röntgenuntersuchungen, daß hinter solchen „Distorsionen" manchmal eine Fraktur

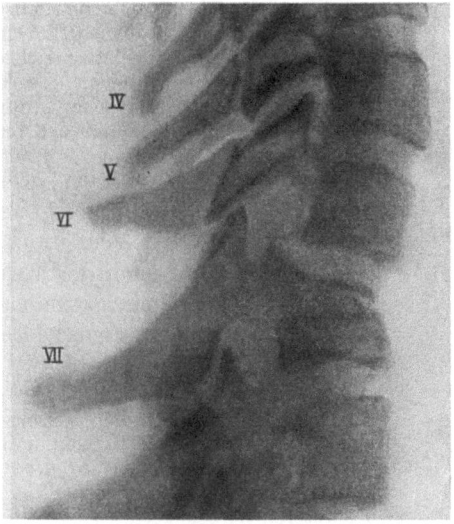

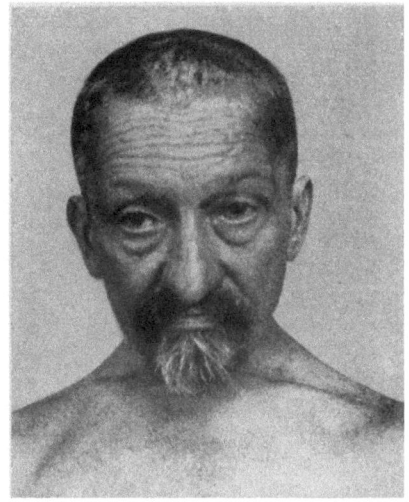

Abb. 236. Luxationskompressionsfraktur zwischen 6. und 7. Halswirbel, fixiert in Subluxationsstellung (Autopsiepräparat).

Abb. 237. Totalluxation des 5. gegen den 6. Halswirbel nach vorn.

im Bereich eines Dornes oder Gelenkfortsatzes steckt. Wichtig ist als Beweis für eine schwerere Schädigung und als Anzeichen für den Sitz derselben eine ausgesprochen umschriebene, längere Zeit anhaltende Druckempfindlichkeit der Seitenteile eines oder zweier Wirbel.

Den *Sitz* der Distorsion erschließen wir aus dem Sitz der Schmerzen und einer allfälligen Beteiligung von Wurzeln.

Das Gesagte verlangt einen kleinen Zusatz. Es gibt im Bereiche der beiden ersten Halswirbel Verletzungen, die keine auffällige Stellungsanomalie, sondern nur eine sehr ausgesprochene Schmerzhaftigkeit der Bewegungen und eine dementsprechend starke muskuläre Fixation verursachen. Es sind dies die Frakturen der beiden ersten Wirbel, die,

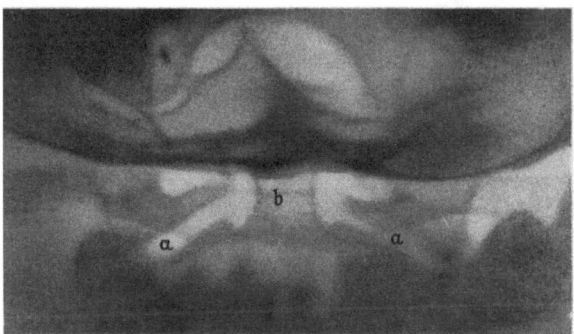

Abb. 238. Aufnahme der normalen Wirbel durch den offenen Mund. *a* Gelenk zwischen Atlas und Epistropheus; *b* Zahn des Epistropheus.

wenn mit ausgesprochener Verschiebung verbunden, meist zu sofortigem Tod führen, bei geringer Verschiebung dagegen ausheilen können. Die Untersuchung dieser Fälle erfordert große Vorsicht. So wird von einem Verletzten berichtet, der in dem Augenblick starb, wo die Krankenwärterin ihm helfen wollte, sich aufzurichten. Die Patienten halten bisweilen im Gefühle ihrer Unsicherheit den Kopf beständig mit den Händen. Es handelt sich dabei bald um Bogenbrüche des Atlas oder des Epistropheus, bald um Brüche des Zahnes des letzteren. Eine einigermaßen sichere klinische Diagnose der ersteren ist nur dann zu stellen, wenn wir von der Mundhöhle her ausgesprochene Druckempfindlichkeit, vielleicht auch eine Verschiebung des fühlbaren Teiles des Atlas oder des Epistropheus nachweisen können. Alle weiteren diagnostischen Manöver sind zu unterlassen. Nur eine vorsichtige Röntgenuntersuchung (von der Seite und bei weit geöffnetem Mund von vorn) ist gestattet. Häufiger

als man glaubt ist der *Abbruch des Zahnes des Epistropheus*, den wir klinisch aus der Haltlosigkeit des Kopfes und der Druckempfindlichkeit des Wirbelkörpers vom Rachen her
vermuten und durch das Rönt-
genbild nachweisen können.
Am zuverlässigsten ist die
Röntgenaufnahme von hinten
her auf einem in den Rachen
eingeführten Filmstück. Durch
diese Methode lassen sich die
Trugbilder vermeiden, welche
bei der Untersuchung durch
den offenen Mund der Luft-
raum des Pharynx verursachen
kann (s. Abb. 238 und 239).

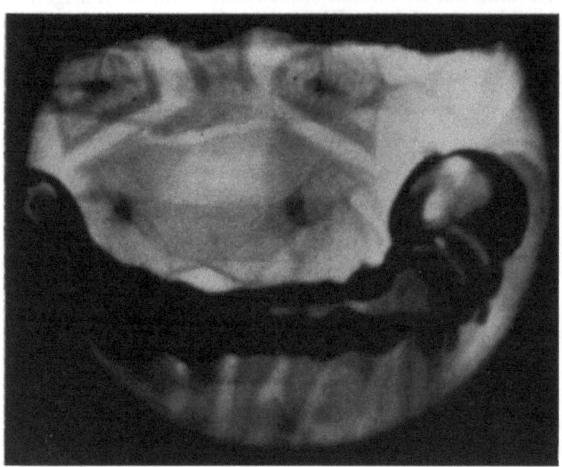

Abb. 239. Abbruch des Zahnes des Epistropheus. Aufnahme durch
den weit geöffneten Mund. Die beiden Gelenkflächen zwischen Atlas
und Epistropheus sind durch eine Bruchlinie verbunden.

Bei einseitiger Luxa-
tion (Rotationsluxation) ist
der Kopf nach der luxier-
ten Seite geneigt und nach
der unverletzten gedreht
(s. Abb. 240).

Dies ist wenigstens die
Kopfhaltung bei einseitiger
Luxation mit Verhakung der
Gelenkfortsätze, wo der Gelenkfortsatz des oberen, ge-
drehten Wirbels vor den entsprechenden Fortsatz des unteren Wirbels getreten ist. Bliebe
die Drehung auf halbem Wege stehen, säße also der Gelenkfortsatz des gedrehten Wirbels auf der Kante des Fortsatzes des unteren Wirbels, so müßte der Kopf theoretisch

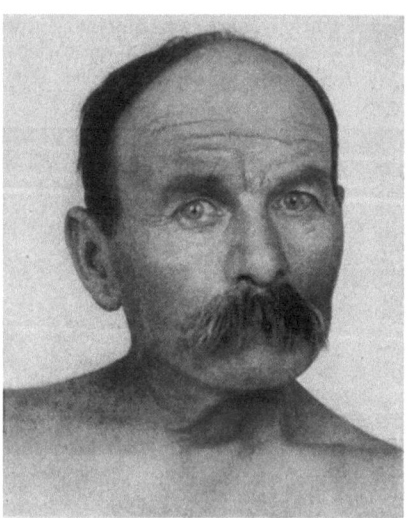

Abb. 240. Rotationsluxation nach links zwischen
Atlas und Epistropheus.

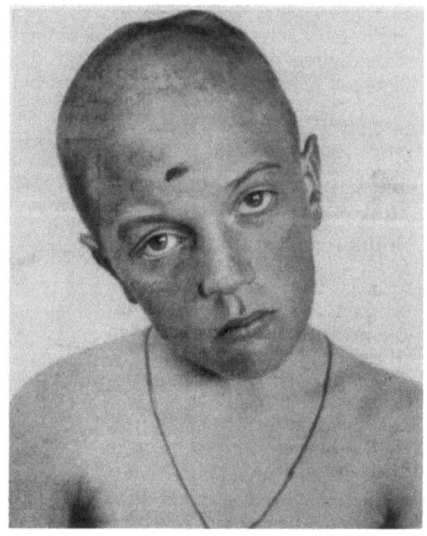

Abb. 241. Spondylitischer Schiefhals. Multiple
Schädeltuberkulose.

nach der unverletzten Seite hin geneigt, der Hals also auf der verletzten verlängert und
dabei nur sehr wenig gedreht sein. Diese Luxationsform ist so labil und überdies so
wenig lebensgefährlich, daß sie an Autopsien noch nicht nachgewiesen worden ist. Das
Röntgenbild allein könnte zeigen, ob das so konstruierte Bild, wie die meisten Autoren
annehmen, der Wirklichkeit entspricht.

Wie bei allen Luxationen, so kann auch bei Wirbelverrenkungen die Stellungsanomalie künstlich vermehrt werden, während sich den *entgegengesetzten*

Bewegungen wenigstens bei Verhakung ein materieller Widerstand entgegengestellt. Die *spontanen* Schmerzen sind oft recht geringfügig, während in frischen Fällen alle *Bewegungsversuche* ebenso wie Druck auf den Dorn des luxierten Wirbels schmerzhaft sind. Den greifbaren Beweis für die Luxation gibt uns günstigenfalls die Palpation von innen bzw. außen.

Jede mit örtlicher Druckempfindlichkeit verbundene Asymmetrie ist der Luxation verdächtig. Der Palpationsbefund ist allerdings der Weichteile wegen nicht so charakteristisch, wie man ihn auf Grund der Betrachtung des Skelets erwarten könnte.

Fehlt ein Trauma, so spricht man von „*Torticollis*" und sucht als Ursache der Halsversteifung etwa eine Erkältung. Wie bei der Lumbago handelt es sich aber auch hier oft um ganz unbedeutende Distorsionen, entstanden durch eine unvorhergesehene Halsbewegung, bei der man es ver-

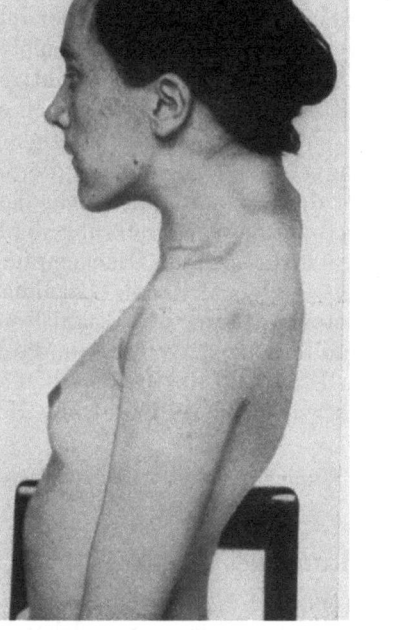

Abb. 242. Spondylitis cervicalis mit Luxation zwischen dem 5. und 6. Halswirbel.

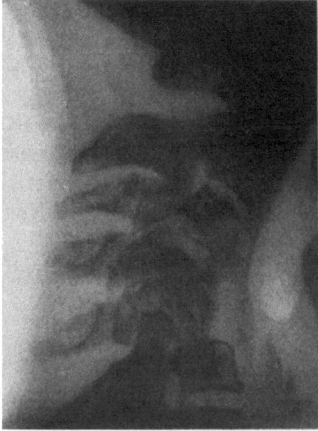

Abb. 243. Derselbe Fall im Röntgenbild.

säumt hatte, die einzelnen Wirbel durch Muskelaktion festzustellen, d. h. den Gelenkschluß in der Wirbelsäule zu bewirken. Wie bei den schwereren Schädigungen der Wirbelsäule finden sich auch hier bisweilen ausstrahlende Schmerzen nach den Schultern. Dagegen ist kein Wirbeldorn deutlich druckempfindlich, und auch der Achsendruck ist nicht schmerzhaft. Wer derartige Distorsionen schon an seinem eigenen Halse erlitten hat, der gibt sich am besten über ihre Natur Rechenschaft. Im übrigen gilt auch hier, was im Kapitel „Lumbago" gesagt werden wird.

Umschriebene, auf den einen Kopfnicker beschränkte Schwellung und Druckempfindlichkeit berechtigt zu der Diagnose der seltenen Myositis, die als „rheumatisch" folgenlos vorübergehen, oder als infektiöse, ja eitrige Zerstörung des Muskels in Narbenbildung auslaufen kann.

In manchen Fällen von „Torticollis" handelt es sich um eine leichte akute Adenitis cervicalis, z. B. durch Angina bedingt.

Sind die Erscheinungen der Halsversteifung von höherem Fieber begleitet, so müssen wir an die Möglichkeit einer „*Wirbelosteomyelitis*" denken. Die aktiven Bewegungen in den Nachbargelenken des Wirbels sind aufgehoben, und wir finden ausgesprochene Druckempfindlichkeit des Wirbeldorns, der Seitenteile und, bei hohem Sitz, vom Rachen aus auch der Vorderfläche des Wirbels. Je nach der Ausdehnung der Entzündung kann auch der Achsendruck schmerzhaft sein. Wir werden in unserer Diagnose bestärkt, wenn das Krankheitsbild sich an Typhus, Pneumonie, Furunkel angeschlossen hat.

Wir beobachteten eine sekundäre Osteomyelitis des Atlas nach Ostitis mastoidea. Der Absceß brach zuerst spontan im Rachen durch und bahnte sich dann einen Weg hinter dem Warzenfortsatz der anderen Seite.

2. Allmählich eintretende Steifigkeit.

Ist die Steifigkeit *allmählich* entstanden, so liegt in der Regel eine „*Wirbeltuberkulose*" (Abb. 241—243), viel seltener eine Neubildung vor. Hier muß die Untersuchung ganz besonders schonend vorgenommen werden, da plötzlicher Abbruch des Zahnes des Epistropheus die Antwort auf ein unvorsichtiges diagnostisches Manöver sein kann und schon gewesen ist. Wir untersuchen einmal die Ausdehnung der aktiven Bewegungen, sodann die Schmerzhaftigkeit auf Achsendruck und bei Druck auf die Dornfortsätze und endlich die Druckempfindlichkeit vom Rachen her. Wie bei den traumatischen Schädigungen erschließen wir den Sitz des Leidens aus der Art der Bewegungsstörung, der Formveränderung der Wirbelsäule und aus dem Sitze der größten Druckempfindlichkeit. Scharf umgrenzte Neuralgien können uns ebenfalls die Lokaldiagnose erleichtern. Sie weisen auf eine leichte Skeletverschiebung hin. Endlich werden wir auch nach Senkungsabscessen suchen und ferner nicht vergessen, die Patellarreflexe zu prüfen, um einen beginnenden Druck auf das Halsmark nicht zu übersehen. Für bösartige Neubildungen bezeichnend ist das frühe Hervortreten heftiger Neuralgien.

Für alles Weitere sei auf die Besprechung der Erkrankungen der Wirbelsäule verwiesen.

II. Schmerzlose Steifhaltung des Kopfes.

Dieselbe ist begreiflicherweise stets chronischer Natur. Bei *symmetrischer* Steifhaltung muß eine schmerzlos gewordene Spondylitis irgendwelcher Natur, eine alte, beidseitige Luxation oder eine geheilte Kompressionsfraktur vorliegen. Besteht dagegen ein *Schiefhals* und ist eine alte einseitige Luxation durch Palpation und Röntgenbild ausgeschlossen, so bleibt uns nur noch das große Gebiet des sog. „*Caput obstipum*" oder „*muskulären Schiefhalses*" übrig.

Die Entstehung dieses nicht seltenen Leidens ist bekanntlich noch sehr umstritten. Während manche, mit STROMEYER, eine unter der Geburt entstandene Verletzung des einen Kopfnickers annehmen, die nachträglich zu fibröser Entartung und Schrumpfung des Muskels geführt hat, so schloß PETERSEN aus den zweifellos vorkommenden rein kongenitalen und selbst hereditären Fällen, daß das Übel wahrscheinlich infolge von Raummangel intrauterin entsteht. Diese Auffassung wird durch neuere Beobachtungen (VOELKER) gestützt, nach denen die in utero an den Hals gepreßte Schulter zu Atrophie des Kopfnickers führen würde. KADER endlich sieht, ebenfalls auf Grund positiver Beobachtungen, in allen Schiefhälsen die Folgen einer *nach* der Geburt, aber häufig auf Grund eines Geburtstraumas entstandenen *infektiösen Myositis*. Eine solche würde, nach MIKULICZ, auch die *intrauterin* entstandenen Verkürzungen des Kopfnickers erklären.

Wie dem auch sei, so liegt die Hauptsache für unsere Diagnose in dem Faktum, daß das Leiden in die erste Lebensperiode zurückreicht. Dies erklärt uns auch die Tatsache, daß sich das ganze Skelet der abnormen Kopfstellung angepaßt hat. Der Schädel ist asymmetrisch, auf der kranken Seite verkürzt und verbreitert, die Wirbelsäule zeigt eine Cervicalskoliose und eine dieselbe fortsetzende Dorsalskoliose mit der Konvexität nach der gesunden Seite hin, bisweilen außer dieser Cervicalskoliose noch eine Dorsalskoliose nach der entgegengesetzten Seite und eine wieder der Cervicalskoliose gleichgerichtete Lendenskoliose. Am Halse finden wir den einen Kopfnicker verkürzt, als schmalen, derben, vorspringenden Strang, den anderen bisweilen abnorm stark entwickelt. An der Kopfhaltung fällt uns, besonders bei jüngeren Individuen, die Neigung des Kopfes nach der kranken Seite hin auf, mit verhältnismäßig geringer Drehung desselben nach der gesunden Seite (Abb. 244). Im weiteren Verlaufe vermindert sich diese seitliche Neigung, dagegen nimmt die Drehung zu, und

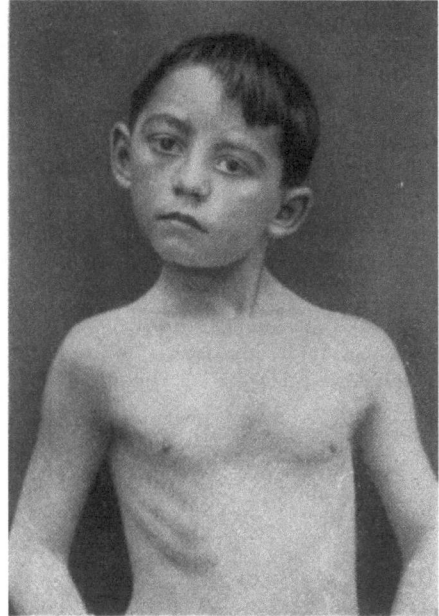

Abb. 244. Angeborener Schiefhals, 9 Jahre alt.   Abb. 245. Torticollis spastica.

ganz besonders verschiebt sich der Kopf in toto nach der gesunden Seite hin. Dieser letzteren Form gehören auch die komplizierteren Wirbelsäulenverbiegungen an.

Gelegentlich mit Caput obstipum vergesellschaftet findet man den angeborenen *Kurzhals*, bei welchem infolge mangelhafter Ausbildung der Halswirbelsäule durch Wirbelverschmelzungen und Mißbildungen der Kopf scheinbar direkt auf den Schultern liegt. Kommen dazu noch nervöse Störungen von seiten des Halsmarkes, so spricht man vom KLIPPEL-FEILschen *Syndrom*.

Zum Schlusse noch ein Krankheitsbild, das zwar mehr der inneren Medizin angehört, das aber, wenn ihre therapeutischen Mittel erfolglos bleiben, nicht selten chirurgisch wird.

Sowie der Patient anfängt, uns eine — im Grunde überflüssige — Schilderung seines Leidens zu geben, wird sein Kopf heftig nach der einen Seite hinübergezogen und nach der anderen Seite hin verdreht. Je aufgeregter er hierdurch wird, und je eindringlicher er uns die peinlichen Situationen beschreibt, in die er durch diese Krämpfe kommt, um so heftiger werden auch die Bewegungen. Bisweilen beteiligen sich auch die Muskeln des Gesichts, des Mundbodens, selbst der Schulter an den Krämpfen. Diese sind von bald mehr intermittierendem, klonischem, bald mehr anhaltendem, tonischem Charakter und betreffen nicht nur einzelne Muskeln, sondern meist koordiniert arbeitende Muskeln und

Muskelgruppen beider Seiten. Deshalb ist auch die früher beliebte Bezeichnung „Accessoriuskrampf" unrichtig. Wir haben mit einem Wort das Bild des „*tic rotatoire*", der „*Torticollis spastica*", vor uns, und zwar in seiner häufigsten Form, bei der hauptsächlich der eine Kopfnicker zusammen mit den Nackenmuskeln der andern Seite in Aktion tritt. Daneben gibt es noch andere Formen, so die beidseitigen Kontraktionen der Kopfbeuger, die Nickkrämpfe und die Kontraktionen der Nackenmuskeln — der „Retrocolis spasm" der englischen Autoren usw. Es gibt Patienten, welche infolge dieser Krämpfe die größte Schwierigkeit haben, die Speisen zum Munde zu führen. Ich kenne einen Arzt, bei dem die Erkrankung mit einem schreibkrampfähnlichen Zustand im rechten Arm begonnen hatte, und bei dem auch im weiteren Verlauf die Schultermuskeln an den krampfhaften Bewegungen des Kopfes teilnahmen. Es ist nicht zu verwundern, daß Patienten, bei denen jede interne Behandlung erfolglos geblieben ist, sich schließlich an den Chirurgen wenden, um durch Muskeldurchtrennung von ihrem peinlichen Leiden befreit zu werden (s. Abb. 245).

Im Gegensatz zu der alten Auffassung vom corticalen Sitz dieser Störungen müssen wir ihn heute in das Corpus striatum verlegen. So viel ist sicher, daß die Erfolge der operativen Behandlung — der Durchtrennung der am Krampfe beteiligten Muskeln — nicht auf bloße Suggestion zurückzuführen sind. Das abnorm reizbare Zentrum wird vielmehr durch den Ausfall der vom gespannten Muskel ausgehenden zentripetalen Impulse für längere Zeit außer Aktion gesetzt und dadurch zur Ruhe gebracht. Auch bei den in den letzten Jahren wiederholt beobachteten Fällen von Torticollis spastica im Anschluß an *Encephalitis lethargica* kann die Muskeldurchtrennung Erleichterung schaffen.

Dritter Teil.

Die chirurgischen Erkrankungen des Thorax.

26. Knochenbrüche am Brustkorb.

Daß durch Einwirkung schwerer Gewalten die „*Rippen*" direkt — an der Einwirkungsstelle des Stoßes — oder indirekt — an der Stelle stärkster Biegung — brechen können, das ist selbstverständlich. Weniger leicht denkt man an Rippenbrüche, wenn die Gewalt geringfügig war, oder wenn es sich gar nur um Muskelzug handelte. Solche Fälle setzen ein aus irgendeinem Grunde — meist Senilität — brüchig gewordenes Knochensystem voraus. Ich kannte einen alten Mann, der sich beim Anschneiden eines Brotlaibes eine Rippe brach. Durch Muskelzug hat man Rippen unter der Geburt, ja selbst schon beim Niesen brechen sehen. Während man bei den durch schwere Gewalten verursachten mehrfachen Rippenbrüchen das Knacken bei jedem Atemzuge bisweilen schon im Nebenzimmer hört, so muß man in den oben angeführten leichten Fällen die Verletzung oft suchen.

Das hervorstechendste Symptom ist der bei jedem Atemzug empfundene und jede tiefe Atmung verhindernde Schmerz. Ganz besonders schmerzhaft sind Gähnen, Niesen, Lachen. Die Atemhemmung muß allerdings nicht notwendig von einer gebrochenen Rippe kommen. Plötzlich einsetzender Schmerz kann bedingt sein durch kleine Einrisse in der Intercostalmuskulatur, wie sie beim Dehnen oder Gähnen usw. entstehen können. Der Schmerz ist dann in einem Intercostalraum lokalisiert und verschwindet nach Novocaininjektion meist dauernd.

Wir tasten nun die Rippen ab. Fühlen und hören wir bei tiefer Atmung irgendwo ein Knacken, wobei uns auch das Stethoskop nützlich sein kann, so ist die Fraktur sicher. Meist finden wir aber nur eine sehr schmerzhafte Stelle ohne jedes Zeichen falscher Beweg-lichkeit. Es könnte sich um eine bloße Kontusion handeln. Die Ent-scheidung liegt in der Möglichkeit oder Unmöglichkeit, durch Ver-mehrung der Biegung, also durch Druck und Gegendruck auf die beiden Endpunkte der Rippe, in-direkt Schmerz hervorzurufen. Die-ser entfernt von den Druckstellen entstehende Biegungsschmerz ist für Rippenbruch oder mindestens für Infraktion beweisend.

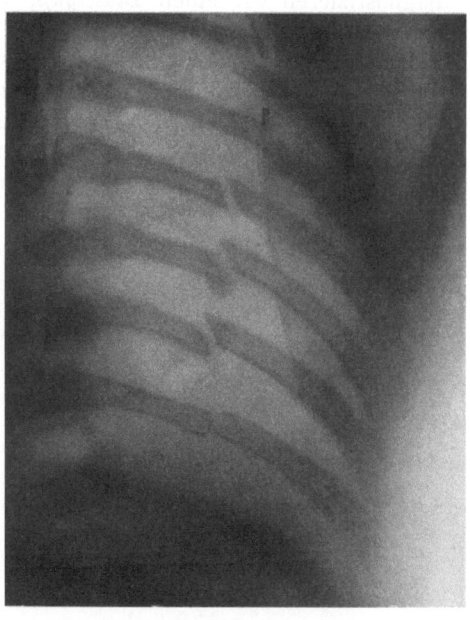

Findet man örtlichen Druckschmerz sowohl vorn wie hinten, so muß die Rippe, wie das bei schweren Thorax-quetschungen nicht selten der Fall ist, vorn und hinten gebrochen sein. Meist sind dann auch mehrere benachbarte Rippen gleichzeitig in gleicher Weise geschädigt (s. Abb. 246).

Daß durch spitze Rippenfragmente nicht nur die Lungen, sondern auch Herz oder Zwerchfell verletzt werden können, das werden wir im weiteren noch sehen.

Abb. 246. Multiple Rippenbrüche.

Auch der „Bruch des Brustbeins" verläuft häufig unbemerkt, da es sich meist nur um eine Fissur, viel seltener um einen Bruch mit falscher Beweg-lichkeit und Verschiebung handelt. Diese letztere Form kann bei der ober-flächlichen Lage des Sternums mit nichts anderem verwechselt werden.

Eine ungewöhnliche Form der Dislokation zeigte folgender Fall:

Ein Arbeiter fällt so auf eine vor sich gehaltene Kiste, daß der Schwert-fortsatz sich gegen die Ecke derselben stemmt. Wie der Patient sich aus-kleidet, findet er einen sonderbaren Vorsprung in der Magengegend. Das Sternum war in der Höhe der 5. Rippe quer gespalten und nach außen ge-knickt und wurde in dieser Stellung durch die aufgebogenen Rippenknor-pel so festgehalten, daß blutige Re-position nötig wurde (s. Abb. 247).

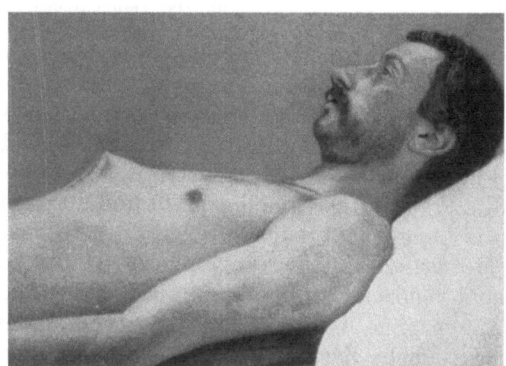

Abb. 247. Fractura sterni mit Abknickung des unteren Fragmentes nach außen.

In den oft übersehenen Fällen von bloßer querer Fissur macht manchmal erst die nach einigen Tagen auftretende Ekchymose auf die Verletzung auf-merksam. Wie an anderer Stelle gesagt ist, sind solche Frakturen meist in-direkte Brüche und häufig Begleiter einer Wirbelfraktur. Wir werden also bei keiner Sternumfraktur versäumen, uns die Wirbelsäule anzusehen, und umgekehrt.

27. Über Lungenverletzungen.

Wenn bei einem Patienten mit „*Quetschung des Brustkorbes*" und mit Rippenbrüchen ein rasch auftretender Flüssigkeitserguß in der Brusthöhle auftritt, so
diagnostizieren wir einen *Bluterguß*, der sowohl aus einer zerrissenen Inter-
costalarterie, wie auch aus den Blutgefäßen der Lunge oder des Mediastinums
stammen kann. Eine Verletzung der Lunge wird zur Gewißheit, wenn sich zum
Bluterguß die Erscheinungen des *Pneumothorax* gesellen (s. Abb. 248), oder wenn
der Verletzte auch Blut *aushustet*. Handgreiflich wird die Lungenverletzung, wenn
die Luft in das subcutane Zellgewebe eindringt und zu dem bekannten Bilde des
sich oft auf weite Strecken ausdehnenden *Zellgewebsemphysems* führt (s. Abb. 249

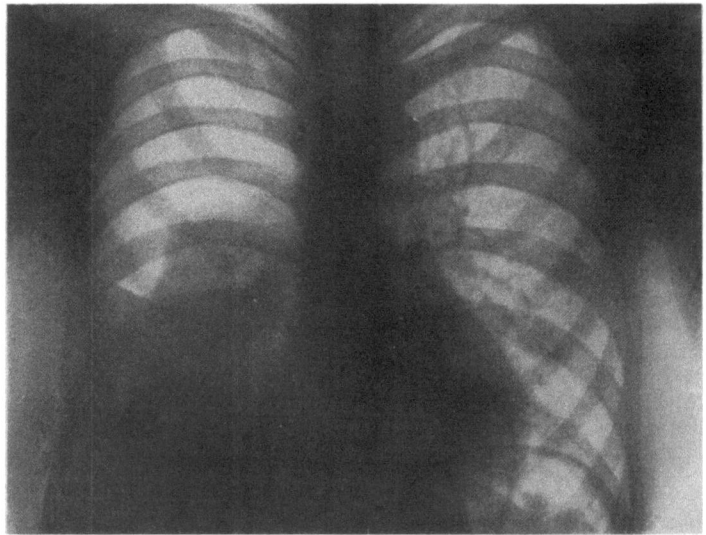

Abb. 248. Traumatischer Pneumothorax rechts.

und 250), dessen Ausdehnung sich auch auf dem Röntgenbilde beurteilen läßt
(s. Abb. 251, S. 198). Gar nicht selten findet sich bei Rippenfrakturen ein Hautemphysem ohne gleichzeitigen Pneumothorax vor. Hierbei müssen durchaus nicht
immer vorbestehende Pleuraverwachsungen bestehen. Es kann vielmehr die Lunge
(durch den bei jedem Brusttrauma reflektorisch erfolgenden Glottisschluß) in
die Frakturstelle hineingepreßt und dort gefangengehalten werden. Findet sich
die Lungenverletzung subpleural in Hilusnähe, so kann es zur Ausbildung des
Mediastinalemphysems kommen. Unter zunehmender Atemnot mit Cyanose
und venöser Einflußstauung in den Thorax bildet sich im Jugulum eine luft-
kissenartige Vorwölbung. Bei rechtzeitiger Incision dieser Stelle kann der
bedrohliche Zustand durch Entweichen der gespannten Luft behoben werden.
Zu raschem Tode kommt es, wenn ein Hauptbronchus völlig von der Lunge
abgerissen, oder richtiger, abgedrückt wird, in das mediastinale Zellgewebe gerät
und dasselbe aufbläht. Bluterguß und Pneumothorax sind sorgfältig zu verfolgen,
weil ihr Zunehmen im Verein mit Verschlimmerung von Puls und Atmung das
Zeichen zum Eingreifen geben kann. Insbesondere gilt dies vom **Ventil-** oder
Spannungspneumothorax. Wird bei jedem Atemzug neue Luft in den Pleuraraum
gepumpt, ohne daß sie aus demselben entweichen kann, so wird die Lage ver-
hängnisvoll, wenn nicht durch Punktion und Unterwasserdauerdrainage Entlastung geschaffen wird. Die Bildung dieses Spannungspneumothorax wird durch

die bei den meisten Thoraxtraumen mit Verletzung der Pleura auftretende *Stoß-
oder Preßatmung* begünstigt. Die Erkennung eines Spannungs- (oder Ventil-)
Pneumothorax ist für das Leben des Patienten außerordentlich wichtig. Symptome: 1. Atemnot und Cyanose; 2. Einflußstauung der großen Halsgefäße;
3. *Aufgehobenes oder sehr abgeschwächtes Atemgeräusch auf der kranken Seite bei
lautem Perkussionsschall*; 4. Vorwölbung der kranken Thoraxseite. Bisweilen
sind umgekehrt die anfänglichen Erscheinungen der Lungenquetschung so gering,

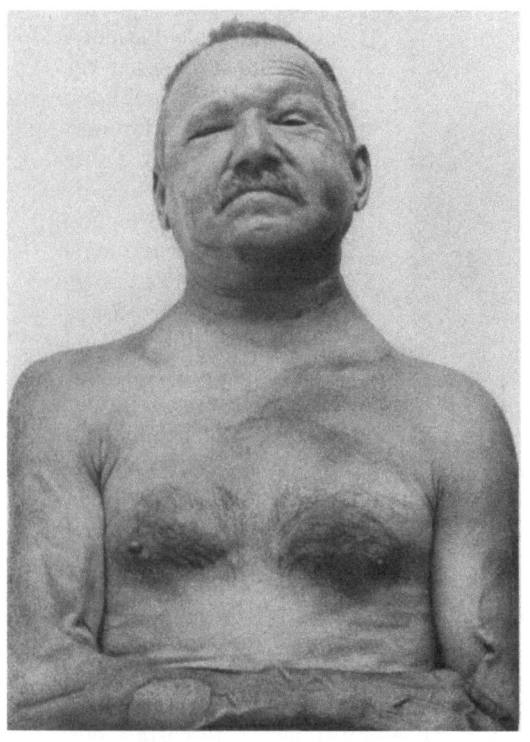
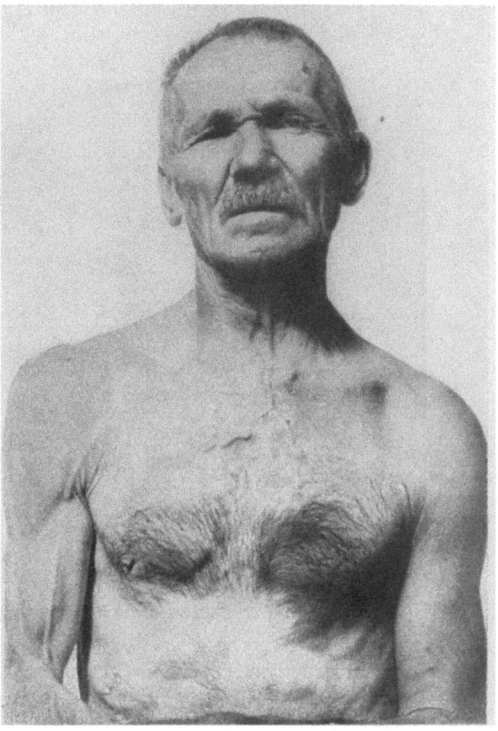

Abb. 249. Zellgewebsemphysem nach Thorax-   Abb. 250. Derselbe Fall nach Zurückgehen
quetschung mit multiplen Rippenbrüchen.   des Emphysems.

daß die Verletzung übersehen wird, und daß die Diagnose erst aus einer hintendrein sich einstellenden „*Pneumonie*" gestellt werden kann.

Diese Kontusionspneumonien treten meist schon in den ersten Tagen nach der Verletzung ein, was man sich für die gerichtliche Begutachtung zweifelhafter Fälle merken muß.

Bei Serienfrakturen der Rippen kommt es im Anschluß an das Trauma
gelegentlich zum Phänomen der „*paradoxen Atmung*": Wie ein Türflügel wird
der seines Haltes beraubte Thoraxteil inspiratorisch eingezogen und exspiratorisch vorgewölbt. Infolge der hierbei auftretenden Pendelatmung treten
rasch Cyanose und Dyspnoe auf, wenn nicht durch einen Kompressivverband
die nachgiebig gewordene Thoraxpartie fixiert wird.

Praktisch nicht minder wichtig sind die „*offenen Verletzungen der Pleura*".
Das verletzende Instrument ist auch in Friedenszeiten in der Regel ein Geschoß, ein Messer oder ein Dolch.

Selbst von dem viel friedlicheren Besenstiel ist, wie FRANKE berichtet, der Thorax schon
durchquert worden, und zwar von Axilla zu Axilla — mit schließlicher Heilung!

Von den *Schußverletzungen* wissen wir, daß sie vom Lungengewebe dank seiner großen Elastizität auffallend gut vertragen werden. Dies gilt wenigstens von Fernschüssen durch die modernen kleinkalibrigen Geschosse mit ihrer geringen Angriffsfläche und ferner von Verletzungen durch feine Granatsplitter. Sehr oft zeigen allein vorübergehendes Blutspucken und ein leichter, in den darauffolgenden Tagen auftretender Pleuraerguß oder etwas Reiben, daß die Lunge verletzt ist. Bei Querschlägern, Schrapnellkugeln und größeren Granatsplittern, oder wenn das Geschoß auf seinem Wege durch die Thoraxwand Knöpfe, Rippensplitter usw. mitgerissen, wenn es größere Gefäße eröffnet hat, — hauptsächlich bei Hilusschüssen —, tritt allerdings ein stärkerer Hämatothorax ein, und viele Patienten mit Thoraxschüssen verbluten schon auf dem Schlachtfelde oder während des ersten Transportes, so daß sich die scheinbar gute Prognose der Thoraxverwundungen zum Teil durch das rasche Ausscheiden der schwersten Fälle erklärt. Auch bei *Schnitt-* und *Stichwunden* des Thorax zeigt blutiger Auswurf sofort, ob die Lunge mitbeteiligt ist oder nicht, während blutiger Schaum aus offener Thoraxwunde diesbezüglich noch nichts aussagt. Die bei jedem Atemzuge ein- und aus-

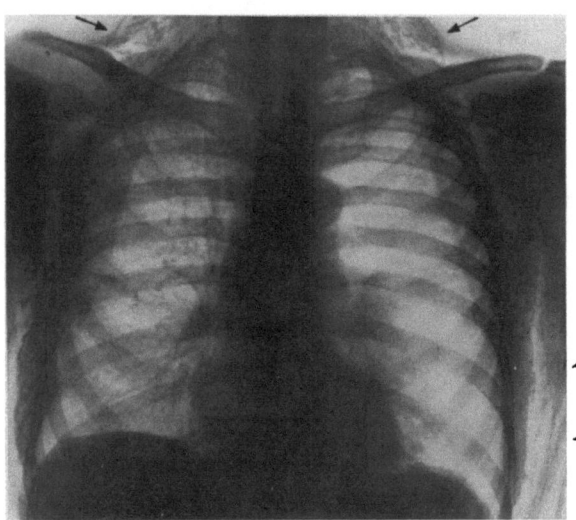

Abb. 251. Zellgewebsemphysem im Röntgenbild.

streichende Luft (offener Pneumothorax!) schlägt nämlich das Blut der Thoraxwunde zu Schaum, auch bei intakter Lunge. Bloßer Hämatothorax beweist natürlich nichts, da er ebensogut von einer angeschnittenen Intercostal- oder Mammararterie kommen kann, als von einem Lungengefäß. Was den Pneumothorax betrifft, so ist er für die Diagnose einer Lungenverletzung nur dann beweisend, wenn er bei hermetisch verschlossener äußerer Wunde noch zunimmt. Bei frischen Schußverletzungen des Thorax findet man ihn etwa in der Hälfte der Fälle.

Auch mit der Beurteilung des Emphysems bei Thoraxverletzungen müssen wir vorsichtig sein. Während ein sehr ausgedehntes Hautemphysem mit Bestimmtheit für eine Verletzung der Luftwege spricht, kommen leichtere Grade auch durch Luftaspiration von außen her zustande, wenn die Wunde im Bereich der Achselhöhle sitzt und der Patient seinen Arm öfters hebt und senkt.

Zum Schluß noch eine wichtige Regel für die Untersuchung und Behandlung Lungenverletzter: *Ruhe* ist erstes Erfordernis, da jede Lageveränderung die Atmung beschleunigt und damit eine Blutung neu anfachen kann. Man treibe also den diagnostischen Eifer nicht zu weit und suche mit dem Mindestmaße von Lageveränderungen auszukommen.

Eine Röntgenaufnahme entscheidet in frischen Fällen viel eher über das Vorliegen eines Hämatothorax als die Perkussion, durch welche praktisch nur die gewaltigsten Blutergüsse eben erst festgestellt werden können. Dagegen kann nach Stunden oder Tagen durch Ausbildung eines Reizexsudates in den Hämatothorax hinein eine massive Dämpfung sich ausbilden.

Auch die Bestimmung des Hämoglobingehaltes innerhalb der ersten 6 Stunden nach erfolgter Blutung gibt noch kein Maß für den effektiven Blutverlust.

Haben wir die Lungenverletzung als solche erkannt, so dürfen wir nicht vergessen, daß bei derselben öfter „*Nebenverletzungen*" vorkommen. Besonders von *Herzwunden* sind Lungenverletzungen bisweilen begleitet. Die Herzverletzung steht allerdings hier vermöge ihrer akut bedrohlichen Erscheinungen klinisch im Vordergrunde.

Ein junges Mädchen mit Rippenbruch nach Sturz aus der Höhe von zwei Stockwerken ging unter zunehmendem Hämatothorax nach 24 Stunden zugrunde, und die Autopsie zeigte, daß die Vena pulmonalis im Stamm durch ein wieder in die normale Lage zurückgeschnelltes Rippenstück angestochen war.

Verletzung des *Ductus thoracicus* führt zu Chylothorax, den man durch die Probepunktion erkennen wird. Ein fieberlos sehr rasch zunehmender Pleuraerguß ohne die Zeichen der Anämie könnte klinisch an ihn denken lassen. Am wenigsten ist unter den Thoraxorganen der leicht ausweichende *Ösophagus* gefährdet. Das Zwerchfell und die unter ihm liegenden Organe, besonders die Leber, die Milz und die großen Abdominalgefäße werden dagegen von einem genügend langen Messer leicht erreicht. Wir werden also nicht versäumen, nach einem Bluterguß im Bauche zu suchen, um nicht den Patienten ob einer ungefährlichen Lungenverletzung aus einer Leberwunde verbluten zu lassen. Dasselbe gilt links von der Milz. Seltener ist der Magen betroffen, da er dem Messer leichter ausweicht als die großen parenchymatösen Organe.

Leichter wird eine Pleuraverletzung übersehen, wenn der Stich, von unten nach oben geführt, zuerst die Bauchhöhle durchsetzt hat. Ich sah in einem solchen Falle, daß Galle aus der verletzten Leber nicht in die Bauchhöhle, sondern in die rechte Pleurahöhle floß!

Zwerchfellverletzungen der linken Seite führen sofort oder nachträglich oft zu „*Zwerchfellbrüchen*". Daß dies nicht nur bei penetrierenden Verletzungen, wie Schuß- und Stichwunden, vorkommt, beweist folgender Fall:

Ein Arbeiter wird nach schwerer Thoraxquetschung sterbend ins Spital verbracht. Die Autopsie ergibt mehrfache Rippenbrüche mit tiefer Rißwunde der linken Lunge, verursacht durch ein spitzes Rippenfragment. Dasselbe Fragment hatte das Zwerchfell angebohrt, und die Zwerchfellwunde war sofort durch einen pilzförmig in die Pleurahöhle ragenden Netzpfropf ausgefüllt worden.

Quetschung des Abdomens durch stumpfe Gewalt (Überfahrenwerden) führen bisweilen zum Platzen der linken Zwerchfellhälfte, ohne daß klinische Erscheinungen auf dieses Ereignis hinweisen, solange nicht Darmschlingen sich im Zwerchfellriß eingeklemmt haben. Nur das Röntgenbild des Thorax ermöglicht beim Fehlen einer solchen Einklemmung die Diagnose. Ausgedehnte Eventrationen nach dem Thorax hin geben sich durch kahnförmiges Einsinken der weich bleibenden Bauchdecken zu erkennen.

Ganz besonders häufig ist Mitverletzung des Magen-Darm-Kanals bei Schuß verletzungen. Bauchdeckenspannung, Gassperre, Druckempfindlichkeit des Abdomens und Erguß sind die Zeichen der Mitbeteiligung des Darmrohres. Da aber die beiden ersteren Symptome auch bei reinen Thoraxverletzungen vorkommen können, so wird man im Zweifelsfalle zur Probelaparotomie schreiten. Die infektiösen Komplikationen der Brustschüsse werden wir später besprechen.

Kurz erwähnt sei hier noch der gelegentlich nach Narkose oder nach Brusttraumen auftretende Verschluß eines oder mehrerer Bronchialäste durch Schleim-

oder Blutgerinnsel mit konsekutiver Lungenatelektase (bedingt durch Resorption der Luft im verlegten Bronchialgebiet). Dieser Zustand führt zu starker Erhöhung des negativen Pleurasoges unter Verziehung des Mediastinums in Richtung der verlegten Lungenpartie (s. Abb. 252).

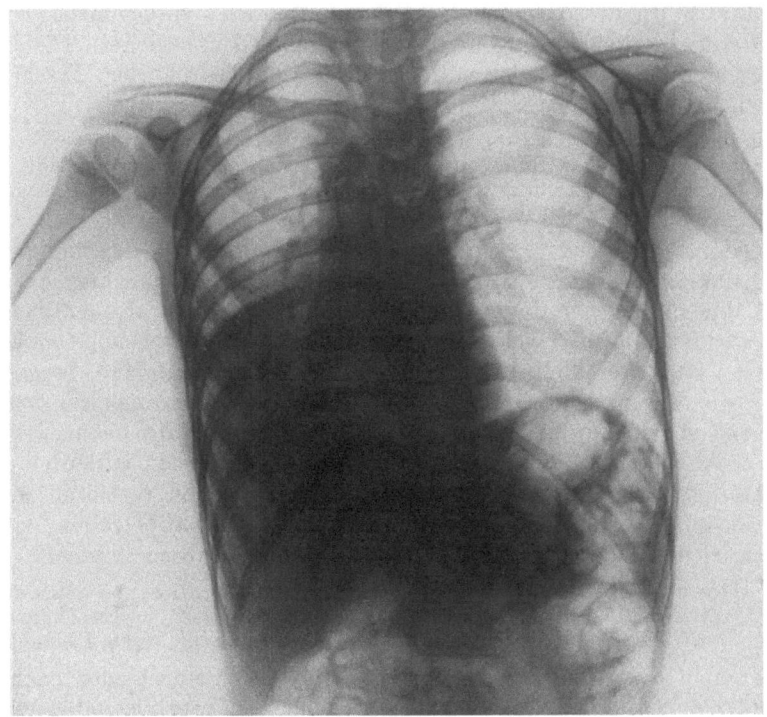

Abb. 252. Verziehung des Mediastinums bei Lungenatelektase.

28. Herzverletzungen.

Bis zum Ende des letzten Jahrhunderts schrieb man es einem glücklichen Zufall zu, wenn ein Herzverletzter durchkam. Seit dem ersten mutigen Eingriff von REHN ist die Herznaht aber unzählige Male ausgeführt worden und ist in etwa zwei Fünftel der Fälle von Erfolg begleitet gewesen. Um aber rechtzeitig und in richtiger Weise eingreifen zu können, müssen wir die Diagnose rasch und richtig stellen.

Auf die Vermutung einer Herzverletzung werden wir vor allem durch den *Sitz* und die *Beschaffenheit* der Wunde geleitet. Jede Verletzung, welche in der Projektion des Herzens auf die Vorderfläche des Thorax oder in deren unmittelbarer Nähe sitzt, muß Verdacht erregen. Dabei dürfen wir aber nicht vergessen, daß das Herz auch von hinten angestochen oder angeschossen sein kann. Bei Wunden, die nicht unmittelbar über dem Herzen liegen, können uns die Nebenumstände, wie Richtung und Länge des verletzenden Instrumentes, über die Möglichkeit einer Herzverletzung aufklären.

Nie werden wir uns zur Untersuchung der *Sonde* bedienen. Die Frage, ob die Wunde penetrierend ist oder nicht, hat ja auch nur dann Bedeutung, wenn die darunterliegenden Organe verletzt sind, und gerade hierüber kann uns die Sonde nicht Auskunft geben. Auch dann, wenn das Herz unmittelbar an unser

Instrument anschlagen sollte, wissen wir nicht, ob es verletzt ist. Überdies ist es nicht gefahrlos, ein verletztes Herz an der Sonde baumeln zu lassen, denn man hat dadurch schon eine zur Ruhe gekommene Blutung wieder frisch angefacht. Endlich setzen wir den Patienten unnötig der Gefahr der Infektion aus, da die oberflächlichen Partien der Wunde nie aseptisch sind.

Bei großer Wunde könnte man versucht sein, mit dem Finger zu untersuchen und wird auch in der Tat auf diese Weise besseren Aufschluß erhalten als mit der Sonde, besonders wenn man, wie LONGO, mit dem Finger nicht nur *auf* das Herz, sondern gleich in dasselbe hineingerät. Zu dieser nicht ganz harmlosen Untersuchungsweise werden wir uns aber — wenn überhaupt — höchstens dann entschließen, wenn alles zur Operation vorbereitet und unser Finger aseptisch ist.

Bei der Beurteilung der Symptome ist vor allem zu berücksichtigen, daß nicht alle Herzverletzten dasselbe Bild bieten, und daß nicht in jedem Falle alle klassischen Erscheinungen vorhanden sind.

Von Bedeutung ist einmal das beängstigende *subjektive Gefühl* im Moment der Verletzung. Unmittelbar an dieselbe schließen sich ferner oft als *Reflexerscheinungen* Ohnmacht und Erbrechen an.

Sehen wir von den seltenen Fällen ab, in denen sich der Patient direkt durch die Wunde nach außen verblutet oder an Blockierung des Herzens zugrunde geht, so bieten uns die Herzverletzten zwei in ihren reinen Formen deutlich geschiedene Symptomenbilder dar, je nachdem Herzbeutel und Herz allein verletzt sind, oder auch die Pleurahöhle eröffnet ist.

Bei „*reiner Herzverletzung*" fällt neben einer gewissen mehr reflektorischen Blässe vor allem die Cyanose und die Atemnot des Patienten auf. Dabei ist der Puls klein, rasch und vor allem unregelmäßig, die Herztöne sind schwach, wie aus der Ferne zu hören. Die Herzdämpfung ist mehr oder weniger vergrößert — lange nicht so stark wie bei der Perikarditis —, während über den Lungen die Perkussion und die Auskultation normale Verhältnisse ergeben. Gleichzeitig besteht eine Einflußstauung am Halse.

Können wir unseren Patienten während einiger Stunden beobachten, so werden wir vielleicht bemerken, daß Momente der Besserung mit anfallsweise auftretenden Verschlimmerungen abwechseln, daß sich also der Herzmuskel zeitweise erholt, dann aber wieder im Kampf gegen die ungünstigen mechanischen Verhältnisse ermattet. Schließlich werden die Verschlimmerungen immer schwerer, und der Patient geht zugrunde, wenn die Blutung nicht von selbst stillsteht oder durch Herznaht gestillt wird.

Das soeben beschriebene Bild ist dasjenige der sog. **Herztamponade** oder, wie wir lieber sagen wollen, der **Herzkompression** durch den im Herzbeutel eingeschlossenen Bluterguß (s. Abb. 253). Folgender Fall erläutere das Gesagte.

Ein junger Melancholiker sticht sich eine feine Feile dreimal in die Herzgegend und wird nach 3 Stunden mit elendem, raschem Pulse ins Spital verbracht. Während der Untersuchung steigern sich Dyspnoe und Cyanose, der Puls wird unfühlbar, die Augen glasig. Sofort wird eine Rippe reseziert und der blutgefüllte Herzbeutel eröffnet. Im gleichen Moment ruft die mit der Überwachung des Pulses betraute Wärterin: „Jetzt ist der Puls wieder da!" Eine Blutung in die Pleura hatte nicht stattgefunden. Die Erscheinungen waren also nicht diejenigen der Anämie, sondern diejenigen der Herzkompression. Mit vollem Pulse und gutem Aussehen, ohne Herznaht, weil die Blutung spontan stand und die Verletzung nicht penetrierend schien, wurde der Patient in sein Bett verbracht und genas.

Findet sich zugleich mit der Herzkompression (Hämoperikard) ein Hämatothorax vor, so spricht die Durchleuchtung dann für das Vorliegen einer Herzkompression (Tamponade), wenn der Herzschatten verhältnismäßig ruhig

bleibt (infolge der minimalen Kontraktionen inmitten eines kugelig aufgetriebenen Perikards) (CONSTANTINI).

Verschieden hiervon ist das Bild der „*Herzverletzung mit gleichzeitiger Pleuraverletzung*". Ist die pleuroperikardiale Wunde groß genug, so verblutet sich
der Patient einfach in seine Brusthöhle hinein, und wir haben also im wesentlichen das Bild der akuten Anämie vor uns. Der Patient ist blaß, nicht cyanotisch, die Herzdämpfung ist nicht oder kaum vermehrt, dagegen finden wir

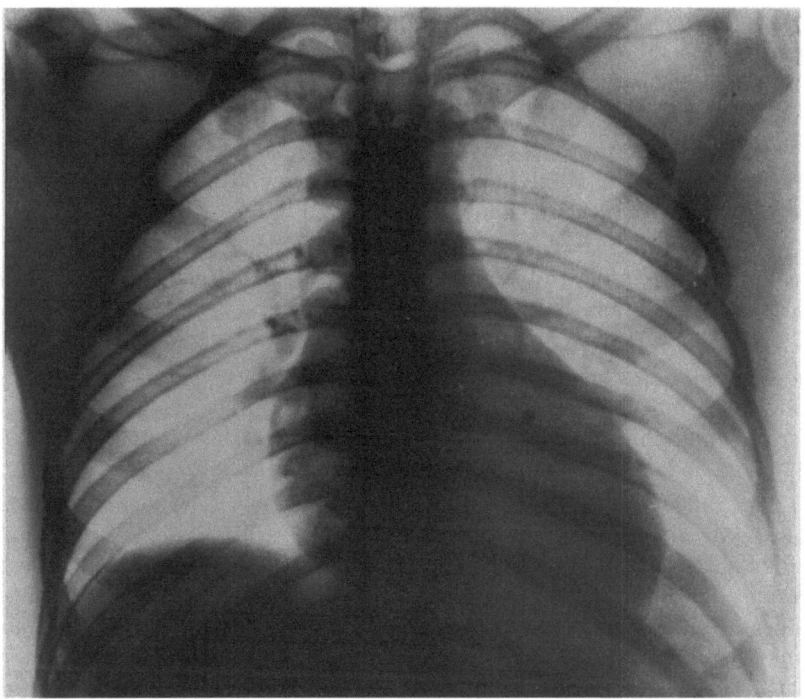

Abb. 253. Gefülltes Perikard („Kugelherz"). Geschoß links im Herzschatten sichtbar.

in der mitverletzten Pleurahöhle einen zunehmenden Flüssigkeitserguß. Wie
bei der reinen Herzverletzung, so finden wir auch hier den raschen, kleinen,
unregelmäßigen Puls und den Wechsel von Besserung und anfallsweise auftretender Verschlimmerung. Die Auskultation läßt uns auch hier schwache
Herztöne erkennen. Klappengeräusche sind in verschiedener Weise gehört
worden, haben aber nichts Bezeichnendes. Wichtiger ist eine Art von Plätschern, das sog. „Mühlradgeräusch", das auf Lufteintritt in den Herzbeutel
schließen läßt.

Ob Blässe und Kollapspuls vasomotorische Erscheinungen oder Zeichen von Anämie
sind, darüber klärt die Hämoglobinbestimmung erst mindestens 6 Stunden nach erfolgtem
Trauma auf. Werte von 65—70% Hämoglobin in den ersten 6—12 Stunden nach der Verletzung weisen bei vorher gesunden Individuen schon auf eine starke Blutung hin.

Wir dürfen nun nicht erwarten, in jedem Falle ein *reines Bild* vorzufinden.
Ist die Pleuroperikardialwunde klein, so kann zwar Blut aus derselben in die
Brusthöhle einfließen, so daß der Patient die Erscheinungen eines gewissen
Grades von Blutleere aufweist, aber schließlich verlegt sich die Öffnung durch
Blutgerinnsel, und es gesellt sich zum Bilde der Anämie dasjenige der Herz-
kompression.

In einem eigenen Falle von Herzdurchschuß (Flobertkugel) wechselten Einflußstauung und Dyspnoe während 2 Stunden mehrmals. Die Operation ergab hierfür die Erklärung, indem durch das hintere Perikardloch ein Koagulum im Moment der Revision durchschlüpfte, wonach sich ungefähr 50 ccm Blut in die bereits mit Blut teilweise angefüllte Pleurahöhle ergießen konnten, bis ein erneuter Gerinnselstopp sich einstellte. Aus den Herzöffnungen blutete es systolisch in dünnem Strahl. Übernähung brachte Heilung.

Wir können uns in der Praxis nach folgendem Satz richten:

Treten im Anschluß an eine Verletzung, welche ihrem Sitz nach das Herz treffen konnte, schwere Störungen von seiten der Herztätigkeit oder akute Anämie auf, so müssen wir eine Herzverletzung als sehr wahrscheinlich ansehen, gleichgültig, ob die Herzdämpfung vergrößert ist oder nicht. Zeigen diese Erscheinungen trotz vorübergehender Besserungen eine deutliche Steigerung, so muß eingegriffen werden, sobald dies unter sicherer Asepsis möglich ist.

Dürfen wir aus dem Gesagten den Rückschluß ziehen, daß bei Fehlen von Anämie und von Zirkulationsstörungen eine Herzverletzung *nicht* vorliegt? Bei weitem nicht! Selbst penetrierende Verletzungen können erscheinungslos verlaufen und trotz genauer Untersuchung unerkannt bleiben.

Ein alter Mann hatte sich mit einem kleinen Küchenmesser drei Stiche in die Herzgegend beigebracht, es fehlten aber jegliche Erscheinungen von seiten des genau untersuchten und beobachteten Herzens. Nach 8 Tagen starb er an einer Pneumonie, und die Autopsie erwies das Vorhandensein einer mit Fibrin verklebten, kleinen, durchgehenden Stichwunde des linken Ventrikels, gerade an der Herzspitze. Der Herzbeutel enthielt nur eine geringe Menge blutiger Flüssigkeit.

Solche Fälle wird man nicht gleich operieren, wohl aber sorgfältig beobachten, da infolge von Nachblutung ein Eingriff noch nachträglich nötig werden kann.

Der Umstand, daß schon mehrfach unverletzte Herzen freigelegt worden sind, zeigt, wie sorgfältig man untersuchen muß, um nicht eine anderweitige Verletzung der Brusteingeweide für eine Herzverletzung zu nehmen. Wieviel übrigens das Herz verträgt, das beweisen die zahlreichen Fälle von Steckschuß im Herzmuskel und von frei in einem Ventrikel liegenden Geschossen, bei denen die Funktion nicht oder nur wenig gestört war. Schußwunden sind übrigens in bezug auf die Blutung weniger gefährlich als Stich- und Schnittwunden.

29. Zur Chirurgie der entzündlichen Lungenerkrankungen.

Nichts beweist so sehr das Recht des Patienten auf Operation bei gewissen Lungenerkrankungen, als die Tatsache, daß zu Anfang unseres Jahrhunderts ein jetzt verstorbener innerer Mediziner, LENHARZ, an der Wirksamkeit seiner Rezepte verzweifelnd, selbst das Messer in die Hand genommen hat und zu einem tüchtigen Lungenchirurgen geworden ist.

Die Diagnose der chirurgischen Lungenerkrankungen muß allerdings meist vom inneren Mediziner, vom praktischen Arzt gestellt werden, weil dieselben in der Mehrzahl der Fälle „medizinisch" beginnen. Das chirurgische Denken des Arztes muß sich darin kundgeben, daß er den Moment erkennt, in welchem das Messer einzugreifen hat.

Die Erkrankungen, die uns hier beschäftigen, sind vor allem das Empyem, der Lungenabsceß und die Lungengangrän. Für die Schwierigkeiten der Empyemdiagnose und die Verwechslung mit subphrenischem Absceß verweisen wir auf die Besprechung des letzteren. Seltener geben Bronchiektasie und Lungenaktinomykose Anlaß zu operativem Vorgehen. Die chirurgische Behandlung der Lungentuberkulose und des Lungenemphysems schlägt nicht in das Gebiet der chirurgischen Diagnostik, sondern in dasjenige der Indikationsstellung und der Technik. Wir gehen deshalb nicht auf dieselbe ein.

I. Empyem, Lungenabsceß, Lungengangrän.

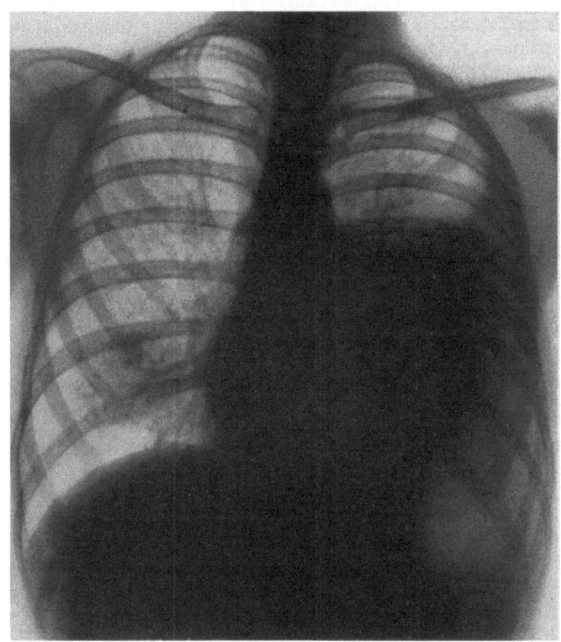

Abb. 254. Intralobäres Empyem links.

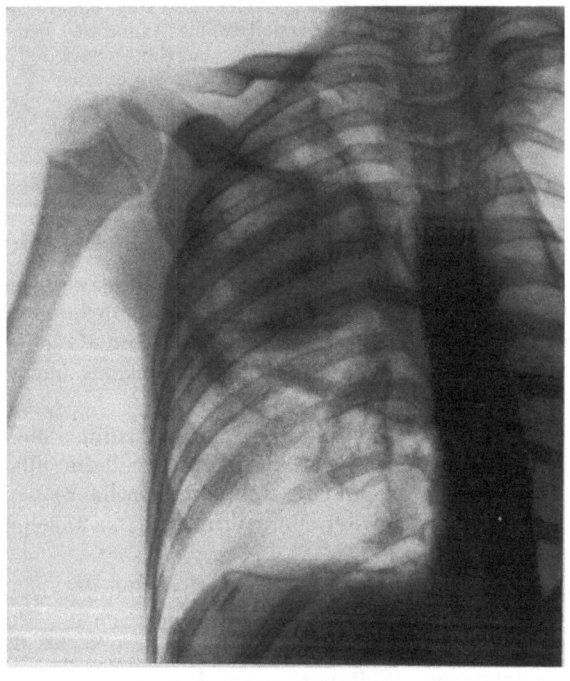

Abb. 255. Interlobäres Empyem rechts.

Gehen wir von der Ätiologie aus, so bieten sich uns folgende Möglichkeiten dar:

1. Wenn sich eine „*Pneumonie*" nicht löst, oder wenn nach der Krise wieder Fieber eintritt, so denkt jeder zuerst an ein *Empyem*. Dämpfung an der Lungenbasis, abgeschwächtes Atmen, Aufhebung des Fremitus lassen die Diagnose schon vor der Probepunktion so leicht stellen, daß ein unbemerkt bis an die Spina scapulae gelangender eitriger Erguß fast nur der Gedankenlosigkeit des Arztes zugeschrieben werden kann. Weisen Fieber, Dyspnoe und Abmagerung auf ein Empyem hin, ohne daß die gewöhnlichen physikalischen Zeichen desselben vorhanden sind, so denke man an *interlobären* Sitz (s. Abb. 254—256). Eine oben und unten von normalem Lungenschall und erhaltenem Atemgeräusch begrenzte Zone von Dämpfung und abgeschwächter Atmung, meist mit etwas Bronchialatmen in der nächsten Nachbarschaft, weist auf diesen Sitz hin. Das Röntgenbild wird die klinische Diagnose bestätigen und ergänzen, und die Punktionsnadel wird den gesuchten Eiter zutage fördern (s. auch unter „Subphrenischer Absceß"). Beim interlobären Empyem wird die Schirmuntersuchung mithelfen, die Nadel richtig zu führen.

Hier beginnt nun freilich die Schwierigkeit der Abgrenzung gegenüber dem *Lungenabsceß.* Auch er schließt sich bisweilen an eine Pneumonie oder eine Grippe an und zeigt nach unten, wenn er nicht an der Basis sitzt, noch eine

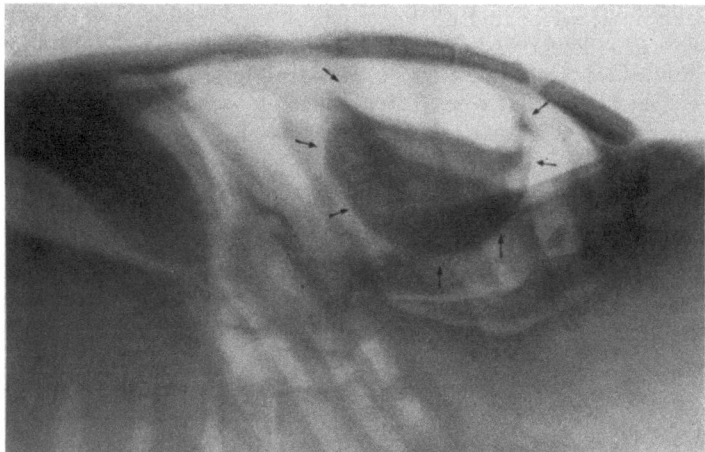

Abb. 256. Interlobäres Empyem von der Seite, mit Gasbildung.

Zone mehr oder weniger normalen Lungengewebes. Entscheidend für interlobäres Empyem wäre die größere Ausdehnung der Dämpfung und das späte Auftreten bzw. das Ausbleiben der Perforation in die Bronchien.

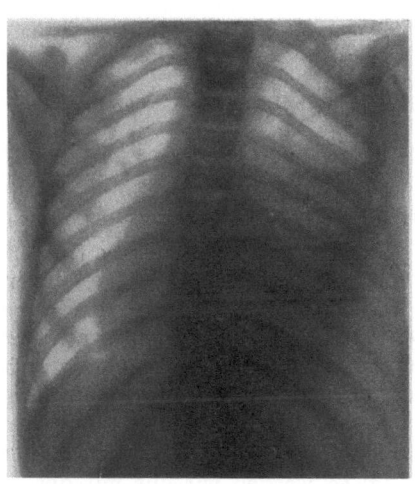

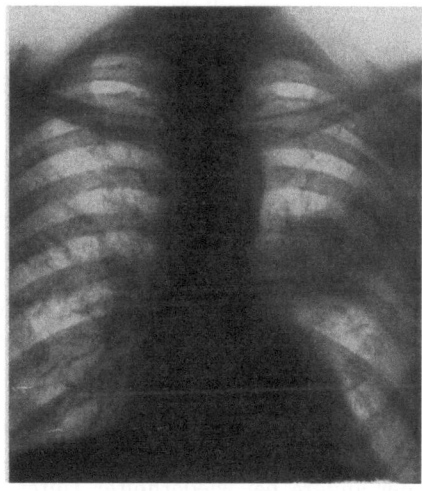

Abb. 257. Metapneumonisches Empyem.   Abb. 258. Lungenabsceß durch Influenzabacillen.

Im Röntgenbild wird eine massige, undurchsichtige Zone auf interlobäres Empyem (Abb. 257), eine beschränktere, rundliche Verdichtung auf Absceß hinweisen (Abb. 258). Ein Absceßschatten tritt deutlicher zutage, wenn ein begleitendes Pleuraexsudat abgelassen ist.

Ist endlich der Auswurf von einem eigentümlichen, stinkenden Geruch begleitet und werden Fetzen von Lungengewebe ausgeworfen, so handelt es sich nicht mehr bloß um Absceß, sondern schon um Gangrän, wie sie auch bei gewöhnlicher Pneumonie vorkommen kann, aber bei der jauchigen Infektion nach Fremdkörperaspiration häufiger ist.

Will ein anscheinend rein metapneumonisches Empyem auch nach ausgiebiger Drainage nicht ausheilen, und kehrt die Temperatur nicht zur Norm zurück, so müssen wir an die Möglichkeit einer komplizierenden Tuberkulose denken und Auswurf und Empyemeiter daraufhin untersuchen.

2. Bei der durch Eindringen von „*Fremdkörpern*" aller Art, also auch durch aspirierte Flüssigkeiten bedingten Pneumonie sehen wir zwar auch reine Empyeme, doch steht hier der Absceß mit oder ohne jauchigem Zerfall im Vordergrunde, und das Empyem ist, wenn es auftritt, eine sekundäre Erscheinung. Es kann auch hier noch auf einer Monoinfektion — Staphylokokken, Streptokokken — beruhen, zeigt aber öfter eine zum Teil anaerobe Polyinfektion.

Über die Diagnostik der Fremdkörper in den Luftwegen haben wir schon im Kapitel 20 gesprochen und verweisen auf das dort Gesagte.

Der Fremdkörper kapselt sich mehr oder weniger ein und umgibt sich mit einer starren Absceßmembran. Der Verlauf kann sich sogar durch Jahre und Jahrzehnte hinziehen. Ich sah eine 40jährige Frau mit chronischem Lungenabsceß und Bronchiektasien, welche sie wohl mit Recht auf eine in der Jugend aspirierte Bohne zurückführte.

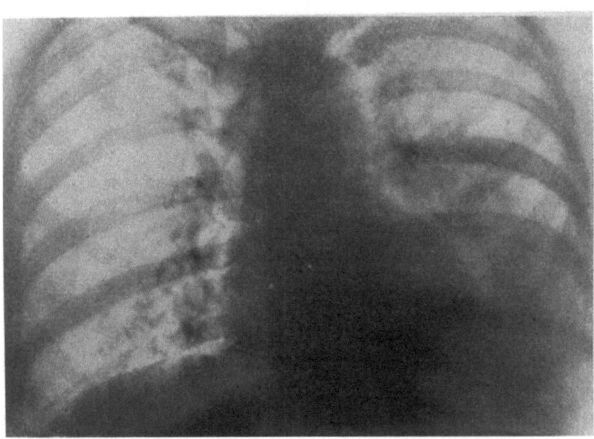

Abb.259. Erkrankung der linken Lunge durch Streptothrix (actinomycesähnlich, aber ohne Körnerbildung).

Ferner kommt Aspiration von Flüssigkeiten in Betracht, wie sie besonders beim Erbrechen in der Narkose und bei Operationen in Mund und Rachenhöhle eintritt. Besonders gefährdet sind Ileuspatienten mit massenhaftem jauchigem Darminhalt, welche während der Operation brechen. Man sollte in solchen Fällen stets den Magen vor dem Eingriff mittels der Sonde entleeren.

Die Diagnose einer unter solchen Verhältnissen eintretenden Lungenkomplikation ist meist leicht. In den ersten Tagen diagnostiziert man eine Pneumonie. Tritt ein Flüssigkeitserguß in der Pleurahöhle auf, so zeigt die Probepunktion, ob die Pleuritis serös oder eitrig ist. Fängt das ursprünglich geballte Sputum an, im wassergefüllten Glase drei Schichten zu bilden: unten reinen Eiter, dann Wasser, dann lufthaltigen Schleim, so muß ein Absceß vorliegen. Wird man beim Betreten des Krankenzimmers durch den Geruch zurückgestoßen, so liegt entweder putride Bronchitis oder Gangrän vor. Letztere werden wir annehmen, wenn das grünliche oder bräunliche jauchige, dreischichtige Sputum grauliche oder schwärzliche Fetzen von nekrotischem Lungengewebe oder wenigstens unter dem Mikroskop elastische Fasern enthält. Fehlt das eine oder andere bei wiederholter Untersuchung, so werden wir uns mit der Diagnose einer putriden Bronchitis begnügen.

3. In einer dritten Gruppe von Fällen geht den Lungenerscheinungen weder eine typische Pneumonie noch das Eindringen eines Fremdkörpers voraus, sondern ein „*embolischer Vorgang*". Anlaß kann ein irgendwo im Körper vorhandener Entzündungsprozeß sein, z. B. eine Angina, ein Furunkel, ein eitriger Vorgang in der Bauchhöhle, ganz besonders im Bereiche der weiblichen Genitalien, eine infektiöse Thrombophlebitis. Werden nur einzelne Mikroorganismen oder sehr kleine infizierte Bröckel verschleppt, so kommt es je nach der Lokalisation zu Pleuritis oder zu meist multiplen, unter den Erscheinungen einer

Pneumonie verlaufenden kleinen Abscessen. Gelangt dagegen ein größerer infizierter Thrombus in die Lungenarterie, so kann ein mehr oder weniger ausgedehnter Herd entstehen. Zu dieser Kategorie ist ein guter Teil der *postoperativen Pleuraentzündungen* zu rechnen, wie wir sie ganz besonders nach Operationen am Magen-Darm-Kanal, d. h. in infiziertem Gebiete, entstehen sehen. Ein bakterienhaltiger Embolus führt zu einem entzündlichen Lungenherd, der als solcher wenig Erscheinungen macht, bis die benachbarte Pleura entzündlich reagiert. Auch ein blander, d. h. aseptischer Thrombus kann, wenn er in katarrhalisch infiziertes Lungengewebe gerät, zu Absceßbildung und Pleuritis, ja zu Gangrän Anlaß geben.

Auf die Diagnose *Embolie* weisen im postoperativen Verlauf der plötzliche, atemhemmende Seitenschmerz, das 1—2 Tage später auftretende blutige Sputum, etwas Pulsbeschleunigung und Temperatursteigerung hin. Ein objektiver Befund an den Lungen fehlt zu Beginn oft völlig oder er beschränkt sich auf etwas pleuritisches Reiben. Bei der *großen Embolie*, bei welcher sich die Frage der Embolektomie stellen wird, ist die sofortige Einwirkung auf Herzfunktion und Atmung viel schwerer, Bluthusten fehlt aber auch im weiteren Verlauf völlig. Die Frage, ob eingegriffen oder abgewartet werden soll, gehört zu den schwierigsten der chirurgischen Praxis. Immerhin darf plötzlich eingetretene Atemnot bei völlig freier Luftzirkulation (kein Stridor!) bei vorher gesundem Herzen für das Vorliegen einer großen Embolie gewertet werden, wenn durch die Auskultation normale Atemgeräusche das Bestehen eines akuten Pneumothorax ausschließen.

4. Die vierte Gruppe von entzündlichen Erkrankungen der Brusteingeweide hängt mit örtlichen „*Verletzungen*“, meist „*Schußwunden*“, zusammen. Der Sitz der Entzündung ist entweder die Pleura oder das Lungengewebe. Wir unterscheiden:

a) Den traumatischen Lungenabsceß.

Je nach der Virulenz der Keime und der Ernährungsstörung der Gewebe kommt es im Bereiche der Lungenwunde zu bloßer Absceßbildung, zu pneumonischer Infiltration oder zu gangränöser Abstoßung des Gewebes. Die Beschaffenheit des Auswurfs klärt hierüber auf. Will der Prozeß nicht ausheilen, so ist entweder Bronchiektasenbildung oder Höhlenbildung um einen Fremdkörper — Projektil, Knochensplitter, Kleiderfetzen usw. — schuld. Das Vorhandensein eines metallischen Fremdkörpers ergibt sich aus dem Röntgenbilde. Dasselbe zeigt gleichzeitig die Zone von verdichtetem Lungengewebe um den Fremdkörper herum, und beweist damit, daß derselbe nicht reaktionslos eingeheilt, sondern wirklich die Ursache der Störung ist.

Für alle umschriebenen Höhlenbildungen in der Lunge wird die Röntgendiagnose erleichtert durch die Einführung von einigen Kubikzentimetern von Jodöl (Lipiodol, Jodipin) in die Trachea, sei es mittels eines Katheters, sei es direkt durch eine Spritzenkanüle. Das Jodfett, das die Höhlenwand bedeckt und damit sichtbar macht, wird in der Regel sehr gut vertragen.

b) Das traumatische Empyem.

Tritt unter hohem Fieber unmittelbar nach der Verwundung ein rasch zunehmendes Exsudat auf, dessen eitriger Charakter durch die Probepunktion erwiesen ist, so handelt es sich um das sehr gefürchtete Frühempyem. Stellen sich die Erscheinungen der Infektion eines schon bestehenden Ergusses erst gegen das Ende der zweiten Woche oder noch später ein, so hat man es mit nachträglicher Infektion eines ursprünglich aseptischen Hämatothorax zu tun. Wieder in anderen Fällen ist die Pleura anfänglich frei, und die Symptome des Empyems folgen denjenigen eines intrapulmonalen Eiterherdes nach. Hier muß also ein Lungenabsceß in die freie oder zum Teil schon verwachsene Pleurahöhle durchgebrochen sein.

Die 5. Gruppe von entzündlichen Erkrankungen der Brusthöhle beruht auf Weiterleitung eines entzündlichen Oberbauchprozesses durch die Lymphwege des Zwerchfells hindurch: Gedeckte Magenperforationen, ein Gallenblasen-empyem, ein hochgelegener appendicitischer Absceß, ein paranephritischer Absceß, eine vom Colon (Flexuren!) ausgehende Entzündung können zur Durch-wanderungspleuritis und später zum Empyem führen. Dabei tröste man sich nicht zu früh mit der Annahme einer sterilen, kollateralen Pleuritis, wenn die Probepunktion seröse Flüssigkeit ergibt. Mehrmals habe ich gesehen, daß in

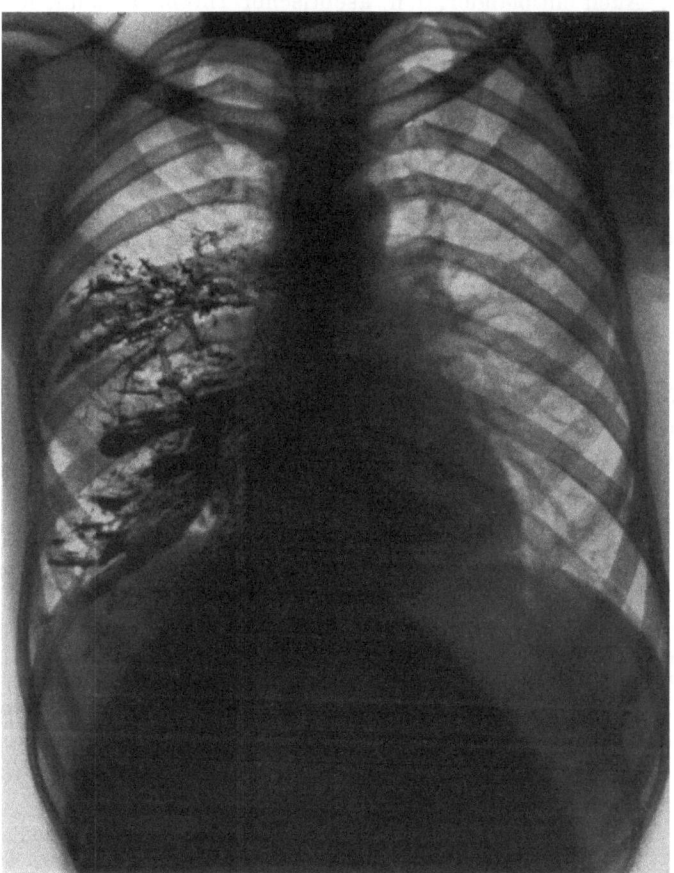

Abb. 260. Bronchiektasie bei Lipiodolfüllung.

den untersten Pleurawinkeln massiver Eiter vorlag, während eine etwas höher gelegene Punktion ein blandes Exsudat vortäuschte. Anhaltendes höheres Fieber nach abgelaufener entzündlicher Bauchaffektion mit Pleuraerguß ist immer verdächtig auf eitrige Entzündung der Pleurahöhle.

II. Die Bronchiektasie.

Die Bronchiektasie ist entweder kongenital angelegt (Folge von Atelek-tasen), oder sie entsteht als Folge umschriebener Entzündungsprozesse der Bronchien, der Lunge und der Pleura, sei es nach Pneumonien, sei es nach Abscessen. Die klinische Diagnose gründen wir auf das Vorhandensein von periodischer, bisweilen mundvoller, oft stinkender Expektoration, besonders

morgens, auf das dreischichtige Aussehen des Auswurfes im Glase und auf das
Vorhandensein der als DITTRICHsche Pfröpfe bezeichneten Eiterbröckel. Der
Lieblingssitz der Bronchiektasie ist der Unterlappen, und zwar öfter der linke
als der rechte. Die physikalische Untersuchung ergibt bei kleinen Bronchiektasien
nur feuchtes Rasseln, bei größeren umschriebenen Höhlen neben den Zeichen
der Infiltration auch diejenigen der Höhlenbildung. Größere Bronchiektasen
oder Lungenhöhlen können dann zum Symptom des Pendelatemgeräusches
führen, wenn der Patient bei verschlossenem Mund und Nase stärkere Ein-
und Ausatmungsbewegungen ausführt. Die größeren Hohlräume werden dabei
exspiratorisch stark gebläht, inspiratorisch geleert auf Kosten des umliegenden
normalen Lungengewebes
(LENGGENHAGER). Stets
wird man auch das Rönt-
genbild herbeiziehen, das
uns über Lokalisation und
Ausdehnung der Bronchi-
ektasien wichtige Auf-
schlüsse geben kann, be-
sonders nach Lipiodol-
füllung (s. Abb. 260). Bei
den diffusen Formen fin-
den wir Zeichen einer
Verdichtung des Lungen-
gewebes mit starker Hilus-
zeichnung und röhrenför-
miger Erweiterung der
Bronchien, während bei
sackförmigen Bronchiekta-
sien ein von einer tuber-
kulösen Kaverne kaum
zu unterscheidender Hohl-

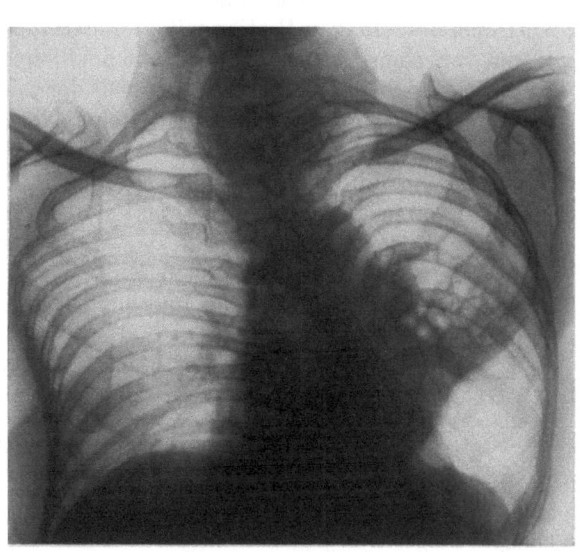

Abb. 261. Wabenlunge links.

raum sichtbar werden kann. Einführung eines Jodfettpräparates in den
Bronchialbaum erleichtert auch hier die Diagnose.

Daß bei Bronchiektasie im Verlauf der Jahre Trommelschlägelfinger entstehen, ist
bekannt, doch bilden sich dieselben auch auf anderer Grundlage aus und sind also diagnostisch nur mit Vorsicht zu bewerten.

Wie bei der tuberkulösen Kaverne finden bei den Bronchiektasien häufig
Blutungen in die Hohlräume hinein statt (Hämoptoe).

Die Differentialdiagnose der Bronchiektasie hat besonders den chronischen
Lungenabsceß und die *tuberkulöse Kaverne* zu berücksichtigen. Die letztere
schließen wir mit einiger Wahrscheinlichkeit aus, wenn eine tuberkulöse Vorgeschichte fehlt und wenn im Sputum auch bei wiederholter Untersuchung
Tuberkelbacillen nicht gefunden werden können. Der Lungenabsceß unterscheidet sich von der Bronchiektasie dadurch, daß er sich unmittelbar im Anschluß an das ursächliche Leiden, Pneumonie, Schußverletzung, Fremdkörper-
entzündung entwickelt, während die Bronchiektasie zu ihrer Ausbildung Monate
und Jahre braucht. Der Absceß kann der Bronchiektasie vorausgehen. Fehlt
jede ursächliche Erkrankung, so liegt die Diagnose einer *angeborenen* Bronchiektasie am nächsten. Die Bedeutung einer richtigen Diagnose liegt darin, daß
das chirurgische Vorgehen bei diesen verschiedenen Erkrankungen nicht dasselbe ist. Bei der Bronchiektasie kann Lungenresektion in Betracht kommen,
bei Tuberkulose wird man, wenn überhaupt ein chirurgischer Eingriff in Frage

kommt, sich mit einer einengenden Operation begnügen. Abb. 261 zeigt eine cystisch veränderte Lungenpartie, sog. *Wabenlunge*. In diesem Falle bestand kein pathologisches Sputum.

III. Die Aktinomykose.

Das erste Stadium der Lungenaktinomykose kennzeichnet sich dadurch, daß es beinahe regelmäßig übersehen bzw. mit Tuberkulose verwechselt wird. Hustet ein Mensch chronisch, wirft er eitriges Sputum aus, zeigt er häufige Fiebersteigerungen, so scheint die Diagnose Tuberkulose festzustehen. Immerhin gibt es gewisse Zeichen, welche schon in diesem Stadium an die Möglichkeit einer Aktinomykose denken lassen können, und das ist die Lokalisation in den mittleren und unteren Partien mit Freibleiben der Spitzen, und ferner das Auftreten von pleuritischen Schüben mit oder ohne Einziehung der Thoraxwand. Eine sichere Diagnose erlaubt aber bloß der Nachweis des Pilzes im Sputum. Sind die Erscheinungen rein pleuritischer Natur und fehlt eitriger Auswurf, so kann die Probepunktion Aufschluß geben — wenn man an Actinomyces denkt und im Punktat nach den Fäden sucht. Die Kulturen bleiben nämlich oft steril wie bei Tuberkulose. Leichter wird die Diagnose, wenn das Übel auf die Brustwand übergreift und an der Thoraxoberfläche in Form eines derben Infiltrates zutage tritt. Bisweilen fehlt aber die derbe Konsistenz, und die Diagnose wird dann durch das unerbittlich und rascher als Tuberkulose fortschreitende Leiden nahegelegt.

Ein kräftiger Mann erkrankt an Erscheinungen, welche auf eine rasch sich ausbreitende Lungentuberkulose des Mittel- und Unterlappens hinweisen. Nach einigen Monaten treten Symptome von Spondylitis auf, und es entsteht ein Gibbus in der Höhe des 6. Brustwirbels. Das Röntgenbild zeigt denselben keilförmig zusammengedrückt wie bei Tuberkulose. Im Auswurf und im Eiter einer Pleurapunktion finden sich Fadengewirre vom Typus Actinomyces. Tuberkelbacillen fehlen. Diagnose darauf: Aktinomykose der Lunge und der Wirbelsäule. Tod an Amyloid ein Jahr nach Beginn der Erkrankung. Die Autopsie bestätigte die klinische Diagnose.

In einem ähnlichen Falle wurde die Diagnose während 2 Jahren auf Tuberkulose gestellt, weil sich weder aus den Pleuraergüssen noch aus den kalten Abscessen längs der Wirbelsäule Mikroorganismen züchten ließen. Das klinische Bild war aber dasjenige einer Aktinomykose. Die bakterioskopische Durchmusterung steril gewonnenen Eiters aus einem der kalten Abscesse zeigte die typischen Fadengewirre und Drusen, und es wurde der Actinomyces in Reinkultur gezüchtet. Bisweilen findet man nur nach Gram gefärbte Fäden, auch wenn typische Körner und selbst größere Fadengewirre fehlen. Es gibt endlich Fälle, bei denen man immer nur Fadengewirre findet, ohne daß es je zu Körnerbildung kommt. Man hat diese Fälle unter der Bezeichnung „Streptotrichose der Lunge" zusammengefaßt. In ihrem Verlaufe unterscheiden sie sich nicht von den gewöhnlichen, körnerbildenden Aktinomykosen.

Lungenaktinomykose, selbst beidseitig, ist nicht gleichbedeutend mit infauster Prognose. Eröffnung der Eiterherde und gründliche Jodbehandlung hat schon verschiedene Fälle geheilt, mit und ohne Unterstützung durch Röntgentherapie. Schlimm wird der Fall, sobald die Wirbelsäule ergriffen ist. Ein Übergreifen auf die Hüllen des Rückenmarkes ist dann häufig.

IV. Die Pericarditis adhaesiva.

Hier ist der Ort, auch kurz der „*Perikardchirurgie*" zu gedenken, obschon die Diagnostik hier ganz auf internem Gebiete liegt. Die „*chronische Pericarditis adhaesiva*" kann zu schwerer chronischer Behinderung der Herzfunktion führen, und zwar entweder dadurch, daß Herz und Perikard zu fest am Brustkorb fixiert sind (= Accretio cordis) oder daß der schwartig verdickte und bisweilen verkalkte Herzbeutel einen Panzer um das Herz bildet und dasselbe dadurch an seiner freien Bewegung hindert (= Concretio) (s. Abb. 262 und 263). Im ersteren Falle kann es genügen, den Herzbeutel durch Rippenknorpelresektion frei zu machen, im zweiten Falle muß er so weit wie möglich vom Herzen abgeschält und an seiner Vorderfläche weggeschnitten werden.

An die Indikation zu solchem Eingriff wird man denken, wenn sich infolge der Behinderung des Venenblutes am Einströmen in das Herz eine auffallende Erweiterung aller oberflächlichen Venen entwickelt (Einflußstauung), bisweilen mit positivem Venenpuls, und wenn ohne nachweisbare Veränderungen an der Leber ein der atrophischen Lebercirrhose ähnliches Krankheitsbild entsteht mit Ascites und bisweilen auch mit Hydrothorax. *Jede starke Herzinsuffizienz bei relativ kleinem Herzen muß an Pericarditis adhaesiva denken lassen!* Die rechtzeitige Diagnose und damit die Indikationsstellung zur operativen Befreiung des Herzens hängt also nicht vom Chirurgen ab, sondern vom praktischen Arzte.

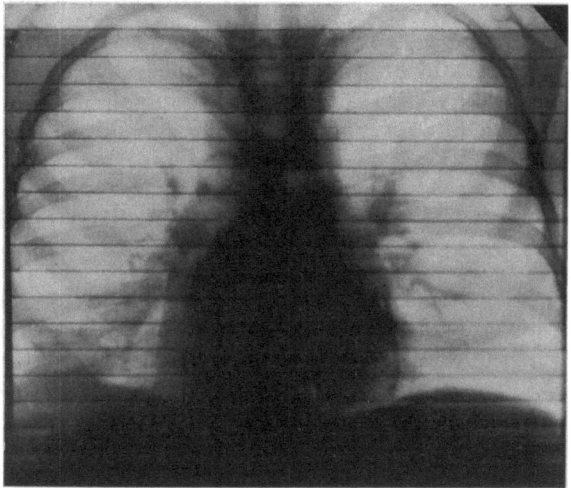

Abb. 262. Kymographie einer Concretio cordis.

V. Der offene Ductus Botalli.

Auch hier wiederum wird der Internist die Diagnose stellen:

1. Fortdauerndes Geräusch über der A. pulmonalis, in Systole verstärkt, begleitet von verstärktem zweiten Pulmonalton.

2. Röntgenologische Lungenstauung.

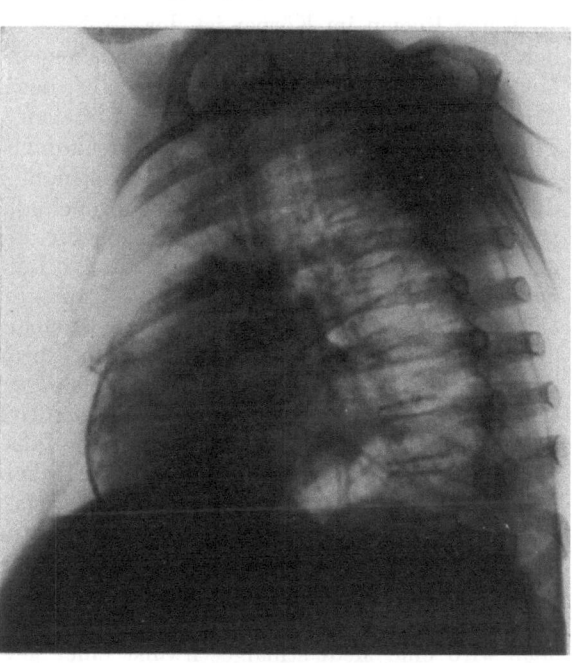

Abb. 263. Derselbe Fall im Profil.

3. Starker Abfall des diastolischen Druckes gegenüber dem systolischen.

4. Gelegentliches röntgenologisches Vorspringen der Lungenarterie.

5. Vergrößerung des Herzens, besonders links.

6. Fehlen von Cyanose. Ist letztere ausgesprochen, so liegen gleichzeitig andere Fehler vor.

Durch Unterbindung bzw. Resektion des offenen Ductus Botalli können die betreffenden Patienten, deren Lebenserwartung sonst gering ist, geheilt werden (GROSS).

VI. Die Tuberkulose.

Tuberkulöse Kavernen, welche einen chirurgischen Eingriff eventuell nötig machen können (Plastik, extrapleuraler Pneumothorax) werden am besten erfaßt durch die Röntgen-Schichtaufnahme (Tomogramm nach CHAOUL). Diese ermöglicht eine genaue Tiefenbestimmung.

30. Geschwülste und geschwulstähnliche Bildungen im Thoraxinnern.

Die pathologischen Gebilde des Thoraxinnern scheiden sich naturgemäß in zwei große Gruppen, diejenige des Mediastinums und diejenige der Lungen. Da jede derselben ihren einigermaßen charakteristischen Symptomenkomplex hat, so wollen wir sie bei der Besprechung auseinanderhalten.

Wie überall, so gibt es auch hier Übergangsformen, welche die klinische Beurteilung erschweren. So wird ein kleiner Lungenkrebs mit großen Mediastinaldrüsen vor allem die Erscheinungen einer Mediastinalgeschwulst bedingen, und umgekehrt kann ein einseitig nach der Lunge hin gewachsenes Drüsenpaktet an einen primären Lungentumor denken lassen.

1. Mediastinalgeschwülste.

Keine Region im Körper ist der direkten Untersuchung so wenig zugänglich wie das Mediastinum, und nirgends segeln demnach die Geschwülste so lange unter falscher Flagge, wie hier. Überdies sträubt man sich unwillkürlich dagegen, eine Diagnose leichthin zu stellen, die bei der Ohnmacht der Therapie meist einem Todesurteil gleichkommt.

Die meisten Neubildungen im Mediastinum beeinträchtigen in erster Linie die Lunge bzw. die großen Äste des Bronchialbaumes. *Reizhusten* ohne Auswurf und ferner *Atemnot* sind demnach die Beschwerden, welche lange Zeit das Krankheitsbild beherrschen und an eine Lungenerkrankung denken lassen, bei jüngeren Leuten an Tuberkulose, im späteren Alter einfach an chronische, etwa mit Emphysem zusammenhängende Bronchitis. Das Auftreten der Atemnot hängt bisweilen von der Körperhaltung ab. Recurrenslähmung kann das Krankheitsbild vervollständigen. Die Berücksichtigung dieser Symptome läßt uns schon jetzt an die Möglichkeit eines abnormen Gebildes im Mediastinum denken, vorausgesetzt natürlich, daß sich nicht am Halse — in einem Kropf oder einer anderen Geschwulst — eine Ursache der Erscheinungen findet. Bildet sich allmählich *Gedunsenheit und Cyanose des Gesichts, Auftreibung des Halses, sichtbare Erweiterung der oberflächlichen Halsvenen* und gleichzeitig ein *kollaterales Venennetz auf der Thoraxwand* aus, so erhält unsere Vermutung eine neue Stütze. In diesem Stadium wird sich meist auch irgendwo am Thorax, besonders im Bereiche des Sternums, eine abnorme *Dämpfung* nachweisen lassen. Im *Röntgenbilde* wird eine Mediastinalgeschwulst einer gewissen Größe, welcher Art sie auch sei, einen das Brustbein nach der einen oder anderen Seite überragenden Schatten werfen. Die Besonderheiten dieses Schattens erlauben uns oft, in der Diagnose noch weiter zu gehen und bestimmte Rückschlüsse auf die Natur des Gebildes zu ziehen. Hierfür geben uns freilich schon die übrigen klinischen Methoden gewisse Anhaltspunkte.

Im Kindesalter ist vor allem an *Thymushyperplasie* zu denken, ferner auch an eine ungewöhnliche *Vergrößerung der Bronchialdrüsen* durch Tuberkulose.

Bei älteren Patienten fragen wir uns, ob ein *Aortenaneurysma* oder eine wirkliche *Geschwulst* vorliegt. Unter·den Tumoren finden wir von gutartigen Gebilden besonders intrathorazische Strumen, Dermoidcysten und Echinokokken und von bösartigen Neubildungen Carcinome und Sarkome, welche von der Thymus, den Bronchien, den Lymphdrüsen und dem Bindegewebe ausgehen können. Pseudoleukämische Lymphome finden wir in jedem Alter.

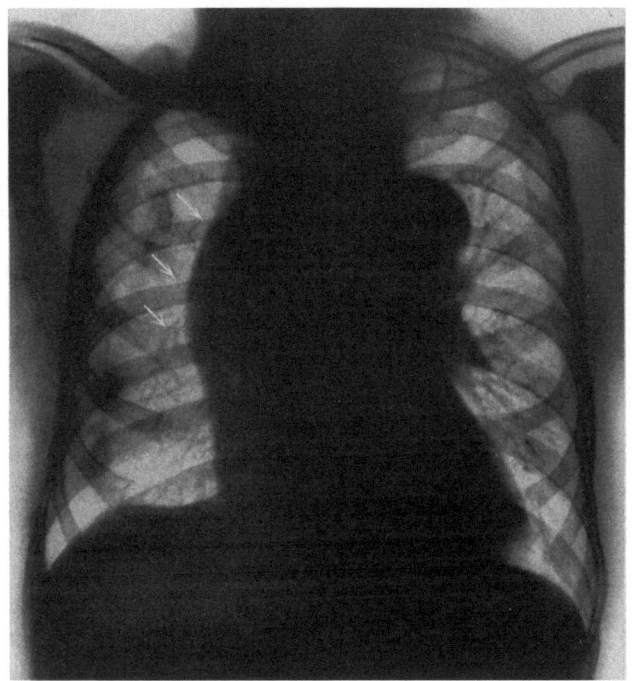

rechts   links

Abb. 264. Aneurysma der aufsteigenden Aorta.

Die Diagnose der **Thymushyperplasie** hat deshalb Bedeutung, weil das Übel in schweren Fällen chirurgisch behandelt werden muß.

Die **Vergrößerung der Bronchialdrüsen** tuberkulöser Kinder hat für den Chirurgen nur differentialdiagnostische Bedeutung. Ohne Röntgenbild ist ihre Diagnose nur eine Vermutungs-, wenn nicht Verlegenheitsdiagnose, es sei denn, daß sehr bestimmte Zeichen, wie Drüsen am Halse, Dämpfung neben Sternum und Wirbelsäule, Recurrenslähmung auf dieselben hinweisen.

Beim Erwachsenen suchen wir vor allem das **Aneurysma** zu erkennen oder auszuschließen. Schon die Form der Dämpfung läßt gewisse Schlüsse ziehen. Bei größeren Aneurysmen überragt dieselbe ein- oder beidseitig das Brustbein und zeigt sich hinten hauptsächlich im Bereiche des linken, bisweilen auch rechten oberen Lungenlappens. Mediastinalgeschwülste können ähnliche Dämpfungsverhältnisse zeigen, halten sich aber an keine Regel. Pulsverschiedenheit in den Aa. radiales, pulsierende und schwirrende Vorwölbung der Thoraxwand und durchgemachte Syphilis sichern die Diagnose. Bisweilen fehlen aber alle diese Anhaltspunkte. Die vorliegenden Erscheinungen, Dämpfung, Atemnot, Recurrenslähmung, Intercostalschmerzen, vielleicht auch Pupillendifferenz infolge von Druck auf die oculopupillaren Fasern des Sympathicus (Untersuchung im Halbdunkel!), die Abmagerung, die Form der nachweisbaren Dämpfung

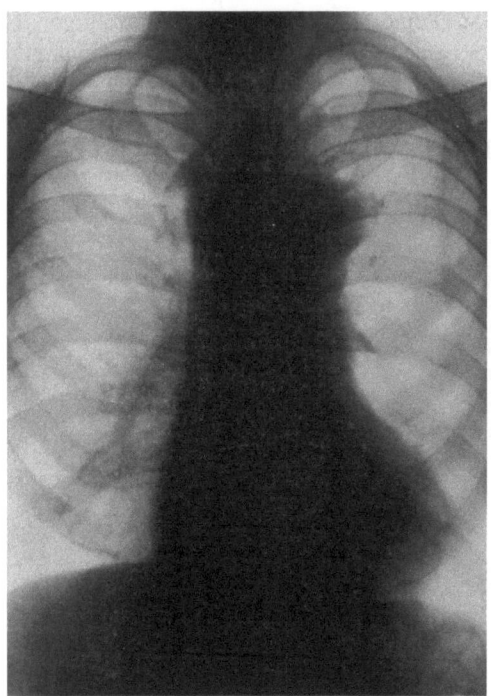

links   rechts
Abb. 265. Aneurysma der Aorta descendens.

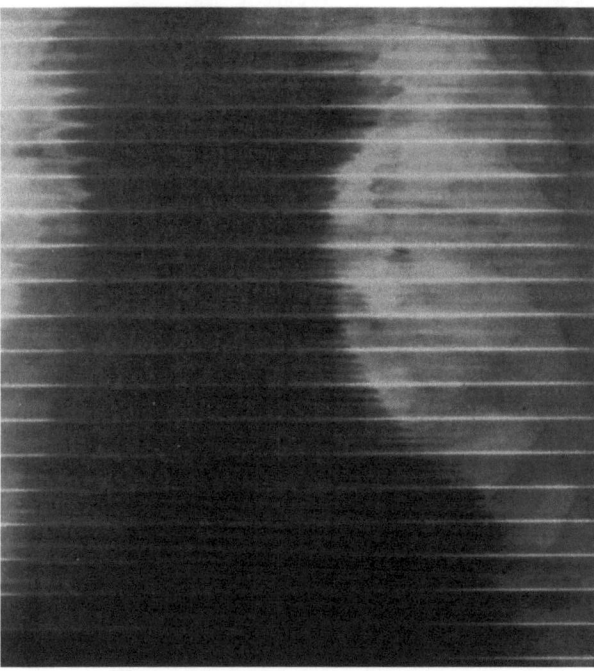

Abb. 266. Zugehöriges Röntgenkymogramm.

lassen sich ebensogut durch einen Mediastinaltumor, ja selbst durch ungewöhnlich stark vergrößerte tuberkulöse Bronchialdrüsen oder durch einen spondylitischen Absceß im oberen Mediastinum erklären. Wir müssen uns dann an indirekte diagnostische Erwägungen halten: die Erscheinungen eines Aneursyma haben sich, dem Patienten mehr oder weniger unbewußt, meist schon seit einigen Jahren vorbereitet und schreiten, wenn nicht ein plötzlicher Durchbruch ein Ende macht, nur langsam vorwärts; ein Mediastinaltumor dagegen entwickelt sich rascher und führt, einmal in Erscheinung getreten, unaufhaltsam zum Ende. Drüsenpakete am Hals lassen an Tuberkulose, Leukämie, Pseudoleukämie denken, und in der Tat ist die letztere die häufigste Ursache von krankhaften Gewebsbildungen im Mediastinum (siehe Abb. 267). Das Genauere haben wir unter den Halsgeschwülsten besprochen. Bei Spondylitis bedeutet der mediastinale Schatten einen Senkungsabsceß.

Die *Röntgenuntersuchung* zeigt beim Aneurysma einen dichten, scharf abgegrenzten, schön rundlich geformten Schatten, der bei den Aneurysmen der *Aorta ascendens* und des *Aortenbogens* dem Herzen, der oben beschriebenen Dämpfungsform entsprechend, wie eine Haube aufsitzt (Abb. 264), während wir beim Aneurysma der *Arteria anonyma* einen rechts oben vom Schatten des Aortenbogens gelegenen Schatten finden, der allerdings von einem sackförmigen, nach rechts auswachsenden Bogenaneurysma nicht leicht zu unterscheiden ist. Einen halbrundlichen, linkerseits und weiter unten gelegenen Schatten werden wir als Aneurysma der Aorta descendens deuten, sofern wir einen solchen überhaupt vom Herzschatten sicher abgrenzen können. Sehr deutlich läßt sich im Profilbild das Durchtreten eines Aneurysma durch die Thoraxwand erkennen. Die Schirmuntersuchung erlaubt uns ferner, die Schattenränder auf Pulsation zu untersuchen (s. Abb. 268a und b). Das Fehlen dieses Pulses beweist allerdings nichts *gegen* Aneurysma, da es auch pulslose Aneurysmen gibt; dagegen werden wir eine *beidseitige* pulsatorische Dilatation des Schattenrandes als sicheren Beweis eines Aneurysma ansehen. Fänden wir Pulsation nur *einseitig* oder nur an umschriebener Stelle, so könnte es sich immer noch um eine Neubildung handeln, welche dem pulsierenden Aortenbogen aufliegt.

In zweifelhaften Fällen gibt das sog. Röntgenkymogramm besseren Aufschluß (siehe Abb. 265 und 266).

Verschieden von dem typischen Aneurysmaschatten sind meist die Schatten der Mediastinalgeschwülste. Wie die Dämpfungsverhältnisse, so halten auch sie sich nicht an typische Formen und Lagen, sondern greifen bald rechts, bald links in unregelmäßiger Weise über den durch Wirbelsäule und Sternum bedingten Mittelschatten auf den Bereich der Lungen über. Ihre Grenze ist oft weniger scharf und besonders die Grenzlinie weniger regelmäßig geschwungen als bei Aneurysmen, und man sieht bisweilen deutlich, wie das Gebilde aus einzelnen Höckern zusammengesetzt ist. Daß es Ausnahmen von dieser Regel gibt, werden wir später sehen.

Wie man klinisch auf die Diagnose Aneurysma geführt wird, zeigt folgender Fall:

Ein 42jähriger Mann, Alkoholiker, magert seit längerer Zeit ab und leidet an nur unbestimmt ausgedrücktem allgemeinem Unbehagen, das auf die vorhandene Lebercirrhose zurückgeführt wird. In den letzten Wochen stellt sich auffallende Kurzatmigkeit ein, und die Stimme wird heiser. So kommt er abgemagert, dyspnoisch ins Sprechzimmer. Man würde ihn für einen vorgerückten Phthisiker halten, wenn er nicht angäbe, bis vor kurzem

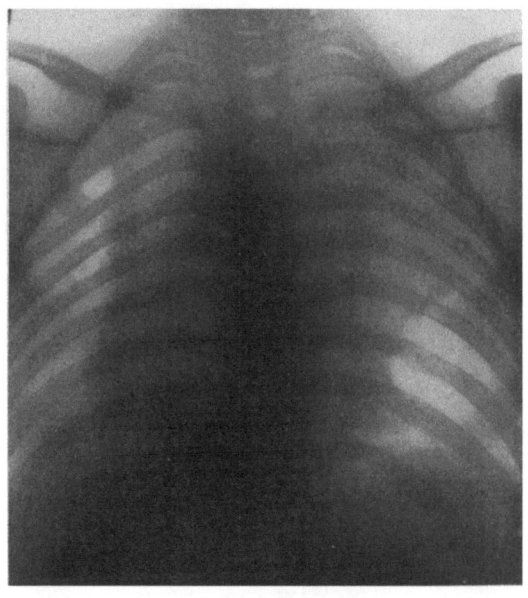

links   rechts
Abb. 267. Auf die Lungen übergreifendes Paket mediastinaler Lymphome bei Pseudoleukämie.

nie gehustet zu haben. Noch jetzt fehlt übrigens jeder der Tuberkulose verdächtige Auswurf. Die Atmung ist beschleunigt. Die Auskultation ergibt keinen Anhaltspunkt für eine Lungenerkrankung. Das Herz arbeitet rasch, die Herztöne sind aber rein. Die Dyspnoe ist also weder auf eine Lungenerkrankung, noch auf einen Klappenfehler zurückzuführen. Auch zu einer Herzmuskelerkrankung stimmt das ganze Bild nicht. Die einzige Erklärung gibt eine leichte Dämpfung zu beiden Seiten der oberen Sternalhälfte. Es muß sich um Aneurysma oder um Tumor handeln. Der Radialispuls ist auf beiden Seiten gleich. Die Röntgenuntersuchung ergibt einen dem Herzen aufsitzenden, bis ans Jugulum reichenden Schatten, dessen Form derjenigen eines Aneurysmaschattens entspricht. Nur Pulsation ist nicht sicher nachweisbar. Der Patient soll zur nochmaligen Untersuchung dieses Punktes und zu weiterer Beobachtung ins Krankenhaus aufgenommen werden. Statt seiner kommt aber nach einigen Tagen der Bericht, er sei inzwischen binnen weniger Minuten an einer Blutung gestorben.

Äußert sich ein Aneurysma während längerer Zeit bloß durch ein einzelnes, wenig typisches Symptom, so kann es viele Mühe kosten, bis die Diagnose gestellt wird. So sah ich einen Patienten, der 2 Jahre lang wegen Intercostalneuralgie behandelt wurde, ohne daß die physikalische Untersuchung der Brustorgane eine Erklärung geboten hätte. Extraktion von drei Intercostalnerven half vorübergehend. Erst das bei einem Rezidiv der Neuralgie aufgenommene Röntgenbild zeigt als Ursache ein Aneurysma!

Haben wir nach Berücksichtigung aller erwähnten Kennzeichen ein Aneurysma ausgeschlossen und damit eine Neubildung im weitesten Sinne diagnostiziert, so bleibt noch die Natur der letzteren festzustellen.

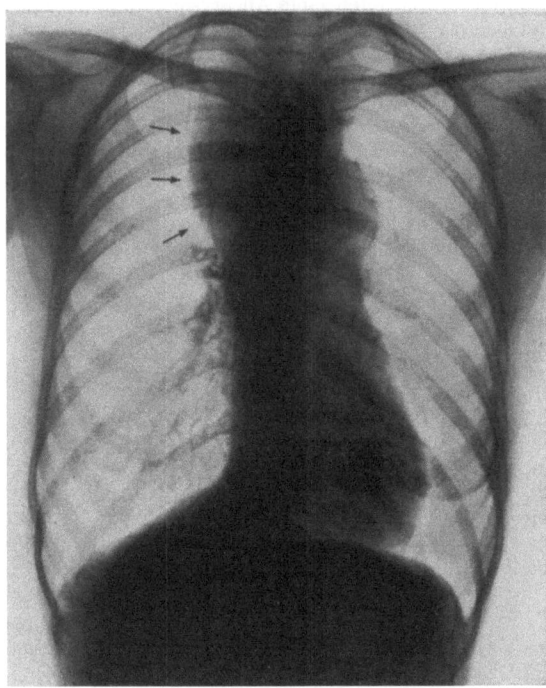

Abb. 268a. Aneurysma der Aorta ascendens.

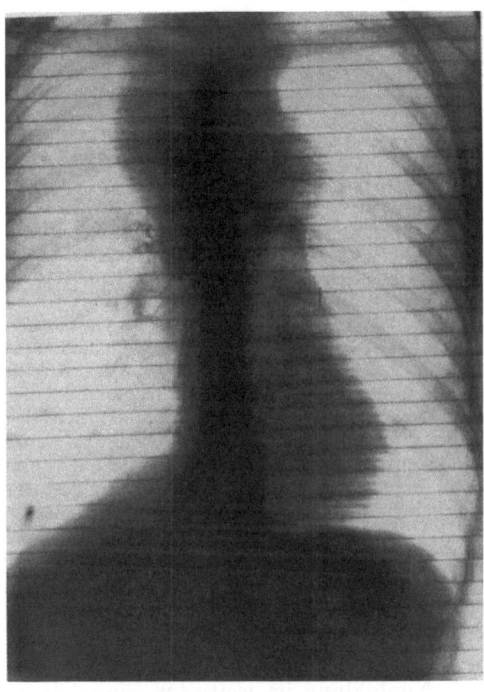

Abb. 268b. Zugehöriges Kymogramm.

Unter den gutartigen Geschwülsten haben wir die intrathorazische Struma, das Dermoid . und den Echinococcus genannt.

Die **Struma** läßt sich leicht erkennen, wenn sie nur die Fortsetzung eines auch am Halse sicht- und fühlbaren Kropfes darstellt (Struma profunda). Schwieriger ist die Diagnose, wenn der ganze Kropf im Thorax drinnen sitzt und der entsprechende Schilddrüsenlappen nicht mehr oder nur als Rudiment zu fühlen ist (reine Struma intrathoracica). Der Kropf hat sich in solchen Fällen in einem von Anfang an weit hinunterreichenden Unterhorn entwickelt, ist in den Thorax hineingewachsen und dort so groß geworden, daß er nicht mehr herausschlüpfen konnte, sondern vielmehr bei weiterem Wachstum den Rest des Schilddrüsenlappens vollends nach unten zog, oder er entstand als wahrer oder falscher Nebenkropf aus einer akzessorischen Schilddrüse.

Bezeichnend ist bei nicht allzugroßen intrathorazischen Strumen das deutliche Aufsteigen des Schattens während der Schirmuntersuchung beim Schluckenlassen.

Eine 68jährige Frau, seit Jahren an Bronchitis leidend, kommt wegen hochgradiger Atemnot ins Spital. Sie kann nur in einer einzigen Stellung, sitzend vornübergebeugt, einigermaßen atmen. Es besteht Dämpfung zu beiden Seiten des Sternums, und das Röntgenbild ergibt einen dem Herzen haubenartig aufsitzenden, bis ins Jugulum reichenden, scharf abgegrenzten Schatten, dessen Form an ein Aneurysma denken läßt. Sein Rand pulsiert aber nicht, und andere Anhaltspunkte für diese Diagnose fehlen. Der rechte Schilddrüsenlappen enthält einige kleine Knötchen. Vom linken

Schilddrüsenlappen ist nichts zu fühlen als eine undeutliche Resistenz gegen das Jugulum hin. Es muß sich also um einen völlig intrathorazischen Kropf handeln, auf dessen Rechnung auch die Bronchitis zu setzen ist. Die Operation bestätigte die Diagnose und mit der Entfernung des Kropfes schwanden die Beschwerden sofort und bleibend.

Dermoide des Mediastinums sitzen meist hinter dem Manubrium sterni und sind operativer Behandlung zugänglich. Aushusten von Haaren nach Perforation in einen Bronchus hat die Diagnose schon möglich gemacht. Bezeichnend ist auch die mehr oder weniger kreisrunde Form und die scharfe Abgrenzung des Röntgenschattens (s. Abb. 269). Bei jahrelang bestehendem Tumor des Thoraxinnern sollte man neben dem Chondrom stets an Dermoid denken und einen Operationsversuch machen.

Echinococcus werden wir nur in Gegenden vermuten, wo derselbe heimisch ist. Er verrät sich besonders durch Anfälle von Bluthusten und wird im Röntgenbild leicht an dem in allen Richtungen kreisförmigen, also kugeligen Schatten erkannt, der nur mit demjenigen der Dermoidcyste verwechselt werden kann (siehe Abb. 270).

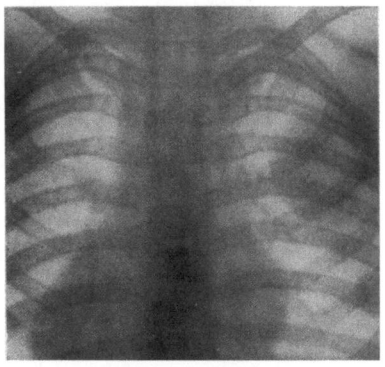

Abb. 269. Subpleurales Dermoid (rechts). Aufnahme von hinten.

Bösartige Geschwülste geben sich durch das rasche Wachstum und die entsprechend schnelle Zunahme aller Symptome kund. Über ihre Erscheinungsform im Röntgenbilde haben wir schon gesprochen. In der Regel handelt es sich um „*Sarkome*“, die entweder von den Lymphdrüsen oder vom Bindegewebe ausgehen. Ganglioneurome sind ebenfalls schon gesehen worden.

Auch die sog. *chronische oder schwielige Mediastinitis* wäre hier zu erwähnen. Wo sie aber klinisch und im Röntgenbild zu tumorartigen Erscheinungen Anlaß gibt, handelt es sich meist um eine Begleiterscheinung von chronisch entzündeten Mediastinaldrüsen. Die Beteiligung des Mediastinums an chronischen Erkrankungen der Pleura und des Perikards stellt kein selbständiges Krankheitsbild dar.

2. Lungengeschwülste.

Bei den Lungengeschwülsten kommen die gleichen Gebilde in Frage, die wir eben unter den Mediastinalgeschwülsten beschrieben haben, nämlich „*Dermoid, Echinococcus, Carcinom* und *Sarkom*“, und, von den Bronchialknorpeln ausgehend, auch das „*Chondrom*“. Bei allen diesen Geschwulstformen wird, wenn sie überhaupt klinische Erscheinungen machen, im Beginn ganz natürlich an Tuberkulose gedacht. Das Dermoid wird nur erkannt, wenn Haare ausgehustet werden, der Echinococcus bisweilen erst, wenn er in einen Bronchus durchbricht und zu Erstickung führt, oder wenn er dies unter den Augen des nichts ahnenden Arztes bei Anlaß einer Probepunktion tut. Im Röntgenbild stellen sich Dermoid und Echinococcus wie bei mediastinalem Sitz als kreisrunder Schatten dar. Je weiter der Schatten vom Hilus entfernt ist, um so mehr eignet sich das Gebilde zur operativen Entfernung. Jedenfalls ist jeder Punktionsversuch verboten, sobald sich im Röntgenbild die erwähnte Schattenform zeigt. An eine bösartige Geschwulst wird man denken, wenn die Erscheinungen mit denjenigen einer Tuberkulose nicht recht übereinstimmen wollen, und ganz besonders, wenn der Patient fruchtsaftartige, rötliche Massen aushustet. Der Krebs gibt sich ausnahmsweise auch durch expektorierte Gewebs-

bröckel zu erkennen. Auch sonst wird man der Häufigkeit wegen eher auf
Carcinom als auf Sarkom raten. Mancher Fall von Altersphthise, von Emphysem,

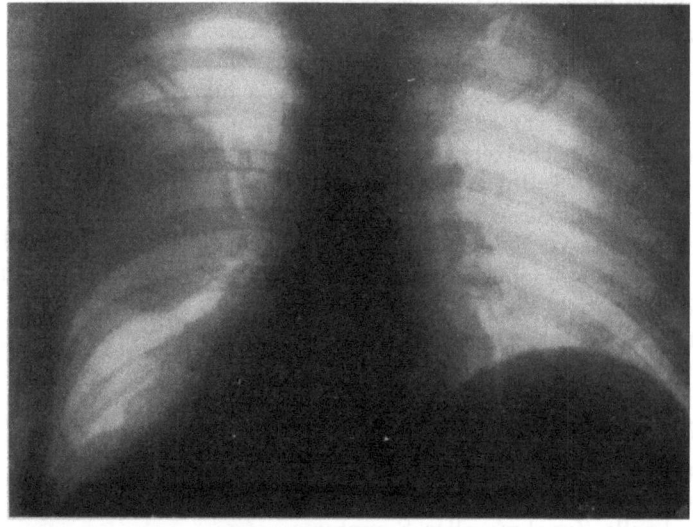

links   Abb. 270. Echinococcus der linken Lunge.   rechts

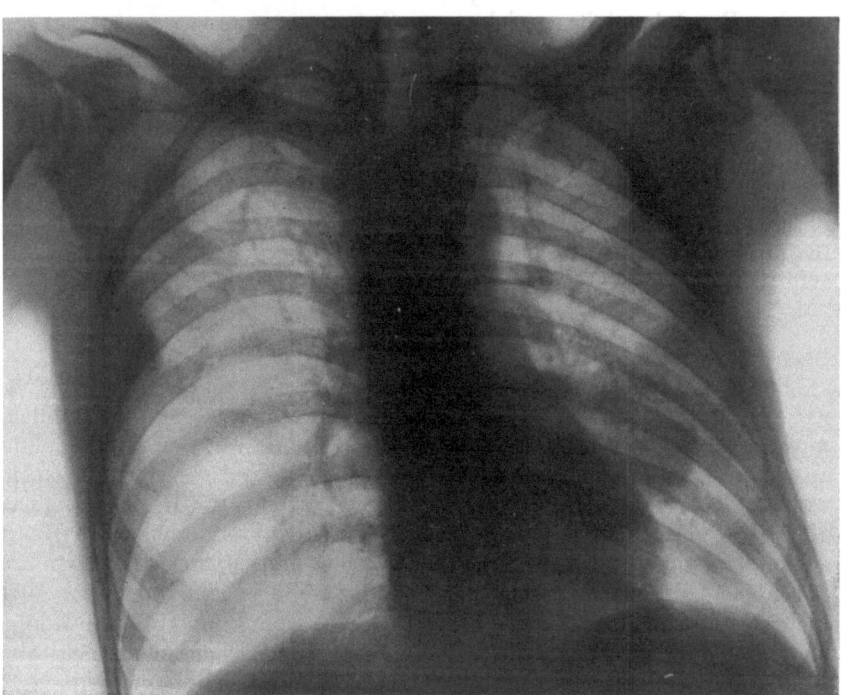

Abb. 271. Carcinom im Hilusgebiet des linken Unterlappens.

von chronischem Lungenabsceß entpuppt sich schließlich bei der Röntgenuntersuchung (sehr dichter, scharf abgesetzter Schatten) oder der Autopsie als
Bronchial- oder Lungenkrebs (s. Abb. 271).

Viel häufiger als die primären sind die *sekundären* Lungentumoren (siehe Abb. 273); unter ihnen stehen obenan die Metastasen primärer Sarkome der

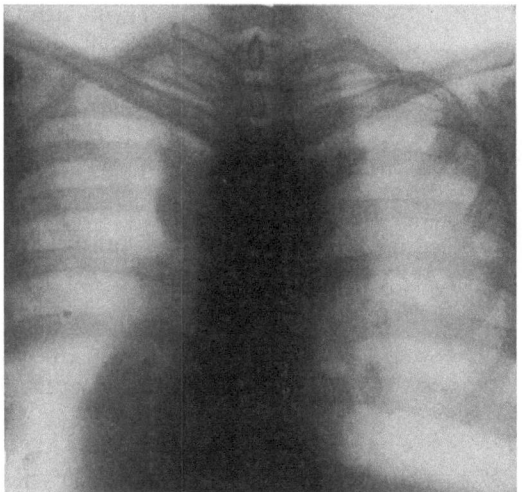

links   rechts

Abb. 272. Mediastinaltumor. Metastase eines klinisch symptomlosen Hypernephroms.

langen Röhrenknochen. Diese sind so häufig, daß jeder Patient mit Knochensarkom, auch wenn klinische Erscheinungen von seiten der Thoraxorgane fehlen, einer radiologischen Untersuchung der Lungen unterzogen werden sollte.

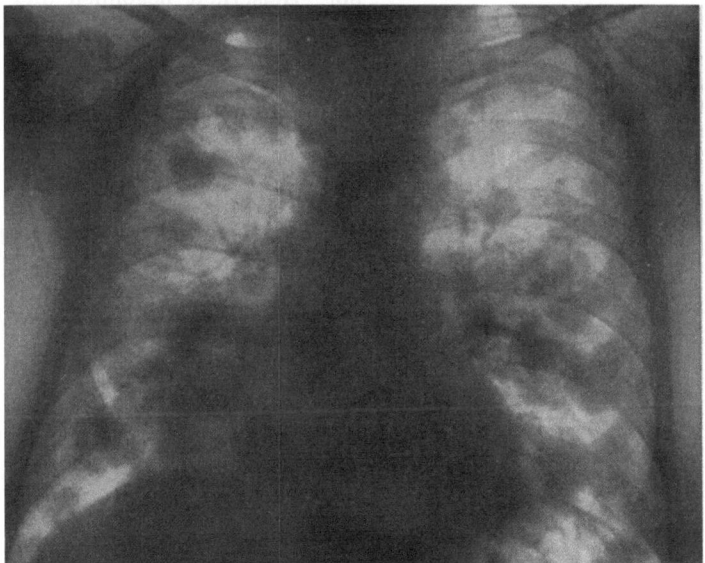

Abb. 273. Lungenmetastasen bei Struma maligna.

In Ausnahmefällen wird die Metastase im Mediastinum oder in der Lunge erkannt, bevor der Primärtumor klinische Erscheinungen gemacht hat. Es ist begreiflich, daß dann die Diagnose fehlgeht (s. Abb. 272).

Von Interesse ist das Vorkommen von lymphosarkomartigen Geschwülsten der Lunge bei Bergwerksarbeitern, die arsenhaltigen Staub einatmen (der sog. Schneeberger Lungenkrebs).

31. Mißbildungen, Schwellungen und Geschwülste am Thorax.

Bei den *Mißbildungen* halten wir uns nicht lange auf. Sie haben nur geringes diagnostisches Interesse, da sie sehr leicht zu erkennen sind. Es handelt sich

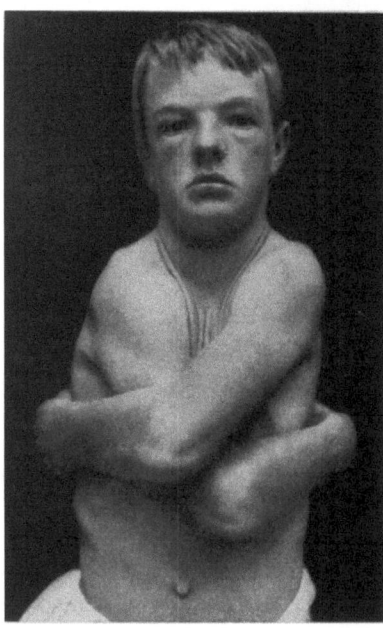

besonders um Spaltbildungen am Sternum und um Anomalien und Defekte an Rippen und Muskeln. Abb. 274a und b zeigen einen angeborenen Claviculadefekt bei einem 16jährigen Jungen. *Schwellungen* und *Geschwülste*, die an der Oberfläche des Brustkorbes erscheinen, stammen entweder von einem Brusteingeweide, in der Regel von der Lunge oder Pleura, oder von der Brustwand selbst. Es ist wichtig, sich über diesen grundlegenden Punkt schon vor der objektiven Untersuchung durch Erhebung einer genauen Anamnese ein Urteil zu bilden.

I. Primäre Erkrankung des Thoraxinnern.

Ist das Auftreten einer Geschwulst oder Schwellung an der Thoraxoberfläche der Schlußakt einer langen Leidensgeschichte, die mit Reizhusten ohne Auswurf, Atemnot, Heiserkeit begonnen und die in der Folge besonders zu Zirkulationsstörungen

Abb. 274a Angeborener Claviculadefekt bei einem 16jährigen Jungen.

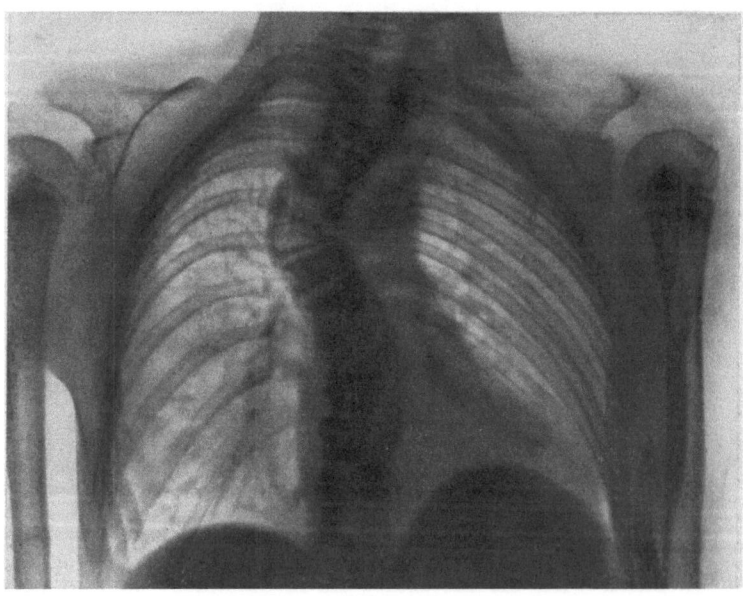

Abb. 274b. Röntgenbild zu Abb. 274a.

geführt hat, so werden wir an eine Lungen- oder Mediastinalgeschwulst, an ein Aneurysma oder an einen entzündlichen Prozeß denken, — an die Möglichkeit eines Aneurysma schon deshalb, weil eine unbedachte Probepunktion uns in eine recht unangenehme Lage versetzen könnte (Genaueres s. S. 212ff.).

Bildeten *entzündliche Erscheinungen* bald *akuten* Charakters — eine Pneumonie irgendeiner Form —, bald *chronischer* Natur — eine schleichende Pleuritis — den Beginn der Erkrankung, so dürfen wir in einer nachträglich am Thorax aufgetretenen Schwellung ein durchgebrochenes Pleuraempyem, ein sog. „*Empyema necessitatis*", vermuten. Heutzutage nehmen wir freilich die „necessitas" der operativen Eröffnung an, bevor der Eiter unter der Haut sitzt.

Wir wollen uns an drei für die wichtigsten Formen typische Beispiele halten:

1. Das durchgebrochene Empyem kann einmal „*akut infektiöser*" Natur sein.

Ein Mann in mittleren Jahren erkrankt an einer umschriebenen Pneumonie, an die sich pleuritische Erscheinungen anschließen. Eine diffuse phlegmonöse, sich sehr rasch ausdehnende Schwellung am Rükken zeigt die Dringlichkeit chirurgischer Hilfe. Die Untersuchung ergibt einen Erguß in der linken Pleurahöhle und eine phlegmonöse Schwellung der Weichteile der entsprechenden Thoraxwand. Diagnose: Durchgebrochenes Empyem. Bestätigung derselben durch die Operation. Hier hatte der Durchbruch eine Genese, die nicht einzig dasteht. Es war 2 Tage vorher zum Zwecke der bakteriologischen Diagnose eine Probepunktion ausgeführt worden, und die Infektion der Weichteile hatte von innen her auf

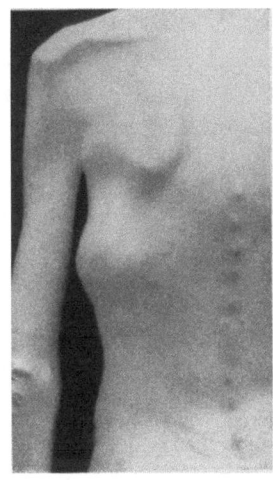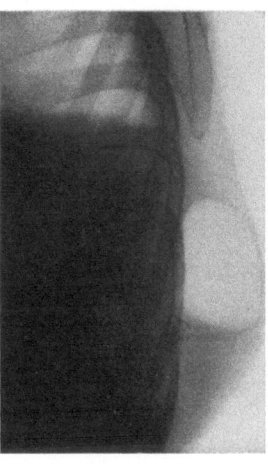

a   b
Abb. 275 a u. b. a Gashaltiger Brustwandabsceß bei tuberkulösem Empyem mit Pneumothorax. b Derselbe im Röntgenbild.

dem Wege der Punktionswunde stattgefunden. Dies mahnt, in akuten Fällen die Operation möglichst rasch auf die Punktion folgen zu lassen, falls die letztere infektiösen Eiter ergibt.

2. Es kann sich ferner um „*Tuberkulose*" handeln.

Ein junger Mann, dessen Vorgeschichte auf Tuberkulose hinweist, bemerkt, daß sich rechts neben dem Sternum allmählich sozusagen schmerzlos eine Schwellung von der Größe eines Gänseeies ausbildet. Dieselbe zeigt weder Verdrängbarkeit noch respiratorische Schwankungen des Volumens, welche eine Verbindung mit dem Thoraxinnern bewiesen hätten. Dagegen ergibt die Untersuchung der Lunge ausgesprochene tuberkulöse Veränderungen über dem rechten Oberlappen. Wir schließen daraus immerhin auf einen direkten Zusammenhang der beiden Erkrankungen. Die Operation zeigte, daß der oberflächliche Absceß in unmittelbarem Zusammenhang mit einem abgekapselten intrathorazischen Eiterherd stand.

Auch die Entstehung tuberkulöser Brustwandabscesse schließt sich nicht selten an eine frühere, vielleicht um Monate zurückliegende Punktion einer serösen Pleuritis an. Bei gleichzeitigem Pneumothorax kann auch der Brustwandabsceß gashaltig sein (s. Abb. 275a und b).

Auf die Differentialdiagnose zwischen durchgebrochenem tuberkulösem Empyem und Rippentuberkulose werden wir weiter unten eingehen.

3. Die dritte Möglichkeit wird durch folgende Beobachtung illustriert:

Ein junges, bisher gesundes Mädchen erkrankt unter den Erscheinungen einer chronisch verlaufenden Pleuritis und kommt mit beidseitigem Pleuraerguß ins Spital. Die Probepunktion ergibt links Eiter, rechts nichts. Thorakotomie links. Wir denken in Anbetracht des chronischen Verlaufes und des krümeligen Aussehens des Eiters zuerst an Tuberkulose. Der Eiter enthält aber actinomycesähnliche Fäden, ohne Körner. Nach einiger Zeit tritt in der vorderen Axillarlinie rechts eine den Rippen parallele Schwellung der Weichteile auf, deren Peripherie bretthart ist, ohne Verfärbung der Haut, während die Mitte sich weich anfühlt und rot verfärbt ist. Der rechts gewonnene Eiter enthielt die charakteristischen Körner in großer Zahl. Die Erkrankung heilte unter Jodkalibehandlung völlig aus.

Vom Grundübel, der ,,*Lungenaktinomykose*", haben wir schon S. 210 gesprochen.

II. Primäre Erkrankung der Thoraxwand.

Spricht nichts in Anamnese und Lungenbefund für eine Erkrankung der Brusteingeweide, so müssen wir annehmen, daß das zu untersuchende Gebilde vom *Thoraxskelet* oder von seinen *Hüllen* ausgegangen ist.

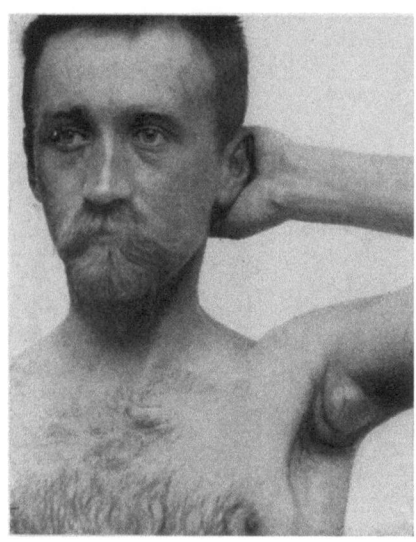

Abb. 276. Schweißdrüsenabsceß in der Achselhöhle.

1. Akute Erkrankungen.

Die *akuten Schwellungen* sind am Thorax selten. Zu erwähnen ist hauptsächlich die ,,*akute Osteomyelitis*", die am Schlüsselbein und Schulterblatt kaum mit etwas anderem zu verwechseln ist. Akuter Beginn mit Schüttelfrost und hohem Fieber weist auf die Natur der Erkrankung hin. Welcher Knochen ergriffen ist, das ergibt sich aus dem Sitz von Schwellung und Druckempfindlichkeit. Die sehr seltene akute Osteomyelitis einer Rippe könnte mit einem durchbrechenden Empyem verwechselt werden.

,,*Phlegmonöse Prozesse*" kommen ferner nicht selten im Bereich der Achselhöhle und in der Infraclaviculargrube vor (s. Abb. 276). Sie gehen meist von *Lymphdrüsen* aus, denen die Eitererreger von der Peripherie her zugeführt wurden. Der Praktiker sieht sich sofort die *Finger* an und fahndet auf jede noch so unscheinbare Hautläsion.

Bisweilen weisen lymphangitische rote Streifen den Weg zu der ursächlichen Verletzung. In manchen Fällen ist dieselbe aber schon ausgeheilt im Augenblick, wo die Absceßbildung in der Achselhöhle auftritt, und bisweilen ist die primäre Infektion vom Patienten überhaupt nicht beachtet worden.

Gelegentlich gehen tiefere Achseldrüsenabscesse von den in dieser Gegend nicht seltenen *Acnepusteln* und *Furunkeln* aus. Auch an die Entzündung der *Schweißdrüsen* (Hydroadenitis) und die von ihr ausgehenden Abscesse ist zu erinnern.

2. Chronische Erkrankungen.

Bei *allmählich entstandenen Schwellungen* suchen wir vor allem zu bestimmen, ob sie entzündlicher Natur sind oder ob sie einer Neubildung angehören. Da cystische Neubildungen, von den Cysten der Brustdrüse und den seltenen cystischen Lymphangiomen der Thoraxwand abgesehen, am Thorax nur selten vorkommen, so weist flüssiger Inhalt in der Regel auf Eiter hin. An kleinen Gebilden ist die für Flüssigkeit bezeichnende Fluktuation von der z. B. dem Lipom zugehörigen, weich-elastischen Beschaffenheit nicht immer leicht zu unterscheiden. Auch bei größeren Gebilden verwechselt der Anfänger gern weich-elastische Konsistenz mit Fluktuation. Die meisten Lipome kennzeichnen sich aber durch gelappten Bau und durch zahlreiche leichte Einziehungen der Haut, während über einen Absceß die Haut glatt hinweggeht. Die Probepunktion ist nur selten nötig. Endlich denke man an die seltene Möglichkeit eines durch die Brustwand durchgebrochenen Aneurysmas der Aorta (s. Abb. 281, S. 224).

a) Chronisch-entzündliche Prozesse.

Die Ursache primärer chronisch-entzündlicher Prozesse am Thorax ist meist die *Tuberkulose*, seltener die *Syphilis*, gleichviel, ob wir es mit einer Schwellung ohne Eiterung oder schon mit einem Absceß zu tun haben. Der Ausgangspunkt kann in den verschiedenen **Gewebsschichten** liegen, in der *Haut*, in den *Lymphdrüsen*, in den *Muskeln* und in den *Knochen*.

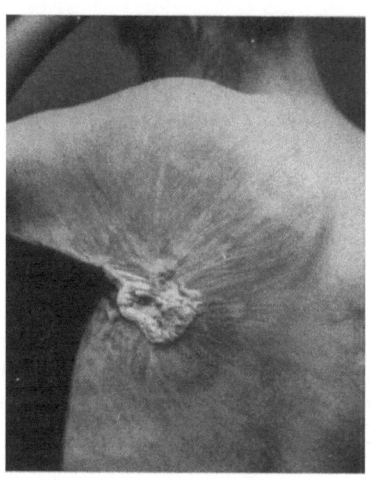

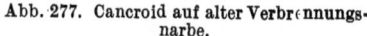

Abb. 277. Cancroid auf alter Verbrennungs-narbe.

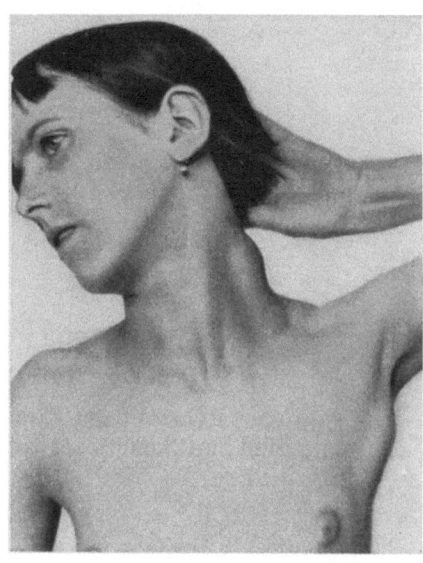

Abb. 278. Tuberkulöse Hals- und Achseldrüsen.

In der **Haut** und im **Unterhautzellgewebe** spielen sich bisweilen tuberkulöse und syphilitische Prozesse ab, wenn schon ihr Ausgangspunkt in der Regel tiefer sitzt. Ein charakteristisches Vorkommnis ist die tiefe *Vernarbung* mit *Schwimmhautbildung* nach dem Arm hin infolge von *Verbrennung*. Hier wie anderswo können die Verbrennungsnarben noch nach Jahrzehnten zur Entstehung von *Cancroiden* Anlaß geben. Die beistehende Abb. 277 gibt ein Beispiel hierfür.

Chronische Entzündungsprozesse, die von den **Lymphdrüsen** ausgehen, sind beinahe immer tuberkulöser Natur. Sie sitzen im Bereiche der Achselhöhle, und zwar bald nach vorn in der Unterschlüsselbeingrube, bald nach unten, zwischen vorderer und hinterer Axillarlinie, bald endlich nach hinten, unter der Scapula. Die infraclaviculären Drüsen lassen sich, weil von einer dicken Muskelschicht überlagert, gewöhnlich nicht wie die Halsdrüsen einzeln abtasten, sondern die Erkrankung stellt sich als eine diffuse, anfänglich derbe Füllung der Infraclaviculargrube dar, die ihre Erklärung über kurz oder lang in der Bildung eines an die Oberfläche gelangenden Abscesses findet. In der Achselhöhle selbst dagegen fühlen sich tuberkulöse Lymphdrüsen an wie am Halse, sind also leicht zu erkennen. Selten sind sie ausschließlich hier vorhanden, meist sind vielmehr die Halsdrüsen mitgegriffen (Abb. 278). Für die Differentialdiagnose verweisen wir auf das bei den Halsgeschwülsten Gesagte.

Ist ein **Muskel** Sitz eines entzündlichen Herdes, so handelt es sich meist um *Tuberkulose*, selten um *Gumma*. Als Seltenheit erinnere man sich der Trichinose und der Cysticercen der Muskulatur (vgl. Abb. 620, S. 560).

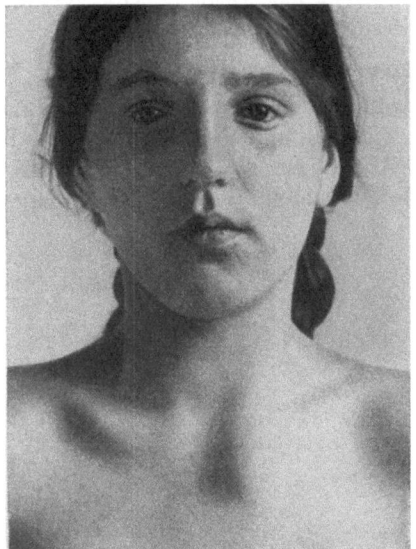

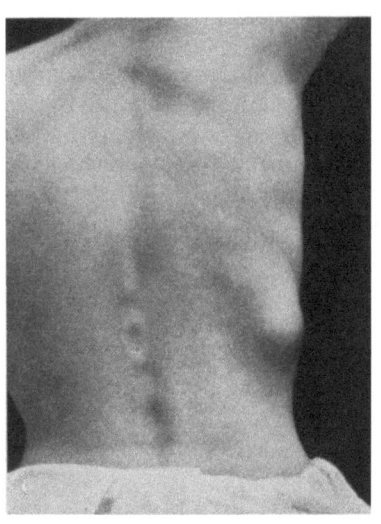

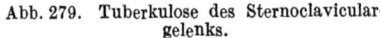

Abb. 279. Tuberkulose des Sternoclaviculargelenks.

Abb. 280. Rippentuberkulose.

In der großen Mehrzahl der Fälle gehen aber entzündliche Prozesse vom **Knochen** aus, und zwar kann jeder Knochen des Brustkorbes und des Schultergürtels befallen sein. In einem Punkt unterscheiden sich aber die Erkrankungen der verschiedenen Knochen ganz wesentlich: Während wir bei den oberflächlichen Knochen, wie Rippen, Brustbein und einzelnen Teilen des Schulterblattes, die Erkrankung oft schon im Stadium der Anschwellung, vor der Abszeßbildung erkennen können, so müssen wir die Wirbeltuberkulose, wenn nicht funktionelle Störungen auf dieselbe hinweisen, erst indirekt aus dem Vorhandensein eines Abscesses erschließen, und dieser Absceß hat oft einen langen Weg zurückgelegt, bevor er an die Oberfläche tritt.

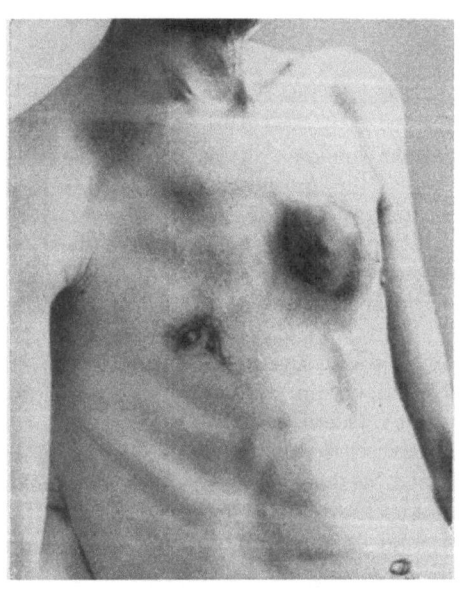

Abb. 281. Durch die Thoraxwand durchgebrochenes Aneurysma der Aorta ascendens.

Bei allmählich entstehenden Schwellungen des „*Schlüsselbeins*" werden wir zuerst an eine „*maligne Neubildung*" denken, doch kommt dort sowohl Tuberkulose wie Gumma vor. Eine primäre Geschwulst wird ein „*Sarkom*" sein. Am sternalen Ende des Schlüsselbeins, im Bereiche der *Articulatio sternoclavicularis*, sehen wir nicht selten „*tuberkulöse*" Prozesse

(s. Abb. 279). Dieses Gelenk kann übrigens auch bei anderweitigen infektiösen Erkrankungen, so bei Gonorrhoe, mitbeteiligt sein. Auch metastatische Geschwülste kommen in der Clavicula vor, und die histologische Untersuchung eines anscheinend primären Tumors derselben hat schon die Diagnose einer latenten Visceralgeschwulst erlaubt.

Tritt an einer *Rippe* allmählich unter wenig Schmerzen eine Schwellung auf, die aber immerhin einen gewissen Grad von Druckempfindlichkeit zeigt, so denken wir zuerst an „*Tuberkulose*" (s. Abb. 280), ferner an Ostitis fibrosa (seltener an Sarkom) und dann an tertiäre Lues (s. Abb. 282).

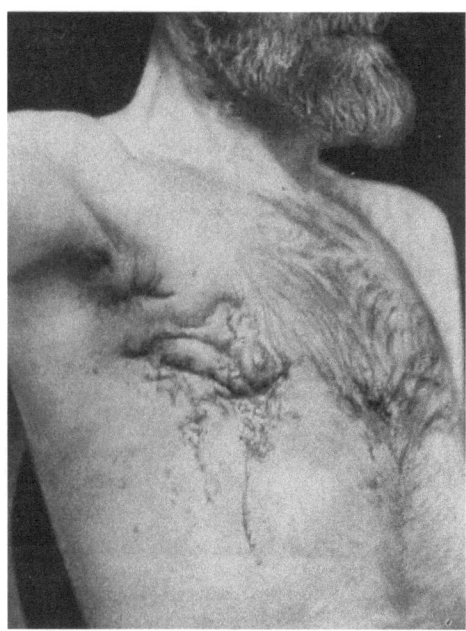

Abb. 282. Tertiäre Syphilis der Rippen.

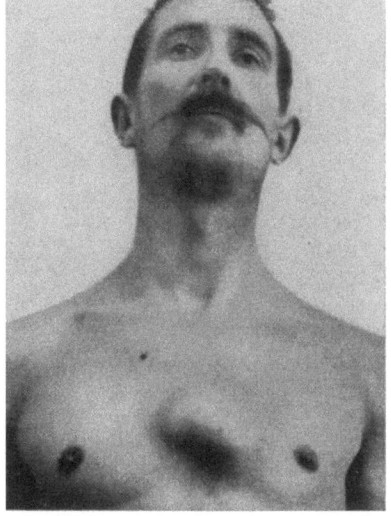

Abb. 283. Tuberkulose des Brustbeins.

Häufig wird die Tuberkulose erst erkannt, wenn sich ein kalter Brustwandabsceß gebildet hat. Nach den Untersuchungen von Iselin erkrankt die Rippe meistens sekundär von der Pleura aus.

Auch die sehr seltenen durch Hefepilze verursachten Abscesse der sog. *Blastomykose* seien hier erwähnt. Sie gleichen in ihrem Aussehen am ehesten tuberkulösen, in ihrer Hartnäckigkeit aktinomykotischen Abscessen.

Von Bedeutung ist ferner folgendes Vorkommnis:

Ein junger Mann kommt mit einer spindelförmigen, mäßig druckempfindlichen Schwellung an der Knochenknorpelgrenze der 4. Rippe ins Spital. Er war bis jetzt unter der Diagnose Tuberkulose mit Jodoforminjektionen behandelt worden. Auf die Frage, ob er *Typhus* durchgemacht habe, erfolgt eine bejahende Antwort mit dem Zusatz, die Schwellung sei einige Wochen nach Heilung desselben aufgetreten.

Die „*posttyphöse Ostitis*" und „*Chondritis der Rippen*" stellt in der Tat eine typische Erkrankung dar und verläuft sehr chronisch. Heilung erfolgt manchmal spontan, allerdings bisweilen erst nach Ausstoßung oder operativer Entfernung eines Knochen- oder Knorpelsequesters.

Am *Brustbein* wird die Diagnose besonders zwischen „*Tuberkulose*" (siehe Abb. 283) und „*Gumma*" (s. Abb. 284) schwanken. Auch an „bösartige *Neubildungen*" müssen wir denken, solange wenigstens noch keine eitrige Einschmelzung des Gebildes erfolgt ist. Die Differentialdiagnose ist hier recht schwierig, und Gumma ist schon als Sarkom operiert worden. Auch bei

Tuberkulose des Sternums sieht man im Röntgenbild bisweilen mediastinale
Schatten — Käsemassen und kalte Abscesse —, die einen Knochentumor
vortäuschen können.

Daß, wie angegeben wird, dünnflüssiger oder krümeliger Eiter für Tuberkulose.
schleimiger Eiter für Gumma spricht, ist nur sehr bedingt richtig. Ich habe das Gegenteil nach beiden Richtungen hin gesehen. Wassermann, histologische Untersuchung der
Granulationen und Tierimpfung sind jeder therapeutischen Entscheidung vorauszuschicken.

Schwellungen, die am *Schulterblatt* allmählich auftreten, sind in der Mehrzahl der Fälle „*tuberkulöser*" oder „*sarkomatöser*" Natur. Im Frühstadium

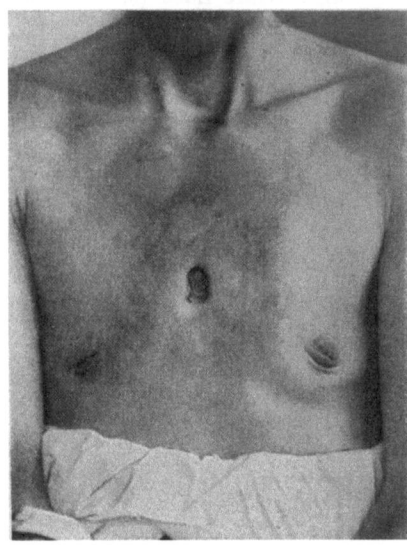 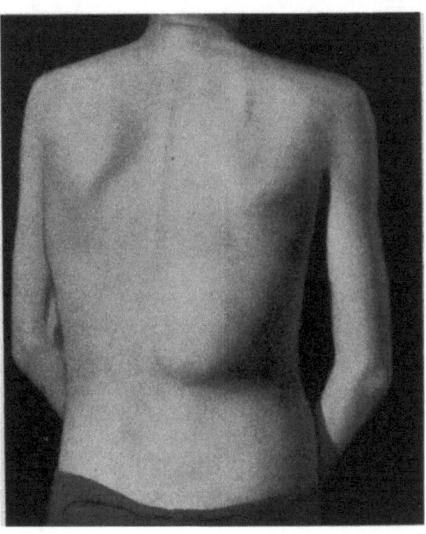

Abb. 284. Vernarbendes Gumma des Brustbeins.   Abb. 285. Senkungsabsceß bei Spondylitis dorsalis.

können wir in ernstliche Verlegenheit kommen, um so mehr, als sich auch
bei Geschwülsten neben derberen Partien weiche Stellen finden, die Abscesse
vortäuschen.

Lassen Probepunktion und allfällig auch Probeharpunierung die Diagnose
offen, so muß operiert werden.

Finden wir am Rücken einen kalten Absceß, der weder zu einer Rippe,
noch zum Schulterblatt in Beziehung zu stehen scheint, so geht er mit
Wahrscheinlichkeit von der *Wirbelsäule* aus, und zwar von einem Querfortsatz, Wirbelbogen oder Dornfortsatz (s. Abb. 285).

Die Hauptsache ist der Nachweis der Spondylitis selbst, den wir an anderer
Stelle besprechen werden. Nur denke man daran, daß Rückenabscesse eine
Erkrankung der hinteren Wirbelpartien voraussetzen und daß hier die
klassischen Erscheinungen der Spondylitis lange Zeit fehlen können.

b) Geschwülste.

Wir kommen zu den Gebilden, die sich ohne weiteres als „*Geschwülste*"
erkennen lassen.

Die **Haut** liefert von gutartigen Gebilden „*Atherome*", „*Riesenkomedonen*",
„*Angiome*", „*Fibrome*" (s. Abb. 286), letztere in der Form der weichen Warzen,
für deren Diagnose die allgemeinen Regeln gelten. Primäre „*Sarkome*" der
Haut gehen meist von pigmentierten oder nichtpigmentierten Warzen aus

(s. Abb. 287 und 288). Die Hauptkennzeichen der Bösartigkeit sind: plötzliches rasches Wachstum, Zunahme der
Konsistenz und leichtes Bluten. Jede
noch nicht lange bestehende, sich fest
anfühlende Hautgeschwulst ist der
Bösartigkeit verdächtig.

Selten kommen in der Haut langsam
wachsende Sarkome vor, die dann mehr
oder weniger hängend werden können,
immerhin weniger hängend als die Lipome.
Die feste Konsistenz schließt übrigens von
Anfang an jeden Zweifel aus.

Ein zum Glück seltenes, aber
typisches Bild bietet die *multiple Sarkomatose der Haut* dar (s. Abb. 289).

Das **subcutane Fett** ist die Ursprungsstelle der besonders am Rücken
so häufigen „*Lipome*" (s. Abb. 290
und 291), die sich durch ihre etwas
gelappte Form und durch die leichten
Einziehungen der Haut sofort als
solche zu erkennen geben. Ihre Unterscheidung von kalten Abscessen ist
meist leicht.

Wie am Halse, so gibt es auch am Rükken neben den gewöhnlichen, einseitigen
auch symmetrische Lipome. Dieselben hängen in der Regel mit einer multiplen Lipom-
bildung am ganzen Körper zusammen.
Hierher gehört auch die multiple subcutane

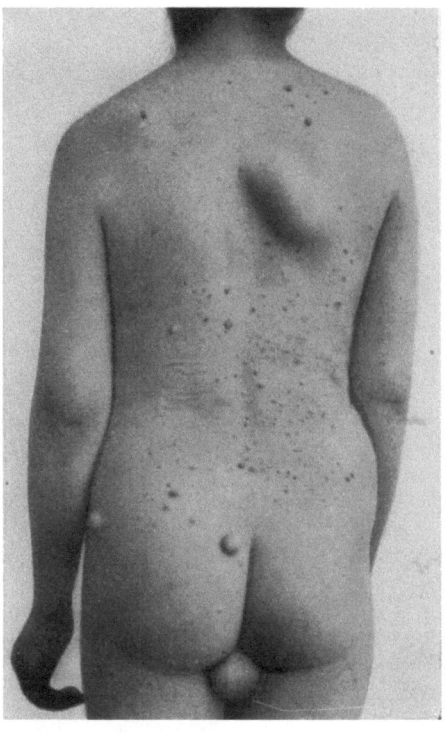

Abb. 286. Multiple Hautfibrome bei einem weiblichen
Individuum, das eine, am Damm sitzend, einem
Scrotum ähnlich. Unterhalb der rechten Scapula
ein tiefer sitzendes Neurofibrom.

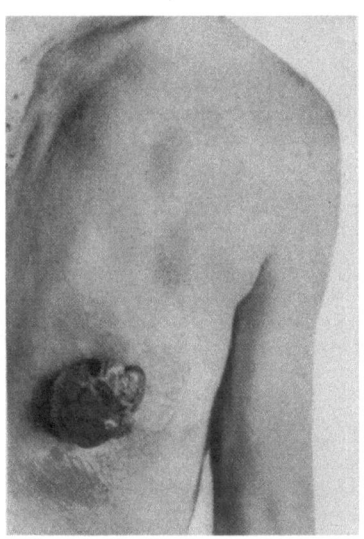

Abb. 287. Melanom des Rückens.

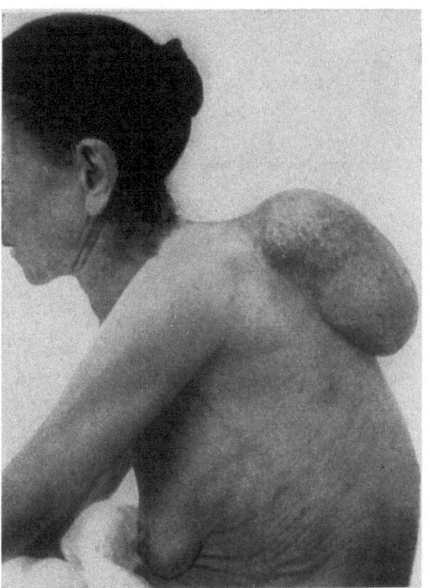

Abb. 288. Fibrosarkom der Rückenhaut.

Lipomatose, die der multiplen Hautsarkomatose gleicht. Die verschiedene Konsistenz
der Gebilde läßt allerdings die Differentialdiagnose meist leicht stellen.

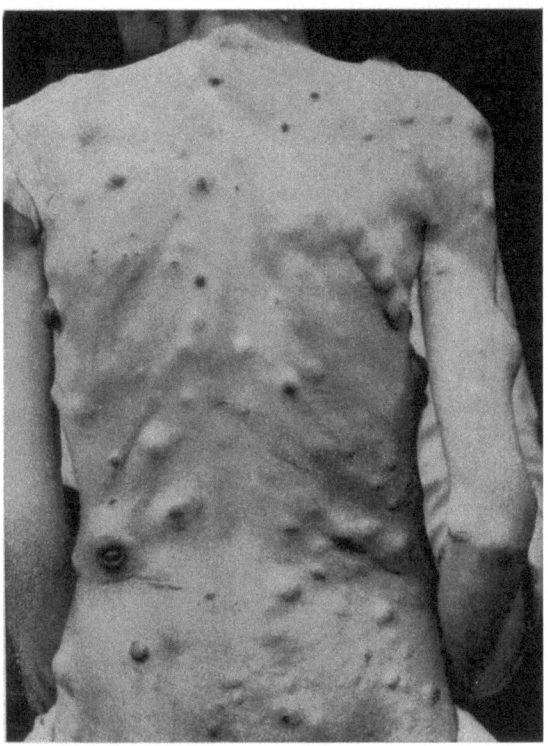

Abb. 289. Multiple Sarkomatose der Haut.

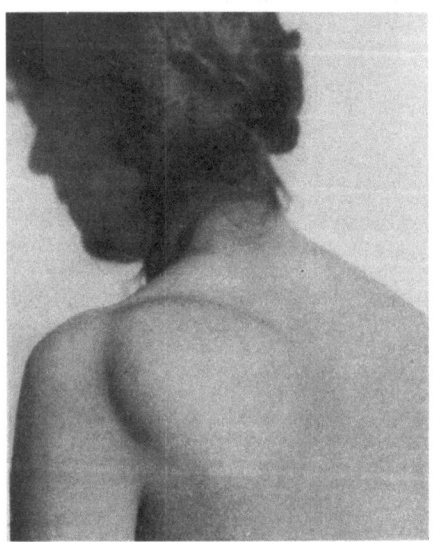

Abb. 290. Schulterlipom.

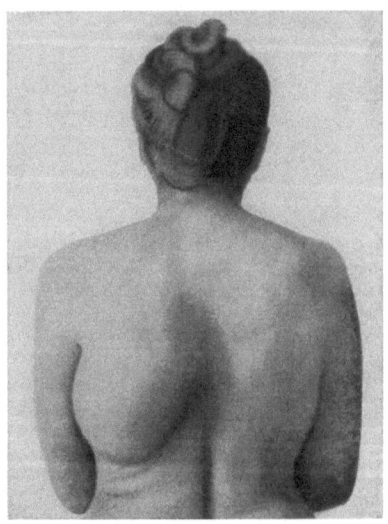

Abb. 291. Einseitiges Rückenlipom.

Mit isolierten Lipomen werden auch die seltenen *cystischen Lymphangiome* des Unterhautzellgewebes verwechselt. Diese letzteren sind wohl immer kongenital angelegt, entwickeln sich aber oft erst in späteren Jahren. Sie fühlen sich weich an wie die Lipome, zeigen aber in einzelnen Partien, wenn größere Cysten vorhanden sind, wirkliche Fluktuation. Die Haut kann sich über denselben so sehr verdünnen, daß das ganze Gebilde beinahe durchscheinend wird wie eine Hydrocele, über der man die Haut anspannt.

Auch von den **Muskeln und Fascien** können Geschwülste ausgehen, und zwar sind es meist „*Sarkome*", seltener „*Fibrome*" oder „*Lipome*". Ein Beispiel möge genügen.

Ein kleiner Knabe trägt auf dem Rücken neben der Wirbelsäule eine flache, längsovale Geschwulst (Abbildung 292), die in ihren etwas gelappten Umrissen an ein Lipom erinnert. Sie geht aber nicht von der Haut aus, denn diese läßt sich sehr leicht über ihr falten, andererseits hat sie mit dem Knochen nichts zu tun, denn sie ist demselben gegenüber verschieblich. Durch Muskelkontraktion wird sie festgehalten. Sie steht also in Verbindung mit den Muskeln. Die Aponeurose spannt sich bei Muskelkontraktion sehr deutlich über ihr an. Ihre Abgrenzung ist so scharf, daß an eine infiltrierende bösartige Neubildung nicht zu denken ist. Ihre kuchenartige Abflachung läßt auch eher an eine gutartige Geschwulst denken, die sich den anatomischen Verhältnissen, besonders dem Druck der Fascie, angepaßt hat, als an ein Sarkom. Die Diagnose muß also lauten: subaponeurotisches oder intramuskuläres Lipom oder Fibrom. Es handelte sich in der Tat um ein bindegewebereiches Lipom, das zwischen Aponeurose und Muskel plattgedrückt worden war.

Ist eine Geschwulst dem **Knochen** gegenüber nicht verschieblich, so ist sie entweder von ihm ausgegangen oder nach

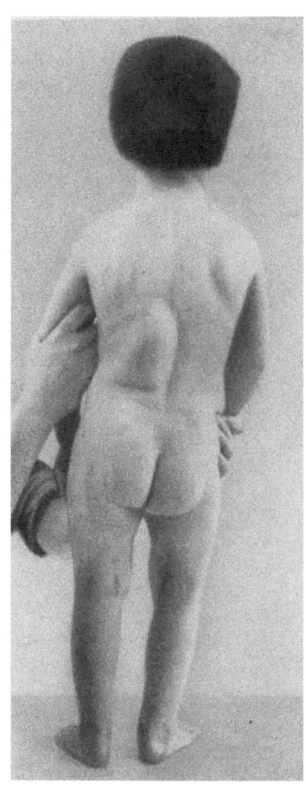

Abb. 292.
Fibrolipom der Rückenmuskulatur.

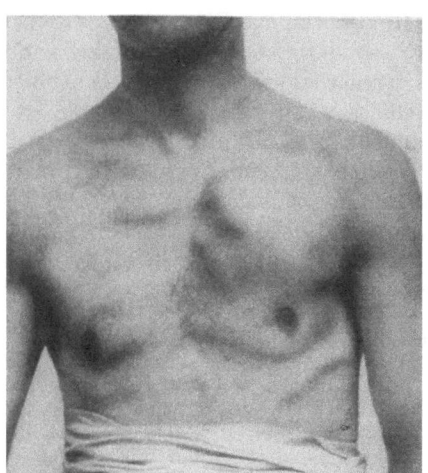

Abb. 293. Chondrom der Thoraxwand.

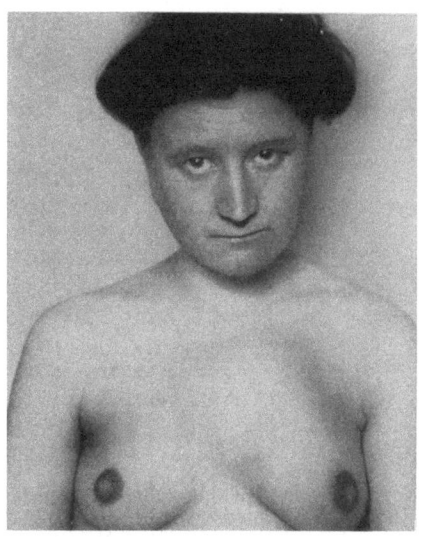

Abb. 294. Sarkom der Thoraxwand.

träglich mit ihm verwachsen. Ersteres nehmen wir an, wenn die Unverschieblichkeit schon sehr früh, bzw. von Anfang an nachgewiesen worden

ist. Primäre Knochengeschülste sind: „*Osteome, Chondrome* (Abb. 293), *Osteo-*
und *Chondrosarkome, reine Sarkome*" (Abb. 294); Ausgangspunkt sind Sternum,
Rippen, Scapula (Abb. 295), seltener die Wirbelsäule. Wie weit sich das Gebilde
in den Thorax hinein er-
streckt, das entnehmen wir
der physikalischen Unter-
suchung und vor allem der
Untersuchung am Röntgen-
schirm.

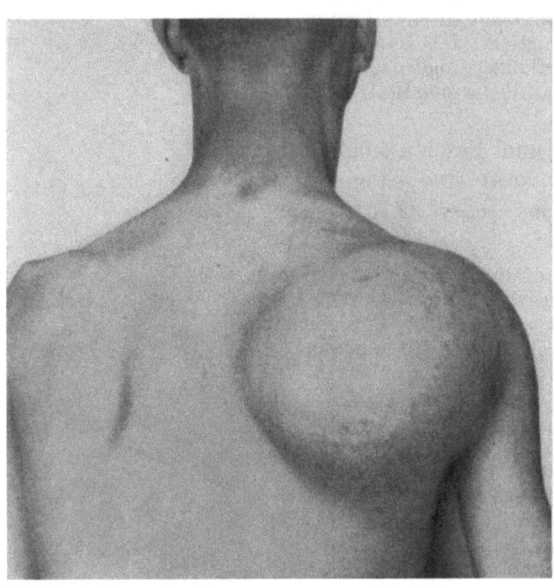

An der Reponibilität
leicht zu erkennen sind die
durch angeborenen Rippen-
defekt oder durch Traumen
zustande gekommenen „*Lun-
genhernien*" (s. Abb. 296).

Eine mediane, der Wir-
belsäule gegenüber nur
wenig verschiebliche weiche
Rückengeschwulst wird ins
Kapitel der *Spina bifida*
und ihrer Folgeerscheinungen gehören. Wir werden
später des genaueren auf
dieselbe eingehen.

Abb. 295. Osteosarkom der Scapula.

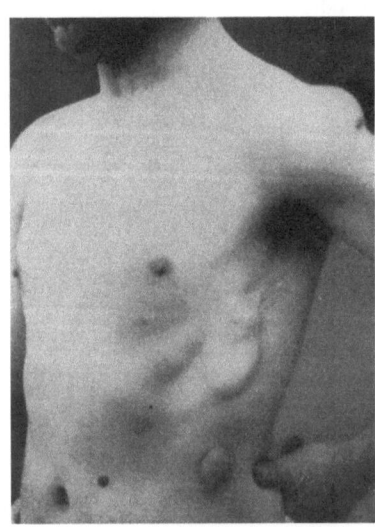

Abb. 296. Lungenhernie nach Thorax-
streifschuß.

32. Entzündliche Erkrankungen der Brustdrüse.

Jeder glaubt, eine so oberflächlich liegende Erkrankung, wie die Mastitis, erkennen zu können. Und doch wird sie bisweilen für Krebs gehalten, und zwar nicht
nur die tuberkulöse Erkrankung der Brustdrüse, sondern selbst die Infektion durch
die Erreger akuter Eiterung (s. Abb. 297).
Besonders wichtig für die Diagnose ist der
Zusammenhang mit dem *Puerperium*. Ist
ein solcher vorhanden, so denke man an
Entzündung, selbst wenn der Prozeß sich
langsam und fieberlos entwickelt hat.

Eine mir als des Carcinoms verdächtig zuge-
wiesene, allmählich, monatelang nach einer geheilten puerperalen Mastitis aufgetretene Verhärtung
in der Brustdrüse erledigte sich durch eine kleine
Incision, die ein geringes Quantum Staphylokokken-
eiter zutage förderte. Selbst bei größerem puerpera-
lem Spätabsceß sah ich die Diagnose Krebs stellen.
Auch unabhängig vom Puerperium und jenseits der Grenzen desselben sah ich in und
hinter der Brustdrüse Abscesse, welche für Carcinom gehalten worden waren. Untersucht
man bei solchen atypischen Mastitiden den Urin, so findet man gelegentlich Zucker.

Umgekehrt muß daran erinnert werden, daß bei rasch wachsenden bösartigen
Geschwülsten mit und ohne Gewebsnekrose Ödem und Rötung der Haut schon
vor Ulceration und Bakterieninvasion vorkommen und zu Fehldiagnosen Anlaß

geben können. Es gibt selbst geschlossene Brustkrebse, welche so phlegmonös
aussehen, daß der Arzt warme Kataplasmen zum Zwecke der Reifung verschreibt.

1. Akute Entzündungen.

Sehen wir uns nach diesen Vorbemerkungen die verschiedenen Formen der Mastitis an, und zwar zuerst
die „*akuten*" Formen.

a) Die beim „*Neugeborenen*" und
im „*Pubertätsalter*", bisweilen aber
auch in der Zwischenzeit bei beiden
Geschlechtern auftretende, nur selten
zu Absceßbildung führende Entzündung der Brustdrüse ist leicht zu erkennen. Die Drüse fühlt sich derb an,
wie eine rundliche, auf dem Muskel
verschiebliche Platte, welche anfangs
ausgesprochen schmerzhaft ist und
auch nach Zurückgehen der akuten
Erscheinungen ziemlich lange schmerzhaft bleiben kann.

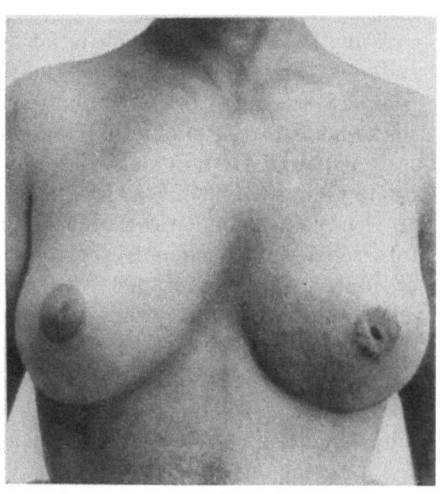

Abb. 297. Absceß in der äußeren Hälfte der linken
Brust. Einziehung, aber nicht Hochstand
der Brustwarze.

b) Das Paradigma der *akuten Entzündung der Brustdrüse* liefert die „*puerperale Mastitis*", die in ihrer klassischen Form eine Fehldiagnose ausschließt.

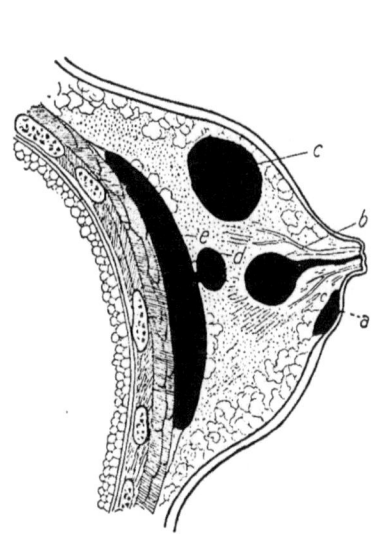

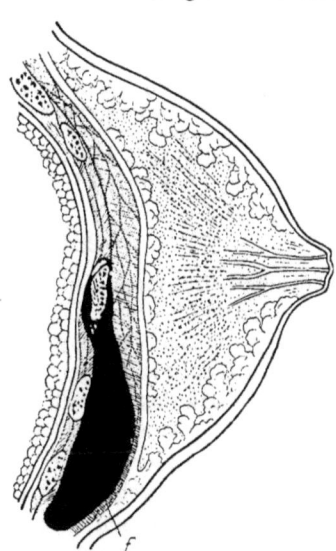

Abb. 298a. Schema der mastitischen Abscesse.   Abb. 298b. Retromammärer Absceß, von Rippencaries
ausgehend.

a Oberflächlicher Absceß unter dem Warzenhof; *b* Retention in einem Milchgang; *c* Parenchymabsceß;
d u. *e* Hemdenknopfabsceß an der Rückfläche der Brustdrüse; *f* retromammärer Absceß durch Rippencaries.

Zu Täuschungen geben, wie oben gesagt, nur diejenigen Fälle Anlaß, bei denen
die Entzündung anscheinend nicht, wie gewöhnlich, in den ersten Wochen nach
der Geburt, sondern erst nach Monaten auftritt. Meist sind freilich auch hier
kurz nach der Geburt leichte entzündliche Erscheinungen vorhanden gewesen.

Wir wissen, daß auch das, was man früher einfach als *Milchstauung* auffaßte, einen infektiösen Prozeß leichten Grades darstellt, spiele sich derselbe nun im Innern der Milchgänge und ihrer Verzweigungen in gestauter Milch ab, oder. wie gewöhnlich, im Bindegewebe.

Für die Behandlung wichtig ist die Erkenntnis des Grades der Entzündung und des *Sitzes* der *Eiterung.* Geht nach dem erstmaligen Schüttelfrost die Temperatur herunter und nimmt nach wenigen Tagen die Schmerzhaftigkeit ab, so ist Eiterung nicht wahrscheinlich. Bleibt aber auch nur leichtes Fieber bestehen, und tritt in der Mitte des infiltrierten Brustdrüsenabschnittes eine kleine weiche Stelle auf, so ist sicher Eiter vorhanden.

Den verschiedenen *Sitz* der Eiterung illustriert Abb. 298a. Wir haben zu unterscheiden zwischen Abscessen *auf, in* und *hinter* der Mamma. Die *oberflächlichen,* rein subcutanen Abscesse sitzen meist im Gebiete der Areola und gehen von einer umschriebenen, oberflächlichen Lymphangitis aus.

Die *im Parenchym* sitzenden Abscesse stellen sich anfänglich als derbe, mehr oder weniger gut abgegrenzte Knoten dar, über denen die Haut normal aussieht. Tritt nicht spontane Resorption ein, so wird die Haut unverschieblich, ödematös und schließlich gerötet. In der Mitte der derben Partie stellt sich Erweichung ein. Eröffnet man den Absceß jetzt nicht, so dehnt er sich weit unter der Haut aus, und nun finden wir ausgesprochene Fluktuation.

Die *retromammären* Abscesse gehen von tiefen intramammären Herden aus, welche sich, den nächsten Weg einschlagend, in Hemdenknopfform nach dem lockeren retromammären Bindegewebe hin ausdehnen. Entweder ist dabei die ganze Mamma bei Druck diffus empfindlich, oder es fehlt jede ausgesprochene Empfindlichkeit, und wir müssen die Diagnose einzig aus dem abnorm starken *Abstehen* der Brust, aus der scheinbaren Vergrößerung derselben stellen (siehe Abb. 298 b).

c) Endlich kann in jedem Lebensalter zur Seltenheit eine akute Mastitis auch ohne die eben genannten Veranlassungen durch Infektion von einer mechanisch gereizten Brustwarze aus entstehen.

d) Auch *metastatische* Mastitis hat man in seltenen Fällen beobachtet, so bei Panaritium, Typhus, Parotitis epidemica.

2. Chronische Entzündungen.

Dieselben sind meist auf *Tuberkulose,* sehr selten auf *Syphilis* oder *Aktinomykose* zurückzuführen. Daneben sei hier noch einmal an die subakut oder chronisch verlaufenden *Staphylo-* bzw. *Streptomykosen* erinnert, auf die wir am Anfang des Kapitels hingewiesen haben.

a) Die Tuberkulose der Brustdrüse tritt meist als *isolierter Knoten* auf und könnte dann mit einem Carcinom verwechselt werden (s. Abb. 299). Das Vorhandensein anderweitiger tuberkulöser Erkrankungen und besonders rasch mit der Haut verwachsender und erweichender Achseldrüsen muß an diese Diagnose denken lassen, ebenso Multiplizität der Knoten und eitrige Einschmelzung derselben ohne oder mit Fistelbildung (s. Abb. 300). Die bakteriologische Untersuchung des Eiters und die histologische Untersuchung eines Stückchens Granulationsgewebe werden die Diagnose sichern.

Nicht immer geht ein hinter oder neben der Brustdrüse gefundener kalter Absceß wirklich von derselben aus. Öfter handelt es sich um einen kalten Absceß nach Rippencaries oder infolge Durchbruchs eines tuberkulösen Empyems nach außen. Die erste Diagnose lautet dann meist Mastitis oder Geschwulst der Brustdrüse (s. Abb. 298a).

Ausnahmsweise hat die Tuberkulose der Brustdrüse diffusen Charakter, entweder als Teilerscheinung einer Miliartuberkulose oder als fibröse, schwartige Form, welche an Scirrhus denken läßt.

b) Aktinomykose. Der Tuberkulose der Brustdrüse nicht unähnlich ist die in seltenen Fällen beobachtete „*Aktinomykose*" derselben, bei der aber Drüsenschwellungen fehlen und für deren Diagnose wir besonders die derbe Infiltration geltend machen werden.

c) Die sehr seltene **tertiäre Syphilis der Brustdrüse** wird man bloß auf Grund einer positiven Anamnese und des Fehlens einer andern Erklärung diagnostizieren.

Nicht zur Entzündung gehört die sog. *Mastitis chronica cystica*, die wir mit den Geschwülsten besprechen werden.

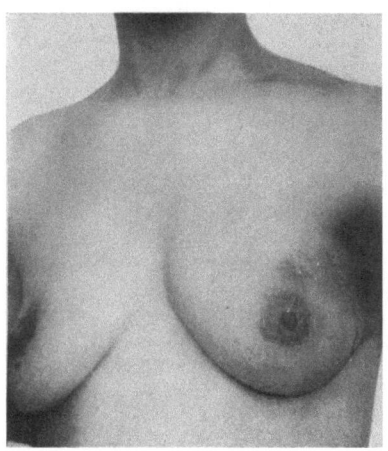
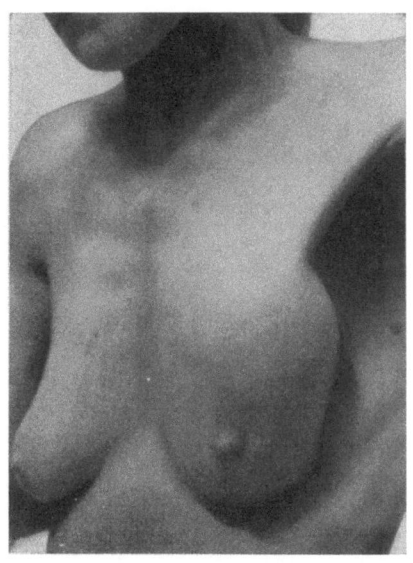

Abb. 299. Tuberkulose der Brustdrüse.   Abb. 300. Tuberkulöser Absceß der Brustdrüse.

33. Geschwülste und geschwulstähnliche Gebilde in der Brustdrüse.

Wie in anderen drüsigen Organen, so gibt es auch in der Brustdrüse Zustände, welche zwar keine echten Geschwülste darstellen, aber doch ohne scharfe Grenze zu denselben überleiten. Abb. 301 zeigt die bloße *Mammahypertrophie*, Abb. 302 das doppelseitige, groteske *Adenom* der Brustdrüse. Mit bakterieller Entzündung haben dieselben nichts zu tun. Da sich an diesen Vorgängen sowohl das Epithel wie das Bindegewebe beteiligt, so können wir dieselben unter dem Begriff der fibroepithelialen Degeneration zusammenfassen. Noch zweckmäßiger scheint uns die neuerdings von SEMB vorgeschlagene Bezeichnung *Fibroadenomatosis*. Als Beispiele seien angeführt: für die *Schilddrüse die Struma*, für die *Prostata die Prostatahypertrophie*. An der *Brustdrüse* können wir folgende Typen unterscheiden:

a) Vorwiegende Cystenbildung, bald in Form einer solitären Cyste (s. Abb. 303), bald als Konglomerat von kleineren Cystchen (RECLUSsche bzw. KÖNIGsche Krankheit) (siehe Abb. 304).

b) Vorwiegende Wucherung des Bindegewebes: Bildung des sog. Fibroadenoma phyllodes.

c) Vorwiegende Wucherung des Epithels: Fibroadenome von rein adenomatösem oder von papillärem Charakter.

Alle diese Veränderungen kommen sowohl in diffuser, wie auch in geschwulstähnlich abgegrenzter, abgekapselter Form vor, und zwar als solitäre, wie auch als multiple Knoten, gar nicht selten gleichzeitig in beiden Brüsten. Bisweilen finden sich in ein und demselben Gebilde verschiedene Typen vereinigt; gleichzeitig entstandene Knoten beider Brüste können einen ganz verschiedenen Charakter aufweisen. Öfter, als man gewöhnlich annimmt, kommt es dabei selbst in einer seit Jahrzehnten bestehenden gutartigen Geschwulst zu bösartiger Wucherung des Epithels — Carcinom —, oder des Bindegewebes — Sarkom.

Haben wir bei einer Schwellung der Brustdrüse einen entzündlich-infektiösen Ursprung ausgeschlossen und uns damit für eine der Formen der *Fibroadenomatosis* oder für eine wirkliche *Neubildung* entschieden, so stehen wir vor der großen Frage, ob das Gebilde „*gut-*" oder „*bösartig*" ist, mit anderen Worten, ob bei Operabilität sofortige Operation vorgeschlagen werden muß, oder ob die Nützlichkeit eines Eingriffes mit der Patientin erörtert werden darf. Gegenüber dieser Frage der Gut- oder Bösartigkeit tritt diejenige der

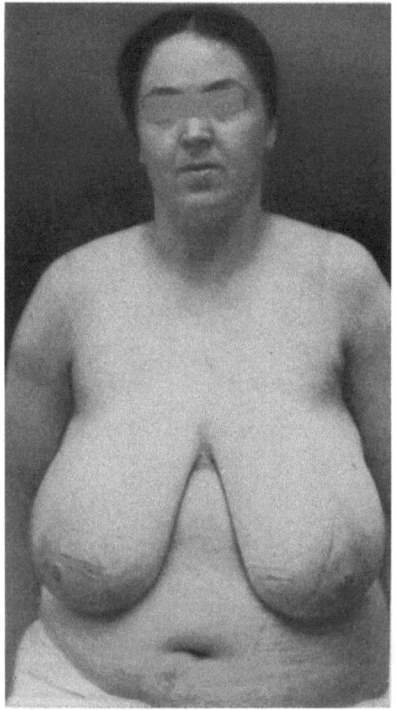 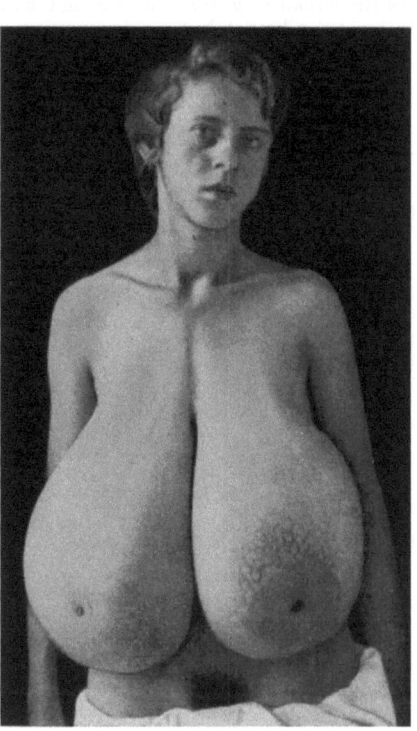

Abb. 301. Hängebrust bei Mammahypertrophie.   Abb. 302. Adenom der Brustdrüse.

besonderen histologischen Form der Erkrankung in den Hintergrund. Vorausschicken wollen wir, daß solitäres Auftreten einer Geschwulst die Frage der Gut- oder Bösartigkeit offen läßt, während gleichzeitiges oder zeitlich getrenntes Auftreten von mehreren Geschwülsten in ein und derselben Brust für Gutartigkeit spricht. Auch Beidseitigkeit von Geschwülsten findet sich eher bei gutartigen Prozessen. Wir haben aber wiederholt, durch Jahre getrennt oder gleichzeitig, Krebse in beiden Brüsten auftreten sehen.

Wir wollen die Gebilde aus rein praktischen Gründen, da die Fragestellung je nach dem Umfang des Gebildes eine verschiedene ist, nach ihrer Größe einteilen.

1. Kleine und mittelgroße Geschwülste.

Wir beginnen mit den *kleinen und mittelgroßen Geschwülsten*, d. h. mit solchen, welche nicht über Faustgröße hinausgehen.

Das grundlegende Zeichen, welches beinahe immer erlaubt, schon nach kurzer Betastung sich für Gut- oder Bösartigkeit zu entscheiden, ist die *Beweglichkeit der Geschwulst dem übrigen Drüsengewebe gegenüber*. Die richtige

Einschätzung erfordert allerdings einen gewissen Grad von Übung. Man setze je einen Zeigefinger an zwei gegenüberliegenden Stellen der Geschwulst auf und schaukle dieselbe zwischen den beiden Fingern. Gibt sie sich zu diesem Spiel mit Leichtigkeit her, so ist sie beinahe immer gutartig, während umgekehrt das Fehlen einer derartigen Beweglichkeit mit ebenso großer Wahrscheinlichkeit Bösartigkeit annehmen läßt, selbst dann, wenn die Neubildung weder mit der Haut noch mit der Pectoralfascie verwachsen ist, und wenn die Brustwarze noch nicht die berüchtigte Einziehung zeigt. Nur entzündliche Vorgänge können ausnahmsweise eine gutartige Veränderung ihrer Beweglichkeit berauben. Drückt man das Gebilde mit der flachen Hand an den Thorax, so wird es meist undeutlicher fühlbar,

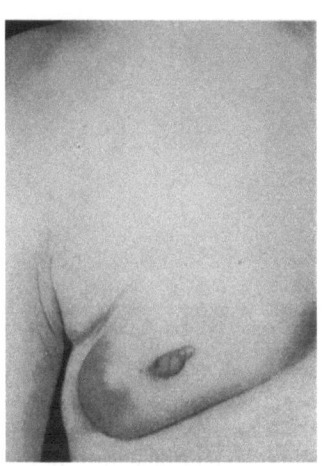

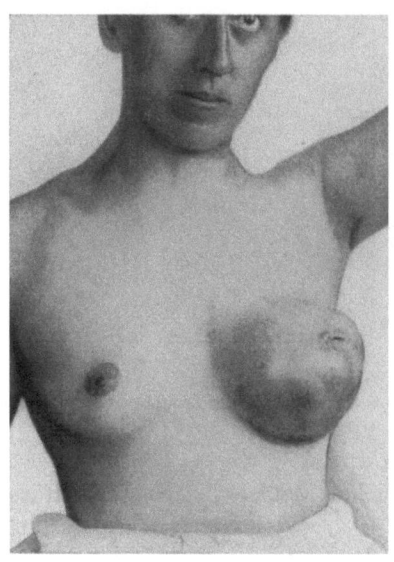

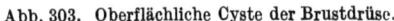

Abb. 303. Oberflächliche Cyste der Brustdrüse.   Abb. 304. Polycystisches Fibroadenom.

wenn es eine Cyste ist, deutlicher, wenn es sich um ein Carcinom handelt (KOENIG). War ich im Zweifel über den Grad der Beweglichkeit, so fand ich das Gebilde bei der Operation fast immer bösartig.

Zu dem Hauptsymptom der Fixation innerhalb der Brustdrüse kommt in den ausgesprochenen Fällen von Bösartigkeit ein Quartett von Symptomen von seiten von Haut, Warze und Warzenhof, welche auf Schrumpfungsvorgänge im Bindegewebe zurückzuführen ist, und von welcher auch Frühfälle meist das eine oder das andere Zeichen erkennen lassen. Es sind dies:

1. Der Hochstand der Warze bzw. der Brust (s. Abb. 305 und 306). 2. Die Verkleinerung des Warzenhofs. 3. Die Einziehung der Brustwarze. 4. Die (oft nur angedeutete) Verwachsung der Haut mit der darunterliegenden Geschwulst.

Von diesen vier Zeichen ist das dritte das zwar am häufigsten erwähnte, aber das unzuverlässigste, indem es auch angeboren oder bei Mastitis chronica cystica gefunden wird. Nur die drei anderen sind einigermaßen pathognomonisch für Krebs.

a) Haben wir auf Grund des Fehlens aller dieser Zeichen **Gutartigkeit** angenommen, so können wir versuchen, noch weiter zu bestimmen, in welche der oben angedeuteten, pathologisch-anatomischen Gruppen das Gebilde einzureihen ist. Ist eine Brustdrüse in großer Ausdehnung diffus entartet, d. h.

in ein Konglomerat von kleinen, derben, unter sich beweglichen Knötchen und Knoten verwandelt, so handelt es sich meist um die Bildung von zahl-

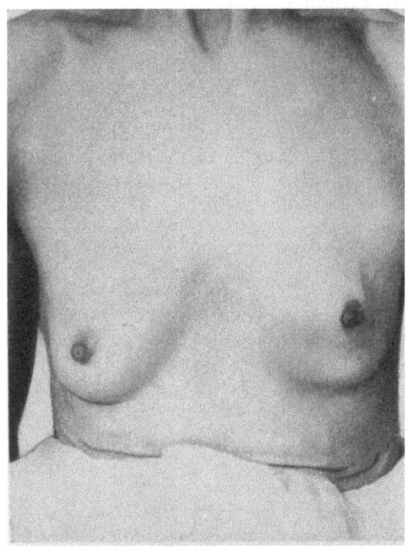

Abb. 305. Beginnender Scirrhus. Hochstand der Mamilla mit geringer Einziehung.

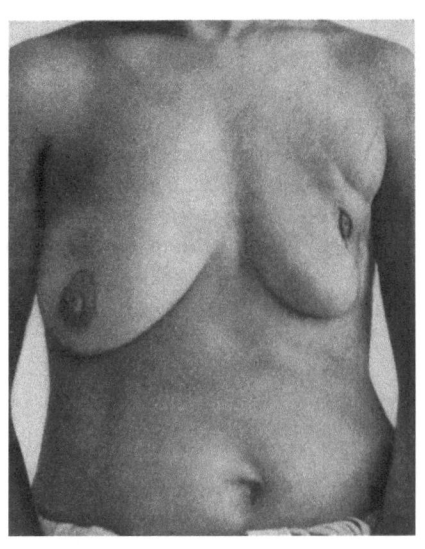

Abb. 306. Vorgerückterer Scirrhus mit Einziehung und Hochstand der Mamilla und Verkleinerung des Warzenhofes.

reichen kleinen Cystchen. Solitäre Knoten bis zu Gänseeigröße sind entweder *abgekapselte Fibroadenome* (s. Abb. 304) oder *solitäre Cysten* (s. Abb. 303). Da diese letzteren infolge ihrer prallen Spannung meist keine Fluktuation zeigen, so ist klinisch die Unterscheidung oft unmöglich.

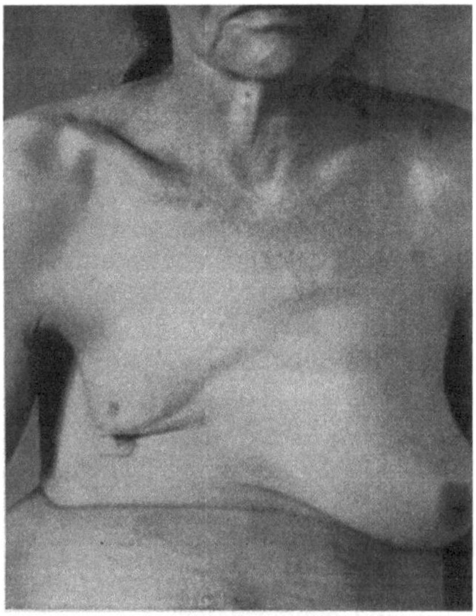

Wechselndes Volumen, Größenzunahme und Schmerzen während der Menses oder beim Eintreten von Schwangerschaft, Ausfließen einer klaren oder milchigen Flüssigkeit aus der Mamilla spricht im allgemeinen für Cyste, bräunliches oder blutiges Sekret insbesondere für eine papilläre Cyste bzw. für ein in einer Cyste entwickeltes eigentliches Adenopapillom, das an der Grenze der Gutartigkeit steht (sog. „blutende Brust", s. unten). Fluktuation, ja bläuliches Durchschimmern des Inhalts findet sich bisweilen bei sehr oberflächlichen Cysten.

Die Cysten enthalten oft eine trübe bis milchartige Flüssigkeit, bisweilen auch eine eingedickte, käseartige Masse. Die *Galaktocele* kann sich als „echter Milchbruch" an die Lactation anschließen und eine erhebliche Größe erreichen.

Abb. 307. Hochgradiger Scirrhus der Brustdrüse.

Geht ein Knoten merklich über Gänseeigröße hinaus, so handelt es sich meist nicht mehr um eine solitäre Cyste, sondern um ein abgekapseltes Fibroadenom irgendeiner Form oder um Umwandlung der ganzen Drüse in ein polycystisches Gebilde.

b) Haben wir umgekehrt auf Grund der oben angenommenen Symptome ein **Carcinom** angenommen, so suchen wir die übrigen Zeichen der Bösartigkeit auf, nämlich:

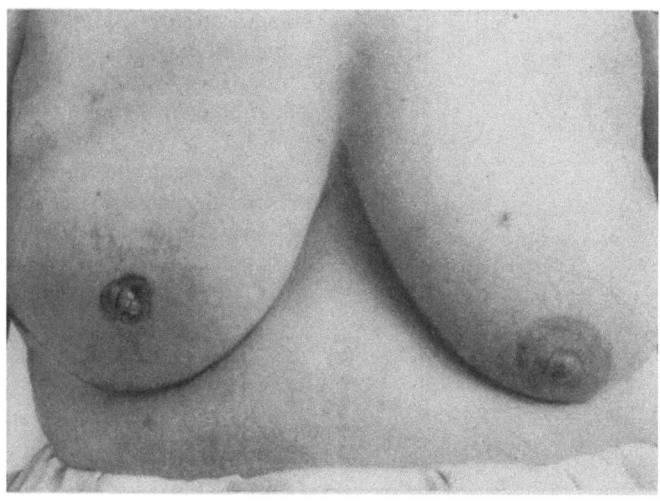

Abb. 308. Ulcerierter Krebs der rechten Brust. 65 Jahre. Anscheinend Hautkrebs des rechten Warzenhofes (mit Ulceration oben innen von der Brustwarze), in Wirklichkeit aber schrumpfender Drüsenkrebs mit Hochstand der Mamilla und Verkleinerung des Warzenhofes.

1. Verwachsung der Geschwulst mit der bedeckenden Haut, d. h. geringe Faltbarkeit der letzteren, bisweilen schon früh auch leichte Einziehung.

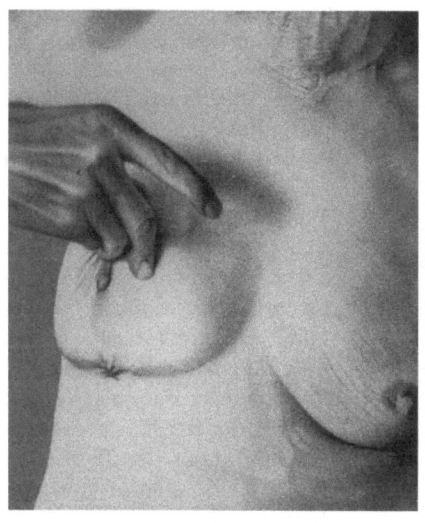
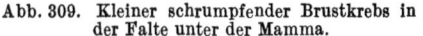
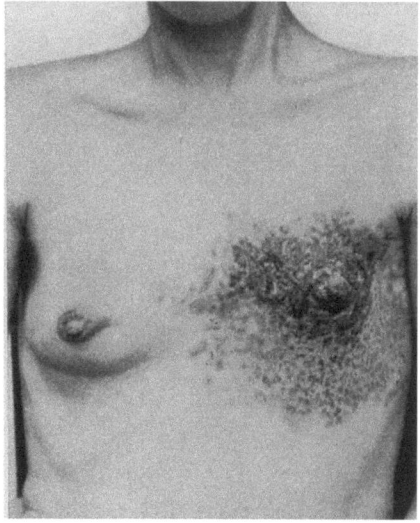

Abb. 309. Kleiner schrumpfender Brustkrebs in der Falte unter der Mamma.

Abb. 310. PAGETscher Krebs in der Brustdrüse.

2. Verwachsung mit der Muskulatur, erkennbar an der Fixation der Geschwulst bei aktivem Anpressen des Armes an den Thorax.

3. Verwachsung mit dem Thorax, erkennbar an der Unverschieblichkeit.

4. Derbe Schwellung der axillären, infra- und supraclaviculären Lymphdrüsen. Die Axilla muß dabei stets von oben nach unten streichend, nicht
umgekehrt, abgetastet werden.

5. Vorhandensein von Hautmeta-
stasen in der Umgebung der Geschwulst (s. Abb. 313).

6. Geschwüriger Zerfall der die Geschwulst bedeckenden Haut (s. Abb. 308
und 311).

7. Vorhandensein von Fernmetastasen, besonders in Pleura und Wirbelsäule (Intercostalneuralgien, Ischias).

Alle diese Symptome können bei
Krebs fehlen. Man wird darum auf
keines derselben warten, um die Diagnose zu stellen, besonders nicht auf
die Drüsenschwellung, welche sich,
selbst wenn sie vorhanden ist, zu Beginn bei fetten Frauen dem tastenden
Finger leicht entzieht. Bei oberflächlich gelegenen Krebsen besteht bis-

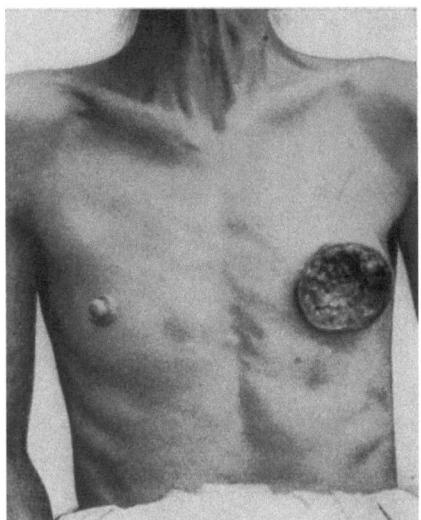

Abb. 311. Rasch zerfallender Brustkrebs. Der ganze
Tumor geht in dem Geschwür auf.

weilen schon eine leichte Verwachsung mit der Haut, wenn das Gebilde
im Drüsenkörper selbst noch beweg-
lich zu sein scheint. Die Diagnose Krebs ist dann sehr wahrscheinlich.
Sind einmal Verwachsung mit dem Thorax, Metastasen in der Haut oder
Schwellung der Supraclaviculardrüsen vorhanden, so ist es für eine radikale

Heilung beinahe sicher zu spät,
und Fernmetastasen schließen
eine solche selbstverständlich aus,
während Operation im verwach-
sungs- und drüsenfreien Stadium
erfreuliche Dauerresultate gibt.

Die Ulceration kommt ein-
mal vor bei den zu raschem
Verfall neigenden Formen, bei
denen der ganze Tumor ein einziges Geschwür darstellt, und
ferner bei scirrhösen, die Haut
früh in Mitleidenschaft ziehenden Formen, besonders wenn
dieselben im Bereiche der Brustwarze oder der Hautfalte am unteren Umfang der Drüse sitzen.
Schließlich ulceriert natürlich
beinahe jedes Carcinom, wenn
man ihm die Zeit dazu läßt.

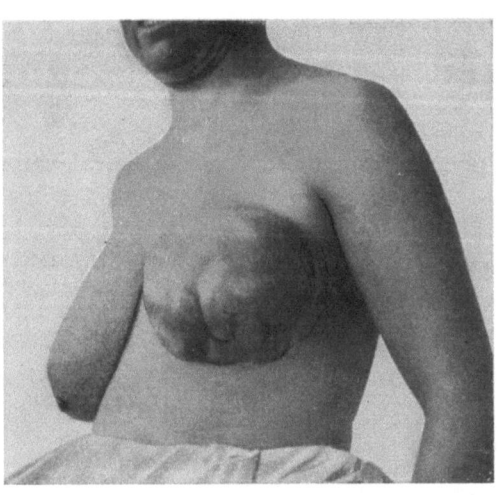

Abb. 312. Markkrebs der Brustdrüse.

Typische Formen stellen die kleinen schrumpfenden Krebse an der Brustwarze und in
der Hautfalte unter der Brust dar (s. Abb. 309 und 314). Ihr früher geschwüriger Zerfall und ihr ganzes Aussehen verleiten den Anfänger dazu, ein Cancroid anzunehmen.
Es handelt sich aber um Drüsenkrebse, deren in der Tiefe sitzender Anteil bei der
Palpation an Größe stets über das hinausgeht, was man dem äußeren Anblick nach erwartet hatte.

Die erstere Form kann mit dem syphilitischen Primäraffekt der Brustwarze verwechselt werden, der auch schon im männlichen Geschlecht beobachtet worden ist (s. Abb. 316).

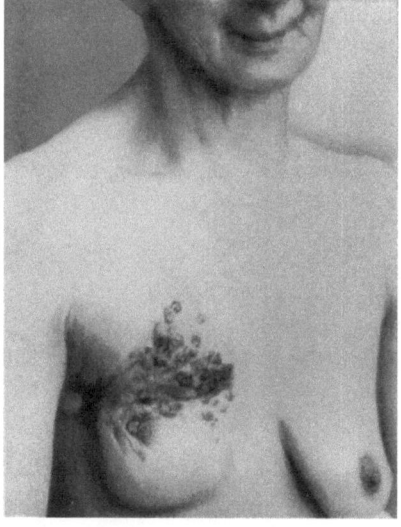

Abb. 313. Schrumpfender Brustkrebs mit zahlreichen Krebsknötchen in der umgebenden Haut.

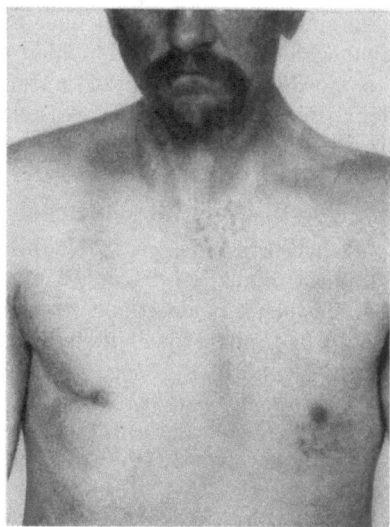

Abb. 314. Schrumpfender Krebs der rechten Brust beim Mann.

Ist der eigentlichen Geschwulstbildung ein ekzemähnlicher Zustand an der Brustwarze und in ihrer Umgebung vorangegangen, so diagnostizieren wir die. als PAGETsche *Erkrankung*

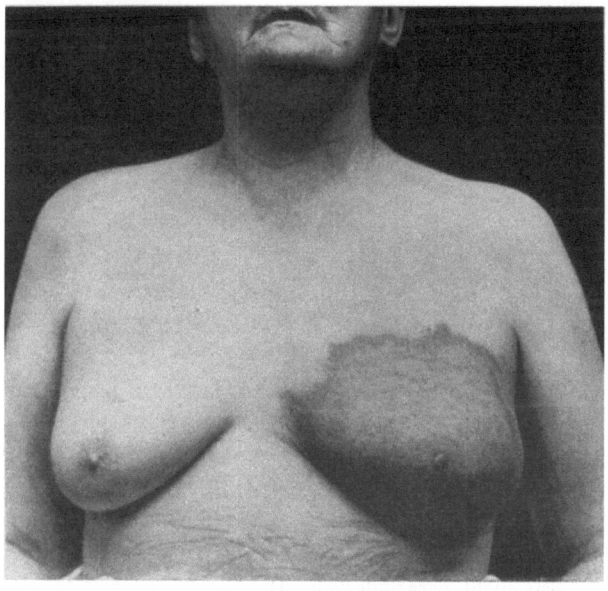

Abb. 315. PAGETscher Krebs.

bekannte Krebsform (s. Abb. 310 und 315). Überhaupt werden wir jedes hartnäckige Ekzem dieser Gegend als verdächtig ansehen, auch wenn noch keine eigentliche Geschwulst vorhanden sein sollte.

Wir haben von bösartigen Geschwülsten bis jetzt nur die Krebse besprochen, nicht aber die **Sarkome.** Sind dieselben von Anfang an *infiltrierend,* so läßt nichts sie klinisch sicher von einem markigen Krebs unterscheiden. Was wir von ihm gesagt haben, das gilt also im ganzen auch für diese Sarkomform. Nur ist die Beteiligung der Lymphdrüsen weniger häufig. *Abgekapselte* Sarkome sind, solange sie nicht über Faustgröße hinausgehen, von Fibroadenomen nur durch das rasche Wachstum zu unterscheiden. Mehr Bedeutung hat die Sarkomdiagnose für die großen Mammageschwülste.

2. Große Geschwülste.

Haben wir eine *große* Neubildung der Mamma vor uns, so werden wir, abgesehen von dem meist beidseitigen *Riesenwuchs* der Brustdrüse, nur zwischen dem zum Fibroadenom gehörigen, sog. „*Fibroadenoma*" bzw. „*Cystadenoma phyllodes*" und dem „*reinen Sarkom*" zu unterscheiden haben.

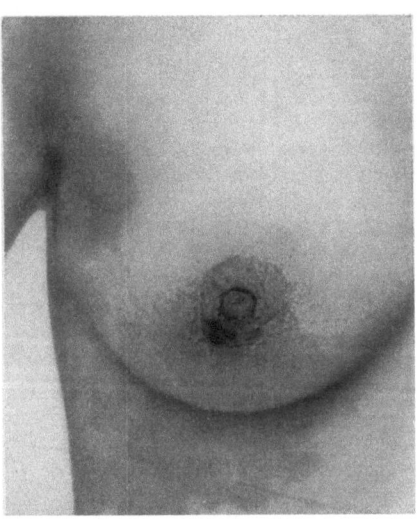

Abb. 316. Primäraffekt des Warzenhofes.

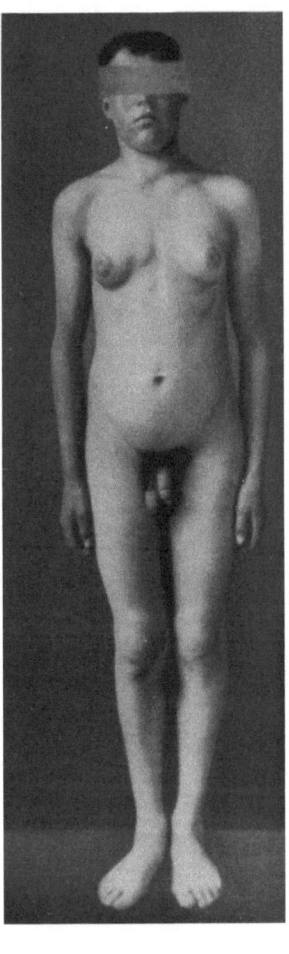

Abb. 317. Gynäkomastie.

Die erstere Geschwulstform entwickelt sich langsam im Verlauf der Jahre und kann schließlich sarkomatös entarten — Cystosarcoma phyllodes. Das primäre Sarkom zeigt von Anfang an ein rascheres Wachstum. Beide führen bisweilen noch in unserer operationsmutigen Zeit zu *Kolossaltumoren.*

So ließ eine meiner Patientinnen ihre Geschwulst im Verlaufe der Jahre mit Hilfe oder Mitschuld eines „Naturheilkundigen" zum Gewicht von $5\frac{1}{2}$ kg anwachsen und ausgedehnt verjauchen. Daß dieser nach der Operation das Verdienst der Heilung für sich in Anspruch nahm, war nicht verwunderlich. Die Geschwulst war bei der Operation noch gut abgekapselt und zeigte histologisch zum Teil das Bild des typischen Fibroadenoma phyllodes, zum Teil aber schon sarkomatöse Entartung des Stroma. Nach 2 Jahren ging die Patientin an multiplen Sarkommetastasen zugrunde, welche histologisch den Charakter des reinen Spindelzellensarkoms trugen. — Die reinen Sarkome der Brustdrüse sind bald abgekapselt, bald infiltrierend und weisen die verschiedensten histologischen Formen auf. Cystenbildung kommt auch hier vor, aber nicht, wie beim eigentlichen Cystosarkom, als Produkt epithelialer Gebilde, sondern — wie bei gewissen Krebsen — durch Gewebsnekrose.

Hier sei noch kurz der „*blutenden Brust*" gedacht. Ausfließen von bräunlich-roter bis rein blutiger Flüssigkeit spontan oder bei Druck ist meist ein Zeichen von Fibroadenomatose und kommt besonders dann vor, wenn in mit den Milchgängen kommunizierenden Cysten papillomatöse Wucherungen vorhanden sind. Die Bedeutung des Symptoms ist also keine so üble, als es sich die Patientinnen meist vorstellen. Man beruhige sich aber nicht zu leicht. Auch bei Krebs kann Blutabgang aus der Mamilla das erste von der Patientin bemerkte Symptom sein. Es ist deshalb immer sicherer, eine blutende Brust zu entfernen.

Unter den Seltenheiten erwähnen wir das hart anzufühlende „*Chondrom*" der Brustdrüse und die nicht *in*, sondern *neben* oder *hinter* derselben entstehenden, an ihrer Weichheit erkennbaren „*Lipome*".

Schließlich sei erwähnt, daß alle diese Formen von Geschwülsten auch in der *männlichen* Brust vorkommen können, nach SCHUCHART allerdings hundertmal seltener als in der weiblichen. Ein Beispiel gibt Abb. 314.

Für die Diagnostik aller Brustdrüsengeschwülste gilt der Grundsatz, daß Probeexcisionen nicht zulässig sind. Wir wissen nie, ob wir nicht eine harmlose Stelle entfernen und den danebenliegenden Krebs übersehen. Excisionen aus verdächtigem Gewebe können nur schaden. Nimmt man einmal das Messer zur Hand, so soll das verdächtige Gebilde gleich so gründlich entfernt werden, daß die Excision keine Probeexcision mehr ist. Ein Schnitt durch die aus dem Gesunden ausgeschälten oder herausgeschnittenen Gewebe vor Schluß der Wunde zeigt in der Regel schon ohne Mikroskop, ob sich die Entfernung der ganzen Brust und die Ausräumung der Achselhöhle anschließen muß, oder ob es berechtigt ist, für weiteres Vorgehen das Ergebnis der histologischen Untersuchung abzuwarten. Am besten ist es, die histologische Untersuchung am Gefrierschnitt gleich während der Operation vornehmen zu lassen.

3. Anomalien der Brustdrüse.

Fehlen der Brustdrüsen wird als *Amazie* bezeichnet (Aplasie).

Das seltene Fehlen von Brustdrüsen und Brustwarzen = *Agenesie*.

Mikrothelie = abnorm kleine Warzen.

Polymastie = Mehrfachanlage der Brustdrüse.

Polythelie = Mehrfachanlage der Brustwarzen (im Bereich der Milchleiste liegend).

Mammahypertrophie (s. Abb. 301).

Mastoptose oder *Hängebrust* (oder schlaffe Brust) (s. Abb. 301).

Mamma aberrata: Abgesprengte Drüsenkeime, meist gegen die Achselhöhle zu.

Gynäkomastie = „Frauenbrüstigkeit" im männlichen Geschlecht (s. Abb. 317).

Vierter Teil.

Chirurgische Erkrankungen des Bauches und der Beckeneingeweide.

34. Normale und abnorme Lage der Baucheingeweide.

Unsere ganze topographische Diagnostik der Unterleibserkrankungen geht von der Voraussetzung aus, daß die Organe sich an normaler Stelle befinden. Dies aber ist nicht immer der Fall. Alle Baucheingeweide sind, die einen mehr, die anderen weniger, Lageveränderungen ausgesetzt, welche entweder auf das intrauterine Leben zurückreichen oder postnatal erworben sind.

I. Die angeborenen Verlagerungen.

Die häufigsten Anomalien finden wir bei den „*Nieren*". Einmal können die Organe beider Seiten verschmelzen und in Hufeisen- oder Kuchenform vor der Wirbelsäule liegen. Auch können beide Nieren, an ihren Polen verschmolzen, auf der gleichen Seite liegen, die eine unter der anderen, als sog. „Langniere". Fehlt eine Niere ganz, so ist die andere abnorm groß. Diagnostisch noch wichtiger ist die kongenitale Verlagerung einer oder beider Nieren nach dem Becken hin. Bald wird die verlagerte Niere mehr seitlich, bald mehr median, bald im großen, bald selbst im kleinen Becken gefunden. Mittels der Palpation ist die sichere Diagnose einer solchen Anomalie unmöglich, um so mehr, als diese Nieren nicht die für die erworbene Wanderniere bezeichnende Beweglichkeit und noch viel weniger die Reponibilität derselben in die normale Nierenlage zeigen. Daher muß stets bei der Indikation zur Operation eines diagnostisch unklaren „Adnextumors" an diese Möglichkeit gedacht werden. Was ein Irrtum bei verlagerter *Solitärniere* zu bedeuten hat, das braucht nicht gesagt zu werden.

Nur das nach Kontrastfüllung des Nierenbeckens aufgenommene Röntgenbild läßt diese Verlagerung sicher erkennen.

Der Grundtypus der Verlagerungen der *unpaarigen Baucheingeweide* ist der *Typus inversus*. Derselbe ist verhältnismäßig leicht schon durch die klinische Untersuchung nachzuweisen, sobald er gleichzeitig auch die Brusteingeweide betrifft. Viel eher entgeht die Verlagerung dagegen der Beobachtung, wenn sie sich nur auf die Baucheingeweide erstreckt. Am ehesten läßt sich durch Palpation und Perkussion die recht seltene Umlagerung von „*Milz*" und „*Leber*" erkennen. Das Röntgenbild wird die dazugehörige Umstellung des Magens zeigen. Selten ist die angeborene Verlagerung der „*Milz*" nach unten infolge mangelhafter Entwicklung ihres Aufhängeapparates.

Häufiger und für den Chirurgen deshalb viel wichtiger ist die abnorme Lagerung des „*Darmes*" ohne Anomalien der Leber- und Milzlage.

Wir können bei derselben folgende Hauptformen unterscheiden:

1. Der Dickdarm liegt in ganzer Ausdehnung *hinter dem Dünndarm,* weil sich die Nabelschlinge nicht gedreht hat *(Retroposition).* Das Mesenterium kann dabei frei oder sekundär mit der hinteren Bauchwand verlötet sein.

2. Der ganze Dickdarm liegt in der *linken Seite der Bauchhöhle,* weil sich die Nabelschlinge zwar im richtigen Sinne, aber nur unvollständig, d. h. nicht bis zur Überkreuzung von Dünn- und Dickdarm gedreht hat *(Sinistroposition).* Auch hier kann das Mesenterium entweder frei oder sekundär verlötet sein. Im ersteren Falle hängen Dünn- und Dickdarm an einem freien gemeinschaftlichen Mesenterium, dem sog. *Mesenterium commune.*

3. Der ganze Dickdarm liegt in der *rechten Bauchhälfte,* weil sich die Nabelschlinge in abnormem Sinne, aber nur unvollständig gedreht hat *(Dextroposition).* Das Mesenterium verhält sich wie bei Nr. 2.

4. Es besteht eine völlige Überkreuzung von Dünn- und Dickdarm, aber mit *verkehrter Lagerung,* weil sich die Nabelschlinge in unrichtigem Sinne, und zwar vollständig gedreht hat *(Situs inversus abdominalis partialis inferior).*

Dies sind die extremen Formen. Viel häufiger als dieselben findet sich eine Anomalie, die wir als Übergangsform von der normalen Lage zur Linkslage des Dickdarms mit freiem Mesenterium auffassen können: Coecum und Colon ascendens besitzen ein freies Mesenterium, welches in dasjenige der untersten Dünndarmschlinge übergeht. Dabei ist das Colon ascendens häufig verkürzt, so daß das Coecum abnorm hoch steht. Fehlt dasselbe ganz, und liegt das Coecum unmittelbar am Leberrande, so sind wir am Beginn der Linkslagerung angekommen. Wir können dieselbe von dem Augenblick an annehmen, wo das Coecum so weit nach links hinübergerückt ist, daß Dick- und Dünndarm sich nicht mehr überkreuzen. Die Bedeutung dieser Anomalie kann daraus erschlossen werden, daß die leichteste Form derselben — das sog. *Mesenterium ileoccecale commune* — bei etwa einem

Zehntel aller Autopsien gefunden wird, so daß das Coecum mobile als solches nicht als krankhafter Zustand aufgefaßt werden darf. Auch die ausgesprocheneren Formen hat gewiß jeder Chirurg bei seinen Laparotomien schon angetroffen.

Von praktischer Bedeutung sind bei diesen Lageveränderungen vor allem zwei Dinge: die *Lage des Wurmfortsatzes* und die Frage der *Überkreuzung von Dick- und Dünndarm.*

1. Lage des Wurmfortsatzes.

Während derselbe bei Enteroptose und bei abnorm langem Coecum ganz im kleinen Becken liegen kann, finden wir ihn bei der mit dem freien Mesenterium der Ileocöcalschlinge oft verbundenen Verkürzung des Colon ascendens *höher* als normal, ja, er kann vor der rechten Niere oder am Leberrande oder selbst unter der Leber neben der Gallenblase liegen. Je freier die Ileocöcalschlinge ist, um so mehr nähert er sich der Mittellinie. Bei Linkslage des Dickdarms liegt er mit Vorliebe in der Nabelgegend oder gar links von derselben. Ganz in der linken Beckenschaufel liegt er beim Situs inversus, der ja nichts anderes als das Spiegelbild der normalen Darmlage darstellt.

2. Überkreuzung von Dünn- und Dickdarm.

Die Frage der *Überkreuzung von Dünn und Dickdarm* hat weniger diagnostische als operativ-technische Bedeutung. Die Überkreuzung fehlt in allen Fällen von unvollständiger Drehung der Nabelschlinge mit freiem Mesenterium. Man muß sich das besonders deshalb merken, weil wir bei der Gastroenterostomie die Gewohnheit haben, die oberste Dünndarmschlinge da zu suchen, wo sie unter dem Quercolon hervorkommt. Ist aus der bei Eröffnung der Bauchhöhle erkannten Darmlage zu schließen, daß die Überkreuzung fehlt, so müssen wir, um die oberste Jejunumschlinge zu finden, das Duodenum verfolgen. Dasselbe wendet sich bei der Linkslage des Dickdarmes nach der Gegend der rechten Niere hin und geht von dort abwärts ziehend im Bereiche der rechten Beckenschaufel in das Jejunum über.

Neben diesen einigermaßen typischen Lageveränderungen gibt es, wenn auch seltener, noch Anomalien, welche sich in kein Schema einreihen lassen und welche nur als zufällige Befunde durch das Röntgenbild erkannt oder bei Operationen entdeckt werden. Hierzu gehören unter anderem die durch Zwerchfellhernien bedingten Magen- und Darmverlagerungen.

So fanden wir den Quergrimmdarm bis zum Schwertfortsatz hinaufgezogen und dort durch Vermittlung des Netzes in einer angeborenen Hernia diaphragmatica in der MORGAGNIschen Lücke des Zwerchfells festgehalten.

Ein seltenes Ereignis ist die geschwürige Perforation eines angeborenen, in die linke Pleurahöhle verlagerten Magens. Die umstehende Abb. 318 illustriert ein solches Vorkommnis aus unserer Klinik. Die Diagnose der Verlagerung wurde erst intra operationem gestellt, da die akute Perforation zu einer Röntgenuntersuchung nicht berechtigte.

II. Die erworbenen Lageveränderungen

der Baucheingeweide sind, wenn auch bisweilen die Verlagerung des einen oder anderen Eingeweides in den Vordergrund tritt, doch im allgemeinen unter dem Begriff der Entero- oder Splanchnoptose zusammenzufassen. Diese den französischen Klinikern schon seit langen Jahren geläufige Auffassung ist besonders durch STILLER in den Vordergrund gerückt worden, der die Ptose als Äußerung einer „asthenischen Konstitutionskrankheit" bezeichnet. Eine wirkliche Erklärung für das gesamte Erscheinungsbild der Eingeweidesenkung besitzen wir damit allerdings noch nicht. Am zutreffendsten erscheint uns die Annahme einer angeborenen oder erworbenen Minderwertigkeit der Gewebe, insbesondere des Bindegewebes. Es möge genügen, kurz die diagnostisch wichtigsten Erscheinungsformen anzuführen, während die Besprechung der klinischen Symptome bei den einzelnen Organen abgehandelt werden soll.

Von der ,,*Niere*" weiß auch der Laie, daß sie sich senken kann, und der Begriff ,,*Wanderniere*" ist Gemeingut der gebildeten Welt geworden. In gleicher Weise, aber viel seltener, können auch ,,*Leber*" und ,,*Milz*" wandern. Während bei der ,,*Wanderleber*" gewöhnlich eine allgemeine Erschlaffung der Aufhängebänder vorhanden ist, beruht das Wandern der Milz in der Regel auf einer krankhaften Vergrößerung des Organs, besonders durch Malaria, Amyloid, Tuberkulose, Tumor, chronische Stauung, selten Leukämie.

Die ,,*Wandermilz*" findet sich hauptsächlich bei weiblichen Individuen. Sie ist an ihrem scharfen vorderen Rande zu erkennen und daran, daß die Milzdämpfung an normaler Stelle fehlt.

Die verlagerte Milz kann sich auf dem ganzen Kreissegment finden, dessen Radius die Milzarterie ist, von der Magengegend bis ins große, ja selbst ins kleine Becken. Ist sie, wie in der Regel bei nicht zu starker Vergrößerung, gut beweglich, so spricht man von Pendelmilz. Sekundäre Verwachsungen, z. B. infolge von Torsion, können sie an abnormer Stelle festhalten.

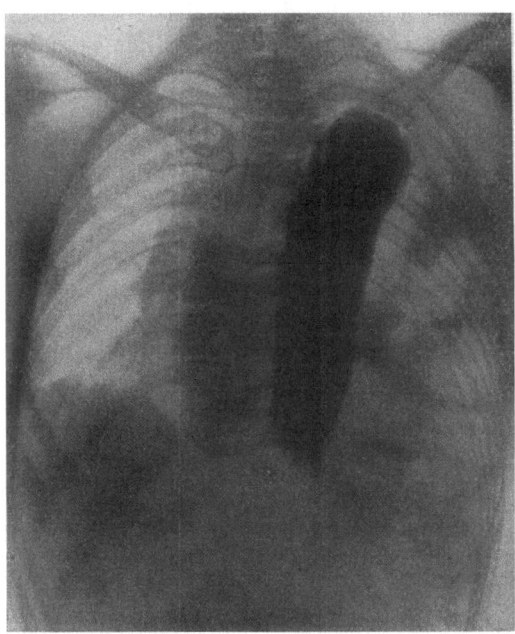

Abb. 318. Linksseitiger Zwerchfellbruch, Bariumfüllung des Magens. In der Pleurahöhle Magen und lufthaltige Dünndarmschlingen sichtbar.

Der scharfe Rand wird uns dann leiten, wenn sich die Milz weit weg von ihrem normalen Sitz findet. So fand ich bei einer jungen, wegen ,,Ovarialtumor" aus einem Malarialande nach Europa geschickten Patientin eine die *rechte* Bauchhälfte und das *kleine Becken* einnehmende Geschwulst, die rechts einen auffallend scharfen Rand zeigte. Die Milzdämpfung fehlte. Die Patientin litt seit ihrer Jugend an Malaria. Dies genügte, um eine gewanderte Malariamilz anzunehmen, und die Exstirpation des $2^{1}/_{2}$ kg schweren Organs zeigte in der Tat, daß der Milzstiel lang ausgezogen über das Colon transversum hinüber nach rechts unten verlief.

Fühlbarkeit der Pulsation der Milzarterie, ja ein systolisches Blasen an dieser Stelle (PIAZZA-MARTINI) werden die Diagnose erleichtern. Einige Besonderheiten und Komplikationen der Splenoptose werden wir im Kapitel der Milzerkrankungen erwähnen.

Die Senkung von ,,*Magen*" und ,,*Darm*" müssen wir gemeinschaftlich besprechen, nicht nur wegen ihrer inneren Zusammengehörigkeit, sondern auch, weil sie mit den gleichen diagnostischen Hilfsmitteln erkannt werden. Wir beginnen mit der ,,*Palpation*".

Während uns die Palpation von Nieren, Leber und Milz schon lange bestimmte Anhaltspunkte für die Diagnose der erworbenen Senkungen gegeben hatte, so war dies weniger der Fall für die Senkungen von Magen und Darm. GLÉNARD und seine Schule haben freilich schon im letzten Jahrhundert gelehrt, wie man den Dickdarm abtasten soll. Sie waren aber in dem Irrtum befangen, daß nur der erkrankte oder wenigstens krankhaft kontrahierte Dickdarm tastbar sei. OBRASTZOW zeigte, daß ein guter Teil des Verlaufes des Dickdarmes und ferner gewisse Teile des normalen Magens auch in gesundem Zustande durch die Palpation nachweisbar seien. Diese Auffassung ist von allen denjenigen bestätigt worden, welche sich systematisch mit der Abtastung der Baucheingeweide befaßt haben. Wie häufig dieser oder jener Darm- oder Magenteil abgetastet werden kann, das hängt nicht nur von der Übung des Untersuchenden ab, sondern auch von dem untersuchten Material. So ergeben sich z. B. bei einem aus vorwiegend internen Kranken bestehenden Material (HAUS-MANN) höhere Prozentzahlen als bei vorwiegend chirurgischen Kranken mit den so häufigen Zuständen von Meteorismus und entzündlichen Veränderungen. Es kann nicht genug betont werden, daß jede systematische Abtastung der einzelnen Darmteile unterlassen werden muß, wenn dadurch irgendein Schaden gestiftet werden kann, also bei allen frisch entzündlichen Veränderungen an den Gallenwegen, dem Wurmfortsatz, dem Magen und Darm überhaupt.

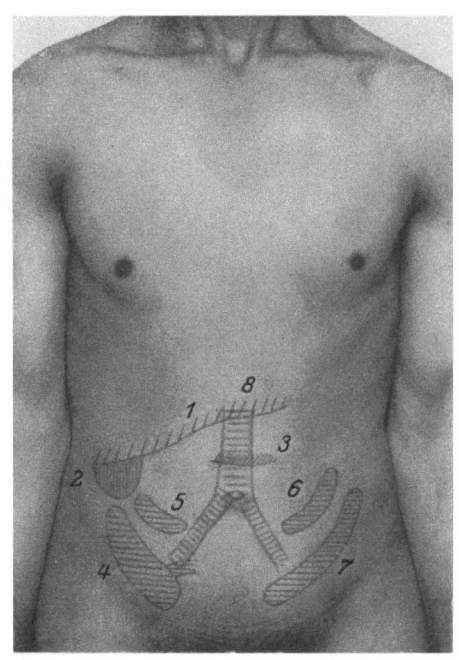

Was läßt sich auf Grund des Gesagten von normalen Magen- und Darmabschnitten durch erschlaffte, nicht zu fette Bauchdecken durchfühlen ?

a) Jeder Teil des Verdauungskanals, der sich über seinem Inhalt gegen ein Hindernis zusammenzieht (Magen- und Darmsteifung).

b) Der Dickdarm, auch da, wo er sich leer kontrahiert (la corde colique), oder wo er mit mehr oder weniger festem Kot gefüllt ist.

c) Jeder nicht kontrahierte Abschnitt, der sich umschrieben auf einer festen Unterlage rollen läßt.

Abb. 319. Schematische Darstellung der am häufigsten tastbaren normalen Baucheingeweide. 1 Leber; 2 rechte Niere; 3 große Kurvatur des Magens; 4 Coecum und Colon ascendens; 5 Anfangsteil des Colon transversum; 6 Endteil desselben; 7 Colon descendens und oberer Schenkel des S romanum; 8 Aorta abdominalis und Aa. iliacae.

Dies führt uns für die verschiedenen Abschnitte des Magen-Darm-Kanals zu folgenden Ergebnissen (s. auch Abb. 319):

Am *Magen* ist die Pylorusgegend tastbar, wenn sie nicht von der Leber überlagert ist, die große Kurvatur, wenn sie nicht wegen Ptose zu tief steht, und die kleine Kurvatur bei Ptose. Quer vor der Wirbelsäule fühlen wir bisweilen bei starker Magensenkung oberhalb des Magens, das Pankreas.

Vom normalen *Dünndarm* können wir, wie HAUSMANN richtig hervorhebt, auch unter den günstigsten Umständen nur das Endstück der letzten Schlinge abtasten, da wo es in das Coecum mündet.

Der *Wurmfortsatz* ist, wenn überhaupt, in normalem Zustand nur selten zu fühlen. Was für den Wurmfortsatz gehalten worden ist, das ist (HAUSMANN) oft nichts anderes als das Endstück des Dünndarms oder wenigstens der untere Rand desselben. In *pathologischen Fällen* wird häufig das Konglomerat, welches aus Wurmfortsatz, mit ihm verwachsenem Netz und oft auch verwachsenen Darmschlingen der Nachbarschaft besteht, als Wurmfortsatz kurzweg gedeutet.

Vom *Dickdarm* fühlen wir bei weitaus den meisten Patienten das Coecum und das Colon ascendens, bis nahe an die Flexura hepatica, und ebenfalls das Colon descendens mitsamt dem oberen Schenkel des S romanum. Vom Colon transversum gelingt es uns bisweilen, den Anfangsteil nach innen vom Colon ascendens abzutasten, und ferner den Endteil nach innen vom Colon descendens. Der Hauptteil des leeren Colon transversum ist dagegen nur dann tastbar,

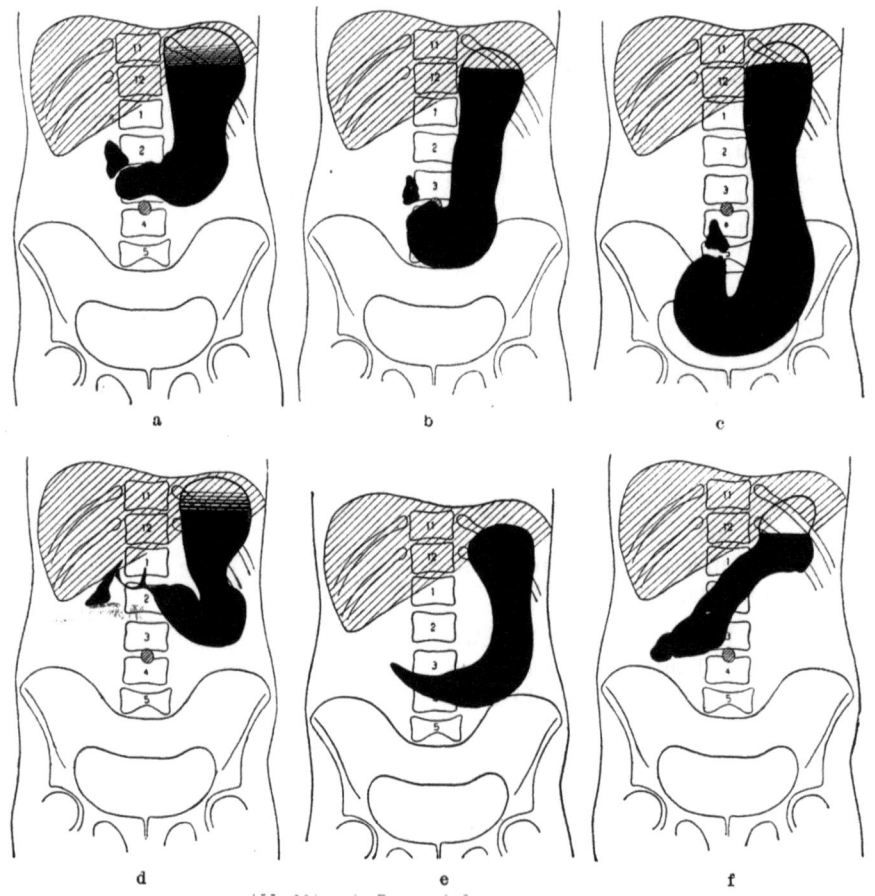

Abb. 320 a—f. Lageverhältnisse des Magens.

a Normaler Magen. Bauchlage. Gewöhnliche Form. b Normaler Magen im Stehen. Derselbe Fall.
c Ptose. Aufnahme im Stehen. d Einbuchtung des Magenschattens durch die normale Milz. e Verdrängung
des Magens durch Pankreascyste. f Verdrängung des Magens durch linksseitige Hydronephrose.

wenn er sich genügend hoch über der Symphyse befindet, um noch auf der Wirbelsäule gerollt zu werden, und wenn der Patient nicht fettleibig und sein Dünndarm nur wenig gefüllt ist. Dies alles trifft nun freilich nicht sehr oft zu. Ohne weiteres abtastbar ist das nicht zu tief verlaufende Quercolon nur dann, wenn es spastisch kontrahiert oder mit festem Kot angefüllt ist. Nur bei hochgradiger Ptose läßt sich die Flexura lienalis des Dickdarmes erreichen.

Gibt uns also auch die Palpation für die Beurteilung der Lage einzelner Darmteile wertvolle Anhaltspunkte, so reichen dieselben doch an Zuverlässigkeit bei weitem nicht an die Aufschlüsse heran, welche wir durch das „*Röntgenbild*" erhalten.

Zuerst eine Vorbemerkung zur *Methodik* dieser Untersuchung: Für den *Magen* liegt die Technik auf der Hand. Die Lageveränderungen desselben werden ohne weiteres auf dem Röntgenschirm und auf der Röntgenplatte sichtbar, wenn man den Patienten sofort nach Einnahme der Kontrastmahlzeit *liegend und stehend* (siehe unter Magenerkrankungen) untersucht.

Für den *Dickdarm* scheint in Analogie zu der früher vielfach geübten Aufblähung bzw. dem Wassereinlauf vom Rectum her der Einlauf mit kontrastbildendem, dünnflüssigem Brei das nächstliegende zu sein und wird auch vielfach zu diesem Zweck in Anwendung gezogen. Durch hochgradige flüssige Füllung von Darmteilen, welche größtenteils für mehr festen Inhalt bestimmt sind, entstehen aber so unnatürliche Verzerrungen, daß das Einlaufbild, so nützlich es auch für andere Zwecke ist, nur mit Einschränkungen zur Lagebestimmung des Dickdarmes verwendet werden darf (vgl. Abb. 321 und 322). Wir erhalten eine viel richtigere Vorstellung von der wirklichen Lage des Dickdarmes, wenn wir eine kontrastbildende Mahlzeit vom Magen her in ihrem Verlaufe durch den Darmkanal mittels einer Reihe von Schirmuntersuchungen oder Plattenaufnahmen verfolgen. In der Regel genügt es, eine Aufnahme nach 6,

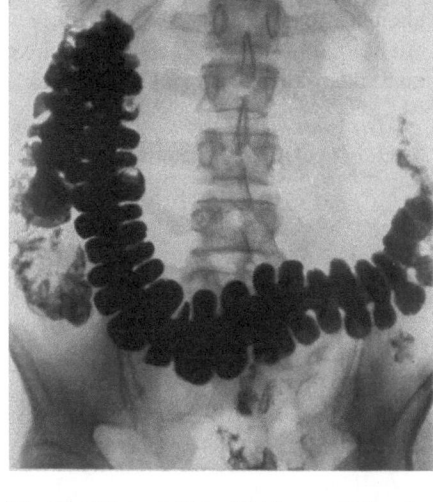

Abb. 321. Röntgenbild des Dickdarmes 24 Stunden nach Einnahme der Kontrastmahlzeit. Normale Form. Ptose.

eine weitere nach 24 und bei verzögerter Entleerung eine dritte Aufnahme nach 48 Stunden vorzunehmen, um Aufschluß über die Lage des gesamten Dickdarmes zu erhalten.

Die Röntgenuntersuchungen haben uns nun vor allem gelehrt, worauf es bei der Diagnose der Eingeweidesenkung wirklich ankommt. So ist beim *Magen* nicht nur der Tiefstand der großen Kurvatur maßgebend und auch nicht die Lage der in ihrem größeren Anteil senkrecht verlaufenden kleinen Kurvatur, sondern vor allem diejenige des Pylorus. Ein muskelschwacher, schlaffer Magen kann sich vorübergehend unter dem Druck des Speisebreies weit nach unten ausbuchten, ohne daß der Pylorus notwendig mitgesenkt ist. Eine wirkliche Ptose können wir deshalb nur annehmen, wenn auch die Verschieblichkeit des Pförtners nach unten im Röntgenbild nachweisbar ist (siehe Abb. 320 c).

Normal findet sich der Pylorus beim Liegen in der Höhe des Querfortsatzes des ersten bis zweiten Lendenwirbels

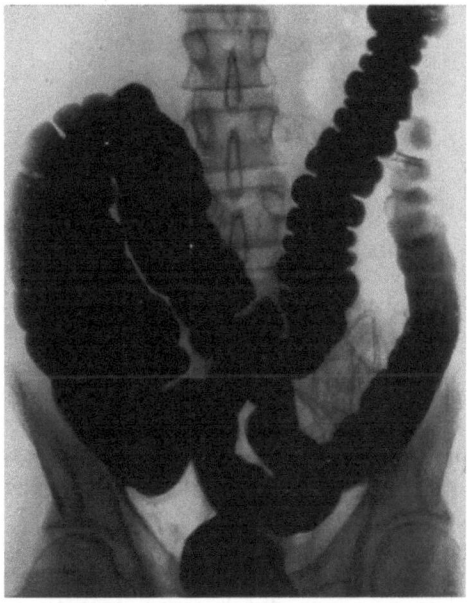

Abb. 322. Röntgenbild desselben Falles nach größerem Kontrasteinlauf. Zerrbild nach Lage und Form.

und verschiebt sich beim Übergang in die vertikale Körperhaltung um etwa $1^1/_4$—2 Wirbelhöhen nach unten und etwas medianwärts. Bei Ptose beträgt die Verschiebung oft das Doppelte (WYDLER).

Für den *Dickdarm* ist nicht die Lage des Colon transversum, sondern diejenige der beiden Flexuren maßgebend. Am stärksten äußert sich die Senkung an der Flexura hepatica, entsprechend der größeren Beweglichkeit der rechten Niere. Die linke Flexur senkt sich, wie die linke Niere, auch bei ausgesprochener Ptose weniger als die rechte. Die Lage des Colon transversum kann bei ein und demselben Patienten bei verschiedenen Füllungs- und Kontraktionszuständen dieses Darmabschnittes eine sehr verschiedene sein.

Die durch das Röntgenbild gegebenen Kriterien der Gastro- und Enteroptose sind also kurz gefaßt die folgenden: Tiefstand der großen Kurvatur und des

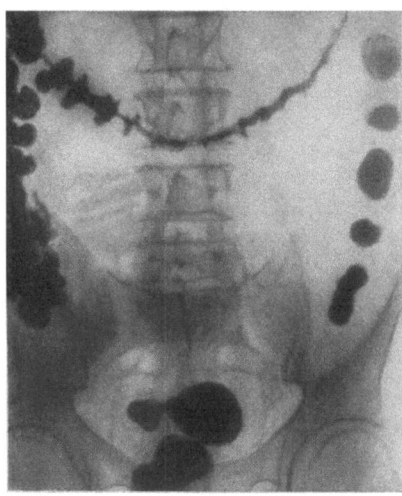 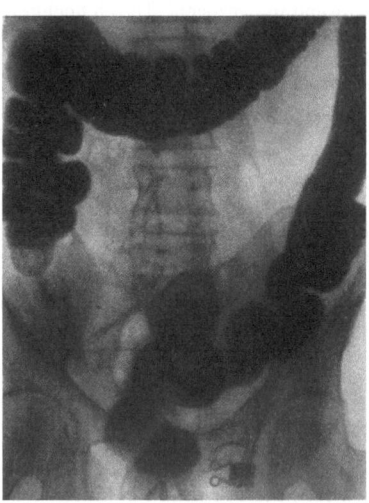

Abb. 323. Spastische Kontraktion des Colon trans-   Abb. 324. Derselbe Fall. Völlige Entfaltung des
versum. Bariummahlzeit nach 24 Stunden.   Colon beim Kontrasteinlauf.

Pylorus, Tiefstand der Flexura hepatica und meist auch Herunterreichen des Coecum über die Linea innominata herunter ins kleine Becken bei Aufnahme im Stehen.

Alle diese Dinge haben diagnostisches Interesse, wenn man auch mit der vielbeliebten Diagnose „Magensenkung" dem Patienten etwas sagt, was sehr oft neben der Hauptsache vorbeigeht. Jedenfalls bietet die Enteroptose kein dankbares Feld chirurgischer Betätigung. Man hat freilich ungefähr alle Bauchorgane angenäht, und sich vorgestellt, daß man ihnen ihre normale Lage wiedergeben könne. Mag dies auch im anatomischen Sinne richtig sein, so dürfen wir doch die mannigfaltigen Beschwerden der „Deséquilibrées du ventre" nicht nur der Organverlagerung zuschreiben, sondern müssen der mangelhaften Einstellung und Funktion des abdominalen Nervensystems — Sympathicus und Vagus — eine mindestens ebenso große Rolle zuerkennen. Dies schließt nicht aus, daß in besonderen Fällen aus primärer Funktionsstörung einerseits und Form- und Lageveränderung andererseits ein Circulus vitiosus entsteht, aus dem man nur durch einen operativen Eingriff herauskommt. Solche Vorkommnisse bilden aber die Ausnahme, und wir Chirurgen tun besser daran, uns mit dem Internen in die Behandlung der Splanchnoptose zu teilen oder sie ihm zu überlassen, so sehr auch die Patientinnen selbst eine Operation wünschen mögen.

35. Bauchverletzungen.

Die Bauchverletzungen erfordern, wenn irgendein Gebiet der Chirurgie, sorgfältige Beobachtung, frühe Diagnose und rasche Entscheidung. Immer noch gehen Menschenleben zugrunde, weil mit der Diagnose einer Darmverletzung zugewartet wird, bis das volle Bild der Peritonitis vorliegt.

I. Die Verletzungen durch stumpfe Gewalt.

Die schwierigsten Probleme geben uns die *Verletzungen durch stumpfe Gewalt auf*, weil wir hier nur selten genau über die Stelle der Gewalteinwirkung unterrichtet sind, und weil deshalb der Kreis der zu berücksichtigenden Organe ein viel größerer ist, als bei den enger umgrenzten Stich-, Schnitt- oder Schußverletzungen. Wir müssen also in jedem Falle die Untersuchung sämtlicher Bauchorgane vornehmen, um nicht, z. B. ob einer das Symptomenbild beherrschenden Nierenverletzung, eine Darmruptur zu übersehen oder umgekehrt. Bei dieser Untersuchung denken wir immer zuerst an diejenige Verletzungsfolge, welche die dringendste Gefahr bedingt, nämlich an die *Blutung*. Können wir eine solche ausschließen, so fahnden wir auf einen *Erguß* aus Hohlorganen — Gallenblase und Harnblase — oder eine Ruptur des Magen-Darm-Kanals.

Den Begriff „stumpfe Gewalt" müssen wir dabei sehr weit fassen. Am gefährlichsten sind Deichselstoß, Hufschlag und ähnliche Traumen. Wir haben aber Darmruptur selbst bei flachem Auffallen auf den Bauch gesehen! Zwischen diese Extreme reihen sich alle nur denkbaren Vorkommnisse.

Zuerst einige allgemeine Bemerkungen über die Unterscheidung von Bluterguß, Erguß von Galle oder Urin und Austreten von Darminhalt in die Bauchhöhle.

Ein *Bluterguß* macht eine rasche Flankendämpfung und eine mehr oder weniger ausgesprochene Anämie, in schweren Fällen mit anämischem Kollaps, d. h. mit Blässe und kleinem, raschem Puls. Im Blute finden wir allerdings erst nach etwa 6 Stunden eine dem Blutverlust zwar immer noch nicht entsprechende Blutverdünnung mit Verminderung der roten Blutzellen in schweren Fällen auf 3,5 Millionen und des Hämoglobingehaltes auf 65%. Sinken die Werte innerhalb von Stunden noch tiefer, so ist das Leben in unmittelbarer Gefahr. Die weißen Blutzellen können dabei schon innerhalb einer Stunde auf 20000—30000 im Kubikmillimeter ansteigen. Auch reiner Bluterguß macht starken Schmerz mit Muskelspannung und deutlichen Entlastungsschmerz und Erbrechen oder Brechreiz.

Ein Erguß von *steriler Galle* macht bei mehr oder weniger rasch ansteigender Dämpfung leichte Erscheinungen von Peritonealreizung und führt nach einigen Tagen zu Ikterus. Eine unmittelbare Gefährdung des Lebens besteht nicht.

Einfließen von *sterilem Urin* führt ebenfalls zu rascher Dämpfung und zu Peritonealreizung ohne unmittelbare Gefahr. Mäßiger Urinerguß aus einer zerrissenen Niere wird rasch durch Verwachsungen eingedämmt und führt nicht leicht zu bedrohlichen Erscheinungen. Ergießt sich dagegen der gesamte Urin aus einer geplatzten Blase in den Bauch, so kommt es innerhalb weniger Tage zur Urämie. Während bei den bis jetzt erwähnten Vorkommnissen die Bauchmuskulatur nur wenig reagiert, so finden wir bei einer Perforation der Magen- oder Darmwand früh reflektorische Bauchdeckenspannung bis zu brettharter Kontraktion der Muskeln, und zwar um so rascher, je reichlicher der Austritt von Inhalt war. Die Dämpfung steigt weniger an als bei Blutung und Gallenerguß

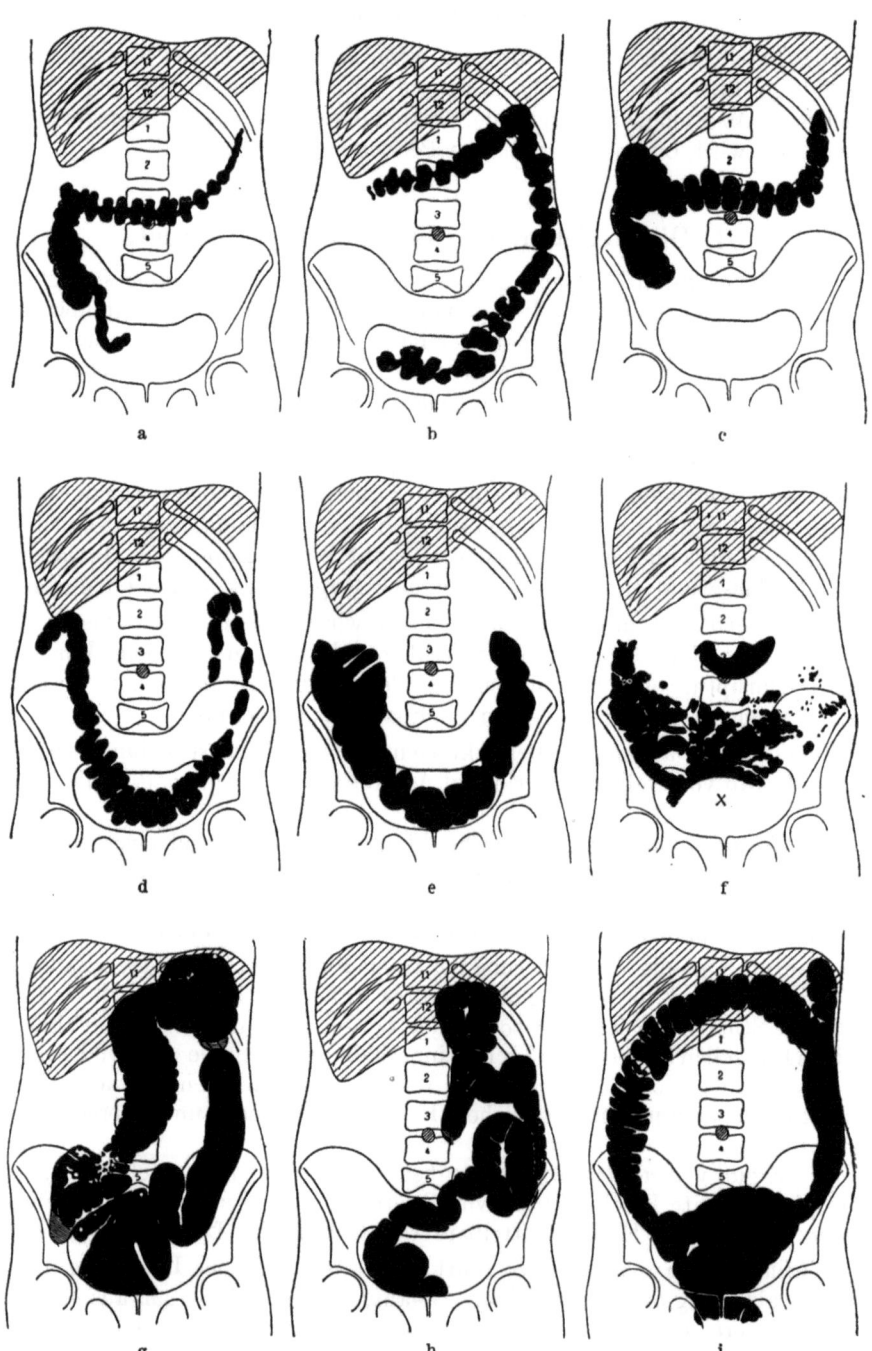

Abb. 325 a—i. Schematische Bilder zur Form und Lage des Dickdarms.

a Normales Dickdarmbild, 6 Stunden nach Einnahme der Kontrastmahlzeit. b Normales Dickdarmbild, 20—24 Stunden nach Einnahme der Kontrastmahlzeit. c Querer Verlauf des Colon transversum. d Weit herunterhängendes Colon transversum mit normaler Höhe der Flexuren. e Dasselbe mit tiefstehender Flexura hepatica (Ptose). f Verdrängung des Darmes durch die gefüllte Blase ($\times$). g Verdrängung des Darmes durch rechtsseitigen Senkungsabsceß (Kontrasteinlauf). h Verdrängung des Darmes durch ein rechtsseitiges perirenales Fibrolipom (Kontrasteinlauf). i Dickdarmverdrängung durch Mesenterialsarkom (Kontrasteinlauf).

und wird beispielsweise schon nach 12—24 Stunden durch den Meteorismus verdeckt. Die Erscheinungen sehen anfangs weniger bedrohlich aus als bei Blutung, steigern sich aber vom Ende des ersten Tages weg zusehends, während sie bei der Blutung stationär werden oder zurückgehen. Die Leukocytenzahl ist schon am Ende des ersten Tages vermehrt, aber oft weniger stark als bei Blutung. Die Perkussion läßt bisweilen eine fixierte oder bewegliche Gasblase

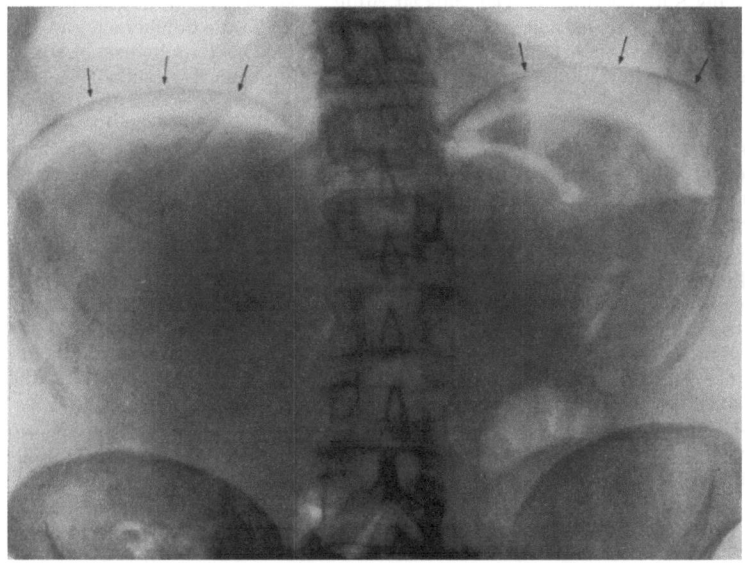

Abb. 326. Subphrenische Luftansammlung nach Magenperforation.

feststellen. Im Röntgenbild (sitzend) sieht man kleine Gasansammlungen als sichelförmige Aufhellung unter den Zwerchfellkuppen (s. Abb. 326).

Nach diesen Vorbemerkungen gehen wir zur Besprechung der einzelnen Verletzungen über.

1. Magen-Darm-Kanal.

Hat der Darm bloß eine „*Quetschung*" erlitten, so fehlen, abgesehen von den Zeichen des ersten Schocks, schwerere Erscheinungen, und wir werden die Verletzung nur aus Blutabgang mit dem Stuhl und vielleicht aus den nach einigen Tagen eintretenden Erscheinungen eines leichten Darmverschlusses erkennen.

Die gleichen Erscheinungen verursacht der glatte Abriß des Mensenteriums von einer Dünndarmschlinge und die Schädigung einer dem Darm anliegenden Mesenterialpartie, sobald sie zu Zirkulationsstörungen in der Darmwand, aber noch nicht zu Gangrän geführt haben. Beim Abriß des Mesenteriums ist allerdings, wenn er die Ausdehnung von 2 cm überschritten hat, umschriebene Gangrän der entsprechenden Darmstelle die Regel.

Ist es zu „*Ruptur*" gekommen, so haben wir es meist nicht bloß mit eng umschriebenen Verletzungen, wie bei Schuß- oder Stichwunden, sondern gleich mit Zerreißung eines guten Stückes des Darmumfangs zu tun, wenn nicht gar eine Schlinge vollständig durchgerissen ist. Wir werden also bei stumpfen Darmverletzungen viel eher als bei Schuß- und Stichwunden *Gasaustritt in die Bauchhöhle* erwarten. War der Darm im Moment der Verletzung leer, so ist freilich auch dieses Symptom nicht immer nachzuweisen.

Keinesfalls darf man sich damit begnügen, aus dem Vorhandensein der Leberdämpfung auf Fehlen von Gasaustritt zu schließen. Die ausgetretene Gasmenge kann eine sehr geringe sein und wird sich in diesem Falle auf eine den obersten Punkt der Bauchhöhle einnehmende Gasblase beschränken, die sich an ihrem hochtympanitischen oder metallischen Schall und an ihrem Lagewechsel bei Umlagern des Patienten erkennen läßt, meist jedoch nur im Röntgenbild sicher erkannt wird (s. Abb. 326).

Folgender Fall ist in dieser Hinsicht lehrreich:

Ein junger Mann gerät zwischen die Puffer zweier Lokomotiven und wird $2^1/_2$ Stunden später ins Spital gebracht. Der Puls ist ruhig — 80 Schläge in der Minute — Temperatur und Gesichtsfarbe sind normal. Dagegen bestehen spontane Schmerzen und Druckempfindlichkeit im Oberbauch und im linken Mesogastrium. Die Bauchmuskeln sind reflektorisch gespannt. Die Perkussion ergibt beiderseits Dämpfung in der Lendengegend, links weiter hinunterreichend als rechts. Die Leberdämpfung ist erhalten, dagegen findet sich bei aufmerksamer Perkussion Metallklang an ganz beschränkter Stelle im Bereiche des Schwertfortsatzes. Legt man den Patienten auf die rechte Seite, so verschiebt sich die metallisch klingende Stelle nach links, um bei Rückenlage wieder unter den Schwertfortsatz zurückzukehren. Der Patient erbricht ein einziges Mal. Schluß: Darmverletzung bei wenig gefülltem Darm, mit Austritt einer unbedeutenden Gasblase. Die sofort ausgeführte Operation zeigt, daß eine Jejunumschlinge quer durchgerissen ist. Ihre Naht erzielt Heilung.

Mit diesem sofort nach der Verletzung auftretenden, verschieblichen Metallklang ist die analoge Schallveränderung nicht zu verwechseln, welche sich etwas später unverschieblich im Bereiche der verletzten Schlinge einstellt und die auf lokalen Meteorismus infolge von entzündlichen Veränderungen zurückzuführen ist, ebensowenig wie die später im Verlaufe der Peritonitis bisweilen einsetzende Gasbildung in der freien Bauchhöhle oder in abgekapselten Abscessen.

In manchen Fällen — ich sah dies selbst bei dreifacher gänzlicher Querdurchreißung des Dünndarms — tritt überhaupt kein Gas aus. Es gilt dies besonders von den Rupturen des Jejunums. Die Diagnose muß dann aus den im folgenden zu besprechenden Symptomen gestellt werden.

Auffallende *Blässe* verwerten wir für Blutung, beginnende *Cyanose* für Darmruptur. Aus Entstehungsweise und Sitz einer Dämpfung, aus dem Verhalten der Bauchdecken und aus dem Blutbefund werden wir die oben angegebenen Schlüsse ziehen.

Gewinnen wir aus der ersten Untersuchung noch keine Klarheit, so legen wir den Patienten in ein warmes Bett und untersuchen ihn wiederholt in kurzen Zwischenräumen. Bloßer Schock klingt binnen weniger Stunden ab. Jede Verschlimmerung des Allgemeinbefindens dagegen muß Verdacht erregen, und das Bestehenbleiben einer ausgedehnten *Kontraktur der Bauchwand*, verbunden mit Druckempfindlichkeit und mit Schmerz bei tiefem Atemholen, beweist um so sicherer eine Darmverletzung, je umschriebener die Quetschung war. So zeigt die Erfahrung, daß z. B. nach Hufschlag und Deichselstoß Darmrupturen ganz besonders häufig sind. Sie betreffen in der Regel die obersten Dünndarmschlingen. *Mit Nachdruck muß noch einmal darauf hingewiesen werden, daß man in diesem frühen Stadium auch bei schwerer Darmverletzung weder verfallene Züge, noch trockene Zunge, noch aufgetriebenen Bauch, noch fadenförmigen Puls erwarten darf. Selbst Erbrechen kann völlig fehlen, ebenso Temperatursteigerung. Ist eine solche vorhanden, so ist sie eines der wichtigsten Perforationssymptome.*

Wir fassen also unsere diagnostischen Erwägungen in folgenden Satz zusammen:

Wenn ein Patient einige Stunden nach einer Bauchquetschung einen etwas beschleunigten Puls, reflektorische Muskelspannung, Druckempfindlichkeit des Abdomens, Schmerz bei tiefer Atmung und eine leichte Unruhe aufweist, so ist er einer Darmverletzung so verdächtig, daß ein in geeigneten äußeren Verhältnissen (Krankenhaus) ausgeführter Probeschnitt dringend angezeigt ist.

Das eben beschriebene, scheinbar leichte Symptomenbild kann 12, selbst 24 Stunden ohne auffallende Veränderungen andauern. Dann aber ändert sich die Szene, und Erbrechen, Meteorismus, rascher kleiner Puls, oberflächliche Atmung zeigen — bisweilen plötzlich einsetzend —, daß die *Peritonitis* sich entwickelt und daß sie droht, aller therapeutischen Vorkehrungen zu spotten.

Es mag beigefügt sein, daß bei gewissen Individuen schon ein aseptischer Bluterguß in die Bauchhöhle zu Gassperre führt und damit an Peritonitis denken läßt. Im Zweifelsfalle und selbstverständlich stets bei Verdacht auf schweie Blutung heißt die Indikation: nachsehen, ohne Zeit zu verlieren.

Die Prognose der Ruptur ist, wenn einmal 12 Stunden vergangen sind, beinahe immer schlecht, und man kann sich in Spätfällen fragen, ob der Eingriff nicht ebensoviel schaden als nützen wird.

In seltenen Fällen kann durch stumpfe Bauchgewalt das Zwerchfell reißen. Magen und Darm wird dann thorakalwärts verlagert (s. Abb. 318). Bei der Atmung fällt das fehlende inspiratorische Anheben des gleichseitigen Hypogastricums auf.

2. Milz.

Tritt unter den Erscheinungen zunehmender Blutleere, vielleicht auch mit in die linke Schulter ausstrahlenden Schmerzen, eine fortschreitende Dämpfung der linken Bauchhälfte auf, ohne Zeichen, die auf eine Darmverletzung hinweisen, so müssen wir an eine „*Milzruptur*" denken. In besonderer Weise Traumen ausgesetzt ist die Milz bei Leukämie und Malaria, aber auch bei chronischer Stauung und bei Lebercirrhose. Das Trauma ist bisweilen ein indirektes: „Nachschweren" der nicht unmittelbar getroffenen Milz bei Fall aus der Höhe. Hier werden wir Zerrungsrisse im Bereich der Aufhängebänder erwarten. Im übrigen läßt sich die Form der Ruptur erst bei der Operation erkennen. Von diagnostischer Bedeutung sind die *Nach-* bzw. *Spätblutungen* nach Lockerung des anfänglich die Blutung stillenden Thrombus (HENSCHEN) oder nach Ruptur einer allmählich durch eine subseröse Blutung bis zum Platzen aufgetriebenen Milz (sog. zweizeitige Milzruptur, welche oft erst mehrere Tage nach dem Unfall eintritt).

Bezeichnend für Milzruptur ist folgender Fall:

Eine 50jährige Säuferin wird eines Morgens tot neben ihrem Manne im Bett gefunden. Die Autopsie ergibt neben allen Zeichen eines schweren Alkoholismus als Todesursache die Ruptur der um das Dreifache vergrößerten Milz, mit Erguß von 3 Liter Blut in die Bauchhöhle. Zahlreiche Kontusionsspuren auf dem Körper und der gerichtliche Nachweis einer nächtlichen Szene zwischen der Verstorbenen und ihrem nicht minder betrunkenen Manne gaben den Schlüssel für die Milzverletzung.

Wie gefährdet eine krankhaft vergrößerte Milz ist, das beweist ferner die Tatsache, daß die Malariamilz schon bei bloßer Palpation durch die Bauchdecken hindurch geplatzt ist.

Hier reihen sich die *Spontanrupturen* der Milz an, bei denen schon eine banale Körperbewegung oder ein physiologischer Akt wie Husten oder Niesen zum Platzen eines abnorm turgescenten Organs führen können. Als Ursache der Milzschwellung finden sich die verschiedensten akuten und chronischen „Milztumoren" angegeben, vom akuten Milztumor bei Angina oder Typhus abdominalis bis zur leukämischen und besonders zur Malariamilz. Verdauungs- und Schwangerschaftsturgescenz (HENSCHEN) können begünstigend wirken. Auch hier wird linksseitiger Schulterschmerz einen Wegweiser für die Diagnose bilden. Dagegen darf aus der Lokalisation des Schmerzes nach stumpfem Bauchtrauma mit intraabdominalem Bluterguß nicht immer auf das verletzte Organ geschlossen werden, indem dort der stärkste Schmerz vorherrschen kann, wo zufällig die größte Blutansammlung sich vorfindet. So öffnete ich, durch die Schmerzangabe irregeleitet, bei einem Bauchverletzten in der Milzgegend. Das Blut, welches dort reichlich vorhanden war, stammte aber aus einem Riß im rechten Leberlappen.

3. Leber und Gallenwege.

Viel häufiger als Milzrupturen sind Verletzungen der „*Leber*" und der „*Gallen-wege*", nicht zum mindesten nach Fall aus der Höhe. Die Gefahr derselben liegt in der Blutung einerseits und im Erguß von *Galle* in die Bauchhöhle anderer-seits. Die Blutung tritt sehr rasch in Szene und äußert sich neben den Erschei-nungen der Blutleere durch eine Dämpfung in der rechten Bauchseite, die des meist gasgefüllten Coecums wegen weniger auffallend ist, als die entsprechende Flankendämpfung links bei Milzruptur. Finden wir gleichzeitig Druckempfind-lichkeit der Lebergegend und vielleicht noch ausstrahlende Schmerzen nach der rechten Schulter hin, so ist die Diagnose gegeben. Manchmal haben wir aber selbst am offenen Bauche noch Mühe, zu finden, woher das Blut kommt.

Schwieriger noch ist das Einfließen von *Galle* in die Bauchhöhle zu erkennen. Die Dämpfung tritt allmählicher ein als bei Bluterguß und kann sich sehr ver-schieden lokalisieren, je nachdem die Galle hinter dem Magen in die Bursa omentalis minor oder in die seitlichen und unteren Partien der Bauchhöhle läuft oder endlich durch rasch auftretende Verklebungen auf die Mittelbauch-gegend beschränkt wird. Der folgende Fall gibt ein Beispiel für die Lokal-diagnose einer solchen Verletzung:

Ein 9jähriger Knabe gerät unter ein Wagenrad. Nach Abklingen der ersten schweren Erscheinungen tritt eine vollständige Dämpfung in der ganzen Oberbauchgegend auf, mit Weiterbestehen von galligem Erbrechen, teilweiser, aber nie völliger Entfärbung der Stühle und einem leichten Ikterus. Das allmähliche Auftreten der Dämpfun[7] im Epiga-strium, ohne ausgesprochene Anämie, sprach für Gallenerguß. Der Ikterus bewies, daß Galle durch Resorption in die Blutbahn aufgenommen wurde. Aus dem Gallenerbrechen und aus dem steten Vorhandensein von Gallenstoff im Stuhle ergab sich, daß der Chole-dochus nicht zerrissen war. Es blieb also nur die Möglichkeit einer Verletzung der Gallen-blase oder eines Astes des Ductus hepaticus übrig. Die Operation zeigte, daß die Galle sich in der Bursa omentalis minor angesammelt hatte, den Magen nach vorne drängend. Damit war auch eine Verletzung der Gallenblase ausgeschlossen, und es konnte sich nur noch um eine Zerreißung eines Astes des Ductus hepaticus handeln, mit rascher fibrinöser Verklebung des WINSLOWschen Loches.

Diese Beobachtung bestätigt auch die allgemeine Erfahrung, daß das Ein-fließen von normaler Galle in die Bauchhöhle verhältnismäßig gut vertragen wird. In der Umgebung des Gallenergusses entwickelt sich meist eine chemische fibrinöse Peritonitis, welche die Galle vom übrigen Bauch abschließt und bei geringfügigen Verletzungen die Spontanheilung anbahnt. Nur wenn der Gallen-erguß bedeutend ist, und wenn die Galle anhaltend vom Peritoneum resorbiert wird, gehen die Patienten schließlich an Cholämie zugrunde.

Ganz anders, wenn eine infizierte, geschwürig erkrankte Gallenblase spontan oder nach einem Trauma platzt. Dann kommt es, wenn nicht eingegriffen wird, meist zu einer tödlichen allgemeinen Peritonitis.

4. Nieren.

Trotz ihrer verhältnismäßig geschützten Lage ist die „*Niere*" häufig das Opfer stumpfer Gewalt. Fall aus der Höhe, Überfahrenwerden und umschrie-bener Stoß in die Lendengegend spielen dabei die Hauptrolle. *Druckempfindlich-keit der Nierengegend*, reflektorische Kontraktur der entsprechenden Lenden-muskulatur und *blutiger Harn* sichern die Diagnose für den Fall wenigstens, wo wir eine Verletzung der unteren Harnwege ausschließen können, wenn also Damm und Becken keine Verletzungen aufweisen und wenn die Entleerung des Harns ohne Schwierigkeit vor sich geht. Beweisend, aber nicht gerade häufig sind einseitige *Nierenkoliken* (Verstopfung des Ureters durch Gerinnsel!).

Nierenverletzungen sind in erster Linie der *Blutung* wegen gefährlich. Zu-nehmende Schwellung in der Nierengegend, die wir durch gleichzeitige Betastung von vorn und von hinten erkennen, und allmählich nach vorn sich ausbreitende Dämpfung geben, wenigstens bei *extraperitonealen Verletzungen*, einen objektiven Maßstab für die Ausdehnung der Blutung. Einer unserer Patienten, dessen unterer Nierenpol durch Sturz auf die linke Lende völlig abgerissen wurde, spürte das Rieseln des aus größeren Nierenarterien spritzenden Blutes. Die sichersten Schlüsse darüber ziehen wir aber aus Blutuntersuchung und Blutdruckbestimmung. Nehmen Schwellung und Dämpfung im Verlaufe der folgenden Tage allmählich zu, ohne entsprechende Zeichen von Anämie, so liegt der Gedanke nahe, daß nicht nur Blut, sondern auch *Harn* in die Gewebe ergossen wird. Entsteht ohne tastbare Veränderungen in der Nierengegend ein Erguß in die Bauchhöhle, so müssen wir schließen, daß das Blut nicht im Nierenbecken und im retro-peritonealen Gewebe zurückgehalten wird, sondern sich frei in die Bauchhöhle ergießt, daß also der Bauchfellüberzug der Niere eingerissen ist. Derartige *intraperitoneale Nierenverletzungen* werden besonders bei *Kindern* beobachtet, weil dort die Niere noch nicht in so viel perirenales Fett eingehüllt ist wie beim Erwachsenen.

Man könnte geneigt sein, die Differentialdiagnose zwischen extra- und intraperitonealer Nierenverletzung auch aus dem Fehlen oder Vorhandensein von Magen- und Darmerscheinungen: Erbrechen und Meteorismus, zu stellen. Solche Erscheinungen werden aber auch bei extraperitonealen Nierenverletzungen beobachtet. Bis zu einem gewissen Grade gestattet auch das Röntgenbild die Diagnose einer extraperitonealen Nierenblutung, indem durch das Hämatom der Psoasschatten auf der befallenen Seite auslöscht.

Es bleibt uns also zur Diagnose einer intraperitonealen Verletzung der Niere nur das Fehlen einer ausgesprochenen Schwellung in der Nierengegend bei gleichzeitigem Vorhandensein eines über den Bereich der betreffenden Flanke hinausgehenden, frei in der Bauchhöhle befindlichen Flüssigkeitsergusses übrig. Dieser Flüssigkeitserguß könnte aber auch von einer Verletzung anderer Baucheingeweide herrühren. So kann z.B. gleichzeitig eine extraperitoneale Quetschung einer Niere und ein Milz- oder Leberriß vorhanden sein. Wir werden also manchmal über eine Wahrscheinlichkeitsdiagnose überhaupt nicht hinauskommen und werden lieber einmal zu oft zur Probelaparotomie greifen, als eine Darmverletzung übersehen.

Solitärnieren besitzen wegen ihrer Größe weniger Rippenschutz als das normale Organ und sind darum auch mehr gefährdet. Man muß hieran denken, wenn man sich anschickt, eine Niere wegen traumatischer Ruptur zu entfernen.

Haben wir bei einer Nierenverletzung die ersten kritischen Tage hinter uns, so können das Auftreten von lokalen Entzündungserscheinungen und Verschlimmerung des Allgemeinzustandes nach anfänglicher Besserung noch nachträglich die Indikation zur Eröffnung geben. Die von Harn infiltrierten Gewebe sind nämlich jeder Infektion besonders zugänglich und können sich auch da, wo Verunreinigung der Harnwege durch Katheterismus vermieden worden ist, auf dem Wege des Blutstromes oder durch Diapedese auch vom Darme aus infizieren.

Von der Hydronephrose, welche sich nicht selten an anfänglich gut abgelaufene Nierenverletzungen anschließt und noch nach Jahren zu chirurgischem Eingreifen Anlaß gibt, werden wir später sprechen.

5. Blase.

,,*Blasenrupturen*" kommen beinahe nur bei voller Blase vor und werden besonders häufig im Zustande des Rausches erworben. Letzteres, weil der Berauschte in seiner Alkoholanästhesie abnorme Füllungsgrade der Blase ohne Beschwerden erträgt, und weil es, beim Wein- und Bierrausch wenigstens, an dem nötigen Füllungsmaterial nicht fehlt.

Bezeichnend ist folgender Fall: Ein Alkoholiker wurde, als sein Zustand einen für seine Kameraden anstößigen Grad erreicht hatte, mit kräftigem Handgriff ins Freie gebracht. Er ging an Blasenruptur zugrunde, und seine Freunde hatten sich vor Gericht wegen Tötung zu verantworten.

Das Bild ist verschieden, je nachdem die Blase nach der Bauchhöhle hin geplatzt ist — *intraperitoneale Blasenruptur* — oder nach dem prävesicalen Zellgewebe hin — *extraperitoneale Ruptur.*

Ein Patient wird uns wegen schwerer Bauchkontusion zugeführt. Er klagt über beständigen Harndrang, kann aber nicht urinieren. Unser erster Gedanke ist der an eine Harnröhrenverletzung mit Verlegung des Lumens. Es fließt aber kein Blut aus der Harnröhre, und über der Symphyse finden wir keine gespannte Blase. Die sofort vorgenommene Perkussion des Bauches ergibt uns nichts Besonderes. Während wir den Patienten untersuchen, gelingt es ihm, einige wenige Tropfen blutigen Urins zu entleeren. In diesen wenigen Symptomen ist die Diagnose einer frischen *intraperitonealen Blasenruptur* in nuce enthalten. Wir katheterisieren nun mit einem gewöhnlichen Metallkatheter. Derselbe dringt ohne Schwierigkeit ein, entleert aber nichts oder höchstens einige Tropfen blutigen Urins, trotzdem der Patient uns versichert, schon mehrere Stunden nicht mehr uriniert zu haben. Man hat bei Bewegungsversuchen mit dem Katheter auch nicht das Gefühl, sich in der vollen Blase zu befinden. Differentialdiagnostisch können nur reflektorische Anurie infolge des Traumas und intraperitoneale Blasenruptur in Frage kommen. Der Harndrang und der allfällige Befund von Blut in der geringen noch vorhandenen Harnmenge entscheiden ohne weiteres für letzteres. Sehen wir den Patienten erst eine Anzahl von Stunden, vielleicht einen Tag nach der Verletzung, so kommt noch ein weiteres Zeichen hinzu: Bei der Perkussion finden wir eine Dämpfung in der Unterbauchgegend, die mehr oder weniger deutlich auf einen freien Erguß hinweist. Mit dem Katheter gelangen wir in die leere Blase, fühlen das Instrument aber nach einigen Bewegungsversuchen vielleicht plötzlich freier werden und sehen, wie sich auf einmal eine größere Flüssigkeitsmenge entleert, die sich bei der chemischen Untersuchung als stark eiweißhaltiger Urin erweist. Wir sind mit dem Katheter durch den Riß aus der Blase hinaus in die Bauchhöhle geraten und haben dort angesammelten, mit eiweißhaltigem Exsudat vermischten Harn abgelassen. Die unmittelbar vor dem Katheterismus nachgewiesene Dämpfung ist kleiner geworden. Kommt uns der Patient in einem noch späteren Stadium zu, so finden wir neben chemischer Bauchfellreizung besonders einen zunehmenden Flüssigkeitserguß in die Bauchhöhle und beginnende Erscheinungen von Urämie, und, wenn schon Katheterismusversuche gemacht worden sind, vielleicht auch von Peritonitis.

Anders die *extraperitonealen Rupturen.* Auch hier klagt zwar der Patient vor allem über Harndrang, doch kann er etwas größere Mengen Urins entleeren, als bei den intraperitonealen Rupturen, und wir finden mit dem Katheter die Blase nicht völlig leer. Was auf eine Blasenverletzung hindeutet, sind nur der Harndrang bei normal durchgängiger Harnröhre und das Blut im Urin beim Fehlen von Erscheinungen von seiten der Nieren und der Harnröhre. Vielleicht besteht auch ein Symptom, auf das DIETRICH aufmerksam gemacht hat: *Ist beim Katheterismus Luft in die Blase und aus ihr in das paravesicale Gewebe gelangt, so finden wir hart über der Symphyse eine begrenzte Zone mit Metallklang.*

Die bis jetzt scheinbar harmlosen Erscheinungen komplizieren sich nun rasch durch das Auftreten einer Harninfiltration im Beckenzellgewebe, die sich anfänglich durch Dämpfung über der Symphyse, sodann durch Infiltration und schließlich durch phlegmonöse Schwellung der Unterbauchgegend und vom 3. Tage weg auch durch Zeichen von Urämie zu erkennen gibt. Reizerscheinungen von seiten des Bauchfells können ebenfalls hinzutreten, spielen aber eine untergeordnete Rolle.

So sicher in typischen Fällen die beiden Verletzungsformen zu erkennen und auseinanderzuhalten sind, so schwierig kann die Diagnose der Blasenverletzung bei *wenig ausgedehnten Verletzungen* werden, so z. B. bei Angestochensein der Blase durch ein Beckenfragment. Operativ nachzusehen ist deshalb Pflicht, sowie Verdacht besteht.

II. Die offenen Bauchverletzungen.

Die offenen Bauchverletzungen sind im Frieden meist Stich- oder Schnittwunden, im Kriege größtenteils Schußwunden. Die einen und andern erleichtern unsere Diagnosenstellung dadurch, daß Lage und Richtung der Bauchdeckenverletzung uns oft viel bestimmtere Anhaltspunkte für die Möglichkeit oder Wahrscheinlichkeit dieser oder jener Organverletzungen gibt, als Verletzungen durch stumpfe Gewalt.

Wir werden die einfachere Verhältnisse darbietenden Stich- und Schnittwunden vorwegnehmen und ihnen die Besprechung der komplizierteren Schußwunden anschließen.

1. Schnitt- und Stichwunden.

Stich- und *Schnittverletzungen*, welche die Bauchwand durchsetzen, sind der Eingeweideverletzung so verdächtig, daß so rasch wie möglich eine Probeeröffnung der Bauchhöhle vorgenommen werden muß.

Über die Eingeweide, welche getroffen werden konnten, gibt schon die Beschaffenheit der Waffe — kurze oder lange Klinge — einigen Aufschluß. Es kann schon mit einer kurzen wackeligen Klinge Schaden angerichtet werden, wenn das Unglück es will.

Ob die Verletzung die Bauchwand durchsetzt hat, das erfahren wir nicht durch Sondierung der Wunde, sondern durch präparierende Erweiterung derselben. Diese Erweiterung ist aber nur da erlaubt, wo wir sofort die Laparotomie anschließen können. In allen anderen Fällen heißt die Indikation: Schutzverband, genaue Anamnese und sofortiger Transport ins Krankenhaus.

Ist die Wunde größer, ist aber kein Eingeweide ausgetreten, so bringen wir, wo es die Umstände erlauben, dieselbe mit sauberen Händen zum Klaffen und werden oft schon sehen, ob sie bis in die Bauchhöhle reichen kann. Bringt der Patient seinen Darm im Hemde mit, wie dies bei großen Schnittwunden vorkommt und bei den berüchtigten Rißwunden durch Stierhörner die Regel ist, so hüten wir uns, die vorgefallenen Eingeweide zu reponieren, sondern wir versehen sie mit einem großen Schutzverband und senden den Verletzten, nachdem wir seinen Darm durch Opium beruhigt haben, sofort ins Spital. Größte Eile und sehr schonender Transport sind besonders dann erforderlich, wenn Anzeichen von innerer Blutung bestehen.

Im allgemeinen sind Dünndarmverletzungen bei Schnitt- und Stichwunden viel häufiger als Dickdarmverletzungen. Gerade darum besteht aber bei diesen letzteren die Gefahr des Übersehenwerdens.

Ein fettleibiger Mann wird mit einem Schlächtermesser in die linke Lendengegend gestochen. Keine Erscheinungen von innerer Blutung, keine Zeichen von Eingeweideverletzung, kein Blut im Urin. Der Lage der Wunde nach könnte immerhin Niere oder Milz und der Länge des Messers nach auch der Darm verletzt sein. Erweiterung der Wunde zeigt Verletzung des unteren Nierenpoles und die Musterung des Darmes per laparotomiam die erwartete, wenn auch seltene Durchtrennung des Colon descendens an der Flexura lienalis — auf zwei Drittel seines Umfanges.

Am leichtesten ist die Orientierung bei Leber-, Milz- und Nierenverletzungen durch Stich. Nur darf dabei nicht vergessen werden, daß die Waffe außer den genannten Organen auch das Zwerchfell und die Lunge, selbst das Herz getroffen haben kann.

Ein 16jähriger Junge wird 2 Stunden nach einer Stichverletzung mit einer feinen Feile in den Oberbauch hereingebracht. Schwerster Kollaps, Puls kaum fühlbar. Mäßige Dämpfung in der rechten Flanke, kein Gasaustritt in die Bauchhöhle. Dem Sitz der Wunde nach Leberverletzung. Bei der sofortigen Laparotomie findet sich ein durchgehender Leberstich, der nicht mehr blutet. Dagegen sind die Gefäße an der kleinen Kurvatur des Magens angestochen und bluten etwas. In der Bauchhöhle aber kaum mehr als 300 ccm Blut. Dies genügt nicht, um den Kollaps zu erklären. Darum Revision der großen Gefäße. Ausgedehntes Hämatom des retroperitonealen Zellgewebes. Stichwunde von etwa 4 mm in der Aorta, aus der das Blut nach Freilegung im Bogen spritzt. Naht. Heilung. Der reflektorische Kollaps hatte den Patienten durch das Sinken des Blutdruckes vor der Verblutung in das retroperitoneale Zellgewebe und in die Bauchhöhle bewahrt. Wenige Stunden nach der Naht war der Puls wieder voll und kräftig.

2. Schußwunden.

Schußverletzungen des Bauches haben im Frieden jederzeit, soweit es sich nicht um unglückliche Zufälle handelt, mehr sensationelles und politisches Interesse, als praktisch-chirurgische Bedeutung gehabt, da sie an sich zu den seltenen Bauchverletzungen gehören. Im Kriege dagegen sind sie, seitdem es überhaupt eine Bauchchirurgie gibt, für Diagnose und Therapie eines der wichtigsten, aber auch eines der umstrittensten Probleme geworden.

Wir suchen vor allem den Einschuß und, wenn ein solcher vorhanden ist, den Ausschuß auf. Bei Durchschüssen ist es in der Regel leicht, zu entscheiden, ob die Bauchhöhle getroffen werden konnte oder nicht. Bei Steckschüssen muß man suchen, vom Verwundeten die Schußrichtung zu erfahren, denn die Bauchhöhle kann von den verschiedensten Stellen aus erreicht werden. Daß ein Projektil in den Bauchdecken steckenbleibt, kommt vor, ist aber selten. Wo es sich im gegebenen Falle findet, das zeigt uns die Röntgenuntersuchung. Ihr Ergebnis erlaubt meist, unter Berücksichtigung der Einschußstelle, den Weg des Geschosses festzustellen, und damit auch die Möglichkeit der Durchquerung eines Abschnittes der Bauchhöhle. Ergibt sich aus der Gesamtheit dieser Feststellungen, daß die Bauchhöhle wahrscheinlich getroffen ist, so gehört die ganze weitere Diagnostik auf den Operationstisch. Dies gilt auch für die Kriegschirurgie, sobald es möglich ist, den Verwundeten innerhalb nützlicher Frist, d. h. innerhalb von 12 Stunden, in einen Operationssaal und in die Hand eines geübten Chirurgen zu bringen. Ist die Beteiligung der Bauchhöhle nicht anzunehmen, so ist es gestattet, zuzuwarten und zu beobachten. Freilich darf man das Bild nicht durch Morphium verschleiern. Die Grundsätze und diagnostischen Regeln, nach denen der Entscheid getroffen werden muß, sind genau dieselben, wie wir sie für die geschlossenen Bauchverletzungen dargelegt haben. Ein Unterschied besteht immerhin darin, daß bei Durchschüssen durch kleinkalibrige Projektile die Überschwemmung der Bauchhöhle mit Darminhalt und die Entwicklung der Peritonitis eine weniger akute ist, als z.B. bei den ausgedehnten Zerreißungen durch Stoß (Hufschlag). Bei Flobertschüssen muß man bisweilen die Durchschußstellen am Darm und besonders am Magen geradezu suchen. Die Entstehung der Peritonitis ist dann eine schleichendere, und eine Abkapselung kommt leichter zustande. Andererseits finden wir bei Querschlägern und Granatsplitterverletzungen die schwersten überhaupt denkbaren Zerreißungen, bei denen jeder therapeutische Versuch aussichtslos ist.

Auch für die Verletzung der übrigen Bauchorgane: Leber, Niere, Milz, Pankreas gilt das bei der Besprechung der stumpfen Verletzungen Gesagte. Leber-, Nieren- und Milzverletzungen sind gefährlich durch die Blutung. Gallen- und Urinausfluß kann zwar auch einen Eingriff erfordern, doch hat es damit weniger Eile. Beim Pankreasschuß können die Erscheinungen der akuten

Pankreatitis auftreten. Die Verletzung der großen Abdominalgefäße führt meist zum Tode, bevor der Verwundete in die Hände des Chirurgen gekommen ist.

Eine besondere Erwähnung verdienen die *Blasenschüsse*. Daß die Blase überhaupt verletzt ist, schließen wir aus der Lage der Schußöffnungen, aus der Hämaturie und aus den Störungen der Harnentleerung. Ob diese letzteren aber wirklich von einer Blasenverletzung und nicht von einer Schädigung der Harnröhre herrühren, das kann nur eine genaue Untersuchung der letzteren entscheiden. Wie bei den Verletzungen der Blase durch stumpfe Gewalt sind bei den Blasenschüssen intra- und extraperitoneale Verletzungen zu unterscheiden. Die ersteren sind, wenn nicht der Darm mitverletzt ist, harmloser als die gewöhnlichen Rupturen, da die Schußwunde sehr klein sein und spontan verkleben kann. Die extraperitonealen Schußverletzungen führen dagegen leicht zu Urininfiltration des Beckenzellgewebes, und diese wird um so rascher phlegmonös, ja jauchig, als häufig das Rectum mit durchschossen ist.

Auch diagnostisch interessant sind die Fälle, in denen das Geschoß in der Blase frei liegengeblieben ist und dort die Rolle eines Blasensteins mit Ventilverschluß des Blasenhalses spielt, und ferner diejenigen, in denen Knochensplitter als sekundäre Projektile mit in die Blase geschleudert worden sind.

Die eben erwähnte, häufig die Blasenverletzung komplizierende *Mastdarmverletzung* läßt sich meist schon mit dem in das Rectum eingeführten Finger erkennen. Man findet bisweilen den Sphincter schlaff (vorübergehende Lähmung oder völliger Abschuß der Analportion), in der Ampulle meist Blut und in der Mastdarmwand eine oder zwei Schußöffnungen von im einzelnen Falle sehr verschiedener Größe, oder eine einzige große, vielleicht mit der Blase in Verbindung stehende Wundhöhle, aus welcher das obere Mastdarmende nach oben zurückgewichen sein kann. Blutabgang aus dem Anus muß stets zu digitaler Untersuchung veranlassen, auch wenn die Mastdarmverletzung nicht ohne weiteres aus der Lage der Schußöffnungen hervorgeht.

Wir werden auf die Verletzung des Mastdarmes des genaueren in einem späteren Kapitel eingehen.

36. Akut-entzündliche Prozesse in der Bauchhöhle.

Bevor wir den Ursprung einer entzündlichen Erkrankung in der Bauchhöhle aufsuchen, müssen wir uns darüber klar werden, ob überhaupt eine Entzündung vorliegt. Das ist aber nicht immer leicht.

Nehmen wir als Ausgangspunkt zwei typische Vorkommnisse: Ein Mensch beginnt plötzlich über Leibschmerzen zu klagen und zu erbrechen. Wir finden eine leichte Temperatursteigerung, beschleunigten Puls, die Atmung oberflächlich, beinahe nur Brustatmung, den Bauch nicht oder nur wenig aufgetrieben, bei leichtem Beklopfen druckempfindlich und mit Kontraktion der Bauchmuskeln antwortend. Druck auf die Lendengegend ist ebenfalls ein- oder beidseitig schmerzhaft. Wind und Stuhl sind angehalten oder werden nur spärlich entleert, Darmzeichnung ist nicht sichtbar. Der Kranke klagt über einen anhaltenden diffusen Schmerz, der, wenn er sich auch bisweilen kolikartig steigert, doch nie ganz aufhört. Hier handelt es sich ohne allen Zweifel um eine beginnende

Peritonitis.

Vergleichen wir hiermit einen anderen Fall: Auch hier beginnt die Erkrankung mit Leibschmerzen und Erbrechen, der Puls ist aber, außer in den Momenten von Übelkeit und Erbrechen, ruhig und voll, die Temperatur normal, die Atmung nicht beschleunigt und nicht besonders oberflächlich. Der Bauch ist nicht oder

nur mäßig aufgetrieben, in den ruhigen Momenten auf Druck und Beklopfen
nicht oder nur umschrieben empfindlich, die Bauchmuskeln kontrahieren sich
bei Betastung nicht auffallend. Wind und Stuhl gehen nicht ab. Von Zeit zu
Zeit tritt ein Schmerzanfall ein, bei dünnen Bauchdecken von sichtbarer Kontraktion der Därme begleitet. Dieser Anfall dauert höchstens eine Minute, dann
wird alles wieder ruhig und der Patient fühlt sich wohl, bis ein neuer Schmerzanfall das Vorhandensein einer schweren Störung bekundet. Hier handelt es
sich offenbar um

Darmverschluß.

Die Differentialdiagnose zwischen diesen beiden Zuständen, Peritonitis und
Darmverschluß, ist im Anfang beinahe immer leicht. Man muß aber den Patienten
gerade in den Anfangsstadien sorgfältig beobachten oder, wenn man erst später
gerufen wird, sich die Erscheinungen dieses Stadiums möglichst genau beschreiben lassen, denn je weiter die Erkrankung fortschreitet, um so schwerer
wird die Unterscheidung. Bei der Peritonitis wird der Bauch allmählich aufgetrieben, die Temperatur bleibt nicht immer erhöht, sondern wird bisweilen
subnormal, und zu den reinen Entzündungssymptomen gesellen sich diejenigen
eines funktionellen oder selbst mechanischen Verschlusses. Beim Ileus umgekehrt
wird im weiteren Verlauf der Puls klein und frequent, die Temperatur kann sich
erhöhen, der Bauch bleibt auch in den schmerzfreien Intervallen trommelartig
gespannt, der Schmerz wird schließlich anhaltend; zum mechanischen Verschluß
gesellt sich Darmlähmung, vielleicht selbst eine Peritonitis.

Veranlassen uns die Anfangserscheinungen, eine entzündliche Reizung des
Bauchfells anzunehmen, so dürfen wir uns nicht mit der allgemeinen Diagnose
„Peritonitis" begnügen, sondern müssen so rasch wie möglich nach der Quelle
suchen. Auch hierfür ist sorgfältige Untersuchung und Beobachtung im Anfangsstadium von größter Bedeutung. Ist einmal die Peritonitis diffus, so können
wir den Ausgangspunkt so wenig mehr bestimmen, wie den ersten Feuerherd,
wenn das ganze Haus brennt. Auch zum Löschen kommt man in diesem Stadium
meist zu spät.

Der Übergang der Entzündung von einem beschränkten Herd auf das ganze Abdomen
vollzieht sich nach verschiedenen Typen:

1. In der ersten Gruppe von Fällen stehen wir gleich in den ersten Stunden vor einer
diffusen, meist bloß toxischen Reizung des Bauchfelles, die in leichtem Grade alle Erscheinungen einer allgemeinen Peritonitis zeigen kann, und bei der sich der Ursprungsherd nicht
immer durch größere Druckempfindlichkeit auszeichnet. Der Patient weiß denn auch in
diesen Fällen oft nicht anzugeben, wo der Schmerz begonnen hat. Bei Eröffnung des Abdomens finden wir ein bisweilen noch seröses, öfter aber schon leicht getrübtes, jedoch stets
geruchloses leukocytenhaltiges Exsudat, aus dem wir aber keine oder nur spärliche Mikroorganismen züchten können. Nach wenigen Stunden, meist jedenfalls binnen Tagesfrist,
gehen die allgemeinen Erscheinungen zurück, und der spontane Schmerz, wie die Druckempfindlichkeit beschränken sich mehr und mehr auf den ursprünglichen Sitz des Übels.
Es bildet sich daselbst vielleicht ein Abszeß aus, der durch Resorption oder durch Perforation in den Darm in Heilung gehen kann.

2. In einer zweiten Gruppe von Fällen sind die anfänglichen Erscheinungen dieselben
wie oben, nur ist die Reaktion des Bauchfells heftiger. Das Exsudat wird rasch — bei
der Appendicitis meist vom zweiten Tage ab — reichlich bakterienhaltig und beim Vorherrschen von anaeroben Keimen auch übelriechend. Im weiteren Verlaufe geht die Peritonitis an einzelnen Stellen zurück, an anderen führt sie zur Bildung von fibrinösen Belägen,
und wieder an anderen Stellen besonders an der Peripherie der Bauchhöhle, kommt es zur
Ausbildung von abgekapselten, vom Primärherde unabhängigen Abscessen, den sog. „Restabscessen".

3. Wieder in anderen Fällen schließt sich nach dem Schwinden der ersten diffusen
Erscheinungen an das Stadium der lokalisierten Entzündung ein neuer, heftiger Schub
allgemeiner Peritonitis an — der primäre Abszeß oder auch ein Restabsceß ist nach der
freien Bauchhöhle hin durchgebrochen.

4. In noch anderen Fällen endlich — den schwersten — sind die Erscheinungen von Anfang an diffus und bleiben es auch bis zum Tode. Aus der serös-eitrigen wird ohne Unterbrechung eine diffuse eitrige Peritonitis, deren klinische Symptome nicht so sehr von den anatomischen Veränderungen in der Bauchhöhle, als von der Virulenz der Mikroorganismen abhängen.

Der Besprechung der einzelnen Formen von Peritonitis seien einige allgemeine diagnostische Bemerkungen vorausgeschickt.

Schon die *Vorgeschichte* gibt oft wertvolle Auskunft. So kennen Wurmfortsatzkranke und Gallensteinleidende, wenn sie schon einige Anfälle durchgemacht haben, den Sitz ihres Leidens. Beim weiblichen Geschlecht ist eine zuverlässige Anamnese unerläßlich, aber oft schwer zu erhalten. Bei kriminellem Abort ist die Versuchung groß, selbst den Arzt an Appendicitis glauben zu machen.

Ist der Peritonitis eine schwere Allgemeinerkrankung vorangegangen, so denken wir an Typhusperforation. Solche Perforationen werden häufiger übersehen, als man es glaubt, weil die Symptome zum Teil durch diejenigen der Grundkrankheit verdeckt werden.

Zu den seltenen, aus der Vorgeschichte nur unbestimmt zu erschließenden Perforationsursachen gehören besonders tuberkulöse Geschwüre. Auch hat man schon Platzen eines nicht eingeklemmten Bruchdarmes im Anschluß an eine plötzliche Kontraktion der Bauchmuskulatur gesehen.

Ferner berücksichtigen wir *Alter* und *Geschlecht* des Patienten. Im *männlichen Geschlecht* steht die Appendicitis so sehr obenan, daß wir bei jeder Peritonitis, auch wenn sie scheinbar nicht rechts begonnen hat, in erster Linie an den Wurmfortsatz denken müssen. Vom 20. Jahr weg kommt — bei beiden Geschlechtern — auch die Perforation eines Magen- oder Duodenalgeschwürs in Frage. Wir haben sie nur selten früher — zweimal mit 13—14 Jahren — eintreten sehen. Vom dritten oder vierten Jahrzehnt weg werden wir ferner an die Gallenblase denken, und zwar wächst mit dem Alter die Wahrscheinlichkeit, daß die Gallenblase und nicht der Wurmfortsatz anzuschuldigen ist. Wiederholt sah ich freilich schon vor dem 20. Jahr eine Cholecystitis calculosa eine Appendicitis vortäuschen. In die gleiche Altersperiode wie die meisten Cholecystitiden fallen die auf Krebs beruhenden Darmperforationen.

Beim *weiblichen Geschlecht* haben wir im Kindesalter neben der Appendicitis besonders an die — beim Knaben seltene — **Pneumokokkenperitonitis** zu denken, die sich oft unabhängig vom Wurmfortsatz entwickelt, und der wir weiter unten noch begegnen werden. Von der Zeit der Geschlechtsreife weg kommen, sobald der Hymen gesprengt ist, noch alle von den inneren Geschlechtsorganen ausgehenden Entzündungsprozesse in Betracht. Ein intakter Hymen spricht, wie McRae mit Recht sagt, im Zweifelsfalle stets für Appendicitis.

Die *objektive Untersuchung* beginnen wir mit einem Blick auf den *ganzen Patienten.*

Nichts beruhigt uns mehr als ein ausgeruhtes Gesicht, nichts ist unheilverheißender als die Unruhe, mit welcher sich der Patient um alles mögliche kümmert, die Hast, mit der er uns versichert, er fühle sich wohl, trotzdem wir seinen Puls kaum fühlen. Fleckige Röte im Gesicht und an den Ohren zeigt uns, daß eine Peritonitis sich entwickelt, Cyanose, die wir am frühesten an den Fingernägeln erkennen, daß die Vergiftung des Organismus schon weit gediehen ist. Ikterus, bisweilen nur eine leichte Verfärbung der Skleren, ist bei diffuser Peritonitis nicht selten und meist von schlechter Vorbedeutung. Ein gutes Zeichen ist eine feuchte Zunge, auch wenn sie belegt ist. Trockene Zunge, selbst ohne Belag, beweist, daß irgendwo etwas nicht in Ordnung ist, daß der Organismus der Infektion noch nicht Herr geworden ist. Aus rascher, oberflächlicher Atmung und aus Nasenflügelatmen schließen wir, daß entweder der

peritoneale Herd bzw. die Peritonitis noch im Zunehmen begriffen ist, oder
— bei allgemein gerötetem Gesicht —, daß eine Komplikation im Bereiche
der Lungen besteht. Ruhige, schmerzlose Atmung zeigt umgekehrt, daß sich
der Entzündungsherd abgrenzt. Voller, im Vergleich zur Temperatur langsamer
Puls ist ein gutes Zeichen, ordentlich gefüllter, aber weicher, etwas dikroter
Puls weist auf einen noch nicht überwundenen umschriebenen Entzündungsherd
hin, kleiner, weicher, im Vergleich zur Temperatur zu rascher Puls ist ein Zeichen
von schwerer Intoxikation und darum von schlechter Bedeutung.

Für die Pulszahl müssen wir das Geschlecht und das Alter mitberücksichtigen. Man
sieht bisweilen, besonders bei Männern, eine Peritonitis zu voller Ausbildung kommen,
ohne daß der Puls über 90 Schläge stiege. Umgekehrt bedeuten Zahlen von 120—140 bei
Kindern nichts allzu Schlimmes. Geht er beim Erwachsenen andauernd über 130 Schläge
hinaus, so ist die Erkrankung eine sehr ernste.

Der Achselhöhlentemperatur allein kommt keine entscheidende Bedeutung
zu. Sie geht bisweilen selbst bei tödlicher Peritonitis kaum über die Norm
hinaus. Wir fanden sie unter 37^0 in 18 von 297 Appendicitiden. Dem akuten
Unterschied zwischen Achselhöhlen- und Mastdarmtemperatur können wir am
ersten und zweiten Tage der Erkrankung ebenfalls keine diagnostische oder
prognostische Bedeutung beimessen. Im Spätstadium ist dagegen niedrige
Achselhöhlentemperatur bei hoher Rectaltemperatur ein prognostisch schlechtes
Zeichen.

Wir gehen nun zur **Untersuchung des Abdomens** über.

Vor Beginn derselben entleeren wir die Blase mit dem NÉLATON-Katheter,
selbst wenn der Patient vor unseren Augen uriniert hat. Menschen mit Abscessen im Unterbauch entleeren ihre Blase meist nur unvollständig, und es
kommt vor, daß die volle Blase vom Arzt für ein Exsudat gehalten wird, „weil
der Patient stets uriniert hat".

Eiweiß und reichlicher Indicangehalt im Urin lassen auf eine schwere Erkrankung
schließen. Gallenfarbstoff weist auf eine Erkrankung der Gallenwege hin, Urobilinogen
auf eine Funktionsstörung der Leber, Zucker auf eine Pankreasaffektion.

Bei der Abschätzung des Meteorismus denken wir daran, daß der Leibes-
umfang bei jugendlichen Individuen und im männlichen Geschlecht ceteris
paribus geringer ist als bei Frauen. Eine dünne Exsudatschicht muß durch
ganz leichte Perkussion bei Seitenlage in den Flanken aufgesucht werden.

Wertvoll ist hier, wenigstens bei nicht allzu fetten Individuen, die direkte, einfingerige
Perkussion, die man auch als *Tastperkussion* (EBSTEIN) bezeichnet hat. Man beklopft
ganz leicht mit dem flach aufgesetzten Mittelfinger die verschiedenen Stellen des Bauches
und *fühlt* so Dämpfungen ebensogut wie man sie *hört*. Am besten ist es, stets die beiden
Perkussionsmethoden vergleichend anzuwenden.

Von besonderer Bedeutung ist das Vorhandensein von Metallklang über
einzelnen Darmschlingen. Derselbe ist ein wichtiges Zeichen einer Einklemmung, einer Knickung oder einer lokalen Peritonitis. Dasselbe gilt von umschriebenem, stets an der gleichen Stelle zu hörendem Plätschern und von dem
von WILMS und LEUENBERGER genauer beschriebenen peristaltischen Metallklingen.

Die Palpation sei sehr schonend. Es ist besser, über die genaue Ausdehnung
eines Abscesses im unklaren zu bleiben, als durch unvorsichtiges Vorgehen
schützende Verwachsungen zu lösen. Je behutsamer man übrigens vorgeht,
um so zuverlässiger wird meist auch das Ergebnis der Untersuchung sein, weil
man bei schonender Palpation viel weniger durch reflektorische Muskelkontraktion gehemmt und getäuscht wird, als bei gewaltsamem Vorgehen. Ganz kann
man die Muskelkontraktion freilich nicht ausschalten, und ihr Vorhandensein
ist ein altbekanntes diagnostisches Hilfsmittel.

Diese Muskelspannung, die „*défense musculaire*", wie sie die französische Sprache sehr bezeichnend nennt, tritt stets in den Muskeln auf, welche den Krankheitsherd bedecken, und zwar als erstes Zeichen entzündlicher Reizung der Parietalserosa. Sie verschwindet im weiteren Verlaufe der Entzündung bzw. sie beschränkt sich auf die Zonen, in denen der Entzündungsprozeß im Fortschreiten begriffen ist. Bei ausgedehnten Perforationen, besonders bei Magenperforationen, wo die ganze Bauchhöhle auf einmal von infektiösen Stoffen überschwemmt wird, findet sich demnach in der ersten Periode die ganze Bauchwand stark kontrahiert oder sie kontrahiert sich zum mindesten, sobald man einen auch nur leisen Druck auf sie ausübt. Der Bauch ist anzufühlen wie ein Brett — „ventre de bois". Bei der Appendicitis beschränkt sich die Kontraktion meist auf die rechte Unterbauchgegend und, wenn der Prozeß sich nach der Lendengegend hin erstreckt, auch auf die rechtsseitige Lumbalmuskulatur. Die durch entzündetes Peritoneum reflektorisch zur Kontraktion gebrachten Muskelgruppen nehmen meistens nur schwach oder gar nicht teil am Bauchdeckenreflex: KÜSTERsches *Zeichen*. Zieht sich auch die Lendenmuskulatur der linken Seite auf Druck zusammen, so können wir mit Bestimmtheit annehmen, daß sich die peritonitische Reizung auch schon dorthin erstreckt. Die Kontraktion ist um so ausgesprochener, je mehr die Parietalserosa an dem Entzündungsprozeß beteiligt ist, kann also bei tiefliegenden Herden — bei mesozöliakaler oder pelviner Appendicitis — völlig fehlen. Auf dieser reflektorischen Kontraktion beruht auch die *respiratorische Feststellung der Muskulatur im Bereiche des Entzündungsherdes*, auf welche KÜSTER hingewiesen hat. Bemerkenswert ist, daß die reflektorische Kontraktur bei puerperalen Infektionen viel geringer ist als bei Infektion vom Darm her.

Bei der Untersuchung auf Druckempfindlichkeit darf man sich nicht durch die Schmerzäußerungen täuschen lassen, welche nervöse Individuen wie schlecht gezogene Kinder bei — ja vor Druck auch auf *gesunde* Organe von sich geben. Ist das parietale Bauchfell wirklich entzündet, so äußert sich der Schmerz besonders dann, wenn wir nach langsamem Eindrücken plötzlich die Hand abheben (Entlastungsschmerz).

Es ist hier der Ort, eine kleine Bemerkung bezüglich der Schmerzempfindung in den Bauchorganen einzuschalten. Trotzdem schon HARVEY und HALLER gezeigt hatten, daß Eingeweide auf die gewöhnlichen Reize nicht mit Schmerz antworten, so verlegte man doch bis in die letzten Jahre den Sitz wenigstens der *krankhaften* Schmerzempfindungen in die Eingeweide selbst. LENNANDER trat nun auf Grund seiner sehr sorgfältigen Untersuchungen dieser Auffassung entgegen und suchte jede Schmerzempfindung durch Zerrung oder Reibung von Nerven der vorderen oder hinteren Bauchwand einschließlich der Anheftungsstellen der Mesenterien zu erklären. Ross und nach ihm HEAD nahmen an, daß eine örtliche Schmerzempfindung in dem Bauchorgan selbst zustande komme, und von ihm aus durch Irradiation in die entsprechende Zone der Bauchwand projiziert werde. HEAD ging noch einen Schritt weiter und suchte durch zahlreiche Untersuchungen nachzuweisen, daß bei Erkrankung eines Brust- oder Baucheingeweides in einer ganz bestimmten segmentären, dem Eingeweide entsprechenden Zone der Hautbedeckung eine umschriebene Hyperästhesie entstehe. Wir dürfen also, wenn wir diese Theorie annehmen, aus umschriebener Hyperästhesie der Haut nicht ohne weiteres, wie man dies bisher tat, auf eine rein funktionelle Störung (Hysterie) schließen, sondern müssen stets die Möglichkeit einer tieferen organischen Erkrankung im Auge behalten. J. MACKENZIE schließlich ist auf Grund von zahlreichen Beobachtungen zu einer Auffassung gekommen, welche wir kurz hier wiedergeben müssen, da sie auch diagnostisches Interesse besitzt. Wie LENNANDER, nimmt auch er an, daß in den Eingeweiden selbst durch nicht adäquate Reize (Kneifen, Stechen, Brennen) keine Schmerzempfindung ausgelöst wird. Auch adäquate Reize (Kontraktion) lösen unter normalen Verhältnissen keine Schmerzempfindung aus. Werden dieselben dagegen über ein gewisses Maß gesteigert, so erregen sie im Rückenmark im Sinne eines viscero-sensorischen Reflexes sensible Bahnen, welche von dem entsprechenden Segment der Bauchdecken herkommen, und ferner, als visceromotorischen Reflex, motorische Bahnen, welche nach dem entsprechenden Muskelsegment hinziehen. Kneifen wir also z. B. ein Darmsegment, so lösen wir keine Empfindung aus, kontrahiert sich dasselbe aber übermäßig stark, so gelangt der Reiz ins Rückenmark und löst dort eine Erregung spinaler Schmerzfasern aus, welche vom Gehirn als Schmerz in das betreffende spinale Segment, also z. B. in die Bauchdecken projiziert wird, nicht aber in das Eingeweide, von dem der Reiz ausgeht (übertragener Schmerz). Gleichzeitig kann es zur Erregung der Muskeln des betreffenden Segmentes, also zu reflektorischer Bauchdeckenspannung kommen.

Nach BRÜNING würde der Kontraktionsschmerz im Ganglion coeliacum, der „Schmerzzentrale" des Bauches, auf spinale Bahnen überspringen und würde in die Gegend dieses Ganglions lokalisiert.

Zum Schlusse nehmen wir die *rectale* bzw. die *vaginale Untersuchung* vor, die uns über den Zustand der Beckenorgane aufklärt und ferner beurteilen läßt, ob eine Eiteransammlung im kleinen Becken vorhanden ist, und ob eine solche leichter von oben oder von unten her eröffnet werden kann. Je tiefer sie sitzt, um so mehr wird sie sich nicht nur durch Vorwölbung, sondern auch durch ödematöse Schwellung der Schleimhaut — samtartiges Anfühlen — durch reichliche Absonderung von glasigem Schleim aus dem Mastdarm und durch Parese — Klaffen — des Sphincter ani kenntlich machen. Selten fehlt dabei Tenesmus.

Wie schon mehrfach angedeutet, darf unsere Aufmerksamkeit nicht allein auf das Abdomen gerichtet sein. Oft tritt im Verlauf einer Peritonitis nach anfänglicher Besserung wieder Fieber auf. Die Zunge wird wieder trocken. Am Abdomen ist aber nichts zu finden. Die auffallend beschleunigte Atmung, die diffuse Rötung des Gesichts, der dikrote Puls weisen auf die Lungen hin, und eine genauere Untersuchung wird zeigen, daß eine ,,*Pneumonie*", eine ,,*Pleuritis*" oder beide zusammen im Anzug sind, meist als embolisch-metastatischer Vorgang, bisweilen (Pleuritis) auch als Folge direkter Fortleitung durch das Zwerchfell.

Hie und da treten im Verlauf einer Peritonitis Hirnerscheinungen auf, die bald auf metastatischen Prozessen (Abszeß, selten Meningitis), bald auf marantischer Sinusthrombose, bald endlich bloß auf Inanition beruhen.

Wir haben uns bei unserer Besprechung bis jetzt vor allem an die diagnostischen Hilfsmittel gehalten, welche dem Arzt überall und jederzeit zur Verfügung stehen.

Zur vollständigen Beobachtung eines Falles gehört aber auch die allerdings nur im Krankenhause mögliche Verfolgung des Blutbildes.

Schon die einfache *Zählung der weißen Blutzellen* gibt wertvolle Aufschlüsse, und wer nicht mit den Feinheiten der Differenzierung vertraut ist, wird sich, um keine Fehlschlüsse zu tun, auf die Zählung beschränken. *Ansteigen der Leukocytenzahl* weist, wenn eine intraabdominale Blutung ausgeschlossen werden kann, auf einen lokalen infektiösen Prozeß hin, im Gegensatz zu der Leukopenie der Grippe, des Typhus usw. Sind auch die klinischen Symptome zweifelhaft, so darf bei einer Leukocytenzahl von nicht über 8000 eine Appendicitis als unwahrscheinlich angesehen werden. Sind dagegen die klinischen Erscheinungen ausgesprochen, so darf auch eine normale Leukocytenzahl nicht von der sofortigen Operation abhalten, da bisweilen die örtlichen Zeichen der Reaktion des Blutes vorausgehen. Wir fanden Leukocytenzahlen von weniger als 10000 in 22 von 289 Fällen von akuter Appendicitis. Allerdings findet gelegentlich unmittelbar nach einer Abszeßperforation (Appendix usw.) ein kurzdauernder Leukocytensturz im Blute statt (MATTHES), wohl eine vom Peritoneum ausgelöste Reaktion. So sind mir ein paar Fälle von Perforativappendicitis in Erinnerung, die im Moment der Einlieferung nur 5000 Leukocyten aufwiesen. Sinkt im Verlauf eines Entzündungsprozesses die Leukocytenzahl, so weist dies auf Lokalisation des Prozesses hin, wenn gleichzeitig die klinischen Zeichen sich bessern, — auf ein Versagen der Abwehrvorgänge dagegen, wenn klinisch der septische Zustand fortdauert. Erneute infektiöse Komplikationen bei gutem Verteidigungszustand werden bisweilen rascher durch das klinische Bild, manchmal dagegen früher durch ein Wiederansteigen der Leukocytenzahl angezeigt. Grippe oder Typhus und eine herdförmige komplizierende Entzündung können sich in ihrem Einfluß auf das Blutbild gegenseitig aufheben.

Unsere Kenntnisse von der Beeinflussung des leukocytären Blutbildes durch infektiöse Prozesse verdanken wir hauptsächlich ARNETH, SONDERN, NÄGELI, SCHILLING. Aus dem bis jetzt Festgestellten läßt sich, kurz zusammengefaßt, folgendes schließen:

1. Mit der entzündlichen Leukocytose nimmt anfänglich auch die relative Zahl der neutrophilen Zellen zu (regenerative Neutrophilie auf Kosten der Lymphocyten).

2. Gleichzeitig steigt die Zahl der stabkernigen neutrophilen Zellen über ihren Durchschnittswert von 3—4%.

3. Bei schwereren Zuständen treten auch stabförmige, im normalen Blutbild nicht vorhandene Jugendformen der Neutrophilen und selbst Myelocyten auf. Die Zahl der Zellen mit segmentiertem Kern (normal etwa 66% der weißen Blutzellen) nimmt entsprechend ab: sog. Linksverschiebung in dem ARNETHschen Schema.

4. Die unter 2 und 3 genannten regenerativen Vorgänge können sich in den schwersten prognostisch ungünstigen Fällen noch steigern, wenn die Leukocytenzahl schon zurückgeht.

Die Vorgänge 1 und 2 entsprechen prognostisch günstigen, die Vorgänge 3 und 4 prognostisch zunehmend schweren Zuständen. Eine summarische Vorstellung hat man dadurch zu erhalten gesucht, daß man das prozentuale Verhalten der segmentierten zu den nichtsegmentierten neutrophilen Zellen verfolgt.

Bei der Beurteilung der im folgenden beschriebenen einzelnen Krankheitsbilder müssen wir uns der Tatsache erinnern, daß nicht alle Peritonitiden dem als typisch angesehenen Krankheitsbild entsprechen. Wir finden bisweilen bei der Operation die Därme im Eiter schwimmend, ohne daß die klinischen Symptome überhaupt eine schwere Erkrankung erwarten ließen. Der Puls bleibt gut, die reflektorische Muskelspannung ist unbedeutend. Erbrechen fehlt, es tritt keine Darmlähmung ein, und der Patient erholt sich trotz aller schlechten Prognosen. Solche Ausnahmen von der Regel sind auf zwei Ursachen zurückzuführen. Einmal kommt es vor, daß die Peritonitis nicht so diffus ist, wie sie es zu sein scheint. Das Dünndarmkonvolut ist, obwohl als Ganzes im Eiter schwimmend, doch nicht zwischen die einzelnen Schlingen hinein infiziert, sondern diese letzteren sind durch das Netz und durch fibröse Verklebungen geschützt (periphere Peritonitis nach LENNANDER). Ebenso wichtig oder noch wichtiger ist aber ein zweites Moment: die geringe Virulenz der Eitererreger. Bei Kindern ist z. B. der Pneumococcus öfter verhältnismäßig gutartig, so daß hier selbst zentrale Peritonitiden günstig ablaufen können, die wir dem Operationsbefunde nach für sicher tödlich hielten. Auch andere Mikroorganismen können ausnahmsweise eine ähnliche geringe Virulenz zeigen. Vergleichen wir damit jene Fälle von akuter peritonealer Sepsis, bei denen der Tod schon eintritt, bevor sich überhaupt schwere anatomische Veränderungen an der Serosa ausbilden konnten, so sehen wir, daß für die Prognose einer Peritonitis der Virulenz des Entzündungserregers eine viel größere Bedeutung zukommt, als der Form und dem Grade der anatomischen Veränderungen.

Wir kommen nach diesen allgemeinen Bemerkungen zur diagnostischen Verwertung unseres Befundes und gehen dabei nicht von der gemachten Diagnose aus, sondern von dem, was wir objektiv erkannt haben. Die häufigsten Vorkommnisse lassen sich in folgende Kategorien unterbringen:

I. Schmerzerscheinungen ohne greifbare Veränderungen.

II. Schmerzerscheinungen mit den Zeichen allgemeiner Bauchfellreizung, ohne deutliche Lokalisation.

III. Bauchfellreizung mit umschriebenen Veränderungen.

I. Bauchschmerzen ohne greifbare Veränderungen.

Die *erste Gruppe* von Erscheinungen, gekennzeichnet durch spontanen Schmerz und vielleicht auch durch lokalen Druckschmerz ohne greifbare Veränderungen, ist diejenige, welche zu den meisten Fehldiagnosen Anlaß gibt. Wir schwanken zwischen der Annahme von hysterischen Zuständen, tabetischen Krisen, einer leichten Enteritis, einem leichten appendicitischen Anfall, einem Anfall von Schleimkolik, einem Anfall von Acetonämie auch ohne Diabetes (bei Kindern!), einer Nieren- oder Gallensteinkolik, weiblichen Genitalerkrankungen, akutem Darmverschluß, einer gastrointestinalen Äußerung des angioneurotischen Ödems, der Arteriosklerose und selbst einer entzündlichen Erkrankung der Brustorgane.

Auf den Verdacht eines „*hysterischen Zustandes*" leitet uns ein auffallender Gegensatz zwischen den geäußerten Beschwerden und dem Allgemeinbefinden. Von jeher hat ferner Hyperästhesie der Haut Verdacht auf Hysterie erregt. Da aber, wie wir jetzt wissen, auch die Erkrankung tiefgelegener Organe sich durch oberflächliche Hyperästhesie kundgeben kann, so müssen wir in der Verwertung dieses Zeichens vorsichtig sein. Gleichzeitig vorhandene tiefe und oberflächliche Hyperalgesie *kann* zwar hysterischer Natur sein, *muß* es aber nicht. *Sicher* hysterisch ist dagegen die „Appendicitis", wenn die Hyperalgesie ausschließlich die Haut betrifft.

Verdacht erregen Temperatursteigerungen, mit denen Puls und Aussehen des Patienten nicht im Einklang stehen. Es gibt Hysterische, welche das Thermometer bearbeiten, bis sie einen Chirurgen finden, der ihnen bona fide den Wurmfortsatz herausschneidet. Rectale Temperaturmessung macht dem Spiel ein rasches Ende.

Das „*angioneurotische Ödem*" erkennen wir nur aus seinen peripheren Äußerungen, welche die gastrointestinalen begleiten können.

Sind die Anfälle rein intestinal und finden sich in der Familie keine andern Fälle von angioneurotischen Störungen, so kann die Natur der Schmerzzustände jahrelang unerkannt bleiben. Man denkt dann an Appendicitis, Cholelithiasis, Duodenalgeschwür, ohne eine zuverlässige Grundlage für die Diagnose zu finden. Im Fall von Abb. 327a und b wechselten appendicitisähnliche Bauchschmerzen ab mit Anfällen von Gesichtsödem.

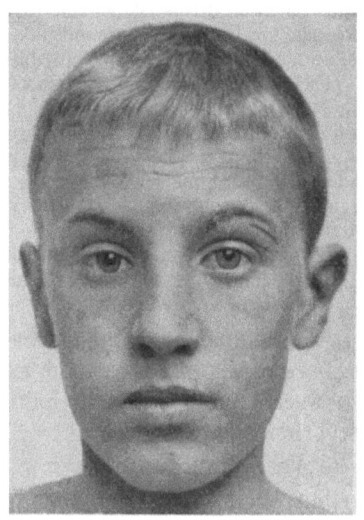
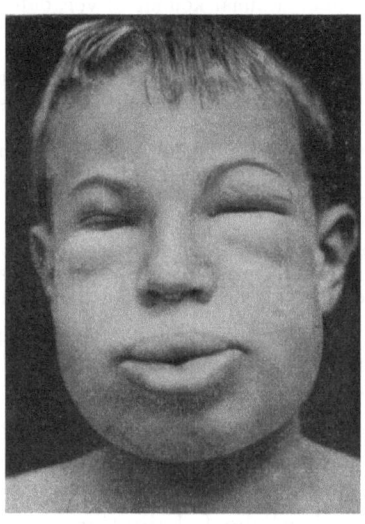

Abb. 327a. Patient mit QUINCKEschem Ödem vor dem Anfall, 14 Jahre alt.   Abb. 327b. Derselbe Patient während des Ödemanfalles.

Auf „*Tabes*" müssen wir in jedem Fall untersuchen, in dem die übrigen Umstände mit dieser Diagnose vereinbar sind.

Eine 50jährige Frau erkrankt plötzlich nachts an den heftigsten Bauchschmerzen, die an eine akute Magen- oder Darmperforation konnten denken lassen. Schon wurde vom Arzt trotz des negativen Bauchbefundes die Frage einer Laparotomie erwogen. Die Anamnese gibt aber Zweifeln Raum: Mann vor 20 Jahren an Paralyse gestorben; eine Frühgeburt; einmal durch Jodkalium geheilte Schwellung am Schädel. Eine genauere Untersuchung zeigt reflektorische Pupillenstarre und Fehlen der Patellarreflexe als einzige Zeichen von Tabes. Der Bauch blieb uneröffnet. Später traten in Bestätigung der Diagnose tabetische Rectalkrisen auf. Solche unvollständigen und oft zeitlebens unvollständig bleibenden Fälle von Tabes werden leicht mißdeutet, weil die Patienten selbst von ihrem Leiden nichts wissen.

Bei „*Nierenkoliken*" finden wir die normale oder vergrößerte Niere druckempfindlich oder finden wenigstens eine ausgesprochene reflektorische Kontraktur der Lendenmuskulatur. Der Schmerz strahlt nach den Genitalien, ja selbst nach dem Oberschenkel aus, und der entsprechende Hoden kann abnorm druckempfindlich sein. Kommen wir zu dem Fall nach Abklingen des Schmerzes, so gibt vielleicht der Urinbefund Aufschluß.

„*Gallenblasenschmerzen*" unterscheiden sich von Nierenkoliken und Wurmfortsatzschmerzen durch den Sitz der Druckempfindlichkeit in oder über Nabelhöhe, nach innen vom äußeren Rectusrande. Leicht werden sie mit Duodenalschmerzen verwechselt. Die Mehrzahl der Gallensteine gehören aber dem weiblichen, die meisten Duodenalgeschwüre dem männlichen Geschlecht an.

Vorübergehende Einklemmung einer vom Patienten und Arzt übersehenen „*Hernie*" kann für einen leichten Anfall von Appendicitis gehalten werden, ganz abgesehen von der Appendicitis im Bruchsack.

Ich entfernte einer Frau den Wurmfortsatz auf Grund einer Anamnese und der vom Arzt während der Anfälle gestellten Diagnose. Die Anfälle traten aber wieder auf, und ihre Ursache fand sich schließlich in einer kleinen, auch bei sorgfältiger Palpation kaum zu erkennenden, rechtsseitigen Cruralhernie.

Akut schmerzhafte Zustände am „*rechten Hoden*" werden wegen der nach oben ausstrahlenden Schmerzen dem Chirurgen ebenfalls als Appendicitis zugeführt — nicht zum mindesten die *gonorrhoische Epididymitis*.

Ein Anfall von banaler „*Enteritis*" gibt, besonders bei Kindern, nicht selten zur Diagnose „Appendicitis" Anlaß. Dasselbe gilt für die leichten, hauptsächlich Darmerscheinungen verursachenden Erkrankungen der „*Paratyphusgruppe*".

Bisweilen werden Anfälle von „*Schleimkolik*" bzw. von „*Colospasmus*" für akut entzündliche Erkrankungen gehalten. Die Colitis muco-membranacea kann durch Ileocöcalschmerz, Druckempfindlichkeit der Blinddarmgegend, ja selbst Erbrechen und vorübergehenden Kollapspuls einen appendicitischen Anfall vortäuschen. Wir begnügen uns hier, darauf hinzuweisen, und werden bei der Besprechung der *chronischen Appendicitis* genauer auf diese Frage eingehen. Auch die anderweitigen diagnostisch oft so schwierig zu beurteilenden Schmerzerscheinungen im Bereich des Dickdarms sind weiter unten im Zusammenhang besprochen.

Stets sehe man bei scheinbar unmotivierten chronischen Kolikschmerzen das Zahnfleisch auf Bleisaum an, wenn der Beruf des Patienten — Maler, Schriftsetzer usw., einen Verdacht in diesem Sinne aufkommen läßt. Auch an Nicotinvergiftung muß gedacht werden.

Den „*Darmverschluß*" haben wir schon erwähnt und werden ihn später eingehender besprechen.

Auf vorübergehenden Verschluß sind oft die Schmerzanfälle zurückzuführen, welche durch Verwachsungen, Lage- und Formanomalien des Darmes usw. bedingt werden. Geben Anamnese und Röntgenbild keine bestimmten Anhaltspunkte, so wird eine sichere Diagnose erst gestellt, wenn aus der vorübergehenden Knickung, Torsion oder Abschnürung ein wirklicher Darmverschluß geworden ist, der Anlaß zum Nachschauen gibt.

„*Acetonämie*" führt im Kindesalter zu Anfällen, welche einer leichten Appendicitis sehr ähnlich sehen: Erbrechen, Bauchschmerzen, leichte Temperatursteigerung, rasches Abklingen, oft Rezidive. Man darf aber nicht vergessen, daß bei Nahrungsentzug im Urin ebenfalls Aceton auftritt. Eine seit 24 Stunden auf strenger Diät gehaltene Appendicitis wird also auch Acetonurie zeigen können.

Beim weiblichen Geschlecht kommt auch die „*schmerzhafte Menstruation*" in Betracht. Ausnahmsweise kann es durch retrograde Blutung aus den Tubenostien in die Peritonealhöhle zu Erscheinungen von leichter Appendicitis kommen. Die Schmerzen haben dann allerdings ihr Maximum im Kleinbecken, direkt oberhalb der Symphyse bei Palpation des Abdomens.

Treten im unmittelbaren Anschluß an die Menstruation appendicitisähnliche Bilder auf, so denke man an eine Pelveoperitonitis, meist gonorrhoischer Art.

An die bisweilen menstruellen, öfter auch intermenstruellen Follikelblutungen kann man denken, wenn bei einer Virgo ein appendicitisähnliches Krankheitsbild trotz geringen Fiebers eine starke Hyperleukocytose aufweist. Die Schmerzen sind dabei nur mäßig stark ausgesprochen, direkt über dem oberen Schambeinast und stellen sich recht genau zwischen den Perioden ein. Ist der Hymen nicht mehr intakt und wird eine Menstruationsstörung angegeben, so liegt Extrauterinschwangerschaft näher. Siehe hierüber weiter unten.

Endlich vergesse man nicht, daß kleine Kinder den Schmerz bei „*Pneumonie*" und „*Pleuritis*" gewöhnlich in den Bauch verlegen, und daß auch bei der Pleuritis diaphragmatica Erwachsener einseitiger Bauchschmerz mit Muskelspannung vorkommt. Nicht mit peritonealen Affektionen zu verwechseln sind die bei älteren Leuten (Arteriosklerotiker) anzutreffenden Muskelrisse mit

Hämatombildungen in der Bauchwand im Anschluß an körperliche Anstrengung (Bauchpresse, Husten usw.).

Selten geht der durch „*Spondylitis*" bedingte Bauchschmerz so weit, daß man ernstlich an eine Abdominalerkrankung denkt.

Unbestimmte, gelegentlich an Appendicitis mahnende Beschwerden werden auch durch „*Ascariden*" ausgelöst. Ihre Gegenwart läßt sich nicht nur durch

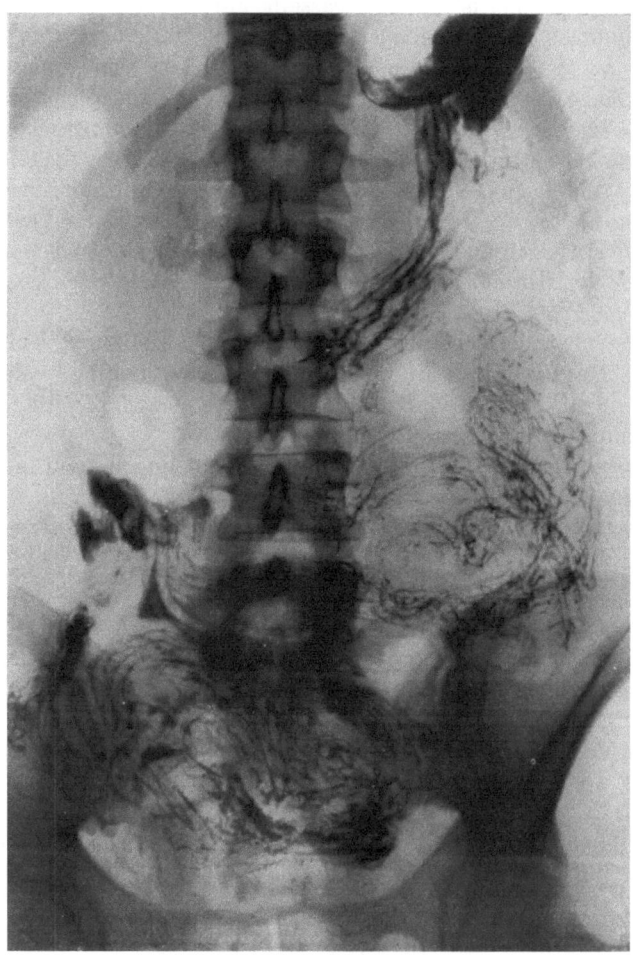

Abb. 328. Ascariden im Dünndarm.

den Nachweis der Eier im Stuhl erkennen, sondern auch bisweilen sehr schön im Röntgenbild (Abb. 328). Ein solcher Nachweis darf aber nicht kurzweg von einem operativen Eingriff abhalten. Wir haben wiederholt bei der Operation einen Spulwurm direkt im Wurmfortsatz stecken sehen.

II. Diffuse Peritonitis ohne Lokalisation.

Vor ganz andere Fragen stellt uns die *zweite Gruppe* von Fällen. Hier beweist der objektive Befund: Pulsbeschleunigung, vielleicht Fieber und Hyperleukocytose, überall leichte Druckempfindlichkeit, etwas freier oder schlecht lokalisierter Erguß, reflektorische Muskelspannung oder Meteorismus, daß das

Bauchfell akut gereizt ist. Wir können uns also nicht mehr mit der Diagnose einer nervösen Erkrankung oder irgendeiner Kolik begnügen. Dagegen stehen wir gerade hier in Gefahr, einen „*Ileus*" mit Peritonitis zu verwechseln. Auf die wichtigsten Unterscheidungspunkte haben wir schon eingangs dieses Kapitels hingewiesen. Etwas Erguß kommt auch bei Strangulationsileus vor, und die Peristaltik kann bei demselben aufgehoben sein. Immerhin spricht Fehlen der Darmgeräusche für Peritonitis.

Bei tuberkulöser Peritonitis kann die Kombination mit akutem Strangulationsileus Schwierigkeiten bereiten.

Ein 18jähriges, bis vor kurzem abgesehen von unbestimmten Verdauungsbeschwerden angeblich völlig gesundes Mädchen erkrankt plötzlich unter Erbrechen, Bauchschmerzen und Fieber. Zwei Tage später finde ich sie in folgendem Zustande: Hohes Fieber, rascher, kaum fühlbarer Puls, beschleunigte Atmung, trockene Zunge, fleckige Rötung des Gesichts, aufgetriebener, druckempfindlicher Bauch mit Dämpfung in den abhängigen Partien. Alles sprach für eine diffuse Peritonitis im Anschluß an Appendicitis. Nur ein Zeichen machte stutzig: Die Patientin fand sich bei meiner Ankunft in halbsitzender Stellung und nahm dieselbe bei der Untersuchung ohne Schwierigkeit wieder ein. Das tut eine Patientin mit schwerer Peritonitis nicht. Es mußte deshalb eine andere Diagnose gesucht werden. Zwei tuberkulöse Onkel und die erwähnten Verdauungsbeschwerden gaben genügende Anhaltspunkte hierfür. Es konnte sich um eine bisher übersehene tuberkulöse Peritonitis mit akutem Ileus handeln. Der letztere mußte rasch in das Stadium der Darmlähmung mit diffuser Auftreibung des Abdomens und raschem, kleinem Puls gelangt sein. Daher das scheinbar akut-peritonitische Bild. Die Operation bestätigte diese Annahme.

Ferner kann ein mitten in oder hinter dem Konvolut der Dünndärme liegender sog. „*mesocöliacaler appendicitischer Absceß*" eine diffuse Peritonitis vortäuschen. Solche Abscesse sitzen zu hoch, um vom Rectum her gefühlt zu werden. Sind die vorgelagerten Dünndarmschlingen so stark gebläht, daß wir den Absceß auch durch die Bauchdecken hindurch nicht tasten können, so denkt man in der Regel an diffuse Peritonitis oder an Ileus, bei subakutem Verlauf selbst an tuberkulöse Peritonitis. Ausgesprochene Blasenstörungen sprechen für Absceß.

Zwei seltenere Vorkommnisse können endlich noch irreführen: Die „*Pankreasblutung*" bzw. die „*akute Pankreatitis*" mit Fettnekrose und der „*Verschluß der Mesenterialgefäße*". An erstere werden wir denken, wenn der Vorgang sich mehr in der Oberbauchgegend abspielt, wenn ein Gallensteinanfall vorausgegangen ist und wenn der Puls sehr früh frequent und klein geworden ist. Auch der Befund von Zucker im Urin wäre zu verwerten, doch stellt sich Diabetes meist erst in späteren Stadien ein.

Der Verschluß der Mesenterialgefäße betrifft bald eine Arterie, bald einen Venenstamm, ja die ganze Pfortader. Bei *Arterienverschluß* handelt es sich bald um Embolie, bald um autochthone Thrombose, bei *Venenverschluß* nur um letzteres. Die anatomische Folge ist Infarkt und Gangrän eines mehr oder weniger großen Darmabschnittes. Klinisch herrschen von Anfang an bald mehr die Erscheinungen der Peritonitis mit anhaltendem dumpfem Schmerz in der Tiefe und mit Exsudat, bald mehr diejenigen des Ileus vor. Verdacht erregen blutiger Stuhl, sowie Erbrechen von blutigen Massen bei Verhaltung der Winde. An Embolie denken wir, wenn ein Klappenfehler des Herzens besteht, ganz besonders wenn der Patient schon anderweitige, auf Embolien hinweisende Erscheinungen gezeigt hatte, an Thrombose bei schlechten Gefäß- und Zirkulationsverhältnissen im allgemeinen. Gewöhnlich wird der Infarkt allerdings erst bei der Operation oder bei der Autopsie erkannt. Thrombose der Mesenterialvenen schließt sich bisweilen an infektiöse Erkrankungen der Bauchhöhle oder an Bauchoperationen (z. B. Operation der Appendicitis) an und kann unter peritonitisähnlichen Erscheinungen und auffallend rasch zunehmender Herzinsuffizienz zum Tode führen, ohne daß es zum vollen Bild des Infarktes käme.

Auch leichtere arteriosklerotische Veränderungen der Mesenterialarterien können, wie besonders ORTNER gezeigt hat, schmerzhafte Zustände in der Bauchhöhle verursachen. Tritt nicht Gangrän ein, so bleibt die Diagnose eine Vermutung. Nicht selten findet man bei der Autopsie von arteriosklerotischen oder an Endokarditis leidenden Individuen Nieren- und Milzinfarkte, welche sich intra vitam nur durch unbestimmte Bauch- oder Lendenschmerzen geäußert hatten.

Haben wir die Diagnose einer akut-infektiösen Peritonitis gestellt, so handelt es sich darum, ihren Ausgangspunkt zu bestimmen. Wegleitend sind Anamnese und allfällige Lokalsymptome. Genaueres findet sich hierüber im folgenden Abschnitt und bei der Besprechung der Erkrankungen der einzelnen Organe. In dubio wird man an die in zivilisierten Ländern häufigste Ursache, an die Appendicitis denken.

III. Umschriebene Peritonitis.

Weisen die greifbaren Erscheinungen, gleichviel, ob daneben allgemeine Symptome bestehen oder nicht, auf einen *umschriebenen* Entzündungsherd hin, so ist unsere Aufgabe wesentlich erleichtert. Wir wollen, topographisch vorgehend, mit den oberen Teilen der Bauchhöhle beginnen.

1. Epigastrium.

Im Epigastrium sitzende Entzündungen gehen weitaus am häufigsten vom „*Magen*" oder „*Duodenum*" aus und beruhen auf dem allmählichen oder plötzlichen Durchbruch eines gewöhnlichen Geschwüres oder, viel seltener, eines Magenkrebses. Fehlen Verklebungen oder bleiben sie aus, so entsteht eine akute Peritonitis; sind sie vorhanden, so sprechen wir von gedeckter Perforation. Ein Gasabsceß im Oberbauch bzw. unter dem Zwerchfell kann die Folge sein. Ferner sind die „*Pankreasapoplexie*" und die „*akute Pankreatitis*" zu erwähnen, auf welche wir eben hingewiesen haben. Ausnahmsweise kann auch ein „*Leberabsceß*" median im Epigastrium sitzen.

2. Rechtes Hypochondrium.

Hier begegnen wir in unseren Breiten vor allem den entzündlichen Erkrankungen der „*Gallenwege*" mit ihrer Ausbreitung ins Leberparenchym in Form einer septischen Cholangitis, in den Tropen dem „*Leberabsceß*" nach Amöbeninfektion. Damit soll nicht gesagt sein, daß Leberabscesse bei uns nicht vorkommen; sie haben aber ihren Ursprung gewöhnlich in einer Gallensteinerkrankung, die klinisch im Vordergrunde steht, oder sie sind metastatischer Natur und treten dann den übrigen Erscheinungen der Pyämie gegenüber in den Hintergrund. In zweiter Linie ist das „*Duodenalgeschwür*" zu nennen, dessen Durchbruch, je nachdem er allmählich oder plötzlich auftritt, eine umschriebene Absceßbildung oder eine allgemeine Peritonitis bedingt.

Sehr selten ist die *akute Torsion der Gallenblase*. Daß sich in diese Gegend gelegentlich ein Wurmfortsatz verirren kann, das haben wir oben gesehen.

3. Linkes Hypochondrium.

Entzündliche Prozesse, die sich primär hier abspielen, sind meist auf „*perforierte Magengeschwüre*" zurückzuführen. Viel seltener, besonders beim Typhus beobachtet, ist der „*Milzabsceß*". Auch an Milztorsion mit Nekrose des Organs muß gedacht werden. Endlich sehen wir bei vernachlässigter Appendicitis bisweilen sekundäre Abscesse im linken Hypochondrium auftreten, bzw. von unten hierher gelangen. Gelegentlich führen Darmcarcinome auf dem Wege der Durchwanderung von Keimen zu lokalen Abscessen.

4. Die Lendengegend.

Retroperitoneal sitzende Entzündungsvorgänge in der Lendengegend gehören meist der „*Niere*" an oder gehen von ihr aus. Bei *Mitbeteiligung des Bauchfells* kommt *rechts* vor allem die „*Appendicitis*" in Frage (s. Abb. 331g). Diese Diagnose ergibt sich von selbst, wenn die Ileocöcalgegend mitgegriffen ist. Dagegen sah ich auch erfahrene Ärzte stutzig werden, wenn dieselbe völlig frei war und der ganze Prozeß sich in der Lendengegend abspielte. Die lumbale Form der Appendicitis ist aber nicht immer intraperitoneal. Der Wurmfortsatz sitzt bei lumbaler Lage vielmehr bisweilen ganz oder teilweise retroperitoneal bzw. retrocöcal, so daß die Erscheinungen von seiten des Bauchfells völlig in den Hintergrund treten, und die Erkrankung sich unter hohem Fieber als Zellgewebsphlegmone nach dem Rücken hinzieht (s. Abb. 331 l).

Bezeichnend ist für diese meist gasbildende, anaerobe Bakterien enthaltenden Phlegmonen der Stich der geröteten Haut ins Gelbliche oder Bräunliche, wie wir dies bei der Gasphlegmone der Extremitäten noch besprechen werden. Es ist kein Zufall, daß ich mehrmals derartige Fälle pyämisch enden sah.

Auch scheinbar primäre Abscesse der *linken* Lendengegend sind bisweilen auf Appendicitis zurückzuführen. Es handelt sich gewöhnlich hier um weit

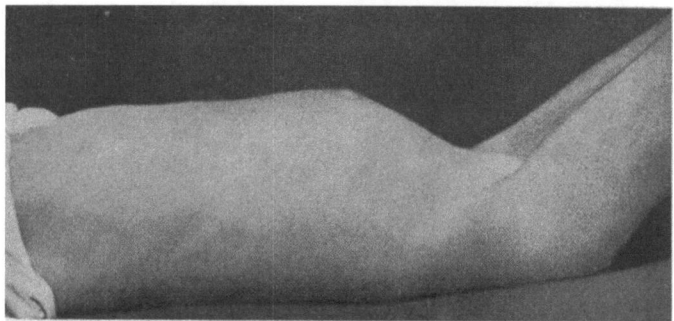

Abb. 329. Pneumokokkenperitonitis vor dem Durchbruch am Nabel. 6jähriges Mädchen.

herunterhängende Wurmfortsätze, bei denen der primäre, von oben her nicht fühlbare Absceß im kleinen Becken entstand (s. Abb. 331 e) und sich von da nach links oben fortsetzte. Ausnahmsweise rührt ein solcher Absceß von einer weit hinaufreichenden „*Divertikulitis*" des Dickdarms her.

Auch die „*Parametritis*" bzw. Pelveocellulitis kann sich nach der Lendengegend hin ausbreiten.

5. Unterbauch und kleines Becken.

a) Tritt ein entzündlicher Vorgang in der Unterbauchgegend *rein median* auf, so muß beim weiblichen Geschlecht unser erster Gedanke stets dem „*Uterus*" und seinen Anhängen gelten.

Schließen sich die Erscheinungen unmittelbar an ein Puerperium an, so denken wir an Placentarreste, Lochiometra, Phlebitis, Phlegmone des Beckenzellgewebes, Pelveoperitonitis. Schwieriger wird die Einschätzung der Anamnese bei Abortfolgen, da ein infizierter Abort beinahe stets künstlich hervorgerufen ist und man infolgedessen nicht immer zuverlässigen Bescheid erhält. Auch bei frischer gonorrhoischer Salpingitis mit akutem peritonealem Schub wird der Schmerz oft median angegeben. Ebenso ist der Sitz der Druckempfindlichkeit mehr oder weniger median bei Stieldrehung und Vereiterung von Ovarialcysten. Die scharf umschriebene Geschwulst erlaubt hier die Diagnose in der Regel ohne Schwierigkeit. Sehr plötzlicher Beginn der Erscheinungen spricht für die relativ häufigere Stieldrehung, höhere Temperatur für Vereiterung.

Median sitzen meist auch die Abscesse bei Perforation eines „MECKELschen Divertikels" und bei der oben schon erwähnten „*Pneumokokkenperitonitis*" (s. Abb. 329). Diese letzteren Abscesse zeichnen sich durch ihre auffallende Weichheit aus.

Nicht mit Bauchabscessen zu verwechseln sind die in den *Bauchdecken* entstandenen „subumbilikalen" und „suprasymphysären Abscesse". Die ersteren gehen allerdings in der Regel von infektiösen Erkrankungen des Bauchfells aus. Die letzteren haben ihre Quelle entweder in einer infektiösen Erkrankung der Harnwege oder in einer Osteomyelitis des Schambeins. Das Gefühl, den Absceß unmittelbar unter der Hand zu haben, und das Fehlen von Darmsymptomen, bisweilen beim Bestehen von Blasenstörungen, lassen die Diagnose leicht stellen.

b) Ist die *rechte* Unterbauchgegend der Sitz der Schmerzen und vielleicht einer fühlbaren Resistenz, so wird automatisch der „*Wurmfortsatz*" angeschuldigt. Von oben her taucht aber in dieses Gebiet die Gallenblase, an welche man,

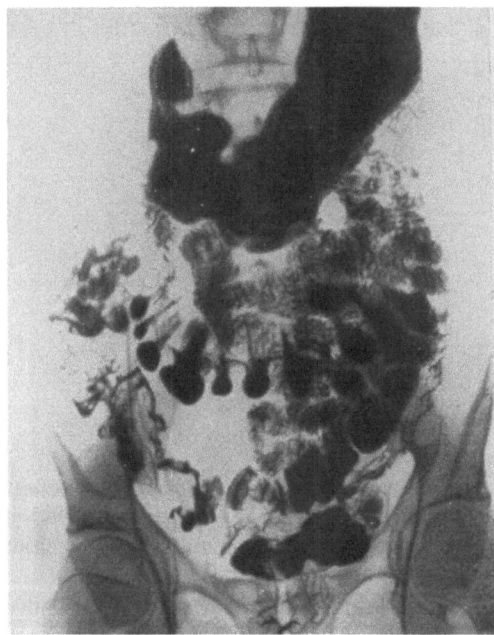

Abb. 330. Ileitis terminalis.

besonders beim weiblichen Geschlecht, stets denken muß, und welche selbst vor dem 20. Jahre bisweilen zu Fehldiagnosen Anlaß gibt. Ausnahmsweise kann auch eine phlegmonöse Entzündung der untersten Ileumschlinge, sog. „Ileitis terminalis" (s. Abb. 330), appendicitisähnliche Symptome kopieren. Ferner kann bei distaler Colonstenose das Coecum sich akut außerordentlich stark aufblähen und spontane Serosarisse aufweisen mit lokaler, peritonealer Reizung.

Von unten her reichen in das Wurmfortsatzgebiet „*die Adnexe des Uterus*". Es gehört zu den gewöhnlichsten Vorkommnissen der Praxis, daß ein akuter Schub gonorrhoischer Salpingitis dem Chirurgen als Appendicitis zugeführt wird. Zur regelrechten Untersuchung eines solchen Falles gehören deshalb unbedingt die vaginale bzw. rectale Kontrolle der inneren Genitalien und die bakteriologische Untersuchung eines allfälligen trüben Urethral- bzw. Cervixsekretes. Bei frischen Fällen gelingt es so in der Regel, die richtige Diagnose zu stellen. Bei akuten Schüben einer alten Salpingitis dagegen kann die Entscheidung schwierig sein, um so mehr, als auch eine Patientin mit alter Salpingitis zufällig an Appendicitis erkranken kann.

Folgender Fall ist typisch: Ein 20jähriges Mädchen erkrankt in der Nacht nach einem festlichen Anlaß an „Appendicitis" und kommt nach 24 Stunden herein mit den Erscheinungen einer beginnenden diffusen Peritonitis. Temperatur 40,4⁰, Gesicht auffallend gerötet. Undeutliche Resistenz rechts, per rectum gefühlt. Die für beginnende Appendicitis ungewöhnliche, auf eine ausgedehnte Peritonitis hinweisende Rötung des Gesichts und die für den ersten Tag noch ungewöhnlichere Höhe der Temperatursteigerung lassen uns an Ruptur eines rechtsseitigen Tubensackes denken, und die Operation bestätigt diese Diagnose. Der Eiter enthielt in Reinkultur Staphylococcus aureus.

Bleibt trotz bakteriologischer Untersuchung der Sekrete die Diagnose zweifelhaft, so spricht eine nach dem kleinen Becken und besonders nach der linken Seite hin ausgedehnte Druckempfindlichkeit für Salpingitis. Aus dem Verhalten der Temperatur, des Pulses und der Leukocytose können wir nichts Entscheidendes schließen. Höchstens wird, wie schon angedeutet, sehr hohe Anfangstemperatur eher für Salpingitis zu verwerten sein.

Die zweithäufigste Irrtumsquelle ist im weiblichen Geschlecht der *inter-menstruelle Follikelsprung*, die „*Tubenschwangerschaft*" mit ihren Folgen: der „*Tubenabort*", die „*Tubenruptur*" und das „*peritubare Hämatom*". Schwangerschaftszeichen an Brüsten und Portio sprechen für diese Diagnose, ebenso und vor allem eine Verzögerung der Menses, sei es auch nur um 1—2 Wochen. Fehlen diese Kriterien und fehlt auch die akute Blutung, so ist die Unterscheidung von einer anderweitigen Adnexerkrankung und selbst von einer Appendicitis schwierig, es sei denn durch die neuesten serologischen Methoden. Anders im Stadium der akuten Blutung. Hier weisen die Blässe von Ohren, Nase und Lippen, der kleine und frequente Puls bei geringer Temperatursteigerung, die Herabsetzung des Hämoglobingehaltes bei subakuten Fällen bisweilen bis auf 65% herunter, auf die akute schwere Blutung und damit auf die Wahrscheinlichkeit einer extrauterinen Gravidität hin. Die Leukocytose kann dabei auf 25000—30000 und mehr ansteigen, ohne daß entzündliche Komplikationen vorhanden wären. Dieses Ansteigen ist sogar sehr bezeichnend für eine intraabdominale Blutung. Die Bauchdeckenspannung ist gering, die Temperatur normal oder nur wenig erhöht, im Douglas tritt aber eine Resistenz auf, die viel rascher erscheint, als dies bei Appendicitis der Fall wäre. Es genügt also in der Regel, an die Tubenschwangerschaft zu denken, um sie nicht zu übersehen. Schwierig ist die Lage nur, wenn neben einer intrauterinen noch eine tubare Schwangerschaft besteht. Die Abstoßung einer Decidua spricht natürlich nicht für dieses seltene Zusammentreffen, denn eine Decidua wird auch bei der Extrauterinschwangerschaft ausgestoßen.

Die Erscheinungen der Tubenblutung werden bisweilen in verkleinertem Maßstabe von den menstruellen oder intermenstruellen Follikelblutungen des Ovariums nachgeahmt. Da bei denselben aber eine Menstrualstörung in der Regel fehlt und meist auch kein schwerer anämischer Kollaps vorhanden ist, so gelangen diese Fälle meist als „Appendicitis" in die Hände des Chirurgen und dieser wird, wenn er das Blut findet, an die Follikelblutung denken müssen, schon um nicht mit einer unrichtigen Graviditätsdiagnose vielleicht eine Patientin zu diskreditieren.

Zu besonderen Schwierigkeiten gibt das Zusammentreffen von *Schwangerschaft* und *Appendicitis* Anlaß. Im ersten und zweiten Schwangerschaftsmonat wird unwillkürlich zuerst an Tubengravidität bzw. -ruptur gedacht. Für diese würde plötzliches Einsetzen von Anämie sprechen. Ein diagnostischer Irrtum wäre allerdings nicht sehr schwerwiegend, da in einem solchen Falle sofortige Operation wie bei Appendicitis mit Schwangerschaft angezeigt ist. Es wäre bei Schwangerschaft ganz besonders gefährlich, einen appendicitischen Absceß zur Ausbildung kommen zu lasssen, da der unter diesen Umständen sehr leicht eintretende Abort zur intraperitonealen Ruptur der Absceßwand und damit zur akuten Peritonitis führen kann. Wird der Sachverhalt nicht erkannt, so kann es vorkommen, daß Arzt oder Hebamme angeschuldigt werden, eine puerperale Sepsis verursacht zu haben.

Zu welchen diagnostischen Schwierigkeiten das Vorhandensein einer Schwangerschaft führen kann, das zeigt der folgende Fall:

Eine 38jährige Frau wird wegen Verdacht auf Brucheinklemmung hereingebracht. Schwangerschaft im 3. Monat. Vor einigen Tagen angeblich Abortblutung. Gegenwärtig kein Blut, dagegen eine derbe Schwellung im rechten Hypogastriu.r, bis etwas unter das POUPARTsche Band reichend. Daher die Einklemmungsdiagnose. Im Vordergrunde des Bildes: Lungenerscheinungen und blutiges Sputum. Widersprechende Angaben der Patientin über den Beginn der Symptome. Klinische Diagnose auf Grund der Anamnese: Nicht zugegebener krimineller Abortversuch mit Verletzung des rechten Scheidengewölbes und Phlegmone des Beckenzellgewebes — Phlegmasia alba dolens — rechts. Venenthrombose mit Lungenembolie. Der Uterus scheint nicht berührt, da weder Blutung noch Wehen vorhanden sind. Die daraufhin vorgenommene vaginale Untersuchung ergibt folgendes:

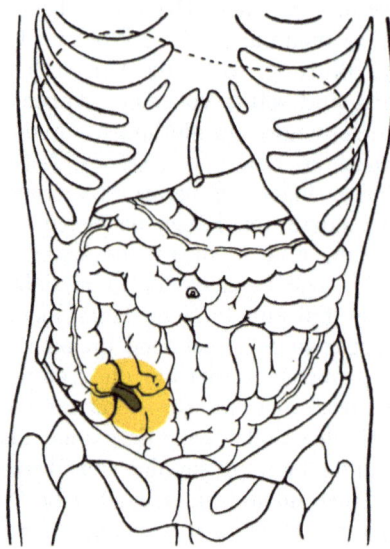

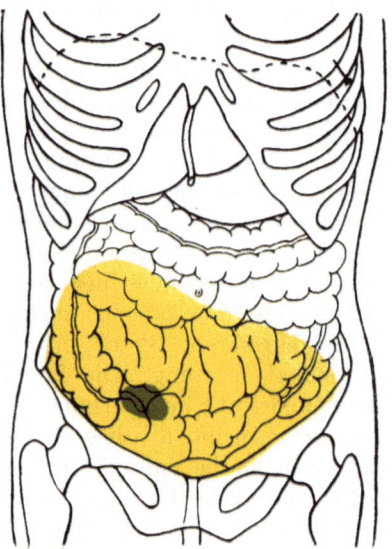

Abb. 331a. Wurmfortsatz nach vorn innen. Appendicitis antero-parietalis. 1. Stadium. Appendicitis purulenta, Periappendicitis serosa circumscripta. Beginnendes Frühexsudat.

Abb. 331b. Dieselbe Form. 2. Stadium. 2.—3. Tag. Beginnende eitrige Periappendicitis, ausgedehntes Frühexsudat.

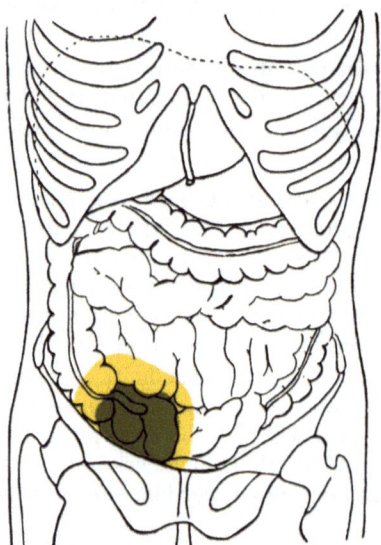

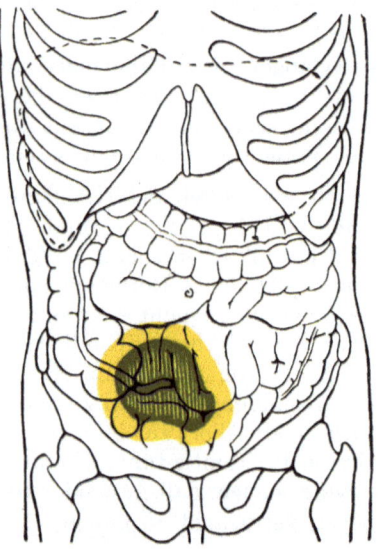

Abb. 331c. Dieselbe Form am Ende der 1. Woche. 3. Stadium. Großer antero-parietaler abgekapselter Absceß. Das Frühexsudat ist zurückgegangen.

Abb. 331d. Dasselbe Stadium bei Sitz des Wurmfortsatzes im Konvolut der Dünndärme. Absceß von Darmschlingen überlagert. Appendicitis mesocoeliaca.

Uterus im 3. Monat schwanger, rechts etwas fixiert. Im rechten Scheidengewölbe umschriebenes derbes Infiltrat der Schleimhaut. Rechtsseitige Parametritis. Im Speculum: Portio unverletzt, im rechten Scheidengewölbe thrombosierter Varix, zwei wenige Millimeter große Schleimhautverletzungen tragend, die von einer dicken Stricknadel oder einem ähnlichen Instrument herrühren konnten. Die angebliche Abortblutung war also eine Blutung aus dem angestochenen Varix! Dann infizierte Thrombose, Becken- und Oberschenkelphlegmone. Lungenembolie, multiple Abscesse — und schließlich Heilung.

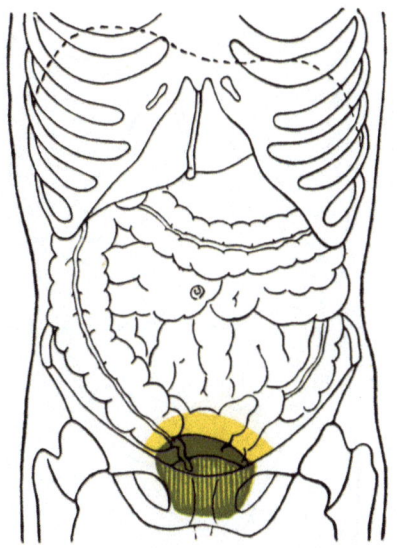

Abb. 331 e. Dasselbe Stadium. Der Wurmfortsatz hängt ins kleine Becken. Appendicitis pelvina.

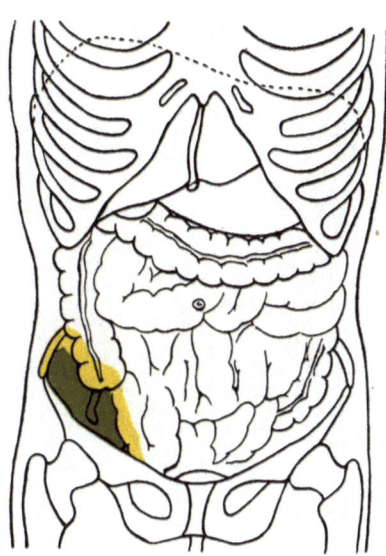

Abb. 331 f. Dasselbe Stadium. Wurmfortsatz nach außen und unten gelegen. Appendicitis ilio-inguinalis

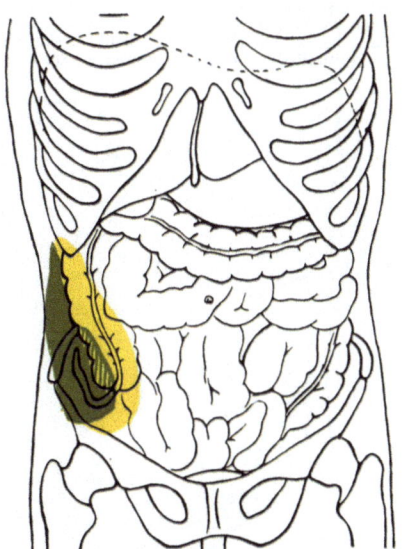

Abb. 331 g. Dasselbe Stadium. Wurmfortsatz nach außen oben geschlagen. Absceß zum Teil hinter dem Coccum. Appendicitis ilio-lumbalis intraperitonealis.

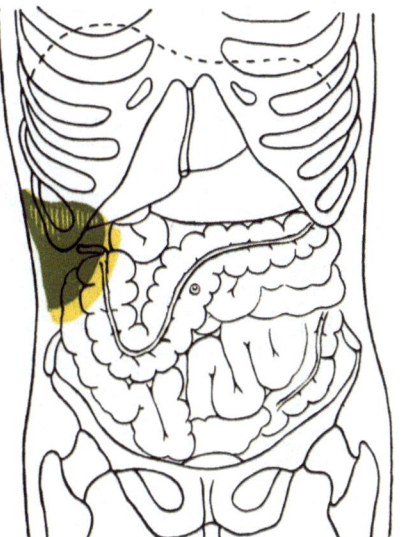

Abb. 331 h. Dasselbe Stadium. Coecum und Wurmfortsatz nach oben geschlagen. (Beginn von Sinistroposition des Dickdarmes, Mesenterium commune ileocoecale.) Appendicitis subhepatica. (Diese Lage des Abscesses kommt auch bei normaler Lage des Coccums, aber nach außen oben umgeschlagenem, sehr langem Wurmfortsatz vor.

c) Bei Lokalisation des Schmerzes in die *linke* Unterbauchgegend denkt man zuerst an linksseitige Extrauterinschwangerschaft. Ausnahmsweise prägen sich auch bei Appendicitis mit tiefem Sitz des Wurmfortsatzes die ersten

Erscheinungen links aus, oder der Arzt findet, erst am dritten oder vierten Tage gerufen, links eine stärkere Dämpfung als rechts.

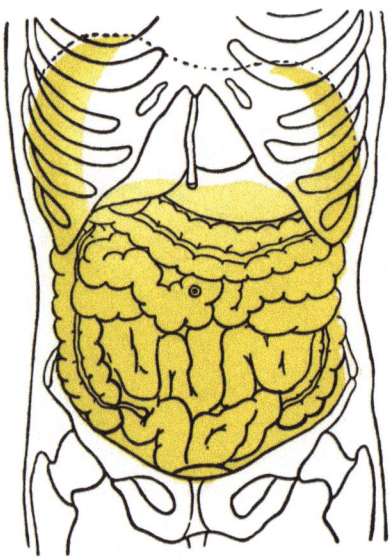

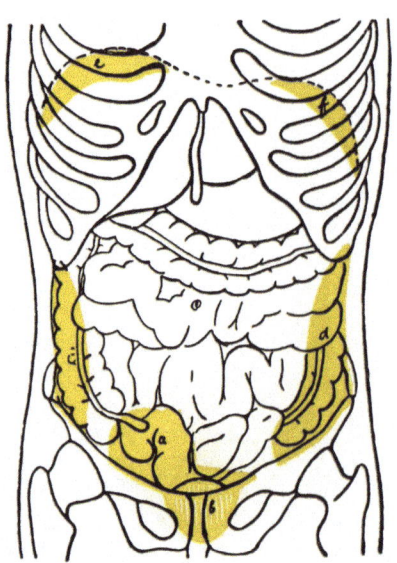

Abb. 331 i. Diffuse serös-eitrige Peritonitis bei sehr virulenter Infektion, großer Perforation bzw. Gangrän des Wurmfortsatzes oder bei nachträglichem Platzen eines abgekapselten Abscesses. Diese Peritonitis führt zum Tode, oder sie geht zurück unter Hinterlassung von Restabscessen.

Abb. 331 k. Multiple Abscesse (Restabscesse) als Residuen einer diffusen, serös-eitrigen oder eitrigen Peritonitis. Die Abbildung zeigt die häufigsten Lokalisationen. Oft kommunizieren mehrere solcher Abscesse noch untereinander, so a und b, häufig auch a und c, oder a und d usw. Auf diesem Vorgang beruht auch die „progrediente fibrinös-eitrige Peritonitis" von MIKULICZ und BURCKHARDT.

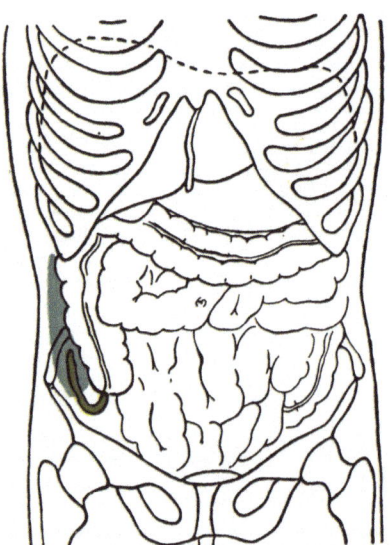

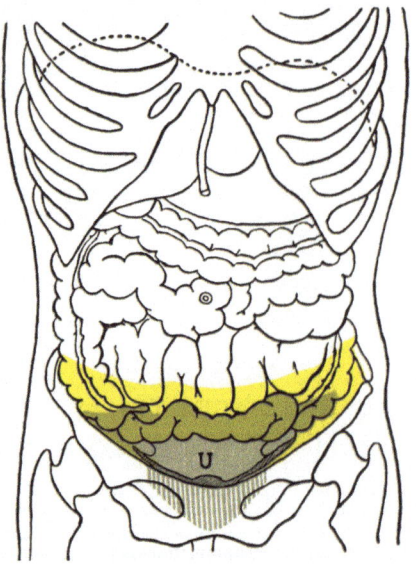

Abb. 331 l. Wurmfortsatz nach oben außen umgeschlagen. Der Absceß sitzt extraperitoneal (subserös) und tritt schließlich als Phlegmone der Lendengegend an die Oberfläche. Appendicitis lumbalis s. iliolumbalis subserosa.

Abb. 331 m. Der Absceß liegt hinter der Fascie des M. iliacus. Appendicitis ileo-inguinalis subfascialis. Der Absceß kann unter dem POUPARTschen Band hindurch auf den Oberschenkel gelangen.

Akute peritoneale Reizerscheinungen gehen links bisweilen von den in der Regel am S romanum und am Colon descendens sitzenden Dickdarm-

divertikeln aus, oder auch von einer nicht divertikulären, akuten oder subakuten Sigmoiditis. Man fühlt dann gewöhnlich das infiltrierte, schmerzhafte

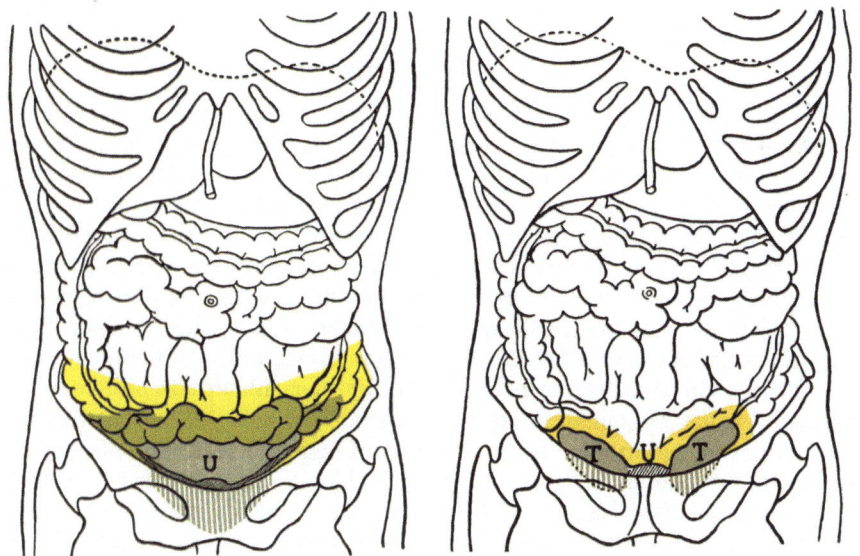

Abb. 331n. Eitrige Peritonitis mit reaktiver seröser
Peritonitis der Nachbarschaft. *U* Uterus.

Abb. 331o. Beiderseitige Pyosalpinx (*T*) mit etwas
seröser Perisalpingitis.

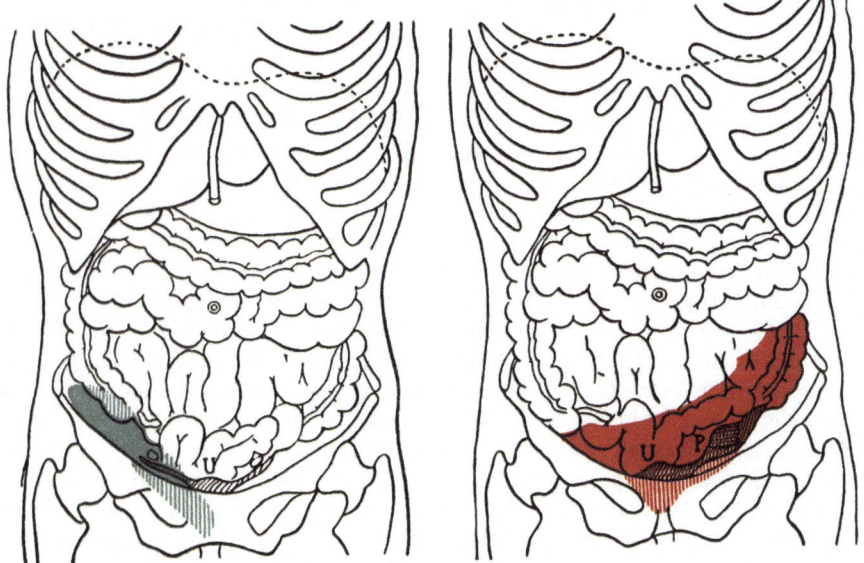

Abb. 331p. Bis ans POUPARTsche Band verlaufende
Parametritis.

Abb. 331q. Ruptur der schwangeren Tube. *P* Pla-
centa. Um dieselbe herum ein peritubares Hämatom.

Abb. 331a—q. Schematische Darstellung der wichtigsten Phasen und Formen der Appendicitis und einiger
differentialdiagnostisch zu berücksichtigender Erkrankungen. grün = der vorderen Bauchwand anliegende
Abscesse; grün-schraffiert = von Eingeweiden überlagerte Abscesse; gelb = seröses oder serös-eitriges, am
ersten Tage meist aseptisches, am zweiten Tage infiziertes Frühexsudat; gelbgrün = serös-eitriges, bakterien-
reiches Exsudat; blau = extraperitoneale Abscesse; rot = Bluterguß.

S romanum als eine wurstförmige Resistenz in der linken Beckenschaufel oder am
Eingang des kleinen Beckens. Endlich kann es auch auf dem Wege der Durchwanderung bei Sigma-Carcinomen zu einer lokalen peritonealen Reizung (bis

zur Abszeßbildung) kommen. Bei unklaren, wechselnden Bildern von mittelstarken Bauchschmerzen denke man stets an die verbreitete Wurmkrankheit
„Ascaridiasis". Zahlreiche Eier im Stuhl führen auf die richtige Therapie.

37. Der subphrenische Abszeß.

Wenn ein Patient anhaltend hohes Fieber zeigt, ohne daß in den leicht
zugänglichen Körpergegenden ein Eiterherd gefunden werden kann, so vergesse
man unter den verschiedenen Möglichkeiten den subphrenischen Abszeß nicht.
Hat der Kranke einige Zeit vorher eine entzündliche Erkrankung im Bereich
der Bauchhöhle durchgemacht, so wird unsere Vermutung zur Wahrscheinlichkeit. Beinahe die Hälfte aller Fälle von subphrenischem Abszeß geht vom
Wurmfortsatz aus; dann folgen, wenn wir die reichen Erfahrungen Körtes
zugrunde legen, in absteigender Reihe Magen, Leber, Milz, Niere, Brustfell,
Rippen, Dünndarm und Pankreas. Differentialdiagnostisch kommen vor allem
das Pleuraempyem, der perinephritische und der subhepatische Abszeß in Betracht. Aus der Anamnese können wir folgendes schließen: Ein Empyem schließt
sich in der Regel an eine Erkrankung der Lungen, ein subphrenischer Abszeß
an einen infektiösen Vorgang in der Bauchhöhle an. Da aber bei letzterem
nicht selten metastatische Pleuritis vorkommt, so müssen wir auch die Anfangserscheinungen der sekundären Erkrankung berücksichtigen. Eine metastatische
Pleuritis entsteht häufiger auf embolischem Wege als auf Durchwanderung und
setzt daher mehr oder weniger plötzlich unter Atembeschwerden ein. Ein subphrenischer Abszeß dagegen entwickelt sich allmählich und wird gewöhnlich
erst schmerzhaft, wenn er einen gewissen Umfang erreicht hat. Die Schmerzen,
die er verursacht, sind dumpfer als der atemhemmende Schmerz der Pleuritis.
Auch wenn eine solche nachträglich zum subphrenischen Abszeß hinzutritt,
so schließen wir doch aus der zeitlichen Folge der Erscheinungen, daß sie sekundärer Natur ist. Beim subhepatischen Abszeß, der die gleiche Ätiologie hat wie
der subphrenische, finden wir mehr peritoneale Symptome: Druckempfindlichkeit am Leberrand, schlechte Eindrückbarkeit unter der Leber, leichter Meteorismus usw. Beim perinephritischen Abszeß erfahren wir meist von einer vor-
gängigen Nierenerkrankung oder von einer primären Staphylo- oder Streptokokkeninfektion, welche zu der perinephritischen Metastase geführt hat.

Die Beurteilung des objektiven Befundes wird besonders dadurch erschwert,
daß sowohl das perkutorische Verhalten der Lunge als auch dasjenige des Abscesses in den einzelnen Fällen ein ganz verschiedenes sein kann, indem wir
über der Lunge bald normalen Schall, bald infolge von begleitender Pleuritis
Dämpfung finden, während der subphrenische Abszeß seinerseits je nach seinem
Gasgehalt bald tympanitisch, bald gedämpft schallt. Endlich ist seine Lage
nicht immer dieselbe, indem er bald nur auf der Leberkuppe sitzt, bald mehr
nach vorn, bald mehr nach hinten unten reicht und in letzterem Falle einem
perinephritischen Abszeß gleicht.

Wir unterscheiden aus praktischen Gründen:

1. Subphrenische Abscesse ohne Pleuraexsudat.

Ist der Abszeß nicht oder beinahe nicht gashaltig, so finden wir als einziges
lokales Zeichen Tiefstand des Leberrandes bei Hochstand des oberen Dämp-
fungsrandes der Leber. Der Leberdämpfung entsprechend ist auch die Grenze
des Vesiculäratmens nach oben verschoben.

Für Empyem sprechen Kompressions- bzw. Infiltrationserscheinungen von
seiten der Lunge, für subphrenischen Abszeß das Fehlen oder die Geringfügigkeit

dieser Symptome. Beim subphrenischen Absceß ist die Dämpfungsgrenze quer oder nach oben konvex, beim Pyothorax quer oder nach der Achselhöhle hin ansteigend. Im Röntgenbild wirft das Pleuraempyem einen queren oder etwas schrägen, der subphrenische Absceß einen kuppelartig gewölbten Schatten.

Leichter ist die Diagnose, wenn der Absceß reichlich gashaltig ist. Hier erhalten wir bei der Perkussion die bekannten drei Zonen: unten, der Leber und dem flüssigen Absceßinhalt entsprechend, Dämpfung, dann tympanitischen Schall infolge der Gasschicht und endlich normalen Lungenschall. Ist der Absceß noch ganz umschrieben, oder der infektiöse Prozeß sehr jung — frische Magen- oder Duodenalperforation —, so kann das einzige pathologische Zeichen eine Gasblase zwischen Leber und Zwerchfell sein, die sich an ihrem hoch-tympanitischen Schall zu erkennen gibt. Was wir von der rechten Seite gesagt haben, das gilt mutatis mutandis auch links. Einen nicht gashaltigen Absceß erkennen wir hier leichter als rechts an der ausgedehnten Dämpfung, an der Verschiebung der Milz nach unten, vielleicht selbst des Herzens nach oben. Ist der Absceß gashaltig, so finden wir auch hier wieder die drei erwähnten Zonen.

2. Subphrenische Abscesse mit Pleuraexsudat.

Komplizierter gestalten sich die Verhältnisse, wenn sich zum subphreni-schen Absceß ein pleuritischer Erguß hinzugesellt. Nur das Röntgenbild, in welchem der seröse Pleuraerguß durchsichtiger erscheint, als die hoch empor-gewölbte Kuppe des Zwerchfells, erlaubt es, den subphrenischen Absceß mit begleitendem serösem Pleuraerguß vom Empyem der Pleura zu unterscheiden. Links wird man sich auf Grund einer sehr weit nach unten reichenden Dämp-fung und deutlicher Druckempfindlichkeit am Rippenbogen für subphrenischen Absceß gegen bloße Pleuritis entscheiden. Gasgehalt des Abscesses erleichtert rechts wie links die Diagnose. Nur darf man links nicht etwa den Magenschall als Zeichen einer Gasblase deuten. Man wird also stets vergleichend über der fraglichen Blase und dem Magen perkutieren.

Den sichersten Beweis gibt uns für die Fälle beider Gruppen die Probe-punktion, zu der wir aber erst nach Erschöpfung der übrigen diagnostischen Mittel greifen werden, und nur dann, wenn wir zu einem sofortigen radikaleren Eingriff bereit sind. Andernfalls laufen wir bei Punktion durch den Pleura-raum hindurch Gefahr, dem im subphrenischen Absceß unter Druck stehenden Eiter den Weg in die Pleura zu eröffnen.

Ergibt die Punktion Eiter, so können wir bisweilen schon aus der Tiefe, in der wir ihn finden, auf seinen Ursprung schließen. Mehrere Zentimeter tief sitzender Eiter spricht für subdiaphragmatischen Sitz, oberflächliche Lage aller-dings nicht gegen einen solchen.

Der Theorie nach sollte Pleuraeiter vorzugsweise exspiratorisch, subphrenischer Eiter dagegen inspiratorisch ausfließen. In Wirklichkeit können aber Verwachsungen und Schwarten auch den Pleuraeiter unter inspiratorischen Druck setzen. Ähnliches gilt von der respiratorischen Bewegung, welche das Zwerchfell der in ihm steckenden Hohlnadel mitteilt. Auch hier können wir durch pleuritische Schwarten getäuscht werden.

Finden wir bei der Punktion nur seröse Flüssigkeit, so schließen wir einen subphrenischen Absceß nicht etwa aus, sondern sehen im Gegenteil unseren Ver-dacht auf einen solchen bestärkt und werden in noch größere Tiefe punktieren. Stoßen wir dabei auf Gas bzw. Eiter, so ist unsere Diagnose bestätigt, und die Pleuritis war nur ein auf toxischer Reizung der Pleura beruhendes Nachbar-schaftssymptom.

Weisen die klinischen Erscheinungen, so auch der noch nicht erwähnte lokale Druckschmerz am Brustkorb, bestimmt auf einen subphrenischen Absceß hin, so werden wir, wenn nötig, wiederholt an verschiedenen Stellen punktieren müssen, wenn wir umschriebene oder schwer zugängliche Abscesse auffinden wollen.

Mehr als einmal sah ich die Erscheinungen eines auf Grund der klinischen Symptome diagnostizierten, aber mit der Nadel nicht aufgefundenen subphrenischen Abscesses allmählich zurückgehen. Das Bauchfell vermag auch an dieser Stelle Eiter zu resorbieren, was uns aber der Pflicht nicht enthebt, einen nachgewiesenen Abszeß zu eröffnen.

Die subphrenischen Abscesse werden in dem Maße immer seltener, als sich die Frühoperation der Appendicitis und der Magen- und Duodenalperforation einbürgert. Die großen, gashaltigen Abscesse der alten Beschreibungen sieht man darum heute kaum mehr. Die bei gedeckter Duodenalperforation schleichend entstehenden subphrenischen Abscesse können aber noch heute tage- und wochenlang irreführen und z. B. an eine entzündliche Erkrankung der Gallenwege glauben machen.

38. Tuberkulöse Peritonitis.

Der Chirurg hat zweifachen Grund, sich mit der tuberkulösen Peritonitis zu befassen: Einmal muß er bei der Differentialdiagnose der verschiedensten Unterleibserkrankungen auf sie Rücksicht nehmen, und sodann ist er berufen, bei manchen Fällen derselben durch Ausführung der Laparotomie die Heilung anzubahnen oder einen durch sie veranlaßten Darmverschluß zu beseitigen.

Jeder Student weiß, daß die tuberkulöse Peritonitis eine häufige Erkrankung ist, daß man eine seröse, eine knotige und eine adhäsive Form unterscheidet und daß sich diese Formen miteinander verbinden können. Trotzdem gehört es zu den häufigen Vorkommnissen der Praxis, daß sie in ihren früheren Stadien übersehen wird. Der Grund hierfür liegt nicht zum mindesten in ihrer Proteusnatur. Man spricht von nervöser Dyspepsie, chronischem Magen- oder Darmkatarrh und ähnlichem mehr zu einer Zeit noch, wo eine genaue Untersuchung schon einen Erguß in der Bauchhöhle nachweisen ließe, und wo vielleicht schon greifbare tuberkulöse Massen vorhanden sind, und das alles nur, weil die tuberkulöse Peritonitis in ihren Anfangsstadien keine ihr allein angehörigen und damit auf sie hinweisenden Beschwerden verursacht. Um so wichtiger ist es, jeden Patienten, der unklare Beschwerden von seiten des Abdomens aufweist, genau und wiederholt zu untersuchen.

Die eben erwähnten unbestimmten Beschwerden bestehen in Appetitmangel, Druckgefühl im Magen und Unterleib während der Verdauung, Unregelmäßigkeiten im Stuhlgang, nicht selten Durchfall, Anfällen von Kolikschmerzen, Gefühl der Schwere und des Wundseins im Bauche, bisweilen auch Dysurie. Haben diese Symptome einige Zeit — Wochen, Monate — gedauert, so tritt Anämie und Abmagerung ein. Hat der Patient eine tuberkulöse Vorgeschichte, so drängt sich der Gedanke an tuberkulöse Peritonitis von selbst auf. Fehlt ein solcher Anhaltspunkt, so bleibt auch der Erfahrene bisweilen lange Zeit im ungewissen.

Nach einer Allgemeinuntersuchung, die außer äußeren Zeichen überstandener oder bestehender Tuberkulose — Drüsennarben, Knochenerkrankungen usw. — besonders Lungen und Nieren berücksichtigt, gehen wir an die Untersuchung des Abdomens. Wir finden dasselbe vielleicht noch flach, ohne abnorme Dämpfungen. Es fällt uns aber ein leichter Widerstand der Bauchmuskeln auf, viel geringer als bei akut infektiösen Prozessen, eben gerade noch nachweisbar. Das Eindrücken der palpierenden Hand wird nicht direkt schmerzhaft, aber unangenehm empfunden. Ein derartiger Befund, bei wiederholter Untersuchung erhoben, muß Verdacht erwecken. Er entspricht dem Stadium, in dem das parietale Bauchfell durch eine Aussaat von Tuberkeln empfindlich gemacht ist, und wo diese Empfindlichkeit noch nicht durch den Schutz eines flüssigen Exsudates oder durch Verwachsungen abgeschwächt ist. Von diesem den verschiedenen Formen gemeinsamen Stadium aus entwickelt sich die Erkrankung nun in verschiedener Weise weiter. Am häufigsten können wir nach einigen Wochen ein bewegliches *Exsudat* nachweisen. Dasselbe ist nicht immer reichlich. Ein für die Statur des Patienten im Profil etwas stark vorstehender Bauch (siehe Abb. 332), eine verschiebliche Dämpfung in den Flanken und über der Symphyse — nota bene bei leerer Blase — genügen hierzu, und man braucht mit der Diagnose nicht zu warten, bis der ganze Bauch schwappt und die Patientin sich hintenüber hält wie eine Gravida. In anderen Fällen suchen wir vergeblich nach den Zeichen eines Exsudates. Wir finden dagegen, daß einzelne Stellen im Bauche anfangen, sich härter anzufühlen als normal, um schließlich zu platten, derben, kuchenartigen Gebilden oder zu rundlichen, wenig beweglichen *Knoten* auszuwachsen, die beinahe immer ziemlich druckempfindlich sind. In noch anderen Fällen endlich wird der Bauch allmählich größer, ohne Flüssigkeitserguß und ohne größere derbe Massen. Er schallt vielmehr überall tympanitisch, ist aber auffallend wenig eindrückbar — luftkissenartig — und überall etwas druckempfindlich. Es gelingt nur schwer, die Wirbelsäule abzutasten. Es ist dies die *adhäsive* Form, bei der die Darmschlingen durch den tuberkulösen Prozeß flächenhaft miteinander verklebt und dadurch in ihrer freien Bewegung und am Ausweichen gehindert sind. Daraus erklären sich die geringe Eindrückbarkeit des Bauches und der Meteorismus. Bisweilen schließt sich die adhäsive Form an eine klinisch nicht zur Beobachtung gekommene exsudative Phase an.

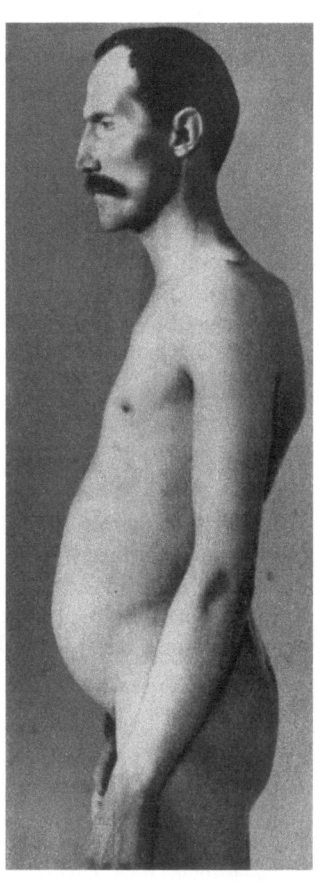

Abb. 332. Tuberkulöse Peritonitis, mäßig ausgedehntes Exsudat. Für einen schlanken Mann abnorm vorstehender Bauch.

Unter den *Mischformen* müssen wir besonders diejenige erwähnen, bei der es durch Verbindung der adhäsiven und der exsudativen Vorgänge zur Ausbildung von *abgesackten Flüssigkeitsergüssen* kommt. Solche Ergüsse sitzen mit Vorliebe in der Mittel- und Unterbauchgegend und enthalten meist eine seröse, bisweilen aber auch eine eitrige oder eine geschichtete serös-fibrinös-eitrige Flüssigkeit. Auch die knotige Form der Bauchfelltuberkulose tritt in der Regel nicht rein auf, sondern verbindet sich entweder mit exsudativen oder mit adhäsiven Prozessen.

Die Bezeichnung „exsudativ" ist nicht zu verwecheln mit dem in der Phthisiologie üblich gewordenen Begriff der „exsudativen Tuberkulose", die man richtiger „destruktiv" nennen sollte. „Exsudativ" ist die Tuberkulose einer serösen oder einer Gelenkhöhle, wenn sie zur Bildung eines Exsudates führt.

Jede der eben beschriebenen Formen hat ihre besonderen differentialdiagnostischen Schwierigkeiten.

1. Bei der rein „*exsudativen*" Form liegt die Verwechslung mit *Lebercirrhose* nahe, besonders wenn es sich um ein älteres Individuum handelt und Vorliebe für alkoholische Getränke nicht ausgeschlossen ist. Sind abendliche Temperatursteigerungen und beschleunigte Senkung der roten Blutkörperchen vorhanden, so werden wir uns für Tuberkulose entscheiden; normale Temperatur beweist aber nichts gegen solche.

Bei dieser Gelegenheit sei bemerkt, daß hier, wie bei allen Prozessen, wo Tuberkulose in Frage steht, die Temperatur nicht nur hie und da einmal bei Gelegenheit des ärztlichen Besuches gemessen werden soll, sondern wochenlang regelmäßig morgens und abends. Bei Bauchfelltuberkulose wie bei anderen tuberkulösen Prozessen wechseln nämlich Perioden von normaler Temperatur ab mit Fieberperioden, die selbst an Typhus denken lassen können.

Für Lebercirrhose spricht besonders die derbe Konsistenz der Leber, wenn dieselbe überhaupt tastbar ist, ferner Urobilinurie und eine ausgesprochene Milzhypertrophie, für Tuberkulose hinwiederum leichte Druckempfindlichkeit des Bauches, spontane Schmerzen und besonders das gleichzeitige Bestehen einer exsudativen Pleuritis und vielleicht Perikarditis (tuberkulöse Polyserositis).

Es kommt bisweilen auch bei tuberkulöser Peritonitis zu cirrhotischen Veränderungen der Leber und zu einer Bindegewebsvermehrung um die Pfortader, mit allen Erscheinungen chronischer Pfortaderstauung. Diese Veränderungen entwickeln sich aber erst nach Ablauf des akuten Stadiums der tuberkulösen Peritonitis, und das jahrelange Rezidivieren des Ergusses zeigt, daß man es nicht mehr mit einem rein tuberkulösen Vorgang zu tun hat.

Auch mit *chylösem Erguß* kann eine ascitische Bauchfelltuberkulose verwechselt werden, um so mehr, als diese Erkrankung gerade als Folge tuberkulöser Schwellung der Retroperitonealdrüsen vorkommt. Bezeichnend für denselben sind aber der auffallend rasche Kräfteverfall und die gewaltige Ausdehnung des Abdomens, die zu einem Spannungsgrad führt, der bei tuberkulöser Peritonitis zum mindesten ungewöhnlich ist. Eine sichere Diagnose gestattet nur die Probepunktion, auf die wir noch zu sprechen kommen werden.

Aus der klinischen Diagnostik zu streichen ist die sog. „*chronische seröse Peritonitis*' älterer Autoren. Was sich als solche darstellt, ist Tuberkulose, miliare Carcinose oder Sarkomatose, das Endotheliom des Peritoneums mit eingeschlossen. Die sehr seltenen, ätiologisch noch nicht geklärten Ausnahmen lassen sich nicht einmal am offenen Bauche mit Sicherheit beurteilen.

2. Nach einer ganz anderen Richtung hin bewegen sich die Erwägungen bei der „*knotigen*" Form. Hier handelt es sich um die Unterscheidung zwischen Tuberkulose und *bösartiger Neubildung*. Bis zum 30. Jahre werden wir mit Vorliebe an Tuberkulose denken. Vom 4. Dezennium weg spielt dagegen das Alter nur mehr eine geringe Rolle als Unterscheidungsmerkmal. Temperatursteigerung ist von Bedeutung, aber nicht ausschlaggebend.

Eine junge Frau kam nach einer Kur in einer Lungenheilanstalt wegen einer kleinen, beweglichen Geschwulst im rechten Unterbauch in chirurgische Behandlung. Neben diesem kaum walnußgroßen Gebilde fanden sich in der Tiefe weniger bewegliche Massen, und es bestand ein geringer freier Erguß. Erscheinungen von Darmverengerungen waren nicht vorhanden. Auffallend waren die Temperatursteigerungen, die häufig 38⁰ überschritten und sich aus dem beinahe negativen Lungenbefund nicht erklären ließen. Alles sprach für Tuberkulose, nur die auffallende Beweglichkeit und Derbheit der kleinen Geschwulst ließ an die Möglichkeit eines Carcinoms denken, da tuberkulöse Massen in der Regel schon früh ihre freie Beweglichkeit einbüßen. Die Operation ergab ein kleines, nicht stenosierendes Dünndarmcarcinom, beginnende Peritonealcarcinose und krebsige Infiltration der Retroperitonealdrüsen.

Das Umgekehrte erlebten wir bei einem etwa 40jährigen Mann mit Bauchfell- und Pleuraerguß und derben, tumorartigen Massen im Oberbauch. Im Pleuraerguß wurden an Neubildung erinnernde Zellkomplexe gefunden. Man nahm bei der anscheinenden Aussichtslosigkeit des Falles von einer Explorativeröffnung Abstand — und 1 Jahr später stellte sich uns der Mann als ohne Behandlung geheilt vor! Er wäre eine vorzügliche Reklame für ein Krebsheilmittel gewesen, wenn er ein solches genommen hätte.

Den sichersten Aufschluß gibt, wenigstens beim weiblichen Geschlecht, die Untersuchung des häufigsten Ausgangspunktes der Tuberkulose und auch der Bauchfellcarcinose, nämlich der Adnexe des Uterus. Beiderseitige wurstartige oder knollige Verdickung der Tuben spricht für Tuberkulose, das Vorhandensein einer einzigen höckerigen Geschwulst im Bereich eines Ovariums für Carcinom. Bisweilen ist der primäre Ovarialkrebs aber so klein, daß wir ihn kaum nachweisen können, und nicht selten ist auch er beidseitig. Der Nachweis kleiner Knötchen im DOUGLASschen Raume läßt die Frage offen.

3. Die seltenen rein „*adhäsiven*" Formen könnten, soweit sie Symptome machen, am ehesten mit Adhäsionsileus infolge anderweitiger entzündlicher Vorgänge in der Bauchhöhle verwechselt werden. Der chronische Verlauf, der diffuse Charakter der Symptome und die Druckempfindlichkeit werden an Tuberkulose denken lassen, besonders wenn der Träger sonst tuberkulös ist.

4. Nicht leicht ist die Differentialdiagnose bisweilen bei „*abgesackten tuberkulösen Ergüssen*". Hier erhebt sich die Frage, ob wir es nicht mit einer *cystischen Geschwulst*, einer Ovarial-, Netz- oder Mesenterialcyste zu tun haben. Diese Frage drängt sich um so mehr auf, als die abgesackten tuberkulösen Exsudate, wie wir schon gesehen haben, häufig median liegen. Die Dämpfungsverhältnisse sind dieselben wie bei einer Cyste, d.h. wir finden in der Mitte des Bauches Dämpfung und oben und seitlich Darmschall, während sich die Dinge bei einem freien Exsudat gerade umgekehrt verhalten. Das Ausschlaggebende ist die Verschieblichkeit des Gebildes als Ganzes, zu deren Nachweis wir freilich bisweilen die reflektorische Anspannung der Bauchdecken durch die Narkose ausschalten müssen. Eine Cyste läßt sich, auch wenn sie schon verwachsen ist, doch in der Regel noch etwas verschieben und gibt bei völliger Erschlaffung der Bauchdecken das Gefühl eines rundlichen, von den letzteren unabhängigen Gebildes. Ein abgesacktes Exsudat dagegen läßt sich nur wenig verschieben und erscheint auch da, wo es als rundliches Gebilde imponiert, doch meist mehr oder weniger mit der vorderen Bauchwand verbunden.

Endlich wäre noch auf die Verwechslung von tuberkulösem Exsudat mit einer abgesackten *Pneumokokkenperitonitis* hinzuweisen. Die Pneumokokkenexsudate verursachen eine so geringe entzündliche Reaktion der Umgebung, daß sie nicht selten für tuberkulöse Peritonitis gehalten werden, besonders wenn der Arzt den Verlauf nicht von Anfang an verfolgt hat. Handelt es sich um ein kleines Mädchen, und erfahren wir aus der Anamnese, daß die Erkrankung plötzlich unter hohem Fieber und Schüttelfrost mit Erbrechen und Durchfall eingesetzt hatte, um dann nach 1—2 Wochen in ein ruhigeres Stadium überzugehen, so können wir mit Sicherheit eine Pneumokokkenperitonitis annehmen.

Der im vorstehenden beschriebene „regelmäßige" Verlauf der tuberkulösen Peritonitis wird nicht selten durch Zwischenfälle unterbrochen, die auf bald teilweisem, bald völligem *Darmverschluß* beruhen. Meist handelt es sich um Abknickung des Darmes durch umschriebene Verwachsungen oder durch Briden und Netzstränge. Wir werden diesen Zuständen bei der Besprechung des Darmverschlusses wieder begegnen.

Die Durchsicht unseres Materials hat uns gezeigt, daß das *Röntgenbild* bisweilen einen wertvollen Anhaltspunkt für die Diagnose gibt. Der Bariumbrei findet sich 6 Stunden nach der Einnahme oft noch auf den ganzen Dünndarm verzettelt, statt ausschließlich im oberen Dickdarm und etwa noch in den untersten Dünndarmschlingen zu liegen (Abb. 333). In einzelnen Fällen kommt dieses Sechsstundenbild von einer begleitenden tuberkulösen Ileocöcalstenose. Es kann aber, wie uns die operative Kontrolle gezeigt hat, auch bei freier BAUHINscher Klappe vorkommen, als Ausdruck der vielen kleinen Hindernisse, denen der Transport im Dünndarm wegen den tuberkulösen Verwachsungen begegnet, und vielleicht auch infolge spastischer Vorgänge.

Von Interesse für die Behandlung ist der „*Ausgangspunkt*" der Bauchfell-tuberkulose. Die Tuberkulose der *Tuben* haben wir schon erwähnt. Als zweite Infektionsquelle kommt der *Darm* in Betracht. Darmtuberkulose erkennen wir nicht sowohl aus dem Palpationsbefund, der bei ausgedehnter Bauchfelltuber-kulose nicht eindeutig ist, als aus den funktionellen Störungen. Dünndarm-tuberkulose führt häufig, Ileocöcaltuberkulose beinahe regelmäßig zur Ver-engerung, Tuberkulose im übrigen Dickdarm öfter bloß zu den Erschei-nungen der Colitis.

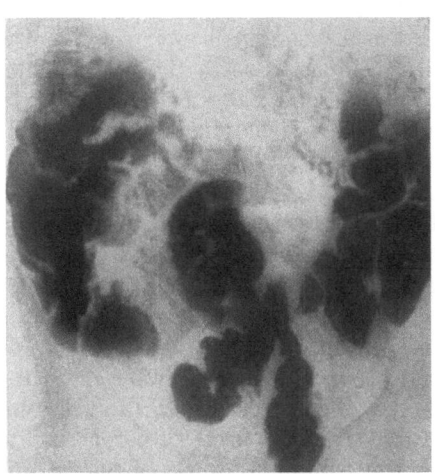

Abb. 333.   Verzettelte Dünndarmfüllung nach
6 Stunden bei tuberkulöser Peritonitis.

Es soll damit nicht gesagt sein, daß die Kombination von Schleimhauttuberkulose des Darmes und ausgedehnter Bauchfell-tuberkulose die Regel sei. Wir sehen im Ge-genteil bei Darmtuberkulose häufig nur ganz umschriebene tuberkulöse Veränderungen auf dem Bauchfell. Zur Entstehung einer ausgebreiteten Peritonealtuberkulose bedarf es des gleichzeitigen Einbruchs einer grö-ßeren Menge infektiösen Materials, wie es am ehesten von einer tuberkulös erkrankten Tube oder von einer erweichten Mesenterial-drüse geliefert wird. Wenn ein tuberkulöses Darmgeschwür zu ausgedehnter tuberkulö-ser Peritonitis führt, so geschieht dies also wohl meist auf dem Umwege der Drüsen-tuberkulose. Nicht selten tritt endlich tu-berkulöse Peritonitis im Anschluß an Pleu-ritis gleichen Ursprungs auf. Das Zwerch-fell ist ja bekanntlich nicht bakteriendicht.

Die „*Probepunktion*" sollte, weil bei tuberkulöser Peritonitis gar nicht immer harmlos, nur auf ganz bestimmte Indikation hin ausgeführt werden, so bei der rein ascitischen Form, wenn die Differentialdiagnose zwischen ihr, der Lebercirrhose und chylösem Ascites sonst nicht gestellt werden kann.

Zum Schluß noch die Frage, ob und wie uns eine genaue Diagnose bei der *Indikations-stellung* unterstützt. Daß die tuberkulöse Peritonitis auch im anatomischen Sinne aus-heilen kann, das hat die chirurgische Erfahrung gezeigt, und daß sie dies sehr häufig auch ohne Operation tut, das beweisen die neueren Statistiken. Immerhin stellt die Laparo-tomie einen der kräftigsten Anreize für die Selbstverteidigung des Organismus dar. Im Frühstadium werden wir in der Regel nicht operieren, sondern werden, wenn es die soziale Stellung des Patienten erlaubt, monatelang diätetische, Klima-, Sonnen- und Röntgen-behandlung versuchen. Obenan steht dabei an Wirksamkeit die helioklimatische Behand-lung. Erreichen wir damit nichts, so werden wir versuchen, durch die Laparotomie die Verteidigungsvorgänge im Organismus auszulösen und werden damit bei den miliar-exsu-dativen Formen mehr Erfolg erzielen als bei den großknotigen. Immerhin gehen auch große Knoten sozusagen restlos zurück und selbst eine Peritonealhöhle voller flächen-hafter Verwachsungen kann sich im Verlauf von einigen Jahren völlig wiederherstellen. Zurückhaltend werden wir mit der Operation bei durch anderweitige Tuberkulosen, durch Alkoholismus usw. geschwächten Individuen sein, weil sich hier im weiteren Verlaufe gern Darmfisteln ausbilden.

39. Diagnose der Bauchgeschwülste im allgemeinen.

Es gibt im und am Bauche verschiedenerlei „*Scheingeschwülste*". Jeder kennt die bei abgemagerten Leuten im Epigastrium so leicht fühlbare *Bauchaorta*, der man nicht mit Unrecht den Namen des „Studentenaneurysma" gegeben hat. Es haben sich freilich schon Ärzte durch dieselbe täuschen lassen. Um-gekehrt kommt es vor, daß man ein wirkliches Aneurysma für eine Neubildung hält. Sind die Bauchdecken nicht sehr nachgiebig, so läßt sich nämlich das

Gebilde nicht genügend umgreifen, um eine sichere Unterscheidung zwischen Hebepuls und Expansivpuls möglich zu machen. Nicht weniger bekannt ist der Scheintumor, welcher durch Kontraktion des oberen *Rectusbauches* zustande kommt. Der Muskel kontrahiert sich bei jeder Betastung, wenn der darunterliegende Pylorus schmerzhaft ist, während der linke Rectus schlaff bleibt. Läßt man den Patienten ohne Hilfe der Arme aufsitzen, so fühlt man, daß das fragliche Gebilde der Muskel ist. Einen weiteren Scheintumor stellt das *Pankreas* dar, das man bei starker Abmagerung vor der Wirbelsäule abtasten kann, und das bisweilen für einen verhärteten Pylorus gehalten wird. Feste *Kotmassen* werden selten irreführen, wenn man sich nur an den Verlauf des Dickdarms erinnert und besonders, wenn man den Patienten vor der Untersuchung gründlich abführt.

Bei der als „HIRSCHSPRUNGsche Krankheit" weiter unten beschriebenen Darmträgheit kann es zu solchen Anhäufungen von Kotmassen kommen, daß selbst ein Sarkom angenommen worden ist. Ferner können Kotmassen nach Darmoperationen in blindsackförmigen Darmstücken wochen- ja monatelang liegenbleiben und so an Neubildungen glauben machen. Das Röntgenbild zeigt die in solchen Fällen für den alten, lehmartig eingedickten Kot typischen Verhältnisse (s. Abb. 379 b, S. 358).

Eine Geschwulst wird bisweilen durch die Invagination vorgetäuscht. Der typische Invaginationstumor der Kinder liegt walzenförmig rechts von der Wirbelsäule. Beim Erwachsenen haben wir einen so typischen Palpationsbefund nicht gefunden.

Endlich sind noch gewisse *entzündliche Veränderungen* zu erwähnen, welche Bauchgeschwülsten gleichen können. Es gilt dies einmal von den entzündlichen Netzgeschwülsten, welche, wie zuerst BRAUN gezeigt hat, sich im Anschluß an nicht ganz aseptische Netzresektionen, z. B. bei Bruchoperationen, entwickeln. Die Anamnese und das Fieber leiten auf die Spur.

Ferner kann eine gewöhnliche *Appendicitis*, sei es infolge besonderer Eigenschaften der Entzündungserreger, sei es wegen abnorm träger Reaktion des Organismus, zur Bildung einer faustgroßen und größeren, derben, die Beckenschaufel ausfüllenden, unbeweglichen Masse führen, welche Wochen und Monate zu ihrer Resorption braucht.

Solche Fälle sind am ehesten dem „phlegmon ligneux" des Halses zu vergleichen. Bisweilen ist Aktinomykose die Ursache derber Infiltrate. Dieselbe führt in der Ileocöcalgegend hie und da auch zur Bildung von *beweglichen* Geschwülsten, bei denen aber, im Gegensatz zum Krebs, Stenoserscheinungen meist fehlen sollen.

Am S romanum führt die *Divertikulose* zu chronisch-entzündlichen Veränderungen, welche schon oft für Neubildungen gehalten worden sind.

Ist eine wirkliche — oder scheinbare — Bauchgeschwulst ausgesprochen „*beweglich*", so gibt uns der *Stiel* derselben die beste Auskunft über ihre Herkunft. Da man nun aber diesen Stiel nicht immer fühlt, so kann man, wie dies besonders PAGENSTECHER hervorgehoben hat, aus dem *Kreisbogen, den die Geschwulst beschreibt*, auf ihren Ausgangspunkt schließen und kann sich zur Erleichterung diesen Kreisbogen direkt auf die Bauchwand aufzeichnen. So wird das Zentrum des von einer hydropischen Gallenblase beschriebenen Kreisbogens sich stets an der normalen Anheftungsstelle der Gallenblase befinden. Der Bogen wird also nach oben konkav sein, im Gegensatz zum Bogen einer langgestielten Ovarialcyste, der nach unten konkav ist. In gleicher Weise läßt sich der Ausgangspunkt einer Wandnierengeschwulst bestimmen.

Auch an sich wenig verschiebliche Organe können, wenn sie der Sitz einer Geschwulst sind, große Ortsveränderungen erleiden, so besonders der Pylorus.

Ich fand bei einem jungen Mädchen ein über faustgroßes Carcinom der kleinen Kurvatur in der Höhe der linken Spina iliaca anterior superior; die Geschwulst ließ sich beinahe im ganzen Bauche herumführen (s. unter Magenkrebs).

Auch *kongenitale Verlagerungen* eines Organs können bei Geschwulstbildung in demselben die Diagnose erschweren. Ganz besonders gilt dies von der Niere, die sich — bisweilen als Solitärniere — bald quer vor der Wirbelsäule, bald mehr seitlich am Eingang des kleinen Beckens findet. Fehlen des einen Hodens im Scrotum läßt vermuten, daß die vorgefundene Bauchgeschwulst von einem Bauchhoden ausgeht.

Zu vor der Eröffnung des Bauches unlösbaren diagnostischen Schwierigkeiten kann die mehrfach beobachtete *Wanderung abgelöster Ovarialcysten* führen. So fand ich einst ein linksseitiges Ovarialdermoid an der Flexura hepatica des Dickdarms eingepflanzt, ein anderes Mal von Netz eingehüllt mitten im Bauche liegen. An der linken Uterusseite saß in beiden Fällen noch der Stummel der abgedrehten Tube.

Ist eine Geschwulst auffallend beweglich, können wir keine Andeutung von Stiel oder von einer bestimmten Bewegungskurve finden, und sitzt sie mitten im Bauch, so denken wir an eine *Dünndarm-, Mesenterial-* oder *Netzgeschwulst*, an erstere besonders, wenn sie klein, von fester Konsistenz oder gar höckerig, an die letzteren, wenn sie umfänglicher, mehr rundlich und von elastischer Konsistenz ist. Zweimal sah ich faustgroße gestielte, sehr bewegliche Leberadenome, welche durch Schlüpfen unter die Leber zeitweise völlig verschwinden konnten.

Leichter ist im ganzen die Bestimmung des Ausgangspunktes, wenn das Gebilde „*wenig beweglich*" und „*nicht allzu ausgedehnt*" ist, weil dann die Zahl der Organe, denen es angehören kann, stets eine beschränktere ist. Auch hier stehen wir freilich bisweilen vor nur schwer zu lösenden Problemen, so bei der Differentialdiagnose zwischen einem Krebs des Duodenums und des Pankreas, einem Hydrops der Gallenblase und einer beginnenden Hydronephrose, einem Darmkrebs und einer sekundär fixierten Wanderniere usw. Zu einer sicheren Diagnose kommen wir oft nur durch gleichzeitige Berücksichtigung von Anamnese, funktionellen Störungen, Palpationsbefund, Stuhluntersuchung auf Blut und Röntgenbild.

Besonders schwierig ist die Diagnose bei den Geschwülsten, welche die „*ganze*" oder „*beinahe die ganze Bauchhöhle*" einnehmen. Sind dieselben von *fester Konsistenz*, so handet es sich, wenn wir die leukämische Milz ausgeschlossen haben, wesentlich um *Fibromyome* des *Uterus*, selten um *Fibrosarkome* des *Ovariums*, bisweilen um *Lipome* bzw. *Fibromyxolipome* der *Nierenfettkapsel*, bei Kindern am ehesten um die gewaltigen *Sarkome* und *Mischgeschwülste der Nieren*. Wertvoll ist das Verdrängungsbild des Dickdarms im Bariumeinlaufbild, unerläßlich die rectale und die vaginale Untersuchung. Etwas weniger harmlos ist die Sondierung des Uterus und die Rötungsuntersuchung desselben nach Jodfetteinspritzung in das Cavum.

Handelt es sich um ein anscheinend cystisches Gebilde, so stehen einander besonders *Ovarialcyste* und *Hydronephrose* gegenüber. Die erstere Diagnose werden wir stellen, wenn die Beschaffenheit ungleich, stellenweise grobhöckerig, derb, stellenweise weich- bis prall-elastisch ist. Die Schwierigkeit beginnt erst bei den gleichmäßig cystischen Geschwülsten.

Ist die Geschwulst noch nicht allzu groß, so zeigt sie, wenn sie eine Ovarialcyste ist, eine nach oben, wenn sie eine Hydronephrose ist, eine nach unten abgrenzbare Kuppe. Bei Luftaufblähung oder Röntgeneinlauf finden wir das Quercolon in der Regel am oberen Umfang von Ovarialtumoren und am unteren Umfang von Hydronephrosen verlaufen. Bei Dystopie der Niere läuft es freilich auch oberhalb derselben durch. Entscheidend ist das Kontrastfüllungsbild des Nierenbeckens. Bei Ovarialtumoren füllt sich dasselbe normal, bei geschlossenen Hydronephrosen geht nichts ins Nierenbecken. In großen offenen Hydronephrosen verliert sich die Jod-Kontrastsubstanz wie in einem See. Auf die für die Diagnose bisweilen entscheidende Vorgeschichte der Hydronephrose werden wir an anderer Stelle eingehen. Ebenfalls zu diffuser gewaltiger Ausdehnung des Abdomens führt das sog. *Pseudomyxom des Peritoneums*, bei welchem die ganze Bauchhöhle von gallertartigen Geschwulstmassen ausgefüllt ist. Der Ausgangspunkt ist meist ein Carcinom des Ovariums oder des Wurmfortsatzes.

Will die Geschwulst in keine dieser Kategorien passen, so denken wir an eine der seltenen *Mesenterial-* oder *Netzcysten*, an letztere erfahrungsgemäß besonders bei kleinen Mädchen, und endlich an eine *abgesackte Peritonitis*, wenn das Gebilde uns weniger beweglich und weniger gut abgegrenzt erscheint als eine richtige Cyste.

Besonders irreführend sind die seltenen *Cystome des Uterus*. Ich sah in einem solchen Falle die Geschwulst beide Hypochondrien ausfüllen, trotzdem die Portio zwischen den Labien vorgefallen war!

Endlich müssen wir noch des *schwangeren Uterus* gedenken, der auch schon zur stillen Schadenfreude des Geburtshelfers dem Chirurgen unter das Messer gefallen ist. Es ist deshalb nicht überflüssig, bei der Untersuchung solcher Fälle auch die Brüste nachzusehen und das Abdomen zu auskultieren. Auf die Anamnese können wir uns ja bekanntlich in diesem Gebiete nicht verlassen. Ist bei Schwangerschaft der Uterus unverhältnismäßig groß für die vermutete Dauer der Gravidität, fühlen wir keine Kindesteile und blutet die Frau, so denken wir an *Blasenmole*. Findet sich bei Schwangerschaftsverdacht eine meist wenig, ausnahmsweise deutlich bewegliche Geschwulst neben dem etwas vergrößerten, weichen Uterus, und ist die Portio etwas aufgelockert, so nehmen wir Extrauterinschwangerschaft an.

Bei jeder Geschwulst stellt sich die Frage der „*Gut- oder Bösartigkeit*", eine Frage, die wir oft auch dann entscheiden können, wenn uns der Ausgangspunkt der Geschwulst nicht klar ist. Drei Zeichen weisen auf Bösartigkeit hin: rasches Wachstum der Geschwulst mit früher Abmagerung des Patienten, Vorhandensein von freier Flüssigkeit in der Bauchhöhle und Multiplizität der Neubildung.

Um eine *geringe* Menge *Exsudates* nachzuweisen, müssen wir vergleichend in Rücken- und Seitenlage *möglichst leise* perkutieren. Ein sicheres Zeichen ist auch der Wellenschlag, selbst wenn er sich nicht von der einen Bauchseite auf die andere ausdehnt. Geringfügige Exsudate weist man am besten nach, wenn man den Patienten in Vierfüßler- bzw. Knie-Ellenbogenlage bringt und dann die Nabelgegend perkutiert.

Ist dem Auftreten von Flüssigkeit ein Schub akuter peritonealer Erscheinungen vorangegangen, so werden wir stets auch an die Möglichkeit der Stieldrehung einer gutartigen Ovarialgeschwulst, besonders eines Dermoids, denken. Multiplizität der Geschwülste weist entweder auf Bösartigkeit oder auf Tuberkulose hin. Über die Unterscheidung der beiden haben wir schon früher gesprochen. Multiplizität kann aber auch von subserösen Myomen vorgetäuscht werden. Die rundliche Form und die Beweglichkeit der einzelnen Geschwülste sowie das Mitgehen des Uterus bei Verschiebung derselben sind für diese Diagnose entscheidend. Nicht selten finden wir auch gleichzeitig ein Myom mit Ovarialcysten oder mit beiderseitiger geschwulstartig anzufühlender Hydrosalpinx. Ovarialtumoren sind häufig beidseitig.

Bisweilen weist eine krebsige Infiltration des Nabels auf die bösartige Natur der Bauchgeschwulst hin.

In gewissen Fällen ergibt sich der Ausgangspunkt einer Abdominalgeschwulst aus ihrer Rückwirkung auf den Allgemeinzustand. Es sei hier auf den Ikterus bei Geschwülsten der Gallenwege, auf den Diabetes bei Pankreasgeschwülsten, auf die ADDISONsche Krankheit bei beidseitigen Geschwülsten der Nebennieren hingewiesen. Geschwülste der Geschlechtsdrüsen, des Ovariums bzw. des Bauchhodens können bei Kindern zu frühzeitiger Genitalentwicklung führen. Besonders eigentümlich ist jener Zustand von Hypertrichose (Hirsutismus) und Virilismus bis zum Pseudohermaphroditismus, den man bei Mädchen im Verlauf von bösartigen Geschwülsten der Nebenniere findet.

Die *Probepunktion* haben wir absichtlich nicht erwähnt. Ihr Nutzen wird immer noch *über*-, ihre Gefahren werden *unter*schätzt. Punktion einer festen Geschwulst ist ja freilich harmlos, wenn man nicht mit einer zu starken Nadel den Darm ansticht, sie ist aber auch nutzlos. Punktieren wir dagegen eine Cyste mit einer Nadel, die genügend stark ist, um uns ein positives Resultat zu geben, so verschaffen wir unvermeidlich dem Cysteninhalt Austritt in die Bauchhöhle. Dies ist ziemlich gleichgültig bei manchen gutartigen Gebilden, sehr unerwünscht dagegen bei Krebs, Echinococcus oder vereiterter Cyste. So wurde mir ein junges Mädchen zugeführt, das im Anschluß an die Probepunktion einer cystischen Bauchgeschwulst an akuter Peritonitis erkrankt war. Die sofort ausgeführte Operation zeigte, daß es sich um eine vereiterte Ovarialcyste handelte und daß die beginnende eitrige Peritonitis von der noch sichtbaren Punktionsöffnung in der Cyste ausging. Da wir jede Ovarialcyste und jede überhaupt bei der Differentialdiagnose in Frage kommende Geschwulst sowieso operieren müssen, und da uns überdies die Untersuchung des Punktionsresultates oft im Stiche läßt, so hätte die Probepunktion nur den praktischen Wert, uns zu sagen, ob der Cysteninhalt aseptisch oder vereitert ist. Gerade bei Verdacht auf Eiterung ist aber, wie wir eben gesehen haben, die Punktion am allerwenigsten gestattet. Wir werden sie also, wenn wir glauben, ihrer nicht entraten zu können, stets nur dann ausführen, wenn alles zur Operation bereit steht, oder noch besser, erst wenn der Bauch eröffnet ist und die Cyste frei daliegt. So können wir wenigstens vermeiden, daß Eiter unbemerkt in die Bauchhöhle läuft.

Das *Röntgenbild* nach *Lufteinblasung in die Bauchhöhle* kann gewisse Aufschlüsse über Sitz und Form einer Neubildung geben, doch ist das Verfahren zu wenig harmlos, als daß wir es zu den gewöhnlichen diagnostischen Mitteln rechnen dürften. Die Probelaparatomie ist nicht viel gefährlicher und gibt viel vollständigeren Aufschluß.

40. Die Untersuchung des Magens und des Duodenums.

Trotzdem chirurgische Eingriffe bei reinen Funktionsstörungen des Magens wohl kaum mehr ausgeführt werden, hat doch die Chirurgie infolge der Häufigkeit des Magengeschwürs einen so großen Anteil an der Behandlung chronischer Magenerkrankungen gewonnen, daß der Chirurg die Diagnostik der Magenleiden beherrschen, seine Magendiagnosen selbst stellen und selbst beurteilen muß, was in sein Arbeitsgebiet gehört. Diese Aufgabe ist ihm in hohem Grade dadurch erleichtert worden, daß das Röntgenbild uns dank der Bemühungen RIEDERs und vieler anderer erlaubt, die früher vielfach bloß auf indirekte Schlüsse gebauten Diagnosen durch das unmittelbare Sehen zu ergänzen. Die übrigen klinischen Untersuchungsmethoden dürfen allerdings darob nicht vernachlässigt werden, wenn wir nicht einfach die alten diagnostischen Fehler durch moderne ersetzen wollen — wie das anfängt, Brauch zu werden. Die Beurteilung der Röntgenaufnahmen des Magen-Darm-Kanals erfordert *viel* Übung, und es ist beinahe erschreckend zu sehen, was von Leuten, denen die chirurgische Kontrolle fehlt, in die Platten hineingelesen wird.

Nehmen wir den Magenleidenden so, wie er zum Arzt kommt, und suchen wir durch eine erste orientierende Untersuchung zu entscheiden, ob er dem therapeutischen Gebiet des inneren Mediziners oder demjenigen des Chirurgen angehört.

Vier Symptome sind es, welche den Patienten glauben machen, er sei magenleidend: Die Appetitlosigkeit, der Schmerz, die Motilitätsstörungen und die Blutung.

1. Der Appetitmangel. Derselbe ist ein so allgemein verbreitetes Symptom, daß wir aus ihm nur mit Vorsicht Schlüsse ziehen dürfen. Raucher, Trinker, Nephritiker klagen über ihn. Jede schwere Allgemeinerkrankung ist mit Verminderung des Nahrungsbedürfnisses verbunden. Neurasthenische und Hysterische klagen über Appetitlosigkeit, selbst wenn ihr wohlgenährtes Aussehen diese Behauptung sichtlich Lügen straft. Chirurgische Bedeutung erhält das Symptom deshalb erst, wenn wir die verschiedenen anderen Ursachen ausgeschaltet haben, und wenn die Appetitlosigkeit von einem gewissen Zeitpunkt weg einen bisher magengesunden Patienten befallen hat. Dann freilich ist sie ein wichtiges Symptom, oft ein Frühsymptom des Magenkrebses. In allen anderen Fällen werden wir von der Angabe des Patienten zwar Notiz nehmen, aber keine Diagnose, ja nicht einmal eine Vermutung auf dieselbe gründen. Höchstens wird man zur Kontrolle Alkohol und Tabak für einige Wochen völlig verbieten.

2. Der Schmerz. Schmerzhafte Empfindungen in der Magengegend treten uns in drei Formen entgegen:

a) Der anhaltende Schmerz. Anhaltender, oder wenigstens nie ganz aussetzender starker Schmerz in der Magengegend ist stets das Zeichen einer ernsten Erkrankung. In manchen Fällen handelt es sich um ausgedehnte perigastritische Entzündungsprozesse im Anschluß an Magengeschwür oder um Entzündung des Pankreas oder um eine Erkrankung der Gallenwege. Das Übel hat dann meist zu einem bestimmten Zeitpunkte eingesetzt und bisweilen zur Bildung eines perigastritischen Abscesses, einer entzündlichen Pankreascyste usw. geführt, Veränderungen, die meist auch mehr oder weniger greifbar sind. Fehlt ein genau bestimmbarer Beginn, so müssen wir, auch wenn keine Geschwulst tastbar ist, an eine bösartige Neubildung denken, welche, gleichviel ob vom Magen ausgehend oder nicht, das retroperitoneale Gewebe ergriffen hat. Am häufigsten handelt es sich um Carcinome des Magenkörpers, seltener um solche des Pankreas oder um primäre Geschwülste der Leber.

b) Der intermittierende, zu bestimmten Tages- oder Nachtzeiten auftretende Schmerz. Derselbe ist bisweilen rein funktioneller Natur: *Gastralgie.* Er unterscheidet sich vom Gallenblasenschmerz durch seine Neigung, nach der *linken* Seite in Rücken oder Schulter auszustrahlen, und durch die viel größere Regelmäßigkeit seines Auftretens. Oft handelt es sich um eine funktionelle Störung ohne uns bekannte Ursache, in anderen Fällen um einen durch Leiden der Nachbarschaft, wie Cholecystitis, ausgelösten Reflex. Nicht selten trägt übertriebener Tabakgenuß die Schuld, wobei es nicht nur auf die Menge und die Qualität des Gerauchten, sondern auch auf die Empfindlichkeit des Rauchers ankommt. Der Schmerz ist oft von einem auch in die Speiseröhre hinaufsteigenden Gefühl des Brennens begleitet, das sich mit den Erscheinungen der Ösophagitis verbinden kann. Die Diagnose: Hyperacidität steht auch ohne Magenaushebung fest, wenn der Schmerz durch Alkalien prompt beseitigt wird, und wenn z. B. Zuführung von Natrium bicarbonicum noch 6—8 Stunden nach der letzten Mahlzeit das charakteristische Aufstoßen von Kohlensäure auslöst. Ob es sich dabei um eine reine Hyper- und Dauersekretion von Salzsäure handelt, oder ob gleichzeitig ein Geschwür am Magen oder Duodenum vorliegt, das kann erst eine eingehendere Untersuchung zeigen.

c) Der während der Magenentleerung in regelmäßigem Rhythmus von links nach rechts über den Magen ziehende peristaltische Austreibungsschmerz. Derselbe wird im Gegensatz zu der hyperaciden Gastralgie durch Alkalien nicht gemildert. Er verbindet sich oft mit fühl- und sichtbarer peristaltischer Steifung des Magens und weist stets auf ein Entleerungshindernis hin (Abb. 334).

d) Der plötzlich einsetzende, heftige Schmerz im Oberbauch. Sitzt er ausgesprochen rechts, so weist er, wie wir noch sehen werden, am ehesten auf einen akuten Gallensteinanfall hin. Setzt er sehr plötzlich und überwältigend heftig ein, so werden wir vor allem an Duodenalperforation denken. Sitzt er mehr nach der Mittellinie hin, oder links, ja selbst in der linken Schulter, so ist Magenperforation wahrscheinlich. Sind die plötzlich aufgetretenen Schmerzen zwar heftig und bleiben sie bei wenig gestörtem Allgemeinbefinden auf die Magengegend beschränkt, so kommt eine *gedeckte Magenperforation* in Frage. Recht heftige, jedoch intermittierende Schmerzen finden sich auch bei akuten Schüben der Ulcuskrankheit.

3. Die Motilitätsstörungen. Klagt unser Patient über einen ihm früher nicht bekannten Druck in der Magengegend nach den Mahlzeiten, vielleicht auch über schmerzhafte Auftreibung daselbst, die sich in kurzen Intervallen während der Verdauung wiederholt, und finden wir während derselben sogar die greif- und sichtbaren Zeichen der Magensteifung, so müssen wir eine Verengerung des Pylorus annehmen. Erbrechen ist dabei keineswegs erforderlich, da selbst Patienten mit hochgradiger Stenose dasselbe durch geeignete Auswahl der Nahrungsmittel lange Zeit vermeiden können. Ist Erbrechen vorhanden, so zeigt es die klassischen Zeichen des *Retentionserbrechens*, d. h., es werden jeweilen — besonders frühmorgens — größere Mengen von 1 bis 2 und mehr Tage alten Speisenresten in mehr oder weniger gärendem Zustande entleert.

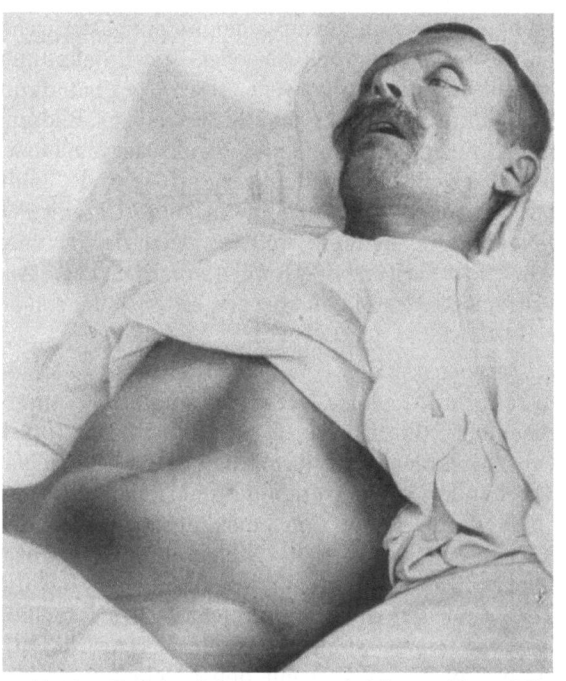

Abb. 334. Krebsige Pylorusstenose. Anfall von Magensteifung. (Ohne künstliche Blähung.)

Dieses Erbrechen unterscheidet sich also völlig von dem Vomitus matutinus der Alkoholiker, der nur Schleim zutage fördert, und von dem Erbrechen der Hysterischen, bei dem sich der Magen zuweilen gleich nach der Nahrungsaufnahme — oder bei jeder beliebigen Gelegenheit, so bei irgendwelcher Aufregung, z. B. Vorbereitung zum Ball — entleert.

Für *hysterisches Erbrechen* ist folgender Fall bezeichnend: Ich wurde zum Zwecke der Gastroenterostomie zu einem jungen Mädchen gerufen, das nach jahrelangen Diätkuren schließlich wegen beständigen Erbrechens mit Mühe und Not per rectum und sub cutem ernährt wurde, und wo Eltern und Patientin ohne weiteres eine „rettende" Operation angenommen hätten. Die Anamnese ergab jedoch, daß das Erbrechen sich stets unmittelbar an die Nahrungsaufnahme anschloß, und die Magenprüfung zeigte, daß Chemismus und Motilität normal waren. Die Entfernung der Patientin aus ihrer Umgebung und das Verbot, zu erbrechen, wirkten Wunder. Das Erbrechen blieb sofort aus, jede Nahrung wurde vertragen, und das Körpergewicht nahm in wenigen Wochen um 12 kg zu. Die Heilung hält seit Jahren an.

Solche Fälle sind leider schon öfter operiert worden, weil der Chirurg entweder die Diagnose nicht stellte, oder weil er die Bedeutung der psychischen Behandlung, wie wir ganz einfach sagen wollen, des „Gehorchenmachens" nicht kannte. In den Fällen, wo das nicht hilft, sind auch alle sog. Operationserfolge nur von kurzer Dauer. Also keine Operation, aber andererseits auch keine Psychotherapie, Psychoanalyse und ähnliches mehr ohne vorherige sorgfältige Untersuchung des Magens und des ganzen Patienten!

Verschieden vom Retentionserbrechen ist auch die Regurgitation von nicht in den Magen gelangten Speisen bei *Kardiastenose* und das dieser Regurgitation einigermaßen ähnliche Erbrechen nach Nahrungsaufnahme bei *diffuser krebs-artiger Entartung der Magenwand* (der sog. BRINTONschen Cirrhose oder „Linite plastique" älterer Autoren). Hier ist der Magen nicht mehr aufnahme-fähig und entledigt sich deshalb seines Inhaltes nach unten und oben, wie es eben geht.

Daß urämisches und cerebrales Erbrechen nicht dem Magen zugeschrieben werden darf, das sei nebenbei erwähnt, weil dieser Irrtum ab und zu vorkommt.

4. Die Blutung. Berichtet der Patient von Blutungen, oder werden wir zu einer solchen gerufen, so muß vor allem festgestellt werden, ob das Blut wirklich aus dem Magen kommt. Irrtumsquellen sind besonders Blutungen bei Lungen-tuberkulose und bei varicösen Erweiterungen der Ösophagusvenen (bei Leber-cirrhose, Milzvenenstenose mit Milzvergrößerung und gastrischem Kollateral-kreislauf, und bei Plethora). Hysterische saugen Blut aus dem Zahnfleisch und fördern es, mit Speichel vermischt, gleich zutage oder verschlucken es zuerst und brechen es dann mit Mageninhalt gemengt. Bezeichnend für solche Blu-tungen ist, wie JOSSERAND hervorhebt, die reichliche Beimischung von Schleim zum Blute, so daß das Erbrochene fruchtsaftähnlich aussieht und in der Regel nicht gerinnt. Während foudroyante Magenblutungen (Arrosion einer Arterie) zum Erbrechen von rotem, mit Gerinnseln vermischtem Blut führen, fördert das Erbrechen bei der mehr subakut verlaufenden Magenblutung meist braun-schwarze (HCl-Wirkung!), flüssige und flüssig bleibende Mengen zutage.

Wird uns kein Bluterbrechen gemeldet, so fragen wir nach bluthaltigen Stühlen, welche bekanntlich vom Patienten in der Regel als pechartig aus-sehend beschrieben werden. Man muß sich nur dessen versichern, daß es sich nicht um die bekannten schwarzen Bismutstühle handelt, wenn der Patient vielleicht, gerade wegen seiner Magenbeschwerden, mit Bismut behandelt worden ist. Auch Heidelbeeren und Kohlepräparate färben den Stuhl schwarz.

Größere, von Übelkeit, Schwächegefühl, ja Ohnmacht begleitete arterielle Blutungen weisen auf ein Geschwür hin, große venöse Blutungen (die Unter-scheidung ist nicht so einfach und bleibt bisweilen unentschieden) auf pletho-rische oder Varicenblutung, kaffeesatzähnliche Blutbeimischung zum Erbro-chenen auf Carcinom. In vielen Fällen von Ulcus simplex und Krebs muß das Blut mikrochemisch im Stuhl gesucht werden.

Bevor wir zur genaueren Untersuchung unseres Patienten übergehen, er-gänzen wir unsere Anamnese noch durch Berücksichtigung einiger *allgemeiner Punkte*.

Wie wir schon bei der Besprechung des Symptoms „Appetitlosigkeit" ge-sehen haben, scheiden sich unsere Patienten in zwei große Gruppen: diejenigen, bei denen die Erscheinungen jüngeren Datums sind, nachdem der Kranke, wie er sich häufig ausdrückt, früher einen Straußenmagen gehabt hatte, und die *chronisch* Magenleidenden. Bei den Fällen der ersten Gruppe denken wir, wie schon gesagt, in erster Linie an Carcinom. Unter denjenigen Patienten, welche uns umgekehrt angeben, sie seien schon seit Jahren und Jahrzehnten magen-krank, unterscheiden wir wieder zwei Kategorien: die einen leben jahraus jahrein „diät", nach dieser, nach jener Autorität, nach den Vorschriften dieses oder jenes Naturheilkünstlers, sind aber erheblicher gastrischer Extraleistungen fähig. Zur Abwechslung kommen sie, etwa nach dem Lesen eines populär-medizinischen Zeitungsartikels, zum Chirurgen, weil sie einen Krebs fürchten, obschon es ihnen in Wirklichkeit nicht schlechter geht als bisher. Auch solche Leute können zufälligerweise ein organisches Leiden haben. Finden wir aber nichts, so suchen wir sie davon zu überzeugen, daß sie leben können wie andere Menschen, und überlassen sie, wenn uns das nicht gelingt, ihrem Diätleben.

Bei den andern zeigt uns die Vorgeschichte, zeigen uns ganz besonders schwere Blutungen, daß wir Geschwürspatienten vor uns haben, deren Beschwerden bald von einem alten, nie geheilten Geschwür und seinen Folgen herrühren, bald auch von wiederholter Bildung neuer Geschwüre. Auch diese Patienten sind vielleicht trotz der Zeichen einer organischen Erkrankung jahrelang als nervös behandelt und in Sanatorien herumgeschickt worden, und ihr Nervensystem kann auch wirklich durch das Erlebte gelitten haben. Es ist ja bekannt, wie sehr Magenerkrankungen auf die Psyche des Patienten einwirken und ihn „unausstehlich" machen können.

Soweit die *Anamnese*. Zur *objektiven Untersuchung* übergehend, beginnen wir mit der „Inspektion".

Auffallende Blässe, Hämoglobingehalt von 50 und weniger Prozent lassen uns, wenn eine frische Blutung vorangegangen ist, an Geschwür, wenn eine solche fehlt, mit großer Wahrscheinlichkeit an Carcinom denken. Letztere Diagnose wird beinahe zur Gewißheit, wenn gleichzeitig etwas Ikterus vorhanden ist. Dann ist der Fall allerdings auch nicht mehr operabel, und ebensowenig wenn wir über der linken Clavicula krebsige Drüsen finden („Virchowsche Drüse").

Nun nehmen wir die *Palpation* vor. Können wir durch dieselbe das Phänomen der Magensteifung hervorrufen, so besteht sicher eine Pylorusstenose. Fühlen wir einen Tumor in der Pylorusgegend, so liegt zwar wahrscheinlich ein Carcinom vor, es kann sich aber auch um ein sog. „callöses" Geschwür handeln, besser gesagt, um eine derbe, entzündliche Infiltration der Magenwand im Bereiche eines alten Geschwürs, oft mit Arbeitshypertrophie der Mukulatur vor demselben. Solche entzündliche Pseudotumoren überschreiten selten die Größe eines Hühnereies. Ihre Oberfläche ist gewöhnlich glatt, ihre Verschieblichkeit sehr verschieden, ihre Form, wenn sie in der Pylorusgegend sitzen, annähernd diejenige eines Kegelstumpfes mit nach links gerichteter Basis. Höckerige Form, Erguß und das Bestehen von unabhängigen, anderweitigen Geschwülstchen weisen auf Carcinom hin.

Sitzt die Geschwulst median, in der Höhe der kleinen Kurvatur, oder mehr links im Bereiche der großen Kurvatur, so ist sie beinahe mit Sicherheit ein Carcinom, denn greifbare Ulcustumoren sind in dieser Gegend recht selten. Geschwülste des Colon transversum lassen sich durch sorgfältige Palpation meist leicht als solche erkennen, dagegen werden Pankreaskrebse für Magenkrebse genommen. Auch Milztumoren, selbst Nierentumoren können, wenn auch recht selten, zu Zweifeln Anlaß geben. Bisweilen weist bloß die geringe Eindrückbarkeit des Epigastriums, zum Teil als Zeichen reflektorischer Muskelkontraktur, auf das Bestehen eines organischen Leidens hin. Finden wir bei der Palpation gar nichts Abnormes, so müssen wir die Differentialdiagnose zwischen Geschwür und Krebs offen lassen, denn die meisten Geschwüre und ein großer Teil der Carcinome ergeben keinen greifbaren Befund. Die supraclaviculäre (Virchow-Troisiersche) Drüse und den Flüssigkeitserguß in der Bauchhöhle haben wir als Krebszeichen schon erwähnt. Lebermetastasen sind leider schon bei der ersten Feststellung des Krebses nicht selten. Vom Rectum her gefühlte Knötchen im Douglas sichern bisweilen die Krebsdiagnose.

Nun gehen wir zur klinischen Untersuchung auf *Retention*, zur Prüfung des *Chemismus* und zur Untersuchung des *Stuhles* über.

Was wir für unsere Indikationsstellung wissen wollen, läßt sich folgendermaßen zusammenfassen: Entledigt sich der Magen einer bestimmten Kontrollmahlzeit in der üblichen Frist, oder hält er dieselbe abnorm lange zurück? Bildet er bei einer bestimmten Probenahrung so viel Salzsäure, daß ein Teil derselben ungebunden, frei bleibt? Bildet sich Milchsäure? Gibt der Magen an seinen Inhalt Blut ab? Welches sind die Formverhältnisse des Magens und des Duodenums in den verschiedenen Phasen der Verdauung?

Zur Beantwortung dieser Fragen gehen wir folgendermaßen vor:

Wir lassen den Patienten abends eine Mahlzeit mit leicht erkennbaren Bestandteilen genießen, so z. B. ein Dutzend gekochter Zwetschen. Frühmorgens, also nach etwa 12 Stunden, wird der nüchterne Magen ausgehebert. Findet er sich leer, so besteht keine klinisch in Betracht kommende Retention. Enthält er reichlich Schleim, so haben wir es mit einem gastritischen Prozeß, vielleicht alkoholischen Ursprunges, zu tun. Finden wir salzsäurehaltigen Magensaft, so liegt Magensaftfluß vor, der zwar rein funktioneller Natur sein kann, aber doch den Verdacht auf Geschwür erweckt. Finden wir Speisereste vom vorhergehenden Abend, ja vielleicht noch ältere Nahrungsreste, so besteht klinisch Retention, deren Grad wir aus der Menge der ausgeheberten Flüssigkeit beurteilen. Werden nur grobe Partikel zurückgehalten, so kann eine unregelmäßige, buchtige Veränderung der Magenwand vorliegen. Bleibt dünnflüssiger Inhalt zurück, so besteht eine funktionelle Störung (Pylorospasmus, Atonie der Magenmuskulatur) oder ein Mißverhältnis zwischen den austreibenden Kräften und dem Kaliber des Pylorus. Nach sorgfältiger Entleerung geben wir nun das Probefrühstück nach EWALD-BOAS (eine Semmel mit 300 cm³ zuckerfreien Tees), einen Coffeintrunk (0,2 g Coffein. purum auf 300 cm³ Wasser) oder eine Probesuppe (Sahli), hebern nach ³/₄ Stunden aus und untersuchen das Ausgeheberte auf seinen Gesamtsäuregehalt, seine freie Salzsäure bzw. das Salzsäuredefizit, auf Blut, Milchsäure, lange Bacillen, Sarcinen. Von Interesse ist, daß der Magen auf das — recht unphysiologische — Alkoholprobefrühstück ungefähr gleich reagiert, wie auf das Probefrühstück nach EWALD-BOAS (W. LANZ) und auf die üblichen Probesuppen. Besteht der Verdacht einer organischen Erkrankung, so wird nun die Probe von GLUZINSKI angeschlossen, und zwar in der Weise, daß (nach der KOCHERschen Modifikation) der Magen nach Aushebung des Probefrühstückes gespült und nun eine Probemahlzeit mit 100 g gehacktem Fleisch, 150 g Kartoffeln und 20 g Fett verabreicht wird. Der nach 2 Stunden ausgeheberte Mageninhalt wird wieder in der obengenannten Weise untersucht. Mehr Aufschluß für den Internisten als für den Chirurgen gibt die fraktionierte Magensaftuntersuchung durch eine Verweilsonde, wobei alle 10 Min. (zuerst vor, dann nach Coffeintrunk) Mageninhaltproben entnommen werden. Normalerweise finden sich Gesamtaciditäten zwischen 40 und 70 vor, freie Säuremengen von 20—40.

Aus der Prüfung des *Chemismus* können wir ganz allgemein folgendes schließen:

1. Sowohl beim Magen-, besonders aber beim Duodenalgeschwür herrschen die normalen und die gesteigerten Salzsäurewerte bei weitem vor, ausnahmsweise finden sich aber bei beiden auch unternormale Werte. Umgekehrt finden wir freie Salzsäure in Ausnahmefällen auch bei Krebs. Das Vorhandensein von freier Salzsäure spricht also ceteris paribus eher für Geschwür, ihr Fehlen eher für Krebs, ohne daß aber das eine oder das andere beweisend wäre.

Das Vorhandensein von freier Salzsäure früh morgens im nüchternen Magen spricht im allgemeinen gegen Krebs, doch haben wir Ausnahmen von dieser Regel wiederholt gesehen (frisches Ulcuscarcinom!).

2. Stärkere Salzsäureabsonderung nach der Probemahlzeit als nach dem Probefrühstück spricht für einen gesunden Magen oder für Geschwür. Verminderung der Salzsäureabscheidung bei der Probemahlzeit ist bei Carcinom die Regel, kommt aber auch bei anderweitigen schwächenden Erkrankungen und in einem nicht geringen Teile der Fälle von Ulcus simplex vor.

3. Das Vorhandensein von Milchsäure nach dem Probefrühstück spricht *für* Krebs, das Fehlen derselben *nicht gegen* Krebs.

4. Blutbefund (bei vorsichtigem Aushebern mit weicher Sonde unter Vermeidung von Schleimhautverletzung im Rachen) spricht ganz allgemein für einen geschwürigen Prozeß. Da aber Schleimhautverletzungeı durch die Sonde nicht immer sicher auszuschließen sind, so ist es in zweifelhaften Fällen unerläßlich, den Stuhl nach dreitägiger Fleischabstinenz wiederholt chemisch auf Blutspuren zu untersuchen. Wir nehmen die Untersuchung gewöhnlich an drei aufeinanderfolgenden Tagen vor und wiederholen, wenn nötig, die Serie. Je

konstanter der Blutbefund dabei ist, um so eher muß man an Carcinom denken, da bei Geschwür die Blutbeimischung eine unregelmäßigere ist (bloß in der Hälfte unserer Fälle von Magengeschwür und in $^2/_3$ der Fälle von Duodenalgeschwür positive Reaktion). Cave aber Blutung durch die Zahnbürste!

Eine praktische Förderung der Diagnose des Duodenalgeschwüres ist aus der Duodenalsondierung bis jetzt nicht hervorgegangen. Wir werden das Verfahren bei Anlaß der Dia-

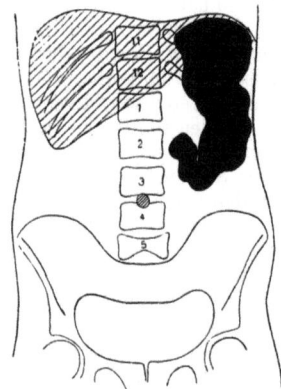
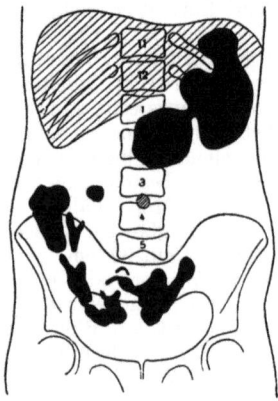
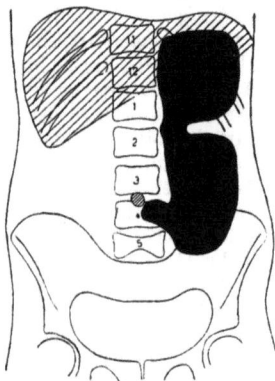

Abb. 335 a. Peristaltische Unruhe des Magens bei Tabes. | Abb. 335 b. Abnorm tiefe Peristaltik bei gutartiger Pylorusstenose. | Abb. 335 c. Kleines, flaches Geschwür an der kleinen Kurvatur mit spastischer Einziehung an der großen Kurvatur.

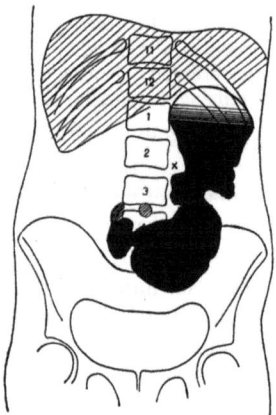
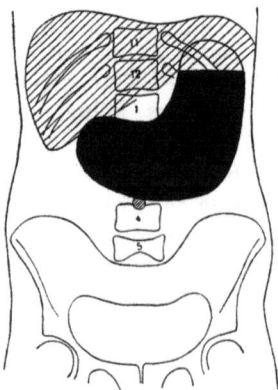
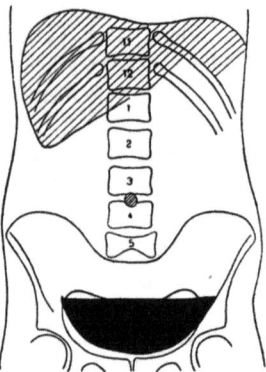

Abb. 335 d. Narbig-spastischer Sanduhrmagen mit penetrierendem Geschwür an der kleinen Kurvatur. × HAUDEKsche Nische. | Abb. 335 e. Narbige Stenose des Pylorus mit hochgradiger Ausdehnung des Magens in die Breite. | Abb. 335 f. Suppentellerförmiger 24-Stundenrest bei gutartiger Pylorusstenose.

gnostik der Gallenwege noch erwähnen. Etwas wertvoller scheint die *Fadenprobe* zu sein: Ein mittels einer Metallkugel in das Duodenum gebrachter Faden zeigt beim Herausziehen in der Höhe des Geschwürs einen Blutfleck oder mindestens eine positive Benzidinreaktion an dieser Stelle.

Wir sind nun durch die klinische Untersuchung so weit orientiert, daß wir mit Nutzen die *Röntgenuntersuchung* vornehmen können.

Auch hier ist das Einhalten einer bestimmten Methodik unerläßlich, wenn man brauchbare Resultate erhalten will. Vor allem muß man sich sagen, *daß die Röntgenuntersuchung nicht ein Zaubermittel ist, das uns auf einem einzigen Bilde den Zustand des ganzen Magen-Darmkanals entschleiert!* In einzelnen Fällen ergibt sich die Diagnose allerdings schon aus der ersten Aufnahme. In der Mehrzahl der Fälle bedarf es aber einer Serie von 2—3 Aufnahmen, um zu einem bestimmten Schlusse zu kommen. Bisweilen müssen ferner ergänzende Aufnahmen zu besonderen Zeiten eingeschaltet werden. In sehr vielen Fällen ist es

endlich zweckmäßig, den Ablauf der *ganzen Verdauung* zu untersuchen, d. h. auch nach
Entleerung des Magens noch das Verhalten der Kontrastsubstanz im Darmkanal zu prüfen.
Man wird dann bisweilen finden, daß das im Magen gesuchte Übel im Darme sitzt.

Der Patient erhält nüchtern nach Entleerung seines Dickdarms eine Kontrastmahl-
zeit, welche aus 80—100 g chemisch reinen Bariumsulfates und 400—600 g dünnflüssigen
Mehl- oder Grießbreies besteht. Die Industrie liefert gute Mischungen, die nur mit warmem
Wasser angerührt zu werden brauchen. Nun wird sofort je eine Aufnahme im Stehen und

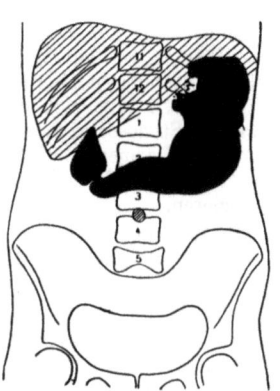

Abb. 335 g. Krebs der Kardia. In
Tieflage des Oberkörpers.

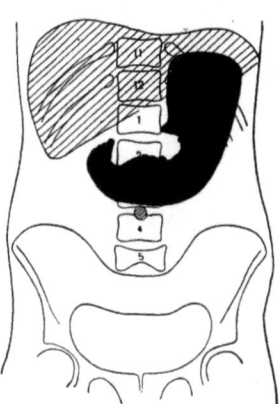

Abb. 335 h. Aussparung bei Krebs
an der kleinen Kurvatur.

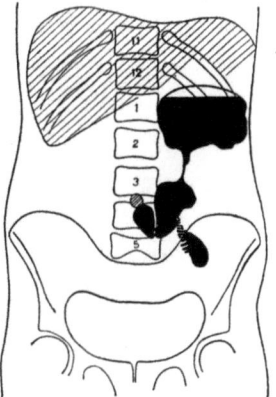

Abb. 335 i. Krebsiger Sanduhrmagen. Aussparungen von der
großen und der kleinen
Kurvatur her.

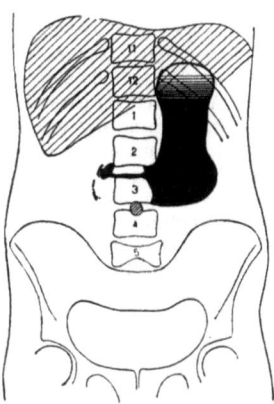

Abb. 335 k. Krebs der Pars pylorica, mit schmalem kontrastbrei-
gefülltem Weg im Tumor.

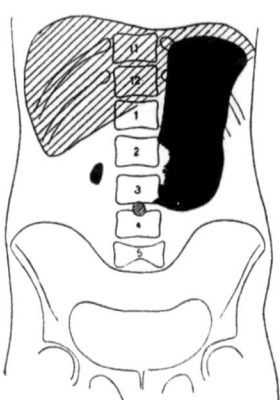

Abb. 335 l. Dasselbe, mit völligem
Füllungsausfall daselbst. Fixierte
Linkslage des Magenkörpers.

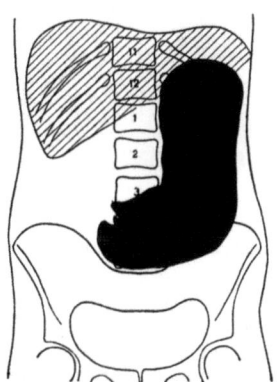

Abb. 335 m. Krebs des Pylorus.
Unscharfe Begrenzung nach dem
Duodenum hin statt der normalen
scharfen Grenzlinie
(vgl. Abb. 335 e).

Abb. 335 a—m. Schematische Röntgenbilder zur Pathologie des Magens.

Liegen (der Patient mit dem Bauche auf der Platte liegend) gemacht. Diese Aufnahmen
orientieren uns über die Form des Magens und zeigen oft schon das Vorhandensein einer
auf Krebs hinweisenden Aussparung oder einer Geschwürnische. Ist das Magenbild ein
normales, hat man aber begründeten klinischen Verdacht auf eine Geschwulst oder ein
Geschwür der Kardia, so wird man ein weiteres Bild in TRENDELENBURGscher Lage aufnehmen. In besonderen Fällen haben auch Aufnahmen in rechter Seitenlage und Profilaufnahme ihren Wert.

Eine weitere Aufnahme wird nach 2 Stunden gemacht (im Stehen oder Liegen). Sie
erlaubt uns, die Motilität zu beurteilen. Normalerweise ist um diese Zeit noch etwa die
Hälfte der Kontrastsubstanz im Magen. Bei gesteigerter Motilität (so bei Duodenalgeschwür,
Krebs des Magenkörpers, aber auch ohne anatomische Veränderungen) finden wir dagegen
den Magen um diese Zeit schon beinahe, ja völlig leer. Ist er es nicht, so erfolgt eine weitere

Aufnahme nach 6 Stunden, bis zu welcher sich der Patient jeder weiteren Nahrungs- und Flüssigkeitsaufnahme enthalten muß. Unter normalen Verhältnissen findet sich der Magen um diese Zeit völlig entleert. Kleine Reste finden sich immerhin ab und zu auch bei gesunden Menschen vor, besonders bei Ptose mit Atonie. Mäßige Sechsstunden-Reste (geringer als die Hälfte des eingeführten Kontrastbreies) finden wir ferner bei Hyperacidität ohne Geschwür, bei toxischem oder reflektorischem Pylorospasmus (letzteres z. B. infolge Vorhandenseins eines Geschwürs an der kleinen Kurvatur), und ferner in einzelnen Fällen von Duodenalgeschwür. Ein größerer Sechsstunden-Rest ist stets einer spastischen Stenose infolge eines am Pylorus selbst befindlichen Geschwüres oder einer organischen Verengerung des Pylorus verdächtig. In jedem solchen Falle muß ein weiteres Bild nach 12 bis 24 Stunden aufgenommen werden. Finden wir den Magen nach 24 Stunden noch nicht völlig leer, so läßt sich eine organische Stenose des Pylorus — oder des Darmes — mit beinahe völliger Sicherheit diagnostizieren.

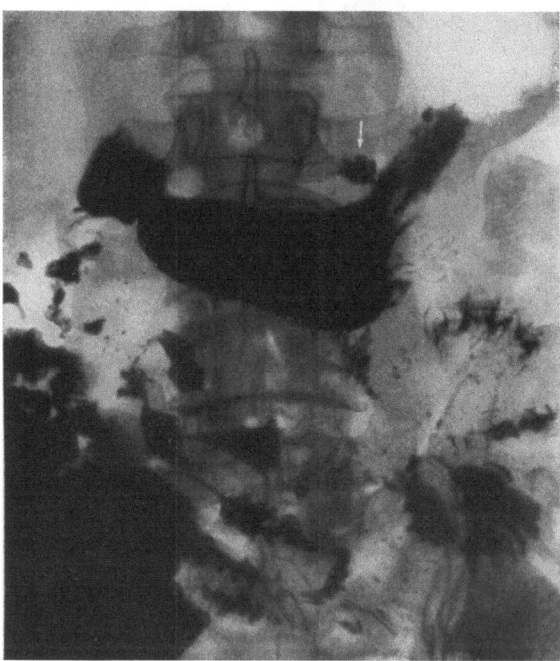

Abb. 336. Vorgetäuschte Magennische durch oberste Jejunumschlinge.

Die Aufnahme nach 24 und 48 Stunden gibt uns Aufschluß über das Verhalten des übrigen Darmkanals.

Die Röntgenaufnahme ist als Dokument und zur Feststellung der Feinheiten des Bildes — besonders am Duodenum — unerläßlich. Es wird aber nützlich sein, daß der Chirurg dieselbe mit der Kontrolle am Röntgenschirm verbindet, welche über die Bewegungsvorgänge viel besser aufklärt als das unbewegliche Röntgenbild. Auch wenn er diese Kontrolle in Verbindung mit dem Radiologen vornimmt, so muß er doch die Diagnose auf Grund von Anamnese, klinischem und Röntgenbefund selbst stellen und darf sich dieselbe nicht einseitig vom Röntgenspezialisten machen lassen.

In praxi wird man sich meist auf Aufnahmen im Liegen beschränken und die Schirmuntersuchung im Stehen vornehmen. Man wird eine erste, rasche Orientierung am Schirm vornehmen und dann die Aufnahme. Für das Zweistundenbild genügt der Schirm oft, wenn es sich darum handelt, die Starre der kleinen Kurvatur oder die Feinheiten des Duodenalbildes festzustellen und zur Vergleichung mit der sofortigen Aufnahme — Null-Stundenbild — festzuhalten.

Die meisten Schwierigkeiten bereitet das Duodenum. Da sich dasselbe vorweg nach unten entleert, so erhalten wir ein übersichtliches Füllungsbild nur bei den seltenen Stenosen seines dritten Abschnittes.

STIERLIN und CHAOUL haben deshalb versucht, eine bessere Füllung der beiden oberen Abschnitte durch Kompression von außen her zu erreichen. Der untere Rand des Blendentubus wird zu diesem Zweck bei dem halbrechts liegenden Patienten gegen die Wirbelsäule angedrückt. Eingießen von Kontrastaufschwemmung mittels der Einhornsonde gibt ebenfalls gute Füllungsbilder. Von größerem Wert ist aber die Herstellung einer größeren Zahl von Duodenalbildern in kurzen Abständen durch „gezielte" Aufnahmen. Es gelingt so, anatomische Dauerveränderungen von funktionellen Zustandsbildern zu unterscheiden.

Plastisches Sehen vermittelt die *stereoskopische Aufnahme*, welche allerdings eine teure Apparatur zum raschen Kassettenwechsel verlangt.

Um das Magenbild richtig beurteilen zu können, müssen wir mit den Bildern bekannt sein, welche der normale Magen darbietet. Die wichtigsten Formen desselben sind in den Abb. 335a—m halbschematisch zusammengestellt. Sie zeigen die Beeinflussung der Form des Magenschattens durch seine peristaltische Bewegung und durch Anomalien der Umgebung. So können tief eingeschnittene peristaltische Wellen einen Sanduhrmagen vortäuschen, Vorbuchtungen zwischen den Wellen, gelegentlich auch eine hochliegende Flexura duodenojejunalis an der Kleinkurvaturseite durch Superposition (s. Abb. 336), eine Nische nachahmen, Einbuchtungen durch Geschwülste und vergrößerte Organe der Nachbarschaft, ja selbst durch den gasgefüllten Dickdarm krankhaften Aussparungen ähnlich sehen usw. Zähnelung der großen Kurvatur durch Abzeichnung der Schleimhautfalten kommt auch am normalen Magen vor, ist aber dort weniger häufig als bei Ulcus. Am seltensten sieht man sie beim Krebs (STOCCADA). Füllt sich im Stehen zunächst nur der Magenfundus kugelförmig (Kugelfundus nach LENGGENHAGER), um sich erst nach geraumer Zeit teilweise zu entleeren, so handelt es sich um meist *bridenförmige*, hohe Magenstenosen, wobei der Magenfundus nach hinten über diese Briden sackförmig überhängt (s. Abbildung 337 a und b). Bezeichnend ist das Druckgefühl (Lufthunger, Herzbeklemmung) nach dem ersten Schlucken.

Die klinischen Retentionserscheinungen decken sich mit den radiologischen nicht immer. So kann der

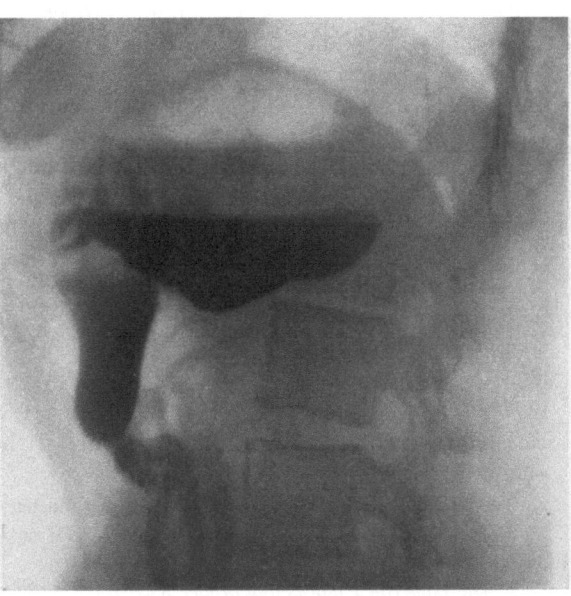

Abb. 337a. „Kugelfundus" bei hoher bridenförmiger Magenstenose. Von vorne.

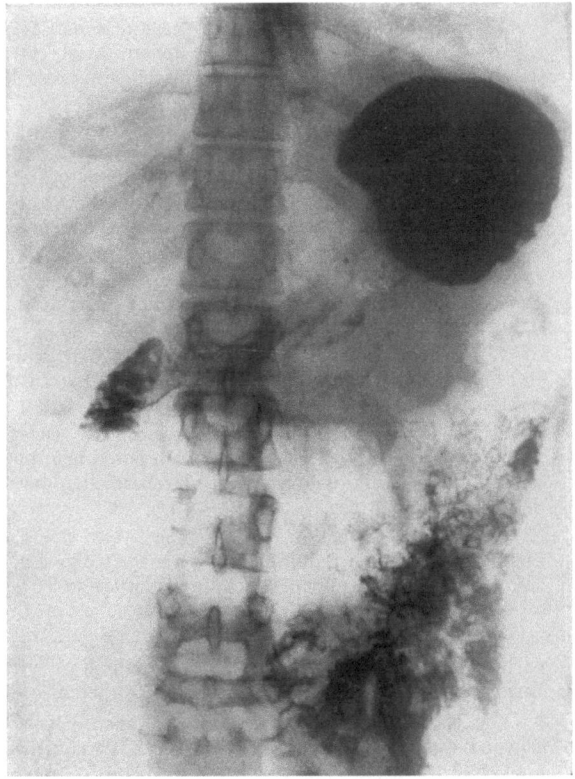

Abb. 337b. „Kugelfundus" von der Seite, nach hinten überhängender Fundus.

Magen sich innerhalb von 2—6 Stunden seiner Kontrastmahlzeit entledigen, trotzdem ein bösartiges Carcinom gröbere Nahrungsbestandteile tagelang zurückhält. Ich fand z. B. Entleerung der Kontrastsubstanz nach 6 Stunden bei einem Pyloruscarcinom, welches, wie die Operation ergab, einem Dutzend ungekauter Feigen 14 Tage lang den Durchtritt verwehrt hatte. Das Verbleiben des Kontrastbreies im Magen hängt endlich bis zu einem gewissen Grade von seiner Beschaffenheit ab. Die unseren Angaben zugrunde gelegten Zahlen beziehen sich auf das Verbleiben von dünnem Bariumbrei mit Mondamin oder ähnlichen Kohlenhydraten. Sowie der Kontrastbrei aus in höherem Grade eiweiß- oder fetthaltigen Substanzen zusammengesetzt ist, bleibt er länger im Magen zurück. Umgekehrt verläßt die bloße Aufschwemmung von Kontrastsubstanz in Wasser den Magen rascher als Mehlbrei, und reines Wasser noch rascher als diese Aufschwemmung. Die dünnen Aufschwemmungen der Kontrastsubstanz in Milch oder Wasser verwenden wir, wenn die Einnahme des Kontrastbreies dem Patienten Schwierigkeiten verursacht, oder wenn es uns auf eine besonders scharfe Zeichnung der pathologischen Veränderungen ankommt.

Die pathologischen Veränderungen, auf welche wir zu achten haben, betreffen:

1. Den *Füllungsgrad* des Magens: Dilatation ist beinahe immer die Folge mechanischer Retention.

2. Die *Lage von Pylorus und großer Kurvatur:* Senkung der beiden findet sich bei Gastro- und Enteroptose, Ausdehnung in die Breite mit Rechtslage des Pylorus bei mechanischer Retention, Linkslage besonders bei Krebs.

3. Die *Richtung* des Magens: Beeinflussung durch Kontraktion oder Erschlaffung, extraventrikuläre Gebilde usw. Stierhornform öfters beim Mann, Hakenform öfters bei der Frau.

4. Die *Motilität:* Die Zahl der peristaltischen Wellen und ihre Tiefe. Normal finden wir 0—2, seltener 3 Wellen, von denen meist nur eine tief ist. Bei Hypermotilität (mechanisches Hindernis am Pylorus oder nervöse Einflüsse) 4 und mehr Wellen, von denen oft mehr als eine tief ist.

5. Die *Beweglichkeit der Wand:* Jede Aufnahme soll etwas verschiedene Umrisse zeigen. Superponierbare Übereinstimmung eines Wandabschnittes in zwei seitlich getrennten Aufnahmen beweist Starrheit dieses Abschnittes und damit meist Carcinom. Die Schirmuntersuchung läßt den Grad der Beweglichkeit der Magenwand und ihre Nachgiebigkeit gegen manuellen Druck leicht erkennen.

6. Das Vorhandensein von *Ausbuchtungen*, Nischen, die nicht mit peristaltischen Wellen zu verwechseln sind. Die Nische ist das wichtigste radiologische Ulcuszeichen. Sie sitzt meist an der kleinen Kurvatur oder in der Nähe desselben, also im Bereich der sog. Magenstraße.

7. Das Vorhandensein von *stehenden Wellen*, von tonisch-spastischen Kontraktionen eines Magenabschnittes, stets von der großen Kurvatur her nach einem — bisweilen kaum sichtbaren — Geschwür an der kleinen Kurvatur gehend.

8. Das Vorhandensein von *Aussparungen*, Defektbildungen im Magenschatten, die ausnahmsweise durch Druck von außen entstehen, meist aber auf einen Tumor am Magen selbst hinweisen und das wichtigste Krebszeichen darstellen. Wenn nötig Untersuchung in Schräglage, Kopf tief!

9. Das Vorhandensein von *Stenosen*; a) an der Kardia (Ösophagus teilweise gefüllt!); b) am Magenkörper: Sanduhrmagen als Spätfolge eines Ulcus simplex, oder — seltener — bei Krebs des Magenkörpers; c) am Pylorus: verzögerte Entleerung ohne oder mit Dilatation (Spasmus, Ulcus, Carcinom).

10. Den *Füllungsgrad* und die *Form des Bulbus duodeni:* Nischen- und Taschenbildung, narbige Abschnürung mit Kleeblatt- oder Schwertgriffbildung, Unmöglichkeit, selbst bei Serienaufnahmen in nicht zu kurzen Abständen ein Füllungsbild zu erhalten usw.

Die Berücksichtigung aller dieser Momente in Verbindung mit Anamnese und klinischem Befund läßt in der Mehrzahl der Fälle entscheiden, ob ein organisches Leiden vorliegt, und wenn ja, ob es sich um Ulcus simplex oder um eine Neubildung handelt. Alles einzelne werden wir in den folgenden Abschnitten besprechen.

41. Fremdkörper im Magen.

Daß die verschiedensten Gegenstände in den Magen von Jahrmarktkünstlern, von Geistesgestörten und ausnahmsweise auch von geistig Gesunden gelangen können, ist bekannt. Meist gehen auch größere Gegenstände, wie Löffel, Gabeln, Thermometer u.a.m. von selbst ab und durchwandern sogar den viel engeren Darmkanal, ohne daselbst Störungen zu verursachen. Der Chirurg wird also nur selten Anlaß zum Eingreifen finden. Sollte dies aber doch der Fall sein, so ist wenigstens die Diagnose nicht schwer, und das Röntgenbild wird in den meisten Fällen einspringen, wo es der Anamnese an Zuverlässigkeit gebricht. Bemerkenswert ist, daß kleinere Fremdkörper viel öfter im Magen liegenbleiben als größere. Je nach Körperlage wechselnde Füllungsdefekte im Röntgenbild weisen auf den richtigen Weg.

Ein Beweis hierfür ist jener Fall, in dem einem hysterischen Mädchen sozusagen der Inhalt einer ganzen Nagelkiste — über 1500 zu einer 1 kg schweren Masse zusammengeballte Nägel, Haken, Stifte usw. — aus dem Magen entfernt wurde. Einer unserer Patienten hatte im Verlauf einiger Jahre im Irrenhaus mehrere Hemden und Schnupftücher nebst einem Buch und einigen kleineren Metallgegenständen geschluckt und das meiste davon als 2¹/₂ kg schweren Knäuel im Magen behalten.

Als Seltenheit wollen wir die im Magen selbst entstehenden Konkremente erwähnen. Fühlen wir durch die Bauchdecken hindurch ein auffallend bewegliches hartes Gebilde, und handelt es sich um einen Menschen, der viel mit Lack zu tun und Vorliebe für geistige Getränke hat, so werden wir an einen *Harzstein* denken. Finden wir eine ähnliche Geschwulst bei einem zopftragenden Mädchen, welches eingesteht, sich oft Haare abzubeißen, so liegt die Diagnose *Haargeschwulst — Trichobezoar —* auf der Hand. Jahrhunderte alt ist die Geschichte von der „verschluckten Schlange", welche mit wechselnden Einzelheiten während der Hundstage von Zeit zu Zeit wieder als Lückenbüßer in der Tagespresse erscheint.

42. Die Lageveränderungen des Magens.

Wir haben derselben schon kurz bei der Besprechung der Lageanomalien der Baucheingeweide Erwähnung getan. Zwei Zeichen gehören zur Diagnose des *Tiefstandes des Magens:* Einmal der schon durch die gewöhnlichen klinischen Hilfsmittel sehr leicht nachweisbare Tiefstand der großen Kurvatur, bisweilen ein Herunterhängen bis auf die Symphyse, und sodann der bisweilen schon palpatorisch, leicht aber im Röntgenbilde zu erweisende Tiefstand der kleinen Kurvatur und des Pylorus. Mit diesem Nachweis ist aber der Fall noch nicht zu einem chirurgischen gemacht. Wir finden so oft Tiefstand des Magens bei normaler Funktion, daß wir die Hauptursache der Beschwerden in ungenügender Muskeltätigkeit, vielleicht auch in unzweckmäßiger Innervation sehen müssen und nicht bloß in dem mechanischen Momente der Magensenkung. Auch der durch die klinische Untersuchung und durch das Röntgenbild geleistete Nachweis einer ungenügenden, d.h. nicht im Zeitraum von 6 Stunden stattfindenden Entleerung genügt noch nicht, um den Fall zu einem chirurgischen zu machen. Völlig unberechtigt ist die Bezeichnung „Magensenkung" bei der durch Pylorusstenose verursachten Dilatation des Magens. Dies alles hindert nicht, daß die Diagnose „Magensenkung" bei Ärzten und Patienten fortfährt, beliebt zu sein.

Daß der Magen schon mehrmals gedreht gefunden worden ist mit den einem *Volvulus* entsprechenden Zirkulationsstörungen, das sei als Kuriosum erwähnt. Diagnostiziert wurde ein solcher Zustand noch nicht, obschon die resultatlosen Brechbewegungen und die Unmöglichkeit, den geblähten Magen mit der Sonde zu entleeren, an Volvulus denken lassen müßten. Umgekehrt kann der Magen bei angeborenen oder erworbenen Zwerchfelllücken in der Pleurahöhle angetroffen werden (s. Abb. 318).

43. Das Magen- und Duodenalgeschwür.

Das Bestehen eines Geschwürs *vermuten* wir aus der oft jahrelangen Vorgeschichte, aus dem Wechsel von Schmerzperioden und beschwerdefreien Zeiten, aus dem periodischen Schmerz während der Verdauung, aus dem nächtlichen Schmerz, aus dem Druckschmerz im Bereich der kleinen Kurvatur, des Pylorus, oder des Duodenums, aus vermehrter Salzsäurebildung, und *erkennen* wir aus schweren Blutungen nach oben oder unten oder aus Blutspuren im Stuhl während der beschwerdefreien Zeit.

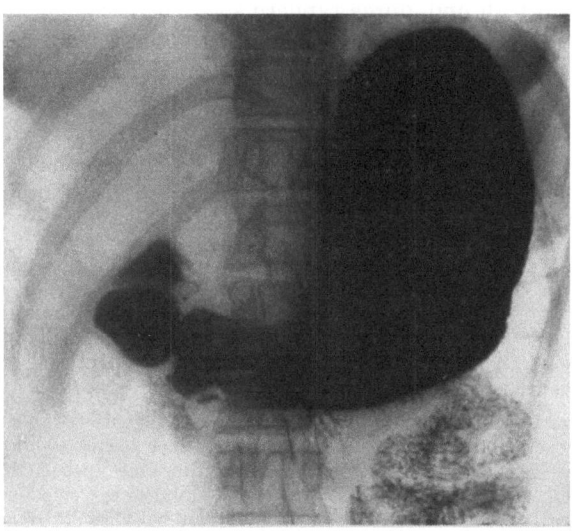

Abb. 338. Normales Magenbild.

Schwer sind bisweilen Varicenblutungen und plethorische Blutungen von Geschwürsblutungen zu unterscheiden, wenn nicht sichere Geschwürszeichen einerseits oder Zeichen von Lebercirrhose oder Milzvenenthrombose oder Stenose (Milzvergrößerung) andererseits vorhanden sind.

Die drei Fragen, die sich nun stellen, sind die nach dem Sitze des Geschwürs, nach den anatomischen Veränderungen, zu denen es geführt hat, und nach seiner allfälligen krebsigen Entartung.

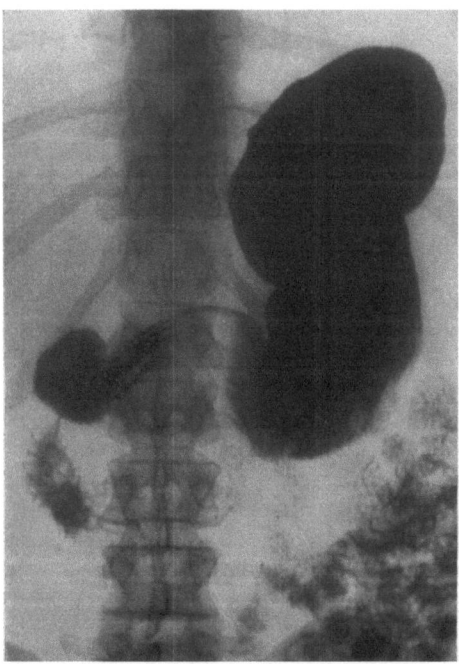

Abb. 339. Normaler Magen, zweigeteilt durch Druck der Wirbelsäule bei Aufnahme in Bauchlage.

1. Der Sitz des Geschwürs.

Die klinische Untersuchung gibt hierfür nur sehr unbestimmte Anhaltspunkte:

Rasch nach der Nahrungsaufnahme beginnender Schmerz soll eher für Geschwür am Magenkörper, Spätschmerz („Hungerschmerz"), oft nach Mitternacht, eher für Geschwür am Pylorus oder im Duodenum sprechen. In dieser allgemeinen, jede Ausnahme zulassenden Fassung mag die Regel beibehalten werden, wobei man sich daran erinnere, daß Hungerschmerz mäßigen Grades auch bei reiner Hyperacidität vorkommt und daß kleine Geschwüre des Magenkörpers infolge Schleimbedeckung aus der Nachbarschaft erst nach längerer Magenperistaltik blankgescheuert und empfindlich werden, während die großen Geschwürsnischen schon im Beginn der Magenarbeit schmerzen können.

Beim Geschwür des Magenkörpers sitzt der Druckschmerz mehr nach links, und der spontane Schmerz strahlt mehr nach der linken Rückenseite und der linken Schulter aus, während der Duodenalschmerz seinen Sitz rechts hat.

Jahrelanges Bestehen von Geschwürserscheinungen ohne Retention weist auf ein Geschwür an der kleinen Kurvatur hin, allmähliches Auftreten von

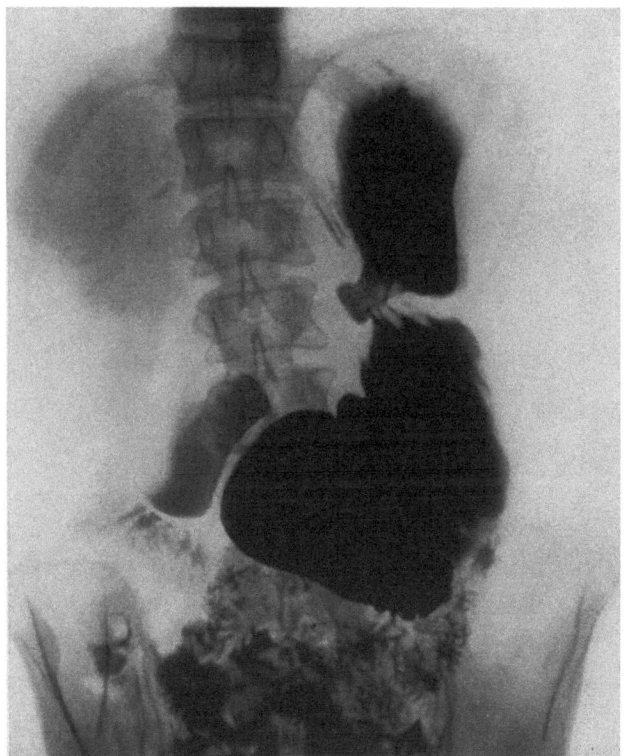

Abb. 340. Teils narbiger, teils spastischer Sanduhrmagen bei Geschwür der kleinen Kurvatur (Nische).

Retention spricht für pylorusnahes Geschwür. Die mediogastrische Stenose (Sanduhrmagen) ist selten so stark, daß sie zu wirklicher Retention führt, hingegen bedingt sie öfters Erbrechen schon während der Mahlzeit.

Wenig Aufschluß gibt der Chemismus. Von größerer Bedeutung ist das Vorhandensein von Blut. Finden wir Blut regelmäßig sowohl im ausgeheberten Mageninhalt wie im Stuhl, so werden wir — ein einfaches Geschwür vorausgesetzt — ein Magengeschwür annehmen, finden wir Blut stets nur im Stuhl, so vermuten wir eher ein Duodenalgeschwür. Dafür spricht auch ein druckschmerzhafter Duodenalpunkt.

Die klinischen Anhaltspunkte sind also im ganzen recht spärliche, und die Lokaldiagnose war bis zur Röntgenzeit eine sehr unsichere.

Geschwüre sind allerdings auch im *Röntgenbilde* nur dann sichtbar, wenn sie sich an den Umrissen des Magenschattens abzeichnen, oder wenn sie (wie am Duodenum) zu charakteristischen Verzerrungen führen. Oberflächliche

Geschwüre, Erosionen, entziehen sich deshalb der Beobachtung. Sobald das Geschwür in die Muskulatur hineinreicht, stellt es sich als scharfumschriebene Ausbuchtung des Magenschattens, vom Mageninnern aus gesehen also als Delle dar. Hat das Geschwür die Magenwand durchsetzt und hat es sich entweder, wie so häufig, im Ligamentum hepatogastricum ausgebreitet oder sich in die Nachbarorgane, die Leber, das Pankreas, selten die Milz, eingegraben, so erscheint es im Röntgenbilde als mit Kontrastsubstanz mehr oder weniger gefüllte Ausbuchtung des Magenschattens, als Nische, deren Kontrastinhalt beim stehenden

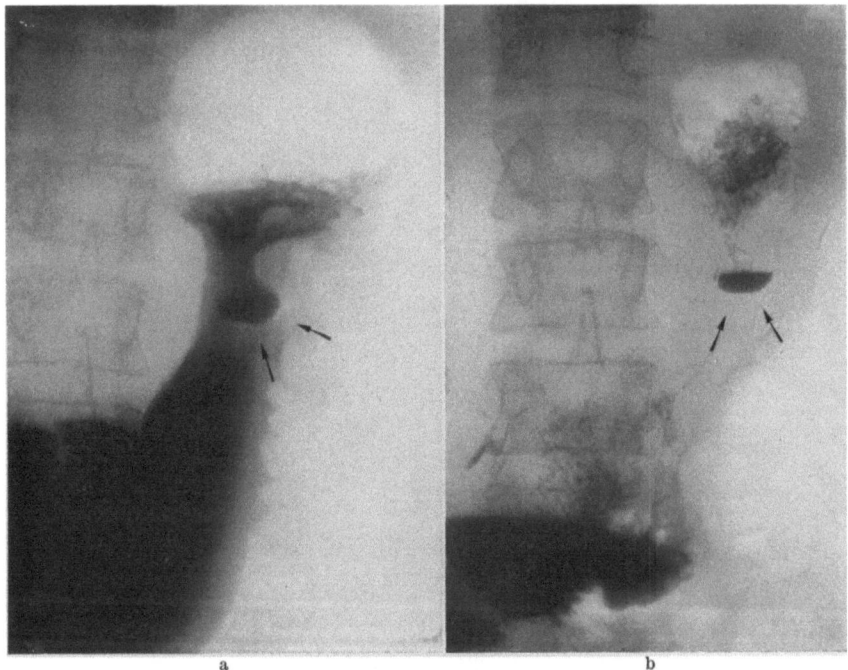

a   b

Abb. 341a u. b. Hochsitzendes „Divertikel", das sich bei der Operation als typisches, penetrierendes Ulcus entpuppte.

Patienten öfter von einer kleinen Gasblase überschichtet ist (HAUDECK). Nicht unmittelbar an der kleinen Kurvatur befindliche Nischen gelangen dadurch an den Schattenrand des Magens und werden also im Röntgenbilde sichtbar, daß die Verwachsungen um die Nische herum sozusagen zum Fixpunkte des Magens werden. Derselbe kippt dann, je nachdem das Geschwür an der Vorder- oder Hinterfläche liegt, etwas nach hinten oder nach vorn um. Größere Nischen werden oft vom Schattenrande des Magens überschnitten. Nach hinten gelegene Nischen sind im Profilbilde sichtbar. Es bleibt in ihnen bisweilen nach Entleerung des Magens noch ein Kontrastfleck hängen. Ihre Darstellung gelingt gewöhnlich durch Schluckenlassen von nur 1 Eßlöffel Kontrastbrei, wobei vor dem Röntgenschirm der Brei in alle zugänglichen Magenwinkel massiert wird. Öfters sah ich solche Ulcera, welche von Röntgenologen als Divertikel angesprochen wurden (vgl. Abb. 341a u. b). Nach meiner Erfahrung sind Magendivertikel sehr selten. Fälschlich für Nischen gehalten werden von Anfängern die Schatten der Querfortsätze, ferner etwa verkalkte Drüsen, wenn sie zufällig am Schattenrande des Magens liegen, und die Kuppe der Flexura duodeno-jejunalis (s. Abb. 336).

Häufig, aber durchaus nicht immer, findet sich dem Geschwür gegenüber eine scharf umschriebene spastische Einziehung der großen Kurvatur, welche den Magen, auch wenn er in Wirklichkeit weit durchgängig ist, im Röntgenbilde scheinbar zum Sanduhrmagen macht — quasi der Finger, der auf das Geschwür zeigt (Abb. 335 c). Von dieser spastischen Sanduhreinschnürung läßt sich der wirkliche narbige Sanduhrmagen in der Regel durch die Doppeltrichterform und die größere Länge des Verbindungsstückes unterscheiden. Bei den meisten Sanduhrmägen verbindet sich spastische Kontraktion mit narbiger Stenose. Die Stenose ist deshalb am offen daliegenden, erschlafften Magen meist viel weniger eng, als dies dem Röntgenbilde nach schien.

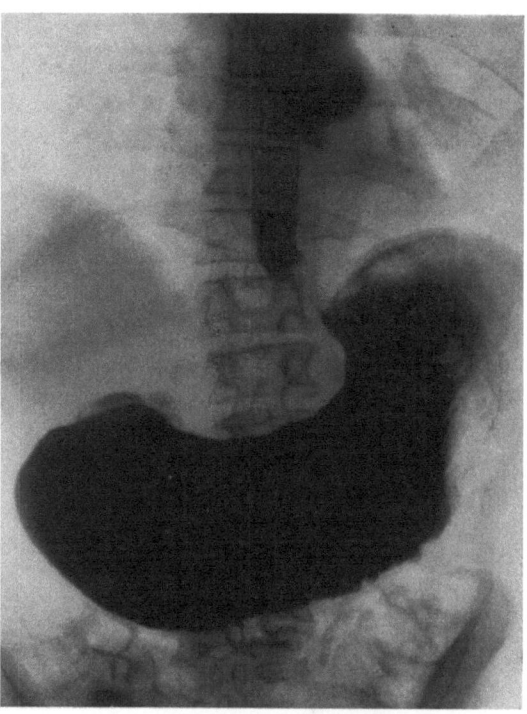

Abb. 342. Ulcusstenose des Pylorus.

Für das Geschwür an der kleinen Kurvatur bezeichnend, wennschon nicht immer zu beobachten, ist die verzögerte Entleerung des unteren Magenabschnittes. Bisweilen handelt es sich um einen reflektorischen Spasmus des Pylorus, in anderen Fällen um narbige Verzerrung des an sich intakten Pylorus oder endlich um ein zweites Geschwür am Pylorus.

Fehlt jedes Zeichen eines Geschwürs am Magenkörper völlig, trotzdem klinisch ein geschwüriger Prozeß wahrscheinlich ist, so kann das Geschwür noch oberhalb der Füllungsgrenze des Magens liegen. Aufnahme in Rechtslage oder in TRENDE-LENBURGscher Steillage kann dann Aufschluß geben.

Fehlen Geschwürszeichen am Magenkörper, so werden wir schon per exclusionem das Übel in der Pylorusgegend bzw. am Duodenum suchen. Das, was man früher Pylorusgeschwür nannte, ist seit den grundlegenden Arbeiten von MOYNIHAN zum größeren Teil zum Duo-

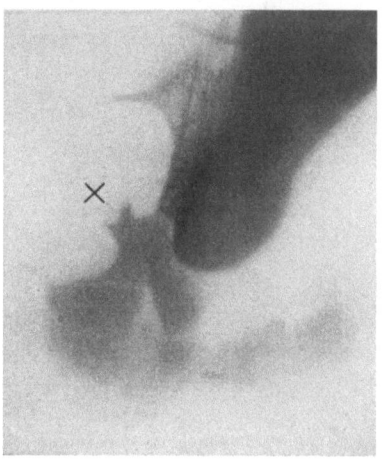

Abb. 343. Juxtapylorisches, vorgerücktes Duodenalgeschwür. Deformation durch eine kleine Nische (×) und eine gegenüberliegende Tasche. Kleeblatt- bzw. Schwertgriffform.

denalgeschwür geworden. Besieht man sich nämlich die Sache näher, so findet man, daß das mit seiner Mitte genau auf dem Schließmuskel liegende Geschwür die Ausnahme ist, und daß es sich in der Regel um ein pylorusnahes Magen- oder

Duodenalgeschwür handelt, wobei der Geschwürsdefekt oft mit seinem Rande an den Pylorus reicht oder auf ihn übergeht. Das juxtapylorische Duodenalgeschwür ist dabei viel häufiger als das juxtapylorische Magengeschwür.

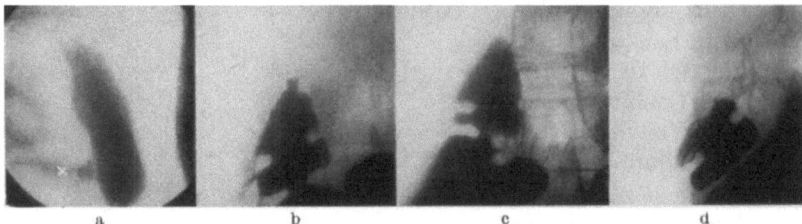

Abb. 344 a—d. Beginnendes Duodenalgeschwür bei „gezielter" Aufnahme. a kleine Nische, b—d spastische Einziehung bei kleinstem Geschwür in verschiedenen Phasen.

Beide lösen Pylorospasmus aus und bei beiden kommt es bei längerer Dauer oft zu organischer Stenose (s. Abb. 342). Eine Unterscheidung ist darum auf Grund des klinischen Bildes nicht möglich. Den Spasmus wird man vor der Röntgenuntersuchung durch 0,001 g Atropin oder 0,05 g Papaverin zu lösen versuchen.

Im Röntgenbild zeigt das juxtapylorische Magengeschwür meist keine Nische oder nur eine Andeutung einer solchen. Im Stadium der Stenose finden wir

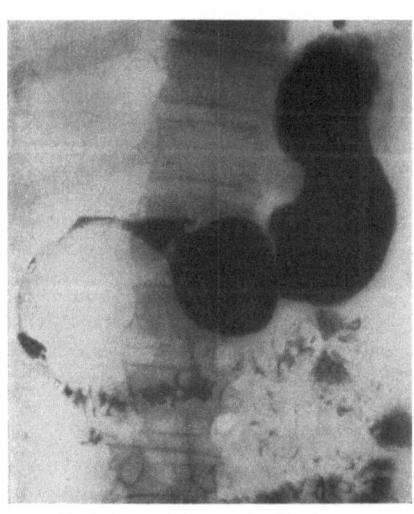

Abb. 345. Verdrängung des Duodenums durch Pankreascyste.

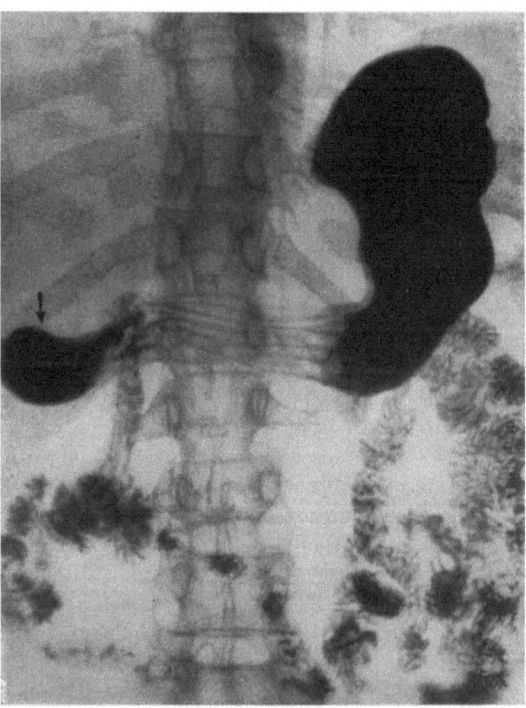

Abb. 346. Pseudodivertikel am Magenausgang durch Narbenzug bei chronischer Cholecystitis bedingt.

einen platten Abschluß des Antrum pylori mit schlechter Füllung des Bulbus duodeni, in den Zwischenstadien nur eine gesteigerte Motilität mit tiefen peristaltischen Wellen.

Das juxtapylorische Duodenalgeschwür ohne Stenose verursacht reflektorisch, wie übrigens auch Pankreas- und Gallenblasenerkrankungen, eine rasche Entleerung des Magens (dieser kann nach 2 Stunden beinahe oder völlig leer sein) und bisweilen durch Spätspasmus einen kleinen 6-Stundenrest. (Ausnahme!) Die Hauptzeichen des Duodenalgeschwürs sind die Veränderungen am Bulbus duodeni, dem gewöhnlichen Sitze des Geschwürs. Kleine Ulcusnischen an der kleinen Kurvaturseite, narbige Heranzerrung der Gegenseite, spastische Vorgänge an Pylorus und Duodenalwand, Taschenbildung zwischen

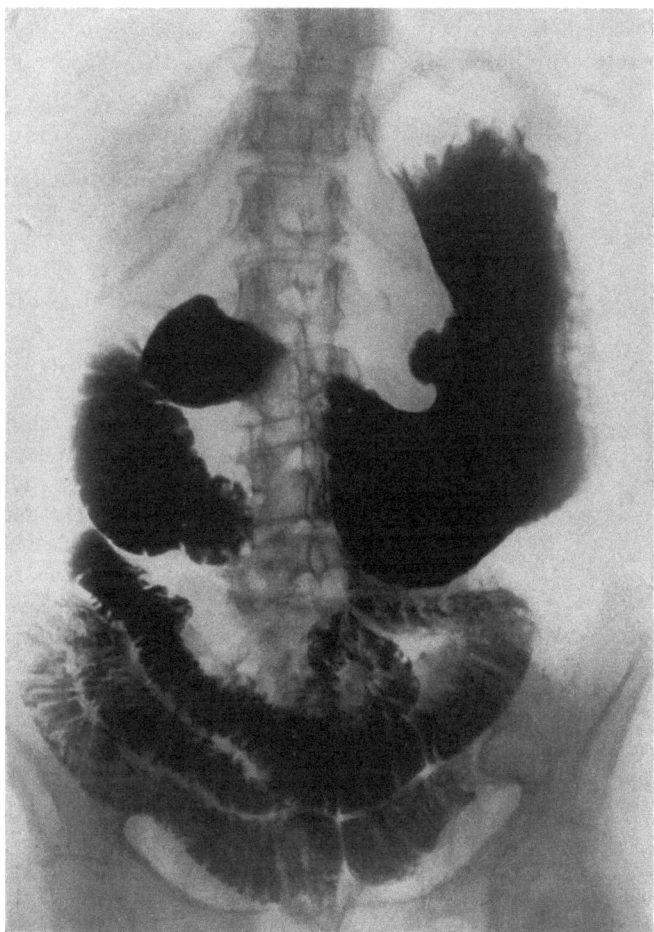

Abb. 347. Mäßige Einrollung der Kleinkurvatur und Stenose der aufsteigenden Duodenalschlinge durch ein Ulcus callosum.

den Narbensträngen führen zu vielgestaltigen Verzerrungsbildern, unter denen die Schwertgriff- und Kleeblattform (s. Abb. 343) die bezeichnendsten sind (CLAIRMONT, SCHINZ u. a.). Oft kann durch Strangbildung gegen den Magen zu eine Ausbuchtung des Magens zu einem Pseudodivertikel führen (vgl. Abb. 346). Der Großteil der sog. Duodenal- und Magendivertikel sind nach meiner Erfahrung solche Pseudodivertikel. Die Unmöglichkeit, auch bei wiederholter Aufnahme ein gutes Füllungsbild zu erhalten, ist verdächtig. Die Übereinstimmung im Verzerrungsbild bei mehreren zeitlich auseinanderliegenden Aufnahmen ist ein beinahe sicheres Ulcuszeichen.

Wir legen Gewicht darauf, daß die Kontrollaufnahmen zeitlich auseinanderliegen. Wenn man mit den modernen Wechselkassetten Schnellaufnahmen in Sekundenintervallen macht, so erhält man eine Reihe von unter sich sehr ähnlichen Phasenbildern einer Kontraktion, aus denen man nicht auf den anatomischen Charakter einer Deformation schließen darf. Bloß wenn sich während aller Phasen einer Kontraktionswelle ein Abschnitt des Duodenums als starr erweist, oder wenn wir bei minutenlangem Intervall stets dieselbe Deformation erhalten, dürfen wir eine organische Veränderung annehmen.

Bleibt in einer Nische oder Tasche Kontrastsubstanz liegen, so erhalten wir den „Duodenalfleck“, der allerdings ausnahmsweise auch durch angeborene Formveränderungen (Divertikel) des Duodenums oder durch pericholecystitische Narben bedingt sein kann. Direkten Einblick ins Mageninnere gewinnt man mit dem flexiblen Gastroskop, doch sind auch damit kleine, in Schleimhautbuchten versteckte Ulcera oft nicht erkennbar.

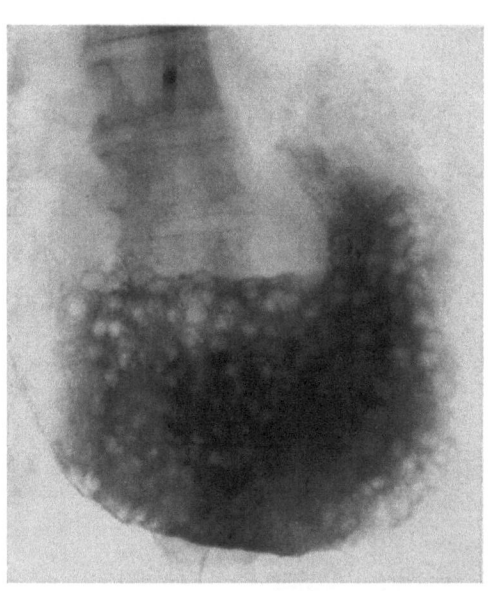

Abb. 348. „Popyposis“ des Magens, bedingt durch chronische Stauungsgastritis mit hügeliger Schleimhaut.

2. Diagnose der gutartigen sekundären Veränderungen.

Die Nischenbildung haben wir schon erwähnt und ebenso den Sanduhrmagen. Charakteristisch ist auch die Einrollung oder schneckenförmige Einziehung der Kleinkurvatur auf Grund von Narbenzug um das Geschwür herum (s. Abb. 349). Nicht so selten kommt es durch diese schwieligen Ulcusprozesse an der Kleinkurvatur gleichzeitig auch zur Verengerung des Duodenums an der Umschlagstelle ins Jejunum (siehe Abb. 347). Seltener kann auch ein Carcinom der Kleinkurvaturseite durch infiltratives Wachstum die Pars ascendens des Duodenums komprimieren. Es resultieren dann Bilder wie in Abb. 347. Die wichtigste sekundäre Veränderung ist die *Pylorusstenose.* Dieselbe läßt sich, gleichviel, ob das Geschwür mehr magenwärts oder mehr pyloruswärts liegt, erkennen:

a) an der verstärkten Peristaltik in den Anfangsstadien;

b) an der verzögerten Entleerung des Magens;

c) an der Dilatation des Magens mit Querstellung und mit Verschiebung des Pylorus nach rechts;

d) an dem mehr oder weniger glatten Abschluß des Magens nach dem Pylorus hin (im Gegensatz zu den meisten Krebsen).

Im Anschluß an die narbige Pylorusstenose ist die *Pylorusstenose der Säuglinge* zu erwähnen, bei der es zu den höchsten Graden von Ernährungsstörungen kommen kann. Ob es sich um eine wirkliche Hypertrophie der Pylorusmuskulatur oder bloß um einen Krampfzustand handelt, das ist noch nicht entschieden. Vielleicht kommt beides vor.

Ausnahmsweise entstehen gutartige Stenosen im Bereich des Pylorus oder des oberen Duodenums durch *periduodenitische Entzündungsprozesse* (bei Cholecystitis, Pankreatitis) oder durch *angeborene Divertikel des Duodenums.*

Gelegentlich führt eine chronische Stauungsgastritis zu dem charakteristischen Bilde der hügeligen Schleimhaut, état mamelonné der Franzosen (vgl. Abb. 348).

3. Diagnose der krebsigen Entartung eines Geschwürs.

Daß das Randepithel eines Ulcus simplex krebsig entarten kann, das steht fest, doch ist das Vorkommnis seltener, als dies oft behauptet wird. Auf Grund der hierfür verwendbaren Statistiken läßt sich sagen, daß diese Veränderung in etwa 2 bis höchstens 5% der zu klinischen Erscheinungen führenden Magengeschwüre eintritt. Wir werden an eine solche Umwandlung denken, wenn die Symptome, besonders die Stenoseerscheinungen, bei einem jahrelang mehr oder weniger stationären Geschwür sich rasch zu steigern beginnen, wenn Hyperacidität in Hypo- oder Anacidität übergeht, wenn stets etwas Blut im Stuhl gefunden wird und endlich, selbstverständlich, wenn die unzweideutigen Erscheinungen eines Magencarcinoms, wie ausgesprocheneTumorbildung, Metastasierung in der Bauchhöhle, Auftreten von Ascites, zunehmende Abmagerung und Anämie ohne ausgesprochene Stenose und ohne schwere Blutungen auftreten. Das Röntgenbild wird in einem solchen Falle die im folgenden Kapitel beschriebenen Kennzeichen des Krebses und eine Verminderung der Verschieblichkeit des Magens zeigen.

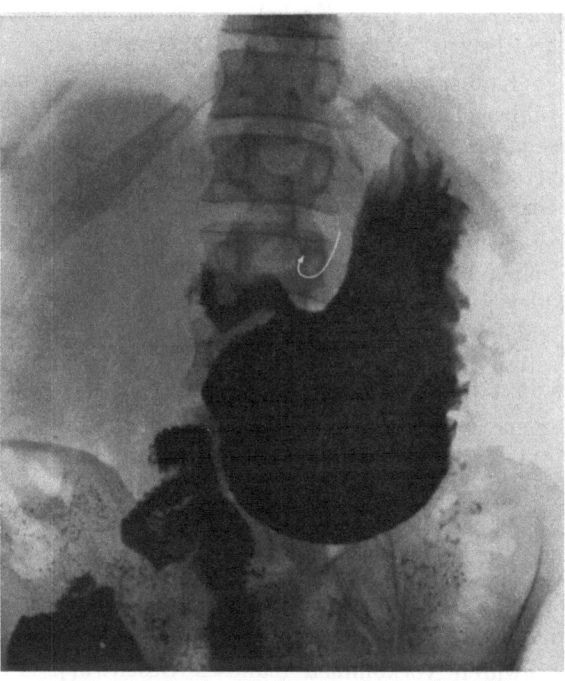

Abb. 349. Einrollen der Kleinkurvatur durch callöses Ulcus.

Normal verschiebt sich nach unseren Untersuchungen der Pylorus des mit 400 cm³ Kontrastsubstanz gefüllten Magens vom Liegen zum Stehen in einer meist nach links unten gerichteten Linie um 7—10 cm (2—2¹/₂ Wirbelhöhen). Bei gutartigem Geschwür ist diese Verschieblichkeit nicht oder nur in geringem Grade eingeschränkt, in hohem Grade dagegen in der Regel bei Carcinom, wo sie durchschnittlich nur 1 Wirbelhöhe beträgt (WYDLER).

44. Der primäre Krebs des Magens und des Duodenums.

Wir haben in Kapitel 40 gesehen, wie wir zur Wahrscheinlichkeitsdiagnose Carcinom gelangen. Wir wollen uns nun die Bedeutung der einzelnen Symptome noch etwas genauer ansehen und uns sodann fragen, ob und wie weit wir Sitz und Form des Carcinoms genauer bestimmen können.

Während es noch vor wenigen Jahrzehnten mit der Diagnose keine Eile hatte, weil der Patient sowieso verloren war, so liegt heute das Heil desselben ausschließlich in der Frühdiagnose. Wird dieselbe auch oft dadurch unmöglich gemacht, daß das Übel sich schleichend, symptomlos bis zur Inoperabilität entwickelt, so gibt es doch bei der Häufigkeit des Magencarcinoms nicht wenige Fälle, in denen eine Frühdiagnose gestellt werden könnte, wenn der Arzt rechtzeitig an Carcinom dächte und den Patienten von Anfang an systematisch durchuntersuchte, statt ihm ein Stomachicum oder eine Diätkur zu verschreiben.

Das erste, was instinktiv gesucht wird, weil es das handgreiflichste Zeichen darstellt, ist der *Tumor*. Man setzt sich zu diesem Zwecke neben den zwanglos horizontal daliegenden Patienten, läßt ihn tief atmen, streicht sachte eindrückend zu beiden Seiten der Wirbelsäule von oben nach unten. Normalerweise können wir so bei weichen Bauchdecken die große Kurvatur abtasten, bisweilen auch den Pylorus und je nach dem Grade der Senkung des Magens selbst die kleine Kurvatur. Darunter fühlen wir das Colon transversum, falls dasselbe nicht zu weit nach unten gesunken ist. Ein verhärteter Pylorus fühlt sich in der Regel als ein querer, beweglicher, derber Knoten oder Wulst an, der sich, wie übrigens auch die normalen Gebilde, dem tastenden Finger mit einem plötzlichen Ruck entzieht. Am ehesten wird er mit einem pathologisch verdickten Pankreas (chronische Pankreatitis oder Krebs), ja selbst mit dem bei sehr mageren Individuen greifbaren, normalen Pankreas verwechselt.

Krebse der kleinen Kurvatur, und diese sind die häufigsten Magenkrebse, fühlen sich, wenn sie überhaupt tastbar sind, als größere, massige, meist scharf abgegrenzte Gebilde an. Häufig sind sie freilich, weil unter der Leber versteckt, der Palpation unzugänglich, selbst wenn sie schon zu ansehnlicher Größe angewachsen sind.

Nicht immer finden wir die Geschwulst in der Gegend, in der wir den normalen Magen erwarten. Entsteht ein Carcinom in einem gesenkten Magen, oder senkt sich derselbe infolge des Gewichtes des Carcinoms noch nachträglich, so finden wir den Tumor meist in der linken Bauchhälfte, bisweilen selbst in der linken Beckenschaufel. Die Zugehörigkeit des gefühlten Gebildes zum Magen läßt sich dann daran erkennen, daß es sich in einem Kreissegment verschieben läßt, dessen Zentrum ungefähr der normalen Lage des Pylorus entspricht. Daß ein solcher Tumor nicht dem Colon angehört, schließen wir daraus, daß wir sowohl Colon transversum wie Colon descendens deutlich getrennt vom Tumor abtasten können.

Wir haben eben gesehen, daß ein negativer Palpationsbefund nichts beweist. Andererseits ist bei der Besprechung des Magengeschwürs darauf hingewiesen worden, daß ein positiver Befund nicht ohne weiteres für Carcinom spricht, daß besonders am Pylorus tumorartige Verdickungen der Magenwand auch bei Geschwüren vorkommen (callöses Geschwür). Für Krebs spricht scharf umschriebene Abgrenzung der Resistenz auch bei geringem Umfange derselben. In manchen Fällen läßt sich die Diagnose auf Grund der übrigen Erscheinungen stellen, unter denen besonders eine nicht durch größere Blutungen erklärte Anämie erwähnt werden muß. Bisweilen ist die Entscheidung erst bei offenem Abdomen möglich, ja in einzelnen Fällen bloß mit Hilfe des Mikroskops. Daraus ergibt sich, daß wir jedes tumorartige Gebilde für die Indikationsstellung als Krebs behandeln müssen.

Über den Magenchemismus ist dem oben (S. 293) Gesagten nichts weiter beizufügen.

Es ist versucht worden, durch anderweitige Untersuchungen des Mageninhalts, ganz besonders durch Bestimmung des Eiweißgehaltes des Spülwassers, der Diagnose näherzukommen (SALOMON). Keine Methode hat sich aber als genügend zuverlässig erwiesen, um allgemeine Einführung zu verdienen.

Nicht viel besser steht es mit den verschiedenen *serologischen Methoden,* die ganz besonders für den so häufigen Magenkrebs durchgeprüft worden sind. Wenn auch mehrere derselben, so z. B. die Untersuchung des Blutes auf Antitrypsin, die Meiostagminreaktion, die Glykogenprobe u.a. bei Carcinom häufig positiv ausfallen, so wird doch bei keiner derselben die Kompliziertheit der Technik durch die Zuverlässigkeit der Resultate aufgewogen.

Wenden wir uns nun den einzelnen Lokalisationen des Magenkrebses zu.

1. Der Krebs der Kardia.

Derselbe führt meist schon früh zu leichten Erscheinungen von Stenose, so daß seine Symptome denjenigen eines tiefen Ösophaguskrebses gleichen (siehe Abb. 350). In diesem Falle läßt er sich auch durch die Ösophagoskopie sichtbar machen. Wuchert er mehr gegen den Magen hin, so läßt er sich durch eine Kontrastaufnahme in Tieflage des Oberkörpers zur Darstellung bringen. Bezeichnend für diese Lokalisation sind die oft schon früh eintretenden, nach dem Rücken hin ausstrahlenden Schmerzen.

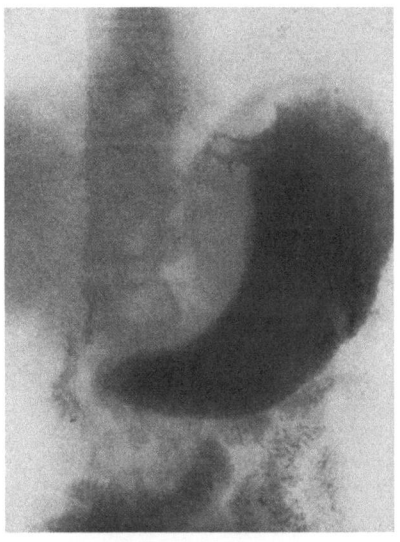

Abb. 350. Leichte krebsige Stenose der Kardia. Spur von Barium noch im Ösophagus.

2. Der Krebs des Magenkörpers.

Derselbe zeichnet sich dadurch aus, daß er, weil nicht an einem Ostium liegend, oft symptomlos heranwächst, bis er nicht mehr operabel ist. Am häufigsten geht er von der *kleinen Kurvatur* aus und greift sattelförmig auf die Vorder- und Hinterfläche des Magens über. Meist stellt er ein wulstiges Gebilde mit mehr oder weniger tiefem zentralem Zerfall dar, das sich im Röntgenbilde im Beginn durch Starrheit des betreffenden Abschnittes der Magenwand und im weiteren Verlauf durch unregelmäßige, rundlich begrenzte Aussparungen des Magenschattens zu erkennen gibt. Auf den Nachweis der Starrheit der Wand legen wir besonderes Gewicht, weil er allein bisweilen eine relative Frühdiagnose erlaubt. Nimmt ein Abschnitt der kleinen Kurvatur bei der Schirmuntersuchung an der peristaltischen Bewegung nicht teil, und lassen sich die Umrisse der kleinen Kurvatur bei zwei oder drei Magenaufnahmen direkt superponieren, so ist eine krebsige Infiltration dieses Abschnittes sozusagen sicher. Diese Aussparungen sind in der Regel leicht zu unterscheiden von denjenigen, welche durch dem Magen anliegende Geschwülste oder Organe bedingt sind. Ihre Ecken nach dem normalen Magenschattenrande hin sind meist

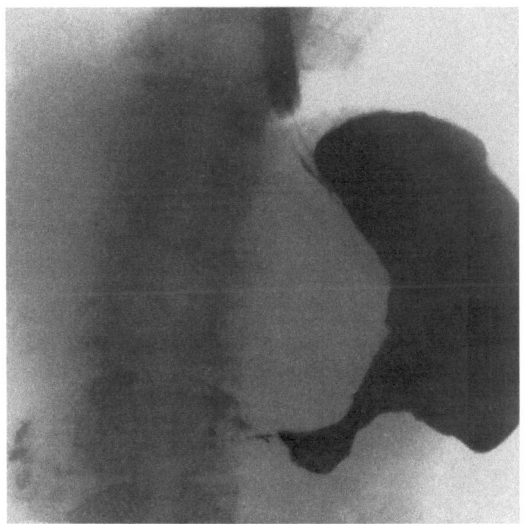

Abb. 351. Krebs des Magenkörpers mit breiter Sanduhrabschnürung.

mehr oder weniger scharf winklig gezeichnet, während Aussparungen durch Druck auf den Magen von außen rundlich begrenzt sind.

Zu Stenoseerscheinungen — carcinomatöser Sanduhrmagen — führen diese Carcinome, wenn überhaupt, erst in den Spätstadien. Die Magenentleerung ist vielmehr bei denselben eher eine abnorm rasche, so daß wir im Röntgenbilde nach 2—4 Stunden den gesamten Kontrastbrei im Darme finden, selbst bei Retention grober Speisepartikel durch die Buchten des Tumors.

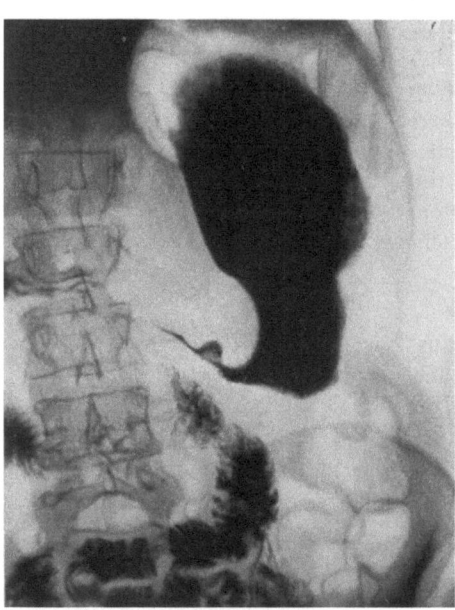

Abb. 352. Diffuse Carcinose des Magens (Feldflaschenmagen).

Seltener ist die *flache geschwürige Form* des Magenkörperkrebses, die dem Ulcus rodens der Haut vergleichbar ist. Hier finden wir im Bereiche des Carcinoms meist eine durch starres Aneinanderliegen der Wände bedingte Aussparung im Magenschatten (s. Abb. 351).

Dieser Form steht nahe die *diffuse krebsige Infiltration* ohne ausgedehnte Geschwürsbildung, die sog. BRINTONsche Cirrhose, die Linite plastique der französischen Autoren, bei der sich der Magen in ein starres Rohr von geringer Kapazität, in den sog. Feldflaschenmagen, umwandelt. Im Röntgenbilde stellt sich derselbe als eine Verschmälerung des Magenschattens dar, meist mit trichterförmiger Ausweitung nach der Kardia hin, weil der oberste Teil des Magens am

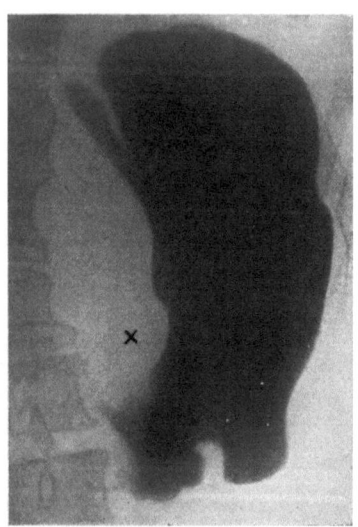

Abb. 353. Krebs der kleinen Kurvatur, Starrheit der Magenwand (×).

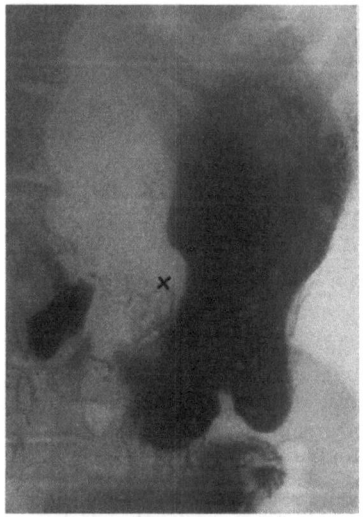

Abb. 354. Derselbe Umriß 2 Stunden später.

spätesten befallen wird (s. Abb. 352). Kommt es schließlich zur Stenose, so zeigen diese Fälle ein Regurgitieren der Speisen, das demjenigen bei Kardiacarcinom gleicht. Die Sonde gelangt aber im Gegensatz zum letztern mit

Leichtigkeit in den Magen, nur läßt sich derselbe weder aufblähen, noch mit einer größeren Flüssigkeitsmenge anfüllen.

Am seltensten ist die *polypöse* Form des Magenkörperkrebses. Die Geschwulst ist hier so weich, daß sie sich von außen her selbst bei geöffnetem Bauche bisweilen kaum durchtasten läßt. Bezeichnend ist die große Neigung zu Blutungen, vermöge deren die Patienten die Erscheinungen einer perniziösen Anämie darbieten können. Es sollte schon deshalb bei jeder schweren Anämie ohne greifbare Ursache eine genaue Magenuntersuchung auch mit Röntgenstrahlen vorgenommen werden. Das Röntgenbild zeigt die Geschwulst als große Aussparung oder als inselförmigen Schattendefekt. Kleine Polypen können der

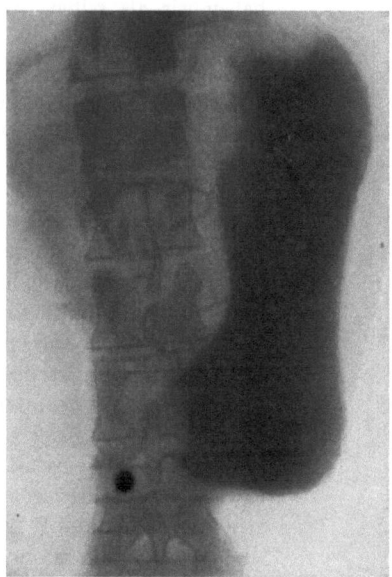

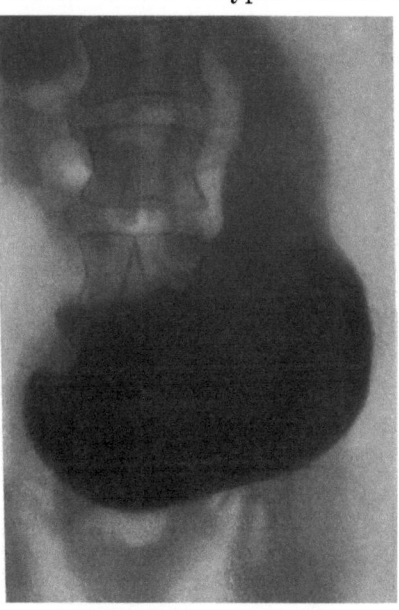

Abb. 355. Carcinom der Pars pylorica mit völliger Auslöschung derselben und Linkslage des Magens.

Abb. 356. Krebsige Pylorusstenose.

Untersuchung entgehen oder sind bloß bei unvollständiger Füllung des Magens sichtbar. Bisweilen läßt sich die Diagnose, wie in einem unserer Fälle, aus einem mit der Sonde gewonnenen Gewebsstückchen stellen. Wie im Darme, so sind diese polypösen Gebilde auch im Magen manchmal in der Mehrzahl vorhanden.

Die Blutung zeigt beim Magenkrebs die Kennzeichen der *sekundären* Anämie: Verminderung der Erythrocyten und des Hb., Poikilocytose, Polychromasie, Normoblasten. Bei perniziöser Anämie (BIERMERscher Krankheit) finden sich daneben noch Megaloblasten und Megalocyten.

3. Der Krebs der Pylorusgegend.

Der Pyloruskrebs ist nicht nur früher palpierbar als der Krebs der kleinen Kurvatur, sondern er gibt sich auch klinisch viel früher zu erkennen, da er meistens rasch zur Stenose des Magenausganges führt. Eine Frühdiagnose ist also hier viel leichter möglich als beim Carcinom des Magenkörpers.

Im Röntgenbilde zeigt der Magen in Frühfällen bloß die Auslöschung der Pylorusgegend und eine gewisse Verzögerung des Speisedurchganges. Dabei verwächst der Pylorus schon früh mit seiner Umgebung, so daß er sich durch den gefüllten Magen nicht wie bei der Geschwürstenose nach rechts hinüberdrängen läßt. Während also die Geschwürstenose meist eine ausgesprochene Rechtslage — vergrößerte Rechtsdistanz — des Pylorus aufweist, so finden wir umgekehrt bei der krebsigen Stenose des Pylorus häufig die ganze gefüllte Magenpartie in der linken Bauchhälfte. Hat sich freilich ein kleiner Pyloruskrebs sehr langsam entwickelt, so bekommen wir Dilatationsbilder, die denen der Ulcusstenose völlig gleichsehen. Nur die unregelmäßige Begrenzung des Magenschattens pyloruswärts läßt bisweilen die Diagnose Carcinom stellen. Fehlt auch dieses Zeichen, so läßt sich das Carcinom von der gutartigen Stenose auch im Röntgenbilde nicht unterscheiden.

Meist, aber nicht immer, erlaubt der Chemismus (Salzsäure beim Ulcus, Salzsäuremangel oder Milchsäure beim Carcinom) die Differentialdiagnose. Besonders stenosierende kleine Pyloruskrebse können aber lange normale Salzsäurewerte zeigen. Selbst freie Salzsäure im nüchternen Magen haben wir als seltene Ausnahme bei Krebs gesehen (s. oben). Umgekehrt kann bei gutartiger Stenose infolge sekundärer Gastritis eine Achylie fast wie beim Carcinom auftreten.

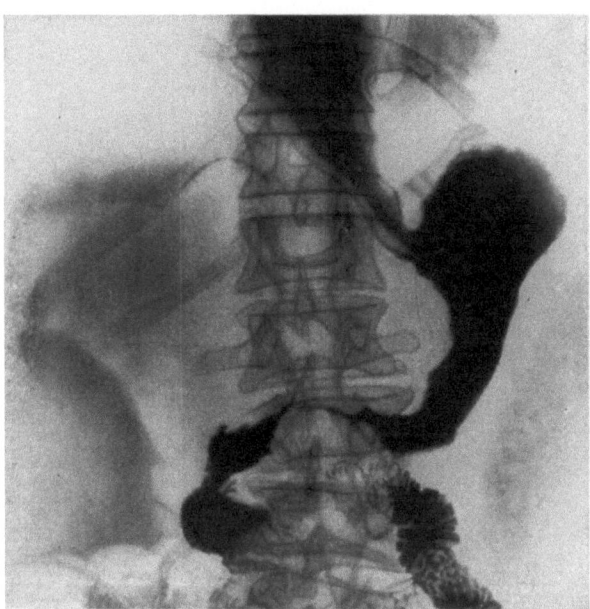

Abb. 357. Polypöser Krebs der kleinen Kurvatur.

Ist das Carcinom so umschrieben, daß ein deutlicher Schattenausfall nicht nachweisbar ist, fehlt eine ausgesprochene Dilatation und entleert sich der Magen noch innerhalb von 6 Stunden, so weist bloß eine abnorm lebhafte Peristaltik (mehrere tiefe Wellen auf einem Magenbilde) auf die beginnende Stenose hin. Bezeichnend ist manchmal das Vorhandensein eines zapfenförmigen Fortsatzes oder eines schmalen Bariumstreifens in der ausgelöschten Partie — als Zeichen des Weges, den die Kontrastsubstanz zwischen den Geschwulstmassen hindurch nimmt.

Der Anfänger ist geneigt, die im Stehen bisweilen auffallende Schichtung des Kontrastbreies durch bariumfreien Magensaft in der Pars pylorica für eine Auslöschung derselben durch Krebs zu halten. Aufnahme im Liegen oder in Rechtslage entscheidet im Zweifelsfalle, weil sich hier eine normale Pars pylorica mit Kontrastsubstanz füllt.

Die *nichtepithelialen Magengeschwülste* Myom, Lymphosarkom und Sarkom sind so selten, daß sie praktisch keine Rolle spielen. Am ehesten könnte das Lymphosarkom im Röntgenbilde noch für ein Carcinom gehalten werden. *Tuberkulose, Lymphogranulom* und *Syphilis* werden als solche klinisch kaum je erkannt.

45. Die akute Perforation des Magen- und Duodenalgeschwürs.

Völlig aus dem klinischen Rahmen der „Magenkrankheiten" heraus fällt der plötzliche Durchbruch eines Geschwürs in die freie Bauchhöhle, weil hier nicht die Erkrankung des Magens oder des Duodenums, sondern die rasch eintretende Peritonitis im Vordergrunde der Erscheinungen und des Interesses steht. Wie kaum bei einer Form von Peritonitis ist hier rasches Erfassen der Situation vonnöten; denn in den ersten 12 Stunden operiert, heilen die meisten Fälle, nach 24 Stunden operiert, nicht einmal mehr ein Viertel.

Verspürt jemand — öfter handelt es sich um Männer — plötzlich einen heftigen Schmerz im Epigastrium, den man mit einem Dolchstich verglichen hat, und schließen sich daran reflektorische, brettartige Kontraktur der gesamten Bauchmuskulatur, lokale Druckempfindlichkeit, im weiteren Verlauf auch Pulsbeschleunigung und bisweilen Temperaturerhöhung, so muß man auch dann an eine Geschwürsperforation denken, wenn der Patient vorher nie Zeichen eines Magengeschwürs geboten hatte. In manchen Fällen, aber nicht immer, ist die Perforation von einem kollapsartigen Zustande begleitet, von dem sich der Patient vorübergehend erholen kann, bevor die klassischen Zeichen der Peritonitis einsetzen. In solchen Fällen auch nur einen halben Tag „zu besserer Beobachtung" abwarten zu wollen, heißt den Patienten dem beinahe sicheren Tode preisgeben. Kommt man erst später hinzu, so findet man entweder schon eine diffuse Peritonitis, die ihren Ausgangspunkt nicht mehr verrät, oder das, was LENNANDER als periphere Peritonitis bezeichnet hat. Der Mageninhalt fließt bei der Perforation an der Vorderfläche mit Vorliebe unter der Leber hin nach der rechten Lendengegend und von da ins kleine Becken, und die Peritonitis steigt schließlich links wieder nach oben, ohne immer gleich das vom Netz geschützte Dünndarmkonvolut zu ergreifen. Diese periphere Form ist länger als die zentrale einer chirurgischen Behandlung zugänglich. Findet man aber den Kranken, wie dies am zweiten oder dritten Tage in der Regel der Fall ist, cyanotisch, mit Trommelbauch, kalten Extremitäten und fadenförmigem Pulse, dann wird man sich fragen, ob ein Eingriff überhaupt noch von Wert ist. Er wird mit Wahrscheinlichkeit das Leben des Patienten um einige Stunden abkürzen und unserer Kunst keinen Ruhm eintragen.

Gehen wir noch kurz auf einige Einzelheiten ein. Aus dem *Alter* des Patienten läßt sich nicht viel schließen. Meist sehen wir Perforationen zwischen dem 20.—50. Jahre, doch sah ich sie schon bei einem 13jährigen Mädchen und dann wieder bei Patienten im siebenten Dezennium. Die *Vorgeschichte* erlaubt öfter, aber durchaus nicht immer (an unserem Material bei über 30% stumme Anamnese!) ein Magengeschwür zu diagnostizieren oder wenigstens zu vermuten. Bisweilen gehen der Perforation *prämonitorische Erscheinungen* von Perigastritis voraus, die aber meist nicht nach ihrer wahren Bedeutung gewürdigt werden. Auch so ist aber das Bezeichnende für die Perforation die überwältigende Plötzlichkeit und Heftigkeit des *Schmerzes*, den der Patient selbst sowohl von der gewöhnlichen Gastralgie als auch von den prämonitorischen Schmerzen zu unterscheiden weiß. Wohl bei keiner akuten Unterleibserkrankung wird auch der kräftigste Mann so unerwartet hilflos dahingestreckt und liegt so regungslos da, stöhnend und krampfhaft den Atem anhaltend, wie bei der Magen- und Duodenalperforation. Der anfängliche Schmerz fehlt nie, ist aber weniger heftig, wenn die Öffnung nicht über Stecknadelkopfgröße hinausgeht. Oft strahlt er in den Rücken, besonders zwischen die Schulterblätter oder auch in die linke Schulter und in den linken Arm aus, ähnlich wie der Schmerz bei der Erkrankung der Gallenwege in die rechte Schulter. Bei Geschwürsperforation an der Rückfläche des Magens in der Nähe der Kardia kann der Schmerz so ausgesprochen in die linke Schulter ausstrahlen, daß der Patient den Arzt wegen „Schulterrheumatismus" rufen läßt! Sitz des Schmerzes mehr rechts spricht für Perforation eines „*Duodenalgeschwürs*", von der im übrigen alles gilt, was wir von der Magenperforation sagten. Die *sekundäre Schmerzlokalisation* hängt von der Stelle ab, nach welcher der Mageninhalt hauptsächlich fließt und kann infolgedessen eine Appendicitis oder eine akute Erkrankung der weiblichen Beckenorgane vortäuschen.

Wäre unsere Diagnose noch schwankend, so wird sie beinahe zur Gewißheit, wenn der Patient sich gleich nach dem Auftreten des Schmerzes eine alkoholische Stärkung — selten Bier oder Wein, meist irgendwelchen stärkeren Schnaps — zugeführt hat. Es hängt mit der Plötzlichkeit des Schmerzes und der Intensität des Vernichtungsgefühls zusammen, daß er dies bei Perforation tut, bei den meisten übrigen akut entzündlichen Erkrankungen der Bauchhöhle, wie Appendicitis, Cholecystitis dagegen nur selten.

Puls, Temperatur und *Atmung* verhalten sich wie bei jeder Eingeweide-perforation. Der Puls ist meist leicht beschleunigt, kann aber in den ersten Stunden — vielleicht infolge Vagusreizung — noch so voll, kräftig und ruhig sein, daß der Unerfahrene glaubt, eine Perforation ausschließen zu dürfen. Normale Temperatur ist kein Beweis gegen Perforation, Temperatursteigerung dagegen zeigt, daß nicht ein einfacher „Magenkrampf" vorliegt. Die Atmung ist beschleunigt, oberflächlich, thorakal. Initiales Erbrechen fehlt nicht etwa, wie man behauptet hat, sondern ist im Gegenteil oft vorhanden.

Die wichtigsten *lokalen Zeichen* sind:

1. Die ausgedehnte reflektorische Kontraktur, die, zuerst die Oberbauch-gegend ergreifend, sich rasch symmetrisch über den ganzen Bauch ausdehnt und die stärker ist als bei irgendeiner anderen Baucherkrankung.

2. Rasch zunehmende Dämpfung in den Flanken, besonders rechts. Diese Dämpfung tritt viel rascher auf als bei Appendicitis, was für die Differential-diagnose von Bedeutung ist.

3. Gasaustritt in die Bauchhöhle. Derselbe ist, wenn überhaupt vorhanden, meistens geringfügig und bringt die Leberdämpfung nicht zum Verschwinden, ist aber im Röntgenbild gut sichtbar als sichelförmige Aufhellung unter den Zwerchfellkuppen bei sitzendem Patienten (s. Abb. 326, S. 251).

4. Weiches Reiben in der Magengegend: ein seltenes, aber, wenn vorhanden, wertvolles Zeichen.

In einzelnen Fällen tritt das Bild der Perforation mit geringerer Heftigkeit auf, und die Symptome beschränken sich der Hauptsache nach auf den Ober-bauch. Der Unterbauch ist nur wenig gespannt, ja er kann weich bleiben. Auch ohne Operation kann Heilung eintreten, freilich oft auf dem Umwege eines perigastritischen oder subphrenischen Abscesses. Der Grund eines solchen Verlaufes ist die rasche Ausbildung von Verwachsungen, dank kleiner Perfo-ration und leerem Magen. SCHNITZLER hat dieses gemilderte Krankheitsbild als *„gedeckte Perforation"* bezeichnet. Die Differentialdiagnose derselben gegen-über der Cholecystitis mit Pericholecystitis, der Pankreatitis und der Gastritis phlegmonosa ist nicht immer leicht.

Finden wir die Zeichen der Perforation bei einem Patienten, der schon eine Gastroenterostomie überstanden hat, so handelt es sich meist um Durch-bruch eines Ulcus pepticum jejuni, jenes dunkelsten Punktes in der ganzen Magenchirurgie.

Fassen wir die einzelnen Zeichen der Perforation noch einmal zusammen, so lassen sich dieselben schematisch in die folgenden Symptomenbilder einreihen:

1. *Perforation des Kardiageschwürs:* Schulterschmerz links vom Typus der Angina pectoris.

2. *Perforation eines Geschwürs der kleinen Kurvatur nach der Vorderseite hin:*
   a) offene Perforation: Bild der diffusen Peritonitis.
   b) gedeckte Perforation: hepatischer Typus mit ausstrahlendem und Druckschmerz rechts.

3. *Perforation des Geschwürs der kleinen Kurvatur nach der Rückseite hin:* pankreatischer Typus. Bei langsamem Verlauf Nischenbildung.

4. Perforation des Duodenalgeschwürs:
a) offene Perforation: peritonitischer oder pseudoappendicitischer Typus,
b) gedeckte Perforation: bisweilen subphrenischer Absceß; hepatischer Typus.

Diese Zusammenstellung zeigt, wie leicht in atypischen Fällen Verwechslungen möglich sind. In der Tat gibt es kaum eine akute Erkrankung der Baucheingeweide, welche nicht schon für Magenperforation gehalten worden wäre, tabische Krisen mit eingeschlossen. Es wird von einem Falle berichtet, in welchem solcher Krisen wegen der Bauch viermal geöffnet wurde. Auch akute Schübe bei Magenulcus können durch ihre Heftigkeit vorübergehend Perforation vortäuschen. Auch akuter Pneumothorax ist schon für Magenperforation gehalten worden, ebenso akute Vergiftungen. An alles das denke man — ohne Zeitverlust — bevor man an die Operation geht.

46. Die chirurgischen Erkrankungen der Leber und der Gallenwege.

Auf die Diagnose „Leberleiden", wie der Patient sagt, führen uns drei Zeichen, welche sowohl einzeln als miteinander vereinigt vorkommen: Der Ikterus, die diffuse Leberschwellung und die Schmerzen in der Gallenblasengegend. Wir beginnen unsere Überlegungen mit dem auch für den Laien auffallendsten Zeichen, dem „*Ikterus*".

Ist der Patient unter geringem Fieber und unter Verdauungsbeschwerden beinahe ohne Schmerzen gelb geworden, dabei aber bei gutem Allgemeinbefinden geblieben, so schließen wir auf „*katarrhalischen*" *Ikterus*, eine Form leichter Hepatitis, respektive auf die epidemische Hepatitis.

In der Regel klingt die Entzündung nach etwa drei Wochen wieder ab und der Ikterus verschwindet. Ausnahmsweise, bei schwerer Cholangitis, kann der vollständige Verschluß sechs bis acht Wochen dauern und das Leben durch die Cholämie in Gefahr bringen. In solchen Fällen denkt man schließlich an Neubildung oder Choledochusstein. Die operative Kontrolle zeigt aber durch die leere Gallenblase, daß es sich nicht um Verschluß der größeren Gallenwege handelt.

Ist das Allgemeinbefinden von Anfang an schwer gestört, besteht höheres Fieber, tritt die Krankheit epidemisch gehäuft auf, so sprechen wir von *infektiösem Ikterus*, wozu auch die seltene WEILsche Krankheit zu rechnen ist. Bei der sog. Hepatitis epidemica gehen dem Ikterus febrile gastrointestinale Symptome oft nur leichteren Grades voraus. Tritt hochgradige Gelbsucht unter den Erscheinungen einer schweren Allgemeinerkrankung und mit raschem Verfall der Kräfte auf, so liegt die Annahme einer *akuten gelben Leberatrophie* als Folge einer Vergiftung (Phosphor, Arsenwasserstoff, Pilzvergiftung) oder einer septischen Infektion nahe. Auch ohne schwere anatomische Veränderungen an der Leber begleitet ein gewisser Grad von Ikterus bisweilen die akute Sepsis, besonders die septische Peritonitis und jeder Erfahrene kennt das aus dem Gelb des Ikterus und dem Blau der Cyanose zusammengesetzte unheimliche schmutzige Grün dieser dem Tode verfallenen Patienten.

Ist der Ikterus mit einer derben chronischen Leberschwellung verbunden und tritt er Jahre hindurch anfallsweise ohne besondere Schmerzen auf, so spricht man von *hypertrophischer Lebercirrhose*, einem Krankheitsbilde, dem, wie dem katarrhalischen Ikterus, eine Entzündung der Gallengänge, eine Cholangitis, zugrunde liegt.

Noch viel chronischer, weil oft ein ganzes Leben dauernd, ist der in einer seiner Erscheinungsformen familiär auftretende *hämolytische Ikterus*, der sich an der Milzschwellung (siehe diese) und der Resistenzverminderung der roten Blutkörperchen gegen hypotonische Kochsalzlösung erkennen läßt. Die Erscheinungen können bis in das Kindesalter zurückreichen. Einer unserer Patienten mit hämolytischem Ikterus war seiner Hautfarbe wegen schon von seinen

Schulkameraden als der „Zeisig" bezeichnet worden. Schmerzperioden verbunden mit stärkerem Ikterus kommen von schlammiger Eindickung der Galle oder, wie wir wiederholt gesehen haben, von gleichzeitig vorhandenen Gallensteinen.

Hier wäre noch der Ikterus der sog. BANTISchen Krankheit zu erwähnen, die mit Milzvergrößerung beginnt, und zu der sich die Lebervergrößerung nachträglich hinzugesellt. Endlich kann auch die *Syphilis* im sekundären und im tertiären Stadium zu Ikterus führen.

Die „*Lebervergrößerung*" steht im Vordergrunde des Krankheitsbildes bei der schon erwähnten biliären Cirrhose und im ersten Stadium der LAËNNECschen, später atrophisch werdenden Cirrhose. Sie ist von diagnostischem Interesse, spielt aber eine sekundäre Rolle bei der chronischen mechanischen Gallensteinstauung und bei der kardialen Stauung.

Den Eindruck einer diffusen Schwellung erhält man ferner bei ausgedehntem alveolärem Echinococcus und bei diffuser Durchsetzung mit Geschwürsknoten. Wir werden davon im nächsten Kapitel sprechen.

Das „*Schmerzmoment*" tritt hervor bei allen akut entzündlichen Prozessen und insbesondere bei allen Erkrankungen, welche mit der Gegenwart von Gallensteinen zusammenhängen. Der Ikterus ist dabei ein Symptom, das nur einigen Formen des Leidens zukommt, und dessen Fehlen in keiner Weise von der Diagnose „Cholelithiasis" abhalten darf.

Legen wir uns den diagnostischen Gedankengang an einigen konkreten Fällen zurecht.

1. Die Gallensteinkolik.

Der Patient wird bald seltener, bald öfter von heftigen Schmerzen in der Gallenblasengegend befallen, die sich nur durch Morphium stillen lassen, die aber nur einige Stunden, höchstens einen Tag andauern. Fieber ist dabei meist nicht vorhanden. Fehlt, wie in der Regel, auch der Ikterus, so lautet die erste Diagnose des Patienten und oft auch des Arztes: „Magenkrämpfe", und doch sind die Schmerzanfälle, die wir als Magenkrämpfe bezeichnen können, gewöhnlich in ihrem Auftreten und in ihrem Charakter verschieden von den Gallensteinschmerzen. Vom Magen ausgehende Schmerzen strahlen häufig nach links und nach dem Rücken hin aus, Gallensteinschmerzen nach rechts, oft nach der rechten Schulter hin. Sind Magenkrämpfe durch ein Geschwür veranlaßt, so werden sie meist durch Aufnahme fester Nahrung gesteigert, durch Aufnahme flüssiger Nahrung wie bei reiner Hyperacidität gelindert. In beiden Fällen treten sie mehr oder weniger regelmäßig zu bestimmten Tages- oder Nachtstunden auf. Die Schmerzen des akuten Gallensteinanfalles, der sog. „*Gallensteinkolik*", sind von der Nahrungsaufnahme unabhängig und stellen sich mit ganz unregelmäßigen, monate-, ja jahrelangen Intervallen ein. Dies unterscheidet sie auch von dem rechtssitzenden Schmerz bei Duodenalgeschwür, der, oft als sog. „Hungerschmerz", nach Beendigung der Magenverdauung, also nachts, einsetzt, und der meist durch Alkalien gemildert werden kann.

Leichter können die weniger heftigen, mehr anhaltenden oder periodischen Schmerzen zur Verwechslung Anlaß geben, welche schwerere Anfälle einleiten oder ausklingen lassen, oder bei denen es zeitlebens nicht zu schweren Anfällen kommt. Bisweilen beschränkt sich das ganze Krankheitsbild, selbst bei Choledochusstein, auf unbestimmte reflektorische oder durch kurzdauernde Gallenrückstauung bedingte Verdauungsbeschwerden. Von diesem Stadium bis zu der in der großen Mehrzahl der Fälle vorhandenen klinischen Latenz der Gallensteine ist nur ein Schritt. Daher denn auch in vielen Fällen die Unmöglichkeit, eine Diagnose zu stellen, wenn nicht tiefes Eindrücken in der Gallenblasengegend wenigstens zeitweilig den charakteristischen Schmerz auslöst. Besonders schwierig ist der gleichen Lokalisation wegen oft die Unterscheidung von atypischen Duodenalschmerzen.

Kehren wir zum eigentlichen Kolikanfall zurück. Derselbe kann weiterhin mit allen im Oberbauch auftretenden Schmerzanfällen verwechselt werden, also mit den durch *Hernien des Epigastriums* oder des *Nabels* bedingten Beschwerden, mit *Nierenkoliken*, und endlich mit den im folgenden Abschnitt erwähnten schwereren Erkrankungen.

Gallenstein- und Nierenkoliken unterscheiden wir auch da, wo keine palpable Schwellung auf den Sitz des Leidens hinweist, durch die Lokalisation der reflektorischen Muskelspannung.

Wollen wir diesen kurzdauernden Anfällen des Gallensteinleidens eine *anatomische Grundlage* geben, so müssen wir annehmen, daß es sich entweder um die früher zu ausschließlich angenommene rein mechanische Verstopfung der Gänge, oder um die vielleicht zu wenig berücksichtigte spastische Kontraktion der Wandmuskulatur über dem Stein, oder endlich um den leichtesten Grad von Entzündung in der Umgebung von im Cysticus oder Choledochus eingeklemmten Steinen handelt, eine Entzündung, die so rasch abläuft, daß sie ihren Höhepunkt schon nach wenigen Stunden erreicht hat. Im einen wie im anderen Falle sucht sich die Gallenblase durch intermittierende, als Kolikschmerz empfundene, heftige Kontraktionen des Hindernisses zu entledigen. Den *Sitz* des Steines werden wir im Zusammenhange mit den übrigen Formen von Gallensteinerkrankungen besprechen; er ist übrigens bei diesen leichten Anfällen nicht immer sicher zu bestimmen. Manchmal zeigt der nach dem Anfall im Stuhl gefundene Stein, daß die Schmerzen als die Geburtswehen des ausgestoßenen Konkrements anzusehen waren. Es gibt Patienten, die für jeden Anfall den dazugehörigen Stein vorweisen können. Zu Ikterus kommt es bei diesen leichten Anfällen deshalb nicht, weil die Verstopfung des Choledochus eine zu kurzdauernde war.

Bisweilen glaubt man allen Grund zur Steindiagnose zu haben, findet aber bei der Operation die Gallenblase steinfrei. Die intermittierenden Schmerzanfälle, die gelegentlich selbst mit Fieberschüben verbunden sein können, werden dann durch Stauungszustände erklärt („Stauungsgallenblase"), für deren Entstehung man die verschiedensten angeborenen Anomalien in Form und Aufhängung der Gallenblase verantwortlich macht und daneben erworbene entzündliche bzw. postoperative Verwachsungen. Die Beurteilung ist deshalb schwierig, weil die meisten Verwachsungen, Knickungen usw. der Gallenblase völlig symptomlos bleiben. Die Diagnose wird deshalb stets erst am offenen Bauche gestellt und ist auch da noch gewissermaßen eine Verlegenheitsdiagnose, deren Richtigkeit sich höchstens hinterher aus dem Erfolg der Cholecystektomie ergibt.

Wichtig ist es oft, nachträglich entscheiden zu können, ob die Schmerzanfälle, von welchen der Patient berichtet, wirklich Gallensteinanfälle waren. Zwei praktische Regeln können hier leiten: Bei sehr vielen Anfällen von Bauchschmerz geht der Patient zum Arzte, bei richtigen Gallensteinanfällen stets der Arzt zum Patienten. Bei irgendwelchen Schmerzen verschreibt der Arzt lindernde Tropfen, bei Gallensteinkoliken greift er zur Morphiumspritze. Ausnahmen von diesen Regeln sind nicht häufig.

2. Die akute Cholecystitis.

Zu etwas anderen differential-diagnostischen Erwägungen führt die folgende Form des Gallensteinanfalles:

Ein Patient erkrankt plötzlich unter Fiebererscheinungen und heftigen Schmerzen in der rechten Bauchseite. Ein- oder mehrmaliges Erbrechen bekundet peritoneale Reizung. Wir finden die Hautfarbe normal, den Puls gut, die Bauchmuskeln, besonders rechts, angespannt, oder sich bei der leichtesten Berührung anspannend, und denken, der Häufigkeit Rechnung tragend, an Appendicitis. Untersuchen wir aber genauer, so finden wir, daß der Mittelpunkt des Schmerzes und der reflektorischen Kontraktur der Bauchmuskeln nicht in der Spina-Nabellinie oder unter derselben sitzt, wie in der Regel bei Appendicitis, sondern weiter nach oben, wo wir gewohnt sind, die Gallenblase zu suchen. Die Perkussion ergibt vielleicht eine die normale Leberdämpfung nach unten überragende, bis in Nabelhöhe reichende gedämpfte Zone, und die Palpation läßt uns, wenn sie trotz der Bauchspannung möglich ist, meist eine sich an die Leber anschließende, nach unten rundlich abgegrenzte Resistenz nachweisen. Ist der Befund ein so klarer, so kann kein Zweifel bestehen: es handelt sich um eine „*akute Cholecystitis*", die in der Regel eitriger Natur ist, wenn der Schmerz mehrere Tage anhält. Bisweilen lassen uns der Sitz der Schmerzhaftigkeit und das Fieber die Diagnose Cholecystitis stellen, ohne daß die typische lappen- oder zungenförmige Resistenz nachzuweisen wäre. Wir werden dann Entzündung einer geschrumpften, unter der Leber versteckten Gallenblase annehmen.

Von Erkrankungen der Nachbarorgane könnte uns die frische Perforation eines *Magen-* oder *Duodenalgeschwürs* an akute Cholecystitis denken lassen. Die bei diesen beiden Erkrankungen rasch auf den ganzen Bauch sich ausbreitende reflektorische Muskelkontraktur und die bei Vernachlässigung des Falles nachfolgende diffuse Peritonitis werden aber die Differentialdiagnose leicht stellen lassen. Nur bei der seltenen Perforation der infizierten Gallenblase in die freie Bauchhöhle sehen wir den gleichen Verlauf wie bei der Magenperforation. Andererseits kann eine gedeckte Duodenalperforation an eine akute Cholecystitis denken lassen.

In einem Falle, in welchem ein Arzt diesen diagnostischen Irrtum an sich selbst beging, wiesen der von einer Minute zur anderen einsetzende Beginn der Schmerzen und eine zwischen Leber und Lunge sitzende hochtympanitische Gasblase auf die richtige Diagnose: Duodenalperforation hin. In einem anderen Fall wurden wiederholte Schübe von fieberhafter Cholecystitis angenommen, um so mehr als ein Anfall von Ikterus auf die Gallenwege hinwies. Die Operation zeigte einen umschriebenen, vom Duodenum ausgegangenen subphrenischen Abszeß.

Auch an *Pankreatitis* und *Pankreasblutung* wäre zu erinnern. Doch sitzt hier der Schmerz meist mehr links, und der Puls wird schon früh klein und rasch. Dazu gesellt sich bald eine Cyanose der distalen Körperteile.

Nähmen Gallenblase und Wurmfortsatz stets ihre normale Lage ein, so wäre damit die Differentialdiagnose erledigt. Dies ist nun nicht der Fall. Bisweilen reicht, mit und ohne Wanderleber, die Gallenblase bis in die Ileocöcalgegend hinunter. Viel häufiger noch liegt der Wurmfortsatz abnorm hoch, gewöhnlich nach außen umgeschlagen, in anderen Fällen aber, besonders beim sog. Mesenterium commune ileocoecale, auch in unmittelbarer Nähe der Gallenblase. Ich sah ihn sogar einmal bei einer Frühoperation an einem Bindegewebsstrange nach außen von der Gallenblase unter der Leber aufgehängt.

Die Lageanomalien von Gallenblase und Appendix haben schon manche *Fehldiagnose* verursacht. Ein Beispiel hiervon genüge:

Eine 40jährige Frau, der ein „perityphlitischer Abszeß" eröffnet worden war, kommt 2 Jahre später mit einer seither bestehen gebliebenen Fistel in der Ileocöcalgegend akut hemiplegisch ins Spital und stirbt nach wenigen Tagen. Bei der Autopsie zeigt sich, daß die oberhalb der Leistengegend ausmündende Fistel in die Gallenblase führt. In dieser sitzt ein großer Stein. Der Cysticus ist verschlossen. Die Hemiplegie erweist sich als Folge eines Hirnabscesses, in welchem sich die gleichen Diplokokken finden wie in der Gallenblase.

Spielt sich der Prozeß oberhalb der Spina-Nabellinie ab, so werden wir an Appendicitis denken, wenn Schmerzhaftigkeit und Resistenz weit *lateralwärts* reichen, und wenn die Lendenmuskulatur auf Druck mit einer Kontraktion antwortet, während wir jeden nach innen vom äußeren Rectusrand liegenden Entzündungsprozeß der Gallenblase zuschreiben werden. Träte zu der Erkrankung *Ikterus* hinzu, so würde sich der Anfänger gleich für Gallenstein entscheiden. Damit hat er in der Regel recht, denn die Fortleitung der entzündlichen Schwellung von der Gallenblase auf den Choledochus führt bei Cholecystitis nicht selten zu vorübergehendem Ikterus. Andererseits finden wir aber auch bei Appendicitis bisweilen, und zwar nicht nur in den schwersten Fällen, etwas Gelbsucht. Sehr ausgesprochen kann dieselbe werden, wenn der Wurmfortsatz nicht weit von der Gallenblase abliegt, so daß die Gallenwege sekundär in den Entzündungsprozeß mit einbegriffen werden.

Ein junger Mann wird mit hohem Fieber, starkem Ikterus und einer diffusen, nach außen vom lateralen Rectusrande sich unmittelbar an die Leber anschließenden, bis an den Darmbeinkamm reichenden Resistenz ins Spital gebracht. Die Diagnose lautete trotz des Ikterus auf Grund der lateralen Lage der Resistenz auf Appendicitis. Die Operation bestätigte dieselbe.

Die folgende Regel erlaubt, wenn der Schmerzpunkt gerade in der Grenzzone sitzt, oft eine richtige Diagnose: Reicht die Dämpfung bis in die Flanke, so liegt Appendicitis vor, schließt sich nach außen an die schmerzhafte Zone Darmschall, so handelt es sich um Cholecystitis.

Bleiben wir trotz der Berücksichtigung aller objektiven Zeichen im ungewissen, so muß uns die Regel leiten, daß Appendicitis um so gewisser, je jünger, Cholecystitis um so wahrscheinlicher ist, je älter der Patient ist. Die untere Grenze für die Cholecystitis müssen wir dabei allerdings *vor* das 20. Jahr setzen, besonders im weiblichen Geschlecht. Eine obere Grenze für die Appendicitis gibt es nicht.

Stets müssen wir auch an die Möglichkeit einer *Nierenerkrankung* denken. Bezeichnend für die diagnostischen Schwierigkeiten ist folgender Fall:

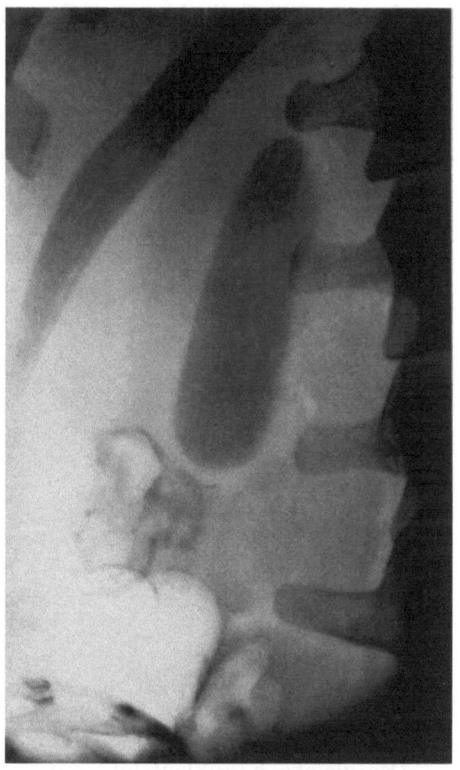

Abb. 358. Cholecystographie. Normales Füllungsbild.

Eine 35jährige Frau erkrankt an periodischen Schmerzanfällen im Oberbauche, die auf Gallensteine zurückgeführt werden. Es wird ihr in der Tat eine steingefüllte, stark verwachsene Gallenblase entfernt. Die Anfälle stellen sich aber wieder ein, fieberhaft, kurz dauernd, mit Schmerz rechts vom Nabel. Diagnose nun Appendicitis. Ich sehe die Patientin am Ende eines Anfalles, wo weder Gallenblasengegend, noch Appendix, noch Niere sicher druckempfindlich sind. Im Urin etwas Eiter, der von rechts her kommt. Palpation der Gallenwege und des Wurmfortsatzes ergibt nichts Abnormes. Dagegen Niere tiefstehend, fixiert, etwas vergrößert. Im Röntgenbild ein undeutlicher, aber in jeder Aufnahme vorhandener Konkrementschatten. Trotz der steingefüllten Gallenblase war also wohl schon zur Zeit der ersten Operation der Nierenstein schuldig. Ätiologie: Gonorrhoische Cystitis und aufsteigende Infektion des Nierenbeckens.

Schließlich müssen wir noch eine besondere Erscheinungsform der Cholecystitis berühren, nämlich den „Typus Darmverschluß". Verklebung und Verwachsung des Darmes mit der entzündeten Gallenblase, Abknickung, entzündliche Infiltration der Darmwand, ausgedehntere seröse, ja serös-eitrige Peritonitis sind sämtlich Momente, welche im Beginn, ja selbst im weiteren Verlauf der Cholecystitis zu den Erscheinungen eines mechanischen oder funktionellen

bzw. toxischen Ileus, wenigstens einer vorübergehenden Gassperre führen
können. Die örtlichen Erscheinungen lokalisieren sich aber so sehr in die Gegend
der Gallenblase, daß der Erfahrene sich kaum wird täuschen lassen.

In schweren Fällen entwickeln sich *Abscesse* auch *um die Gallenblase herum*,
sei es unter die Leber, sei es nach dem Duodenum und dem Colon hin. Diese
Fälle leiten über zum folgenden Typus:

3. Die gangränöse Cholecystitis.

Bei den bisher beschriebenen Formen der Gallenblasenentzündung war die Erkrankung auf die Gallenblase und ihre unmittelbare Umgebung beschränkt. Setzt

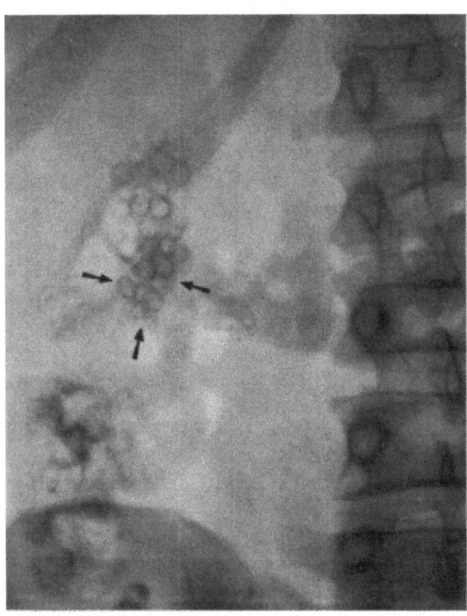

Abb. 359. Kleine, zum Teil verkalkte Gallensteine.

ein entsprechendes Krankheitsbild
viel heftiger ein, mit rasch sich
entwickelnder Sepsis, oder schließt
sich wenigstens an ein schweres
akutes Stadium die Bildung einer
ausgedehnteren Resistenz an, so
haben wir das Recht, eine *gangränöse Entzündung* der Gallenblase
mit ausgedehnterer Beteiligung des
Bauchfelles zu vermuten.

Ein 65jähriger Mann erkrankt unter
heftigen Entzündungserscheinungen im
Oberbauche, die anfangs etwas zurückzugehen scheinen, um dann aber unter
beständigem, hohem Fieber zur Bildung
einer diffusen Resistenz in der Gallenblasengegend zu führen. In diesem Stadium kommt er zur Operation, bei der
wir in eine große, mit jauchigem Eiter
gefüllte, von Leber, Magen, Duodenum
und Dickdarm begrenzte Höhle geraten. In dieselbe hängt von oben
ein schwarzgrauer Fetzen herunter,
der einen Gallenstein enthält und
sich als die in ihrer Form noch gut
erhaltene, völlig nekrotische Gallenblase
erweist.

Das gleiche Krankheitsbild mit rasch auftretender tumorartiger Resistenz
finden wir bei der seltenen *Stieldrehung* einer vielleicht schon von Natur stark
beweglichen Gallenblase.

Wie bei den bisher geschilderten Formen ist auch hier der *Ikterus* ein Nebenbefund. Er gehört nicht zum Bilde der Cholecystitis. Tritt er trotzdem — meist
nur vorübergehend — auf, so schließen wir daraus, daß, wie schon oben angedeutet wurde, eine phlegmonöse Entzündung von der Gallenblase auf die
Gallenwege übergegriffen und so vorübergehend der Galle den Weg ver-
sperrt hat.

Hier ist der Ort, die *akute Perforation* der Gallenblase zu erwähnen. Dieselbe ist die Folge eines Geschwürs oder einer umschriebenen oder ausgedehnten
Nekrose der Gallenblase. Der unmittelbare Druck eines Gallensteins kann die
Ursache der Perforation sein, muß es aber nicht. Auch Perforation eines Wand-
abscesses der Gallenblase oder eines pericholecystischen Abscesses kann, wenn
sich keine genügenden Verklebungen bilden, zu akuter diffuser Peritonitis führen.
Die Prognose aller dieser Vorgänge ist im Gegensatz zu derjenigen des Einlaufens
reiner Galle in die Bauchhöhle eine sehr schlechte, wenn nicht sehr früh
eingegriffen werden kann.

Die *Gallensteine* als solche haben wir bis jetzt noch kaum erwähnt. Was wir diagnostizieren, das sind ja nicht die Steine, sondern die durch ihre Gegenwart bedingten bzw. unterhaltenen entzündlichen Veränderungen. Wir wissen freilich, daß leichtere katarrhalische Entzündung der Gallenwege im Anschluß an Magen- und Darmkatarrhe nicht selten ist, und daß im Verlaufe des Typhus, der Dysenterie, der Cholera, ja selbst ohne schwere Vorerkrankung akute Cholecystitiden ohne Steinbildung auftreten können. Diese Fälle machen

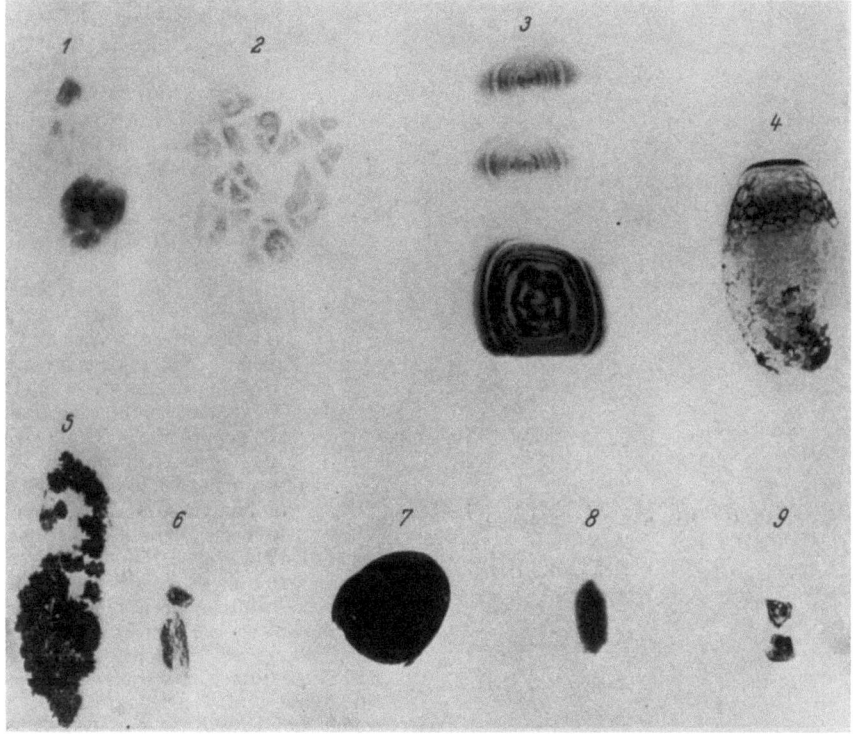

Abb. 360. Vergleichende Übersicht einiger Konkremente im Röntgenbilde. *1* Bilirubinkalkkonkremente aus den intrahepatischen Gallengängen, weder Calciumcarbonat noch Calciumphosphat enthaltend. *2* Gallensteine, größtenteils aus Cholesterin bestehend, mit Bilirubinkalk im Zentrum. *3* Geschichtete Gallensteine aus Cholesterin, Pigment und etwas Calciumphosphat bestehend. *4* Warziger Cholesteringallenstein mit Auflagerung von Ca- und Mg-Carbonaten und Phosphaten. *5* Gallenblase mit beinahe ausschließlich aus Calciumcarbonat bestehenden, Stechapfelform zeigenden Konkrementen. *6* Steine aus dem Ureter, organische Substanz, Carbonate und Phosphate von Calcium und Magnesium enthaltend. *7* Blasenstein aus Calciumoxalat. *8* Harnröhrenstein aus organischer Substanz, Calcium und Magnesiumphosphat. *9* Speichelsteine, organische Substanz, Calciumphosphat, wenig Magnesium enthaltend.

aber höchstens ein Zehntel der zur Beobachtung kommenden Cholecystitiden aus. Bekommt also ein Patient ohne eine der genannten Vorerkrankungen eine akute Entzündung der Gallenblase, so können wir annehmen, daß er mit großer Wahrscheinlichkeit auch Steine hat.

Ob dabei der Stein in der Gallenblase oder im Ductus cysticus sitzt, das ist von untergeordneter Bedeutung. Höchstens dürfen wir annehmen, daß im letzteren Falle leichte Schübe von Ikterus häufiger sind, als wenn sich die Steine in der Gallenblase selbst befinden.

Die *Sondierung des Duodenums* mit der EINHORN-Sonde ist für die Steindiagnose von geringem Wert. Wenn nach Eingießen von 50 cm³ 20%iger Magnesiumsulfatlösung oder 20—30 cm³ einer 60%igen Traubenzuckerlösung ins Duodenum die herausbeförderte dunkle Galle wirklich Gallenblasengalle ist — was noch angezweifelt wird —, so kann man aus dem positiven Ausfall des Versuches auf Offenstehen, aus dem negativen auf Verschluß des Blasenhalses oder des Cysticus schließen. Dieses bei akuter Cholecystitis mit einer Gefährdung des Patienten (Lösung von frischen Verwachsungen!) erkaufte Resultat ist

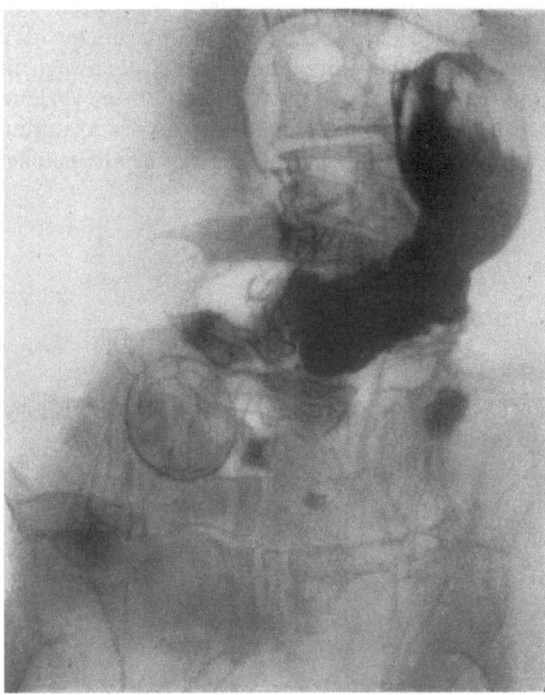

Abb. 361. Röntgenbild eines inkrustierten Gallensteines.
(Im Magen Kontrastfüllung.)

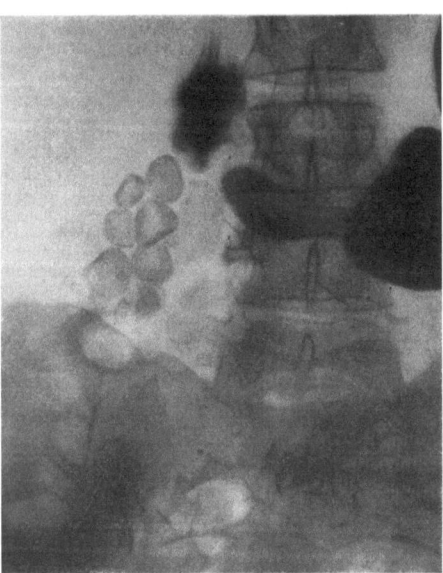

Abb. 362. Verkalkte, mittelgroße Gallensteine,
facettenförmig.

aber für die Indikationsstellung bei akuten Prozessen belanglos und entscheidet auch im schmerzlosen Intervall das Problem nicht. Die Indikation zum Eingriff kann sich auch stellen, wenn der Cysticus frei ist. Über die Frage, ob Steine vorhanden sind, erfahren wir nichts, da solche oft völlig frei in einer Gallenblase mit freiem Cysticus liegen und doch zeitweilig schwere Anfälle auslösen können. Die Frage: Steingallenblase oder Stauungsblase wird also auf diesem Wege nicht entschieden. Auch wenn der Cysticus nicht frei ist, so ist damit noch nicht gesagt, daß der Verschluß nicht durch Knickung oder durch entzündliche Schwellung, sondern durch Stein verursacht ist.

Beim Choledochusverschluß sagt der Versuch über das Hauptproblem: *Stein oder Tumor* nichts. Wir erhalten mit andern Worten durch diese Methode keine Entscheidung für die durch die gewöhnliche Untersuchung offen gelassenen Fragen. Wollen wir dem noch in jüngeren Jahren befindlichen Gallensteinpatienten, der von seinen Steinen Beschwerden hat, wirklich helfen, so müssen wir ihn von seinen Steinen befreien, solange die Duodenalprobe noch normal ausfällt. Nur die an sich schon nicht schwierige Unterscheidung von Hydrops der Gallenblase und Nierentumor und diejenige zwischen Steinblase und Duodenalgeschwür wird, wenn die Grundlage des Experimentes richtig ist, durch dasselbe erleichtert.

Auch das *Röntgenbild* ist in verschiedener Weise zur Diagnostik der Gallensteinerkrankung herbeigezogen worden.

Die harmlose Luftfüllung des Dickdarmes und die nicht so gleichgültige Lufteinbringung in die Bauchhöhle, das Pneumoperitoneum, lassen die Umrisse einer vergrößerten Gallenblase mehr oder weniger deutlich erkennen, besonders wenn die Sekundärstrahlen durch die Buckyblende abgefangen werden.

Die Steine selbst lassen sich auch bei Anwendung der Buckyblende nur ausnahmsweise darstellen, da die Durchgängigkeit des Cholesterins für die Röntgenstrahlen ungefähr die gleiche ist wie diejenige der Weichteile des menschlichen Körpers. Deutliche Bilder werden nur erhalten, wenn die Steine entweder (zur Seltenheit!) aus annähernd reinem Calciumcarbonat bestehen, oder wenn Cholesterinsteine, gewöhnlich infolge von Infektion, reichlich Calcium- und Magnesiumsalze enthaten oder von solchen inkrustiert sind (vgl. Abb. 361 und 362). Die sog. Pigment-

kalksteine sind so locker gebaut, daß sie sich in der Regel im Körper durch das Röntgenbild nicht darstellen lassen.

Ein origineller Weg zur Darstellung sowohl der Gallenblase wie auch der Gallensteine
besteht in der Einführung des Tetrajodphthaleins oder des Tetrabromphthaleins. Diese
Substanzen (Jod-Tetragnost, Radio-Tetran usw.) werden durch die Galle ausgeschieden
und sind stark röntgenundurchlässig. Die Einführung geschieht intravenös, 3—4 g in
50 cm³ Wasser oder per os, 4—5 g in Tablettenform. Der erstere Weg gibt etwas weniger
Fehlschläge, ist aber auch weniger harmlos, als die Einführung durch den Magen, besonders
wenn das Leberparenchym erkrankt ist. Nach 10 Stunden wird die erste Röntgenaufnahme
gemacht, nach 12 und mehr Stunden weitere Aufnahmen, besonders wenn das 10-Stunden-
bild nicht eindeutig sein sollte. Verab-
reichung von Mineralwässern, Frucht-
saft mit dem Präparat begünstigt das
Gelingen des Versuches.

Die Gallenblase stellt sich normal zu
dieser Zeit als ein scharf abgegrenzter
Schatten rechts neben der Wirbelsäule
dar. Fehlt dieser Schatten, so ist aus
irgendeinem Grunde (Verschlußstein des
Cysticus, entzündliche Erkrankung oder
Schrumpfung der Gallenblase, völlige
Ausfüllung derselben mit Steinen, Neubildung) keine Galle in dieselbe gelangt.
Zeigt das Füllungsbild Aussparungen,
Lücken, so ist das Vorhandensein von
Gallensteinen wahrscheinlich, insofern
die Lücken nicht von außen her (Druck
der umgebenden Organe, Verwachsungen) bedingt sind. Durch nachträgliche
Verabreichung von Eigelb oder Butter
läßt sich die Gallenblase rasch zur Entleerung bringen.

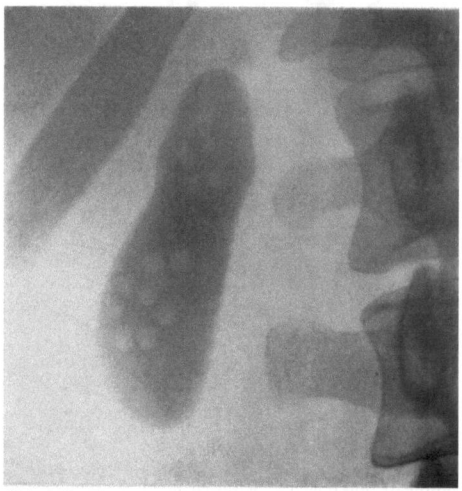

Abb. 363. Kleine Gallensteine, die sich erst in der kon-
trastgefüllten Gallenblase darstellen ließen, im Leerbild
unsichtbar waren.

Die Methode ist bei Erkrankung des
Leberparenchyms nicht völlig harmlos,
und unangenehme Zustände werden besonders bei intravenösen Einführungen
ab und zu beobachtet. Sie sollte deshalb nur angewendet werden, wenn man von ihr einen
bestimmten, durch die gewöhnliche klinische Untersuchung nicht zu erhaltenden Aufschluß
erwartet.

Das Übersichtsbild Abb. 360 zeigt die Röntgenschattenbildung bei verschiedenen
Konkrementformen.

4. Der Choledochusverschluß.

Wir kommen zu einem anderen Krankheitsbilde. Hier steht der Ikterus
im Vordergrunde, dagegen fehlen umschriebene Dämpfung und Geschwulst
bisweilen völlig. Die Leber ist oft etwas vergrößert, der Urin enthält reichlich
Gallenfarbstoff, und die Stühle sind entfärbt. Wir schließen aus diesen Zeichen,
daß ein Hindernis im Choledochus sitzt, und fragen uns nun weiter, ob *nur* ein
,,*Stein*" und nicht etwa eine ,,bösartige Neubildung" vorliegt. Überlegen wir
uns, daß beim Stein der völlige Verschluß des Ganges nicht nur vom Vorhandensein des Fremdkörpers, sondern in noch höherem Grade von den begleitenden
Reiz- bzw. Entzündungserscheinungen herrührt, während es sich bei Carcinom
um den mechanischen Druck der stets zu-, nicht abnehmenden Neubildung
handelt, so begreifen wir, daß im ersteren Falle der Gallengehalt der Stühle
und damit der Ikterus wechselt, im letzteren Falle der Stuhl meist unverändert
acholisch und der Ikterus anhaltend ist. Bedenken wir ferner, daß auch der
Schmerz mehr von Krampfzuständen und von entzündlichen Vorgängen als
von gleichmäßiger chronischer Gallenstauung abhängt, so ist uns klar, weshalb Ikterus mit Schmerzanfällen für Stein, schmerzloser Ikterus für Geschwulst

spricht. Damit haben wir die beiden grundlegenden Unterscheidungszeichen erwähnt. Was wir von den Schmerzanfällen gesagt haben, das gilt auch für die Schübe von Temperatursteigerung mit und ohne Schüttelfrost. Wir dürfen aber nicht so weit gehen, daß wir aus einer Steinanamnese auf bloße Steinbeschwerden schließen. In mindestens fünf Sechstel der Fälle sind nämlich dem Krebs der Gallenwege Gallensteine vorangegangen. Wie sollen wir da trotzdem eine richtige Diagnose stellen? Ein Beispiel mag dies zeigen:

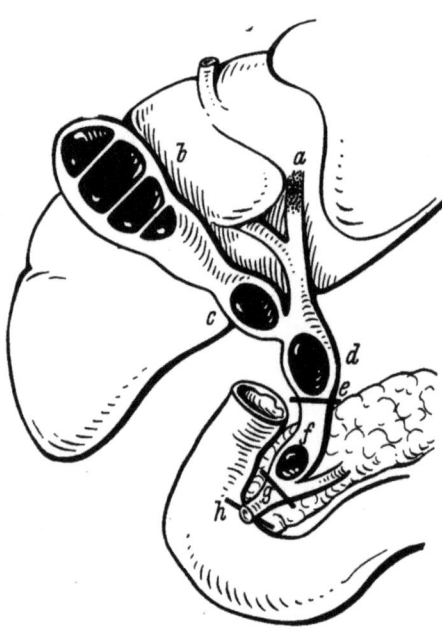

Abb. 364. Übersichtsbild über die Formen des Verschlusses der Gallenwege.

a In den Gallengängen entstandene amorphe Bilirubinkalkkonkremente. Klinisch nicht zu erkennen. Ursache sog. echte Steinrezidive. *b* Facettierte Steine (oder großer Solitärstein) in der Gallenblase. Ohne Entzündung meist symptomlos. Mit Entzündung: Cholecystitis, heftiger spontaner und Druckschmerz, Fieber, selten Schüttelfröste, Erbrechen. Meist kein Ikterus, Stühle gefärbt, Urin hell. Mehr oder weniger rasches Abklingen oder Übergang in chronisches Empyem. *c* Solitärer Stein im Cysticus, eiförmig, meist fest eingekeilt. Ohne ausgesprochene Entzündung: Hydrops der Gallenblase, kein Ikterus. Stühle gefärbt, Urin hell, wenig oder keine Beschwerden. Mit Entzündung: Empyem der Gallenblase. Die Erscheinungen der Cholecystitis wie bei *b*, Gallenblase aber größer, vielleicht etwas öfter Ikterus. *d* Stein im oberen Choledochus. Ohne Entzündung: keine oder unbestimmte Beschwerden. Mit Entzündung: Choledochusverschluß mit wechselnder Intensität. Ikterus, Pruritus, Harn braun. Stuhl bald gelblich, bald grauweiß. Leber groß. Gallenblase meist klein. Pankreasverdauung normal. Oft Schmerzanfälle, Temperatursteigerung. Schüttelfröste. Im Spätstadium ausnahmsweise Ascites. *e* Geschwulstverschluß im oberen Choledochus (Krebs der Gallenblase, des Cysticus oder des Choledochus). Anhaltend schwerer Ikterus, Pruritus, Harn braun, Stühle grauweiß, meist keine Schmerzanfälle, kein höheres Fieber, keine Schüttelfröste. Schon früh Ascites. Pankreasverdauung normal. *f* Steinverschluß im unteren Choledochus. Ohne Entzündung: keine oder unbestimmte Beschwerden. Mit Entzündung: wie bei *d*, aber Ikterus eher anhaltender. Bisweilen Störung der Pankreasverdauung. *g* Geschwulstverschluß im unteren Choledochus. (Krebs, seltener chronische Entzündung des Pankreaskopfes, Krebs des Duodenums) wie *e*, aber meist Störung der Pankreasverdauung. *h* Verschluß des Oddischen Sphincters: vorübergehende Schmerzanfälle der Gallenblasengegend bei Spasmus. Dieselben Erscheinungen wie *f* bei Steinverschluß. Akute Pankreatitis bei Rückstauung der Galle in das Pankreas (bei Y-förmigem Endstück von Choledochus und Ductus pancreaticus).

Eine Frau mittleren Alters leidet seit langen Jahren an regelmäßig wiederkehrenden Gallensteinbeschwerden und bringt als Beweis eine Schachtel voll abgegangener Gallensteine mit. Der letzte „Anfall", wie sie ihre Erkrankung nennt, war auffallend wenig schmerzhaft, aber mit starker Gelbsucht verbunden, die nicht wie gewöhnlich binnen kurzem verschwand, sondern nun schon seit einer Anzahl von Wochen unverändert andauert. Dabei hat das Allgemeinbefinden viel mehr gelitten als bei den früheren Anfällen. Diese wenigen Angaben genügen, um die Diagnose auf Carcinom zu stellen. Geringere Schmerzhaftigkeit, aber anhaltender Ikterus sind die Kardinalsymptome, und die beginnende Kachexie kam als unterstützendes Moment hinzu.

Wie wichtig das Zeichen der schmerzlosen Entstehung des Ikterus in der Regel ist, das zeigt auch folgender Fall.

Eine alte Frau erkrankt schmerzlos an völligem Choledochusverschluß mit hohem Fieber. In der Gallenblasengegend ist eine derbe, etwas höckerige Resistenz zu fühlen. Diagnose: Carcinom. Bei der Operation findet sich der Resistenz entsprechend eine entzündliche, mit Eiter und Steinen gefüllte, nicht krebsige Blase. Der Anamnese nach mußte aber noch mehr vorhanden sein. In der Tiefe fand sich wirklich ein wahrscheinlich vom Choledochus ausgehender Krebs.

Allerdings kann es nach eigenen Erfahrungen auch bei Choledochusstein zu schmerzlosem Ikterus kommen, wenn kleine Steine, ohne Koliken, in den Choledochus gelangen und dort weiterwachsen. Es sind aber nur etwa 5% der Choledochussteine, welche ohne vorgängige Koliken zu Ikterus führen können. Abb. 365 zeigt das Füllungsbild einer cholecystostomierten Gallenfistelpatientin. Es fand sich ein in der VATERschen Papille eingekeilter, keine Koliken verursachender Stein. Neben dem erweiterten Choledochus ist der Pankreasgang sichtbar.

Wenig Anhaltspunkte gewinnen wir im ganzen aus der *objektiven Untersuchung*. Der Palpationsbefund ist nur beweisend, wenn wir eine große, unregelmäßig höckerige Geschwulst fühlen — und dies ist die Ausnahme. Höckerige Geschwülste, die nicht über Gänseeigröße hinausgehen, können immer noch von Gallensteinen herrühren.

Einen nützlichen Anhaltspunkt gibt, mit Überlegung angewendet, die von COURVOISIER aufgestellte Regel. Finden wir bei chronischem Choledochusverschluß eine prall gefüllte Gallenblase, so können wir daraus schließen, daß die Gallenblasenwand ausdehnungsfähig, also nicht chronisch entzündlich erkrankt ist. Da nun Steinverschluß öfter nach längerem Steinleiden, also bei chronisch entzündlich veränderter, geschrumpfter Gallenblase eintritt, so spricht eine stark ausgedehnte Blase eher gegen Steinverschluß, ergo für Geschwulst, d. h. für eine den Choledochus komprimierende, die Gallenblase aber freilassende Neubildung. Aus dem gleichen Grunde schließen wir bei Nichtfühlbarkeit der Gallenblase eher gegen eine Geschwulst, ergo auf Verschluß durch Stein. Dieser letztere Schluß ist aber nur zutreffend für Geschwülste außerhalb der Gallenblase. Den primären Krebs der Gallenblase fühlen wir bisweilen gar nicht, bisweilen nur als kleine höckerige Geschwulst, ähnlich wie bei Steinverschluß mit entzündlich geschrumpfter Blase. Umgekehrt kommt es gelegentlich auch vor, daß Steinverschluß des Choledochus bei noch gesunder oder noch ausdehnungsfähiger Blase eintritt, die wir dann ganz ähnlich durchtasten können, wie bei Gallenstauung durch Geschwulstverschluß.

Stets werden wir nach *Metastasen* suchen (z. B. Höcker auf der Leberoberfläche, VIRCHOW - TROISIERsche Drüse hinter dem Kopfnickeransatz usw.) und ganz besonders das Abdomen auf einen *freien Erguß* hin nachsehen. Letzteres Zeichen kann den Ausschlag geben, auch wenn sonst noch nichts auf Krebs

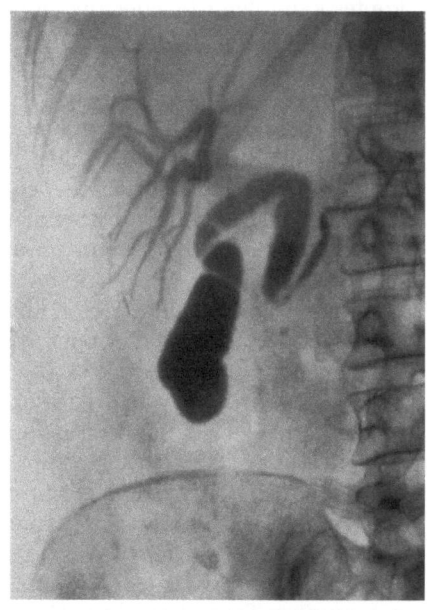

Abb. 365. Erweiterung des Gallengangsystems und des Ductus pancreaticus durch einen in der VATERschen Papille sitzenden Gallenstein. Füllungsbild durch Gallensteinfistel.

hinzuweisen scheint. Bei Steinverschluß kommt es erst nach langem Bestehen der Gallenstauung infolge von sekundärer Lebercirrhose bisweilen zu Ascites.

Ein kräftiger Mann, etwas über 40 Jahre alt, ohne auf die Gallenwege hinweisende Vorgeschichte, erkrankt unter so heftigen Gallenschmerzen, daß mehrfach Morphium nötig wird. An der Diagnose Gallenstein wird um so weniger gezweifelt, als er noch ikterisch wird. Der Ikterus läßt aber nicht nach, und ein leichter Flüssigkeitserguß zeigt als erstes sicheres Zeichen, daß es sich um Carcinom handelt. Bald darauf tritt, als weiteres Zeichen, Ödem der Beine auf, und der üble Ausgang läßt nicht mehr lange auf sich warten.

Haben wir *Steinverschluß* diagnostiziert, und gehen die Erscheinungen allmählich von selbst zurück, so dürfen wir daraus weder auf Fehldiagnose, noch auf Abgang des Steines schließen. Sobald die entzündliche Schwellung geschwunden ist, kann die Galle wieder neben dem Stein durchfließen, und derselbe wird selbst im Choledochus *latent*. Treten größere Steine spontan in den Darm über, so geschieht dies meist nicht per vias naturales, sondern in aller Stille auf dem Wege einer Gallenblasen-Darmfistel. Einen hühnereigroßen Gallenstein fanden wir retropylorisch und retroduodenal im Bindegewebe eingekapselt, mit dem einen Pol noch in der Gallenblase steckend.

Die völlige oder relative *Latenz von Choledochussteinen* kann Monate, selbst Jahre dauern. Leichte Schmerzanfälle und Anfälle von „Magenverstimmung"

sind bisweilen die einzigen klinischen Symptome. Wir haben neben stein-
gefüllter Blase Hepaticus und Choledochus von der Leber bis in die VATERsche
Papille mit Steinen vollgestopft gesehen, und doch hatten die „Anfälle" rein
cholecystischen Charakter, ohne Ikterus. Man darf also aus dem Fehlen von
Ikterus in der Vorgeschichte keinesfalls gegen Choledochusstein schließen.

Bei Tumorverschluß würde Nachweisbarkeit von Pankreassekret durch die
Einhornsonde für Krebs in den Gallengängen — Cysticus, Hepatici, Choledochus — sprechen, Fehlen desselben für Pankreaskrebs oder chronische Pankreatitis. Die beiden letzteren lassen sich nur durch den Operationsbefund und
den Verlauf unterscheiden. Auch eine chronische Entzündung des Pankreaskopfes kann den Choledochus monatelang verschließen. Findet sich nach lang-
dauerndem Ikterus die Gallenblase normal und leer, so liegt selbst bei fieber-
freiem Verlauf eine chronische Cholangitis — eine schwere Form des Icterus
catarrhalis — vor.

Bei diesem Anlaß sei die Frage erhoben: Können wir entscheiden, ob ein
Ikterus auf einer mechanischen Verstopfung der Gallenwege oder auf einer
mangelhaften Funktion des Lebergewebes beruht? Leider nicht immer! Rein
mechanische Gallenstauung nehmen wir an, wenn die Faeces entfärbt sind, wenn
Pruritus sich einstellt, wenn im allgemeinen im Serum der direkte Bilirubin-
nachweis erbracht werden kann und der Harn vor allem Bilirubin enthält,
Ikterus durch Schädigung der Leberzellen, wenn der Stuhl gefärbt bleibt und
wenn der Harn besonders oder bloß Urobilin enthält und wenn im Serum im
allgemeinen nur die indirekte Bilirubinreaktion erhalten wird.

Bekannt ist auch die Tatsache, daß plötzlich auftretende Gallenkoliken,
gefolgt von Fieber und Ikterus durch Eindringen von *Ascariden* in den Choledochus und die Gallenblase bedingt sein können. Die Plötzlichkeit der Erkrankung und die Wurmeier im Stuhl lassen an diese Möglichkeit denken.

Endlich sei hier auf die angeborene Verengerung des Choledochus mit
cystischer Erweiterung desselben hingewiesen. Zweimal sah ich, wie dieses
Leiden erst nach 12 bzw. 14 Jahren allmählich zunehmenden Ikterus im Verlaufe
von wenigen Tagen bewirkte. Gleichzeitig fühlte man etwas rechts im Oberbauch
einen prallen, faustgroßen Tumor. Das Röntgenbild nach Magenfüllung zeigt
ein charakteristisches Verdrängungsbild des Duodenums ganz analog der
Abb. 345 auf S. 304. Der plötzliche Ikterus entsteht durch entzündliche Schwellung oder zunehmende Abknickung der verengerten Abführöffnung.

5. Hydrops der Gallenblase, chronisches Empyem.

Es gibt weiterhin Fälle, in denen einzig eine birnförmige, pralle, in der Gallenblasengegend fühlbare Geschwulst auf eine Erkrankung der Gallenwege hinweist. Ist dieselbe nur wenig beweglich, etwas druckempfindlich und erfahren
wir aus der Anamnese von entzündlichen Schüben, so stellen wir die Diagnose
des *„chronischen Empyems"* der Gallenblase. Ist das Gebilde dagegen gar nicht
druckempfindlich, auffallend beweglich, und ist die Anamnese völlig negativ,
so bleibt nur die Diagnose des *„Hydrops"* der Gallenblase übrig. Als Ursache
finden wir in der Regel einen kleinen, feinhöckerigen, aus reinem Cholesterin
bestehenden, im Cysticus eingeklemmten Solitärstein.

Eine junge Frau wird wegen eines Bauchtumors zur Operation geschickt. Man findet
ein prall-elastisches, kleinfaustgroßes Gebilde im Oberbauch, das zwar rechts von der
Wirbelsäule sitzt, sich aber sehr leicht nach links hinüber verschieben läßt und selbst im
linken Hypochondrium steckenbleibt. Zeichnet man seine Bahn auf der Bauchoberfläche
auf, so stellt sie ein Kreissegment dar, dessen Mittelpunkt rechts von der Wirbelsäule unter
der Leber liegt. Damit ist seine Zugehörigkeit zur Gallenblase wahrscheinlich gemacht. Die

Frau will nie Schmerzanfälle gehabt haben, ist auch nie ikterisch gewesen, kurz sie ist weder leber- noch gallenleidend. Das Gebilde hat sich also funktionell vom Gallensystem abgetrennt. Das einzige, was wir erfahren, ist, daß es bald etwas größer, bald etwas kleiner ist, ohne daß diese Schwankungen von Schmerzen begleitet wären. Alles dies weist auf einen Hydrops der Gallenblase hin. Wir finden bei der Operation als Inhalt derselben eine leicht schleimige, wasserklare Flüssigkeit und den erwarteten kleinen Solitärstein aus reinem Cholesterin im Cysticus.

Bisweilen schwankt das klinische Bild zwischen Empyem und Hydrops der Gallenblase. Meist handelt es sich dann um ein spontan zur Ruhe gekommenes Empyem, und wir finden intra operationem zuerst eine wasserklare oder kaum getrübte Flüssigkeitsschicht und erst in der Tiefe den dicken eitrigen Bodensatz.

Ist die hydropische Gallenblase mehr nach rechts verschieblich als nach der Mittellinie hin, so wird sie fast immer, bisweilen selbst von Erfahrenen, für eine *Wanderniere* gehalten. Umgekehrt kann eine Hydro- bzw. Pyonephrose oder eine Nierengeschwulst so weit medianwärts und nach vorn gewachsen sein, daß sie vorn in der Gallenblasengegend fühl-, ja selbst sichtbar wird. Eine sichere Unterscheidung gibt die Pyelographie.

Auch gestielte Leberlappen können ausnahmsweise mit entzündeten Gallenblasen verwechselt werden. So operierte ich eine 40jährige Frau mit beweglicher, birnähnlicher Geschwulst in der Lebergegend, welche anfallsweise Schmerzen und Schübe von Subikterus aufwies. Durch temporäre Torsionen des Stieles war es zu den leichteren Ikterusanfällen gekommen.

Das gestielte, seltene Leberadenom, welches außerordentliche Beweglichkeit aufweisen kann, ist bereits erwähnt worden.

War die Gallenblasengegend geschwürig verändert, so kann sich das Empyem sozusagen in die Leber eingraben, und man findet bei der Operation hinter der eitergefüllten Gallenblase einen mit ihr in Verbindung stehenden *Leberabsceß*, in welchen bisweilen auch Gallensteine geraten sind.

6. Akute Cholangitis.

Wir haben die Cholangitis schon wiederholt erwähnt und haben gesehen, daß dieselbe kein einheitliches Krankheitsbild darstellt. Vom katarrhalischen Ikterus über die WEILsche Krankheit bis zur akuten septischen Cholangitis finden wir alle Übergänge. Die Erkrankung kann im Anschluß an Typhus, Cholera, Pneumokokkensepsis usw. auftreten oder als rückläufige Cholangitis bei Steinverschluß des Choledochus und gleichzeitiger Infektion der Gallenwege, auch bei Ascaridiasis.

Der Verlauf ist oft derjenige einer schweren Sepsis mit unregelmäßigem, hohem Fieber und Schüttelfrösten, bei der auch frühzeitige Drainage der Gallenwege den Patienten nicht immer retten kann.

7. Die von den Gallenwegen unabhängigen Entzündungen des Leberparenchyms.

Im Anschluß an die entzündlichen Erkrankungen der Gallenwege haben wir noch die *Entzündungen des Leberparenchyms* selbst zu besprechen.

Einmal gibt es eine „*diffuse*", bzw. in kleinsten Herden über die ganze Leber verteilte „*Hepatitis*". Wir sahen einen solchen schweren, wahrscheinlich in den Tropen akquirierten Prozeß in Heilung übergehen. Dann kann bei der Endocarditis lenta die ganze Leber von miliaren Infarkten durchsetzt sein. Die Prognose ist hier durch die Grundkrankheit gegeben. Ebenso sehen wir die Leber bei pyämischen Prozessen von kleinsten Abscessen durchsetzt, die meist erst bei der Autopsie gefunden werden. Größere, isolierte „Abscesse", wie sie allein von chirurgischem Interesse sind, schließen sich in der gemäßigten Zone meist an Cholecystitis an, indem die Infektion von der Gallenblase in die Leber durchbricht und dort zur Bildung eines örtlichen, bisweilen steinhaltigen Abscesses führt, der bei seinem langsamen Verlauf für eine bösartige Geschwulst genommen werden kann. Auch eine Cholangitis kann ausnahmsweise zur Absceßbildung führen. In seltenen Fällen sind endlich auch metastatische Abscesse in der Leber solitär.

In den *Tropen* hat das Kapitel „Leberabsceß" eine ganz andere Bedeutung als bei uns, indem die Amöbendysenterie mit einer besonderen Vorliebe Metastasen in der Leber setzt. Inter- und remittierendes Fieber, Schüttelfröste, rechtsseitiger Schulterschmerz, Reizerscheinungen von seiten der benachbarten Pleura, zunehmende Kachexie weisen auf den Leberabsceß hin und Schwellung und Druckempfindlichkeit des der direkten Untersuchung zugänglichen Leberabschnittes bestätigen den Verdacht. Bisweilen ist aber der Verlauf fieberlos und es fehlen örtliche Symptome, weil der Absceß in der Tiefe des Organs sitzt. In solchen Fällen wird er monatelang unerkannt bleiben, wenn nicht Anamnese und Amöbenbefund im Darm auf ihn hinweisen. Die heilende Wirkung des Emetins unterstützt die Diagnose „ex juvantibus".

Lebergeschwülste.

Es ist — bei oberflächlicher Untersuchung — schon vorgekommen, daß eine „*Wanderleber*" für eine Bauchgeschwulst gehalten wurde. Bei einigermaßen genauerem Zusehen wird man leicht erkennen, daß das Organ an normaler Stelle fehlt, und daß also das im Mittelbauch gefühlte Gebilde eben gerade die Leber ist. Es genügt übrigens, den Thorax tief zu lagern, um zu sehen, wie das Gebilde wieder in die normale Lage der Leber zurücksinkt. Begreiflicher ist ein solcher Irrtum beim „*Schnürlappen*" der Leber, der zum Glück aus der Mode gekommen ist, von dem sich aber ältere Exemplare immer noch finden. Ist der Lappen sehr beweglich, so wird er leicht für eine Wanderniere gehalten, um so mehr, als er sich bisweilen wie eine solche in die Nierengegend zurückdrängen läßt. Über das gestielte Leberadenom und die Symptome gestielter Leberlappen siehe unter 5. dieses Kapitels (S. 326).

Daß ein tastbares, geschwulstartiges Gebilde der Leber angehört, läßt sich in der Regel leicht feststellen. Ragt die Geschwulst weit nach unten, so kann sich freilich einmal das Quercolon über dieselbe legen, so daß sie von der Leber bei der Perkussion durch eine Zone von Darmschall getrennt zu sein scheint. Untersuchung des Patienten nach Entleerung des Colons, gefolgt von der Lufteinblasung in dasselbe, würde hier aufklären. Die Fühlbarkeit der Nierenarterie nach innen von dem Gebilde scheint ohne weiteres für Wanderniere zu sprechen. Wir sahen aber einen Schnürlappen sich so über die Iliacalgefäße legen, daß man den Eindruck hatte, den Nierenstiel mit seiner Arterie zu fühlen.

Bisweilen täuschen hinter der Leber gelegene Tumoren, umfängliche Magenkrebse, Nierentumoren, Sarkome des retroperitonealen Zellgewebes eine diffuse Schwellung oder eine umschriebene Geschwulst der Leber vor. Röntgenuntersuchung des Magens, Pyelogramm, Palpation in Narkose sind im Zweifelsfalle unerläßlich. Die wirklich der Leber angehörigen Geschwülste zeigen bisweilen, gleichviel ob sie primär oder sekundär sind, eine solche Multiplizität, daß die ganze Leber von Knoten durchsetzt ist und bei der Palpation selbst unter Erhaltung ihres scharfen Randes als diffus vergrößert erscheint. In solchen Fällen unterscheidet nur der rasche progrediente Verlauf die maligne Erkrankung von einer Lebercirrhose im hypertrophischen Stadium.

Lassen sich gesonderte Tumoren durchfühlen, so handelt es sich bei derber Konsistenz in der größten Mehrzahl der Fälle um *„sekundäre Geschwülste"*, deren Primärtumor vielleicht noch gar keine klinischen Erscheinungen gemacht hat. Meist sitzt er im Dickdarm oder Magen. Es kann aber jede maligne Geschwulst in die Leber metastasieren. Folgendes Beispiel ist typisch:

Bei einer Frau in mittleren Jahren wird ein Auge wegen Chorioideasarkom entfernt. Sie bleibt örtlich geheilt, dagegen tritt nach 2 Jahren schmerzlos eine knotige Leberschwellung auf, als Metastase des Sarkoms.

Von *„multiplen Primärtumoren"* in der Leber ist besonders das *„Adenom"* zu erwähnen, das sich völlig wie eine bösartige Geschwulst verhält.

Solitäre Lebertumoren sind bei derber Konsistenz bösartige Geschwülste, Gummen oder alveoläre Echinokokken.

Das *„Lebergumma"* tritt, solitär oder multipel, bisweilen völlig geschwulstartig auf und sieht selbst bei der Probelaparotomie noch wie eine Geschwulst aus. Die Wa.R. sollte darum in jedem Falle gemacht werden, wo ein anderweitiger Primärtumor nicht nachgewiesen werden kann. Der *„alveoläre"* (multilokuläre) *„Echinococcus"* fühlt sich bald wie eine diffuse derbe Leberschwellung, bald wie eine umschriebene Verhärtung an. Sein Verbreitungsgebiet ist hauptsächlich Süddeutschland und die Nordschweiz; er kommt aber in vereinzelten Exemplaren auch in der Westschweiz und in dem benachbarten Frankreich vor. Er führt zu Ikterus, wenn er im Bereiche des Leberhilus sitzt. Man wird an diese Dinge denken, wenn der Verlauf der Erkrankung langsamer ist, als bei einem malignen Tumor, wenn Eosinophilie nachweisbar ist und wenn die Anamnese Zusammenleben mit Hunden und Katzen ergibt. Meist wird erst die Probelaparotomie Sicherheit geben, bei welcher die unter dem Messer knirschende Härte des kleinhöckerigen, von kleinen Hohlräumen durchsetzten Gewebes auffällt und den Verdacht bestätigt. Wir sahen Vater und Tochter gleichzeitig mit schwerem Ikterus und alveolärem Leberechinococcus in die Klinik eintreten.

Weich bis prall anzufühlende rundliche Gebilde sind *Kavernome, nicht parasitäre Lebercysten* oder *unilokuläre Echinokokken.*

Die der MANTOUXschen Intradermoreaktion bei Tuberkulose nachgebildete Injektion von Echinococcusflüssigkeit und die fieberhafte Reaktion nach Injektion des WEINBERGschen Echinococcusserums geben beim *„Echinococcus hydatidosus"* in der Mehrzahl der Fälle ein positives Ergebnis (Frühreaktion schon nach 10—15 Min. (ARCE), Spätreaktion nach 24 Stunden mit Rötung und Schwellung der Haut), während sie bei multilokulärem Echinococcus unzuverlässig sind.

Auf Echinococcus deuten auch hier Verkehr mit Hunden oder Katzen und Eosinophilie, aber bei ganz anderer geographischer Verteilung, als beim multilokulären Echinococcus. Für Echinococcus spricht ferner das Auftreten von Schüben von Urticaria, z. B. bei traumatischer Einwirkung auf die Cyste (Resorption von Echinococcusflüssigkeit).

Nichtparasitäre Lebercysten sind Dermoide, Flimmercysten, Gallengangscysten, Cystadenome, deren Natur nur durch die histologische Untersuchung festgestellt werden kann. Meist bei kleinen Mädchen sind die *„angeb renen Choledochuscysten"* beobachtet worden. Wir sahen ein derartiges Gebilde von $1^1/_2$ Liter Inhalt, das intermittierenden Choledochusverschluß verursachte.

Als eine bis jetzt noch nie ante operationem erkannte Seltenheit sei das extra- oder intrahepatische *Aneurysma* der *Leberarterie* erwähnt. In der Vorgeschichte des Patienten spielen infektiöse Prozesse und Traumen eine Rolle. Von den Symptomen hat nur der Blutabgang per anum etwas einigermaßen Charakteristisches. Die übrigen Symptome: Schmerzanfälle, Ikterus sind banaler Natur.

47. Zur Chirurgie des Pankreas.

Daß sich die gesunde Bauchspeicheldrüse bei mageren Leuten mit Ptose bisweilen in ganzer Ausdehnung abtasten läßt, das haben wir schon erwähnt. Die Tatsache ist deshalb wichtig, weil das Gebilde von Unerfahrenen leicht für pathologisch gehalten wird.

Akute Pankreaserkrankungen sind an sich schon nicht häufig, und diejenigen, welche sich mit einer auch nur annähernden Wahrscheinlichkeit diagnostizieren lassen, gehören zu den seltenen Vorkommnissen der chirurgischen Praxis.

Die chirurgisch wichtigen Erkrankungen der Bauchspeicheldrüse äußern sich in Gestalt von drei ganz verschiedenen Symptomenbildern, die wir kurz besprechen wollen.

1. Die akute Pankreatitis und die Pankreashämorrhagie.

Wenn ein Individuum nach unbestimmten prodromalen Erscheinungen von seiten des Darmkanals oder aus voller Gesundheit heraus von Symptomen befallen wird, bei denen es nicht klar ist, ob eine akute Peritonitis oder ein Darmverschluß vorliegt, und wenn die Symptome sich hauptsächlich auf die Oberbauchgegend lokalisieren, so muß man an die Möglichkeit einer Pankreasblutung oder einer akuten Pankreatitis denken. Vor dem 30. Jahre ist die Erkrankung sehr selten. Leichter Ikterus spricht nicht *gegen* die Annahme einer Pankreatitis, auffallend früh eintretende Beschleunigung des Pulses mit Sinken des Blutdruckes und rasch sich einstellender Cyanose der Acren (Kollaps) spricht in hohem Grade *für* dieselbe. Ist der anfänglich sehr heftige spontane und Druckschmerz ausgesprochen in der Oberbauchhöhle gelegen und gelingt es, im Epigastrium eine unbestimmte Resistenz nachzuweisen, so gewinnt die Annahme an Wahrscheinlichkeit. Ausnahmsweise ist der Druckschmerz auch im Epigastrium gering. Für Pankreatitis und gegen Ileus spricht der rasche Verfall der Kräfte und des Pulses, das früh einsetzende Subdelirium und ferner die Möglichkeit, durch Klysmen Abgang von Winden zu erzielen, ohne daß der Patient sich dadurch erleichtert fühlte, und ohne daß das Erbrechen aussetzen würde. Gegen akute Magenperforation spricht das Fehlen von Muskelspannung, oder ihre Beschränkung auf den Oberbauch und ferner das frühe Auftreten von Meteorismus, während das Einsetzen der Schmerzen bei Pankreatitis ein ähnlich plötzliches sein kann wie bei der Magenperforation. Die Erkrankung scheint in gewissen Gegenden häufiger vorzukommen als in anderen. In fast 80% läßt sich ein Zusammenhang mit Affektionen der Gallenwege (Steine!) feststellen. Während bei der eitrigen (metastatischen oder fortgeleiteten) Pankreatitis Fieber besteht und zur Operation zwingen kann, sieht man bei der mehr auf primärer Degeneration beruhenden Pankreasnekrose Kollapstemperaturen (35—36°). Hier scheint konservatives Vorgehen am besten zu sein.

Eine Gallensteinanamnese unterstützt den Verdacht, und bisweilen schließt sich ein Anfall von Pankreatitis unmittelbar an einen Gallensteinanfall an. Dieser Zusammenhang findet seine Erklärung in den Vorstellungen, die man sich heute über das Wesen der akuten Pankreatitis macht. Eindringen von Galle in den Ductus Wirsungianus führt beim Tier zu akuter Pankreatitis. Münden beim Menschen Ductus pancreaticus und Ductus choledochus in ein gemeinschaftliches Endstück, so sind bei Verschluß der Mündung durch ein Steinchen oder einen Krampf des Oddischen Sphincters die Bedingungen zum Galleneinfluß in das Pankreas gegeben.

Bei einem 50jährigen fettleibigen Patienten ist ein von leichtem Ikterus begleiteter Gallensteinanfall im Abklingen. Da tritt ganz plötzlich unter Kollapserscheinungen ein sehr heftiger Schmerzanfall im Oberbauche auf, gefolgt von Erbrechen, Windverhaltung, leichtem Meteorismus und im Verlaufe der nächsten 24 Stunden deutlich zunehmender Dämpfung in beiden Flanken. Puls dabei rasch und weich. Lokalisation des Schmerzes im Gegensatz zum Schmerz bei Gallensteinanfällen links von der Mittellinie. Zwei Möglichkeiten lagen hier vor: Perforation der Gallenblase oder akute Pankreatitis. Der Sitz des Schmerzes ließ uns letzteres annehmen, und die sofort vorgenommene Operation bestätigte die Diagnose.

Bisweilen führt uns bloß das „Nichtstimmenwollen" des abdominalen Krankheitsbildes mit den bekannten Schulbildern auf den Gedanken: Pankreatitis.

Ein alter Mann wird uns mit einer großen, eingeklemmten Leistenhernie zugeführt. Die Spannung und die Schmerzhaftigkeit des Bauches sowie der rasche Puls wollen nicht mit der relativ frischen Einklemmung übereinstimmen. Es muß noch etwas anderes vorliegen. Die Operation zeigt an dem im Bruchsack festgehaltenen Netzklumpen die typische weiß gesprenkelte Fettnekrose der Pankreatitis.

Wir hoben eben die Bevorzugung des männlichen Geschlechts und des vorgerückten Alters hervor. Es muß aber betont werden, daß akute Pankreatitis ausnahmsweise schon im dritten Dezennium und auch bei Frauen vorkommt. Auch am offenen Bauche muß man bisweilen die Pankreasgegend genau auf Ödem und auf nekrotische Flecken im Fettgewebe nachsehen, wenn die Diagnose nicht ohne weiteres durch die „Kalkspritzer" auf dem Netz klargestellt wird. In den Ausnahmefällen, in denen der Patient dem akuten Stadium der Pankreatitis auch ohne Operation entrinnt, kommt es bisweilen nachträglich zur Ausbildung einer sog. Pankreascyste. Wir werden davon weiter unten sprechen.

Zucker findet sich im Harn bloß in einem Fünftel der Fälle. Sein Vorhandensein ist für die Diagnose wertvoll, sein Fehlen sagt gar nichts. Beweisend ist ein sehr hoher Antitrypsingehalt des Blutes, nur ist die Untersuchung zu zeitraubend für eine Frühdiagnose. Fettstühle sind für Pankreasschädigung nur beweisend, wenn die Gallensekretion normal ist. Das Fehlen von Trypsin im Stuhl läßt sich nicht rasch genug feststellen. Dagegen gibt der Diastasenachweis im Urin nach WOHLGEMUTH in vielen Fällen innerhalb einer halben Stunde bei akuten Erkrankungen des Pankreas Auskunft, indem bei akuten Pankreaserkrankungen die Diastase im Urin stark vermehrt sein kann, weshalb Urine, die mehr als 64mal verdünnt werden, immer noch die verwendete Stärkemenge abzubauen vermögen.

Blutzuckerbelastungen solcher Patienten zeigen fast immer Anomalien wie beim Diabetiker, Spontanglykosurie ist dagegen seltener.

2. Chronische Pankreatitis und Krebs des Pankreaskopfes.

Erkrankt jemand an anhaltendem Ikterus, zeigen gleichzeitig die Stühle mangelhafte Fettresorption und Fleischverdauung, und finden wir dabei noch die Gallenblase stark ausgedehnt, so müssen wir an eine krankhafte Veränderung denken, welche gleichzeitig den Ductus choledochus und den Ductus pancreaticus verschließt. Bisweilen ist rechts neben der Wirbelsäule eine Resistenz fühlbar, bisweilen auch nicht. Ob die Erkrankung ein *Carcinom* oder eine chronische *interstitielle Entzündung* oder ein *Pankreasstein* mit begleitender *chronischer Pankreatitis* ist, das können wir aus den klinischen Erscheinungen nicht schließen. Wir können nicht einmal mit Bestimmtheit entscheiden, ob nicht ein Krebs des Choledochus oder des Duodenums eine Erkrankung des Pankreaskopfes vortäuscht. Selbst bei der Operation ist es bisweilen recht schwierig, wenn nicht unmöglich, zwischen chronischer Pankreatitis und Tumor zu unterscheiden oder den Ausgangspunkt eines Tumors festzustellen. Besonders die kleinen Krebse der VATERschen Papille entgehen leicht der Diagnose.

Chronische interstitielle Entzündung des Pankreaskopfes kann sich an das Vorhandensein von Gallensteinen in der VATERschen Papille anschließen, ebenso an Pankreassteine. Sie kann aber auch spezifischer Natur sein, häufiger syphilitisch als tuberkulös. Gallensteine lassen sich, wie wir schon gesehen haben, durch das Röntgenbild in der Regel nicht feststellen, wohl aber die viel selteneren Pankreassteine.

Die im Zusammenhang mit „*Pankreassteinen*" vorkommende Verjauchung des Pankreaskopfes wird wohl erst bei der Operation festgestellt werden, wenn nicht der Nachweis

der Steine im Röntgenbild oder die quer durch den Oberbauch nach links ausstrahlenden Koliken im Anschluß an die Nahrungsaufnahme („Gallenkoliken links") an diese
Möglichkeit denken läßt.

3. Geschwülste und Cysten des Pankreaskörpers.

Erscheint im Epigastrium, median gelegen, zwischen Magen und Quercolon, oder auch nach oben vom Magen oder nach unten vom Colon, ohne

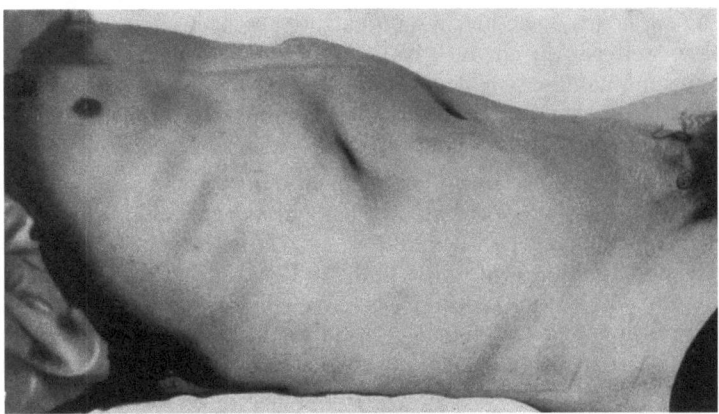

Abb. 366. Entzündliche Pseudocyste des Pankreas, zwischen Schwertfortsatz und Nabel vorragend.

Ikterus und ohne auffallende subjektive Erscheinungen eine umschriebene
Geschwulst, deren Unabhängigkeit von den eben genannten Organen durch
Lufteinblasung in dieselben und noch sicherer durch das Röntgenbild erwiesen
wird, so stellen wir die Vermutungsdiagnose einer den Pankreaskopf freilassenden
Pankreasgeschwulst. Ist das Gebilde eher klein, derb, höckerig, so liegt eine

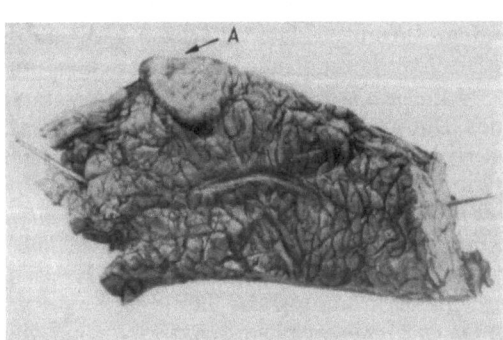

Abb. 367. Haselnußgroßes Adenom der LANGERHANSschen
Zellen des Pankreas.

bösartige Neubildung vor. Ist
die Geschwulst umfänglicher, von
rundlicher Form und elastischer
bis prall-elastischer Konsistenz,
so handelt es sich um eine *Cyste*,
deren pankreatischer Ursprung
nur vermutet werden kann, da
es noch andere retroperitoneale
Cysten gibt, wie Dermoidcysten,
Echinokokken usw. Der pan-
kreatische Ursprung des Gebildes
läßt sich mit Sicherheit annehmen, wenn die Erscheinungen
einer akuten Pankreatitis vorausgegangen sind.

Ein 52jähriger Mann erkrankt nach einer Reihe von Gallensteinkoliken an den Erscheinungen einer akuten Pankreatitis, mit 4% Zucker im Urin. Abklingen der Symptome,
Schwinden des Zuckers, Ausbildung eines cystischen Gebildes im Epigastrium, das nach
8 Monaten über kindskopfgroß ist und nach oben vom Magen sitzt (Abb. 366). Diagnose:
Entzündliche Pseudocyste des Pankreas. Bestätigung durch die Operation. Heilung.

Wir nannten das Gebilde in dem eben erwähnten Falle *Pseudocyste*. Es
handelt sich nämlich hier nicht um echte, von Epithel ausgekleidete Cysten,
sondern um abgekapselte Ergüsse von Blut, entzündlichem Exsudat und
Pankreassekret in den Hohlraum der Bursa omentalis minor oder in das

retroperitoneale Zellgewebe. Echte Cysten kommen am Pankreas auch vor, sind aber viel seltener.

An ein (meist haselnußgroßes) *Adenom* des Pankreas (sog. Insulom) müssen wir denken, wenn die Anamnese anfallsweise Schlafsucht mit Anfällen von Bewußtlosigkeit, Schwitzen und Zittern oder Krämpfen ergibt, gepaart mit abnorm niedrigem Blutzuckergehalt (Hyperinsulinämie). Entfernung eines solchen Insulinoms behebt schlagartig diese Zustände von Hypoglykämie (vgl. Abb. 367).

Daneben sind Fälle von funktioneller Hypertrophie der Pankreas-Inselzellen bekannt, welche Symptome der Hypoglykämie aufweisen, ohne daß bei der Operation oder der Autopsie eigentliche Adenome gefunden werden. Resektion eines Teils des Pankreas behebt (auch nach eigener Erfahrung) die störende Hypoglykämie.

48. Die Chirurgie der Milz.

Verletzungen und Lageveränderungen der Milz mitsamt der Torsion und der sog. zweizeitigen Milzruptur haben wir schon in Kapitel 34 besprochen und kommen nicht mehr darauf zurück. Hier haben wir uns noch mit den übrigen Erkrankungen dieses Organs zu beschäftigen, welche im Laufe der Zeit chirurgisches Interesse gewonnen haben. Wir können dieselben zwanglos in zwei Gruppen teilen: die sozusagen zufälligen isolierten Erkrankungen der Milz und denjenigen, welche in irgendeiner Weise mit ihrer Funktion zusammenhängen bzw. mit den Beziehungen der Milz zu anderen Organen und Organsystemen.

In der ersten Gruppe unterscheiden wir entzündliche Zustände, parasitäre Erkrankungen und echte Geschwülste. Die zweite Gruppe wollen wir mit dem nichts präjudizierenden Titel: „Systemerkrankungen" überschreiben.

A. Isolierte Erkrankungen der Milz.

1. Akut-entzündliche Erkrankungen der Milz.

Die Milz reagiert bekanntlich auf die meisten Infektionskrankheiten mit Schwellung, wobei der Anteil der Toxine und derjenige der Entzündungserreger ein von Krankheit zu Krankheit verschiedener ist.

Häufiger als man bisher annahm, dürfte der Erreger selbst am Milztumor schuld sein. Zur Entstehung von umschriebenen Herden mit Gewebseinschmelzung, zur Absceßbildung kommt es dabei, wenn wir die kleine Zahl der beobachteten Milzabscesse der großen Zahl infektiöser Erkrankungen gegenüberstellen, recht selten. Als auslösende Infektionen kommen hauptsächlich Typhus, Paratyphus, Dysenterie, Recurrens in Betracht. Daneben kann aber jeder Infektionsherd im Körper, vom Furunkel und Panaritium bis zur Gonorrhoe, ausnahmsweise eine Metastase in der Milz auslösen. Nur selten geht dabei der Umweg über eine ulceröse Endokarditis.

Der „*Milzabsceß*" hat eine größere Neigung als der Leberabsceß, Nekrose zu verursachen, mit Sequesterbildung bis zur Sequestrierung des ganzen Organs.

Für die *Diagnose* müssen wir, wie beim Leberabsceß, die Tatsache voranstellen, daß sich ein Milzabsceß symptomlos entwickeln und bis zum Durchbruch in ein Nachbarorgan unerkannt verlaufen kann. Gewöhnlich äußert er sich aber durch Schmerzen im linken Hypochondrium, perkutierbare und palpierbare Vergrößerung der Milz, ausstrahlende Schmerzen in die linke Schulter und den linken Arm, bei breiter Verwachsung mit der Bauchwand Schwellung und Ödem derselben im Milzbereich, linksseitige Pleuritis. Sind diese Erscheinungen im Anschluß an einen intraperitonealen Infektionsvorgang, z. B.

eine Appendicitis, aufgetreten, so wird allerdings der erste Gedanke eher linksseitiger subphrenischer Absceß als Milzabsceß sein. Besonders beim Gasabsceß
wird eine eitrige Perisplenitis viel wahrscheinlicher sein als ein primärer Milzabsceß. Das Röntgenbild wird höchstens zeigen, daß im linken Hypochondrium
etwas Schattengebendes vorhanden ist, es wird aber die Entscheidung zwischen
den beiden genannten Möglichkeiten nicht bringen. Jollykörperchen im Blute
sprächen für Milzzerstörung. Die Probepunktion wird im besten Falle den
Nachweis erbringen, daß Eiter unterhalb des Zwerchfelles vorhanden ist, vielleicht, nachdem in der Pleura vorher ein seröses Exsudat gefunden worden war.
Sie ist nicht ungefährlich und sollte darum erst ausgeführt werden, wenn alles
zur Operation bereit steht.

Viel geringeres chirurgisches Interesse als der Absceß haben die „*infektiösen Milzanschwellungen ohne Eiterung*". Wenn wir anführen, daß die Splenektomie nicht nur — mit Erfolg — bei Malaria und Kala-Azar, sondern auch
bei Lues und mit regelmäßigem Mißerfolg bei Endocarditis lenta ausgeführt
worden ist, so zeigt dies, wie breit das Grenzgebiet zwischen innerer Medizin
und Chirurgie geworden ist.

Von *diagnostischem Interesse* ist bei diesen Erkrankungen einmal die Tatsache, daß
angeborene und erworbene Lues bei den verschiedensten Milzhypertrophien gefunden
worden ist, welche an sich nicht als luisch aufgefaßt werden können, so bei der sog. *Anaemia
pseudoleucaemica infantum*, der *chronischen Thrombopenie*, dem *hämolytischen Ikterus*, dem
Bantisyndrom, der *perniziösen Anämie* usw. Wieweit es sich in solchen Fällen um einen
ätiologischen Zusammenhang und nicht nur um ein zufälliges Zusammentreffen handelt,
das läßt sich im einzelnen Falle klinisch nicht entscheiden, sondern — wenn überhaupt —
beim Fehlschlagen der spezifischen Therapie bloß aus dem histologischen Befund an der
Milz schließen.

2. Die Milztuberkulose.

Den Chirurgen beschäftigen nicht so sehr die miliaren und die cirrhotischen
Tuberkulosen, als jene Fälle, in denen von einem vielleicht klinisch nicht nachweisbaren tuberkulösen Primäraffekte aus *einzig die Milz* erkrankt, so daß wir
von einer *monosymptomatischen* oder *klinisch primären Milztuberkulose* sprechen
können. Hier hat nämlich, wie bei der einseitigen Nierentuberkulose, die Entfernung des Organs Aussicht, das Übel zu heilen. Pathologisch-anatomisch
unterscheiden sich die einzelnen Fälle durch die Zahl und Größe der tuberkulösen Herde und durch ihre Neigung einerseits zu Bindegewebsbildung,
andererseits zu Verkäsung und eitriger Einschmelzung mit Durchbruch in die
Nachbarschaft oder mit Cystenbildung.

Von der Rückwirkung auf den Allgemeinzustand ist am bekanntesten die
Entstehung einer *Polycythämie*. Wo nicht eine tuberkulöse Vorgeschichte oder
anderweitige tuberkulöse Herde auf die Natur des Übels hinweisen, wird die
Diagnose allerhöchstens eine Vermutungsdiagnose bleiben, und erst der chirurgische Eingriff wird Klarheit schaffen.

Zum Schlusse sei bemerkt, daß die bei chronisch eiternden Tuberkulosen häufig auftretende *Amyloidmilz* nicht für eine Milztuberkulose gehalten werden darf. Die meist gleichzeitig vorhandenen Zeichen von Amyloid an Leber, Nieren und Darm dürften vor einem
solchen Irrtum schützen.

3. Die tierisch-parasitären Erkrankungen der Milz.

Als solche kommt bloß der „*Echinococcus*" in Betracht. Für die allgemeine
Diagnostik gilt auch hier, was wir für den viel häufigeren Leberechinococcus
gesagt haben. Der Palpationsbefund kann irreführen, wenn die Cyste nach
unten verlagert und die Milzform durch die Größe der Parasiten verwischt ist.

Als derber Tumor würde sich der sehr selten beobachtete „*alveoläre Echinococcus*" darstellen.

4. Die Neubildungen der Milz.

Bei einem in der Milzgegend getasteten, nicht Milzform aufweisenden Tumor denkt man, der Häufigkeit entsprechend, in erster Linie an das retroperitoneale Bindegewebe mit seinen Sarkomen und seinen primären und sekundären (Hoden!) Lymphdrüsengeschwülsten, in zweiter Linie an die Niere und erst in dritter Linie an die Milz. Nur ausgesprochener Sitz vorn und Fühlbarkeit des scharfen Milzrandes stellen die Milz von Anfang an in den Vordergrund. Im Zweifelsfalle müssen Tumoren des Magens, des Dickdarmes, der Niere durch die entsprechenden funktionellen Prüfungen und Röntgenuntersuchungen ausgeschlossen werden. Das Röntgenbild bei gleichzeitiger Luftaufblähung von Colon und Magen läßt die Milz gefahrloser zur Darstellung bringen als Lufteinblasung in das Bauchfell oder in das retroperitoneale Zellgewebe (Luftembolie!).

Für *Gutartigkeit* werden langsames Wachstum und gute Beweglichkeit verwertet werden. Weiter wird die Diagnostik nur gehen, wenn die Palpation eine Cyste oder ein pulsierendes Gebilde feststellt. Der pathologische Anatom und ausnahmsweise der Chirurg haben in der Milz schon das meiste gefunden, was es von gutartigen cystischen, kavernösen oder soliden Geschwülsten gibt, selbst Chondrome und Osteome.

Weisen Palpation und Wachstumstypus auf *Bösartigkeit* hin, so wird ein *primärer* maligner Tumor anzunehmen sein, wenn man anderswo keinen solchen findet, denn die *metastatischen* Tumoren sind in der Milz wie in der Leber häufiger als die autochthonen. Die letzteren sind Sarkome irgendwelcher Art, mit Einschluß der bösartigen Endotheliome und der noch hypothetischen Tumoren des retikuloendothelialen Systems.

B. Systemerkrankungen der Milz.

Die Milz ist durch ihre anatomische Beschaffenheit und ihre Funktion ein Abschnitt des Lymphsystems und nimmt deshalb an den Systemerkrankungen desselben teil. Sie gehört aber schon aus anatomischen Gründen auch zum Blutsystem und ist, physiologisch gesprochen, die Hauptstätte der Blutkörperzerstörung und damit auch ein Hauptregulator der Bluterneuerung und der Blutkonstanz. Die Störungen dieser Funktionen haben darum entweder in der Milz ihren Sitz oder finden dort ihren Widerhall. Die Hilfsorgane der Milz hierfür sind das Knochenmark und das System der Lymphknoten. Die Milz steht überdies mit der Leber anatomisch und physiologisch dadurch in Verbindung, daß sie ihr Venenblut durch die Pfortader in die Leber sendet. Diese vollendet den Abbau des Blutes, speichert aus den roten Blutkörperchen frei gewordenes Eisen und verwandelt den eisenfreien Anteil des Hämoglobins in das Bilirubin der Galle, das allerdings auch in der Milz, in anderen Geweben und im Blut gebildet werden kann.

Mit diesen anatomischen und funktionellen Beziehungen hängen die verschiedenen Typen von „*Megalosplenie*" zusammen:

1. Die Milz vergrößert sich in zwei Drittel der Fälle und ist ausnahmsweise allein erkrankt bei der eine chronische Infektionskrankheit darstellenden „*Lymphogranulomatose*" (malignes Lymphom vom Typus Sternberg). Blutbild, Fieberperioden, pruriginöse Zustände weisen auf diese Diagnose hin.

2. Die Milz ist mitbeteiligt an allen „*Lymphadenosen*", vom *lymphadenomatösen Typus der sog. Pseudoleukämie* bis zur *lymphatischen Leukämie*.

Die Diagnose kann zweifelhaft bleiben bei den aleukämischen Formen, besonders wenn die Schwellung der Lymphdrüsen fehlt oder gering ist, während sie durch ein leukämisches Blutbild ohne weiteres abgeklärt wird.

3. Die Milz schwillt an bei den „*myeloischen Zuständen*". Das Vorhandensein von Myelocyten und Myeloblasten im Blut erlaubt die Diagnose auch dann, wenn die Gesamtzahl der weißen Zellen noch nicht erhöht ist (aleukämische Myelose, myeloische Pseudoleukämie). Ohne weiteres klar ist die Diagnose, wenn das Blut myeloisch-leukämisch geworden ist. Die Milzvergrößerung erreicht bei der myeloischen Leukämie ihre höchsten Grade (bis zu 6 kg).

4. Die Milz vergrößert sich in mäßigem Grade bei der „*perniziösen Anämie*", die sich von den sekundären, gerade chirurgisch oft beobachteten Anämien durch das Auftreten von Myelocyten und Megaloblasten und die Erhöhung des Farbindex der roten Blutzellen (stärkere Abnahme der Erythrocytenzahl als des Hb) auszeichnet. Serum dunkelgelb ohne indirekte Diazoreaktion. Blutkörperchenresistenz normal.

5. Die Milz ist vergrößert bei den „*hämolytisch-ikterischen Zuständen*", stärker als bei perniziöser Anämie, weniger als bei Leukämie. Klinisch bezeichnend sind dabei der in den familiären Fällen bisweilen von Kindheit an bestehende mäßige *Ikterus* und die *chronische Anämie*. Beide Symptome können sich anfallsweise steigern, und es treten dann Schmerzen in Milz- und Gallenblasengegend auf, bisweilen mit Fieber verbunden. Wird der gewöhnlich trotz des Ikterus gefärbte Stuhl acholisch und tritt im Urin Bilirubin auf, so muß an die nicht seltene *komplizierende Cholelithiasis* mit Choledochusverschluß gedacht werden.

Der Blutbefund ist neben den Zeichen der Anämie gekennzeichnet durch die angeborene Kleinheit der roten Blutkörperchen und ihren verminderten osmotischen Widerstand — Hämolysierung schon oberhalb 0,45% NaCl-Konzentration.

Für die Diagnose wichtig ist das familiäre Auftreten, welches eine Entwicklungsstörung, quasi eine Mißbildung des Blutes beweist. Daneben gibt es erworbene Fälle verschiedener Ursachen (toxische und infektiöse Erkrankungen), welche zu den perniziösen Anämien bzw. den sog. hämolytischen Anämien überleiten.

6. Die „*Polycythämie*" *(Polyglobulie)* oder VAQUEZsche Krankheit zeichnet sich aus durch die in mäßigen Dimensionen bleibende, bisweilen etwas höckerige Schwellung der Milz, das blaurote Aussehen des Patienten und die selbst aufs Doppelte erhöhte Zahl der Erythrocyten bei etwas weniger stark erhöhtem Hämoglobingehalt. Die Diagnose wird aus dem oben angeführten Grunde zwischen Polyglobulie und Milztuberkulose schwanken und wird nicht immer mit Sicherheit entschieden werden können.

7. Die „*essentielle Thrombopenie*" ist ebenfalls bisweilen mit Milztumor verbunden. Sie äußert sich klinisch unter dem Bilde der WERLHOFschen Krankheit, des Morbus maculosus haemorrhagicus. Die jahrelang immer neu auftretenden Haut- und Schleimhautblutungen sind verbunden mit einer Abnahme der Blutplättchen von 300 000 auf 30 000 und weniger im Kubikmillimeter. Jede traumatische Einwirkung: Reiben, mechanische Stauung usw. löst Blutungen aus. Die Blutungszeit ist verlängert, während die Gerinnungszeit normal ist. Dagegen ist die Retraktion des Blutkoagulums mangelhaft.

8. Der „*Morbus Gaucher*", gekennzeichnet durch Anämie, Leukopenie, Milz- und Leberschwellung sowie ockerbraune Verfärbungen der Haut im Gesicht, am Nacken und an den Händen, ist ausgesprochen familiär. Die bisweilen gewaltige Milzhypertrophie ist einer Endotheliomatose zugeschrieben worden, doch handelt es sich nicht um eine wirkliche Neubildung. Vielmehr wird eine Stoffwechselstörung angenommen, die zu Ablagerung von Kerasinsubstanz und Blutpigment (ohne Eisen) in der Milz führt. Der Bantigruppe gegenüber entscheidend ist die braungelbe Verfärbung der Haut.

9. Die „*Erkrankungen der Bantigruppe*" sind zusammengehalten durch das klinische Bild: Milztumor, Lebervergrößerung gefolgt von Leberschrumpfung mit Ascites, Blutungen im Pfortadergebiet, genau wie bei der gewöhnlichen atrophischen Lebercirrhose und durch Anämie. Es handelt sich mit anderen Worten um eine Lebercirrhose mit Vorwiegen der Symptome: Anämie und Milzschwellung und mit gelegentlichem leichtem Ikterus. Dies ist im allgemeinen auch die Auffassung der pathologischen Anatomen, welche in der Bantimilz nichts Charakteristisches finden können. Für die Kliniker gibt die an sich unerklärte günstige Wirkung der Splenektomie dem Bantibegriff Zusammenhalt und Zweck.

Der Bantikrankheit nahestehend ist die „BAUMGARTNERsche *Splenomegalie*" mit früher Leberschrumpfung und Entwicklung eines Caput medusae auf der Bauchhaut. Mit beiden oft verwechselt wird die oben erwähnte Zirkulationsstörung beim *Panzerherz*.

In ihrem Wesen unklar, wohl auch nur ein klinisches Syndrom, ist die bisweilen mit hereditärer Lues zusammentreffende „*Anaemia pseudoleucaemica* (splenica) *infantum*", eine Milzhypertrophie mit Lebervergrößerung und Anämie, bei Leukocytose, aber ohne typisches Blutbild. Endlich sei erwähnt, daß auch die *Rachitis* mit Milztumor verbunden sein kann.

Auf die Milzvergrößerung infolge Milzvenenthrombose (oder „Stenose") ist bereits auf S. 291 hingewiesen, wo auch die auf gastrischer Kollateralkreislauf-Überlastung beruhenden Magenblutungen beschrieben sind.

Diese Zusammenstellung, in welcher wir aus der Unmasse von Einzelbeobachtungen und verwirrenden Unterformen nur das einigermaßen Typische herausgehoben haben, zeigt, an wie vieles der Chirurg in Gegenwart einer diffus vergrößerten Milz denken muß, und was er alles zu untersuchen hat, bevor er weiß, ob der Fall in sein Arbeitsgebiet gehört. Die Mitarbeit eines auf dem Gebiete der Blutuntersuchung erfahrenen internen Kollegen ist für ihn hier unerläßlich. Der Nutzen der Milzentfernung bei den einzelnen Erkrankungen ist dabei eine reine Sache der Empirie, d. h. des tastenden Versuches. Für einzelne Indikationen und Gegenanzeigen hat man sich nachträglich eine dem heutigen Stande unseres Wissens entsprechende Deutung zurechtgelegt, für andere fehlt eine solche Erklärung völlig.

Beim *hämolytischen Ikterus* und bei der *essentiellen Thrombopenie* führt Entfernung der Milz zu raschem Schwinden der klinischen Störungen. Dasselbe gilt von den Fällen der *Bantigruppe*, in welcher die Milzhypertrophie sehr ausgesprochen im Vordergrunde steht. Diese drei Gruppen dürfen wir deshalb als „chirurgische" ansprechen. Vorübergehende, ja selbst langfristige Besserung gibt die Operation bei der *Gaucher-Milz*, der *Anaemia splenica infantum* und, wenn mit wiederholter Bluttransfusion verbunden, bei der *perniziösen Anämie*.

Völlig nutzlos und oft katastrophal ist sie bis jetzt beim *Lymphogranulom* gewesen, — was bei der Natur der Erkrankung leider nicht wundern kann. Dasselbe galt bis vor kurzem von der *leukämischen Milz*. In den letzten Jahren sind Besserungen nach mit besonderen Vorsichtsmaßregeln vorgenommener Splenektomie im Frühstadium beobachtet worden. Über Palliativresultate ist man aber auch so nicht hinausgekommen.

Die *Polyglobulie* schließt Operation aus, wenn es sich nicht um eine verkappte Milztuberkulose handelt.

Kommt man nach Berücksichtigung aller Momente zu keiner Diagnose, so ist eine operative Kontrolle erlaubt, ja bei genügend gutem Allgemeinbefinden angezeigt.

Die Wandermilz haben wir schon in Kapitel 34 erwähnt. Sie führt bisweilen zu dem Krankheitsbilde der „*Milztorsion*". Unter peritonealen Reizerscheinungen tritt plötzlich in der linken Bauchseite oder mitten im Bauch eine pralle, wenig bewegliche Geschwulst auf. Die Intensität der peritonealen Reaktion hängt, wie bei der viel häufigeren Stieldrehung der Ovarialtumoren, von dem Grad und der Plötzlichkeit der Zirkulationsstörung ab, und dasselbe gilt von den Veränderungen, die sich am Organ selbst abspielen. Es finden sich alle Grade, von der bloßen adhäsiven Perisplenitis bis zur völligen Nekrose der Milz. Die Erschlaffung der Gewebe durch wiederholte Schwangerschaften prädisponiert nicht nur zu Wandermilz, sondern auch zu Milztorsion.

49. Die akute Appendicitis.

Wie man zur Diagnose der Appendicitis gelangt und die zahlreichen Fehldiagnosen vermeidet, welche sich an dieses Übel knüpfen, das haben wir im Kapitel 36 gesehen. Die typische Appendicitis beginnt meistens mit diffusen Oberbauch- („Magen"-) Schmerzen (Reizung der Oberbauchplexen). In diesem Stadium oft initiales Reizerbrechen. Nach 2—4 Stunden rutschen die Schmerzen in die rechte Unterbauchpartie, um sich hier festzulegen. Die anfänglich öfters beobachteten, kolikartig an- und abschwellenden Beschwerden (Kontraktionen der Appendix, besonders bei Vorliegeu eines Kotsteines) machen einem zunehmenden Dauerschmerz Platz (Lähmung der entzündeten Muscularis). Stuhl und Winde sind nun in der Regel verhalten, die Temperatur noch kaum erhöht.

Der folgende, atypische Beginn hat nach eigener Erfahrung in der Praxis schon großen Schaden gestiftet: Beginn mit hohem Fieber und Durchfällen mit und ohne Brechen. Das im ganzen Bauche bei der Palpation gehörte Surren und Quatschen bestätigt die Diagnose *Enteritis*. Arzt und Patient trösten sich. Doch dann gesellen sich nach 1—2 Tagen die typischen Appendicitissymptome dazu. Hier hat durch Fortleitung der enteritischen Schwellung auf die Appendix beim Vorliegen eines Kotsteins ein Verschluß des Lumens mit sich infizierendem Decubitalgeschwür stattgefunden. Wir nehmen also an, die Diagnose sei richtig gestellt, und stehen nun noch vor der Aufgabe, aus dem objektiven Befund Schlüsse auf den *Zustand des Wurmfortsatzes und seiner Umgebung* zu ziehen. Wir beschränken uns dabei auf das mit einiger Gewißheit Erkennbare und für das therapeutische Handeln Bedeutungsvolle.

Diese Hauptpunkte ordnen sich unter die folgenden vier Fragen:

1. Ist die Entzündung noch auf den Wurmfortsatz und seine unmittelbarste Umgebung beschränkt, d. h. befindet sie sich noch im Frühstadium?

Dieses Frühstadium läßt sich anatomisch folgendermaßen umschreiben: Der Wurmfortsatz ist mehr oder weniger angeschwollen, fester, praller anzufühlen als normal, bisweilen etwas ödematös, öfter schon mit Fibrin belegt. Das Peritoneum der Umgebung ist häufig etwas gerötet und ödematös, ja mit Fibrin belegt. Die Bauchhöhle enthält in etwa der Hälfte der Fälle etwas Frühexsudat, das am ersten Tage unserer Beobachtung nach in etwa ein Drittel der Fälle schon trüb, stark leukocytenhaltig ist, aber entweder steril oder wenigstens sehr bakterienarm.

Vom zweiten Tage weg ist es in $^2/_3$ der Fälle eitrig und dann stets auch bakterienreicher, als am ersten Tage. Übelriechend wird es meist erst vom dritten Tage weg. Dann herrschen oft auch die Mikroorganismen den Leukocyten gegenüber vor, und das Exsudat sieht nicht mehr so homogen, seifig aus, wie zu Beginn.

Man ist geneigt, das Frühstadium einfach aus dem Umstande zu diagnostizieren, daß man sich noch in den ersten 24 Stunden befindet. Dies trifft für die große Mehrzahl der Fälle zu, aber nicht für alle. Man findet vielmehr bisweilen schon am Ende des ersten Tages Zeichen schwerer Infektion und wirklichen Eiter um den Wurmfortsatz. Umgekehrt kann die Erkrankung längere

Zeit auf der initialen Stufe stehenbleiben, so daß wir die „Frühoperation" ausnahmsweise noch nach mehreren Tagen ohne jede Gefahr ausführen können. Wir werden annehmen, daß sich der Patient noch im ersten Stadium des Anfalles befindet, *wenn wir den Oberbauch und die linke Bauchseite unempfindlich und weich, die linke Lendengegend schmerzlos, und die Druckempfindlichkeit und umschriebene reflektorische Kontraktur auf den vermuteten Sitz des Wurmfortsatzes und höchstens die rechte Lendengegend beschränkt finden, ohne aber daselbst eine ausgedehntere Dämpfung oder eine Resistenz nachweisen zu können* (Abb. 331, S. 274).

Da die Operationsprognose am zweiten Tag schon drei- bis viermal weniger günstig ist als am ersten Tage (allerdings immer noch besser als beim „Gehenlassen"!), so ist es nicht richtig, das Frühstadium auf den zweiten Tag auszudehnen. Wenn wir am ersten Tag operieren können, dürfen wir den zweiten nicht abwarten!

Sehen wir einen Patienten im wirklichen Frühstadium, so haben wir die Pflicht, ihm die sofortige Operation vorzuschlagen, die alle Aussichten haben wird, zugleich eine radikale Operation zu sein. In einem Lande mit geordneten Krankenhauseinrichtungen kann dieser Rat auch beinahe ausnahmslos befolgt werden. Will der Patient trotzdem die Gefahren eines zur vollen Ausbildung gelangten appendicitischen Anfalles auf sich nehmen, so können wir uns wenigstens sagen: „Dixi et salvavi animam meam". Um aber den Rat zur Operation mit gutem Gewissen geben zu können, müssen wir die verschiedenen Ursachen von Fehldiagnosen erwogen haben, denn ein bei Hysterie, Typhus oder gar Pneumonie herausgeschnittener Wurmfortsatz gereicht der Chirurgie nicht zur besonderen Ehre.

2. Ist eine über das erste Stadium hinausgehende Entzündung diffus oder umschrieben?

Die Antwort lautet knapp gefaßt folgendermaßen:

Ist der Bauch überall auf leichtes Beklopfen empfindlich, erregt Druck auf die Lendengegend beiderseits Schmerz, und lösen wir in weiter Ausdehnung durch die Palpation reflektorische Muskelkontraktion aus, so besteht sicher eine ausgedehnte Beteiligung des Bauchfelles, selbst wenn wir noch keine Dämpfung in den abhängigen Partien nachweisen können. Umgekehrt haben wir einen umschriebenen Prozeß vor uns, wenn wir eine druckempfindliche, gedämpft oder auch tympanitisch schallende Resistenz nachweisen können, während der übrige Bauch verhältnismäßig weich, nicht oder wenig aufgetrieben und nicht druckempfindlich ist.

3. Worauf beruht eine diffuse Beteiligung des Bauchfelles?

Wir müssen hier zwei Vorgänge auseinanderhalten, welche sich in typischen Fällen sicher unterscheiden lassen. Es kann sich einmal um ein bloßes „Frühexsudat" handeln, das nach der Abkapselung des Entzündungsherdes spontan wieder zurückgeht. Wir stellen diese Diagnose, wenn wir uns im *Anfange eines Anfalles befinden, wenn Puls und Temperatur einander entsprechen, wenn der Patient nicht schwer septisch aussieht, wenn die reflektorische Muskelkontraktur weder sehr stark, noch sehr ausgedehnt ist, und wenn das Erbrechen vom zweiten Tage weg ausgesetzt hat.*

Die diffuse Reizung kann andererseits auf einer von Anfang an *schwer septischen Infektion* des ganzen Bauchfells durch akute Gangrän des Wurmfortsatzes oder durch große Perforation beruhen. Das Exsudat ist schon sehr früh reichlich bakterienhaltig, ja es enthält oft viel mehr Bakterien als Leukocyten. Wir stellen diese Diagnose, wenn *Blässe, Cyanose, rascher fadenförmiger Puls, Kollapstemperatur, trockene Zunge, selbst Benommenheit schon am 2. oder 3. Tage auftreten und wenn das Erbrechen anhält.* Erscheinen diese Zeichen erst im weiteren Verlauf der Erkrankung, nach vorübergehender Besserung, so handelt es sich wahrscheinlich um nachträglichen Durchbruch eines anfänglich umschriebenen Abscesses nach der freien Bauchhöhle hin.

Zwischen dem harmlosen, sterilen oder kaum infizierten Frühexsudat und der schwer septischen Peritonitis liegen die Fälle von *serös-eitriger Peritonitis*, in denen die diffusen Entzündungserscheinungen im Verlaufe der ersten Woche zurückgehen, aber an verschiedenen Stellen der Bauchhöhle Infektionskeime hinterlassen, welche zum Teil nachträglich resorbiert werden, zum Teil aber im Verlaufe der zwei bis drei folgenden Wochen zu umschriebenen Abscessen, den sog. *Restabscessen*, führen.

Haben wir oder hat der Patient den richtigen Moment für die Frühoperation verpaßt, und stehen wir am dritten oder vierten Tag vor wenig ausgesprochenen diffusen Erscheinungen, so dürfen wir es verantworten, das Zurückgehen derselben und die Abgrenzung des Herdes abzuwarten. Stellen wir dagegen die Diagnose einer ab origine diffusen septischen Peritonitis, so werden wir uns beeilen, den Bauch an verschiedenen Stellen zu eröffnen, unter Umständen zu spülen und zu drainieren und werden damit um so sicherer den gewünschten Erfolg erzielen, je jünger der Patient ist. Leichtere Fälle gelangen oft auch ohne unser Zutun in das Stadium der umschriebenen Abscesse. Besser ist es aber doch, wenn wir, wie eben gezeigt, aktiv eingreifen.

Stets werden wir sofort operieren, wenn nach Abklingen der ersten diffusen Erscheinungen von einem umschriebenen Herde ein erneuter Schub allgemeiner Bauchfellreizung ausgeht.

4. Wo liegt ein solcher erkannter umschriebener Absceß?

Die Lage eines Abscesses ergibt sich in ihren Grundrissen aus unserem Palpations- und Perkussionsbefunde. Welche Lokalisationen hauptsächlich in Betracht kommen, das zeigt ein Blick auf Abb. 331. Ragt ein Absceß deutlich in die Bauchhöhle hinein, so sitzt er *intraperitoneal*. Füllt er flach die Beckenschaufel aus, so verwerten wir ausgesprochene reflektorische Kontraktur der vorderen Bauchwand für intraperitonealen, Beugekontraktur im Hüftgelenk für *retroperitonealen* und, wenn sie sehr ausgesprochen ist, für *subfascialen* Sitz. Findet sich die Resistenz in der Lendengegend, so nehmen wir intraperitonealen Sitz an, wenn die Erkrankung mit ausgesprochenen Zeichen von Bauchfellentzündung begonnen hat, retroperitonealen Sitz dagegen, wenn dies nicht der Fall war, und wenn nach einigen Tagen in der Lendengegend eine Phlegmone zutage tritt. Abscesse, die unter dem POUPARTschen Bande hindurchgehen, sind stets subfascial. Hohe Temperaturen zwischen 39 und 40° und Schüttelfröste sprechen im Zweifelsfalle für extraperitonealen Sitz.

Bei den intraperitonealen Abscessen suchen wir zu bestimmen, wie weit sie nach oben oder nach unten gehen, und ob sie der vorderen Bauchwand anliegen oder nicht. Ist die Lendengegend druckempfindlich und gedämpft und zeigt sie reflektorische Muskelspannung, so erstreckt sich der Absceß, meist an der Außenfläche des Colon ascendens, nach der Nierengegend hin. Klagt der Patient über Blasenbeschwerden, so zieht sich die Eiterung nach dem kleinen Becken hin. Kommen dazu noch Mastdarmbeschwerden, und läuft gar aus dem Rectum glasiger Schleim aus, so sitzt der Absceß im Douglas. Ist die reflektorische Kontraktur der Bauchwand sehr ausgesprochen, so daß die Grenzen des Abscesses nicht scharf abgetastet werden können, so nehmen wir an, daß derselbe der Bauchwand unmittelbar anliegt. Kann man umgekehrt seine Grenzen auffallend leicht durchfühlen, so findet sich wahrscheinlich zwischen ihm und der vorderen Bauchwand freie Peritonealhöhle. Besteht Meteorismus, so entzieht sich freilich ein in der Tiefe zwischen den Dünndarmschlingen sitzender (mesozöliakaler) Absceß der Palpation oft völlig. Man glaubt in solchen Fällen, wenn man den Verlauf nicht von Anfang an verfolgt, entweder eine diffuse Peritonitis oder einen Ileus vor sich zu haben. Letztere Verwechslung ist um so verzeihlicher, als derartige Abscesse durch Kompression oder Knickung des Darmes bisweilen zu wirklichem Verschluß desselben führen.

Hierzu ein Beispiel:

Eine 70jährige Frau erkrankt unter Fieber bis 38⁰ und Schmerzen im linken Unterbauch, kolikartig. Es stellt sich ein Ileus ein. Bei dem diffus aufgetriebenen Abdomen wird ohne palpatorische Feststellung unter der Annahme eines Sigmacarcinoms oder einer Diverticulitis des Sigmas in der linken Flanke eingegangen. Ein kleiner, periappendicitischer Absceß im linken Unterbauch hatte zum Ileus geführt.

Die genaue Bestimmung der Lage des Abscesses ist uns von Bedeutung zur Entscheidung der Fragen, *ob* und *wie* wir operieren müssen.

Sehen wir den Patienten am dritten oder vierten Tage mit einem in Abkapselung, vielleicht schon in Rückbildung begriffenen Entzündungsherde, so ist Zuwarten gestattet, ja unter Umständen vorzuziehen. Wer nicht über eine sichere Technik verfügt, kann in diesem Stadium schaden, indem er den natürlichen Verteidigungsmechanismus stört.

Gehen gegen Ende der ersten Woche die Allgemeinerscheinungen und der lokale Herd nicht zurück, sondern steigern sie sich, so greifen wir ohne Zögern ein, nicht in erster Linie um den Wurmfortsatz zu entfernen, sondern einfach um den Eiter zu entleeren, und damit die unmittelbare Gefahr zu beseitigen. Der Eiter wird da gesucht, wo er der Untersuchung nach am oberflächlichsten sitzt, und wo er sich unter Vermeidung der freien Bauchhöhle erreichen läßt, also bald von der Ileocöcalgegend, bald von der Lendengegend, bald von der Linea alba, bald endlich von Scheide oder Mastdarm aus. Da große Schnitte nicht nur überflüssig, sondern unmittelbar der Behinderung der Atmung und für später der Narbenbrüche wegen nachteilig sind, so müssen wir durch eine sorgfältige Lokaldiagnose den Punkt finden, von dem aus wir mit dem kleinsten Schnitte auskommen. Sitzt der Absceß seitlich oder retroperitoneal, so werden wir möglichst von der Seite her eingehen. Sitzt er in der Tiefe, mesozöliakal, von der vorderen Bauchwand durch freie Peritonealhöhle getrennt, so werden wir mit der Eröffnung weniger eilen und werden, wenn der Eingriff nötig wird, die freie Bauchhöhle bei der Operation sorgfältig schützen.

Wir haben bis jetzt in der Diagnostik der Appendicitis die *Probepunktion* nicht erwähnt. Sie gehört bei der Appendicitis der Geschichte der Medizin an. Sie ist hier, wie Roux sagt, „nicht immer ungefährlich, oft erfolglos, immer überflüssig". Nur bei den der direkten Untersuchung nicht oder nur schlecht zugänglichen subphrenischen und bei den Douglasabscessen ist sie ein wertvolles, bisweilen unentbehrliches diagnostisches Hilfsmittel.

Auch die *Störungen* im Verlauf nicht oder zu spät operierter Fälle stellen diagnostische Aufgaben.

Eine erste Gruppe von Störungen gibt sich anfänglich nur dadurch zu erkennen, daß die Besserung an einem gewissen Punkte Halt macht, daß dann aber die Temperaturkurve wieder ansteigt und die Form der Absceßkurve annimmt. Hier entwickeln sich mit aller Wahrscheinlichkeit in der Bauchhöhle ausgestreute Keime zu *Restabscessen*. Wo sich dieselben mit Vorliebe finden, das zeigt uns Abb. 331. Die Erfahrung lehrt, daß wir sie in der ersten und zweiten Woche vor allem im *Douglas* und in der *linken Flanke* suchen müssen. Den Douglasabsceß erkennen wir ohne weiteres durch die Rectaluntersuchung — Vorwölbung, Ödem der Schleimhaut —, ferner am Abgang von glasigem Schleim und am Tenesmus, der bisweilen mit Stuhlverhaltung verbunden ist und in auffallendem Gegensatze steht zu dem schlaffen, ja klaffenden Analring. Der Flankenabsceß verrät sich durch lokale Druckempfindlichkeit, Muskelspannung und Dämpfung. Von der dritten Woche an kommt am ehesten der *subphrenische Absceß* in Betracht, der selten früher auftritt, und der meist rechts sitzt. Will das Abdomen lange nicht weich werden, so bestehen wahrscheinlich zerstreute kleine Restabscesse zwischen den Darmschlingen, Abscesse, die wir in der Regel am besten der spontanen Resorption anheimgeben, da das Aufsuchen derselben meist mehr Schaden als Nutzen stiftet.

In anderen Fällen tun sich die Störungen durch Kolikschmerzen kund, zu denen sich bald rasch, bald erst nach einigen Tagen Erbrechen gesellt. Die Temperatur ist dabei nicht oder nur wenig gesteigert, und zwischen den Kolikanfällen scheinen die Patienten sich wohl zu befinden. Hier handelt es sich mit Sicherheit um einen teilweisen oder einen vollständigen *Darmverschluß* infolge von Verwachsung und Abknickung einer Dünndarmschlinge. Am häufigsten tritt diese Komplikation in der 4.—6. Woche ein, selten schon in der ersten Woche. Die Erfahrung zeigt, daß sich der Darmverschluß um so leichter spontan lösen kann, je früher er sich einstellt. Röntgenuntersuchung in verschiedenen Zeitabständen nach Einnahme von 50—100 g Bariumaufschwemmung läßt den Grad der Durchgängigkeit und den Sitz des Hindernisses beurteilen, ebenso Aufnahme im Stehen ohne Barium (Spiegelbildung!) (s. Abb. 385, 386).

Verschieden von diesem Frühileus bei Appendicitis ist der erst nach Monaten, ja nach Jahren durch dünne Bindegewebsstränge bedingte Spätileus, welcher rasches Eingreifen erfordert.

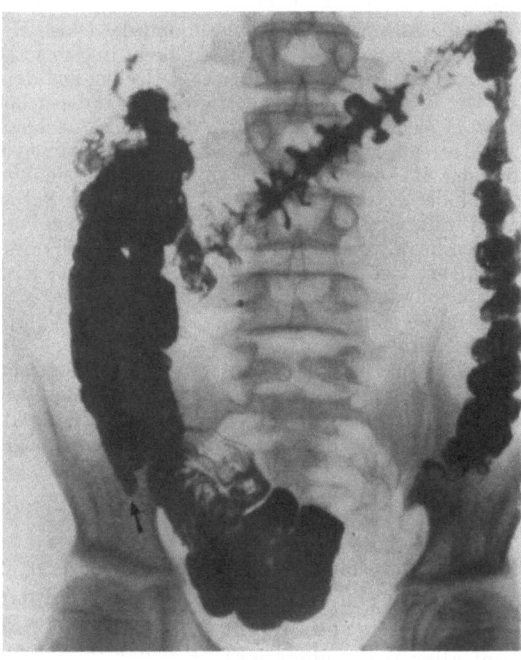

Finden wir im Verlauf einer Appendicitis unerwartet unseren Patienten stark fiebernd, mit roten Wangen, rascher, oberflächlicher Atmung, dikrotem Pulse, so werden wir sofort eine *Komplikation von seiten der Atmungsorgane* annehmen, entweder eine *metastatische Pneumonie* oder eine *Pleuritis.* Finden wir die letztere, so werden wir selten fehlgehen, wenn wir als Ursache entweder einen versteckten Lungenherd oder einen unbeachtet gebliebenen subphrenischen Absceß vermuten, dies besonders, wenn die Pleuritis rechts sitzt.

Abb. 368. Mangelhafte Füllung der Appendix durch operativ bestätigten Kotstein.

Unter das „Unvorhergesehene" sind die *Phlebitiden,* die *Parotitiden* und andere leicht zu erkennende Lokalisationen von Entzündungsprozessen zu rechnen, die ab und zu einmal bei Appendicitis vorkommen.

Monate-, ja jahrelanges Bestehenbleiben von *Fisteln* nach Absceßeröffnung wird beinahe immer durch einen aus dem Wurmfortsatz in die Bauchhöhle gelangten, noch nicht mit dem Eiter ausgestoßenen Kotstein oder durch eine tuberkulöse, selten aktinomykotische Grunderkrankung verursacht. Im letzteren Falle greift das Übel meist mehr und mehr auf die Bauchdecken über. Kotsteine können eingekapselt viele Jahre in der Bauchhöhle, bzw. im Becken liegenbleiben und zu schweren Störungen von seiten des Darmes und der Harnwege Anlaß geben. Eine gute Röntgenaufnahme bei möglichst leerem Darm unter Kontrolle eines fraglichen Befundes läßt sie bisweilen nachweisen, und stereoskopische Untersuchung kann für ihre Lagebestimmung nützlich sein.

Die Röntgenuntersuchung hat im übrigen für die Diagnose der Appendicitis nicht viel Brauchbares gebracht. Im Frühstadium haben wir ohnehin nicht Zeit, eine Röntgenserie aufzunehmen. Auch würde sie uns viel weniger sagen, als die übrigen klinischen Symptome. Endlich ist sie durch die Forderung völliger Ruhigstellung des Darmes kontraindiziert. Im Intervall läßt sich aus ihr nichts Sicheres schließen, da sich der gesunde Wurmfortsatz nur ausnahmsweise mit Kontrastsubstanz füllt, und da auch ein entzündet gewesener Wurmfortsatz sich füllen kann. Höchstens ließen sich aus in kurzen Intervallen aufgenommenen Bildern, wenn eine Füllung überhaupt eintritt, Schlüsse auf die Beweglichkeit des Organs ziehen, aber auch daraus keine Diagnose. In seltenen Fällen lassen sich Kotsteine radiographisch nachweisen (s. Abb. 368).

50. Colitis, sog. chronische Appendicitis und Funktionsstörungen des Dickdarmes.

Unter den Bezeichnungen Colitis, Typhlocolitis, chronische Appendicitis, Pseudoappendicitis usw. werden sehr verschiedene Zustände zusammengefaßt, die zum Teil mit wirklichen Entzündungsprozessen gar nichts zu tun haben, die aber doch durch gewisse Grenz- und Übergangsformen zusammengehalten werden. Je genauer wir uns freilich die verschiedenen Krankheitsbilder ansehen, um so mehr müssen wir uns davon überzeugen, daß wir nur durch Trennung der organisch bedingten von den funktionellen Störungen Übersicht gewinnen können. Wir unterscheiden deshalb:

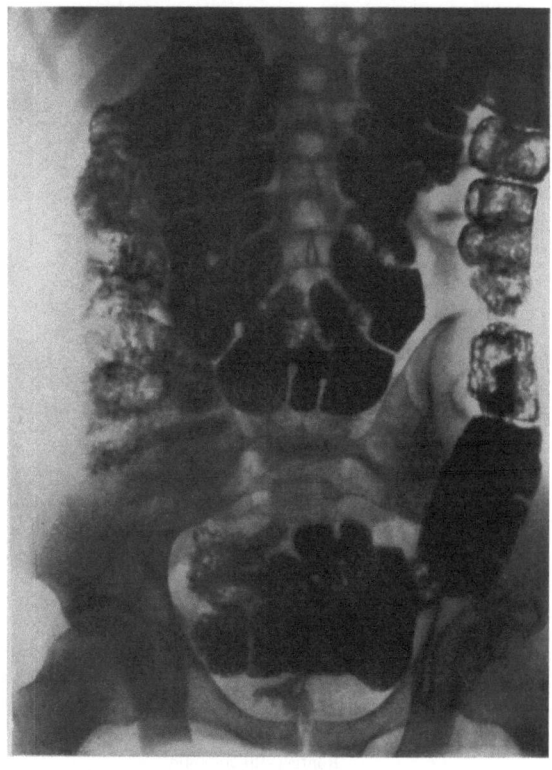
Abb. 369. Polyposis des gesamten Dickdarmes.

A. Colitis mit ausgesprochen anatomischen Veränderungen.

Hierher rechnen wir alle entzündlichen Vorgänge, welche sich durch ausgesprochene histologische Veränderungen kundgeben, deren Endergebnis in der Regel Geschwürsbildung ist.

Wie erkennen wir diese Veränderungen?

Vor allem an der zu großen Häufigkeit der Stuhlentleerungen, sodann an der Beimischung von Schleim und bisweilen auch von Blut, wenigstens von Blutspuren zum Stuhl und, wenn die Erkrankung auch die untersten Dickdarmabschnitte betrifft, am Tenesmus. Als greifbares Zeichen finden wir bei der Palpation einzelne Dickdarmabschnitte zeitweilig starr kontrahiert oder andauernd verdickt, entzündlich infiltriert. Viel weniger klar sind die Erscheinungen, wenn nur der Anfangsteil des Dickdarmes befallen ist, so daß der Darminhalt sich auf seinem weiteren Wege wieder normal gestalten kann. Es kommt dann nicht immer zu Durchfall, und die Beschwerden beschränken sich bald auf unbestimmte Schmerzen, bald auf ausgesprochene Schmerzanfälle in der Ileocöcalgegend, die gewöhnlich als Appendicitis gedeutet werden.

Vor allem ist der Dickdarm mittels Palpation, Austastung des Mastdarmes, Rectosigmoidoskopie, Röntgentransit- und Röntgeneinlaufbild auf das Vorhandensein eines Krebses, einer Sigmoiditis diverticularis, einer Rectum- und

Colonpolypose mit ihrer so häufigen sekundären Krebsbildung zu untersuchen. Die monate- und jahrelange Behandlung dieser Fälle als „Dickdarmkatarrh" ohne genaue Untersuchung gehört zu den häufigsten und bedauerlichsten Fehlern der ärztlichen Praxis. Über die diagnostischen Kriterien sprechen wir an anderer Stelle. Es genüge hier die Bemerkung, daß die colitischen Beschwerden am schwersten sind bei der zum Glück seltenen Polypose (siehe Abb. 369, wo der ganze Dickdarm übersät war von erbsgroßen Polypen), recht schwer oft auch bei Krebs des Sigmoids und des Mastdarmes und ferner bei der Divertikulose. Läßt sich keine dieser Erkrankungen feststellen, so sind zu erwägen: *schwere nicht ulceröse Colitis, tuberkulöse* und *syphilitische Geschwüre, Colitis ulcerosa gravis non specifica,* und endlich *Spätstadien der Amöben- oder Bacillendysenterie.* Bekannt sind toxisch-ulceröse Colitiden bei Hg-Vergiftung, bei Urämie usw.

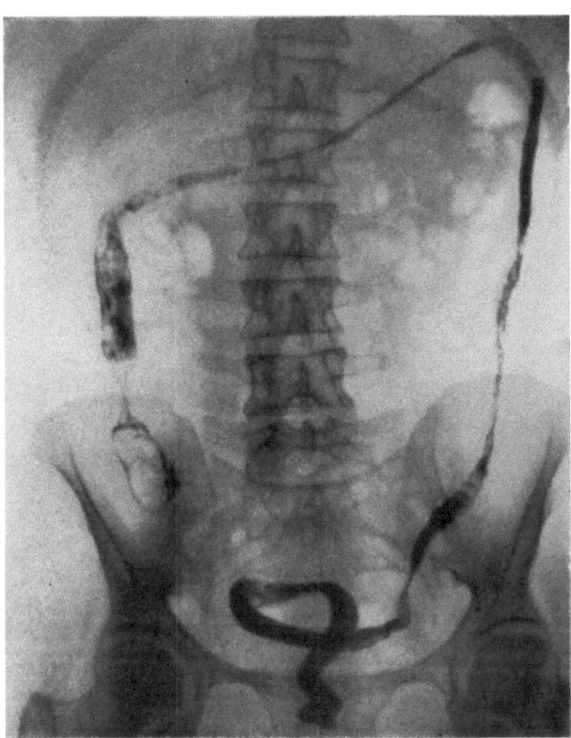

Abb. 370. Colitis ulcerosa schwersten Grades, „schnurförmiges" Röntgen-Einlaufsbild.

Anamnese und Allgemeinstatus geben schon wichtige Hinweise. Unsere örtlichen Untersuchungsmittel sind das Röntgenbild und die Rectosigmoidoskopie.

Wir widmen zuerst dem *Röntgenbild* einige Bemerkungen:

Wie uns schon der Durchfall zeigt, sucht sich der geschwürig veränderte Darm möglichst rasch seines Inhaltes zu entledigen: er zeigt, wissenschaftlich gesprochen, eine erhöhte Motilität. Diese Eigentümlichkeit gibt sich nun im Röntgenbilde, wie Stierlin gezeigt hat, dadurch zu erkennen, daß die betreffenden Darmpartien auch von der Kontrastmahlzeit so rasch durcheilt werden, daß man sie bei Serienaufnahmen sozusagen immer schon nach 12—24 Stunden leer oder höchstens durch kleine Flecke von Kontrastsubstanz marmoriert findet. Die Grenze zwischen normal gefülltem und pathologisch leerem Darm ist dabei meist eine so scharfe, daß sich aus der vergleichenden Betrachtung von mehreren Aufnahmen Sitz und Ausdehnung der Erkrankung sehr genau bestimmen lassen. Die Marmorierung zeigt sich auch — oft noch deutlicher — beim Röntgenbilde des Kontrasteinlaufes. Von Wert ist die Kontrolle des letzteren am Röntgenschirm.

Beizufügen ist nur, daß sich auch neoplastisch oder tuberkulös infiltrierter, aber nicht ulcerierter Darm in dem erkrankten Bereich in gleicher Weise verhält. Ob das Leerstehen eines Dickdarmabschnittes von reflektorischer Hypermotilität (z. B. bei kleinen Geschwürchen) oder von starrer Infiltration — mit oder ohne Geschwürsbildung — herrührt, das läßt sich durch den Kontrasteinlauf feststellen — am besten mittels Restbild (s. unten) nach vorsichtiger, künstlicher Luftaufblähung. Normale Entfaltbarkeit des Dickdarmes spricht für ersteres, mangelnde Entfaltbarkeit für letzteres. Nur bei schweren ulcerösen Colitiden wird die Darmwand ebenfalls starr und läßt sich durch den Einlauf nicht mehr entfalten (s. Abb. 370 und 371).

Die *Rectosigmoidoskopie* erfordert bei erkranktem Dickdarm besondere Vorsicht, da schon Perforationen vorgekommen sind. Sie zeigt abnormen Schleimbelag, diffuse Entzündung, körniges Aussehen der Schleimhaut, Beweglichkeit oder Starrheit des Sigmoidalabschnittes, Geschwüre und natürlich die schon oben erwähnten Neubildungen, Polypen und hie und da auch Divertikelöffnungen. Aus dem Fehlen von Geschwüren in den untersten 20—30 cm lassen sich natürlich keine Schlüsse auf den Zustand der höheren Abschnitte ziehen.

Von den oben erwähnten Erkrankungen ist die „*Syphilis*" in der Regel auf den untersten Teil des Dickdarmes beschränkt und führt dort zu dem typischen Krankheitsbilde der Rectalsyphilis, dem wir noch begegnen werden.

Praktisch viel wichtiger ist die „*Tuberkulose*". Bei den meisten Fällen von multiplen tuberkulösen Dickdarmgeschwüren besteht eine floride Lungentuberkulose, von deren Verlauf die Prognose im wesentlichen abhängt. Wir fanden letztere durchwegs ungünstiger als bei der isolierten, meist stenosierenden Ileocöcal- oder Dickdarmtuberkulose.

Das Spätstadium einer „*Amöben-*" oder „*Bacillendysenterie*" werden wir dann vermuten, wenn der Patient aus einer mit diesen Krankheiten behafteten Gegend kommt. Die Serumreaktion kommt

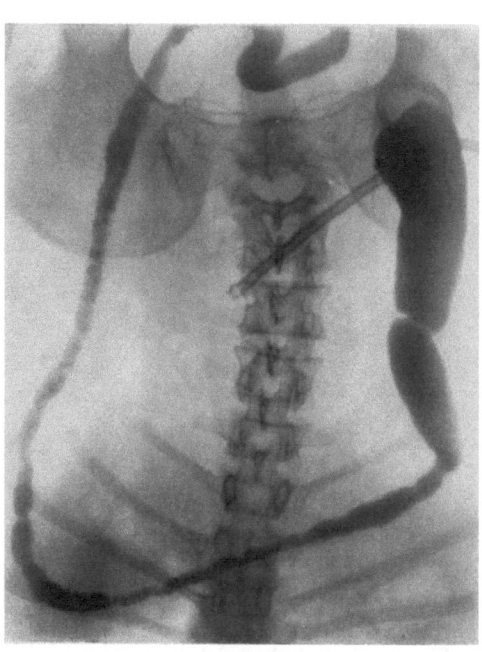

Abb. 371. Colitis ulcerosa gravis von einem Anus coecalis aus gefüllt. („Strickförmiger Darm".)

nur für den SHIGA-KRUSESchen Bacillus in Betracht. Amöben — wenigstens Amöbencysten — lassen sich im Stuhl bisweilen noch nach vielen Jahren nachweisen.

Wenn wir keinen Anhaltspunkt für eine der bisher besprochenen Formen finden, werden wir eine nichtspezifische „*Colitis ulcerosa chronica*" annehmen. Dieselbe befällt in ihren schweren Formen den ganzen Dickdarm. Häufiger ist sie aber auf das Coecum oder das S romanum beschränkt, als „*Typhlitis*" oder „*Sigmoiditis ulcerosa*".

B. Funktionsstörungen des Dickdarmes ohne typische anatomische Veränderungen.

Je mehr Namen eine Erkrankung erhält, um so weniger Bestimmtes wissen wir von ihr. Unter mindestens einem Dutzend Bezeichnungen wird seit etwa 30 Jahren ein Krankheitsbild beschrieben, das wir unter dem bekanntesten seiner Namen: „*Colitis mucomembranacea*" diesem Abschnitte voranstellen wollen, weil es alle Funktionsstörungen in sich faßt, deren der Dickdarm überhaupt fähig ist: *motorische Störungen* in Form von *Verstopfung*, abwechselnd mit *Durchfall*, *sensible Störungen* in Form von bald regelmäßig sich einstellenden, bald in heftigen Anfällen auftretenden *Kolikschmerzen*, und endlich *sekretorische*

Störungen in Form von anhaltend oder anfallsweise vermehrter Absonderung von Schleim in Gestalt glasiger oder koagulierter, band- und röhrenförmiger Massen. Unabhängig von irgendeiner typischen anatomischen Veränderung kann sich dieser Symptomenkomplex, wie die klinische Erfahrung beweist, bisweilen als Folge psychischer Affekte einstellen, kann monate-, ja jahrelang dauern und schließlich, z. B. infolge einer heftigen Gemütsbewegung, wieder verschwinden. Er kann aber auch die Reaktion des Dickdarmes auf die verschiedensten anatomischen Störungen inner- und außerhalb der Darmwand sein, von krebsigen, tuberkulösen oder anderweitigen Geschwüren der Darmwand bis zu Lageveränderungen des Dickdarmes und zu irgendwelchen entzündlichen

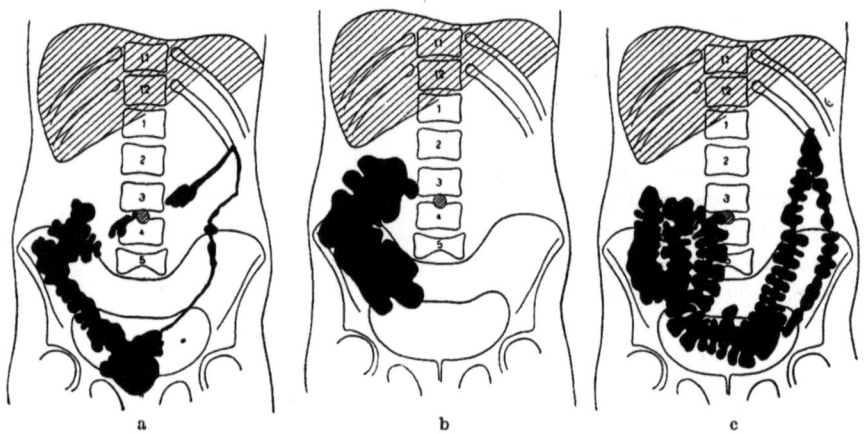

Abb. 372 a—c. Schematische Bilder zu den Funktionsstörungen des Dickdarmes.
a Hochgradige Colitis spastica des ganzen unteren Dickdarmes. b Obstipation vom Typus ascendens (nach 48 Stunden). c Obstipation, diffuse Form (nach 30 Stunden).

Vorgängen in seiner Nachbarschaft. Er kann endlich durch sehr verschiedenartige toxische Einflüsse (Alkohol, Tabak, Quecksilber) sowie durch Bakteriengifte bedingt sein.

Dieser letztere Umstand erklärt, wieso man dazu gekommen ist, irrtümlicherweise die nervöse Colitis mucomembranacea mit den infektiösen Colitiden zusammenzuwerfen.

Nicht immer betrifft die abnorme Reaktion den ganzen Dickdarm, und nicht immer zeigt sie voll ausgeprägt alle drei oben genannten Formen der Funktionsstörung. Viel häufiger finden wir im Gegenteil bloß die motorischen und bis zu einem gewissen Grade die sensiblen Störungen ausgesprochen, während die sekretorischen Störungen fehlen oder wenigstens nicht auffallend zutage treten. Wir haben dann im wesentlichen die „*schmerzhafte Konstipation*" vor uns. Diese führt uns weiter zur Frage der *Lokalisation der Funktionsstörung*. Hierüber gibt uns die Röntgenuntersuchung den sichersten Aufschluß.

Verabreichen wir einem normalen Menschen eine aus 80 g Bariumsulfat und 200—400 g Kohlenhydratbrei bestehende Kontrastmahlzeit oder eine der entsprechenden Mischungen des Handels, so finden wir nach 6—8 Stunden die ganze Kontrastmahlzeit im Coecum, Colon ascendens und bisweilen schon im Colon transversum. Nach 12—15 Stunden ist das Colon ascendens leer, oder beinahe leer, und der Inhalt ist im mittleren und unteren Abschnitte des Dickdarmes sichtbar. Nach 18—30 Stunden ist der ganze Darmkanal leer. Ist der Verlauf der Dickdarmverdauung verlangsamt, so findet sich die Verzögerung entweder auf den ganzen Dickdarm verteilt, oder sie betrifft den Abschnitt, in dem sich der Kot schon normal zum Zwecke der Eindickung am längsten aufhält, nämlich den Anfangsteil, bis etwa in die Höhe der Gallenblase (*Typus ascendens* der Obstipation nach STIERLIN), oder sie hat ihren Sitz im Endteil des Dickdarmes (*Sigmoido-* und *proktogene Obstipation*).

Die Obstipation vom *Typus ascendens* ist diejenige, bei der unserer Erfahrung nach die meisten subjektiven Beschwerden auftreten. Es erklärt sich dies schon aus dem Umstande, daß an dieser Stelle der Darminhalt noch halb flüssig ist und deshalb viel rascher abnormen Gärungsvorgängen mit Gasbildung verfällt, als bei der Retention von mehr oder weniger festem Kot im S romanum oder in der Ampulle.

Dies alles bringt uns dem Verständnis eines Krankheitsbildes näher, welches zuerst in Frankreich als Typhlocolite, Typhlite ptosique usw. von DIEULAFOY und anderen, in Deutschland später als Coecum mobile (WILMS), Typhlektasie, Typhlatonie usw. beschrieben worden ist.

Das Feststehende läßt sich, soweit es diagnostische Bedeutung hat, etwa folgendermaßen zusammenfassen:

Der „Anfall" von Blinddarmbeschwerden beschränkt sich bei der Typhlocolitis auf einen in der Ileocöcalgegend sitzenden, heftigen, aber nur wenige Stunden dauernden Schmerz, der meist schon vorbei ist, wenn der Arzt kommt. Der objektive Befund zeigt nur ein geblähtes Coecum. Eine diarrhoische Entleerung beschließt den „Anfall", und es bleibt nicht jene umschriebene Druckempfindlichkeit im Bereiche des Wurmfortsatzes zurück, welche noch während einiger Tage den abklingenden appendicitischen Anfall kennzeichnet. Dagegen finden wir, wie dies schon DIEULAFOY betont hat, bei solchen Individuen oft den einen oder anderen Teil des Dickdarmes schmerzhaft kontrahiert, als Zeichen eines abnormen Reizzustandes, einer Colitis spastica, und die ab und zu einsetzenden Schleimabgänge weisen uns ebenfalls auf die richtige Diagnose hin.

Das Coecum läßt sich als ausgesprochen bewegliches Gebilde abtasten und hin- und herschieben, wenn es nicht ins kleine Becken herunterhängt. Dabei hört man oft ein Gurren und Quatschen. Als objektiven Befund können wir ferner öfter auch zwischen den Schmerzanfällen mittels der funktionellen Röntgenuntersuchung ein abnorm langes Verweilen des Darminhaltes im Coecum, eine Konstipation vom Typus ascendens nachweisen.

Eine große Anzahl von solchen Fällen ist schon operiert worden, meist als Appendicitis. Die anatomischen Befunde — in der Regel ein großes, weit nach unten reichendes Coecum mit normalem Wurmfortsatz, schleierartige Membranen (JACKSON) — erklären nicht alles. Die Membranen sind bisweilen die Folgen wirklicher Entzündung. Öfter entstehen sie aber dadurch, daß das nach innen umkippende Coecum von außen her seinen sich allmählich durch den Zug verdickenden Mesenterialansatz auf sich lädt. Auch die von LANE beschriebene Abknickung des Dünndarmes vor der BAUHINschen Klappe kommt nur für wenige Fälle in Betracht. Ein abnorm bewegliches Coecum hat zum mindesten jeder zehnte Mensch. Verwachsungen und Knickungen viel höheren Grades bleiben oft genug symptomlos. Auch Verzögerung der Kotbewegung im Coecum kommt symptomlos vor. Wir kommen also wieder auf unsere schon oben geäußerte Auffassung zurück, daß bei allen diesen Dickdarmbeschwerden neben gelegentlichen Infektionen das funktionelle Moment die Hauptrolle spielt. Ein normal innervierter Dickdarm wird mit allen möglichen Hindernissen fertig und trotzt auch den Einflüssen einer sehr abnormen Ernährungs- und Lebensweise. Ein abnorm innervierter Darm dagegen reagiert auf jede Abweichung von der normalen Lebensweise und auf jedes noch so leichte mechanische Hindernis, ja auf jede psychische Verstimmung, bald bloß mit Störung der Darmmotilität, bald mit dem mehr oder weniger vollen Bilde der Colitis mucomembranacea.

Diese Colitis mucomembranacea hat chirurgisches Interesse vor allem der Diagnose wegen. Der Arzt muß sie kennen sowohl als selbständige Affektion, die besonders beim weiblichen Geschlechte alle möglichen schmerzhaften Erkrankungen der Bauchhöhle vortäuscht, und die den Neurastheniker zum

Carcinophoben macht, aber — und das ist besonders wichtig — auch als Begleiterscheinung eines wirklichen organischen Leidens. Sie hat überdies für uns noch deshalb Bedeutung, weil man versucht hat, und noch versucht, durch operative Eingriffe, von der harmlosen Coecostomie bis zur ausgedehnten Darmresektion, den allerschwersten Fällen die Heilung zu bringen, welche ihnen die innere Behandlung mitsamt Badekuren, diätetischer Behandlung, Elektrizität, Psychotherapie und Psychoanalyse nicht verschaffen konnte. Daß die operative Therapie dabei viel weiter kommt als die interne, das will ich nicht behaupten. Es ist eben bisweilen unmöglich, bei einem Menschen, dessen Psyche aus den Fugen gegangen ist, und dessen gesamter Reflexapparat unrichtig eingestellt ist, die mitgestörten Darmreflexe wieder in Ordnung zu bringen.

Das Gesagte erlaubt uns nun, auch den Sammelbegriff der ,,chronischen Appendicitis'' richtig zu würdigen. Wir müssen hier zwei Gruppen unterscheiden:

a) Die wirkliche chronische Appendicitis, bei welcher der Wurmfortsatz nicht aus dem Zustande der Entzündung herauskommt. Dies trifft vor allem bei der *tuberkulösen* Appendicitis zu, welche aber keinen neuen Namen braucht, und ferner bei sehr vielen gewöhnlichen Appendicitiden, bei denen Kotsteine, Stenosen, Verwachsungen, Knickungen ein völliges Abklingen der Entzündungserscheinungen verhindern. In den einen Fällen wird dieser chronische Reizzustand dem Träger des Wurmfortsatzes gar nicht bewußt, in anderen bedingt er häufige leichtere Schmerzen, reflektorische Störungen der Darmfunktion, so z. B. Colitis mucomembranacea, wieder in andern nur ein unbestimmtes Unbehagen in der rechten Bauchhälfte. Da sich ein großer Teil der schon von Anfällen betroffenen Wurmfortsätze in einem solchen chronischen Reizzustande befindet, so würde man die Bezeichnung ,,chronische Appendicitis'' am besten auf die Intervallfälle kurzweg ausdehnen. In vielen Fällen ist es aber noch gar nicht zum Anfall gekommen. Die prophylaktische Entfernung von solchen chronisch veränderten Wurmfortsätzen leistet manchen Dienst, allerdings auf Kosten der nicht selten bei der Operation normal gefundenen Appendices. Sie setzt eine genaue Untersuchung des Oberbauches und der Beckenorgane voraus, da Verwechslungen mit Gallensteinen, Duodenalgeschwür, Salpingitis, Oophoritis, ja selbst mit kleinen Ovarialtumoren nicht selten sind und mancher gesunde Wurmfortsatz für eine falsche Diagnose büßen muß.

b) Die andere Gruppe hat mit dem Wurmfortsatz überhaupt nichts zu tun. Sie umfaßt diejenigen Fälle, denen man früher den zum Teil ganz berechtigten Namen der Typhlitis stercoralis gegeben hat, und setzt sich demzufolge zusammen aus der umschriebenen Colitis ulcerosa des Coecums und den umschriebenen Funktionsstörungen des Anfangsteiles des Dickdarmes in ihren verschiedenen Formen, also der Typhlocolite, der Cöcalblähung usw., sei sie nun mehr mechanisch oder mehr funktionell bedingt. Für diese Fälle ist die Bezeichnung ,,chronische Appendicitis'' sinnlos.

51. Über Darmverschluß.

Ein Leiden zu beheben, das im Volksmunde noch jetzt den Namen ,,Miserere'' trägt, ist eine der dankbarsten Aufgaben des Chirurgen. Dazu muß aber das Übel früh erkannt und die Indikation zum Eingriff rechtzeitig gestellt werden. Wer beim Darmverschluß das volle klinische Bild abwarten will, der opfert das Leben seines Patienten der Diagnose. Niemand mache uns den Vorwurf, diagnostischer Faulheit Vorschub zu leisten. Wir müssen im Gegenteil *genau beobachten*, *gründlich untersuchen* und *alle Zeichen erwägen*, aber wir müssen dies *rasch tun und rasch einen Entschluß fassen,* wenn unsere Überlegungen dem Patienten überhaupt von Nutzen sein sollen.

Wir haben in der Praxis zwei große Gruppen von Darmverschluß zu unterscheiden, den *akut* einsetzenden *vollständigen* und den *allmählich* sich entwickelnden, während seiner Entwicklungsperiode *unvollständigen* sog. *chronischen* Verschluß. Wenden wir uns vorerst dem letzteren zu, weil er uns erlaubt, den Vorgang in aller Gemütsruhe in seinen Einzelheiten zu verfolgen.

I. Die allmählich sich entwickelnde Stenose (sog. chronischer Darmverschluß).

A. Die Symptome der Stenose.

Das erste Zeichen, das auf eine Verengerung des Darmlumens hinweist, ist die „*Darmkolik*", d. h. die schmerzhafte Kontraktion eines Darmteiles. Zur reinen Darmkolik aber gehört der nur Bruchteile einer Minute dauernde Schmerzanfall, der sich immer wieder wiederholt. Hierdurch unterscheiden sich Darmkoliken ohne weiteres von Gallen- oder Nierenkoliken, welche lang anhaltende Schmerzen machen. Kolikschmerzen sind aber ein sehr gemeines und deshalb an sich nicht viel beweisendes Symptom.

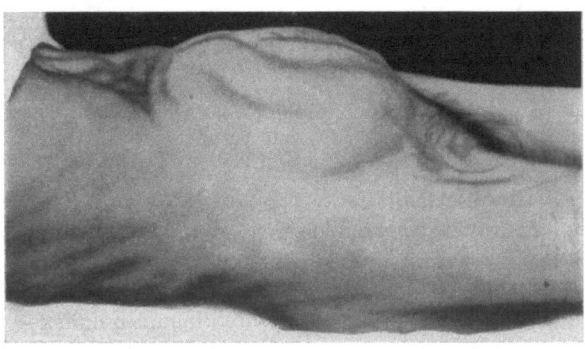

Abb. 373. Dünndarmsteifung bei hochgradiger Stenose.

Um mit Bestimmtheit auf ein lokales Leiden, einen lokalen Darmverschluß hinzudeuten, müssen sie sich regelmäßig, nach demselben Typus und in demselben Darmbezirk wiederholen. Es gibt ein Stadium, in welchem sich diese Schmerzen nur schwer von banalen colitischen Beschwerden unterscheiden lassen, und wo nur eine sorgfältige Röntgenuntersuchung das anatomische Hindernis feststellen läßt. Leicht ist die Unterscheidung, wenn sicht- oder fühlbare „*Kontraktionen*" des Darmes oberhalb des Hindernisses auftreten. Die Erweiterung kennzeichnet sich besonders durch das wiederholte Auftreten von hochtympanitischem oder Metallklang, vielleicht auch von peristaltischem Metallklingen an derselben Stelle und durch Plätschern, das sich daselbst hervorrufen läßt. Die abnormen Kontraktionen erkennen wir an der periodisch sich einstellenden *Darmsteifung*. Diese unterscheidet sich wesentlich von der Darmkontraktion bei Colitis. Bei letzterer ist der häufig leer oder über einer geringen Menge Faeces sich zusammenziehende Darm wie ein derber Strang anzufühlen (die „corde colique" der Franzosen), während der oberhalb eines Hindernisses gesteifte Darm, sei es Dick-, sei es Dünndarm, das Anfühlen einer prallen Geschwulst, eines geblähten Luftkissens, gibt. Daß es sich um gesteiften Darm handelt, das läßt sich aus dem tympanitischen Perkussionsschall und aus dem periodischen Auftreten und Schwinden der Resistenz schließen. Beobachtet man zum Überfluß an dieser Stelle noch im Momente des Schwindens ein „*gurrendes Geräusch*", so kann über die Diagnose einer Verengerung kein Zweifel mehr bestehen. Die Gesamtheit dieser Erscheinungen wird „von Wahlsches Zeichen" genannt.

Am Dünndarm sehen wir manchmal einen größeren Abschnitt in wogender Bewegung, manchmal unter dem Bilde von mehreren — bis vier — parallelen prall gewulsteten Schlingen. Um diese Erscheinungen beobachten zu können, muß man sich freilich bisweilen an das Bett des Patienten setzen und geduldig abwarten, wenn es nicht sofort gelingt, das Phänomen durch Palpation hervorzurufen. Erst im weiteren Verlaufe der Erkrankung, wenn die kompensatorische Hypertrophie der Darmmuskulatur nicht mehr hinreicht, um das Hindernis zu überwinden, kommt es zu Kompensationsstörung, die sich in einer anhaltenden Auftreibung des Abdomens äußert, und die schließlich in völlige Darmlähmung übergeht. Eine solche Auftreibung ist also keineswegs, wie es sich der Anfänger oft vorstellt, zur Diagnose einer Darmverengerung erforderlich, und man kann ein ganz flaches, ja eingesunkenes Abdomen bei einer für Kirschkerne nicht mehr durchgängigen Ileocöcalstenose sehen.

Die beschriebenen Erscheinungen sind am ausgesprochensten bei *Dünndarmstenosen*. Am *Dickdarm* ist die Steifung bisweilen sehr wenig deutlich. Darum die vielen Spätdiagnosen. Am ehesten sieht man sie noch bei Stenosen im Colon ascendens oder an der Flexura hepatica, aber auch dann betrifft sie, nach Undichtwerden der BAUHINschen Klappe, besonders die untersten Dünndarmschlingen.

Ein Zeichen, dem wir beim akuten, völligen Darmverschluß begegnen werden, fehlt beim unvollständigen Verschluß fast völlig, das *„Erbrechen"*. Wir finden es erst, wenn der Verschluß, sei es auch nur vorübergehend, ein vollständiger wird, und zwar tritt es dann um so früher auf, je höher oben im Darmkanal das Hindernis sitzt.

Gewisse Anhaltspunkte gibt uns das Verhalten des *„Stuhlganges"*, freilich nicht in der Weise, wie es noch vielfach angenommen wird. Man hört bisweilen die Überlegung, es liege keine Darmstenose vor, weil ein Patient normalen Stuhlgang habe, oder umgekehrt, es bestehe Verdacht auf Darmkrebs, weil die Entleerungen die Form von kleinen Knollen — wie Schafkot — zeigen. Das eine ist so unrichtig wie das andere. Der Stuhlgang formt sich allmählich im Colon descendens an. Sitzt das Hindernis im oberen Teile des Colon, wo der Darminhalt auch in der Norm noch breiweich ist, so setzt sich der regelrechten Formung der Faeces unterhalb des Hindernisses nichts entgegen. Der Patient hat also regelmäßige, wohlgeformte Stühle, und zwar oft bis zum Augenblick, wo völliger Verschluß eintritt. Selbst bei einer Verengerung im Bereiche der Flexura lienalis können die Faeces noch normal geformt bleiben. Stellen sich bei tiefer liegenden Dickdarmstenosen Anomalien des Stuhles ein, so äußern sich dieselben in der Regel weder durch die Schafkotform noch durch die berüchtigte „Bandform", sondern durch den Wechsel von völliger Verhaltung — euphemistisch noch als Obstipation bezeichnet — und Durchfall, ja explosivem Abgehen von völlig flüssigem Darminhalt. Oberhalb der Stenose ist der Darminhalt nämlich nicht etwa fest, „eingedickt", sondern breiweich bis flüssig — um so flüssiger, je enger die Stenose ist. Finden wir bei hartnäckiger Obstipation knolligen Kot, so dient uns das geradezu zur Beruhigung, indem wir annehmen dürfen, daß es sich um bloße Darmträgheit handelt. Schafkotform finden wir etwa bei Stenosen des S romanum, wo der in kleinen Portionen durchtretende Kot noch Zeit hat, sich weiter unten zu ballen.

Die sog. *„Bandform"* kommt dann zustande, wenn Kot von lehmiger Beschaffenheit durch eine nahe am Anus liegende, auf jeden Fall mit dem Finger zu erreichende Verengerung hindurchgezwängt wird, nie aber bei höher sitzenden Stenosen. Es besteht dann auch Tenesmus (s. unter „Stuhlbeschwerden"). Dabei finden sich die glattbegrenzten Bandformen mehr bei extrarectalen Tumoren, die rillenförmigen Bandstühle bei intrarectalen.

Bei jeder *„Verstopfung"* erkundigen wir uns nach ihrer Dauer. Besteht sie seit Jahren, so beweist sie an sich nichts Schlimmes. Ist sie seit wenigen Monaten bei einem sonst nicht verstopften Individuum aufgetreten, so ist sie ein ernstes Zeichen, das sehr genaue Untersuchung erfordert.

Ein 50jähriger Mann geht zum Arzt wegen seit kurzer Zeit aufgetretener Verstopfung. Dieser findet am Abdomen nichts und verordnet Früchte. Der Patient ißt denn auch 4 Monate lang mit Beharrlichkeit Früchte und kommt dann mit einem kaum mehr operablen. hohen Mastdarmkrebs zum Chirurgen.

Blutbeimengung finden wir, makroskopisch oder mikroskopisch, beinahe immer beim Carcinom, oft bei Tuberkulose und gelegentlich auch bei Colitis mucomembranacea. Hier finden wir neben den seltenen reichlicheren Blutungen kleine Blutpunkte mitten in Schleimklümpchen, die uns auf die richtige Diagnose führen können. Repetierte, größere Blutbeimengungen im Stuhl sah ich beim blutenden Geschwür eines MECKELschen Divertikels.

Die Mastdarmschleimhaut blutet bisweilen auch in Fällen, in denen wir weder Geschwüre, noch innere Hämorrhoiden, noch irgendeine andere Veränderung nachweisen können als Hyperämie.

Eiterbeimischung läßt außer an eitrige, z. B. gonorrhoische Proktitis an einen tiefergreifenden, geschwürigen Vorgang im unteren Dickdarm denken, wie er bei großen buchtigen Krebsen, aber auch bei anderweitigen, besonders dysenterischen Geschwüren vorkommt. Bei höher sitzenden Krebsen mischt sich der Eiter so sehr mit dem Kot, daß er nicht mehr gesondert zu erkennen ist. Jede größere Eiterentleerung per rectum läßt auf Durchbruch eines Abscesses in einem tieferen Darmabschnitt schließen.

Schleimbeimengung kommt bei jedem Reizzustande des Dickdarms vor, also bei selbständiger Colitis so gut, wie bei Colitis infolge von Tuberkulose oder Krebs.

Die „*Rückwirkung auf das Allgemeinbefinden*" dürfen wir nur mit Vorsicht für die Diagnose verwerten, da im Stadium guter Kompensation die Ernährung anfangs nicht leidet. Häufen sich allerdings die Kolikanfälle, so wird der Patient instinktiv die Nahrungsaufnahme vermindern und wird deshalb abmagern, auch dann, wenn noch keine anhaltende Kotstagnation vorhanden ist. Die Frage der Abmagerung darf man nicht nach dem Fett beurteilen, das der Patient noch hat, sondern nach demjenigen, das er *nicht mehr hat*. Ein Blick auf die Kleider und Aufheben einer Hautfalte, besonders am Abdomen oder am Oberschenkel, genügen, um zu zeigen, was früher dagewesen ist. Hat der relative Verschluß längere Zeit gedauert, so fehlt ein gewisser Grad von Kachexie nie.

B. Der Sitz der Stenose.

Bisweilen weisen Rectaluntersuchung, Palpationsbefund und Lage der sich steifenden Schlinge ohne weiteres auf den Sitz der Verengerung hin. In anderen Fällen müssen wir denselben auf Grund der Anhaltspunkte zu bestimmen suchen, welche wir bei der Besprechung des akuten Verschlusses geben werden. Nur muß man dem Umstande Rechnung tragen, daß die Erscheinungen beim chronischen Verschlusse anfangs nicht sehr ausgesprochen sind, weil der Verschluß eben nur unvollständig ist. Immerhin liegen Stenosen, die zu Durchfall-Obstipation Anlaß geben, erfahrungsgemäß in tiefen Colonabschnitten. Die Bedeutung des Röntgenbildes für die Lokaldiagnose des Verschlusses werden wir weiter unten besprechen.

Auf *eine* wichtige, schon längst bekannte Eigentümlichkeit sei hier noch hingewiesen, die, weil immer wieder vergessen, nicht selten zu Täuschungen Anlaß gibt. Sitzt ein Hindernis irgendwo im Dickdarm, z. B. am S romanum, so wird das Maximum der Ausdehnung des Dickdarmes nicht etwa direkt oberhalb der Stenose, sondern bei schlußfähiger BAUHINscher Klappe stets im Coecum zu finden sein. Die Ursache dieser Eigentümlichkeit liegt, wie sich experimentell darstellen läßt, in dem doppelten Faktum, daß im Colon ascendens und Coecum der Durchmesser des Darmlumens größer, die Wanddicke aber etwas geringer ist, als in den tieferliegenden Dickdarmpartien. Dies erklärt auch, weshalb die zahlreichsten und tiefsten Dehnungsgeschwüre und die Durchbrüche von solchen sich im Coecum und Colon ascendens finden, selbst wenn das Hindernis im unteren Teile des S romanum sitzt. Der Patient verlegt darum auch den Sitz seiner Beschwerden ins Coecum, trotzdem die stenosierende Geschwulst sich viel weiter unten befindet.

Hochsitzende Darmverschlüsse mit Ausnahme des Bridenileus sind selten. Immerhin kommen stenosierende Dünndarmcarcinome vor. Es resultieren ganz ähnliche Bilder wie in Abb. 385 und 386. Galliges Erbrechen ist hier im Vordergrund der klinischen Erscheinung. Selten ist auch die angeborene Stenose des Duodenums.

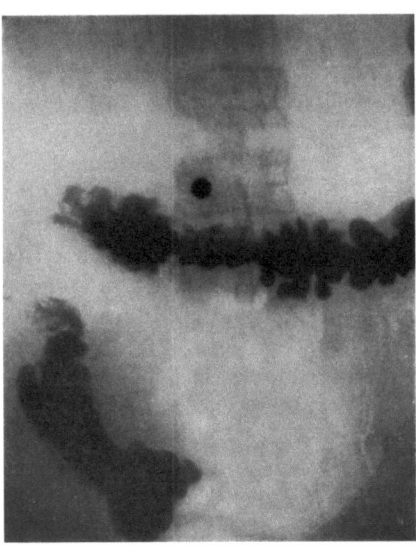

Abb. 374. Tuberkulose des Colon ascendens. Kontrastmahlzeit. Schattenausfall.

C. Form und Ursache der Stenose.

Eine *allmähliche* Verlegung des Darmlumens entsteht durch konzentrische Verengerung infolge von Erkrankung der Darmwand, oder durch festen Druck von außen.

1. Eine *konzentrische Verengerung* finden wir vor allem bei Carcinom, Tuberkulose, bei der sehr viel selteneren Lues des Darmes und endlich bei nicht spezifischen Narbenstenosen.

Für die Differentialdiagnose zwischen „*Krebs*" und „*Tuberkulose*" (siehe Abb. 374) geben das *Alter* des Patienten und der *Sitz der Stenose* gewisse Anhaltspunkte. Am Dünndarm ist die oft multiple ringförmige Tuberkulose häufiger als Krebs und kommt bis zum 20. Jahre sozusagen allein in Betracht. Vom 3. Dezennium weg müssen wir auch an Krebs denken. An der Ileocöcalklappe und im Anfangsteil des Coecums kommt beides vor, Krebs aber auch hier erst gegen Ende des 3. Dezenniums (s. Abb. 377). Je weiter nach unten im Dickdarm, um so seltener werden tuberkulöse, um so häufiger krebsige Stenosen. Meist erst nach dem 50. Jahre wird der scirrhöse, stenosierende Krebs des unteren Dickdarmes beobachtet.

Auch der *Palpationsbefund* hat seine Bedeutung. Ein chronisches Hindernis im Dünndarm wird, wenn es deutlich palpierbar ist, eher ein Carcinom sein, als eine tuberkulöse Striktur, da diese dem tastenden Finger sehr leicht entgeht. Nur an der Ileocöcalklappe lassen sich sowohl Krebse, wie tuberkulöse Veränderungen leicht durchfühlen. Letztere sind weniger scharf begrenzt, weniger derb anzufühlen und weniger beweglich als die ersteren.

Bei Tuberkulose haben die Darmstörungen, wenn der Chirurg zu Rate gezogen wird, oft schon ein Jahr und länger gedauert, und es wechselten Perioden von Verschlimmerung ab mit zeitweiliger länger dauernder Besserung. Beim Carcinom erfreute sich der Patient vorher meist völliger Gesundheit, und die Erscheinungen zeigten vom Momente ihres ersten Auftretens an einen unaufhaltsam fortschreitenden Charakter. Remissionen und zeitweilige Besserung des Allgemeinbefindens kommen zwar auch hier vor, ihre Dauer zählt aber höchstens nach Monaten. Die Abmagerung ist demnach bei Carcinompatienten trotz kürzerer Dauer des Leidens meist auffallender. In seltenen Fällen kann sich freilich der Verlauf auch bei krebsigen Stenosen über Jahre erstrecken, bevor eine sichere klinische Diagnose gestellt werden kann. Entscheidet auch die unten zu besprechende Röntgenuntersuchung nicht, so ist eine Probelaparotomie besser als langes Zuwarten. Erwähnt sei noch der Umstand, daß bei Ileocöcaltuberkulose, ausnahmsweise auch bei Krebs, Schübe von akuter, durch Mischinfektionen bedingter Perityphlitis vorkommen, die anfänglich für gewöhnliche Appendicitiden gehalten werden.

Vom Coecum bis zur Flexura lienalis sind die Dickdarmkrebse bei nicht zu fetten Leuten leicht tastbar, da sie in der Regel schon früh deutliche Geschwülste bilden. Die Flexura lienalis dagegen ist der Palpation fast unzugänglich, und man muß die Patienten geradezu Übungen vornehmen lassen, um einigermaßen weit genug hinauftasten zu können. Die Krebse des S romanum entziehen sich meist der Palpation, einmal wegen der anatomischen Lage der Flexura und hauptsächlich, weil sie in der Regel sehr klein sind. Der Darm sieht oft aus wie mit einem Faden eingeschnürt (Abb. 375), und nicht wie von einer Geschwulst befallen. Bimanuelle Untersuchung in Narkose vom Rectum und Abdomen her läßt die Geschwulst bei mageren Leuten bisweilen feststellen. Die zuverlässigsten Resultate gibt für die untersten 25—30 cm die Rectosigmoidoskopie, die in keinem Falle versäumt werden darf.

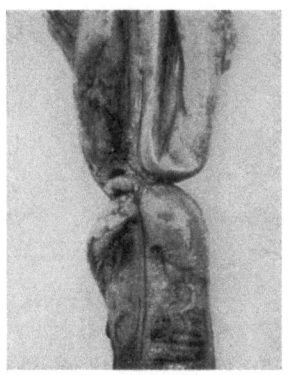

Abb. 375. Krebs des S romanum in Form eines Schnürringes.

Auch ein tiefer sitzender *Mastdarmkrebs* kann ausnahmsweise zu starker Verengerung des Lumens und damit zu Ileuserscheinungen führen. Die Klage über Stuhldrang gibt aber zur Austastung des Mastdarmes Anlaß und läßt so die Stenose rasch auffinden.

Viel seltener als krebsige und tuberkulöse Stenosen sind die „*reinen Narbenstenosen*". Während den Strikturen durch typhöse und dysenterische Geschwüre nur geringe Bedeutung zukommt, wissen wir, daß *Traumen* zu Verengerungen führen können. Ein gequetschter Darm erholt sich meist leicht, während Abriß oder Thrombose eines Stückes Mesenterium auf dem Wege der Geschwürsbildung und Vernarbung Stenose verursachen kann. Bisweilen schließt sich eine zirkuläre Stenose an die blutige oder die unblutige *Reposition eines eingeklemmten Bruches* an. Wir werden dieses Vorkommnis bei Anlaß der Brucheinklemmung besprechen.

Der Vollständigkeit halber seien noch die seltenen *syphilitischen* Strikturen erwähnt, die beinahe immer im unteren S romanum oder im Mastdarm sitzen.

Nur ausnahmsweise finden wir das Bild allmählicher Verengerung bei den Sarkomen und den gutartigen Geschwülsten (Lipome, Myome, Polypen). Hier kommt es dagegen ab und zu infolge von Volvulus oder von Invagination zu akutem oder subakutem Darmverschluß.

Endlich ist noch die Stenose des unteren Dickdarmes durch chronische Sigmoiditis beim Vorhandensein von Divertikulose zu erwähnen. Die in ihrer klinischen Bedeutung zuerst von GRASER gründlich studierte „*Divertikelerkrankung*" führt zu verschiedenen klinischen Krankheitsbildern.

a) Ausnahmsweise herrschen Darmblutungen vor, und man denkt an Carcinom.

b) Es bestehen jahrelang bald stumpfe, bald kolikartige Schmerzen im Bereich des S romanum mit und ohne Abgang von Blut und von Schleim. Die Palpation läßt die Sigmoidschlinge als wurstförmig verdickt und druckempfindlich erkennen.

c) Es tritt scheinbar unvermittelt oder in Anschluß an das Krankheitsbild b) ein akuter Darmverschluß auf, dessen Ursache meist erst bei der Operation erkannt wird.

d) Es kommt zur chronischen Stenose, sei es im Bereich des Sigmoids, sei es im obersten Rectum. Die Diagnose lautet auch hier in der Regel auf „Carcinom", wenn die Natur der Verengerung nicht durch das Röntgenbild oder durch die Rectoskopie richtig erkannt wird.

e) Es entwickeln sich von perforierenden Divertikeln aus chronische, jahrelang dauernde Abscesse im kleinen Becken, welche schließlich bisweilen in die Blase durchbrechen und zu Blasen-Mastdarmfisteln führen.

f) Es entsteht durch Perforation eines Divertikels eine akute, wenn nicht ganz früh operiert, tödliche Peritonitis.

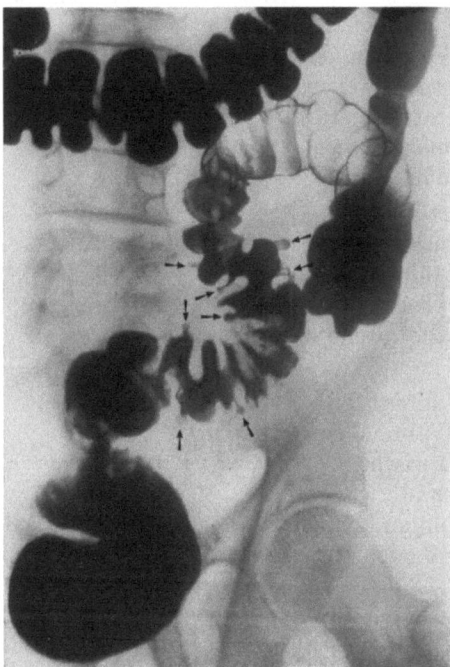

Abb. 376. Diverticulosis der Sigmaschlinge. „Handharmonikaform".

Wo die Aufnahme des Röntgenbildes möglich ist, finden wir eine mehr oder weniger ausgesprochene spastische Kontraktur der Sigmoidschlinge oder eines Teiles derselben. Ihr Aussehen läßt sich am besten mit demjenigen des Balges einer Handharmonika vergleichen. Die hanfkorn- bis erbsengroßen, ja noch größeren Divertikel sitzen häufig auf den spitzen Falten des Balges. Vereinzelte Divertikel findet man in manchen Fällen bis ins Colon pelvinum herunter und bis ins Colon transversum hinauf. Ihre Füllung gelingt am besten mittels des Kontrasteinlaufes, bei dem aber wegen der Perforationsgefahr hoher Druck zu vermeiden ist. Wie unsere Untersuchungen gezeigt haben, beruht die Stenosierung zum Teil auf kleinen Entzündungsherden, ja sogar Abscessen in der Wand der Divertikel, und zum Teil auf einem chronischen, in seiner Intensität wechselnden Spasmus (s. Abb. 381).

Der folgende Fall war der erste, bei welchem die klinische Diagnose der Divertikulose auf Grund des Röntgenbildes gestellt wurde.

Der 65jährige Patient kommt zu uns mit unklaren Erscheinungen von Darmstenose. Die systematische Untersuchung des Darmkanals bis zum Rectum bleibt resultatlos. Erst der Kontrasteinlauf gibt mit dem Bilde (Abb. 376) den Schlüssel zu den klinischen Symptomen, und die Operation bestätigte die Diagnose einer relativen Stenose durch Sigmoiditis diverticularis.

2. Wir kommen zum chronischen Ileus durch von *außen auf den Darm einwirkende Gebilde.* Hier kann die Entstehung des Darmverschlusses auf drei Momenten beruhen: erstens auf der direkten Kompression, zweitens auf der Fixation des Darmes durch Verwachsung und drittens auf der Infiltration der Darmwand. Am seltensten wirkt bloß das erste Moment ein. Solange nämlich der Darm noch frei beweglich ist, gelingt es ihm beinahe immer, eine Lage zu finden, in welcher er seiner Funktion genügen kann. Darum ist selbst

bei den größten Bauchgeschwülsten, solange sie gutartig und nicht entzündlich gereizt sind, chronischer Ileus so selten. Am ehesten führt infolge seines unaufhaltsamen Wachstums der „*retroflektierte schwangere Uterus*" zu Störungen. Ist dagegen eine Geschwulst bösartig und heftet sie den neben ihr vorbeiziehenden Darm an sich, so daß er nicht ausweichen kann, so wird sie schon bei verhältnismäßig geringem Umfange durch Druck zu chronischem Darmverschluß führen. Wir sehen dies bei den „*Carcinomen*" der *Niere* und des *Ovariums*, bei großen *Uteruskrebsen* und endlich bei den an verschiedenen Stellen des Abdomens vorkommenden Sarkomen. — Noch leichter, aber allerdings mehr vorübergehend, treten die Erscheinungen des chronischen Ileus bei „*entzündlichen Vorgängen*" auf, welche den Darm gleichzeitig komprimieren, fixieren und infiltrieren, und durch die letztere Einwirkung die normale Peristaltik in einer gewissen Ausdehnung aufheben. Diese Form von Verschluß finden wir am häufigsten bei Abscessen und Schwartenbildungen infolge von *Perimetritis*, *Appendicitis*, *Perinephritis*.

Wir haben bis jetzt den chronischen Ileus als ein trotz kurzer Unterbrechungen langsam fortschreitendes Krankheitsbild aufgefaßt, bei dem die Symptome uns zwar dank ihrer langsamen Entwicklung alle Zeit zur Untersuchung und Überlegung lassen, bei dem sie aber zu keiner Zeit völlig aussetzen. Hiervon gibt es Ausnahmen. Der chronische Ileus kann „*intermittierend*" sein, trotzdem die Ursache der Erkrankung unverändert fortbesteht. Bei beginnendem Dickdarmkrebs sehen wir z. B. wochen- und monatelange Pausen zwischen den einzelnen Anfällen von relativem Verschluß. Es hängt dies einmal zusammen mit dem wechselnden Kompensationszustande der Darmmuskulatur und in einzelnen Fällen mit Zerfallsvorgängen an der Striktur.

Je weniger wir aus den Symptomen einer Ruhepause schließen können, um so mehr Gewicht müssen wir auf die Anamnese legen. Sind auch nur einmal die sicheren Erscheinungen einer Stenose: lokalisierte Kolik, vielleicht auch Erbrechen, umschriebene Darmsteifung und ein ihr entsprechendes Stenosengeräusch zuverlässig beobachtet worden, so müssen wir den Fall sorgfältig verfolgen, selbst wenn alle Erscheinungen zeitweilig zurückgegangen sein sollten.

Nicht immer endlich ist der chronische Ileus *progressiv*. Handelt es sich um eine nicht zu ausgedehnte Narbe, z. B. nach Brucheinklemmung, nach Trauma, so ist es sehr wohl denkbar, daß die Erscheinungen nach und nach abnehmen, um schließlich völlig zu schwinden. Dasselbe gilt in noch höherem Grade von den durch entzündliche Veränderungen bedingten Störungen der Durchgängigkeit. Diese Fälle machen neben den später noch zu erwähnenden Achsendrehungen und Invaginationen einen guten Teil der ohne Operation geheilten Darmverschlüsse aus.

Für die „*Röntgenuntersuchung*" bildet die Röntgenserie nach Verabreichung einer Kontrastmahlzeit die Grundlage.

Chronische Verengerungen des *Dünndarmes* — am häufigsten wird es sich um tuberkulöse Stenosen handeln — sind an der Anhäufung des Kontrastmittels vor der Stenose zu erkennen, wobei wir berücksichtigen werden, daß der Dünndarm bei einer Kontrastmahlzeit von 200—400 g Brei innerhalb 6—68 Stunden leer sein soll, wenn wenigstens nicht kurz nach der Kontrastmahlzeit eine größere anderweitige Mahlzeit eingenommen worden ist. Bei der Dünnflüssigkeit des Dünndarminhaltes und der Lebhaftigkeit der Dünndarmperistaltik muß freilich die Stenose schon recht eng sein, um eine im Röntgenbilde nachweisbare Stauung der Kontrastsubstanz zu bedingen. (Vgl. Röntgenbild bei Invagination Abb. 377 b und 388, S. 366).

Für den *Dickdarm* müssen wir mit folgenden Tatsachen rechnen:

a) Je höher oben die Stenose sitzt, je dünnflüssiger also der Kot noch ist, um so enger muß eine Stenose sein, um überhaupt auf dem Röntgenbilde erkennbar zu werden.

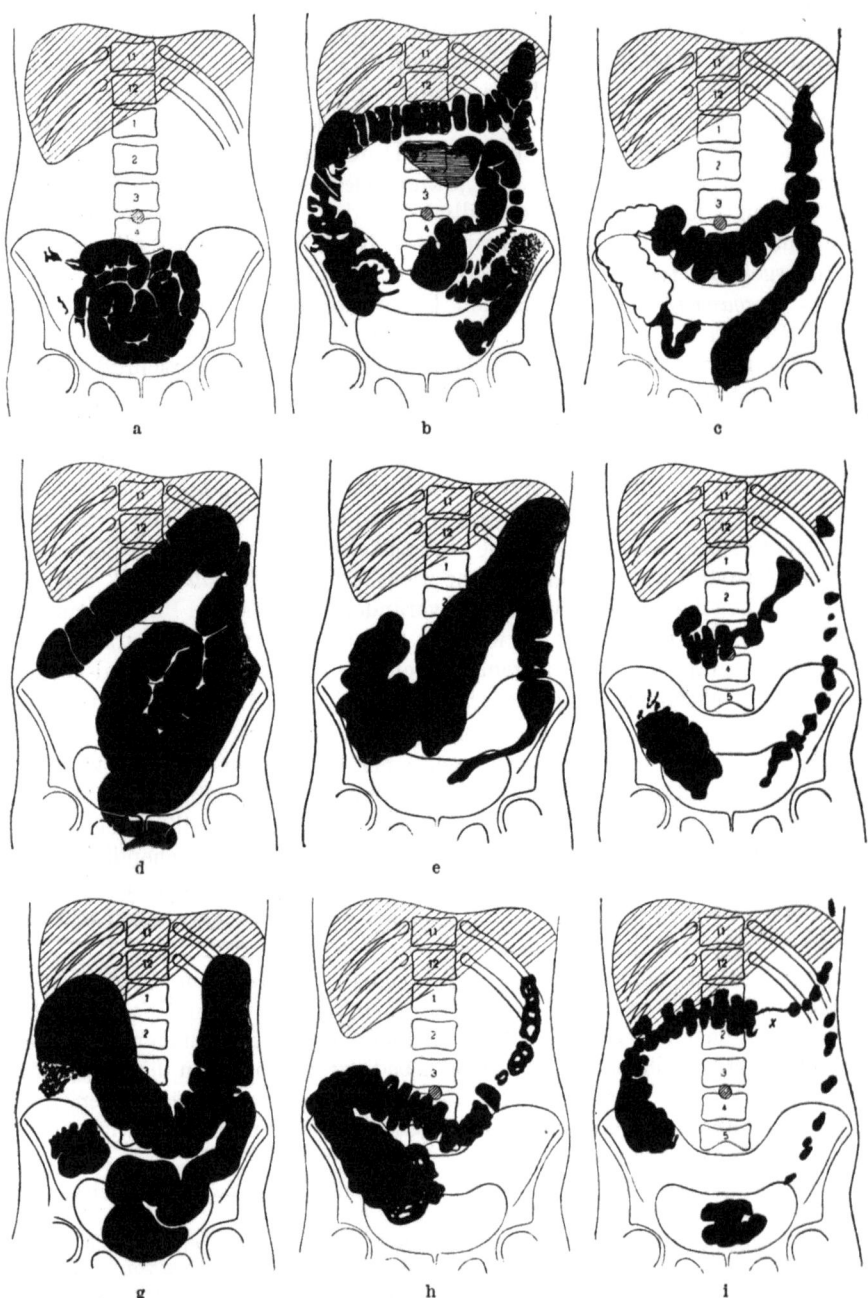

Abb. 377 a—i. Schematische Bilder zur Pathologie des Darmes.

a Retention im Dünndarm nach 9 Stunden bei Carcinom des Coecums. Dickdarm noch leer. **Hindernis beinahe absolut.** b Retention im Dünndarm nach 6 Stunden bei Invaginatio ileocoecalis. **Dickdarmfüllung dabei gut, Durchgangshindernis also nur relativ.** c Dickdarmbild bei Tuberkulose des Coecums und des Colon ascendens (Schattenausfall in dem erkrankten Gebiet.) d Einlaufsbild bei tuberkulöser Stenose des Colon ascendens. (Das Colon ascendens und das Coecum füllen sich nicht.) e Starke tuberkulöse **Infiltration des** S romanum, Einlaufsbild. Der kranke Darmabschnitt nicht entfaltbar. f Krebs des oberen Colon ascendens (nach 24 Stunden). Umschriebener Schattenausfall mit Stauung oralwärts. g Derselbe Fall. **Einlaufsbild.** Die erkrankte Partie füllt sich nicht, wohl aber das gesunde Coecum jenseits. h Rückstauung des Kotes ins Coecum und Colon ascendens bei krebsiger Verengerung im S romanum. i Aussparung bei Krebs des Colon transversum (×). Gleichzeitig leichte Kotstauung im Coecum (Aufnahme nach 24 Stunden).

b) Bei tiefer sitzenden Dickdarmstenosen macht sich eine ausgedehntere Stauung meist nicht unmittelbar vor der Stenose geltend, sondern, wie wir gesehen haben, im oberen Dickdarm. Auch Stenosen des Colon descendens und des S romanum äußern sich also vor allem durch eine abnorm reichliche und abnorm lange dauernde Füllung des Coecums und des Colon ascendens. Ein ähnliches Bild finden wir aber auch bei der Konstipation vom Typus ascendens wieder. Wir werden deshalb eine anatomische Verengerung nur vermuten, wenn wir bei wiederholter Aufnahme weiter unten im Dickdarm stets an derselben Stelle eine annähernd gleich gestaltete Unterbrechung der Kotsäule finden (konisches Ende der Kotsäule, Aussparungen usw.) Wiederholte Untersuchung ist deshalb unerläßlich, weil ganz entsprechende Bilder sich nicht selten als reine Produkte des Zufalles finden. Zur Kontrolle der funktionellen Prüfung werden wir stets noch den *Kontrasteinlauf* vornehmen, d. h. den Einlauf von 150 bis 200 g Barium sulfuricum in $1^1/_2$ bis 2 Liter ganz dünnen Stärkebreies.

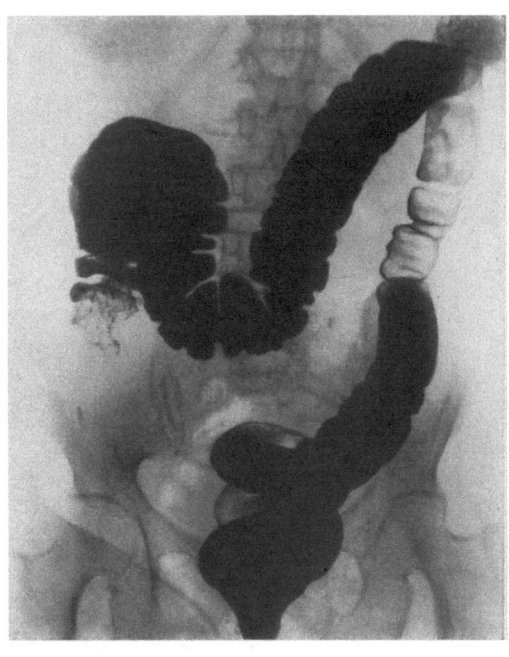

Abb. 378a. Krebs des Colon ascendens: Stopp im Einlaufsbild.

Da ein solcher Brei aber durch die meisten Stenosen schließlich noch hindurchläuft, so lassen sich manche Stenosen durch dieses Mittel nicht deutlich zum Ausdruck bringen, wenn nicht eine größere Aussparung entsteht (Abb. 377 d). Man wird darum das Einlaufen der Bariumflüssigkeit am Röntgenschirme verfolgen und wird aus ausgesprochenem Anstauen an einer bestimmten Stelle auf eine Stenose schließen, wenn der Darm vorher zuverlässig entleert war. Im Zweifelsfalle ist eine Kontrolluntersuchung nötig. Zweckmäßig ist es auch, nach spontaner Entleerung des Klysmas eine zweite Röntgenaufnahme (Restbild) zu machen. Stenosen kommen so oft besser zur Darstellung als bei der Aufnahme mit ganzer Füllung, besonders wenn vor der Aufnahme des Restbildes behutsam etwas Luft eingeblasen wird (BERG). Vorsicht in der Deutung ist aber auch hier erforderlich, da schon eine einfache Knickung durch Verwachsungen ein Stenosenbild vortäuschen kann. Wird der Kontrasteinlauf an die Untersuchung mittels Kontrastmahlzeit angeschlossen, so muß man sich zuvor davon überzeugen, daß das Barium der Mahlzeit völlig entleert ist, da sonst Trugbilder entstehen können. Ich habe es erlebt, daß infolge Nichtberücksichtigung dieser Regel ein Carcinom der Flexura hepatica im Einlaufsbild übersehen wurde.

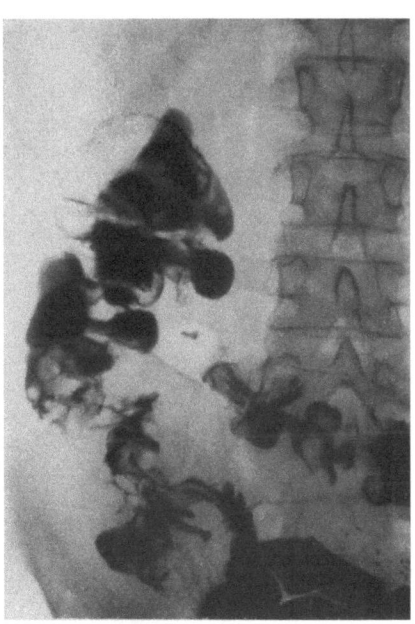

Abb. 378b. Carcinom des Colon ascendens. Kontrastmahlzeit mit Schattenausfall.

Eine besondere Stellung in der Lehre vom Darmverschluß nimmt die sog. „HIRSCHSPRUNGsche *Krankheit*" ein. Diese Diagnose werden wir stellen, wenn wir bei einem Individuum in jüngeren Jahren — öfter sind es kleine Knaben —

eine mit leichten Ileuserscheinungen einhergehende, hochgradige Ausdehnung des Dickdarmes durch Gas und Kotmassen finden. Der gefüllte Dickdarm

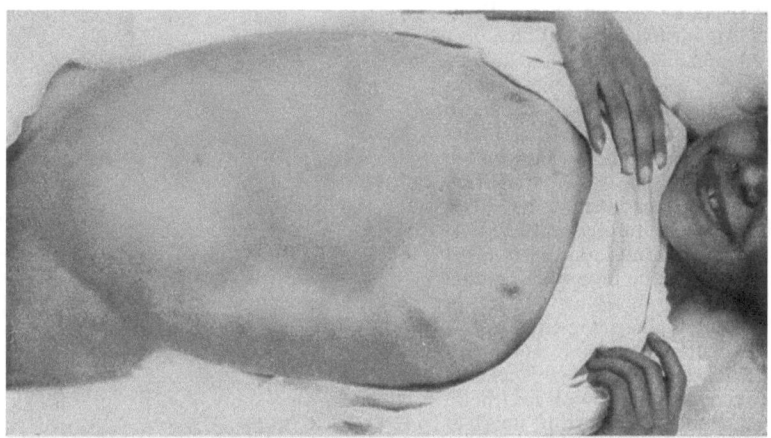

Abb. 379a. HIRSCHSPRUNGsche Krankheit.

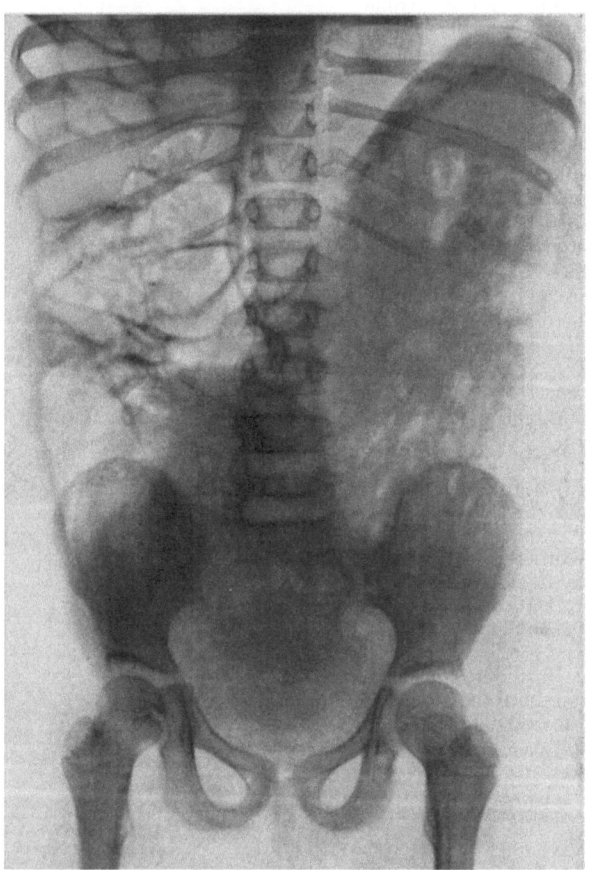

Abb. 379b. Dazugehöriges Röntgenbild.

läßt sich bei dem abgemagerten Patienten leicht durch die Haut hindurch erkennen. Untersuchen wir vom Mastdarm her, so geraten wir meist ohne

weiteres in lehmige Kotmassen, welche die Ampulle nicht nur ausfüllen, sondern auch hochgradig ausdehnen. Die Entleerung des Darmes mit Fingern,
Löffeln und ähnlichem
mehr kann stundenlange
Arbeit erfordern. In-
folge der chronischen
Kotstauung kann es dann
zu akutem Ileus kom-
men, wenn durch all-
zu starke Überdehnung
des Darmes die Peri-
staltik nicht mehr ge-
nügend Kraft zur Be-
förderung entwickelt (s.
Abb. 379 a u. b). Auf die
für diese eingedickten
Lehm-Stuhlmassen cha-
rakteristischen Röntgen-
befunde (Verschumme-
rung) wurde schon auf
S. 285 hingewiesen.

Gegen die früheren An-
nahmen, daß es sich bei der
HIRSCHSPRUNGschen Krank-
heit (abgesehen von den
seltenen Fällen mit außer-
gewöhnlich langem Dickdarm
oder abnormer Klappenbil-
dung in demselben) um eine
angeborene Schwäche des
Dickdarmes handle, spricht
die Tatsache, daß die Darm-

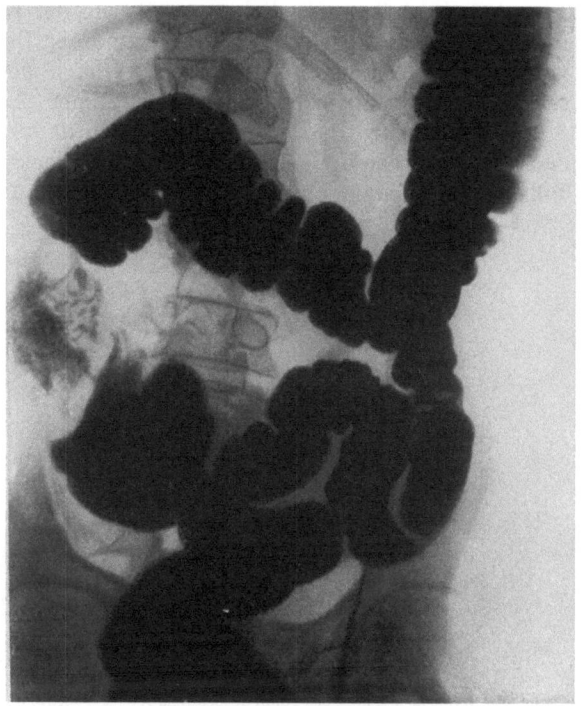

Abb. 380. Krebs des Colon ascendens, Kontrasteinlauf.
Schattenausfall.

wand im Gegenteil stark verdickt ist. Die Störung liegt nach heutiger Auffassung in
einem Überwiegen des Sympathicotonus des Dickdarmes oder einzelner (besonders
distaler) Teile. Dafür spricht die nach hoher Lumbalanästhesie oder nach operativen
Ausschaltungen am Bauchsympathicus erfolgende
Kontraktion der erweiterten Darmpartien.

Ist nur die Ampulle des Rectums und eventuell
auch noch das Sigma befallen, so findet sich meist auch
eine Megacystis vor (Blasenerweiterung).

II. Der akute, völlige Darmverschluß.

A. Symptome.

Der akute Darmverschluß unterscheidet
sich von dem chronischen nicht nur durch
die Plötzlichkeit des Einsetzens, sondern vor
allem durch die Vollständigkeit der Absper-
rung. Er zeigt uns auf Stunden, höchstens

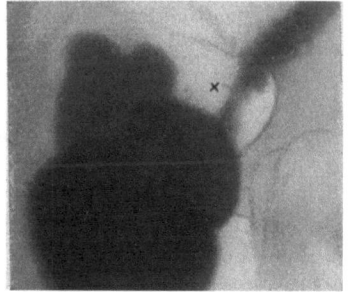

Abb. 381. Spastische Stenose
bei Divertikulose. (Einlaufsbild.)

Tage zusammengedrängt das, was wir beim chronischen Verschluß während
Wochen und Monaten beobachten und noch einiges Weitere dazu. Zu den
Grundsymptomen, dem intermittierend auftretenden Kolikschmerz und der
beim akuten Ileus allerdings selteneren umschriebenen Darmsteifung, gesellt sich
später als wichtigstes und regelmäßiges Symptom das *Erbrechen*, das wir beim

sog. chronischen Ileus nur im Moment akuter Verschlimmerung antrafen. Das
Allgemeinbefinden leidet sehr rasch durch den Mangel an Flüssigkeitsaufnahme
und durch Toxinresorption. Die Harnmenge nimmt ab, im Harn tritt Indican
auf, der Puls, zu Beginn oft noch ruhig und voll, wird klein und frequent, die
Atmung, ebenfalls anfänglich nur während der Kolikanfälle beschleunigt, wird
mit zunehmendem Meteorismus rasch und oberflächlich, und der Patient stirbt
verdurstend, verhungernd und vergiftet nach wenigen Tagen, wenn nicht eine
sekundäre Peritonitis der Szene noch rascher ein Ende bereitet.

Erschwert wird die Diagnose bisweilen dadurch, daß die reinen Verschluß-
erscheinungen von dem initialen Schock verdeckt werden, der sich sofort durch
Pulsbeschleunigung und Kollapssymptome äußert. Derselbe geht bei sehr

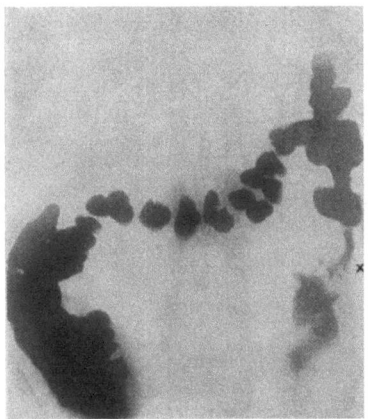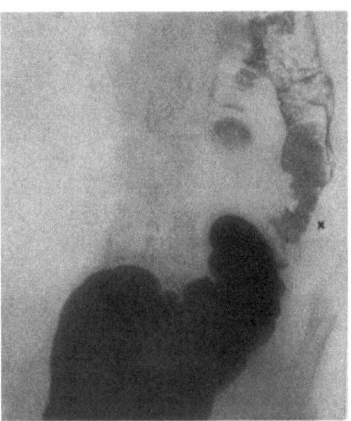

Abb. 382. Krebsige Stenose des Colon descendens ×.   Abb. 383. Derselbe Fall bei Kontrasteinlauf.
24 Stunden nach Kontrastmahlzeit.

schwerem Verlauf fast unvermittelt in die Lähmungserscheinungen des Endstadiums über, so daß wir in keinem Moment die Symptome des Darmverschlusses rein beobachten können. Solche Fälle sind es denn auch, in denen die
Diagnose zwischen akuter Peritonitis und Ileus schwankt.

Für die Differentialdiagnose kommt vor allem die *Perforation* eines *Magen-
oder Duodenalgeschwüres* mit ihren stürmischen Erscheinungen in Betracht,
ferner aber alles, was zu plötzlichem Schock mit reflektorischer Gassperre führt,
also *Pankreasblutung* und *-entzündung*, *Stieldrehung* von *Ovarial-* oder *Netzgeschwülsten*, *Verschluß der Mesenterialgefäße*, *Tubenabort* und *Tubenruptur*,
ja selbst *tabetische Darmkrisen*. Am sichersten hilft uns zur Diagnsse eine oft
wiederholtePerkussion und Auskultation. Können wir an bestimmter Stelle
immer wieder Metallklang, Plätschern, klingendes Gurren, vielleicht auch
gelegentlich ein Durchspritzgeräusch hören, erscheint der Bauch asymmetrisch,
und ist eine umschriebene Darmpartie trotz tympanitischen Schalles etwas
resistenter als die Umgebung, so haben wir allen Grund, an Ileus zu denken.
Herrscht dagegen von Anfang an Todesstille in dem gleichmäßig aufgetriebenen Bauche, und ist die Temperatur erhöht, so haben wir wahrscheinlich
eine Peritonitis oder wenigstens eine schwere toxische Darmlähmung vor uns.

B. Sitz des Verschlusses.

Verhältnismäßig leicht bei sehr hohem und sehr tiefem Sitz, ist die Lokaldiagnose oft schwierig, ja unmöglich, bei Sitz des Verschlusses in den

mittleren Darmpartien. Die wichtigsten Anhaltspunkte sind unter Abb. 384 zusammengestellt. Von allgemeinen Bemerkungen sei folgendes beigefügt:

Dünn- und Dickdarmverschluß unterscheiden sich im allgemeinen dadurch voneinander, daß bei ersterem die peristaltischen Bewegungen viel lebhafter sind als bei letzterem. Wenig läßt sich dagegen für diese prinzipielle Unterscheidung aus dem Grade des Meteorismus schließen, da derselbe bei tiefem

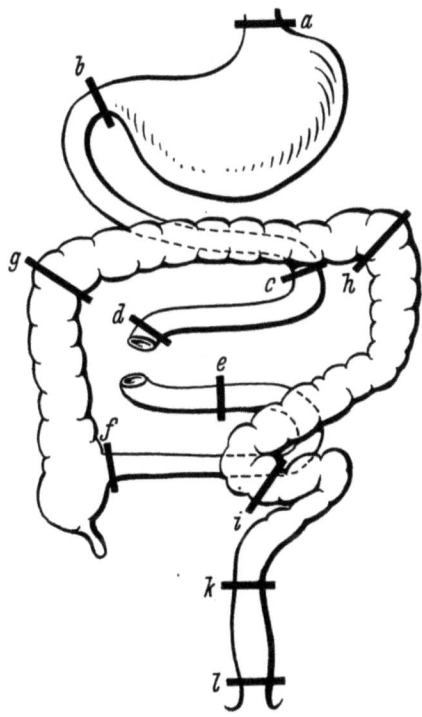

Abb. 384. Übersicht über die typischen Lokalisationen des Darmverschlusses.

a Kardiaverschluß. — Ganzer Bauch flach. Tassenweises Regurgitieren des Genossenen, mit Schleim, auch Blut vermischt, oft mit Erbrechen verwechselt. — Krebs, selten Kardiospasmus.

b Pylorusverschluß. Epigastrium gebläht, übriger Bauch flach. Schüsselweises Erbrechen des selbst vor Tagen Genossenen, mit Magensaft und oft mit Schleim, Blut („„Kaffeesatz"“) vermischt, ohne Galle. — Ulcusstenose, Krebs.

c Duodeno-Jejunalverschluß, Bauch wie bei *b,* dabei bisweilen Plätschern rechts vom Nabel (unteres Duodenum), Bauch flach. Erbrechen gallig, nicht fäkal. — Arteriomesenterialer Darmverschluß, TREITZsche Hernie, tuberkulöse Bride.

d Oberer Dünndarmverschluß. Meteorismus, wenn vorhanden, mäßig, zentral oder diffus. Galliges, mäßig fäkales Erbrechen, starke Peristaltik. Schwere Intoxikationserscheinungen.— Briden, Volvulus, Invagination, innere Hernien, tuberkulöse Geschwülste.

e Unterer Darmverschluß. Meteorismus, wenn vorhanden, allgemein. Fäkales Erbrechen, starke Peristaltik. Intoxikationserscheinungen eher leichter. — Ursache wie bei *d.*

f Verschluß an der Ileocöcalklappe. Wie *e,* aber meist ein palpabler Befund in der rechten Beckenschaufel.— Invagination, Volvulus, Krebs, Tuberkulose.

g Dickdarmverschluß an der Flexura hepatica. Meteorismus, wenn vorhanden, allgemein. Dabei Coecum und Colon ascendens ausgedehnt. Bisweilen noch lebhafte Peristaltik. Erbrechen fäkal. Rectale Eingießung von ¹⁄₂—2 Liter möglich. Bei unvollständigem Verschluß Stuhl geformt. Meist palpabler Befund. — Krebs, Tuberkulose.

h Dickdarmverschluß an der Flexura lienalis. Meteorismus wie oben, aber Colon transversum auch etwas ausgedehnt. Eingießung von 1—1¹⁄₂ Liter möglich. Bei unvollständigem Verschluß meist geformt. Palpation öfter negativ wie bei *g.* — Krebs, sehr selten Tuberkulose oder Lues.

i Dickdarmverschluß am S romanum. Meteorismus wie oben. Hauptausdehnung des Colon am Coecum. Geringe Peristaltik. Eingießung von ¹⁄₂—1¹⁄₂ Liter möglich, selten mehr. Bei unvollständigem Verschluß Abwechslung von Durchfall und Stuhlverhaltung. Palpationsbefund der Kleinheit der Geschwülste wegen oft negativ, deshalb Sigmoidoskopie und bei negativem Resultat bimanuelle Untersuchung in Narkose. — Volvulus, Krebs, selten Tuberkulose, Divertikulose.

k Verschluß im oberen Rectum. Meteorismus wie oben. Stuhlverhaltung abwechselnd mit Durchfall, oder beständig dünne Entleerungen. Ausnahmsweise Bandform. Bisweilen Tenesmus. Ursache durch rectale oder kombinierte Untersuchung greifbar, durch Rektoskopie sichtbar. — Krebs, Lues, Geschwülste und Entzündungsprozesse im kleinen Becken.

l Verschluß in der Ampulle. Tenesmus, flüssiger oder bandförmiger Stuhl. Ursache — Krebs, Lues, Lymphogranuloma inguinale — greif- und bisweilen sichtbar.

Dünndarmverschluß ebenso ausgesprochen sein kann, wie bei Dickdarmverschluß. Schallen die Flanken laut tympanitisch, so sitzt der Verschluß wahrscheinlich im unteren Colon, wobei allerdings an die ungleiche Aufblähung des Dickdarms bei tiefem Verschluß zu erinnern ist. Ausschließlich rechtsseitiger Flankenmeteorismus beweist also nicht notwendig, daß die Stenose oberhalb des Colon descendens sitzt.

Zu Fehldiagnosen gibt besonders hoher Darmverschluß Anlaß, weil hier anfangs noch Winde und Stuhl abgehen, und weil der Bauch auch bei längerer Dauer des Verschlusses flach bleibt. Man denkt in solchen Fällen an cerebrales, urämisches oder gar hysterisches Erbrechen, an gastrische Krisen, oder an eine beginnende Peritonitis. Letztere wird freilich durch das Fehlen von lokalen

Reizerscheinungen, Urämie durch den Urinbefund, cerebrales oder tabetisches Erbrechen durch das Fehlen von anderweitigen Hirn- oder Rückenmarks-

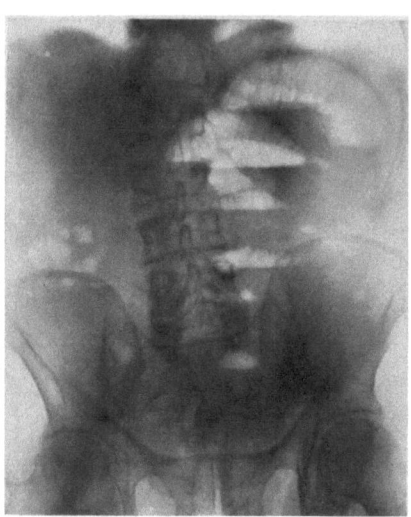

Abb. 385. Spiegelbildung bei akutem Dünndarm- verschluß bei Aufnahme im Stehen ohne Kontrastmittel.

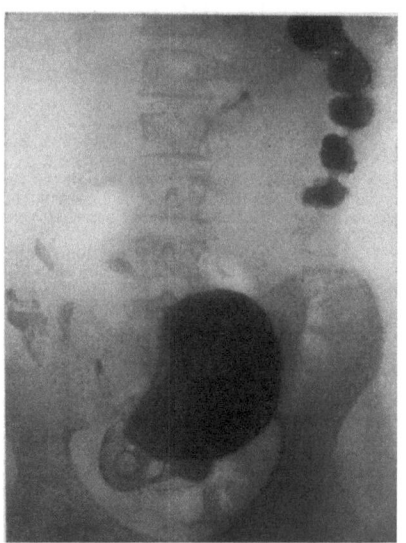

Abb. 386. Bridenabschnürung einer Dünndarm- schlinge. Aufnahme nach 6 Stunden.

erscheinungen ausgeschlossen. Die Hartnäckigkeit des Erbrechens, die rasche Abnahme der Urinmenge, das Aussetzen von Stuhl- und Windabgang und von Darmgeräuschen beweisen nach einigen Tagen auch demjenigen einen Darmver- schluß, der sich dieses Leiden ohne Trommelbauch nicht vorstellen konnte.

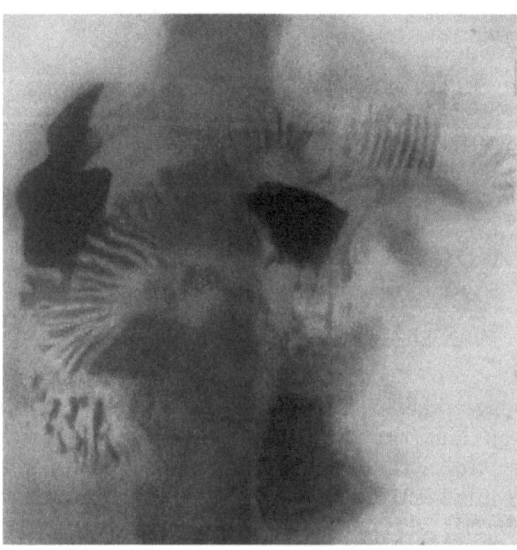

Abb. 387. Dünndarmverschluß durch Knickung. Kontrastmahl- zeit. Dilatation der Schlingen. Auffallende Sichtbarkeit der KERKRINGschen Falten.

Die *Röntgenuntersuchung* hat bei akutem vollständigem Darm- verschluß nicht den gleichen Wert wie beim chronischen, unvollständigen Verschluß. Die Operation ist zu dringlich, als daß eine Serienuntersuchung des Darmes möglich wäre, abgesehen davon, daß der Patient in der Regel den Kontrastbrei erbricht. Auch wenn er ihn behalten würde, so gelangt der Brei der Rückstau- ung wegen oft nicht bis zur Stelle des Verschlusses. Immerhin zeich- net sich der gasgefüllte Dünn- darm im Bereich der geblähten Schlingen mit den KERKRINGschen Falten (s. Abb. 387) sogar ohne Kontrastmahlzeit sehr schön auf dem Film ab, und das Vorhanden- sein eines Hindernisses läßt sich beim stehenden Patienten an den auch ohne Barium sichtbaren Flüssigkeitsspiegeln erkennen (s. Abb. 385). Steht auch die Möglichkeit eines Dickdarmverschlusses in Frage, so zeigt ein Bariumeinlauf, ob das Colon frei ist oder nicht.

C. Die allgemeinen Erscheinungsformen des akuten Verschlusses.

Bevor wir die einzelnen Ursachen des akuten Darmverschlusses besprechen, wollen wir einen Blick auf seine verschiedenen Erscheinungsformen werfen. Die Berücksichtigung derselben wird oft die genauere Diagnose erleichtern. Es lassen sich folgende Hauptgruppen unterscheiden:

1. Der anfänglich unvollständige, chronische, plötzlich vollständig werdende — scheinbar akute — Verschluß. Obenan stehen hier die krebsartigen und tuberkulösen Veränderungen, gelegentlich auch die HIRSCHSPRUNGsche Krankheit. Bei einem bejahrten Patienten, der seit mehreren Monaten an Koliken und zunehmender Auftreibung des Bauches litt, und bei dem nun seit 2 Tagen weder Stuhl noch Winde abgehen, der aber schüsselweise braune, stinkende Massen erbricht, müssen wir in allererster Linie an ein strikturierendes Carcinom des Colon, besonders des S romanum, denken. Ein jüngerer Mann mit tuberkulösen Antezedenzien, der nach monate-, wenn nicht jahrelang sich wiederholenden Anfällen von Kolikschmerzen die Zeichen eines völligen Verschlusses aufweist, wird wahrscheinlich eine tuberkulöse Striktur im Dünndarm oder an der BAUHIN-schen Klappe haben. In diese Gruppe einzureihen sind ferner manche Fälle von Darmverschluß bei tuberkulöser Peritonitis und bei Peritonealcarcinose. Bei beiden gehen dem scheinbar plötzlich eintretenden völligen Verschluß Kolikschmerzen und Appetitmangel voraus, welche zeigen, daß sich das Ereignis schon seit längerer Zeit vorbereitet hatte. Leicht ist die Diagnose, wenn gleichzeitig eine floride Lungentuberkulose besteht.

2. Der intermittierende Ileus. So bezeichnen wir alle Fälle, bei welchen plötzliche Anfälle von vorübergehendem Darmverschluß abwechseln mit mehr oder weniger langen, selbst jahrelangen, völlig beschwerdefreien Perioden. Hier handelt es sich nicht um eine andauernde Verengerung, sondern um das wiederholte Eintreten einer vorübergehenden Verlegung des Darmvolumens infolge einer zwar fortbestehenden, aber in den Zwischenstadien latenten Anomalie. Zu dieser Form gehört vor allem die Achsendrehung des S romanum, seltener des abnorm beweglichen ileocöcalen Darmabschnittes und noch seltener des Dünndarmes. Auch Verschluß durch Netz- und Narbenstränge, durch mit dem MECKELschen Divertikel im Zusammenhang stehende Anomalien, Einklemmung innerer Hernien, Abknickung infolge von alten tuberkulösen Verwachsungen können hierher gehören, ebenso der arteriomesenteriale Darmverschluß. Krebsige und tuberkulöse Stenosen machen ebenfalls im Anfang bisweilen intermittierende Störungen mit anscheinend freien Intervallen.

3. Der plötzlich unvorbereitet eintretende Verschluß. Hierher gehören einmal jene seltenen Fälle von plötzlichem Darmverschluß durch Carcinom, die bei anscheinend gesunden Patienten ohne pathologische Vorgeschichte angetroffen werden. Je genauer man freilich die Anamnese aufnimmt, um so häufiger wird man doch gewisse Anzeichen früherer Erkrankung finden, seien es auch nur Dyspepsie, leichte Schmerzen, Unregelmäßigkeit im Stuhl und unbegründete Abmagerung. Auch bei Tuberkulose tritt der Darmverschluß bisweilen plötzlich ein, bevor überhaupt die Diagnose einer Darmerkrankung gestellt worden ist.

Des weiteren können alle beim intermittierenden Darmverschluß aufgezählten Ursachen hier wieder in Betracht kommen, wenn man zufällig gerade den ersten Anfall beobachtet. Endlich gibt es Fälle, bei denen in der Regel überhaupt nur ein Anfall zustande kommt, so beim Darmverschluß durch Gallensteine.

D. Die Ursachen des akuten Darmverschlusses.

Bisweilen gibt uns die Anamnese brauchbare Fingerzeige. Wir beginnen mit diesen oft leicht zu beurteilenden Formen:

1. Verschluß durch Stränge und Knickungen.

Hat der Patient eine Bauchoperation hinter sich, möge sie noch so weit zurückliegen, so werden wir mit der Annahme eines Ileus durch Strangbildung kaum fehlgehen. Die durch operative Eingriffe bedingten Stränge sind — weil meist umschriebener — in dieser Hinsicht leider mehr zu fürchten, als diejenigen, welche nach spontanen Entzündungsprozessen entstehen. Immerhin haben auch diese letzteren ihre Bedeutung für die Entstehung des Strangileus. Ganz besonders sind die Appendicitis, die Cholecystitis, entzündliche Vorgänge an den weiblichen Genitalien und endlich die tuberkulöse Peritonitis zu erwähnen. Bei dieser letzteren kommen auch im kleinen Becken verwachsene Netzstränge in Betracht. Wird durch eine Bride nur Darmlumen verlegt, so herrschen vorerst nur periodisch auftretende Koliken vor. Wird dagegen auch Mesenterium stranguliert, so beherrscht der sofort einsetzende Dauerschmerz (in heftiger Form zu Peritonealschock führend) das Bild. Dazu gesellen sich dann die periodischen Kolikschmerzen.

Treten bei einem abgemagerten, skoliotischen oder spondylitischen Individuum die Zeichen eines Verschlusses des oberen Dünndarmes auf, so denke man an den „*arterio-mesenterialen Darmverschluß*", d. h. an Abknickung des Dünndarmes an der Duodenalgrenze durch die Radix mesenterii. Zur Entstehung dieser Form von Darmverschluß erforderlich oder wenigstens ein begünstigender Umstand ist ein abnorm weit nach unten verlaufendes Duodenum. Knieellenbogenlage und Magensonde werden den Verschluß beheben und damit die Diagnose sichern.

Das klassische Bild des arterio-mesenterialen Darmverschlusses fand ich bei einem 13jährigen Mädchen mit Cervicalspondylitis und kompensatorischer Lendenlordose. Der Magen und das, wie die Operation zeigte, weit nach rechts — unten reichende Duodenum waren hoch aufgetrieben und zeigten Plätschern, der Magen tympanitischen Schall, das Duodenum Metallklang. Bei der Laparotomie — die Spondylitis erlaubte die Knieellenbogenlage als therapeutisches Agens nicht, und ein Brideileus war der Tuberkulose wegen nicht ausgeschlossen — fand sich das ganze Dünndarmkonvolut tief im kleinen Becken. Die Abknickung saß am Übergang vom Duodenum ins Jejunum. Letzteres füllte sich sofort mit Gas, als es emporgehoben wurde.

Ob der nach Laparotomien, besonders nach solchen im Bereiche des Oberbauches, beobachtete postoperative Duodenalverschluß auch hierher zu rechnen ist, das ist recht fraglich. Es handelt sich hier vielmehr um eine Atonie der Magenmuskulatur, analog der Darmatonie, welche wir ab und zu nach Eingriffen in der Bauchhöhle auftreten sehen. Gewiß sind ganz leichte, vom Bauchfell nach wenigen Tagen überwundene Infektionen diesen Zuständen nicht fremd. In anderen Fällen mag eine Idiosynkrasie des Bauchfelles gegen Blut vorhanden sein. Je schonender man bei der Operation mit den Eingeweiden umgeht, und je sauberer man arbeitet, um so seltener sieht man solche Zustände.

2. Verschluß durch Gallensteine.

·Finden wir *gleichzeitig* mit den Erscheinungen eines akuten Darmverschlusses eine besondere Druckempfindlichkeit der Gallenblasengegend, so dürfen wir eine akute Cholecystitis als sehr wahrscheinlich annehmen. Diese Erkrankung bedingt nicht selten, sei es als Reflexvorgang, sei es durch Übergreifen der Entzündung auf das Quercolon oder auf Dünndarmschlingen, vorübergehende Gassperre.

Etwas ganz anderes ist der „*Verschluß des Darmes durch einen Gallenstein*". Der Durchtritt großer Steine in den Dünndarm vollzieht sich öfter auf dem Wege eines Abscesses ohne auffallende Erscheinungen, und der letzte vom Patienten bemerkte Gallensteinanfall kann weit zurückliegen. Eine Stütze erhält die Diagnose des „Gallensteinileus", wenn man von der Scheide oder vom Mastdarm her im Douglasschen Raume ein festes, etwas druckempfindliches Gebilde fühlt. Die meisten obturierenden Gallensteine bleiben nämlich im unteren Dünndarm stecken, und die den Stein enthaltende Dünndarmschlinge senkt sich in die Höhlung des kleinen Beckens hinunter.

Man könnte denken, der Gallensteinileus sei bei dem oft langen Verweilen der Gallensteine im Darm eher beim chronischen Ileus unterzubringen. Das trifft für einzelne Fälle zu, bei denen die Symptome einen mehr schleppenden, remittierenden Charakter haben, und wo der Stein schließlich noch spontan abgeht. In den meisten Fällen setzen die Erscheinungen aber im Gegenteil sehr akut ein, selbst unter dem Bilde der Peritonitis. Solange der Stein sich in einer gesunden Darmschlinge befindet, läßt er zum mindesten die Gase noch neben sich vorbeigehen. Bleibt er aber längere Zeit liegen, so kommt es zu Reizung der Darmwand. Diese zieht sich über dem Stein fest zusammen und läßt schon deshalb nichts mehr neben ihm durchgehen. Gleichzeitig bildet sich ein Dekubitalgeschwür aus, so daß die Darmwand nunmehr auch entzündlich infiltriert wird und dem Stein passiv fest anliegt. In diesem Moment erst beginnt oft der „Anfall von Gallensteinileus". Da sich die Entzündung rasch der Serosa mitteilt, so treffen wir schon früh eine lokale Peritonitis. Stellen wir in einem solchen Falle auf Grund der Anamnese die Diagnose: Gallensteinileus, so dürfen wir uns von der *sofortigen* Operation nicht dadurch abhalten lassen, daß die meisten Gallensteine den Darm von selbst passieren. Die vorliegenden Erscheinungen beweisen eben, daß der Stein unseres Patienten dies nicht tun will.

Folgender Fall ist bezeichnend:

Ein etwa 50jähriger Mann, der ein Jahr früher einen schweren Gallensteinanfall durchgemacht hatte, erkrankt ohne Prodrome nachts an sehr heftigen Unterleibsschmerzen und an Erbrechen. Zwölf Stunden später ist der Puls schon rasch und der Bauch druckempfindlich, leicht aufgetrieben und enthält etwas freie Flüssigkeit. Das Erbrechen dauert an. Die Diagnose schwankt zwischen Bridenileus und Gallensteinileus, verbunden mit starker peritonealer Reizung und leichtem Erguß. Die sofortige Laparotomie zeigte im unteren Dünndarm einen großen Gallenstein, dem der entzündlich infiltrierte Darm fest anlag. Ein Dekubitalgeschwür war schon durchgebrochen, und der Bauch enthielt reichlich seröseitrige Flüssigkeit. Die Operation konnte das Fortschreiten der Peritonitis nicht mehr aufhalten.

3. Die Invagination.

Ausnahmsweise gibt uns das Alter des Patienten gewisse Anhaltspunkte. Dies gilt für die *„Invagination"*, sofern sie bei einem Säugling auftritt, bei dem eine andere Form von Darmverschluß sehr selten ist. Die Erscheinungen zeigen, je nach dem Grade der Zirkulationsstörung im invaginierten Stück, die ganze Stufenleiter von der monatelang bestehenden, chronischen bis zu den schwersten Formen der akuten Invagination mit Gangrän und raschem Tode durch Peritonitis. Der Beginn ist meist durch Abgang blutiger, fruchtsaftähnlicher Flüssigkeit mit dem Stuhl gekennzeichnet, und eine aufmerksame Palpation läßt in der Regel den Invaginationstumor als walzenförmiges Gebilde rechts neben der Wirbelsäule fühlen. Ausnahmsweise reicht das Invaginatum so weit, daß es sich per rectum, wie eine Vaginalportion fühlen läßt, ja daß es sogar schon als Mastdarmvorfall operiert worden ist. Bisweilen fehlt jede pathologische Veränderung der Darmwand. In anderen Fällen lösen Veränderungen, welche das Coecum fixieren, den Vorgang aus.

Die nicht rein ileocöcalen Invaginationen sind in der Regel durch ein Meckelsches *Divertikel* oder durch *gutartige Darmgeschwülste* bedingt. In beiden Fällen wird der obere Darmteil samt der Geschwulst bzw. dem umgestülpten Divertikel sozusagen in den unteren hineingezogen. Eine eigentümliche Ätiologie sah ich bei einem kleinen Knaben: Der untere Dünndarmteil war durch tuberkulöse Mesenterialdrüsen fixiert, der obere, das Invaginatum bildend, dagegen frei. Der Vorgang war also derselbe wie an der Ileocöcalklappe: Einstülpung eines beweglicheren Darmteils in einen weniger beweglichen. Im Röntgenbilde einer noch etwas durchgängigen ileocöcalen Invagination finden wir Retention im Dünndarm und Auslöschung des Anfangsteiles des Dickdarmes.

Wir haben eben den Abgang blutiger Flüssigkeit als wichtiges Zeichen der Invagination erwähnt. Sie teilt dasselbe freilich mit dem durch Gefäßverschluß bedingten *Infarkt* des Darmes, der in der Regel ebenfalls von den Erscheinungen eines plötzlichen Darmverschlusses begleitet ist. Gleichzeitiges *Erbrechen* blutiger Massen spräche für Infarkt, ein Einlaufstopp für Invagination (s. Abb. 388). Nicht selten kann im Kindesalter eine frische Invagination durch einen Einlauf reponiert werden.

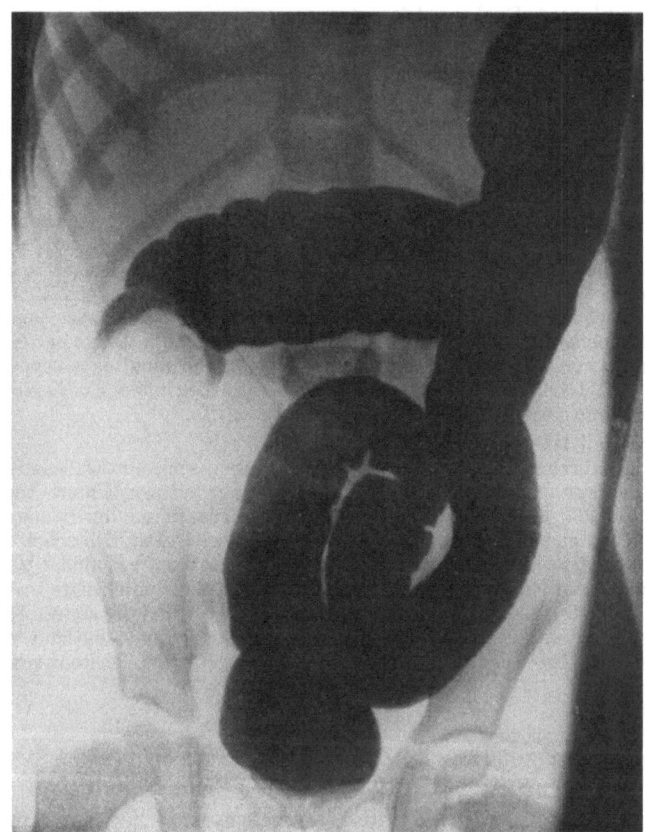

Abb. 388. Charakteristischer Stopp bei Invagination („Halbmond"). Einlaufsbild.

4. Die Achsendrehung.

Einen geographischen Anhaltspunkt für die Diagnose des Darmverschlusses haben wir bei der „*Achsendrehung*". Während der Chirurg dieselbe in den meisten Ländern nur ausnahmsweise zu sehen bekommt, so ist in Rußland und besonders in den baltischen Ländern „Volvulus" der erste Gedanke, wenn ein Fall von Ileus ins Krankenhaus gebracht wird.

Man schuldigte hierfür die von GRUBER behauptete größere Länge des Russendarms an, die unter anderem auf reichliches Kartoffelessen zurückgeführt wurde. Ich kenne freilich Gegenden, in denen die Kartoffel sehr beliebt, der Volvulus aber beinahe unbekannt ist. Übrigens wurde gegen GRUBER mit Entrüstung protestiert. In Wirklichkeit dürften wohl eher angeborene und sich vererbende Anomalien in der Ausbildung der Mesenterien in Betracht kommen, welche einzelnen Darmteilen eine größere Freiheit geben, als es die Länge des Darmes in Meter tut. Um sich selbständig drehen zu können, muß eine Darmschlinge nämlich eine gewisse Unabhängigkeit besitzen, die ihr durch ein lang ausgezogenes Mesenterium mit schmaler Anheftungsstelle verliehen wird. Diese Bedingung ist normalerweise nur am *S romanum* gegeben, und kann dort durch stärkere Ausbildung dieser Schlinge, bzw. abnorme Annäherung ihrer Fußpunkte noch gesteigert werden. Nicht selten ist ferner die *Ileocöcalpartie* mit einem so reichlichen Mesenterium versehen, daß eine Ileocöcalschlinge zustande kommt, welche sich bisweilen um ihre Längsachse dreht. Endlich kann der *ganze Dünndarm* für sich allein oder mit dem *Dickdarm* gemeinsam ein so schmal angeheftetes Mesenterium besitzen, daß er sich in toto zu drehen imstande ist. Ich sah dies unter anderem in der KOCHERschen Klinik bei einem jungen Menschen, bei dem sich die Drehung an einen mehr als unmäßigen Kirschengenuß mit Verschlucken der Kerne angeschlossen hatte. Damit eine *einzelne Dünndarmschlinge* sich drehen kann, muß sie durch besondere Umstände unabhängig gemacht, d. h. lang ausgezogen worden sein. Anlaß hierzu geben z. B. langes Verweilen in einem Bruchsack und Ausgezogenwerden durch eine Darmgeschwulst.

Am leichtesten ist die Diagnose beim *Volvulus* des *S romanum*. Wir werden an denselben denken, wenn der ganze Bauch von einer gewaltig geblähten Schlinge eingenommen ist, deren Scheitel meist rechts im Oberbauch liegt, und deren mehr oder weniger parallele Schenkel wir deutlich abtasten, ja selbst sehen können. Den Beweis liefert die Undurchgängigkeit des S romanum für einen Wassereinlauf.

Ich operierte bei einer 82jährigen Patientin einen Volvulus des S romanum, der lange Zeit unvollständig war und während Jahrzehnten zu allen möglichen Behandlungen, auch zu Hämorrhoidaloperationen — wegen „Stuhlbeschwerden" —, Anlaß gegeben hatte, und der dann plötzlich vollständig wurde. In einem andern Fall hatte die Patientin, Insassin einer Irrenanstalt, schon seit Jahren behauptet, „ihr Darm sei nicht durchgängig". Diese Behauptung wurde aber als Wahnidee aufgefaßt, bis der Verschluß vollständig wurde.

An einen *ileocöcalen Volvulus* werden wir denken, wenn wir einen plötzlich unter Erbrechen entstandenen, rundlichen, tympanitisch schallenden Tumor im rechten Unterbauch finden, und wenn der Dickdarm $1\frac{1}{2}$ Liter Wasser einlaufen läßt. Der Volvulus des *gesamten Dünndarmes* zeigt die Symptome des Duodenojejunalisverschlusses, aber gleichzeitig mit Meteorismus; Volvulus von *Dünn- und Dickdarm* weist dieselben Symptome auf, bei gleichzeitiger Unmöglichkeit, die normale Menge Flüssigkeit in den Mastdarm einlaufen zu lassen. Volvulus einer *einzelnen Dünndarmschlinge* werden wir nie von Bridenverschluß und Einklemmung in einer Bauchfelltasche unterscheiden können.

Ebensowenig lassen sich die dem Volvulus nahestehenden Knotenbildungen klinisch erkennen, welche auf dem Vorhandensein eines MECKELschen Divertikels beruhen. Die Knotenbildung kommt besonders dann zustande, wenn das Divertikel lang ist, oder wenn es durch einen Bindegewebsstrang mit dem Nabel verbunden ist.

Das bisher Gesagte gilt vom Volvulus mit vollständigem Verschluß und einer Drehung von meist 360°. Bei unvollständigem Verschluß (Drehung von 180—270°) sind die Erscheinungen weniger schwer und gehen oft von selbst wieder zurück. Ich sah z. B. nach einem langen Transport des Patienten die ersehnte Gasentleerung im Augenblick eintreten, wo zur Operation geschritten werden sollte. Die Diagnose bleibt hier meist eine bloße Wahrscheinlichkeitsdiagnose.

5. Einklemmung innerer Hernien.

Unter den seltenen Ursachen des akuten Darmverschlusses wollen wir noch die „*Einklemmung in angeborenen Bauchfelltaschen*" erwähnen, weil bei ihnen der Nachweis einer umschriebenen Auftreibung bisweilen eine Vermutungsdiagnose zu stellen erlaubt. Bevor wir an eine innere Hernie denken, müssen wir freilich die *Einklemmung einer äußeren Hernie* ausschließen, und das ist nicht immer so leicht, wie es scheinen möchte, besonders nicht bei properitonealen und intermuskulären Leistenhernien, Brüchen des Foramen obturatum, Lumbal- und Perinealhernien.

Eindrücklich blieb mir aus meiner Assistentenzeit die Erinnerung an eine Frau, die nach mehrtägigem „Ileus" in die chirurgische Klinik geschickt wurde. Eine kleine, tiefe Resistenz im Bereiche des inneren Leistenringes gestattete, einen eingeklemmten interstitiellen Leistenbruch anzunehmen. Der Bruchdarm zeigte bei der Operation schon Gangrän an den Schnürringen.

Verzeihlich ist der Irrtum bei der Hernia obturatoria oder ischiadica. Immerhin gestattet in typischen Fällen der tiefe Druckschmerz unterhalb des POUPARTschen Bandes und die vielleicht vom Patienten als alter Rheumatismus bezeichnete Neuralgie des N. obturatorius, die Diagnose mit Wahrscheinlichkeit zu stellen.

Umgekehrt darf nicht jede zufällig vorhandene, vielleicht irreponible Hernie als Ursache eines Darmverschlusses angesehen werden. Ist der Bruch nicht gespannt und an seinem Halse nicht druckempfindlich, so hat er mit dem Darmverschluß nichts zu tun, selbst wenn er alter Verwachsungen wegen irreponibel wäre.

Erfährt man bei noch bestehendem Ileus, daß ein Bruch reponiert worden sei, so untersucht man die Umgebung der Pforte. Einziehung der Gewebe, eine undeutliche Resistenz und Druckempfindlichkeit in der Tiefe sprechen für *Massenreposition* (bei Bestehenbleiben des Hindernisses), normales Verhalten der Bruchpforte und ihrer Umgebung für Darmverschluß andern Ursprungs.

An der Grenze zwischen äußeren und inneren Hernien stehen die vor der Operation kaum je erkannten *properitonealen Brüche*.

Von „*innern Hernien*" haben besonders vier Formen Bedeutung:

a) Die *Hernie* des WINSLOWschen *Loches*. Sie würde, wenn sie eingeklemmt wäre, eine Geschwulst hinter dem Magen bedingen. Sie ist schon mehrfach operiert, aber noch nie vorher erkannt worden.

b) Eher dürfte dies bei der *Hernia duodenojejunalis* möglich sein.

Dieselbe fängt sich in der TREITZschen Tasche an der Durchgangsstelle des Jejunums unter dem Mesocolon transversum. Die Tasche mündet links vom Anfangsstück des Jejunums und zieht sich von da schräg nach links oben, bei größerer Ausdehnung auch nach unten. Sie kann so groß werden, daß sie mehrere, ja alle Dünndarmschlingen aufnimmt.

Bezeichnend für diese Hernien soll der intermittierende Charakter der Erscheinungen sein, den sie aber mit manchen anderen Formen von Darmverschluß gemein haben. Die elastische, tympanitisch schallende Bruchgeschwulst liegt in der linken Bauchseite, bald höher, bald tiefer. Einklemmung in einer ähnlichen Tasche hat sich auch schon rechts von der Ursprungsstelle des Jejunums gefunden.

c) Eine dritte typische Stelle für innere Hernien findet sich in der *Blinddarmgegend*.

Unter den verschiedenen hier befindlichen, von den Anatomen beschriebenen Taschen haben nur zwei chirurgische Bedeutung: der *Recessus ileoappendicularis* (nach JONESCO, WILMS, oder *Rec. ileo-coecalis inferior* nach WALDEYER), der sich, wie schon sein Name angibt, zwischen Wurmfortsatz und Ende des Dünndarms unter die Gegend der BAUHINschen Klappe zieht, und ferner der *Recessus retrocoecalis*, der lateral vom Wurmfortsatz hinter das Coecum geht.

Bei beiden Formen würde man aus der Bruchgeschwulst in der Ileocöcalgegend auf die Möglichkeit einer derartigen Hernie schließen.

d) Auch die „*Zwerchfellbrüche*" können, wenn sich die Wahrscheinlichkeit dieser Diagnose nicht aus einer früheren Zwerchfellverletzung ergibt, nur selten vor der Operation vermutet werden. Einzig tympanitischer Schall oder Dämpfung über dem linken Unterlappen und auffallende Dysphagie könnten an sie denken lassen. Diese Brüche sitzen entweder links, oder in einer Lücke des Zwerchfellansatzes zu beiden Seiten des Sternums (MORGAGNIsche Lücke). Den besten Aufschluß gibt hier das Röntgenbild nach Verabreichung der Kontrastmahlzeit. Einklemmung kommt, wenn schon selten, auch bei ihnen vor. Im Falle von Abb. 318 war ein Magengeschwür in diese intrathorazische Bruchhöhle durchgebrochen.

Noch seltenere innere Hernien wollen wir gar nicht erwähnen, da ihre klinische Diagnose völlig unmöglich ist. Dasselbe gilt von der Einklemmung in Lücken des Mesenteriums, des Netzes, des Ligamentum latum.

6. Der spastische Ileus.

Bisweilen nach Bauchoperation, manchmal ohne nachweisbaren Grund, können spastische Darmkontraktionen entstehen, deren längeres Bestehenbleiben zu den Erscheinungen des Darmverschlusses, des recht seltenen *„spastischen Ileus"* führt. Hierher gehören auch die nach Bleivergiftung angetroffenen „Bleikoliken".

Viel häufiger, aber harmloser in ihren Erscheinungen sind spastische Zustände am Dickdarm, die sich ganz besonders an der linken Hälfte des Colon transversum finden und sich im Röntgenbild sehr schön abzeichnen (Abb. 323). Auslösendes Moment für dieselben ist bisweilen ein Ulcus duodeni.

Nicht mit dem spastischen Ileus zu verwechseln ist das anhaltende Erbrechen, durch das *Hysterische* einen Darmverschluß vortäuschen können. Die geringen objektiven Symptome stimmen freilich nicht zu der Schwere der von der Patientin in Szene gesetzten Erscheinungen. Wird angeblich gar fester Kot gebrochen, so muß auch der Leichtgläubigste stutzig werden. Kotballen gelangen nicht auf dem Wege der Antiperistaltik, sondern auf einfachere Weise in das Erbrochene. Auch Rezidive sind beobachtet worden, wenn die erste „Vorstellung" gelungen war. Eine kategorische Psychotherapie würde dieselben vielleicht verhindern.

52. Geschwülste und Schwellungen der Bauchdecken.

Daß eine Schwellung oder eine Geschwulst in den *Bauchdecken*, und nicht in der *Bauchhöhle* sitzt, das schließen wir einmal aus ihrer oberflächlichen Lage. Dieses Zeichen kann aber bei mageren Individuen auch von wirklichen Bauchgeschwülsten vorgetäuscht werden. Wir lassen deshalb die Bauchmuskeln kontrahieren. Verschwindet die Geschwulst dabei, so sitzt sie in der Bauchhöhle oder wenigstens hinter den Bauchdeckenmuskeln, bleibt sie fühlbar und wird sie gleichzeitig unbeweglich, so schließen wir, daß sie den Muskeln oder Fascien der Bauchwand angehört. Wird ihre Form und Beweglichkeit durch die Muskelkontraktion gar nicht beeinflußt, so ist ihr Sitz intra- oder subcutan.

Um uns in den verschiedenen Möglichkeiten von Bauchwandgeschwülsten zurechtzufinden, achten wir vor allem darauf, ob das Gebilde an einer für pathologische Veränderungen typischen Stelle der Bauchwand sitzt, d. h. in der Medianlinie, in den Leisten, in der Lendengegend, oder ob es an irgendeinem beliebigen Punkte zutage tritt.

1. Die Oberbauchgegend.

Eine Schwellung in der Regio epigastrica kann, von Seltenheiten abgesehen, dreierlei Ursprung haben. Entweder handelt es sich um den seltenen epigastrischen Absceß oder um ein Lipom (s. Abb. 389) oder endlich um eine Hernia epigastrica (s. Abb. 392 und 393).

Erscheint die Schwellung akut, und stellt sie sich als eine derbe Infiltration dar, die nach kurzem Bestande anfängt, in der Mitte zu erweichen und Fluktuation zu zeigen, so muß einer jener sehr seltenen *„akuten"* oder *„subakuten epigastrischen Abscesse"* vorliegen, wie sie im Anschluß an eine Geschwürsperforation beobachtet werden.

Zeigt die Schwellung die Kennzeichen eines *„kalten Abscesses"*, so wird man den Ausgangspunkt in einer Rippen- oder Brustbeintuberkulose suchen. Seltener sind von den Bauchmuskeln selbst ausgehende kalte Abscesse.

Die *„subcutanen Lipome"* unterscheiden sich in nichts von den Lipomen anderer Körperstellen. Daß sie eine ordentliche Größe erreichen können, das zeigt die Abb. 389. Von den epigastrischen Hernien und den ihnen nahestehenden subserösen Lipomen unterscheiden sie sich durch ihre völlige Verschieblichkeit gegenüber der Rectusscheide.

Viel häufiger sind die „*epigastrischen Hernien*" und die kleinen „*subserösen Lipome*".

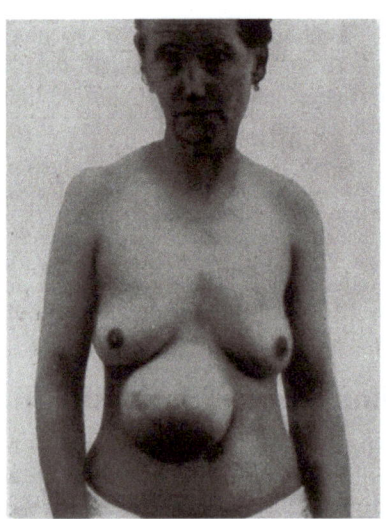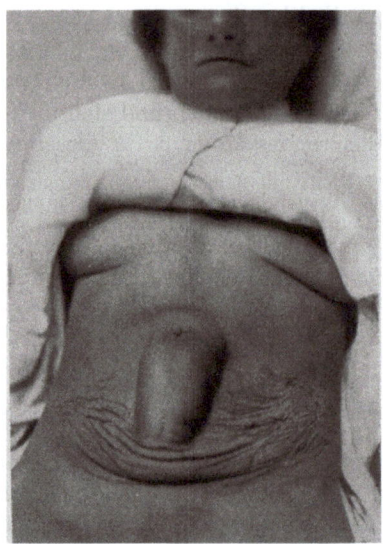

Abb. 389. Subcutanes Bauchdeckenlipom.   Abb. 390. Rectusdiastase.

Um ihr Zustandekommen zu verstehen, müssen wir uns daran erinnern, daß das Bauchfell oberhalb des Nabels in einem dreieckigen, sich nach dem Nabel hin zuspitzenden Bezirke sehr reichlich subseröses Fett enthält. Das erste, was bei der Hernienbildung geschieht, ist das Austreten eines Fettläppchens durch eine ovale, quer gestellte Lücke im

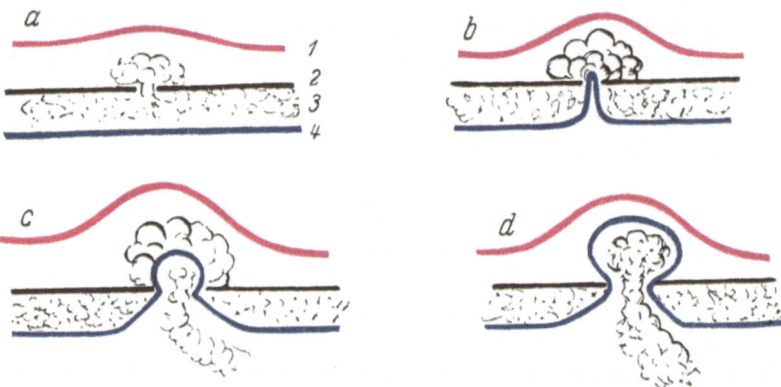

Abb. 391 a—d. Hernia epigastrica und subseröses Lipom. 1. Haut; 2. Rectusscheide; 3. subseröses Fett; 4. Bauchfell. a Subseröses, durch die Rectusscheide durchgetretenes Lipom. b Dasselbe mit in die Fascienlücke gezerrtem Bauchfell. c Dasselbe mit ausgebildetem, einen Netzzipfel enthaltendem Bruchsack (epigastrischer Fettbruch). d Reine epigastrische Hernie, ohne Lipom.

Fasergewebe der Linea alba. Wächst dieses Läppchen, einmal in Freiheit gelangt, in Form eines Lipoms weiter, so stellt es ein gewöhnliches *subseröses Lipom* dar (Abb. 391a). Dasselbe sitzt bisweilen an einem Stiel von ausgezogenem Peritoneum (Abb. 391b). Bildet sich dieser Peritonealzipfel vor der Lücke in der Aponeurose zu einem Bruchsack aus, in den sich Netz und Darm verirren können, so haben wir einen *epigastrischen Fettbruch* vor uns (Abb. 391c). Tritt endlich die Bruchbildung gegenüber der Fettwucherung in den Vordergrund, so handelt es sich um die gewöhnliche epigastrische Hernie (Abb. 391d).

Ob eine wirkliche Hernie mit reponiblem Netz oder bloß ein subseröses Lipom vorliegt, das läßt sich nicht sicher entscheiden, da auch subseröses Fett sich durch die Spalte in der Linea alba zurückdrängen läßt. Irreponibilität spricht eher für bloßes Lipom, doch kann auch Netz durch Hyperplasie und Verwachsung irreponibel geworden sein. Meist bleiben die Gebilde klein, wie in Abb. 392. Große epigastrische Hernien, wie in Abb. 393, sind Selten-heiten.

Daß subseröse Hernien durch Zer-rung am Netz oder am Ligamentum teres hepatis zu ,,Verdauungsbeschwer-den'' Anlaß geben können, ist bekannt.

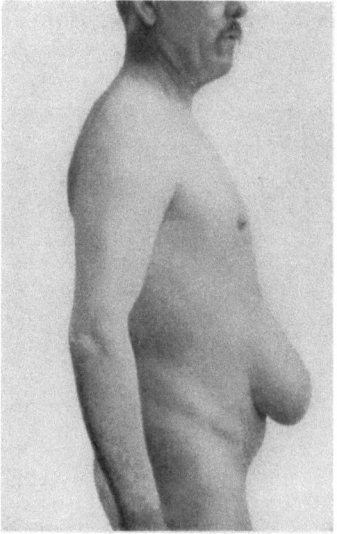

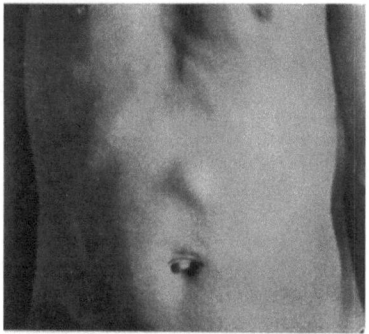

Abb. 392. Kleine Hernia epigastrica. Abb. 393. Große Hernia epigastrica.

Andererseits darf aber ob einer solchen Hernie nicht ein Magen- oder Duo-denalgeschwür oder ein Krebs übersehen werden.

2. Die Nabelgegend.

Finden wir bei einem Neugeborenen in der Nabelgegend eine breit aufsitzende oder auch gestielte Geschwulst, in der wir durch eine schleierartige Membran,

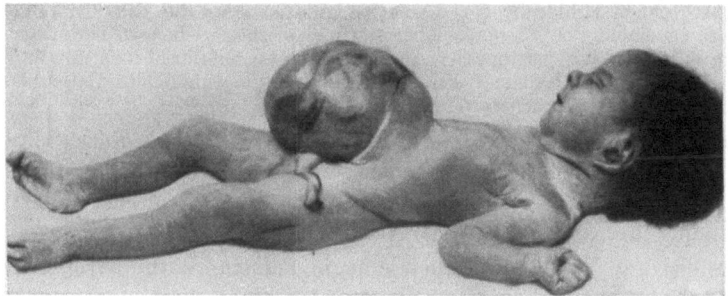

Abb. 394. Nabelschnurbruch.

das Amnion, die Baucheingeweide, besonders Leber und Darm, erkennen können, so muß es sich um einen ,,*Nabelschnurbruch*'' handeln (s. Abb. 394). Da derselbe mit nichts anderem verwechselt werden kann, so halten wir uns bei ihm nicht auf.

Wölbt sich bei einem schreienden *kleinen Kinde* der Nabel halbkugelig und schließlich kegelförmig oder zylindrisch vor, so ist ebenfalls nur eine Diagnose möglich, diejenige des ,,*Nabelbruches*'' (Abb. 395 und 396).

Finden wir bei *Erwachsenen* nach dem 40. Jahre eine erbsen- bis mannskopfgroße Geschwulst, die sich wenigstens teilweise durch Druck reponieren läßt, so ist wiederum nur die Diagnose Nabelbruch denkbar. Diagnostisches Interesse bieten dabei gewisse *Begleiterscheinungen*. Ist der Inhalt reponibel, so erkennen wir gleich an dem körnigen Anfühlen oder an dem Quatschen, ob es sich um Netz oder um Darm handelt. Allmähliches Zurückweichen und Wiederaustreten des Inhaltes spricht für Flüssigkeit — Ascites bei Lebercirrhose oder anderweitigen Ergüssen in die Bauchhöhle.

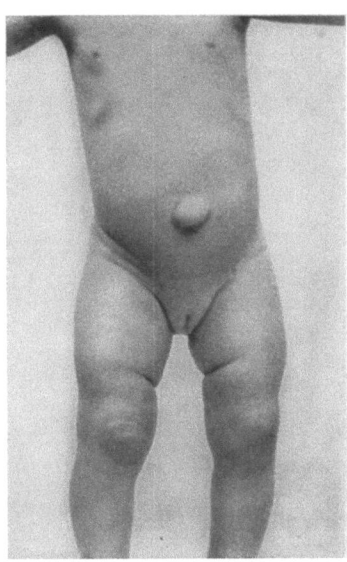

Abb. 395. Nabelbruch im Kindesalter.

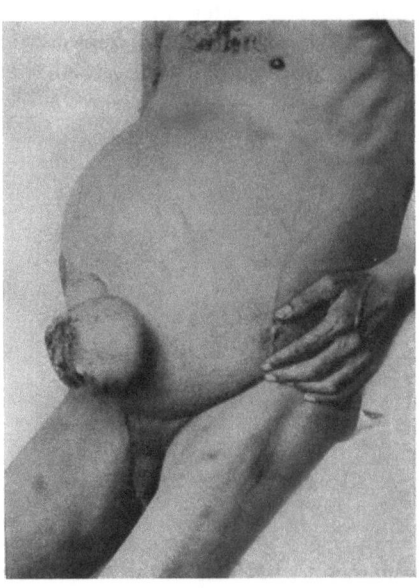

Abb. 396. Mehrfächerige Nabelhernie bei Lebercirrhose mit Ascites.

Große, alte Nabelhernien bestehen oft aus schon äußerlich (Abb. 396) erkennbaren Fächern, von denen bisweilen die einen ihren Inhalt reponieren lassen, die anderen dagegen nicht. Es kommt nun vor, daß plötzlich in einem dieser Fächer eine derbe Schwellung und Druckempfindlichkeit entsteht, während die übrige Hernie sich zurückbringen läßt. Die nächstliegende Erklärung für dieses Ereignis ist stets die Einklemmung von Darm oder Netz in einem der Fächer. Aber auch eine umschriebene tuberkulöse Peritonitis oder ein metastatischer peritonealer Absceß führen zu umschriebenen entzündlichen Veränderungen an großen Nabelhernien. Endlich sind die entzündete Gallenblase und der Wurmfortsatz in Nabelbrüchen gefunden worden.

Nicht mit Hernien zu verwechseln ist die als Folge einer Schwäche der Bauchwand entstehende Diastase der geraden Bauchmuskeln, gekennzeichnet durch das Vordrängen der Baucheingeweide im Bereich der Linea alba bei Anstrengung der Bauchpresse (s. Abb. 390).

Entsteht am Nabel allmählich eine in keinem Stadium reponierbare Geschwulst, so untersuchen wir, ob dieselbe fluktuiert oder sich wenigstens elastisch anfühlt. In diesem Falle handelt es sich um eine der verschiedenen am Nabel vorkommenden Cysten, am ehesten um ein „*Dermoid*". Solche Dermoide können sich nach der Bauchhöhle hin ausbreiten. Diese letztere Lokalisation zeigen auch die „*Dottergangcysten*". Eine nach der Blase hin sich fortsetzende Cyste würden wir dagegen vom „*Urachus*" ableiten.

Feste Geschwülste sind in der Regel „*sekundärer*" Natur und stellen Metastasen oder die unmittelbare Fortsetzung einer krebsigen Geschwulst der Baucheingeweide dar (s. Abb. 397). Ließe sich eine solche Ätiologie ausschließen, so müßten wir, wenn wir von einigen Raritäten absehen, bei raschem Wachstum an ein *„primäres Carcinom"* oder *„Sarkom"*, bei langsamem an ein *„Fibrom"* des Nabels denken.

Die primären Krebse gehen einmal von der *Haut* aus und stellen sich dann entweder als Geschwüre mit derbem Rande und Grunde, oder als blumenkohlähnliche, papillomatöse Gebilde dar. Daneben soll es am Nabel noch Krebse geben, welche von verlagertem bzw. in der Nabelnarbe eingeschlossenem *Darmepithel* ausgehen. Endlich kann auch das Epithel des *Urachus* krebsig entarten. An diesen Ursprung würden wir denken, wenn die Krebsgeschwulst sich vom Nabel abwärts, blasenwärts erstreckte. Als Seltenheit ist noch der *subumbilikale Absceß* zu erwähnen, der unter dem Nabel und hinter den Recti einen dreieckigen Raum mit oberer Basis einnimmt, und der seine Entzündungserreger aus den verschiedenen Organen der unteren Bauchhöhle und aus den Bauchdecken bezieht. Je nach der Natur der Infektion — Tuberkelbacillus, Staphylococcus, Colibacillus usw. — verläuft er bald chronisch, bald akut.

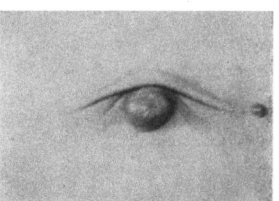

Abb. 397. Nabelkrebs bei Gallenblasencarcinom.

3. Leistengegend.

Die Leistengegend ist dank dem Samenstrang bzw. dem Ligamentum teres und dem Processus vaginalis peritonei der Sitz von allerlei Schwellungen, die wir später noch ausführlicher besprechen werden. Hier wollen wir nur sehen, wie wir uns in diesem Gebiete am leichtesten zurechtfinden.

Vor allem untersuchen wir, ob sich das Gebilde zurückbringen bzw. ob sein Inhalt sich verdrängen läßt. Ist dies der Fall, so handelt es sich um eine *„Hernie"*, um eine *„bilokuläre"* oder *„kommunizierende Hydrocele"*. Nicht deutlich verdrängbar sind *„Senkungsabscesse"*. Finden wir Darmschall oder das körnige bzw. klumpige Anfühlen von Netz, so ist die Hernie sicher, ebenso wenn die Reposition sich ruckweise vollzieht. Geht sie allmählich vonstatten und entspricht die Schwellung genau der Richtung des Leistenkanals, so werden wir an die genannten Hydrocelenformen denken. Sitzt die Schwellung etwas mehr lateral und läßt sie sich nicht deutlich zurückdrängen, ist sie ferner druckempfindlich, so denken wir an einen Senkungsabsceß und suchen den Beweis für diese Annahme an der Wirbelsäule.

Wäre endlich das Gebilde mit einem Rucke reponibel, aber weder Darm noch Netz, sondern ein kleiner, glatter, rundlicher Körper, so würde es sich um ein vorgefallenes Ovarium handeln, wie es besonders bei kleinen Mädchen beobachtet wird.

Läßt sich die Schwellung nicht zurückbringen, ist sie aber von weicher bis prall-elastischer Konsistenz, so wird je nach dem Sitz eine im Leistenkanal liegende, geschlossene Hydrocele oder ein Senkungsabsceß in Betracht kommen. Bei dieser Gelegenheit sei daran erinnert, daß es auch eine *Hydrocele muliebris* gibt.

Handelt es sich endlich um eine feste Geschwulst, so werden wir sie vor allem den *„Lymphdrüsen der Leistengegend"* zuschreiben, besonders wenn sie subcutan liegt, Bohnenform zeigt und vielleicht auch in der Mehrzahl vorhanden ist. Die Untersuchung des Ursprungsgebietes der Lymphe wird zeigen, ob Krebs, harter oder weicher Schanker, eine Balanitis oder ein harmloser Herpes genitalis vorliegt.

Zeigt das Ursprungsgebiet keine krankhafte Veränderung, so kommen besonders *Tuberkulose, Lymphogranulom* und *Lymphosarkom* in Frage. Über die Unterscheidung dieser Erkrankungen haben wir uns schon im Kapitel über die Halsgeschwülste ausgesprochen.

Hier sei auch die als „vierte Geschlechtskrankheit" beschriebene Lymphogranulomatosis inguinalis, eine derbe, vereiternde Schwellung der Leistendrüsen erwähnt, die durch ein bekanntes Virus verursacht ist und die mit dem Lymphogranuloma malignum nichts zu tun hat. Als Eintrittspforte finden sich an den Genitalien bloß atypische Erosionen.

Stellt die Leistengeschwulst ein größeres, einheitliches Gebilde dar, so müssen wir ein „Sarkom" annehmen, wenn dasselbe rasch gewachsen und früh unbeweglich geworden ist, ein „Bauchdeckenfibrom" dagegen, wenn es nur langsam zunimmt. Eine im Leistenkanal sitzende, bewegliche, spindel- oder walzenförmige, derbe Geschwulst beim weiblichen Geschlecht ist mit Wahrscheinlichkeit ein „Fibromyom des Ligamentum teres".

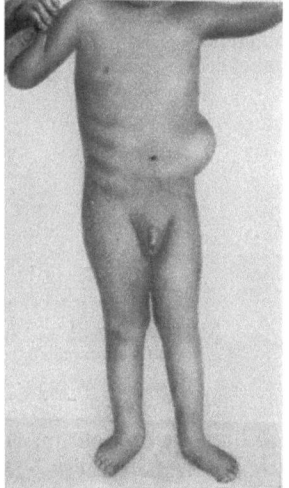

Abb. 398. Scheinhernie der Lendengegend, entstanden durch umschriebene Muskellähmung.

4. Lendengegend.

Eine in der Lendengegend bei Anstrengung der Bauchpresse auftretende, von selbst oder unter Druck wieder zurückgehende Schwellung werden wir als „Lumbalhernie" deuten.

Als Bruchpforte galten lange die beiden schwachen Stellen in der Lendengegend, von denen die eine nach außen vom Quadratus lumborum hart unter der 12. Rippe liegt (GRYNFELDT), während die andere, das sog. PETITsche Dreieck, vom Darmbeinkamm, dem Obliquus abdominis externus und dem Latissimus dorsi begrenzt ist. Noch wichtiger scheinen aber angeborene Muskellücken zu sein.

Ein der Lumbalhernie sehr ähnliches Bild entsteht dadurch, daß die Bauchmuskulatur nach vorn vom Quadratus lumborum, in umschriebener Ausdehnung gelähmt und atrophisch ist, ein Zustand, der sich besonders bei *spinaler Kinderlähmung* und nach Nephrektomien gelegentlich findet. Der Rand der gelähmten Partie fühlt sich so scharf an, daß man mit Bestimmtheit glaubt, eine wirkliche Bruchpforte zu fühlen. Einen derartigen Fall — einen der ersten, bei dem die Lähmung als Ursache der Scheinhernie nachgewiesen worden ist — stellt Abb. 398 dar.

Zeigt die Geschwulst weich elastische Konsistenz, aber keine deutliche Verdrängbarkeit, so müssen wir sie als spondylitischen „Senkungsabsceß" oder als einen nach hinten durchgebrochenen, „tuberkulösen perinephritischen Absceß" oder endlich als tuberkulösen Rippenabsceß auffassen. Die Harnuntersuchung wird dann von Bedeutung sein. Bei lappigem Bau und deutlich subcutanem Sitz handelt es sich um ein Lipom.

5. Schwellungen und Geschwülste an atypischen Stellen.

Wäre ein nicht an den genannten typischen Stellen entstandenes Gebilde reponibel, und würde es auch sonst die Zeichen einer *Hernie* aufweisen, so bliebe uns nur die Annahme eines traumatischen Ursprunges übrig. Derartige Traumen sind beinahe immer Laparotomieschnitte, die sich sofort durch die Narbe als solche zu erkennen geben, oder Schußverletzungen mit ihrer unregelmäßigen Vernarbung. Viel seltener ist die umschriebene Zerstörung der Bauchwand durch anderweitige zufällige Verletzungen oder durch entzündliche Vorgänge.

Nur die sehr seltenen, am Außenrande des M. rectus im Bereiche der Linea semicircularis Douglasi zutage tretenden Bauchbrüche wären noch als einigermaßen typische Vorkommnisse von den übrigen Bauchbrüchen abzutrennen.

Nicht reponible Gebilde sind, wenn sie der *Haut* und dem *Unterhautzellgewebe* angehören, „Lipome", viel seltener weiche „Fibrome", ab und zu auch „bösartig gewordene Naevi" (s. unter den Geschwülsten des Rückens). Sitzen sie tiefer und gehören sie demnach der *muskulären Bauchwand* an, so haben wir hauptsächlich zu unterscheiden zwischen den schon mehrfach erwähnten derben, nach dem Sarkom hinneigenden „*Bauchdeckenfibromen*" und der in

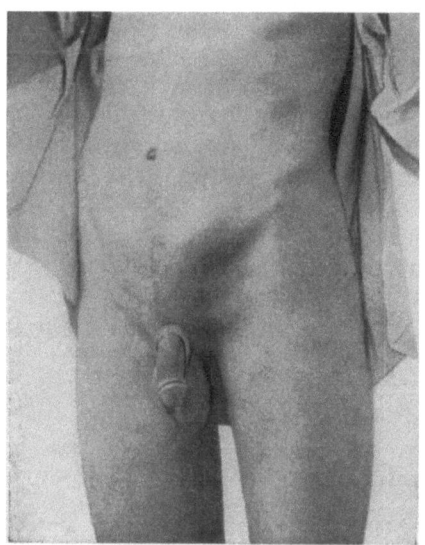

Abb. 399. Tuberkulose der Bauchwand.

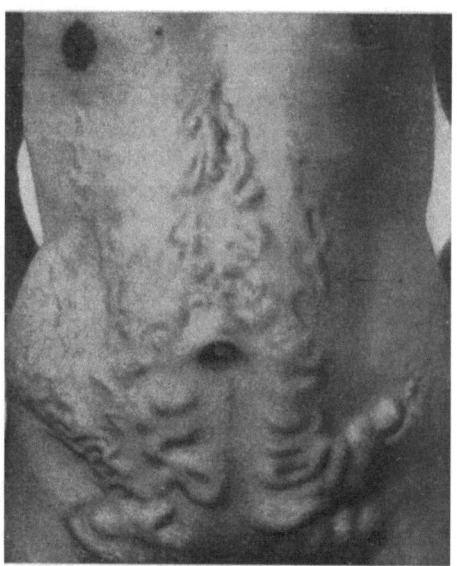

Abb. 400. Caput medusae nach Thrombose der V. cava inferior infolge von Abdominaltyphus.

den Bauchmuskeln nicht so selten vorkommenden „*Muskeltuberkulose*". Weibliches Geschlecht, Spindelform und scharfe Abgrenzung des gleichmäßig derben Gebildes sprechen für Fibrom, etwas unregelmäßige Form, teilweise Erweichung,

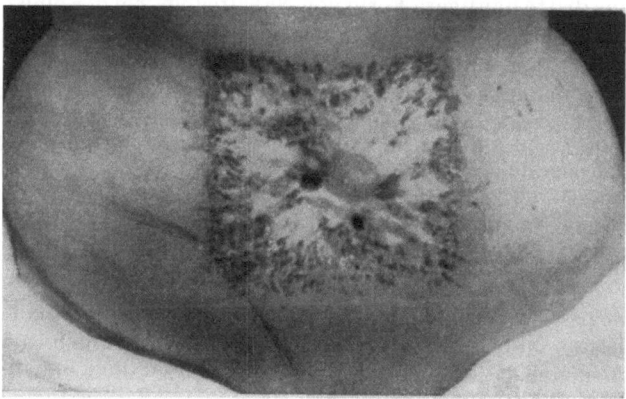

Abb. 401. Röntgenverbrennung.

geringere Beweglichkeit bei Erschlaffen der Bauchdecken für einen tuberkulösen Herd (s. Abb. 399).

Entsteht Monate, selbst Jahre nach einer Bauchoperation, z. B. der Radikaloperation einer Hernie, im Operationsbereich eine derbe, bindegewebige Geschwulst, so werden wir, wie dies zuerst SCHLOFFER beschrieben hat, in der Tiefe, in einigen Tropfen Eiter schwimmend oder in Granulationen eingelagert, einige Seidenfäden finden.

Tritt in der Ileocöcalgegend eine brettartige derbe Schwellung der Bauchwand auf, die allmählich zu Hautrötung und im weiteren Verlaufe auch zu

Fistelbildung führt, so müssen wir, wie die Erfahrung lehrt, vor allem an eine vom Blinddarm ausgehende „*Aktinomykose*" denken.

Ein junger Mann läßt sich einen akut schmerzhaft gewordenen Wurmfortsatz entfernen. Das Organ sieht akut entzündet aus und wird noch ununtersucht in Alkohol aufbewahrt. Nach einigen Wochen tritt brettharte Schwellung des primär geheilten Wundgebietes auf. Die nun vorgenommene Untersuchung des Wurmfortsatzes ergibt Aktinomykose, und der weitere Verlauf bestätigt die Diagnose.

Tritt bei älteren Leuten im Anschluß an eine brüske Körperdrehung, Husten oder starke Bauchpresse eine schmerzhafte Schwellung der Bauchdecken auf, so denke man an die bei Arteriosklerose nicht so seltenen Muskelhämatome. Kontraktion der betreffenden Muskelmasse verstärkt die Schmerzen. Infolge sekundärer Veränderungen können solche Hämatome wegen ihrer Derbheit für Sarkome gehalten werden.

Als typische Veränderung der Bauchdecken wollen wir noch das „*Caput medusae*" erwähnen, wie es nach Thrombose der Vena cava inferior — besonders im Anschluß an Typhus — auftritt (Abb. 400).

Unter den Veränderungen der Bauchhaut bringen wir — als Beispiel für derartige Zustände — eine typische Röntgenverbrennung im Stadium der zentralen Narbenbildung und der peripheren Teleangiektasien (Abb. 401). Der Arzt muß auch diese leider viel zu häufige Folge der Röntgenbestrahlung kennen.

53. Über Bauchfisteln.

Weitaus die meisten typischen Fisteln entstehen am „*Nabel*", dem Punkte, an dem sich aus entwicklungsgeschichtlichen Gründen die meisten Bauchorgane treffen, und der den schwächsten Punkt der Bauchwand darstellt.

1. Angeborene Nabelfisteln hängen entweder durch den offengebliebenen Dottergang mit dem Dünndarm, oder durch den offengebliebenen Urachus mit der Blase zusammen. Im ersteren Falle tritt Kot, im letzteren Urin aus der Fistel. Beides ist übrigens außerordentlich selten. Etwas schwieriger zu deuten ist eine dritte häufigere Form von Nabelfisteln, bei der bloß eine schleimig-wäßrige Flüssigkeit ausgeschieden wird. Solche Fisteln führen seltener in ein nabelwärts offengebliebenes, aber nach der Blase hin geschlossenes Stück Urachus, öfter in ein nach dem Darm hin geschlossenes Stück Dottergang.

Diese unvollständigen Dottergangfisteln sondern eigentümlicherweise ein saures, dem Magensaft entsprechendes Sekret ab und sind deshalb früher für Magenfisteln gehalten worden. Das Sekret führt bisweilen durch Verdauung der Haut zu geschwürigen Vorgängen in der Umgebung der Fistel.

2. Erworbene Nabelfisteln beurteilen wir ebenfalls nach ihrem Sekret und unterscheiden deshalb reine Eiterfisteln, Gallenfisteln, Kotfisteln und Urinfisteln.

a) Die Eiterfisteln sind meist die Folgen eines intraabdominalen Entzündungsprozesses, der am Nabel als der schwächsten Stelle der Bauchwand zum Durchbruch gekommen ist. In der Regel handelt es sich um eine ins chronische Stadium gelangte Peritonitis (besonders Pneumokokkeninfektion). Ausnahmsweise bricht auch eine umschriebene tuberkulöse Peritonitis am Nabel durch.

Als ganz ungewöhnliche Ursache von Eiterfisteln am Nabel ist der Durchbruch eines vereiterten Echinococcus oder einer vereiterten Ovarialcyste zu erwähnen. Auch ein Empyem der Gallenblase kann sich durch den Nabel eröffnen und zu einer Eiterfistel führen, solange der Ductus cysticus verschlossen bleibt. Endlich kann der früher erwähnte, tiefe subumbilikale Absceß sich durch den Nabel entleeren.

Bei allen diesen Formen von Nabelfisteln gelangen wir mit der vorsichtig eingeführten Sonde in eine gewisse Tiefe. Bleibt dagegen die Sonde bei mehrfachem Versuch stets im Bereiche des Nabels stecken, so liegt entweder ein in eine Hauttasche eingeschlossenes *Nabelkonkrement* oder ein durchgebrochenes *Atherom* bzw. *Dermoid* des Nabels, oder endlich ein sehr kleiner subumbilikaler Absceß vor. Finden wir in dem Sekret unter dem Mikroskop hauptsächlich Detritus und Epithelzellen, so kommt eine der drei ersten Möglichkeiten in Betracht, deren sichere Unterscheidung sich unter Umständen erst nach Spaltung der Fistel treffen läßt. Ist dagegen das Sekret rein eitrig, so müssen wir an den subumbilikalen Absceß denken.

b) Gallenfisteln entstehen in der oben angedeuteten Weise, wenn nach Durchbruch eines Gallenblasenempyems der Cysticus wieder wegsam wird.

c) Magen- und Darmfisteln, die wir leicht auf Grund der Beschaffenheit des Sekretes unterscheiden können, entstehen infolge Durchbruches eines geschwürigen Vorganges. Beim Magen handelt es sich um das einfache Magengeschwür (sehr selten!) oder um Krebs, beim Darm um Krebs oder Tuberkulose oder um die Folgen einer eingeklemmten gangränösen Nabelhernie. Dieser letztere Ursprung ergibt sich übrigens sofort aus der Anamnese.

d) Harnfisteln können durch Fortleitung einer Cystitis auf einen bestehengebliebenen Urachus mit schließlichem Durchbruch am Nabel entstehen. In anderen Fällen handelt es sich um Durchbruch einer durch Harninfiltration entstandenen Bauchdeckenphlegmone.

Typische Fisteln finden wir ferner noch in der *Leistengegend.* Dieselben entstehen entweder nach Brucheinklemmung oder infolge Durchbruches eines Senkungsabscesses. Die Natur des Fistelsekretes — Darminhalt oder Eiter — und die Vorgeschichte geben uns Aufschluß. Überdies spricht laterale Lage sehr für Senkungsabsceß. Wäre die Fistel umgekehrt mehr medial gelegen, entweder zwischen den beiden Recti oder am Außenrande eines solchen, so könnte noch eine Schambeintuberkulose oder eine Schambeinosteomyelitis in Frage kommen. Gelegentlich verirren sich endlich nach Strikturen auch Harnfisteln in die Unterbauchgegend.

Die **Blasenspalte** läßt sich mit nichts anderem verwechseln, und das Röntgenbild wird das zu ihr gehörige Klaffen der Symphyse zeigen. Die einzige Schwierigkeit besteht bisweilen in der Bestimmung des Geschlechtes.

54. Der äußere Leistenbruch.

Obwohl Unterleibsbrüche ein alltägliches Vorkommnis sind und die gewöhnlichen Formen nicht nur vom Arzt, sondern auch vom Patienten ohne weiteres richtig diagnostiziert werden, so gibt es doch auch in diesem Gebiete manches, das der Erwähnung wert ist. Wir beginnen mit einigen Bemerkungen über den Begriff der „Bruchanlage", da derselbe bei manchem Leser keine klare Vorstellung erweckt. *Bruchanlage nennt man die Gesamtheit der anatomischen Vorbedingungen, vermöge welcher Erhöhung des intraabdominalen Druckes zur Bildung eines Bruches, d. h. zu wenigstens vorübergehendem Verweilen eines Baucheingeweides in einer Ausstülpung des Bauchfelles führt.* Bei der Bruchanlage beteiligen sich entweder das Peritoneum oder die muskuläre Bauchwand allein oder beide zusammen.

Im ersteren Falle handelt es sich um einen schmalen, angeborenen, durch unvollständige Obliteration des Processus vaginalis peritonei entstandenen Bruchsack, der noch zu eng ist, um Eingeweide aufnehmen zu können (Abb. 403a). Muskeln und Aponeurosen können dabei normal ausgebildet sein.

Im zweiten Falle besteht die primäre Veränderung in einer angeborenen oder erworbenen Schwäche der Muskeln und Fascien, verbunden mit abnormer Weite des Kanals. Jeder Hustenstoß drängt das an sich normal verschlossene Bauchfell gegen den widerstandslosen inneren Leistenring und wölbt es kegelförmig in denselben vor (KOCHER) (Abb. 402b).

Endlich können beide Bedingungen, offengebliebener Processus vaginalis und schwache Bauchwand, zusammentreffen.

Bruchanlagen der ersten Art können wir klinisch nicht nachweisen, solange sie sich wirklich noch im Stadium der Bruchanlage befinden. Bruchanlagen der zweiten Form zeigen den bekannten Anprall gegen den in den Leistenkanal eingeführten Finger, ebenso die kombinierten Formen, bei denen übrigens die „Anlage" rasch in den fertigen Bruch übergeht.

Es ist zweifellos, daß der angeborenen Bruchanlage im Sinne von Abb. 402a mehr Bedeutung zukommt als der erworbenen. Dies erlaubt aber nicht, das Vorkommen der letzteren in Abrede zu stellen.

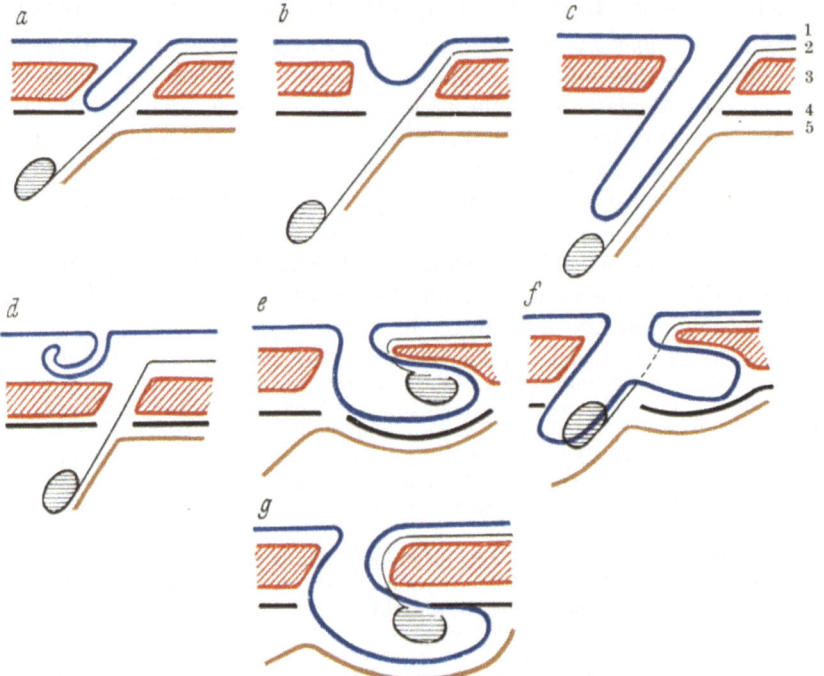

Abb. 402a—g. Beziehungen zwischen äußerer Leistenhernie und Bauchwand. 1. Bauchfell. 2. Samenstrang 3. Muskulatur (besonders Obliquus internus). 4. Aponeurose des Obliquus externus. 5. Haut. a Angeborene Bruchanlage. b Erworbene Bruchanlage bei schwacher Muskulatur. c Ausgebildete Hernie inguinalis scrotalis. d Hernia properitonealis. e Hernia intermuscularis (interstitialis s. str.). f Hernia intermuscularis bilocularis. g Hernia subcutanea.

Wir kommen nach dieser Vorbemerkung zu den freien Leistenhernien, und zwar zuerst zu den Fällen, in denen bei der äußeren Besichtigung nichts Abnormes zu sehen ist.

1. Diagnose beim Fehlen einer Bruchgeschwulst.

Wollen wir einen Menschen, an dem äußerlich nichts Abnormes zu finden ist, auf das Vorhandensein eines Bruches untersuchen, so lassen wir ihn mit leicht gespreizten Beinen stehend husten oder pressen, und sehen nun, ob eine Vorwölbung auftritt. Wird die ganze Gegend oberhalb des POUPARTschen Bandes diffus vorgetrieben, ohne daß Eingeweide austreten, so sprechen wir von „weicher Leiste", d. h. von einer angeborenen oder erworbenen Schwäche der Bauchwand. Fühlen wir dagegen, die beiden Leisten vergleichend, auf der einen Seite einen deutlich umgrenzten Anprall, so können wir auf eine beginnende Hernie schließen. Nun stülpen wir die Scrotalhaut mit dem Zeigefinger in den Leistenkanal ein und lassen wieder pressen. Während dabei unter normalen Verhältnissen die hintere Begrenzung des Leistenkanals durch Kontraktion des Obliquus internus straffer wird, fühlen wir umgekehrt beim Bestehen einer Bruchanlage, wie sich die hintere Kanalwand vorwölbt.

Tritt Bauchinhalt in den Kanal und bleibt dort liegen, so handelt es sich nicht mehr um eine bloße Bauchanlage, sondern schon um einen wirklichen Bruch. Die Feststellung der Richtung und Weite des Leistenkanals nehmen wir besser am liegenden Patienten vor. Treten die Baucheingeweide selbst im Stehen bei Anspannung der Bauchpresse nie aus dem äußeren Ring aus,

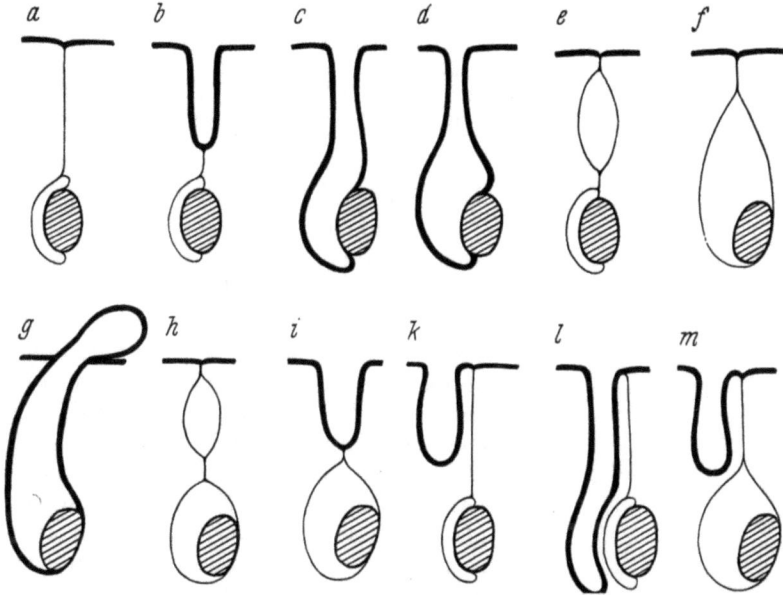

Abb. 403 a—m. Schematische Darstellung der Beziehung zwischen dem Processus vaginalis peritonei, den angeborenen und erworbenen Hernien und den Hydrocelen. a Normale Obliteration des Processus. b Partielles Offenstehen desselben, Hernia funicularis. c Gänzliches Offenstehen desselben, Hernia testicularis. d Ebenso mit engem Halse, Hydrocele communicans. e Offenstehen in der Mitte, Hydrocele funiculi. f Offenstehen nach unten, Hydrocele testis. g Auswachsen von f nach oben, Hydrocele bilocularis. h Verbindung von e und f, Hydrocele funiculi et testis. i Verbindung von b und f Hernia funicularis und Hydrocele testis. k Erworbene Hernia funicularis. l Ebenso, bis neben den Hoden reichend und die angeborene Hernia testicularis (c) nachahmend. m Verbindung von f und k, erworbene Hernia funicularis und angeborene oder erworbene Hydrocele testis.

so haben wir es mit einer interstitiellen, oder besser gesagt, intermuskulären Hernie zu tun.

Bisweilen gelingt es aber, selbst wenn ein Bruch vorhanden ist, bei einer ersten Untersuchung nicht, Darm austreten zu lassen. In solchen Fällen kann manchmal die sorgfältige Palpation des Samenstranges Auskunft geben. Finden wir denselben auf der einen Seite ausgesprochen verdickt, und können wir vielleicht selbst einen schmalen queren Wulst nachweisen, so dürfen wir das Vorhandensein eines Bruchsackes annehmen. Der erwähnte schmale Wulst stellt die an älteren Hernien nicht selten beobachtete ringförmige Verdickung dar, die früher am inneren Leistenring gesessen hatte. Läßt auch diese Untersuchung im Stich, so bleibt uns nichts übrig, als den Patienten wiederholt zu untersuchen und ihn, besonders bei gespreizten Beinen und unter Rückwärtsbiegen des Rumpfes, eine Last heben zu lassen.

Ebenfalls nicht leicht ist bisweilen der Nachweis einer im Moment der Untersuchung nicht austretenden Leistenhernie beim *weiblichen Geschlecht*, wo die Enge des Leistenkanals nicht gestattet, wie beim Manne, den Finger einzuführen. Sehen und fühlen wir beim Husten keinen Anprall, so müssen wir versuchen, den Bruchsack durchzutasten, und das gelingt nun leichter als beim Knaben und Manne, weil beim Weibe das Ligamentum teres weniger stört, als beim Manne der Samenstrang. Wir setzen vergleichend die Zeigefinger auf jeder Seite medial vom äußeren Leistenring auf das Schambein auf und verschieben die Haut auf dem letzteren auf- und abwärts. Ist ein Bruchsack vorhanden, so fühlen wir sowohl eine Gewebsverdickung, als auch ein feines Reiben, bedingt durch das Gleiten der Serosaflächen aufeinander. Können wir dieses Zeichen bei wiederholter Untersuchung nachweisen, so dürfen wir ruhig die Diagnose einer Leistenhernie stellen.

Diese einfache Untersuchung gibt nicht selten den Schlüssel für heftige Anfälle von Unterleibsschmerzen, bei denen an Appendicitis, Wanderniere und alles mögliche gedacht wird, bevor man die Hernie findet.

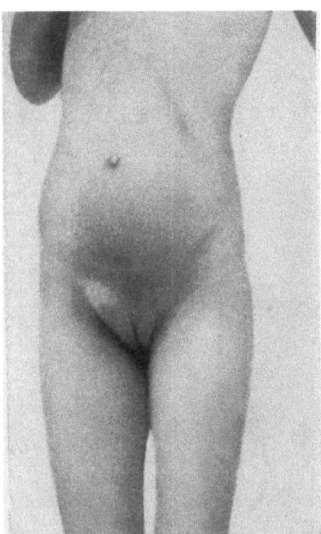

Abb. 404. Äußerer Leistenbruch, am äußeren Leistenring sitzend.

2. Diagnose bei inguinaler Bruchgeschwulst.

Viel einfacher gestaltet sich die Untersuchung, wenn ein abnormes Gebilde die Gegend des Leistenkanals vorwölbt. Ist die Vorwölbung ruckweise reponierbar und gibt sie vielleicht auch Darmschall, so liegt eine interparietale Darmhernie vor, ebenso, wenn sie irreponibel ist, aber deutlichen Darmschall gibt. Stellt das reponible oder irreponible Gebilde eine weiche, körnige Masse dar, so handelt es sich um eine interparietale Netzhernie. Können wir dagegen einen glatten, rundlichen Körper deutlich abgrenzen, so handelt es sich um einen Leistenhoden beim männlichen Geschlecht, um eine Ovarialhernie beim weiblichen Geschlecht.

Trotz Zopf und Mädchennamen ist das Gebilde hie und da ein Testikel. An den äußeren Genitalien weist nur die etwas große Klitoris auf den *Pseudohermaphroditen* hin. Wir werden bei Anlaß der Mißbildungen der äußern Geschlechtsorgane weiteres hierüber sagen.

Der Nachweis eines Leistenhodens schließt eine Hernie nicht aus, sondern macht im Gegenteil eine solche wahrscheinlich.

Je nach ihrem Sitz reihen sich die interparietalen Brüche in drei hauptsächliche Formen ein:

1. die *properitoneale Hernie*, direkt unter der Parietalserosa liegend (Abb. 402 d);

2. die *intermuskuläre Hernie*, im Bereich der muskulären Bauchwand, meist zwischen M. obl. int. und Aponeurose des M. obl. ext. liegend (interstitielle Hernie im engeren Sinne, subaponeurotische Hernie; Abb. 402 e u. f und 407);

3. die *subcutane Hernie* zwischen Aponeurose des M. obl. ext. und Haut liegend (Hernia inguino-superficialis, subfasciale Hernie; Abb. 402 g und 408).

Alle diese Hernien können als Zwerchsackhernien mit einem ins Scrotum oder Labium verlaufenden Bruchsack verbunden sein. Sie kommen alle, aber seltener, auch beim weiblichen Geschlechte vor, sowohl rein als in Zwerchsackform (s. Abb. 406).

Beim männlichen Geschlecht sind sie häufig mit Leistenhoden verbunden. Hat der Bruchsack Zwerchsackform, so bleibt nicht selten der Hoden im oberen, interparietalen Anteil liegen.

Was die Möglichkeit einer klinischen Diagnose der einzelnen Formen betrifft, so werden die *properitonealen Hernien* erst erkannt, wenn sie eingeklemmt sind. Man fühlt dann bei den Erscheinungen einer inneren Einklemmung eine rundliche Resistenz in der Tiefe hinter dem inneren Leistenring. Die Diagnose der *intermuskulären* und der viel selteneren *subcutanen Hernien* haben wir oben gemeinschaftlich besprochen. Es hat nun noch Interesse, sie unter sich zu unterscheiden. Dazu läßt man den Patienten ohne

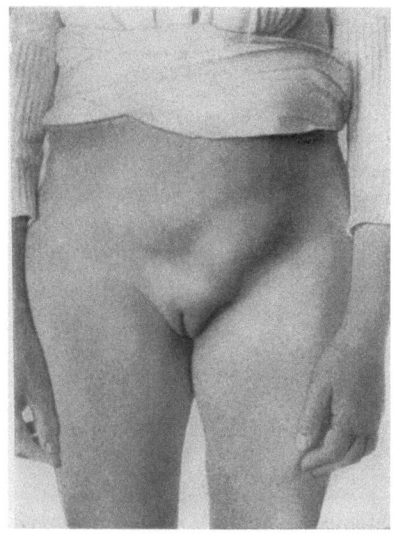

Abb. 405. Äußerer Leistenbruch in das große
Labium reichend.

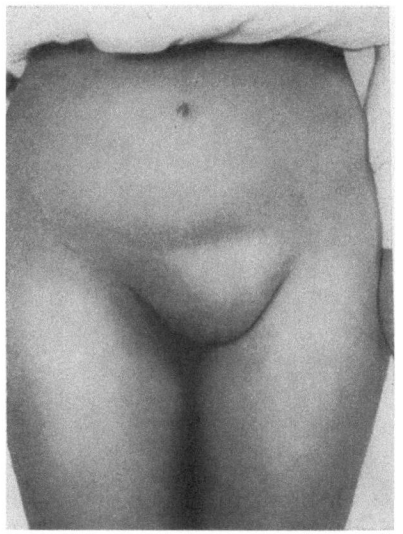

Abb. 406. Äußerer Leistenbruch in Zwerchsackform
(der eine Sack labial, der andere intermuskulär,
sich getrennt anfühlend und entleerend).

Unterstützung durch seine Arme aufsitzen. Spannt sich dabei die Aponeurose des M. obl. ext. *über* der Hernie an, so ist diese intermuskulär (Abb. 407), im anderen Falle ist sie

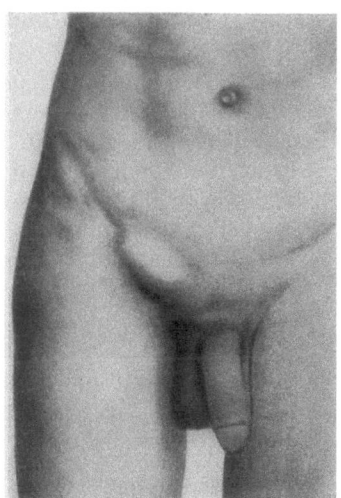

Abb. 407. Intermuskuläre Leistenhernie, unter
der Aponeurose des M. obl. ext. sitzend.

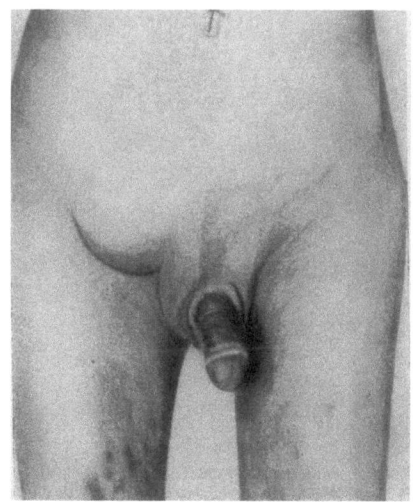

Abb. 408. Subcutane Leistenhernie (Hernia inguino-
superficialis), unter der Haut sitzend.

subcutan wie in Abb. 408. Hier ließ das schlaffe Hängen des Bruches die Diagnose des subcutanen Sitzes auf den ersten Blick stellen.

Folgender Fall ist typisch für die Zwerchsackhernie:

Ich operierte bei einem 68jährigen Manne ohne Eröffnung des Leistenkanals, aber mit möglichst hoher Abtragung des Bruchsackes, einen scheinbar ganz gewöhnlichen Scrotalbruch. Es fiel dabei nichts Besonderes auf. Nach 3 Wochen erklärte der Patient, der Bruch sei nun in den Bauch hinaufgestiegen. In der Tat konnte man beim Hustenlassen

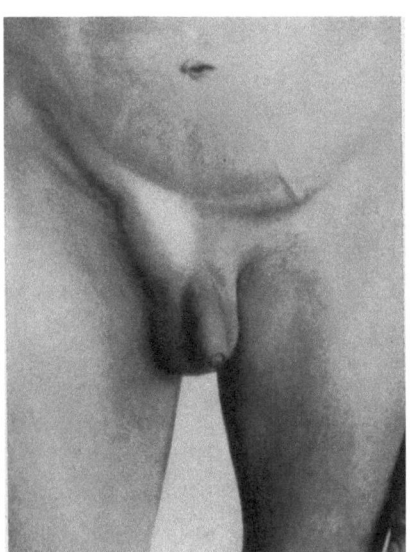

Abb. 409. Hydrocele des Samenstranges.

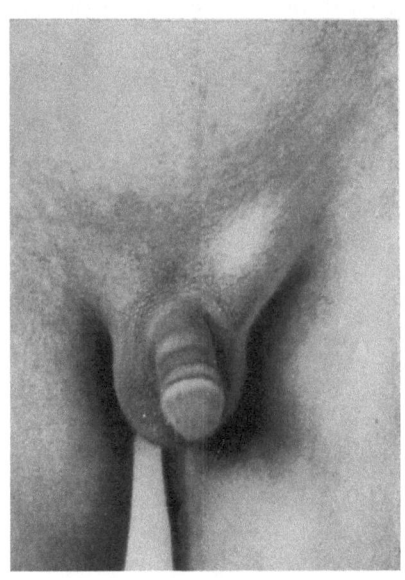

Abb. 410. Äußere Leistenhernie, eben aus dem äußeren Leistenring austretend.

Darmaustritt nach außen oben vom inneren Leistenring nachweisen. Eine zweite Operation zeigte einen intermuskulären, lateralwärts unter die Aponeurose des Obliquus externus verlaufenden Bruchsack, der ebenso groß war wie der 3 Wochen früher entfernte scrotale Ausläufer, und der, weil er sich bei der früheren Untersuchung nicht gefüllt hatte, bei der ersten Operation übersehen worden war.

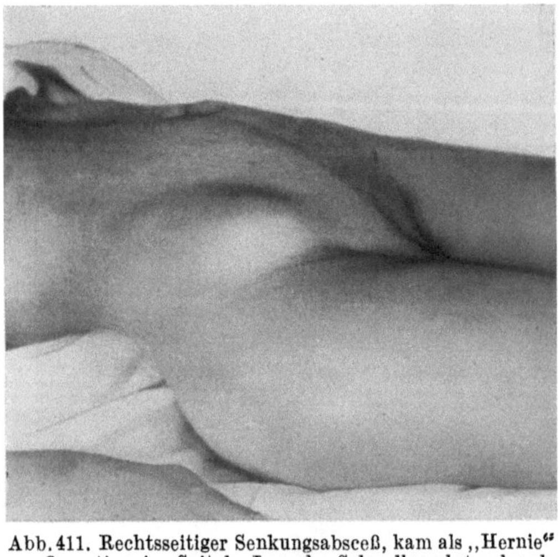

So einfach auch die Diagnose der interparietalen Leistenhernie nach dem Gesagten zu sein scheint, so kommen doch Irrtümer vor. Vor allem werden Schenkelhernien mit über das Leistenband nach oben reichendem Fortsatz, leicht für Leistenhernien gehalten und umgekehrt (s. Abb. 422). Aber nicht nur mit Hernien, sondern auch mit anderen Erkrankungen kommen Verwechslungen vor.

So sind schon, und zwar nicht nur von Kurpfuschern, auf Senkungsabscesse Bruchbänder verordnet worden, weil der Arzt aus übel angebrachtem Zartgefühl eine Untersuchung unterließ, oder sie so oberflächlich ausführte, daß sie ebensogut hätte unterbleiben können.

Abb. 411. Rechtsseitiger Senkungsabsceß, kam als „Hernie" zur Operation ins Spital. Lage der Schwellung lateraler als bei der Leistenhernie!

Ein solcher Irrtum ist bei genauer Untersuchung leicht zu vermeiden. Ein spondylitischer Absceß fluktuiert in der Regel, eine Hernie nicht. Der Eiter läßt sich nur wenig oder gar nicht zurückdrängen, der Darm geht ruckweise, unter Quatschen zurück. Die meisten Senkungsabscesse sitzen weiter lateral als die gewöhnlichen Leistenhernien (vgl. Abb. 411).

3. Diagnose der labialen und scrotalen Hernien.

Ein im Scrotum oder Labium liegendes Gebilde kann nur dann eine Hernie sein, wenn es einen in den Leistenkanal verlaufenden Stiel besitzt. Fehlt ein solcher, so liegt keine Hernie vor. Ist er vorhanden, so suchen wir die Reponibilität. Läßt sich die Geschwulst ruckweise, vielleicht unter Gurren oder Quatschen, zurückdrängen, so handelt es sich um eine Hernie. Geht sie unter stetem Druck allmählich zurück, so liegt gewöhnlich eine Hydrocele communicans, selten eine Hydrocele bilocularis mit zweitem Sack im Abdomen vor. Eine scheinbare Reponibilität besitzt auch die „Varicocele" (s. Abb. 415). Sie ist beim stehenden

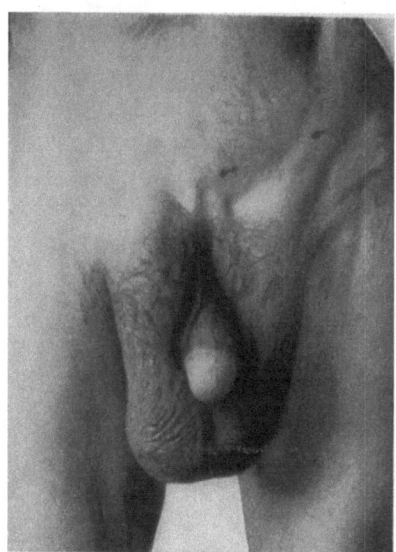

Abb. 412. Beidseitiger, äußerer, scrotaler Leistenbruch.

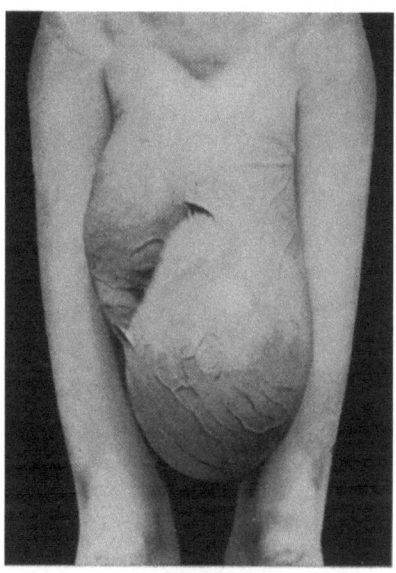

Abb. 413. Hernia inguinalis externa bilateralis permagna.

Patienten anzufühlen wie ein Haufen Regenwürmer und erschlafft sofort beim Liegen, ohne ruckweises Zurückweichen des Inhaltes, und diese Zeichen schließen jede Verwechslung aus. Im Gegensatz dazu bleibt die sog. *symptomatische Varicocele* (Stauung infolge Tumor der linken Niere mit Kompression der Vena renalis und spermatica) im Liegen bestehen (HOHENEGGS Zeichen). Ist die Geschwulst gestielt, aber irreponibel, so könnte eine bis in den Leistenkanal reichende Hydrocele testis in Frage kommen. Eine solche ist aber gleichmäßig prall elastisch, zeigt gedämpften Schall und ist häufig durchscheinend, während die irreponible, nicht eingeklemmte Darmhernie nicht durchscheinend, von schlaffer Konsistenz ist und meist Darmschall aufweist. Eine eingeklemmte Hernie ist auch prall wie die Hydrocele, zeigt aber einen massigeren, druckempfindlichen Stiel und vor allem die Zeichen des Darmverschlusses. Einklemmung eines kleinen Netzpfropfes kann zur Entstehung einer großen Hydrocele führen. Auf die richtige Diagnose macht Druckempfindlichkeit des Stieles aufmerksam.

Ein junger Mann kam mit einer klassischen birnenförmigen, nach oben schmal in den Leistenkanal auslaufenden, irreponiblen Hydrocele testis zu uns. Er gab nebenbei an, er hätte vor 2 Monaten, kurz vor Entstehung dieser Hydrocele, einen plötzlichen Schmerz im linken Hypogastrium verspürt. Bei der Operation fand sich in der Tat eine Hydrocele, aber in einem schmalen Ausläufer derselben im Leistenkanal ein ganz kleiner, verklebter Netzpfropf. Der Patient hatte also in einem angeborenen Bruchsack eine kleine eingeklemmte Netzhernie, und die Flüssigkeit war in Wirklichkeit Bruchwasser. Der Schmerz im Hypochondrium kam von Zerrung des Netzes, bzw. seiner Anheftungsstelle im Moment der Einklemmung.

Fühlt sich eine gestielte, irreponible Scrotalgeschwulst lappig oder körnig an, so kann es sich um drei Dinge handeln: entweder um eine *Netzhernie*, oder um einen *Bruchsack mit viel periherniärem Fett*, oder endlich um ein *Lipom des Samenstranges*. Unverändertes Netz im Bruchsack fühlt sich feinkörniger an als das Lipom des Samenstranges.

Von diagnostischem Interesse ist die Tatsache, daß die Entstehung von Leistenbrüchen und von Samenstranglipomen bisweilen von den Erscheinungen einer hartnäckigen Samenstrangneuralgie begleitet ist, deren Ursache erst mit dem Zutagetreten des Bruches oder des Lipoms klar wird.

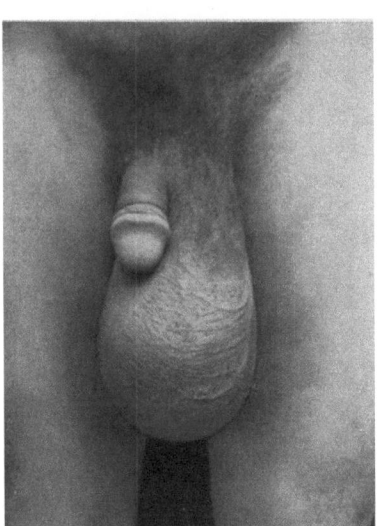

Abb. 414. Hydrocele.

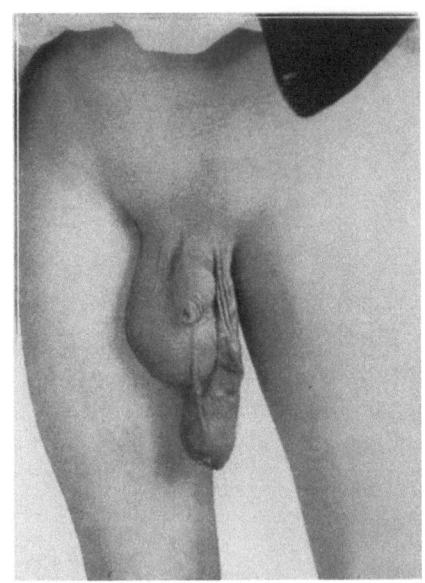

Abb. 415. Varicocele mit Atrophie des Hodens.

Diffuse Ausbreitung periherniären Fettes findet sich an den äußeren Leistenhernien selten, während sie bei den inneren Leistenhernien und bei den Schenkelhernien die Regel ist.

55. Der innere oder direkte Leistenbruch.

Die Unterscheidung des innern, direkten, vom äußern, indirekten Leistenbruch ist in der Regel nicht schwierig, wenn man nur daran denkt, daß bei ersterem die Bruchpforte direkt nach der Bauchhöhle verläuft, ohne den Umweg durch den Leistenkanal zu nehmen, und daß der häufig beidseitige Bruch nicht ins Scrotum hinuntersteigt, sondern unter Bildung einer mehr oder weniger ausgesprochenen queren Falte in der Höhe der Wurzel des Penis stehen bleibt (s. Abb. 417). Zum Unterschied vom äußeren Leistenbruch kommt der innere bekanntlich meist bei Leuten mittleren oder höheren Alters, und zwar beinahe nur bei Männern vor. Läßt man den Patienten husten, so erscheint eine halbkugelige Vorwölbung, die lateralwärts meist schärfer abgegrenzt ist, als dies beim äußeren Leistenbruch der Fall ist.

Theoretisch wäre die Lage der Arteria epigastrica inferior — medial oder lateral — entscheidend. Sie läßt sich aber vor der Operation kaum je durchtasten.

Neben den Fällen, die ohne weiteres dem obigen Schema entsprechen, gibt es zwei Gruppen von Leistenbrüchen, deren Beurteilung schwierig sein kann:

1. Die äußeren Leistenhernien meist alten Datums, bei denen der Leistenkanal seinen schrägen Verlauf verloren hat, und deren Bruchpforte gleich derjenigen eines inneren Bruches direkt in die Bauchhöhle geht, ohne daß aber dabei der Bruchsack ins Scrotum hinuntergestiegen wäre. Das allmähliche Auslaufen der Vorwölbung lateralwärts kann unter diesen Umständen das einzige Symptom sein, das auf einen äußeren Leistenbruch hinweist.

2. Die inneren Leistenbrüche, welche eine kleines Stück weit ins Scrotum hinuntersteigen, wie wir dies ab und zu gesehen haben, und wie es auch von BERGER betont wird, und die wir deshalb für äußere Leistenbrüche halten können. Auch hier kann die Diagnose zweifelhaft bleiben, wenn es bei der Untersuchung im Liegen nach Reposition des Bruches nicht gelingt, den einen Finger in den Leistenkanal, den anderen unabhängig davon in die direkte Pforte einzuführen und nachzuweisen, daß zwischen den beiden Fingern sich noch

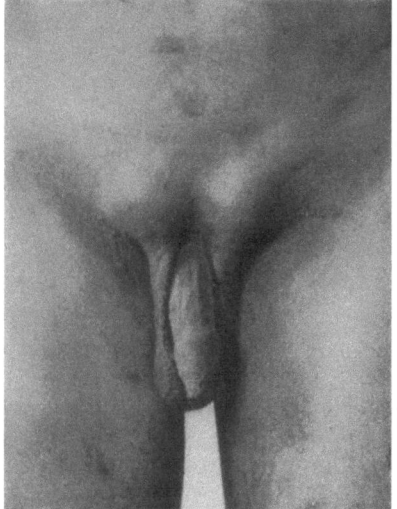 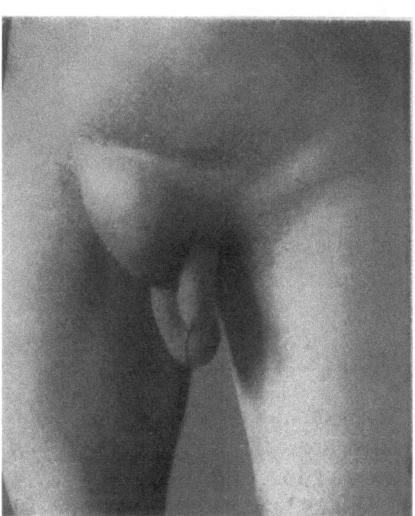

Abb. 416. Beidseitiger innerer Leistenbruch.   Abb. 417. Innere Leistenhernie, etwas überhängend.

eine Gewebsbrücke befindet. Überhängende innere Leistenbrüche, wie in Abb. 417, sind dagegen leicht als solche zu erkennen.

Noch ein Wort über die *Blasenhernien*. Dieselben kommen sowohl beim äußeren als beim inneren Leistenbruch vor, aber häufiger bei letzterem. Man kann selbstverständlich nicht von Blasenhernie sprechen, wenn man bei der Radikaloperation eines Bruches einen Blasenzipfel vor die Pforte hinauszerrt, sondern nur dann, wenn ein Stück Blase zum regelmäßigen Inhalt des Bruches gehört, notabene nicht des Bruchsackinhaltes, denn die Blase drängt sich mehr oder weniger extraperitoneal neben dem Bruchsack zur Pforte hinaus. Begründeten Verdacht auf eine Blasenhernie wird man nur dann haben, wenn der Patient Störungen der Harnentleerung angibt, sei es Schwierigkeit der Entleerung, sei es häufigen Harndrang. Noch dringender wird der Verdacht, wenn er bemerkt, daß diese Störungen mit dem Füllungsgrade des Bruches zusammenhängen. In solchen Fällen wird man dann auch nachweisen können, daß bei stark gefüllter Blase eine fluktuierende Bruchgeschwulst mit gedämpftem Schall vorhanden ist, die nach Entleerung der Blase zurückgeht. Diese Entleerung wird unter Umständen mit dem Katheter stattfinden müssen, da gerade die inneren Leistenhernien häufig bei Prostatikern vorkommen.

56. Der Schenkelbruch.

Es gibt nur wenige Gebilde, die mit einem Schenkelbruch verwechselt werden können. Dies sind: herniöse Ausstülpungen der Vena saphena, Drüsenschwellungen, Lipome, Senkungsabscesse im Bereiche der Schenkelpforte, und endlich Leistenhernien. Nehmen wir dieselben der Reihe nach vor. Die nicht seltenen spindel- oder sackförmigen „*Ausweitungen der V. saphena*" (s. Abb. 419) schimmern, wenn sie überhaupt sichtbar sind, meist bläulich durch die Haut durch, sind durch den leisesten Druck zum Verschwinden zu bringen, treten mit Aufhören des Druckes sofort wieder unter charakteristischem Schwirren (analog Nonnensausen) zutage, und reagieren auf jede Schwankung im Venen-druck beim Husten, Brechen usw., ja selbst im Liegen auf die normale Atmung. Diese Zeichen sind so ausgesprochen, daß eine Verwechslung undenkbar erschiene, wenn sie nicht schon wiederholt vorgekommen wäre. Die „*Senkungsabscesse*" brechen

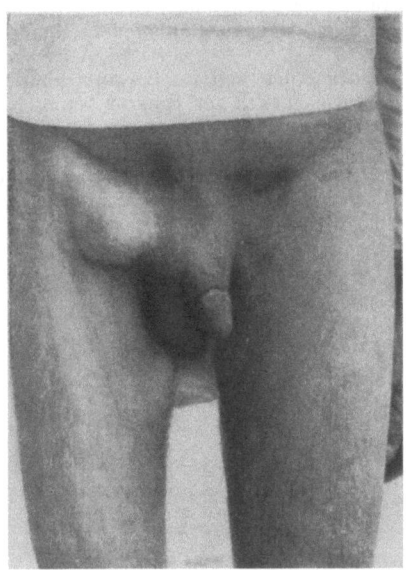

Abb. 418. Schenkelbruch beim Manne.

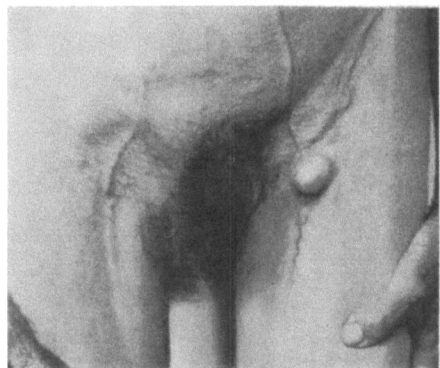

Abb. 419. Varix der Vena saphena magna.

meist nicht durch die Lacuna vasorum, sondern lateralwärts durch die Lacuna musculorum durch, zeigen oft Zwerchsackform, lassen sich ausnahmsweise durch allmählichen Druck um ein weniges verdrängen, wobei man das Gefühl

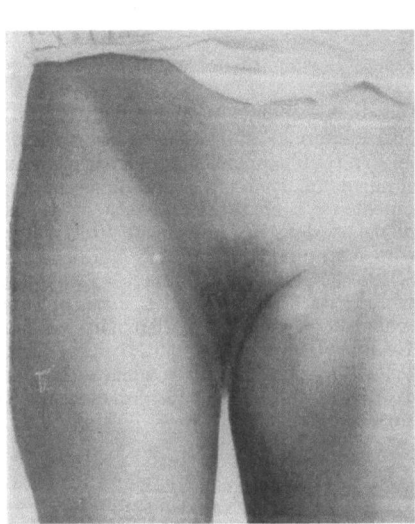

Abb. 420. Cruraler Senkungsabsceß bei Spondylitis.

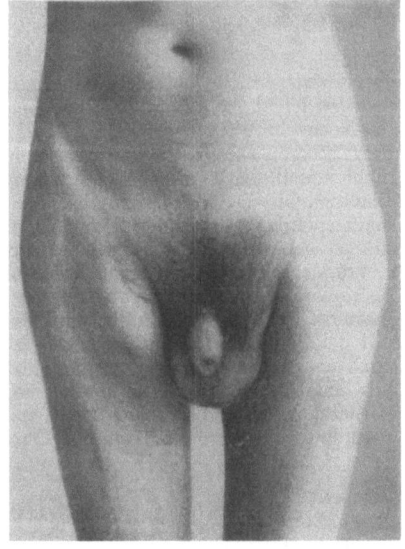

Abb. 421. Symmetrische Lipome in der Cruralgegend.

eines elastischen Widerstandes hat, und füllen sich nach Aufhören des Druckes sofort wieder. Auch da, wo sie medial liegen, wie bei Abb. 420, sind die übrigen eben angeführten Zeichen so beweisend, daß ein Irrtum bei genauer Untersuchung nicht vorkommen wird. Etwas mehr Schwierigkeiten können „*Drüsenschwel-lungen*" bereiten. Gewöhnlich findet man die Eingangspforte der Infektion irgendwo am Bein oder Fuß. Drüsen grenzen sich ferner — und dies ist das Hauptcharakteristikum — auch bei chronischer Schwellung gegen die Schenkelpforte deutlich ab, während die Hernie stets einen unter das Leistenband reichenden, gegen das Schambein andrückbaren Stiel erkennen läßt. Auch die seltenen subserösen „*Lipome*" sind strenggenommen gestielt. Der Stiel läßt sich aber nicht wie ein Bruchsackhals durchtasten. Das Fehlen einer fühlbaren Fortsetzung ins Abdomen, verbunden mit dem Fehlen jeder Volumschwankung und der Erscheinungen des Bruchaustrittes überhaupt, wird also den Gedanken an ein Lipom aufkommen lassen. Freilich kann hinter dem Lipom ein kleiner Peritonealzipfel stecken, selbst wenn derselbe noch nie dem Darm oder Netz zur Wohnung gedient hätte.

Es ist für die Schenkelbrüche bezeichnend, daß häufig ein ganz kleiner Bruchsack von einer großen Menge von Fettgewebe umgeben ist, das geradezu lipomartig auswächst.

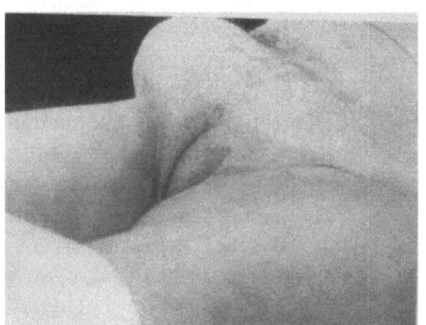

Abb. 422. Eingeklemmte, über das Leistenband
nach oben gewanderte Schenkelhernie.

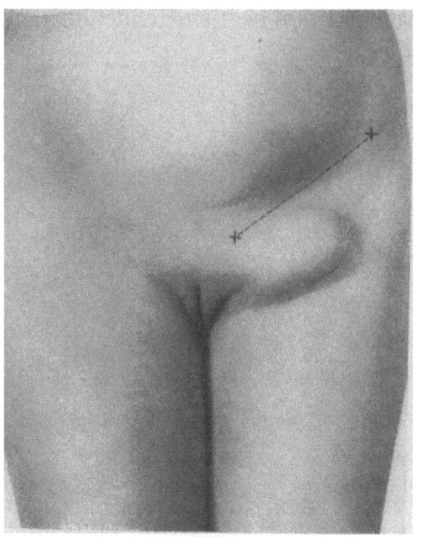

Abb. 423. Schenkelbruch beim Weibe.
Lage zum Leistenband ×—×.

Auch oberflächlicher liegende Lipome kommen an dieser Stelle vor, sei es isoliert, sei es als Teilerscheinung einer allgemeinen Lipomatose (Abb. 421).

Zeigt die Geschwulst einen deutlichen, sich unter dem Leistenband verlierenden Stiel, so wird man mit der **Diagnose Hernie** nicht fehlgehen. Fehlt Darmschall, so wird es sich entweder um das eben erwähnte periherniäre Lipom oder um eine Netzhernie handeln.

Fühlt sich eine gestielte Geschwulst ausgesprochen elastisch an, so kann eine Flüssigkeitsansammlung in einem alten obliterierten Bruchsack vorliegen. Sind der Entstehung einer prallen Bruchgeschwulst Anfälle von plötzlichen Unterleibsschmerzen ohne Darmverschluß vorangegangen, so hat sich ein kleiner Netzzipfel in der Pforte eingeklemmt und hat zur Bildung von Bruchwasser geführt.

Haben wir mit Bestimmtheit eine Hernie nachgewiesen, so erhebt sich die Frage, ob es sich wirklich um eine **Schenkelhernie** handelt. Sitzt das ganze Gebilde deutlich nach unten vom Leistenband, so ist die Sache erledigt. Anders, wenn es auf demselben reitet. Hier kann ebensogut ein nach unten gewanderter Leistenbruch, wie ein nach oben gewachsener Schenkelbruch (Abb. 422) vorliegen. Die Unterscheidung ist nicht schwierig, wenn wir die Hernie reponieren können. Die Stelle, wo sie verschwindet, und die Abtastung der Pforten geben uns Aufschluß. Nicht so bei Irreponibilität mit und ohne Einklemmung. In solchen Fällen sieht man oft unrichtige Diagnosen, und zwar wird gewöhnlich ein Schenkelbruch als Leistenbruch angesehen. Da sich das Leistenband, weil von der Hernie überlagert, und weil bei älteren Frauen im Fett verloren, nicht deutlich abtasten läßt, so hat man nach MALGAIGNE die Verbindungslinie von Tuberculum pubicum und Spina ilii ant. sup. als Kriterium genommen (s. Abb. 423) und alles, was der Hauptsache nach oberhalb derselben liegt, der Leistenhernie zugeteilt und umgekehrt. Auch dieses Kriterium ist aber nicht zuverlässig. Viel wichtiger ist die Lage und Richtung des Bruchstieles, den man bei sorgfältiger Palpation meist deutlich fühlen kann und der sich bei Einklemmung durch seine Masse und seine Druckempfindlichkeit zu erkennen gibt. Verläuft er vertikal, läßt er sich auf dem Schambeinkamm seitlich hin und her rollen, und scheint er bei nach oben gedrängter Bruchgeschwulst in die Tiefe zu gehen, so liegt eine Schenkelhernie vor. Geht er nach außen oben oder direkt nach außen, so handelt es sich um eine Leistenhernie. Dieses Zeichen erlaubte z. B. auch in dem in Abb. 422 abgebildeten Fall die Diagnose einer Schenkelhernie, trotzdem der größte Teil der Bruchgeschwulst nach oben vom Leistenband lag. Je nach der Lage des Bruches läßt sich der Bruchteil bei der Schenkelhernie besser von oben oder von unten abtasten. Es sind also stets beide Palpationswege zu versuchen. — Ist bei einer Bruchanamnese unser erster Befund negativ, so werden wir, wie schon bei den Leistenbrüchen erwähnt, sorgfältig vergleichend auf eine leichte Gewebsverdickung oder auf ein

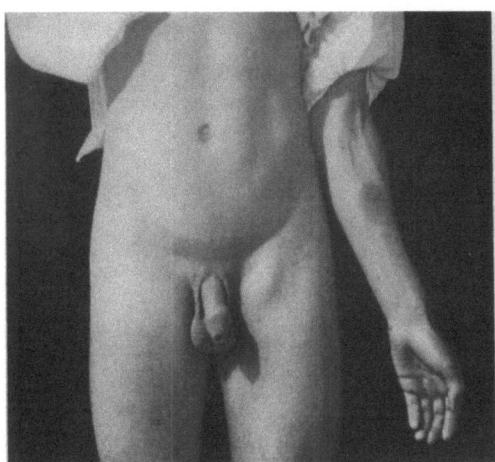

Abb. 424. Lymphdrüsenschwellung mit positiver FREIScher Cutanreaktion am linken Vorderarm bei Lymphogranuloma inguinale.

feines Reiben untersuchen. Besonders werden wir nachsehen, ob die Gegend der Fossa ovalis auf der einen Seite etwas mehr ausgefüllt ist als auf der anderen. Wir finden bisweilen so den Schlüssel für unklare Bauchbeschwerden, auch wenn die Patientin von Bruchaustritt nichts weiß.

Es gibt endlich im Bereiche der Femoralhernien einige *Absonderlichkeiten*, die zwar meist erst bei der Operation gefunden werden, bei genauer Untersuchung aber doch vielleicht schon vor derselben erkannt oder wenigstens vermutet werden könnten.

Einmal kann sich der Bruchsack *unter die Fascie des M. pectineus* in den Muskel einbohren und so der H. obturatoria gleichen — eine nur bei Frauen gesehene, nach CLOQUET benannte Seltenheit. Sodann kann er sich *hinter die großen Gefäße* schieben, oder *auswärts* von denselben in der Lacuna vasorum zutage treten, oder gar die Bauchhöhle durch die Lacuna musculorum verlassen. Diese letztere Form, die sog. HESSELBACHsche Hernie (H. femoralis externa), ist schon ohne Operation an ihrer breiten Basis und an ihrem lateralen Sitz erkannt worden. Wie beim Leistenbruch finden wir endlich auch hier eine *properitoneale*, die Bauchwand überhaupt nicht durchsetzende Form.

Bei oberflächlicher Untersuchung können der Lage nach isolierte, sackartige Varicen der Vena saphena mit Femoralhernien verwechselt werden (Abb. 419). Im Stehen fällt nicht nur die leichte Repositionsmöglichkeit, sondern vor allem das nach Loslassen des reponierenden Fingerdruckes deutlich spürbare Schwirren des sofort zurückstürzenden Blutes auf. Zur Seltenheit erinnere man sich, daß ein solcher Varix thrombosieren kann. Die entzündliche Reaktion könnte dann mit derjenigen einer inkarzerierten Hernie verwechselt werden, jedoch fehlen alle Symptome von seiten des Bauches.

Endlich könnten banale Inguinaldrüsenschwellungen mit irreponiblen Femoralhernien verwechselt werden, wenn sie entzündlich fixiert sind. Meist läßt sich aus der Anamnese eine Eintrittspforte an untern Extremitäten oder Dammgegend erheben.

Abb. 424 zeigt eine chronische Lymphdrüsenschwellung auf Grund eines Lymphogranuloma inguinale (Nicolas Favre), dazu die positive Freische Cutanreaktion.

Chronische *Bursitiden* (ileopectinea) liegen mehr lateral und lassen eine Reposition vermissen. *Tuberkulöse Senkungsabscesse* sind breitbasig, werden beim Pressen nicht größer und zeigen Fluktuation.

57. Über Unfallhernien.

Ebenfalls noch in das Gebiet der Diagnostik gehört die dem Arzt oft gestellte Frage, ob eine von ihm nachgewiesene Hernie durch „*Unfall*" entstanden sei. Zu dem Begriff „Unfall" wird dabei auch jede plötzliche Überanstrengung gerechnet, sobald sie nicht mehr im Rahmen der betriebsüblichen Arbeit bleibt, ja selbst noch diese, wenn sie über die Körperkraft des Individuums hinausgeht. Ganz besonders kommt plötzliche Anstrengung der Bauchpresse bei unzweckmäßiger Körperstellung in Betracht.

Typisch ist die von Berger erzählte Geschichte des Zuaventrompeters, der, als er bei Malakoff zum Angriff blies, in ein Loch trat und sich mit einer Hernie erhob.

Wir haben dabei mit direkten und indirekten Traumen zu rechnen. Bei einem vorher völlig normalen Menschen entsteht eine Hernie wohl weder durch die eine noch durch die andere Form von Trauma. Häufig dagegen wird eine Bruchanlage durch ein indirektes — selten durch ein direktes — Trauma zur wirklichen Hernie, d. h. in den vorgebildeten kleinen Bruchsack tritt unter Dehnung desselben und Nachziehen des verschieblichen parietalen Bauchfells ein Stück Darm oder Netz. Dieser Vorgang ist in der Regel von so heftigen Schmerzen begleitet, daß jede körperliche Arbeit ausgesetzt werden muß, und daß sich der Geschädigte veranlaßt sieht, den Arzt zu befragen. Diese beiden Bedingungen werden demnach mit Recht gewöhnlich an den Nachweis einer „Unfallhernie" geknüpft, trotzdem es — je nach der Art der Arbeit und der Energie des Arbeiters — Ausnahmen von dieser Regel gibt.

Eine so entstandene Hernie ist klein — höchstens hühnereigroß —, der Bruchsack dünn, nicht abtastbar, und die Bruchpforte höchstens mittelgroß. Die Eingeweide treten nicht jedesmal aus, wenn der Patient aufsteht, gehen aber, einmal ausgetreten, auch nicht immer sofort wieder zurück, wenn er sich niederlegt. Die Hernie ist also, ohne, wie behauptet wurde, notwendig eingeklemmt zu sein, immerhin wenig beweglich. Bruchbandspuren auf der Haut dürfen nicht vorhanden sein.

Die Berücksichtigung dieser Umstände erlaubt uns zu entscheiden, ob die Hernie traumatisch, d. h. durch plötzliche Überanstrengung entstanden sein *konnte*. Mehr zu sagen, ist meist nicht möglich, es sei denn, daß der Patient zufällig kurz vorher genau auf Hernien untersucht worden wäre. So berechtigt die Forderung des Arbeiters ist, für eine wirkliche traumatische Umwandlung seiner Bruchanlage in einen eigentlichen Bruch in angemessener Weise, z. B. durch unentgeltliche Radikaloperation, entschädigt zu werden, so wenig darf der Arzt durch leichthin gemachte Annahme einer Unfallhernie zu der zur Mode gewordenen Ausbeutung dieses Grundsatzes die Hand bieten.

Wie weit derartige Versuche gehen können, das zeigt die Tatsache, daß dem Arzt selbst gonorrhoische Epididymitiden und Leistenbubonen nach Ulcus molle als „Unfallbrüche" vorgestellt werden.

Weitaus die meisten sog. Unfallbrüche sind äußere Leistenhernien, doch wird die traumatische Ätiologie gelegentlich für alle Bruchformen angerufen. Ablehnend werden wir uns bei den inneren Leistenbrüchen und bei Nabelhernien verhalten, sehr skeptisch bei Schenkelbrüchen. Eher noch dürfte Mithilfe eines Traumas bei der Hernia epigastrica angenommen werden.

58. Einiges über Brucheinklemmung.

Vor allem die Bemerkung, daß *Einklemmung* nicht mit *Irreponibilität* verwechselt werden darf, sondern daß sie bloß eine besondere Form derselben ist. Es kann sowohl Darm wie Netz *irreponibel* sein, ohne daß Einklemmung vorliegt. Gewöhnlich besteht die Ursache in Verwachsungen. Das Netz kann sich ferner im Bruchsack auf eigene Faust so mächtig weiterentwickeln, daß es nicht mehr durch die Bruchpforte zurückschlüpfen kann, auch wenn keine Verwachsungen es daran hindern.

Eine besondere Form von Irreponibilität finden wir bei manchen Hernien des Coecum samt Colon ascendens und des S romanum samt Colon descendens. Hier verläßt nicht nur der mit Serosa bekleidete Darm, sondern mit ihm das seiner extraperitonealen Anheftungsstelle entsprechende Beckenbindegewebe die Bauchhöhle — sog. **Gleitbrüche** — und der Darm hat infolgedessen nur geringe Neigung, in die Bauchhöhle zurückzukehren. Es gibt darum Dickdarmbrüche, welche nur sehr wenig Bruchsack besitzen, — woran bei der Operation zu denken ist!

Viel seltener als früher, aber noch nicht ganz ausgestorben sind endlich jene gewaltigen Brüche, die, abgesehen von den Verwachsungen, schon deshalb Irreponibel sind, weil die Bauchhöhle nicht mehr Platz genug bietet für deren inhalt, was J. P. Petit sehr zutreffend als „perte du droit de domicile" bezeichnet hat.

Die subjektiven Erscheinungen einer nicht eingeklemmten, aber irreponiblen Hernie sind bisweilen nicht schwerer als diejenigen einer freien Hernie. Immerhin kommen nicht selten Zerrungsschmerzen vor, die sich viel weniger an der Bruchstelle als im Oberbauch äußern. Lokale Beschwerden stellen sich besonders dann ein, wenn der Patient die Hernie mit einem Bruchband mißhandelt.

Einklemmung ist diejenige Form von Irreponibilität, welche von Einschnürung des Stieles, Unwegsamkeit des vorliegenden Darmes und Zirkulationsstörungen in allen vorliegenden Eingeweiden begleitet ist. Wir haben bei derselben verschiedene Fragen zu beantworten.

1. Liegt überhaupt eine Hernie vor?

Diese Frage ist keine müßige. Welchem Chirurgen sind nicht schon akut entstandene *Hydrocelen von Säuglingen* als eingeklemmte Hernien zugeführt worden? Und doch ist die Unterscheidung nicht schwer. Die pralle Hydrocelengeschwulst läuft nach dem Leistenkanal nicht allmählich aus, sondern ist nach oben deutlich abgegrenzt. Das Kind hat Stuhl und Winde und erbricht nicht, oder wenigstens nicht anhaltend. Es nimmt nach kurzer Pause die Brust oder die Flasche wieder, was ein Kind mit bestehender Einklemmung nicht tun würde. Es schreit, weil ihm der rasch sich vergrößernde Erguß Unbehagen bereitet, sieht aber nicht schwer leidend aus. Die Punktion bestätigt die Diagnose und genügt beim Säugling auch als Therapie.

Außer der Hydrocele kleiner Kinder sind es besonders Komplikationen von seiten des *Leistenhodens*, die eine Brucheinklemmung vortäuschen können, nämlich die *Stieldrehung* des Hodens und seine *Einklemmung*. Der Irrtum ist hier um so erklärlicher, als bekanntlich die meisten Leistenhoden von Hernien begleitet sind und der Patient uns also eine Hernienanamnese liefern wird. Während in früherer Zeit ausschließlich von Entzündung und Einklemmung des Leistenhodens gesprochen wurde, hat man seit NICOLADONI erkannt, daß in der Regel eine Torsion des abnorm gestielten Hodens vorliegt. Daß aber auch Einklemmung vorkommt, beweist folgender Fall:

Ein Patient mit linksseitigem, seit dem 14. Jahre nie mehr aus dem Kanal ausgetretenem Leistenhoden fühlt beim Heben einer schweren Last einen heftigen Schmerz in der linken Leistengegend. Es tritt eine druckempfindliche Geschwulst in derselben auf, die auf den ersten Blick an eine eingeklemmte Hernie denken läßt. Das Leersein der linken Scrotahällfte und die Durchgängigkeit des Darmes lassen den Arzt jedoch die richtige Diagnose stellen, und die Operation zeigt, daß der Leistenhoden zum engen äußeren Leistenring herausgeschlüpft und nach außen unter die Haut geglitten ist. Die Abknickung der Samenstranggefäße am äußeren Leistenring und die Zerrung derselben infolge der abnormen Lage des Hodens haben zu hochgradigem Infarkt geführt. — Hier konnten diagnostisch nur Torsion und Einklemmung mit subcutaner Verlagerung in Betracht kommen. Gegen bloße Torsion sprach die subcutane Lage des Hodens. Wenn sich ein im Leistenkanal liegender Hoden torquiert, so bleibt er auch daselbst liegen.

Die Erscheinungen der viel häufigeren *Torsion* sind dieselben: plötzlicher heftiger Schmerz und Auftreten einer Geschwulst. Nicht selten gesellen sich hierzu Reflexerscheinungen, die an einen eingeklemmten Bruch denken lassen können, nämlich heftige Bauchschmerzen, vorübergehende Verhaltung von Stuhl und Winden, Erbrechen, ja selbst Kollaps. In der Leistengegend — es handelt sich in der Regel um Leistenhoden — findet man eine druckempfindliche, einer eingeklemmten Hernie ähnliche Geschwulst. Das leere Scrotum und der nach Aufhören der ersten Reflexerscheinungen sich wieder einstellende Abgang von Stuhl und Winden werden es meist gestatten, die Diagnose zu stellen. Wird die Veränderung im Bereiche des Hodens übersehen, so erlebt man, wenn der Vorgang sich rechts abspielt, selbst die Diagnose Appendicitis!

Ein 1jähriger Knabe zeigt plötzlich unter Schmerzäußerungen und Zeichen allgemeinen Unwohlseins eine mandelgroße, pralle Schwellung in der rechten Leistengegend. Der rechte Hoden fehlt im Scrotum, und auch der linke Hoden ist nicht völlig herabgestiegen. Es lagen drei Möglichkeiten vor: eingeklemmter Bruch, akute Hydrocele im Leistenkanal und Hodentorsion. Alle drei Vorkommnisse waren durch das Vorhandensein eines Leistentestikels in gleicher Weise begünstigt. Gegen Brucheinklemmung sprachen das Fehlen von anhaltendem Erbrechen, die Weichheit des Bauches und das Vorhandensein von Stuhlgang. Über das Verhalten der Winde ließ sich nichts Sicheres erheben. Gegen Hydrocele ließ sich die sehr deutliche Störung des Allgemeinbefindens geltend machen. Die Hodentorsion war also am wahrscheinlichsten. Die sofort vorgenommene Operation bestätigte diese Annahme. Ein Jahr später machte der kleine Patient genau den gleichen Vorgang auf der anderen Seite durch und wurde dadurch zum Eunuchen.

Die gleichen Erwägungen werden uns leiten, wenn sich ein im *Scrotum* befindlicher Hoden dreht. Nur fehlt uns hier als diagnostisches Element das Leersein des einen Scrotalfaches.

Auch mit geschwollenen Leisten- oder Schenkeldrüsen kann eine irreponible Schenkelhernie verwechselt werden, und der Arzt kann in seinem Irrtum noch bestärkt werden, wenn zufällig im Zuflußgebiet der Schenkeldrüsen — untere Extremität und Genitalgegend — eine Eintrittspforte für die Infektion vorhanden ist. Selbst die Einklemmung eines Schenkelbruches kann unter diesen Umständen übersehen werden, wenn nicht die abdominalen Symptome gebührend gewürdigt werden.

2. Ist die Hernie eingeklemmt?

Einen ersten Beweis für die Einklemmung gibt die *Druckempfindlichkeit* an der Stelle der Schnürung, also meist im Bereiche der Bruchpforte, und einen weiteren die Undurchgängigkeit des Darmes mit ihren Folgeerscheinungen: *Koliken, Brechen,* die nur selten bei Darmwandbrüchen (LITTRÉschen Hernien) besteht. Netzeinklemmung unterscheidet sich von der einfachen Irreponibilität des Netzes nur durch das plötzliche Einsetzen der Erscheinungen, die Druckempfindlichkeit der Einklemmungsstelle, das Brechen und die pralle Spannung der Hernie infolge der Bildung von Bruchwasser.

Eine Möglichkeit kommt neben der Brucheinklemmung noch besonders in Frage. Man hat in früheren Zeiten viel von *Entzündung* der Brüche gesprochen und auch Einklemmung für Entzündung gehalten. Daß bei Einklemmung ein Bruchsack sich nach einiger Zeit infolge Auswanderns von Bakterien aus dem Darm entzündet, das ist selbstverständlich. Hier ist aber die Entzündung der sekundäre Prozeß. Primäre Entzündungsvorgänge in Brüchen sind dagegen nicht häufig. Man merke sich als wichtigste folgende Vorkommnisse:

a) *Die Bruchsackappendicitis.* Der Wurmfortsatz findet sich nicht selten in rechtsseitigen Brüchen und ist selbst schon links gefunden worden, ja sogar in der Nabelhernie. Er kann sich also auch im Bruchsack entzünden und kann dort perforieren. Derartige Fälle sind gewöhnlich für Einklemmung gehalten und erst bei der Operation richtig erkannt worden. Die Reihenfolge der Erscheinungen könnte uns aber doch gelegentlich auf die richtige Spur leiten. Bei der Brucheinklemmung kommt zuerst der Darmverschluß und nachher die Entzündung, die Bruchphlegmone. Bei Appendicitis im Bruchsack beginnt umgekehrt die Erkrankung mit Entzündungserscheinungen im Bruchsack und mit Fieber, und der Darmverschluß, wenn es überhaupt zu einem solchen kommt, tritt erst hinterher ein.

b) Die Beteiligung des Bruchsackes an einer *allgemeinen Peritonitis.* Die Differentialdiagnose wird sich unter Berücksichtigung dessen ergeben, was wir über den Unterschied von Peritonitis und Darmverschluß gesagt haben. Dasselbe gilt von der Beteiligung des Bruches an den Folgeerscheinungen einer *akuten Pankreatitis.* Was in beiden Fällen stutzig machen muß, das sind die mit Rücksicht auf die kurze Dauer der angeblichen Einklemmung sehr schweren Erscheinungen von seiten des Bauches.

c) *Die Tuberkulose des Bruchsackes.* Dieselbe ist in der Regel eine Folgeerscheinung einer allgemeinen tuberkulösen Peritonitis. Es kommt aber vor, daß die letztere keine Erscheinungen veranlaßt, und daß der Arzt nur der Erkrankung des Bruchsackes wegen aufgesucht wird. Während eine miliare Bruchsacktuberkulose mit flüssigem Inhalt am ehesten für eine Hydrocele gehalten wird, so könnte die knotige Form mit einem eingeklemmten oder wenigstens irreponiblen Netzklumpen verwechselt werden. Denkt man aber überhaupt an Bruchsacktuberkulose, so wird man diese Vermutung auf das Vorhandensein von einzelnen, getrennten Knoten und auf die Druckempfindlichkeit und große Derbheit der Gebilde gründen.

d) Die sehr seltene *metastatische Entzündung des leeren Bruchsackes,* welche völlig die klinischen Erscheinungen der Einklemmung vortäuschen kann.

Drei Vorkommnisse können endlich noch bei der Beantwortung der beiden letzten Fragen irreführen: Erstlich die *Kombination von äußerer Hernie mit innerem Darmverschluß.* Setzen wir den Fall eines Patienten, der alle Zeichen von Darmverschluß darbietet. Wir finden eine irreponible Hernie und sind geneigt, derselben die Schuld am Darmverschluß zuzuschreiben. Ist die Bruchgeschwulst weich und nirgends druckempfindlich, so muß, wie schon oben betont, die Ursache des Darmverschlusses anderswo liegen, entweder in einer anderen, übersehenen Hernie oder in einem krankhaften Vorgang in der Bauchhöhle selbst.

Umgekehrt gibt es Fälle, bei denen wir keine Bruchgeschwulst finden und deshalb geneigt sind, Darmverschluß durch innere Ursachen anzunehmen. Auf Befragen gibt uns der Patient aber an, daß er einen Bruch zurückgebracht habe. Untersuchen wir genauer, so finden wir vielleicht an der Stelle, wo der Bruch gelegen hatte, eine leichte Einziehung und fühlen im Bauche hinter der Pforte eine undeutliche, druckempfindliche Resistenz. Unsere Diagnose wird sofort auf die zum Glück immer seltener werdende *Massenreposition* lauten.

Endlich sehen wir gelegentlich einmal eine Netzhernie etwas druckempfindlich werden Gleichzeitig treten Erscheinungen auf, die bald mehr an Peritonitis, bald mehr an Darmverschluß erinnern. Im Abdomen finden wir eine vielleicht selbst geschwulstartige, druckempfindliche Resistenz und eine entsprechende Dämpfung, unter Umständen auch einen freien Flüssigkeitserguß. Spielen sich die Erscheinungen auf der rechten Seite ab, und hat der Patient früher schon schmerzhafte Zufälle in dieser Gegend gehabt, so stellt man, wie ich in einem solchen Falle, die Diagnose einer Appendicitis mit Übergreifen der Entzündung auf den Bruchsack, und dies um so mehr, als der Vorgang von mäßigem Fieber begleitet sein kann. Bei der Operation findet sich eine *Torsion eines großen Netzklumpens*, dessen Zipfel im Bruchsack festgehalten wird — ein Bild, dem wohl jeder Chirurg schon begegnet ist, ohne die richtige Diagnose gestellt zu haben. Seltener ist die Torsion von völlig freiem Netz.

3. Was enthält der Bruch?

Bestehen Zeichen von Darmverschluß, so müssen wir eine *Darmhernie* annehmen, fehlen sie, eine *Netzhernie* oder eine nur wandständige LITTRÉsche Hernie. Vorübergehende Gassperre kommt aber als Reflexvorgang auch bei Netzhernie vor. Tympanitischer Schall beweist natürlich einen Darmbruch. Matter Schall beweist dagegen nichts, da besonders kleine Darmbrüche völlig gedämpften Schall geben können. Das Anfühlen des Bruches beweist ebenfalls nicht viel. Die körnige Konsistenz des Netzes kann durch Bruchwasser verdeckt sein, und andererseits finden wir auch bei deutlich nachweisbaren Netzklumpen nicht selten in der Tiefe eine kleine Darmschlinge mit eingeklemmt. Handelt es sich um ein weibliches Individuum, und stellt der Bruchinhalt einen kleinen beweglichen Körper dar, so werden wir ein eingeklemmtes *Ovarium* vor uns haben, ein Vorkommnis, das besonders bei kleinen Mädchen beobachtet worden ist. Bald auftretende entzündliche Reaktion bestätigt die oft symptomarme LITTRÉsche Hernie.

4. Wo sitzt die Einklemmung?

Es gibt Einklemmungen im Bruchsackhalse, solche an der Bruchpforte und endlich Einklemmungen im Bruchsack selbst.

Bei den *Leistenbrüchen*, bei denen der Bruchsack in der Höhe des inneren Ringes häufig eine ringförmige Verdickung zeigt, kommen besonders Einklemmungen im Bruchsackhalse vor. Da diese Ringe schließlich infolge steten Nachrückens von Bauchserosa bis nahe an das periphere Ende des Bruchsackes wandern können, so kann die Einklemmung sogar nahe der Kuppe des letzteren sitzen. Ein solches Vorkommnis wird man annehmen müssen, wenn der zentrale Teil der Bruchgeschwulst weich, schmerzlos, der periphere dagegen prall gespannt, druckempfindlich ist. Bei den viel häufigeren Einklemmungen in der Höhe des inneren Ringes bewirken die beiden mehr oder weniger verschmolzenen Elemente: die Bruchpforte und der Bruchsackhals zusammen die Einschnürung. Die Diagnose werden wir, wenn sie überhaupt möglich ist, aus der Lokalisation der größten Druckempfindlichkeit stellen. In gleicher Weise erkennen wir die Einklemmung in der Höhe des äußeren Leistenringes, die meist nicht durch den Bruchsack, sondern durch die fibrösen Elemente des Leistenringes bedingt ist.

Beim *Schenkelbruch* handelt es sich in der Regel um Einklemmungen durch Pforte und Bruchsackhals zusammen, ebenso beim *Nabelbruch*, wo neben der Einschnürung an der Nabelpforte auch die Einklemmung in einer der so häufigen Ausbuchtungen des Bruchsackes zu erwähnen ist. Dieses Vorkommnis wird man annehmen, wenn nur ein einzelner Abschnitt der Bruchgeschwulst gespannt und druckempfindlich ist.

Schließlich gibt es Fälle, bei denen der Darm sich in einem vom Bruchsack ausgehenden, schleifenförmigen Bindegewebsstrang fängt. Ein solches Ereignis läßt sich erst bei der Operation erkennen.

5. In welchem Stadium befindet sich die Einklemmung?

Schon die Dauer der Einklemmung gibt uns gewisse Anhaltspunkte, insofern als der Darm meist während der ersten 24 Stunden lebensfähig bleibt. Doch merke man sich, daß die Schnürfurchen schon nach 6—12 Stunden nekrotisch sein können, während bei weniger starker Abschnürung der Darm umgekehrt sich bisweilen noch nach mehrtägiger Einklemmung erholt. Alles hängt von dem Grade der Zirkulationsstörung ab. Dieselbe ist in kleinen Hernien in der Regel viel hochgradiger, als in großen. Man wird also bei kleiner Bruchgeschwulst früher Gangrän erwarten, als beim Vorliegen einer umfänglichen Darm- und Netzmasse. Besonders das Vorhandensein von Netz im Bruche erlaubt uns, eine günstigere Prognose für den Darm zu stellen, weil dasselbe in der Bruchpforte ein schützendes Kissen bildet. Solange die Bruchgeschwulst noch verschieblich und die Haut über derselben noch faltbar, weder gerötet noch ödematös ist, solange ist Erholungsfähigkeit des Darmes a priori nicht ausgeschlossen. Sind dagegen Entzündungserscheinungen aufgetreten, vom bloßen Ödem der bedeckenden Haut bis zur ausgesprochenen Bruchphlegmone, so müssen wir einen schwer geschädigten Darm erwarten.

Besteht auch bei jeder Einklemmung die Indikation zur sofortigen Operation, so wird man doch, wenn Entzündungserscheinungen fehlen und die Einklemmung noch ganz frisch ist, im Falle der Unmöglichkeit baldiger Herniotomie einen bescheidenen Versuch der Taxis wagen dürfen. Läßt sich dagegen die Operation ohne Verzug ausführen — und das ist heutzutage, abgesehen von ganz entlegenen Gegenden, wohl überall der Fall —, so wird man auf Taxis verzichten. Eine Ausnahme werden wir bei Säuglingen machen. Im ersten Lebensjahre klemmen sich bekanntlich Hernien nicht so selten ein, lassen sich aber meist leicht reponieren und führen sozusagen nie zur Gangrän. Gewöhnlich genügt es, das Kind in ein lauwarmes Bad zu bringen und kühles Wasser auf die Hernie zu gießen, um den Bruch zurückgehen zu sehen.

6. Welche Fragen erheben sich während der Operation selbst?

Über das Erkennen und Zählen der einzelnen Schichten — ein Steckenpferd der alten Chirurgen — wollen wir hier keine Worte verlieren. Diese Schichten entsprechen bei jungen Brüchen den gewöhnlichen Bruchhüllen, können aber bei alten Hernien durch Hinzukommen von neugebildeten Bindegewebslagen erheblich vermehrt sein. Wer sorgfältig präparierend vorgeht, wird, wenn nicht cito, so doch tuto in den Bruchsack gelangen, auch ohne die Schichten zu zählen. Nur muß er daran denken, daß nicht jeder Flüssigkeit enthaltende Hohlraum der Bruchsack ist. Es gibt, besonders bei den Schenkelhernien, um den Bruchsack herum bisweilen cystische Hohlräume, die eine seröse, bei Einklemmung auch blutig-seröse Flüssigkeit enthalten und den Neuling irreführen.

Von entscheidender Bedeutung ist die Beurteilung des *Aussehens des Darmes*, und zwar nicht nur der eingeklemmten Schlinge, sondern auch des zuführenden Darmteiles. Um diesen genügend weit vorziehen zu können, muß von Anfang an die schnürende Stelle hinreichend erweitert werden, wobei man freilich sorgfältig darauf achten muß, daß die Bruchschlinge nicht unversehens und unbesehen in den Bauch zurückschlüpft. Ist der Bruchdarm glatt und glänzend, und zeigt er im ganzen Bereich der eingeklemmten Schlinge, die Schnürringe inbegriffen, deutliche Kontraktion und gute Konsistenz, so wird man ihn ruhig reponieren dürfen, auch wenn er anfänglich blaurot ausgesehen und sich etwas verdickt angefühlt hätte. Die cyanotische Färbung bessert sich stets beim Zuwarten, und Verdickung ist uns viel lieber als das Gegenteil. Verdächtig ist der Darm dann, wenn die Kontraktionen erst nach längerem Warten und nur sehr träge eintreten. In solchen zweifelhaften Fällen wird man auch die Zirkulation im Mesenterium beachten und besonders darauf sehen, ob die Arterien pulsieren, und ob die Venen nicht thrombosiert sind. Nicht mehr reponieren dürfen wir einen Darm, bei dem sich, sei es auch nur an einem der Schnürringe, keine Kontraktionen mehr auslösen lassen, und zwar reponieren wir ihn auch dann nicht mehr, wenn die Konsistenz im übrigen noch normal oder selbst vermehrt erschiene. Ganz sicher ist beginnende Nekrose endlich überall da, wo die Konsistenz vermindert ist und die Darmwand sich in kleine Fältchen legt, gleichviel, ob die Farbe nun schwarz, grün oder grau sei. In zweifelhaften Fällen werden wir auch die Beschaffenheit des Bruchwassers berücksichtigen. Klares, geruchloses Bruchwasser spricht für erholungsfähigen Darm, trübes, übelriechendes für beginnende Nekrose. Selbstverständlich beruhigt uns auch gut aussehendes Bruchwasser nicht, wenn wir z. B. an einem Schnürringe die sicheren Zeichen der Nekrose finden, und umgekehrt kann auch bei erholungsfähigem Darme einmal leicht trübes, selbst etwas übelriechendes Bruchwasser vorhanden sein.

7. Welche diagnostischen Fragen erheben sich nach erfolgter blutiger oder unblutiger Reposition?

Da eine stundenlang eingeklemmte Darmschlinge ihre Tätigkeit nicht immer gleich wieder aufnimmt, so dürfen wir uns nicht verwundern, wenn nach Behebung der Einklemmung noch während mehrerer Stunden, selbst 1—2 Tage lang, Kolikschmerzen bestehen, und der Abgang von Stuhl und Wind auch durch reichliche Klysmen nicht leicht zu erzielen ist. Wurde unblutig reponiert, so beruhige man sich jedoch nicht zu leicht mit dieser Tatsache, sondern denke an die Möglichkeit einer Massenreposition und greife zum Messer, sobald die Erscheinungen während mehrerer Stunden mit gleicher Heftigkeit fortdauern. Länger dürfen wir nach der Herniotomie zuwarten, doch werden wir uns auch da zur Laparotomie entschließen, sobald die Erscheinungen, statt nachzugeben, sich steigern, und besonders, sobald der Puls sich verschlimmert. Es könnte eben doch noch ein intraabdominales Hindernis, z. B. eine Achsendrehung oder eine Abknickung durch Verklebungen vorliegen, und ein Ansteigen des Pulses muß daran denken lassen, daß wir uns vielleicht in der Beurteilung der Lebensfähigkeit der Schlinge geirrt haben. Schon nach 12stündiger Einklemmung kann Gangrän eintreten!

Nun kommt es aber vor, daß im Anfange alles glatt verläuft, daß aber der Patient nach mehreren Wochen wieder anfängt, über Anfälle von Kolikschmerzen und schließlich selbst über Verhaltung von Stuhl und Winden zu klagen, — daß sich bei ihm mit einem Worte der Zustand einer allmählich zunehmenden Darmstenose einstellt. Operieren wir, so finden wir, daß an der eingeklemmt gewesenen Schlinge entweder eine ring- oder kanalförmige Verengerung besteht, oder daß die ganze Schlinge durch Verwachsungen zu einem unentwirrbaren Knäuel verbacken ist, beides ein Beweis dafür, daß wir in der Beurteilung des Darmes bei der Operation zu optimistisch gewesen sind. Sowohl die ring- und kanalförmigen Stenosen, wie die knäuelförmigen Verwachsungen weisen darauf hin, daß die Darmschleimhaut sich in mehr oder weniger großer Ausdehnung abgestoßen hatte, und dies kommt selbst dann vor, wenn die Serosa noch durchaus lebensfähig ausgesehen hatte und auch lebensfähig geblieben ist. Das einzige, was schon früh auf das Eintreten dieser *Spätstenosen* hinweisen kann, sind Darmblutungen und anhaltender Durchfall in den ersten Wochen nach der Reposition.

59. Über Stuhlbeschwerden.

Unter dem Begriff „Stuhlbeschwerden" faßt der Laie Dinge von ganz verschiedener Bedeutung zusammen, die der Arzt auseinanderhalten muß, nämlich Störungen der Funktion des Gesamtdickdarmes und Beschwerden, die durch ein lokales Leiden des Mastdarmes oder seiner Umgebung bedingt sind. Die ersteren haben wir in den Abschnitten „Colitis" und „Darmverschluß" besprochen.

Folgende Erscheinungen lassen uns an ein Mastdarmleiden denken:

1. Die reine Verstopfung, d. h. die Schwierigkeit, die Faeces zu entleeren ohne gleichzeitige Schmerzen und ohne Tenesmus. Wir finden sie einmal bei reiner Muskelträgheit des Mastdarmes (proktogene Obstipation), ferner bei Geschwülsten des kleinen Beckens, welche den Mastdarm von außen her mechanisch zusammendrücken. Es braucht übrigens schon einen ordentlichen Grad von Kompression, um die Entleerung wesentlich zu beeinträchtigen. Als Beispiele erwähnen wir die *„Retroflexion des graviden oder myomatösen Uterus"*, im *„kleinen Becken"* sitzende *„Exsudate"*, *„Cysten"* und *„solide Geschwülste"*. Hier finden wir bisweilen die berüchtigten „bandförmigen" Stühle — „platt wie Karton", nach dem Ausdruck eines meiner Patienten.

2. Der reine Tenesmus, ohne Störungen der Entleerung und ohne jeden Blutabgang. Er ist vor allem das Zeichen einer auf den Mastdarm drückenden, denselben aber nicht völlig verschließenden Geschwulst, so besonders voluminöser Prostatahypertrophien und retroprostatischer Cysten, aber auch bösartiger Beckengeschwülste im Beginn ihrer Entwicklung.

Entwickelt sich eine Mastdarmgeschwulst an der Vorderseite der Ampulle und tritt sie dadurch in Beziehung zur Blase, so klagt der Patient bisweilen mehr über Blasenreiz als über Mastdarmreiz. Es kommt vor, daß das Übel monatelang in der Blase gesucht wird, und daß man bei Patienten im entsprechenden Alter eine eben angedeutete Prostatahypertrophie anschuldigt, bis endlich eine Blutung aus dem Mastdarm dazu Anlaß gibt, daß auch dieses Organ gründlich untersucht wird. Man sollte es sich zur Regel machen, sich beim leisesten Verdacht nicht mit der Austastung der Ampulle zu begnügen, sondern auch das Rectoskop zu benützen.

3. Die reine Blutung ohne anderweitige Störungen. Sie spricht für Erkrankung des Enddarmes, wenn das Blut nicht in den Stuhl gemischt ist, sondern demselben aufliegt oder von ihm unabhängig zutage tritt. Blut, mit viel Schleim vermengt, spricht für irgendeine Form von Colitis oder Proktitis. Reines Blut findet sich bisweilen zwar auch bei Krebsen, besonders etwas hochsitzenden, hauptsächlich aber bei Polypen und bei Hämorrhoiden, blutigseröse Flüssigkeit besonders bei Krebsen der Ampulle. Jede Blutung muß uns zu einer sorgfältigen Untersuchung veranlassen. Nur zu leicht wird ein blutender Polyp, ein blutendes Carcinom ob einiger unschuldiger Hämorrhoidalknoten übersehen.

4. Die Stuhlverhaltung verbunden mit häufigem Stuhldrang, mit Tenesmus. Hier sind die entleerten Massen meist breiweich bis dünnflüssig und werden nur in geringen Mengen aufs Mal zutage gefördert. Dabei quält den Patienten ein beständiges Bedürfnis nach Entleerung. Dieses Bild treffen wir ohne weitere Zugaben bei starkem Druck von außen auf den Mastdarm durch die eben genannten Geschwulstformen, aber auch bei hochsitzendem Krebs und Proktitis.

5. Tenesmus ohne Stuhlverhaltung, aber mit Abgang von Blut, Schleim oder blutig-seröser Flüssigkeit während und zwischen den Stuhlentleerungen. Ist das frisch angezogene Hemd von blaßroten Flecken beschmutzt, so nehmen wir ohne weiteres einen *geschwürigen*, aber nicht zur Stenose führenden

Vorgang an, der in der Regel ein noch nicht stenosierendes Carcinom sein wird, viel seltener eine tuberkulöse oder luische Proktitis oder eine Polypose des Dickdarms.

6. Tenesmus mit Stuhlverhaltung. *Abgang von flüssigem oder breiweichem bis plastischem Kot in geringen Mengen und von Blut oder blutig-seröser Flüssigkeit.* Dieses Symptomenbild weist uns auf einen *geschwürigen* und zugleich *stenosierenden* Vorgang, also mit seltenen Ausnahmen auf **Krebs** hin.

Gewisse Anhaltspunkte gibt das *Alter* des Patienten, andere die *Vorgeschichte* desselben. Kindliches Alter spricht für Polyp, weibliches Geschlecht und mittleres Alter sowie auf Infektion hinweisende Vorgeschichte sprechen für eine gonorrhoische oder luische Affektion, höheres Alter läßt an Zottenpolypen oder Krebs denken.

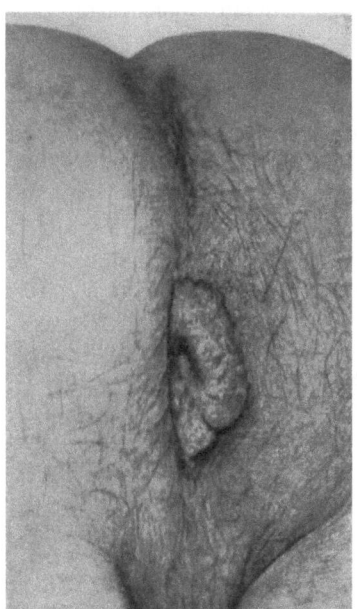

Abb. 425. Krebs der Analportion des Mastdarmes.

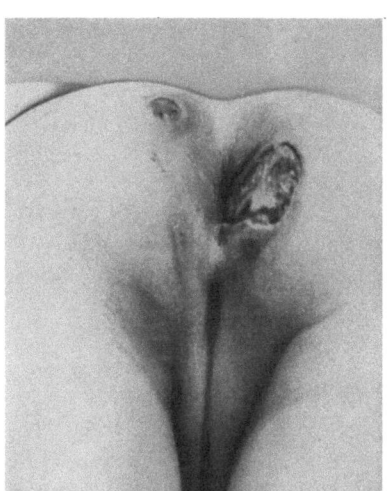

Abb. 426. Tuberkulöse Geschwüre der Analgegend vom Typus des Skrofuloderms.

7. Tenesmus mit Abgang von Schleim. Dies ist ein Reizsymptom des Enddarmes, welches sich auch bei Douglas-Abscessen findet, gelegentlich auch bei eitriger Prostatitis, überhaupt bei entzündlichen Prozessen der Rectalschleimhaut oder der näheren Umgebung des Enddarmes.

In keinem Fall dürfen wir die Austastung des Mastdarmes versäumen und ein paar zufällig vorhandene äußere Hämorrhoidalknoten als Ursache des Übels und als Entschuldigung für eine unvollständige Untersuchung ansehen. Der Scheu des Patienten und oft auch des Arztes vor Rectaluntersuchung verdanken wir es, daß immer noch fortgeschrittene Mastdarmcarcinome als Darmkatarrhe oder als Hämorrhoiden behandelt werden. Für die unerläßliche prophylaktische Sauberkeit des Chirurgen sorgen Gummihandschuhe.

Besprechen wir nun die einzelnen Erkrankungen.

Die **Geschwüre der Analportion** sind „*tuberkulös, krebsig, syphilitisch*", oder sie gehören dem „*Ulcus molle*" an (s. Abb. 425 und 426).

Die Unterscheidung geschieht nach den allgemeinen, schon wiederholt besprochenen Regeln. Weitaus am häufigsten ist die Tuberkulose. Meist fehlt dabei eine Lungen- oder eine Darmtuberkulose nicht.

Isolierte Geschwüre der Mastdarmschleimhaut zeigen die gleiche Ätiologie und die gleichen Unterscheidungszeichen. Dazu kommt das ätiologisch schlecht abgegrenzte, seltene „*Ulcus simplex*" und die Beteiligung des Rectums an der „*Colitis ulcerosa*". Bisweilen sind Palpation und Spiegeluntersuchung zur Diagnose schon genügend, so bei dem schildförmigen Krebs. Stets wird man ein Probestückchen zur histologischen Untersuchung entnehmen.

Von diesen Krankheitsbildern verschieden ist die **diffuse Proktitis** und **Periproktitis,** welche zuerst zu einer ausgedehnten chronisch-entzündlichen Gewebsvermehrung und schließlich zu Narbenstenose führt, und bei welcher das Vorhandensein von Geschwüren nebensächlich ist. Diese diffuse Proktitis wird von den meisten der „*Syphilis*" zugeschrieben, von einzelnen Autoren dagegen der „*Gonorrhoe*". Sie findet sich besonders bei Frauen. Diffuse, teils geschwürige, teils infiltrative Prozesse mit Fistelbildung gehören am ehesten der „*Tuberkulose*" an.

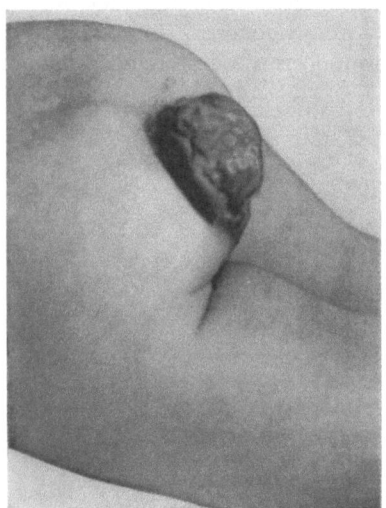

Abb. 427. Sarkom des Anus.

Starke Strikturierung des Rectums und Anus sieht man ferner beim Lymphogranuloma inguinale (NICOLAS FAVRE), der „vierten venerischen Krankheit". Die positive FREIsche Cutanreaktion hilft die Diagnose bestätigen.

Von weicher Konsistenz sind gutartige „*Polypen*" und „*Papillome*", von festerer Konsistenz, aber brüchig, die „*Krebse*". Größere, massige Tumoren können „*Sarkome*" (s. Abb. 427) sein. Isolierte Polypen kommen in jedem Alter vor, häufig schon bei Kindern. Sie sitzen mit Vorliebe etwas nach oben vom Anus, am hinteren Umfang der Ampulle. Multiple Polypen weisen auf eine diffuse Polypose des Dickdarms hin. Sie gehen oft in Krebs über. Das letztere gilt auch von den isolierten, zottigen Polypen, den Papillomen des Rectums. Wiederholt sah ich solche *neben* einem typischen Krebs bestehen, oder als Vorläufer eines solchen auftreten, auch wenn sie anfänglich ein völlig gutartiges histologisches Bild boten.

Je höher sich ein „*Carcinom*" im Rectum findet, um so mehr hat es die Neigung, ringförmig und damit stenosierend zu werden. Die Oberfläche des Gebildes fühlt sich dabei oft mürbe an, auch wenn die Konsistenz des Grundes im Vergleich zur Umgebung vermehrt ist. Der zurückgezogene Finger ist beinahe immer blutig. Sitzt das Gebilde sehr hoch, so müssen wir den Patienten pressen lassen oder die Baucheingeweide mit der anderen Hand nach unten drängen. Eine auffallend weite Ampulle ruft nach HOHENEGG den Verdacht eines hochsitzenden, das Colon pelvinum fixierenden Krebses wach.

Gelingt es nicht, sich mit dem Finger sicher zu orientieren, so muß das Rektoskop verwendet werden, welches ohnehin zur Probeexcision bei hohen Geschwülsten unentbehrlich ist. Neben dem Krebs kommt bei hohen Rectumstenosen beinahe nur die chronische Divertikulitis in Betracht. Dieselbe führt, wenn die Divertikel tief sitzen, zu periproktischen Abscessen und zu einer narbigen Verengerung des Lumens, welche etwa 12—14 cm vom Analring entfernt sitzen kanr. Weiter unten kommen Divertikel kaum mehr vor. Die lange Dauer des Krankheitsprozesses spricht für diese Diagnose.

Bei dieser Gelegenheit seien einige Bemerkungen über die *Ausführung der Rectoskopie* beigefügt. Wenn dieselbe ein zuverlässiges Resultat geben soll, so muß der Patient nach gründlicher Entleerung des Dickdarms durch hohe Klistiere am Vorabend der Untersuchung

Opium erhalten und ebenso einige Stunden vor der Untersuchung. Am Tage der Untersuchung selbst ist jedes Wasserklysma zu vermeiden. Ist die Entleerung keine genügende, so wird mit Öl- und Glycerinklysmen nachgeholfen. Die beste Lage zur Untersuchung ist

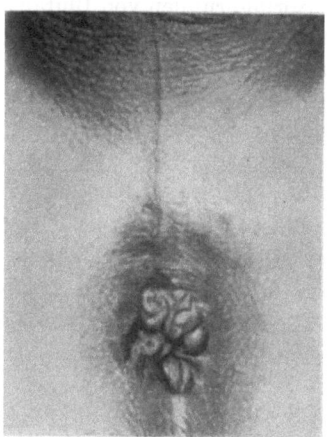

Abb. 428. Schlaffe Hämorrhoiden.

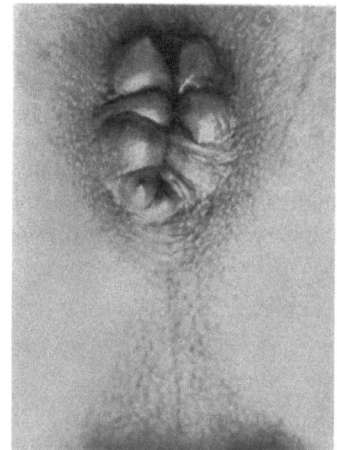

Abb. 429. Entzündete äußere Hämorrhoiden.

die Knie-Ellenbogenlage. Ist das Geschwür eingestellt, so wird die Probeexcision mit einer kleinen gutschneidenden Probeexcisionszange vorgenommen, und zwar vom Rande wie vom Grunde der Geschwulst. Es kann vorkommen, daß die Untersuchung der Randpartie bloß polypös verdickte Mastdarmschleimhaut ergibt, während die Untersuchung des Grundes krebsiges Gewebe zeigt.

8. Die schmerzhafte Entleerung. Dieselbe begegnet uns in verschiedenen Formen.

a) Gleich nach der Entleerung einsetzende und eine Viertelstunde, ja länger andauernde, schneidende Schmerzen im Anus, die jeden Stuhlgang so weit wie möglich hinausschieben lassen, sprechen für eine „*Fissur*". Dieselbe stellt sich, auseinandergezogen, als oberflächlicher, scharfgeschnittener Epitheldefekt am Analring dar. Bisweilen sitzt sie zwischen Hämorrhoidalknoten.

b) Periodisch auftretende und dann während einiger Tage sich besonders im Moment der Stuhlentleerung einstellende heftige Schmerzen, die eine meiner Patientinnen drastisch mit Zahnschmerzen verglich, sprechen für **Hämorrhoiden** (s. Abb. 428 und 429). Die Beschwerden schwinden nach reichlicher Entleerung von dunklem Blut für längere Zeit wieder. Sie beruhen auf einem Schub von Thrombophlebitis in den venösen Räumen der Knoten. Die Blutung tritt bisweilen

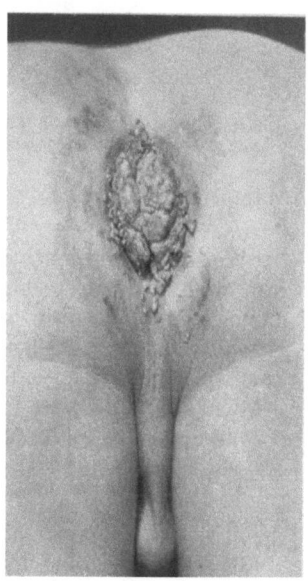

Abb. 430. Spitze Kondylome des Afters.

nur mit langen Intervallen auf, bisweilen verliert der Patient aber während längerer Zeit bei jedem Stuhlgang einige Kaffeelöffel voll Blut oder noch mehr. Die Besichtigung wird, je nach dem Stadium, in dem wir den Patienten untersuchen, entweder nur einige welke Haut- bzw. Schleimhautfalten, oder einen bis mehrere blaurote, pralle, druckempfindliche Knoten, ja selbst einen ganzen Kranz von solchen zeigen. Befindet sich der Patient gerade im Stadium der Blutung, so finden wir einen dieser Knoten ulceriert und sehen vielleicht aus

dem Grunde des Defektes ein schwärzliches Koagulum hervorragen. Besonders
die inneren Hämorrhoiden können zu gewaltiger Anämie führen, da durch die
oft sehr brüchige Schleimhaut bei jedem Durchgang von hartem Kot und bei
jeder stärkeren Bauchpresse kleinste, multiple Springbrunnen von Blutaustritten
auftreten, ohne daß bei der Inspektion im Rectoskop eine Läsionsstelle sichtbar
sein muß. Durch Faßzangen zum Prolabieren gebracht, treten bei diesen
Hämorrhoiden die Blutungen bei Bauchpresse oft prompt ein.   Sind *innere*
Hämorrhoiden thrombosiert, so fallen sie leicht vor und können dann durch
den Sphincter ani abgeklemmt und in ihrer Zirkulation bis zur Nekrose geschädigt werden. Man sieht sie als blau- bis braunschwarze Knoten vorliegen,
umgeben von ödematöser Analhaut, bzw. von ödematös gedunsenen äußeren

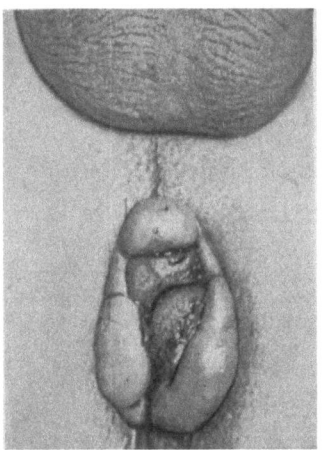

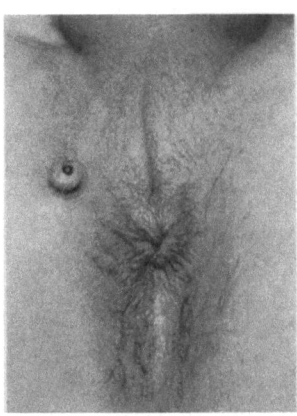

Abb. 431. Vorgefallene innere Hämorrhoidalknoten,   Abb. 432. Mastdarmfistel.
von ödematösen äußeren Knoten umgeben.

Hämorrhoidalknoten (s. Abb. 431).   Greift die Entzündung weiter, so kann
es zu Urinretention, zu Abscessen, ja selbst zu Allgemeininfektion kommen.

Weisen die subjektiven Beschwerden und die Blutungen auf Hämorrhoiden
hin, ohne daß wir solche bei der Besichtigung fänden, so suchen wir die Mastdarmschleimhaut zum Vorfallen zu bringen und auf diese Weise allfällige innere
Knoten sichtbar zu machen. Dieselben zeigen, nicht vorgefallen, keine so
ausgesprochene Knotenform wie äußere Hämorrhoiden, so daß sie übersehen
werden können.

Nie dürfen *innere* Hämorrhoiden ohne Lokaluntersuchung nur deshalb angenommen
werden, weil keine *äußeren* da sind!

Als Seltenheit werden endlich ganz hoch, 10—12 cm über der Analöffnung liegende
Hämorrhoiden beschrieben, deren Diagnose, auf Grund von unerklärten Blutungen, nur
mit dem Rectoskop gestellt wird.

Daß die Stuhlentleerung auch bei den unter 6. erwähnten tuberkulösen, syphilitischen
und krebsigen Geschwüren des Anus schmerzhaft sein kann, das liegt auf der Hand. Ein
Blick auf die Analgegend läßt dann aber die Ursache erkennen.

c) Stellen sich von Zeit zu Zeit, bisweilen mit monate- oder jahrelangen
Intervallen beim Sitzen und beim Stuhlgang Schmerzen im Bereiche des Anus
ein, die während mehrerer Tage ständig zunehmen, um dann plötzlich unter
Entleerung einer gewissen Menge von Eiter zu verschwinden, so handelt es sich
meist um einen „*periproktitischen Absceß*". Abgang von etwas Eiter auch in
den freien Intervallen läßt auf eine als Folge eines solchen Abscesses entstandene „*After-*" oder „*Mastdarmfistel*" (Abb. 432) schließen. Selten entweichen aus derselben auch Winde.

d) Treten die Schmerzen endlich mehr *vor*, als *während* der Entleerung ein, und klagt der Patient gleichzeitig über Urinbeschwerden, so handelt es sich um eine „*Prostatitis*", deren Ursache wir an anderer Stelle besprechen werden.

e) Wollen die Symptome mit keinem Krankheitsbild recht übereinstimmen, bestehen Tenesmus, Blut-, vielleicht auch Eiterabgang, Stuhlverhaltung, Schmerzen im Becken, so müssen wir an einen „*Fremdkörper*" denken. Was alles schon in den Mastdarm gebracht worden ist, das werden wir im nächsten Abschnitt sehen.

9. Vorfall des Afters. Bisweilen beruhen die Stuhlbeschwerden darauf, daß beim Stuhlgang Mastdarmschleimhaut vorfällt. Die Diagnose stellt schon der Laie, und wir haben nur noch zu bestimmen, ob bloß ein Vorfall der untersten Schleimhautpartie — „*Prolapsus ani*" — oder eines höher gelegenen Abschnittes der Schleimhaut — „*Prolapsus recti*" — oder beider zugleich (Abb. 433) vorliegt. Die Antwort ergibt sich aus den Dimensionen des Prolapses und der Höhe, in der wir die Umschlagstelle finden — am Anus oder höher. Daß selbst ein Prolaps des oberen Dickdarmes in der Analöffnung erscheinen kann, das haben wir schon früher erwähnt.

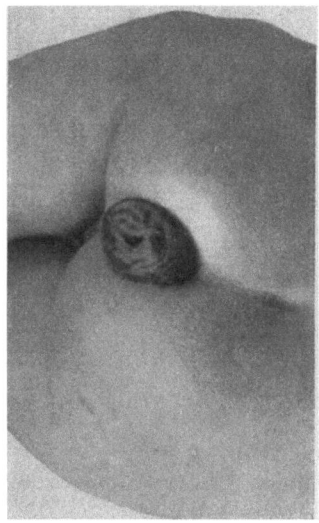

Abb. 433. Prolapsus ani et recti.

Der Prolapsus ani ist ein reiner Schleimhautprolaps. Er hängt oft mit dem Vorhandensein von inneren Hämorrhoiden zusammen. Beim Prolapsus recti dagegen stülpen sich alle Schichten der Darmwand um und ziehen manchmal selbst noch Bauchfell mit, so daß es zur Darmhernie kommt.

Die Ursache des Mastdarmvorfalles liegt einerseits in einer zu häufigen und zu starken Anwendung der Bauchpresse bei Reizung von seiten des Darmes, und andererseits in einer Schwäche der Beckenbodenmuskulatur. Diese Schwäche kann rein örtlicher Natur sein, oder wie bei allen Eingeweidesenkungen von einer Asthenie sämtlicher Körpergewebe abhängen. Es kann sich aber auch um eine eigentliche Lähmung handeln. Dieses letztere sehen wir z. B. bei Mastdarmvorfall im Anschluß an Encephalitis lethargica.

60. Verletzungen und Fremdkörper des Mastdarmes.

Sehen wir von Zerreißung des Darmes und Mastdarmes beim Geburtsakt ab, so haben wir es meist mit Verletzungen durch Pfählung oder durch zu verschiedenen Zwecken und in verschiedener Weise eingeführte Fremdkörper zu tun.

Als verletzenden Gegenstand finden wir bei den „*Pfählungsverletzungen*" Gartenzäune, Besenstiele, Heugabelstiele (Fall vom Heuhaufen), Gewehrläufe, Stuhlbeine. Der Pfählungsverletzung nahestehend ist die Zerreißung des Mastdarmes durch Stierhörner. In allen diesen Fällen ist die äußere Verletzung leicht zu erkennen, und die Diagnostik hat sich vor allem mit der Frage zu beschäftigen, was weiter oben geschädigt ist. Hierüber gibt vielleicht schon die Länge der Blutspur an dem pfählenden Gegenstande einigen Aufschluß.

Eine kleine Nebenfrage wird sich noch stellen, nämlich die nach eingedrungenen und in der Wunde gebliebenen Fremdkörpern. Der folgende Fall, den ich als Assistent bei KOCHER sah, zeigt die Bedeutung derselben.

Ein junger Mann klettert betrunken auf vier aufeinander getürmte Stühle. Der Turm fällt zusammen und ein Stuhlbein fährt dem Mann zwischen Rectum und Sacrum in die Höhe. Die Wunde sieht harmlos aus, und das Rectum scheint unverletzt. Fieber und stinkender Ausfluß zeigen aber bald, daß nicht alles in Ordnung ist. Die Sonde fühlt unmittelbar vor der klinischen Vorstellung des Patienten in der Höhe des Promontoriums ein eigentümliches Gebilde, dessen Deutung uns sofort klar wird. In der Klinik wird denn auch mit einer Zange derjenige Teil des Hosenfundus herausgeholt, an dem die vier Nähte zusammenstoßen. Der Patient hatte vor dem Transport ins Spital seine Beinkleider gewechselt, sonst hätten wir aus dem Defekt die Diagnose schon früher gestellt.

Gäbe uns die Länge des eingedrungenen Fremdkörpers die Gewißheit, daß das Bauchfell zerrissen ist, so würden wir sofort die Bauchhöhle eröffnen, um nicht die Diagnose einer intraperitonealen Darmverletzung erst nach einigen Tagen aus der Peritonitis stellen zu müssen.

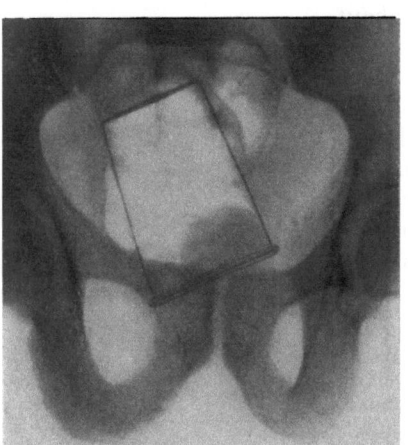

Abb. 434.   Aluminiumbecher im Rectum bei einem Psychopathen.

Unter den *„absichtlich eingeführten Fremdkörpern"* sind vor allem die *Klistierkanülen* zu erwähnen. Verletzungen durch dieselben sind schon mehrmals tödlich abgelaufen, besonders wenn das Klysma in die Bauchhöhle gegeben wurde. Solche Unfälle kommen häufiger bei kranker, z. B. krebsiger, als bei gesunder Schleimhaut vor. Auch mit dem Rectoskop ist die Mastdarmwand schon perforiert worden.

Nicht wie die Klistierspritze gegen Verstopfung, sondern gegen Durchfall gerichtet, war jener Holzkeil, den sich ein Holzhauer im Walde einführte, oder das Schnapsglas, das ein Mann sich ins Rectum brachte, um ungestört einem Festzuge zuzusehen. Bisweilen endlich dienen solche Fremdkörper masturbatorischen Zwecken. Einen Aluminiumbecher im Rectum zeigt das vorstehende Röntgenbild (Abb. 434). Psychopathologisch bedingte Selbsteinführung war näherliegend, als die vom Patienten behauptete gewaltsame Einführung durch eine Drittperson. Für unsere Deutung sprach auch die auffallende, offenbar schon alte Schlaffheit des Sphincter ani.

In allen diesen Fällen, die sich aus der Literatur durch die sonderbarsten Beispiele vervollständigen ließen, kommt der Verletzte zum Arzt wegen Tenesmus und Blutung.

Da wir meist über die Natur des Fremdkörpers nicht zuverlässig unterrichtet sind, so werden wir die Digitaluntersuchung nur unter gutem Schutz durch Gummihandschuhe vornehmen, um nicht selbst verletzt zu werden. Die Untersuchung mit dem Speculum, die zur Diagnosenstellung bisweilen unerläßlich ist, werden wir auf den Moment der Extraktion verschieben, da diese meist der Narkose oder der Lokalanästhesie bedarf.

Eine besondere Form von Mastdarmverletzungen kommt endlich bei Abtreibungsversuchen vor. Ich machte die Autopsie eines an Peritonitis gestorbenen jungen Mädchens, dem bei der Fruchtabtreibung das hintere Scheidengewölbe und der DOUGLASsche Raum durchstochen und das Rectum angespießt worden war. Die angeschuldigte Hebamme verteidigte sich damit, daß sie in der Abtreibung zu große Übung habe, um in so ungeschickter Weise neben die richtige Öffnung zu geraten.

61. Die Abscesse und Fisteln der Dammgegend.

Die Dammgegend ist, als Sitz verschiedener natürlicher Öffnungen, auch der Sammelplatz sehr verschiedener Fisteln, die zum Teil schon mit auf die Welt gebracht werden, zum Teil erst im späteren Leben entstehen, und auch verschiedenartiger Abscesse. Bisweilen wechseln Abscesse und Fisteln jahrelang miteinander ab. Als Einteilungsprinzip werden wir den *Ausgangspunkt* benutzen.

Wir unterscheiden:

1. Dermoide und Dermoidfisteln.

Finden wir im Bereiche des Steißbeins eine wenig Sekret liefernde Fistel, von der uns gesagt wird, sie bestehe schon seit Jahren, und gerät die Sonde in einen kurzen Blindsack, so müssen wir an eine Dermoidfistel denken. Enthält das Sekret nicht nur Eiter, sondern auch Pflasterepithelzellen, ja gar Haare, so ist die Diagnose gesichert.

Aus der beistehend abgebildeten Fistel (Abb. 435) hatte sich ihr Träger — mit Hilfe des Spiegels — selbst mehrfach Haare herausgezogen.

Bisweilen ist die Fistel nur zeitweilig offen, und das Dermoid bleibt in der Zwischenzeit monatelang geschlossen. Man findet dann ein haselnuß- bis walnuß-

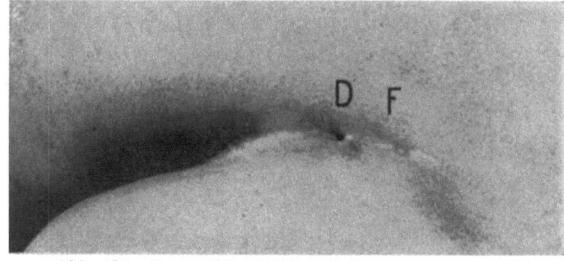

Abb. 435. Dermoidfistel (D) und Foveola coccygea (F).

großes, selten größeres cystisches Gebilde, in eine derbe Schwarte eingehüllt im Bindegewebe unterhalb des Steißbeins, gewöhnlich nach unten vom Levator ani. Diese Dermoide leiten über zu den im Beckeninnern sitzenden Dermoidcysten, welche wir an anderer Stelle besprechen werden.

Unabhängig von diesen embryonalen Einstülpungen findet sich oft in dieser Gegend ein der Anheftungsstelle des Ligamentum caudale in der Haut entsprechendes Grübchen, die *Foveola coccygea* (s. Abb. 435).

2. Knochenabscesse und Knochenfisteln.

Dieselben sind beinahe immer tuberkulöser Natur und gehen meist vom Sacrum bzw. vom Iliosacralgelenk, seltener vom Sitzbein oder von der Wirbelsäule aus. Wir werden an diese Möglichkeiten denken, wenn die klinische Untersuchung einschließlich des Röntgenbildes Anhaltspunkte für eine tuberkulöse Skeleterkrankung gibt, und wenn wir im Fistelstadium mit der Sonde auf Knochen gelangen. Auch Lipiodolinjektion kann von Nutzen sein.

Zusammenhang mit dem Rectum erlaubt uns nicht, eine Knochenfistel auszuschließen. Es kommt nämlich vor, daß ein Knochenabsceß unterwegs in das Rectum durchbricht.

Es gibt auch seltene perianale Fisteln welche sich im Anschluß an eine Ileitis (terminalis besonders) mit Darmabscessen im Kleinbecken ausbilden können.

3. Mastdarm- und Afterabscesse und -fisteln.

a) Angeborene Fisteln. Wir können die gewöhnlichen Vorkommnisse auf 3 Typen zurückführen, je nach dem Grade des Verschlusses und dem Geschlecht des Trägers:

1. Die Analöffnung selbst ist auf eine enge Fistel reduziert, die bald in der Afterspalte, bald am Scrotum oder selbst am Penis ausmündet.

2. Der Anus ist geschlossen, und die Ampulle steht durch eine Fistel mit der Scheide oder häufiger mit dem Vestibulum in Verbindung.

3. Der Anus ist geschlossen, und die Ampulle mündet in die Harnröhre.

Das Verhalten der Analgrube und die Stelle, an welcher der Kot austritt, lassen uns die richtige Diagnose stellen.

b) Mit Anus und Rectum zusammenhängende Abscesse und Fisteln. Die perianalen Abscesse sind in gut der Hälfte der Fälle tuberkulös und gehen von der Mastdarmschleimhaut oder den perirectalen Lymphdrüsen aus. In anderen Fällen entstehen sie von Fissuren, Hämorrhoiden, zufälligen Infektionen, Ekzemen aus. Auch Retention in den HERRMANNschen Sinus, welche in die Lacunae Morgagni münden, kann der Ausgangspunkt sein (TAVEL).

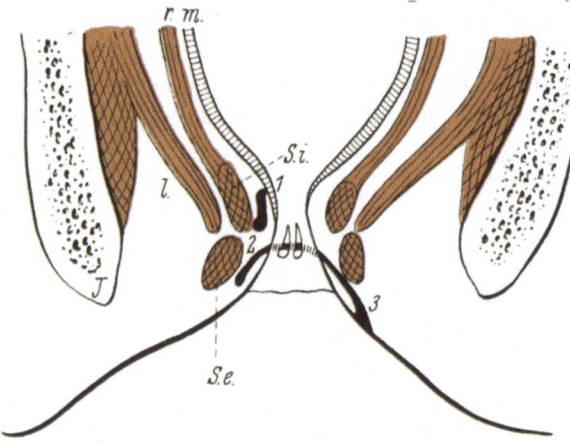

Abb. 436. Übersicht über die Analfisteln. *m.* Mastdarmschleimhaut; *r.* Muskelschicht des Mastdarms; *S.i.* Sphincter internus; *S.e.* Sphincter externus; *l.* Levator ani; *J.* Os ischii. *1.* Unvollständige submuköse Fistel; *2.* unvollständige subcutane Fistel; *3.* vollständige subcutane Fistel.

Um zu bestimmen, wohin die Fistel führt, bringen wir nach Entleerung des Mastdarmes den Patienten in Steinschnittlage und führen mit der einen Hand eine nicht zu dünne Knopfsonde in die Fistel ein, während sich der Zeigefinger der anderen Hand zur Kontrolle im Mastdarm befindet. Bleibt diese Untersuchung resultatlos, so führen wir ein mit Gaze umwickeltes Darmrohr ein und spritzen 1% ige Methylenblaulösung in die Fistelöffnung. Bläuung der Gaze zeigt den Sitz der rectalen Fistelmündung an. Auslaufen des Farbstoffes aus der Harnröhre bewiese urethralen Ursprung der Fistel, wie er hie und da bei gonorrhoischer Periurethritis, aber auch bei Tuberkulose vorkommt.

Vollständig nennen wir eine durchgehende, *unvollständig* eine blindsackförmige Fistel. Ver-

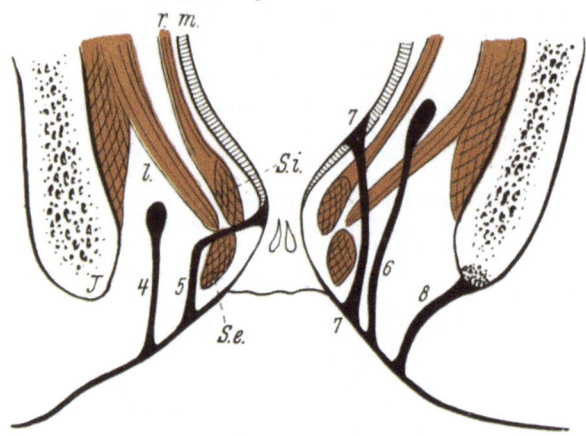

Abb. 437. Übersicht über Anal- und Rectalfisteln. Anatomische Bezeichnungen wie bei Abb. 436. *4.* Unvollständige ischiorectale Fistel; *5.* vollständige ischiorectale Fistel; *6.* unvollständige pelvirectale Fistel; *7.* vollständige pelvirectale Fistel; *8.* Knochenfistel nach dem Tuber ischii.

läuft sie zwischen Sphincter externus und der Haut oder der Schleimhaut, so sprechen wir von einer subcutanen bzw. submukösen Fistel. Liegt sie nach außen vom Sphincter externus und nach unten vom Levator ani, so nennen wir sie *ischiorectal*. Ist eine solche Fistel vollständig, so mündet sie meist unmittelbar oberhalb des Sphincter externus, zwischen ihm und dem Sphincter internus in den Mastdarm ein. Durchsetzt schließlich eine Fistel den Levator ani, so nennt man sie *pelvirectal*. Ihre obere Mündung, wenn eine solche überhaupt vorhanden ist, findet sich oberhalb des Sphincter internus (s. Abb. 437). — In keinem Falle sollte die histologische Untersuchung der Granulationen und bei unsicherem Ergebnis der Tierversuch versäumt werden.

4. Periurethrale Abscesse und Harnfisteln.

Der Ausgangspunkt dieser Fisteln ist eine entweder spontan oder im An-schluß an einen verletzenden Katheterismus entstandene Periurethritis, die bisweilen zu einer eigentlichen Dammphlegmone werden kann.

a) Beginnen wir mit den *angeborenen Harnfisteln.* Sie kommen aus begreif-lichen Gründen nur beim männlichen Geschlecht vor und bestehen darin, daß die Harnröhre entweder schon am Damm ausmündet — Hypospadia scrotalis und perinealis —, oder in den Mastdarm. Die Hypospadie leitet zu den Zwitter-bildungen über (s. Abb. 470—472), weil die äußeren Genitalien sich dabei dem weiblichen Typus nähern und weil nicht selten eine Vagina, ja selbst trotz Hoden ein Uterus vorhanden ist (s. Kap. 76).

b) Viel wichtiger sind die *erworbenen Abscesse* und *Harnfisteln.* Wir sehen hierbei von den Harngenitalfisteln des weiblichen Geschlechtes ab, welche dem Wirkungskreise des Gynäkologen angehören, und beschränken uns auf das männliche Geschlecht.

Abscesse und *Phlegmonen* gehen in seltenen Fällen von Prostata und Blase aus, z. B. bei Geschwürsbildung im Blasengrund mit gleichzeitiger Retentio urinae und bei akuter Prostatitis. Meist ist der Ausgangspunkt Arrosion der Schleimhaut blasenwärts von einer Urethralstriktur mit darauffolgender Harn-infiltration und Phlegmone des Dammes, oder eine Harnröhrenverletzung durch Fremdkörper bzw. Katheter, oder endlich eine gonorrhoische Periurethritis. Selten handelt es sich um die Folgen eines Harnröhrendivertikels mit oder ohne Stein, um eine tuberkulöse Erkrankung, eine Neubildung oder — in den Tropen — eine Bilharzia-Erkrankung. Keiner Regel folgen die Verletzungen der Harn-wege durch Knochensplitter bei Beckenbrüchen und durch Projektile.

Fisteln nach Phlegmonen sind oft multipel über den Damm, die äußeren Genitalien und selbst die Leistengegend und Oberschenkel ausgestreut. Der Patient uriniert in solchen Fällen, die zum Glück selten geworden sind, wie aus einem Löcherbecken. Sitzt die innere Öffnung blasenwärts vom Sphincter urethrae, so läuft der Urin beständig ab, sitzt sie distal von demselben, so tritt der Urin nur bei der gewollten Miktion, aber an nicht gewollter Stelle aus, und zwar um so ausgiebiger, je enger die Stenose peripher von der lecken Stelle ist.

62. Geschwülste und Schwellungen im Scrotum.

Scrotalgeschwülste im weitesten Sinne gehen aus vom Scrotum oder von den Geschlechtsdrüsen. Die Unterscheidung wird nur dann möglich sein, wenn wir den Hoden samt Anhängen von der Hautbedeckung gesondert abtasten können. Bilden die beiden mit der Geschwulst eine einzige zusammenhängende Masse, so kann höchstens die Anamnese erweisen, ob die Veränderung anfäng-lich den Scrotalinhalt allein betraf.

I. Schwellungen des Scrotums selbst.

A. Akute Schwellungen.

Ist die Schwellung rasch entstanden, so kommt einmal die oft einen sehr hohen Grad erreichende schwarz-blau aussehende Blutinfiltration infolge von „Kontusion" in Frage. In zweiter Linie denken wir an „*akut-entzündliche Er-krankungen*", besonders Erysipel, sodann aber auch — und das ist viel wich-tiger, weil von der richtigen Diagnose die richtige Behandlung abhängt — an

„*Harninfiltration*" infolge von Verletzungen oder vernachlässigten Strikturen der Harnröhre. Wer das in Abb. 438 wiedergegebene, groteske Bild sieht, der

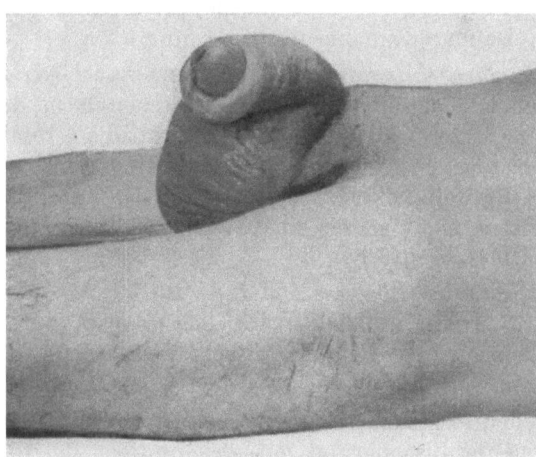

wird sofort dem Harn auf irgendeine Weise freien Abfluß verschaffen, wenn er nicht den Patienten an Urämie und Sepsis zugleich verlieren will.

B.
Chronische Schwellungen.

1. Sind **diffuse Anschwellungen** chronisch entstanden bzw. als Folge wiederholter Schübe von Entzündung, so z. B. nach Erysipel oder im Anschluß an chronische, multiple Harnfisteln, so sprechen wir von „*Elephantiasis*".

Abb. 438. Harnphlegmone bei vernachlässigter Striktur der Harnröhre.

(s. Abb. 439) und ebenso bei den ins Ungeheuerliche wachsenden Vergrößerungen, welche in den Tropen infolge der Filariakrankheit vorkommen (s. Abb. 440), und bei denen der Patient bisweilen sein Scrotum als Sitz zum Ausruhen benutzt oder auf einem Schiebkarren vor sich her stößt.

2. **Umschriebene Geschwülste** der Scrotalhaut beurteilen wir nach

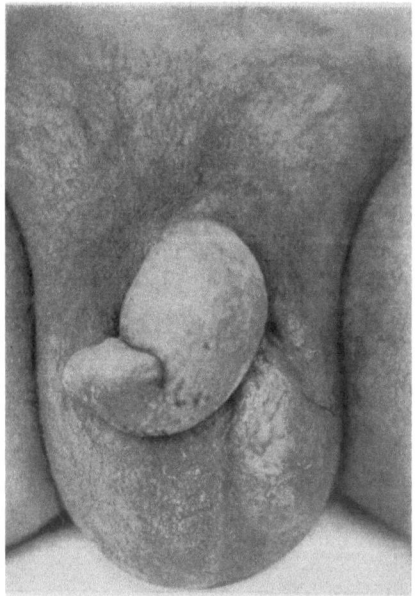

Abb. 439. Elephantiasis penis („Posthornform")
et scroti mit eingezogener Urinfistel links.
(Vernachlässigte Striktur.)

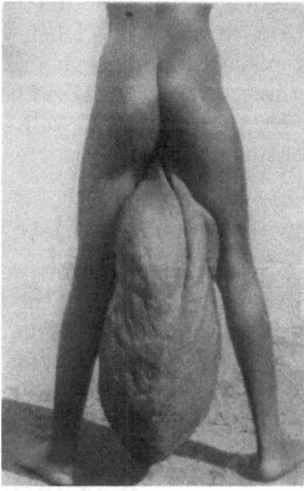

Abb. 440. Elephantiasis scroti tropica.

ihrer Konsistenz. Fühlt sich das Gebilde fluktuierend, weich- oder prallelastisch an, so handelt es sich meist um ein „*Dermoid*", ein „*Atherom*" oder ein „*cystisches Lymphangiom*". Die beiden ersteren sind einkammerig und für das Licht undurchlässig, letzteres mehrkammerig und durchscheinend, unterscheidet sich aber von den Hydrocelen durch seinen oberflächlichen Sitz.

Ist eine umschriebene Geschwulst derb anzufühlen, so wird ein „*Fibrom*" oder ein „*Sarkom*" vorliegen, je nach der Raschheit des Wachstums.

3. Geschwüre am Scrotum sind am häufigsten Primär-

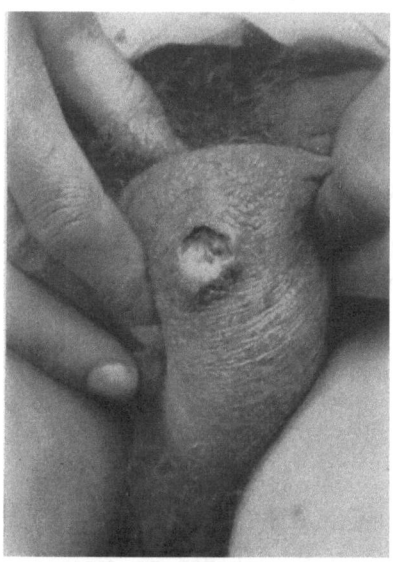

Abb. 441. Tuberkulose des Scrotums.

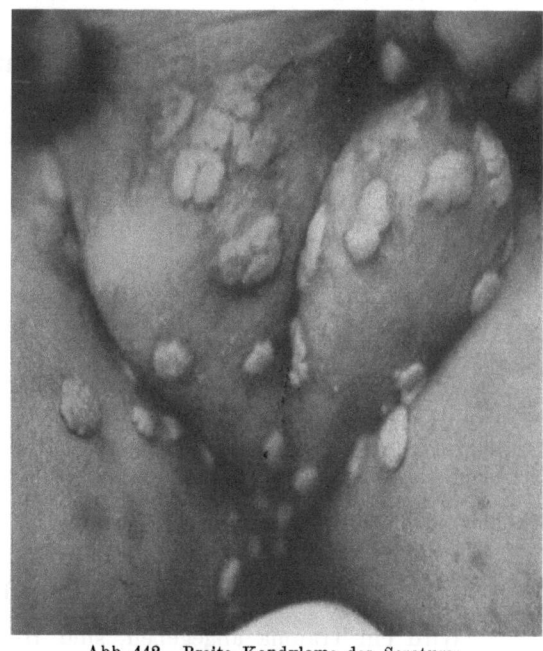

Abb. 442. Breite Kondylome des Scrotums.

affekte, seltener gummöse und noch seltener tuberkulöse Ulcerationen. Ein Beispiel für letzteres gibt Abb. 441. Dem Aussehen nach würde man hier freilich ebensogut an Ulcus durum denken können. Hat der Patient mit Ruß, Teer oder Paraffin zu tun, und finden wir die Zeichen eines ekzematösen Vorstadiums, so werden wir vorbehaltlich der histologischen Untersuchung einen sog. Schornsteinfeger- oder Paraffinkrebs annehmen. Auch in seinen grotesken Formen leicht zu erkennen ist, dank der Multiplizität, das breite Kondylom (Abb. 442), eine große Seltenheit stellt die Psorospermie dar (Abbildung 443).

II. Schwellungen des Scrotalinhaltes.

Steht das Gebilde in irgendwelchen Beziehungen zum nor-

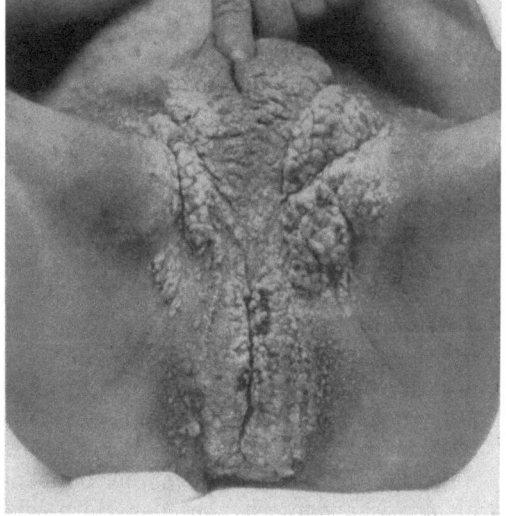

Abb. 443. Psorospermie des Dammes.

malen Scrotalinhalt, so werden wir vor allem nachsehen, ob es nach oben hin gestielt ist, d. h. ob es sich in den Leistenkanal hinein fortsetzt. Welche Schlüsse wir im bejahenden Falle ziehen müssen, das haben wir im Kapitel über die Leistenbrüche besprochen.

Daß die bei akuten Entzündungsvorgängen im Hoden und Nebenhoden selten fehlende Infiltration des Samenstranges eine Stielung nach oben vortäuschen kann, das werden wir weiter unten sehen. Ähnliches findet man bei vorgerückten Krebsen.

A. Geschwülste des Samenstranges.

Liegt ein elastisches oder pralles Gebilde dem Samenstrang an, und sind Hoden und Nebenhoden frei darunter zu fühlen, so liegt eine „*Hydrocele funiculi*" vor.

Daß die akut entstehenden Hydrocelen kleiner Knaben häufig für eingeklemmte Hernien gehalten werden, das haben wir oben gesehen.

Eine weiche, nicht durchscheinende Geschwulst ist aller Wahrscheinlichkeit nach ein „*Samenstranglipom*".

Eine feste Geschwulst, innig mit dem Samenstrang verwachsen, würde an eines jener seltenen „*Sarkome*" des Samenstranges denken lassen, die sich rasch nach der Bauchhöhle hin ausdehnen.

Wir kommen nun zu den Erkrankungen von Hoden und Nebenhoden und sollten dieselben logischerweise gesondert besprechen. Da aber das, was in die Augen fällt, nicht immer das topographische Verhalten der Schwellung ist, sondern die Art ihres Auftretens, so wollen wir diese als Einteilungsprinzip wählen und erst in zweiter Linie zwischen Hoden und Nebenhoden zu unterscheiden suchen.

B. Akute Schwellungen von Hoden und Nebenhoden.

Wird ein Trauma angegeben, sind Hoden und Nebenhoden zu einer eiförmigen, druckempfindlichen Masse verschmolzen, die Scrotalhaut leicht ödematös, der Samenstrang derb geschwollen, einem in den Leistenkanal verlaufenden Stiel ähnlich, das Vas deferens in demselben nicht deutlich gesondert abtastbar, so ist unser erster Gedanke derjenige an eine „*traumatische Hämatocele*", d. h. einen Bluterguß in die Scheidenhaut und ins scrotale Zellgewebe. Unsere Annahme wird richtig sein, wenn die Schwellung die Größe dessen übersteigt, was wir bei frischer Orchitis und Epididymitis sehen, d. h. wenn sie über Hühner- bis Gänseeigröße hinausgeht. Als Bestätigung finden wir am Scrotum, besonders an der Rückseite desselben, sofort oder im weiteren Verlaufe eine dunkelblaue Verfärbung. Ist die Geschwulst kleiner und fehlt die Verfärbung, ist das Trauma zweifelhaft oder fehlt es ganz, so können wir eine „*gonorrhoische Epididymitis*" vor uns haben. Dieselbe kann in akuten Fällen durch Ausstrahlung längs dem Samenstrang ins Abdomen hinein einem prüde untersuchenden Arzt eine Appendicitis acuta vortäuschen, wie wir das mehrere Male erfahren mußten. Finden wir keinen Eiter in der Harnröhre — die Eiterung setzt ja oft mit dem Erscheinen der Epididymitis aus —, so fragen wir nach dem Datum des letzten Trippers, und erhalten wir auch hier eine negative Antwort, so lassen wir urinieren, nachdem wir zur Vorsicht rectal untersucht und dabei einen leichten Druck auf die Prostata ausgeübt haben. Reichliche Tripperfäden und kleine Eiterflocken im Harn machen die Diagnose wahrscheinlich, der Befund von Gonokokken macht sie sicher. Sind letztere nicht vorhanden, ist aber der Harn leicht trüb, etwas übelriechend, enthält er zahlreiche Eiterzellen, Mikroorganismen, vielleicht auch Tripelphosphatkrystalle, und ist die Harnentleerung mühsam oder schmerzhaft, so lassen wir den Gedanken an eine gonorrhoische Epididymitis fallen. Der Mann hat eine Cystitis irgendwelchen Ursprunges, vielleicht infolge von Striktur, Prostatahypertrophie, Tuberkulose usw., und die „*Epididymitis*" bzw. „*Orchitis*" ist durch Fortleitung der Blaseninfektion entstanden. Da derartige Infektionen am ehesten im Anschluß an leichte Schleimhautverletzungen auftreten, so werden wir uns erkundigen, ob der Patient kurz vor Auftreten der Schwellung katheterisiert worden ist. Häufig sind solche Orchitiden nach Operationen an der Prostata.

Finden wir überhaupt keine Infektionsquelle im Bereiche des Urogenitalapparates, so bleibt uns nur noch die Annahme einer „*metastatischen Orchitis*" übrig. Als solche müssen wir die im Anschluß an Parotitis, bisweilen auch an andere Infektionskrankheiten, wie Typhus, auftretenden Hodenentzündungen auffassen. Endlich gibt es Fälle — sie sind freilich selten — wo auch diese Erklärung fehlt und wo eine Orchitis spontan, ohne jeden Zusammenhang mit einer anderweitigen Erkrankung auftritt. Auch bei diesen Formen ist der Hoden meist allein ergriffen, so daß sie sich schon hierdurch von der gonorrhoischen Entzündung unterscheiden.

Wenn diese letztere auf den Hoden überzugreifen scheint, so handelt es sich meist um einen sie begleitenden leichten Schub von sekundärer Hydrocele. Hoden und Nebenhoden sind in diesem Falle nicht scharf voneinander zu trennen, sondern bilden wie eingangs bemerkt, eine gemeinsame eiförmige Geschwulst. Bei der reinen Orchitis sitzt der Nebenhoden dem geschwollenen Hoden wie eine schmale Leiste auf. Bei der reinen Epididymitis liegt umgekehrt der gleichmäßig vergrößerte Nebenhoden dem normal großen Hoden an wie die Raupe dem Helm.

Sind wir mangels anamnestischer Anhaltspunkte über die Natur einer akuten Hodenentzündung im unklaren, so können wir noch zur Probepunktion unsere Zuflucht nehmen, um nicht eine eitrige Entzündung zu übersehen, bis es zur Rettung des Hodens zu spät ist.

Vorher mache man aber den Patienten auf die Möglichkeit aufmerksam, daß der Ausgang des Übels völlige Hodenatrophie sein kann. Bei einem unserer Patienten fanden wir den Hoden pflaumengroß, sehr druckempfindlich; Fieber und Schmerzen gingen nicht zurück, so daß wir mit einer dünnen Nadel punktierten, aber ohne Resultat. Die Entzündung schwand schließlich, und der Patient wurde entlassen. Nach einigen Wochen kommt er betrübt zurück, weil nicht nur die Entzündung, sondern der ganze Hoden geschwunden sei, wofür er die Probepunktion verantwortlich macht. In der Tat war statt der pflaumengroßen Geschwulst nur noch ein derbes, höchstens bohnengroßes Gebilde vorhanden. Wir mußten hinterdrein die anfangs versäumten prognostischen Erläuterungen abgeben.

Bisweilen scheint der Palpationsbefund für eine gonorrhoische Epididymitis zu sprechen, wir erfahren aber, daß der Patient bei normalem Harnstrahl seit einigen Monaten etwas häufiger uriniert als früher und sich besonders auch des Nachts ein oder mehrere Male erheben muß. Vielleicht hat er selbst im Urin gelegentlich eine leichte Trübung, auch ausnahmsweise etwas Blut bemerkt. Wir erhalten also mit anderen Worten die Anamnese einer beginnenden Urogenitaltuberkulose. Wie erklärt sich nun das akute Einsetzen der Schwellung? Es kann ein akuter Durchbruch eines tuberkulösen Eiterherdes in die Scheidenhaut vorliegen mit nachfolgender tuberkulöser Hydrocele. Die Untersuchung ergibt dann, daß der Nebenhoden sich nicht deutlich vom Hoden abgrenzt, und daß letzterer vergrößert erscheint, ja vielleicht eine deutliche Fluktuation aufweist. Oder die Epididymitis ist nicht rein tuberkulöser Natur, sondern es hat sich in einem vom Patienten vielleicht unbemerkt gebliebenen Knoten eine Sekundärinfektion eingestellt, wie wir sie bei Urogenitaltuberkulose auch dann finden, wenn noch nie katheterisiert worden ist. Die Untersuchung des Harnsedimentes wird uns dann neben dem für Tuberkulose charakteristischen Befund auch die Erreger akuter Eiterung finden lassen, und im weiteren Verlauf wird es mit Wahrscheinlichkeit am Nebenhoden zu Abszeßbildung und zu spontaner Perforation kommen.

Mit der Hodenquetschung und den verschiedenen Formen von Entzündungen sind aber noch nicht alle Möglichkeiten akuter Schwellung erschöpft.

Haben die Erscheinungen sehr akut, unter heftigen Reflexsymptomen wie Erbrechen, Windverhaltung, eingesetzt, sitzt die Geschwulst etwas hoch, und erfahren wir vielleicht vom Patienten, daß sein Hoden nie völlig heruntergestiegen sei, so müssen wir an jenen Vorgang denken, den wir bei der Besprechung der Brucheinklemmung schon kennengelernt haben, nämlich an eine „Hodentorsion" mit ihren Folgeerscheinungen, dem hämorrhagischen Infarkt und der Gangrän des Hodens (s. oben), oder an einen embolischen Hodeninfarkt bei verruköser Endokarditis.

C. Chronische Schwellungen von Hoden und Nebenhoden.

Während wir bei den akuten Schwellungen Hoden und Nebenhoden nicht scharf trennen konnten, ist dies leichter möglich in den Anfangsstadien der *chronischen* Erkrankungen. Wir unterscheiden also:

1. Schwellungen des Nebenhodens.

Finden wir die Epididymis derb, etwas unregelmäßig knotig angeschwollen oder fühlen wir in einem im übrigen noch normal anzufühlenden Organ einen derben, druckempfindlichen Knoten, so denken wir sofort an „Tuberkulose" und werden zur Bestätigung dieser Diagnose nach der — freilich nicht immer vorhandenen — charakteristischen, knotenförmigen, bisweilen auch zylindrischen Verdickung des Vas deferens suchen, die sich um so leichter erkennen läßt, als bei Tuberkulose ohne Sekundärinfektion das Gefäßbündel des Samenstranges sich meist normal oder nur wenig verdickt anfühlt, im Gegensatz zu dem, was wir bei akuter Orchitis, bei gonorrhoischer Epididymitis und auch bei Tuberkulose mit Sekundärinfektion finden. Fehlt auch die Verdickung des Vas deferens, so werden wir den Spuren der Tuberkulose weiter hinauf nachgehen, in die Prostata, die Blase, die Nieren, wie wir dies im Abschnitt über die Urogenitaltuberkulose noch genauer besprechen werden. Oft ist die Niere das zuerst erkrankte Organ, und die Nebenhodenerkrankung wird nur deshalb vorher erkannt, weil das Organ oberflächlicher liegt. Manifestiert sich der erste tuberkulöse Prozeß im Samenstrang in der Leistengegend, so kommen Verwechslungen sogar mit eingeklemmten Netzbrüchen vor. Ich erlebte einen Fall, wo die genaue Palpation keinen Anhaltspunkt für das Bestehen einer Tuberkulose der Epididymis, der Samenblasen oder der Prostata ergab, die akut entstandene, „irreponible Leistenhernie" aber der Vorläufer einer bald nachher auftretenden Tuberkulose der Epididymis war.

Mit diesem ersten Stadium der tuberkulösen Epididymitis können wir schwielige, noch etwas druckempfindliche Reste einer gonorrhoischen Epididymitis verwechseln. Auch kleine angeborene Cystchen im Bereiche des Nebenhodenkopfes werden gelegentlich für tuberkulöse Knoten gehalten.

Vor allem kommt aber die *subakute oder chronische Epididymitis* ohne bekannte Ätiologie in Betracht. Dieselbe beginnt bisweilen schleichend wie die Tuberkulose, bisweilen mehr akut wie die gonorrhoische Erkrankung, aber immerhin weniger heftig als diese. Die Temperatur bleibt normal oder ist nur unbedeutend gesteigert und von seiten des Urins und der Blase findet sich nichts Abnormes vor, es sei denn etwas reflektorischer Harndrang. Die Untersuchung zeigt den Nebenhoden in ganzer Ausdehnung oder umschrieben verdickt, etwas spontan schmerzhaft und druckempfindlich, doch in der Regel lange nicht so stark wie bei Gonorrhoe. Der Samenstrang ist normal oder leicht verdickt und etwas druckempfindlich, das Vas deferens ist normal. Am Hoden selbst ist nichts Besonderes zu finden. Alles scheint am ehesten für Tuberkulose zu sprechen, wenn schon anderweitige Lokalisation derselben fehlen. In einem

Falle sahen wir sogar eine gleichzeitig vorhandene chronische, sehr wenig schmerzhafte seröse Gonitis, welche den Verdacht auf Tuberkulose zu bestätigen schien, bei welcher aber die Tierimpfung negativ ausfiel. Entfernt man gestützt auf diese Diagnose den Nebenhoden, so findet man in demselben nur die Erscheinungen einer banalen Entzündung. vielleicht mit einem kleinen Anfang von Absceßbildung. Das geimpfte Meerschweinchen bleibt gesund, und die Untersuchung auf anderweitige Mikroorganismen kann auch negativ bleiben. Ob es für diese Epididymitis subacuta sive chronica non specifica einen besonderen Erreger gibt, ob irgendwelche wenig virulenten banalen Entzündungserreger in Betracht kommen oder ein atypischer Tuberkelbacillus mit atypischer Reaktion der Gewebe, das läßt sich bis jetzt nicht entscheiden. Soviel ist sicher, daß die Differentialdiagnose der klassischen Tuberkulose gegenüber bisweilen unmöglich ist, wenn nicht eine chronische Fistel besteht.

Anders liegt die Fragestellung, wenn wir den Patienten in einem spätern Stadium der Nebenhodenerkrankung mit einer alten, eingezogenen, etwas sezernierenden Fistel sehen. Hoden und Nebenhoden sind zu einer unförmlichen knolligen Masse verschmolzen und lassen sich nicht mehr gesondert abtasten. Hier handelt es sich vor allem darum, zu bestimmen, ob Tuberkulose oder die viel seltenere *tertiäre Syphilis* vorliegt. Das Gumma befällt bekanntlich vorzugsweise den Hoden, die Tuberkulose im Beginn den Nebenhoden. Vielleicht wird uns der Patient über den ursprünglichen Sitz des Leidens Auskunft geben können. Ist das nicht der Fall, finden wir aber bei wenig beteiligtem Nebenhoden wesentlich den Hoden erkrankt, so werden wir eher an Gumma denken.

Besteht eine Fistel, so denke man an das RECLUSsche Merkzeichen, daß syphilitische Fisteln meist *vorn*, tuberkulöse *hinten* liegen, eben wegen der verschiedenen Lokalisation der beiden Erkrankungen im Hoden und Nebenhoden. Bei Inversio testis kann die Sache umgekehrt sein.

2. Schwellungen zwischen Hoden und Nebenhoden.

Cystische Gebilde, die zwischen dem Kopf des Nebenhodens und dem Hoden liegen, dem letzteren wie eine Haube oder wie ein Helm aufsitzend, faßt man unter dem Begriff der „*Spermatocele*" zusammen. Der Kopf des Nebenhodens selbst ist bei diesen Cysten entweder nicht mehr als gesondertes Gebilde durchfühlbar, oder er liegt, wie wir eben gesagt haben, der Samencyste auf, so daß dieselbe zwischen ihm und dem Hoden gelagert ist. Die Probepunktion ergibt eine trübwäßrige, Samenfäden enthaltende Flüssigkeit.

Die Samencysten entstehen aus Teilen der normal gebauten Samengänge oder aus blindsackförmigen Ductuli aberrantes. Sekundär können sich Samengänge auch in eine gewöhnliche Hydrocele entleeren. Endlich gibt es im Bereich des Hodens und Nebenhodens Cysten, welche aus der Paradidymis und der MORGAGNIschen Hydatide entstehen und kein Sperma enthalten.

3. Schwellungen im Bereiche des Hodens.

a) Eine Geschwulst von Ei- bis Birnform, glatter Oberfläche und weich- bis prall-elastischer Konsistenz weist auf eine Flüssigkeitsansammlung in der Scheidenhaut hin. Ist sie von geringerer Ausdehnung, so läßt sich der Nebenhoden noch deutlich als unabhängiges Gebilde durchfühlen, und selbst den Hoden können wir bei geringer Spannung der Flüssigkeit durchtasten. Ist das Gebilde umfangreicher und die Spannung größer, so deuten sich Hoden und Nebenhoden nur noch als eine etwas resistentere Stelle in der Wand an, um schließlich bei dickwandigen Ergüssen völlig in der Wand unterzugehen. Wir haben mit einem Worte eine „*Hydro-*" oder „*Haematocele testis*", eine

„*Periorchitis serosa*" oder „*prolifera*" bzw. „*hämorrhagica*" vor uns, deren Größe vom Volumen eines Hühnereies bis ins Ungeheuerliche gehen kann.

Ist das Gebilde durchscheinend, so haben wir es mit einer Hydrocele zu tun. Ist es nicht durchscheinend, so stellen wir ganz allgemein die Diagnose einer Periorchitis prolifera, d. h. einer Hydrocele, deren Wand durch Bindegewebswucherung, leisten- und zapfenartige Verdickungen und niedergeschlagenes, sich allmählich organisierendes Fibrin verdickt ist und in der sich oft altes, verändertes, bisweilen frisches Blut findet — Periorchitis haemorrhagica. Trübung des Inhalts kann auch von Spermabeimischung herrühren. (Trauma!)

Sowohl die seröse, wie die proliferierende und die hämorrhagische Periorchitis geben, freilich in sehr verschiedener Richtung, zu differentialdiagnostischen Überlegungen Anlaß.

Ist eine *seröse Periorchitis* von einer greifbaren Veränderung an Hoden und Nebenhoden begleitet, so kann sie sekundär, wie man auch sagt, *symptomatisch* sein. Derartige Scheidenhautergüsse finden wir z. B. bei Hernien, bei Nebenhodentuberkulose und bei Hodenkrebs. Sie erreichen aber in der Regel keine so große Ausdehnung, daß das Grundübel verdeckt würde. Finden wir bei einer weit nach oben reichenden Hydrocele den oberen Pol auffallend druckempfindlich und den Samenstrang an dieser Stelle etwas verdickt, so liegt die Annahme nahe, daß *Einklemmung eines Netzzipfels* in einem kommunizierenden Sack mit engem Hals vorliegt, so daß die Hydrocele auch hier sekundär ist.

Bei der *proliferierenden Periorchitis* kann, solange wir wenigstens die Probepunktion noch nicht ausgeführt haben, der Gedanke an eine „*bösartige Neubildung*" auftauchen. Ungleiche Konsistenz spricht in der Regel für Geschwulst, doch finden wir bisweilen auch bei der proliferierenden Periorchitis neben derberen, weichere, dünnere Stellen in der Wand. Höckerige Oberfläche spräche ohne weiteres für Neubildung. Manche Geschwülste zeigen aber anfangs eine recht glatte Oberfläche. Wenn die untrüglichen Kennzeichen für eine bösartige Geschwulst: Befallensein der gleichseitigen Retroperitonealdrüsen und anderweitige Metastasen im Anfang noch fehlen, so müssen wir auf die Anamnese zurückgreifen. Eine proliferierende bzw. hämorrhagische Periorchitis hat meist schon lange, oft jahrelang bestanden, eine bösartige Geschwulst dagegen häufig erst seit Monaten.

Nach Trauma kann allerdings eine Hämatocele sehr rasch entstehen, und manche bösartige Geschwulst entwickelt sich langsam. Ich sah z. B. eine maligne Hodengeschwulst, die nach der Beobachtung des behandelnden Arztes auf mehrere Jahre zurückreichte. Das sind aber Ausnahmefälle, und für die Praxis wird man sich doch an die Regel halten dürfen, daß das Bestehen der Periorchitis haemorrhagica nach Jahren, dasjenige der Krebse und Sarkome dagegen nach Monaten zählt.

Haben wir alle diese Punkte erwogen, so tritt die Probepunktion mit einer genügend weiten Kanüle in ihre Rechte.

Die Periorchitis serosa liefert eine hell-seröse Flüssigkeit. Bei der Periorchitis prolifera bzw. haemorrhagica wird die Punktion eine selten seröse, meist trübe, oft cholesterinhaltige, schokoladebraune Flüssigkeit, wenn nicht frisches Blut zutage fördern, bei einer Geschwulst gar nichts, einige Tröpfchen Blut oder einen Pfropf Geschwulstgewebe in der Nadel. Letzteres Ergebnis genügt vielleicht zu einer histologischen Diagnose. Liefert uns die Probepunktion an einzelnen Stellen nichts, an andern eine schleimige Flüssigkeit, so nehmen wie ein *cystisches Adenom* an. Erhalten wir eine hellbraune, milchkaffeeähnliche Flüssigkeit mit Epithelzellen, Detritus und Cholesterinkrystallen, so sind wir in ein *Dermoid* oder, weiter gefaßt, in ein *Embryom* geraten, das gleich beschaffen ist wie die viel häufigeren Ovarialdermoide, und das wie diese sekundär krebsig entarten kann.

Das Verhalten von Hoden und Nebenhoden spielt bei Periorchitis prolifera und haemorrhagica älteren Datums keine Rolle, indem diese beiden Gebilde schließlich atrophisch in der schwartigen Cystenwand aufgehen.

Finden wir das Bild einer proliferierenden bzw. einer hämorrhagischen Periorchitis, verbunden mit lokalen akut-entzündlichen Erscheinungen und Fieber, vielleicht selbst Schüttelfrösten, so dürfte Sekundärinfektion, vielleicht nach Punktion, vorliegen.

b) Liegt ein dem Hoden angehöriges, den Nebenhoden freilassendes Gebilde vor oder ist der Nebenhoden mit dem Hoden zusammen in einer höckerigen Geschwulst aufgegangen, bestehen auch neuralgische Schmerzen im Samenstrang, so ist Bösartigkeit sozusagen sicher. Ob es sich um „Sarkom" oder um „Carcinom" bzw. um „Seminom" handelt, das können wir den klinischen Symptomen nicht entnehmen, ist doch selbst histologisch die Abgrenzung des Carcinoms vom Sarkom noch umstritten.

Als eine besondere, spezifische Geschwulstform des Hodens ist das „Seminom" zu nennen. Dasselbe unterscheidet sich klinisch von anderen Hodengeschwülsten nicht und macht wie sie gerne Drüsenmetastasen im retroperitonealen Gewebe im Bereich der Nieren. Es zeichnet sich aus durch seine große Empfindlichkeit den Röntgen- und Radiumstrahlen gegenüber·

Von den eigentlichen Krebsen und Sarkomen zu unterscheiden sind einmal die von WILMS als „embryoide Geschwülste" beschriebenen Tumoren, in welchen Abkömmlinge aller drei Keimblätter wirr durcheinander wachsen. Während die obenerwähnten Dermoide bzw. Embryome an sich gutartige Geschwülste sind, verhalten sich die embryoiden Geschwülste klinisch wie Krebse und lassen sich auch von ihnen nur durch das Mikroskop unterscheiden. Zu den embryoiden Geschwülsten gehört auch das *Cystom* und das sehr bösartige *Chorionepitheliom* des Hodens.

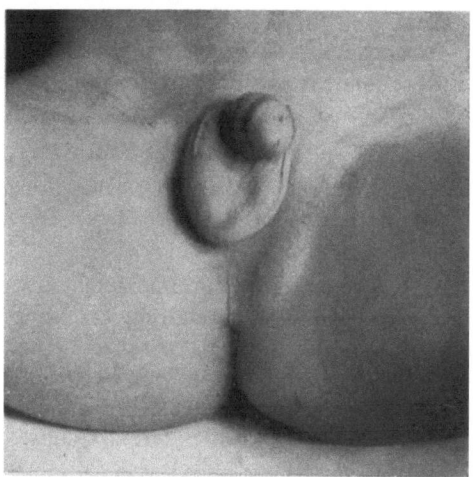

Abb. 444. Dystopia testis perinealis.

Irreführen kann die „*tertiäre Syphilis*" des Hodens in ihren beiden Formen, dem isolierten Gumma und der diffusen gummösen Sklerose. Fehlen Metastasen und besteht irgendwelcher Verdacht auf tertiäre Syphilis, so ist ein Behandlungsversuch angezeigt. Hilft er nicht, so darf mit der Operation nicht gezögert werden.

Wir haben bei unseren bisherigen Überlegungen angenommen, daß der Hoden sich im Scrotum befindet. Dies ist nicht immer der Fall. Er kann, wie wir schon mehrfach angedeutet haben, an irgendeiner Stelle des Descensus liegen bleiben — „*Retentio testis abdominalis, inguinalis*", und er kann den Weg verfehlt haben und an eine unrichtige Stelle gelangt sein — „*Ectopia testis s. str., luxatio testis*". Im letzteren Falle finden wir ihn am Damm (Ectopia perinealis) (s. Abb. 444) oder unterhalb des Leistenbandes am Oberschenkel (Ectopia femoralis). An allen diesen Stellen kann der Hoden die verschiedenen, oben beschriebenen pathologischen Veränderungen erleiden, und Krebsbildung soll in dem verlagerten Hoden häufiger sein als im normal gelagerten.

63. Allgemeines über die chirurgischen Erkrankungen der Harnorgane.

Trotzdem die feinere Diagnostik der Erkrankungen der Harnorgane aus der Hand des Hausarztes in diejenige des Spezialisten übergegangen ist, muß der allgemeine Praktiker imstande sein, zu erkennen, wann die Hilfe des Chirurgen anzurufen ist. Mit den elementaren Methoden der klinischen Untersuchung und dem nötigen klinischen Spürsinn wird er dieser Aufgabe auch gerecht werden können.

Wir wollen nicht von der gemachten Diagnose, der Kapitelüberschrift des Lehrbuches ausgehen, sondern von den Symptomen, welche den Patienten zum Arzt führen. Dieselben beziehen sich entweder auf die Harnentleerung als solche oder auf die abnorme Beschaffenheit des Urins. Erst in dritter Linie werden wir die örtlichen Erscheinungen im Bereiche des erkrankten Organs selbst besprechen.

I. Störungen der Harnentleerung.

Dieselben bestehen entweder in *schmerzhafter* Entleerung (Dysurie) oder in *erschwerter* Entleerung (Retention) oder umgekehrt in *zu leichter* Entleerung (Inkontinenz) oder endlich in *beständigem Drang* (Tenesmus). Eine weitere Störung, die *unwillkürliche*, aber im übrigen normale Entleerung, die Enuresis, wird uns nur ausnahmsweise chirurgisch beschäftigen.

A. Die schmerzhafte Entleerung.

Schmerzen bei der Entleerung haben ihren Sitz entweder in der Harnröhre oder in der Blase und deren Umgebung. Wir unterscheiden also folgende Möglichkeiten:

1. Brennt der Urin im Moment, wo er die *Harnröhre* durchströmt, so ist er selbst abnorm beschaffen (zu konzentriert bzw. chemisch verändert, z. B. im Fieber), oder die Harnröhre ist abnorm reizbar. Ersteres finden wir beim Genuß gewisser Biersorten, bzw. einer Biersorte, an die man nicht gewöhnt ist („Biertripper"). Letzteres ist charakteristisch für jede *Urethritis*, vorab für die gonorrhoische, deren Diagnose wohl selten verfehlt werden dürfte.

Daß eitrige Urethritis auch durch langes Liegen eines Katheters entsteht, und daß es auch eitrige Entzündungen ohne Gonokokken gibt, das ist schon lange bekannt. Nach Baden in unreinen Gewässern kann es zu Infektion der untern Harnwege durch *Trichomonaden* kommen. (Trichomonaden-Fluor.) Bei Harnsäuregicht sieht man Reizung der Urethralschleimhaut ohne Ausfluß.

Nicht selten wird ein in der Blase ausgelöster Schmerz in die Harnröhre projiziert, und der Patient gibt an, ein Brennen in der Eichel zu verspüren, wenn z. B. die Blase gereizt ist. Endlich kann der Schmerz bei der Entleerung von einer umschriebenen Erkrankung der Harnröhre, einem Stein, einem von außen eingeführten Fremdkörper, einem beginnenden Carcinom herrühren.

2. Schmerzen in der *Blasengegend*, besonders am Schluß der Entleerung, weisen auf eine Erkrankung der Blase selbst oder ihrer Umgebung hin.

a) Von *Erkrankungen der Blase selbst* kommen besonders Stein und Tuberkulose in Frage. Geschwülste werden, wenn nicht Cystitis hinzutritt, erst in späteren Stadien schmerzhaft. Bei Tuberkulose, ganz besonders aber bei Stein, treten die Schmerzen hauptsächlich am Ende der Entleerung ein, können dieselbe merklich überdauern und strahlen gern in die Harnröhre aus. Für Steinschmerzen bezeichnend ist der Umstand, daß sie wie der sie begleitende Harndrang durch Körperbewegung, so z. B. durch Fahren auf unebener Straße, gesteigert werden.

b) Bei entzündlichen Vorgängen in der *Umgebung der Blase*, bei Appendicitis, Perimetritis usw., wo die Blase unmittelbar in eine Absceßwand mit einbegriffen ist, treten dagegen die Schmerzen schon bei Beginn der Entleerung auf und bleiben mehr auf die Blasengegend beschränkt. Bei Appendicitis halten die Patienten den Urin bisweilen stundenlang zurück, um diesen Schmerz zu vermeiden. Retentio urinae kann darum das erste Zeichen der Entzündung eines der Blase anliegenden Wurmfortsatzes sein. Ähnliches gilt, wenn auch in geringerem Grade, von den Blasenschmerzen, die bisweilen bei tuberkulöser Peritonitis vorkommen.

B. Die erschwerte Entleerung.

Die Erschwerung hat ihren Grund entweder in einer Störung des Mechanismus oder in einer Verlegung des Weges.

Man muß, wenn kein Harn entleert wird, stets durch Perkussion oder Katheterismus nachweisen, daß Harn in der Blase ist, daß also das Fehlen der Entleerung nicht auf Anurie beruht. Die scheinbare Anurie bei Blasenzerreißung haben wir schon bei den Bauchverletzungen besprochen.

1. Störungen des nervösen Entleerungsmechanismus.

Die Retention infolge von funktioneller Störung des Mechanismus, also durch Unterbrechung des Reflexbogens oder durch cerebrale Hemmungsvorgänge, hat mehr medizinisches als chirurgisches Interesse. Der Chirurg sieht dieselbe als rein psychische Hemmung häufig nach Operationen an irgendeinem Körperteil, regelmäßig nach Eingriffen an Mastdarm und After. Bald wirkt bloß die horizontale Körperlage störend, bald spielen somatische und psychische Reflexe anderer Art mit.

Ebenfalls eine funktionelle Störung des Reflexvorganges bedeutet jene Retention, die wir bei halb komatösen Patienten finden, besonders im Verlaufe der Meningitis. Verschieden davon ist die gewollte Retention bei der obenerwähnten schmerzhaften Entleerung. Auch bei der Retention durch Überdehnung der Blase handelt es sich zum Teil um eine Störung des Entleerungsmechanismus. Da aber dabei als Hauptursache ein mechanisches Hindernis in Frage kommt, so werden wir diese Form bei der Besprechung des letzteren beschreiben.

Eine anatomische Schädigung der Nervenbahnen finden wir endlich als Ursache der Retention bei Verletzungen des Rückenmarks und bei Kompression desselben durch spondylitische Vorgänge oder durch Tumoren.

Das Schema Abb. 496 gibt eine vereinfachte Darstellung des Entleerungsmechanismus der Blase. Die gewöhnlichen Formen der den Chirurgen besonders interessierenden Entleerungsstörungen bei Rückenmarksverletzungen werden wir bei diesen letzteren besprechen.

2. Verlegung und Verengerung der Harnröhre.

Viel wichtiger ist für den Chirurgen die Erschwerung der Harnentleerung durch mechanische Ursachen, wie Fremdkörper und Steine, entzündliche und traumatische Strikturen, Prostatahypertrophie, Neubildungen der Harnwege, Kompression der Harnröhre von außen durch Hämatome, Geschwülste oder entzündliche Prozesse, Zerreißung der Harnröhre. Jede dieser Gruppen hat ihre Besonderheiten, die auf die richtige Diagnose hinweisen.

a) Sind die Störungen plötzlich aufgetreten und von Schmerzen, vielleicht auch von Blutabgang begleitet, so denken wir vor allem an einen „*Fremdkörper in der Harnröhre*". Ein solcher kann — ein Stein — von der Blase her in die Harnröhre geraten sein. Dies ist anzunehmen, wenn die Anamnese von Steinabgang oder wenigstens von Steinbeschwerden berichtet. Es kann sich aber auch um von außen her eingeführte Fremdkörper handeln, die entweder durch ihr Volumen oder durch reaktive Entzündung die Harnröhre verlegt haben. In solchen Fällen bleibt die Anamnese meist stumm, und höchstens die Demonstratio ad oculos des Fremdkörpers wird ein Geständnis erwirken. Zum

Nachweis des Fremdkörpers benutzen wir den Metallkatheter, das Urethroskop und das Röntgenbild, wenn ihn nicht schon die Palpation erkennen läßt.

Wie weit bei Psychopathen die Verirrung des Geschlechtstriebes gehen kann, das beweist jener Fall unserer Klinik, in dem sich der Patient seine Harnröhre bis an den Sphincter prall mit Gips ausgegossen hatte.

Als Divertikelsteine können Konkremente lange Zeit in der Harnröhre liegen, ohne zum Verschluß derselben zu führen.

Ist die Harnröhre frei, so muß die Ursache eines plötzlichen Verschlusses am Blasenausgang sitzen, und da kommen vor allem Blasensteine in Betracht, welche den Blasenhals in gewissen Stellungen wie ein Kugelventil verschließen. Hier findet es der Patient selbst heraus, daß der vorher kräftige Strahl plötzlich schwach wird oder ganz aussetzt oder daß die Entleerung nur in einer bestimmten Stellung möglich ist. Auch zottige *Papillome* können den Harnstrahl plötzlich unterbrechen, wenn eine größere Zotte sich vor die Blasenöffnung legt. Gelegentlich werden solche Zotten durch den Harnstrahl abgerissen und nach außen befördert.

Hält ein anscheinend plötzlich eingetretener Verschluß des Blasenhalses tagelang oder länger an und handelt es sich um einen älteren Mann, so denken wir an „*Prostatahypertrophie*".

Genaueres Befragen ergibt gewöhnlich, daß dem anscheinend plötzlichen Verschluß ein allmähliches Schwächerwerden des Harnstrahles vorangegangen war, das sich besonders bei längerem Zurückhalten des Urins geltend machte.

b) An den akuten schließen wir den *subakuten Verschluß der Harnröhre* an, d. h. denjenigen, welcher sich ohne Vorboten im Verlaufe weniger Tage ausbildet. Es handelt sich dabei meist um Druck auf die Harnröhre durch rasch wachsende Gebilde, beim Manne um „*Prostata-*" oder „*Samenblasenabscesse*" oder irgendwelche „*periproktale Eiterungen*", bei der Frau um eine im kleinen Becken eingeklemmte und durch Zirkulationsstörungen rasch umfänglicher gewordene „*Genitalgeschwulst*", den schwangeren, retroflektierten Uterus oder ein unter hohem Druck stehendes „*Exsudat*".

c) Anders ist das Krankheitsbild bei der *allmählich eintretenden Verengerung der Harnröhre*.

Hier gibt der Patient an, daß er seit Wochen, wenn nicht Monaten, beim Urinieren etwas pressen muß, und daß der Strahl nicht mehr so weit reicht wie früher. Schübe von frischem Katarrh der Schleimhaut oder Überdehnung der Blase können allerdings die Beschwerden vorübergehend, sozusagen anfallsweise steigern, ja der Verschluß kann sogar plötzlich ein vollständiger werden, doch kommt nie das von einem Moment zum andern wechselnde Spiel des Steinverschlusses zustande.

Die Ursache dieser allmählichen Verengerung ist eine Striktur, eine Neubildung oder ein Divertikelstein der Harnröhre selbst, eine Prostatahypertrophie, eine bösartige Geschwulst der Organe des kleinen Beckens oder endlich ein sehr chronisch verlaufender Beckenabsceß. Alter und Anamnese lassen unter diesen Möglichkeiten schon eine gewisse Auswahl treffen. Für eine bestimmte Diagnose wird die örtliche Untersuchung nötig sein.

C. Der mangelhafte Schluß der Blase.

Die Unmöglichkeit, den Harn zu halten, die *Inkontinenz*, hat verschiedene Ursachen, die nald mehr den inneren Mediziner, bald mehr den Chirurgen angehen. Die reibste Form der Inkontinenz sehen wir bei Zerstörung des unwillkürlichen und des willkürlichen Sphincters durch einen *geschwürigen* Prozeß: Tuberkulose oder Neubildung. Hier läuft der Urin unmittelbar ab, und eine

Blasenfüllung ist unmöglich. Dasselbe kommt vor bei operativen Sphincter-schädigungen. *Bei Innervationsstörungen liegen die Verhältnisse* weniger ein-fach, indem meist die Innervation von Detrusor *und* Sphincter gestört ist. Allerdings ist die Störung in der Regel eine ungleichmäßige, und es wiegt bald die Detrusorlähmung, bald die Sphincterlähmung vor. Im ersteren Fall kommt es zur Ischuria paradoxa mit hochgefüllter, schwer ausdrückbarer Blase, im letzteren Falle zu einem Überlaufen bei unvollständiger Füllung und leichter mechanischer Ausdrückbarkeit. Verwechslungen kommen nach zwei Rich-tungen hin vor: Bald hält man die beständige Entleerung infolge von patho-logischem Reiz und verminderter Kapazität (Stein, Tuberkulose) für Inkontinenz, bald eine neurogene Störung (Tabes!) für mechanische Verlegung bei Prostata-hypertrophie.

D. Der Blasentenesmus.

Mit diesem Namen bezeichnen wir jede mit abnormem Reizgefühl verbundene Steigerung der Miktionsfrequenz. Anfänglich fällt es dem Patienten bloß auf, daß er sich nachts mehrmals erheben muß, auch ohne daß er abends eine größere Flüssigkeitsmenge zu sich genommen hätte. Sodann wird ihm auch tagsüber das gesteigerte Miktionsbedürfnis lästig, und endlich gelangt er in einen Zustand, in dem ihn der Harndrang überhaupt zu keiner geordneten Tätigkeit mehr kommen läßt.

Hier befindet sich die Blase infolge eines anhaltenden Reizes in bestän-digem Kontraktionszustande, so daß sie sich überhaupt nicht füllen kann, und daß der Urin in ganz kurzen Intervallen abfließen muß, obwohl der Sphinc-ter als solcher schlußfähig wäre. Die Ursache ist am häufigsten eine Cystitis, ganz besonders tuberkulöser Natur oder das Vorhandensein eines großen Blasen-steines. Bei Individuen mit hoher Reflexerregbarkeit steht bisweilen der objek-tive Befund in keinem Verhältnis zum Grade der Blasenkontraktion, so daß z. B. ein kleines Geschwür zur Hervorrufung der sog. „Reizblase" genügt.

Während eine normale Blase 200—300 cm³ ohne jede Schwierigkeit aufnimmt, reagiert eine erkrankte oder allzu empfindlich eingestellte Blase bisweilen schon auf die zehnfach kleinere Menge, und es ist oft, wenigstens ohne Morphium oder Narkose, gar nicht möglich, die zur Cystoskopie erforderlichen 80—100 cm³ einzuführen. Bei schwerer Tuberkulose erreichen wir dies bisweilen auch durch örtliche oder allgemeine Anästhesie nicht. Es ist dann schon eine organische Verminderung der Blasenkapazität durch entzündliche Wand-verdickung eingetreten. Über Blasendivertikel s. S. 452.

Da die verschiedenen zu Anomalien der Miktionsfrequenz führenden Zustände häufig verwechselt werden, so wollen wir sie hier noch einmal kurz zusammenstellen:

Anurie = Fehlen von Harnabsonderung überhaupt oder Zurückhaltung des Harns in den Nieren (ersteres bei schwerer Nephritis, letzteres bei beiderseitiger Steinniere), *nicht* aber Fehlen von Blasenentleerung.

Oligurie = Absonderung einer abnorm geringen Harnmenge ohne Rücksicht auf die Häufigkeit der Entleerung (z. B. bei akuter Nephritis, bei Ileus, bei Durchfall usw.).

Polyurie = vermehrte Entleerungen normaler Einzelmengen (z. B. bei Diabetes in-sipidus und mellitus).

Pollakiurie = abnorm häufige, aber im einzelnen kleine Portionen.

Sie ist die Folge: a) einer abnormen Blasenfüllung mit unvollständiger Entleerung (z. B. bei Prostatahypertrophie),

b) eines abnormen Reizzustandes (Blasentenesmus, z. B. bei Blasentuberkulose, Blasen-stein).

II. Abnorme Beschaffenheit des Urins.

Die vom Patienten bemerkten abnormen Beimischungen zum Urin sind Eiter, Blut und organische Niederschläge bzw. Konkremente.

A. Beimischung von Eiter.

Für die Eiterdiagnose verlasse man sich nie auf das Auge, sondern nehme stets die chemische Untersuchung und das Mikroskop zu Hilfe. Damit soll nicht gesagt sein, daß man nicht auch mit bloßem Auge einem trüben Urin manches ansehen kann.

Bezeichnend ist z. B. folgender Fall: Es kommt ein Patient zu uns mit der selbst gemachten oder anderweitig erhaltenen Diagnose einer Cystitis. Er klagt über Blasentenesmus und stellt als Beweis seiner Erkrankung eine Flasche mit weißlich-trübem Urin auf den Tisch. Während er sein Leiden schildert, hat sich in der Flasche schon das flockige Sediment gebildet, das für den Erfahrenen nicht nach Eiter, sondern nach *Carbonaten* und *Phosphaten* aussieht. Einige Tropfen Säure lassen dasselbe verschwinden. Mikroskopisch finden wir amorphe Calciumsalze und vielleicht die schönen Krystalle des Dicalciumphosphates, etwa auch Calciumoxalat, aber keine Eiterkörperchen und ebensowenig Bakterien. Geistige und körperliche Diät sind die besten Heilmittel für eine solche angebliche Cystitis.

Ist der Harn leicht trübe, will sich aber selbst bei längerem Stehen kein Sediment bilden, und schwindet die Trübung bei Säurezusatz nicht, so ist er vielleicht nicht mehr frisch, sondern zur Bakterienkultur geworden. Ein Blick ins Mikroskop läßt uns ein Gewimmel von Bakterien, aber keine Eiterzellen erkennen. Erheben wir diesen Befund schon im frisch gelassenen oder mit dem Katheter gewonnenen Urin, so handelt es sich um eine „*Bakteriurie*", wie sie meist durch Colibacillen, hie und da aber auch durch den Typhusbacillus hervorgerufen wird. Bisweilen wechseln in ein und demselben Falle durch Jahre hindurch Phasen von normalem Urin, von Bakteriurie und von gelegentlichen cystitischen Schüben.

Enthält der Urin im Sediment wirklich *Eiter*, so sehe man sich denselben vor allem mikroskopisch genau an. Schwimmen deutliche Tripperfäden oder kleine Eiterflöckchen darin, so beginne man mit der Untersuchung der Harnröhre des Patienten und entnehme eine weitere Harnprobe nach Spülung der Harnröhre, oder man nehme die Drei-Gläser-Probe vor. Stammt der Eiter nur aus dem vorderen Teile der Harnröhre, so haben wir es mit einem Tripper zu tun, ebenso wenn auch noch die Pars posterior Eiter liefert, die Blase aber frei ist. Liefern Harnröhre und Blase Eiter, so werden wir nicht fehlgehen, wenn wir eine Cystitis als Komplikation einer Gonorrhöe annehmen. Gleichmäßiger Eitergehalt bei verschiedenen Untersuchungen spricht für Cystitis oder Pyelitis, stärkerer Eitergehalt des Morgenurins eher für Cystitis.

Eine einmalige Entleerung von stark eiterhaltigem Urin, ja von reinem Eiter, spricht für plötzliche Entleerung einer Pyonephrose oder für Durchbruch eines perivesicalen Abscesses in die Blase (Appendix, Colon, weibliche Geschlechtsorgane, Prostata, Beckenknochen). Einem solchen Ereignis sind meist Zeichen vorhergegangen, welche es erlauben, die Diagnose zu stellen; das Erscheinen des Eiters im Urin stellt also nur eine neue Episode der Grundkrankheit dar. Die Durchbruchsstelle ist meist im Cystoskop sichtbar. Plötzliches Auftreten einer jauchigen Cystitis sehen wir bei Durchbruch eines Mastdarmkrebses oder eines divertikulären Abscesses in die Blase mit nachfolgender Blasen-Mastdarmfistel.

Wir gehen zur *chemischen Untersuchung des Urins* über. Abnahme der sauren Reaktion, selbst amphotere Reaktion, hat keine Bedeutung, solange der Harn geruchlos ist und eine vielleicht vorhandene Trübung durch Säurezusatz schwindet. Bei lange bettlägerigen Patienten verliert der Körper meist Kalksalze, und die Reaktion wird alkalischer als normal. Dagegen weist im eiterhaltigen Urin Abnahme der sauren und Auftreten alkalischer Reaktion auf Sekundärinfektion der Harnwege durch Harnstoff zersetzende Mikroorganismen, so besonders Staphylokokken und Proteus vulgaris hin. Letzterer bedingt nicht nur alkalische Reaktion, sondern auch ammoniakalische Gärung, die sich sofort durch den Geruch kundgibt. Ist eiterhaltiger Harn sauer, aber nicht übelriechend, so haben wir meist Tuberkulose oder eine Streptokokken-infektion vor uns, ist er sauer und leicht übelriechend, so sind Colibacillen, allein oder mit den andern Entzündungserregern vergesellschaftet, im Spiele. Des weiteren wird der Urin, wie üblich, auf Zucker, Eiweiß, Blut, Gallenfarb-stoff usw. untersucht.

Bei der *mikroskopischen Untersuchung* haben wir vor allem die verschiedenen *Zellformen* zu berücksichtigen. Wiegen die mehrkernigen Leukocyten bei weitem vor, so haben wir es mit einem akuten Prozeß zu tun, sind vorwiegend ein-kernige Zellen vorhanden, so werden wir eher an Tuberkulose denken. Blasen-epithelien weisen auf das Vorhandensein von Geschwüren hin, besonders wenn sie in Fetzen auftreten, und wenn Exemplare aus den tieferen Schichten (ge-schwänzte Epithelien) vorhanden sind. Denselben Schluß ziehen wir aus dem Vorhandensein von roten Blutkörperchen. Neben den Eiterzellen suchen wir stets auch Cylinder.

In zweiter Linie achten wir auf allfällig vorhandene *Mikroorganismen.* Colibacillen, Staphylokokken, Streptokokken erklären zwar manche Eiterung, doch muß neben ihnen stets der Tuberkelbacillus gesucht werden, bei spär-lichem Sediment am besten nach Vorbehandlung der Tagesmenge desselben mit Antiformin. Erst wenn diese Untersuchung wiederholt resultatlos geblieben ist und ebenso der Tierversuch, dürfen wir eine „gewöhnliche", d. h. nicht tuberkulöse Cystitis oder Pyelitis annehmen.

Beim Tierversuch genügt die gebräuchliche Wartezeit von 6—8 Wochen oft nicht da bei spärlichem Bacillengehalt oder geringer Tiervirulenz die Erscheinungen der Tuber-kulose beim Meerschweinchen erst nach 3 Monaten, ja noch später, auftreten können.

Bei der selteneren, abakteriellen Pyurie (WILDBOLZ), die mit Tuberkulose nichts zu tun hat, fehlen sichtbare Eitererreger. Durch einige Neosalvarsan-injektionen (intravenös) kann diese Krankheit geheilt werden.

B. Beimischung von Blut.

Der Befund von Blut im Urin hat stets eine ernste Bedeutung, gleichviel, ob man nur mit dem Mikroskop rote Blutkörperchen findet, oder ob es sich um profusere Blutungen handelt. Die Deutung des Befundes ist je nach den Begleitumständen eine verschiedene:

1. Ist das Blut schön rot und fließt es auch unabhängig von der Harn-entleerung, so stammt es aus der *Harnröhre* und ist auf eine Verletzung der-selben vielleicht durch einen Fremdkörper oder auf ein Hämangiom zurück-zuführen.

Kleinere, periodische, von der Harnentleerung unabhängige Blutungen weisen auf einen geschwürigen Vorgang in der Harnröhre selbst (Krebs, Divertikelstein) hin. Auch der Erscheinung des *blutigen Spermas* sei hier gedacht. Es gibt Fälle, wo, auch unabhängig von jeder Geschlechtstätigkeit, selbst jenseits der Grenze derselben, ab und zu blutiges Sperma entleert wird, ohne daß irgendeine objektiv nachweisbare Erkrankung der Ge-schlechtsorgane vorhanden wäre. Die Blutbeimischung kann aber auch auf einer geschwü-rigen, besonders einer tuberkulösen Erkrankung der *Samenblasen* beruhen.

2. Ist das Blut mit Harn gemischt, und erscheint es nur bei der Harn-entleerung, so muß es aus der *Blase,* dem *Ureter* oder der *Niere* stammen. Ist die Blutung — der Austreibung der Koagula wegen — von *Blasenkoliken* und *nur* von solchen begleitet, so stammt das Blut eher aus der Blase. Sind *Nieren-koliken* vorhanden, so ist es renalen Ursprunges. Das Aussehen des Urins er-laubt es dagegen nicht, Nieren- und Blasenblutungen zu unterscheiden. Zum

Schluß der Untersuchung greifen wir zum Cystoskop, das bisweilen die blutende Stelle in der Blase oder den blutliefernden Ureter erkennen läßt.

Mikroskopische bzw. sehr spärliche Blutung spricht im allgemeinen für Stein oder Tuberkulose, massive Blutung für Tumor, gleichzeitiger Eitergehalt für Tuberkulose oder infizierten Stein, gleichzeitiger Zylindergehalt für Nephritis, ebenso Eiweißgehalt im blutfreien Stadium.

Es gibt aber, wie besonders ROVSING gezeigt hat, auch Nephritiden ohne Eiweiß und ohne Cylinder. Nur die Beidseitigkeit einer nicht anders zu erklärenden Blutung wird uns erlauben, diese Diagnose vermutungsweise zu stellen.

Daß bei Hämophilie und vorübergehenden hämorrhagischen Diathesen, wie Purpura und Ikterus, Nierenblutungen auftreten können, sei der Vollständigkeit halber erwähnt. Ob abgesehen von den erwähnten Zuständen und Erkrankungen bei gesunden Nieren idiopathische, sog. „essentielle" Nierenblutungen vorkommen, wie es vielfach angenommen wurde, das lassen wir dahingestellt. Vereinzelte rote Blutkörperchen im Zentrifugat können belanglos sein.

C. Beimengung von anorganischen Niederschlägen oder Konkrementen (Harngrieß).

Als dritte Beimengung zum Urin, welche den Patienten beunruhigt und zum Arzt führt, ist das anorganische Sediment zu nennen, vom flockigen Niederschlag mikroskopischer Teilchen und Krystalle bis zu Konkrementen von Kleinerbsengröße, d. h. einem Kaliber, das eben noch die Harnröhre zu durchwandern vermag. Von dem Carbonat-, Phosphat- und Oxalatsediment haben wir schon gesprochen. Bei „Grieß" oder größeren Konkrementen liegt die Diagnose einer Steinerkrankung auf der Hand.

Die folgende Tabelle erlaubt eine summarische Beurteilung der Harnkonkremente.

Verbrennlich	Murexidprobe	mit Ammoniak purpurrot mit Kalilauge purpurviolett	**Harnsäure harnsaure Salze**
	Murexidprobe	mit Ammoniak gelb mit Kalilauge orangefarben	**Xanthin**
	Das Pulver verbrennt mit leuchtender, blauer Flamme und mit Geruch nach brennendem Schwefel und Asa foetida		**Cystin**
Unverbrennlich	Das Pulver braust mit Salzsäure auf		**kohlensaurer Kalk**
	Das Pulver braust mit Salzsäure nicht auf,	wohl aber, nachdem es geglüht ist	**oxalsaurer Kalk**
		auch nicht, wenn es geglüht ist	**Erdphosphate**

Die Diagnose läßt sich oft schon auf Grund der mikroskopischen Untersuchung stellen indem der Urin vielfach neben den Grießkörnern einzelne Krystalle der betreffenden Salze enthält, deren Formen in jedem Lehrbuch der klinischen Untersuchungsmethoden zu finden sind. Reine Oxalat-, Urat-, Harnsäure-, Cystin- und Xanthinsteine entstehen in *aseptischem*, Carbonat- und Phosphatsteine oder -überzüge von Steinen in *infiziertem* Urin. Die ersteren stammen in der Regel ursprünglich aus dem Nierenbecken, die letzteren können in Nierenbecken und Blase entstanden sein.

III. Die örtlichen Erscheinungen.

Eine genaue Diagnose läßt sich nur durch die unmittelbare Untersuchung der einzelnen in Betracht kommenden Organe stellen. Wir werden hierauf bei der Besprechung der einzelnen Krankheitsgruppen eingehen und beschränken uns für den Augenblick auf einige Bemerkungen über den „*Gang der Untersuchung*" und die sog. „*funktionelle Nierendiagnostik*".

Zuerst lassen wir den Patienten — wenn möglich — seinen Urin nach Desinfektion der Harnröhrenöffnung in ein steriles Gefäß entleeren und heben denselben für eine genauere Untersuchung auf. Die Beschaffenheit des Harnstrahles und das makroskopische Aussehen des Urins (Tripperfäden, Eiter, Grieß) geben schon jetzt wichtige Aufschlüsse. Nun tasten wir die Harnröhre ab, um nicht ein äußerlich fühlbares Hindernis (Fremdkörper, Geschwulst, Narbe usw.) zu übersehen, und palpieren ferner die Blasen- und Nierengegend. Sodann führen wir einen NÉLATON-Katheter mittleren Kalibers ein, von dessen guter Beschaffenheit wir uns zuvor überzeugt haben.

Es ergeben sich dabei die folgenden Möglichkeiten:

1. Gelangen wir frei in die Blase, trotzdem der Patient dieselbe nicht entleeren kann, so handelt es sich, wenn eine Innervationsstörung außer Betracht fällt, um Verschluß des Blasenhalses durch Stein, Fremdkörper oder Geschwulst oder um Prostatahypertrophie oder Kompression der Harnröhre von außen her. In den letzteren Fällen wird das Vorschieben des Katheters mühsamer, sowie man in die Pars prostatica gelangt. Wir greifen nun zu einem mittelstarken Metallkatheter von gewöhnlicher Krümmung und führen denselben mit aller Vorsicht ein. Treffen wir in der Blase auf ein hartes, rauhes Gebilde, so steht die Diagnose Stein oder Fremdkörper fest; fühlen wir nichts Besonderes, so achten wir darauf, ob wir die Mündung des Katheters sehr weit senken müssen, um Urin zu entleeren. Ist das der Fall, so ist die Pars prostatica verlängert, und wir haben es wahrscheinlich mit einer Prostatahypertrophie zu tun. Bisweilen muß man das Becken des Patienten durch ein Kissen erhöhen, um den Katheter genügend senken zu können. Noch sicherer wird die Diagnose Prostatahypertrophie, wenn man mit der gewöhnlichen Katheterform die Blase überhaupt nicht entleeren kann, wohl aber mit einem halbkreisförmig gekrümmten Zinnkatheter oder einem elastischen Katheter mit MERCIER-Krümmung.

Ob das Entleerungshindernis auf einer Prostatahypertrophie oder einem der schon erwähnten extraprostatischen drückenden Gebilde beruht, das muß sich aus der rectalen und kombinierten recto-abdominalen Untersuchung ergeben.

Finden wir an der Prostata nichts, was die subjektiven Beschwerden des Patienten erklären könnte, so denken wir noch an die Möglichkeit eines hochsitzenden, vielleicht bloß mit dem Rectoskop zu erreichenden Mastdarmkrebses, der auf reflektorischem Wege vielleicht bei gleichzeitigen Verwachsungen die Blasenfunktion stört. Denselben Einfluß auf die Blase beobachtet man auch bei retrovesicalen Entzündungsprozessen im Anschluß an tiefsitzende Divertikel des Dickdarms.

Die durch den Katheter entleerte Urinmenge wird gemessen, weil sie als „Residualharn" bei Retentionsvorgängen von Bedeutung ist. Nun nehmen wir die rectale bzw. recto-abdominale Untersuchung vor.

Mit dem ins Rectum eingeführten Finger tasten wir zuerst die Vorderwand der Ampulle ab und gehen mit der Fingerkuppe der Begrenzungslinie der Prostata nach. Wie sich eine solche normal anfühlt, das lernt man bloß am Lebenden. Finden wir die Schleimhaut gelockert, ödematös, die Prostata vergrößert, weich-elastisch, wie ein Kissen anzufühlen, und dabei druckempfindlich, so haben wir eine akute Prostatitis bzw. einen Prostataabsceß vor uns. Bei höherem und etwas seitlichem Sitz der Schwellung nehmen wir eine Vesiculitis seminalis an.

Ist die Prostata vergrößert, ohne druckempfindlich zu sein, so handelt es sich um gutartige Hypertrophie, um Krebs oder um Sarkom. Finden wir sie nicht vergrößert, so ist immer noch eine mehr nach der Blase hingehende Hypertrophie mit oder ohne sog. Mittellappen, eine adenomatöse Degeneration mit

Schrumpfungsvorgängen, eine diffuse Sklerose der Prostata, oder selbst ein schrumpfender Krebs möglich. Die beiden letzteren Möglichkeiten lassen sich auf Grund geringen Volumens der Drüse und derber Beschaffenheit vermuten. Genaueres hierüber später. Andernfalls muß es sich um eine der schon erwähnten, von außen her auf den Blasenhals drückenden Geschwülste handeln.

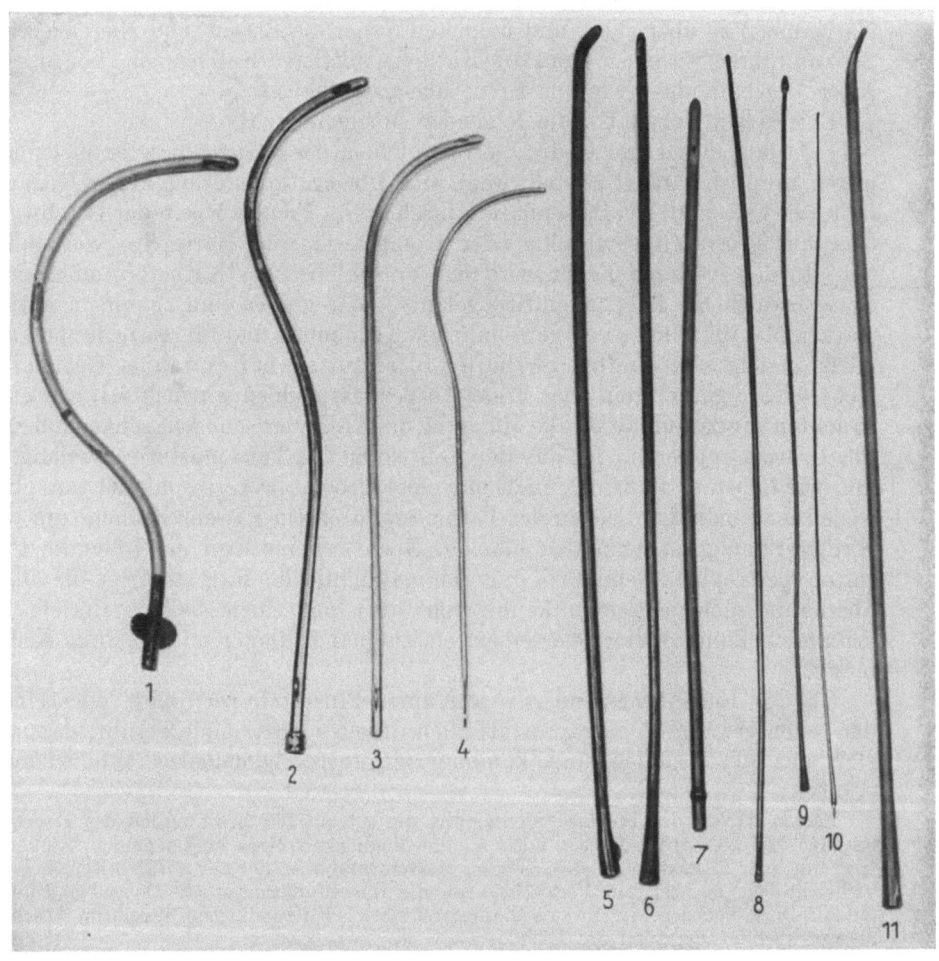

Abb. 445.   Übersicht über die wichtigsten Typen von Kathetern und Urethralsonden. 1 Halbkreisförmig gekrümmter Zinnkatheter. 2 Bougie mit Krümmung nach GUYON-LEFORT. 3 Katheter mit Krümmung nach THOMSON.   4 Bougie nach ROSER.   5 Katheter aus Seidengewebe mit MERCIER-Krümmung.   6 Derselbe, zylindrische Form.   7 NÉLATON-Katheter.   8 Bougie aus Seidengewebe. 9 Olivenknopfbougie nach GUYON.   10 Filiformbougie.   11 TIEMANN-Katheter.

Beim weiblichen Geschlecht sind außer dem Kopf des Kindes während der Geburt hauptsächlich ins kleine Becken eingekeilte Geschwülste der Gebärmutter, sowie die Retroflexio uteri gravidi zu erwähnen. Die bis an den Nabel reichende Blase wird vom Anfänger leicht für eine Ovarialcyste gehalten, bis er sie nach Einführen des Katheters zusammensinken sieht. Es ist wichtig, daß die Situation rasch erfaßt wird, da sonst infolge zu langer Überdehnung die ganze Blasenschleimhaut nekrotisch abgestoßen werden kann. Selten beruht die Retention auf rein nervöser Grundlage.

2. Gelangt man mit einem mittelstarken Katheter nicht in die Blase, wohl aber mit einer dünnen Nummer, so handelt es sich um eine Striktur. Ist eine

solche wenig ausgesprochen, so ist die Benützung der GUYONschen Oliven-
sonden von Wert, weil man mit denselben das Hindernis viel genauer abtasten
kann, als mit zylindrischen oder zylindrokonischen Kathetern. Geht auch der
feinste Katheter nicht durch, so führe man ein ganzes Bündel darmsaitendicker,
biegsamer Sonden ein und stoße der Reihe nach eine nach der anderen vor.
Nicht selten gelingt es schließ-
lich so, den Weg zu finden. Die
Ursache der Striktur wird Gonorrhoe, Trauma oder Neubildung
sein. Die letztere Diagnose läßt
sich mittels des Urethroskops
sicherstellen.

3. Geht gar kein Instrument
durch, so liegt ein schwerer Fall
aus einer der beiden eben genannten Kategorien vor. Führen uns

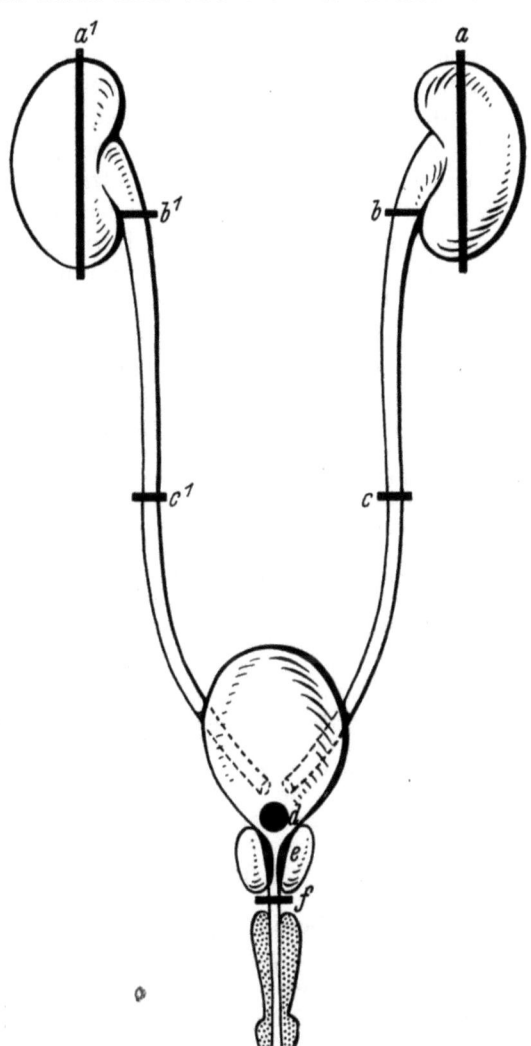

a Einseitige Aufhebung der Nierenfunktion
(Trauma, Infarkt, Tumor, Entzündung). Lokale Symptome. Keine schweren Störungen
der Harnausscheidung. (Ersatz durch die andere Niere.)

a + a¹ Beidseitige Aufhebung der Nierenfunktion (Nephritis, Anurie, Blase leer, Exitus
durch Urämie).

b Einseitiger Nierenbeckenverschluß (Knik-
kung infolge von abnormer Insertion oder
Wanderniere, Steinverschluß). Einseitige Nierenkoliken. Hydronephrose. Keine Harnintoxi-
kation.

b + b¹ Beidseitiger Nierenbeckenverschluß
(am ehesten Stein). Beidseitige Nierenkoliken,
Anurie, Urämie.

b + a¹ Steinverschluß mit reflektorischer
Anurie. Dieselben Erscheinungen, aber Koliken
nur einseitig.

c Einseitiger Ureterverschluß (Stein, Druck
durch Tumor). Wie *b*.

c + c¹ wie *b + b¹*.

c + b¹ wie *a + b¹*.

d Verschluß des Blasenhalses durch Stein
Retentio urinae. Blase hochgefüllt. Wechseln
des Abfließen von Urin. Katheterismus leicht.

e Verschluß des Blasenhalses durch Geschwulst (Prostatahypertrophie, Krebs, Sarkom). Retentio urinae partiell (Residualharn)
oder total. Katheterismus mit dickem Katheter meist möglich.

f Verschluß der Urethra durch Striktur
(Trauma, Gonorrhoe). Retentio urinae. Ka-
theterismus, wenn überhaupt, nur mit dünnem
Katheter möglich.

Abb. 446. Übersichtstafel über die verschiedenen chirurgischen Störungen der Harnentleerung.

nicht Alter, Geschlecht und äußere Umstände auf die Spur, und verhindert
die hochgefüllte Blase eine genaue Untersuchung, so werden wir, um die
unmittelbare Indikation zu erfüllen, die Blasenpunktion oder noch besser die
Cystostomie ausführen.

4. Ist die Blase frei zugänglich, und handelt es sich darum, die Natur eines
Blasenleidens oder die Herkunft von Blut oder Eiter zu bestimmen, so nehmen
wir das „Cystoskop" zu Hilfe.

Dasselbe zeigt, ob die Blasenschleimhaut normal, katarrhalisch entzündet, hypertrophisch, mit Fibrin belegt oder geschwürig verändert ist und ob eine Balkenblase besteht.
Es zeigt ferner, wo allfällig vorhandene Geschwüre sitzen, und läßt uns, wenn sie um eine

Uretermündung gruppiert sind, bestimmen, welche Niere erkrankt ist, läßt die Form der Uretermündung und die Verdickung der Ureterwand erkennen und erlaubt uns, aus Durchsichtigkeit oder Trübung die Natur des periodisch aus der Ureteröffnung austretenden Urins zu beurteilen. Endlich sehen wir mit seiner Hilfe Steine, Fremdkörper, Geschwülste, Fisteln, Varicen und Divertikel. Grundbedingung ist nur, daß die Blase noch 80 ccm Wasser faßt, und daß nicht gerade eine stärkere Blutung besteht.

Die Beschreibung der Technik der cystoskopischen Untersuchung überlasse ich besonderen Werken. Dieselbe läßt sich übrigens nicht aus Büchern erlernen, sondern bloß am lebendigen Objekt.

Handelt es sich endlich darum, den Zustand und die Funktionstüchtigkeit des gesamten Nierenapparates und jeder einzelnen Niere zu bestimmen, so wendet man sich an die sog. *„funktionelle Nierendiagnostik"*. Dieselbe erfordert wie die Cystoskopie eine besondere technische Übung, hauptsächlich soweit es sich um die Scheidung des Harns der beiden Nieren handelt. Wir wollen uns hier damit begnügen, ihre Hauptgrundsätze zu besprechen.

Die Funktionstüchtigkeit des Nierenapparates kann herabgesetzt sein durch quantitative Verminderung des Gewebes (Zerstörung durch Tuberkulose oder Tumoren) oder durch qualitative Schädigung desselben (infolge von Harnrückstauung oder von Nephritis irgendeiner Form).

Für die chirurgische Diagnostik haben wir bei der Einschätzung der Nierenfunktion einmal die *Ausscheidung der harnfähigen Substanzen* (am Harnstoff gemessen) zu berücksichtigen und sodann das *Ausscheidungsvermögen der Niere für Wasser*, oder, besser gesagt, die Anpassungsfähigkeit der Wasserausscheidung an die Wasserzufuhr. In Beziehung zu diesen beiden Grundelementen steht die *Konzentrationsfähigkeit*, d. h. die Fähigkeit der Niere, eine große Menge von harnfähigen Substanzen auch in geringen Wassermengen auszuscheiden. Die Elimination der harnfähigen Substanzen beurteilen wir einerseits nach den in der Zeiteinheit ausgeschiedenen Mengen, andererseits nach ihrer Retention im Blut. Zur Messung wird die direkte chemische Bestimmung mittels der Bromlaugenmethode oder durch Vergärung mit Urease angewendet. Eine annähernde Vorstellung von der Harnstoffausscheidung gibt die Bestimmung des spezifischen Gewichtes und des Gefrierpunktes des Harns und des Gefrierpunktes im Blut.

Zur Ergänzung dieser physiologischen Methoden benützt man die Ausscheidung von körperfremden Substanzen (besonders Farbstoffen) durch die Niere. Aus diesen Grundgedanken sind die heute gebräuchlichen Methoden der funktionellen Nierendiagnostik hervorgegangen. Ihre Aufgabe ist einerseits die Beurteilung der Leistungsfähigkeit des gesamten Nierensystems, andererseits die funktionelle Einschätzung jeder einzelnen Niere.

1. Beurteilung des gesamten Nierensystems.

a) Bestimmung der Tagesmenge des Harnstoffes im Urin.

Dieselbe beträgt normal 25—35 g, schwankt aber je nach Nahrungsweise und Muskelarbeit so sehr, daß wir Schlüsse aus ihr nur mit großer Vorsicht ziehen dürfen. Ganz besonders müssen wir uns daran erinnern, daß eine normale Harnstoffausscheidung nur dann für eine normale Nierenfunktion spricht, wenn die Niere imstande ist, diese Menge ohne Steigerung der Wasserausscheidung, ja sogar bei geringer Wasserausscheidung zu eliminieren, mit anderen Worten, wenn sie imstande ist, *normal zu konzentrieren*. Benötigt der Organismus zur Ausscheidung der normalen Harnstoffmenge z. B. eine Flüssigkeitsmenge von drei und mehr Litern, so ist das Nierengewebe nicht mehr normal.

b) Der Verdünnungs- und Konzentrationsversuch.

Die normale Niere scheidet größere, dem Körper zugeführte Wassermengen rasch — schon in den ersten Stunden — aus, während ein erkranktes Parenchym die Wasserausscheidung auf eine größere Anzahl von Stunden verteilt. Bei normaler Niere sinkt dabei das spezifische Gewicht des Harns der vermehrten Wasserausscheidung entsprechend auf 1,003 oder noch tiefer und steigt in dem Maße, wie die Wasserausscheidung sich vermindert, wieder an, auf 1,025 und höher. Die Versuchsanordnung ist am zweckmäßigsten die folgende:

Zwischen 7 und 8 Uhr morgens trinkt der Patient einen Liter Wasser oder Lindenblütentee. Von 8 Uhr an läßt er stündlich Urin, wobei jeweilen die entleerte Menge gemessen und ihr spezifisches Gewicht bestimmt wird. Beim Prostatiker geschieht die

Entleerung vermittelst des Verweilkatheters. Von Mittag bis Abend erhält er, auf 3 Rationen verteilt, ausschließlich Trockenkost. Die normale Ausscheidungskurve steigt in den ersten Stunden steil an, unter Ausscheidung von mindestens der Hälfte in den ersten 2 Stunden, und sinkt dann rasch ab, während die normale Kurve des spezifischen Gewichtes die umgekehrte Bewegung zeigt. Bei geschädigtem Nierenparenchym zeigen die beiden Kurven einen mehr oder weniger horizontalen Verlauf und die spezifischen Gewichte bewegen sich etwa zwischen 1,005 und 1,010. Die beiden Kurven (Abb. 447a u. b) geben 2 typische Beispiele. Eine Konzentration auf 1,015 spez. Gewicht gegen das Ende des Versuchs müssen wir für eine befriedigende Funktion als Minimum verlangen.

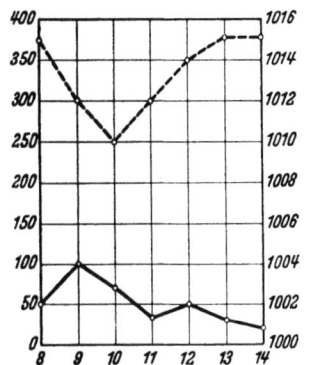

Abb. 447a. Prostatahypertrophie. Schlechte Nierenfunktion unmittelbar nach absoluter Retention.

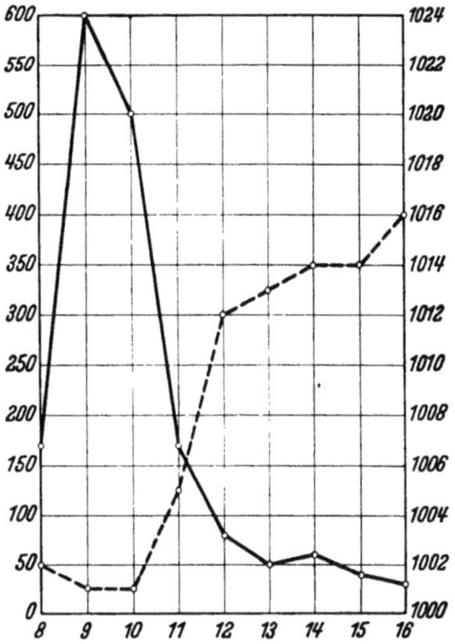

Abb. 447b. Derselbe Fall. Gute Funktion nach Anwendung des Dauerkatheters.

——— Kurve der stündlich gemessenen Urinausscheidung; ----- Kurve des spezifischen Gewichts.

c) Die Bestimmung des Harnstoffgehaltes des Blutes.

Der Harnstoffgehalt beträgt normal 25—50 mg in 100 ccm Serum. Bei Werten von 50—75 mg ist ein einigermaßen dringlicher operativer Eingriff eben noch zulässig. Werte von 100 mg stellen urämische Komplikationen in Aussicht, so daß man sich nur zu sehr dringlichen Operationen entschließen wird. Werte von 200 mg und mehr lassen einen üblen Ausgang in kurzer Frist erwarten. Entlastung der Nieren durch den Dauerkatheter kann bei Prostatahypertrophie selbst hohe Stickstoffwerte innerhalb von 2—3 Wochen zur Norm bringen.

AMBARD hat versucht, die Beziehungen zwischen Körpergewicht, Harnstoffgehalt des Urins, Harnstoffgehalt des Blutes und Tagesmenge des Harnstoffes in eine Formel zu fassen, deren theoretisches Interesse darin liegt, daß zwischen der Ausscheidungsmenge des Harnstoffes und der Konzentration desselben im Blut nach seinen Untersuchungen ein quadratisches Verhältnis besteht. Unter Berücksichtigung der Körpergewichtskorrektur kommt er zur Formel

$$K \text{ (Konstante)} = \frac{Ur}{\sqrt{\dfrac{D \cdot \sqrt{c}}{5} \cdot \dfrac{70}{P}}} = \text{normal } 0{,}07\text{—}0{,}08,$$

wobei Ur = Harnstoffgehalt des Blutes in Promille,
c = Harnstoffgehalt des Urins in Promille,
D = Tagesmenge des im Urin ausgeschiedenen Harnstoffes in g,
P = Körpergewicht in kg darstellen.
Die bisherige Erfahrung läßt nicht darauf schließen, daß die Berücksichtigung der Konstante sicherer vor postoperativen Überraschungen schützt, als die eben beschriebenen einfacheren Methoden.

d) Die Bestimmung des Gefrierpunktes des Blutes.

Nach v. KORANYI schwankt der normale Gefrierpunkt zwischen —0,56 und —0,58°. Je mehr harnfähige Substanzen das Blut enthält, je ungenügender also der Nierenapparat funktioniert, um so tiefer sinkt der Gefrierpunkt. —0,59° ist Grenzwert, und Werte von

—0,60 bis —0,65° sind ein Beweis für Niereninsuffizienz. Die Methode besitzt nicht geringe Fehlerquellen und ist deshalb den bisher genannten Methoden gegenüber in den Hintergrund getreten.

e) Die Bestimmung des Verhaltens der Niere körperfremden Substanzen gegenüber.

Intramuskuläre Einspritzung von 4 ccm 4 % iger steriler Lösung von *Indigocarmin* führt normal nach 10—15 Min. zu intensiver Blaufärbung des Urins. Am zweckmäßigsten wird die Kontrolle mittels des Dauerkatheters durchgeführt.

1 ccm einer alkalischen 6°/$_{00}$ Lösung von *Phenosulfophthalein* in die Glutäen injiziert, wird zu 60—85% in den zwei ersten Stunden ausgeschieden, der Rest großenteils in der dritten Stunde. Das Ausscheidungsmaximum fällt auf die erste Stunde. Die Ausscheidung beginnt nach 5—15 Min., bei pathologischen Zuständen verzögert bis zu 60 Min. Die Harnentleerung hat auch hier in regelmäßigen Intervallen zu erfolgen bzw. mittels des Dauerkatheters. Die quantitative Bestimmung der Ausscheidung wird colorimetrisch vorgenommen. Als unterste zulässige Grenze gilt eine Ausscheidung von 20—25% des Phenolsulfophthalein innerhalb der ersten Stunde (RATHBUN, WILDBOLZ).

2. Die Funktion einer einzelnen Niere.

Für die *Beurteilung der Funktion jeder einzelnen Niere* müssen wir vorerst den Urin der beiden Nieren trennen. Dies geschieht zuverlässig nur durch den Uretherenkatheterismus. Der Chirurg will wissen, welches die erkrankte Niere ist und welchen funktionellen Wert für den Fall der Nephrektomie die zurückbleibende gesunde Niere hat.

Beides erkennen wir aus der Vergleichung der funktionellen Prüfung des Urins der beiden Seiten. Dabei sind Harnstoff-, Wasser- und Farbstoffausscheidung zu berücksichtigen und des fernern spezifisches Gewicht und Gefrierpunkt. Die gleichzeitige Anwendung verschiedener Methoden ist deshalb wünschenswert, weil die Einführung des Uretherenkatheters z. B. die Wasserausscheidung reflektorisch beeinflussen kann, so daß man z. B. bei ausschließlicher Berücksichtigung der ausgeschiedenen Urinmenge und des spezifischen Gewichtes Irrtümern ausgesetzt ist. Im übrigen gilt für jede einzelne Niere im Prinzip, was wir für den gesamten Nierenapparat gesagt haben. Bei gleicher Harnstoffausscheidung auf beiden Seiten gilt diejenige Niere als die leistungsfähigere, welche den konzentrierteren Urin liefert. Im Zweifelsfall muß der Versuch wiederholt werden.

Zu bemerken ist, daß völlige funktionelle Intaktheit der erkrankten Niere bisweilen bei Tumoren gefunden wird. Bei Tuberkulose ist die Gesamtleistung der erkrankten Niere in der Regel schon früh etwas herabgesetzt, so daß sich die kranke Seite meist auf Grund der vergleichenden Funktionsprüfung bestimmen läßt, auch wenn anderweitige sichere Hinweise fehlen sollten.

64. Entzündliche Vorgänge in der Umgebung der Nieren.

Die Niere ist eingehüllt in eine fibröse Kapsel, die Tunica fibrosa, um welche sich die innere Schicht des perirenalen Fettes, die Capsula adiposa lagert. Diese wird durch die Fascia renalis von einem äußeren, subserösen Fettlager abgetrennt. Man hat nun die Entzündungen dieser verschiedenen Schichten zu unterscheiden versucht und mit besonderen Namen versehen: Perinephritis für die Entzündung der Tunica fibrosa (plus Capsula adiposa nach WILDBOLZ), Epinephritis für die Entzündung der Capsula adiposa (ISRAËL), Paranephritis für die Entzündung des subserösen Fettes außerhalb der Fascia renalis (WILDBOLZ) oder des gesamten perirenalen Fettes (KÜMMELL und GRAFF). Dies alles ist an sich ganz logisch, läßt sich aber nicht ohne weiteres in die Praxis übertragen, da den drei genannten pathologisch-anatomischen Begriffen keine gesonderten klinischen Bilder entsprechen. Die Perinephritis als alleinige Entzündung der Tunica fibrosa hat weder diagnostische noch klinische Bedeutung. Die Unterscheidung von Entzündung der Capsula adiposa und des subserösen Fettes läßt sich höchstens bei der Operation oder der Autopsie treffen, während man klinisch meist nicht einmal zu Vermutungen kommen wird. Auch sie hat also keine praktische Bedeutung. Wir behalten deshalb den auch für die internationale Verständigung zweckmäßigsten Ausdruck *Perinephritis* für alle zwischen Niere, Serosa und Lendenmuskulatur gelegenen Entzündungen bei.

Wir unterscheiden bei der Perinephritis drei Stadien, deren jedes zu besonderen differentialdiagnostischen Erwägungen Anlaß gibt.

1. Ein Patient erkrankt unter hohem Fieber und vorläufig diagnostisch unklaren Erscheinungen. Er verlegt den Sitz des Übels, dem Schmerz entsprechend, unbestimmt in die Lendengegend. Finden wir die Wirbelsäule

etwas steif und die Lendenmuskulatur der einen Seite angespannt, oder sich bei Druck anspannend, so besteht ernstlicher Verdacht auf Perinephritis.

Am häufigsten ist in diesem Stadium die Verwechslung mit *Pleuritis*. Immerhin ziehen hier die ausstrahlenden Schmerzen mehr nach der Schulter hin, während sie sich bei Perinephritis nach der entsprechenden Bauchhälfte und den äußeren Genitalien, ja selbst nach dem Oberschenkel hin ausbreiten.

Ich habe es freilich erlebt, daß ausgesprochener Lendenschmerz mit Ausstrahlen nach unten zur Freilegung der Niere veranlaßte, während es sich in Wirklichkeit um eine beginnende eitrige Pleuritis handelte, die noch keine deutlichen lokalen Symptome machte. Noch schwieriger wird eine genaue Diagnose, wenn zu einer beginnenden Perinephritis eine Pleuritis hinzutritt. Die Deutung des Befundes unterliegt hier den gleichen Schwierigkeiten, wie wir sie beim subphrenischen Abszeß gefunden haben

Vom eigentlichen subphrenischen Abszeß, d. h. der abgekapselten subdiaphragmatischen Peritonitis, unterscheidet sich der ebenfalls mehr oder weniger subphrenisch gelegene perirenale Zellgewebsabszeß durch das Fehlen einer intraabdominalen Ätiologie und durch die ausgesprochenere Reaktion der Lendenmuskulatur.

2. Leichter wird die Diagnose im zweiten Stadium, in welchem zu den eben genannten Symptomen noch eine fühlbare Resistenz in der Lendengegend kommt. Ist diese Resistenz nach dem Bauch hin scharf abgrenzbar, von rundlicher Form, bei tiefem Atmen abwärtsgleitend, dann sitzt der Entzündungsprozeß meist in der Niere selbst, ist sie diffus, unbestimmt, bei tiefer Atmung unbeweglich, so ist das perirenale Gewebe ergriffen, gleichviel, ob die Niere mitbeteiligt ist oder nicht.

3. Ist endlich der Abszeß in ein drittes Stadium getreten, in dem er entweder nach der Lendengegend hin durchbricht und dort eine subcutane Phlegmone bedingt, oder sich nach der Beckenschaufel hinzieht, den Oberschenkel in Flexionskontraktur stellend, oder endlich in die Pleurahöhle und selbst in die Bronchien durchbricht, so ist die Abszeßdiagnose als solche kaum mehr zu verfehlen. Den ursprünglichen Sitz dagegen werden wir in solchen vorgerückten Fällen nur aus der Anamnese schließen können. In klinisch nicht klaren Fällen kann das „Veratmungspyelogramm" nach HILGENFELD die Diagnose Perinephritis erlauben, indem eine normale Niere bei Inspiration sich senkt, bei Perinephritis aber ihre Lage nicht verändern kann.

Keinesfalls dürfen wir uns mit der früher sehr beliebten Diagnose *Psoasabsceß* begnügen. Psoasabscesse sind tuberkulöse Senkungsabscesse, osteomyelitische Eiterungen, von der Niere oder vom Darm her auf den Muskel übergreifende Entzündungen oder endlich vom Ligamentum latum weitergeleitete Phlegmonen, aber keine selbständigen Erkrankungen.

Bis jetzt haben wir nur eine Eiterung im perirenalen Fettgewebe diagnostiziert. Den *Ausgangspunkt* derselben suchen wir vor allem in Niere, Becken oder Wirbelsäule. In zweiter Linie kommen die intraperitoneal gelegenen Organe, wie Wurmfortsatz, Leber, Gallenblase und Dickdarm in Betracht.

Enthält der Urin Eiter, so werden wir die Perinephritis auf eine Nierentuberkulose, eine Nephrolithiasis oder eine andere mit Eiterung verbundene Nierenerkrankung zurückführen. Gibt die Anamnese keine Anhaltspunkte für ein älteres Nierenleiden, so denken wir an einen akuten, metastatischen Nierenabszeß und suchen nach einer primären Infektionsquelle, z. B. einem Furunkel, einer Angina, einem Ekzem. In anderen Fällen ist das primäre Leiden eine akute Infektionskrankheit, wie Typhus, Pocken usw. Ist der Harnbefund negativ, so kann ein abgekapselter Nierenabszeß oder eine geschlossene Hydropyonephrose vorliegen.

Fehlt jeder direkt oder indirekt auf die Nieren hinweisende Anhaltspunkt, so untersuchen wir die benachbarten Skeletteile, und zwar ganz besonders,

wenn der Absceß chronisch aufgetreten ist und die Charaktere eines tuberkulösen Abscesses zeigt, aber auch bei akuter Erkrankung, die auf eine Beckenosteomyelitis zurückgeführt werden könnte. Finden wir hier nichts, so denken
wir für die rechte Seite an den Wurmfortsatz mit seiner nicht selten lumbalen,
ja prärenalen Lage. Die sehr seltenen, sekundär auf das perirenale Gewebe
übergreifenden Leber- bzw. Gallenblasenabscesse lassen sich aus Anamnese
und Lokalisation der ersten Entzündungserscheinungen erkennen. Links kommt
auch die Milz in Betracht, obschon ein Absceß eher subphrenisch, also intraperitoneal sein wird. Auf beiden Seiten kann die Fortleitung einer Lungen-
und Pleuraaktinomykose zu perirenaler Eiterbildung führen und nach der
Lendengegend hin durchbrechen.

Leicht ist die Diagnose einer sich bis in die Lendengegend fortsetzenden
Phlegmone des Beckenzellgewebes, wenn die Erkrankung sich an Abort oder
Wochenbett angeschlossen hat.

Erst wenn wir gar keine anderweitige Ursache gefunden haben, dürfen wir
eine sog. *primäre Perinephritis*, d. h. eine Infektion des perirenalen Gewebes
durch Mikroorganismen unbekannten Ursprungs und ohne nachweisbare Beteiligung des Nierengewebes annehmen. Auch diese Abscesse entstehen freilich meist aus kleinen Abscessen der Nierenrinde, welche an sich keine Erscheinungen machen und besonders auch die Beschaffenheit des Urins nicht
beeinflussen.

Hier ist noch eines seltenen Krankheitsbildes zu gedenken, das man am ehesten mit
einer akuten Perinephritis verwechselt, obschon den subjektiven Beschwerden und dem
objektiven Befund keine Temperatursteigerung entspricht. Es ist dies die sog. „*Blutung
in das Nierenlager*". Unter heftigen Schmerzen tritt eine Resistenz in der Lendengegend
auf, deren Entstehung weder durch die Anamnese, noch durch den übrigen Befund am
Patienten aufgeklärt wird. Die Operation ergibt einen reichlichen Bluterguß im perirenalen
Fett. Die Ursache ist bisweilen eine latente Geschwulst der Nierenrinde (Hypernephrom),
bisweilen ein embolischer Vorgang, eine hämorrhagische Nierenerkrankung, ein Aneurysma.
In den meisten Fällen konnte die Ursache der Blutung nicht aufgedeckt werden.

65. Über die Wanderniere.

Manches Übel hat seine Zeit, während der es zum guten Ton gehört, an ihm
zu leiden und sich für dasselbe behandeln zu lassen. Diese Zeit ist für die
Wanderniere vorbei. Wir können darum heute ihre wirkliche Bedeutung klarer
übersehen, als dies noch vor 30 Jahren der Fall war. Auch jetzt sind mit ihr
allerlei wichtige diagnostische Fragen verknüpft, welche einer zusammenhängenden Besprechung bedürfen.

Zuerst ihr *Nachweis als solcher*.

Als Wanderniere bezeichnen wir nur die *erworbene gesteigerte Verschieblichkeit*, nicht die früher schon besprochene *angeborene Verlagerung* des Organs.
Dies schließt aber nicht aus, daß sich diese zu große Beweglichkeit bisweilen
auf angeborener Grundlage ausbildet. Ohne diese Annahme können wir die
Wanderniere im Kindesalter nicht erklären.

· Um die abnorme Verschieblichkeit einer Niere festzustellen, lassen wir die
Patientin — es handelt sich meist um das weibliche Geschlecht — sich möglichst flach hinlegen, unterstützen die Lendenmuskulatur, ohne sie zur Anspannung zu bringen, mit der einen Hand, drängen die andere Hand sachte,
ebenfalls ohne zu Muskelkontraktion Anlaß zu geben, unter den Rippenbogen
neben der Wirbelsäule ein und lassen nun die Patientin nach abdominalem
Typus tief atmen. In der Regel fühlen wir die Niere schon so heruntersteigen.
In anderen Fällen fühlen wir sie deutlich erst im Augenblick, wo sie wieder

nach oben in ihr Bett zurückschlüpft. Die Untersuchung gelingt bei mageren, richtig atmenden Individuen meist auf den ersten Griff, erfordert dagegen bei fettleibigeren Personen und bei solchen, die nicht imstande sind, auf Geheiß abdominal zu atmen, einige Vorübungen. Bisweilen ist die Untersuchung leichter in Seitenlage (Linkslage für die rechte Niere) oder bei stehender Patientin.

Während wir beim Manne auch rechts den unteren Pol der Niere kaum fühlen, dürfen wir beim Weibe die Tastbarkeit des unteren Drittels, bei schlankgewachsenen Personen selbst der halben Niere nicht als allzu krankhaft betrachten, während beim Manne dieser Zustand schon als beginnende Wanderniere gelten würde. Ohne weiteres abnorm ist es, wenn wir mit Leichtigkeit auch den oberen Pol der Niere umgreifen können.

Wir gingen in dem Gesagten von der Vorstellung aus, daß das in der Bauchseite gefühlte Gebilde wirklich die Niere ist. Diese Annahme erleidet aber gewisse Einschränkungen. Links wird uns zwar höchstens ein Darmtumor täuschen können, und zwar dies auch nur dann, wenn wir nicht genügend auf die geringe Beweglichkeit des Gebildes bei der Atmung achten. Rechts dagegen können uns außer dem Darmtumor auch, und vor allem, ein Schnürlappen der Leber und eine prall gefüllte Gallenblase irreführen. Wir haben auf diese beiden Möglichkeiten schon bei der Besprechung der Chirurgie der Leber und der Gallenwege hingewiesen.

Kommt man nicht zu einem bestimmten Schlusse, und hängt von dem Ergebnis der Untersuchung eine therapeutische Entschließung ab, so findet man in der *Pyeloskopie* und der *Pyelographie*, d. h. in der Darstellung des Nierenbeckens durch die Röntgenstrahlen ein sicheres diagnostisches Hilfsmittel. Wir führen den Ureterkatheter ein und achten darauf, ob der Urin wie normal periodisch tropfenweise abfließt oder während längerer Zeit in ununter-

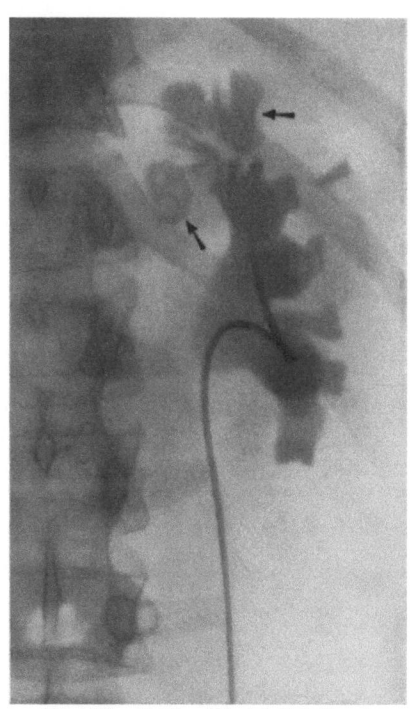

Abb. 448. Kontrastflüssigkeit-Reflux ins Nierengewebe bei erhöhtem Füllungsdruck.

brochener Tropfenfolge. Im letzteren Falle schließen wir auf eine Erweiterung des Nierenbeckens und können uns aus der Menge ununterbrochen abgeflossenen Urins eine Vorstellung vom Inhalt und damit vom Erweiterungsgrad des Nierenbeckens machen. Sodann werden unter geringem Druck 10—15 ccm einer 25% sterilen Bromnatriumlösung oder einer 10% Bromkaliumlösung oder der wenig reizenden Abrodils oder Perabrodils usw. eingeführt. Sowie Nierenkoliken auftreten, muß die Einführung unterbrochen werden. In neuester Zeit wird durch intravenöse Injektion von Uroselectan der Harn so jodhaltig gemacht, daß man ein Füllungsbild des Nierenbeckens und der Ureter auch ohne Ureterkatheterismus erhält. Dies ist von besonderem Wert, wenn der letztere nicht ausgeführt werden kann.

Die Röntgenuntersuchung des Nierenbeckens gibt Aufschluß über seine Lage, seine Form und seine Ausdehnung. Die Untersuchung geschieht gewöhnlich mittels der Filmaufnahme, welche ein bleibendes Dokument für die Krankengeschichte liefert. Zur ersten Orientierung, und wenn auf ein Dokument verzichtet wird, kann aber auch die Pyeloskopie genügen, wie sie insbesondere von Legueu ausgebildet worden ist. Die Pyeloskopie hat überdies den Vorteil, daß sie den Entleerungsmechanismus beurteilen läßt. Die Kontrastflüssigkeit, 5—10 ccm, bei Hydronephrose bis 30 ccm, wird unter der Kontrolle des gut adaptierten Auges vor dem Schirm langsam eingespritzt, bis Nierenbecken und Kelche gefüllt sind, aber nicht bis Schmerz eintritt. Sodann wird die Sonde zurückgezogen und die spontane Entleerung des Nierenbeckens beobachtet. Diese Entleerung erfolgt rhythmisch wie die von der Cystoskopie her bekannte Entleerung des Ureters. Die Formveränderung des Nierenbeckenschattens während dieser Entleerungstätigkeit erlaubt ein Urteil über den Grad von Beweglichkeit oder Starrheit der Nierenbeckenwand. Normalerweise soll die Entleerung je nach der Kapazität des Nierenbeckens 3—15 Min. in Anspruch nehmen. Gelegentlich kommt es bei Ausführung der Pyelographie zum sog. *pyelovenösen Reflux:* Das Kontrastmittel findet unter dem erhöhten Druck einen Weg in die Nierenvenen oder das Nierengewebe selbst (s. Abb. 448). Bei Starrheit des Nierenbeckens infolge von Geschwülsten oder entzündlichen Schwarten läuft der Inhalt wie im Darmkanal ohne

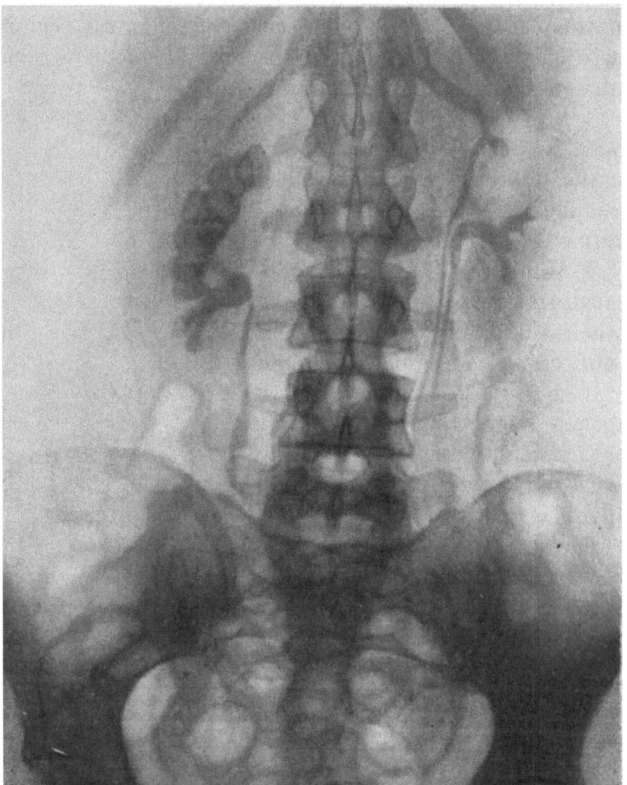

Abb. 449. Links Doppelureter, rechts Gallensteine.

Beteiligung der Muskulatur durch. Bei Pyelitis zeigt das Nierenbecken in der Regel eine verzögerte Entleerung, also Retention, und die Retention ihrerseits begünstigt wieder das Haften der Infektion. Bei gewöhnlicher Wanderniere ist die Entleerung in der Regel gut, während sie bei infizierter Wanderniere um so schlechter ist, je tiefer die Niere steht. Die Retention hat in der Regel einen spastischen Charakter, und das auslösende Moment besteht in einer anatomischen Veränderung irgendwelcher Art, welche an sich noch nicht imstande wäre, die Retention zu verursachen, wie ein nicht eingeklemmter Stein, eine entzündliche oder traumatische Bride, eine Arterienanomalie usw. Da ein und dieselbe anatomische Störung in vielen Fällen symptomlos bleibt, in anderen zu einer Störung führt, ist weiterhin wie auch beim Darmkanal eine individuelle Veranlagung zu Spasmen anzunehmen.

Abb. 449 zeigt die seltene Anomalie eines doppelten Ureters links. Rechts sind Gallensteine sichtbar.

Ist das gefühlte bewegliche Gebilde wirklich die Niere, so fragt es sich nun weiter, ob wir die Schmerzen, über die von der Patientin geklagt wird, wirklich demselben zuschreiben dürfen. Dabei müssen wir uns vor allem daran erinnern, daß auch eine hochgradige Wanderniere in der Mehrzahl der Fälle symptomlos bleibt. Andererseits müssen wir uns darüber klar sein, daß die Wanderniere

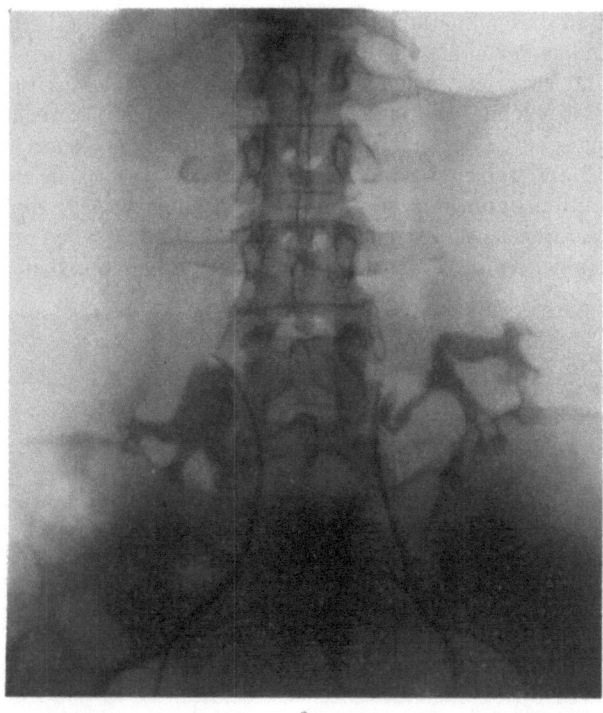

a

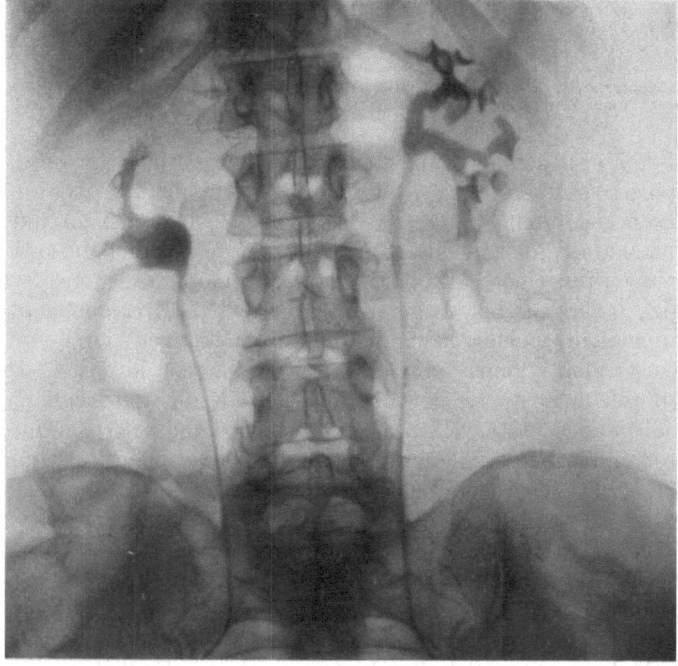

b

b

Abb. 450a u. b. Pyelogramm einer doppelseitigen Wanderniere. a im Stehen, b im Liegen.

meist nicht ein Leiden für sich ist, sondern Teilerscheinung einer allgemeinen
Ptose, und daß dieser Zustand primär oder sekundär sehr häufig mit neuroti-
schen Zuständen verbunden ist, welche das Individuum körperlich wie geistig
zu einem minderwertigen machen — die „asthenische Konstitutionskrankheit"
STILLERs. Bei solchen Individuen wird das geringste Unbehagen, ja selbst
ein physiologischer Vorgang als Schmerz empfunden oder wenigstens dargestellt. Daß andererseits die Wanderniere wirklich an sich zu schmerzhaften
Störungen führen kann, das beweisen die Anfälle von sog. Einklemmung derselben. Diese Bezeichnung sollte freilich als sinnlos fallen gelassen werden.
Die der „Einklemmung" zugrunde liegenden Erscheinungen entsprechen in

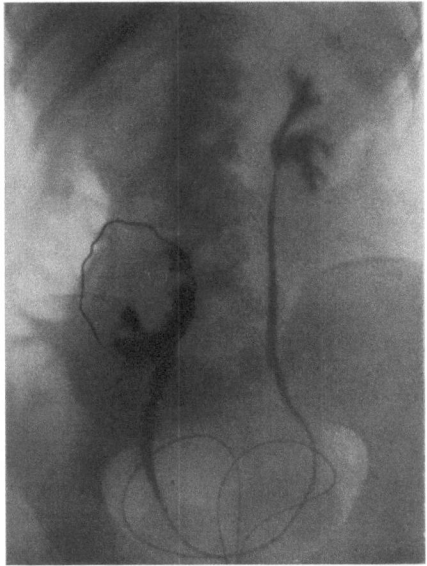

Abb. 451. Angeborene rechtsseitige Beckenniere.
Fühlbarer Tumor durch den Drahtkreis
bezeichnet.

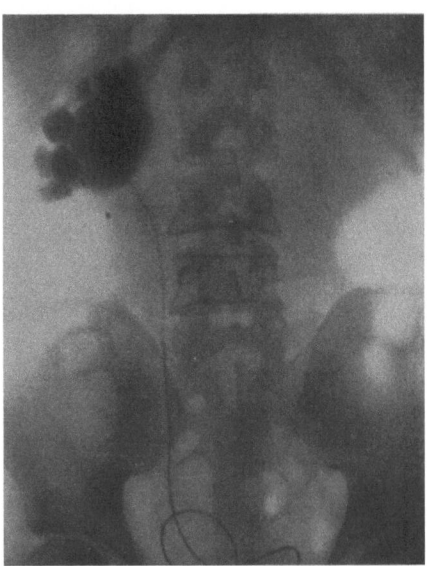

Abb. 452. Traumatische Hydronephrose mäßigen
Grades.

der Regel dem im nächsten Kapitel beschriebenen Anfall von intermittierender
Hydronephrose und beruhen auf spitzwinkliger Abknickung oder auf Abdrehung
des Ureters infolge von Verlagerung der Niere. Noch wichtiger sind als Ursache
von Schmerzanfällen spastische Kontraktionen des Schließmuskels des Nierenbeckens auf Grund einer neuropathischen Spasmophilie einerseits und an sich
geringfügige anatomische Anomalien andererseits (Knickungen des Hilus,
Arterienanomalien, Briden usw.). Auch Abknickungen der Vena renalis mit
Stauungszuständen können wahrscheinlich Schmerzen auslösen. Die Polyurie,
welche auf solche Zustände gewöhnlich folgt, beruht natürlich nicht nur auf
dem Abfließen angestauten Harnes, sondern, wie auch bei vielen intermittierenden Hydronephrosen, vor allem auf einem reflektorischen Vorgang. Da durch
die abnorme Beweglichkeit der Niere solche *schwere* Zufälle bedingt werden
können, so liegt es auf der Hand, daß wir derselben auch *leichtere* schmerzhafte
Zustände zuschreiben dürfen, freilich nur dann, wenn sie gewissen Bedingungen
entsprechen. Vor allem müssen die Schmerzen auf die betreffende Seite beschränkt sein. Sodann müssen sie nach der Leistengegend, den Genitalien,
dem Oberschenkel ausstrahlen, im Gegensatz z. B. zu Gallenblasenschmerzen,
welche nach der rechten Schulter hin ausstrahlen. Endlich müssen sie durch
Rumpfbewegungen, welche die Niere besonders stark nach unten verschieben
(Hintenüberbeugen des Rumpfes, Hochheben der Arme), gesteigert, durch

horizontale Körperlage zum Schwinden gebracht werden. Gemildert werden sie ferner durch das Tragen einer den Unterbauch gut stützenden Binde (besonders der GLÉNARDschen Leibbinde) und nicht minder durch den die Eingeweide hochhebenden graviden Uterus.

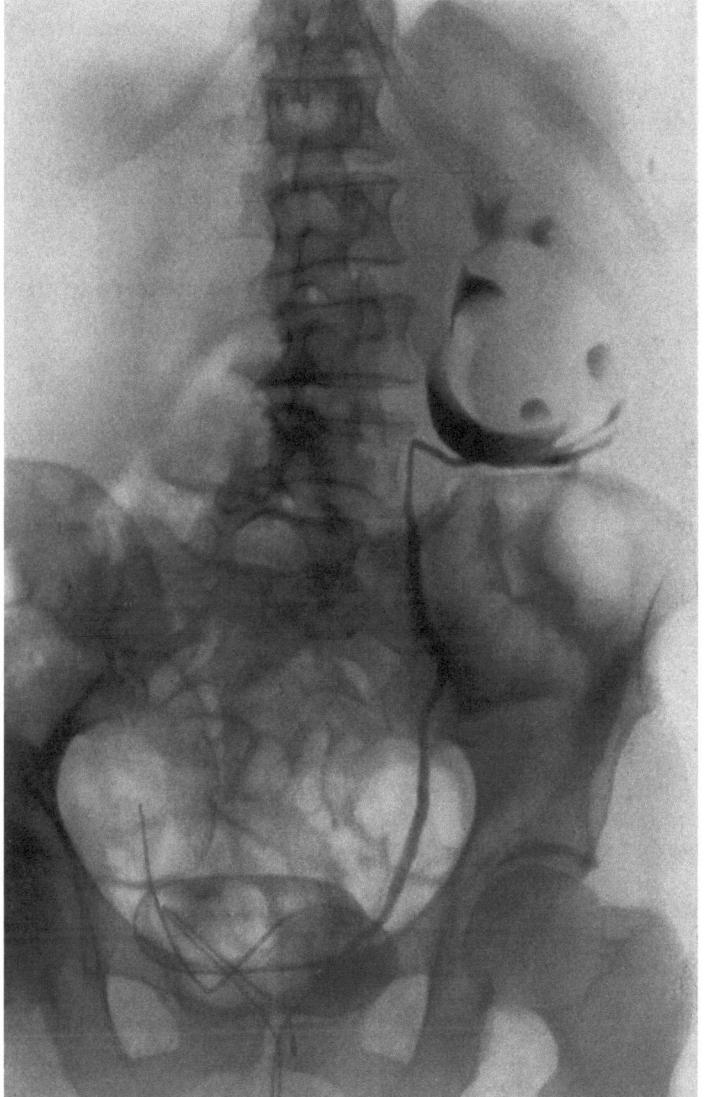

Abb. 453. Pyelogramm bei Hypernephrom. Auseinanderdrängung der Nierenkelche.

Den besten Aufschluß gibt die Untersuchung während des Anfalls. Vielleicht handelt es sich dann um etwas ganz anderes, z. B. um einen Anfall von Schleimkolik. Wiederholte Darm- und Stuhluntersuchungen sind ganz besonders erforderlich, wenn die Schmerzen trotz einseitiger Wanderniere bald als rechts, bald als links sitzend angegeben werden. Beinahe immer gehen dieselben dann vom Darm aus, und Obstipation, abwechselnd mit Durchfällen, und ferner Schleimabgänge fehlen selten. Wollte man solchen Individuen alles hochheften, was gesunken ist, so müßten Niere, Magen, Colon, Leber

und Uterus in Arbeit genommen werden, und die Klagen wären schließlich
doch nicht geringer als vorher, denn es wären an die Stelle der Morbilitäts-
schmerzen ebenso lebhaft empfundene oder wenigstens geäußerte Verwach-
sungsbeschwerden getreten. Die Erkenntnis, daß die anatomische Lage nicht
allein ausschlaggebend ist, hat zu einiger Vorsicht in der operativen Indikationsstellung geführt. Was solchen Patienten vor allem not täte, um zu
strafferen Geweben und zu besseren Nerven zu kommen, eine vernünftige
Ernährung und eine natürliche Lebensweise, das können wir ihnen wohl vor-
schreiben, aber nicht geben; den einen nicht, weil sie sozial zu tief, den andern
nicht, weil sie gesellschaftlich zu hoch stehen, um vernünftig leben zu können,
den dritten nicht, weil ihnen überhaupt nicht zu
helfen ist, denn — an der angeborenen Anlage
können wir auch nichts ändern.

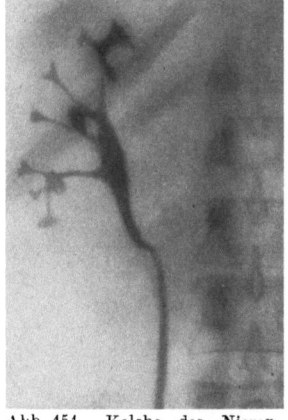

Abb. 454. Kelche des Nierenbeckens verzerrt („Spinnenbeine")
bei Kompression der Niere durch
extrarenalen Tumor.

66. Über Hydronephrose und ihre Folgezustände.

Auf die Ursachen der mangelhaften Entleerung
des Nierenbeckens: Klappenbildung, zum Teil infolge von abnormer Lage und Form der Ureteröffnung, Abknickung durch abirrende Äste der
Nierenarterie, Abknickung des Ureters durch Herab-
sinken der Niere usw. haben wir schon hingewiesen.
Als wichtige Ursachen sind noch traumatische
Schädigungen des Anfangsteils des Ureters, Nieren-
und Uretersteine, Tumoren hinzuzufügen.

Die Retention von Harn im Nierenbecken führt
je nach den Bedingungen, unter denen sie sich
vollzieht, zu verschiedenen Krankheitsbildern, die uns dementsprechend auch
verschiedene diagnostische Aufgaben stellen.

1. Diagnostisch am interessantesten ist **die intermittierende Hydronephrose.**
Bald mitten im völligen Wohlbefinden, bald nachdem als Vorbote ein dumpfer
Schmerz in der Lendengegend vorangegangen ist, wird der Patient von heftigen
Schmerzen in der einen Nierengegend befallen, die besonders nach der Leistengegend, in die Genitalien und in die Oberschenkel ausstrahlen. Erbrechen,
verfallenes Aussehen, Kollapspuls und kalter Schweiß vervollständigen oft
das Bild. Untersucht man in diesem Augenblick, so findet man in dem einen
Hypochondrium eine pralle, sehr druckempfindliche, ob der reflektorischen
Muskelspannung bisweilen nur schwer abzutastende Geschwulst von Faust-
bis Mannskopfgröße und darüber. Nachdem dieser Zustand wenige Stunden,
selten mehr als einen Tag angehalten hat, gehen die Erscheinungen zurück,
unter reichlicher Entleerung von sehr hellem, bisweilen aber auch von blut-
haltigem Harn. Manchmal verzögert sich, besonders bei großen Säcken, die
Entleerung etwas, und in anderen Fällen geht die Niere auch zwischen den
Anfällen nicht mehr auf ihr normales Volumen zurück — *remittierende Hydro-*
nephrose. Diese Form kann im Verlaufe der Jahre in die chronische offene
und schließlich in die geschlossene Hydronephrose übergehen. Untersucht man
einen Fall von reiner intermittierender Hydronephrose im freien Intervall, so
findet man nichts Abnormes, als höchstens eine Wanderniere (s. Abb. 455). Man
wird dann die Diagnose in einzelnen Fällen aus der Angabe stellen können, daß
während der Anfälle auf der einen Bauchseite eine Geschwulst gefühlt wird,
und daß die Anfälle mit reichlicher Entleerung von sehr hellem, vielleicht auch

von blutigem Harn enden. Fehlen solche Angaben, so bleibt nichts übrig, als den nächsten Anfall abzuwarten. Im Anfall selbst ist die Diagnose, wenn wenigstens die Hydronephrose einen gewissen Umfang erreicht hat, nicht zu verfehlen. Im Anfangsstadium dagegen, wo der Tumor noch kaum faustgroß ist, kann sein Nachweis durch die Muskelspannung erschwert sein. Man wird dann schwanken zwischen der Annahme eines Anfalles von Nierensteinkolik, von

Gallensteinkolik und selbst, wegen der Ausstrahlung der Schmerzen nach unten, von Appendicitis.

Die Entscheidung gibt schon die Einführung des Uretherenkatheters in das Nierenbecken. ·Findet sich dasselbe erweitert und schwinden die Schmerzen nach seiner Entleerung, so muß es sich um eine Hydronephrose handeln. Nach Ablauf des Anfalles ist die Pyelographie vorzunehmen. Über die spastische Komponente beim Ureterenverschluß gibt die Pyeloskopie vor dem Röntgenschirm Aufklärung. Bleibt der Ureterenkatheter bei wiederholten Versuchen stecken, so ist ein anatomisches Abflußhindernis anzunehmen, das am häufigsten ein Ureterstein sein wird. Ausnahmsweise kann allerdings der Katheter neben dem Stein durch in das Nierenbecken ge-

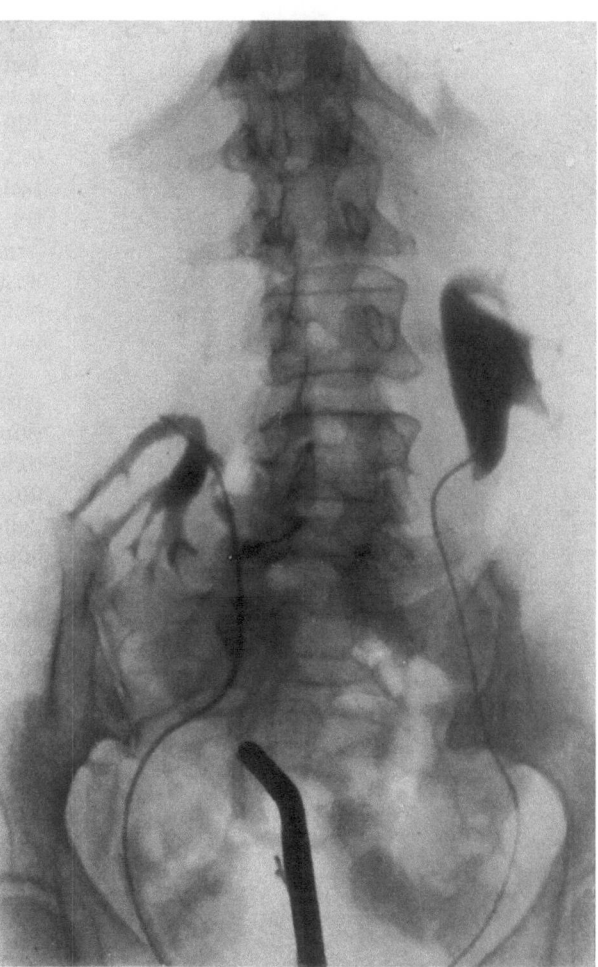

Abb. 455. Doppelseitige Wanderniere, links mit mäßiger Hydronephrose.

langen. Uretersteine lassen sich in der Regel durch das Röntgenbild feststellen, da sie meist ziemlich stark kalkhaltig sind. Sollte über die Bedeutung eines solchen Schattens ein Zweifel bestehen, so wird man vor der Röntgenaufnahme einen röntgenundurchlässigen Ureterenkatheter einführen. Handelt es sich um Stein, so wird der Katheter entweder unterhalb desselben stecken bleiben, oder er wird hart an ihm vorbeigehen. (Nur der seltene Doppelureter könnte zu Täuschung führen; s. Abb. 456a u. b.)

Infiziert sich die Hydronephrose, so finden wir in den freien Intervallen im Urin Eiter, und in den Anfällen gesellen sich zu den Zeichen der Harnretention diejenigen der Infektion: Fieber, Schüttelfröste, trockene Zunge. Je länger die Erkrankung dauert, um so mehr kommt der Patient herunter. Zu der·

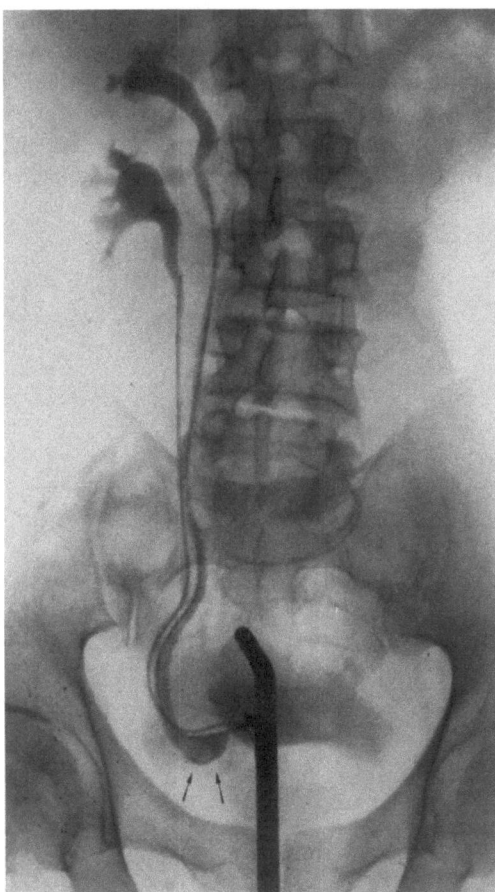

Abb. 456 a. Doppelniere und Doppelureter rechts, mit prävesicalem Ureterstein.

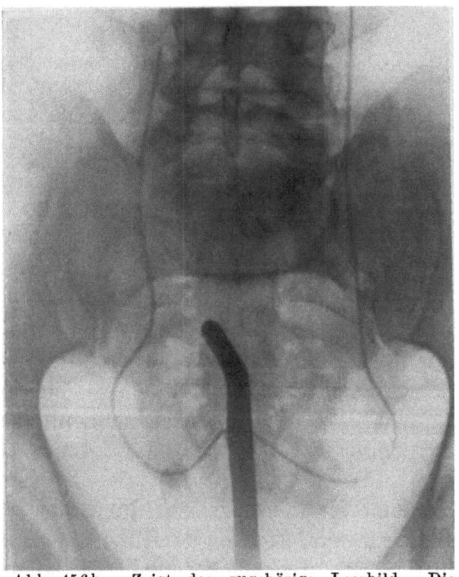

Abb. 456 b. Zeigt das zugehörige Leerbild. Die Ureterensonde hat den prävesicalen Stein passiert.

Pyonephrose gesellt sich die Cystitis, von der aus die andere Niere aufsteigend infiziert werden kann. Schließlich endet die Krankheit mit oder ohne sekundäre Steinbildung durch Urämie.

Wichtig ist es, die Ursache der Hydronephrose zu erkennen. Der auch zwischen den Anfällen geleistete Nachweis von roten Blutkörperchen im zentrifugierten Urin, ein gesteigertes Auftreten von solchen nach lebhafter Körperbewegung und das Vorhandensein von Sand oder wenigstens mikroskopisch nachweisbaren Krystallen würde zugunsten von *Stein* sprechen.

Positiver Bacillenbefund oder positive Meerschweinchenimpfung weisen auf *Tuberkulose* hin, welche bisweilen im Beginn unter dem Bilde einer gewöhnlichen intermittierenden Hydronephrose verläuft.

Auf verschiedenem Wege — durch Narbenstenose, Druckverschluß, Abknickung usw. des Ureters — können *Traumen* zu Hydronephrosen aller Grade führen.

2. Die offene bzw. remittierende Hydronephrose, deren Erscheinungen sich aus dem oben Gesagten ableiten.

3. Die geschlossene Hydronephrose. Sie stellt sich als eine im Hypochondrium liegende Geschwulst von praller Konsistenz dar, für deren Differentialdiagnose wir auf das Kapitel der Bauchgeschwülste verweisen. Dem dort Gesagten ist nur noch beizufügen, daß in selteneren Fällen in der Nierengegend noch cystische Geschwülste vorkommen, die nicht auf Retention im Nierenbecken beruhen, nämlich die angeborene Cystenniere (s. auch unter Nierengeschwülste), der Echinococcus, an den man in den Gegenden denken wird, in denen diese Erkrankung heimisch ist, und die Nebennierencysten.

Wird ein Hydronephrosensack auf dem Blutwege infiziert, so verwandelt er sich einfach in einen geschlossenen Absceß mit allen Erscheinungen der Eiterretention. Die Infektion kann, wenn dem Eiter nicht Abfluß verschafft wird, das perirenale Gewebe ergreifen und schließlich auf die Pleura übergehen. Folgender Fall ist hierfür typisch:

Eine Frau mittleren Alters leidet an einer schon vor 8 Jahren vom Arzt nachgewiesenen beweglichen Geschwulst in der linken Seite. Sie entschließt sich nicht zu der vorgeschlagenen Operation, weil die Geschwulst ihr keine Schmerzen macht. Nach einer influenzaartigen Erkrankung wird dieselbe größer, schmerzhaft und unbeweglich, und es tritt hohes Fieber und Kräfteverfall ein. Im Urin findet sich kein Eiter. Diagnose: Infizierte geschlossene Hydronephrose. Bei der Operation findet sich das perirenale Gewebe schon eitrig infiltriert und aus dem Nierensack fließt literweise Streptokokkeneiter. Im weiteren Verlaufe gesellt sich eine gleichseitige eitrige Pleuritis hinzu.

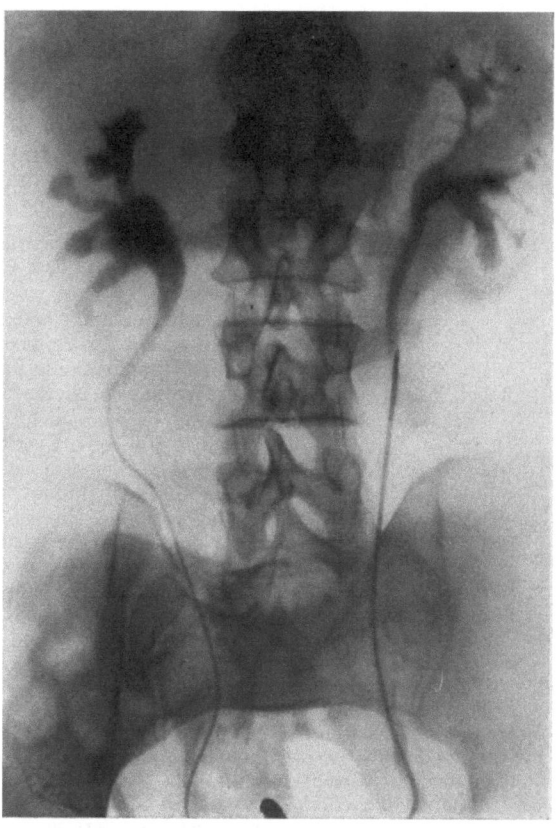

Abb. 457. Ausbuchtung des rechten Ureters durch eine Seminom-Metastase.

Bisweilen stellen sich ausgesprochene hydronephrotische Erkrankungen erst Monate, selbst Jahre nach einem Unfall ein, und es kann nachträglich auch zu einer hämatogenen Infektion des erweiterten Nierenbeckens kommen. In einem Falle von Überfahrenwerden sahen wir sogar eine beidseitige traumatische Hydronephrose. Es ergibt sich hieraus die Lehre, daß wir in Fällen von traumatischer Nierenquetschung mit der Stellung der Prognose äußerst vorsichtig sein müssen.

Als ungewöhnliche Ursache einer Hydronephrose fanden wir ein krebsig entartetes Papillom des Ureters. Viel häufiger führen Prostatavergrößerung und Uteruscarcinom zu einer ein- oder beidseitigen hydronephrotischen Erweiterung des Nierenbeckens. Meist steht allerdings dann die ursächliche Erkrankung im Vordergrund und die Nierenbeckenerweiterung findet sich als Nebenbefund erst bei der Autopsie. Seltener kann auch eine Tuberkulose zu Stenosierung des Ureters führen. So sahen wir bei einer Patientin als erstes Zeichen einer latenten Nierentuberkulose Ureterkoliken bei einer tuberkulösen Striktur des Ureters im Kleinbecken.

Die durch Mißbildung der Harnwege entstandene *angeborene Hydronephrose* beschäftigt mehr den Geburtshelfer als den Chirurgen, weil damit belastete Kinder nicht lebensfähig sind.

Die kleine, schmerzhafte Hydronephrose macht infolge nicht voll ausgeprägten Krankheitsbildes oft anfallsweise unklare Oberbauchbeschwerden, die oft erst durch die Pyelographie ihre Erklärung finden, nachdem Magen, Gallenblase und Colon als völlig normal befunden wurden. Infolge Überwiegens des Schließmuskeltonus am Ausgang des Nierenbeckens (gelegentlich auch durch

abnorm über den Ureter verlaufende Arterien) kommt es zu einer chronischen
Stauung im Nierenbecken mit wenig charakteristischen, dumpfen Schmerzen,
die nur gelegentlich den Typus der Nierenkoliken aufweisen können. Submuköse Durchtrennung des Schließmuskels oder Beseitigung eines abnormen
Gefäßes beheben die Störungen (ALLEMANN). Abb. 450a und 457 zeigen eine
solche kleine Hydronephrose, bedingt durch Nephroptose, im anderen Fall
durch eine Seminom-Metastase (s. Abb. 457) mit Ausbuchtung und Verengerung
des rechten Ureters.

67. Über selbständige Eiterungen in Nierenbecken und Niere.

Enthält ein Urin andauernd Eiter, und haben wir auf die schon angegebene
Weise gefunden, daß dieser ganz oder teilweise aus den Nieren stammt, so
fragen wir uns in erster Linie, ob die Eiterung selbständig sei oder nur Folgezustand einer vorher bestehenden Erkrankung, wie Hydronephrose, Nierenstein, Geschwulst, Tuberkulose.

Wir werden im folgenden absichtlich die Ausdrücke „primäre" und „sekundäre" Niereneiterung vermeiden, weil dieselben auf Grund des gewöhnlichen Sprachgebrauches zu
Mißverständnissen Anlaß geben.

Primär ist eine Infektion der Nieren dann, wenn die Infektionserreger direkt von außen
in dieselben eingeführt werden und sie also die erste Station der Infektion darstellen, oder
wenn Eitererreger, ohne an der Eintrittsstelle pathologische Veränderungen gesetzt zu
haben, aus dem Blut unmittelbar in den Nieren abgelagert werden.

Sekundär ist die Eiterung, wenn die Niere nicht das zuerst von der Entzündung befallene
Organ ist, wenn also der Pyelitis z. B. eine Cystitis voranging (urogene Infektion), oder
wenn die Infektion der Niere auf dem Blutwege *metastatisch* von einem klinisch oder anatomisch nachweisbaren Primärherd aus entstand.

Selbständig nennen wir dagegen eine Niereneiterung, wenn sie ohne Mithilfe eines
anderweitigen krankhaften Zustandes *der Niere selbst* entstanden ist und bestehen bleibt,
während wir sie als *Begleit-* oder *Folgeerscheinung* bezeichnen, wenn sie sich an eine schwerere
pathologische Veränderung des Organs — Tuberkulose, Steine, Geschwülste usw. —
angeschlossen hat.

Es ist dies freilich ein Streit um Worte, und man könnte mit gleichem Recht eine
andere Namengebung verfechten. Jedes Schema hat den Nachteil, daß sich die Wirklichkeit nicht scharf an dasselbe hält, und daß es Vorgänge gibt, die sich an verschiedener
Stelle einreihen lassen. So kann die Pyelitis bei Prostatahypertrophie der vorangehenden
Harnstauung wegen ebensogut zu den Folgeerscheinungen als zu den selbständigen Eiterungen gerechnet werden, je nach der Bedeutung, welche man der Harnstauung als prädis-
ponierendem Moment beimißt.

Was die Tuberkulose betrifft, so ist sie zwar an und für sich schon eine „selbständige"
Eiterung. Da wir aber hier ganz besonders von den Erregern *akuter* Eiterung sprechen,
und da die Urogenitaltuberkulose klinisch eine Erkrankung für sich ist, so tun wir besser,
sie hier auszuscheiden und ihr ein besonderes Kapitel zu widmen.

Da, wo die eitrige Infektion bloß *Begleiterscheinung* oder *Folgezustand*
einer anderweitigen Nierenerkrankung ist, geht dem Auftreten derselben in
der Regel ein Stadium voraus, in dem die Erscheinungen der Grundkrankheit
ungetrübt zum Ausdruck kommen, so besonders bei Hydronephrose, oft auch
bei Steinkrankheit und, wenn schon weniger bestimmt, auch bei Tumoren.
War dies nicht der Fall, so halten wir uns für die Differentialdiagnose an den
Untersuchungsbefund. Ein mannskopfgroßer Eitersack spricht nicht für eine
selbständige Eiterung, sondern ist auf Grund einer alten Hydronephrose entstanden. Ein großes unregelmäßiges Gebilde weist auf eine wirkliche Geschwulst
hin. Fällt uns neben dem Eitergehalt eine konstante, wenn auch geringe Blutbeimischung im Urin auf, so denken wir an Stein oder Tuberkulose, bei stärkeren
Blutungen auch an eine Geschwulst usw. Ist dagegen gar nichts Derartiges
nachzuweisen, so fassen wir die Eiterung als eine „selbständige" in dem oben
umgrenzten Sinne auf und suchen nach ihrer Ursache. Als Infektionsspender

sind besonders Furunkel, Erysipel und Angina sowie — aufsteigend — die Gonorrhoe zu erwähnen, als auslösendes Moment besonders die Schwangerschaft und ferner das Wochenbett mit seiner mangelhaften Blasenentleerung. Die nicht seltene Pyelitis der *Kinder* ist wohl meist hämatogen entstanden. Eine bestimmte Veranlassung zur Ansiedlung der Mikroorganismen läßt sich bei ihr nicht nachweisen.

Die *bakteriologische Untersuchung* klärt uns nur ausnahmsweise auf, so z. B· wenn man den Staphylococcus aureus, den Pneumococcus oder den Typhusbacillus findet. Streptokokken, Colibacillen und Proteus dagegen sind so häufige Bewohner erkrankter Harnwege, daß wir aus ihrer Gegenwart für die Ätiologie nichts schließen können.

Den Gonococcus werden wir kaum je finden. Er ist jeweilen nur das erste Glied in der Kette der Infektionen, als deren zweites und drittes die durch Mischinfektion entstandene Cystitis und Pyelitis nachfolgen. Als viertes und fünftes sah ich nach Gonorrhoe Blasen- und Nierenstein und — im gleichen Falle — als sechstes Blasenkrebs. Viel öfter fügt sich die Striktur in die Kette der Folgeerkrankungen ein und führt ihrerseits noch nach Jahren zu aufsteigender Harninfektion.

Wichtig ist die Frage, ob eine solche Nierenbeckeninfektion *ein-* oder *beidseitig* ist. Von Bedeutung für die Entscheidung dieser Frage ist einmal die Ätiologie. Während die im Anschluß an Schwangerschaft entstandene, wie auch die postgonorrhoische Pyelitis wenigstens im Anfang häufig einseitig ist, so ist die Pyelitis der Prostatiker in der Regel beidseitig. Metastatische Erkrankungen sind bald ein-, bald beidseitig. Gibt ferner der Patient an, daß er seine Lendenschmerzen bald rechts, bald links fühlte, so ist Beidseitigkeit der Erkrankung sehr wahrscheinlich. Wertvoll ist der durch die *Palpation* zu leistende Nachweis der Druckempfindlichkeit und der reflektorischen Muskelspannung, bisweilen auch der Vergrößerung der Niere. Oft genug ist freilich eine pyelitische Niere weder druckempfindlich noch vergrößert. In solchem Falle wird man versuchen, die Ureteren von der Scheide oder vom Mastdarm her zu palpieren. Sind sie dort beide als Stränge fühlbar, so sind beide Nieren erkrankt (GARRÈ). Den Ausschlag geben endlich die Cystoskopie und der Ureterenkatheterismus.

Das schwierigste Problem ist die *Diagnose der anatomischen Form der Infektion*, d. h. die Entscheidung, ob wir einen reinen Katarrh des Nierenbeckens — eine Pyelitis oder eine gleichzeitige Erkrankung des Nierenparenchyms — eine Pyelonephritis oder endlich eine ausschließliche Erkrankung des Parenchyms — einen einfachen oder multiplen Nierenabsceß vor uns haben.

Die reine **Pyelitis** und die **Pyelonephritis** entstehen zwar häufig durch aufsteigende Infektion, sind aber doch öfter hämatogener Natur, als dies früher angenommen wurde. Druckempfindlichkeit und Vergrößerung des Organs, sowie akute Erscheinungen von Resorption finden sich bei beiden Affektionen nur im Stadium der Retention (Pyonephrose). Die Mitbeteiligung des Nierengewebes gibt sich hauptsächlich durch das Vorhandensein von Cylindern kund. Nach längerer Dauer einer Pyelitis ist das Nierengewebe meist nicht mehr intakt. Ein genaueres Urteil über den Zustand desselben erlaubt die oben beschriebene funktionelle Prüfung.

Häufiger als vielfach geglaubt wird, aber oft übersehen ist die schon erwähnte *akute* bzw. *subakute Pyelitis des Kindesalters.* Sie kann, wenn einseitig, eine beginnende Tuberkulose vortäuschen. Auch mit der Diagnose Appendicitis kommen uns solche Fälle zu. Entscheidend ist eine wiederholte, genaue bakteriologische Urinuntersuchung mit Tierversuch.

Der Nierenabsceß entsteht — solitär oder multipel — auf metastatischem Wege und deshalb meist als Monoinfektion, im Gegensatz zu der öfter eine

Mischinfektion darstellenden aufsteigenden Erkrankung. Er wird um so leichter übersehen, als der Urin anfangs keinen Eiter enthält, so daß bloß Fieber und einseitiger Lendenschmerz auf ihn hinweisen. Die nicht gerade häufige Doppelseitigkeit ließe sich aus beidseitiger Druckempfindlichkeit der Lendengegend schließen. Was wir dagegen auf keine Weise entscheiden können, das ist die Frage, ob *ein* größerer oder zahlreiche miliare Abscesse vorhanden sind. Die Niere sieht bisweilen mit den zahlreichen miliaren Abscessen wie ein gestirnter Himmel aus.

Von der Perinephritis unterscheidet sich der Nierenabsceß durch die geringere Reaktion der Lendenmuskulatur. Die Unterscheidung hat insofern Interesse, als kleine Nierenabsceßchen wohl öfter spontan ausheilen, während die Perinephritis sozusagen immer chirurgisches Eingreifen erfordert. In praxi werden wir die Indikation zum Eingriff einfach davon abhängig machen müssen, ob die Erscheinungen nach einigen Tagen spontan abklingen oder nicht.

Ausnahmsweise verursacht eine Absceßniere so wenig lokale Reaktion, daß man anfänglich versucht ist, an Neubildung zu denken.

Ein etwa 60jähriger Mann kommt in die Sprechstunde wegen unbestimmter Schmerzen in der linken Lendengegend. Die Untersuchung ergibt eine mäßig druckempfindliche, etwas bucklige, ziemlich bewegliche Geschwulst in der linken Nierengegend. Im Urin findet sich kein Eiter, wohl aber viel Zucker. Dabei besteht Fieber, und der Patient geht binnen weniger Tage pyämisch zugrunde. Die Autopsie zeigt, daß der scheinbare Nierentumor eine von gut abgekapselten Abscessen durchsetzte Niere war.

Auch des **Niereninfarktes** müssen wir uns beim Auftreten einer unklaren akuten Nierenerkrankung stets erinnern.

Ein Mann in mittleren Jahren mit alter, vernachlässigter gonorrhoischer Striktur, Cystitis und intermittierenden Anfällen von „Harnfieber", die jeweilen vom Apotheker behandelt wurden, erkrankt plötzlich unter schwer septischen Erscheinungen und spontaner Schmerzhaftigkeit sowie Druckempfindlichkeit der nicht vergrößerten rechten Niere. In geringerem Grade ist auch die linke Niere druckempfindlich, aber ebenfalls nicht vergrößert. Der Urin zeigt sich beinahe eiterfrei, was auf Retention im rechten Nierenbecken bezogen wurde. Die rechts ausgeführte Nephrotomie ergab weder Retention noch Eiter. Der Patient ging binnen kurzem am Fortschreiten der septischen Erscheinungen zugrunde, und die Autopsie zeigte in beiden Nieren frische, multiple, nicht vereiterte *Infarkte* als Folgen einer verrucösen Endokarditis.

Bei der meist durch einen Streptococcus aus der Viridansgruppe verursachten Endocarditis lenta verlaufen die Niereninfarkte klinisch wie die Milzinfarkte bis auf etwas Seitenschmerz völlig symptomlos.

68. Über Nieren- und Uretersteine.

So gering die Rolle ist, welche primäre Nierensteine in der Nierenpathologie vieler Gegenden spielen, so sehr tritt dieses Leiden in anderen Landstrichen in den Vordergrund und spielt selbst in der Pathologie des Kindesalters eine Rolle.

Wir trennen die primären von den sekundären Steinen und unter den primären wieder die nichtinfizierten von den nachträglich infizierten.

A. Primäre Nieren- und Uretersteine.

1. Nichtinfizierte Steinniere.

Bei ausgedehnten, beidseitigen Steinerkrankungen denke man an die Möglichkeit einer Hypercalcämie und fahnde nach einem Nebenschilddrüsenadenom.

Vier Symptome werden gewöhnlich für die Diagnose der aseptischen Nephrolithiasis verwertet, nämlich die Anfälle von Nierenkoliken, der zwischen denselben vorhandene dumpfe einseitige Lendenschmerz, der oft sehr geringfügige, sich bei Bewegung steigernde Blutabgang und der Abgang von Grieß oder von etwas größeren Konkrementen.

Die *Nierenkolik* bei Stein verläuft genau wie bei intermittierender Hydronephrose, mit dem einzigen Unterschiede daß die Retentionsgeschwulst nicht so groß und infolgedessen auch die unmittelbar nach der Lösung des Anfalles entleerte Harn- und allfällige Blutmenge geringer ist. Auch hier kann es freilich zu vorübergehender reflektorischer Polyurie kommen. Die Ausstrahlung in die Leistengegend kann eine Appendicitis vortäuschen, der Druckschmerz unter der Leber einen Gallensteinanfall. Bezeichnend für den Nierensteinanfall ist spontaner Hodenschmerz. Der entsprechende Hoden soll dann auch abnorm druckempfindlich sein. Der *dumpfe Len-*

denschmerz ist besonders dem Gallensteinanfall gegenüber von Bedeutung.

Blutabgang und *Harngrieß* haben wir
schon im allgemeinen Abschnitt eingehend gewürdigt und haben gesehen,
daß ersterer bei Stein geringer, aber konstanter ist, als in der Regel bei Tumoren.
Ganz besonders ist auf das stets bei
Körperbewegungen gesteigerte Vorkommen von geringen, nur im sedimentier-
ten Harn nachweisbaren Blutspuren Gewicht zu legen, weil sie lange das einzige Zeichen einer Nephrolithiasis sein
können. Solche Kranke kommen freilich
in der Regel gar nicht zum Arzt, und
die Blutspuren im Urin werden vielleicht
nur zufällig entdeckt, wenn scheinbar
gar nicht mit der Niere im Zusammenhang stehende Symptome, wie Verdauungsbeschwerden, den Patienten zum
Arzt führen. Nicht selten wird der dumpfe
Lendenschmerz als Lumbago, als Rheumatismus gedeutet.

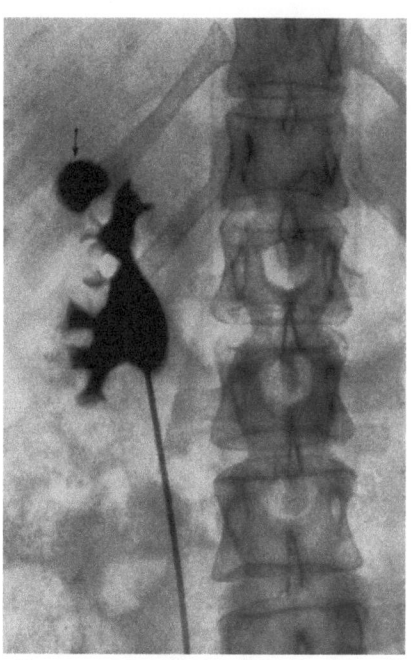

Abb. 458. Gallenstein. Kein Zusammenhang mit
dem Nierenfüllungsbild.

Das Röntgenbild sollte deshalb stets aufgenommen werden, sobald ein Nieren- oder Ureterstein in Frage kommen kann. Harnsäure und Urate geben an sich nur einen sehr schwachen Schatten, und reine Harnsäure- und Urat-steine können deshalb der Untersuchung entgehen. Meist enthalten die Konkremente aber doch so viel Calciumsalze, daß sie sich auf der Röntgenplatte darstellen lassen. Im Zweifelsfalle ist wiederholte Aufnahme nötig. Die dichtesten Schatten zeigen die Oxalatsteine.

Da Nieren- und Uretersteinschatten durch verkalkte Lymphdrüsen, verkalkte Nekrosen in der Niere, kalkhaltige Gallensteine vorgetäuscht werden können, so müssen im Zweifelsfalle die topographischen Beziehungen zwischen dem fraglichen Schatten und dem Nierenbecken durch das Mitphotographieren eines in den Ureter eingeführten, röntgenundurchlässigen Ureterenkatheters festgestellt werden (s. Abb. 458). Gallensteine und verkalkte Mesenterialdrüsen unterscheiden sich im Röntgenbild von Nierensteinen durch ihre Lage vor der Wirbelsäule bei Aufnahme eines queren Röntgenbildes (s. Abb. 459 a u. b). Bisweilen werden Beckenphlebolithen für Uretersteine gehalten. Sie erscheinen aber auf der Platte kreisrund, während die Uretersteine länglich oder mehr oder weniger unregelmäßig sind. Ganz besonders muß auf die

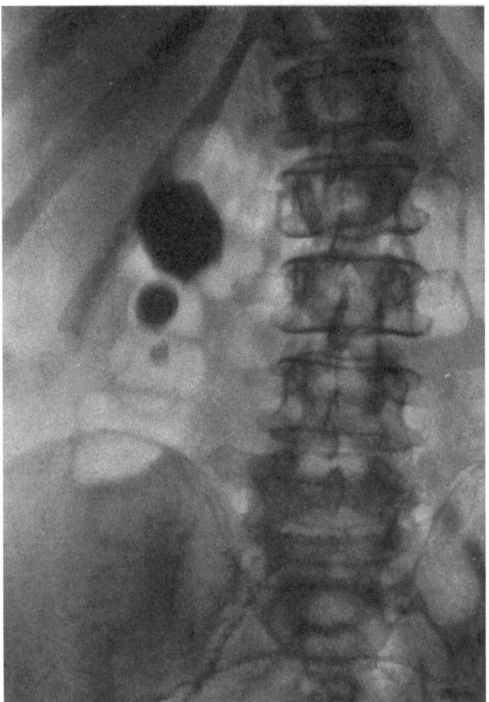

Abb. 459a. Gallenstein? Nierenstein?

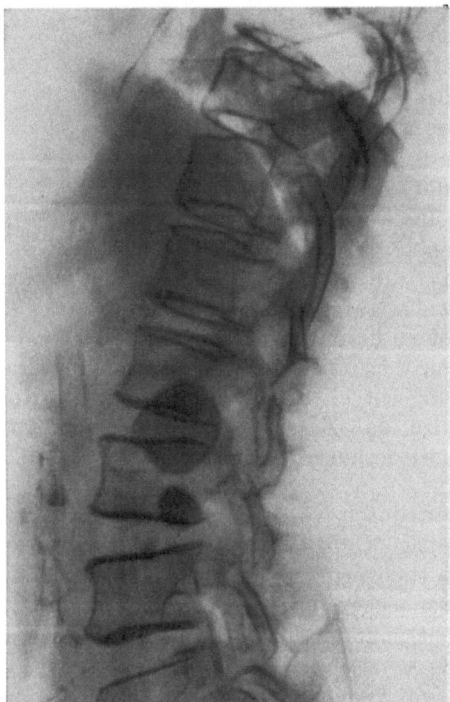

Abb. 459b. Das seitliche Bild entscheidet: Nierenstein.

tiefsitzenden Steine geachtet werden (s. Abb. 456a). Sitzen dieselben unmittelbar an der Blase, ja in der Blasenwand selbst, so läßt sich der Ureterenkatheter überhaupt nicht einführen. Der Stein oder eine ihm entsprechende Schwellung der Gegend der Uretermündung ist dann aber direkt durch das Cystoskop zu erkennen.

Bei Gichtpatienten denken wir an Harnsäure- oder Uratsteine, ebenso bei Kindern. In gewissen Gegenden sind Oxalsteine häufiger. Solche geographische Unterschiede hängen wahrscheinlich mit der Ernährungsweise zusammen. Vielleicht spielen auch hereditäre Momente mit.

In manchen Fällen weisen im Harn gefundene Krystalle (z. B. Oxalat!) auf die Natur des Steines hin. Cystinsteine lassen sich aus der chemischen Untersuchung des Urins (Cystinurie) erkennen.

2. Infizierte Steinniere.

Zu den eben beschriebenen Symptomen der aseptischen Nephrolithiasis gesellen sich hier diejenigen der Infektion: Eiter im Urin, Fieber und Schüttelfröste bei Retention. Der Charakter des ursprünglich aseptischen Steines ändert sich dabei durch Auflagerung von Phosphaten und Carbonaten. Nicht zu vergessen ist, daß bei zeitweiligem Verschluß des Ureters stets der Harnbefund im schmerzfreien Stadium berücksichtigt werden muß, da der Befund während des Verschlusses des Ureters der kranken Seite normal sein kann. Für die Differentialdiagnose kommen die selbständige Pyelitis und die Nierentuberkulose in Betracht.

B. Sekundäre Nierensteine.

Sie machen die Mehrzahl der in nierensteinarmen Gegenden gefundenen Nierenkonkremente aus. Ihre Symptome sind diejenigen der ursprünglichen eitrigen Erkrankung, zu denen sich die Erscheinungen der Steinkrankheit

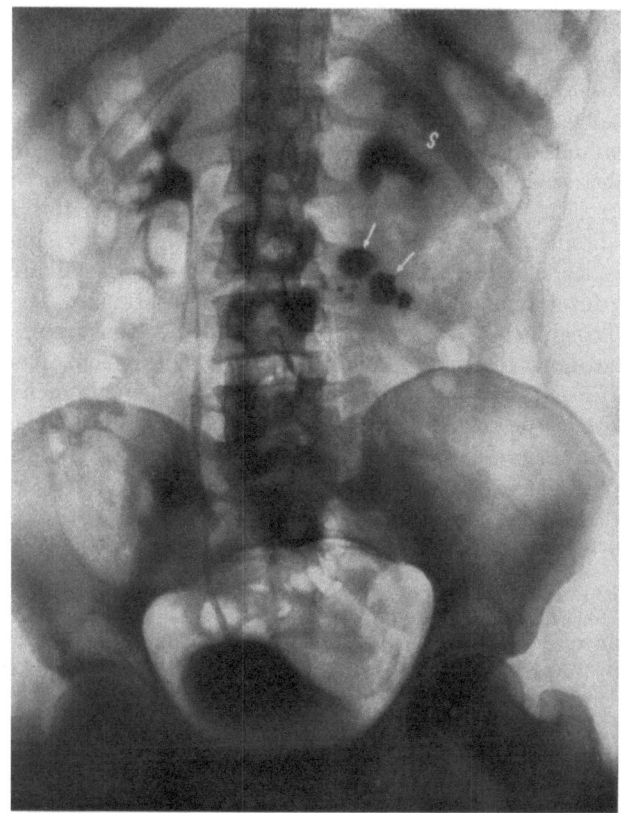

Abb. 460. Nieren-Ausgußstein links (*S*) + verkalkte Mesenterialdrüsen links.

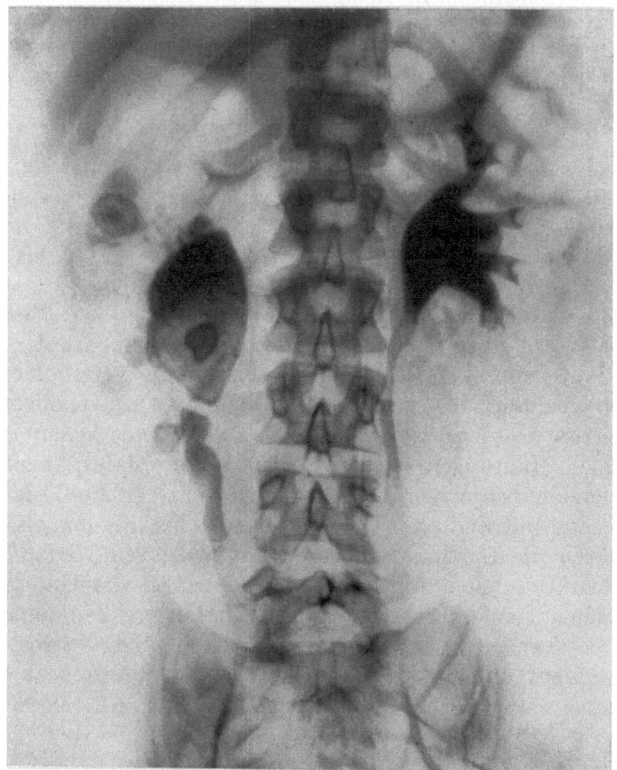

Abb. 461. Nieren-Ausgußstein rechts. Mäßige Hydronephrose links.

gesellen. Das Gesamtbild ist also im wesentlichen dasjenige der infizierten primären Steine, nur haben wir hier erst den Stein, dann die Eiterung, während bei den sekundären Steinen die Reihenfolge umgekehrt ist. Aus dieser Überlegung ergeben sich von selbst die differentialdiagnostischen Schwierigkeiten und ihre Lösung. Was die chemische Beschaffenheit betrifft, so bestehen alle sekundären Steine aus Magnesium- und Calciumphosphaten und -carbonaten. Im Urin kündet sich ihre Bildung manchmal bloß durch alkalische Reaktion, oft überdies durch den ammoniakalischen Geruch und durch das reichliche Auftreten von Tripelphosphatkrystallen an. Durch die Röntgenuntersuchung sind solche Steine dank ihrem großen Kalkgehalt meist leicht nachweisbar. Besonders häufig entstehen solche Steine bei Paraplegien nach Rückenmarksverletzungen oder -erkrankungen. Harnstauung und Katheterismus zusammen führen zur Infektion, und die Kalksalze werden durch die Entkalkung des Skelets infolge der Unbeweglichkeit des Patienten geliefert.

Wie schwierig die Unterscheidung zwischen akuter Cholecystitis, Appendicitis und infiziertem Nierenstein sein kann, das beweist unter anderem das auf S. 319 mitgeteilte Beispiel.

Bemerkenswert ist ferner die folgende Beobachtung: Ein 55jähriger Mann litt seit Jahren an Schmerzanfällen, die von den einen Ärzten auf Magengeschwür, von andern auf Nierenstein zurückgeführt wurden. Eine genaue Analyse der einzelnen Anfälle zeigte, daß dieselben zwei verschiedenen Typen entsprachen: das eine Mal Vorherrschen von anämischem Kollaps unter Blutung in den Darm, das andere Mal linksseitiger Lendenschmerz mit Fieber. Dabei chronische Cystitis. Ergo wahrscheinlich Ulcus *und* Stein. Die Röntgenuntersuchung ergab im Magen eine tiefe Geschwürnische und dazu einen großen Nierenstein.

Klassisch für Stein bei Tuberkulose ist folgender Fall:

60jähriger Mann. Seit Jahren typische rechtsseitige Steinbeschwerden. Urin ammoniakalisch, ohne Tuberkelbacillen. Im Röntgenbild großer Stein rechts, kleinerer links, beide in Form von Nierenbeckenausgüssen. Alte tuberkulöse Epididymitis; seit 3 Jahren torpide Handgelenkstuberkulose. Ergo Diagnose: Beiderseitige tuberkulöse Pyelitis mit Stein. Bestätigung durch die Operation.

69. Nierengeschwülste.

Nierengeschwülste geben sich, solange sie nicht infiziert sind, durch drei Symptome zu erkennen: die *Blutung*, den lokalen und besonders den ausstrahlenden *Schmerz* und die *Fühlbarkeit eines Tumors*. Je nach Lage und Wachstumsweise der Neubildung tritt bald das eine, bald das andere dieser Symptome in den Vordergrund.

Die „*Blutung*" fehlt nur in einer Minderzahl von Fällen. Sie ist viel reichlicher, aber auch viel unregelmäßiger als bei Nierenstein. Ist sie ausgesprochen, so können die Gerinnsel vorübergehend den Ureter verstopfen und richtige Nierenkoliken auslösen, die von den anhaltenderen ausstrahlenden, neuralgischen Schmerzen wohl zu unterscheiden sind. Bemerkenswert ist die Tatsache, daß solche Blutungen sich oft durch mehrere Jahre hinziehen. Da sich die ausstrahlenden Schmerzen erst in einem späteren Stadium einstellen, so kann die Blutung mit und ohne Nierenkoliken jahrelang das einzige Symptom einer stationären nicht palpablen Nierengeschwulst sein. Ist die Blutung der cystoskopischen Untersuchung nach einseitig, so ist die Unterscheidung von einer chronischen, hämorrhagischen, bisweilen längere Zeit ohne Eiweiß- und Zylinderbildung verlaufenden Nephritis nicht möglich. Selbst beim Probeschnitt ist es nicht immer leicht, die Ursache der Blutung zu finden.

Ist die Blutung sehr reichlich und anhaltend, so wird man an die Möglichkeit einer Neubildung des *Nierenbeckens* denken, besonders wenn eine greifbare Geschwulst nicht nachweisbar ist, oder wenn andererseits unter den Händen des Untersuchenden ein das Nierenbecken hochgradig ausdehnendes Hämatom entsteht (ISRAEL).

Der anhaltende lokale und der ausstrahlende neuralgische „*Schmerz*" sagen nur so viel, daß die Geschwulst bösartig ist und über die Kapsel hinausgegriffen hat, so daß die Operation aller Wahrscheinlichkeit nach zu spät kommt.

Ist der „*Tumor*" das auffallendste Symptom, so haben wir zuerst zu bestimmen, ob er überhaupt der Niere angehört. Besteht gleichzeitig Hämaturie, so scheint die Diagnose klar zu sein, und doch sah ich zweimal, daß ein Hypernephrom (s. Abb. 462) für einen Milztumor gehalten wurde, weil der Patient eine Malariagegend bewohnte oder wirklich Malaria gehabt hatte. Fehlt die Hämaturie, so wird man bei rechtsseitigem Sitz auch an eine Leber- oder Gallenblasengeschwulst, links an eine Milz-

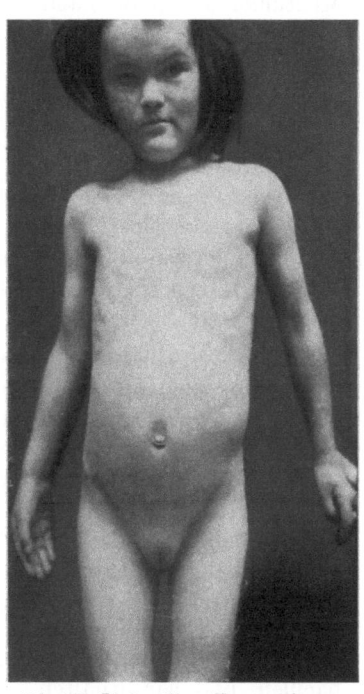

Abb. 462. Linksseitiges Hypernephrom.

geschwulst und auf beiden Seiten an eine Dickdarmgeschwulst, bei ungewöhnlicher Größe selbst an einen Ovarialtumor denken. Die Nierengeschwülste zeichnen sich den eben genannten Geschwülsten gegenüber dadurch aus, daß sie bei bimanueller Palpation am deutlichsten von hinten her, im Winkel zwischen Wirbelsäule und 12. Rippe gefühlt werden. Eine Darmgeschwulst wird übrigens meist Darmstörungen veranlassen. Milzschwellungen verraten sich durch den vorderen, scharfen Rand der Milz, der meist leicht durchzutasten ist. Nur bei unregelmäßigen, höckerigen oder cystischen Milzgeschwülsten könnte man ernstlich in Verlegenheit kommen. Für Ovarialgeschwulst spräche, wenn schon nicht unbedingt, der durch das Röntgenbild zu erkennende Verlauf des Dickdarmes oberhalb der Neubildung. Denselben Verlauf finden wir allerdings auch bei Neubildung oder Hydronephrose einer ektopischen, ja links selbst einer normal gelegenen Niere. In der Regel erst bei der Operation wurden bis jetzt die oft sehr umfänglichen weichen Geschwülste (Lipome — Fibrome — Myxosarkome) der Fettkapsel der Niere diagnostiziert, bei denen es zu jeder Regel spottenden Organverlagerungen kommen kann. Die Darmverlagerung in einem klinisch diagnostizierten Falle gibt Abb. 325h wieder. Ohne Probeschnitt bisweilen nicht sicher von einer Nierengeschwulst zu unterscheiden sind auch die Sarkome des retroperitonealen Zellgewebes median von der Nierenfettkapsel. Wir haben dieselben bis jetzt — vielleicht zufällig — nur links angetroffen.

Die *Nierenfunktion* verhält sich bei Nierentumoren sehr verschieden. Bisweilen ist sie auch bei wirklichen Nierentumoren normal, und umgekehrt kann sie herabgesetzt werden bei Geschwülsten, die bloß auf die Niere drücken, das Parenchym derselben aber nicht anatomisch schädigen.

Haben wir als Sitz eines tumorartigen Gebildes die Niere erkannt, so bleibt noch zu entscheiden, ob eine *Retentionsgeschwulst* — Hydro- oder Pyonephrose — vorliegt, eine *parasitäre Cyste*, oder eine *wirkliche Neubildung*. Darüber klären in der Regel Anamnese und Harnbefund auf. Die Konsistenz dagegen kann irreführen, da manche echten Geschwülste sich gleichmäßig elastisch anfühlen können, genau wie Hydronephrosen. An Echinococcus werden wir bloß in

Gegenden denken, wo derselbe endemisch vorkommt, und auch da ist die Lokalisation in den Nieren selten. Die Probepunktion ist hier ebensowenig erlaubt wie an der Leber. Die Seroreaktion ist, wenn positiv ausfallend, entscheidend, während negativer Ausfall nichts beweist.

Im *Röntgenbilde* zeichnen sich die Nierengeschwülste durch teilweisen Ausfall oder durch spinnenbeinartiges Ausgezogensein der Kelche aus (s. Abb. 453 und 454). Jedenfalls läßt sich auf diesem Wege die Differentialdiagnose zwischen Tumor und Hydronephrose ohne weiteres stellen. Ferner verläuft das Colon gewöhnlich über einen Nierentumor hinweg, während z. B. ein Milztumor das Colon nach unten verdrängen kann.

Schwierig, ja unmöglich ist es, aus den klinischen Zeichen auf den histologischen Charakter einer Nierengeschwulst zu schließen. Man kann nur so viel sagen, daß eine Nierengeschwulst, welche klinisch bemerkbar wird, sozusagen ausnahmslos bösartig ist. Dies schließt nicht aus, daß die Blutungen seit Jahren bestehen können. Eine bestimmte histologische Diagnose können wir sozusagen nur bei den Geschwülsten des Kindesalters stellen, die erfahrungsgemäß Sarkome bzw. sarkomatöse Mischgeschwülste sind. Fehlen Blutungen, so wird man besonders geneigt sein, an die so häufigen, in der Rinde entstehenden Hypernephrome zu denken, obschon dieselben in späteren Stadien auch zu Blutungen führen.

Ist die Neubildung beidseitig, rundlich höckerig, und beschränken sich die Beschwerden auf ein dumpfes Schmerzgefühl mit zeitweiligen Nierenkoliken, so kann nur die Diagnose einer *angeborenen Cystenniere* gestellt werden, besonders wenn dabei noch eine Vergrößerung der Leber (Cystenleber) bestehen sollte. Die Nierenfunktion kann bei Cystenniere jahrelang normal bleiben. Im Laufe der Zeit treten aber doch Insuffizienzerscheinungen auf, welche klinisch dem Bilde der Schrumpfniere entsprechen. Die akuten Schmerzanfälle sind entweder auf Harnretention in einer Cyste zurückzuführen, oder auf eine akute Blutung in eine solche. Bisweilen tritt das Blut ins Nierenbecken über und erscheint dann im Harn. In seltenen Fällen infiziert sich eine Cystenniere oder ein Teil einer solchen auf hämatogenem Wege, besonders durch Colibacillen, und wir erhalten dann das Bild der Eiterretention, verbunden mit demjenigen der Cystenniere.

Der Zweifel über die Natur einer Nierenneubildung hat für die therapeutische Indikation nicht viel zu bedeuten, da, mit Ausnahme der Cystenniere, welche oft mit cystischer Leber vergesellschaftet ist, *jede nachgewiesene Nierengeschwulst entfernt werden muß, wenn es noch Zeit dazu ist.*

Zum Schluß sei daran erinnert, daß Nierengeschwülste dieselben Lageanomalien zeigen können wie die gesunde Niere. So sind Geschwülste von Wandernieren nicht selten, und auch in kongenital verlagerten Nieren entwickeln sich Neubildungen. Diese letzteren liegen dann meist in der Höhe des Beckeneinganges.

Den Nierengeschwülsten wären jene seltenen, meist cystischen Tumoren anzugliedern, welche im „*Mark der Nebenniere*" entstehen und welche histologisch als sog. *Paragangliome* aufzufassen sind. Sie können durch Blutungen ins Cysteninnere bis mannskopfgroß werden. Die Diagnose kann nur durch das Mikroskop gestellt werden. Geschwülste mit chromaffinen Zellen und Ganglienzellen. Noch bei der Operation können sie den Eindruck von zerfallenen Hypernephromen oder von Blutungen ins Nierenlager machen. Auch in der „*Rinde der Nebenniere*" entstehen Geschwülste, und zwar haben dieselben im weiblichen Geschlecht die Eigentümlichkeit, je nach dem Zeitpunkt ihres Auftretens zu wirklichem Pseudohermaphroditismus, oder wenigstens zu Hirsutismus und Virilismus zu führen. Die Abb. 473 — 15jähriges Mädchen mit seit 1—2 Jahren entstandener Hypertrychose, Klitorishypertrophie und Baßstimme — gibt ein Beispiel für die innersekretorische Tätigkeit einer Neubildung.

70. Die Tuberkulose des Harnapparates.

Die Tuberkulose der Harnwege, dankbar in frühen Stadien, ist, wenn einmal fortgeschritten, einer der trostlosesten Gegenstände chirurgischer Behandlung. Leider werden aber die frühen Stadien, weil sie ohne viel Geräusch verlaufen, sehr oft übersehen. Man sollte sich daran gewöhnen, bei jeder allmählich einsetzenden Störung von seiten der Harnorgane an Tuberkulose zu denken und sofort diese Frage zu entscheiden, statt den Patienten monatelang mit den unbestimmten Diagnosen: Blasenkatarrh, Blasenreizung oder einfach Neurasthenie planlos, wie man sagt, „symptomatisch" zu behandeln.

Das erste Symptom ist gewöhnlich etwas vermehrter Harndrang. Der Patient bemerkt, daß er sich auch nachts mehrmal erheben muß. Dadurch schon unterscheidet er sich vom Neurastheniker, der zwar bisweilen tagsüber zu oft uriniert, aber doch meist nachts Ruhe hat. Im Urin fällt in diesem Stadium makroskopisch meist noch nichts Besonderes auf. Eine genaue Untersuchung ergibt aber schon jetzt im mit dem Katheter gewonnenen Urin oft Spuren von Eiweiß und ein spärliches, mit der Zentrifuge nachweisbares Sediment von Eiterkörperchen, Epithelzellen und vereinzelten roten Blutkörperchen. Bakterielle Beigaben fehlen meist, bisweilen bei summarischer Untersuchung auch der Tuberkelbacillus. Durch diesen Harnbefund ist eine einfache Neurasthenie ausgeschlossen, bei der man im Urin bisweilen Phosphate, Carbonate, Calciumoxalat und gelegentlich ein paar Samenfäden, aber kein Blut und keinen Eiter findet.

Durch unsanften Katheterismus kann man auch aus der normalen Blase Blut erhalten! Bei der Frau muß stets Katheterharn untersucht werden, da sonst die Beimischungen aus der Scheide stammen können. Beim Mann kann unmittelbares Urinieren in ein steriles Gefäß nach Reinigung der Glans auch für die bakteriologische Untersuchung genügen.

Gestützt auf den durch den Harn gelieferten Beweis einer organischen Erkrankung wird man nun den ganzen Patienten einer Durchsicht unterziehen und wird nicht selten alte Drüsennarben oder einen Spitzenkatarrh antreffen. Die Palpation der Nieren wird in diesem Stadium meist noch resultatlos verlaufen. Bisweilen wird man dagegen schon eine druckempfindliche Stelle in der Prostata finden, besonders an ihrem oberen Umfange, gelegentlich auch Vergrößerung einer Samenblase oder einen Knoten im Nebenhoden. Wiederholte Untersuchung eines ganzen Tagessedimentes nach Antiforminbehandlung wird meist Bacillen finden lassen, und der Meerschweinchenversuch wird positiv ausfallen.

Neuere Untersuchungen haben gezeigt, daß Tuberkulöse mit dem Urin nicht selten auch bei gesunder Niere vereinzelte Tuberkelbacillen ausscheiden. Wir werden also eine örtliche Erkrankung der Harnorgane nur dann annehmen dürfen, wenn die Bacillen sich wiederholt nachweisen lassen, wenn der Harn deutliche Spuren von Eiter enthält und wenn, soweit es sich um die Niere handelt, deren Funktion deutlich herabgesetzt ist.

Haben wir so die tuberkulöse Erkrankung des als Ganzes betrachteten Harnapparates erkannt, so suchen wir den *Ausgangspunkt* derselben zu bestimmen.

Meist sind, wie die klinische Erfahrung uns mehr und mehr beweist, die *Nieren* bzw. ist *eine* der Nieren anzuschuldigen. Welche, das zeigen bisweilen die spontanen Schmerzen, die lokale Druckempfindlichkeit, die leichte Anspannung der Lendenmuskulatur, vielleicht schon eine nachweisbare Vergrößerung des Organs und bisweilen eine von Mastdarm oder Scheide aus fühlbare Verdickung des Ureters. Den Schlußakt der Lokaldiagnostik stellen die *Cystoskopie* und der *Ureterenkatheterismus* dar, für welche allerdings eine Blasenkapazität von mindestens 80 ccm erforderlich ist.

Die Ränder der Harnleitermündung sind auf der kranken Seite oft gerötet, gewulstet, das Orificium selbst bisweilen auffallend klaffend. Seine Umgebung weist vielleicht schon einzelne Tuberkel oder kleine Geschwüre auf. In ausgesprocheneren Fällen ist der ausfließende Harn deutlich trübe. Bisweilen wölbt der Ureter ein Stück weit die Schleimhaut als Wulst vor. Bei noch älteren Fällen ist die Uretermündung trichterförmig zurückgezogen, als solche kaum auffindbar. Die Blasenschleimhaut zeigt alle Grade von Veränderung, von fleckigen Rötungen bis zur Ausbildung von Tuberkeln und vereinzelten oder mehrfachen Geschwüren. Bezeichnend ist der banalen Cystitis gegenüber der herdförmige Charakter der Veränderungen.

Vervollständigt wird diese Untersuchung durch die *funktionelle Prüfung der Gesamtfunktion des Nierenapparates und der Funktion jeder einzelnen Niere.* Vom Ergebnis dieser Untersuchung hängt die Entscheidung für oder gegen Operation ab.

Bei diesem Anlaß muß bemerkt werden, daß alle Manipulationen an tuberkulösen Harnwegen mit ganz besonderer Sorgfalt und Asepsis ausgeführt werden müssen. Der Untersuchung mit Steinsonde, Cystoskop oder Ureterenkatheter sollte Verabreichung eines Harndesinfiziens wie Urotropin vorangehen oder jedenfalls nachfolgen.

Von diagnostischer und prognostischer Bedeutung ist das Verhalten der Blasenkapazität. Je geringer dieselbe ist, um so schwerer ist die Blasen- und meist die Nierenerkrankung, wenn man auch von einem strengen Parallelismus nicht sprechen kann. Läßt sich die Kapazität nicht über 100 ccm bringen, so sind häufig schon beide Nieren erkrankt.

Je nach den Symptomen, durch welche sich die Tuberkulose schon im Frühstadium äußert, kommen differentialdiagnostisch verschiedene Erkrankungen in Betracht.

Stärkere *Blutungen* lassen an *Neubildung* denken. Treten schon im Anfangsstadium *Nierenkoliken* auf, so ist eine Verwechslung mit *Nierensteinen, intermittierender Hydronephrose,* ja selbst mit *Appendicitis* möglich.

In manchen Fällen steht auch da, wo wir eine ursprüngliche Nierentuberkulose annehmen müssen, doch die Erkrankung der Blase so sehr im Vordergrunde, daß sich ihr das Hauptinteresse zuwendet. Gewöhnlich ist der *Blasentenesmus* das hervorstechendste und den Patienten am meisten quälende Symptom. Derselbe kann aber auch reflektorisch von der Niere her ausgelöst sein. Ist er sehr hochgradig, so müssen wir an sekundäre Steinbildung denken. Diese *Steinbildung* tritt überhaupt in späteren Stadien der Urogenitaltuberkulose nicht selten in den Vordergrund des Krankheitsbildes, mit allen Erscheinungen der sekundären, infizierten Nieren- und Blasensteine; mit Steinkoliken, Fieber und Schüttelfrösten.

Die Möglichkeit sekundärer Steinbildung ist, wie wir schon gesehen haben, von dem Moment an gegeben, wo der ursprünglich saure Urin durch Mischinfektion alkalisch wird. Wir haben damit ein zuverlässiges Mittel in der Hand, um zu erkennen, ob die vorhandenen Nierenkoliken auf Steine zurückzuführen sind oder nicht. Bisweilen wird die Steindiagnose übrigens schon durch den spontanen Abgang von kleinen Konkrementen erleichtert. Sicherheit gibt das Röntgenbild.

Zum Schlusse müssen wir noch einer dank der frühzeitigen Nephrektomie heute seltener gewordenen Komplikation gedenken, der „*Perinephritis*". Dieselbe kommt in zwei verschiedenen Formen vor, die sich klinisch leicht unterscheiden lassen, nämlich als kalter Abszeß ohne Mischinfektion, mit chronischem Verlauf, und als akute eitrige Entzündung bei Mischinfektion mit Staphylokokken, Streptokokken usw.

Auf die Tuberkulose der Genitalien gehe ich hier nicht ein. Sie ist im Kapitel 62 behandelt worden.

71. Über Blasensteine.

Wir unterscheiden wie bei den Nierensteinen aseptische und infizierte Konkremente.

1. Die nichtinfizierten Blasensteine. Drei Symptome weisen, wie wir schon im Kapitel 63 gesehen haben, auf dieselben hin: unregelmäßige, wechselnde, von der Körperlage abhängige Störungen der Entleerung, Blasentenesmus und Blutungen.

Der *Ventilverschluß* ist für Stein sehr bezeichnend, aber er fehlt gar nicht selten, besonders bei sehr großen Steinen, ferner bei den — allerdings in der Regel nicht mehr aseptischen — Divertikelsteinen. Bewegliche Steine (und ursprünglich sind das die meisten) können bei Körpererschütterungen besonders stark reizen (z. B. Radeln auf holperiger Straße).

Der *Tenesmus* findet sich als Folge direkter mechanischer Reizung besonders stark ausgesprochen bei den rauhen Oxalatkonkrementen, ferner bei großen, das Lumen der Blase völlig einnehmenden Steinen. Er wird durch jede Erschütterung des Körpers, so besonders durch Fahren gesteigert.

Die *Blutung* ist in der Regel, wie bei den Nierensteinen, sehr geringfügig.

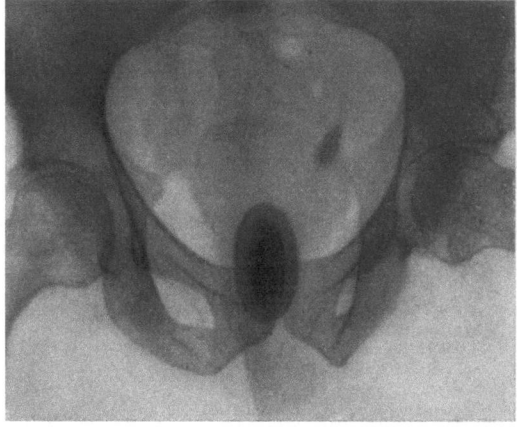

Abb. 463. Blasenstein und tiefsitzender linksseitiger Ureterstein (nach Rückenmarksverletzung).

Besteht Verdacht auf Blasenstein, so forschen wir in der Anamnese vor allem nach früheren Erscheinungen von Nierensteinen. Die meisten Blasensteine stammen ja aus der Niere, sind aber in der Blase großgezogen worden. Sodann untersuchen wir den Urin bzw. das von einer größeren Harnmenge gewonnene Sediment auf Krystalle oder kleine Konkremente. Nun tasten wir, nach Entleerung des Darmes, die Blase bimanuell ab, gleichzeitig von Bauch und Scheide bzw. Rectum her. Große Steine lassen sich so bei mageren Patienten durchfühlen. Jetzt greifen wir zur Steinsonde. Die Untersuchung mit derselben muß mit viel Geduld und bei verschiedenen Füllungsgraden der Blase ausgeführt werden, wenn der Stein nicht auf den ersten Griff gefühlt wird. Mit der Sonde können wir auch die Oberfläche des Steines beurteilen — ob rauh oder glatt — und in manchen Fällen annähernd seine Größe. Den zuverlässigsten Aufschluß über Zahl und Größe geben uns die cystoskopische und die Röntgenuntersuchung, letztere bei sorgfältig durch Klysmen entleertem Darm.

Für die Röntgenuntersuchung muß der Patient überdies genügend ausgekleidet sein, sonst läuft man Gefahr, wie es schon vorgekommen sein soll, die Blase wegen eines für einen Steinschatten gehaltenen Hosenknopfschattens zu eröffnen!

Zu verwechseln ist ein aseptischer Blasenstein:

a) mit einem *Blasentumor*, besonders mit einem am Blasenhalse befindlichen, ebenfalls Ventilverschluß und Tenesmus bedingenden *Polypen* — einem nicht häufigen Vorkommnis. Man wird an diese Möglichkeit denken, wenn

Steinsonde und Röntgenbild ein negatives Resultat ergeben. Die Cystoskopie ist dann ausschlaggebend;

b) mit einer noch aseptischen *Tuberkulose*, bei der die Eiterbeimengung im Urin in den Hintergrund tritt.

2. Infizierte Blasensteine. Infiziert sich die steinhaltige Blase spontan oder infolge eines unreinen Katheterismus, so tritt zu den bisherigen Symptomen die *Eiterung* und als subjektives Symptom eine Steigerung des Tenesmus hinzu. Die übrigen Symptome bleiben dieselben. Jetzt liegt Verwechslung mit einer chronischen Cystitis irgendwelcher Natur, ganz besonders aber mit Tuberkulose nahe.

3. Klinisch wie die infizierten primären verhalten sich die **sekundären Blasensteine,** die sich stets auf Grund einer eitrigen Infektion der Harnwege mit alkalischer, meist ammoniakalischer Zersetzung des Harns ausbilden und deren Kern nicht selten ein Fremdkörper, z. B. ein Katheterstück, eine Haarnadel, ein Nagel usw. ist. Abb. 464 zeigt einen sekundären Blasenstein um ein Drahtkonvolut herum. Das *ursprüngliche Übel* ist oft eine alte gonorrhoische oder puerperale oder im Anschluß an eine spinale Lähmung entstandene Cystitis, in anderen Fällen eine Harninfektion bei Prostatahypertrophie, bisweilen auch Tuberkulose. Selten liegt ein angeborenes Divertikel vor, das zu lokaler Harnstauung, zur Ansiedlung einer spontanen Infektion und schließlich zu Steinbildung geführt hat.

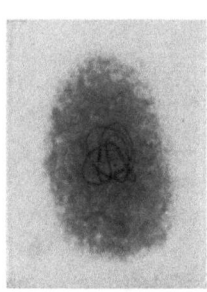

Abb. 464. Sekundärer Blasenstein mit Drahtkonvolut.

Im Symptombild fehlen bisweilen die Zeichen gehemmter Entleerung, sei es, daß die Steine in Divertikeln festsitzen, sei es, daß sie zu groß sind, um als Kugelventile zu wirken. Derartige Fälle zeichnen sich nur durch einen äußerst peinlichen, durch nichts zu behebenden Blasentenesmus aus, der schließlich wie Inkontinenz aussehen kann. Schwierig ist die Diagnose besonders bei den Divertikelsteinen, die sich leicht der Sondenuntersuchung entziehen. Auch die Cystoskopie gibt hier nicht immer den gewünschten Aufschluß, weil die Blasenkapazität infolge des beständigen Harndranges sehr gering geworden ist. Dagegen läßt sich ein solcher Stein durch das Röntgenbild nachweisen.

72. Über Cystitis.

Wenn wir nach dem Vorstehenden der Diagnose der Cystitis noch einige Zeilen widmen, so geschieht es vor allem, um zu sagen, daß dieselbe zu oft gestellt wird. Wer jedesmal, wenn Eiter im Urin und Harndrang vorhanden sind, die endgültige Diagnose Cystitis stellt, der wird die meisten Prostataabscesse, Urogenitaltuberkulosen, Pyelitiden und alle infizierten Steinerkrankungen übersehen. Daß bei der Mehrzahl dieser Erkrankungen auch ein Blasenkatarrh vorhanden ist, ändert an der Sache nichts. Selbst da, wo die Cystitis die erste und ursächliche Erkrankung war, dürfen wir uns nicht mit dieser Diagnose begnügen, sondern müssen, wenn die Erkrankung nicht in normaler Weise ausheilt, den sekundären Veränderungen nachgehen, welche das Übel chronisch werden lassen, also der Pyelitis und der Steinbildung. Ganz besonders können verkappte Uretersteine am chronischen Charakter der Pyelitis und dann der Cystitis schuld sein.

Zwei Beispiele:

50jähriger Mann. Hartnäckige Staphylokokkencystitis nach Bauchtrauma, seit Monaten behandelt. Die Cystoskopie zeigt eine rechtsseitige Pyelitis. Eine genaue Anamnese und die Pyelographie führen zu der durch die Operation bestätigten Diagnose einer infizierten traumatischen Hydronephrose.

40jähriger Mann. Hartnäckige Cystitis nach alter gonorrhoischer Striktur. Dilatation behebt die Cystitis nicht. Es findet sich eine linksseitige Pyelitis und als Ursache ihrer Hartnäckigkeit ein Ureterstein.

Bei der Diagnose einer primären Cystitis muß uns vor allem die Ätiologie zu Hilfe kommen. Blasenkatarrhe entstehen nicht „von selbst", d. h. auf Grund alltäglicher Infektionsgelegenheiten wie ein Schnupfen, sondern haben stets eine ganz bestimmte, nachweisbare Ursache: Einführung von Infektionserregern von der Niere oder von außen einerseits und prädisponierende Momente wie *Harnstauung, Verletzungen* und Vorhandensein von *Fremdkörpern* (s. Abb. 465) andererseits. Je virulenter die Keime sind, um so weniger Prädisposition des Individuums brauchen sie zum Haften, und umgekehrt. Ein bekanntes Beispiel für den Einfluß auch leichter Stauung bietet die puerperale Blase mit ihrer trägen Entleerung. Die Bedeutung der Schleimhautverletzungen illustriert folgender Fall:

Ich fand bei einer gesunden, jungen Frau, bei der Gonorrhoe auszuschließen war, eine plötzlich einsetzende, schwere Cystitis mit jauchig riechendem Urin. Die Anamnese ergab — nicht ohne Mühe —, daß sie sich bei der ärztlich verschriebenen Scheidenspülung mit dem Spülrohr in die Harnröhre verirrt und diese am Blasenhals schwer verletzt hatte.

Dasselbe gilt endlich von den Fremdkörpern, von deren Mannigfaltigkeit das gleiche gesagt werden kann wie von den Fremdkörpern der Harnröhre (S. 457).

Bei einer alten Frau hatte der Arzt ein Stück eines NÉLATON-Katheters in der Blase zurückgelassen. Es entstand rasch eine schwere Cystitis mit ammoniakalischer Gärung, und der Fremdkörper fand sich bei der Unter-

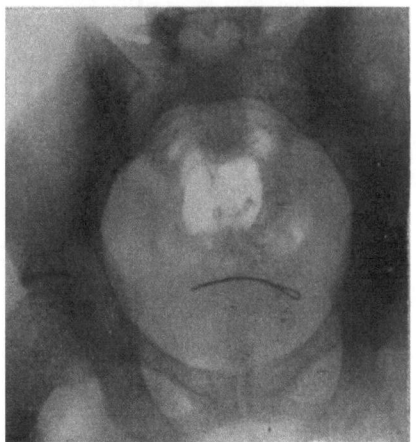

Abb. 465. Haarnadel in der Blase, angeblich verschluckt!

suchung, 14 Tage nach dem Unfall, schon völlig mit Tripelphosphat inkrustiert. Diese Cystitis bewies nicht etwa, daß der Arzt unsauber gearbeitet hatte — er kannte die Asepsis in Theorie und Praxis —, sondern einfach, daß eine geringe, vielleicht unvermeidliche Infektion bei Gegenwart eines Fremdkörpers genügt hatte, um einen schweren Blasenkatarrh hervorzurufen. Ich sage: „vielleicht unvermeidlich", weil, wie wir wissen, auch die gesunde Harnröhre oft Mikroorganismen beherbergt, welche wir sogar bei der sorgfältigsten Asepsis in die Blase bringen. Wenn der Katheterismus nicht viel öfter zur Infektion führt, als dies in Wirklichkeit der Fall ist, so kommt dies nur daher, daß eine unter normalen Bedingungen stehende Blase mit den meisten Mikroorganismen leicht fertig wird und sie vor allem ausschwemmt. Aus demselben Grunde führen die durch die Niere ausgeschiedenen Mikroorganismen nur so selten zu Cystitis. Ja, die Bakteriurie beweist, daß sich Mikroorganismen im Harn weiter entwickeln können, ohne eine gesunde Blase zu schädigen.

Tritt ohne schwere Reizerscheinungen von seiten der Blase ein plötzlicher reichlicher Eiterabgang auf, so werden wir an den *Durchbruch eines perivesicalen Abscesses* in die Blase denken. Die Symptome des Grundübels — Appendicitis, Osteomyelitis, Perimetritis, Adnextuberkulose — lassen uns die Diagnose meist leicht stellen.

Auch infizierte versenkte Nähte und Ligaturen z. B. nach Bruchoperationen können statt nach außen in die Blase durchbrechen und dort zu Cystitis und sekundärer Steinbildung Anlaß geben.

Gesellt sich zu der Cystitis Abgang von Darmgasen, ja von Kotbröckeln durch die Blase, so ist eine *Darmblasenfistel* vorhanden. Meist ist die Ursache derselben Krebs, Tuberkulose oder Dickdarmdivertikulose.

Bei Kindern und jungen Leuten findet man in seltenen Fällen sehr hartnäckige, geschwürige, früh zu Kalkablagerungen führende sog. „inkrustierende" Cystitiden, bei denen Tuberkulose ausgeschlossen werden kann, und wo nur eine allgemeine Resistenzverminderung den chronischen Charakter erklärt. Nur durch das Cystoskop zu erkennen sind die leukoplakische Blase und die cystische sowie die emphysematöse Entzündung der Blasenschleimhaut.

Cystische Reizerscheinungen mit öftern kleinen Blutungen, ohne Eiterbeimengung zum Urin, finden wir regelmäßig in der Vorgeschichte der sog. Anilintumoren der Blase, die wir im nächsten Kapitel besprechen werden.

Hier sei noch ein Wort über die „*Blasendivertikel*" (s. Abb. 466) beigefügt, weil sich dieselben beinahe nur durch Reizerscheinungen zu erkennen geben. Wenn wir die keine selbständige Rolle spielende Divertikulose der Balkenblase beiseite lassen, so haben wir es beinahe nur mit dem angeborenen Divertikel zu tun, das an verschiedenen Stellen sitzen kann, und dessen Symptome meist erst in höherem Alter zutage treten. Da es bei der Blasenentleerung mehr oder weniger gefüllt bleibt, so übt es einen beständigen Entleerungsreiz aus, der durch die häufige spontane Infektion seines stagnierenden Inhalts noch gesteigert wird. Bei größeren Divertikeln erfolgt die Blasenentleerung in zwei Schüben — erst Blase, dann Divertikel. Im Cystoskop läßt sich seine Mündung leicht erkennen. Eine Art von Vexierbild ergeben freilich die bis zur sog. Doppelblase vergrößerten Riesendivertikel. Wertvoll für die Darstellung der Divertikel ist die Kontrastfüllung. Die Divertikel sind bei schwacher Füllung leichter darzustellen als bei starker Füllung. Verschiedenartige Entleerungsstörungen von Ureter und Blase können die in der Uretermündung sitzenden, meist erbsen- bis haselnußgroßen, aber auch viel größeren Cysten verursachen, deren Diagnose sich nur mittels des Cystoskops stellen läßt.

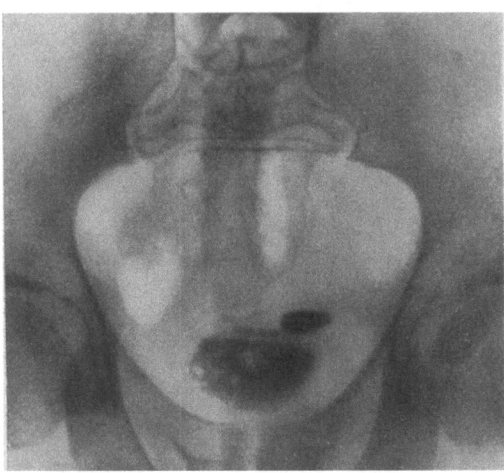

Abb. 466. Kleines Blasendivertikel bei schwacher Füllung mit 30%iger Jodnatriumlösung.

73. Blasengeschwülste.

Wir müssen bei den Blasengeschwülsten des ganz verschiedenen klinischen Bildes wegen unterscheiden:

1. Geschwülste der Blasenschleimhaut.

Dieselben verraten sich, wie die Nierengeschwülste, vor allem durch unregelmäßige, bisweilen heftige Blutungen, die zu schwerer Anämie führen können, bevor sich andere Erscheinungen eingestellt haben.

Alle übrigen Symptome hängen von dem Sitz und der Form der Geschwulst und von den Komplikationen ab. So finden wir *Harndrang und Harnverhaltung*, wenn die Neubildung in der Nähe des Blasenhalses sitzt, sehr *wechselnde* Beschwerden, wenn sie Polypenform aufweist, *ausstrahlende Schmerzen* im Gebiet der Beckennerven und des Ischiadicus, wenn sie bei ähnlichem Sitze früh auf die Umgebung übergreift, *Nierenkoliken*, wenn sie eine Uretermündung zusammendrückt, *Stuhlbeschwerden*, wenn sie nach dem Mastdarm hin durchwächst. Eine am Blasenscheitel sitzende Geschwulst wird sich neben den Blutungen höchstens durch gesteigerten Harndrang verraten. Diese Form bleibt denn auch am längsten unbemerkt. Hat sich einmal Cystitis eingestellt, und die bleibt bei zerfallenden Geschwülsten der Schleimhaut nicht aus, so tritt neben den Blutungen, welches auch der Sitz der Geschwulst sei, der Blasentenesmus in den Vordergrund, und er wird noch gesteigert, wenn sich Tripelphosphatniederschläge oder eigentliche Konkremente bilden. Bei den sog. *Anilinkrebsen* der

Blase gehen die Erscheinungen der Blasenreizung der Geschwulstbildung bisweilen jahrelang voraus.

Daß die andauernde Beschäftigung mit gewissen chemischen Stoffen zu Papillom- und Krebsbildung in den Harnwegen führt, ist diagnostisch wichtig und theoretisch eine der bemerkenswertesten Tatsachen in der Geschwulstlehre, welche jeder einseitig parasitären oder teratologischen Erklärung der Geschwulstentstehung den Boden entzieht. Bemerkenswert ist auch, daß wir histologisch den ganzen Vorgang von der bloßen Reizwucherung des Epithels über das Papillom zum Krebs bzw. auch zum Sarkom verfolgen können (LEUENBERGER). Das rein papillomatöse, histologisch gutartige Stadium kann jahrelang andauern. In anderen Fällen ändert sich der histologische Charakter der Geschwulst ziemlich rasch, und in der Mehrzahl der Fälle ist die Neubildung schon bei der ersten Operation histologisch ein typisches Carcinom.

Im Urin finden wir hie und da schmale zottenartige Gebilde oder graurötliche Gewebsfetzen, deren Natur sich aus der mikroskopischen Untersuchung ergibt. Nach Entleerung des Darmes tasten wir die Blase in gefülltem und in leerem Zustand ab. Geschwülste des Blasengrundes fühlen wir bisweilen sehr deutlich von der Scheide bzw. vom Mastdarm her, oft mehr als diffuse Resistenz, denn als abgegrenzte Geschwulst. Neubildungen des Blasenscheitels sind leichter vom Bauche her erreichbar, aber immer durch kombinierte Untersuchung, rectoabdominal, wenn nötig in Narkose.

Fühlen wir ein umschriebenes, festes Gebilde, so kann dasselbe auch ein Stein sein, der, wenn in ein Divertikel eingeschlossen,

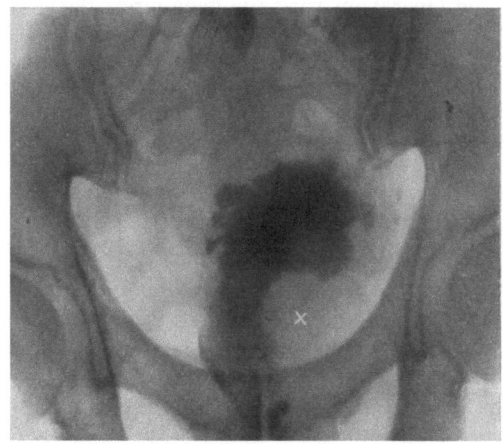

Abb. 467. Linksseitiger Blasenkrebs, als Aussparung (×) erkenntlich. Kleine Divertikel rechts. Füllung wie bei Abb. 466.

nicht einmal verschieblich sein wird. Steinsonde und Cystoskop lassen einen solchen meist erkennen oder ausschließen. Dabei darf man freilich die häufige Inkrustation einer Geschwulst nicht etwa für einen Stein halten und ebensowenig den im cystoskopischen Bild bisweilen weit in die weibliche Blase vorragenden Uterus für eine Geschwulst. Selbst umschriebene entzündliche Veränderungen mit etwa auf denselben flottierendem Fibrin oder Geschwüre mit wulstigem Rand werden vom Anfänger für Geschwülste gehalten. Mit der nötigen Erfahrung gedeutet, ist das cystoskopische Bild für die Größe der Geschwulstbildung entscheidend. Allerdings lassen bisweilen die Größe der Geschwulst und die Kleinheit des Blasenlumens eine solche Untersuchung überhaupt nicht mehr zu. In solchen Fällen ist das *Röntgenbild* nach mäßiger Füllung der Blase mit 20%igem Jodnatrium von Wert (s. Abb. 467). Die häufigste Blasengeschwulst ist das *Papillom*. Dasselbe nimmt klinisch eine Mittelstellung zwischen den gutartigen und den bösartigen Tumoren ein. So gutartig ein isoliertes kleines, rechtzeitig entferntes Zottengeschwülstchen histologisch und klinisch sein kann, so sehr nähert sich ein ausgedehntes Papillom durch seine Neigung, sich seitlich immer mehr auszubreiten und zu rezidivieren, praktisch den bösartigen Geschwülsten. Überdies können anfänglich anscheinend gutartige Papillome schließlich auch histologisch in Krebs übergehen, so wie andererseits ausgesprochene Krebse von Anfang an äußerlich dem Papillom gleichen können. Die zweithäufigste Blasengeschwulst ist der infiltrierende, früh geschwürig zerfallende „*Krebs*", der meist im Blasengrunde sitzt. Beiden Geschwülsten ist die Neigung zu Blutungen gemeinsam, und man kann schon bei der ersten Untersuchung die schwersten Grade von Anämie antreffen.

Auch in Divertikeln sieht man gelegentlich bösartige Geschwülste entstehen. Die Diagnose kann dann erst bei der Operation mit Sicherheit gestellt werden.

2. Geschwülste der Muscularis.

Bei den in der Muscularis entstehenden Geschwülsten, den „*Fibromen, Myomen*" und „*Sarkomen*", tritt der Zerfall der Geschwulst und damit die Blutung, wenn überhaupt, sehr spät ein, so daß das Übel erst erkannt wird, wenn es durch seine Ausdehnung mechanisch die Blasenfunktion beeinträchtigt. Sitzt die Neubildung an der Hinterwand der Blase, so kann man sich bei der Frau fragen, ob nicht ein nach vorn gewachsenes Uterusmyom vorliegt. Erst die Operation wird die genaueren Beziehungen der Geschwulst klarlegen.

Es gibt nach der Blase hin wachsende Uterusmyome, welche mit dem Uterus nur durch einen schmalen Stiel verbunden sind, und welche die Muscularis der Blase in größerer Ausdehnung völlig verdrängen, bzw. zum Schwinden bringen. Andererseits können sich der Blasenwand entstammende Fibrome und Myome so dem Uterus anlagern, daß nur das Fehlen eines eigentlichen Stieles bei der Operation ihre Unabhängigkeit von der Gebärmutter beweist.

74. Hypertrophie, Schrumpfung, Geschwülste und Abscesse der Prostata.

Wir haben die Erkrankungen der Prostata zwar schon mehrfach berührt, wollen aber das Wichtigste über dieselben noch einmal kurz zusammenfassen und das bisher Gesagte in einigen Punkten ergänzen.

1. Hypertrophie, Schrumpfung und Geschwülste.

Hat ein älterer Mann andauernd Mühe, seine Blase zu entleeren, obwohl man mit einem dicken Katheter in dieselbe gelangt, so denken wir ohne weiteres an Prostatahypertrophie. Ein Griff ins Rectum wird uns meist das Organ vergrößert zeigen, und ist uns ein Blick in die Blase gestattet, so werden wir am Eingang derselben zwei bisweilen etwas ungleich große, seitlich vorspringende Vorwölbungen, bisweilen bloß einen in der Mitte sitzenden Höcker (klinisch als Mittellappen bezeichnet), öfter auch bloß eine ringförmige wulstige Vorragung um den Blasenhals erblicken.

Die Prostatahypertrophie betrifft meist weder das ganze Organ, noch auch beliebige Teile desselben, sondern sie stellt eine in der Regel fibro-adenomatöse Wucherung des unmittelbar um die Harnröhre herum gelegenen, von der übrigen Prostata durch eine Schicht glatter Muskulatur getrennten, periurethralen Drüsengewebes dar. Die peripheren Drüsenabschnitte werden durch das wuchernde Gewebe abgeplattet und nach der Peripherie gedrängt. Dies erklärt die leichte Ausschälbarkeit des hypertrophischen Gewebes, das auch, wenn es zwei Lappen zu bilden scheint, nicht der ganzen Prostata entspricht — erklärt das Erhaltenbleiben der Ductus ejaculatorii bei der transvesicalen Operation und erklärt auch die zum Glück seltenen Rezidive.

Die Blasenwand bietet schon in frühen Stadien das Bild der Trabekelblase dar.

Immerhin dürfen wir nicht der z. B. auch bei Tabes vorkommenden Trabekelblase wegen eine zu Inkontinenz führende Rückenmarkserkrankung für eine Prostatahypertrophie halten. Diese Möglichkeit liegt vor, wenn der Tabetiker oft uriniert und etwas Residualharn aufweist. Verdacht auf Tabes fassen wir, wenn der Patient sich an der unteren Altersgrenze der Prostatahypertrophie befindet und eine Lues hinter sich hat.

Haben wir die Diagnose der Prostatahypertrophie gestellt, so ist es weiter wichtig, zu wissen, in welchem *Stadium* sich der Patient befindet. Die Art der Funktionsstörung und die Bestimmung des Restharnes zeigen dies.

In dem bisweilen jahrelang dauernden Anfangsstadium stehen das gesteigerte Entleerungsbedürfnis und die Schwächung des Harnstrahles im Vordergrunde. Restharn fehlt oder ist nur vorübergehend und in geringer Menge vorhanden. Der Harnstrahl ist im Anfang nur bei Überfüllung schwach, später dauernd.

Im zweiten Stadium entleert sich die Blase nicht mehr völlig, aber es kommt noch nicht zur Überdehnung. Restharn ist regelmäßig vorhanden, meist in einer Menge von 100—300 und mehr Kubikzentimeter.

Im dritten Stadium wird die Blase überdehnt, es tritt völliger Verschluß ein oder sie läuft über, es besteht Ischuria paradoxa.

Weiterhin untersuchen wir, zu welchen *Komplikationen* die Erkrankung schon geführt hat. Die Untersuchung des Urins zeigt, ob Infektion vorliegt, der Katheterismus sofort nach spontaner Entleerung, ob der Patient seine Blase noch völlig entleeren kann oder, wenn er es nicht kann, wieviel Residualharn er hat. Die Pyelonephritis kündet sich an durch bald rechts, bald links auftretende spontane Lendenschmerzen, anhaltende Verdauungsstörungen, trockene Zunge, Durstgefühl, gelbliche Blässe und in späteren Stadien durch Schübe von Retention mit Fieber, Schüttelfrost, Erbrechen, Durchfall, Kopfschmerz, bisweilen auch leichten Delirien. Mit diesen Erscheinungen ist der Patient in den von GUYON klassisch beschriebenen Zustand des „Urinaire" gelangt, der sich aus anfänglich intermittierenden und schließlich anhaltenden suburämischen Erscheinungen und aus den Zeichen septischer Resorption zusammensetzt. Nicht selten führt die Infektion zu sekundärer Steinbildung. Solche Steine liegen bisweilen frei in der Blase, können aber auch in Divertikeln festgehalten sein, in denen sie sich wie Kesselstein angesetzt haben. Am häufigsten treffen wir sie in dem Recessus hinter der Prostata, von dem oft die eigentlichen Divertikel ausgehen.

Von diesem „*klassischen Verlaufe*" gibt es verschiedene diagnostisch wichtige *Abweichungen*. Einmal scheint das *Einsetzen der Symptome* bisweilen ein ganz plötzliches zu sein. Nach einem etwas reichlichen Flüssigkeitsgenuß, wobei manchmal der Alkohol das warnende Entleerungsbedürfnis vorübergehend gelähmt hat, oder wo die Gelegenheit zur Entleerung weniger gegeben war als diejenige zur Füllung, erwacht der Patient mit der Unmöglichkeit, seine Blase zu entleeren. Er hatte sie unvorsichtigerweise überdehnt, und nun ist der geschädigte Detrusor nicht mehr imstande, das Hindernis zu überwinden. Fragen wir den Patienten genauer aus, so erfahren wir meist, daß er sich doch schon vorher nachts öfter erheben mußte, und daß der Harnstrahl seit längerer Zeit nicht mehr die jugendliche Tragweite besessen hatte. In anderen Fällen sind nicht Harnbeschwerden die erste Klage des Patienten, sondern *Stuhldrang* oder ein unangenehmes Gefühl im Mastdarm und am Damm, — um mit einem meiner Patienten mit stark vergrößerter Prostata zu reden, „wie wenn er auf einer Kugel säße".

Endlich gibt es Fälle, bei denen *Blutungen* im Vordergrunde stehen. Solche Blutungen sind bisweilen sehr reichlich und können den Patienten rasch schwächen.

Wir haben bis jetzt angenommen, die rectale Untersuchung habe das Organ vergrößert finden lassen. Dies ist aber nicht immer der Fall. Einmal kann ein sog. Mittellappen, als Klappventil wirkend, die Harnentleerung behindern. Sodann gibt es Fälle, bei denen senile Atrophie und alte entzündliche Bindegewebsbildung das Hindernis bilden. Am häufigsten finden wir diese Schrumpfung um kleine Adenomknötchen. Auch um Prostatakonkremente haben wir sie gesehen. Die *Schrumpfprostata* kann mit die höchsten Grade von Harnretention und Blasenerweiterung verursachen.

Durch die operative Behandlung der Prostatahypertrophie haben wir die relative Häufigkeit der bösartigen Prostatageschwülste kennengelernt. Fühlen wir in der Prostatagegend eine nach dem Mastdarm hin wachsende, höckerige asymmetrische Geschwulst oder eine derbe, nach den Seiten hin scharf abgrenzbare, nicht besonders druckempfindliche Masse, so denken wir ohne weiteres an eine maligne Neubildung. Finden wir mit dem Cystoskop statt der beiden glatten Wülste ein kleinhöckeriges, unregelmäßiges Gebilde, so stellen wir die gleiche Diagnose. Grobhöckeriges Aussehen dagegen kann auch eine gutartig vergrößerte Prostata zeigen und umgekehrt ein Krebs eine glatte Oberfläche. Verdacht hegen wir ferner, wenn eine rundliche begrenzte Geschwulst sich völlig asymmetrisch entwickelt, oder wenn wir vom Mastdarm her neben einer scheinbar gewöhnlichen Hypertrophie unter oder in der Mastdarmwand vereinzelte Knötchen nachweisen können. Der malignen Geschwulst sehr verdächtig ist es, wenn der Patient anfängt, über Ischias zu klagen, und die Diagnose ist gesichert, wenn wir irgendwo, besonders am Skelet, Metastasen finden. Ob Carcinom oder Sarkom vorliegt, das läßt sich bisweilen vermutungsweise aus der Form der Geschwulst schließen. Ist dieselbe derb, höckerig, so denken wir an Krebs, ist sie weicher, rundlich, rasch wachsend, an das sehr viel seltenere Sarkom. Nun haben aber die Operationen, wie gesagt, immer mehr gezeigt, daß sich Krebs auch hinter einer bei der Digitaluntersuchung und im cystoskopischen Bild scheinbar gutartigen Hypertrophie verbergen kann, und zwar sind es nicht die ausgesprochenen Hypertrophien, welche diesen Verdacht erregen, sondern die kleinen derben Formen. Wir müssen also mit unserer Diagnose sehr zurückhaltend sein und können nur so viel sagen, daß jede Prostatahypertrophie, deren Symptome nicht nur im Laufe der Jahre, sondern von Monat zu Monat stetig zunehmen, des Krebses verdächtig ist.

Gar nichts können wir aus Cystitis und aus sekundärer Steinbildung schließen. Dagegen werden wir bei anhaltenden Blutungen eher an Bösartigkeit als an reine Hypertrophie denken. Auch starkes Hervortreten der Reizerscheinungen und Inkontinenz ohne Überfüllung bei geringer Residualharnmenge sind krebsverdächtig. Andererseits können Verlauf und klinisches Bild eines Krebses vorgetäuscht werden durch kleine subakute oder chronische Abscesse in einer hypertrophischen Prostata, besonders wenn dieselbe steinhaltig ist.

Ganz seltene Vorkommnisse sind die aus den MÜLLERschen Gängen hervorgehenden *Prostatacysten*, die ähnliche Erscheinungen verursachen können wie eine Hypertrophie.

2. Entzündungsprozesse.

Den Chirurgen interessieren weniger die chronischen Reizzustände der Prostata, wie wir sie bei Gonorrhoikern finden, als der eigentliche „*Prostataabsceß*". Erkrankt ein Patient unter Stuhldrang und heftigen Schmerzen bei der Stuhlentleerung, zu denen sich binnen kurzem auch Harndrang, vielleicht selbst Verlegung der Harnröhre gesellt, so muß sich ein akut-entzündlicher Vorgang zwischen Mastdarm und Blasenausgang, also im Bereiche der Prostata, abspielen. Führen wir den Finger ins Rectum und fühlen wir in der Prostatagegend, meist etwas seitlich, dem einen Lappen des Organs entsprechend, eine weich- bis prallelastische Schwellung, über der die Mastdarmschleimhaut auffallend samtartig verdickt erscheint, so stellen wir die Diagnose Absceß. Mit dem Speculum sehen wir die Schleimhaut ödematös durchtränkt. Im übrigen gibt der Spiegel aber viel weniger Aufschluß als der Finger. Führen wir einen NÉLATON-Katheter in die Harnröhre ein, so fühlen wir in der Prostatagegend ein deutliches Hindernis.

Metallkatheter sind in diesen Fällen der Verletzlichkeit der ödematösen Schleimhaut wegen zu vermeiden. Bisweilen löst sich das Krankheitsbild plötzlich von selbst, indem sich Eiter in den Mastdarm oder in die Blase oder nach beiden Richtungen zugleich entleert und uns des Eingriffes enthebt.

Von Bedeutung für die Prognose ist die *Ursache* des Abscesses. Obenan steht die Frage, ob derselbe gonorrhoisch oder sonst akut entzündlich, oder ob er tuberkulös ist. Die Entscheidung ist meist nicht schwer zu treffen. Die Gonorrhoe können wir in dem Stadium, in welchem der Prostataabsceß auftritt, meist noch an den Resten von Urethralsekretion erkennen. Meist ist auch der Gonococcus noch nachzuweisen. Im Moment der Entleerung des Abscesses nach der Harnröhre hin, die nicht immer gußweise, sondern bisweilen nur tropfenweise stattfindet, kann man auch bei nichtgonorrhoischer Erkrankung völlig das Bild einer floriden Gonorrhoe erhalten.

Ich sah einen jungen Mann mit dem typischen Bild eines doppelseitigen prostatischen bzw. periprostatischen Abscesses, bei dem im Moment der Untersuchung aus der Harnröhre einige Tropfen dicken Eiters flossen, der ganz an eine frische Gonorrhoe erinnern konnte Eine solche wurde aber mit Bestimmtheit in Abrede gestellt. Die bakteriologische Untersuchung ergab eine Reinkultur von Staphylococcus aureus. Der Mann hatte kurz vorher einen Furunkel in der Kreuzgegend gehabt.

Bezeichnend ist auch die folgende Beobachtung, welche beweist, wie wenig harmlos eine solche Prostatitis bisweilen ist:

Ein 52jähriger Mann macht einen kleinen Gesichtsfurunkel durch. Darauf metastatische Pneumonie mit Pleuritis. Dann Prostataabsceß und von diesem aus Thrombose der rechten Beckenvenen und der Vena iliaca. Im Anschluß daran (thrombotische?) Erosion der Magenschleimhaut mit zum Tode führenden Blutungen.

Besitzen wir keine Anhaltspunkte für Gonorrhoe oder eine anderweitige akute Infektion, so müssen wir an Tuberkulose denken, und zwar der Mischinfektion wegen auch dann, wenn die Erscheinungen verhältnismäßig akut eingesetzt hatten.

Ein junger Mann, in dessen Familie Tuberkulose schon mehrfach vorgekommen ist, erkrankt akut an den typischen Erscheinungen des Prostataabscesses. Gonorrhoe läßt sich ausschließen. Der Absceß bricht nach der Blase hin durch und der Eiter enthält in Reinkultur Colibacillen. Das mit dem Urin geimpfte Meerschweinchen wird aber tuberkulös. Der Prostataherd heilt binnen kurzem aus, so daß ohne den Tierversuch die Diagnose in suspenso geblieben wäre. Nach Jahren macht der Herd 2mal Rezidive, die rasch ausheilen.

75. Verletzungen der Harnröhre.

Unter den Verletzungen der Harnröhre haben besonders diejenigen diagnostisches Interesse, welche die Pars posterior betreffen. Sie scheiden sich in 3 Gruppen, je nachdem die Verletzung vom Inneren der Harnröhre her oder durch stumpfe Gewalt von außen her stattgefunden hat oder endlich die Folge eines Beckenbruches ist.

Unter den **Verletzungen von innen her** spielen die *falschen Wege* eine nicht geringe Rolle. Eine meist ziemlich starke Blutung zeigt dem unvorsichtig katheterisierenden Arzt oder Patienten, daß er Unheil angerichtet hat.

Am leichtesten kommen solche Verletzungen bei Verwendung halbfester Katheter vor, die man besonders früher viel brauchte und als harmlos dem Patienten in die Hand gab. Sie sind zu wenig fest, um ohne Mandrin eine Führung zu erlauben, aber gerade fest genug, um Schaden zu stiften.

Ungewöhnlicher sind Verletzungen durch Gegenstände, die ihrer Bestimmung nach nicht in die Harnröhre gehören, wie Bleistifte, Nägel, Haarnadeln usw. Man muß an derartige Dinge denken, wenn ein sonst — wenigstens körperlich — gesunder Patient scheinbar ohne jede Ursache aus der Harnröhre blutet und Beschwerden bei der Harnentleerung zeigt.

Wie aus einer Zusammenstellung von ENGLISCH hervorgeht, ist in der Harnröhre schon ungefähr jeder Gegenstand gefunden worden, der seinen Dimensionen nach in dieselbe hineingebracht werden kann.

Von großer praktischer Bedeutung sind die **Quetschungen der Harnröhre durch stumpfe Gewalt.** Fällt jemand rittlings auf die Kante eines Brettes,

den Sattelknopf, einen Fahrradreifen oder etwas Ähnliches, so wird seine Harnröhre zwischen Unterlage und Schambeinbogen gequetscht. Dasselbe geschieht,
nur in anderer Form, bei Fußtritt in die Dammgegend. Die Symptome, die
wir nach einer solchen Verletzung beobachten, lassen uns mit großer Bestimmtheit die Natur der anatomischen Schädigung beurteilen, selbst ohne daß wir
zum Katheter greifen. Die Untersuchung mit diesem oft nicht ungefährlichen
Instrument soll deshalb erst den Schlußakt unserer Diagnostik bilden.

Wir können bei der eben genannten Verletzung folgende Formen unterscheiden:

1. Hat der Patient zwar einige Mühe zu urinieren, kann er aber doch durch
Pressen klaren, nicht mit Blut vermischten Urin entleeren, so hat er ein *peri-*

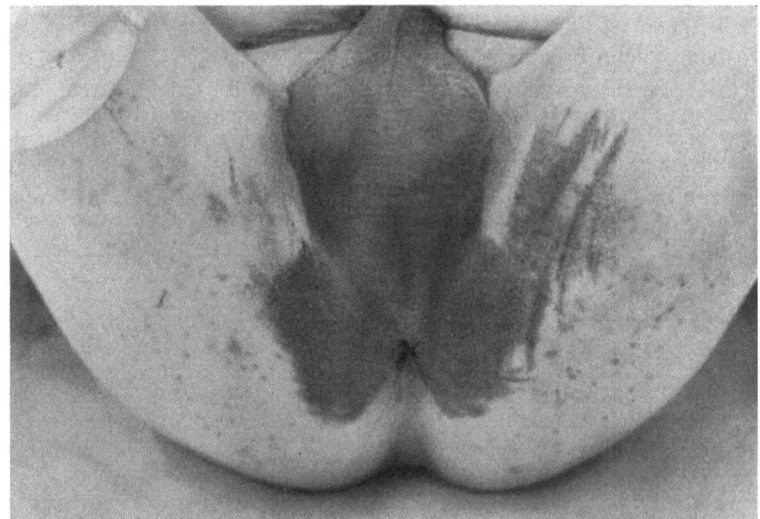

Abb. 468. Ruptur der Harnröhre durch Schlag auf den Damm. Schmetterlingsförmige Ekchymose.

urethrales Hämatom ohne Schleimhautverletzung. Der Bluterguß läßt sich am
Damm als derbes Infiltrat durchtasten. Den Katheter werden wir hier beiseite
lassen, solange der Patient urinieren kann.

2. Kommt mit den ersten Tropfen Urin etwas Blut, wird aber die Blase
völlig entleert, so haben wir es mit einer leichten *Schleimhautverletzung* zu tun,
die ebenfalls noch nicht zum Katheterismus veranlaßt, solange keine Zeichen
von Harninfiltrationen auftreten.

3. Häufiger stehen wir vor einer Symptomentrias, die in ihrer sich stets
wiederholenden Einförmigkeit von jedem wiedererkannt wird, der sie einmal
gesehen hat. Der Patient liegt stöhnend da, die Blase hoch gefüllt, und entleert
trotz aller Blasenkontraktionen und allen Pressens nichts als reines Blut aus der
Harnröhre. Am Damm tritt eine derbe Schwellung auf, die sich, blauschwarz verfärbt, nach beiden Seiten hin symmetrisch wie zwei Schmetterlingsflügel aus-
breitet (s. Abb. 468). Je länger zugewartet wird, um so praller wird die Schwellung, um so elender der Zustand des Verletzten. Der Patient hat eine völlige oder
fast völlige Ruptur der Harnröhre erlitten, und aller Urin entleert sich, soweit
ihn die Blase nicht mehr fassen kann, in das Zellgewebe des Dammes. Jauchiger
Zerfall desselben ist die sichere Folge, wenn wir nicht helfend eingreifen. Mit
dem Katheter bleiben wir gewöhnlich an der Verletzungsstelle stecken, und es
ist ein glücklicher Zufall, wenn wir, der hie und da nicht durchtrennten Vorder-

seite der Harnröhre nachgehend, in die Blase gelangen. Freilich berechtigt uns die Möglichkeit eines solchen Zufalles zu einem schonenden Versuch, doch hüte man sich vor einem Fehlschluß. Es wird in den Krankengeschichten ab und zu berichtet, der Arzt hätte eine gewisse Menge blutigen Urins entleert, der Kranke fügt aber bei, er habe trotzdem keine Erleichterung gefunden. Wiederholen wir den Versuch, so kommen wir zum gleichen Ergebnis und haben dabei die Empfindung, nicht in die Blase geraten zu sein. Es ist also nur eins möglich: Es hat sich in der Dammgegend unter dem Druck des ausströmenden Urins eine Höhle gebildet, welche eine gewisse Menge Blut und Urin enthält. In solchen Fällen muß der Dammschnitt allem Weiteren vorangehen.

Weniger häufig ist die Schädigung der Harnröhre bei **Beckenbrüchen.** Wird reiner Harn, ohne Blutbeimischung, mit Mühe entleert, so denken wir vor allem an Kompression der Harnröhre durch ein Hämatom, wie es z. B. bei Ruptur der Symphyse entsteht und sich meist ohne weitere Folgen resorbiert. Es kann aber auch eine Abknickung des Kanals eingetreten sein dadurch, daß sich die beiden Schambeine gegeneinander bleibend verschoben haben. Dann kann die Abknickung — mit oder ohne Funktionsstörung — bestehen bleiben.

Wird mit dem Harn Blut entleert, so ist die Harnröhre zwar verletzt — durch ein Fragment angestochen, gequetscht oder angerissen — aber nicht gänzlich durchgerissen. In einem solchen Falle werden wir, solange die Blase sich entleert, uns hüten zu katheterisieren.

Wird durch die Harnröhre nur Blut entleert, füllt sich die Blase und treten die Erscheinungen der Harninfiltration auf, so werden wir überlegen und handeln wie bei den entsprechenden Erscheinungen durch Quetschung von außen her und werden dem Harn durch Damm- oder Blasenschnitt Abfluß verschaffen. Als schwerste Verletzung der Harnwege bei Beckenbruch sei der völlige Abriß der Blase von der vorderen Beckenwand erwähnt.

76. Chirurgische Erkrankungen des Penis.

1. Traumatische Verletzungen und Schädigungen des Gliedes.

Die „*Verletzungen*" des Gliedes weisen kaum diagnostische Schwierigkeiten auf. Schußwunden zeigen, vom Abschuß bis zum leichten Streifschuß, alle denkbaren Formen. Bei der Schindung von Penis und Scrotalinhalt ist der Schaden dank der Elastizität der bedeckenden Haut meist erheblich geringer, als dies auf den ersten Blick scheint. Die ganze Penishaut kann zu einem schmalen Kranz um den Sulcus glandis zusammengeschnurrt sein, der sich mit Leichtigkeit wieder rückwärts über das geschundene Glied ziehen und hinten annähen läßt. Sie kann aber auch, in ganzer Ausdehnung von der Radix bis an den Sulcus abgerissen, sich als Hohlzylinder im Hemd des Verletzten finden. Wir beobachteten dies bei einem Arbeiter, dessen Beinkleider durch einen Wellbaum ergriffen worden waren. Die sog. „*Frakturen*" des Penis sowie seine „*Luxationen*" unter die Haut der Umgebung sind mehr Kuriosa und sind nicht zu übersehen. „*Umschnürung*" ist leicht zu erkennen, wenn dazu ein Flaschenhals oder eine Schraubenmutter benützt worden ist, schwieriger, wenn der schnürende Gegenstand ein Drahtring oder eine Fadenschlinge ist. In letzterem Falle schneidet er manchmal so tief ein, daß er nur durch einen chirurgischen Eingriff sichtbar gemacht und entfernt werden kann. Dasselbe Bild bietet die durch Zurückziehen eines zu engen Praeputiums entstandene „*Paraphimose*", die einer eingehenden Beschreibung kaum bedarf. Abb. 469 sagt alles Nötige.

Ungewöhnlich ist die Konstriktion von Penis plus Radix scroti durch einen Schlüsselring, wie sie sich ein Patient unserer Poliklinik als „antikonzeptionelles Mittel" beigebracht hatte.

2. Mißbildungen.

Bei den Mißbildungen sehen wir auf den ersten Blick, ob Spaltung vorliegt und ob sie sich oben oder unten befindet,

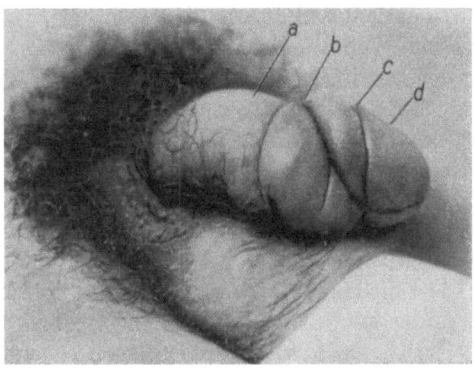

Abb. 469. Paraphimose. *a* Penisschaft, *b* Schnürfurche, *c* Sulcus coronarius, *d* Glans.

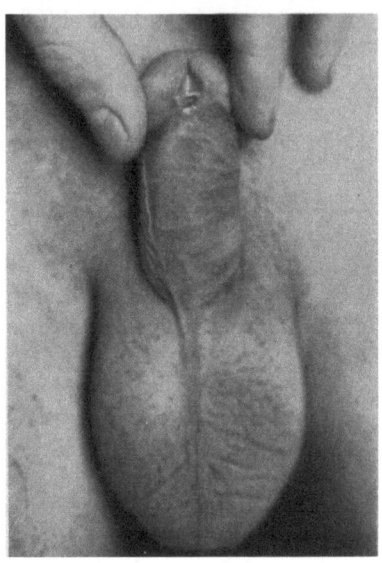

Abb. 470. Hypospadia glandis, 21 Jahre alt.

ob also eine **Epispadie** oder eine **Hypospadie** vorliegt. Den Grad der letzteren bestimmen wir nach der Stelle, an welcher die Harnröhre ausmündet. Die Unterscheidung als Hypospadia glandis (s. Abb. 470), penis, scrotalis und

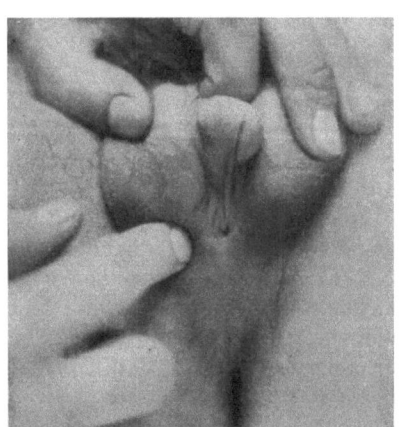

Abb. 471. Hypospadia perineo-scrotalis, deren Träger bis zum 16. Jahr als Mädchen erzogen wurde.

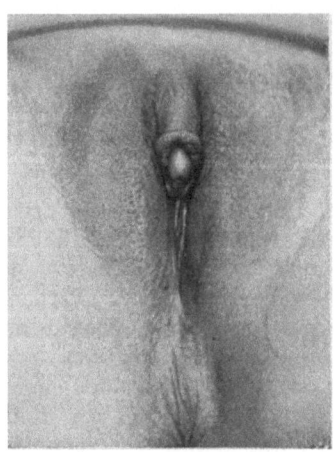

Abb. 472. Äußere Genitalien eines 14jährigen männlichen Scheinzwitters mit Vagina und mit Hoden im Bruchsack.

perinealis ist ohne weiteres gegeben. Die Mißbildung kann eine so hochgradige sein, daß eine Geschlechtsbestimmung unmöglich ist.

Die letzteren Formen liefern das größte Kontingent zu der Statistik der „erreurs de sexe", obwohl es sich oft nicht einmal um einen Pseudohermaphroditismus mit zum Teil weiblichen Attributen, sondern einfach um ein Bestehenbleiben des männlichen Typus etwa der 6. bis 7. Embryonalwoche handelt. Abb. 471 stammt von einem bis zum 16. Jahr als Mädchen erzogenen Individuum mit gut ausgebildeten Hoden. Erst der Stimmbruch gab Anlaß zur Änderung von Namen und Kleidung.

Die durch die hohen Grade von Hypospadie hervorgerufenen Irrtümer in der Geschlechtsbestimmung veranlassen uns, kurz auf das Kapitel „Hermaphroditismus und Pseudohermaphroditismus" einzugehen, da solche Fälle am häufigsten in die Hand des Chirurgen
kommen, und da von ihm auch gelegentlich operative Hilfe verlangt wird.

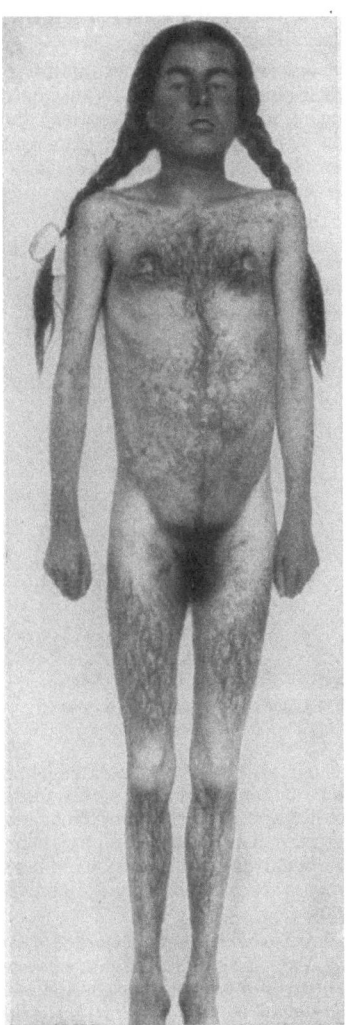

Der *wahre*, sich auf die *äußeren und inneren
Geschlechtsorgane* erstreckende *Hermaphroditismus*
kommt beim Menschen nicht vor. Das auch bei
Wirbeltieren nicht seltene gleichzeitige Vorkommen von männlichen und weiblichen Geschlechtsdrüsen ist zwar beim Menschen in seltenen Fällen
beobachtet worden, spielt aber praktisch keine
Rolle. Die Anomalie besteht vielmehr in der Regel
darin, daß die Entwicklung der übrigen Organe

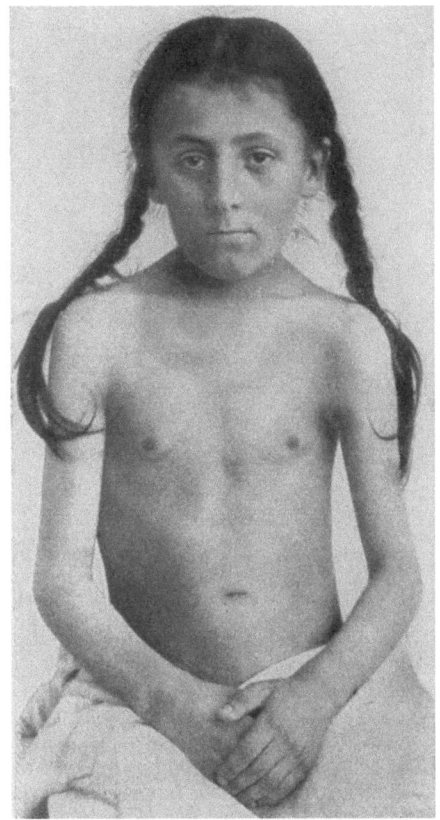

Abb. 473. Hirsutismus und Virilismus
bei Nebennierengeschwulst.

Abb. 474. 14jähriger männlicher Scheinzwitter.
(Siehe auch Abb. 472.)

nicht dem Geschlecht der Drüsen entspricht, oder daß sich aus der ursprünglich neutralen
Anlage heraus zum Teil männliche, zum Teil weibliche Organe entwickelt haben. Die
Ursache dieser Störungen liegt zum Teil primär in der Entwicklung des Geschlechts-
apparates begründet, zum Teil handelt es sich aber um eine nachträgliche endokrine Beeinflussung von Seiten anderer Drüsen, insbesondere der Nebennierenrinde. Die Hyperplasie
derselben ist imstande, eine ursprünglich weibliche Anlage intrauterin so sehr nach der
männlichen Seite umzustimmen, daß trotz des Vorhandenseins von Ovarien die äußeren
Gebilde ganz dem maskulinen Typus entsprechen. Setzt dieselbe Nebennierenwirkung erst
während der Entwicklungsjahre ein, so entstehen Hirsutismus und Stimmbruch, und die
gesamten sekundären Geschlechtscharaktere schlagen nach der männlichen Seite um mit
männlicher Behaarung und Klitorishypertrophie (Abb. 473).

In der großen Mehrzahl der Fälle handelt es sich jedoch einfach um *Hemmungsmiß-
bildungen*, bei denen trotz des Vorhandenseins von mehr oder weniger gut ausgebildeten
männlichen Drüsen der äußere Habitus von der einfachen perinealen Hypospadie weg

schließlich völlig den femininen Typus annimmt, bzw. auf dem neutralen Typus der embryonalen Entwicklung stehen bleibt. Dabei kann eine Vagina völlig fehlen, oder sie kann rudimentär ja selbst ausgesprochen entwickelt sein, und auch die Uterusanlage kann sich mehr oder weniger zu einem uterusähnlichen Gebilde auswachsen.

Im allgemeinen entsprechen die sekundären Charaktere und das psychische Verhalten dem Typus der Geschlechtsdrüse, ausnahmsweise demjenigen der äußeren Organe, oder es besteht eine quasi neutrale bzw. ambivalente Einstellung.

Alle diese Mißbildungen haben seit frühester Zeit das Interesse der Ärzte und der Laien auf sich gezogen, und wir besitzen seit dem Mittelalter eine ganze Anzahl von sorgfältigen Beobachtungen und genauen bildlichen Darstellungen, während sich allerdings daneben die Phantasie und die Fama in den absonderlichsten Vorstellungen erging. Ein Kuriosum ist der von ARNAUD mitgeteilte Fall von doppeltem Irrtum, wobei ein Beichtvater von einem Beichtkinde schwanger wurde und an der Geburt starb.

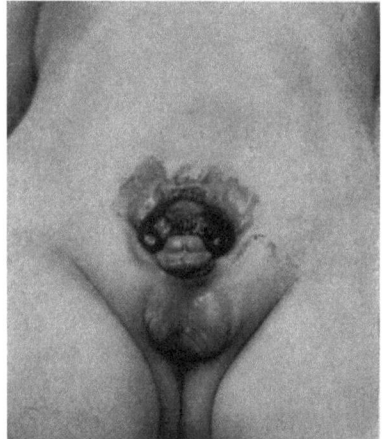

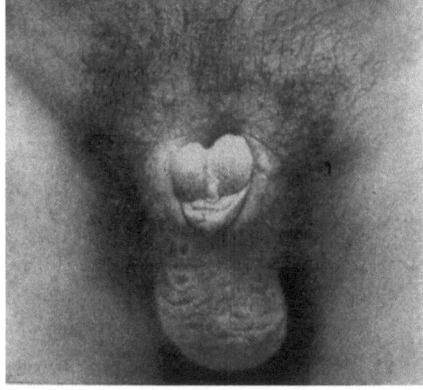

Abb. 475. Epispadie mit Blasenspalte, 8 Jahre alt.   Abb. 476. Epispadie, 14 Jahre alt.

Die soziale Bedeutung des Problems liegt auf der Hand, und wir müssen zugeben, daß die Lösung im Einzelfall gelegentlich ohne histologische Untersuchung der Drüse unmöglich ist. In der Praxis erfolgt dann die Geschlechtsbestimmung meist beim Neugeborenen aufs Geratewohl und wird später, je nach der eingetretenen Richtung der physischen und geistigen Entwicklung umgestellt. Der Vorschlag der Schaffung eines „Sexe indéterminé" bedeutet eine Bequemlichkeit für die ersten Jahre, das spätere Leben kennt diesen Begriff aber nicht und verlangt dann doch eine Entscheidung.

An den Chirurgen ist in solchen Fällen wiederholt das Ansuchen gestellt worden, entweder ein Plus zu beseitigen, oder ein fehlendes Organ, die Vagina zu schaffen, um eine gewisse anatomische Übereinstimmung mit dem äußeren Habitus und dem psychischen Empfinden herzustellen. Er wird aber immerhin gut tun, wenn irgend möglich, operativ Klarheit zu schaffen über den Typus der Geschlechtsdrüsen, wenn er einen Fehlgriff vermeiden will.

Die Epispadie ist meist mit der sog. Blasenspalte (Abb. 475) verbunden, bei welcher die Blase aufgeklappt in der Bauchwand liegt, und wo die Symphyse sich in der Regel nicht zusammengeschlossen hat. Eine Verwechslung dieses Zustandes mit irgendeinem anderen ist nicht möglich. Ein Beispiel von Epispadie mit Sphincterspaltung, aber ohne Blasenspalte, gibt Abb. 476, ein solches für reine Epispadia glandis Abb. 477.

Die **Phimose** führt einmal zu Smegmaretention, zu Entzündung des Praeputiums, zu Verwachsungen desselben mit der Glans, zu Steinbildung und auf nervösem Wege zu Incontinentia nocturna, Spermatorrhoe, Onanie. Häufig finden wir bei kleinen Knaben Hernien und Hydrocelen mit Phimose vergesellschaftet. Als harmloser Formfehler seien das *zu kurze Frenulum* und die *Palmatio penis* erwähnt.

Diagnostisch viel wichtiger sind die „*Geschwülste*" und die „*Geschwüre*". Wir unterscheiden aus praktischen Gründen zwischen den subcutanen Geschwülsten einerseits und den entzündlichen Geschwüren und ulcerierten Geschwülsten andererseits.

3. Geschlossene Geschwülste und Schwellungen.

a) Akute Schwellungen. Dieselben stellen sich als umschriebene Knoten oder als diffuse Schwellung und Steifung, Priapismus, dar. Wenn eine entzündliche Ursache (akute Cavernitis) fehlt, so denke man an eine traumatische oder spontane Blutung in die Schwellkörper (Leukämie), oder an eine aseptische Thrombose. Der Ausgang kann Restitutio ad integrum, Narbenbildung oder völlige Gangrän sein, je nach der Intensität des Prozesses. Auch länger dauernder Priapismus ohne anatomische Ursache ist beobachtet worden.

b) Chronische Schwellungen, Geschwülste. Subcutane Geschwülste sind am Penis Seltenheiten. Von gutartigen Gebilden sind sozusagen nur „*Atherome*" und „*Dermoide*", von bösartigen die „*Sarkome*" zu erwähnen. Die ersteren sitzen in bzw. unter der Haut, die letzteren gehen meist von den Schwellkörpern aus. Die Diagnose bietet also keine Schwierigkeiten. Nur darf man nicht etwa die „*chronische Cavernitis*", die derbe, knotige oder strangförmige Verhärtung in einem Schwellkörper, für ein beginnendes Sarkom halten. Diese Cavernitis

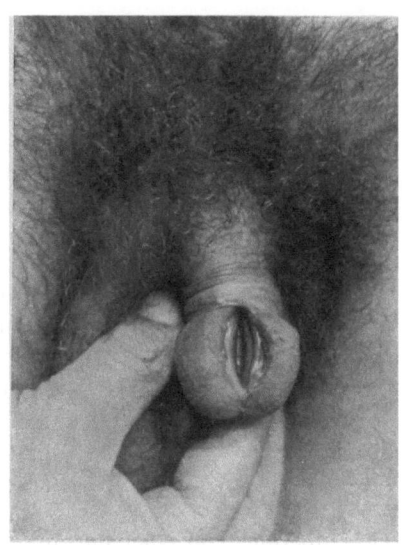

Abb. 477. Epispadia glandis.

findet sich meist bei Gichtpatienten und bei Diabetikern, besonders vom 5. Dezennium an. Die Hauptklage ist die über den „Strabismus" des Gliedes bei der Erektion. Den seltenen „*Penisknochen*" werden wir durch Palpation und Röntgenuntersuchung ohne weiteres als solchen erkennen. Ebenfalls keine echte Geschwulst ist die in den Tropen häufige, aber nach wiederholtem Erysipel und bei Harnfisteln auch bei uns beobachtete „*Elephantiasis*", durch welche das Glied zuerst zur Keule und schließlich zu einer umfänglichen, unförmlichen Geschwulst wird.

Obwohl kaum chirurgisch, seien auch die *spitzen Kondylome* (s. Abb. 478) erwähnt, eine sicher infektiöse Geschwulstbildung, die mit Gonorrhoe nichts zu tun hat.

4. Geschwürige Veränderungen.

Von ausgesprochen akuten Entzündungszuständen über die venerischen Geschwüre bis zum ulcerierten Krebs besteht eine ununterbrochene Reihe von klinischen Veränderungen, deren Diagnose stets eine vollständige Entblößung der Eichel, unter Umständen mit Hilfe des Messers, erfordert.

a) Ausgesprochene Entzündungserscheinungen im Bereiche der Vorhaut und der Glans in einem Alter, wo venerische Infektion noch nicht oder nicht mehr häufig vorkommt, sprechen für einfache „*Balanitis*" bzw. „*Balanoposthitis*". Bei kleinen Knaben hat dieselbe beinahe immer eine Phimose zur Ursache, bei alten Leuten bisweilen auch Smegmaretention ohne Verengerung der Vorhaut. Ist die Entzündung sehr ausgesprochen oder sehr hartnäckig, oder tritt sie — immer unter der Voraussetzung eines gewissen Grades von Smegmaretention — schon in mittleren Jahren auf, so untersuche man den Urin auf Zucker.

Schwere Grade von Vorhaut- und Eichelentzündungen sind auch schon im Verlaufe von akuten Infektionskrankheiten gesehen worden, ja selbst Gangrän der ganzen Penishaut.

Bei allen diesen Formen von Entzündung können die Leistendrüsen anschwellen und kann es ausnahmsweise zu ausgedehnteren lymphangitischen und phlegmonösen Komplikationen kommen.

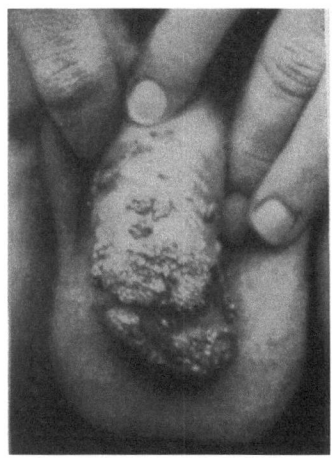

Abb. 478.   Spitze Kondylome des Praeputiums.

b) Ist eine venerische Erkrankung nicht ausgeschlossen, so diagnostiziert man eine einfache Balanitis nur dann, wenn jedes umschriebene Geschwür fehlt. Freilich darf man nicht eine oberflächliche Erosion mit einem wirklichen Geschwür verwechseln. Solche Erosionen können bei jeder Balanitis vorkommen und sind besonders auch dem „Herpes genitalis" eigen. Dieselben heilen aber bei sorgfältiger Reinhaltung unter jeder nicht reizenden Behandlung innerhalb weniger Tage aus, während ein wirkliches Geschwür zur Vernarbung längere Zeit braucht. Der harte Schanker stellt sich allerdings bisweilen auch bloß als eine oberflächliche Erosion dar. Er ist dann aber im allgemeinen an seinem verhärteten Grunde, seiner längeren Dauer und dem Spirochätenbefund von einer harmlosen Erosion zu unterscheiden. Atypisch ist die Erosion bei dem seltenen inguinalen Lymphogranulom.

c) Stellt sich die Erkrankung von Anfang an nicht als eine diffuse Veränderung, sondern als ein umschriebenes Geschwür dar, so kommen dieselben Erkrankungen in Betracht, die wir schon bei der Mundschleimhaut kennengelernt haben, allerdings in ganz verschiedenen Häufigkeitsverhältnissen. Als Seltenheit sind „tuberkulöse Geschwüre" bei Urogenitaltuberkulose an Vorhaut und Eichel gesehen worden.

Für zivilisierte Länder der Geschichte angehörig sind jene Tuberkulosen, die nach ritueller Beschneidung entstehen, wenn das Blut durch einen tuberkulösen Beschneider ausgesaugt wird.

Die Fragestellung dreht sich vielmehr um weichen und harten Schanker, Gumma und Krebs. Ist ein Geschwür wenige Tage nach dem infizierenden Geschlechtsverkehr entstanden, so ist es vorläufig ein „weicher Schanker", der aber nach 2—3 Wochen bei zufälliger Doppelinfektion noch hart, syphilitisch werden kann. Die erstere Diagnose wird durch den Nachweis des DUCREYschen Bacillus und binnen wenigen Tagen durch die typischen, diffus infiltrierenden schmerzhaften Bubonen erhärtet, die Diagnose nachträglicher syphilitischer Umwandlung durch die Hartnäckigkeit, mit welcher der Schanker der nichtspezifischen Behandlung trotzt, durch den Spirochätennachweis, ferner — nach 5—6 Wochen — durch die Serumreaktion und endlich, am sichersten, durch die Erscheinungen der Verallgemeinerung. Ist das Geschwür erst nach 2 bis 3 wöchiger Inkubation entstanden, so ist die Diagnose eines „harten Schankers" sicher, und der Spirochätenbefund auf dem Geschwür sowie die nach weiteren 2 Wochen sich einstellende Drüsenschwellung können sie nur noch bestätigen.

Schwieriger liegen die Dinge, wenn bei einem im Krebsalter stehenden Patienten jede frische Infektionsgelegenheit außer Betracht fällt. Hier handelt es sich hauptsächlich um „*Gumma*" oder „*Krebs*". Eine falsche Diagnose kann den Patienten nach beiden Richtungen hin zu Schaden und den Arzt in Verlegenheit bringen. Amputiert dieser, wie es schon geschehen ist, ein Gumma als Krebs, so muß er sich wegen leichtfertiger Verstümmelung verantworten. Behandelt er umgekehrt einen Krebs wochen- und monatelang als Gumma, so läuft er Gefahr, ein heilbares Leiden zu einem unheilbaren werden zu lassen. Beides läßt sich bei einigem Zusehen vermeiden. *Blumenkohlartige Krebse* sind, wenn ausgebildet, ohne weiteres als solche zu erkennen. Sie entstehen besonders auf Grund alter Phimosen (darum nach BARNEY selten bei Israeliten), angeblich auch auf venerischen Narben, und durchfressen mit der Zeit das äußere Vorhautblatt. Der *flache Krebs* gleicht schon mehr dem syphilitischen Geschwür, besitzt aber nicht den speckigen Grund des Gumma. Nicht zu verkennen ist endlich der *markige, knotenbildende Krebs* (s. Abb. 479). Allen vom Praeputium bedeckten Krebsen gemeinsam ist der stinkende Ausfluß aus demselben. Sicherheit gibt die vor der Operation nie zu versäumende histologische Untersuchung, verbunden mit der WASSERMANNschen Reaktion.

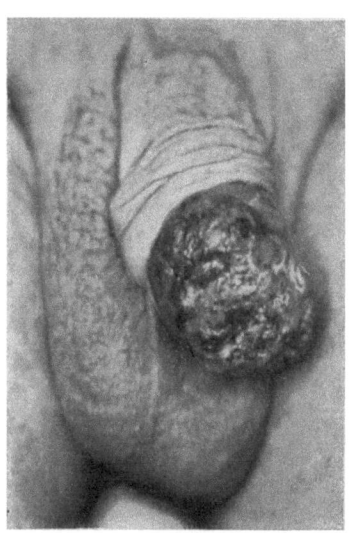

Abb. 479. Krebs der Glans penis.

Daß bei Gumma Drüsenschwellung fehlt, daß sie beim Krebs auch fehlen *kann* oder zu irgendeiner beliebigen Zeit auftritt, während sie beim harten Schanker im klassischen Augenblick erscheint, das alles haben wir schon bei den Geschwüren der Mundhöhle gesehen.

Hier sind auch die histologisch den malignen Granulomen ähnlichen Schwellungen der Leistendrüsen zu erwähnen, welche einer ätiologisch noch ungeklärten Infektionskrankheit des Genitalapparates angehören.

Eine Verwechslung wäre schließlich noch denkbar zwischen beginnendem papillärem Krebs und dem oben erwähnten „*spitzen Kondylom*". Das „*Hauthorn der Glans*" ist ohne weiteres zu erkennen.

Die gleichen Probleme stellen sich mutatis mutandis auch für die *Geschwülste und Geschwüre der äußeren weiblichen Genitalien.*

Von „*gutartigen Gebilden*" seien als besonders häufig erwähnt die Riesenkomedonen und Atherome der Labien, die weichen Fibrome, die Elephantiasis, die Cysten der BARTHOLINIschen Drüsen, von „*bösartigen Gebilden*" das Cancroid der Vulva, besonders dasjenige der Klitoris.

Jede nicht anderswie erklärte Schwellung der Leistendrüsen muß den Arzt veranlassen, die Vulva genau zu untersuchen.

Fünfter Teil

Die chirurgischen Erkrankungen des Beckens und der Wirbelsäule.

77. Beckengeschwülste.

Das Becken ist in seiner größten Ausdehnung so sehr von Weichteilen überlagert, daß seine Geschwülste anfangs leicht übersehen werden, selbst dann,
wenn sie sich nicht ausschließlich nach innen zu entwickeln. Es ist deshalb
um so wichtiger, auch den indirekten Symptomen derselben rechtzeitig die gebührende Beachtung zu schenken.

Wächst eine Beckengeschwulst nach innen, so wird sie über kurz oder lang
auf die *Beckenorgane drücken, sie verdrängen.* Es sind also besonders Blasen-
und Mastdarmstörungen, welche an dieses Übel denken lassen und zu einer
sorgfältigen bimanuellen Untersuchung vom Mastdarm und von der Unterbauchgegend her veranlassen müssen. Bekannt sind fernerhin die Geburtsstörungen,
welche durch derartige, auch kleine Geschwülste des Beckeninnern verursacht
werden. Der erfahrene Geburtshelfer erwägt, wenn sich der Kopf des Kindes
nicht normal einstellen will, neben anderen Möglichkeiten stets auch diejenige
einer Beckenneubildung.

Wächst die Geschwulst mehr nach außen oder gehört sie dem großen Becken
an, so werden wir durch zwei andere Symptome auf dieselbe aufmerksam gemacht, nämlich durch das *Erscheinen eines Höckers* an irgendeiner Stelle des
Beckens und durch die Folgen des *Druckes auf Nervenstämme.* Frühzeitiges
Sicht- und Fühlbarwerden der Geschwulst ist hauptsächlich den Neubildungen
der Darmbeinkante eigen. Patienten mit Druck auf die Nerven dagegen werden
manchmal monatelang, mit Ischiasdiagnose versehen, in Bäder geschickt.

Ein 52jähriger Mann sucht verschiedene Ärzte wegen Ischias auf. Bei einer ersten
Untersuchung finden wir keine materielle Ursache der Neuralgie. Der Mastdarm ist frei,
die Prostata normal, und am Becken läßt sich nichts Abnormes tasten. Auch die Wirbelsäule erweist sich als normal. Nach 9 Monaten zeigt sich der Patient wieder, und nun fällt
auf, daß die Schmerzen mehr das Gebiet des Nervus femoralis als dasjenige des Hüftnerven
betreffen; gleichzeitig findet sich eine auffallende Schwäche der Schenkelbeuger. Der
Patient muß sein linkes Bein mit beiden Händen heben, um es auf den Untersuchungstisch
zu bringen. Daneben bestehen Schmerzen in der Lendengegend; der 12. Brustwirbeldorn
ist druckempfindlich und ebenso die Mitte des Brustbeins. Die Diagnose „Ischias" fiel
nun dahin und es mußte an eine organische Schädigung der großen Nervenstämme des
linken Beines gedacht werden. Eine mittlerweile in der Tiefe fühlbar gewordene Geschwulst
des linken Darmbeins erklärte alle Symptome, und ein lautes, mit dem Stethoskop ver-
nommenes Blasen bestätigte die Diagnose „Sarkom". Die Schmerzhaftigkeit der Lendenwirbel und des Brustbeins ließ Metastasen annehmen und schloß damit jeden operativen
Versuch aus.

Bisweilen stehen Erscheinungen von seiten der *Gefäße*: zunehmendes Ödem
eines Beines im Vordergrunde. Noch dringender wird der Verdacht, wenn
Symptome von Nerven- und Gefäßkompression gleichzeitig vorhanden sind.

Die *objektive Untersuchung* hat festzustellen, ob die Geschwulst wirklich
vom Becken ausgeht. Von den Beckenknochen ins Innere wachsende Geschwülste
stellen sich in der Regel als mehr oder weniger kugelige, auch höckerige Gebilde dar, die an oft eng umschriebener Stelle mit dem Becken zusammenhängen.
Bösartige Geschwülste der Beckeneingeweide machen im Gegensatz hierzu,
wenn sie einmal mit dem Becken verwachsen sind, den Eindruck einer diffusen,

derben Masse, welche die Beckenhöhle sozusagen ausgießt. Gutartige Geschwülste der Beckeneingeweide verwachsen mit dem Becken nie so fest, daß sie zu Verwechslung Anlaß geben könnten.

Höchstens wäre es denkbar, daß ein Beckenchondrom für ein fest eingekeiltes Fibromyom gehalten würde. Die Untersuchung in Narkose würde aber auch hier Klarheit schaffen, da sich auch fest eingekeilte Myome in Narkose meist bewegen lassen.

Ich habe wiederholt gesehen, daß ein prall gespannter, die innere Beckenschaufel oder das kleine Becken einnehmender *Senkungsabsceß* für ein Sarkom gehalten wurde, besonders wenn er Zirkulationsstörungen in einer Extremität bedingte.

Ist einmal eine Beckengeschwulst greifbar geworden und vielleicht schon so groß, daß sie an den Kleidermacher besondere Anforderungen stellt, dann hat es mit der Diagnose keine Schwierigkeiten mehr. Knollig der Beckenschaufel, ganz besonders der Gegend des Iliosacralgelenks aufsitzende Geschwülste sind meist „*Osteochondrome*", bei denen häufig, bisweilen noch nach jahrelangem Bestehen, eine „*sarkomatöse*" Komponente hinzutritt (s. Abb. 480). Im Gegensatz zu den mehr infiltrierend wachsenden primären Sarkomen führen sie selten zu Erscheinungen von seiten der Nerven. Expansivpuls und blasende Geräusche über der Geschwulst sprechen für primäres Sarkom, kommen aber auch bei metastatischen Geschwülsten (Hypernephrom) vor.

Bei den *Sarkomen der Gegend der Hüftgelenkspfanne* glaubt man anfangs an Coxitis, und nur die schon früh auftretende anhaltende Neuralgie des Hüftnerven in Verbindung mit der lange ungestört bleibenden Beweglichkeit

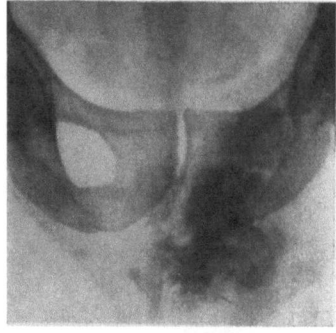

Abb. 480. Osteochondrosarkom des Schambeins.

des Gelenks lassen an Schlimmeres denken. Ähnlich vermutet man bei Sarkomen der Iliosacralgegend anfangs eine Iliosacraltuberkulose. Gerade hier kann unter Umständen die Auskultation eine Frühdiagnose erlauben. Auch die im Pfannendach lokalisierte Ostitis fibrosa kann zu langdauernden, mäßig starken Hüftschmerzen bei Belastung führen.

Nicht selten stellt die Beckengeschwulst eine Metastase einer bisweilen bis zum Tode unerkannt bleibenden bösartigen Primärgeschwulst dar (Prostatakrebs, Hypernephrom, Brustkrebs, Struma maligna).

Das *Röntgenbild* zeigt die Ausdehnung der Zerstörung des Knochens und die Beteiligung von Knochenneubildung am Aufbau der Geschwulst.

Neben den bisher besprochenen Beckengeschwülsten sind die seltenen „*Fibrome*" zu erwähnen, die vom Darmbein her in die vordere Bauchwand hineinwachsen, und die sowohl durch ihre Vorliebe für das weibliche Geschlecht als auch durch ihr an der Grenze der Bösartigkeit stehendes klinisches Verhalten an die Bauchdeckenfibrome erinnern.

Sarkomähnlich sehen bisweilen auch im Röntgenbild die Veränderungen der *Ostitis fibrosa* bzw. *fibrosa cystica* aus. Eine sichere Diagnose läßt sich bloß auf Grund entsprechender Veränderungen an anderen Stellen des Skelets und mittels der Probeexcision stellen.

Bei der Diagnostik der Beckengeschwülste stets zu berücksichtigen sind die „*Fibrome*" und „*Sarkome der Beckenmuskeln*". Sie entstehen am häufigsten im Bereiche der Gesäßmuskeln. Solange sie bei erschlaffter Muskulatur noch beweglich sind, ist die Diagnose einer im Muskel entstandenen Geschwulst leicht, und wir haben nur noch auf Grund der Form und Konsistenz sowie besonders des mehr oder weniger raschen Wachstums zwischen Fibrom und Sarkom zu unterscheiden.

Dies ist freilich nicht immer möglich, denn es gibt Geschwülste, welche makroskopisch und histologisch zu den Fibromen zu gehören scheinen, die aber doch hartnäckig Rezidive machen und deren histologischer Charakter sich auch von Rezidiv zu Rezidiv mehr und mehr nach dem Sarkom hin verschiebt.

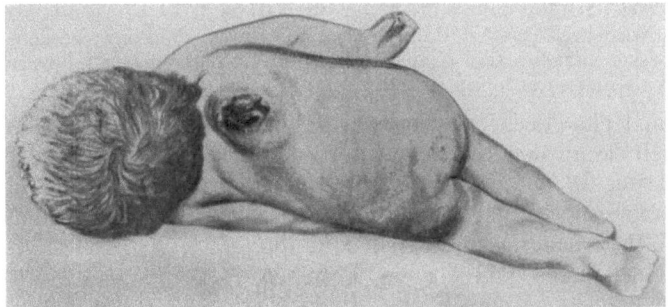

Abb. 481. Rachischisis posterior. Die dunkle Partie entspricht der Area medullo-vasculosa.

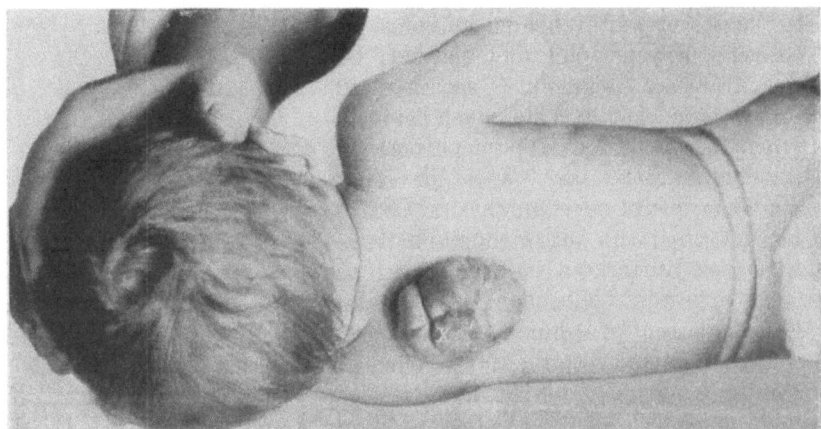

Abb. 482. Myelomeningocele mit auf der Abbildung deutlich sichtbarem Polgrübchen (X).

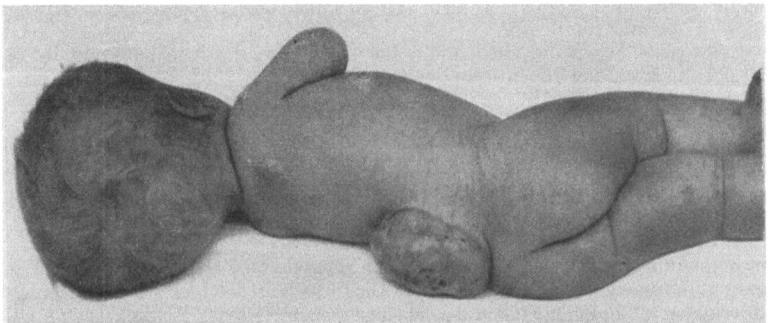

Abb. 483. Myelomeningocele mit Hydrocephalus von 3 Liter Inhalt, 2 Jahre alt.

Die Beckentumoren geben uns endlich Anlaß, eine Gruppe von Geschwülsten zu erwähnen, die, weil von keinem Organ ausgehend, bei der Besprechung der Bauchgeschwülste gewöhnlich zu kurz kommen.

Es sind dies die „Geschwülste des Beckenbindegewebes". Mit wenigen Ausnahmen sind es „Dermoidcysten", welche, von dem perirectalen Beckenbindegewebe ausgehend, sich nach oben vom Levator ani entwickeln, und zwar meist nach links hinten vom Mastdarm, und welche besonders als Geburtshindernisse bekannt sind. Wachsen sie hauptsächlich nach oben, so hält man sie beim Weibe für im DOUGLASschen Raum verwachsene Eierstocksgeschwülste. Dehnen sie sich mehr nach unten aus, so ist man vor allem geneigt, an einen Senkungs-absceß zu denken. Die pralle Spannung, die gut abgegrenzte rundliche Form und die starke Verdrängung der Nachbarorgane zeigen aber doch, daß man es mit einem selbständigen Gebilde zu tun hat. Den sichersten Beweis für ihren Dermoidcharakter liefert die Probepunktion. Beim Manne, wo diese Dermoide sehr selten sind, wird man, wenn er das Alter hierzu besitzt, zuerst an Prostata-hypertrophie denken.

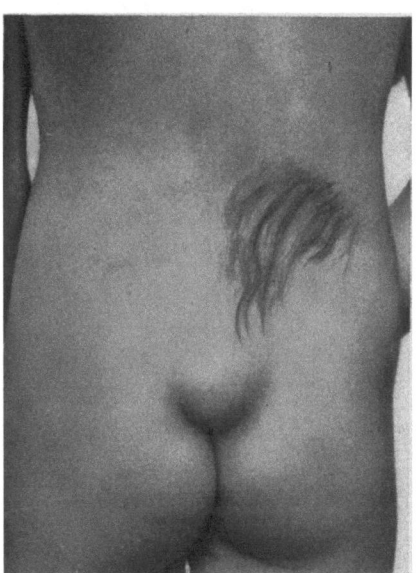

Abb. 484. Meningocele mit Haarschopf.

Diese Diagnose wurde vom Arzte bei einem meiner Kranken während 18 Jahren gestellt. Erst als der Patient sich einen falschen Weg gebohrt hatte, und als ihn auch die Dorf-hebamme nicht mehr katheterisieren konnte, ließ er sich mit seiner mannskopfgroßen Cyste ins Spital aufnehmen.

Den gleichen Fehldiagnosen unterliegen die ebenfalls sehr seltenen „*serösen Cysten der Prostata*" und des „*retroprostatischen Binde-gewebes*". In einigen Fällen hat man schließ-lich im Beckenbindegewebe auch schon *Echino-kokken* gefunden.

78. Angeborene Veränderungen der Wirbelsäule.

Finden wir bei einem Neugeborenen eine mediane, der Wirbelsäule wenig oder nicht verschieblich aufsitzende Ge-schwulst, so denken wir sofort an den Sammelbegriff „Spina bifida". Da die klinischen Zeichen es nicht erlauben, alle feineren Unterschiede zu erkennen, so wollen wir nur in großen Zügen angeben, um was sich die Diagnose drehen wird.

Einmal können Wirbelsäule, Rückenmarkshüllen und Rückenmark völlig gespalten aufgeklappt daliegen, eine flache Rinne, oder bei gleichzeitiger Kyphose einen Buckel bildend (Abb. 481) — **Rachischisis posterior**. Gewöhnlich ist durch andere Mißbildungen, besonders am Schädel und Hirn, Lebensfähigkeit ausgeschlossen.

In weniger schweren Fällen ist zwar das Rückenmark auch noch gespalten und bildet die rötliche Area medullo-vasculosa, die Defektbildung ist aber geringer als in dem vorigen Falle. Die „Geschwulst" wird gebildet durch vermehrte Ansammlung von Cerebrospinal-flüssigkeit im Bereich der weichen Rückenmarkshäute, auf der Ventralseite des aufgeklappten Markes — **Myelomeningocele** (Abb. 482 und 483). Dieser Typus geht mit Zwischenstufen über in diejenige Form, bei welcher das Rückenmark geschlossen, aber mit der dorsalen Wand des Sackes verwachsen aus dem Kanal ausgetreten ist. Die Flüssigkeitsansammlung findet sich auch hier ventral in den weichen Häuten, bisweilen aber gleichzeitig auch in dem erweiterten Zentralkanal — **Hydromyelomeningocele**. Die Geschwulst ist an der Peripherie von normaler Haut, auf der Kuppe von feiner, narbenähnlich aussehender Epidermis bedeckt.

Ist das Rückenmark im Sacke frei, überall von Arachnoidea bedeckt, und ist der Zentral-kanal hochgradig erweitert, so haben wir die **Myelocystocele** vor uns. Besteht endlich die Geschwulst nur aus vorgestülpter Pia und Arachnoidea, so handelt es sich um eine **reine Meningocele** (Abb. 484). Ob sich die Dura an der Wand des Sackes beteiligt, oder ob sie in der Höhe der Knochenlücke aufhört, das ist noch umstritten.

MARCHAND hat alle mit herniöser Vorlagerung des Rückgratinhaltes ver-bundenen Formen aus praktischen Gründen zusammengefaßt unter dem Begriff

der *Spina bifida cystica*. Die klinische Unterscheidung der einzelnen anatomischen Formen stützt sich einmal auf das Fehlen oder Vorhandensein von
anderweitigen Mißbildungen. Je mehr solche vorhanden sind und je schwerer
sie sind, um so schwerer ist in der Regel auch die Veränderung an Wirbelsäule
und Rückenmark. Am häufigsten findet sich Hydrocephalus mit Spaltbildung

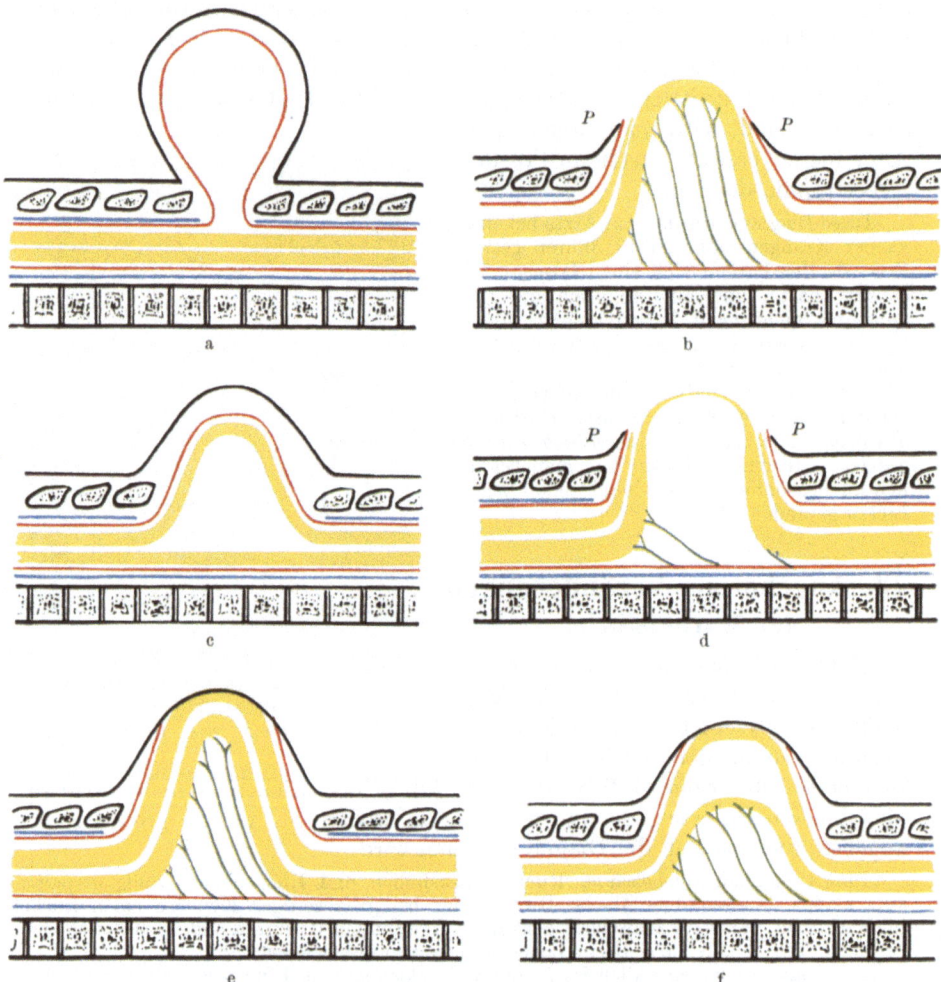

Abb. 485 a—f. Schematische Darstellung der wichtigsten Formen der Spina bifida. a Meningocele, b Myelocystocele, c—e verschiedene Grade von Myelomeningocele, f Myelocystomeningocele. Haut schwarz,
Dura blau, Pia rot, Rückenmark gelb; *P—P* Polgrübchen.

an der Wirbelsäule und am Rückenmark verbunden, wobei wahrscheinlich
beide Mißbildungen Folgen einer primären Störung der Liquorzirkulation darstellen. Weitere Schlüsse ziehen wir aus dem Verhalten der Rückenmarksgeschwulst selbst. Ist eine Area medullo-vasculosa vorhanden, oder finden
sich auf einer epidermisierten Fläche je ein orales und ein caudales Grübchen
(Abb. 482), so ist das Rückenmark sicher gespalten. Lassen sich durch die
Sackwand hindurch von einer dorsalen Verdickung derselben ausgehende, nach
der Wirbelsäule hin verlaufende Stränge verfolgen, so werden wir dieselben als
Nervenstämme deuten und annehmen, daß das Rückenmark, gespalten oder
nicht, mit der dorsalen Wand des Sackes verwachsen ist. Fehlen solche Stränge,

so wird eine Myelocystocele oder eine Meningocele vorliegen. Auch die letztere enthält allerdings, besonders im Bereiche der Cauda equina, in ihrer Wand bisweilen schlingenförmig in die Rückgrathöhle zurücktretende Nervenstämme. Die Beurteilung dieser Dinge wird bei größeren Säcken durch die Untersuchung im durchfallenden Lichte erleichtert, sowie durch den Umstand, daß reine Meningocelen sozusagen nur im Sacralteil vorkommen.

Von besonderem diagnostischen Interesse sind endlich jene Fälle, in denen die Spaltbildung der Wirbelsäule und die Veränderung des Rückenmarkes bzw. seiner Hüllen so unbedeutend sind, daß bei oberflächlicher Untersuchung gar nichts bemerkt wird. Was den Patienten zu uns führt, das sind vielmehr leichte sensible oder motorische Lähmungserscheinungen, vielleicht auch trophische Störungen im Bereich der unteren

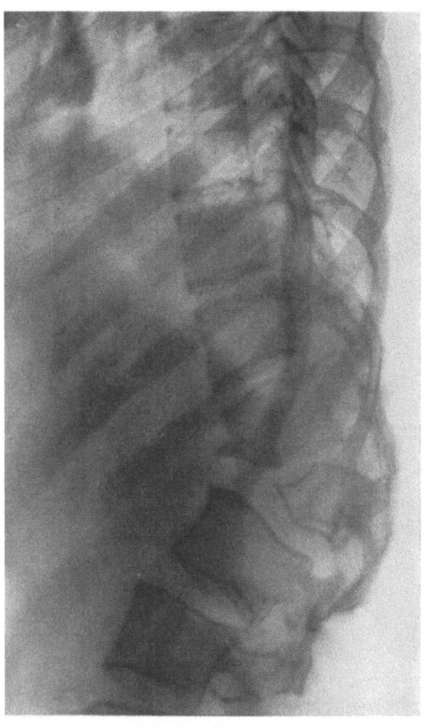

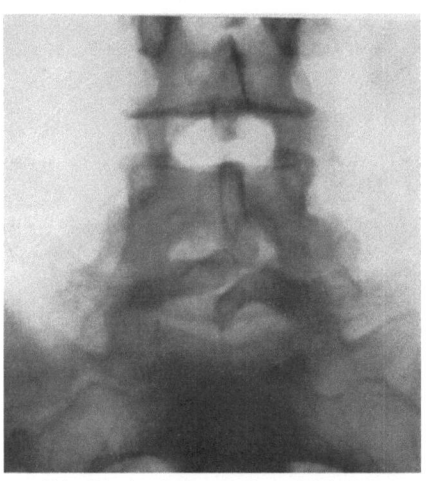

Abb. 486. Angeborener offener Wirbelbogen.   Abb. 487. Angeborener Keilwirbel.

Extremitäten, oft auch nur eine Störung im Muskelgleichgewicht, welche zu Klump- oder Hohlfuß geführt hat (s. diese). Sind die Symptome besonders motorischer Natur, so denkt man zuerst an Poliomyelitis. Sehen wir uns aber den Rücken an, so fällt eine meist in der Lendengegend sitzende, stark ausgeprägte Behaarung auf. Die Haare sind gewöhnlich in einem quer zur Wirbelsäule liegenden, nach unten konvexen Halb- oder Viertelkreis angeordnet und können manchmal recht lang werden. An der Haut sehen wir bisweilen leichte narbige Veränderungen. Tasten wir die Wirbelsäule ab, so finden wir in der Höhe der Behaarung die Reihe der Wirbeldornen durch eine Lücke unterbrochen, in der eine oft nur erbsen- bis kirschgroße, bisweilen aber auch größere elastische Geschwulst sitzt. Wir haben es mit der Mißbildung zu tun, die man **Spina bifida occulta** nennt, wenn eine augenfällige Vorwölbung fehlt. Die gefühlte Geschwulst ist, dem tiefen, lumbalen Sitz der Spaltbildung entsprechend, meist eine *reine Meningocele*. In manchen Fällen fehlen auch die nervösen Störungen völlig, und einzig die abnorme Behaarung weist auf die Mißbildung hin.

Den leichtesten Grad der Spaltbildung der Wirbelsäule stellen die meist am 5., selten auch an höheren Lendenwirbeln vorkommenden Defekte der

Wirbelbogen dar (s. Abb. 486), bei denen das Rückenmark und seine Hüllen sich normal verhalten. Die Spaltbildungen gehen von einer nur im Röntgenbild sichtbaren Dehiszenz bis zum völligen Bogenmangel. Sie sind gewöhnlich symptomlos und werden zufällig bei der Röntgenuntersuchung gefunden. Es gibt aber immerhin seltene Fälle, bei denen nach größeren körperlichen Anstrengungen Lendenschmerzen auftreten, deren Zusammenhang mit der

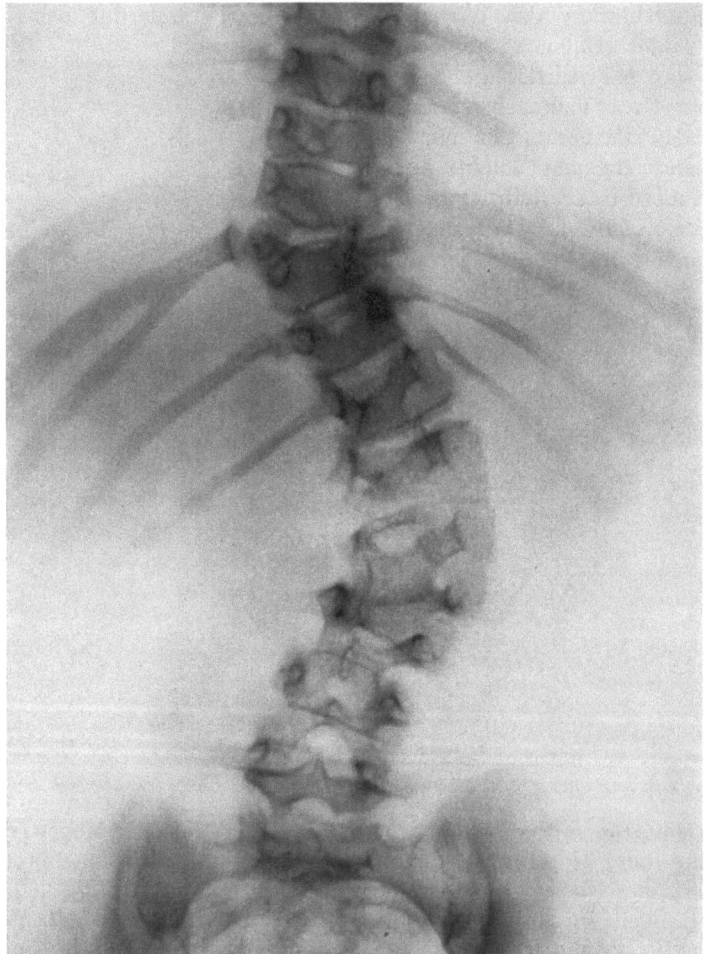

Abb. 488. Angeborene Fehlbildungen in Wirbeln und Rippen.

Mißbildung nicht ohne weiteres in Abrede gestellt werden kann. Am meisten Schwierigkeiten machen derartige Fälle bei der Begutachtung nach traumatischen Einwirkungen.

Abb. 487 zeigt einen angeborenen Keilwirbel, Abb. 488 eine an mehreren Wirbeln sich äußernde Deformität.

Eine häufige, zu Unrecht als Grund für bestehende Kreuzschmerzen angeschuldigte Anomalie sehen wir in der „Sakralisierung" des untersten Lendenwirbels (s. Abb. 489) in der Lumbalisierung des obersten Kreuzbeinwirbels (s. Abb. 490).

Die Kreuz- und Steißgegend ist endlich der Sitz von allen möglichen, meist angeborenen Geschwülsten: Fibromen, Angiomen, Lipomen, Sarkomen,

Chordomen, Teratomen, welch letztere von den einfachen Dermoidcysten bis zu den fetalen Implantationen und den eigentlichen Doppelmißbildungen eine ununterbrochene Reihe bilden. Manchmal sind solche Geschwülste isoliert vorhanden, in anderen Fällen verbinden sie sich mit Spaltbildungen an Wirbelsäule und

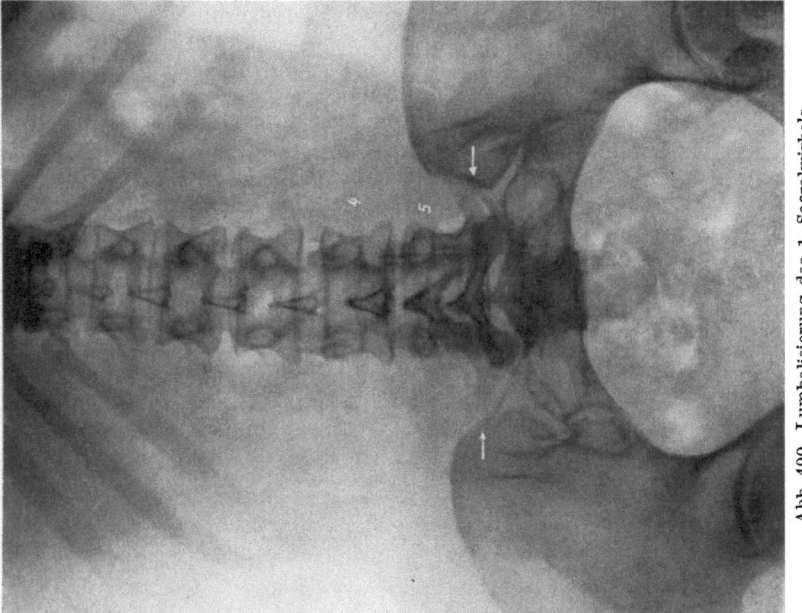

Abb. 490. Lumbalisierung des 1. Sacralwirbels.

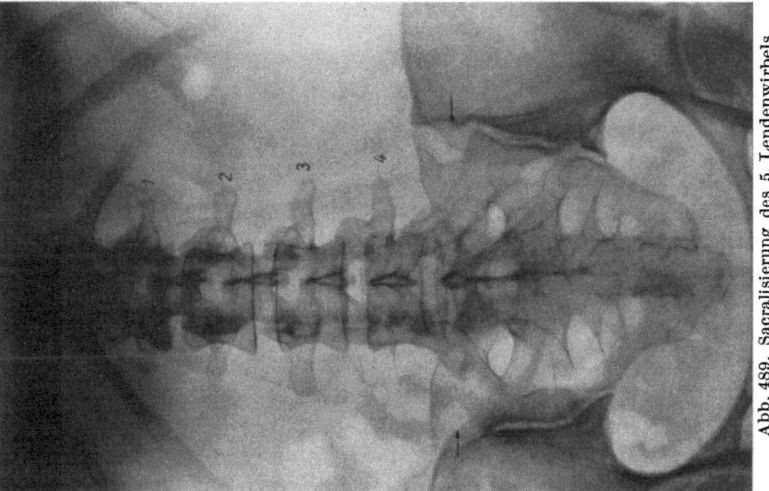

Abb. 489. Sacralisierung des 5. Lendenwirbels.

Rückenmark. Bisweilen erlaubt der einheitliche Charakter der Geschwulst die Diagnose Fibrom, Lipom, Dermoidcyste, Lymphangiom zu stellen; in der Regel wird man sich aber mit der summarischen Diagnose einer „angeborenen Sacralgeschwulst" begnügen müssen und wird das Weitere dem Mikroskop überlassen.

Abb. 491 zeigt eine sacrale Riesengeschwulst, welche sich bei der histologischen Untersuchung als ein malignes Chordom erwies. Geschwülste aus den Resten der Chorda dorsalis finden sich besonders am Clivus Blumenbachi und am Sacralende der Chorda.

Ist ein Dermoid durchgebrochen, so entsteht die schon bei den Perineal-
fisteln erwähnte *Dermoidfistel*.

Stellt sich ein sacrales Anhängsel als Schwanz dar, so werden Palpation
und Röntgenbild rasch entscheiden, ob es sich um ein bloßes Weichteilgebilde —
Pseudoschwanz (Lipom, Fibrom), oder um einen *Stummelschwanz* (s. Abb. 492)
ohne Knochen, oder um einen mit einer Verlängerung der Wirbelsäule ver-
sehenen *echten Schwanz* handelt.

Solche Reste einer früheren Entwicklungsperiode finden sich zwar nicht bei ganzen
Völkerschaften. wie behauptet wurde, wohl aber bei einzelnen, besonders männlichen
Individuen aller Rassen vor, und zwar vom
bescheidenen Stummel bis zum ansehnlichen,
selbst schweineschwanzähnlichen Gebilde.

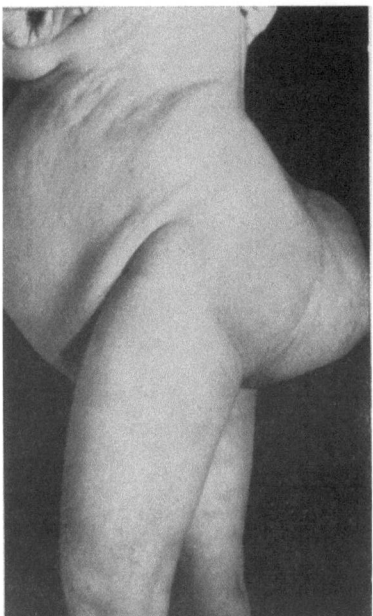

Abb. 491. Malignes Chordom, 76 Jahre alt.

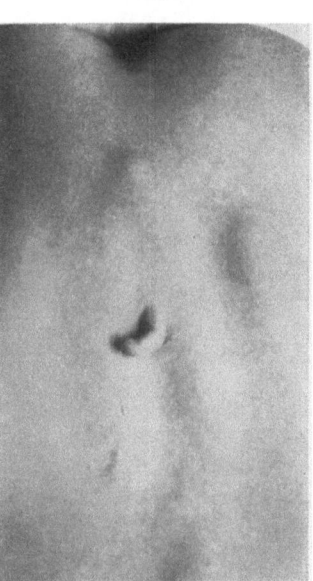

Abb. 492. Stummelschwanz.

79. Lumbago.

Die Bezeichnung „Lumbago“ umschreibt meist unser Nichtwissen lateinisch.
Jeder Lendenschmerz wird mit diesem Namen versehen, wenn man seine Ursache nicht kennt. Solange wir diese Bezeichnung nicht abschaffen können,
sollte sie wenigstens nur für jenen plötzlich einsetzenden Schmerz gebraucht
werden, welcher dank der Plötzlichkeit des Auftretens und dank der unbekannten Ätiologie von jeher mit dem Namen „Hexenschuß“ bedacht wurde!
Damit fallen die Lendenschmerzen bei Spondylitis, bei Nierenstein und Nierentuberkulose, bei chronischer Colitis (besonders links) hinweg, um nur einiges
Wichtigere hervorzuheben, ganz abgesehen vom Lendenschmerz, der bei infektiösen Erkrankungen auftritt, von der Influenza bis zur Variola, einschließlich
der Syphilis. Die Lumbago im engeren Sinne wurde früher je nach Vorliebe von
dem einen als rheumatisch, von dem andern als traumatisch aufgefaßt, ohne
daß diese Namensgebung weitere Bedeutung gehabt hätte. Seit der Zeit der
Unfallversicherung gibt es dagegen kaum einen Zustand, der häufiger zum
Zankapfel geworden wäre, als gerade die Lumbago. Schuld daran ist nicht
nur die Begehrlichkeit der Versicherten, sondern vor allem der Umstand, daß
wir nicht recht wissen, was die Lumbago rheumatica ist. Zum Teil kann es
sich dabei um einen auf Grund von Kälte entstandenen Zustand von Muskel-

härte handeln („Myogelose" nach LANGE), zum Teil um lokale Muskelfaser-
zerreißungen infolge lokaler Koordinationsstörungen. Dafür spricht das rasche
Verschwinden der Schmerzen nach Anästhesierung der betreffenden Muskel-
partie.

In anderen Fällen ist die Veranlassung des Schmerzes in einer großen Zahl
der Fälle eine unvermutete und gerade deshalb nicht durch Feststellung der
Wirbelsäule (Gelenkschluß) vorbereitete Bewegung irgendeines Abschnittes
der Wirbelsäule. Die erste Folge ist wegen des Fehlens des Gelenkschlusses
eine zu ausgiebige Bewegung in den Wirbelgelenken (nach VERAGUTH oft kombiniert mit „Aspiration" und Einklemmung von Gelenkkapselteilen bei lokalem
Versagen der muskulären Kapselspanner) und das Endergebnis eine leichte
Distorsion derselben, mindestens eine *Arthralgie*. Daß es Leute gibt, denen
dies öfter zustößt als andern, das ist nicht zu bezweifeln.

Durch „rheumatische", richtiger gesagt infektiöse und diathetische Einflüsse — Infektionskrankheiten, Gicht, Diabetes — können Gelenke, Muskeln
und Nerven vulnerabler, zu „Lumbago" in höherem Grade disponiert werden
und wohl auch durch Übermüdung und durch Kältewirkung.

Aus dem eben Gesagten geht hervor, daß zwischen vielen Fällen von ge-
wöhnlichem Hexenschuß und der sog. Lumbago traumatica kein prinzipieller
sondern nur ein gradueller Unterschied besteht. Beim Hexenschuß ist das Trauma
ein so leichtes, daß es aus dem Rahmen der gewöhnlichen Bewegungen nicht
heraustritt, und daß eine traumatische Wirkung nur deshalb zustande kommt,
weil das Individuum es versäumt hatte, seine Muskeltätigkeit zu koordinieren
und die Wirbelgelenke in geeigneter Weise festzustellen, oder weil es eine besondere
pathologische Veranlagung besitzt.

Ein bezeichnendes Beispiel hierfür erlebte ich anläßlich einer Hochtour an einem meiner
Begleiter, welcher (zur Sicherung eines am Seil hängenden Teilnehmers) gezwungen war,
während einer Stunde in gebückter Haltung auf schmalem Eisgrat zu verharren. Kurz
nach Ankunft in der Hütte stellte sich bei demselben bei einer ganz gewöhnlichen Körperdrehung eine heftige Lumbago ein. Hier hatten die psychische Entspannung zusammen
mit der übermüdeten Rückenmuskulatur auf dem Wege einer lokalen Muskelkoordinations-
störung zu einer lokalisierten Muskelzerrung geführt.

Gelegentlich kann es im Anschluß an wiederholte, ermüdende Muskelkon-
traktionen zu langanhaltenden Schmerzzuständen an den Knochenursprüngen der
Lendenmuskulatur kommen, z. B. an den Beckenkämmen. Sog. Tendoperiostitis
(VERAGUTH). Novocaininjektion beseitigt meist dauernd solche Reizzustände.

Bei den Veränderungen dagegen, welche man *im Sinne der Unfallgesetzgebung* als Lumbago traumatica bezeichnen darf, handelt es sich um eine schwerere,
über die gewöhnliche Leistungsfähigkeit der Wirbelsäule hinausgehende Exkursion:
Überbiegung, Überstreckung, abnorme Drehung usw., welche trotz normaler
Muskelaktion zu Distorsion, zu Muskelrissen, zum Abriße von Gelenk- und
Querfortsätzen geführt hat. Wo die Grenze zwischen der nicht entschädigungs-
berechtigten Störung und der zu entschädigenden zu setzen ist, das hängt
nicht so sehr vom Arzt, als von der Gesetzgebung und von ihrer Deutung durch
die Gerichte ab.

Erst wenn jedes eng umschriebene Ereignis, jeder äußere Anlaß fehlt, kann
man von rheumatischer Lumbago sprechen, d. h. von der plötzlichen Äußerung
eines pathologischen Zustandes irgendwelcher Art.

Bei der einen wie bei der andern Gruppe finden wir als auffallendstes Zeichen
die muskuläre Fixation des betreffenden Wirbelsäulenabschnittes — meist,
aber durchaus nicht immer, der Lendenwirbelsäule — umschriebene Druckempfindlichkeit der Muskulatur, Schmerzhaftigkeit der Bewegungen, ausstrahlende Schmerzen. Fehlen, wie gewöhnlich, Schwellung, blutige Verfärbung

und die Röntgenzeichen einer Abrißfraktur, so können wir eine bestimmte Diagnose nur aus der genauen Kenntnis des Traumas einerseits und aus dem Ablauf der Erscheinungen andererseits stellen.

Über den ersteren Punkt zuverlässige Auskunft zu erhalten, ist oft nicht leicht, da die Angaben des Verletzten häufig subjektiv gefärbt sein werden. Nur da, wo die materiellen äußeren Umstände (Heben einer ungewöhnlich schweren Last, Muskelanstrengung unter ungünstigen äußeren Verhältnissen, Einwirkung äußerer Gewalt) an sich eine schwerere traumatische Einwirkung wahrscheinlich machen, dürfen wir von vornherein die vorhandenen Erscheinungen als traumatisch im Sinne des Gesetzes bezeichnen.

Der *Ablauf der Erscheinungen* wäre für uns maßgebend, wenn es sich nicht um Versicherte handelte, wenn also der Patient nicht Interesse an einer längeren Dauer derselben hätte. Der gewöhnliche Hexenschuß ist in 4—8 Tagen so weit geheilt, daß die Arbeit wieder aufgenommen werden kann, die Folgen eines größeren Muskelrisses, einer schweren Distorsion, eines Knochenabrisses können sich dagegen wochen- und monatelang geltend machen. Im Zweifelsfalle kann Krankenhausbeobachtung angezeigt sein.

Einfacher zu deuten ist der Rückenschmerz, wenn er die Folge einer *direkten Quetschung* ist. Hier ist die Natur des Traumas ausschlaggebend, und wir finden bisweilen die unmittelbaren Folgen desselben als Schürfungen und Ekchymosen am Rücken aufgezeichnet.

Eine *Kompressionsfraktur der Wirbelsäule* endlich wird nur dann mit Lumbago verwechselt, wenn man die Anamnese nicht berücksichtigt und den Kranken nicht gründlich untersucht. Eher können akute Äußerungen einer noch latenten *Spondylitis tuberculosa* oder *deformans* irreführen.

Wichtig ist es, zu wissen, daß Knochenabrisse auch durch indirekte Traumen entstehen, sei es durch Muskelzug, sei es durch Bänderzerrung. So sind Frakturen an der Wirbelsäule nach abgelaufenem Tetanus infolge der langdauernden Muskelkontraktionen keine Seltenheit. Auch bei der *Schipperkrankheit* kommt es infolge repetierten Muskelzuges ohne übermäßige Gewaltanstrengung zu Abrissen von Dornfortsätzen. Umschriebene Abrisse können, besonders bei beleibten Patienten, auch einer sorgfältigen, sogar stereoskopischen Röntgenuntersuchung entgehen. Individuen mit negativem Befund, aber starken subjektiven Beschwerden ziehen, wenn versichert, oft jahrelang von Instanz zu Instanz, statt, wie sie es unversichert nach wenigen Wochen oder Monaten täten, ihre Arbeit wieder aufzunehmen. Am schlimmsten ist es, wenn ihnen auf Grund einer der häufigen anatomischen Variationen der Wirbelsäule, besonders im Bereiche des 5. Lendenwirbels, eine Fraktur „anbegutachtet" wird.

Über die Schmerzerscheinungen, die bei angeborenen Spaltbildungen mit und ohne Trauma eintreten können, haben wir oben gesprochen.

Die sog. numerischen Variationen und die mit ihnen zusammenhängenden Störungen werden wir in Kapitel 80 besprechen.

Beim „Wirbelgleiten", der sog. *Spondylolisthesis*, kann es zu Symptomen von Lumbago kommen, bedingt durch die Bänderzerrung zwischen den sich verschiebenden Wirbeln (meist 5. Lendenwirbel und Sacrum) (s. Abb. 543—545).

Endlich können auch die *Bandscheibenprolapse* durch Zerrung von Nervenwurzeln im Rückenmarkskanal zu hartnäckiger Lumbago führen (s. auch S. 498).

Zusammenstellung der „Lumbago"-bedingenden Faktoren.

1. „Rheumatische" Lumbago: Fast immer lokalisierte Muskelzerrungen (Übermüdung, Kältewirkung stören die Muskelkoordination. Bei plötzlicher Drehung usw. bleiben einzelne Muskelfasern gespannt, werden zerrissen). Oft anschließender Dauerreizzustand.

2. Distorsion von Wirbelgelenken (wie 1.).

3. Periostschmerzen an Dornen (durch unvermutete Zerrung wie unter 1.).

4. Schleichende Fraktur eines Dornes (Novocain!).

5. Arthrosis deformans eines Wirbelbogengelenks (Röntgenbild im Schräg-durchmesser!).

6. Arthrosis deformans von Wirbelkörpern mit Schnabelbildungen, Rand-wülsten.

7. Tumor eines Wirbelkörpers (Achsenstoß!)

8. Entzündung eines Wirbelkörpers (Achsenstoß!).

9. Extramedullärer Tumor (neurologisches Symptom).

10. Bandscheibenprolaps (S. 497).

11. Spondylolisthesis (Profilröntgenbild).

12. Krankheiten der weiblichen Beckenorgane (Tumoren, Lageanomalien).

13. Nierenerkrankungen (Urin!).

14. Fokalinfekte (Tonsillen, Zähne, Nebenhöhlen usw.).

80. Verletzungen der Wirbelsäule.

Wie am Schädel, so ist auch an der Wirbelsäule die ganze Lehre von den Verletzungen beherrscht von der Mitverletzung des Contentum. Ihm werden wir deshalb bei der Untersuchung unsere Hauptaufmerksamkeit widmen.

Wenn ein Patient nach einem Wirbelsäulentrauma — gewöhnlich ist es Fall aus der Höhe, Verschüttung, Verkehrs- oder Sportunfall — über den Rücken klagt, wenn er aber zu Fuß zu uns kommt und wir weder eine Formveränderung der Wirbelsäule noch irgendein Symptom von seiten des Nervensystems finden, dann hat er eine Kotusion oder eine Distorsion der Wirbelsäule erlitten, vielleicht auch einen Bruch eines Dornes oder Querfortsatzes, im schlimmsten Falle eine Kompressionsfraktur. An der Halswirbelsäule sehen wir bisweilen sogar Luxationen ambulant verlaufen. Wird uns der Verletzte regungslos daliegend zugeführt und finden sich nicht anderweitige Verletzungen vor, so besteht entweder eine Schädigung der Tragfähigkeit seiner Wirbelsäule, oder eine Verletzung seines Nervensystems oder beides zusammen.

Mit der Besprechung dieser schweren Fälle wollen wir beginnen und gehen dabei von einem konkreten Beispiel aus.

I. Gang der Untersuchung.

Ein Mann ist von einem Gerüst heruntergefallen und wird uns auf der Tragbahre zugeführt. Wir legen ihn unter sorgfältiger Unterstützung der ganzen Wirbelsäule ins Bett und vermeiden auch bei der nun folgenden Untersuchung jede überflüssige Lageveränderung seines Körpers.

1. Wir lassen ihn zum Zweck der Untersuchung der **Motilität** zuerst einige orientierende Bewegungen ausführen. Hebt er ein Bein nach dem anderen, biegt und streckt er auf Geheiß die Knie, so sind wir in bezug auf das Schlimmste beruhigt: er hat keine Totalläsion des Rückenmarkes. Hebt er die Beine nicht, kontrahiert er aber unter Stöhnen seine Oberschenkelmuskeln, so schließen wir daraus, daß zwar die nervösen Leitungsbahnen spielen, daß aber die Bewegung durch den Schmerz gehemmt ist. Er hat also eine Wirbelsäulenverletzung oder eine Oberschenkelfraktur erlitten, aber keine Durchquetschung des Markes. Hebt er nur *ein* Bein und bleibt das andere schlaff liegen, dann hat er entweder eine einseitige Markverletzung, eine einseitige Quetschung oder Kompression der Cauda equina, oder einen Oberschenkel- oder Beckenbruch. Dies letztere

ist von vornherein wahrscheinlich, wenn bei Unbeweglichkeit des Oberschenkels Fuß und Zehen bewegt werden können.

Nun untersuchen wir die Motilität am *Stamme.* Hierzu hilft uns die Art der Atmung. Besteht reine Bauch-, d. h. Zwerchfellatmung, und ist die Brust-

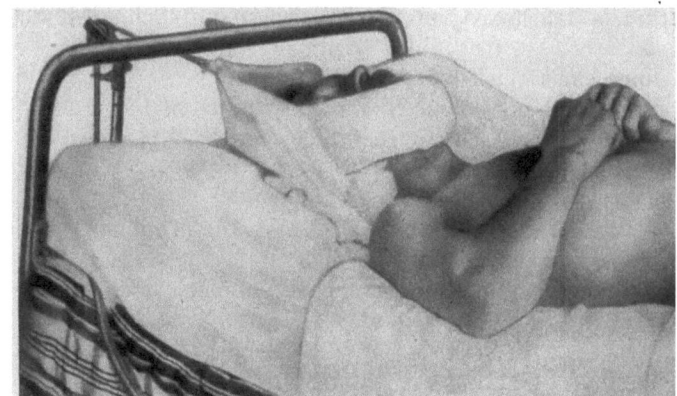

Abb. 493. Haltung der Arme bei Querläsion in der Höhe des 7. Cervicalsegmentes.

atmung unmöglich, so sind die Intercostalmuskeln gelähmt, und es ist nur noch der vom 4. und 5. Halssegment ausgehende Phrenicus in Tätigkeit. Die Verletzung muß also eine schwere sein und weit oben sitzen.

Wir kommen weiter zur Motilität der *oberen Extremitäten.* Schon die Haltung der Arme ist bezeichnend. Sind dieselben bis zu den Fingerspitzen völlig frei beweglich, nehmen sie also jede beliebige Stellung ein, so sitzt die Verletzung

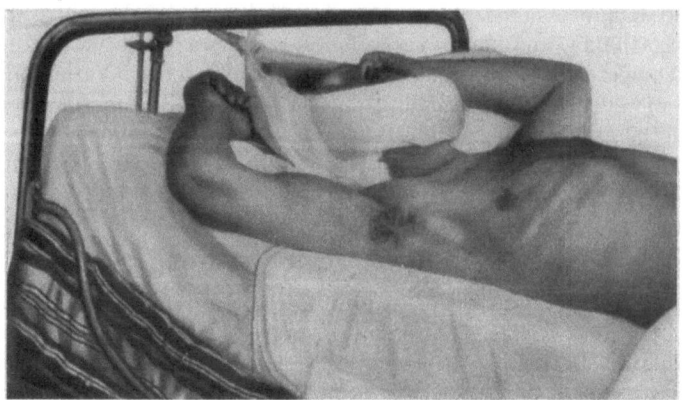

Abb. 494. Haltung der Arme bei Querläsion in der Höhe des 6. Cervicalsegmentes.

jedenfalls tiefer als das 1. Dorsalsegment. Finden wir die Hände halb geschlossen, die Ellenbogen gebeugt, die Vorderarme in mäßiger Pronation auf dem Thorax liegend (Abb. 493), so muß die Verletzung ungefähr in der Höhe des 7. Halssegmentes sitzen. Werden die Arme auswärts gedreht nach oben gehalten, die Finger halb gebeugt, die Vorderarme proniert, die Ellenbogen gebeugt, so ist das 6. Segment geschädigt (Abb. 494). Liegen sie bewegungslos, ganz gelähmt neben dem Rumpf, so ist der Sitz der Verletzung im 5. Segment. Höher kann eine Totalläsion nicht sitzen, da sie der Phrenicuslähmung wegen sofort tödlich wäre.

In dem in Abb. 493 und 494 abgebildeten Fall handelte es sich, wie die Autopsie bewies, um eine Quetschung zwischen dem 7. und dem 8. Segment. Der Patient kam in der Stellung von Abb. 493 ins Krankenhaus. Am nächsten Morgen zeigte er, infolge aufsteigender Zirkulationsstörung, die Stellung von Abb. 494 und eine Verschiebung der hyperästhetischen Zone um ein Segment nach oben. Nach einigen Tagen besserte sich die Motilität so weit, daß auch das 8. Segment zu funktionieren anfing. Nach 3 Wochen erfolgte Tod an Bronchopneumonie. Abb. 495 zeigt die Wirbelsäulenverletzung dieses Falles.

2. Nach dieser summarischen Untersuchung der Motilität prüfen wir die **Sensibilität.** Ist dieselbe an den unteren Extremitäten erhalten, wenn auch vielleicht abgeschwächt, oder nur für einzelne Qualitäten aufgehoben, so ist eine Totalläsion ausgeschlossen. Ist sie dagegen gänzlich aufgehoben, so ist bei ebenfalls totaler motorischer Lähmung des entsprechenden Gebietes eine völlige Durchquetschung des Markes wahrscheinlich. Die Grenze der normalen Sensibilität läßt auf die Höhe der Verletzung schließen. Häufig folgt auf ein Gebiet völliger Anästhesie eine Zone partieller Aufhebung der Sensibilität und hierauf noch eine hyperästhetische Zone.

Diese Hyperästhesie ist, wie aus ihrem Aufsteigen bei aufsteigender Myelitis geschlossen werden muß, nicht allein durch Reizung der Wurzeln, sondern auch durch Reizvorgänge im Marke selbst bedingt.

Stets vervollständigen wir die Sensibilitätsprüfung durch die Untersuchung der Schmerz- und Temperaturempfindung. Bei partieller Aufhebung der Sensibilität verhalten sich die verschiedenen Qualitäten oft verschieden, und zwar sind meist Schmerz- und Temperaturempfindung schwerer gestört als der Tastsinn, oder selbst ganz aufgehoben bei erhaltenem oder nur leicht gestörtem Tastsinn.

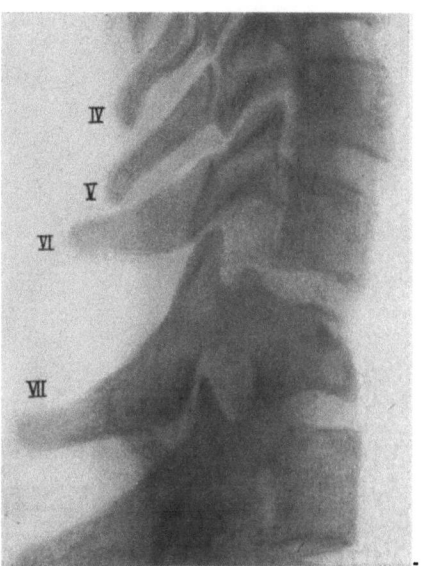

luxationsstellung. (Nach einem Autopsiepräparat.) Der 7. Halswirbel ist zusammengedrückt, der 6. leicht nach vorn verschoben. Der 5. Wirbeldorn reitet auf dem 6. Die Gelenkfortsätze des 6. und 7.Wirbels sind nicht verhakt, sondern sitzen mit den Spitzen aufeinander.

3. Wir untersuchen weiterhin das Verhalten der **Vasomotoren.** Lähmung der Vasoconstrictoren äußert sich durch Hyperämie der gelähmten Extremitäten mit Temperaturerhöhung der Haut und durch vermehrte Füllung der Corpora cavernosa penis. Gewöhnlich zeigt das Glied einen mäßigen Grad von Füllung, der sich, besonders bei jüngeren Individuen, durch direkte Berührung, z. B. beim Katheterisieren, ja selbst durch Berührung entfernter Hautpartien bis zu eigentlicher Erektion steigern kann.

4. Unter den **visceralen Funktionen** haben besonders die Funktionsstörungen von *Blase* und *Mastdarm* Bedeutung.

Bei der *Blase* gibt sich die Störung kund durch Detrusorlähmung, also durch Retentio urinae, verbunden mit der sog. Ischuria paradoxa. Die Blase ist stets hoch gefüllt, schon auf den ersten Blick durch die Bauchdecken hindurch erkennbar und entleert sich nur durch Überlaufen, nach Sprengung des Sphincterschlusses.

Der *nervöse Apparat der Blase* läßt sich (vgl. das Schema von L. R. MÜLLER, Abb. 496) auf die folgenden Elemente zurückführen:

a) Im *oberen Lendenmark* (hinter dem 11.—12. Brustwirbel) sitzt ein Zentrum, das durch Vermittlung des *sympathischen* Plexus hypogastricus die Harnentleerung hemmt (Erschlaffung des Detrusors, Reizung des Sphincters).

b) Im *unteren Sacralmark* (hinter dem 1. Lendenwirbel) sitzt ein Zentrum, welches durch Vermittlung der *parasympathischen* Nervi pelvici (Plexus vesicalis) die automatische Harnentleerung auslöst (Reizung des Detrusors, Erschlaffung des Sphincters).

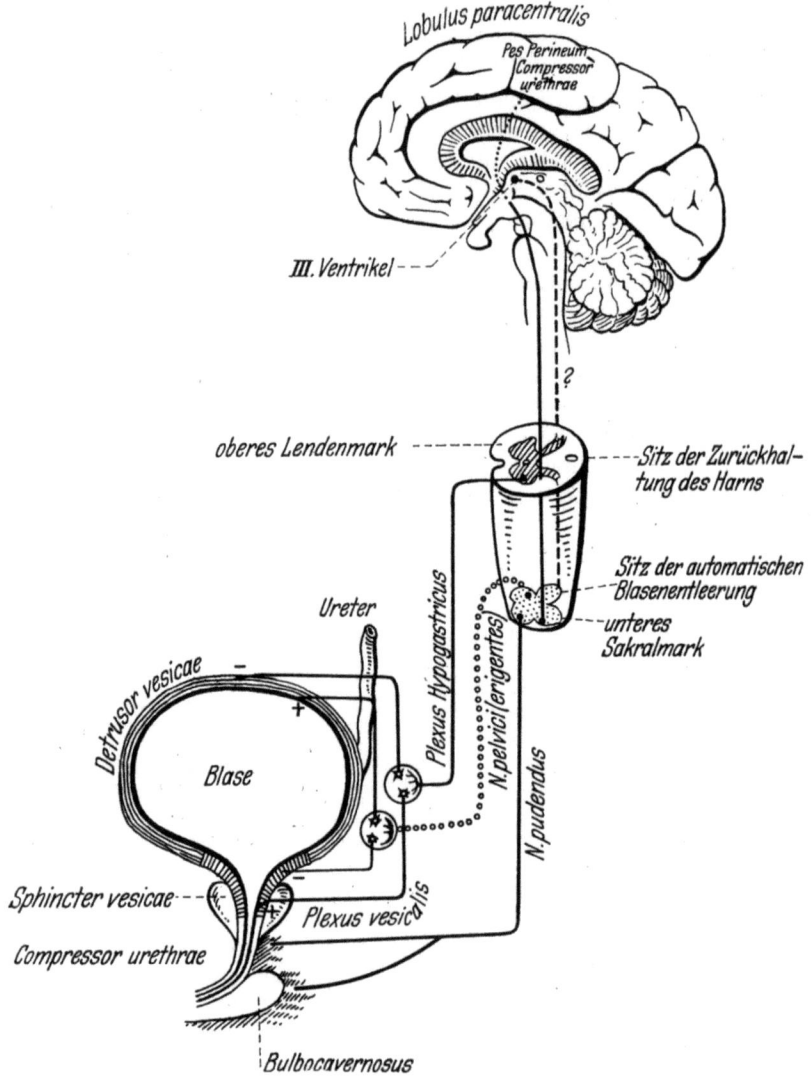

Abb. 493. Schema der Blaseninnervation (nach L. R. MÜLLER). N. pudendus: Motorische spinale Fasern. Plexus hypogastricus: Sympathisches System. Nn. pelvici (erigentes): Parasympathisches System. Zurück-haltung des Harnes (oberes Lendenmark) erfordert: Hemmung des Detrusor (—) und Innervation des Sphincter (+) (Plexus hypogastricus). Entleerung des Harnes (unteres Sacralmark) erfordert: Innervation des Detrusor (+) und Hemmung des Sphincter (—) (Nn. pelvici).

c) Über das untere Sacralmark geht durch den N. puendus ein *spinaler Nerv*, der den willkürlichen Schluß der Blase besorgt (Mm. compressor urethrae, ischio- und bulbocavernosus).

d) In der *Blasenwand* sitzen intramurale Zentren, welche die automatische Entleerung auslösen können.

e) Die Zentren a und b stehen unter *cerebraler Kontrolle* (Hirnrinde und Zwischenhirn) in der Weise, daß ihre Funktionen vom Hirn aus sowohl ausgelöst wie inhibiert werden können.

Reizung von a macht Retention, Lähmung stört wenig, Lähmung von b macht Retention bis d eintritt. Lähmung von c hebt die willkürliche Unterbrechung der Funktion, von b auf (Unmöglichkeit, eine begonnene Entleerung zu unterbrechen).

Die infracorticalen Innervationen können stärker sein als der corticale Willensimpuls (cerebrale Inhibition von b oder Reizung von a trotz des Entleerungswillens). Umgekehrt kann der Automatismus von b die cerebrale Hemmung überwinden bei Schwäche von a oder e (imperiöse Entleerung).

Bei der Untersuchung des *Mastdarmes* finden wir den unwillkürlichen Sphincter internus schlaff, den willkürlichen Sphincterschluß schwach oder aufgehoben, die Ampulle mit Kot gefüllt, solange der Inhalt fest ist — Retentio alvi. Ist der Darminhalt dagegen flüssig, so läuft er ohne den Willen des Patienten durch den schlaffen Sphincter ab — Incontinentia alvi.

Von weiteren visceralen Störungen sehen wir, als Zeichen der *Darmlähmung*, nicht selten einen hochgradigen Meteorismus, der schon mehr als einmal den Gedanken an wirklichen Ileus nahegelegt und zu Laparotomien Anlaß gegeben hat.

Als *sympathisches* Symptom müssen wir noch die Störungen der *Pupilleninnervation* anführen. Finden wir reflektorische Pupillenstarre mit Miosis, so schließen wir daraus, daß die pupillenerweiternden Fasern an irgendeiner Stelle ihres Weges durch das Halsmark unterbrochen sind, und daß die Läsion jedenfalls oberhalb des ersten Dorsalsegments sitzt, durch dessen Wurzeln die genannten Fasern das Rückenmark verlassen.

5. Es bleibt uns noch die Untersuchung der **Haut- und Sehnenreflexe** übrig. Die „*oberflächlichen*" oder „*Hautreflexe*" sind bei Totalläsion in der Regel anfänglich aufgehoben, kehren aber zum Teil rasch wieder. Nicht aufgehoben sind dagegen, wie Kocher gezeigt hat, die Reflexe von den Genitalien aus, nämlich der Erektionsreflex und die einseitige Kontraktion der unteren Bauchmuskeln bei Hodenkompression (Hodenreflex nach Kocher).

Wichtiger ist das Verhalten der „*Sehnenreflexe*", ganz besonders des *Patellarreflexes*. Gleich nach der Verletzung sind die Sehnenreflexe häufig aufgehoben, um bei partiellen Schädigungen nach Tagen oder Wochen, wenn nicht Monaten, sich wieder einzustellen, und dann sogar gesteigert zu werden. Bleiben sie dauernd aufgehoben, so handelt es sich um eine Totalläsion. Sind sie von Anfang an erhalten, so ist eine Totalläsion ausgeschlossen (Bastian-Brunssches Gesetz, Kocher).

Das Gesagte gilt nur vom Menschen und nur von plötzlicher, traumatischer Durchtrennung. Beim *Hunde* können sich die Sehnenreflexe bei glatter Durchschneidung des Rückenmarks nach kurzer Unterbrechung wieder einstellen. Erhalten oder selbst gesteigert finden wir sie beim *Menschen* bei *allmählicher* Unterbrechung der Leitung durch Tumoren oder Entzündungsprozesse. Dagegen besteht keine Beobachtung, wonach die Sehnenreflexe bei vorher gesundem, plötzlich durchtrenntem Rückenmark normal geblieben oder gar gesteigert worden wären. Daß auch beim Menschen nach traumatischer Totaldurchtrennung die Sehnenreflexe nach Monaten sich bis zu einem gewissen Grade wieder einstellen können, das will ich nicht ausschließen, obschon ich es nie beobachtet habe. Dies ändert aber nichts an der diagnostischen Bedeutung des Bastian-Brunsschen Gesetzes.

II. Bestimmung von Grad, Natur und Sitz der Verletzung.

Wir sind durch unsere bisherige Untersuchung genügend orientiert, um die beiden Hauptfragen zu beantworten, vor welche uns jede Rückenmarksverletzung stellt, nämlich, ob die Verletzung total oder partiell ist, und in welcher Höhe sie sitzt, und um ferner auch aus der Rückenmarksverletzung Schlüsse auf die Wirbelverletzung zu ziehen.

A. Der Grad und die Natur der Rückenmarksverletzung.

Wir müssen eine „Totalläsion" annehmen, wenn bei andauernder, symmetrischer, völliger, schlaffer, motorischer und mit ihr in der Begrenzung übereinstimmender sensibler Lähmung die Sehnenreflexe aufgehoben bleiben, wenn alle motorischen und sensiblen Reizerscheinungen in dem gelähmten Gebiet fehlen, und wenn Blase und Mastdarm gelähmt sind.

Wir müssen dagegen eine „partielle Verletzung" annehmen, wenn unterhalb der Verletzungsstelle noch irgendwelche Zeichen von willkürlicher Innervation und von Sensibilität vorhanden sind, wenn auch beim Fehlen derselben die Patellarreflexe erhalten geblieben sind oder sich nach kurzer Frist wieder eingestellt haben, wenn schon in den ersten Tagen nach dem Trauma motorische oder sensible Reizerscheinungen in dem gelähmten Gebiet vorhanden sind, und wenn Blase und Mastdarm noch willkürlich funktionieren oder wenigstens ihre automatische Funktion früh wieder aufnehmen.

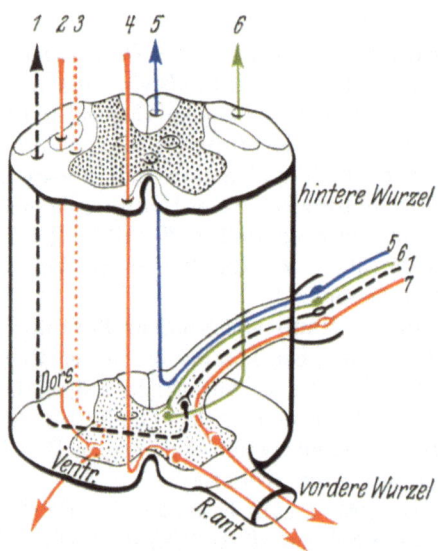

Abb. 497. Übersicht über die langen Rückenmarksbahnen, nach BING zusammengestellt. Anatomischer Verlauf: *1* Tractus spino-thalamicus nach Thalamus und Großhirn; *2* Pyramidenseitenstrangbahn von den gekreuzten motorischen Rindenzentren; *3* Tractus rubrospinalis (MONAKOWsches Bündel) von Nucleus ruber, Stammganglien, Kleinhirn; *4* Pyramidenvorderstrangbahn von den gleichseitigen motorischen Rindenzentren; *5* lange Hinterwurzelfasern via Hinterstrangkerne der Oblongata zu den sensiblen Rindengebieten; *6* Kleinhirnseitenstrangbahn nach dem Kleinhirn (Vermis). Funktionen: *1* Tastempfindung, Schmerz- und Temperaturempfindung; *5* Tastempfindung und Tiefensensibilität; *6* Tiefensensibilität. Gleichgewichtsfunktion: *2* u. *4* willkürliche Motilität; *3* extrapyramidale unwillkürliche Motilität; *7* motorische Reflexbahn, zentripetaler Schenkel.

Die partielle Verletzung kann verschiedene Grade und Formen aufweisen. Einigermaßen typisch ist nur die halbseitige Durchtrennung des Markes, welche zu dem als BROWN-SÉQUARDsche *Halbseitenläsion* bezeichneten Symptomenkomplex führt. Je vollständiger und schärfer die halbseitige Durchtrennung ist, um so genauer entsprechen die Symptome dem Schema (s. Abb. 497).

Auf der *Seite der Verletzung* finden wir:

a) Motorische Lähmung in Form einer Leitungslähmung mit einer umschriebenen Zone von Kernlähmung an der oberen Grenze.

b) Vasomotorenlähmung,

c) Hyperästhesie für Oberflächenreize (Tastempfindung),

d) Aufhebung der Tiefensensibilität (Muskelsinn),

e) am Halsmark: Lähmung der okulopupillaren Fasern.

Auf der *unverletzten Seite* finden wir dagegen:

a) Sensible Lähmung der Schmerz- und Temperaturempfindung,

b) bisweilen Herabsetzung der Tastempfindung.

Es wäre im Interesse der Indikationsstellung wünschenswert, daß wir *Kontusion, Kompression* und *Erschütterung* des Rückenmarks voneinander unterscheiden könnten. Dies erlaubt aber der heutige Stand unserer Kenntnisse nicht. Höchstens können wir indirekt auf Kontusion schließen, wenn wir eine Wirbelverschiebung nachgewiesen haben. Schlossen wir umgekehrt aus dem Fehlen einer solchen und aus der geringen Intensität der Erscheinungen auf bloße Kompression durch ein Hämatom — eine stets zum mindesten unsichere Diagnose —, so würde starker Blutgehalt des Liquor cerebrospinalis bei der Lumbalpunktion annehmen lassen, daß dasselbe intradural sitzt. Von der Blutung ins Mark selbst, der sog. **Hämatomyelie,** soll sich die intradurale Blutung durch das Vorherrschen der *Reizerscheinungen* unterscheiden (Parästhesien, Steigerung des Muskeltonus und der Reflexe). Bei der Hämatomyelie herrschen die *Lähmungssymptome* vor, und zwar bei Blutungen im Halsmark mit Überwiegen der Störungen von seiten der unteren Extremitäten. Wie bei der Syringomyelie sind von den Sensibilitätsqualitäten besonders Schmerz- und Temperaturempfindung gestört. Ganz umschriebene Blutungen führen zu *Diplegie,* und zwar, da sie am häufigsten im Halsmark gesehen werden, zur Diplegia brachialis (Paraplegia superior). Endlich sei noch bemerkt, daß Blutungen in das Mark (besonders in die graue Substanz), auch ohne jede Verletzung der Wirbelsäule, nach bloßer vorübergehender *Überbiegung* derselben und beleitender *Markzerrung* beobachtet worden sind. Sie saßen stets im Hals- oder Lendenmark.

Die Kriegserfahrungen haben endlich gezeigt, daß der für die meisten Rückenmarksstörungen von KOCHER mit Recht abgelehnte Begriff der **Commotio spinalis** für Schußverletzungen zu Recht besteht. Ein die Wirbelsäule oder ihre unmittelbare Umgebung durchsetzendes Geschoß oder nach eigener Erfahrung auch ein heftig die Wirbelsäule treffender Schlag können durch Seitenwirkung eine schwere Rückenmarksstörung auch dann hervorrufen, wenn das Gebiet des Wirbelkanals nicht unmittelbar getroffen ist.

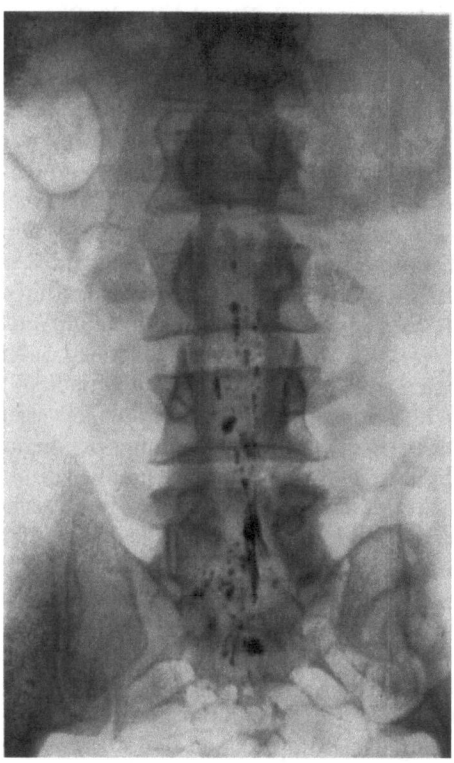
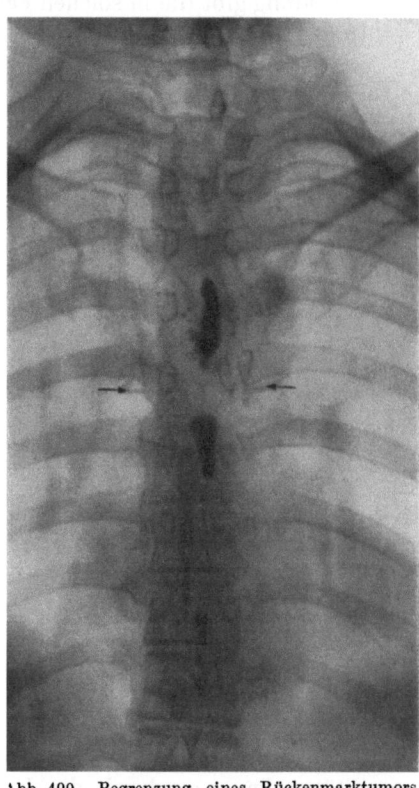

Abb. 498. Verzettelung des Lipiodols bei Arachnitis[1].   Abb. 499. Begrenzung eines Rückenmarktumors durch descendierendes und ascendierendes Lipiodol[1].

Bezeichnend für diese Rückenmarkserschütterung ist, wie für die Hirnerschütterung, das völlige Schwinden der anfänglichen schweren Erscheinungen. Auch hier leiten wohl kleine Blutungen zur Contusio und damit zu bleibenden Störungen über.

Die *Lumbalpunktion* ist vielfach zur Unterscheidung von Blutung, Quetschung, Druck und Erschütterung herbeigezogen worden, gibt aber keine eindeutigen Resultate. Nur so viel läßt sich aus ihr schließen, daß bei normalem Liquor und normaler Pulsation desselben die Verletzung, welcher Art sie auch sei, eine leichte ist. Aus starkem Blutgehalt läßt sich über den Zustand des Rückenmarks nichts schließen. Dagegen erlauben Leukocytengehalt und stark erhöhter Eiweißgehalt schon früh, *infektiöse Komplikationen* zu erkennen.

Diagnostisches Interesse bieten auch die „*Späterscheinungen*" der Rückenmarksverletzungen. Auf Verschiedenes haben wir schon aufmerksam gemacht. Einen Punkt müssen wir aber noch kurz berühren: Bisweilen gehen die Erscheinungen eine Zeitlang zurück, so daß völlige Heilung erhofft wird. Dann tritt aber ein Stillstand, ja eine Verschlimmerung ein, letzteres im Sinne von erhöhter Spastizität der unteren Extremitäten, von Wurzelschmerzen und Wurzellähmungen. Den einfachen Stillstand erklären wir am einfachsten durch die Annahme einer *partiellen, irreparablen Rückenmarksquetschung*. Verschlimmerung

---

[1] Die aus früherer Zeit stammenden Lipiodol-Myelographien werden heute alle ersetzt durch rasch resorbierbare Jodpräparate in nicht öliger Form zur Vermeidung arachnitischer Adhäsionen.

in den ersten Tagen weist auf sog. aufsteigende *traumatische Myelitis*, richtiger gesagt Zirkulationsstörung hin. Tritt sie erst nach Wochen ein, so liegt bei subcutanen und bei Schußverletzungen die Annahme einer *Schwielen-bildung* in den Rückenmarkshäuten nahe. Solche Schwielen können das Rücken-mark sehr stark einschnüren. In zweiter Linie denkt man an *umschriebene seröse Meningitis*, die Arachnitis mit und ohne Cystenbildung (s. Abb. 500). Die Entscheidung gibt die in solchen Fällen stets angezeigte Laminektomie. Die Ein-führung eines Jodfettes (Lipojodol[1] oder Jodipin) durch Einstich in die Cisterna

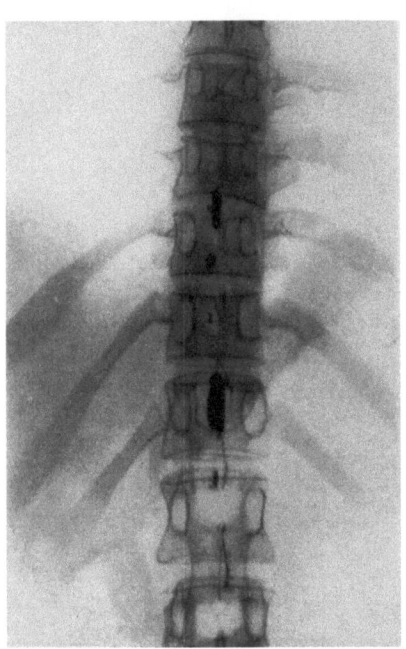

Abb. 500. Cystische Arachnitis mit völligem Stop auf D 12.

cerebello-medullaris (Suboccipitalstich) läßt uns die Durchgängigkeit des Dural-sackes von oben her prüfen und Einfüh-rung des spezifisch leichteren Präparates (Lipojodolum ascendens) in den Lumbal-sack auch von unten her (s. S. 503). Noch sicherer ist die Untersuchung auf dem Kipptisch vor dem Röntgenschirm. Das in den Rückenmarkskanal eingeführte Jodöl kann dabei starke Verzettelung auf-weisen (Abb. 498), bei größeren Cysten einen richtigen Stop (s. Abb. 499 und 500). Wir können so, immerhin mit gewissen Fehlerquellen, die Ausdehnung der Schä-digung der Rückenmarkshäute direkt sichtbar machen. Eine große praktische Bedeutung kommt allerdings dieser Un-tersuchungsmethode bei traumatischen Schädigungen des Rückenmarkes nicht zu, da wir den Sitz derselben aus dem meist schon bekannten Sitz der Wirbel-säulenläsion mindestens auch erschließen können. Im Anschluß an totale Läh-mung des Rumpfes und der unteren Ex-tremitäten kann es durch die Inaktivität zu hochgradiger Entkalkung des Skelets kommen. Das Auftreten von Blasensteinen, von Kalkablagerungen in die Nieren, ja selbst in die Muskelmassen der Kniestrecker ist bekannt.

B. Der Sitz der Rückenmarksverletzung. (Die Höhendiagnose.)

Die Höhendiagnose ergibt sich aus der vergleichenden Verwertung der Ergeb-nisse der Motilitäts- und Sensibilitätsprüfung. Die in Abb. 501—503 enthaltenen schematischen Darstellungen der Verteilung von Motilität und Sensibilität auf die einzelnen Segmente und die Übersichtstafel (Abb. 504) entheben uns des Eingehens auf die Einzelheiten. Nur einige allgemeine Bemerkungen seien noch beigefügt.

1. Bei *Halsmarkverletzungen* orientiert uns die Armhaltung, wie oben gesagt, auf den ersten Blick über die annähernde Höhe der Verletzung. Die genaue Untersuchung der *Motilität* ist damit nicht überflüssig gemacht.

Bei der Vergleichung unserer Befunde mit den Angaben der Tabelle müssen wir uns daran erinnern, daß die motorischen Ausfallserscheinungen nicht alle gleichen Ursprungs sind. Sie sind bedingt:

1. durch Kompression oder Durchtrennung der langen Leitungsbahnen,
2. durch Zerstörung der Vorderhornkerne und der intramedullären Wurzeln,
3. durch Schädigung der Wurzeln nach ihrem Austritt aus dem Rückenmark bzw. aus dem Durasack.

[1] Siehe Fußnote S. 483.

Alle Lähmungen sind anfangs schlaff, und die Lähmungen durch Leitungsunterbrechung werden erst nach längerer Zeit spastisch, wenn der untere Rückenmarksabschnitt seinen Automatismus wiedererlangt hat. Dagegen läßt, wenigstens nach einigen Wochen, die Entartungsreaktion Kern- und Wurzellähmung von der Lähmung durch Leitungsunterbrechung unterscheiden. Nun sind aber die Kerne nicht genau nach Segmenten abgeteilt, sondern greifen als Kernsäulen von einem Segment auf das andere über, so daß sich mehrere Segmente an der Innervation eines einzigen Muskels beteiligen. Ausgesprochene Entartungsreaktion wird sich aber nur dann zeigen, wenn das ganze Kerngebiet oder alle Wurzeln zerstört sind. Sitzt eine Querläsion z. B. am oberen Ende einer Kernsäule, so wird nur ein kleiner Teil des Muskels trophisch geschädigt. Der Rest ist durch Leitungsunterbrechung gelähmt, und wir dürfen keine Entartungsreaktion erwarten. Überdies erliegen Patienten mit schweren Schädigungen des Halsmarkes denselben oft schon, bevor die Entartungsreaktion überhaupt Zeit hat, zur Ausbildung zu kommen.

Das Vorhandensein einer aus dem nächst höheren Segment stammenden Hilfsinnervation läßt uns sehr leicht eine zu tiefe Segmentdiagnose stellen. Umgekehrt können die Symptome an ihrer oberen Grenze durch eine aufsteigende *traumatische Myelitis* oder durch vorübergehende Fernwirkung bedingt sein und so eine höhere Lokalisation vortäuschen. Es ist deshalb von Wichtigkeit, die Höhe der Verletzung auf Grund wiederholter vergleichender Untersuchungen zu bestimmen.

Die *Sensibilität* untersuchen wir ebenfalls an den Armen, denn der Hals und die Schultergegend sowie der Thorax bis in die Höhe der 2. Rippe werden vom 4. Cervicalsegment (Nn. supraclaviculares) versorgt. Die Radialseite des Armes entspricht dem 5. Cervicalsegment, die Ulnarseite dem 1. und 2. Dorsalsegment. Die übrigen Segmentgebiete liegen streifenförmig dazwischen. Da auch bei der Sensibilität die Segmente ineinandergreifen, so dürfen wir, wenigstens bei Totalläsionen, nur die absoluten Störungen zur Lokaldiagnose verwerten.

In Tafel IV finden sich auf der linken Seite die Zonen der Wurzelinnervation, auf der rechten die Ausbreitungsgebiete der Hautnerven nach VILLIGER. Für die erstere haben wir, um der Wirklichkeit näher zu kommen, nach EDINGER auf die Aufzeichnung scharf begrenzter Territorien verzichtet und das Ineinandergreifen der Innervation durch die Farbtönung darzustellen versucht.

Bei partiellen Schädigungen werden wir zur Höhenbestimmung diejenige Zone verwerten, in der die Störung am ausgesprochensten ist und in der am meisten Sensibilitätsqualitäten aufgehoben sind, also z. B. nicht nur die Berührungsempfindung, sondern auch Schmerz- und Temperaturempfindung.

Wichtiger als bei den motorischen Störungen sind hier die *Reizerscheinungen:* ausstrahlende Schmerzen und Hyperästhesie. Sie zeigen bei Totalläsionen natürlich nicht das zerstörte, sondern das unmittelbar über demselben liegende, bisweilen selbst ein noch höheres Segment an. Bei partiellen Markschädigungen können natürlich die Reizerscheinungen auch dem geschädigten Segment selbst entsprechen. Wir werden dies besonders dann annehmen, wenn in der gleichen Zone Reiz- und Lähmungserscheinungen kombiniert sind und wenn eine totale Lähmung unterhalb fehlt.

Praktisch wichtig ist die Höhenbestimmung wegen der Prognose. Es wurde die Regel aufgestellt, daß Patienten mit Totalläsion des Halsmarkes so viele Tage leben, als Segmente desselben erhalten sind. Ist diese Regel auch zu schematisch, so gibt sie doch im allgemeinen einen brauchbaren Anhaltspunkt. Patienten mit Durchquetschung des 5. Segmentes erliegen meist binnen weniger Tage der aufsteigenden Zirkulationsstörung, welche im 4. Segment den Rest von Atemmuskulatur lähmt. Patienten mit Totalläsionen der untersten Cervicalsegmente leben meist 1—2 Wochen. Nur bei Totalläsionen unterhalb der Mitte des Brustmarkes bleiben die Patienten monate-, selbst jahrelang am Leben.

2. Am *Dorsalmark* sind die *motorischen* Verhältnisse zur Lokaldiagnose nicht gut verwertbar, da weder die Versorgung der Rückenmuskeln, noch diejenige der Intercostalmuskulatur sich hierfür eignet. Auch die vom 7.—12. Dorsalsegment versorgte Innervation der Bauchmuskeln ist hierfür nicht brauchbar.

Um so wichtiger ist die *sensible* Innervation. Bis zum 2. Intercostalraum wird dieselbe, wie oben bemerkt, von den Supraclavicularnerven, also vom

4. Cervicalsegment versorgt. Daran schließen sich mit queren, den Rippen nicht parallelen Grenzen die Gebiete des zweiten und der weiteren Dorsal-

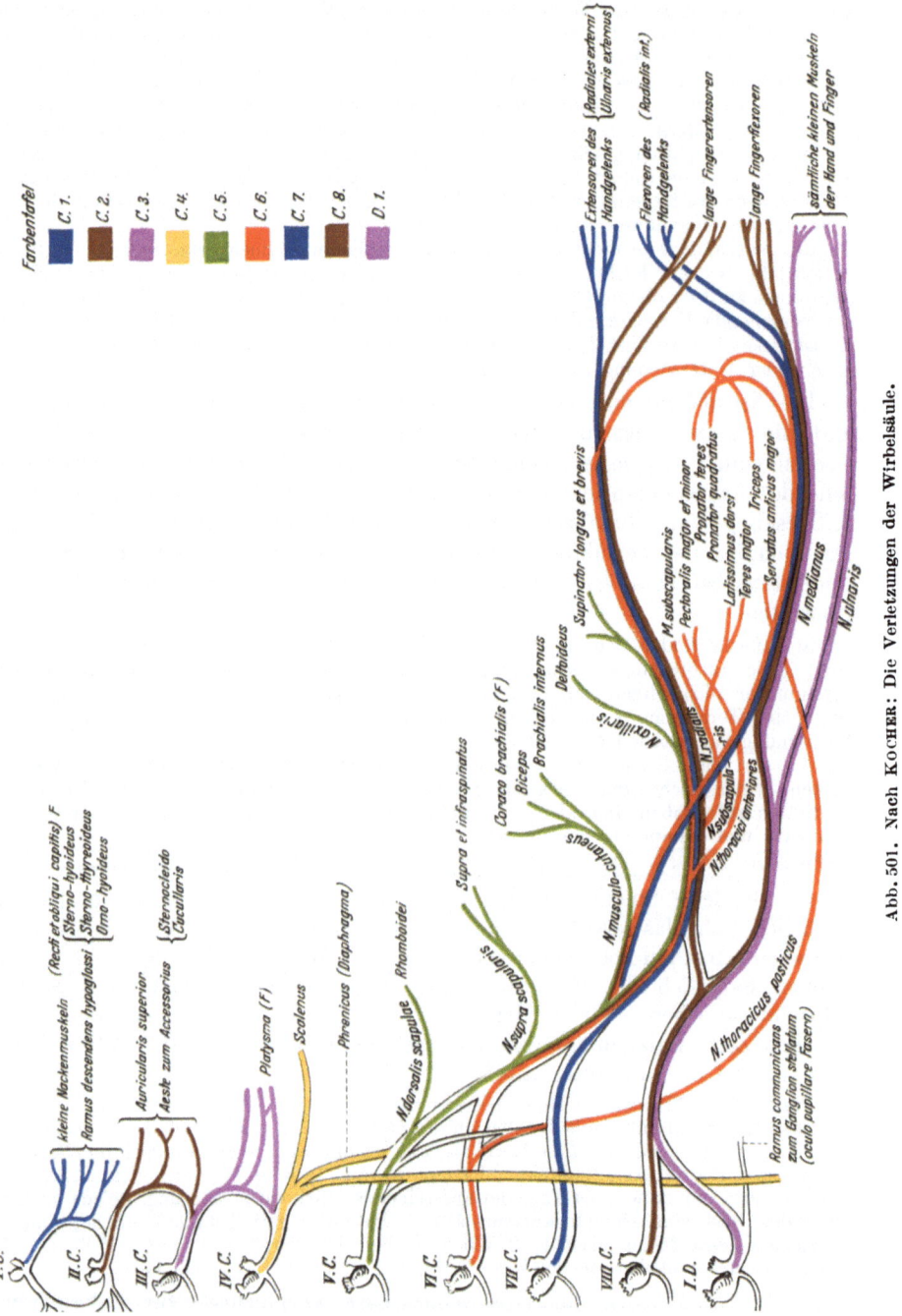

Abb. 501. Nach KOCHER: Die Verletzungen der Wirbelsäule.

segmente. Diese Gebiete liegen sämtlich tiefer als die Austrittsstellen der betreffenden Nerven, und zwar für das obere Brustmark um 3, weiter unten um 4—5 Wirbeldornen.

Einen bequemen Anhaltspunkt gibt die von KOCHER aufgestellte empirische Regel, wonach die obere Grenze der Insensibilität dem tiefsten Punkte des Intercostalraumes entspricht, in welchem der lädierte Nerv verläuft. Von diesem Punkte aus geht die Grenzlinie nicht schräg, sondern ungefähr horizontal nach hinten. Im Bereiche der Linea alba verbreitern sich natürlich die Zonen etwas, da das Gebiet des 12. Intercostalnerven bis zur Symphyse hinunterreicht.

Für die Abgrenzung der Zonen gilt auch hier das beim Halsmark Bemerkte.

Ob das 1. oder das 2. Dorsalsegment zerstört ist, das erkennen wir, wie oben gesagt, aus dem Verhalten der *Pupillen*.

3. Am *Lumbosacralmark* haben wir bei der geringen Höhenausdehnung der Segmente öfter gleichzeitige Schädigung mehrerer Segmente zu erwarten.

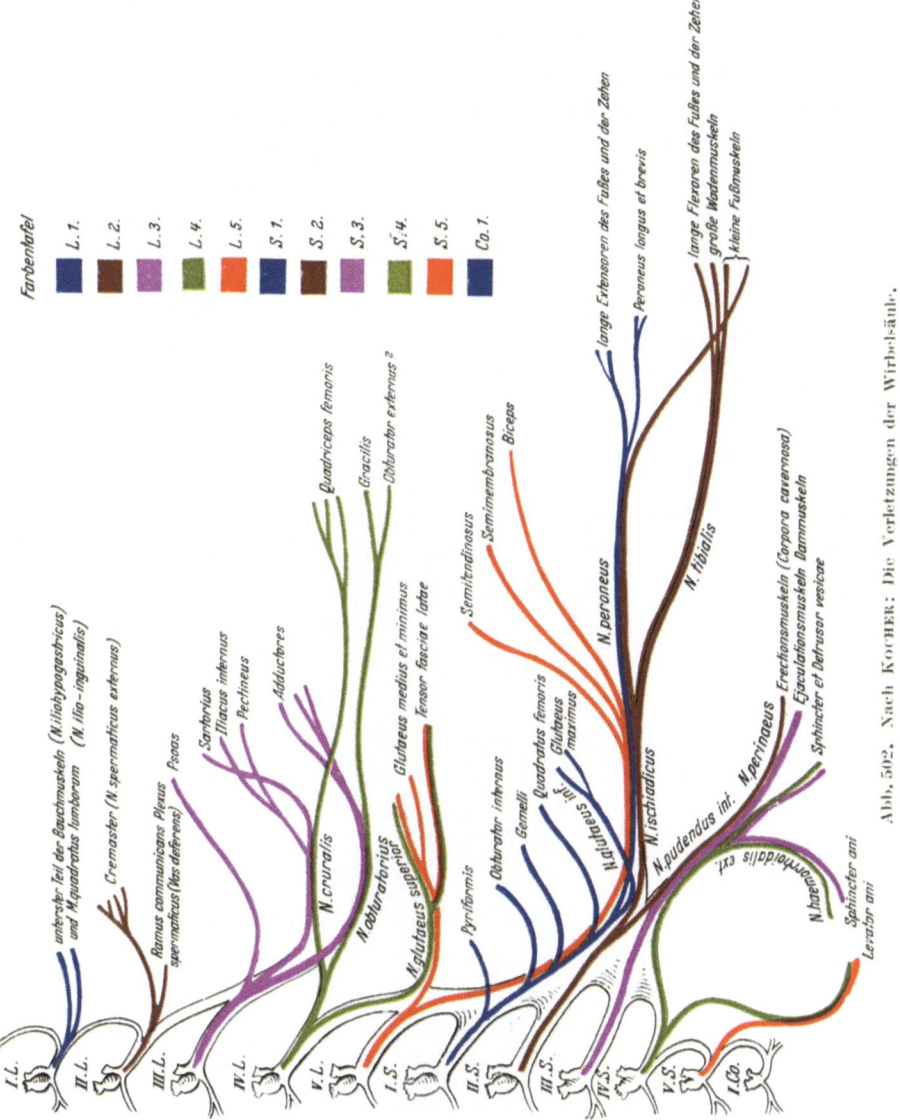

Abb. 502. Nach Kocher: Die Verletzungen der Wirbelsäule.

Die Kernläsion muß hier der Leitungslähmung gegenüber vorherrschen, und die Rückkehr der autonomen Tätigkeit des unterhalb der Verletzung liegenden Markabschnittes ist durch ausgedehnte Schädigung desselben beeinträchtigt. Besonders die kürzesten Reflexbogen können direkt unterbrochen sein, so daß sich einzelne Reflexe auch nach längerem Zuwarten nicht mehr einstellen. Noch

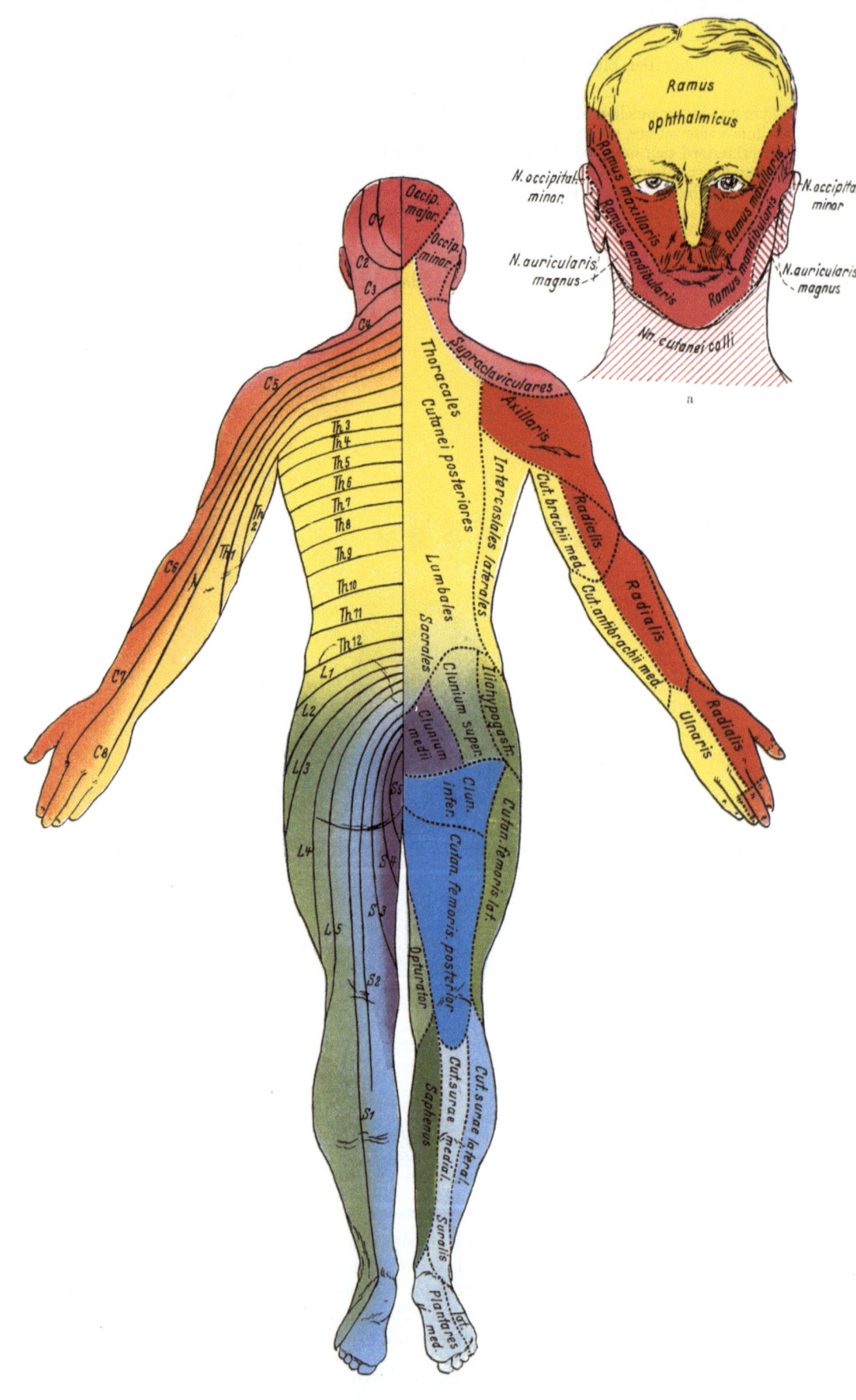

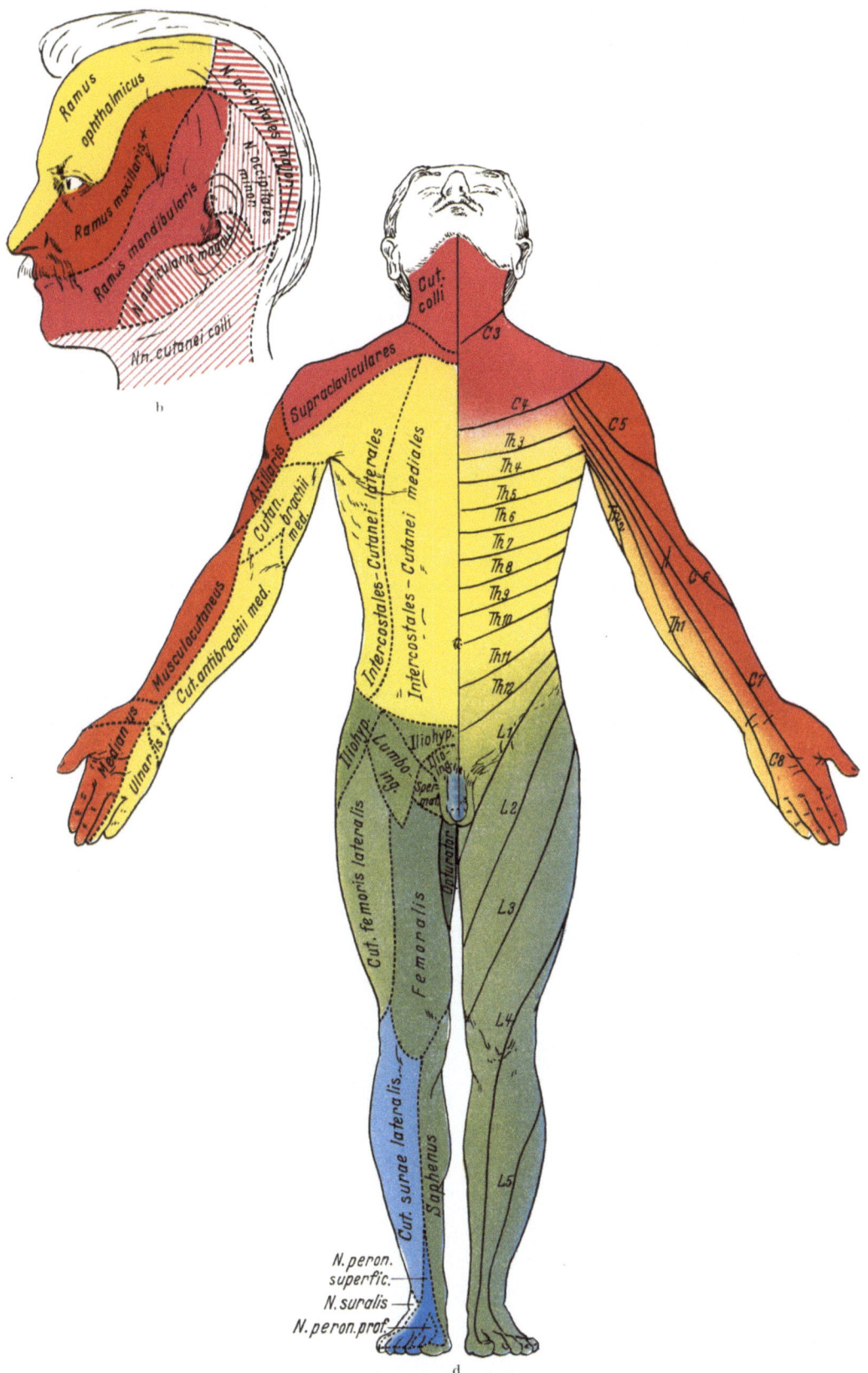

Abb. 503 a—d. a u. b Verteilung der Sensibilität am Kopf, c u. d Verteilung der Sensibilität am Rumpf, nach den Zusammenstellungen von EDINGER und von VILLIGER in Farben dargestellt. Linke Körperhälfte: segmentale Anordnung. Rechte Körperhälfte: Ausbreitungsgebiet der Hautnerven. Für beide Hälften: Plexus cervicalis: purpur, Plexus brachialis: rot bis gelb, Thorakalnerven: gelb, Plexus lumbalis: grün, Plexus sacralis: blau bis violett.

Motilität.		Sensibilität.	
C 1	Kleine Nackenmuskeln / Schilddrüsenmuskeln		C 1
2	Kopfnicker. Cucullaris (Trapezius)	Hinterhaupt	2
3	Platysma	Hals und Ohr	3
4	Scaleni / Zwerchfell	Nacken Schultern bis zur 2. Rippe	4
5	Schultermuskeln Beuger d. Ellenbogens / Supinatoren	Radialseite des Armes	5
6	Schultermuskeln Strecker d. Ellenbogens / Pronatoren	Vorder- u. Rückfläche des Armes 1.–3. Finger	6
7	Handgelenkmuskeln	Vorder- u. Rückfläche des Armes	7
8	Lange Fingermuskeln	i. d	8
D 1	Kurze Hand- und Fingermuskeln	Ulnarseite des Armes 3.–5. Finger	D 1
2		Brust und Rücken	2
3		„	3
4		„	4
5		„	5
6		„	6
7		„	7
8		„	8
9		Bauch und Rücken	9
10		„	10
11		„	11
12		„	12
L 1	Bauchmuskeln / Lendenmuskeln	Leiste und Hüfte	J. 1
2	Cremaster	„	2
3	Beuger u. Adductoren d. Oberschenkels	Mitte des Oberschenkels	3
4	Beuger des Oberschenkels / Strecker des Unterschenkels	Vorder- u. Seitenflächen d. Oberschenkels. Hinter- Innenseite d. Unterschenkels	4
5	Strecker d. Oberschenkels (Gesäßmusk.) / „ u. Beuger d. Unterschenkels		5
S 1	Rotatoren des Oberschenkels / Lange Strecker v. Fuß u. Zehen. Peronei	Hinterfläche d. Oberschenk. Außenseite d. Unterschenkels	S 1
2	Lange Beuger v. Fuß u. Zehen (Wadenmusk.) / Kurze Fußmuskeln. Erektionsmuskeln	und Fuß	2
3	Damm-Muskeln (Ejakulation) / Blasenmuskeln	Gesäß	3
4	Damm-Muskeln / Blasenmuskeln	Damm-Genitalien	4
5	Damm-Muskeln (Anus)		5

Oculo pupillare Fasern

Rückenmuskeln 1.–12 Segment — Interkostalmuskeln 1.–11. Segment — Bauchmuskeln 7.–12 Segment

und über die Funktion der einzelnen Segmente.

schwieriger wird die Diagnose dadurch, daß die austretenden Nerven einen schrägeren Verlauf zeigen als an den übrigen Teilen des Rückenmarkes und deshalb ausgedehnter mitgequetscht sein können. Selbst die Entscheidung, ob eine Markläsion oder eine reine Caudaquetschung vorliegt, ist unter diesen Umständen bisweilen schwierig zu treffen.

Im einzelnen wird sich die Sache folgendermaßen gestalten: Lassen sich bei totaler motorischer und sensibler Lähmung noch irgendwelche Reflexe auslösen, so liegt mit Sicherheit eine *Markläsion* vor; *welche* — das ergibt die Vergleichung der Untersuchungsbefunde mit den diesbezüglichen Tafeln. Fehlen alle Reflexe, so können wir, besonders in den ersten Tagen, im Zweifel sein, ob das Mark oder die Cauda verletzt ist. In solchem Falle werden wir aus dem starken Hervortreten von sensiblen Reizerscheinungen, aus der ,,Paraplegia dolorosa", auf *Caudakompression* schließen. Tritt im weiteren Verlaufe Reflexsteigerung ein, so zeigt dies, daß das Mark wenigstens mitbeteiligt ist. Bleiben die Reflexe dauernd aus, so würde das Auftreten von Entartungsreaktion in allen gelähmten Muskeln für Caudaquetschung sprechen, während das Bestehenbleiben der elektrischen Erregbarkeit in einzelnen gelähmten Muskeln annehmen ließe, daß die Läsion zum Teil auch die Pyramidenbahnen getroffen hat. Gleichzeitiges Zurückgehen der Lähmung und Wiedereinsetzen der Reflexe findet sich natürlich auch bei Caudaquetschung. Von entscheidender Bedeutung ist der *Sitz der Wirbelverletzung*. Können wir — besonders mit Hilfe des Röntgenbildes — mit Sicherheit nachweisen, daß derselbe oberhalb des 1. Lendenwirbels liegt, dann ist die Diagnose der Markverletzung gegeben, und umgekehrt diejenige der reinen Caudaverletzung, wenn die Wirbelsäule unterhalb des 1. Lendenwirbels verletzt ist. Die Unterscheidung zwischen Mark- und Caudaverletzung ist darum von Wichtigkeit, weil die Prognose der letzteren eine viel bessere ist, und weil durch operative Beseitigung der Kompression noch nach 1—2 Jahren Heilung selbst totaler Lähmungen einzelner Nerven erzielt werden kann. Das nachträgliche Ausgraben der Wurzeln aus den Knochenmassen ist freilich keine leichte Arbeit.

Von den Lähmungstypen sind von praktischer diagnostischer Bedeutung sozusagen nur die beiden folgenden:

1. Verschiebung zwischen dem 11. und 12. Brustwirbel führt zu motorischer und sensibler Lähmung der unteren Extremitäten von der Leistengegend an.

2. Verschiebung zwischen dem 12. Brustwirbel und dem 1. Lendenwirbel führt zu motorischer Lähmung der Damm- und Blasenmuskulatur, eventuell noch der Fußmukulatur und zu sensibler Lähmung in *Reithosenbesatzform*, eventuell bis zum Fuß hinunter.

C. Beziehungen zwischen Mark- und Wirbelverletzung.

Wie wir bisweilen aus der klinischen Untersuchung und dem Röntgenbild auf die Höhe der Markläsion schließen können, so erlaubt umgekehrt in anderen Fällen die Segmentdiagnose, den verschobenen Wirbel zu bestimmen. Hierzu sind einige anatomische Daten erforderlich.

Wir beginnen mit der *Halswirbelsäule*. Da das Halsmark aus 8 Segmenten besteht, und da das 1. Dorsalsegment noch hinter dem letzten Halswirbel liegt, so kommen 9 Segmente auf 7 Wirbel. Es ergibt sich hieraus, daß in der Mitte der Halswirbelsäule die Segmentzahl der Wirbelzahl um 1 Einheit voraus sein muß. Am Ende der Halswirbelsäule beträgt diese Differenz $1\frac{1}{2}$—2 Segmenthöhen, d. h. hinter dem 6. Halswirbel liegt nicht das 6., sondern das 7. und ein Teil des 8. Segmentes, und hinter dem 7. Halswirbel der Rest des 8. Halssegmentes samt dem größten Teil des 1. Brustsegmentes.

An der *Brustwirbelsäule* verteilen sich 11 Dorsalsegmente (2—12) auf 10—$10\frac{1}{2}$ Wirbel. Ein Segment trägt demnach in der oberen Brustwirbelsäule eine um 1 Einheit höhere Nummer als der ihm entsprechende Wirbelkörper, während in der unteren Brustwirbelsäule der Unterschied $1\frac{1}{2}$—2 Einheiten beträgt. So liegt das 3. Segment hinter dem 2. Wirbelkörper, das 12. Segment dagegen hinter dem 10. Körper. Auf die beiden letzten Brustwirbelkörper und den 1. Lendenwirbelkörper verteilen sich die sämtlichen *Lumbal-* und *Sacralsegmente*. Eine scharfe Trennung dieser Segmente ist deshalb auf anatomischem Wege nicht durchführbar. Nur soviel können wir sagen, daß der obere Rand des 12. Brustwirbelkörpers etwa dem 2. und 3. Lumbalsegment und der obere Rand des 1. Lendenwirbelkörpers etwa dem 1.—2. Sacralsegment entspricht.

Das Mark wird bei Luxationsschrägfrakturen und Luxationen nicht durch den vorgeschobenen Wirbel, sondern durch die obere Kante des nächst unteren gequetscht (Abb. 505), höchstens durch ein kleines, der hinteren Kante des unteren Wirbels aufsitzendes Stück des oberen verschobenen Wirbels. Bei Kompressionsfrakturen kann es durch ein in den Wirbelkanal gepreßtes Körperfragment geschädigt werden.

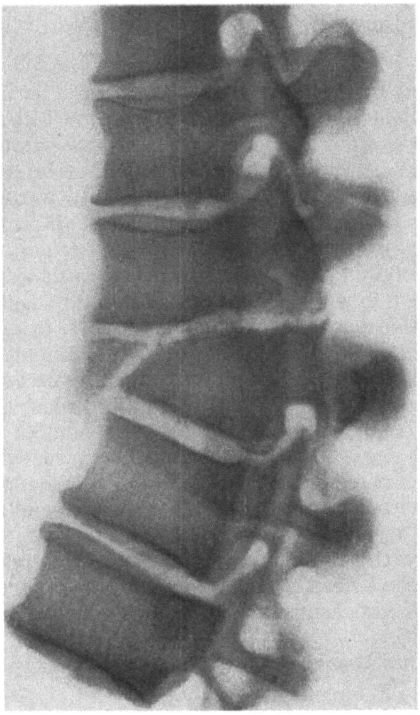

Unter sorgfältigem Umwenden des Patienten werden wir nun suchen, die *unmittelbare Bestimmung* des verschobenen oder verletzten Wirbels vorzunehmen.

Späterem vorgreifend, bemerken wir hier, daß der Dorn eines durch Luxation oder Luxationsfraktur nach vorn verschobenen Wirbels eingesunken und meist auch etwas kopfwärts verrückt ist, daß er also eine in der Dornenreihe vorgefundene Lücke kopfwärts begrenzt. Ist dagegen ein einzelner Wirbelkörper zusammengedrückt, so steht sein Dorn hinten etwas vor, als Scheitel einer mehr oder weniger ausgesprochenen winkligen Abknickung der Wirbelsäule. Sind endlich mehrere Wirbelkörper zusammengedrückt, so bilden ihre Dornen einen rundlichen Gibbus.

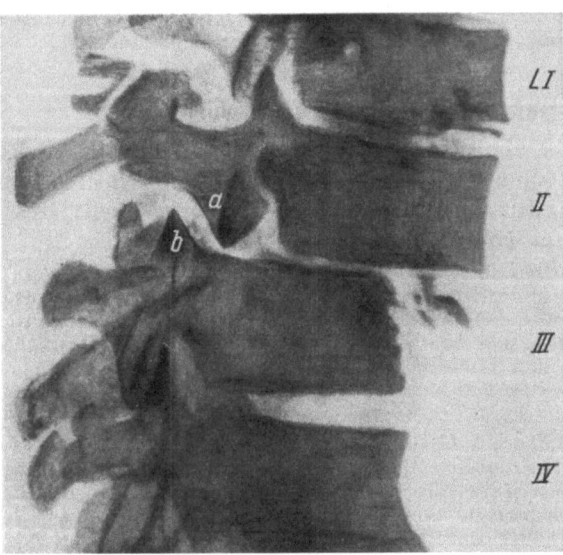

Abb. 505. Luxationsschrägfraktur. (Autopsiepräparat.)

Abb. 506. Vollständige, beiderseitige Luxation zwischen dem 2. und 3. Lendenwirbel. Verhakung der Gelenkfortsätze *a* und *b*, Andeutung eines Schrägbruches an der vorderen Kante des 3. Lendenwirbels. (Nach einem Autopsiepräparat.)

D. Die Form der Wirbelverletzung.

Es ist von therapeutischem und prognostischem Interesse, auch die Form der Wirbelverletzung zu kennen.

Wir können nach altem Herkommen, wenigstens auf dem Papier, zwischen *Luxationen* und *Frakturen* unterscheiden. Die *Luxationen* sind entweder einseitig — Rotationsluxationen, oder beidseitig — Totalluxationen. Sie sind unvollständig, d. h. die Gelenkfortsätze sind verhakt (Abb. 506). Die *Frakturen* sind entweder bloß Brüche von Bogen und Fortsätzen oder Brüche des Wirbelkörpers. Die letzteren sind entweder Quetschungs-(Kompressions-)Frakturen (Abb. 507 und 508) oder Schrägbrüche, d. h. Brüche, welche den Wirbelkörper schräg von hinten — oben nach vorn — unten durchsetzen. Öfter geht diese schräge Bruchfläche gleichzeitig durch zwei benachbarte Wirbel (Abb. 510). Nur selten finden sich schräge Brüche mit von einer Seite zur anderen aufsteigender Bruchfläche. Bisweilen handelt es sich um eine Zwischenform von Schrägfraktur und Kompressionsfraktur, indem die Keilfragmente einer Schrägfraktur neben ihrer Keilform zugleich noch eine deutliche Zertrümmerung durch Druck aufweisen.

Die Berechtigung, zwischen Schrägfrakturen und Kompressionsfrakturen zu unterscheiden, ergibt sich aus dem verschiedenen Vorgang in den beiden Fällen. Bei der

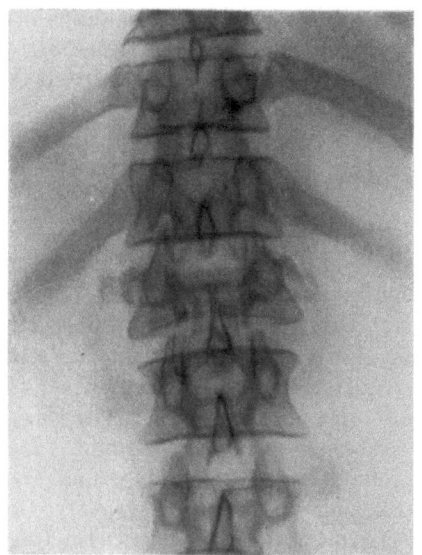

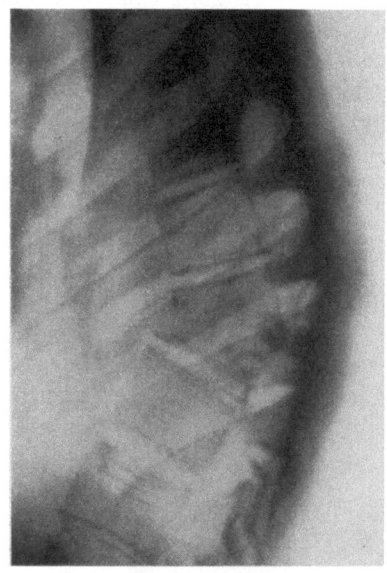

Abb. 507. Kompressionsfraktur des 1. Lendenwirbels von vorn.

Abb. 508. Kompressionsfraktur von der Seite.

Kompressionsfraktur wirkt die Gewalt in der Achse der Wirbelsäule, bei der Schrägfraktur mehr oder weniger senkrecht zu derselben. Je mehr sich die beiden Komponenten die Waage halten, um so mehr vermischen sich die beiden Typen. Je mehr die senkrecht zur

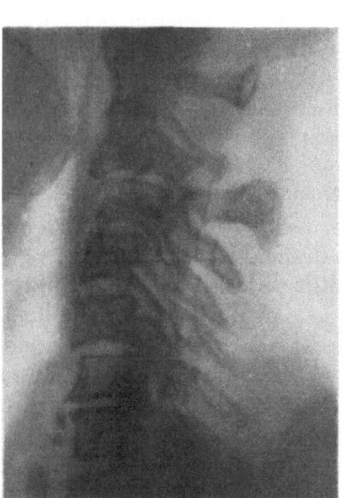

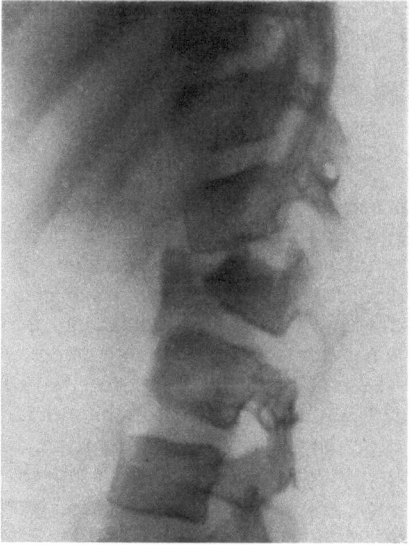

Abb. 509. Subluxation des Epistropheus nach vorn mit Abbruch des Bogens.

Abb. 510. Luxationsschrägfraktur.

Wirbelsäule wirkende Komponente zur Geltung kommt, um so mehr verschieben sich die beiden Wirbel gegeneinander und um so mehr gleicht die Verletzung in ihrem Endergebnis der Luxation. Wo die Verschiebung schließlich zu einer völligen Luxationsstellung geführt hat, da müssen wir von *Totalluxationsfrakturen* (KOCHER) sprechen, und diese können je nach Grad und Form der Zertrümmerung *Luxationsschrägfrakturen* oder *Luxationskompressionsfrakturen* sein.

Was läßt sich nun von alledem klinisch erkennen?

Für die Zukunft der Patienten kommt es vor allem darauf an, ob es sich um eine Verletzung *ohne* Verschiebung und deshalb auch meist ohne schwere Markquetschung, oder um eine Verletzung *mit* Verschiebung und deshalb mit mehr oder weniger schwerer Markquetschung handelt. Zur ersteren Gruppe gehören Brüche von Dorn- und Querfortsätzen, die reine Kompressionsfraktur und die Bogenbrüche, zur zweiten die Totalluxationen und die Totalluxationsfrakturen in ihren verschiedenen Formen — Verletzungen, die wir zusammenfassend als *Totalverschiebungen* bezeichnen können.

1. Brüche von Dorn-, Quer- und Gelenkfortsätzen.

Der Abbruch eines *Dornfortsatzes* ergibt sich aus der Art der Verletzung: direkter, umschriebener Stoß, und aus den objektiven Zeichen: eng umschriebene, anhaltende Druckempfindlichkeit über einem Dorn, allfällige falsche Beweglichkeit desselben, nachträgliches Auftreten einer Ekchymose; eine sichere Diagnose gibt allerdings meist nur das von der Seite her aufgenommene Röntgenbild. Dabei erinnere man sich, daß ohne äußeres Trauma, durch repetierten Muskelzug (Schipperkrankheit!) Dornfortsätze abgerissen werden können. Im Gegensatz zu akut abgebrochenen Dornen zeigen die Frakturlinien dieser „Ermüdungsbrüche" nicht zackige, sondern mehr geradlinige Begrenzung (KASPAR).

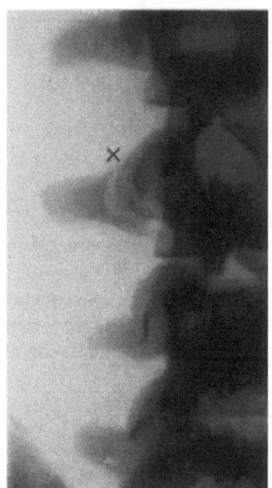

Abb. 511. Fraktur des 3. Querfortsatzes mit fibröser Vereinigung (×).

Der Bruch eines *Querfortsatzes* (s. Abb. 511), kann sowohl auf direktem Stoß, als auch auf Muskelzug beruhen. Wir werden ihn vermuten, wenn anhaltender, ausgesprochener, einseitiger Schmerz bei Seitenneigung der Wirbelsäule und einseitiger Druckschmerz bestehen, während der entsprechende Wirbeldorn nicht schmerzhaft ist. Sicherheit gibt nur die Röntgenuntersuchung. Die Verletzung kommt sozusagen nur an der Lendenwirbelsäule vor. Sie heilt nicht immer knöchern und führt bisweilen zu lange anhaltenden Beschwerden.

Am Halse verbindet sich der Abbruch eines Querfortsatzes mit demjenigen des *Gelenkfortsatzes*. Es handelt sich meist um den Mechanismus der Rotationsluxation, wobei die Verhakung der Gelenkfortsätze durch den Abbruch des einen derselben unmöglich gemacht wird, so daß die Rotationsstellung nicht voll zum Ausdruck kommt. Die Diagnose ist unter diesen Umständen eine recht schwierige. Die Erscheinungen sind zu ausgesprochen für eine einfache Distorsion, aber zu wenig deutlich für eine einseitige Luxation. Die Entscheidung erhalten wir bestenfalls durch die Röntgenuntersuchung.

Wir ersehen aus dem Gesagten, wie groß ohne Röntgenuntersuchung das Feld für falsche Diagnosen ist, ganz besonders, wenn es sich um gegen Unfall versicherte Arbeiter handelt. Konnte man Symptome und Befund nicht in Übereinstimmung bringen, so sprach früher, je nach dem individuellen Temperament, der eine von Simulation, der andere, gutherziger, von traumatischer Neurose, bis man sich davon überzeugte, daß reine Simulation nicht häufig ist, und daß der Begriff „traumatische Neurose" nicht für Fälle mißbraucht werden darf, bei denen von einem schweren Unfallereignis mit begleitendem psychischem Trauma keine Rede ist. Man kam so zu der beim Fehlen einer traumatischen Schädigung meist zutreffenden und auch psychologisch viel selbstverständlicheren Auffassung, daß weder Simulation noch traumatische Neurose, sondern — oft unbewußte — Übertreibung vorliegt. Da dieser Ausdruck aber zu laienhaft selbstverständlich klang, so ersetzen ihn manche Begutachter, um sich wissenschaftlicher auszudrücken, durch das Fremdwort „Aggravation", welches in keiner Sprache *Übertreibung* heißt, sondern überall *wirkliche Verschlimmerung*, also das Gegenteil von dem, was man sagen wollte! Dies nebenbei.

2. Der Bogenbruch.

Theoretisch ist es bedauerlich, daß wir den Bogenbruch nicht sicher erkennen können: Hebung des eingedrückten Bogens scheint bei Rückenmarksstörungen ein aussichtsvolles Vorgehen zu sein. In Wirklichkeit ist die Sache nicht so schlimm: Der isolierte Bogenbruch ist sehr selten, und wir sahen noch nie eine Paraplegie, die durch ihn verursacht worden wäre (s. Abb. 509).

3. Der Kompressionsbruch.

An ihn werden wir denken, wenn keine oder nur leichtere Marksymptome bestehen (z. B. blitzartige Zuckung in Armen oder Beinen im Moment des Traumas), wenn die Wirbelsäule ihren Halt nicht oder nur unvollständig verloren hat, wenn aber ausgesprochener Achsendruckschmerz besteht (Vorsicht!). Das Trauma läuft dabei wesentlich auf einen Stoß in der Längsachse des Körpers hinaus. Am häufigsten handelt es sich um einen Fall aus der Höhe auf den Kopf, die Füße oder den Steiß. Dieser Krafteinwirkung geben die hauptsächlich aus Spongiosa bestehenden Wirbelkörper eher nach, als die größtenteils aus Compacta bestehenden Bogen und Gelenkfortsätze. Durch das Zusammenbrechen eines Wirbelkörpers kommt es zu einer Beugung der Wirbelsäule nach vorn; diese hat einen mehr winkligen Charakter (s. Abb. 508), wenn nur *ein* Wirbel zusammengedrückt ist, dagegen mehr denjenigen einer Kyphose, wenn, wie häufig, *mehrere* Wirbelkörper betroffen sind. An der Wirbelsäule finden wir deshalb einen Gibbus, der sich bei Kompression eines einzigen Wirbels auf ein leichtes Vorstehen des Dorns des gequetschten Wirbels und geringe winklige Abknickung der Wirbelsäule beschränken kann, während bei Einbrechen mehrerer Wirbelkörper ein rundlicher Buckel entsteht. Es muß bisweilen nach den Symptomen gesucht werden, und die Fraktur wird leicht übersehen, wenn keine Markverletzung vorhanden ist, wenn unsere Aufmerksamkeit durch anderweitige Verletzungen von der Wirbelsäule abgelenkt wird, oder wenn der Patient kurze Zeit nach dem Unfall wieder herumgeht. Erst der Belastungsschmerz weist auf den Bruch hin, in selteneren Fällen sogar erst der nach Wochen sich einstellende Gibbus!

Am häufigsten finden sich diese Kompressionsfrakturen an der Brust- und Lendenwirbelsäule. Sitzen sie an den oberen Brustwirbeln, so werden wir bisweilen durch einen *queren Bruch im oberen Teil des Brustbeines* auf die Wirbelverletzung aufmerksam gemacht.

Bei den meisten reinen Kompressionsbrüchen bleibt das Rückenmark intakt. Durch in den Wirbelkanal gepreßte Knochenfragmente können aber immerhin alle Grade von Rückenmarksschädigungen bis zur völligen Zertrümmerung vorkommen. Am ehesten findet man Erscheinungen von Wurzelkompression.

Leichte Kompressionsfrakturen der Lendenwirbel führen bisweilen nicht zu einer sichtbaren Knickung oder zu einem Buckel, sondern die Formveränderung des Wirbels reicht nur gerade hin, um die normale Lordose der Lendenwirbelsäule auszugleichen.

Sehr selten geben die durch einen Kompressionsbruch geschädigten Wirbelkörper erst nach längerer Zeit infolge von sekundärer Knochenresorption nach, so daß, zum Teil unter nervösen Störungen, noch nach Monaten ein Buckel entsteht — die sog. KÜMMELL-VERNEUILsche Krankheit, die nicht sehr zutreffend auch als traumatische Spondylitis bezeichnet worden ist.

Das Röntgenbild zeigt bei Kompressionsfraktur in der anteroposterioren Aufnahme Verminderung der Höhe des Wirbelkörpers, bisweilen Strukturveränderung in demselben und beinahe immer Verschmälerung einer oder beider benachbarter Zwischenwirbelscheiben. Das stets aufzunehmende Profilbild zeigt Keilform des Wirbelkörpers und ebenfalls meist Reduktion der Zwischenwirbelscheiben.

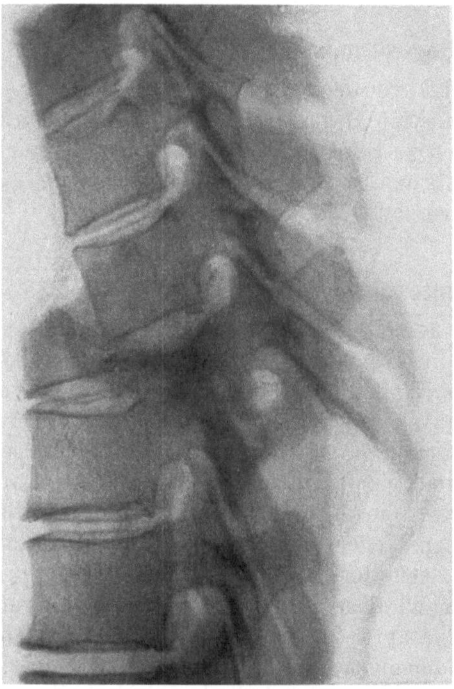

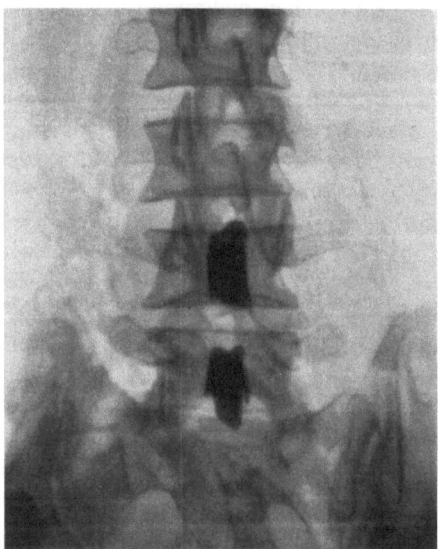

Abb. 512. Luxationskompressionsfraktur mit Verschiebung des oberen Abschnittes nach hinten. (Autopsiepräparat.)

Abb. 513. Lipiodolaussparung[1] durch medianen Bandscheibenprolaps zwischen L 4 und L 5.

Den geringsten Grad der Schädigung durch Stoß in der Achse stellt die Quetschung der Zwischenwirbelscheiben dar. Wir werden diese Diagnose stellen, wenn wir bei einem entsprechenden Trauma Empfindlichkeit bei Achsendruck, aber keine Formveränderung und keine Markläsion finden und auch im Röntgenbild keine Veränderungen am Knochen sehen.

In den letzten Jahren hat SCHMORL auf das im Röntgenbilde sichtbare Eindringen von Knorpelknötchen aus dem Nucleus pulposus durch die Schlußplatte in die Wirbelkörperspongiosa aufmerksam gemacht und schreibt es mehr den andauernden Belastungsvorgängen des täglichen Lebens als akuten Traumen zu. Auch die klinische Beobachtung zeigt, daß man mit der Deutung dieser nicht seltenen Knötchen als Unfallfolgen sehr vorsichtig sein muß (s. auch unter *Spondylitis*).

Dagegen kann es durch ein die Wirbelsäule stark komprimierendes Trauma zu einem teilweisen Eindrücken der Schlußplatten durch die fibröse Bandscheibe kommen (siehe Abb. 512).

Macht sich dieser traumatische *Prolaps der Bandscheibe* nach hinten in den Rückenmarkskanal hinein Platz, so kann es zu heftigen, lang anhaltenden Wurzelschmerzen (Lumbago oder Ischias) kommen.

Nach Lufteinfüllung in den Lumbalsack oder durch Lipojodol können solche Bandscheibenprolapse gelegentlich zur Darstellung gebracht werden (s. Abb. 513).

4. Die Totalverschiebung.

Eine Totalverschiebung — bald mehr Luxation, bald mehr Fraktur — werden wir annehmen, wenn eine schwere, ja totale Markläsion besteht, und wenn die Wirbelsäule ihren Halt völlig verloren hat. Von letzterer Regel machen nur die Luxationen der Halswirbelsäule eine Ausnahme, bei denen die nicht zerrissenen Bänder den

[1] Siehe Fußnote S. 483.

verschobenen Wirbeln noch einen gewissen Halt verleihen. Hier fehlt die Markläsion oft ganz, so daß bei anderweitigen schweren Verletzungen die Beteiligung der Wirbelsäule übersehen werden kann.

Zum Zustandekommen einer Totalverschiebung ist ein sehr schweres Trauma erforderlich. Dasselbe wirkt meist im Sinne der Überbiegung, sehr selten der Überstreckung. Bisweilen besteht eine schwere Rückenmarksquetschung, ohne daß die Verschiebung der Wirbelsäule im Augenblick der Untersuchung noch vorhanden wäre. Sie hat sich in diesen Fällen spontan wieder ausgeglichen. In den Fällen, in welchen die Formveränderung noch fortbesteht, finden wir bei der gewöhnlichen Flexionsfraktur einen vergrößerten Abstand zwischen 2 Wirbeldornen. Der die Lücke nach oben begrenzende Dorn ist infolge der Verschiebung des zugehörigen Wirbels nach vorn eingesunken. Sind 2 Wirbel gebrochen, so findet sich die Diastase zwischen den Dornen dieser beiden Wirbel. Auch hier ist der untere Dorn der am meisten vorstehende.

In der Diagnose weitergehen und ohne Röntgenbild die verschiedenen Formen von Totalverschiebung am Lebenden unterscheiden zu sollen, das wäre zu viel verlangt. Wichtiger ist es, an der Halswirbelsäule zwischen Luxationsfraktur und Totalluxation unterscheiden zu können, weil bei der letzteren eine regelrechte Reposition möglich ist und ausgeführt werden sollte. Totalluxationen ohne Verhakung der Gelenkfortsätze unterscheiden sich zwar in nichts von Luxationsfrakturen, indem sich auch bei ihnen die Knickung und Verschiebung einzig durch entsprechende Lagerung wieder ausgleichen kann (Selbstreduktion). Anders dagegen die mit Verhakung verbundenen Totalluxationen. Hier ist der bald in Beugung, bald in Reklination stehende Kopf dem Rumpfe gegenüber nach vorn verschoben und gleitet weder von selbst noch durch entsprechende Lagerung in seine normale Stellung zurück. Diese Unverschieblichkeit und allfälliges Freisein des Markes würde erlauben, eher eine Totalluxation, als eine Luxationsfraktur anzunehmen und gestützt auf diese Annahme die Reposition zu versuchen. Sichere Entscheidung gibt das Röntgenbild, ganz besonders die Profilaufnahme.

Auch an der oberen Brustwirbelsäule sind schon reine Totalluxationen gesehen worden, jedoch verhalten sich dieselben genau wie die Luxationsfrakturen, und von einer Reposition im Sinne derjenigen der Halsluxationen ist hier keine Rede.

Wir haben bis jetzt die Wirbelverletzungen durch stumpfe Gewalt besprochen, wie sie die große Mehrzahl der Friedensverletzungen darstellen. Die „Schußverletzungen" der Wirbelsäule unterscheiden sich von ihnen, besonders wenn man noch die Granatsplitterverwundungen hinzunimmt, durch ihre größere Regellosigkeit. Bei den Verwundeten, die überhaupt das Schlachtfeld lebend verlassen, findet man ferner, wie das schon Zufallstreffer im Frieden gezeigt haben, daß die Tragfähigkeit der Wirbelsäule in der Regel selbst dann nicht beeinträchtigt ist, wenn das Geschoß einen Wirbelkörper durchsetzt hat. Noch weniger wird die Funktion gestört, wenn bloß Quer- und Dornfortsätze und Bogen zertrümmert sind. Steckschüsse sind nicht selten, und man sieht bisweilen, daß das Geschoß durch den Widerstand der Knochenmassen aus seiner ursprünglichen Richtung abgelenkt worden ist. Die Hauptaufgabe kommt hier der Röntgendiagnostik zu.

Der Bandscheibenprolaps oder die Discushernie (GLORIEUX).

Reißt der Anulus fibrosus akut oder chronisch ein, so kann die viscöse Polstermasse der Bandscheibe (Nucleus pulposus: „Quecksilberkugel" nach GLORIEUX) prolabieren. Während der Prolaps nach vorn klinisch kaum eine Rolle spielt, treten die ins Zentrum eines Wirbelkörpers tendierenden, die Schlußplatten durchdringenden sog. SCHMORLschen Knorpelknötchen oft klinisch in Erscheinung (s. Abb. 514), besonders bei der knochenschwachen, juvenilen Osteochondropathie der Wirbelsäule (juvenile Kyphose, Morbus Scheuermann), wo sie dumpfe Rückenschmerzen bedingen können.

Klinisch besonders wichtig sind die nicht seltenen, hinteren Prolapse der Bandscheibe, weil hierdurch Wurzelfasern erdrückt werden können (s. Abb. 515).

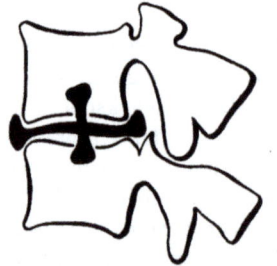

Abb. 514. Ausbreitungsmöglichkeiten des Discusprolapses, schematisch.

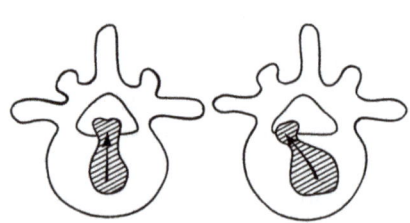

Abb. 515. Ausbreitungsmöglichkeit einer Discushernie nach hinten.

Infolge der im Lumbalgebiet herrschenden stärksten Belastung verbunden mit der großen Exkursionsmöglichkeit sind diese Discushernien weitaus am häufigsten an der 5., seltener an der 4. Lendenwirbelscheibe anzutreffen (siehe Abb. 513) nur ganz ausnahmsweise an der ebenfalls gut beweglichen Halswirbelsäule).

Symptomatologie. Entspricht derjenigen einer radikulären Ischias, aber mit *dem fundamentalen Unterschied, daß beim*

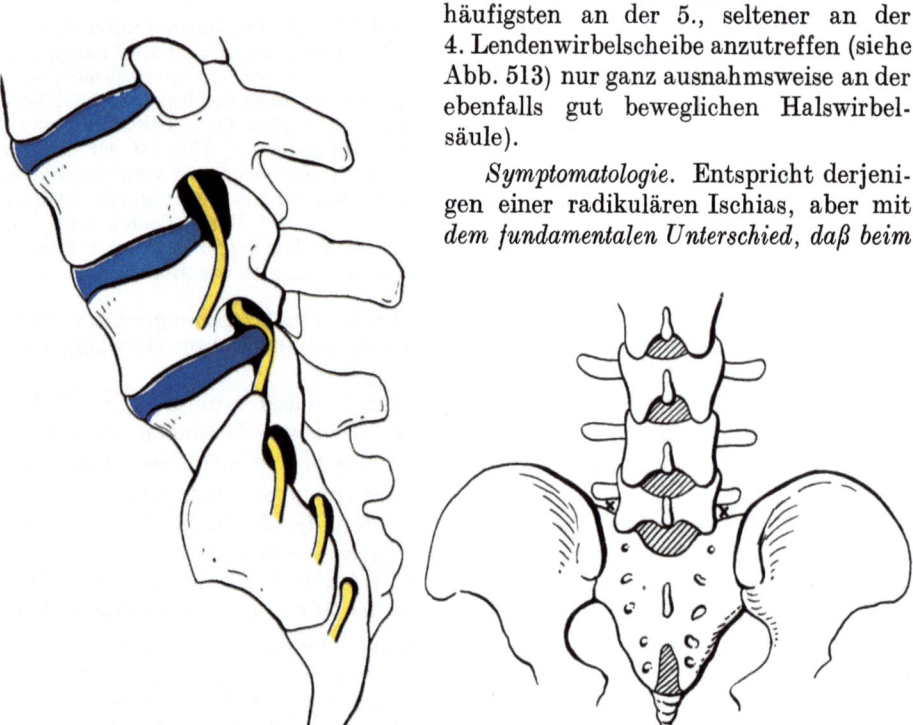

Abb. 516. Einklemmung einer Nervenwurzel durch Prolaps der 5. Bandscheibe.

Abb. 517. Druckpunkte bei Discusprolaps der untersten Zwischenwirbelscheibe.

Bandscheibenprolaps die Beschwerden beim Stehen (und Gehen) zunehmen oder überhaupt erst auftreten, während sie nach Liegekuren verschwinden oder stark gemildert werden.

Die Symptome sind:

1. *Lumbago.* Schmerzen in der Tiefe der Lumbosacralgegend, meist einseitig (entsprechend der viel häufigeren, lateralen, erbs- bis haselnußgroßen Hernie) am Lumbosacralpunkt (= Wurzel L_5 und S_1). Dieser Punkt liegt entsprechend der Abb. 517 etwa 2 Querfinger neben dem 5. Lendendorn, etwa 2 Querfinger unter der Verbindungslinie der Beckenkämme. Tiefer Daumendruck

auf diesen Punkt löst Schmerzen an der gereizten S_1- oder L_5-Wurzel aus. (Beim Prolaps der 4. Lendenscheibe entsprechend eine Wirbelhöhe weiter oben.)

2. *Ischias.* Bis in die laterale Fußpartie ausstrahlende Schmerzen von kribbelndem oder taubem Charakter beim längeren Stehen.

3. *Hypästhesie* im Hautbereich des von der gedrückten Nervenwurzel versorgten Gebietes nach oder beim längeren Stehen.

4. *Herabsetzung oder Aufhebung des Achillessehnenreflexes* auf der entsprechenden Seite bei der Hernie der 5. Scheibe (Abschwächung des Patellarreflexes bei der 4. Scheibe). Gleichzeitig begleitet von einer Hypotonie der Achillessehne.

5. *Dehnungsschmerz des zugehörigen Ischiadicus*, also positives LASÈGUE-Zeichen.

6. *Mechanische Übererregbarkeit* des zugehörigen Ischiadicus, also druckschmerzhafte VALLEIXsche Nervenpunkte: Glutaealpunkt, Popliteal- und Fibularpunkt, äußerer Malleolarpunkt. (Diese Reizsymptome verschwinden kurz nach der operativen Wurzelbefreiung.)

7. *Aufrichtungsschmerz* nach längerem Bücken (Discusprolaps nach hinten verstärkt, durch rasches Aufrichten in die Zange geratend).

8. Schmerzhaftes Niesen, Husten (durch die plötzliche Körpererschütterung).

9. Klopfschmerz des 5. (bzw. 4.) Lendendornes.

Wenn im Anschluß an ein Trauma (Sturz auf das Gesäß) oder nach mehreren vorausgegangenen Überbiegungen der Wirbelsäule (aber auch in der Hälfte aller Fälle ohne Trauma) eine hartnäckige Lumbago mit radikulärer Ischias auftritt, welche sich bei Körperbelastung (aufrechte Stellung) deutlich verstärken, im Liegen abnehmen, so ist die Diagnose Discusprolaps beinahe sicher. Läßt eine Novocain-Injektion (von 10 ccm 2% Novocain) auf den druckschmerzhaften Lumbosacralpunkt die Beschwerden für $1^1/_2$ Stunden verschwinden oder stark abnehmen, dann ist nach unseren Erfahrungen eine Discushernie gesichert.

Im Röntgenbild sieht man häufig, aber durchaus nicht immer, eine Verschmälerung der betreffenden Zwischenwirbelscheibe.

Arthrotische Zacken vermehren wohl bei Bewegung die Beschwerden, lösen sie aber nicht erst im Stehen aus.

Liquorveränderungen (Eiweißvermehrung ohne Zellvermehrung) sind häufig, aber doch nicht die Regel.

Seltener sind die medianen oder die bilateralen Prolapse, welche doppelseitige Symptome auslösen.

81. Zur Chirurgie der nichttraumatischen Rückenmarkserkrankungen.

Die Diagnose der Geschwülste des Rückenmarks, vor der Periode der operativen Behandlung dem Praktiker sozusagen unbekannt, hat seit der Aera der Rückenmarkschirurgie ein greifbares Interesse bekommen. Ist doch der Rückenmarkstumor neben der Lues sozusagen die einzige Rückenmarkserkrankung, bei welcher unsere Therapie von Erfolg begleitet ist.

Nicht alle das Rückenmark schädigenden Geschwülste haben freilich für uns das gleiche Interesse. Wenn im Anschluß an einen scheinbar glücklich vor Jahren operierten Brustkrebs eine hartnäckige Ischias oder eine Intercostalneuralgie auftritt, so ist die Diagnose einer Wirbelmetastase leicht, das therapeutische Interesse aber leider sozusagen null. Wenn nach einer Periode von unerklärten Neuralgien ein Tumor an der Oberfläche der Wirbelsäule erscheint, und wenn dieselbe vielleicht unter plötzlichem Einsetzen einer Paraplegie einknickt, so ist die Diagnose einer bösartigen Wirbelgeschwulst

ebenfalls nicht schwierig. Neben diesen häufigsten, therapeutisch aber aussichts-
losen Vorkommnissen gibt es ab und zu Gebilde, welche dem Messer des Chirurgen
zugänglich sind. Es sind dies die klinisch gutartigen, in den Wirbelkanal wachsenden Geschwülste der *Wirbelsäule*, besonders die *Osteome, Fibrome, Fibrosarkome* und *Chondrome*, in seltenen Fällen auch Varicen des Rückenmarks,
sowie die *Echinokokken* derselben, und ferner die *Neubildungen* (Psammome
usw.) und *entzündlichen Granulationsgeschwülste des Rückenmarks* und seiner
Hüllen.

Die ersten Anzeichen sind etwa in der Hälfte der Fälle *Wurzelsymptome*
und zwar meist *sensibler* Natur, also umschriebene einseitige Neuralgien und
Hyperästhesie und schließlich Anästhesie oder wenigstens Hypästhesie. Seltener
sind schon im Beginn *motorische* Störungen vorhanden.

Selbstverständlich fehlt dieses Stadium der Wurzelsymptome, oder es ist zum mindesten
nicht deutlich ausgeprägt, wenn die Geschwulst vermöge ihrer Lage die Wurzeln unberührt
läßt. Ausnahmsweise stehen im Krankheitsbilde neben den Neuralgien vasomotorische
Störungen im Vordergrund, so daß man an RAYNAUDsche Krankheit oder an Erythro-
metalgie denkt, bzw. glaubt, sich mit diesen Diagnosen begnügen zu können.

Nach einer je nach dem Wachstum der Geschwulst verschieden langen
Periode fängt der Druck an, auch auf das Rückenmark einzuwirken. Mehr
oder weniger vollständige Aufhebung der Leitung ist die Folge. Bei *seitlichem*
Sitz der Geschwulst sind die Erscheinungen mehr oder weniger diejenigen
einer BROWN-SÉQUARDschen *Halbseitenlähmung*.

Im übrigen ist sowohl die Lage der Geschwulst zum Rückenmark wie auch ihre Tiefen-
wirkung schwer zu beurteilen, da nicht nur die anatomische Lage des Gebildes, sondern
auch die verschiedene Empfindlichkeit der einzelnen Bahnen gegen Druck in Betracht
kommt.

Die Fragen, welche wir uns stellen müssen, sobald einmal der Verdacht auf
Rückenmarksgeschwulst aufgetaucht ist, sind folgende:

1. Handelt es sich überhaupt um eine Geschwulst?

a) Beginnen wir mit dem Studium der *Wurzelsymptome*. Aus einer einseitigen Neuralgie können wir noch nichts schließen, da sie ihre Ursache außerhalb der Wirbelsäule haben kann. An eine Wurzel- oder Rückenmarksaffektion
werden wir erst denken, wenn die Neuralgie sehr hartnäckig ist, wenn sie sich
mit Lähmungserscheinungen verbindet, und wenn unzweideutige Erscheinungen von seiten der Wirbelsäule oder des Rückenmarks hinzutreten. Hier
kommt differentialdiagnostisch besonders die Tabes in Frage, deren sensible
Frühsymptome auch radikulär angeordnet sein können. Die Patellarreflexe
sind aber bei Tumordruck erhöht, bei Tabes beinahe immer abgeschwächt oder
aufgehoben. Spinale Miosis finden wir auch bei Halsmarktumoren oberhalb
des 1. Brustsegmentes. Besonders aber fragt es sich, ob nicht eine beginnende
„*Spondylitis*" oder die sehr seltene „*hypertrophische Pachymeningitis*" vorliegt. Bei letzterer sind die Erscheinungen beidseitig, während sie bei Geschwülsten, wie schon gesagt, anfangs meist einseitig sind. Bei Spondylitis
stehen beinahe immer die Erscheinungen von seiten der Wirbelsäule im Vordergrund. Die größere Häufigkeit des Herpes zoster bei Tumoren gibt nur einen
unbestimmten Anhaltspunkt. Bloß der weitere Verlauf kann solche Fälle aufklären, insbesondere das monatelange Fortbestehen der Neuralgien ohne anderweitige Symptome.

Leichte Druckempfindlichkeit des entsprechenden Wirbeldornes ist allerdings auch bei Geschwülsten im Wirbelkanal beobachtet worden.

b) Haben wir einen Patienten mit spastischer Paraparese oder *Paraplegie*, aber ohne Veränderungen an der Wirbelsäule vor uns, so dürfen wir zwar eine Spondylitis nicht gänzlich ausschließen; viel eher werden wir aber an eine „*chronische Myelitis*", an „*multiple Sklerose*", und, wenn der Sitz sich im Halsmark befindet, an „*hypertrophische Pachymeningitis*" denken. Myelitis und multiple Sklerose schließen wir in der Regel, doch nicht absolut aus, wenn der Paraplegie ein ausgesprochenes neuralgisches Stadium vorangegangen war,

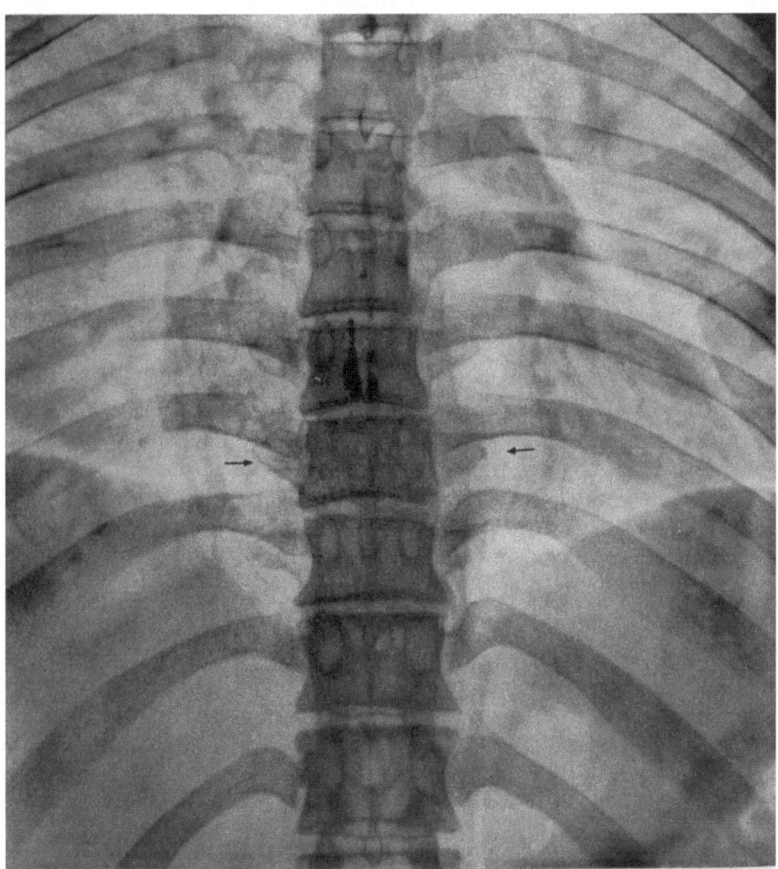

Abb. 518. Wirbelhämangiom mit Kompressionserscheinung. (Spastische Lähmung.)

oder wenn noch heftige ausstrahlende Schmerzen bestehen; dagegen werden wir im Ungewissen bleiben, beziehungsweise auf einen Operationstisch angewiesen sein, wenn dies nicht der Fall ist. Es kommen nämlich auch bei Rückenmarksgeschwülsten Fälle vor, bei denen die sensiblen Wurzelerscheinungen völlig in den Hintergrund treten, und andererseits gibt es multiple Sklerosen mit Parästhesien, welche vom Patienten als „Schmerzen" geschildert werden und bei denen die klassischen Symptome der Sklerose noch fehlen. Das eben Gesagte gilt auch von den Fällen mit **Halbseitenläsion**. Gerade sie spricht in höherem Grade für Rückenmarkstumor als für Myelitis oder multiple Sklerose. Die Intaktheit der Wirbelsäule muß selbstverständlich durch das Röntgenbild erwiesen sein. So kann es bei Hämangiom eines Wirbels durch Verdickung des Bogens zu Rückenmarkskompression mit spastischer Lähmung kommen. Das charakteristische Bild eines hämangiomatösen Wirbels mit den wabigen Aufhellungen der vergrößerten Spongiosaräume zeigt Abb. 518.

In einem andern Falle zeigte ein brauner Tumor eines Wirbeldornes und -bogens außer lokalen Drucksymptomen nur eine leichte Steigerung der Reflexe der unteren Extremität.

c) Stehen wir endlich vor einem Fall, bei dem *gleichzeitig Wurzel- und Markerscheinungen* und eine *Erkrankung der Wirbelsäule* bestehen, so schwankt die Diagnose beinahe ausschließlich zwischen „*bösartiger Neubildung*" und „*Spondylitis*". Entscheidend ist ein Senkungsabsceß, der allerdings für die Brustwirbelsäule auch mittels des Röntgenbildes gesucht werden muß. An die Oberfläche gelangte „*Echinococcuscysten*" sind auch schon für Senkungsabscesse gehalten worden. Fehlt jeder objektive Anhaltspunkt, so werden wir uns vor allem auf die Anamnese stützen und eine sich auf Jahre erstreckende Vorgeschichte der viel häufigeren Spondylitis, einen raschen, bloß nach Monaten zählenden Verlauf einem primären Sarkom oder einer Metastase zuschreiben. Auch lassen sich gefäßreiche Sarkome und ebenso gefäßreiche metastatische Wirbelgeschwülste bisweilen an lauten Gefäßgeräuschen erkennen. Nach BÉRARD werden die Beschwerden bei Tumoren nicht wie bei Spondylitis durch Bettruhe und Gewichtszug gemildert.

2. Welcher Natur ist die Geschwulst?

Für die Differentialdiagnose der vom Knochen ausgehenden Geschwülste verweisen wir auf das schon Gesagte und besprechen hier nur die im Wirbelkanal entstandenen Neubildungen, also wesentlich diejenigen des Rückenmarks und seiner Häute. Zwischen beiden Gruppen von Geschwülsten stehen jene *hantelförmigen Fibrome* und *Fibrosarkome des Periosts*, welche aus dem Wirbelkanal durch ein Wirbelloch herauswachsen und bisweilen außen an der Wirbelsäule tastbar werden.

Solitärtuberkel und *Gumma* müssen ebenfalls berücksichtigt werden. Es gibt am und im Rückenmark Solitärtuberkel, welche sich ganz wie Tumoren verhalten und wie solche auch schon mit Erfolg ausgeschält worden sind. In Echinococcusgegenden wird man an parasitäre Cysten denken. Durch Jahre sich hinziehender Verlauf ohne greifbare Veränderungen an der Wirbelsäule spricht für klinisch *gutartige Geschwulst des Wirbelkanals*, insbesondere der *Rückenmarkshäute*. Nach SCHLESINGER ist eine mehr als 3 Jahre bestehende Geschwulst meist intradural und solitär, so daß sie sich für operative Behandlung eignet. Je umschriebener die Erscheinungen, desto größer sind auch die Aussichten für den Heilerfolg. Solche Geschwülste sind meist locker zwischen Dura und Mark liegende, an einem Gefäßstiel hängende oder auch breiter aufsitzende Fibrome, Fibrosarkome oder Psammome. Ungünstig sind die mehr diffuse Symptome verursachenden *gliomatösen Tumoren des Rückenmarks* selbst, bei denen die Symptome je nach dem Sitz bald mehr den Charakter der Querläsion, bald denjenigen der Syringomyelie tragen. Ausgesprochene Dissoziation der Sensibilitätsstörung mit Herabsetzung von Schmerz- und Temperaturempfindung ist das einzige Zeichen, welches sich mit einiger Wahrscheinlichkeit in diesem Sinne verwerten läßt. Ausnahmsweise sind auch intramedulläre Geschwülste so gut abgekapselt, daß sie sich ausschälen lassen. So haben wir ein intermedulläres, zwischen den Seitensträngen entstandenes und aus dem Rückenmark herausgewachsenes Gliom mit sehr gutem und bleibendem Erfolg aus dem Rückenmark ausgeschält. Eine sichere Unterscheidung von intra- und extramedullären Tumoren ist zur Zeit noch nicht möglich.

Schon mehrfach (KRAUSE, OPPENHEIM, NONNE u. a.) fand man bei der Operation statt der erwarteten Geschwulst *umschriebene, abgekapselte*

Ansammlungen von seröser Flüssigkeit (sog. Meningitis serosa circumscripta oder Arachnitis cystica), die man vielleicht auch einfach durch Punktion hätte zur Heilung bringen können, wenn die Diagnose möglich gewesen wäre. In zwei eigenen Fällen trat einige Wochen nach Sturz auf den Rücken eine allmählich zunehmende, zuletzt vollständige sensible und motorische Paraplegie vom Nabel an abwärts auf. Bei der Operation fanden sich unter starkem Druck stehende Liquorcysten.

Treten im Anschluß oder noch während eines eitrigen Prozesses (Furunkel usw.) unter Fieber Symptome von Rückenmarkskompression auf, so kann es sich um den seltenen *Epiduralabsceß* handeln. Bei der metastatischen Myelitis fehlen Kompressionserscheinungen, dafür gehen oft fibrilläre Zuckungen den Lähmungen voraus.

Stets werden wir die *Lumbalpunktion* vornehmen und den Liquor auf Zellgehalt, Gelbfärbung, Globulin, Gesamteiweiß und WASSERMANNsche Reaktion und Kolloidkurven untersuchen. Normaler Liquorbefund schließt aber weder Tumor noch Solitärtuberkel völlig aus (siehe hierzu auch unter den Erkrankungen des Gehirns).

Im Lumbalteil gelegene Stenosen für die Liquorpassage können durch zwei Lumbalnadeln (die eine am unteren, die andere am oberen Ende der Lumbalwirbelsäule) erkannt werden, indem beim QUECKENSTEDTschen Versuch der Druck an der oberen Lumbalnadel rascher ansteigt als an der unteren.

Stauungsliquor ist zudem xanthochrom, oft etwas zellreicher, albuminreicher.

3. In welcher Höhe sitzt die Geschwulst?

Unentbehrlich für die Operation ist eine genaue Höhendiagnose. Ich verweise hierfür auf das bei den Rückenmarksverletzungen Gesagte und füge nur bei, daß erfahrungsgemäß die Höhendiagnose gewöhnlich zu tief gestellt wird. Man halte sich also stets an die höchste in Mitleidenschaft gezogene Wurzel, wird aber auch da vielleicht noch zu tief geraten und bei der Operation noch höher oben suchen müssen.

Eine gewisse Unterstützung hat die Höhendiagnose in der *Lipiodolinjektion*[1] durch Suboccipitalstich und vom Lumbalsack her gefunden. Für die erstere Methode wird ein Präparat benützt, das schwerer, für die zweite ein solches, das leichter ist als Wasser. Für den Suboccipitalstich dringt man mit der Nadel zwischen Hinterhauptbein und Atlas in die Tiefe, indem man sich hart ans Occiput hält. Sowie Liquor austritt, werden 1—2 ccm leicht erwärmten Lipojodols langsam eingespritzt. Der Patient verbleibt sodann einige Stunden in sitzender Stellung. Nach 6 und 24 Stunden wird je ein Röntgenbild aufgenommen. In der Regel bleibt das Jodpräparat unmittelbar oberhalb des Tumors hängen. Sind oberhalb desselben Verwachsungen vorhanden, so ergibt der Lipojodolversuch eine zu hohe Lokalisation. Umgekehrt kommt es vor, daß das Präparat durch die Geschwulst nicht oder nur unvollständig aufgehalten wird und nach 6—24 Stunden sich mehr oder weniger vollständig im Lumbalsack befindet. Bei unsicherem Ergebnis ist deshalb eine Kontrolle mit dem aufsteigenden Lipojodol angezeigt oder die Röntgenbeobachtung auf dem Kipptisch nach Einfüllen von schwerem Jodöl unterhalb der Geschwulst. Selbstverständlich ist auch ein positiver Ausfall, d. h. ein queres Hängenbleiben des Lipiodols, nicht für Geschwulst beweisend, sondern er beweist bloß eine mangelhafte Durchgängigkeit des Subarachnoidalraumes, welche ebensogut durch ein Tuberkulom, eine akute Myelitis oder durch einen syphilitischen Prozeß verursacht sein kann. Die Myelographie ist also eine wertvolle Ergänzung unserer klinischen Untersuchungsmethoden, das Hauptgewicht werden wir aber immer auf den neurologischen Befund legen. Lipojodol sollte aber nur im Notfalle injiziert werden, wenn zudem die Möglichkeit der operativen Entfernung dieser sonst zu arachnitischen Verwachsungen Anlaß bietenden Substanz besteht. Besser verwendet werden die resorbierbaren Jodpräparate, z. B. Abrodil.

---

[1] Siehe Fußnote S. 483.

82. Die entzündlichen Erkrankungen der Wirbelsäule.

A. Tuberkulöse Spondylitis.

Unter allen entzündlichen Erkrankungen der Wirbelsäule steht die tuberkulöse Spondylitis so sehr im Vordergrunde, daß sie für den Praktiker beinahe
die einzige wichtige Form darstellt. Wie wir an anderer Stelle erwähnt haben,
kann auch die Aktinomykose zum Zusammenbrechen eines Wirbelkörpers, zu
Gibbusbildung und zu kalten Abscessen führen, mit anderen Worten, zu einem
Bilde, das mit Tuberkulose verwechselt werden könnte. Auch syphilitische
Erkrankungen der Wirbelsäule kommen vor, doch sind sie dank der Frühbehandlung sehr selten geworden. Wir unterscheiden für die Stellung der
Diagnose:

1. Spondylitis ohne deutlichen Buckel und ohne Senkungsabsceß.

Wir finden diese Form häufiger bei Erwachsenen als bei Kindern, weil bei
den letzteren der erkrankte Wirbel rasch einschmilzt und sich der Gibbus also
früher ausprägt. Immerhin führen aufmerksame Mütter ihr Kind bisweilen
schon in einem Stadium der Erkrankung zum Arzt, in dem noch keine Formveränderung vorhanden ist. Anamnese und Gang der Untersuchung werden
je nach dem Alter des Patienten verschieden sein.

a) Führt man uns ein Kind zu, das noch nicht geht, mit der Angabe, daß
es sich in seinem ganzen Benehmen verändert habe, auffallend ängstlich und
auch unbehilflich geworden sei und jede rasche Bewegung des Körpers ver-
meide, und daß es schreie, wenn es aus dem Bett gehoben werde, ohne daß
der Mutter klar werde, wo sie ihm weh getan habe, so denken wir sofort an
Spondylitis. Am Rücken sehen wir nichts Besonderes; höchstens fällt uns
eine gewisse Steifigkeit auf, vielleicht verbunden mit einer kaum angedeuteten
diffusen Kyphose oder wenigstens mit Aufhebung der normalen Lendenlordose.
Eine ähnliche Kyphose sehen wir auch bei Rachitis. Hier ist aber die Wirbelsäule beweglich geblieben und biegt sich, wie HOFFA bemerkt, sofort dorsal
konkav aus, sobald wir das Kind, den Bauch nach unten, an den vier Extremitäten schwebend halten. Bei Spondylitis bleibt die Wirbelsäule umgekehrt
infolge der muskulären Fixation auch in dieser Stellung steif.

b) Handelt es sich um *Kinder, die gehen*, so fällt auf, daß sie sich nicht mehr
an den Spielen der Kameraden beteiligen, und daß ihnen das Treppensteigen
und mehr noch das Heruntergehen beschwerlich geworden ist.

Umgekehrt sehen wir bisweilen Kinder mit ausgesprochenem Gibbus, die keine subjektiven Störungen aufweisen und sich ungehemmt mit ihren Kameraden tummeln. Hier
ist der akute Prozeß schon abgelaufen, und es ist Vernarbung und Konsolidation eingetreten.

Bei der Untersuchung fällt uns auf, daß die Wirbelsäule steif gehalten wird,
und daß das Kind jede Beugung oder Überstreckung derselben und auch jede
Rotationsbewegung ängstlich vermeidet. Heißt man es sich umsehen, so dreht
es den ganzen Körper. Soll es sich vom Boden erheben, so benimmt es sich
ähnlich wie ein Kind mit progressiver Muskeldystrophie, d. h. es stützt die
Hände auf die Knie. Betasten und beklopfen wir die Wirbelsäule, der Reihe
nach auf jeden Wirbeldorn drückend, so lösen wir an einer bestimmten Stelle
eine Schmerzäußerung aus. Dasselbe geschieht, wenn wir, natürlich mit Vorsicht, die Wirbelsäule in der Längsachse belasten. Findet sich diese doppelte
Druckempfindlichkeit bei wiederholter Untersuchung stets an derselben Stelle
wieder, so hat die Diagnose Spondylitis die größte Wahrscheinlichkeit für sich.

c) Bei *älteren Kindern* und bei *Erwachsenen* wird unsere Anamnese etwas
vollständiger ausfallen. Gerade sie kann uns aber in manchen Fällen irreleiten,

wenn wir nicht von Anfang an die Möglichkeit einer Spondylitis im Auge behalten. Bisweilen lokalisiert der Patient seine Schmerzen in die Nabelgegend. Noch häufiger werden wir wegen Ischias, wegen unbestimmten Leib- oder Lendenschmerzen, Intercostalneuralgie, „rheumatischen" Schmerzen in den Armen oder im Hinterhaupte konsultiert. Bei Einseitigkeit der Beschwerden ist Spondylitis möglich, bei Beidseitigkeit ist sie wahrscheinlich. Geradezu pathognomonisch ist, wie wir eben erwähnt haben, der Rückenschmerz beim Treppenheruntergehen und beim Anstoßen an einen Stein auf ebener Straße.

Wir gehen zur Untersuchung über:

Wir stellen zu dem Zweck den Patienten entkleidet vor uns hin und lassen ihn bei geschlossenen Knien den Rumpf vor- und rückwärts beugen. Geschieht die Bewegung nur zögernd, unvollständig oder gar nur in den Hüft- und Kniegelenken, so fassen wir schon ernstlichen Verdacht, ganz besonders, wenn es nach der Aufforderung zum Rückwärtsbeugen unter Stöhnen beim bloßen Versuch bleibt. Schmerzhaftigkeit des (schonend ausgeübten!) axialen Druckes ist ein weiteres wichtiges Symptom. Nun wird jeder einzelne Wirbeldorn auf Druckschmerz geprüft.

Bisweilen erlaubt Bestreichen des Rückens mit dem heißen Schwamm oder mit dem faradischen Pinsel die Lokalisation des erkrankten Wirbels. Gelegentlich ist der Fingerdruck auf den Dorn nicht schmerzhaft, wohl aber Beklopfen mit dem Perkussionshammer oder stumpfe Erschütterung. Die letztere bewirkt man dadurch, daß man die linke Hand flach auf die verdächtige Partie des Rückens legt und sie mit der rechten Hand beklopft. Den axialen Erschütterungsschmerz ruft man durch energisches Auftretenlassen auf die Absätze hervor.

Weisen alle diese Versuche eindeutig auf den gleichen Wirbel hin, so ist eine organische Erkrankung desselben als sicher anzunehmen. Negativer Ausfall der Untersuchung schließt eine aktive Spondylitis beinahe ebenso sicher aus.

Schwierigkeiten in der Beurteilung machen diejenigen Fälle, wo — bei negativem Röntgenbild — die angegebenen Zeichen wechselnd und nicht streng lokalisiert sind. Wir haben es da mit 4 Möglichkeiten zu tun:

a) Es besteht ein initialer, die Tragfähigkeit der Wirbelsäule noch nicht beeinträchtigender kleiner Herd. Der weitere Verlauf klärt die Diagnose meist in einigen Monaten auf.

b) Es besteht eine Lungentuberkulose, und die Rückenschmerzen sind die Folgen eines Hilusprozesses ohne Beteiligung der Wirbelsäule.

c) Die Rückenschmerzen sind bei bestehender Lungentuberkulose als „tuberkulöser Rheumatismus" — vielleicht bloße Toxinwirkung — aufzufassen, ohne Herderkrankung in den Wirbeln.

d) Es handelt sich um rein neuropathische Erscheinungen.

Auch erfahrene Beurteiler können bisweilen monatelang im Zweifel bleiben, zu welcher dieser Kategorien ein Fall zu rechnen ist. Das Röntgenbild werden wir unten besprechen.

2. Spondylitis mit Senkungsabsceß.

Bei jeder Spondylitis suchen wir die so häufige Begleiterscheinung der Knochentuberkulose, den „*kalten Absceß*", den man seinem gewöhnlichen Verlauf nach als „*Senkungsabsceß*" bezeichnet. Seine Bedeutung für Diagnose und Therapie ergibt sich schon aus dem Umstand, daß er in mindestens einem Viertel — nach anderen Statistiken selbst in der Hälfte — der Fälle auftritt. Es kommt sogar vor, daß der Sekungsabsceß das erste klinische Symptom einer Spondylitis ist.

Bevor wir seinen Nachweis besprechen, wollen wir uns kurz seinen anatomischen Verlauf in Erinnerung rufen.

Bei Spondylitis der *oberen Halswirbelsäule* finden wir ihn an der hinteren Rachenwand oder noch häufiger an der Seite des Halses (s. Abb. 519 und 520), vor oder hinter dem Kopfnicker, selten im Jugulum. Ausnahmsweise setzt er sich unter dem Schlüsselbein durch bis in die Achselhöhle fort. Von den *unteren Halswirbeln* aus gelangen die Abscesse, wenn sie von Querfortsatz oder Wirbelbogen stammen, bisweilen unter die Rückenmuskulatur. In der Regel verlaufen sie aber längs des Ösophagus, durchsetzen die Brusthöhle und verhalten sich wie die von der *Brustwirbelsäule* ausgehenden Eiterungen. Diese letzteren gelangen zwischen 12. Rippe und Darmbein in der Lendengegend an die Oberfläche, oder sie senken sich, den großen Gefäßen folgend, über den Iliopsoas bis zum POUPARTschen Band herunter, um an irgendeiner Stelle zwischen den Muskeln durchzubrechen und an die Oberfläche zu gelangen. Im Bereiche des Thorax sind größere Abscesse im Röntgenbild leicht zu erkennen (Abb. 521).

Sitzt bei Caries der *Lendenwirbelsäule* der Herd im Wirbelkörper, so senkt sich der Absceß vor der Wirbelsäule, bisweilen in der Scheide des M. psoas nach unten, um oberhalb oder auch unterhalb des POUPARTschen Bandes, also in der Leistengegend oder im Schenkeldreieck zutage zu treten.

Ersteres war der Fall in der in Abb. 522 wiedergegebenen Beobachtung. Trotz der beiden Senkungsabscesse bestand anfänglich weder ein Gibbus noch eine deutliche Funktionsstörung, sondern bloß eine geringe Druckempfindlichkeit eines Wirbeldornes. Das Röntgenbild dagegen ergab eine Sponylitis des 4. Lendenwirbels (s. Abb. 523).

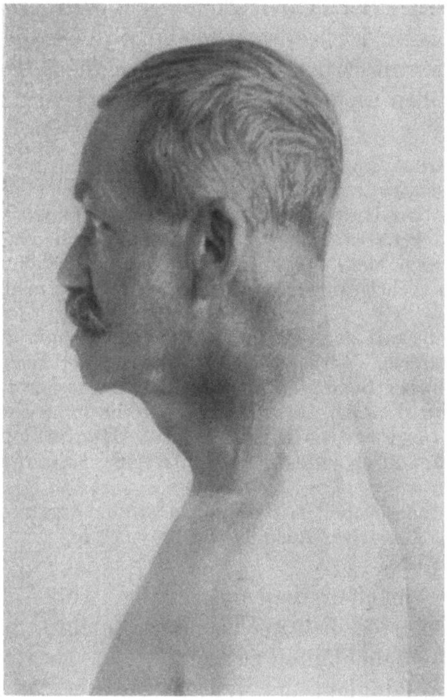

Abb. 519. Spondylitis cervicalis (5.—6. Wirbel), Kopf etwas nach vorn verschoben. Hals im Profil abnorm breit.

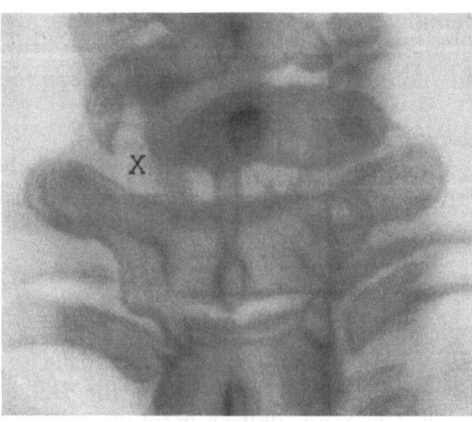

Abb. 520. Beginnende Spondylitis cervicalis. Bei X eine Ecke des 7. Halswirbelkörpers weggefressen.

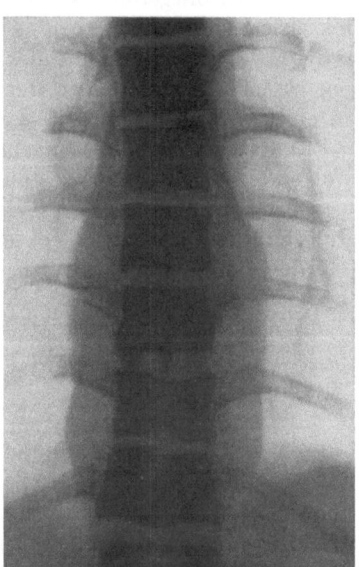

Abb. 521.   Senkungsabsceß bei Spondylitis.

Seltener folgen die Abscesse der A. hypogastrica und dem N. ischiadicus und gelangen durch das Foramen ischiadicum majus unter die Gesäßmuskeln und von da selbst an die Hinterfläche des Oberschenkels.

Sitzt der Herd in den *Seitenteilen der Wirbel oder in den Wirbelbogen,* so erscheint der Absceß am Rücken.

Dasselbe gilt von den dorsal sitzenden Herden bei *Sacraltuberkulose* bzw. *Tuberkulose des Iliosacralgelenks.* Sitzt der Herd dagegen auf der Ventralseite dieses Gelenks, so gelangt der Eiter in die Scheide des M. iliacus, füllt die Beckenschaufel aus (Abb. 525, sog. Iliacalabsceß), und kann sich von da unter dem POUPARTschen Band durch an den Oberschenkel senken. Dort sitzt er meist lateral vom Sartorius oder unter demselben. Bei tieferem Sitz des Herdes senkt er sich nach dem Damm hin, um dort als periproktitischer Absceß zum Vorschein zu kommen.

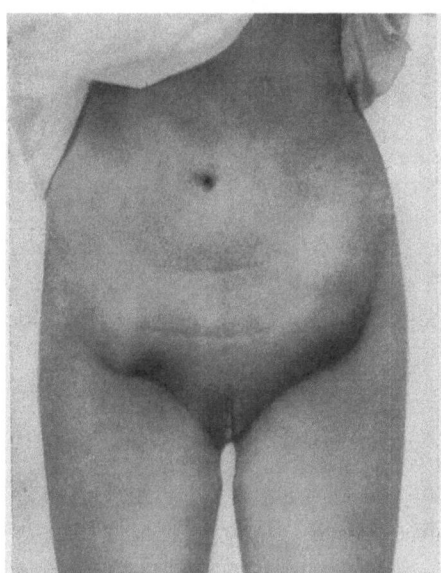
Abb. 522. Spondylitis des 4. Lendenwirbels mit beidseitigem inguinalem Senkungsabsceß.

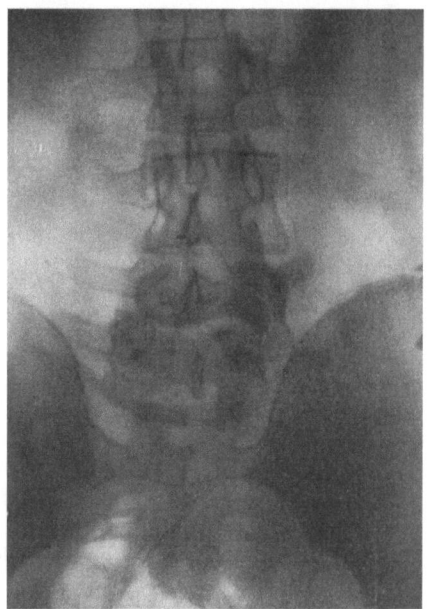
Abb. 523. Tuberkulöse Spondylitis des 4. und 5. Lendenwirbels.

Ist der Absceß das erste Symptom, das der Patient bemerkt und wegen dessen er den Arzt befragt, und untersucht dieser nicht genau, so kommt es zu den mannigfachen Fehldiagnosen, die wir an entsprechender Stelle schon mehrfach erwähnt haben. — Wir wollen sie zu besserer Übersicht noch einmal kurz zusammenstellen.

Verwechslungsmöglichkeiten mit spondylitischen Abscessen:

Am *Halse* denkt man an ein tiefes Lipom, an eine tiefe Kiemengangscyste, an ein Ösophagusdivertikel. Sogar für Strumen bzw. Strumitiden sind Senkungsabscesse schon gehalten worden.

Am *Thorax* kommen besonders Lipome, von den Rippen ausgehende kalte Abscesse und durchgebrochene Pleuritiden in Frage. Im Mediastinum kann der Absceß die Erscheinungen einer Mediastinalgeschwulst mit Kompression der Trachea machen.

In der *Lendengegend* ist neben Lipom, Lumbalhernie, Rippen- und Beckencaries noch die Möglichkeit einer nach hinten durchgebrochenen tuberkulösen Perinephritis zu erwägen. Auch Aktinomykose haben wir dort durchbrechen sehen.

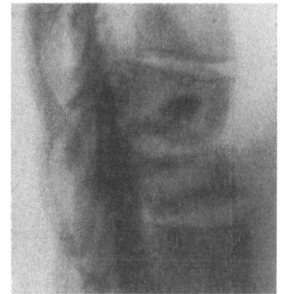
Abb. 524. Spondylitis mit Sequesterbildung.

Abscesse in der *Beckenschaufel* können rechts für Ileocöcalgeschwülste, auf beiden Seiten für Beckencaries oder chronische Beckenosteomyelitis, ja selbst für Beckengeschwülste gehalten werden. Man muß, um sie richtig zu deuten, auf ihre Fortsetzung nach oben achten. Sie bedingen nicht selten eine Flexionskontraktur im Hüftgelenk, welche eine Spondylitis für eine Coxitis halten läßt. Der Griff in die Beckenschaufel gehört demnach zur regelrechten Untersuchung einer scheinbaren Coxitis ebensogut wie zu der einer Spondylitis.

Die Abscesse der Beckenschaufel können, wie wir oben gesehen haben, sog. Iliacal- oder Psoasabscesse sein. Eine Scheidung der beiden Formen ist bei ausgedehnterer Eiterung nicht möglich und auch nicht von Bedeutung. Nur ganz selten hat man metastatische, klinisch primäre Eiterungen im M. psoas gesehen, welche bisweilen auf ein Trauma zurückgeführt wurden und welche den früher sehr beliebten Begriff „Psoasabsceß" (als selbständiges Übel) rechtfertigen könnten.

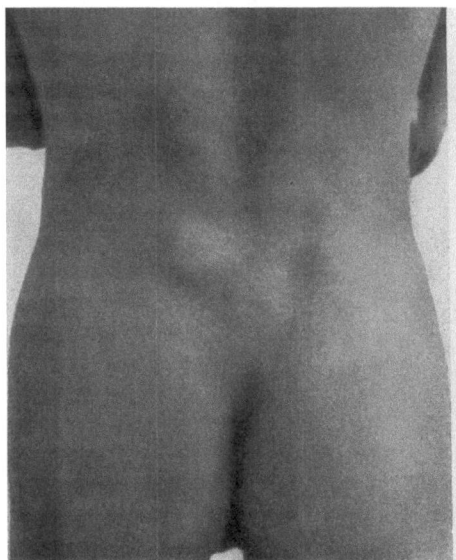

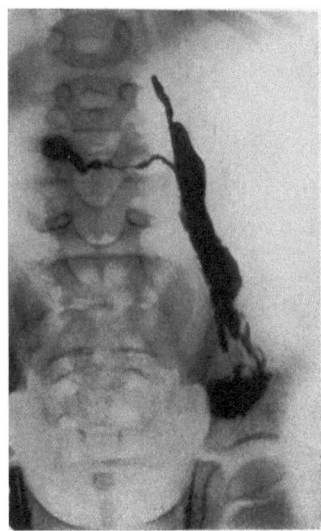

Abb. 525.   Beginnender Absceß bei Tuberkulose des linken Iliosacralgelenks.

Abb. 526. Tuberkulöse Spondylitis des 3. Lendenwirbels. Lipojodolinjektion in einen über dem Leistenband spontan eröffneten Senkungsabsceß.

Inguinalabscesse sind, besonders bei Frauen, mit Leistenbrüchen und mit im Kanal liegenden Hydrocelen verwechselt worden. Der laterale Sitz des Abscesses und seine breite Fortsetzung in die Beckenschaufel lassen beides ausschließen, mit Ausnahme etwa der sehr seltenen bilokulären Hydrocele.

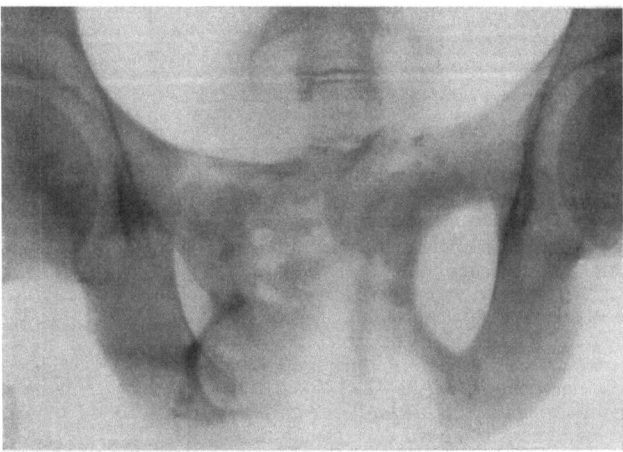

Abb. 527. Ausgedehnte Schambeintuberkulose.

Schenkelabscesse unmittelbar unterhalb des POUPARTschen Bandes können bei medialem Sitz für Schenkelbrüche, bei lateralem für Hygrome der Bursa iliopectinea genommen werden. Läßt sich der Eiter überhaupt etwas verdrängen, so geschieht dies allmählich, eine Hernie geht dagegen ruckweise zurück. Ist er nicht verdrängbar — und das ist die Regel —, so zeigt er gewöhnlich eine elastische bis fluktuierende Konsistenz, welche die Hernie ausschließt. Das Schleimbeutelhygrom erkennen wir daran, daß es in der Tiefe hinter dem M. iliacus liegt, während die Abscesse, auch wenn sie in der Scheide des Muskels heruntergestiegen sind, stets die Neigung haben, an die Oberfläche zu gelangen. Bezeichnend für manchen Senkungsabsceß ist ferner die Zwerchsackform. Reichen Senkungsabscesse weiter nach unten, so können sie für Sarkome des Femurs oder der Adductoren gehalten werden oder können wie die Beckenabscesse der Beugekontraktur der Hüfte wegen eine Coxitis vortäuschen. Ist das Hüftgelenk nicht selbst sekundär tuberkulös erkrankt, so finden wir bei spondylitischem Senkungsabsceß die Streckung behindert, während bei Coxitis vor allem die Abduktion und die Rotation eingeschränkt sind.

Bei *perinealen* Abscessen kommen Dermoide und die verschiedenen Formen von Periproktitis in Frage. Bei den seltenen *glutäalen* Senkungen ist stets die Diagnose Coxitis die nächstliegende und kann nur durch eine genaue Untersuchung des Hüftgelenks ausgeschlossen werden.

In zweifelhaften Fällen belehrt uns bei fistelnden Abscessen Lipojodoleinspritzung mit Röntgenbild über Ursprung und Verlauf der Fistel (Abb. 526).

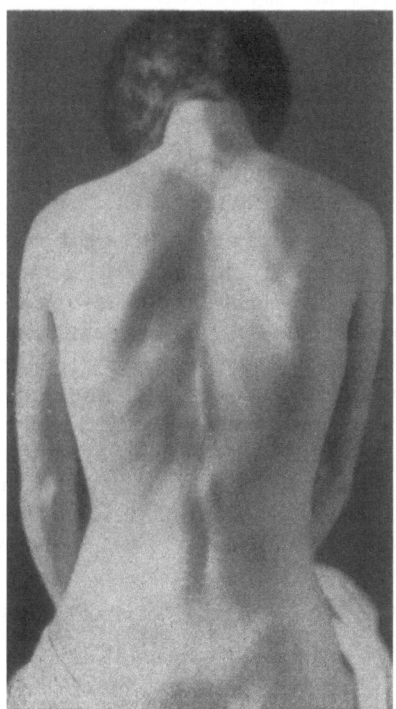
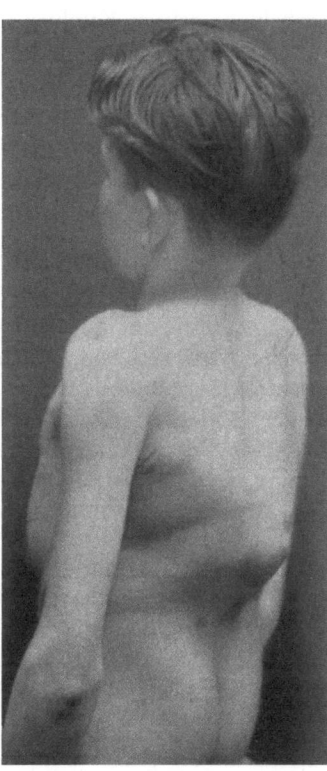

Abb. 528. Spondylitis mit beginnendem Gibbus, 28 Jahre alt.

Abb. 529. Spondylitis mit Gibbus. 17 Jahre alt.

3. Spondylitis mit Gibbus.

Schon ein leichtes Vorstehen eines Wirbeldornes ist zu erkennen, wenn man die Wirbelsäule im Profil betrachtet oder wenn man mit der flachen Hand über dieselbe herunterfährt. Man muß sich aber daran erinnern, daß bisweilen kleine Unregelmäßigkeiten in der Reihe der Dornen schon normal vorkommen. Am Halse ist der Gibbus bisweilen bloß an der Vorwärtsneigung des Kopfes und der Verbreiterung der Basis des Halses im Profil zu erkennen.

Ist der Gibbus einmal in typischer Weise ausgebildet, so genügt es, den Rücken des Patienten anzusehen, um damit auch die Diagnose zu stellen (siehe Abb. 528 und 529). Eine Verwechslung mit Difformitäten der Wirbelsäule anderen Ursprungs ist in der Regel vermeidbar. Da die spondylitische Kyphose auf Zerstörung einer meist beschränkten Zahl von Wirbeln beruht, so stellt sie sich als mehr oder weniger *winkelige Abknickung* dar, bei der in der Regel *ein*

Wirbeldorn den leicht zu erkennenden Scheitel bildet. Alle anderen Form-veränderungen der Wirbelsäule, die Folgen von Traumen und angeborene Keil-wirbel (s. Abb. 487) ausgenommen, sind nicht Abknickungen, sondern, weil stets eine größere Anzahl von Wirbeln betreffend, *Ausbiegungen*. Von der habituellen Skoliose und Kyphoskoliose können wir ruhig absehen, da bei derselben die seitliche Komponente so sehr vorherrscht, wie dies bei Tuberkulose nur ganz ausnahmsweise der Fall ist. Auch wenn ein tuberkulöser Wirbel, wie nicht selten, asymmetrisch erkrankt ist und deshalb auf der einen Seite mehr ein-bricht als auf der anderen, so entsteht doch keine eigentliche Skoliose, sondern immer im wesentlichen eine Abknickung nach vorn, ein Gibbus. Bei rachi-tischer Verbiegung der Wirbelsäule kommt es allerdings bisweilen zu reinen oder beinahe reinen Kyphosen, aber gerade hier haben wir es mit einer deut-lichen *Ausbiegung* und nicht mit einer *Abknickung* zu tun.

Traumatische Entstehung einer Abknickung läßt sich aus der Anamnese erschließen. Die Knickung nach Wirbelfraktur erreicht selten so hohe Grade wie diejenige bei der Tuberkulose. Gibbusbildung durch Neubildungen ist in der Regel von größeren Schmerzen begleitet und verläuft rascher als Abknickung durch Tuberkulose.

4. Spondylitis mit Rückenmarkssymptomen.

Die Diagnose der Rückenmarkskompression wird bisweilen erst spät gestellt. Bloße Unbehilflichkeit im Gange wird auch dann noch der Wirbelerkrankung als solcher zugeschrieben, wenn sie schon die Folge einer beginnenden spastischen Paraparese ist. Jede deutliche *Steigerung der Sehnenreflexe* in dem nach unten liegenden Gebiete ist als Zeichen beginnenden Druckes auf das Rückenmark aufzufassen. Das Fehlen einer Wirbeldislokation darf keineswegs von der Diagnose einer Markschädigung abhalten. Meist kommt dieselbe nicht durch gegenseitige Verschiebung der Wirbel, sondern durch Druck von seiten eines im Wirbelkanal befindlichen Abscesses oder von Granulationsmassen zustande, seltener durch Übergreifen des tuberkulösen Prozesses auf die Rückenmarks-hüllen. In solchen Fällen wirkt die Zugbehandlung nicht entlastend, wenn sie auch der Spondylitis wegen angezeigt ist.

Die erstere Form der Kompression findet sich, wie Sorrel-Déjerine gezeigt hat, meist in frischen Fällen, d. h. im 1. Jahre nach dem klinischen Beginn der Spondylitis, die letztere Form meist bei älteren Fällen, im 2. oder 3. Jahr. Die Entwicklung der Lähmung ist bei Abscessen eine raschere und die Prognose eine bessere als bei der pachymeningitischen Kompression. Der genaue Sitz und die Ausdehnung der komprimierten Zone läßt sich durch suboccipitale und lumbale Lipojodolinjektion bestimmen. Der *Liquor cerebrospinalis* zeigt meist hohen Eiweißgehalt bei mehr oder weniger normalem Verhalten der zelligen Elemente (Dissoziation nach Froin). Bisweilen ist die Markkompression von *Wurzel-symptomen* — Neuralgien, Lähmungen — begleitet. In anderen Fällen bestehen die Wurzelsymptome allein. Nicht selten werden Fälle von Spondylitis lange Zeit als Occi-pitalneuralgien, Intercostalneuralgien, Ischias usw. behandelt, bevor die richtige Diagnose gestellt wird.

Betreffs der *Erscheinungen und der Lokalisation der Markkompression* verweisen wir auf das, was wir bei den Wirbelfrakturen gesagt haben. Nur sei hier noch einmal auf den grundlegenden Unterschied aufmerksam gemacht, daß die Lähmung bei der traumatischen Kompression meist eine *schlaffe*, bei der spondylitischen Kompression wie bei der Kom-pression durch Geschwülste in der Regel eine *spastische* ist. Die *Blasenstörungen* bestehen in der Regel anfänglich in Ischuria paradoxa, die allmählich zur Enuresis wird, um in den günstigen Fällen wie die Paraplegie ganz zurückzugehen.

Intercostalschmerzen veranlassen uns im allgemeinen, eine bloß rachitische oder habi-tuelle Verkrümmung auszuschließen — bisweilen aber mit Unrecht. Es gibt schwere Skoliosen und Kyphoskoliosen, bei denen die zwischen 2 Rippen eingeklemmten Intercostal-nerven mit intensiven Neuralgien reagieren. Bettruhe beseitigt die Schmerzen rasch.

Ein letzter Punkt sei noch berührt: Die Beziehung zwischen **Spondylitis und Trauma.** Ist die Tuberkulose wirklich durch das Trauma ausgelöst oder bloß durch dasselbe offenbar geworden? Eine sorgfältig aufgenommene Anamnese läßt uns bisweilen Symptome auffinden, die schon vor dem angeschuldigten Unfall bestanden hatten und das Vorbestehen der Wirbelerkrankung beweisen. Es ist dann sehr wohl denkbar, daß ein morscher Wirbelkörper schon bei einem leichten Trauma, ja bei Anlaß einer gewöhnlichen beruflichen Arbeitsleistung einbricht. Jedenfalls hat die Tuberkulose bereits vorher bestanden, wenn kurz nach dem Unfall ein Senkungsabsceß oder eine schwerere Knochenveränderung nachgewiesen werden kann. Ist dies nicht der Fall, so können wir die Möglichkeit einer durch das Trauma bedingten Lokalisation der Tuberkulose nicht unbedingt von der Hand weisen, wennschon das Vorkommnis recht selten sein dürfte.

B. Nichttuberkulöse Spondylitiden.

Wir haben der Häufigkeit entsprechend die tuberkulöse Erkrankung der Wirbelsäule vorangestellt. Es gibt aber eine Anzahl von entzündlichen und deformierenden akuten und chronischen Erkrankungen, von denen einzelne mit der tuberkulösen Spondylitis diagnostisch in Konkurrenz treten.

1. Akute Spondylitis.

Im Anschluß an Pneumonie, Typhus, Staphylokokkenerkrankung, BANGsche Krankheit usw. kommen Metastasen in der Wirbelsäule vor, welche je nach

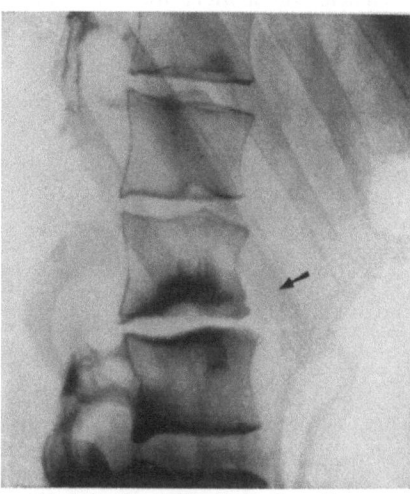

Abb. 530. Spondylitis durch Bang-Erreger.

der Natur des Erregers mehr oder weniger heftig verlaufen, und deren Krankheitsbild von der Lokalisation des Prozesses abhängt. Die Hauptgefahr dieser Spondylitiden liegt im Entstehen einer akuten Meningitis spinalis. Im Gegensatz zur tuberkulösen Spondylitis findet sich häufig eine deutlich sklerotische Knochenschicht um den Herd herum vor (s. Abb. 530).

2. Aktinomykose der Wirbelsäule.

Wie wir schon bei der Besprechung der Halsaktinomykose gesehen haben, geht der Entzündungsprozeß bisweilen auf die Wirbelsäule über und durchfrißt sie. Dasselbe kommt an der Brust- und Lendenwirbelsäule vor, und wir haben an der ersteren ein Zusammenbrechen des Wirbelkörpers mit Gibbus gesehen, genau wie bei Tuberkulose, nur mit rascherem Verlauf.

3. Syphilitische Spondylitis.

Syphilitische Zerstörung von Wirbeln mit Erscheinungen von seiten der Nervenwurzeln kommt ebenfalls vor, doch wiegt die Knochenneubildung bei Syphilis der Knochenzerstörung gegenüber vor, so daß wir einen syphilitischen Gibbus kaum je zu Gesicht bekommen. Auch der kalte Absceß fehlt, wenigstens in der bei Tuberkulose üblichen Form. Überdies ist die Lues der Wirbelsäule dank der Frühbehandlung sehr selten geworden.

4. Deformierende und ankylosierende Spondylitis.

Individuelle Disposition und wahrscheinlich auch jahrelang dauernde Schwerarbeit an der Wirbelsäule führen auch bei sonst gesunden und körperlich leistungsfähigen Individuen zu deformierenden Prozessen, welche sich im Röntgenbild besonders als schnabel- und hakenförmige Vorsprünge an den Kanten der Wirbelkörper zu erkennen geben (die sog. Papageienschnäbel) (s. Abb. 532). Mit zunehmendem Alter prägen sich diese Veränderungen mehr und mehr aus, und es kommt auch zur Bildung von knöchernen Brücken von einem Wirbelkörper zum andern (s. Abb. 531). Derselbe Prozeß spielt sich häufig auch an den Wirbelgelenken ab, so daß Ostitis und Arthritis deformans der Wirbelsäule nicht auseinandergehalten werden können. Bisweilen tritt die Erkrankung der Wirbelsäule isoliert auf, in anderen Fällen ist sie eine Teilerscheinung einer allgemeinen deformierenden und ankylosierenden Arthritis, wie sie in jedem

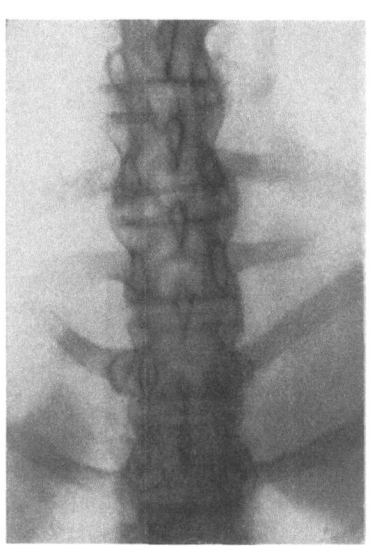

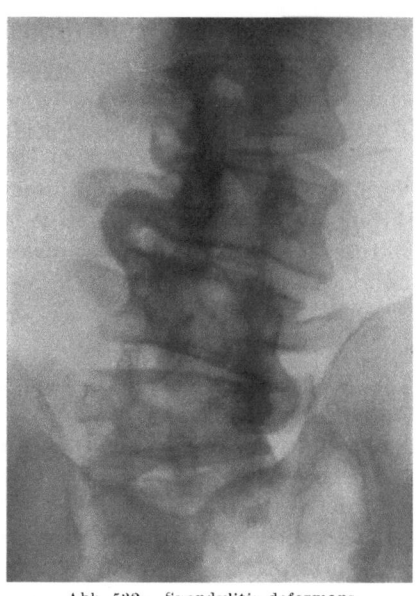

Abb. 531. Ankylosierende Spondylitis nach STRÜMPELL-BECHTEREW.

Abb. 532.   Spondylitis deformans.

Alter und wahrscheinlich mit verschiedenen Ursachen auftreten kann. Soziale Verhältnisse und Kulturgifte sind auch hier angeschuldigt worden. Auftreten in frühen Jahren mit fieberhaften Schüben spricht für eine infektiöse Ätiologie.

MOODY macht darauf aufmerksam, daß deformierende osteoarthritische Veränderungen auch an Saurierskeleten gefunden werden und fügt bei, daß es jedenfalls bei diesen nicht angängig sei, Alkoholabusus und Wohnungsnot als Ursache anzuschuldigen.

Traumen der Wirbelsäule sind für den deformierenden Prozeß oft von Bedeutung, entweder in der Weise, daß dieser besonders bei dazu Veranlagten durch das Trauma ausgelöst wird, oder daß eine bisher symptomlose Spondylitis deformans nach dem Trauma anfängt, klinische Erscheinungen zu machen.

Man sieht nicht selten, daß ein älterer, aber bis dahin körperlich leistungsfähiger Mann nach einem *Wirbelsäulentrauma* bleibend unfähig wird, schwere Arbeit zu verrichten, auch wenn keine im Röntgenbild nachweisbare Fraktur vorliegt: Eine starke Überbiegung oder Überstreckung der Wirbelsäule mit ihren multiplen kleinen traumatischen Schädigungen kann, wie unter anderen LÉRI betont hat, genügen, um bei bestehender selbst leichter Osteoarthritis deformans, dieses Resultat herbeizuführen. Die von SCHMORL beschriebenen Knorpelknötchen haben wir schon bei der Kompressionsfraktur erwähnt. Welches auch ihre Bedeutung sei, so müssen wir annehmen, daß manche schmerzhaften Zustände, welche man bis jetzt mangels einer greifbaren Ursache als funktionell angesehen hat, eine anatomische Grundlage haben könnten.

Ist der Mann versichert, so wird er seine bis zum Unfall vorhandene Arbeitsfähigkeit betonen, während die Vertreter der Versicherung ihn auf Grund der im Röntgenbild sichtbaren deformierenden Veränderungen als „schon vorher erkrankt" bezeichnen werden.

Den richtigen Weg wird der Arzt finden, wenn er daran festhält, daß mäßige symptomlose deformierende Veränderungen vom 50. Altersjahre weg besonders beim Schwerarbeiter nicht als „Krankheit", sondern höchstens als „Krankheitsbereitschaft" aufgefaßt werden dürfen. Die Hauptschwierigkeit besteht darin, daß schmerzscheue Individuen bisweilen nur mit der größten Mühe dahin gebracht werden können, eine Arbeit wieder aufzunehmen, welche das beste Mittel wäre, den durch das Trauma gesetzten Schaden einigermaßen zum Verschwinden zu bringen.

Von der gewöhnlichen deformierenden und ankylosierenden Spondylitis ist eine Gruppe von Fällen abzutrennen, welche von BECHTEREW, STRÜMPELL, PIERRE-MARIE beschrieben worden sind, und bei denen man wohl zu Unrecht einen arthritischen und einen ostitischen Typus hat unterscheiden wollen. Das für alle Fälle Charakteristische ist das Auftreten des Prozesses schon im 3. oder 4. Dezennium und seine Ausdehnung auf einen großen Teil der Wirbelsäule, unter frühzeitiger Ankylosierung, meist in der Form des run-
den Rückens, bisweilen verbunden mit
Erscheinungen von seiten der Nervenwurzeln (Spondylose rhizomélique). Man
hat als Ursache infektiöse Einflüsse
(Syphilis, Gonorrhoe, tuberkulotoxische
Schädigung) angeschuldigt, das bisweilen beobachtete familiäre Vorkommen
weist aber auf andere Erklärungsmög-
lichkeiten hin (Abb. 531 und 539).

5. Diffuse Neubildungen der Wirbelsäule.

Wie eine umschriebene primäre oder sekundäre Wirbelneubildung eine tuberkulöse Spondylitis vor-
täuschen kann, so ist auch eine Verwechslung möglich zwischen multiplen Geschwulstherden in der Wirbelsäule und einer diffusen deformierenden Osteoarthritis. Bei ausge-
sprochenen bösartigen Geschwülsten

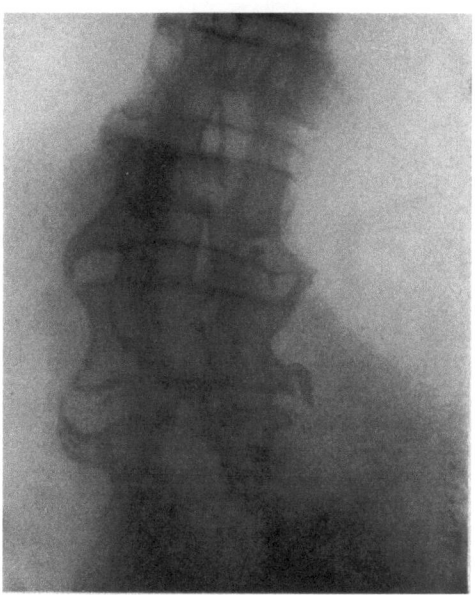

Abb. 533. Spondylitis deformans.

(besonders Brust- und Prostatakrebs) wird die Diagnose durch die Feststellung des Primärtumors aufgeklärt. Anders dagegen beim multiplen Myelom und bei der Ostitis fibrosa cystica. Hier stehen klinisch die Erscheinungen von seiten der Wirbelsäule lange Zeit im Vordergrund. Die Röntgenuntersuchung läßt bei beiden Erkrankungen, und zwar nicht nur an der Wirbelsäule, eine große Zahl von fleckigen Aufhellungsherden erkennen, wie wir sie sonst bei keiner Erkrankung antreffen. BENCE-JONESsche Eiweißreaktion im Urin und frühzeitige Anämie sprechen für Myelom. Im übrigen unterscheiden sich die beiden Affektionen klinisch nur durch den raschen Verlauf des Myeloms.

Wir fügen hier einige Bemerkungen über die *Röntgenuntersuchung* der Wirbelsäule an und schicken denselben voraus, daß das Röntgenbild selbstverständlich mit BUCKY-Blende, wenn irgend möglich sowohl im antero-posterioren Sinn wie im Profil aufgenommen werden muß.

Das Fehlen einer im Röntgenbild nachweisbaren Veränderung berechtigt, an jene gar nicht seltenen oben erwähnten *neuropathischen Pseudospondylitiden* zu denken, bei welchen der Arzt oft monatelang über die wirkliche Natur der vom Patienten angegebenen Beschwerden im unklaren bleibt. Es wäre aber ein Irrtum, eine tuberkulöse Spondylitis deswegen ausschließen zu wollen, weil das Röntgenbild negativ ist. So gut wie an anderen Gelenken können auch an den Wirbelgelenken fungös-tuberkulöse Veränderungen bestehen, ohne daß die Knochenstruktur beeinflußt wird. Die klinischen Symptome können deshalb den radiologischen lange Zeit vorausgehen.

Das erste radiologische Zeichen der Spondylitis ist die Verschmälerung und das endliche *Verschwinden einer oder mehrerer Zwischenwirbelscheiben* im Bereich der erkrankten Wirbel. In allen anderen Fällen erscheinen schon früh *umschriebene wolkige Aufhellungen* in Wirbelkörpern, Sequesterbildung, Defekte in den Seitenteilen. Später wird der erkrankte Wirbelkörper *zusammengedrückt*, in seiner Höhe reduziert, und zwar in der Regel mehr vorn als hinten, so daß er *Keilform* annimmt. Die notwendige Begleiterscheinung ist die Abknickung der Wirbelsäule in einem nach vorn offenen stumpfen Winkel, mit einer seitlichen Komponente bei vorwiegend einseitiger Zerstörung.

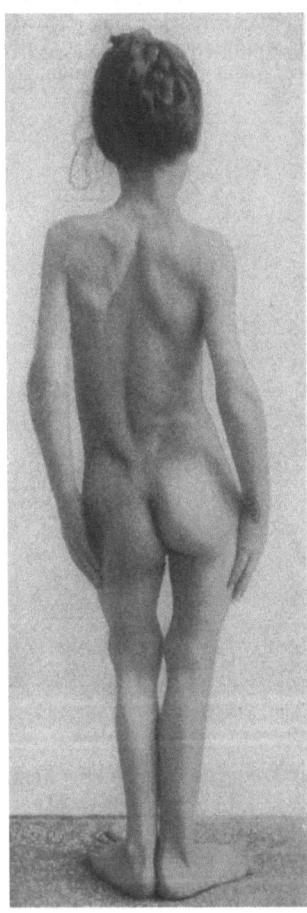 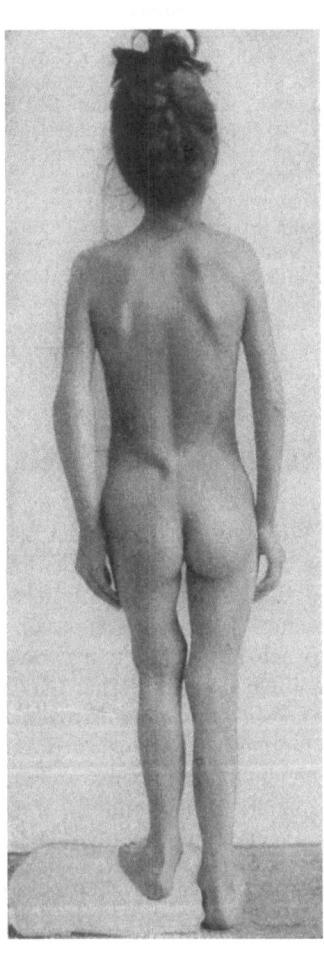

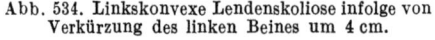

Abb. 534. Linkskonvexe Lendenskoliose infolge von Verkürzung des linken Beines um 4 cm.   Abb. 535. Derselbe Fall, nach Ausgleichung der Verkürzung.

Die *kalten Abscesse* der Brustwirbelsäule zeichnen sich in der Regel im antero-posterioren Bild sehr scharf ab, schlecht dagegen im Profilbild. Ihr Schatten ist oft trotz der Überlagerung durch den Herzschatten sehr deutlich erkennbar. Ihr Verhalten läßt oft den Verlauf der Heilung besser beurteilen als die am Knochen sichtbaren Veränderungen.

Die *deformierende Spondylitis* unterscheidet sich von der tuberkulösen in der Regel durch das Befallensein eines größeren Wirbelsäulenabschnittes, durch das längere Erhaltensein der Zwischenwirbelscheiben, durch die bei Tuberkulose verhältnismäßig seltenen schnabelförmigen Deformitäten und brückenförmigen Knochenspangen von Wirbel zu Wirbel. Eigentliche Zerstörung von Wirbelkörperpartien kommt bei ihr nicht vor, sondern bloß Deformierung, im Beginn oft in „Diabolo"-Form, später mit Abplattung.

Primäre und sekundäre maligne Neubildungen der Wirbelsäule können nicht nur das klinische, sondern auch das radiologische Bild der Spondylitis so sehr nachahmen, daß die Diagnose bloß aus dem klinischen Verlauf möglich wird. Fleckige Aufhellung größerer Wirbelsäulenpartien weist auf Myelom, Ostitis fibrosa cystica oder auf Tumormetastasen hin.

83. Verbiegungen der Wirbelsäule.

Es ist begreiflich, daß nicht nur der allgemeine Praktiker, sondern selbst der Chirurg gern das Gebiet der Skoliose der Orthopädie überläßt, denn über das ganze Rüstzeug der mechanischen Skoliosebehandlung kann nur ein orthopädisches Institut verfügen. Anders steht es mit der Diagnose. Um eine Skoliose im Beginn zu erkennen, braucht es nur ein sehendes Auge und etwa noch ein

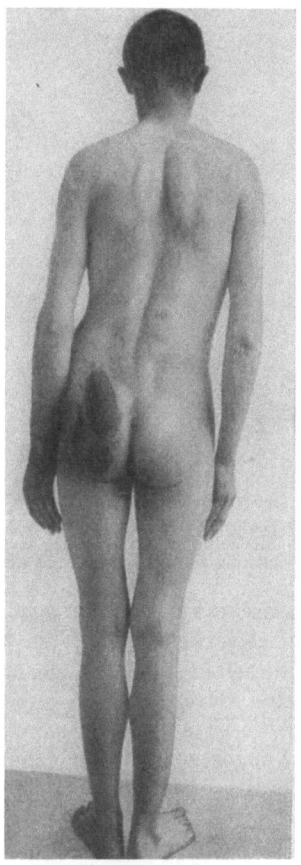

Abb. 536. Skoliosis ischiadica.

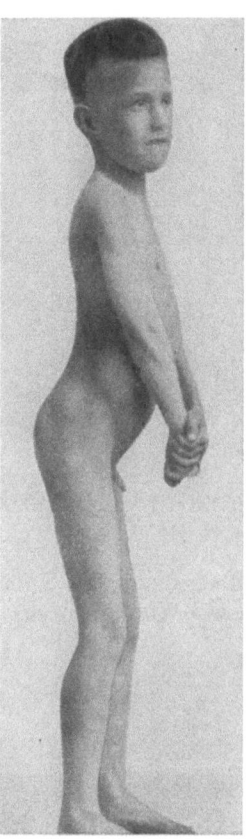

Abb. 537. Progressive Muskeldystrophie mit Lordose.

Bleilot. Wenn irgendwo, so wären vielleicht hier Ärztinnen den Ärzten gegenüber im Vorteil. Das weibliche Geschlecht hat ja für Formfehler ein schärferes Auge als das männliche. Deshalb ist es auch immer die Mutter, die zuerst entdeckt, daß das Kind „die eine Schulter höher trägt als die andere", oder die bemerkt, daß „der Rücken" oder die „Hüfte ausgestoßen ist".

Wenn wir auf die *Ursachen* der Rückgratverbiegungen zurückgehen wollen, so dürfen wir nicht vergessen, daß dieselben, wie dies besonders von SCHULTHESS betont worden ist, nicht eine *klinische und ätiologische Einheit*, sondern vielfach nur ein *Symptom* darstellen. Wenn die Statik des Körpers an irgendeinem Punkt gestört ist, so sorgt die Beweglichkeit der Wirbelsäule dafür, daß das Gleichgewicht wiederhergestellt wird. Verkürzung eines Beines bedingt Schrägstellung des Beckens und diese zum Ausgleich der Störung eine entsprechende Skoliose (Abb. 534 und 535). Abnorme Beckenneigung, infolge einer Flexionskontraktur der Hüfte entstanden, erfordert ihrerseits wieder einen Ausgleich durch vermehrte Lendenlordose, Schiefhaltung des Kopfes bei Torticollis

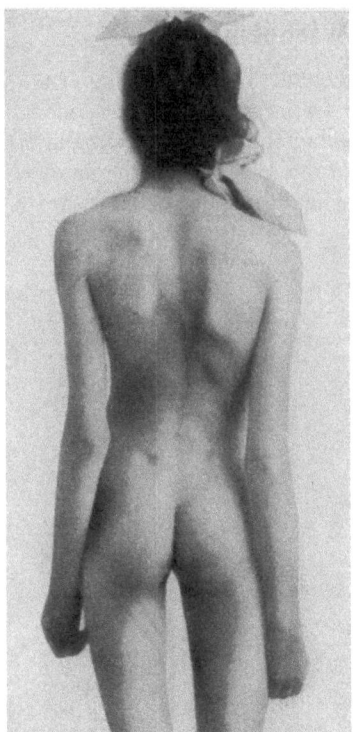

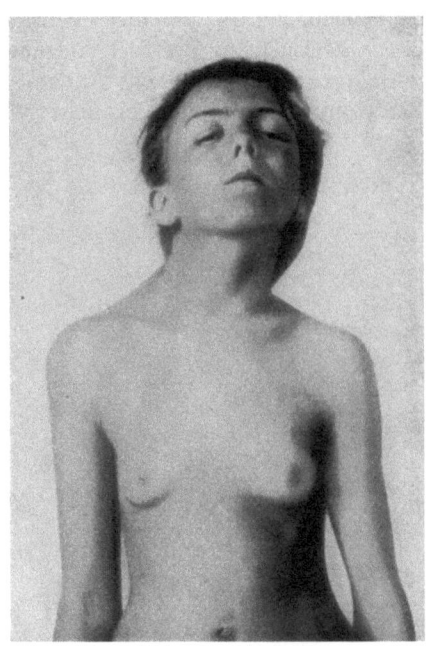

Abb. 538. Skoliose bei FRIEDREICHscher Tabes.

Abb. 539. Angeborene rechtskonvexe Cervicodorsalskoliose mit Schulterhochstand infolge asymmetrischer
Ausbildung von Wirbelsäule und Rippen.

congenita bedingt eine S-förmige kompensatorische Verkrümmung der Wirbelsäule usw. Wir haben es also hier mit *statischen Verbiegungen* zu tun. Wir
erkennen dieselben, solange sie noch nicht
„fixiert" sind, daran, daß sie verschwinden,
sobald wir die Ursache beseitigen (Abb. 534
und 535). Vorübergehende Verbiegungen sind
bisweilen auf schmerzhafte Erkrankungen

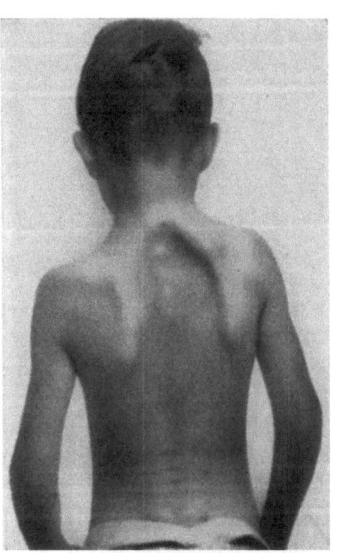

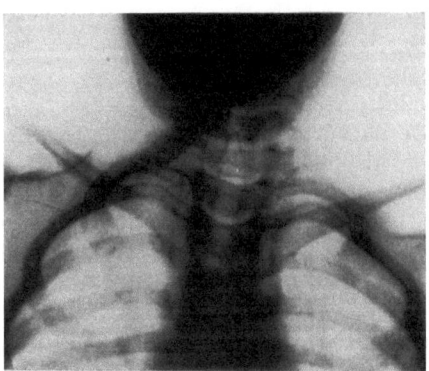

Abb. 540a. Schulterhochstand rechts mit
Knochenspange zwischen Scapula und
Halswirbelsäule, 6 Jahre alt.

Abb. 540b. Röntgenbild des Falles von Abb. 540a.

zurückzuführen. Das beste Beispiel gibt die Scoliosis ischiadica (s. Abb. 536), auf
die wir bei Besprechung der Ischias noch zurückkommen werden.   In anderen

Fällen sind die Verbiegungen durch Störungen in den haltenden Kräften, in den *Muskeln* bedingt. So finden wir hochgradige Lendenlordose bei progressiver Muskeldystrophie (s. Abb. 537), Skoliose bei Poliomyelitis anterior, bei Syringomyelie, bei FRIEDREICHscher Tabes (s. Abb. 538). Wieder in anderen Fällen sind *Erkrankungen der Thoraxorgane* an der Verbiegung schuld. Bekannt sind die als Folge der Schrumpfung nach Pleuritis, besonders nach Empyem auftretenden Skoliosen. Selbst Herzfehler mit Vergrößerung des Organs können zu Asymmetrie des Thorax und damit zu Verbiegung der Wirbelsäule führen.

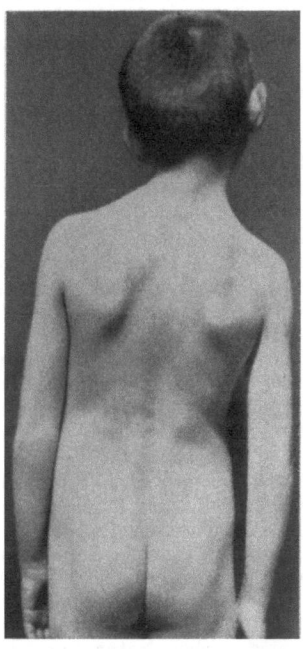

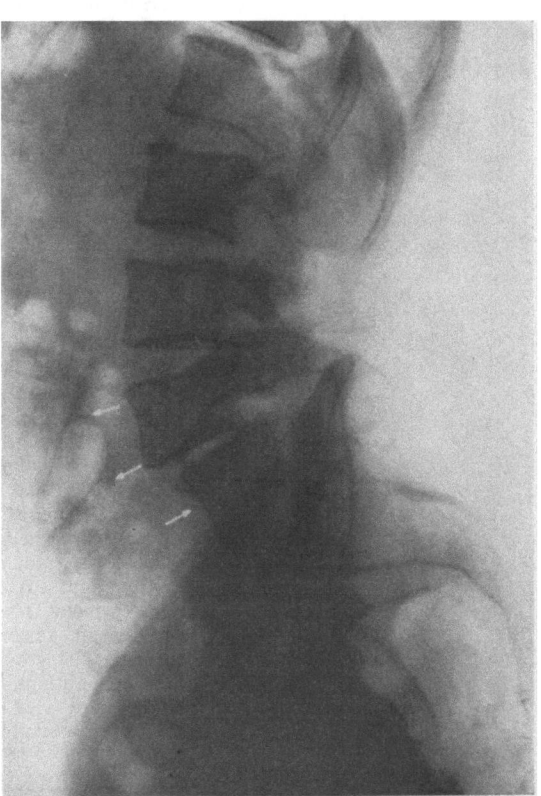

Abb. 541. Angeborener Schiefhals, 9 Jahre alt, mit S-förmiger Skoliose.

Abb. 542. Spondylolisthesis zwischen L 4 und L 5.

Erst wenn wir alle derartigen Ursachen ausgeschlossen haben, dürfen wir den Grund des Übels in der *Wirbelsäule selbst* suchen. Unter diesen Wirbelveränderungen spielen einmal *entzündliche Erkrankungen* eine Rolle. Spondylitis führt zwar hauptsächlich zur Kyphose, hie und da aber auch zu leichter skoliotischer Ausbiegung. Deformierende Arthritis der Lendenwirbelsäule kann Lendenkyphose bedingen. Auch *Traumen* kommen in Frage. Manche Kyphose hat eine Kompressionsfraktur zur Ursache.

Endlich gibt es eine Gruppe von Fällen, in denen die Formveränderung auf einer *angeborenen asymmetrischen Mißbildung der Wirbelsäule* beruht, so auf keilförmiger Ausbildung eines Wirbels mit zwei Rippen auf der breiten Seite, oder auf Einschiebung eines nur auf einer Seite eine Rippe tragenden Keilwirbels. Ist die Dorsocervicalpartie betroffen, so äußert sich die Mißbildung als „*Hochstand*" der einen Schulter (Abb. 539). Dieser zuerst von SPRENGEL beschriebene *angeborene Schulterhochstand* kann allerdings auch auf bloßen Muskelanomalien oder auf einer *spangenförmigen knöchernen Verbindung* von Schulterblatt und Halswirbelsäule beruhen (Abb. 540a u. b). Stets ist zur Aufklärung der Verhältnisse das Röntgenbild aufzunehmen. Die eben angedeuteten Mißbildungen stellen den höchsten Grad der sog. „numerischen Variationen" der Wirbelsäule dar, d. h. der abnormen Verteilung der Wirbel und Rippen auf die einzelnen Abschnitte (DWIGHT, BÖHM). Vielleicht spielen angeborene Asymmetrien auch eine Rolle bei der habituellen Skoliose.

Zu den numerischen Variationen gehört auch die häufige, bald ein-, bald beidseitige „Sacralisation" des 5. Lendenwirbels und die entsprechende „Lumbalisation" des 1.Kreuz-

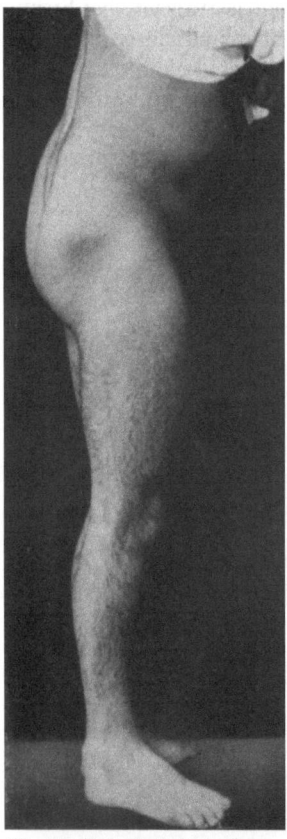

beinwirbels, die man, wie u. a. Léri gezeigt hat, meist zu Unrecht als Ursache von schmerzhaften Zuständen angesehen hat. Der Irrtum kommt hauptsächlich daher, daß infolge schiefer Projektion die entsprechenden Sacrallöcher enger scheinen, als sie in Wirklichkeit sind, so daß man irrtümlich glaubt, einen Druck auf die Nerven annehmen zu sollen.

Im Zusammenhang mit den angeborenen Anomalien der Wirbelsäule sei noch jener Zustand erwähnt, den man als *Präspondylolisthesis* (Wegener) oder **Sacrum acutum** (Scherb) bezeichnet hat. Der Knickungswinkel zwischen Lendenwirbelsäule und Sacrum ist ein individuell verschiedener. Er kann auch normal bis beinahe an den rechten Winkel herangehen, wobei der Scheitel meist zwischen 5. Lendenwirbel und Sacrum, bisweilen auch zwischen 4. und 5. Lendenwirbel sitzt. Diese starke Abknickung ist in der Regel belanglos, sie erleichtert aber das Abgleiten des 5. Lendenwirbels nach vorn, die als **Spondylolisthesis** bezeichnete lumbosacrale Subluxation oder Luxation (s. Abb. 542, 545). Eine solche Verschiebung erfordert beim gesunden Menschen eine erhebliche Gewalteinwirkung, und die äußerst seltene traumatische Totalluxation kann nicht übersehen werden. Sie führt unvermeidlich zu Erscheinungen von Caudaquetschung. Etwas anderes ist es mit den partiellen Verschiebungen, deren Diagnose weniger leicht ist. Verdacht weckt neben dem lumbosacralen Schmerz die Annäherung des Rippenbogens an die Darmbeinkante. Sicherheit gibt aber bloß die Feststellung der Verschiebung auf einem genau im Profil aufgenommenen Röntgenbild. Wie es gewöhnlich bei neuen Erwerbungen geschieht, fängt auch die Diagnose der Spondylolisthesis an, zur Modediagnose zu werden, und sie findet auf dem Gebiete der noch ungeklärten lumbosacralen Schmerzempfindungen einen fruchtbaren Boden. Der Begutachter wird sich aber an die Tatsache halten, daß

Abb. 543. Delle oberhalb des Sacrums bei Spondylolisthesis.

die große Mehrzahl der bis jetzt beobachteten Fälle von

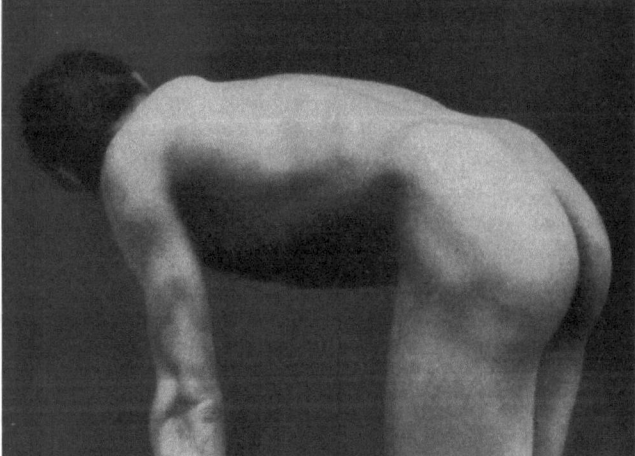

Abb. 544. Typisches Spondylolisthesisbild. Gleicher Fall wie Abb. 543.

wirklicher Spondylolisthesis nicht traumatischer Natur war. Bei der in der Mehrzahl der Fälle nicht traumatischen Spondylolisthesis werden angeborene Spaltbildungen der Wirbelbogen angeschuldigt. Die Möglichkeit von schleichenden Ermüdungsfrakturen ist nach meinen Erfahrungen allerdings zuzugeben. Oft können bei nicht zu dicken Patienten solche Zustände frühzeitig erfaßt werden, wenn die beim Bücken so charakteristische Versenkung des Lendendornes oberhalb des gleitenden Wirbels gefühlt

oder sogar gesehen wird (vgl. Abb. 543—545). (Dieser Patient klagte über unbestimmte Kreuzschmerzen. Das Bückmanöver während der Arztvisite ließ die Diagnose noch **vor** Anfertigung des Röntgenbildes stellen.)

Erst das, was nicht in eine der eben genannten Kategorien fällt, gehört in das Gebiet dessen, was man gewöhnlich unter „*Verbiegungen der Wirbelsäule*" versteht.

Diese Verbiegungen sind symmetrisch, antero-posterior, oder asymmetrisch, seitlich.

1. Antero-posteriore Verbiegungen.

Bei ihnen handelt es sich entweder um „*abnorme Flachheit*", einen Zustand, den man als Schustertypus der Wirbelsäule bezeichnet hat, oder um Übertreibung der normalen Krümmungen, oder endlich um Krümmungen in abnormem Sinne. Die Übertreibung der normalen Krümmung ist in der

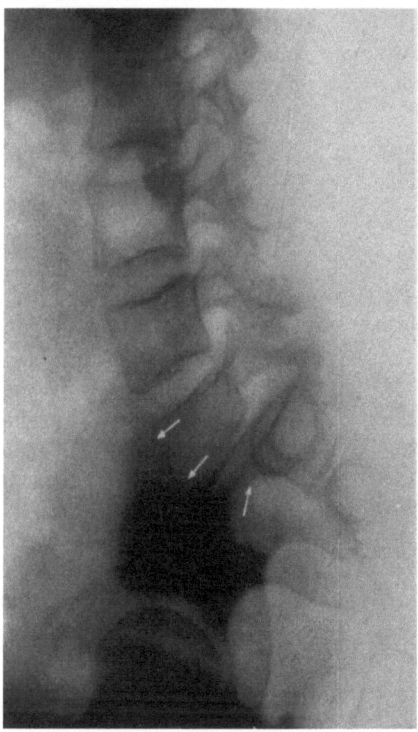

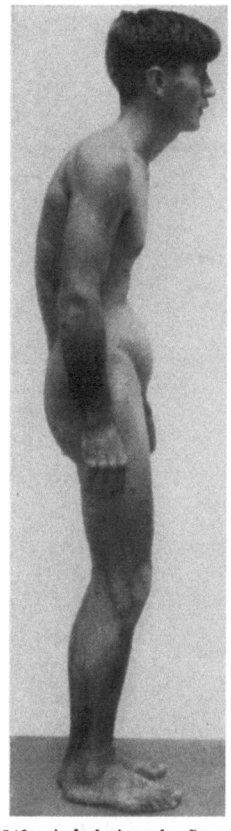

Abb. 545. Spondylolisthesis zwischen L 5 und Sacrum.

Abb. 546. Ankylosierende Spondylitis 30 Jahre alt. „Runder Rücken" (familiär).

Lendengegend eine „*Lordose*", am Rücken eine „*Kyphose*". Bei beiden kommen neben den schon erwähnten statischen und nervösen Momenten, die gerade hier ins Gewicht fallen, als Ursache besonders Spondylitis deformans, Rachitis und Osteomalacie in Frage. Ferner gibt es sog. „runde Rücken" (s. Abb. 546), die kongenital übertragen sind, andere die sich erst im späteren Wachstumsalter (14—17 Jahren) zeigen: Osteochondritis juvenilis der Wirbelkörper, Morbus Scheuermann (Jugendkyphose) (s. Abb. 547). Krümmungen in abnormem Sinne, wie die „*Lendenkyphose*", beruhen meist auf Rachitis oder Osteomalacie. Nicht mit Tuberkulose zu verwechseln ist der angeborene Gibbus durch einen Keilwirbel, wie in Abb. 487 ersichtlich ist. Das Wirbelgleiten, die Spondylolisthesis, führt zu lokalisierter Lendenlordose (s. Abb. 543 und 544).

Die Diagnostik dieser antero-posterioren Verbiegungen ist leicht. Wir halten uns deshalb bei ihnen nicht weiter auf. Nur eins sei bemerkt: Man darf nie vergessen, derartige

Verbiegungen auch auf ihre seitlichen Komponenten zu untersuchen. Es versteckt sich nicht selten hinter einem einfachen runden Rücken eine Skoliose mit deutlicher Torsion.

2. Seitliche Verbiegungen.

Die seitlichen Verbiegungen, die „Skoliosen", verdienen unsere Aufmerksamkeit wegen ihrer Häufigkeit und wegen der schweren Folgen, welche sie für das Individuum nach sich ziehen können.

Wir stellen den Patienten zum mindesten bis unter die Hüften ausgezogen vor uns hin, lassen ihn die Füße in symmetrische Stellung bringen, die Arme

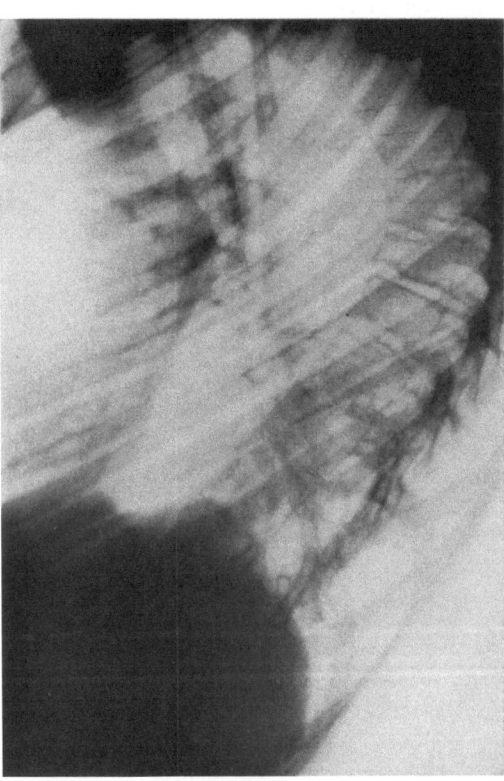

schlaff herunterhängen und im übrigen eine möglichst zwanglose Stellung einnehmen. Nun mustern wir ihn von vorn und von hinten von Kopf zu Fuß. Wir achten darauf, ob der Kopf genau über der Mitte zwischen den Füßen steht, ob er gerade oder schief gehalten wird, ob die Schultern in gleicher Höhe stehen, ob die Schulterblätter gleich weit von der Wirbelsäule entfernt sind und gleich stark vom Thorax abstehen. Wir verfolgen mit den Augen die Linie der Wirbeldornen und bemerken gleich, besonders bei mageren Individuen, ob die Furche zwischen ihnen und den Querfortsätzen auf beiden Seiten in gleicher Weise ausgebildet oder etwa auf der einen Seite verstrichen, auf der anderen Seite vertieft ist. Wir vergleichen den Abstand der beiden Arme vom Körper, mit anderen Worten die beiden Taillendreiecke, d. h.

Abb. 547. Ausgesprochene Wirbelsäule-Kyphose.

die Dreiecke, welche beiderseits Arm und Körperumriß bilden, ferner die Form des Thorax, die Stellung und Form der Hüften, die Höhe der Gesäßfalten und endlich die Form und Haltung der Beine. Nun lassen wir den Patienten einige Schritte gehen, um uns zu überzeugen, ob er nicht etwa hinkt. Hat er seinen Rundgang um das Zimmer beendigt, so lassen wir ihn seine vorherige Stellung wieder einnehmen. Diese kleine Unterbrechung der Untersuchung hat den Vorteil, uns zu zeigen, ob die zuerst von uns gefundene Haltung wirklich die gewöhnliche Haltung des Patienten ist. Es ist dies eine Vorsichtsmaßregel, die bei den leichten, noch ohne Schwierigkeit ausgleichbaren Skoliosen, besonders den Totalskoliosen, nicht überflüssig ist (s. Abb. 548 und 552). Nun gehen wir an die genauere Untersuchung der Wirbelsäule. Wir halten (s. Abb. 548) ein Bleilot, genau in der Mitte hinter dem Patienten stehend, an die Vertebra prominens und sehen, ob die Lotlinie auf die Gesäßspalte trifft und weiterhin auf die Mitte zwischen beiden Füßen. Wir finden so, nach welcher Seite und wie weit der Thorax dem Becken gegenüber verschoben ist, und wie weit die Konvexität der

Krümmung von der Lotlinie abweicht. Sodann tasten wir die Wirbelsäule ab und zeichnen die Lage jedes Dornfortsatzes mit dem Blaustift auf die Haut auf. Bei dieser Gelegenheit bemerken wir auch eine allfällige Druckempfindlichkeit der Dornfortsätze. Nun gehen wir zur Funktionsprüfung über, indem wir bei geschlossenen Knien den Rumpf nach vorn, nach hinten und nach beiden Seiten beugen lassen. Diese Untersuchung hilft uns vorerst eine vielleicht bis jetzt übersehene Spondylitis zu entdecken. Bei Skoliose sind die Bewegungen nämlich

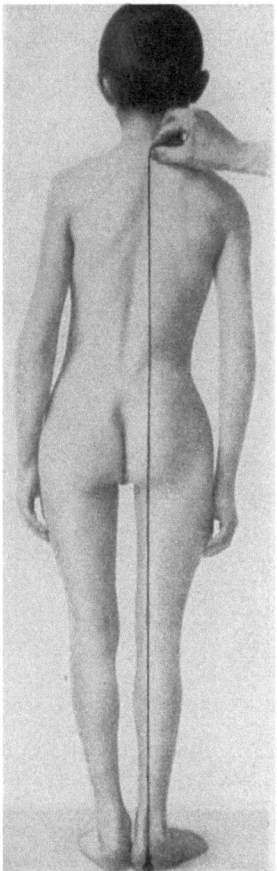 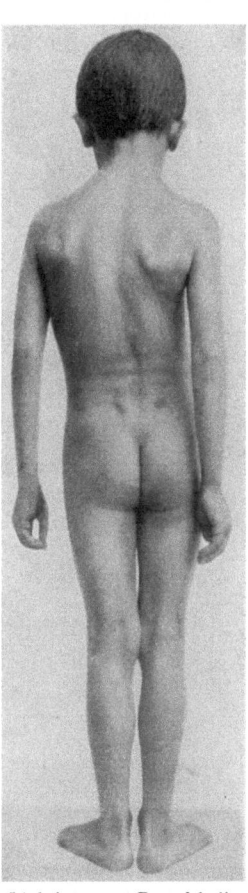

Abb. 548. Linkskonvexe Totalskoliose. Abb. 549. Linkskonvexe Dorsalskoliose mit Verschiebung des Thorax nach links, also nach der Seite der Konvexität hin.

nicht schmerzhaft, während sich eine floride Spondylitis fast immer durch eine in keinem Verhältnis zur Deformität stehende Schmerzhaftigkeit und Schmerzhemmung zu erkennen gibt. Die Untersuchung des Rückens bei Vorwärtsbeugung lehrt uns aber noch ein Weiteres. Wenn wir über den gebeugten Rücken nach dem Nacken hin sehen, so bemerken wir vielleicht, daß die eine Thoraxseite höher steht als die andere (s. Abb. 551). Man nennt dies den *Rippenbuckel.* Derselbe gewährt uns ein Urteil über den Grad der Torsion der Wirbel und damit über den Grad der Deformität überhaupt. Meist bemerken wir freilich den Rippenbuckel schon am stehenden Patienten.

Der Unerfahrene ist erstaunt zu sehen, wie ausgesprochen derselbe sein kann, wenn der Rücken im Aufrechtstehen noch sozusagen normal erscheint. Wir dürfen eben den Grad der Veränderung nicht ausschließlich nach der Stellung der Dornfortsätze beurteilen. Dieselben bleiben stets näher an der Mittellinie als die Wirbelkörper. Die Ausbiegung ist also am Skelet von vorn gesehen stets stärker, als sie uns von hinten her erscheint, und die

Säule der Wirbelkörper kann schon eine recht ausgesprochene seitliche Abbiegung erlitten haben, bevor noch an den Dornen irgendwelche Verschiebung sichtbar wird.

Endlich ersehen wir aus der Funktionsprüfung der Wirbelsäule, *in welchem Stadium* sich die Deformität befindet. Werden alle Bewegungen symmetrisch in gleicher Ausdehnung ausgeführt, und verschwindet dabei die Deformität völlig, bemerken wir eine solche überhaupt nur zeitweilig, besonders bei Ermüdung der Rückenmuskeln, so haben wir es mit jenem *Vorstadium* zu tun, das wir als vorübergehende Störung des Muskelgleichgewichtes charakterisieren können. Finden wir die Deformität zwar bei jeder Untersuchung in gleicher

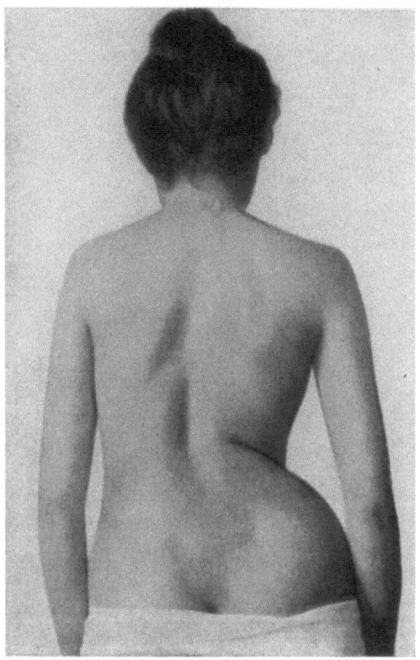

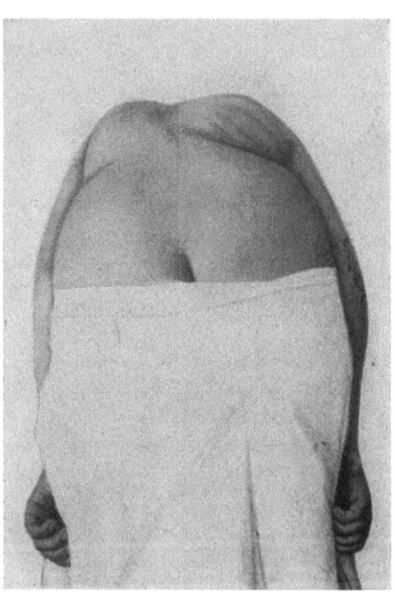

Abb. 550. Schwere linkskonvexe Lumbodorsalskoliose mit kompensatorischer rechtskonvexer Dorsalskoliose.

Abb. 551. Derselbe Fall wie Abb. 550. Unterer linker, oberer rechter Rippenbuckel.

Weise wieder, läßt sie sich aber aktiv durch Muskeltätigkeit oder passiv durch Suspension noch völlig ausgleichen, so haben wir eine *mobile Skoliose* vor uns (Abb. 552 und 553). Auch hier verspricht sofortige Behandlung noch ein gutes Resultat. Läßt sich die Deformität nur mehr teilweise ausgleichen, so spricht man von *Kontrakturstellung*, ist kein Ausgleich mehr möglich, von *fixierter Skoliose*.

Nun bleibt uns noch übrig, die *Form* der Skoliose zu bestimmen.

Bildet die ganze Wirbelsäule einen einzigen Bogen, so sprechen wir von „*Totalskoliose*". Dieselbe ist meist *linkskonvex* (s. Abb. 554). Wir erkennen sie daran, daß das konvexseitige Taillendreieck verkleinert, nach unten und oben spitzwinklig zulaufend, das konkavseitige dagegen vergrößert, tiefer eingeschnitten ist (Abb. 548). In beginnenden Fällen ist der Rumpf dem Becken gegenüber meist nach links verschoben.

Der Rippenbuckel findet sich bei einer Totalskoliose im Gegensatz zu dem, was man bei partiellen Skoliosen sieht, bisweilen auf der konkaven Seite.

Ist die Krümmung hauptsächlich auf die Lendengegend lokalisiert, so sprechen wir von „*Lumbal-*" bzw. „*Lumbodorsalskoliose*". Auch sie ist meist

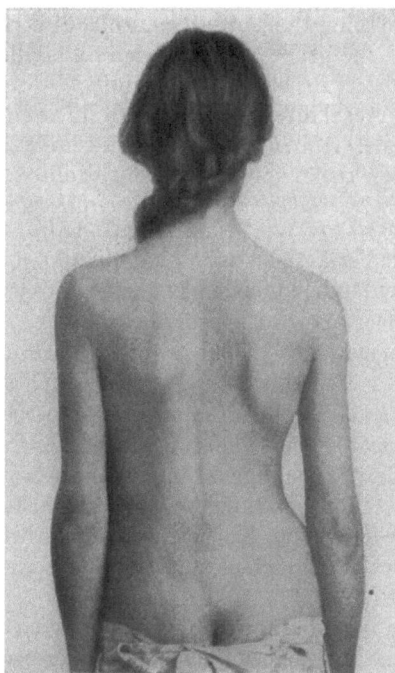

Abb. 552. Mobile linkskonvexe Totalskoliose
bei erschlaffter Muskulatur.

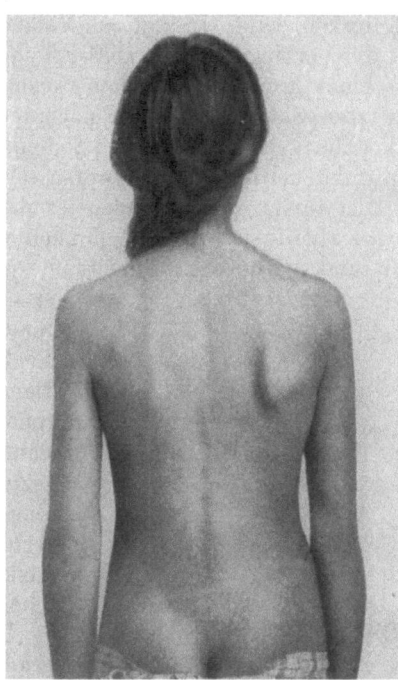

Abb. 553. Derselbe Fall bei angespannter
Muskulatur.

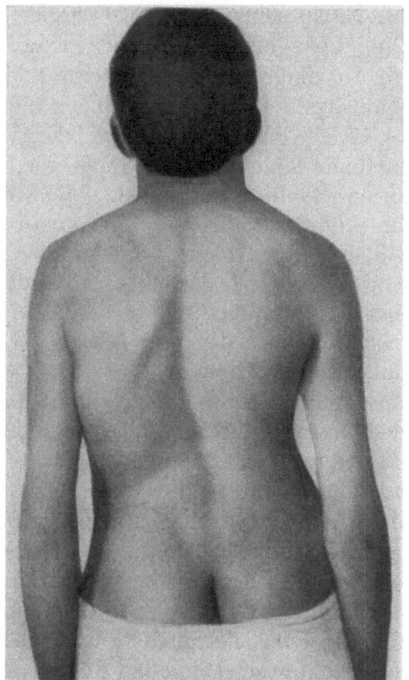

Abb. 554. Primäre linkskonvexe Dorsalskoliose.

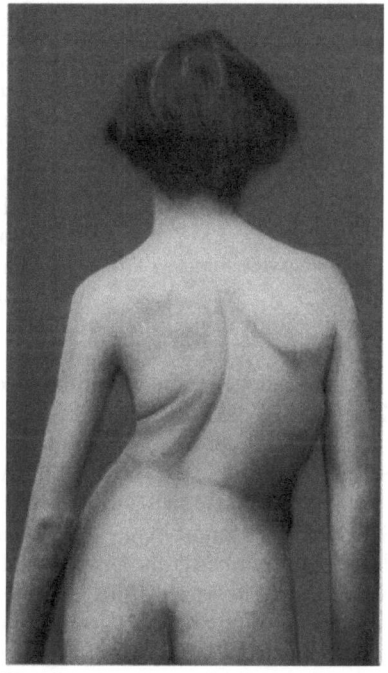

Abb. 555. Primäre rechtskonvexe Dorsalskoliose.
Schwerer Fall.

linkskonvex. Die Verschiebung des Rumpfes auf dem Becken ist noch ausgesprochener als bei der vorigen Form, das Taillendreieck der konvexen Seite
ebenfalls verkleinert oder ausgefüllt, der Rippenbuckel sitzt auf der konvexen,

also linken Seite. In anderen Fällen deutet bloß die Form der Taillendreiecke auf die Verbiegung hin. Dieser Typus hat eine große Neigung, sich allmählich mit einer kompensatorischen Ausbiegung der Brustwirbelsäule im entgegengesetzten Sinne, also meist nach rechts zu verbinden, wobei sich ein zweiter Rippenbuckel auf der rechten Seite entwickelt. Abb. 551 zeigt diesen doppelten Rippenbuckel bei einer schweren sekundären rechtskonvexen Dorsalskoliose.

Hiervon zu unterscheiden ist die „*primäre Skoliose der Brustwirbelsäule*", welche allerdings in der Regel auch eine *rechtskonvexe* Verbiegung ist (Abb. 555, 556), und welche sich ihrerseits im weiteren Verlaufe bisweilen mit einer kompensatorischen linkskonvexen Lendenskoliose ver-

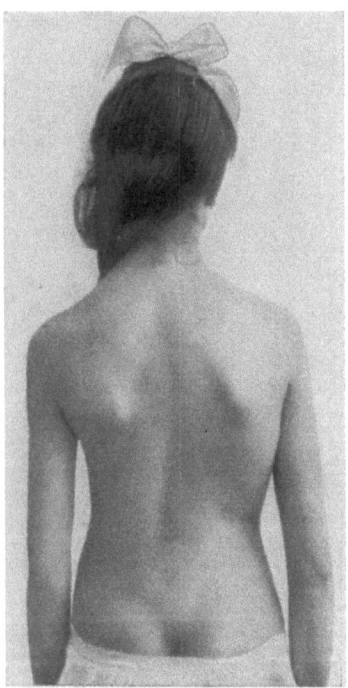

Abb. 556. Primäre rechtskonvexe Dorsalskoliose. Leichter Fall.

bindet. Der ganze Oberkörper erscheint dem Becken gegenüber nach rechts verschoben. Der rechte Arm hängt frei in der Luft, während der linke der Hüfte aufliegt. Das rechte Schulterblatt scheint abnorm vorzustehen, weil es durch den Rippenbuckel emporgehoben wird. Dagegen steht in Wirklichkeit das linke Schulterblatt weiter vom Körper ab als das rechte, weil es über der abgeflachten bzw. eingezogenen Thoraxhälfte sitzt.

Haben wir die Form der Skoliose richtig erkannt, so müssen wir noch die Frage beantworten, *woher die Verbiegung kommt*. Erfahren wir von der Mutter, daß das Kind spät zu gehen und zu sprechen angefangen habe, daß seine Zähne spät erschienen seien usw., so suchen wir am Skelet die Reste überstandener *Rachitis* (häufigste Ursache der jugendlichen Skoliosen). Auch eine sehr nahe an der Wirbelsäule sitzende Knickung der Rippen wird für die Diagnose Rachitis verwertet. Bisweilen fehlen alle Anhaltspunkte für eine klassische Rachitis, Platt- und Knickfuß lassen aber den Fall der sog. *Spätrachitis* zuweisen. In anderen Fällen zeigt die Untersuchung der Geschwister und vielleicht ein Blick auf den Rücken der Mutter, daß eine *hereditäre* Anlage vorliegt, die wir nicht mit Rachitis identifizieren können.

Wie stellen wir uns endlich zu der Frage der *Schulskoliose*? Es steht außer Zweifel, daß die häufigsten Typen, die linkskonvexe Lenden- bzw. Totalskoliose und die rechtskonvexe Dorsalskoliose, Haltungen entsprechen, die wir bei Schulkindern häufig antreffen. Auf der anderen Seite sehen wir aber, daß dieselben Typen sich bisweilen schon *vor* dem Alter entwickeln, in dem die beim Schreiben eingenommene Körperhaltung eine Rolle spielen kann. Wir müssen deshalb annehmen, daß die Schule erst auf Grund einer schon vorhandenen Anlage zu Skoliosen führt. Dabei ist nicht allein die beim Schreiben innegehabte Stellung, die Lage des Heftes und die Form der Schrift maßgebend, auch nicht bloß das allerdings schädliche Nachhausetragen der Bücher stets unter dem gleichen Arm, sondern vor allem die noch vielerorts herrschende Unsitte, Kinder auf Bänken mit ungenügender Rückenlehne stundenlang zum Geradesitzen zwingen zu wollen. Es ist kein Wunder, wenn schwache Rückenmuskeln dabei ermüden und die Wirbelsäule in die Stellung zusammensinken lassen, die durch eine pathologische Anlage schon vorgebildet ist.

Diese Anlage beruht vielleicht auf der Steigerung einer schon normal vorhandenen leichten Asymmetrie der Wirbelsäule. Sie ist aber nicht mit den oben erwähnten sog. „numerischen Variationen", d. h. eigentlichen Mißbildungen zu verwechseln, welche nur in einer geringen Zahl von Fällen für die Verbiegung verantwortlich sind, und deren Diagnose sich ohne weiteres aus dem Röntgenbilde ergibt.

Endlich sieht man erworbene Verbiegungen nach Thorakoplastiken mit Störung des Muskelgleichgewichtes.

Sechster Teil.

Chirurgische Erkrankungen der oberen Extremität.

84. Frakturen und Luxationen im Bereiche des Schultergürtels und des Schultergelenks.

Wird uns ein Patient zugeführt unmittelbar nach einem Fall auf die Schulter oder auf den zur Abwehr ausgestreckten Arm, so können wir meist schon aus dem bloßen Anblick und aus der Funktionsprüfung, jedenfalls aber mit Hilfe der Palpation die richtige Diagnose stellen. Die trotzdem so häufigen Fehldiagnosen haben ihre Ursache meist im Mangel an anatomischem Denken. Das Röntgenbild soll nur eine Bestätigung und Ergänzung der klinisch gestellten Diagnose geben, es darf aber nicht die diagnostische Überlegung ersetzen.

Wir stellen den am ganzen Oberkörper ausgekleideten Patienten vor uns hin und lassen ihn beide Arme langsam seitlich heben. Wird auch der verletzte Arm bis zur Senkrechten gehoben, so ist das Schultergelenk frei und ist meist überhaupt keine ernstliche Verletzung von Schulter und Schultergürtel vorhanden. Nur bei den subperiostalen Schlüsselbeinbrüchen der Kinder finden wir bisweilen völlige Bewegungsfreiheit.

Wird der Arm der verletzten Seite zögernd, aber doch über die Horizontale hinaus gehoben, so lassen wir ihn ganz allmählich wieder senken. Läßt ihn der Patient von der Horizontalen weg mit einer Grimasse plötzlich fallen, so ist am wahrscheinlichsten das Schlüsselbein gebrochen oder an einem seiner Enden luxiert.

Kann der Patient den Arm gar nicht oder nur sehr wenig heben und unterstützt er ihn etwa noch mit der gesunden Hand, so ist eine schwerere Verletzung vorhanden, eine Luxation oder eine Fraktur des Schultergelenks.

Bei Luxationen wird der Arm, freilich unter Schmerzen, bisweilen schon am zweiten Tage wieder bis zur Horizontalen gehoben. Dabei sieht man aber, daß die Bewegungen hauptsächlich in den Claviculargelenken ausgeführt wird.

A. Schlüsselbein.

Besprechen wir zuerst die traumatischen Schädigungen im Bereiche des „Schlüsselbeins". Wir stehen da vor folgenden Möglichkeiten:

1. Kann der Patient den Arm nicht mehr über die Horizontale heben, neigt er den Kopf nach der verletzten Seite hin (Abb. 557), ist die Schulter nach vorn innen gesunken, so werden wir wahrscheinlich in der äußeren Hälfte der Clavicula einen Vorsprung (Abb. 557) finden, bei dessen Berührung der Verletzte lebhaften Schmerz äußert. Wie stark die Schultern beim Fehlen der verstrebenden Claviculawirkung nach vorne innen fallen, geht aus Abb. 274a u. b hervor, wo es sich um angeborenes Fehlen von Schlüsselbeinen handelt.

Nicht immer freilich findet sich dieses auffallende Bild. Bei Kindern besonders ist der subperiostale Bruch, die „fracture en bois vert", wie der Franzose zu-

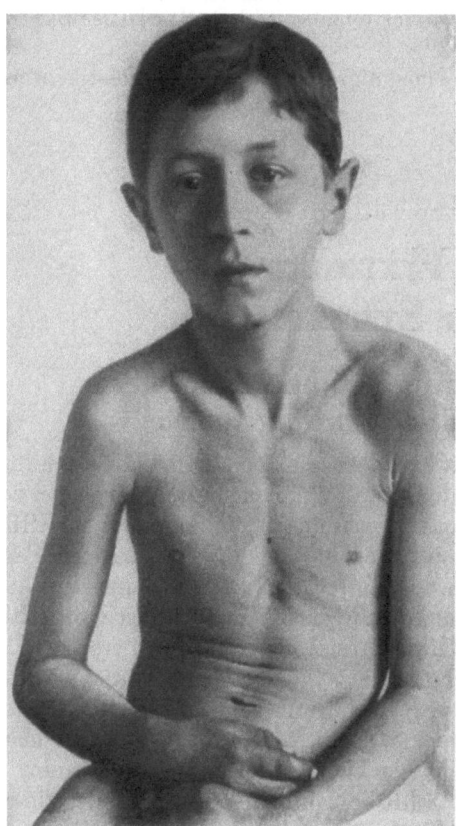

treffend sagt, sehr häufig. Die Dislokation beschränkt sich auf eine leichte winklige Knickung oder fehlt ganz. Die Funktion ist nur unbedeutend gestört. Der Arm wird ohne Zögern bis zur Senkrechten gehoben. Der Junge schont aber die verletzte Seite und läßt sich nicht gern an dem betreffenden Arm führen. Werden die Kinder nicht genau beobachtet, so gehen die Eltern erst zum Arzt, wenn sie eine Verdickung, den Callus, bemerken. Bei jedem Schlüsselbeinbruch ergänzen wir unsere Untersuchung durch einen Blick auf die Blutversorgung und die Innervation des betreffenden Armes, wennschon Gefäß- und Plexusschädigungen (siehe Abb. 561) bei diesen Frakturen selten sind.

Die Röntgenaufnahme soll sowohl ventrodorsal, wie dorsoventral vorgenommen werden, wenn das ersterhaltene Bild nicht überzeugend ist.

2. Sitzt der Schmerz im Bereiche des „*Sternoclaviculargelenks*", so handelt es sich meist um Luxationen, zustande gekommen durch am Schulter-

Abb. 557. Bruch des rechten Schlüsselbeins.

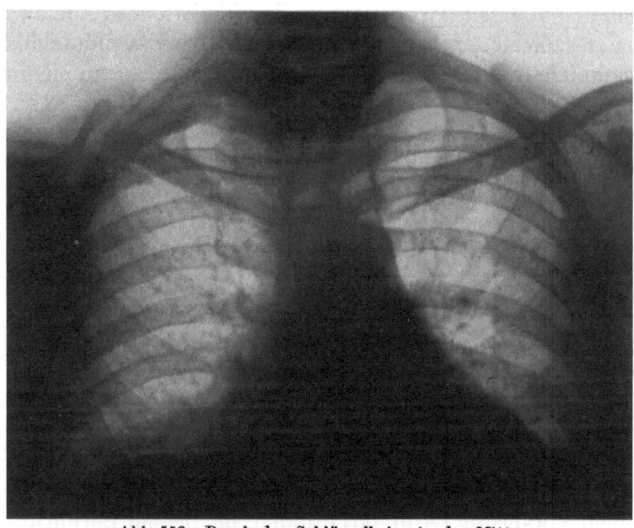

Abb. 558. Bruch des Schlüsselbeins in der Mitte.

gürtel ausgeübte Zerrung oder auf ihn wirkenden Druck. Die häufigeren Luxationen nach vorn (s. Abb. 559) und nach oben lassen sich durch vergleichende

Inspektion und Palpation beider Seiten leicht erkennen. Öfter begleiten diese beiden Formen der Luxationen anderweitige Verletzungen, besonders multiple Rippenbrüche bei schweren Thoraxkompressionen, und werden dann bisweilen übersehen. Leichter noch bleibt die Luxation *hinter* das Brustbein unerkannt, besonders wenn bei frischer Verletzung die Treppenstufe vom Sternum auf die Clavicula durch den Bluterguß ausgeglichen ist. Die Diagnose wird sich aber doch durch vergleichende Längenmessung der Distanz Akromion—Sternum und durch einen Griff in das durch die verschobene Clavicula ausgefüllte Jugulum stellen lassen. Das Röntgenbild — Kassette aufs Sternum! — wird dieselbe bestätigen. Bisweilen ist die Sternoclavicularluxation doppelseitig.

3. Sitzt der Schmerz am „*Akromioclaviculargelenk*", so kommen in Betracht Kontusion, Distorsion und Luxation des Gelenks und ferner Fraktur des Akromion und des Endes der Clavicula.

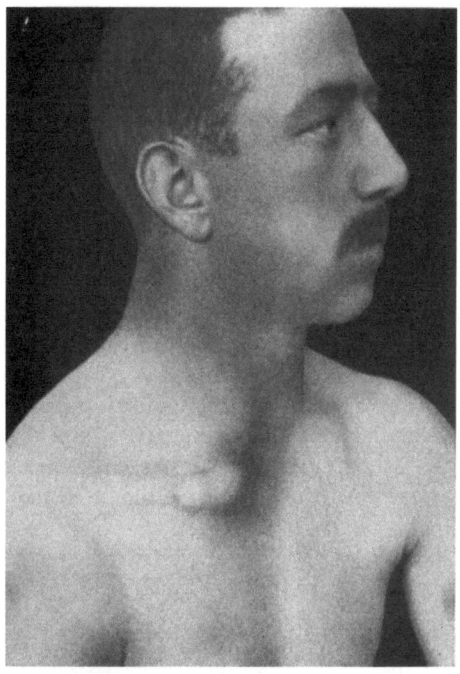

Abb. 559.   Luxatio sterno-clavicularis anterior.

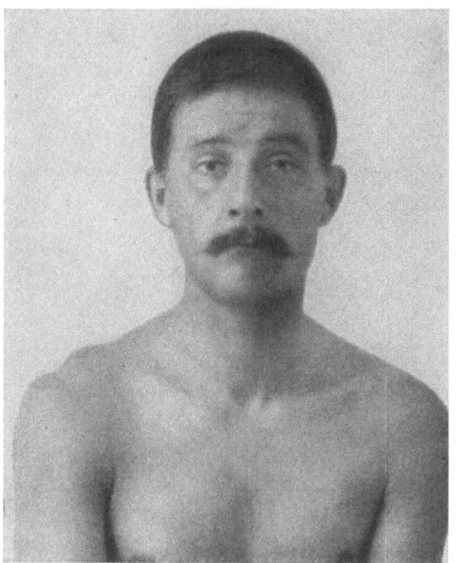

Abb. 560.   Luxatio acromio-clavicularis dextra.

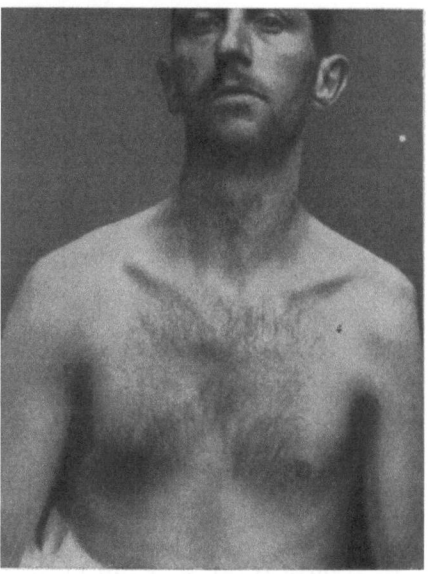

Abb. 561.   Schulterabflachung links durch Axillarislähmung.

a) Fehlt jede Formveränderung und ist der Schmerz das einzige Symptom, so nehmen wir eine *Quetschung* an bei direktem Trauma, bewiesen durch eine frische Ekchymose oder eine Hautschürfung, eine *Distorsion* bei indirektem

Trauma. Eine subperiostale Fissur des Claviculaendes ist immer möglich, läßt sich aber nur durch das Röntgenbild feststellen.

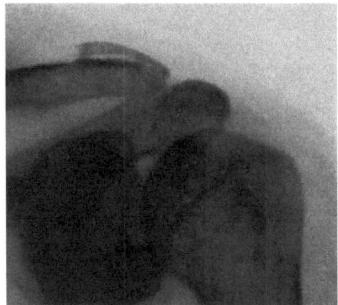

Abb. 562. Fraktur des akromialen Endes des Schlüsselbeins.

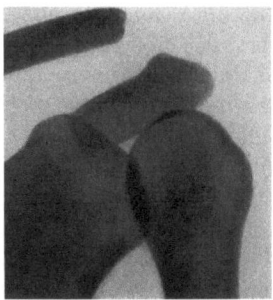

Abb. 563. Röntgenbild zu Abb. 562 (von hinten aufgenommen und deshalb scheinbar verkehrt!).

b) Finden wir eine ausgesprochene Formveränderung — treppenförmiges Abfallen der Schultergegend (s. Abb. 560) —, so haben wir zu unterscheiden zwischen einer *Fraktur des äußeren Endes der Clavicula,* einer *Luxatio acromioclavicularis* und dem seltenen *Bruch des Akromion.* Maßgebend ist der Sitz

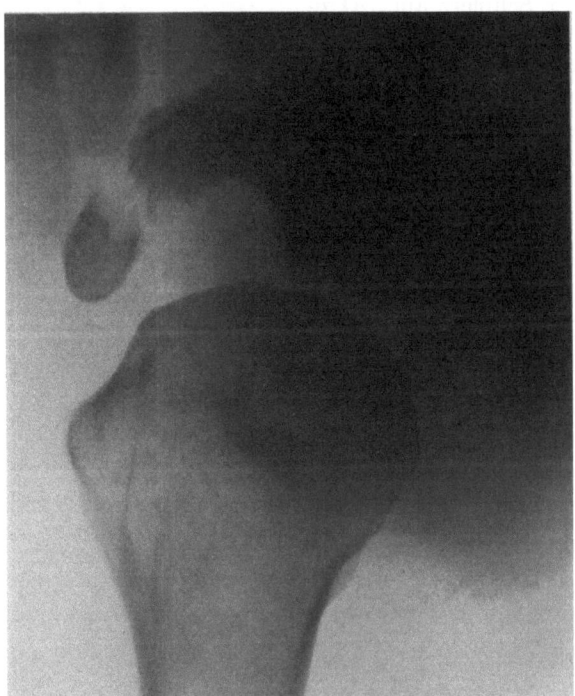

Abb. 564. Fraktur des Processus coracoideus.

der größten Druckempfindlichkeit und der allfälligen Dislokation. Meist handelt es sich darum, zwischen Luxation und Bruch des Schlüsselbeinendes zu unterscheiden. Auffallende Treppenbildung ohne Krepitation und mit relativ schmerzfreier klaviertastenartiger Repositionsmöglichkeit spricht stets für Luxation, ausgesprochene Druckempfindlichkeit eher für Fraktur. Den Ausschlag gibt das Röntgenbild (s. Abb. 562 und 563).

Nur bei Kindern könnte die Beurteilung desselben einige Schwierigkeiten bereiten, da der laterale, knorpelige Teil der Clavicula durchsichtig ist. Ein Knorpelabbruch kann also für eine Luxation gehalten werden, wenn die Länge der Clavicula nicht am Patienten vergleichend gemessen wird.

Endlich sei bemerkt, daß man das distale Ende des Schlüsselbeins schon *unter das Akromion,* ja selbst *unter den Processus coracoideus* verschoben gesehen hat.

Sitzt der Schmerz dicht unterhalb des äußeren Viertels der Clavicula, nach innen vom Humeruskopf und sind gleichzeitig das Armheben nach vorne und das kräftige Armbeugen daselbst schmerzhaft, so liegt am ehesten eine Fraktur (oder Kontusion) des Processus coracoideus vor (s. Abb. 564).

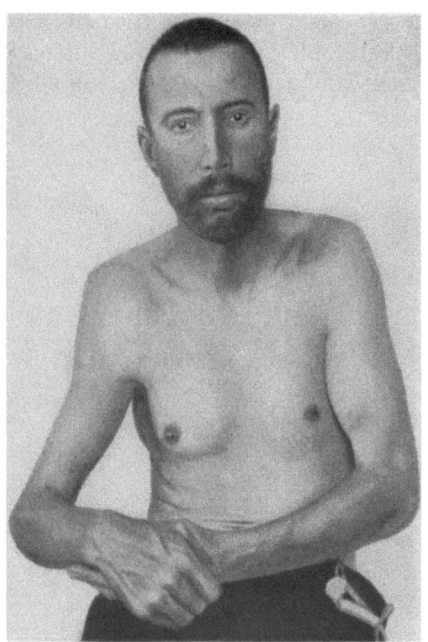

Abb. 565. Luxatio subcoracoidea. Arm abduziert, Achse nach innen abgewichen, Schulter abgeflacht. Kopf unter dem Schlüsselbein sichtbar.

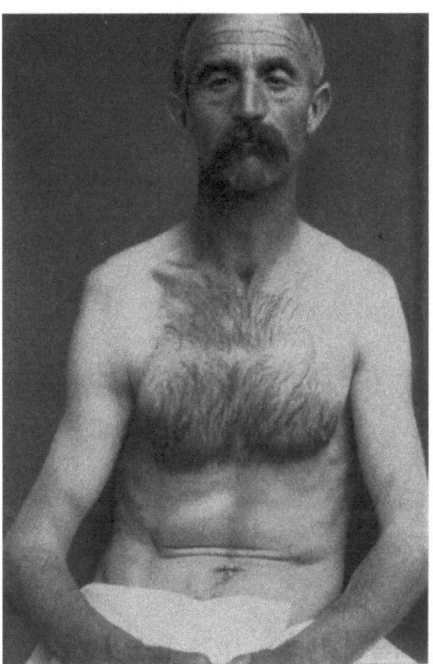

Abb. 566. Luxatio axillaris dextra, 45 Jahre alt. Kopf nicht sichtbar, aber in der Axilla spürbar.

B. Schultergelenk und Oberarm.

Findet sich im Bereiche des Schlüsselbeins nichts Abnormes, so achten wir einmal auf die Achsenrichtung des Oberarmes. Ist dieselbe nach innen abgewichen, so daß ihre Fortsetzung das Schlüsselbein schneidet, und steht also der Ellbogen vom Körper ab, so haben wir eine Luxation vor uns, wenn die Schulterwölbung abgeflacht ist (Abb. 565 und 566), und wahrscheinlich eine Fraktur, wenn dieselbe noch erhalten ist (Abb. 567). Die Abflachung kann nun freilich durch einen Bluterguß verdeckt sein. Dann zeigt uns aber vergleichendes Einpressen des Fingers unter das Akromion bei der Luxation, daß die Pfanne leer ist. Dieses Gefühl des Leerseins der Pfanne ist so unzweideutig, daß man, wenn sonst ein Zweifel besteht, eine Luxation ohne weiteres ausschließen kann. Gelangen wir zu keiner Gewißheit, so prüfen wir die passiven Bewegungen. Sind dieselben in gewissen Richtungen eingeschränkt, in anderen frei, so liegt eine Luxation vor; sind sie, in Narkose geprüft, normal oder abnorm frei, und sind besonders Adduktion und Auswärtsrotation leicht zu erzielen, so haben wir es, wenn überhaupt eine Skeletveränderung vorliegt, mit einer Fraktur zu tun. Finden wir Leersein der Pfanne bei Crepitation und falscher Beweglichkeit, so muß es sich um die seltene Verbindung von Luxation mit Fraktur handeln, die man mit Sicherheit nur durch das Röntgenbild erkennen wird.

Steht die Humerusachse richtig, so handelt es sich um eine hintere Luxation bei federnder Fixation, um eine Fraktur bei falscher Beweglichkeit. Läßt sich diese letztere nicht feststellen, so entscheidet das Fehlen oder Vorhandensein des örtlichen Bruchschmerzes, falls die Lage des Humeruskopfes die Frage nicht schon entschieden hätte.

1. Luxationen.

Unter den „*Luxationen*" besprechen wir zuerst, als die weitaus häufigsten, diejenigen nach unten und nach vorn, die Luxatio axillaris und die Luxatio sub-coracoidea. Steht der Arm stark vom Körper ab (Abb. 566) und fühlen wir den Kopf deutlich von der Achselhöhle

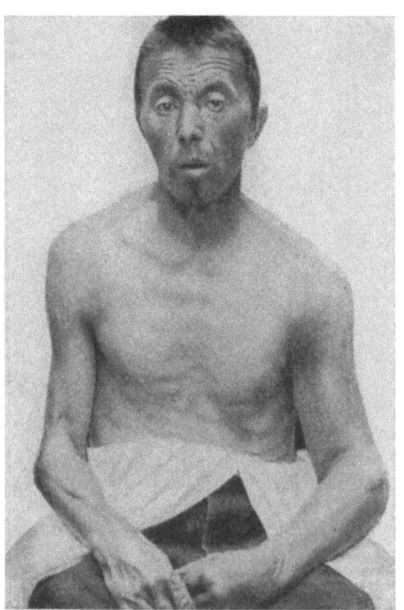

Abb. 567. Fractura pertubercularis
in Abduktionsstellung. (Nach Kocher.)

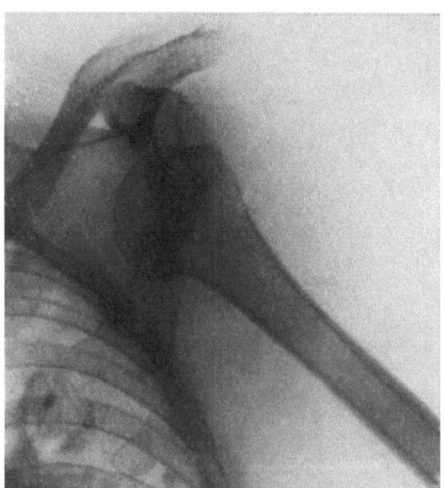

Abb. 568. Luxatio subcoracoidea.

her, so liegt ersterer vor, steht der Arm weniger stark ab und sehen und fühlen wir den Kopf unter dem Rabenschnabelfortsatz in der Mohrenheimschen Grube (Abb. 565 und 568), so ist die Diagnose der Luxatio subcoracoidea gegeben.

Wir haben den Nachweis des Humeruskopfes an abnormer Stelle bei der Luxations-diagnose absichtlich nicht vorangestellt, denn die Luxation kann und muß auch ohne diesen Nachweis erkannt werden. Die Palpation des Kopfes gelingt übrigens bei starkem Blut-erguß und bei Infiltration der Weichteile, besonders bei der Luxatio axillaris, ohne Narkose nicht immer leicht.

Besteht kein erheblicher Bluterguß, so kann auch der Grad der *Umfangszunahme des Schultergelenkes*, durch die Axilla und über das Akromion gemessen, einen gewissen An-haltspunkt zur Unterscheidung der beiden Luxationsformen geben. Geht die Zunahme des Umfanges nicht über 2 cm hinaus, so ist eine Luxatio subcoracoidea vorhanden, beträgt sie gegen 4 cm, eine Luxatio axillaris. In diesen Fällen ist aber auch die Palpation leicht, und bei starkem Bluterguß ist das Meßresultat von zweifelhaftem Wert.

Erwähnenswert ist endlich bei Luxatio subcoracoidea die scheinbare Ver-längerung der Extremität, die besonders bei Streckung der Ellenbogen zutage tritt.

Die *hinteren* Luxationen werden nach dem Grade der Verschiebung eingeteilt in die Luxatio subacromialis und die Luxatio infraspinata (s. Abb. 569). Bei beiden ist der Arm unbedeutend abduziert und etwas einwärts gedreht. Von Frakturen unterscheiden sich die hinteren Luxationen wie die vorderen durch die federnde Fixation des Humerus. Die Inspektion und Palpation zeigen die Pfanne leer und den Kopf nach hinten von derselben. Das Luxationsbild ist aber ein viel weniger auffallendes als dasjenige der vorderen und unteren Luxationen, und deshalb werden die hinteren Luxationen noch heute, wie schon zur Zeit von MALGAIGNE, öfter übersehen (Abb. 569).

Eigentümlich ist ihre Entstehung durch Muskelzug. Wie dies schon MALGAIGNE betont hat und wie wir es auch beobachtet haben, können sie im epileptischen Anfall entstehen. Wir konnten sogar die Epilepsie aus der Luxation mit Wahrscheinlichkeit diagnostizieren.

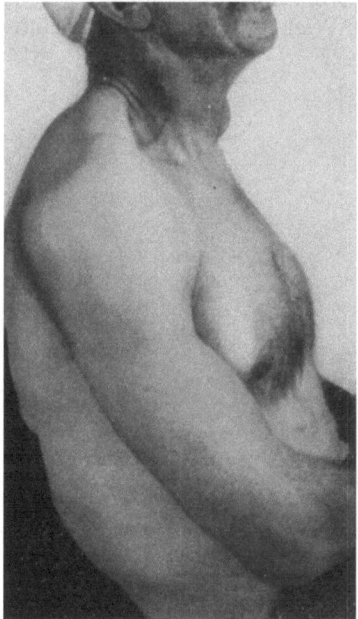

Abb. 569. Luxatio humeri posterior.
Kopf hinten sichtbar.

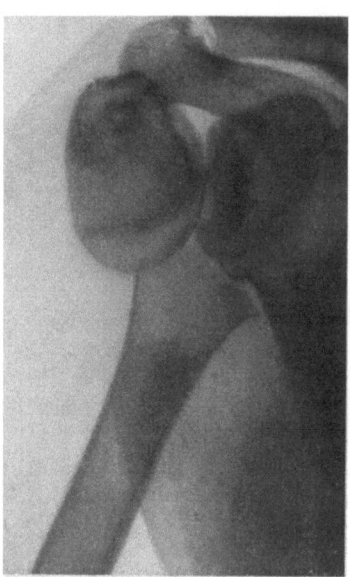

Abb. 570. Abduktionsfraktur und Luxation
des Humerus.

Wichtig ist zu wissen, ob sich mit einer Luxation nicht ein Abriß des Tuberculum majus vergesellschaftet hat. Bei Übersehen dieser Komplikation weicht das abgerissene Tuberculum bei der üblichen Schulterfixierung in Mitellaschlinge stark nach oben außen und kann später die Elevation des Armes behindern.

2. Frakturen.

Haben wir aus dem Vorhandensein des Humeruskopfes an normaler Stelle und aus normaler oder vermehrter passiver Beweglichkeit bei gleichzeitiger schwerer Funktionsbehinderung bzw. bei völliger Aufhebung der aktiven Bewegungen auf eine „Fraktur" geschlossen, so finden wir vielleicht die Bestätigung der Diagnose in einer bei den Bewegungsversuchen gefühlten oder selbst gehörten Crepitation. So beweisend dieses Zeichen im positiven Falle ist, so wenig dürfen wir aber aus dem Fehlen desselben gegen Fraktur schließen. Einmal kann das untere Fragment so weit abgewichen sein, daß es sich gar nicht mehr am oberen reibt, oder die Crepitation ist umgekehrt durch Einkeilung der Fragmente bzw. durch subperiostalen Sitz der Fraktur unmöglich gemacht. Endlich beschränkt sich die Crepitation bei der Epiphysenlösung junger Individuen auf ein weiches Knirschen, das sehr wohl übersehen werden kann.

Eine weitere Bestätigung der Frakturdiagnose gibt uns oft die *Verschiebung des unteren Fragments*. Dieselbe kann in Ab- oder Adduktion und ferner parallel zu der Achse nach vorn oder nach hinten eingetreten sein. Auch können die Fragmente einen nach vorn oder hinten offenen Winkel bilden. Die *Abduktionsstellung*, bei welcher der Ellenbogen vom Körper absteht, und wo die Humerusachse nach der Mitte des Schlüsselbeins hin verläuft (Abb. 567 und 570), haben wir ihrer Ähnlichkeit mit der gewöhnlichen Luxationsstellung wegen schon kennengelernt. Die *Adduktionsstellung* unterscheidet sich in nichts von der normalen Stellung des Armes und läßt sich deshalb bloß aus dem Röntgenbilde (Abb. 571) erkennen. Höchstens erscheint die Schulterwölbung etwas stärker ausgeprägt als normal. Wichtiger ist die Verschiebung des

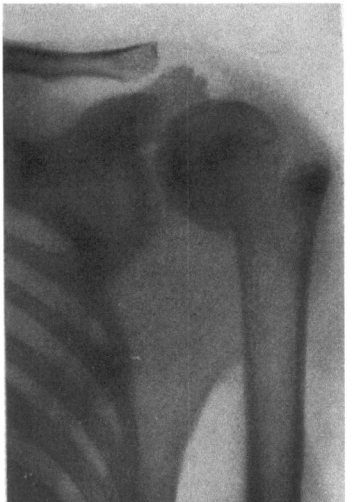

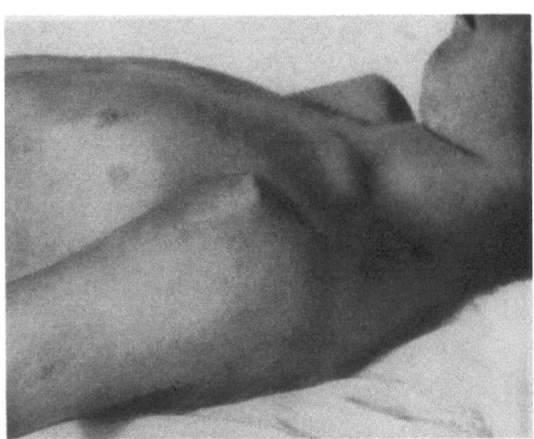

Abb. 571. Fractura pertubercularis in Adduktionsstellung.

Abb. 572. Humerusfraktur mit Verschiebung des unteren Fragments nach vorn und Anspießung der Haut.

Oberarmschaftes nach vorn. Wir erkennen sie daran, daß die Achse des von der Seite betrachteten Humerus nicht durch die vordere Ecke des Akromions, sondern *weiter vorn* durchgeht. Der Rand des unteren Fragments drängt sich als scharfe Kante gegen den vorderen Umfang der Schultergegend an, ja er spießt die Haut geradezu an (Abb. 572). Häufig steht der Kopf zum Schaft in einem nach hinten offenen Winkel, der Schaft also in *Hyperextensionsstellung* (ISELIN). Der Nachweis dieser Dislokation kann nur durch die Aufnahme von der Axilla her (Rö-Film auf der Schulter, Arm maximal abduziert) geführt werden. Die entgegengesetzte Stellungsanomalie ist selten.

Es gibt nun Fälle, bei denen die Inspektion außer etwas diffuser Schwellung nichts Abnormes zeigt, und wo die falsche Beweglichkeit infolge der Verzahnung der Fragmente undeutlich ist und Crepitation aus dem gleichen Grunde fehlt. Auch die vergleichende Bestimmung der Humeruslänge, vom Akromion zum Epicondylus externus gemessen, ergibt keinen sicheren Anhaltspunkt. Man wäre geneigt, sich mit der Diagnose einer Schulterkontusion zu begnügen, wenn nicht die auffallende und anhaltende Funktionsbehinderung auf eine schwerere Verletzung hinwiese. Wir suchen deshalb den direkten Frakturschmerz auf, indem wir vom Akromiom abwärts den Humeruskopf umschrieben drückend abtasten und denselben Versuch in der Axilla, vom Kopfe abwärtsgehend, wiederholen. Ausgesprochener, scharf umschriebener, innen und außen nachgewiesener Druckschmerz ist für durchgehende Fraktur beweisend. Druckschmerz bloß außen spräche für Abbruch des Tuberculum majus. Sodann prüfen wir die Schmerzhaftigkeit des Achsendruckes, indem wir mit der einen Hand den Ellenbogen nach oben drängen und die andere als Gegenhalt

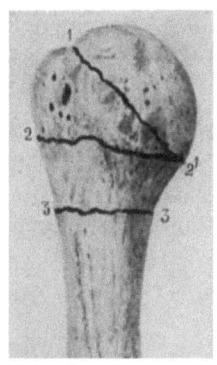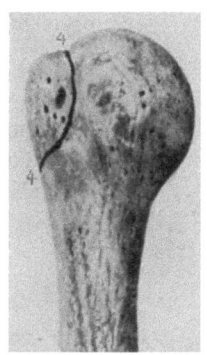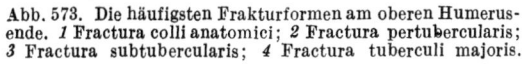

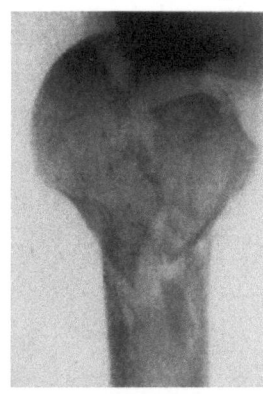

Abb. 573. Die häufigsten Frakturformen am oberen Humerusende. *1* Fractura colli anatomici; *2* Fractura pertubercularis; *3* Fractura subtubercularis; *4* Fractura tuberculi majoris.

Abb. 574. Zertrümmerungsfraktur des Humeruskopfes (Überfahrenwerden durch einen Eisenbahnwagen).

auf die Schulter legen. Deutlicher Achsendruckschmerz beweist eine Fraktur. Er kann aber schon vom 2. Tage an fehlen, während der örtliche Druckschmerz nach 2—3 Wochen, ja noch später nachweisbar ist.

Wir sind nun so weit, daß wir unter Berücksichtigung der typischen Bruchlinien (Abb. 573) die genauere Diagnose der Bruchform stellen können.

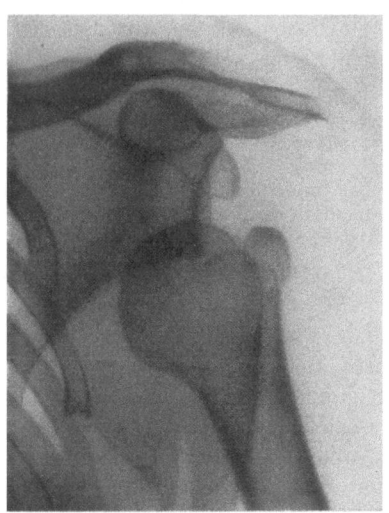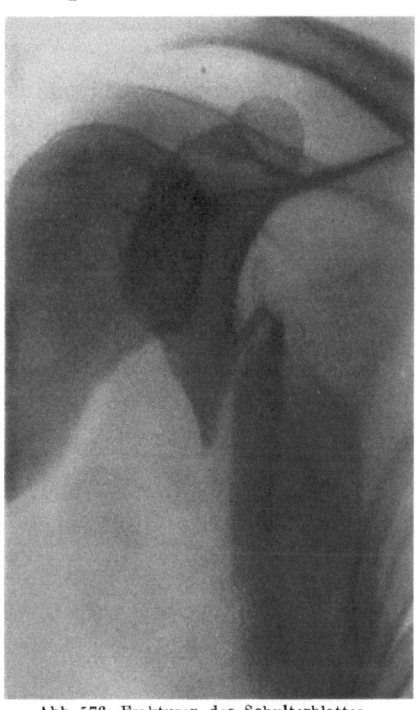

Abb. 575. Luxatio axillaris humeri mit Abriß des Tuberculum majus.

Abb. 576. Frakturen des Schulterblattes.

„*Pertuberkuläre*" und „*subtuberkuläre Frakturen*" läßt der Sitz einer allfälligen Bruchkante und des ausgesprochenen Druckschmerzes unterscheiden, wobei der Dislokation wegen nicht die Entfernung der Bruchstelle vom Akromion, sondern diejenige vom Epicondylus externus maßgebend ist. Sehr hoher Sitz der Druckempfindlichkeit und Mitgehen des Tuberculum majus bei Rotation des Armes ließe an die sehr seltene „*Fractura colli anatomici*" denken. Das

Mitgehen der Tubercula wird allerdings öfter auf Einkeilung einer pertuber-kulären Fraktur beruhen.

Am wenigsten Symptome macht die Stauchungsfraktur der Metaphyse, die wir weiter unten für den Radius beschreiben werden, und deren Vorkommen durch ISELIN auch für die obere Metaphyse des Humerus erwiesen worden ist. Die Diagnose muß aus der umschriebenen Druckempfindlichkeit und aus dem Röntgenbilde gestellt werden.

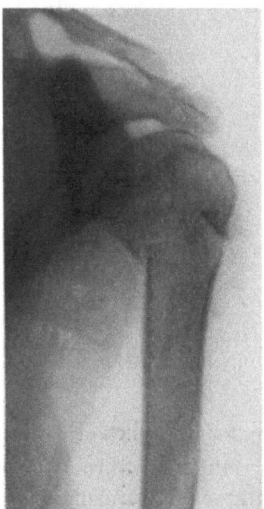

Der bisweilen durch bloßen Muskelzug, meist aber als Mitverletzung bei Luxationen entstandene „*isolierte Abriß des Tuberculum*" ist durch die

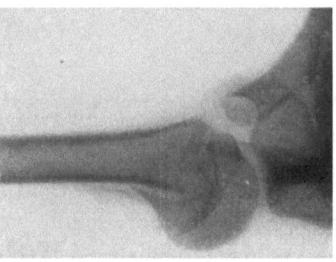

Abb. 577. Subtuberkuläre Fraktur des Humerus von vorn.

Abb. 578. Dieselbe von der Axilla her.

Palpation so schwer zu erkennen, daß er ohne Röntgenuntersuchung meist übersehen wird. Wichtig ist, daß die aktive Auswärtsrotation unmöglich geworden ist, da die Auswärtsroller (Mm. supra- und infraspinatus sowie Teres minor) sich an das Tuberculum majus ansetzen, und daß ferner der Arm höchstens bis zur Horizontalen gehoben werden kann.

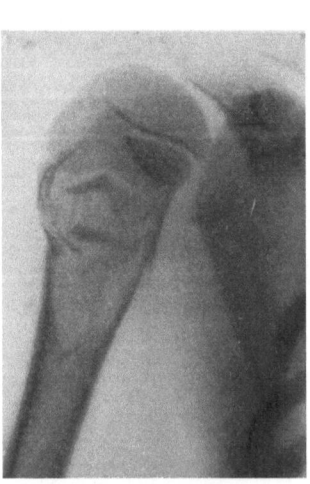

Die Epiphysenlösung verhält sich im ganzen wie die Fractura pertubercularis. Eine besondere Erwähnung verdient die *Epiphysenlösung* der Neugeborenen unter der Geburt und die *Epiphysenlösung hereditär luischer Säuglinge* infolge von syphilitischer Osteochondritis. Was an den Kindern auffällt, das ist die Regungslosigkeit des Armes, die „Pseudoparalyse".

Finden wir endlich Abflachung der Schulter und Annäherung des Humeruskopfes an den Thorax ähnlich wie bei einer Luxation, dabei aber vermehrte Beweglichkeit, Crepitation und Achsendruckschmerz wie bei einer Fraktur, und läßt sich trotz alledem am Humerus nichts finden, so müssen wir an eine „*Fraktur der Scapula*" denken, besonders an einen Abbruch des Gelenk-

Abb. 579. Humeruscyste mit Spontanfraktur.

fortsatzes oder des Rabenschnabelfortsatzes (Abb. 564) oder beider zusammen (des Collum scapulae) (Abb. 576). Den Beweis für diese Verletzung erhalten wir, wenn wir die Differmität durch laterale Verschiebung des Humerus und Druck nach oben ausgleichen können, wenn sie sich aber nach Aufhören des Druckes sofort wieder einstellt.

Was uns das *Röntgenbild* bei Schulterverletzungen zeigt, das ersehen wir aus den Abbildungen 577 und 578. Wie wichtig es ist, dasselbe in 2 Richtungen aufzunehmen, das

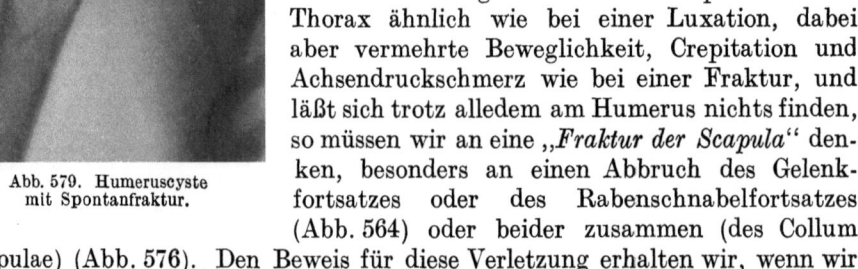

ergibt sich aus der Vergleichung von Abb. 570, 571 und 575—578. Die Verschiebung des unteren Fragmentes nach vorn in einem nach hinten offenen Winkel ist viel häufiger, als man dies glaubt.

Ist die gründliche Untersuchung auf Fraktur ohne Ergebnis geblieben, so dürfen wir uns, je nachdem ein direktes oder ein indirektes Trauma vorliegt, mit der Diagnose einer „*Kontusion*" oder einer „*Distorsion*" begnügen.

Treten ohne Trauma bei einer etwas brüsken Bewegung Spontanfrakturen des Humerus auf, so denke man bei jugendlichen Patienten an Knochencysten (s. Abb. 579), bei älteren Patienten an Knochenmetastasen (Struma maligna, Hypernephrom, Mammacarcinom).

Wir fügen diesem Kapitel zur besseren Orientierung eine Übersichtstabelle bei.

Schulterwölbung	Pfannengegend	Befund	Diagnose
Schulterwölbung abgeflacht	Pfannengegend tief eindrückbar. Kopf an abnormer Stelle fühlbar (in der Axilla oder unter dem Coracoid).	Passive Bewegungen in bestimmten Richtungen (Adduktion) gehemmt.	1. Luxatio humeri anterior (axillaris oder subcoracoidea).
		Passive Bewegungen frei.	2. Luxation mit Fraktur
	Pfannengegend nicht tief eindrückbar, Kopf nicht an abnormer Stelle fühlbar.	Humeruskopf nirgends (auch nicht von der Axilla her) umschrieben druckempfindlich, wohl aber das Schulterblatt von der Axilla her. Der Proc. coracoides geht bei Armbewegungen mit. Ganze Gelenkgegend nach oben verschieblich, aber sofort wieder nach unten sinkend.	3. Fractura colli scapulae.
		Humeruskopf umschrieben druckempfindlich.	4. Fractura humeri mit Abduktionsstellung.
Schulterwölbung mäßig abgeflacht	Pfannengegend eindrückbar. Kopf unter oder über der Spina scapulae.	Federnde Fixation.	5. Luxatio humeri posterior (supra- oder infraspinalis).
	Wölbung tief eindrückbar. Passive Bewegungen beschränkt. Kopf an abnormer Stelle fühlbar.	. . . .	6. Luxatio humeri mit Hämatom.
Schulterwölbung erhalten.		Kein Schmerz bei Achsendruck. Funktionsstörung mäßig. Kein lokaler Druckschmerz am Knochen. Schmerz im Bereiche der Kapsel.	7. Distorsio humeri.
		Kein Schmerz bei Achsendruck. Umschriebener starker Druckschmerz am Tuberc. majus. Aktive Auswärtsrotation = 0.	8. Fractura tuberculi majoris.
		Schmerz bei Zug und Druck in der Achse. Lokaler Druckschmerz besonders von der Axilla her. Tub. majus geht bei Rotation mit. Starke Funktionsstörung.	9. Fractura capitis aut colli anatomici
	Wölbung nicht eindrückbar. Passive Bewegungen frei. Kopf nicht an abnormer Stelle fühlbar.	Ebenso, aber Druckschmerz von der Axilla her nicht am Humeruskopf, sondern an der Scapula (s. auch oben).	10. Fractura colli scapulae.
		Ebenso aber Druckschmerz in der Höhe der Tubercula, auch von außen nachweisbar. Funktionsstörung oft gering oder rasch schwindend.	11. Fractura pertubercularis impacta.
		Ebenso, Tuberc. maius geht aber bei Rotation nicht mit. Unteres Fragment oft nach vorn verschoben. Vordere Kante durch den M. deltoideus durchfühlbar. Funktionsstörung schwerer als bei 11, immerhin bei Kindern bisweilen gering.	12. Freie Fractura pertubercularis (oder Epiphysenlösung) entweder ohne Verschiebung oder als Abduktionsfraktur oder mit Verschiebung nach vorn.
		Dasselbe, aber lokaler Druckschmerz *unterhalb* der Tuberculargegend. Bruchteile von der Axilla her deutlich abtastbar. Funktionsstörung stets schwer.	13. Fractura humeri subtubercularis (colli chirurgici).

85. Entzündungsprozesse im Bereiche des Schultergelenks.

Entzündungsprozesse im Bereich des Schultergelenks haben ihren Sitz, von Seltenheiten abgesehen, in den *Schleimbeuteln*, im *Gelenk* oder im *Knochen*.

A. Unterscheidung von Schleimbeutel- und Gelenkerkrankungen.

Unter den Schleimbeuteln kommen die *Bursa subscapularis* und *intertubercularis* als einfache Aussackungen der Gelenkkapsel für uns nicht in Betracht, denn sie erkranken nicht selbständig. Die *Bursa subcoracoidea* ist zu klein, um eine Rolle zu spielen. Von Bedeutung ist für die Pathologie also nur die *Bursa subdeltoidea* (s. Abb. 580), die zwischen Musculus deltoideus, Gelenkkapsel und Humerus liegt und bisweilen in 2 Fächer getrennt ist, ein oberes, die *Bursa subacromialis*, und ein unteres, die *eigentliche Bursa subdeltoidea*.

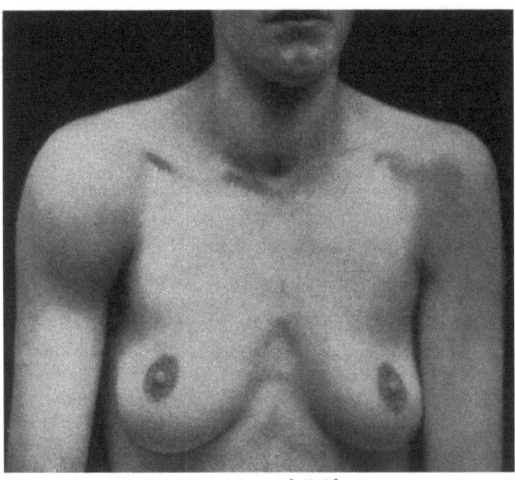

Abb. 580. Bursitis subdeltoidea.

Ein Gelenkerguß unterscheidet sich von einer Bursitis subdeltoidea vor allem dadurch, daß er nach vorn und nach hinten vom Deltamuskel zutage tritt, während der Erguß bei Bursitis unter dem Muskel sitzt. Der Gelenkerguß kann den Humeruskopf vom Gelenk abheben, der Bursaerguß sitzt dem Gelenk mehr oder weniger buckelartig auf.

Der Sitz der Druckempfindlichkeit entspricht der verschiedenen Lage des Entzündungsprozesses. Auch die Funktionsstörung ist bei den beiden Erkrankungen verschieden.

Der weiteren Besprechung seien die folgenden *allgemeinen Bemerkungen* über die *Funktionsprüfung des Schultergelenks* vorausgeschickt.

Wie bei allen Gelenken, so besteht auch für die Schulter das Bestreben, das Gelenk bei Erkrankung reflektorisch ruhig zu stellen und seine Funktion, soweit dies möglich ist, auf andere Gelenke zu übertragen. Während aber z. B. an der Hüfte diese „muskuläre Fixation" als Hinken sofort in die Augen fällt, weil die Gelenke der Lendenwirbelsäule nur einen schlechten Ersatz für das Hüftgelenk bieten, so können beim Schultergelenk die Gelenke an den beiden Enden des Schlüsselbeins in ausgedehntem Maße für dasselbe eintreten und den bestehenden Bewegungsausfall decken. Wir müssen also hier die Funktionsstörung *suchen*, indem wir auf das Verhalten von Scapula und Clavicula achten. Bekanntlich geht normal die Scapula mit, d. h. die Bewegung wird nicht mehr im Schultergelenk ausgeführt, sobald der Arm seitlich über die Horizontale gehoben werden soll. Geht sie schon vorher mit, d. h. wird die Bewegung schon vorher auf ein anderes Gelenk übertragen, so besteht abnorme Hemmung der Bewegung im Schultergelenk. Dieselbe Bedeutung haben die Steilstellung der Clavicula und die Annäherung der Schulter an die Medianlinie. Abb. 583 (linksseitige muskuläre Fixation des Schultergelenks) zeigt dieses letztere Symptom sehr deutlich. Besteht diese Versteifung nur zeitweilig, z. B. bei Ermüdung, und verschwindet sie bei der Untersuchung in Narkose, so ist sie rein muskulärer Natur. Nimmt sie in Narkose nur bei Anwendung einiger Kraft ab (Vorsicht!), so handelt es sich um materielle Veränderungen, besonders um Kapselschrumpfung und bindegewebige Verwachsungen zwischen Kopf und Pfanne. Bleibt die Hemmung auch in der Narkose in vollem Umfange bestehen, so haben wir es entweder mit sehr festen, alten bindegewebigen Verwachsungen oder mit einer knöchernen Ankylose zu tun.

Dem Patienten fällt die Hemmung, sei sie nun bloß muskulär oder schon bindegewebig, besonders bei denjenigen Bewegungen auf, für welche er im übrigen Schultergürtel keinen genügenden Ersatz findet, so für die Adduktion des Armes an die Mittellinie auf dem Rücken. Der Behinderung dieser Bewegung gilt denn auch bei Tuberkulose des Schultergelenks oft seine erste Klage.

Bei der Untersuchung der Schultergelenksfunktion dürfen wir uns nicht täuschen lassen durch *Innervationsstörungen verschiedener Art.*

Ängstliche Individuen, versicherte Begehrungsneurotiker und bisweilen auch Hysterische, bis ins Kindesalter herunter, behaupten, den Arm nicht einmal bis zur Horizontalen heben zu können, bringen ihn aber bei einigem Zuspruch anstandslos in die Vertikale. Diese Kategorie von Patienten kontrahiert den Deltoideus etwas, um den guten Willen zu zeigen. Bleibt der Muskel schlaff, so untersuche man ihn faradisch. Wir sahen, daß der Arzt nach einer Schulterluxation einen Patienten der Simulation bezichtigte, der infolge von Axillariszerrung eine Lähmung des Deltoideus aufwies.

Bei der Bursitis beschränkt sich die Funktionsprüfung meist auf diejenige Bewegung, bei welcher der erkrankte Schleimbeutel zwischen Akromion und Humerus zusammengedrückt wird, also auf die seitliche Hebung. Bei Erkrankung des Gelenks dagegen sind, wenn überhaupt Funktionsstörungen bestehen, meist alle Bewegungen mehr oder weniger eingeschränkt, und zwar sowohl aktiv wie passiv.

Eine genaue Messung und graphische Darstellung des Bewegungsfeldes erlauben an allen Gelenken die sog. Gelenkperimeter, von denen dasjenige unseres früheren Assistenten Dr. DANN wohl das zuverlässigste Bild gibt.

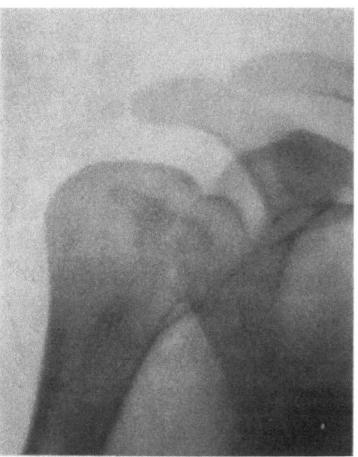

Abb. 581. Schwere Tuberkulose des Humeruskopfes.

B. Diagnose der einzelnen Formen von Bursitis und Omarthritis.

1. Bursitis.

Die Schleimbeutel unter dem Deltoideus können wie alle anderen Schleimbeutel durch ein seröses Exsudat ausgedehnt werden. Wir kennen als Paradigma dieses Zustandes das „*Hygrom*" der Bursa praepatellaris. Traumen können auch an der Schulter mitwirken, sind aber nicht unerläßlich. Die verschiedensten Infektionen, besonders Gonorrhoe und Staphylokokkeninfektionen, können Metastasen in den Schleimbeuteln setzen. In diagnostischer Konkurrenz mit dem banalen Hygrom steht die „*tuberkulöse Bursitis*", welche sowohl serös wie eitrig sein kann. Wenn nicht ausgesprochene örtliche Temperatursteigerung, tuberkulöse Vorerkrankung und vielleicht ein im Röntgenbild erkennbarer Knochenherd auf Tuberkulose (s. Abb. 581) hinweisen, so kann die Diagnose nur auf Grund von Punktion und bakteriologischer Untersuchung gestellt werden.

Bestehen schubweise auftretende oder sich steigernde, oft außerordentlich starke Schmerzen bei Schulterbewegungen und findet sich, ohne stärkere Schwellung und ohne Fieber, eine druckempfindliche Stelle am oberen Umfang des Gelenks, meist nach oben vom Tuberculum majus, so wird man jene Veränderung in Betracht ziehen müssen, die man als „*Bursitis calcarea*" bezeichnet hat und welche sich in der Mehrzahl der Fälle als Verkalkung der Supraspinatussehne entpuppt hat (SCHAER). Das Gelenk selbst ist frei und im Röntgenbild nicht verändert. Oberhalb des Humeruskopfes findet man einen scharf umschriebenen Schatten, der einer Kalkeinlagerung in die Bursa subdeltoidea oder meistens in die Sehne des M. supraspinatus entspricht (Abb. 582). Man zählt die Erkrankung zu der zuerst von DUPLAY beschriebenen *Periarthritis humeroscapularis*, deren wesentlicher Bestandteil immerhin die Bursitis ist — mit und ohne Kalk. Ursache sollen Traumen und Rheumatismus sein. Warum sich der Kalk aber gerade in die Supraspinatussehne und in die Bursa mit Vorliebe ablagert, das ist unbekannt. Bisweilen findet man die Kalkeinlagerungen zufällig als symptomlose Erscheinung. Auch Beidseitigkeit haben wir gesehen.

In dieses Kapitel gehört auch die streng lokalisierte, **schwielige Omarthritis** bei welcher Elevationsbehinderung, Knarren bei Rotationen in Rechtwinkelabduktion und, lokalisierter

Druckschmerz zwischen Tuberculum majus und Akromion bestehen. Die Gewebsentartungen und Verdickung betrifft besonders die äußersten Kapselgewebe. Ätiologisch kommen Traumen hier kaum in Betracht (KROH).

Findet sich bei einer schmerzhaften Schulter lokalisierter Druckschmerz auf dem Processus coracoideus und sind Armheben nach vorne und Armbeugen schmerzhaft, so kann es

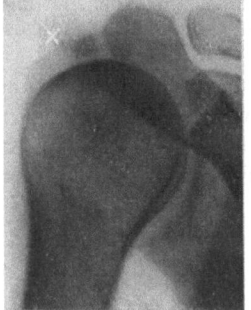

sich um eine chronische Tendoperiostitis, sog. *Coracoiditis*, handeln, einem Reizzustand durch repetierte Muskelaktionen mit kleinsten Einrissen am Ursprungsperiost.

1. Omarthritis.

Bei der Ätiologie der Omarthritis müssen wir die akuten und die chronischen Fälle auseinanderhalten.

a) Die akute Schultergelenksentzündung (s. Abb. 583) kann einmal eine Teilerscheinung des *„akuten Gelenkrheumatismus"* sein, von dem eine Reihe von Übergangsformen zur eitrigen Polyarthritis überleitet. Obenan steht unter diesen Zwischenformen die *„Scharlacharthritis"*, die nicht gerade selten das Schultergelenk befällt.

Abb. 582. „Bursitis calcarea". × Verkalkung der Supraspinatussehne (SCHAER).

Zwischen Rheumatismus und Pyämie steht auch die *„gonorrhoische Arthritis"*, meist gekennzeichnet durch das Befallensein eines einzigen Gelenks. Der Erreger kommt als Gonococcus insontium schon im Kindesalter bei kleinen Mädchen vor. Der *„pyämischen Omarthritis"* werden wir vor allem bei puerperalen Infektionen begegnen, und überhaupt bei jeder Erkrankung pyämischer Natur, also ganz besonders bei der ulcerösen Endokarditis.

b) Schwieriger ist oft die Differentialdiagnose bei **der chronischen Omarthritis.** Die Hauptaufgabe ist der therapeutischen Indikation wegen immer die, festzustellen, ob es sich um *„Tuberkulose"* handelt oder nicht.

In Betracht kommt einmal die *„traumatische Omarthritis"*. Die Anamnese ist mit wenigen Variationen immer dieselbe. Ein Mann mittleren oder höheren

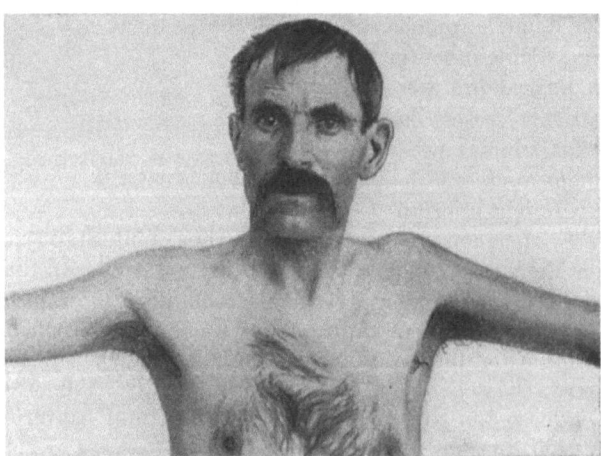

Abb. 583. Beginnende Omarthritis. Steilstellung des Schlüsselbeins bei Hebung des Armes als erstes Zeichen der Versteifung.

Alters — Frauen sind der Natur der Sache nach weniger häufig befallen — erleidet eine Kontusion oder eine Distorion der Schulter, vielleicht auch eine Luxation, die lege artis reponiert wird. Der erste Schmerz geht zwar in normaler Weise vorbei, die Funktion des Gelenks will sich aber nicht wieder einstellen. Bewegungsversuche bleiben schmerzhaft und sind oft von Knacken oder Knirschen begleitet. Häufig bestehen ausstrahlende Schmerzen nach dem Nacken und dem Ellenbogen hin. Bei der Untersuchung finden wir ein mehr oder weniger versteiftes Gelenk und eine deutlich druckempfindliche Kapsel. Erguß ist entweder gar nicht oder nicht in solcher Menge vorhanden, daß er sich nachweisen ließe. Dieser Zustand weicht in leichteren Fällen nach Wochen oder

Monaten einer zweckmäßigen Behandlung, besonders wenn der Patient im übrigen gesund ist und keine Rentenansprüche hat. Bei alten Leuten, bei · Rheumatikern und bei Gichtpatienten dagegen kann diese traumatische Omarthritis in eine der verschiedenen Formen des „chronischen Rheumatismus" übergehen und kommt dann trotz aller Behandlung nicht mehr zur völligen Heilung.

Hätte sich die Erkrankung nicht unmittelbar an das Trauma angeschlossen, sondern wäre sie erst einige Zeit nach Zurückgehen der unmittelbaren Unfallfolgen allmählich aufgetreten, so müßte man an eine *posttraumatische Tuberkulose* denken, d. h. an eine auf Grund der Verletzung entstandene Lokalisation der Tuberkulose — ein seltenes Ereignis — oder an das häufigere Manifestwerden einer schon vorher vorhandenen, aber latenten Gelenktuberkulose.

Die Diagnose der Tuberkulose werden wir auf Grund der Hartnäckigkeit des Übels, der Vorgeschichte des Patienten, des Röntgenbildes, einer positiven Tuberkulinreaktion, einer erhöhten Blutsenkung und eines veränderten Blutbildes stellen. Das Röntgenbild zeigt bei traumatischer Omarthritis deformans im Beginn einen normalen Befund, dann zunehmend Knorpelschwund, Abflachung des Gelenkkopfes und Unregelmäßigkeiten des Knochenschattens besonders im Bereich des Kapselansatzes. Sicher für Tuberkulose beweisend sind nur im Kopf selbst sitzende Herde. Die Frage, ob das Gelenk schon *vorher* erkrankt gewesen ist, wird sich, wenn überhaupt, nur aus der Anamnese und aus dem mutmaßlichen Alter der Knochenveränderungen beantworten lassen.

Einfacher liegen die Dinge, wenn kein Trauma vorhergegangen ist. Es bleibt uns dann nur die Alternative zwischen „*Tuberkulose*" und „*chronischem Gelenkrheumatismus*" übrig.

Wollen wir diesen letzteren *anatomisch* definieren, so finden wir, daß er seröse, adhäsive (pannöse) und deformierende (wuchernde und destruierende) Prozesse in sich faßt, also beinahe alles, was überhaupt in einem Gelenk vorkommen kann. Geben wir ihm eine *ätiologische* Definition, so finden wir als Ursache Traumen, toxische Vorgänge (Saturnismus), infektiöse Prozesse (ursprünglich akut infektiöser Rheumatismus), neuropathische Veränderungen (Tabes, Syringomyelie), und schließlich gibt es Fälle, die wir nirgends unterbringen können. Dabei ist wohl zu beachten, daß keine der anatomischen Formen einer bestimmten Ätiologie entspricht, sondern daß ein und dieselbe Ursache die verschiedensten anatomischen Formen hervorrufen kann.

Ein wichtiges Kennzeichen ist im allgemeinen allen Formen und allen Ätiologien der „rheumatischen" Arthritis — bis auf die traumatische — gemein, nämlich die Neigung, mehrere Gelenke zu befallen, und zwar meist in symmetrischer Anordnung. Dieser Umstand läßt uns in manchen Fällen die Differentialdiagnose sofort stellen. Tuberkulose kommt freilich auch multipel vor; in der Regel ist aber wenigstens einer der Herde so beschaffen, daß sich die Diagnose ohne Schwierigkeiten stellen läßt. Weniger leicht zu beurteilen sind jene Fälle von subakuter oder chronischer rheumatischer Polyarthritis, bei welchen in langen Intervallen ein Gelenk nach dem andern befallen wird. Solange nur *ein* Gelenk erkrankt ist, kann man im Zweifel bleiben. Frühe Muskelatrophie, stetige, wenn auch langsame Verschlimmerung, Rückwirkung auf das Allgemeinbefinden, vielleicht auch leichte Temperatursteigerungen, starke Tuberkulinreaktion sprechen für Tuberkulose, wechselnder lokaler Befund bei gutem Allgemeinbefinden für eine „rheumatische" Affektion. Auch der Erfolg oder Nichterfolg einer Badekur oder einiger Diathermiesitzungen können bei der Diagnosenstellung ins Gewicht fallen. Alle diese Schwierigkeiten beziehen sich auf jene im Schultergelenk besonders häufige Form der Tuberkulose, bei der kein Gelenkerguß und keine nachweisbare Kapselschwellung besteht, und bei der sich der Krankheitsprozeß hauptsächlich in langsamer Zerstörung und gleichzeitiger Resorption der Gelenkenden äußert — ein Krankheitsbild, das man früher als „Caries sicca" bezeichnet hat. Bildet sich dagegen allmählich eine umschriebene Schwellung auch am hinteren Gelenkumfange aus, mit eitriger Einschmelzung der Gewebe und mit Fistelbildung, und entleeren sich aus der Fistel neben dünnem Eiter Bröckel von käsigen Massen, dann steht die Diagnose Tuberkulose fest.

Gummöse Erkrankungen kommen zwar auch am Schultergelenk vor, sind aber so selten, daß sie praktisch nicht ins Gewicht fallen.

Mit Omarthritis nicht zu verwechseln sind die häufigen partiellen Ankylosierungen des Schultergelenks nach längerer Ruhigstellung im Anschluß an (oft nur leichte) Traumen. Ruhigstellung in Armschlingen kann Schrumpfungen des axillaren Kapselbereiches bewirken. Bei Elevations- und Rotationsversuchen können heftige Kapselschmerzen dem Ungeübten eine Omarthritis vortäuschen.

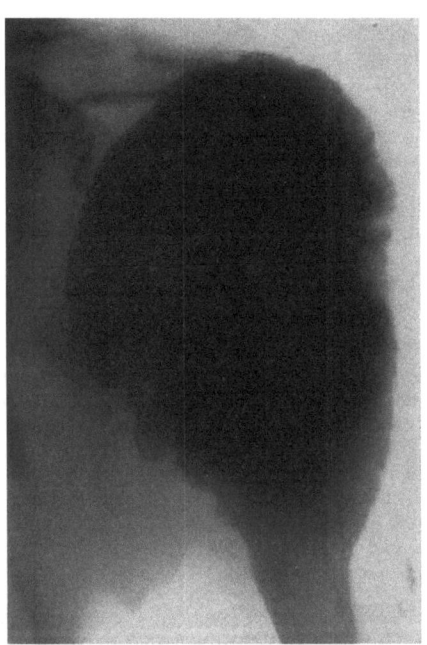

Abb. 584. Osteosarkom des Humerus.

Gerade bei solchen bindegewebigen Ankylosen kann es durch Überbeanspruchung der Hals-Schulter-Muskulatur zu schmerzhaften Zuständen im Trapezius oder Scalenus kommen. Letzterer kann Plexuswurzeln reizen und so Schulter- und Armschmerzen bedingen (s. Scalenus-Syndrom).

Wir können das Gesagte kurz so zusammenfassen: *Treten die Erscheinungen einer Schultergelenksentzündung: behinderte Funktion, spontaner Schmerz und Druckempfindlichkeit im Anschluß an ein Trauma auf, so können wir eine traumatische Omarthritis auch dann noch annehmen, wenn sich die Beschwerden durch einige Wochen, selbst Monate und Jahre hinziehen. Treten die gleichen Erscheinungen spontan oder erst einige Wochen nach einem leichten Trauma auf, so müssen wir an Tuberkulose denken, besonders dann, wenn im Gegensatz zur schwieligen Omarthritis der Druckschmerz nicht lange Zeit streng lokal bleibt. Werden gleichzeitig mit dem Schultergelenk oder in kürzerem oder längerem Intervall auch noch andere Gelenke von entzündlichen Erscheinungen befallen, ohne daß irgendwo die klassischen Zeichen eines tuberkulösen Knochenherdes vorhanden wären, so ist eine dem chronischen Gelenkrheumatismus zugehörige Erkrankungsform wahrscheinlich.*

C. Primäre Erkrankungen des Knochens.

Als dritten Ursprungsort entzündlicher Prozesse im Bereiche des Schultergelenks haben wir den „Knochen" genannt. Soweit sich die Erkrankung desselben in Form einer *Gelenkentzündung* äußert, genügt es, auf das eben Gesagte zu verweisen. Die Mitbeteiligung des Knochens bzw. der in demselben sitzende primäre Herd läßt sich nur durch das Röntgenbild nachweisen. Daneben gibt es aber Knochenerkrankungen, *welche das Gelenk unbeteiligt lassen.* Die Lokalisation der Veränderungen läßt uns sofort zwischen Scapula und Humerus als Ausgangspunkt unterscheiden. Aus der Verlaufsweise werden wir meist ohne Schwierigkeit erkennen, ob ein akuter osteomyelitischer Prozeß oder Tuberkulose vorliegt. Nur ein *Sarkom* (s. Abb. 584) könnte im Anfang mit einer chronisch-entzündlichen Erkrankung verwechselt werden. Man denke auch an die Knochenmetastasen maligner Tumoren. In Abb. 585 wurde irrtümlicherweise von anderer Seite ein primärer Knochentumor angenommen und dem Patienten, der 'eine Struma maligna und eine andere Knochenmetastase in der linken Scapula aufwies, die Amputation des Armes vorgeschlagen.

Gelegentlich entwickelt sich bei jugendlichen Patienten „eher eine Knochencyste (Ostitis fibrosa cystica oder brauner Tumor") (s. Abb.579). Abb. 850 zeigt eine in Ausheilung begriffene, chronische Osteomyelitis.

D. Die Anstrengungsthrombose der oberen Extremität.

(Thrombose d'effort; Ermüdungsthrombose oder Kamatophlebie.)

Im Anschluß an länger dauernde, ausgiebige Bewegungen im Schultergürtel (Fechten, Armschwingen, Tragen von Lasten am hängenden oder erhobenen

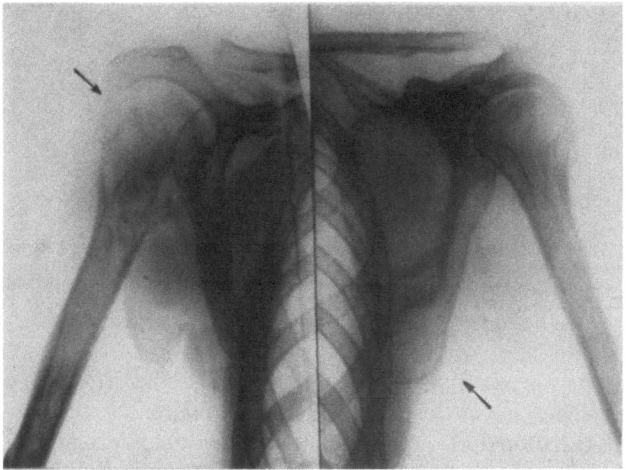

Abb. 585. Humeruskopf-Metastase einer malignen Struma rechts, links eine Metastase im unteren Schulterblattwinkel beim gleichen Patienten.

Arm usw.) kann es zu einer starken ödematösen Schwellung der oberen Extremität kommen. Cyanose und Erhöhung der Hauttemperatur können dabei sein. Oft wird im Moment einer Kraftentfaltung (Aufheben eines schweren Gegenstandes) ein Schmerz in der Schultergegend verspürt, gefolgt von der oben beschriebenen Schwellung. Es handelt sich in diesen Fällen um eine Thrombosierung der Vena subclavia oder axillaris, wohl ausgelöst durch Zerrung oder Quetschung der Venenwand. Repetierte Dehnungen können über den Weg des Materialschadens der Venenwand zu Wandschädigung mit konsekutiver Thrombosierung führen, wie dies bei der unteren Extremität besonders deutlich in Erscheinung treten kann.

Durch entzündlich bedingte Reizung der anliegenden Arterie kann es gelegentlich zu Symptomen von arteriellem Gefäßverschluß (Spasmus) kommen (LE RICHE).

86. Verletzungen im Bereiche des Ellenbogengelenks.

Trotz der oberflächlichen, der Palpation so gut zugänglichen Lage des Ellenbogengelenks sind die Verletzungen desselben für den Arzt eine Quelle des Kopfzerbrechens. Schuld daran ist einmal der Umstand, daß sich an seinem Aufbau drei Knochen beteiligen und sodann die oft recht bedeutende Schwellung der Weichteile, die weit über das hinausgeht, was wir z. B. am Handgelenk sehen. Gewöhnen wir uns aber daran, aus dem objektiv Festgestellten die logisch sich ergebenden Schlüsse zu ziehen, so werden wir auch am Ellenbogen die Zahl der nicht diagnostizierbaren Verletzungen immer mehr einschränken.

Schließen wir aus der Funktionsstörung oder Formveränderung des Gelenks, daß eine schwerere Verletzung desselben vorliegt, so fragen wir uns

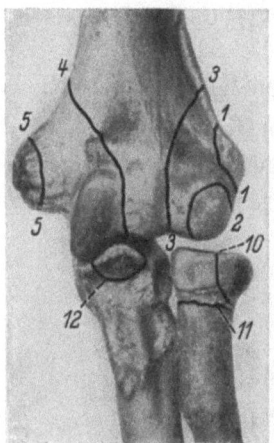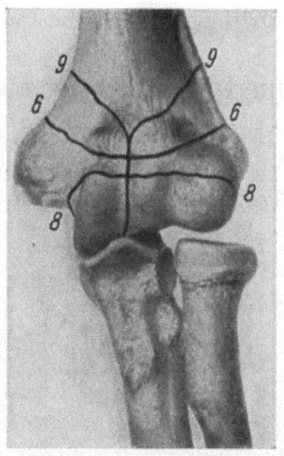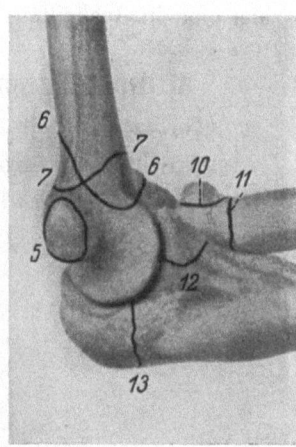

a   b   c

Abb. 586a—c. Verlauf der Bruchlinien im Bereiche des Ellenbogengelenks. *1* Fractura epicondyli lateralis; *2* Fractura rotulae; *3* Fractura condyli lateralis; *4* Fractura condyli medialis; *5* Fractura epicondyli medialis; *6* Fractura supracondylica per hyperextensionem; *7* Fractura supracondylica per flexionem; *8* Fractura diacondylica; *9* Y-Fraktur; *10* Meißelfraktur des Radiusköpfchens nach v. BRUNS; *11* Fractura colli radii; *12* Fractura processus coronoidei ulnae; *13* Fractura olecrani.

vorerst, ob wir es mit einer *Fraktur* oder einer *Luxation* zu tun haben, und dann, mit welcher Form der einen oder der anderen.

Gewisse Anhaltspunkte gibt uns das *Alter* des Verletzten. Dem frühen Kindesalter gehören vorzüglich die Frakturen und Epiphysenlösungen an,

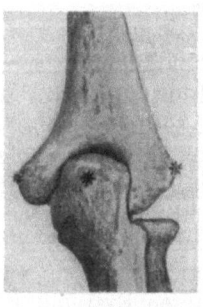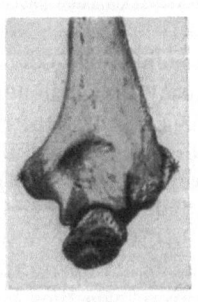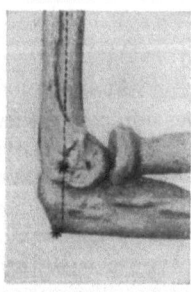

a   b   c

Abb. 587a—c. Gegenseitige Lage der drei als Anhaltspunkte dienenden Knochenvorsprünge am Ellenbogen; a Streckung; b Beugung, von hinten gesehen; c Beugung, von der Seite gesehen.

zu denen sich Luxationen erst sekundär gesellen, während der erwachsene Mensch infolge der verhältnismäßig größeren Festigkeit seiner Knochen mehr zu reinen Luxationen veranlagt ist.

Folgen wir nun dem Gange der Untersuchung in seinen Einzelheiten.

A. Inspektion.

Oft ergibt sich die Diagnose schon aus dem bloßen *Anblick* des Verletzten. Wenn sich bei einem mageren Individuum die Umrisse der Incisura semilunaris

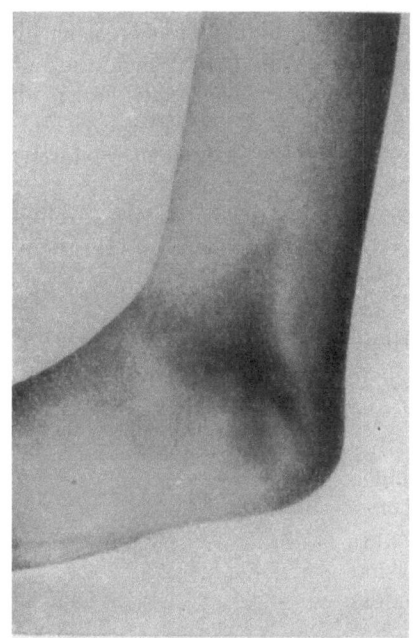

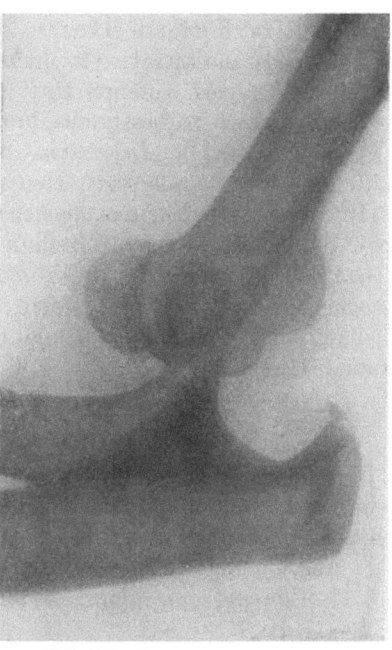

Abb. 588. Luxation des Ellenbogens
nach hinten.

Abb. 589. Luxatio cubiti posterior.
Röntgenbild zu Abb. 588.

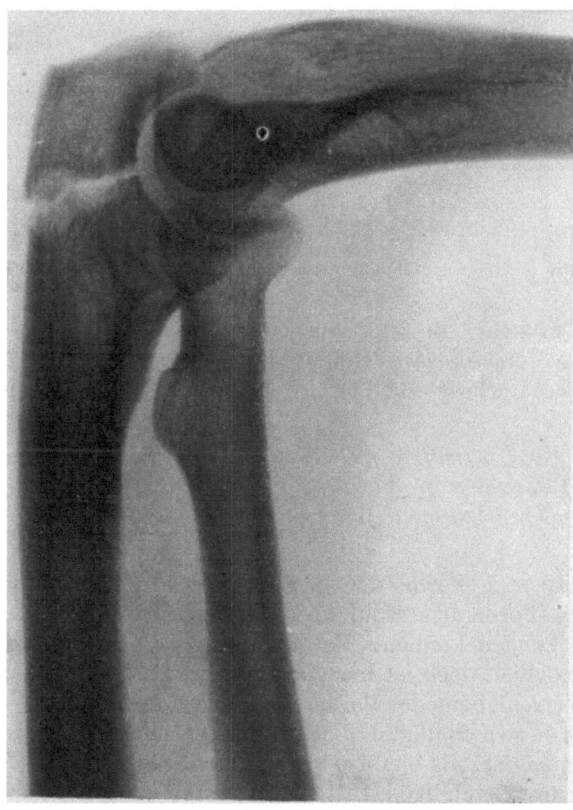

Abb. 590. Fractura olecrani.

durch die Haut hindurch erkennen lassen und das Radiusköpfchen nach hinten
vorsteht, so ist die Luxation leicht zu erkennen (s. Abb. 588). Weicht die Vorder-
armachse von vorn gesehen statt leicht nach außen eher nach innen ab, so
denken wir gleich an bestimmte Frakturformen (s. Abb. 595) usw.

Wir achten bei der *Inspektion* auf folgende Punkte, die wir im weiteren Verlaufe der Untersuchung verwerten werden:

1. Stellung des Ellenbogengelenks (Beugung — Streckung, Ab-, Adduktion,
Pro-, Supination, abnorme Stellung der Achsen von Ober- und Vorderarm);
2. Grad der Schwellung; 3. Vorstehen von
Knochenteilen; 4. Ekchymosen; 5. An-
spießung der Haut; 6. Haltung der Hand
(Radialislähmung!).

B. Funktionsprüfung.

Wir heißen den Patienten vorerst einige
Bewegungen in den verschiedenen Richtungen ausführen. Erreichen dieselben die normale Ausdehnung, so hat er keine Luxation
und ebensowenig eine den Gelenkmechanis-

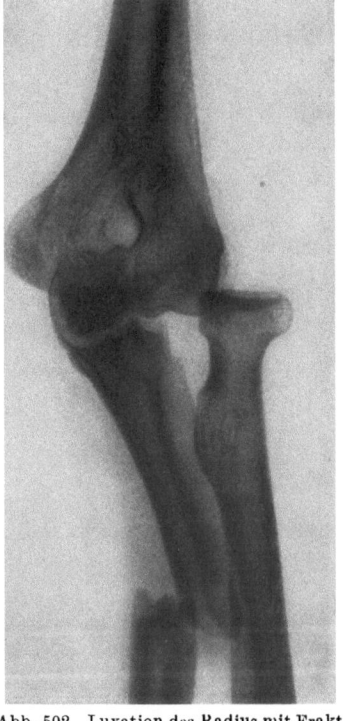

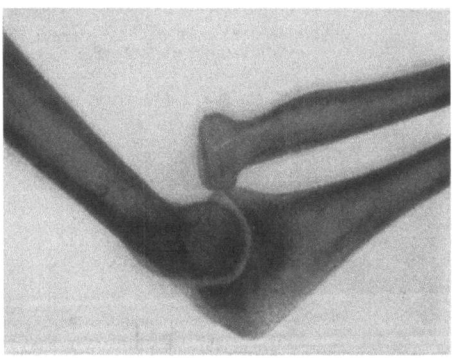

Abb. 591. Isolierte Luxation des Radius nach vorn.   Abb. 592. Luxation des Radius mit Fraktur
                                                                    der Ulna.

mus störende Fraktur. Besteht eine Einschränkung der *aktiven* Bewegungen,
so suchen wir vorerst die Ausdehnung der *passiven* Bewegungen zu erkennen,
soweit das ohne Narkose möglich ist. Folgende Möglichkeiten kommen in
Betracht:

A. Besteht ein *Übermaß von Beweglichkeit* in einer bestimmten Richtung,
während die Bewegung in der entgegengesetzten Richtung durch die Anspannung der noch erhaltenen Bänder *gehemmt* ist, so nehmen wir eine „Ver-
renkung" an.

Bei der häufigsten Form, der „*Luxation nach hinten oder hinten außen*"
werden wir den Vorderarm wohl überstrecken, nicht aber über den rechten
Winkel hinaus beugen können. Bei den rein „*seitlichen Luxationen*" ist die
Flexion zwar möglich, doch ist hier der Anblick des Gelenks von vorn her mit
der seitlichen Verschiebung des Vorderarms gegen den Humerus — der Bajonettform des Armes — so auffällig, daß eine Verschiebung im Gelenk, eine Luxation,
nicht zu verkennen ist. Es bleibt noch zu untersuchen, ob es sich um eine vollständige oder unvollständige Luxation nach hinten oder nach hinten außen,
seltener hinten innen handelt oder um die noch seltenere isolierte Luxation der

Ulna nach hinten. Über alles dieses wird uns die aufmerksame Abtastung der vorspringenden Knochenteile Auskunft geben.

B. Haben wir bei unseren Bewegungsversuchen die *passive Extension und Flexion unbehindert* gefunden und damit eine der gewöhnlichen Luxationen ausgeschlossen, so fehlt überhaupt jede schwere Verletzung oder es liegt eine „*Fraktur*" vor.

Bevor wir diese Frage entscheiden und uns mit den einzelnen Frakturformen befassen, wollen wir uns dieselben durch einen Blick auf die oben

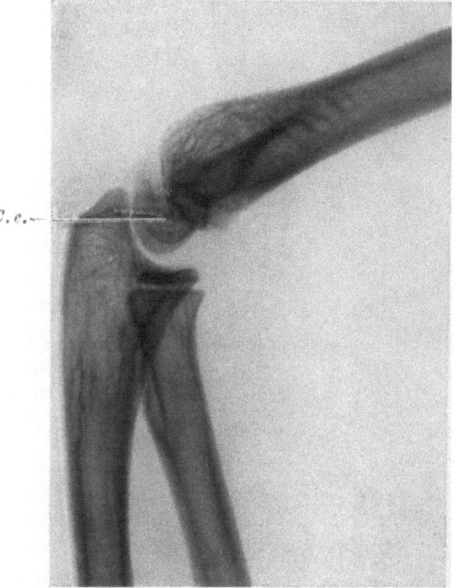
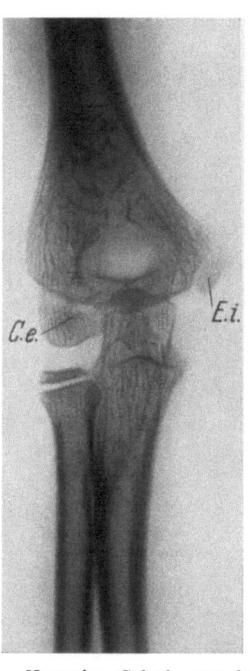

Abb. 593 a. Normales Gelenk, von der Seite aufgenommen. 11jähriger Knabe. Bezeichnungen wie bei Abb. 593 b.

Abb. 593 b. Normales Gelenk, von hinten aufgenommen. 11jähriger Knabe. *E.i.* Kern des Epicondylus internus, *C. e.* Condylus externus. Der Kern des Condylus internus ist noch nicht vorhanden.

gebrachten schematischen Figuren (Abb. 586) kurz in Erinnerung rufen und sie gleich nach ihrer Häufigkeit einteilen.

Häufig sind: Die Fractura condyli lateralis und die Fractura supracondylica besonders im Kindesalter, die Y- und T-Frakturen beim Erwachsenen, die Fractura epicondyli medialis und die Fractura olecrani in jedem Alter.

Seltener sind die Brüche des Radiusköpfchens und die Absprengung der Oberfläche des Capitulum humeri (diese ist relativ häufig in den Entwicklungsjahren).

Sehr selten sind: der Abriß des Processus coronoideus, die reine Fractura condyli medialis, die Fractura epicondyli lateralis und die Fractura diacondylica.

In den hier folgenden Röntgenbildern sollen die wichtigsten typischen Vorkommnisse wiedergegeben werden, und zwar hauptsächlich bei Kindern, wo die Beurteilung des Bildes der Knorpelfugen wegen oft nicht leicht ist.

Die Funktionsprüfung und die Untersuchung auf falsche Beweglichkeit stellen uns vor folgende Möglichkeiten:

1. Fällt uns bei der Funktionsprüfung auf, daß *alle passiven Bewegungen frei* sind, und daß die einzige Störung in der *Unmöglichkeit aktiver Streckung* besteht, so ist notwendigerweise eine Kontinuitätstrennung am Streckapparat eingetreten, und diese besteht erfahrungsgemäß in der Regel im „*Bruch des Olecranons*" (Abb. 590).

Tasten wir, dem Gang der Untersuchung vorgreifend, die Oberfläche des Olecranons ab, geraten wir mit dem Finger in eine Lücke oder finden wir zum mindesten eine quere, druckempfindliche Rinne auf ihm und ist es dem Schafte der Ulna gegenüber verschieblich, so ist die Diagnose gesichert.

Selbstverständlich muß die Untersuchung der aktiven Extension so angestellt werden, daß das Herunterfallen des Vorderarmes durch sein Eigengewicht nicht eine aktive Bewegung vortäuschen kann. Bisweilen ist das Periost zum Teil noch erhalten und die Diastase gering. Wir fühlen daran nur eine schmale, druckempfindliche Rinne, und die Streckfähigkeit ist mehr oder weniger erhalten.

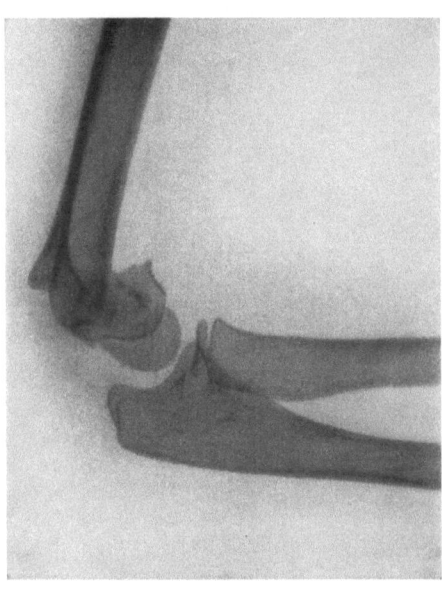 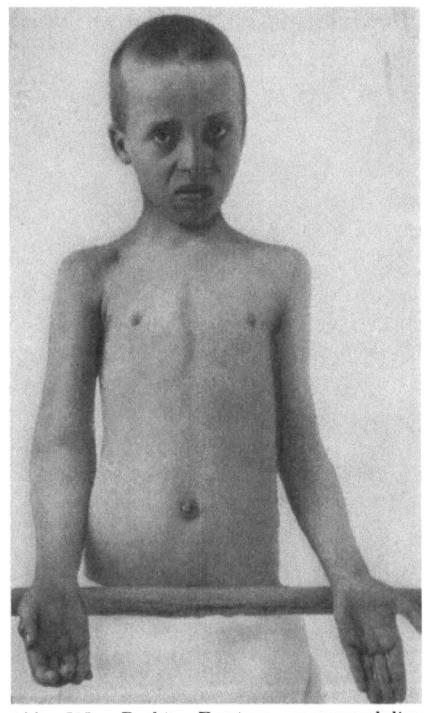

Abb. 594. Fractura supracondylica (Flexionsfraktur) bei einem 10jährigen Knaben. Verschiebung des unteren Fragmentes nach vorn.

Abb. 595. Rechts Fractura supracondylica. 11jähriger Knabe. Ausgleich des normalen (links sehr deutlich sichtbaren) Cubitus valgus, Schwellung, Verkürzung.

2. Ist das Olecranon unversehrt, so suchen wir den in rechtwinkliger Beugung befindlichen Vorderarm am Humerus von vorn nach hinten hin und her zu schieben. Gelingt uns dies, und verschieben sich die Epicondylen *mit* dem Olecranon, so muß eine Kontinuitätstrennung *oberhalb* des Gelenks, eine „Fractura supracondylica" vorliegen.

3. Gelingt es uns nicht, den Vorderarm am Humerus hin und her zu schieben, so werden wir auf ein weiteres wichtiges Zeichen untersuchen, nämlich auf die abnorme seitliche Beweglichkeit im Sinne der *Adduktion* und *Abduktion*.

Da besonders bei Kindern ein gewisser Grad von Ad- und Abduktionsmöglichkeit schon normal vorhanden ist, so werden wir stets die unverletzte Seite zum Vergleich heranziehen. Der Vorderarm steht bekanntlich zum Oberarm normal in einem nach außen offenen stumpfen Winkel, so daß wie im Kniegelenk, ein leichter Grad von Valgusstellung besteht. Diese Valgusstellung ist beim weiblichen Geschlecht ausgesprochener als beim männlichen.

Finden wir unter Vergleichung der beiden in gleicher Stellung gehaltenen Arme, daß die normale Abduktion auf der verletzten Seite aufgehoben (siehe Abb. 595) oder gar durch eine Adduktionsstellung ersetzt ist, so können wir schon hieraus auf abnorme seitliche Beweglichkeit schließen. Die passiven Bewegungsversuche zeigen uns weiter, ob diese vermehrte Beweglichkeit nach beiden Richtungen hin in gleicher Weise vorhanden ist oder hauptsächlich in einer einzigen Richtung. Im ersteren Falle müßte es sich um eine *supra-kondyläre* Fraktur handeln. Im letzteren Falle liegt eine Schädigung des Bandapparates der einen Seite vor, in der Regel nicht in Form eines bloßen Bänderrisses, sondern einer *Fraktur* des den Bandansatz tragenden Knochenteiles (s. Abb. 598), also des *inneren* oder *äußeren Condylus* oder *Epicondylus*. Ist die *Ulnar-adduktion* vermehrt, so muß das *äußere*, radiale Seitenband nachgegeben haben oder der „*äußere Condylus*" mit ihm abgerissen sein. Umgekehrt

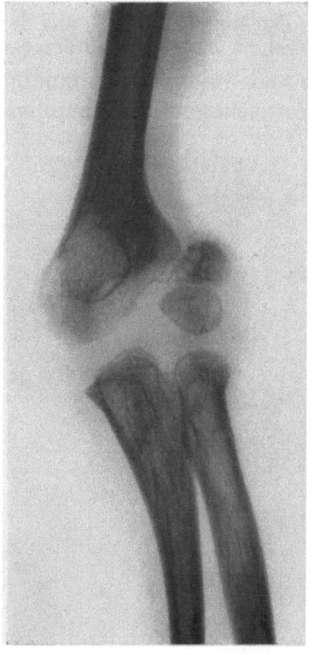

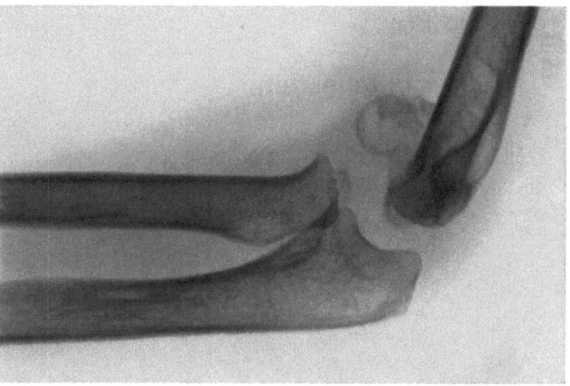

Abb. 596. Fractura condyli lateralis. Von hinten.

Abb. 597. Dieselbe von der Seite.

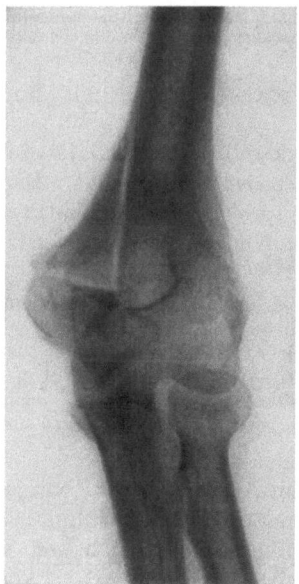

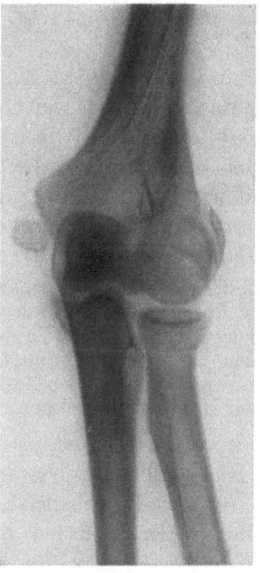

Abb. 598. Fractura condyli medialis.

Abb. 599. Abriß des Epicondylus medialis und lateralis.

spricht eine vermehrte *Radialadduktion* (Valgusbewegung) für „*Abriß des Epi-condylus medialis*" (Abb. 599 und 600) oder Fraktur des „*Condylus lateralis*" (Abb. 596 und 597).

4. Die Möglichkeit seitlicher Parallelverschiebung bei stehenbleibenden Condylen würde an die sehr seltene, nur bis zum 4. Lebensjahr beobachtete „*Fractura diacondylica*" denken lassen.

Eine ähnliche Parallelverschiebung bringen wir auch bei den suprakondylären und den Y- und T-Frakturen zuwege, doch bewegen sich dort die Epicondylen mit dem Vorderarm.

5. Ist die Funktion bis auf eine leichte Streck- und Supinationshemmung normal, fühlen wir ein leichtes Knacken, kommt es bisweilen zu Einklemmungs-erscheinungen, so denken wir an eine *intraartikuläre Knochen- und Knorpel-absprengung*.

Weitere Schlüsse ziehen wir aus der Palpation.

C. Palpation.

Sie ist leicht, wenn der Fall noch frisch, die Schwellung noch gering ist; sie kann ergebnislos bleiben, wenn

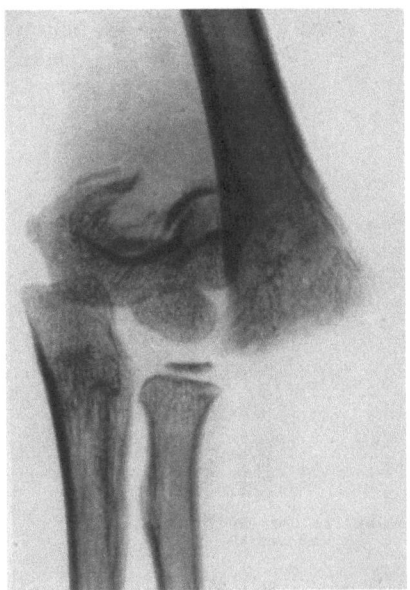

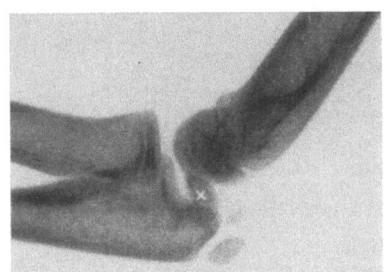

Abb. 600. In das Gelenk verlagerter abgerissener Epicond. medialis.

Abb. 601. Derselbe Fall, von hinten (dorso-palmar) aufgenommen, zeigt die Verschiebung nach der Seite (Bajonettform).

seit dem Unfall einige Zeit vergangen, das Gelenk prall mit Blut gefüllt und seine Umgebung weithin infiltriert ist.

Vor allem fühlen wir nach, ob das Gelenk selbst der Sitz der Schwellung ist oder ob dieselbe außerhalb des Bereiches der Kapsel sitzt. Der letztere Befund würde für eine paraartikuläre (z. B. suprakondyläre) Fraktur sprechen.

Unser nächster Griff gilt den drei bekannten Knochenpunkten: der Olecranon-spitze und den beiden Epicondylen.

Daß dieselben bei rechtwinklig gebeugtem Arm ein gleichschenkliges, mit dem Humerus in einer Ebene liegendes Dreieck bilden (Abb. 587b und c), während sie bei gestrecktem Arm in der gleichen Höhe oder, mathematisch ausgedrückt, in einer zum Humerus senkrecht stehenden Ebene liegen (Abb. 587a), das wissen wir aus der Anatomie. Um auch eine geringe Veränderung dieser Beziehungen sicher zu erkennen, tun wir gut, gleichzeitig mit der einen Hand den verletzten, mit der anderen den gesunden Ellenbogen zu untersuchen.

Es kommen folgende Möglichkeiten in Betracht:

1. Ist die Oleocranonspitze bei gestrecktem Arm nach *oben*, bei gebeugtem nach *hinten* verschoben, d. h. aus der Ebene des Humerus hinausgetreten, während die Epicondylen ihre Lage zum Humerus behalten haben, so haben wir es mit einer „*Luxation nach hinten*" zu tun.

Können wir die Incisura semilunaris und das Radiusköpfchen deutlich abtasten, so ist die Luxation „*vollständig*", im anderen Falle ist sie „*unvoll-ständig*". Fände sich dabei das Radiusköpfchen an normaler Stelle oder etwas nach innen verschoben, so hätten wir die seltene „*isolierte Ulnarverrenkung nach hinten*" vor uns.

2. Sind *Olecranonspitze und Epicondylen zusammen* aus ihrer mit dem Humerusschaft gebildeten Ebene *rückwärts* verschoben, so daß die Epikonylen ihre Stellung zum Humerusschaft verändert haben und demselben gegenüber beweglich geworden sind, dann kann nur eine *„suprakondyläre Fraktur"* vorliegen, und zwar eine *„Hyperextensionsfraktur"* mit einer Bruchfläche, die meist von vorn unten nach hinten oben verläuft (s. Abb. 601 und 602).

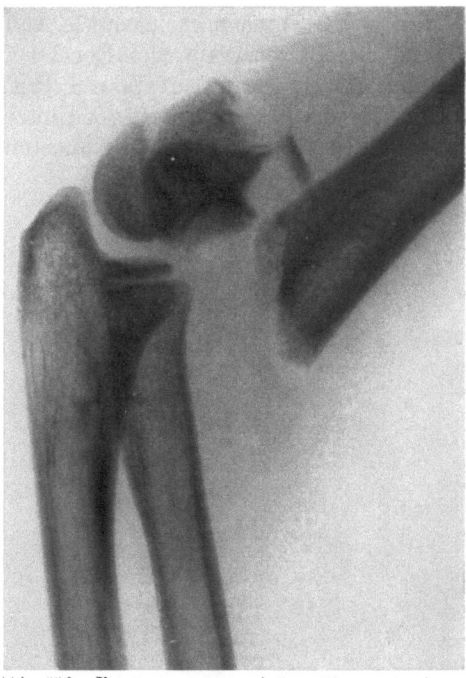

3. Fänden wir das Olecranon *allein* ohne die Epicondylen bei gebeugtem Arm nach *vorn* verschoben, so müßten wir auf einen jener ganz seltenen Fälle von *„Luxation nach vorn"* schließen. Sind die Epikondylen mit nach vorn verschoben, so handelt es sich um eine durch *„Flexion"* entstandene *„suprakondyläre Fraktur"* (Abbildung 594). Bei derselben fällt uns hauptsächlich das ungewöhnlich runde Profil des Ellenbogens auf.

4. Erscheint das *Olecranon den Epicondylen* gegenüber *seitlich* verschoben, so untersuchen wir, ob die Verschiebung sich auf *beide* Epicondylen bezieht. Ist dies der Fall,

Abb. 602. Fractura supracondylica (Hyperextensionsfraktur) bei einem Kinde, von der Seite aufgenommen, zeigt die Verschiebung nach hinten.

so muß je nach dem Grade des Bänderrisses und der Verschiebung eine *„unvollständige"* oder *„vollständige seitliche"* oder *„hintere seitliche Luxation"* vorliegen.

5. Erscheint die Olecranonspitze nur *einem* Epicondylus gegenüber an richtiger Stelle, so müssen wir annehmen — was übrigens bei der Palpation in erster Linie auffällt — daß der andere Condylus oder Epicondylus abgebrochen und verschoben ist. Auf der Innenseite ist der Epicondylus beinahe immer allein abgebrochen, während es sich auf der Außenseite sozusagen immer um eine Condylenfraktur handelt. Die Symptome sind in bezug auf die falsche Beweglichkeit im Prinzip bei beiden dieselben: Hyper-

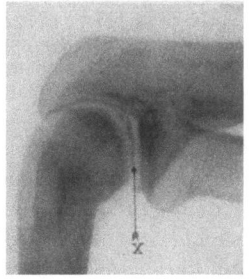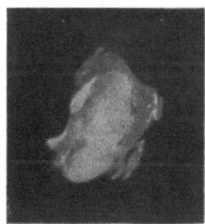

Abb. 603 a u. b. Absprengung von Knorpel und etwas Knochen (*X*) am Capitulum (Eminentia capitata) humeri (s. das entsprechende Fragment Abb. 603 b).

abduktion bei Bruch auf der Innenseite, Hyperadduktion bei Bruch auf der Außenseite. Die Palpation gibt uns bei nicht zu starker Schwellung stets Aufschluß. Bei der operativen Freilegung finden wir den *„abgebrochenen Condylus lateralis"* oft um 90°, ja selbst um 180° gedreht. — Bei der *„Fraktur des Epicondylus medialis"* findet sich das abgerissene Knochenstück, am Seitenband hängend, bisweilen noch an normaler Stelle, oft aber volarwärts, selbst bis in die Höhe der Gelenkspalte verlagert (s. Abb. 600), in der es sich einklemmen kann.

6. Fühlen wir die drei Kardinalpunkte an richtiger Stelle, aber das Radius-köpfchen verlagert, so muß eine „*isolierte Radiusluxation*" vorliegen. Der Radius weicht meist nach vorn (s. Abb. 591) oder außen, selten nach hinten ab. Die Verletzung wird in der Regel bei Kindern gefunden als Folge einer mit Abduktion verbundenen starken Pronation. Stets wird man nachsehen, ob nicht gleichzeitig der Schaft der Ulna gebrochen ist (Abb. 592). Der Radiushals ist in diesen Fällen durch die Muskulatur und die Fascien so fest umschnürt,

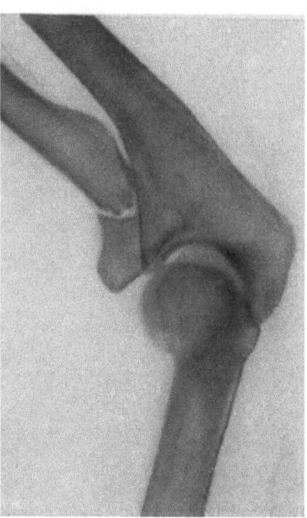

daß man von einem Knopfloch-mechanismus sprechen kann. Von der vollständigen Radiusluxation zu un-terscheiden ist die ebenfalls bei klei-nen Kindern bisweilen gesehene sog.

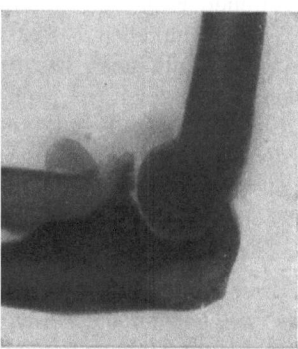

Abb. 604. Abbruch des Radiusköpfchens.

Abb. 605.   Abbruch des Radiusköpfchens und des Proc. coronoideus.

„*Subluxation des Radius*" nach vorn, welche gegenwärtig von den einen als Inter-position der hinteren Kapselwand zwischen Radius und Humerus, von den an-deren im Sinne der alten Auffassung als Herausschlüpfen des Radius aus dem Lig. annulare (Luxatio radii perannularis) gedeutet wird.

Wir finden diese Verletzung bei Kindern, die am Arm gezerrt wurden. Die Unfähig-keit zu jeder Bewegung steht in auffallendem Gegensatz zum negativen Palpationsbefund. Die Richtigkeit der Diagnose ergibt sich aus dem Erfolg der Behandlung. Stellen wir durch Supination und Beugung die normalen Verhältnisse her, so wird der Arm sofort wieder gebrauchsfähig.

7. Es besteht eine ausgesprochene Verschieblichkeit des Vorderarmes nach hinten bei vermehrter passiver Beweglichkeit. Daneben können wir aber jeden einzelnen Condylus dem Humerusschaft gegenüber deutlich verschieben. Bei den Bewegungsversuchen knackt es in dem blutgefüllten Gelenk wie in einem Sack Nüsse. Es kann kein Zweifel darüber bestehen, daß sich eine suprakondy-läre Fraktur mit einer Fraktur des peripheren Fragments verbunden hat. Der Verletzte hat also eine „*T- oder Y-Fraktur*".

Nicht immer ist die Dislokation bei den T- und Y-Frakturen so ausgesprochen. Oft glaubt man es vielmehr auf Grund der klinischen Erscheinungen mit einer Fractura supracondylica oder einer Condylenfraktur zu tun zu haben, aber das Röntgenbild zeigt uns doch, daß in Wirklichkeit neben der quer durchgehenden noch eine ins Gelenk reichende Fraktur, also eine T- oder Y-Fraktur vorliegt (Abb. 607).

Noch viel weitgehender ist die Zertrümmerung bei Schußfrakturen. Abb. 608 gibt ein typisches Bild einer solchen.

8. Finden wir die gewöhnlichen Zeichen einer hinteren Luxation, bemerken aber dabei Crepitation und abnorme Beweglichkeit des Condylus externus

oder des Epicondylus internus, so hat sich offenbar die Luxation mit einer Fraktur kombiniert. Besonders die letztgenannte Kombination ist ein typisches Vorkommnis.

9. Ist die Funktionsstörung (wie oben unter B, 5 beschrieben) unbedeutend, und der Palpationsbefund gering oder negativ, so kommen folgende Möglichkeiten in Betracht:

a) Ist das „*Radiusköpfchen*" um-schrieben druckempfindlich, erscheint es vielleicht auch verdickt, etwas vorstehend, besteht in seinem Be-reiche eine blutig suffundierte um-schriebene Weichteilschwellung, ist be-sonders die Supination schmerzhaft und deutlich eingeschränkt, so handelt

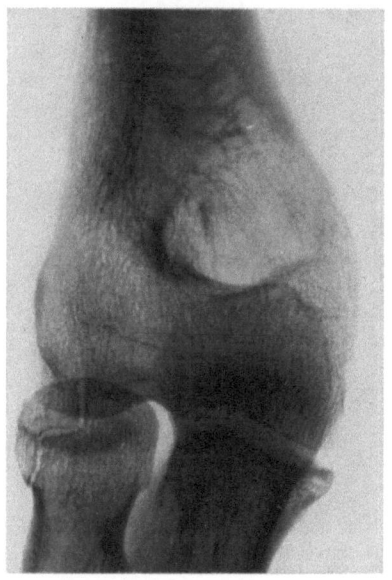

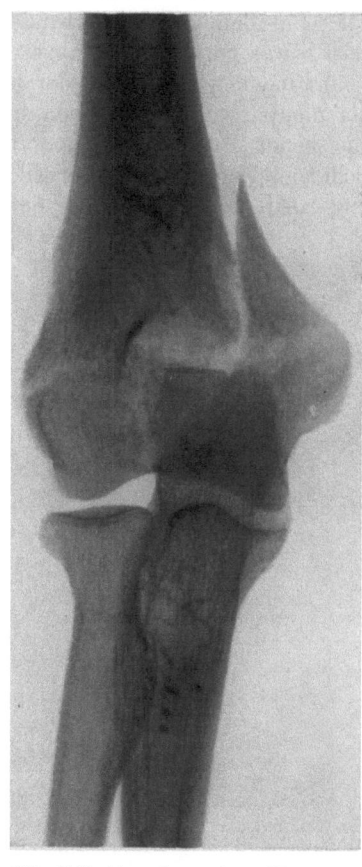

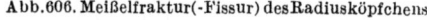

Abb.606. Meißelfraktur(-Fissur) des Radiusköpfchens.   Abb. 607. T-Fraktur des unteren Humerusendes.

es sich um eine „*Fraktur des Köpfchens*", sei es eine bloße Fissur, sei es ein völliger Ab- oder Ausbruch eines Stückes des Köpfchens (sog. Meißelfraktur nach v. BRUNS) (Abb. 606) oder eine Stauchungsfraktur (s. Abb. 609).

Klinisch wie eine Köpfchenfraktur stellt sich die sehr seltene Epiphysenlösung dar, da der Epiphysenknorpel noch innerhalb des Köpfchens liegt.

Sitzt die Druckempfindlichkeit mehr am Halse als am Köpfchen, so werden wir eine Fraktur des Halses annehmen, sei es in Form der Stauchungsfraktur (ISELIN, STOECKLIN), sei es als Fissur oder als völliger Abbruch des Halses. Auch in letzterem Falle sitzt das Köpfchen meist noch so fest am Halse, daß es bei Rotation mitgeht. Selten ist das abgebrochene Köpfchen um 90° um-gekippt, so daß man in seine Delle greifen kann (s. Abb. 609).

Die Unterscheidung zwischen Köpfchen- und Halsfraktur wird allerdings nur in Fällen mit sehr geringer Schwellung möglich sein. Meist muß man — ohne Röntgenbild — sich mit der Diagnose: „Fraktur des Köpfchens oder des Halses" begnügen.

b) Stehen Gelenkkörpererscheinungen im Vordergrunde, verbunden mit etwas Streckbehinderung, so denken wir an die von KOCHER zuerst genauer beschriebene „*Abschälungsfraktur des Capitulum humeri*", bei der nur ein umschriebenes Stück Knorpel mit etwas Knochen von der Oberfläche abgesprengt ist (Abb. 603a). Das Stück wird bisweilen als Gelenkmaus zwischen Condylus lateralis und Radiusköpfchen tastbar, sobald man den Arm strecken läßt. Bei Beugung verschwindet es im Gelenk. Die Diagnose läßt sich, da meist etwas Knochen mit abgesprengt ist, mit Hilfe des Röntgenbildes stellen.

c) Finden wir auch an der Rotula nichts, wohl aber einen umschriebenen Druckschmerz und vielleicht eine Ekchymose in der Ellenbeuge, so werden wir an einen

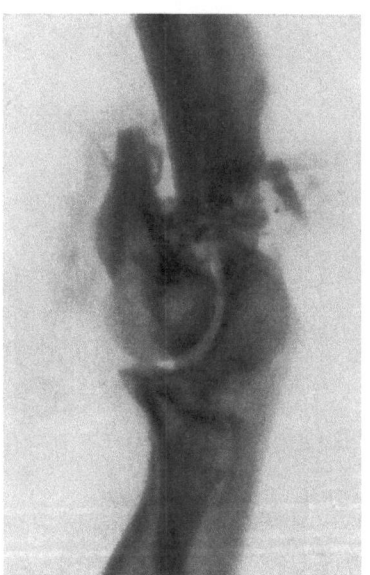

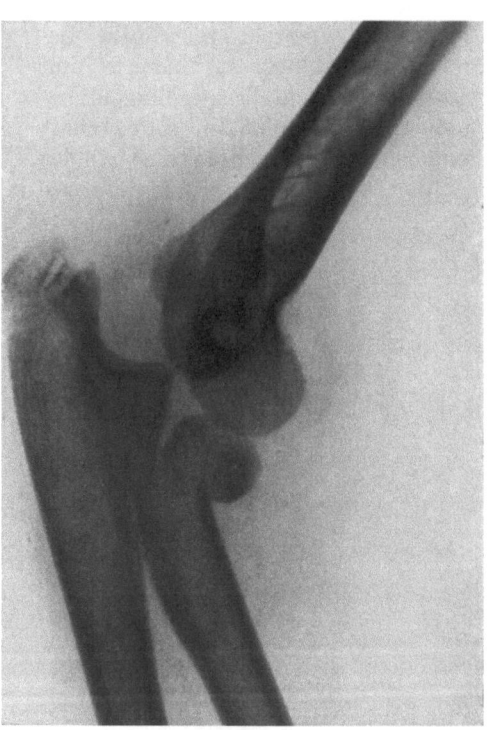

Abb. 608. Suprakondyläre Schußfraktur.   Abb. 609. Stauchungsfraktur des Radiusköpfchens,
                                                              Luxation der Ulna.

„*Abriß des Processus coronoideus*" denken.   Sobald sich ein Callus ausgebildet hat, wird diese Verletzung übrigens auch tastbar (s. Abb. 605).

Erst wenn eine nach allen Richtungen hin systematisch vorgenommene Untersuchung der Gelenke ergebnislos geblieben ist, dürfen wir die Diagnose „*Distorsion*" stellen.

Vor der Röntgenzeit war die Palpation das Hauptuntersuchungsmittel, das aber oft die Anwendung der Narkose verlangte. Heute gehen wir mit dem Abtasten und den Bewegungsversuchen so weit, wie wir es ohne Narkose tun können und ersetzen die Untersuchung in Narkose durch das Röntgenbild. Bei kleinen Kindern spricht eine traumatisch entstandene diffuse Schwellung des Ellenbogens trotz scheinbar negativem Röntgenbild beinahe immer für intraartikuläre Fraktur!

D. Röntgenuntersuchung.

Vor allem sei davor gewarnt, sich mit einer Untersuchung am *Schirm* zu begnügen. Das klarste Schirmbild kann die Einzelheiten nicht erkennen lassen, welche uns selbst eine mittelmäßige Röntgenaufnahme zeigt. Ganz besonders werden wir am Schirm unvermeidlich ob einer auch ohne Röntgenuntersuchung zu erkennenden Hauptverletzung, z. B. einer Luxation, kleine, aber nicht unwichtige Nebenverletzungen übersehen. Als zweite Regel gelte, bei wachsenden Individuen im Falle irgendwelchen Zweifels über die Deutung ein „*Kontrollbild*" *der unverletzten Seite* in derselben Stellung aufzunehmen, in der wir die verletzte Seite untersucht haben. Versäumt man dies, so wird man aus den Knorpelfugen zwischen den verschiedenen Knochenkernen Brüche des Condylus externus, des Olecranons und anderes mehr herauslesen und die wirklich vorhandene Verletzung übersehen. Ferner ist es unentbehrlich, das Gelenk in *zwei senkrecht zueinander stehenden Richtungen* zu untersuchen, von vorn und von der Seite her. Endlich muß das Röntgenbild weit genug ausgreifen. Wir sahen, daß eine Radiusluxation übersehen wurde, weil man sich mit der Röntgenaufnahme der leicht zu erkennenden Ulnarfraktur begnügt hatte. Die Röntgenuntersuchung einer Ellenbogenverletzung ist also oft keine leichte Sache, und die richtige Deutung des Röntgenbildes kann besonders bei Kindern ebenso schwierig sein wie diejenige des Palpationsbefundes.

Auch hier wollen wir das Gesagte in Form einer schematischen Übersicht zusammenfassen.

	Funktionsstörung mäßig und vorübergehend. Nirgends hochgradige Druckempfindlichkeit. Meist etwas Erguß.	1. **Distorsion.**
	Ebenso, aber dazu starke Druckempfindlichkeit am Radiusköpfchen oder am Halse desselben. Das Köpfchen scheint oft etwas verdickt. Umschriebenes Hämatom in der Gegend desselben.	2. **Fractura capituli radii** (bzw. Abbruch des Köpfchens).
	Wie 1, aber dazu starke Druckempfindlichkeit in der Ellenbeuge. Vielleicht Schwellung und Knakken daselbst. Störung der aktiven Flexion (M. brachialis).	3. **Fractura proc. coronoid. ulnae.**
Keine Verschiebung der drei Kardinalpunkte (außer bisweilen bei 7, dann Olecranon beweglich).	Gelenk frei, aber quere Druckempfindlichkeit oberhalb desselben.	4. **Fractura supracondylica** ohne Verschiebung.
	Funktionsstörung wechselnd. Gelenkkörpersymptome. Körper bei Streckung bisweilen zwischen Rotula und Radiusköpfchen zu fühlen.	5. **Abschälung des Capitulum humeri.**
	Funktionsstörung und Erguß stark. Vorderarm am Humerus etwas nach vorn und hinten verschieblich (in Luxationsstellung). Auch etwas seitliche Verschiebung möglich.	6. **Fractura diacondylica** (sehr selten!).
	Passive Bewegungen frei; aktive Streckung aufgehoben, Olecranon beweglich, bisweilen proximal verschoben.	7. **Fractura olecrani.**
	Epicondylen nicht mitverschoben. Passive Flexion gehemmt.	8. **Luxatio posterior.**
Olecranon der Humerusachse gegenüber verschoben, der Ulna gegenüber aber unbeweglich. Die Epicondylen einander gegenüber unbeweglich. — Verschiebung nach hinten.	Epicondylen beide mitverschoben und dem Schaft des Humerus gegenüber beweglich. Passive Bewegungen frei bzw. über die Norm gehend.	9. **Fractura supracondylica per hyperextensionem.**
— Verschiebung nach vorn.	Epicondylen nicht mitverschoben.	10. **Luxatio anterior** (sehr selten).
	Epicondylen mit nach vorn verschoben. Passive Bewegungen frei.	11. **Fractura supracondylica per flexionem** (selten).
	Epicondylus medialis beweglich, meist distal und dorsalverschoben.	12. **Fractura epicondyli medialis.**
	Condylus medialis beweglich.	13. **Fractura condyli medialis** (sehr selten!).
Epikondylen bzw. Kondylen dem Humerusschaft gegenüber einzeln verschieblich.	Epicondylus lateralis beweglich,	14. **Fractura epicondyli externi** (sehr selten!)
	Epicondylus lateralis beweglich, meist um 90—180° gedreht.	15. **Fractura condyli lateralis.**
	Beide Condylen einander und dem Humerusschaft gegenüber beweglich.	16. **Y- und T-Frakturen.**

Zum Schlusse sei noch auf eines hingewiesen: Man darf nicht versäumen, auch die Intaktheit der Nerven zu untersuchen. Ganz besonders der *Radialis* ist gefährdet, und zwar entweder durch die scharfe Kante des Humerus bei

Fractura supracondylica oder durch das Radiusköpfchen bei dessen Luxation. Nicht selten sind Spätschädigungen des N. ulnaris nach Frakturen des Condylus lateralis in der Jugend mit konsekutiver Ausbildung eines Cubitus valgus. Die stärkere Exponierung des unter der Haut liegenden Nerven mit Überdehnungen und Quetschungen beim Beugen führt zu allmählicher Schädigung des Nerven.

87. Entzündungsprozesse in der Ellbogengegend.

1. Akute Entzündungsprozesse.

Wie an anderen Gelenken, so können auch am Ellenbogengelenk Entzündungsprozesse der Weichteile eine akute Arthritis vortäuschen. Einmal

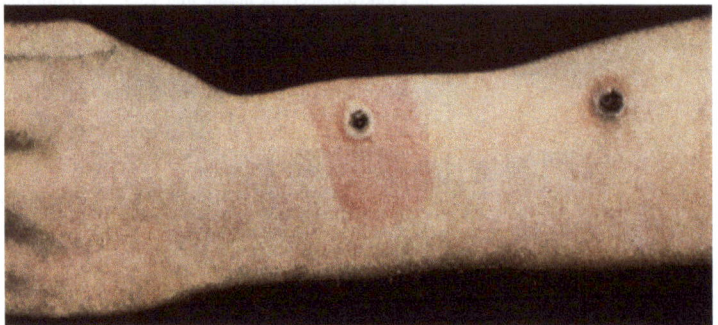

Abb. 610. Milzbrandpusteln.

kommt die gewöhnliche, von einer Lymphangitis ausgehende „*Phlegmone des Vorderarmes*" in Betracht, wie wir sie besonders nach infizierten Verletzungen der Hand auftreten sehen. Schon die Ätiologie, d. h. eine periphere Verletzung,

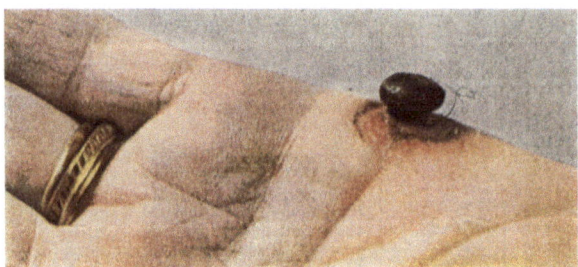

Abb. 611. Teleangiektatisches Granulom (sog. Botryomykose).

weist uns hier auf die richtige Diagnose hin. Mitbeteiligung des Ellenbogengelenks ist bei diesen Infektionen nicht häufig. Abgesehen von den übrigen Symptomen erlaubt uns die zeitliche Reihenfolge der Erscheinungen, die oberflächliche Phlegmone von der akuten Arthritis zu unterscheiden. Bei letzterer treten erst die Schmerzen und die Funktionsbehinderung auf und dann die oberflächlichen Veränderungen, bei einer Phlegmone umgekehrt zuerst Schwellung und Hautrötung und dann Bewegungsstörung. Ist der Entzündungsvorgang auf die Vorderinnenseite des Gelenks beschränkt oder wenigstens von derselben aus entstanden, so entstammt er meist den *Cubitaldrüsen* und den zu ihnen gehörenden Lymphbahnen. Hat die Phlegmone dagegen hinten begonnen, so suchen wir ihren Ursprung in der *Bursa olecrani*. Diese ist, wie die Bursa praepatellaris, sehr zu akuter Entzündung geneigt, und es genügt die kleinste Hautschürfung in ihrer Umgebung, um den Kokken Eingang in sie zu verschaffen und eine ausgedehnte Phlegmone der ganzen Rückseite der Ellenbogengegend zu verursachen. Je akuter der Eingang ist, um so weiter ergreift er über die unmittelbare Umgebung des Schleimbeutels hinaus den Vorder- und Oberarm.

Die besonders an den Armen vorkommende „Milzbrandinfektion" veranschaulicht die Abb. 610.

Im Gegensatz zu den oberflächlichen Entzündungsvorgängen, die wenigstens anfangs die eine Seite des Gelenks freilassen, finden wir bei der „akuten Arthritis" den ganzen Umfang des Gelenks druckempfindlich. Die Schwellung prägt sich vor allem da aus, wo die Kapsel am oberflächlichsten liegt, nämlich im Bereiche des Radiusköpfchens und zu beiden Seiten der Tricepssehne. Bald schwellen aber auch die Weichteile auf der Vorderseite an, und schließlich wird die ganze Gelenkgegend ödematös und gerötet. Für die Ursachen der Entzündung sei auf das beim Schultergelenk Gesagte verwiesen.

2. Chronische Entzündungsprozesse.

Beginnen wir mit den *Weichteilen*. Es gibt am Arm chronische Entzündungsprozesse, deren Diagnose nicht immer auf den ersten Blick klar ist. Die Unter-

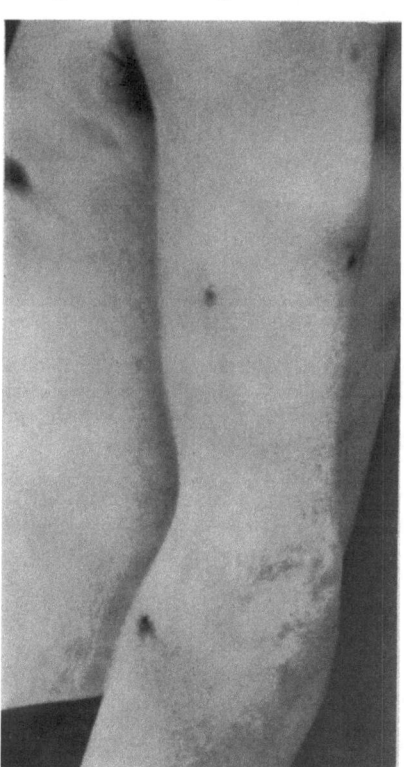

Abb. 612. Sporotrichose. Oberflächliche Pusteln und tiefere Abscesse.

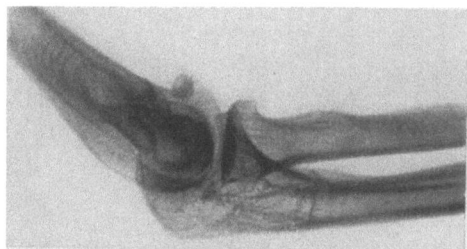

Abb. 613. Arthritis deformans mit kleinem Gelenkkörper.

suchung läßt eine primäre Erkrankung der darunterliegenden Knochen ausschließen. Eine Eingangspforte für den Entzündungserreger finden wir an Ort und Stelle ebenfalls nicht. Die Veränderungen beruhen auf Schwellung und eitriger Einschmelzung des subcutanen Gewebes und schließlich der Haut selbst, in der Weise, daß bald mehr das erstere, bald mehr die letztere betroffen ist. Findet sich an der Hand irgendeine tuberkulöse Veränderung: Knochenherd, Sehnenscheidenerkrankung, Lupus, so denken wir vor allem an eine *tuberkulöse Lymphangitis* mit ihren Folgeerscheinungen: tuberkulöse Weichteilabscesse, tuberkulöse Zerstörung der Haut selbst (Skrofuloderm). Individuen, welche diese Formen von Tuberkulose zeigen, sind in der Regel wenig widerstandsfähig gegen den Bacillus, und wir finden deshalb bei ihnen öfter multiple Lokalisationen desselben.

Ist kein Ausgangspunkt nachweisbar, so denkt man an die seltene rein metastatische Form der Weichteiltuberkulose (besonders Muskeltuberkulose), an *syphilitische Gummen* und an die im Bereiche der Extremitäten sehr seltene *Aktinomykose*.

In den letzten Jahren hat es sich gezeigt, daß in ihrem Aussehen zwischen Gumma und Tuberkulose stehende Veränderungen der Haut und auch der tieferen Weichteile, ja selbst ausnahmsweise des Knochens durch einen besonderen Fadenpilz, das Sporotrichon Beurimanni hervorgerufen werden. Die Diagnose der schon in verschiedenen Ländern, aber

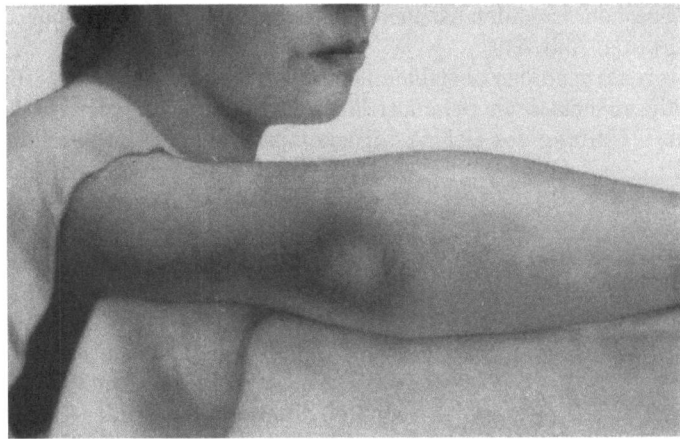

Abb. 614. Tuberkulose des Ellenbogens. Spindelförmige Schwellung des Gelenkes. Leichte Einsenkung an der Stelle der Tricepssehne.

immer nur sehr vereinzelt beobachteten *Sporotrichose* (Abb. 612) läßt sich freilich bloß auf Grund der bakteriologischen Untersuchung des Eiters stellen — ein weiterer Grund, diese Untersuchung bei keinem Absceß zu versäumen. Auch *Blastomcysten*, Sproß- oder Hefepilze können zu oberflächlichen Geschwüren und zu tiefen Abscessen führen.

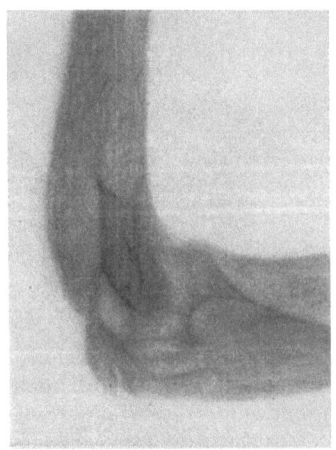

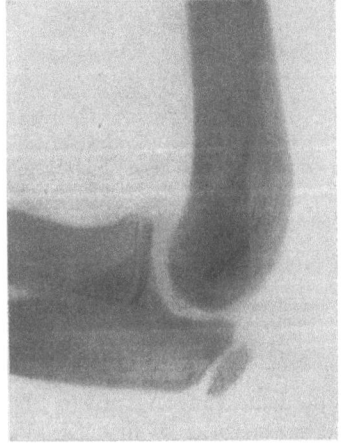

Abb. 615. Ellenbogentuberkulose. Kranke Seite.   Abb. 616.   Ellenbogentuberkulose. Gesunde Seite.
Knorpel geschwunden, Knochen, besonders Ulnea,
angefressen.

Die chronischen *Gelenksentzündungen* beruhen auf den Ursachen, die wir schon bei der Besprechung der chronischen Schultergelenkserkrankungen (Kapitel 86) erwähnt haben. Sind mehrere andre Gelenke mitbefallen, so finden wir in dem dort besprochenen „*chronischen Gelenkrheumatismus*" eine ätiologisch allerdings nicht eindeutige Diagnose. In ihren Erscheinungsformen erinnern die nichttuberkulösen Gelenkentzündungen des Ellenbogens am meisten an diejenigen des Kniegelenks. Auch hier finden wir die Neigung zur Bildung von freien Gelenkkörpern, Gelenkmäusen (s. Abb. 613), mit dem am Ellenbogen allerdings weniger häufigen Phänomen der plötzlichen Blockierung des Gelenks. Seltener als am Knie verdanken die Gelenkkörper ihren Ursprung einer Osteochondritis dissecans (meist des Capitulum humeri oder radii), bei welcher das Trauma eine sekundäre Rolle spielt. Rein traumatisch sind dagegen die obenerwähnten Gelenkkörper, welche im Pubertätsalter durch Absprengung vom Condylus lateralis entstehen.

Sorgfältig vergleichende Palpation läßt meist die Kapsel durchfühlen, auch wenn sie nur wenig ausgedehnt oder geschwollen ist, und zwar zu beiden Seiten der Tricepssehne in Form von zwei symmetrischen Wülsten (s. Abb. 614) und in der Höhe des Radiusköpfchens als queren Wulst. Findet sie sich deutlich verdickt, so dürfen wir eine tuberkulöse Erkrankung auch dann annehmen, wenn die Bewegungen noch sehr wenig gehemmt sind. Drüsenschwellung in der Axilla ist bei Gelenktuberkulose viel weniger häufig als bei tuberkulösen Erkrankungen der Haut.

Während am Schultergelenk die Tuberkulose mit Vorliebe als Caries sicca, d. h. sozusagen ohne Kapselschwellung und ohne Erguß auftritt, finden wir am Ellenbogen am häufigsten die fungöse und die käsige eitrige Form, die eine und die andere mit einer mäßigen Menge von Erguß verbunden. Das Gelenk zeigt schon früh Spindelform, und zwischen den beiden dorsalen Kapselwülsten spannt sich in leichter Vertiefung die Tricepssehne an.

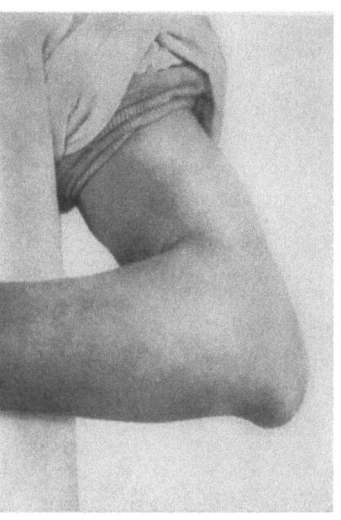

Abb. 617. Bursitis olecrani chronica.

Das Röntgenbild zeigt ausnahmsweise nur Osteoporose (rein synoviale Form), meist aber deutliche Knochenherde oder angefressene Gelenkflächen (Abb. 615 u. 616), selten etwas periartikuläre Knochenneubildung. Wäre letztere sehr ausgedehnt, so müßte man sich fragen, ob es sich nicht um Lues handelt.

Nicht mit einer umschriebenen Tuberkulose des Olecranons zu verwechseln ist die der Bursitis praepatellaris entsprechende, harmlose chronische „*Bursitis olecrani*" (Abb. 617). Wie am Kniegelenk findet sich dieselbe in 2 Formen vor: Exsudative Form (mit Erguß); produktive Form (ohne Erguß, mit bindegewebigen Höckern, Leisten und Zotten). Gelegentlich findet man eine Kombination beider Formen vor.

Man trifft endlich hie und da Individuen, welche so hartnäckig über die Gegend ihres Epicondylus externus klagen, daß man geneigt ist, an eine tuberkulöse Erkrankung zu denken. Meist wird ein leichteres Trauma oder repetierte, mittelstarke Beanspruchung („Tennis-Ellenbogen") angegeben. Die objektive Untersuchung und auch das Röntgenbild zeigen meist nichts Abnormes. Man hat sich in solchen Fällen mit der Bezeichnung *Epicondylitis* (FRANCKE) geholfen und führte die Erscheinung auf traumatische Schädigung des Bänderansatzes und des Periosts, auf leichte entzündliche Veränderungen, z. B. nach Influenza, Rheumatismus zurück. Auch Allgemeinerkrankungen des Knochens, insbesondere Osteomalacie, geben zu Schmerzen an den Bandansätzen Anlaß.

DUBOIS verlegt die Ursache in schmerzhafte Zustände (Muskelverhärtungen) in der Muskelmasse, welche sich am Epicondylus ansetzt, und führt das Leiden zurück auf Überanstrengung dieser Muskeln. Meist handelt es sich um eine „Tendoperiostitis" (VERAGUTH), also um Reizzustände am Knochenursprung der vielgebrauchten Muskulatur.

88. Geschwülste und geschwulstähnliche Gebilde am Ober- und Vorderarm.

Die Geschwülste von *Haut-* und *Unterhautzellgewebe* zeigen nichts für die oberen Extremitäten Charakteristisches. Höchstens das Schulterlipom verdient,

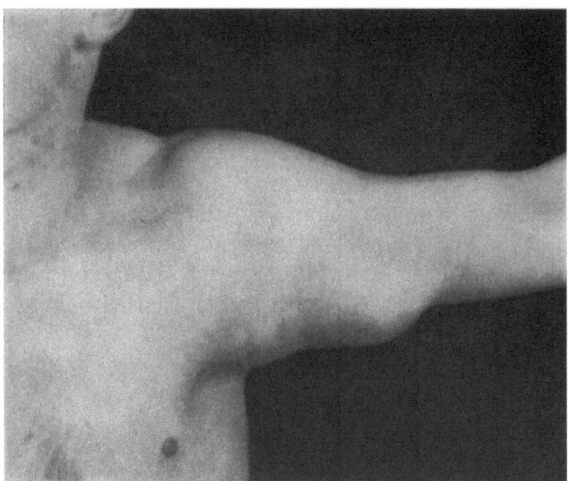

Abb. 618a. Neurofibrom am Oberarm.

seiner Häufigkeit wegen, besondere Erwähnung. Gelegentlich kann es so weich sein, daß ein Lymphangiom vorzuliegen scheint. Konstantes Volumen trotz eintägiger Elevationsstellung des Armes und geringere röntgenologische Dichte als das umliegende Gewebe, endlich auch die Probepunktion sichern in zweifelhaften Fällen die Diagnose. Subcutane multiple Fibrome finden sich hier wie anderswo.

Von den *tieferen Weichteilen* ausgehende Geschwülste sind, besonders wenn sie spindelförmig dem Verlaufe eines *Nerven* folgen, am ehesten „*Neurome*" bzw. „*Neurofibrome*" (Abb. 618a und b), „*Neurinome*" oder „*Sarkome*". Die Nervengeschwülste treten entweder multipel auf, als Teilerscheinungen einer Neurofibromatose, der tiefen Form der RECKLINGHAUSENschen Krankheit, oder als isolierte, rein lokale Erkrankung. Der Grad ihrer Bösartigkeit ist verschieden, so daß man berechtigt ist, bei einem ersten Eingriff möglichst konservativ vorzugehen und zu versuchen, die Geschwulst aus dem Nerven auszuschälen. Pulsiert die Geschwulst, und liegt sie im Verlaufe der A. axillaris oder brachialis bzw. ihrer Äste, so denken wir an ein „*Aneurysma*".

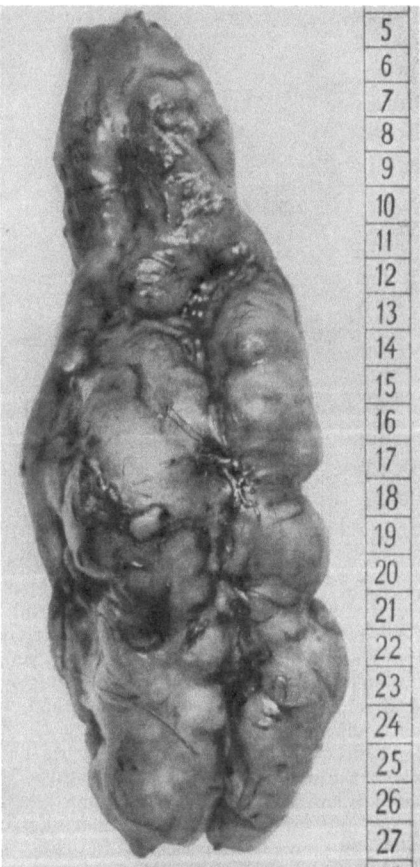

Abb. 618b. Neurofibrompräparat zu Abb. 618a.

An der oberen Extremität ist diese Erkrankung in Friedenszeiten selten. Anders im Kriege. Hier müssen wir stets an die Möglichkeit einer Gefäßverletzung denken, wenn der Schußkanal den Verlauf größerer Gefäße kreuzt oder streift. Gewißheit haben wir, wenn die Pulswelle peripher aufgehoben ist und wenn gar Kälte und Blässe des peripheren Abschnittes Gangrän voraussehen lassen. In anderen Fällen weist eine *Nachblutung* auf die Gefäßschädigung hin. Die sonst gut aussehende Wunde beginnt zu sickern, und auch ein Druckverband stillt die anfangs scheinbar harmlose, aber anhaltende Blutung nicht. Ein anderes Mal zeigt die prämonitorische Blutung einen etwas heftigeren Charakter, kommt aber doch von selbst wieder zum Stillstand. Wieder in anderen Fällen setzt die Blutung unvermittelt mit solcher Heftigkeit ein, daß sie binnen kurzem tödlich wird, wenn nicht kundige Hilfe zur Stelle ist. Dies spielt sich meist in der

2. oder 3. Woche ab, auch bei nichtinfizierten Wunden, besonders häufig allerdings infolge septischer Einschmelzung von schützenden Thromben. Die Schlußfolgerung ist einfach: Verletzung einer größeren Arterie verlangt Unterbindung an geeigneter Stelle, zentral und peripher.

In anderen Fällen ist es die Ausbildung einer aneurysmatischen Geschwulst, welche auf die Gefäßverletzung aufmerksam macht. Den Friedensbegriff des Aneurysma verum müssen wir freilich für die meisten sog. Aneurysmen nach Schußverletzungen fallen lassen. Es handelt sich hier meist um das *Aneurysma spurium*, d. h. um eine in der Umgebung des zerrissenen Gefäßes entstandene Bluthöhle, deren Öffnung nach dem Ein- bzw. Ausschuß hin zum Teil durch Blutgerinnsel, zum Teil durch kulissenartige Verschiebung der Muskelschichten mehr oder weniger zuverlässig geschlossen ist. In dieser Höhle finden wir flüssiges Blut, Blutgerinnsel und die zerrissene bzw. angerissene Arterie, vielleicht auch Vene. Bleibt die Blutung nach außen auch weiterhin aus, so umgibt sich die Bluthöhle

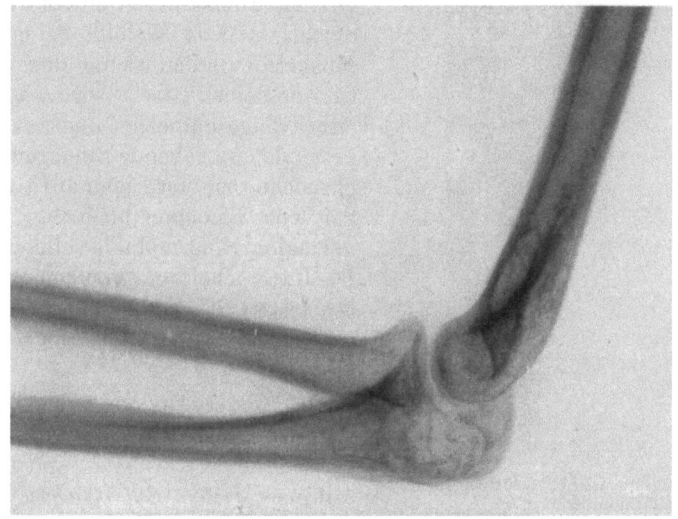

Abb. 619. Tuberkulöser Herd in der Ulna.

allmählich mit einer schwartigen Bindegewebsschicht, und die Höhle wird, sich mehr und mehr glättend, immer mehr zu einem sackartigen Anhängsel des verletzten Gefäßes. Leicht ist die Diagnose, wenn sich diese Sackbildung durch Pulsation und ein fühl- und hörbares Schwirren ankündigt. Schwieriger ist sie, wenn z. B. unter dem Pectoralis maior in der 2. Woche bloß eine allmählich zunehmende, derbe Schwellung der Gewebe auftritt, die den Eindruck einer tiefen Phlegmone macht. Örtliche Temperatursteigerung hilft zu diesem Fehlschlusse mit. Nur das Fehlen einer entsprechenden Fieberbewegung und vielleicht der auskultatorische Nachweis eines Geräusches wird den Erfahrenen daran hindern, das Infiltrat als Phlegmone zu eröffnen. Entsteht die pulsierende Geschwulst erst nach Wochen, so wird ein *traumatisches Aneurysma verum* vorliegen; entsteht sie in der beschriebenen Weise gleich nach der Verwundung, und finden wir statt ausgesprochener Pulsation ein mit dem Pulse synchrones Schwirren, und dementsprechend ein nonnensausenartiges Geräusch, so liegt in der Regel ein *arteriovenöses Aneurysma* vor. Wir haben von demselben schon bei Anlaß der Halsaneurysmen gesprochen.

Finden wir bei einer Weichteilgeschwulst, daß sie durch Muskelkontraktion unbeweglich gemacht wird, so nehmen wir einen *intramuskulären Ursprung* an. In Betracht kommen dabei besonders das Muskelangiom, das Sarkom, das Gumma und die Tuberkulose.

An „*Angiome*" und „*Kavernome*" des intermuskulären Bindegewebes werden wir denken, wenn das Gebilde durch Druck oder Hochhalten des Armes entleerbar ist, sich dagegen bei Hängenlassen des Armes füllt. Die im Muskel selbst sitzenden Angiome fühlen sich infolge des Überwiegens von Bindegewebe und Fett sowie wegen Wucherung der glatten Muskulatur eher fest, ja sogar derb an und entleeren sich nur wenig. Während die kavernösen Angiome schlecht abgegrenzt sind und diffus weiterwachsen, stellen die festen Formen ziemlich gut abgegrenzte Geschwülstchen dar, die man leicht für Sarkome oder für Tuberkulome halten könnte, wenn nicht zwei Dinge dagegen sprächen: die sehr lange Dauer des Leidens und die Schübe von akuter Schwellung — Thrombose —, von denen die Patienten bisweilen berichten.

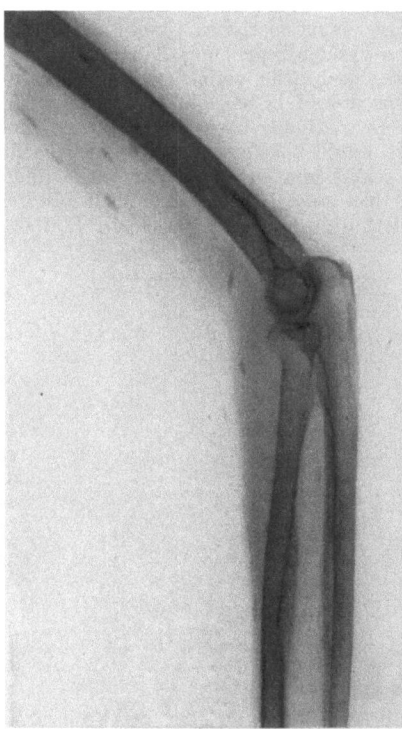

Abb. 620. Verkalkte Trichinenknötchen in der Armmuskulatur.

Die „*Muskeltuberkulose*" stellt in ihren Anfängen ein rundlich längliches Gebilde dar, das deutlich druckempfindlich ist. Den intramuskulären Sitz erschließen wir daraus, daß das Gebilde bei erschlafftem Muskel beweglich ist und durch Kontraktion desselben fixiert wird. Ist der Herd eitrig eingeschmolzen und aus dem Muskel in das umgebende Bindegewebe durchgebrochen, so wird man auf Unabhängigkeit vom Knochen höchstens aus einem normalen Röntgenbilde schließen dürfen. Die Unterscheidung von den obenerwähnten festen Muskelangiomen ist bei umschriebenen Tuberkelknoten geradezu unmöglich.

Ist weder Angiom noch Tuberkulose wahrscheinlich, so kommen das „*Sarkom*", das seltene tiefe „*Gumma*" und die noch viel seltenere tiefe „*Sporotrichose*" in Frage.

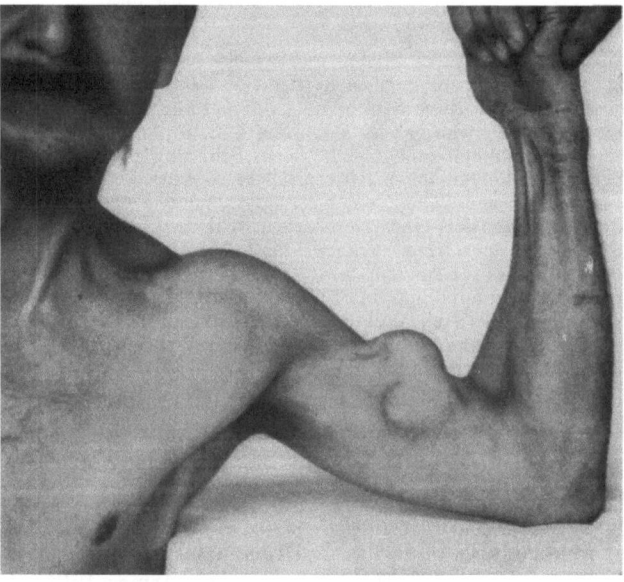

Abb. 621. Abriß der Sehne des kurzen Bicepskopfes.

Finden sich in verschiedenen Muskeln schmerzhafte Knötchen, so denke man an Trichinosis oder Cysticercosis (s. Abb. 620). Die Verkalkungen bei

Trichinosis sind im Röntgenbild als etwa stecknadelkopfgroße Schatten sichtbar, während die Schatten der verkalkten Cysticerken deutlich größer sind. Im floriden Stadium findet sich meistens deutliche Eosinophilie im Blutbilde vor.

Findet man im Bereiche des Biceps eine bei Kontraktion entstehende, bei Nachlassen derselben verschwindende Geschwulst, die einen queren Wulst in der Mitte des Muskels darstellt (Abb. 621), so spricht man oft von „*Muskelhernie*". In Wirklichkeit handelt es sich um „*Abriß der Sehne vom Knochen oder von der Muskelsubstanz*". Am Biceps brachii ist in der Regel die lange

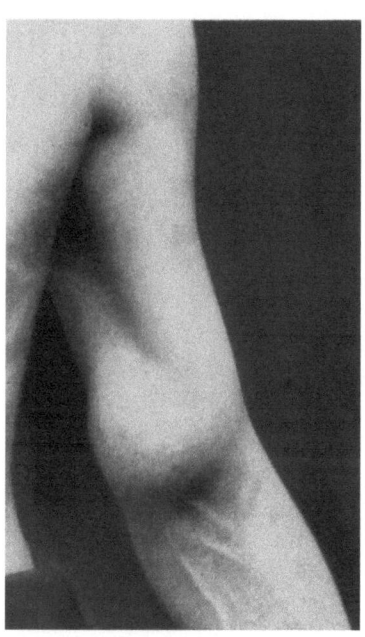

Abb. 622. Fibroneurom des N. medianus, 60 Jahre alt.

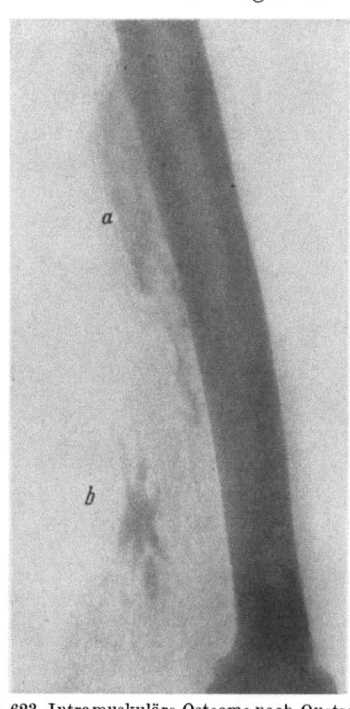

Abb. 623. Intramuskuläre Osteome nach Quetschung des Oberarmes, *a* mit dem Periost im Zusammenhang stehend, *b* frei im Muskel liegend.

Sehne abgerissen, selten die kurze und noch seltener die distale Sehne, und zwar der Abriß der Sehne meist an ihrer Insertion am Knochen oder in der Nähe desselben, für die lange Bicepssehne im Sulcus intertubercularis (LEDDERHOSE). Ursache wäre hier deformierende Arthritis.

Verschieden von dieser Muskel- oder Sehnenruptur ist die „*echte Muskelhernie*". Hier quillt Muskelsubstanz bei dem *nicht kontrahierten* Muskel als weiches Geschwülstchen vor, das sich bei Kontraktion des Muskels abflacht, zurückzieht. Die Ursache dieses öfter an den unteren als an den oberen Extremitäten beobachteten Zustandes ist eine manchmal angeborene, bisweilen traumatisch oder entzündlich entstandene Lücke in der Muskelfascie. Die echte Muskelhernie ist also *weicher* als ihre Umgebung, die Geschwulst bei Muskel- oder Sehnenruptur im Gegenteil fester. Die erstere verschwindet, die letztere erscheint bei der Muskelkontraktion.

Ist im Anschluß an ein Trauma — Muskelquetschung, Muskelzerreißung bei Luxationen — eine knochenharte Geschwulst aufgetreten, so werden wir ein „*traumatisches Osteom*", eine umschriebene ossifizierende Myositis annehmen. Dieser Vorgang, der zwischen Geschwulstbildung und Entzündung steht, findet sich am häufigsten im M. brachialis (Abb. 623).

Bei einer mit dem *Knochen* zusammenhängenden Geschwulst werden wir zu unterscheiden haben zwischen „*Osteomyelitis, Tuberkulose, Gumma*" und

„*Sarkom*", sobald es sich um ein verhältnismäßig rasch zunehmendes Gebilde handelt, und zwischen „*Osteom, Fibrom*" und „*Chondrom*" bei langsamem Wachstum.

An *Diaphysentuberkulose* werden wir besonders bei Kindern denken. Sie kann in ihrer periostalen, wie auch in der myelogenen Form mit chronisch verlaufender Osteomyelitis verwechselt werden, wenn der Eiter nicht bakteriologisch untersucht wird.

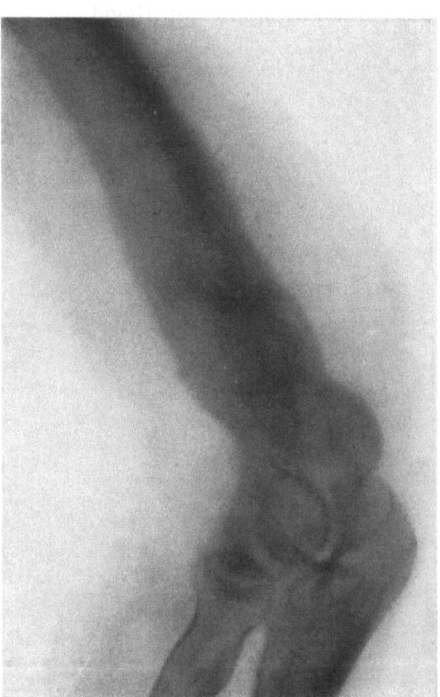

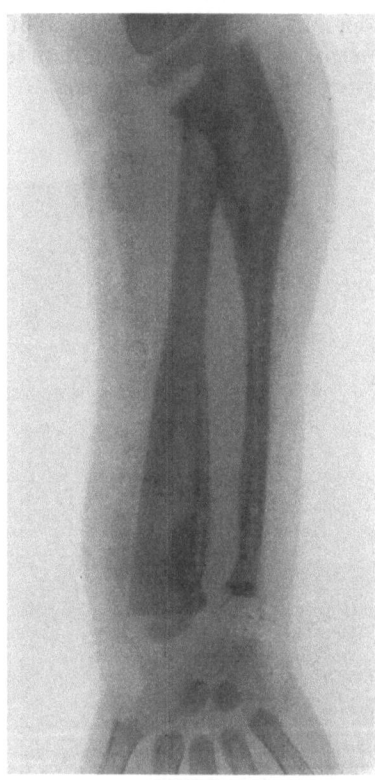

Abb. 624. Gummöse Periostitis und Ostitis des Humerus und des Endes der Ulna.

Abb. 625. Tuberkulose der Vorderarmknochen.

Gumma diagnostizieren wir aus der Anamnese, dem verhältnismäßig schmerzlosen Verlauf, der Seroreaktion und aus dem Röntgenbilde.

Ich sah eine derartige gummöse Geschwulst, die im Verlauf von 2 Jahren entstanden war, und welche ich ohne Röntgenuntersuchung und Anamnese mit Bestimmtheit als Sarkom angesprochen hätte. Der Patient machte mich aber darauf aufmerksam, daß er 15 Jahre früher luisch infiziert worden sei und daß er selbst die Schwellung hierauf zurückführe. Er hatte recht: Die Röntgenuntersuchung (Abb. 624) bestätigte seine Diagnose und das gut faustgroße Gebilde verschwand unter spezifischer Behandlung.

Das *Sarkom* wird meist erst erkannt, wenn sein Umfang Tuberkulose und Gumma hat ausschließen lassen, und wenn hartnäckige Neuralgien auftreten. Höchstens das Röntgenbild könnte eine Frühdiagnose erlauben. Diagnostisch wichtig sind die gerade am Humerus mit Vorliebe vorkommenden *Knochencysten*. Sie sitzen meistens in der oberen Hälfte des Humerus und kommen hauptsächlich im Wachstumsalter vor. Bisweilen läßt die Anamnese an traumatischen Ursprung denken. Manchmal führt schon ein leichtes Trauma — z. B. Schneeballwerfen — zu Spontanfraktur und macht auf das Vorhandensein der Cysten aufmerksam.

Blasige Auftreibung des Knochens spricht für Tuberkulose, wenn sehr umschrieben, aber auch für Sarkom, besonders Riesenzellsarkom („brauner Tumor") oder für Knochencyste (s. Abb. 625). Geschichtete periostale Auflagerungen kommen namentlich bei Osteomyelitis, in geringerem Grade bei Tuberkulose, ausnahmsweise auch bei Sarkom vor. Sie fehlen bei Cysten. Diffuse, glatte Verdickung (Abb. 627) oder leichte spindelförmige Auftreibung spricht für alte, abgelaufene Osteomyelitis. Die Auftreibung kann noch einen Sequester beherbergen (Abb. 626).

Unregelmäßige, reichliche Periostwucherung ist bezeichnend für Lues, strahlige Knochenbildung für periostales Sarkom. Wolkige Aufhellung des Knochens spricht für Sarkom, kleine, fleckige, knollige Massen für Osteochondrom mit oder ohne sarkomatöse Komponente. Rundliche Aussparungen, große Defektbildungen mit und ohne Wucherungsvorgänge am Knochen finden sich besonders bei metastatischen Tumoren.

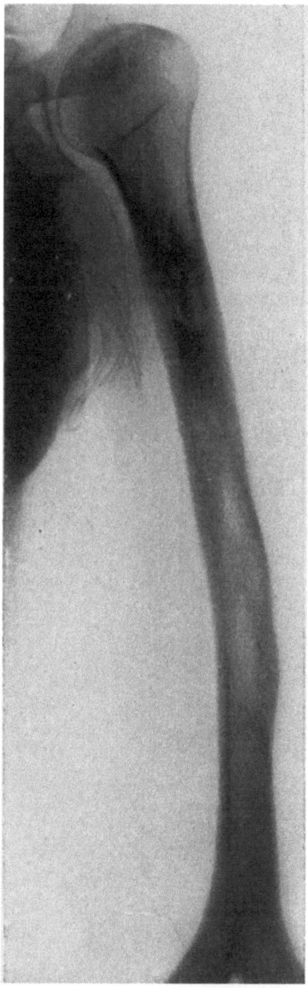

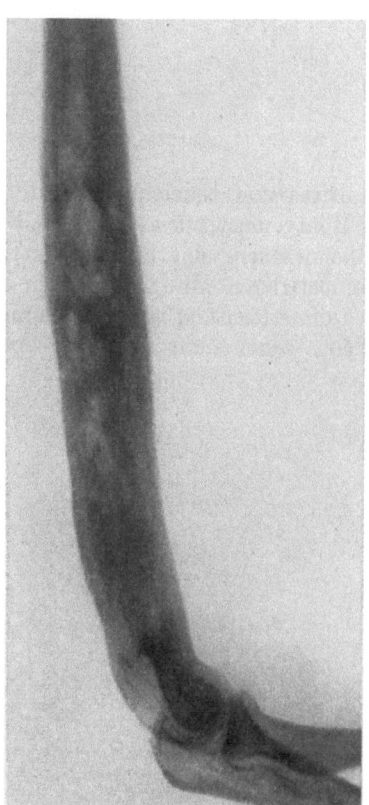

Abb. 626. Chronische umschriebene Osteomyelitis des Humerus (Knochenabsceß mit Sequester).

Abb. 627. Alte diffuse Osteomyelitis des Humerus.

89. Verletzungen im Bereiche des Vorderarms, Handgelenks und der Hand.

1. Radius und Ulna.

Vor der Zeit der Röntgenuntersuchung war die Diagnose der Handgelenksverletzungen recht einfach. Was nicht eine Radiusfraktur war, das war eine Distorsion und umgekehrt. Nur als Kuriosa wurden Fälle von Luxation des Handgelenks angeführt, mit der Bemerkung, sie seien so selten, daß man sie nicht diagnostizieren dürfe. In diese bequeme Einfachheit haben die Röntgenstrahlen zwar Licht gebracht, aber auch neue diagnostische Aufgaben gestellt. Neben der Radiusfraktur kennen wir nun noch die mannigfaltigen Verletzungen und Lageveränderungen der Handwurzelknochen und ihre Kombinationen. Wären dieselben nur mittels der Röntgenstrahlen erkennbar, so wäre die Sache für den Praktikus nicht schwieriger als früher. Er würde das, was ehedem

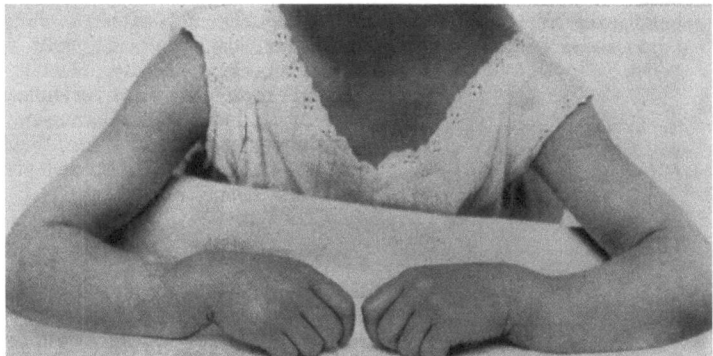

Abb. 628. Beidseitiger Radiusbruch mit Gabelrückenstellung.

als Distorsion bezeichnet wurde, nun kurzweg als „Handgelenksverletzung" ins Röntgeninstitut schicken und würde sich schließlich nicht einmal mehr die Mühe nehmen, eine Radiusfraktur zu diagnostizieren. Es lassen sich aber auch ohne Röntgenstrahlen Diagnosen stellen, wenn man sorgfältig unter-

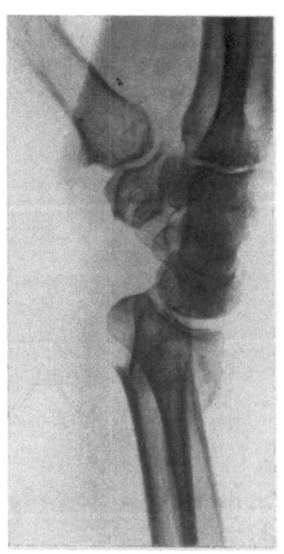

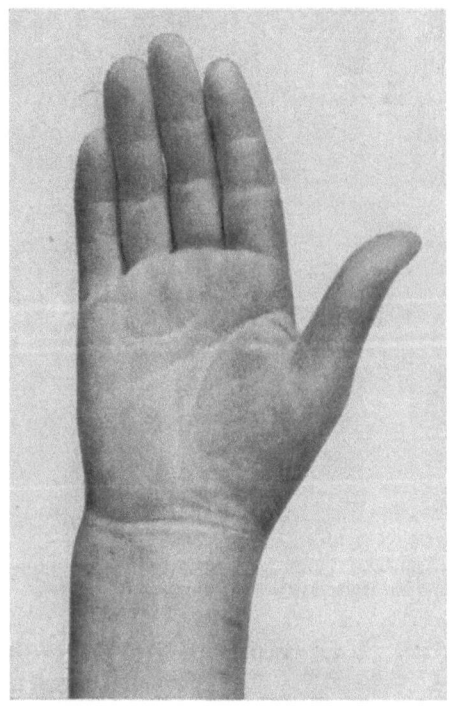

Abb. 629. Dorsale Abweichung des distalen
Fragmentes bei Radiusfraktur.

Abb. 630. Radialabweichung der Hand
bei Radiusfraktur.

sucht. Allerdings sollte die Röntgenuntersuchung nie unterlassen werden, denn sie kann immer noch Überraschungen bringen.

Bei den „Radiusfrakturen mit ausgesprochenem Gabelrücken" halten wir uns nicht lange auf. Sie können, wenn ihre klassischen Zeichen dorsoradiale Abweichung des distalen Fragmentes samt der Hand und mehr oder weniger vollständige Freiheit des Handgelenks vorhanden sind (Abb. 628 und 629), und der Processus styloides radii mit dem Handgelenk aus der Achse des Radius abgewichen ist (Abb. 630), mit nichts anderem verwechselt werden.

Bei distalen Brüchen ist gewöhnlich wenigstens der Processus styloides ulnae mit abgebrochen (Abb. 633), bei mehr proximalen Brüchen bisweilen das ganze Ulnaköpfchen. Diese letztere Form findet sich besonders bei Kindern und bei alten Leuten mit schwachen Knochen. Noch weiter proximalwärts finden wir die bei Kindern häufige subperiostale Knickung des Vorderarmes (Fracture en bois vert, s. Abb. 631).

Bei den Vorderarmschaftfrakturen erinnere man sich daran, daß beim Biegungsbruch der

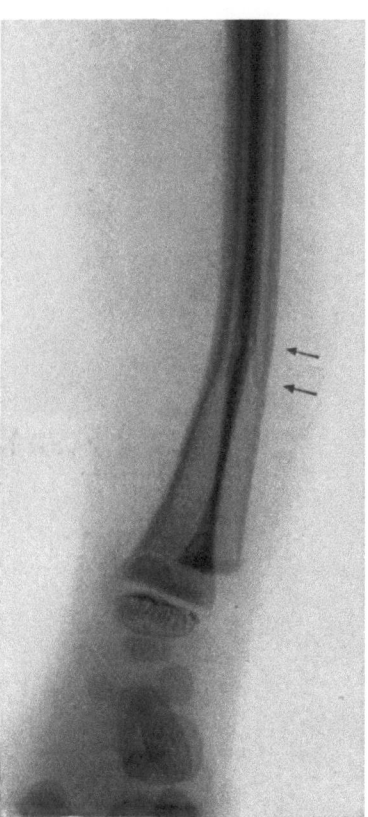

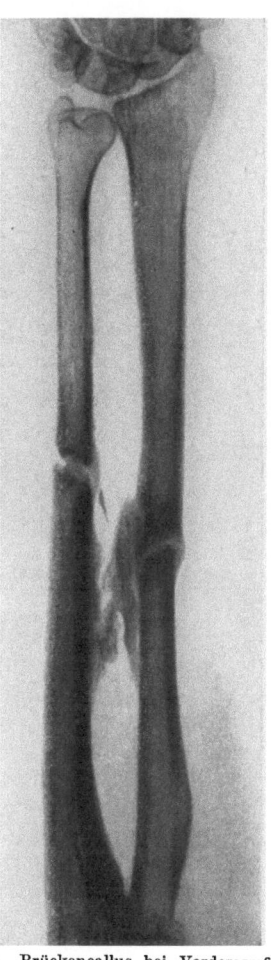

Abb. 631. Subperiostaler Knickungsbruch (Fracture en bois vert).

Abb. 632. Brückencallus bei Vorderarmfraktur.

Ulna (Schlag quer auf die Ulna) sehr häufig eine gleichzeitige Luxation des Radius im Ellenbogengelenk stattfindet. Übersehen dieser häufigen Kombinationsverletzung hat schon oft dauernden Schaden angerichtet. Andererseits kann es durch Fraktur im Schaftbereich des einen der beiden Vorderarmknochen zur Sprengung der distalen Radio-Ulnar-Verbindung kommen.

Nicht selten heilen Vorderarmschaftbrüche pseudarthrotisch oder mit Bildung eines sog. Brückencallus aus (s. Abb. 632). Pro- und Supinationen sind dadurch verunmöglicht.

Schwieriger ist dagegen die Diagnose, wenn die Dislokation nicht sehr ausgesprochen ist und das Gelenk mitbeteiligt zu sein scheint. Hier kommen für unsere Erwägungen auch die Distorsion und die Karpalverletzungen in Betracht.

Ist Stoß in der Achse unter Vermeidung jeder Gelenkbewegung nicht schmerzhaft, so ist bei frischer Verletzung ein Querbruch des Radius unwahrscheinlich. Schon nach 24—48 Stunden schwindet freilich bei Frakturen ohne schwerere Dislokation der Achsendruckschmerz.

Nach dieser Voruntersuchung gehen wir an die genauere Palpation. Sind die Griffelfortsätze von Radius oder Ulna ausgesprochen druckempfindlich, scheinen sie vielleicht auch etwas verdickt, so schließen wir auf Abbruch derselben.

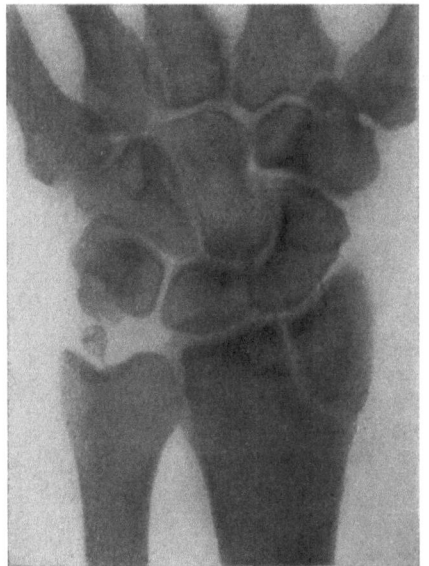

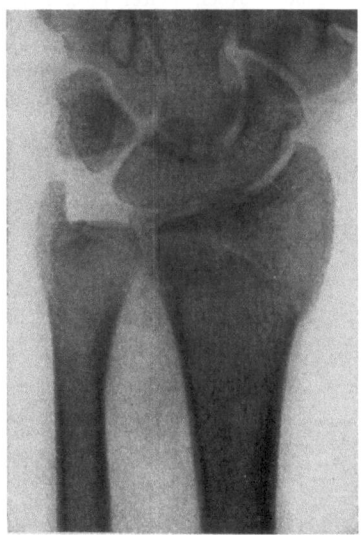

Abb. 633. Radiale Schrägfraktur des unteren Radiusendes mit Abriß des Proc. styloides ulnae.

Abb. 634. Radiale Schrägfraktur mit Absprengung der ulnaren Ecke des Radius.

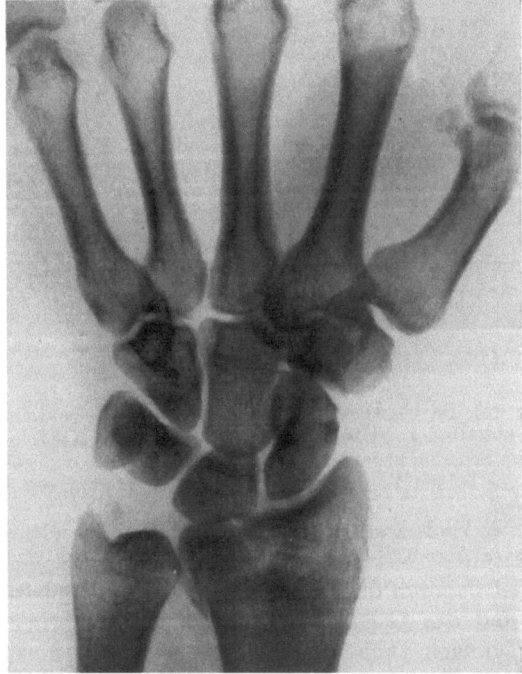

Abb. 635. Querbruch des Radius mit Absprengung der Ulnarseite desselben.

Nun betasten wir den Radius sorgfältig von vorn nach hinten und zur Kontrolle zurück von hinten nach vorn und bestimmen Punkt für Punkt die maximale Druckempfindlichkeit desselben. Ist er nirgends ausgesprochen empfindlich, so ist er sicher nicht gebrochen. Finden wir dagegen eine deutliche, eng umschriebene Druckempfindlichkeit ellenbogenwärts von der Radiuskante, so dürfen wir einen „*Radiusbruch*" als wahrscheinlich annehmen, auch wenn jede sichtbare Dislokation fehlen oder durch die allgemeine Schwellung verdeckt sein sollte. Läßt sich diese umschriebene Druckempfindlichkeit quer über die ganze Breite des Radius verfolgen, so handelt es sich um die quere extraartikuläre Fraktur. In der Mehrzahl der Fälle reicht freilich auch diese Frakturform mit einem kurzen, ulnar gelegenen Längssprung in das Gelenk. Ist die Druckempfindlichkeit nur an der Außenseite deutlich ausgesprochen, und besteht gleichzeitig Druckempfindlichkeit des Gelenks, so haben wir es mit einem ins Gelenk reichenden Schrägbruch zu tun (Abb. 633).

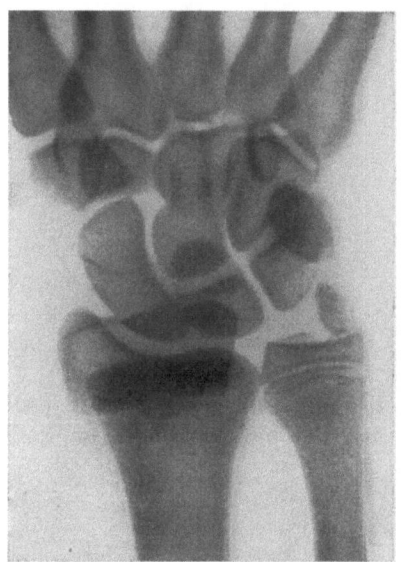 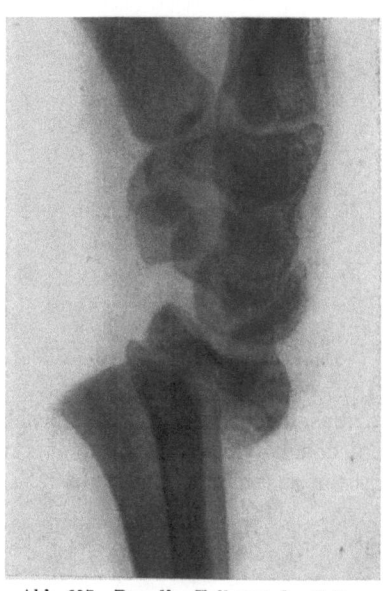

Abb. 636. Epiphysenlösung des Radius mit dorsoradialer Verschiebung. 19jähriger Patient.

Abb. 637. Derselbe Fall von der Seite.

Diese Bruchform, vor 80 Jahren von BARTON beschrieben, war damals der Gegenstand lebhafter Kontroversen. Jetzt wissen wir dank dem Röntgenverfahren, daß sie nicht selten ist. Wir haben sie sogar gleichzeitig an beiden Händen beobachtet.

Finden wir neben querer Druckempfindlichkeit die Erscheinungen eines Gelenkergusses oder wenigstens von Schmerzhaftigkeit und behinderter Funktion des Gelenks, so werden wir eine in das Gelenk reichende kombinierte Fraktur vermuten, wie sie in einer ihrer häufigsten Formen in Abb. 635 abgebildet ist.

Selten ist der isolierte Abbruch des der Ulna zugewendeten Teiles des Radiusendes. Eine solche Fraktur würde man aus einer eng umschriebenen Druckempfindlichkeit zwischen Radius und Ulna und aus Schmerzen bei der Rotationsbewegung vermuten dürfen.

Sitzt bei einem jugendlichen Individuum eine Radiusfraktur in der Gegend der Epiphysenlinie, so werden wir an Epiphysenlösung denken (Abb. 636 und 637).

Auf *eine* Frakturform müssen wir noch besonders hinweisen, die meist bei jüngeren Individuen vorkommt. Es ist dies die in Abb. 638 und 639 abgebildete „*Stauchungsfraktur*" bei der weder falsche Beweglichkeit, noch Dislokation bestehen. Die Funktionsstörung ist oft so gering, daß an eine Fraktur gar nicht gedacht wird. Untersucht man aber genauer, so findet man doch in querer Richtung rückwärts von der Radiuskante im ganzen Bereich der Metaphyse eine scharf begrenzte quere Druckempfindlichkeit. Im Röntgenbild zeigt sich auf den Seiten ein leichtes dachförmiges Vorspringen des Knochens als Beweis dafür, daß der Radius zusammengedrückt und der gequetschte Knochen nach der einen Seite hinausgetrieben worden ist, weil die axiale Druckfestigkeit des Knochens keine genügende war. Entsprechende Frakturen sind von ISELIN, als seltenere Vorkommnisse auch für andere Metaphysen nachgewiesen worden.

Ist die Radiusfraktur festgestellt, so untersuchen wir auf die schon erwähnte, häufigste Nebenverletzung, den Abriß des Processus styloides ulnae, den wir

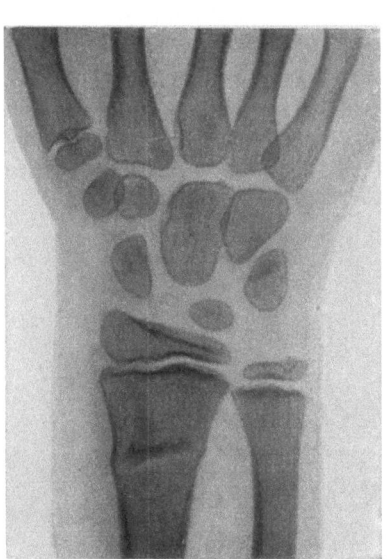

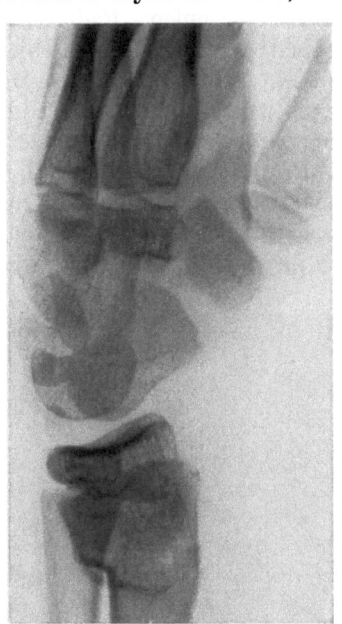

Abb. 638. Stauchungsbruch des Radius.
10jähriger Knabe.

Abb. 639. Derselbe Fall von der Seite.

an umschriebener örtlicher Druckempfindlichkeit erkennen, und auf die verschiedenen Verletzungen des Karpalskeletes, die bisweilen mit der Radiusfraktur zusammen vorkommen.

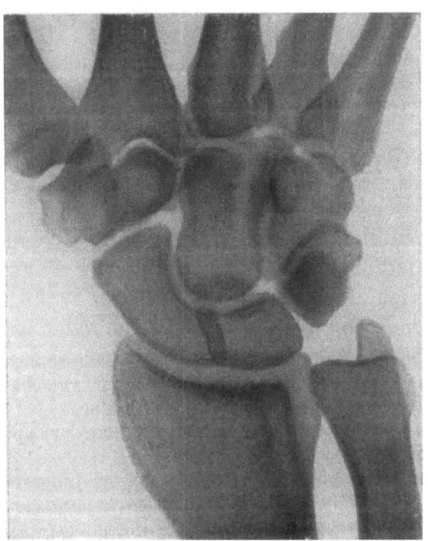

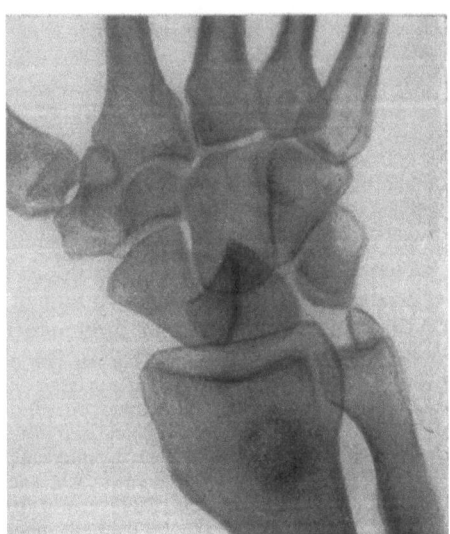

Abb. 640. Normales Handgelenk.

Abb. 641. Volare Luxation des Mondbeins.

2. Handgelenk.

Wenn wir am Radius nichts finden, so liegt entweder eine Verletzung des Handwurzelskeletes oder eine einfache Distorsion vor. Unter den ersteren sind als häufigste typische Vorkommnisse hervorzuheben: die volare Luxation des Mondbeins, der Bruch des Schiffbeins, die Kombination dieser beiden Verletzungen und die isolierte Malacie des Mondbeins.

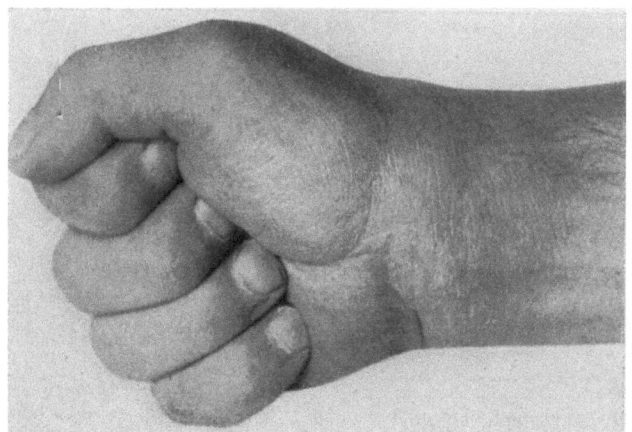

Abb. 644. Typische interkarpale Luxationsfraktur mit sichtbarem Vorsprung auf der Volarseite.

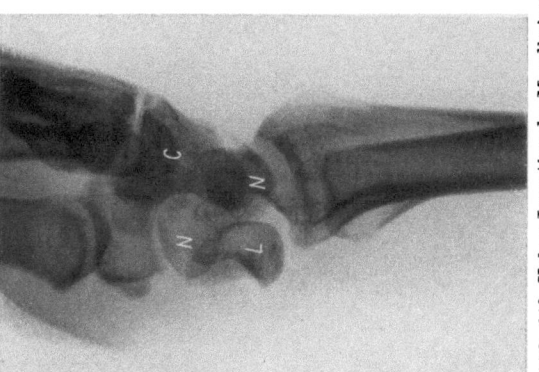

Abb. 643. Volare Luxation des Mondbeins. Bezeichnungen wie bei Abb. 642.

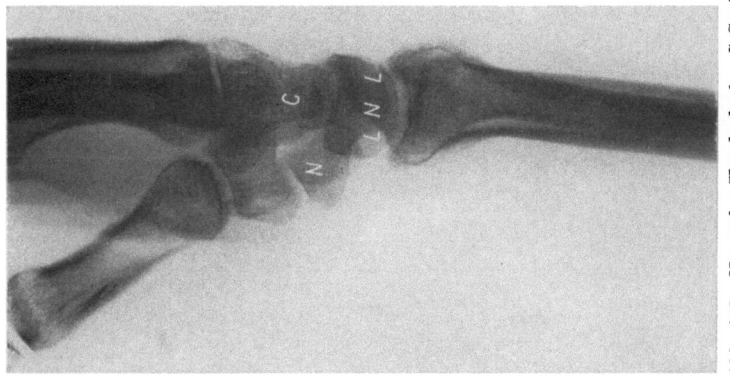

Abb. 642. Normales Handgelenk. *C* Capitatum; *N* Naviculare; *L* Lunatum.

a) Finden wir im Verein mit ausgesprochener Schmerzhaftigkeit des Handgelenks und den Zeichen gestörter Funktion einen unter den Beugesehnen gegen die Vola hin vorspringenden knöchernen Höcker oder auch nur eine auffallende Verdickung des Handwurzekskeletes in antero-posteriorem Sinne, so

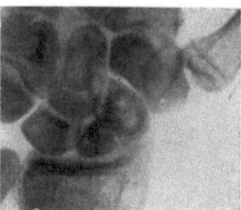

Abb. 645. Alte traumatische Cyste des Naviculare mit frischer Fraktur.

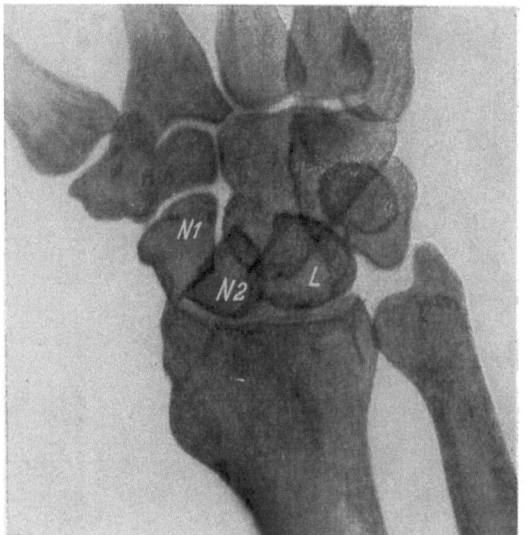

Abb. 646. Typische interkarpale Luxationsfraktur (Fraktur des Naviculare mit volarer Luxation des Lunatum *L* und des proximalen Fragmentes des Naviculare *N₂*).

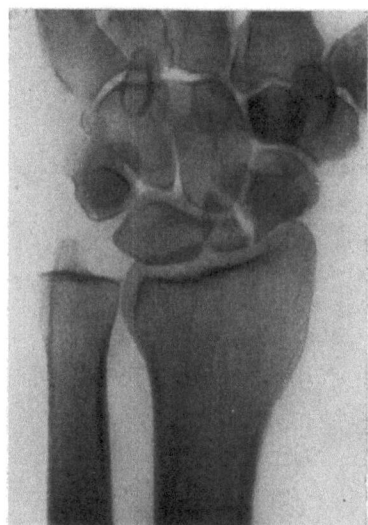

Abb. 647. Querbruch des Kahnbeins ohne Verschiebung.

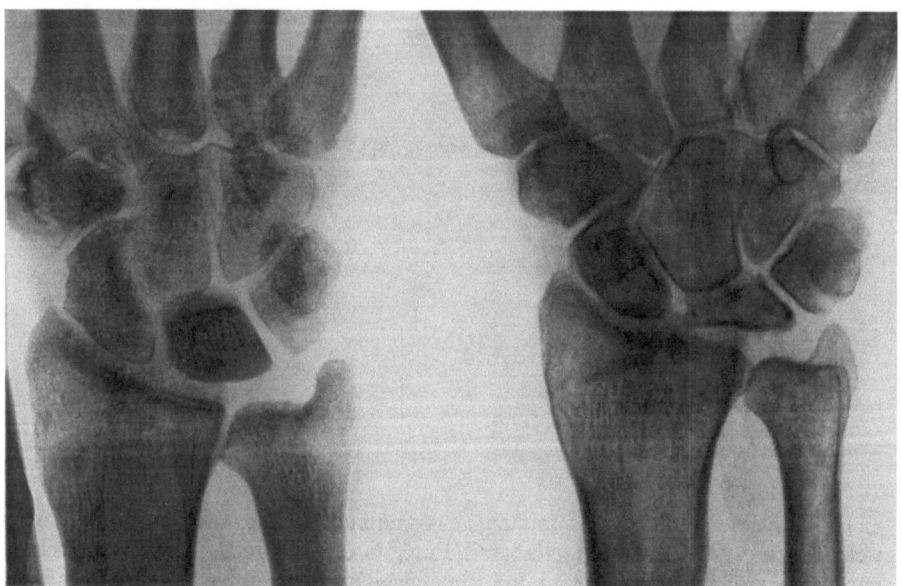

Abb. 648. Lunatum-Sklerose, Vorstadium der Malacie.

Abb. 649. Sog. traumatische Erweichung — Malacie des Lunatum.

müssen wir eine volare „*Luxation des Mondbeins*" als wahrscheinlich annehmen, besonders wenn sich im weiteren Verlauf neuralgische Erscheinungen in den Endästen des Medianus einstellen.

Im Röntgenbild läßt sich diese Verletzung meist schon in der dorsovolaren Aufnahme erkennen. Das Mondbein steht etwas schief, nach dem Naviculare hin gerichtet und läßt seine distale, radialwärts schauende Gelenkfläche leicht erkennen (vgl. Abb. 640 und 641). Auffällig ist sofort die starke Überschneidung der Konturen. Ohne weiteres beweisend ist die seitliche Aufnahme, die bei keiner unklaren Handwurzelverletzung versäumt werden darf. Sie zeigt

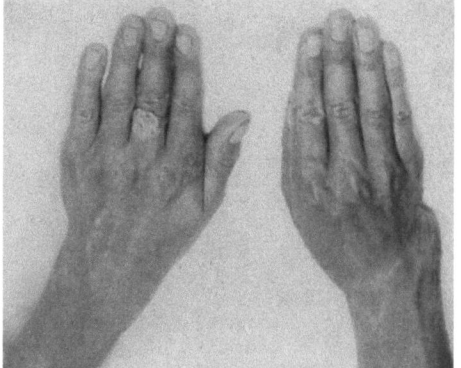

Abb. 651. Status nach Epiphysenfraktur des distalen Radiusendes mit Wachstumsverzögerung und konsekutiver Manus vara.

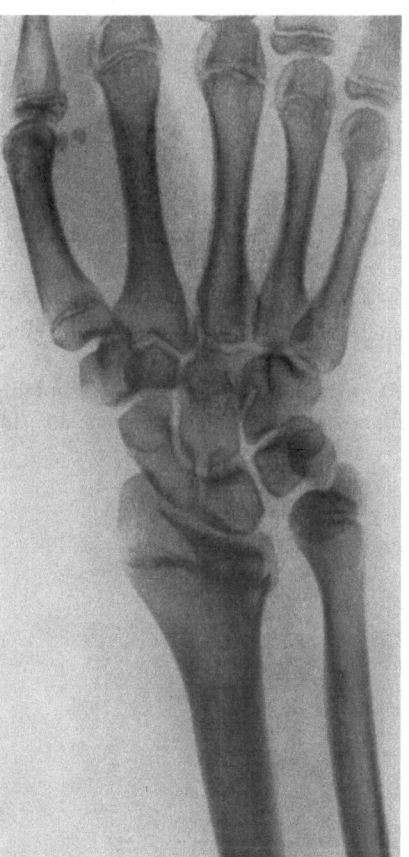

Abb. 650. Sprengung der distalen radioulnaren Verbindung.

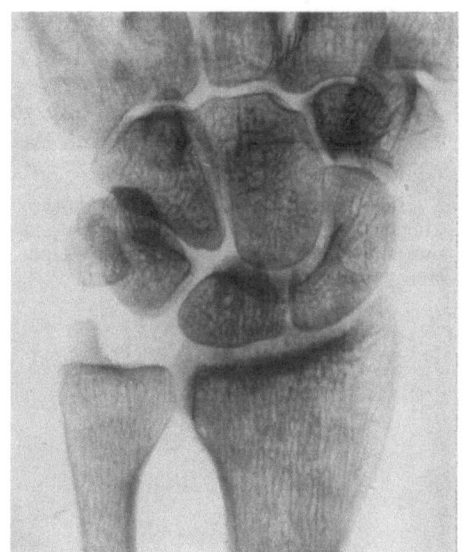

Abb. 652. Fraktur des Os pisiforme.

das Lunatum volar abgewichen und ihm dorsal aufruhend den Kopf des Capitatum (vgl. Abb. 642 und 643), das ebensogut wie das Lunatum als der luxierte Knochen aufgefaßt werden kann. Sehr selten ist die *dorsale* Luxation des Lunatum.

b) Finden wir einen deutlichen volaren Vorsprung (Abb. 644), verbunden mit einer ausgesprochenen Druckempfindlichkeit der Gegend des Naviculare, einer Verkürzung der Handwurzelgegend und vielleicht auch einer radialen Verschiebung der Hand, so nehmen wir eine kombinierte Handwurzelverletzung an, die, wie ich gezeigt habe, meist auf der Fraktur des Naviculare und der volaren Luxation des Lunatum samt dem an ihm sitzengebliebenen proximalen Fragment des Naviculare beruht. Wir bezeichnen dieselbe am besten als die „*typische interkarpale Luxationsfraktur*".

Abb. 646 stammt von dem Falle, bei dem die Beidseitigkeit mich (DE QUERVAIN) zuerst auf den typischen Charakter des Verletzungsbildes aufmerksam machte. Bisweilen finden sich bei dieser Verletzung auch das Capitatum quer gespalten und der Processus styloides radii abgebrochen, ebenso manchmal der Griffelfortsatz der Ulna. Selbst typische Radiusfrakturen können gleichzeitig vorhanden sein.

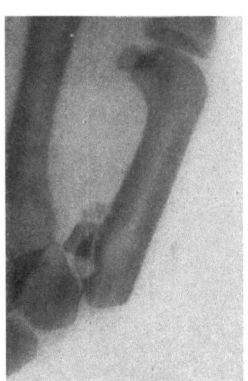

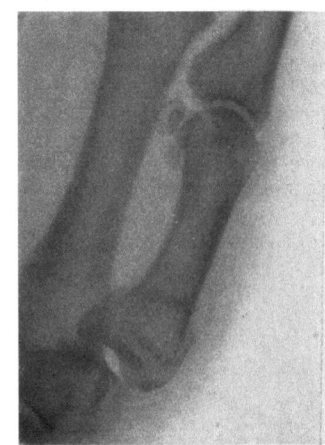

Abb. 653. Seitlicher Bruch der Basis des 1. Metacarpus.

Abb. 654. Querbruch der Basis des 1. Metacarpus.

c) Fehlt jede abnorme Vorwölbung, so müssen wir zwischen einfacher Fraktur des Naviculare, isolierter traumatischer Schädigung des Lunatum und reiner Distorsion entscheiden.

Auf die „*Fraktur des Naviculare*" — meist ein Querbruch ohne Verschiebung der Fragmente — weist eine ausgesprochene Druckempfindlichkeit in der Tabatière hin. Sicherheit gibt nur das Röntgenbild (Abb. 645).

Eine Verschiebung des einen — des proximalen — Fragmentes habe ich bis jetzt nur mit gleichzeitiger Luxation des Lunatum gesehen.

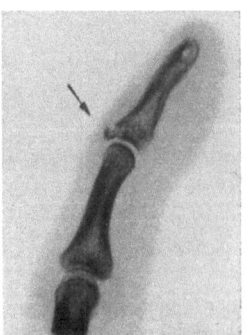

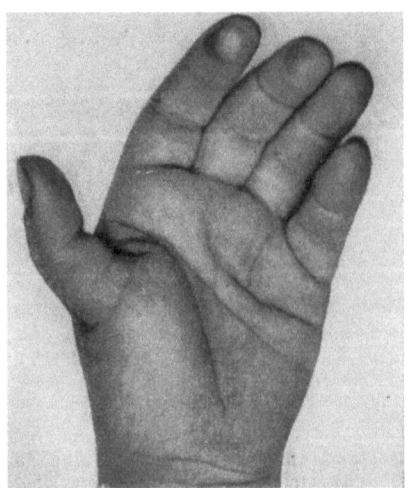

Abb. 655. Ausriß der Endstrecksehne mit Knochenansatz.

Abb. 656. Habituelle Daumenluxation.

Die „*isolierte Schädigung des Lunatum*", früher meist als „*Kompressionsfraktur*" aufgefaßt, dürfen wir auf Grund der Funktionsstörung des Handgelenks und der isolierten Druckempfindlichkeit des Lunatum vermuten. Eine sichere Diagnose gibt auch hier bloß das Röntgenbild (Abb. 649).

Das Wesen der „Schädigung" ist noch nicht völlig klargestellt. Wir müssen bei derselben jedenfalls 2 Formen unterscheiden:

1. Den Bruch bzw. die Zertrümmerung des Knochens durch schwere Verletzungen (Fall, schweres direktes Trauma).

2. Die meist nach leichten Distorsionen allmählich eintretende (KIENBÖCK, GUYE) Atrophie des Lunatum mit nachträglicher Fragmentierung. Das klinische Bild ist anfänglich das einer reinen Distorsion.

Die Funktionsstörung (besonders behinderte Dorsalflexion) geht aber nicht zurück, und nach einer Anzahl von Wochen und Monaten zeigt das Röntgenbild entweder Atrophie des ganzen Knochens mit Vorquellen von Knochensubstanz volar und dorsal oder zentrale Nekrose mit noch erhaltener peripherer Knochenschale. Der operativ entfernte Knochen zeigt das Bild deformierender Ostitis, meist verbunden mit Nekrose und Fragmentierung des zentralen Teiles. Fälschlich — aber begreiflicherweise wurde, wenn das Trauma ein unbedeutendes war, bis jetzt oft an Tuberkulose gedacht. Behandelt oder nicht kann die Verletzung im Verlauf der Jahre zu deformierenden Veränderungen in der Umgebung des Lunatum führen. PREISER hat dieses Bild auch für das Naviculare beschrieben.

Während man früher eher dazu neigte, den Vorgang als einen spontanen anzusehen, bei welchem irgendein leichtes Trauma die klinischen Symptome auslösen würde, ist man nach den Untersuchungen LANGS wohl eher berechtigt, die traumatische Genese anzunehmen. LANG konnte zeigen, daß makroskopisch infrakturierte Mondbeine im Röntgenbild nichts Pathologisches aufweisen müssen! Zwei eigene Fälle von Lunatum-„Malacie" (besser wäre: Sklerose!) (s. Abb. 648 und 649) im Anschluß an operativ reponierte Lunatumluxationen zeigen jedenfalls, daß es durch weitgehende Bandabrisse infolge Ernährungsstörungen ohne primäre Fraktur zu dieser sklerosierenden Veränderung kommen kann. Sog. KIENBÖCKsche Krankheit.

Wir haben uns bis jetzt an die in der Praxis häufiger vorkommenden typischen Verletzungen gehalten, deren Diagnose für den Arzt vor allem wichtig ist. Neben ihnen kommen in seltenen Fällen *Luxationen* sowohl im *Radiokarpalgelenk*, wie im *Interkarpal-* und *Karpo-Metakarpalgelenk* vor, die sich zum Teil durch genaue Betastung unter Berücksichtigung der Lage der Griffelfortsätze, zum Teil aber erst durch das Röntgenverfahren erkennen lassen. Der periphere Abschnitt verschiebt sich meist dorsal und es entsteht dann eine bei Inspektion und Palpation auffallende Treppenstufe. Auch andere Kombinationen von karpaler Luxation und Fraktur als die oben beschriebenen kommen besonders bei größeren Gewalteinwirkungen vor.

Sprengung der radioulnaren Verbindung (meist mit Einriß des Discus articularis) äußert sich in abnormer Beweglichkeit des distalen Ulnaendes, welches sowohl federnd gegen den Radius hin als auch nach dorsal und volar passiv abnorm bewegt werden kann. Pro- und Supinationsstörungen sind später häufig die Folge dieser Verletzung. Rasch erkannt wird diese Läsion im Röntgenbild (s. Abb. 650).

Im Anschluß an Epiphysenfrakturen des distalen Radiusendes kann es mit den Jahren infolge gestörten Längenwachstums zu einer „Verlängerung" der Ulna mit zwangsläufiger Sprengung der Radio-Ulnarverbindung kommen. (Vgl. Abb. 651). Harmlos ist die seltene, isolierte Fraktur des Os pisiforme (s. Abb. 652).

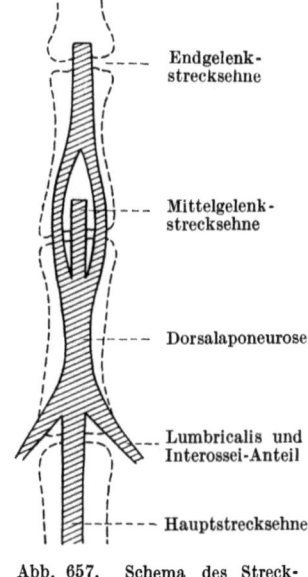

Abb. 657. Schema des Streckapparates der Finger 2—5. Bei starker Beugung im Mittelgelenk weichen die Seitenzügel volarwärts aus, werden dadurch kürzer. Deshalb kann bei dieser Stellung die Endphalanx nicht mehr aktiv völlig gestreckt werden. Bei Durchtrennung des Mittelzügels (Schnitt usw.) kann das Mittelgelenk nicht mehr gestreckt werden, wohl aber noch die Endphalanx.

Labels in figure: Endgelenkstrecksehne — Mittelgelenkstrecksehne — Dorsalaponeurose — Lumbricalis und Interossei-Anteil — Hauptstrecksehne

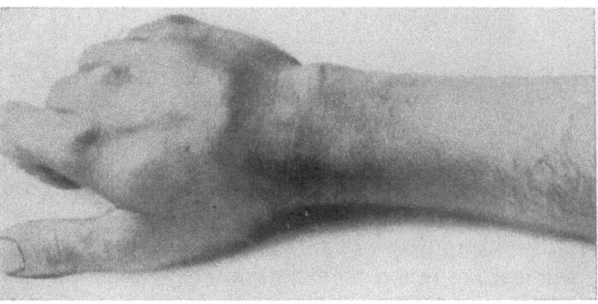

Abb. 658. Luxatio carpo-metacarpea.

3. Mittelhand und Finger.

Unter den Verletzungen der „*Mittelhand*" und der „*Finger*" sind die Frakturen der Metakarpen durch Zug und Druck am entsprechenden Finger leicht

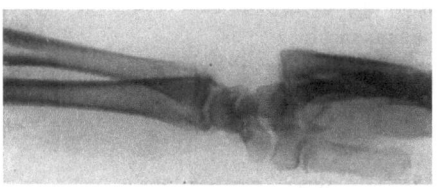

von bloßen Kontusionen zu unterscheiden. Nur Längsfissuren bleiben dabei schmerzlos.

Als zwar nicht häufige, aber doch typische Verletzung ist die Fraktur der Basis des ersten Metacarpus zu erwähnen. Dieselbe wird in der Regel für eine Distorsion des Daumens gehalten, und nur die hartnäckig anhaltenden Beschwerden zeigen, daß mehr als eine Distorsion vorliegt.

Abb. 659. Röntgenbild des Falles von Abb. 658. Endgelenk, Mittelzügel, Dorsalaponeurose. Sehne der Lumbricales und Intcrossei, lange Fingerstrecksehne.

Das Röntgenbild zeigt entweder einen Querbruch oberhalb der Basis oder eine Absprengung an ihrer volaren Seite (BENNETsche Fraktur) (Abb. 653 und 654).

Wie bei Entzündungen so ist auch bei Knochen- und Weichteilverletzungen die Zirkulationsstörung am *Handrücken* am ausgesprochensten und dauert oft sehr lange, selbst

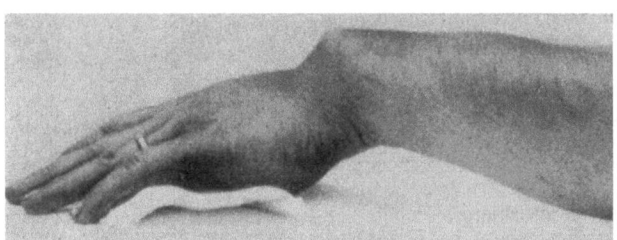

Abb. 660. Luxatio radiocarpea mit Fract. ulnae, 22 Jahre alt.

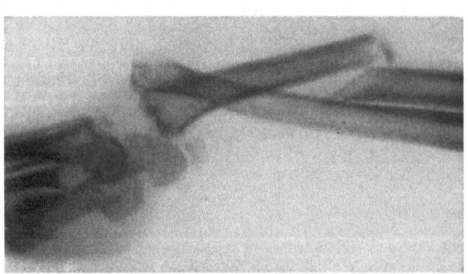

Abb. 661. Röntgenbild zu Abb. 660.

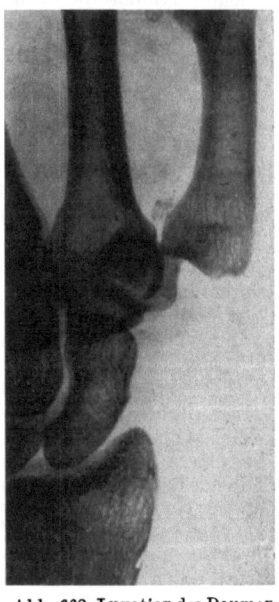

Abb. 662. Luxation des Daumengrundgelenkes.

wcnn sie nicht durch Manipulationen des versicherten Verletzten unterhalten wird. Man hat diesen Zustand als „hartes traumatisches Ödem des Handrückens" bezeichnet (SECRÉTAN).

Frakturen und Luxationen an den Fingern sind so leicht zu erkennen, daß wir uns bei ihnen nicht aufhalten wollen. Für den Ungeübten schwieriger zu erkennen sind die nicht so seltenen *Subluxationen* der Fingergelenke (meist im Mittel- oder Endgelenk). Äußerlich ohne erkennbare Abnormität bedingen sie hochgradige Unbeweglichkeit mit starkem Schmerz bei Bewegungsversuchen. In Lokalanästhesie gelingt unter Knacken die Reposition sehr leicht.

Zu den typischen Fingerverletzungen gehören auch die bei brüsker Überbeugung der Endglieder auftretenden Ausrisse der Endstrecksehnen mit und ohne Knochenansatz (s. Abb. 655). Das charakteristische Herunterhängen der

Endphylanx beim Streckversuch führt ohne Schwierigkeiten auf die richtige Diagnose. Ist es durch lokales Trauma über den dorsalen Mittelgelenken der Finger 2—5 zu einer isolierten Durchtrennung der Mittelpartie des Streckapparates gekommen, so kann das betreffende Endglied noch normal bewegt werden, das Mittelgelenk zeigt aber starken Streckausfall (vgl. Abb. 657).

Die wegen der Repositionsschwierigkeiten hinlänglich bekannte *Daumenluxation* im Mittelgelenk kann mit nichts anderem verwechselt werden. Seltener ist die im Grundgelenk auftretende Luxation, welche häufig Anlaß zu habitueller Luxation gibt (s. Abb. 656).

Das nun folgende Schema wird das über die Handgelenksverletzungen Gesagte übersichtlich zusammenfassen.

Keine durch Inspektion und Palpation nachweisbare Formveränderung der Knochen.	Radius nirgends umschrieben druckempfindlich. Carpus meist leicht geschwollen. Funktionsstörung stets ausgesprochen. Stets Röntgen!	Druckempfindlichkeit diffus.	1. **Distorsio manus.**
		Umschriebener Druckschmerz in der Tabatière.	2. **Fractura navicularis.**
		Umschriebener Druckschmerz über dem Os lunatum (Mitte des Dorsum carpi).	3. **Traumatische Schädigung des Os lunatum.**
	Radius *hinter* der Gelenklinie umschrieben druckempfindlich.	Handgelenk frei, Druckempfindlichkeit quer verlaufend.	4. **Extraartikuläre Querfraktur des Radius.**
		Handgelenk geschwollen, Funktion gestört, Druckempfindlichkeit sich der dorsalen Radiuslippe nähernd.	5. **Ins Gelenk reichende Radiusfraktur**
			6. **Extraartikuläre,** weit **hinten** (etwa 3—4 und mehr cm hinter dem Gelenk) sitzende **Radiusfraktur,** meist mit Abbruch des Ulnaköpfchens.
Deutliche Formveränderung des Handgelenkskeletes.	Gabelrückenform mit Knickung nahe am Carpus.	Gelenk frei.	7. **Extraartikuläre Radiusfraktur** nahe am Gelenk, oft mit Fractura proc. styl. ulnae (auch Epiphysenlösung).
		Gelenk geschwollen, empfindlich, steif.	8. **Intraartikuläre Radiusfraktur** (Schrägfraktur oder Quer- + Schrägfraktur).
	Dorsopalm. Verdickung des Gelenks ohne ausgesprochenen Gabelrücken.	Keine deutliche Verkürzung der Hand. Umschriebener Knochenhöcker unter den Beugesehnen.	9. **Luxatio ossis lunati,** eigentlich richtiger ossis capitati.
		Verkürzung der Hand, größere Knochenmasse unter den Beugesehnen. Druckempfindlichkeit der Tabatière.	10. **Interkarpale Luxationsfraktur,** Fractura navicularis + Luxatio lunati. Nicht selten!
	Ausgesprochene Treppenstufe, meist distal aufsteigend.	Meist keine deutliche Verkürzung.	11. **Luxatio radiocarpea, intercarpea** oder **carpometacarpea.**

90. Von den Entzündungsprozessen im Bereiche des Handgelenks.

1. Akute Entzündungen.

Unter den akuten Schwellungen erwähnen wir nur kurz jenes oft gewaltige entzündliche Ödem des Handrückens, das sich an jede infizierte Handverletzung anschließen kann, sei sie an der Vola oder auf dem Dorsum gelegen. Dagegen halten wir uns etwas länger bei den „*akuten Sehnenscheidenentzündungen*" auf, denn hier kann man anfangs im Zweifel sein, wo der primäre Sitz der Entzündung liegt. Gibt der Patient an, daß die Schwellung nach einer Stichverletzung an einem Finger, nach einer Bißverletzung oder dergleichen aufgetreten ist, so müssen wir vor allem an die Sehnenscheiden denken.

Bezeichnend für die Entzündung derselben ist die Beeinträchtigung der *Fingerbewegung*, während bei Gelenkerkrankung vornehmlich die *Bewegung des Handgelenks* gestört ist. Ein entzündetes Handgelenk ist ferner von allen Seiten her druckempfindlich, während bei Sehnenscheidenentzündung nur die befallene Seite empfindlich ist. Endlich dehnt sich die Sehnenscheidenentzündung stets in der Längsrichtung aus, während die Arthritis auf die Gelenkgegend beschränkt bleibt.

Bisweilen kommt es freilich bei primärer Sehnenscheidenentzündung sekundär zur Mitbeteiligung von Gelenken. Ein solches Ereignis werden wir dann annehmen, wenn trotz

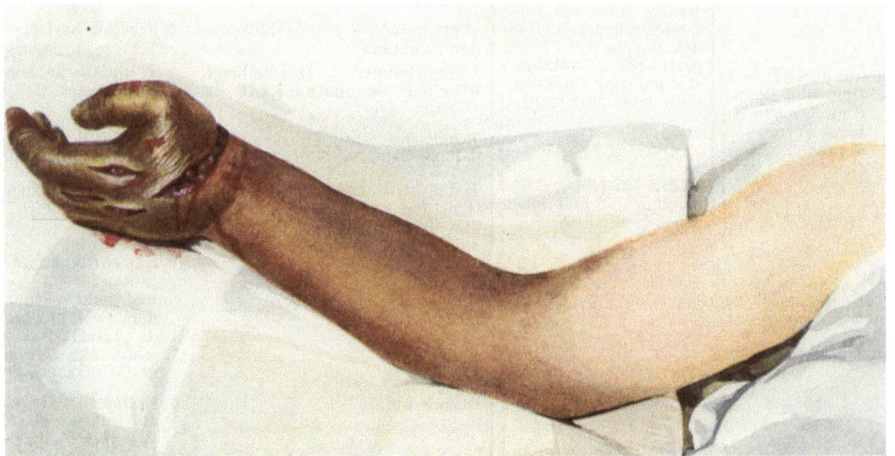

Abb. 663. Gasgangrän der Hand mit bronzefarbenem Ödem und fortschreitender Gasphlegmone des Armes nach Maschinenverletzung der Hand.

Eröffnung aller oberflächlichen Eiterherde Schmerzen, Ödem und Fieber fortdauern, und wenn wir bei Bewegungsversuchen ein rauhes Knacken verspüren und hören als Beweise dafür, daß der Gelenkknorpel schon teilweise durch den Entzündungsprozeß abgelöst oder zerstört worden ist. Umgekehrt werden bisweilen von einem primären Gelenk- oder Knochenherd aus sekundär die Sehnenscheiden ergriffen.

Hat die Tendovaginitis einmal auf den Vorderarm übergegriffen, und bestehen Fieber, Ödem und Schmerzen weiter, so müssen wir sorgfältig der Eiterung nachspüren, um den Herd rechtzeitig zu eröffnen. Da dieser oft in der Tiefe, auf dem Ligamentum interosseum sitzt, so werden wir hierfür nicht auf Fluktuation warten.

In der Regel ist der Entzündungserreger ein Staphylococcus oder Streptococcus. Ausnahmsweise kommt es bei besonderer Verunreinigung der Wunde auch an der oberen Extremität zu den verschiedenen Formen von *Gasphlegmone* bzw. *Gasgangrän*, welche wir sonst besonders an der unteren Extremität antreffen, und welche durch den Krieg in den Vordergrund des Interesses gerückt worden sind. Abb. 663 gibt ein klassisches Beispiel aus der Friedenspraxis wieder. Wir werden bei Besprechung der unteren Extremität genauer auf diese Infektion eingehen.

Zeigen Sitz der Schwellung und Funktionsstörung eine „*Gelenkentzündung*" an, so erheben sich die üblichen Fragen:

Sind andere Gelenke miterkrankt, und reagiert die Entzündung auf Salicylpräparate, so nehmen wir akuten Gelenkrheumatismus an. Ist nur das eine Gelenk befallen, fehlen übrige Entzündungsherde (Furunkel, Angina, Zahninfektion usw.) und wirkt Salicyl ungenügend, so liegt vor allem der Gedanke an Gonorrhöe nahe, selbst wenn ein Trauma angegeben wird oder wirklich vorangegangen ist.

Ein Hotelbedienter wollte die Unfallversicherung für eine akute entzündliche Schwellung seines Handgelenks haftbar machen, weil er sich beim Heben eines Koffers eine Verstauchung

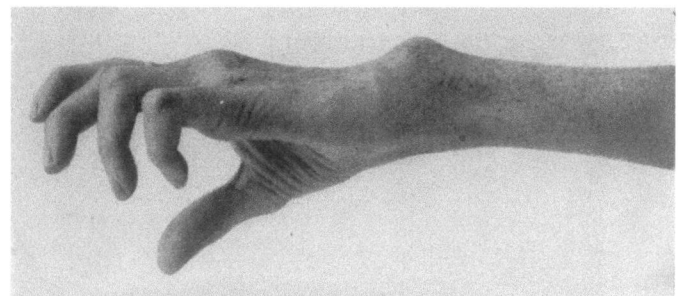

Abb. 664. Arthritis deformans des Handgelenks.

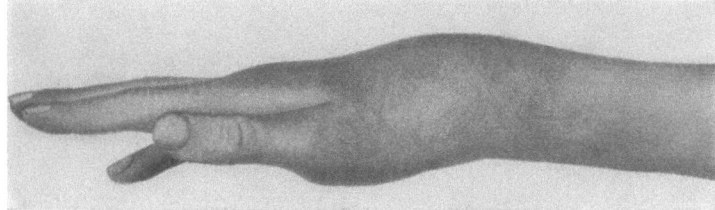

Abb. 665. Tuberkulose des Handgelenks.

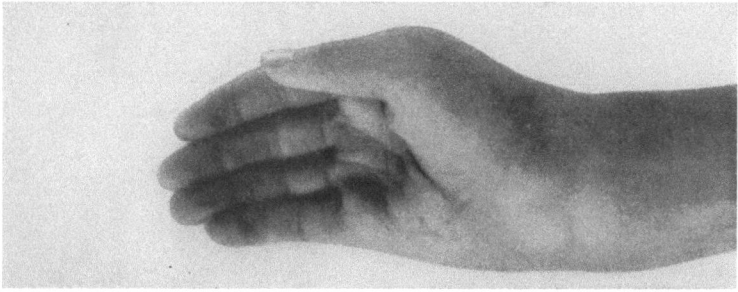

Abb. 666. Tuberkulöse Tendovaginitis der Beugesehnenscheiden. Leichte Beugekontraktur der Finger.

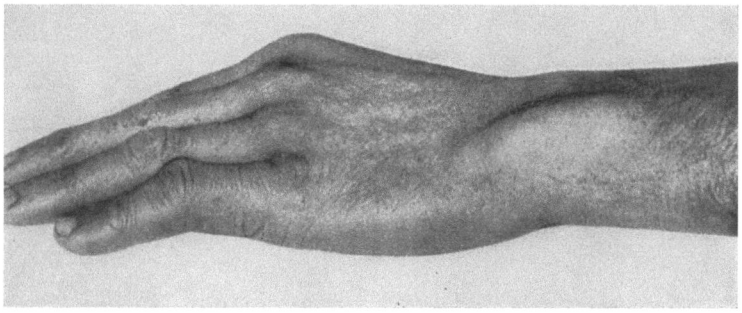

Abb. 667. Chronische Tendovaginitis des M. extensor carpi ulnaris.

zugezogen hatte. Auf die Frage, wann er eine Gonorrhoe gehabt habe, gab er sofort die erwartete Antwort. Das Heben des Koffers war nur der Anlaß, bei dem die ersten Entzündungserscheinungen zutage traten. Damit soll nicht ausgeschlossen sein, daß eine Distorsion die Ansiedlung von Gonokokken im Gelenk begünstigen könne. Doch muß der

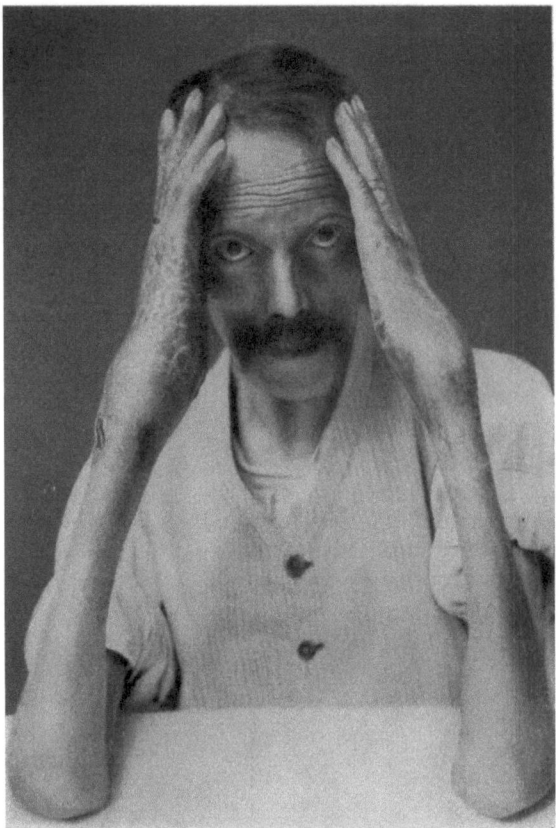

Abb. 668.   Beidseitige Tuberkulose des Handgelenks.

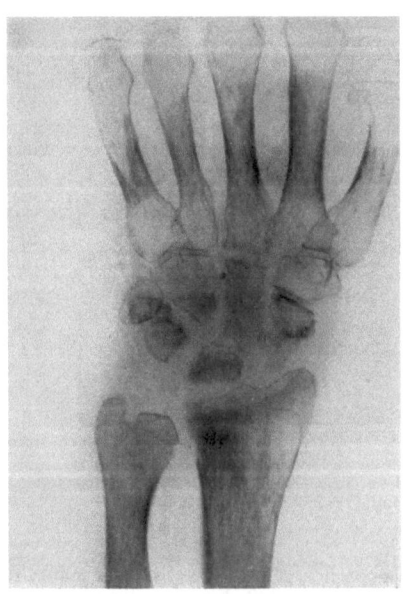

Abb. 669.   Arthritis tuberculosa.

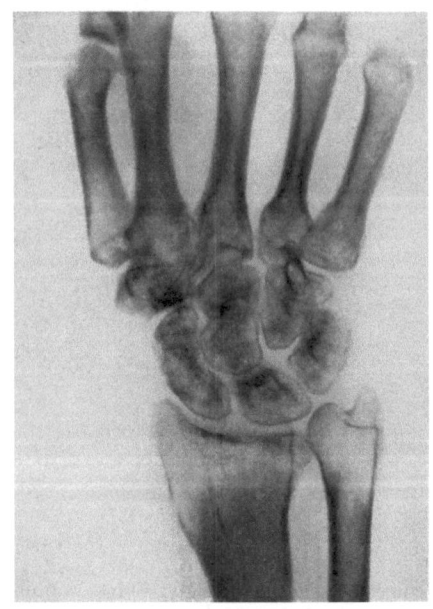

Abb. 670. Akute, fleckige Osteoporose bei Vorderarm-
phlegmone nach komplizierter Ellenbogenfraktur.

strikte Unfallbeweis verlangt werden, wenn die Arthritis auch nur bedingt als traumatische aufgefaßt werden soll.

Im übrigen sei auf das bei der Besprechung des Schultergelenks Gesagte verwiesen. In einzelnen Fällen muß der Verlauf entscheiden. Akuter Gelenkrheumatismus klingt verhältnismäßig rasch und meist ohne Funktionsstörung ab; Gonorrhöe heilt langsamer, oft erst nach Monaten, bald mit freier Beweglichkeit, bald mit Versteifung. Staphylo- und Streptokokkeninfektionen führen ohne

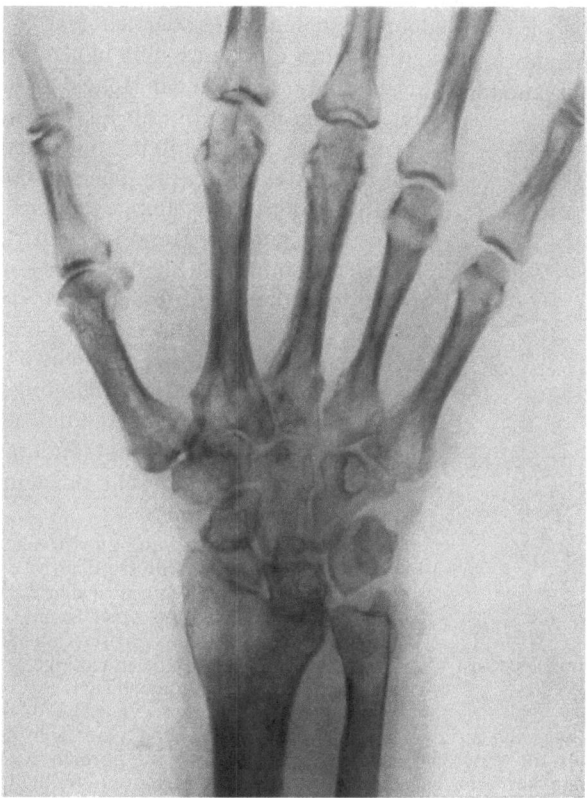

Abb. 671. Arthritis deformans.

Therapie meist zu Eiterung und zu wenigstens teilweiser Versteifung. Bei Endocarditis lenta (insbesondere Viridanssepsis) sind die Gelenkaffektionen flüchtiger Natur und verlaufen ohne Eiterung. Die Diagnose dieser Erkrankung kann nur auf Grund der bakteriologischen Blutuntersuchung und der Punktion gestellt werden.

2. Chronische Entzündungsprozesse.

Bei von Anfang an chronisch verlaufenden Entzündungen des Handgelenks in symmetrischer Anordnung handelt es sich in der Regel um den „chronischen Gelenkrheumatismus", dessen Formen und Ursachen wir schon bei Anlaß der Schultergelenksentzündung besprochen haben, und von dem Abb. 664 und 671 ein typisches Bild geben. Ist dagegen nur das eine Handgelenk ergriffen, so bleibt uns einzig die Annahme einer „Tuberkulose" übrig. Wichtig ist es, dieselbe in ihren Frühstadien zu erkennen. Vermindern sich in einem Handgelenk allmählich die Bewegungsexkursionen, werden die ausgiebigen Bewegungen schmerzhaft, besteht dabei eine leichte Druckempfindlichkeit, tritt am Vorderarm Muskelatrophie auf, so werden wir an Tuberkulose auch dann denken, wenn noch keine auffällige Schwellung sichtbar ist. Ist eine solche vorhanden, so wäre noch Verwechslung mit einer „*tuberkulösen Tendovaginitis*" der Beugesehnen möglich. Das Bild der beiden Erkrankungen ist freilich ein ganz verschiedenes. Bei der Gelenktuberkulose ist die ganze Handgelenkgegend spindelförmig verdickt, und die Hand steht in etwas vorgerückteren Fällen in leichter volarer Subluxation, in der Regel mit völliger Streckstellung der Finger (s. Abb. 665). Die Druckempfindlichkeit ist auf beiden Seiten des Gelenks ungefähr gleich ausgesprochen. Dabei tritt meist Schmerz bei Zug und Stoß in der Achse auf und ebenso bei jedem Versuch aktiver oder passiver Gelenkbewegung. Bei der Tendovaginitis sitzt umgekehrt die Schwellung bloß auf der einen Seite, meist in der Vola, und hat ihr Maximum nicht in der Höhe des Handgelenks, wo

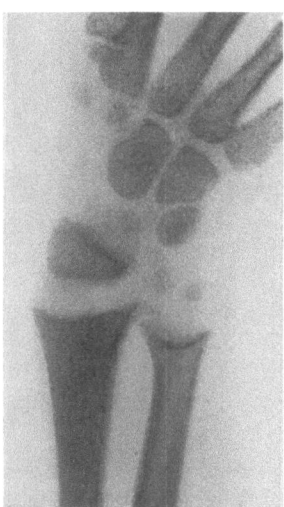

Abb. 672. Knochenveränderungen bei Rachitis.

die Sehnenscheiden durch das starke Ligamentum carpi volare festgehalten sind, sondern proximal und distal davon (s. Abb. 666 und 667). Die Finger zeigen nicht Streckstellung, sondern leichte Beugekontraktur, und die Hand ist nicht volar subluxiert. Die Druckempfindlichkeit, wenn eine solche überhaupt vorhanden ist, beschränkt sich auf die befallene Seite. Die Gelenkbewegungen sind höchstens mechanisch durch die Schwellung gehemmt, aber kaum schmerzhaft. Stoßschmerz fehlt. Auftreten von Fisteln vervollständigt oft das Krankheitsbild. Sehnenscheidenentzündung auf dem Dorsum und in der Vola spricht für einen ursächlichen tuberkulösen Gelenkherd.

Die Röntgenuntersuchung gibt in allen Stadien der Erkrankung wertvolle Aufschlüsse über Sitz und Ausbreitung der Knochenerkrankung und über den Zustand der Gelenkknorpel. Im Frühstadium einer synovialen Entzündnug werden wir nichts als eine diffuse Osteoporose finden, die sich durch ihre größere Gleichmäßigkeit von der akuten, fleckigen Osteoporose unterscheidet, wie wir sie bei akutentzündlichen Prozessen sehen (Abb. 670). Geht die Erkrankung vom Knochen aus, so läßt sich der Herd schon sehr früh deutlich erkennen (s. Abb. 673a u. b). Im weiteren Verlauf schwindet bei beiden Formen der Knorpel, und die einzelnen Knochen berühren sich unmittelbar. Im Spätstadium stellen dieselben schließlich nur noch unförmliche wolkige Gebilde dar (Abb. 669).

Wie schwer die Knochenveränderungen auch bei Arthritis deformans werden können, das zeigt Abb. 671. Von Interesse ist es, das Röntgenbild der Rachitis daneben zu stellen (Abb. 672).

Unter den Weichteil- und Knochenschädigungen sei auch an die besonders an den oberen Extremitäten vorkommenden Starkstromverletzungen erinnert (Abb. 674).

Bei dem oft sehr hartnäckigen posttraumatischen *Handrückenödem* denke man auch an Artefakt, desgleichen bei den hartnäckigen Geschwüren, welche durch betrügerische Individuen durch Aufträufeln von Ätzmitteln unterhalten werden können. Schutzverband unter Gipshülle deckt den Sachverhalt bald auf.

91. Geschwülste an Hand und Fingern.

1. Gutartige Geschwülste.

Vor allem sei die „*gewöhnliche Warze*" (s. Abb. 675) genannt, ein sicher kontagiöses, aber harmloses Papillom der Haut, dessen Abbildung wir kaum hierhersetzen würden, wenn nicht eine Verwechslung mit umschriebenen Formen

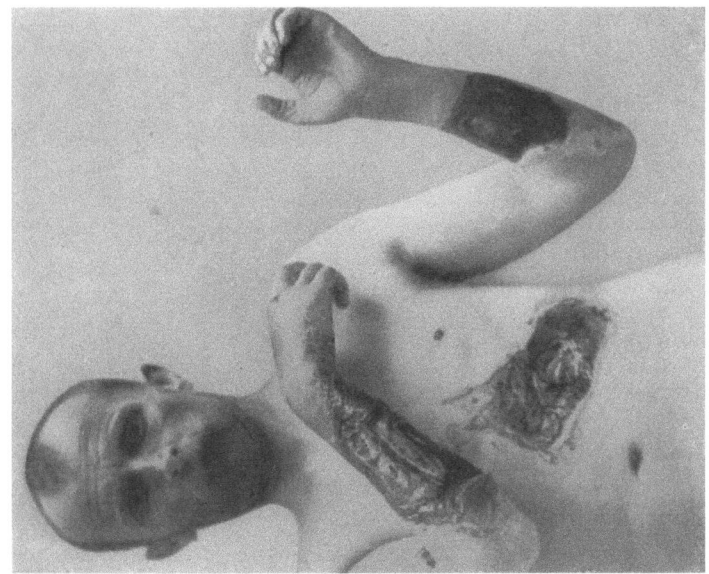

Abb. 674. Starkstromverbrennung.

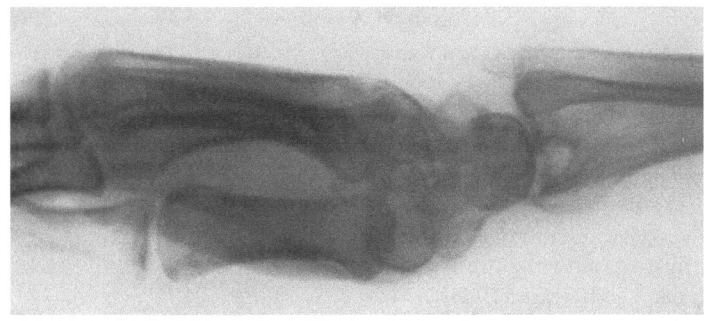

b

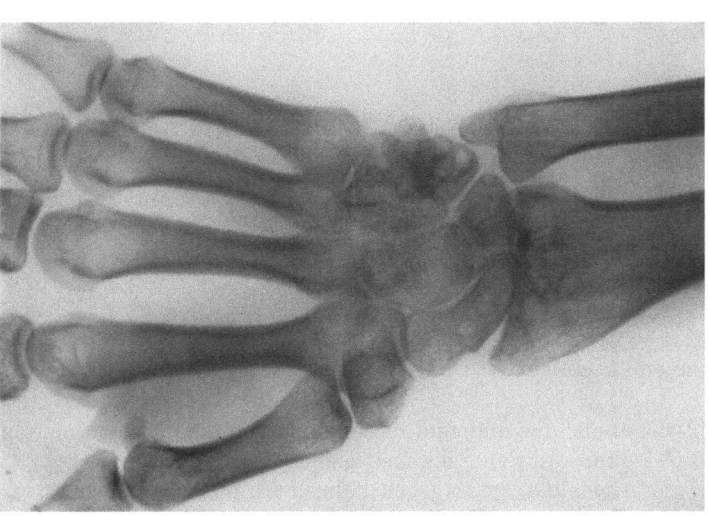

a

Abb. 673a u. b. Handgelenktuberkulose, ossäre Form.

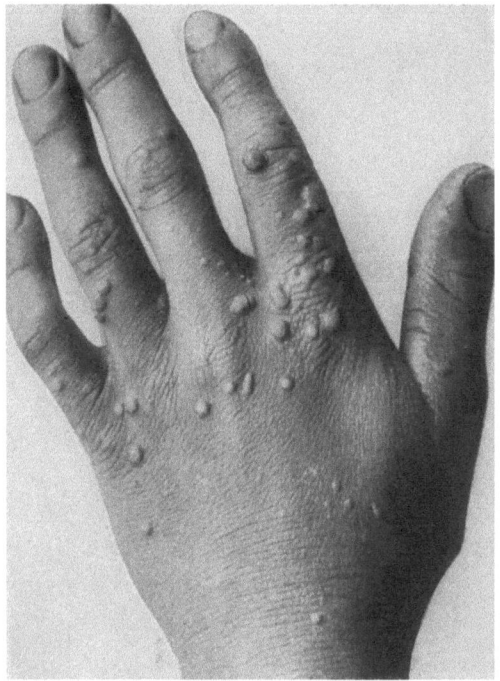 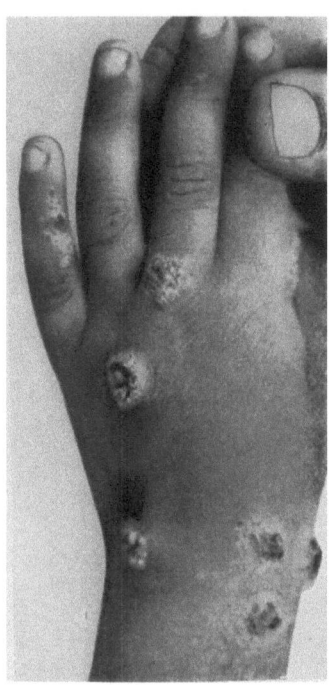

Abb. 675. Gewöhnliche multiple Warzen.   Abb. 676. Tuberculosis verrucosa cutis.

der Tuberculosis verrucosa cutis (s. Abb. 676) möglich wäre. Es sei auch erwähnt, daß gutartige papillomatöse Veränderungen der Haut bisweilen den ganzen Handrücken einnehmen. Ungeklärt ist die sicher festgestellte psychische Beeinflussung gewisser warzenartiger Gebilde.

Die häufigste geschwulstähnliche Bildung ist das sog. „Ganglion", das „Überbein" des Laien. Die Ganglien stellen Herde gallertartiger Degeneration

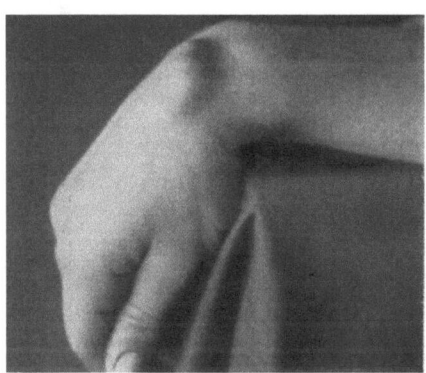 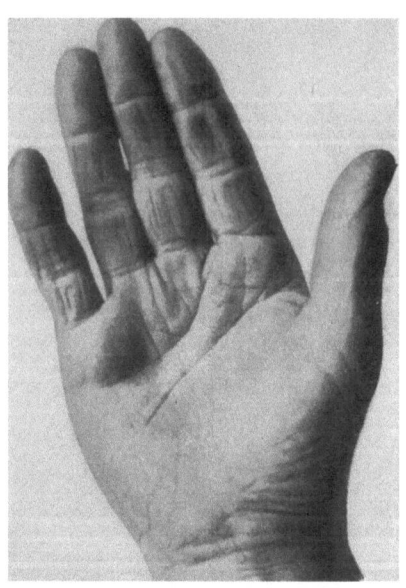

Abb. 677. Ganglion carpi.   Abb. 678. Epithelcyste der Hohlhand.

im Kapselbindegewebe dar und sind unabhängig von der Synovialmembran der Sehnen und Gelenke. Mit den Sehnenscheiden haben sie in der Regel gar nichts zu tun, mit der Gelenkkapsel dagegen hängen sie fest zusammen, weil sie im

Gewebe derselben entstanden sind. Wäre einmal eine Kommunikation vorhanden, so wäre sie sekundär zustande gekommen. Aus der Entstehungsweise der Ganglien ergibt sich, daß der Hohlraum derselben von der Gelenkhöhle nur durch eine dünne Bindegewebsschicht und die Synovialmembran getrennt ist. Wir müssen uns also bei der Exstirpation jedes Ganglions darauf gefaßt machen, das Gelenk an beschränkter Stelle zu eröffnen.

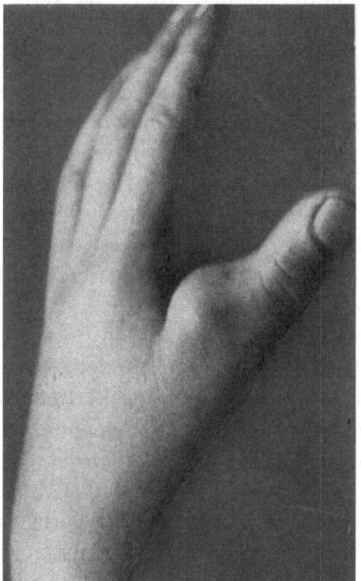

Abb. 679. Cartilaginäre Exostose des Daumens.

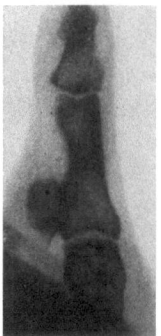

Abb. 680. Röntgenbild zu Abb. 679.

Nur eins ist von diagnostischem Interesse: Es kommt bei Tuberkulose der Karpalgelenke vor, daß sich *tuberkulöse Granulationsmassen* zwischen den Sehnen hindurch als sichtbare, isolierte Geschwulst bis unter die Haut vordrängen, oder daß, wie es OLLIER beschrieb, nur eine umschriebene Ausstülpung der Kapsel tuberkulös erkrankt ist (tuberculomes juxtasynoviaux).

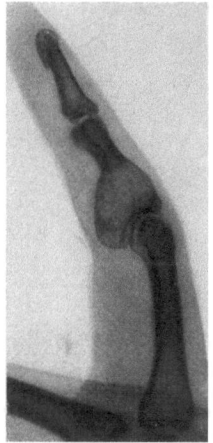

Abb. 681. Enchondrom einer Phalange.

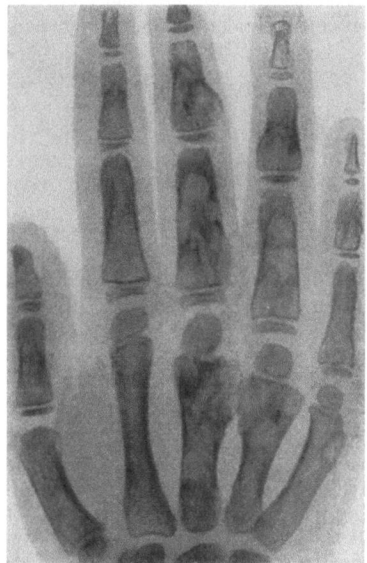

Abb. 682. Multiple Enchondrome
(an allen Extremitäten!).

Cystische Geschwülstchen an Hand und Fingern sind entweder den „*Atheromen*“ zuzurechnen und sitzen dann gewöhnlich auf dem Handrücken, oder es handelt sich um die sog. „*traumatischen Epithelcysten*“, die nach allgemeiner Auffassung auf einer durch Trauma bedingten Verlagerung von Epithelzellen in die Tiefe beruhen und die nur auf der Hohlhandseite gefunden worden sind.

Auch für sie wird freilich von anderer Seite (FRANKE) kongenitaler Ursprung angenommen (Abb. 678).

„*Lipome*" sitzen meist auf der Volarseite, können aber von da zwischen den Mittelhandknochen nach dem Dorsum durchwachsen. Sie können sich, wie

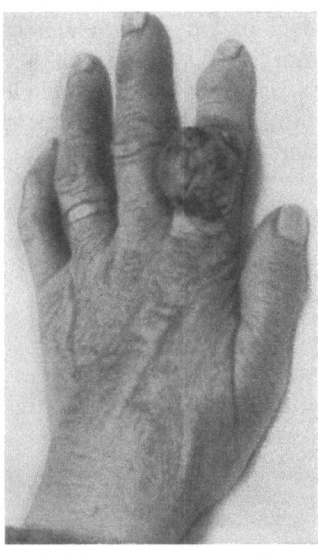

die Sehnenscheidentuberkulose, nach den Fingern hin ausdehnen, machen aber, im Gegensatz zu letzterer, am Ligamentum carpi transversum halt.

„*Fibrome*" mit ihren gewöhnlichen Charakteren: der guten Abkapselung, der Derbheit und dem langsamen Wachstum kommen im Gewebe der Cutis, der Palmaraponeurose, der Sehnenscheiden und der Sehnen vor. Sie veranlassen nicht selten neuralgische Schmerzen.

„*Angiome*" finden sich in allen Formen vertreten, als Teleangiektasien, teleangiektatische Granulome (bläulich-schwarz durchschimmernde, subcutane Geschwülstchen), als kavernöse Angiome und als Rankenangiome. Ihr Sitz ist die Haut, das subcutane Bindegewebe oder die Muskulatur.

Ein charakteristisches Aussehen haben endlich die „*Chondrome*" der Phalangen (s. Abb. 681): knollige, derb bis hart anzufühlende Auswüchse der Finger, oft multipel vorkommend (s. Abb. 682), in gleicher Weise wie an den Zehen (s. daselbst).

Abb. 683. Melanom des Zeigefingers.

Zum Schluß sei noch ein kleines entzündliches Geschwülstchen erwähnt, das sich hie und da an Hand oder Fingern findet. Es ist erbsengroß oder etwas größer, gleicht im Aussehen einer Heidelbeere oder einer Himbeere und besitzt meist einen dünnen Stiel, der wie von einem Epidermiskragen umgeben ist. Es handelt sich um die zuerst von PONCET und

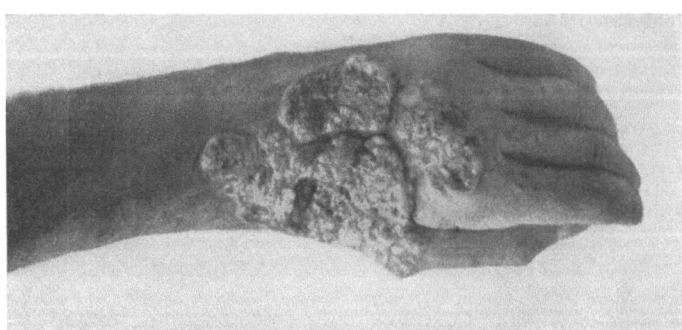

Abb. 684. Cancroid des Handrückens.

BÉRARD als „*Botriomykose*" beschriebenen Granulome, eine hauptsächlich dem Pferde angehörende Erkrankung, die von den einen auf eine bestimmte Staphylokokkenform, den Botriomyces, von anderen auf den Staphylococcus aureus zurückgeführt wird. Das Aussehen des Gebildes ist so charakteristisch, daß man die Diagnose nicht verfehlen kann, wenn man es einmal gesehen hat. Histologisch stellt es sich als teleangiektatisches Granulom dar. Abb. 611 (S. 554) gibt ein typisches Beispiel wieder.

2. Bösartige Geschwülste.

Von bösartigen Geschwülsten finden wir an Händen und Fingern Sarkome und Hautkrebse.

Sarkome finden sich an allen Teilen der Hand, am häufigsten aber an den Fingern. Sie gehen bald von der Haut, bald von Sehnen und Sehnenscheiden, bald endlich vom Knochen aus und können in diesem Falle bei langsamem Wachstum mit einem Chondrom verwechselt werden.

Hautkrebse sitzen stets auf dem Handrücken. Sie stellen anfänglich flache, oft mehr oder weniger warzenartige Gebilde dar, aus denen schließlich ausgedehnte Geschwüre vom gewöhnlichen Charakter der Cancroide hervorgehen (s. Abb. 684). Ihre Grundlage ist oft ein Keratoma senile (Abb. 89, S. 85).

Eine besondere Erwähnung verdient der auf Grund der chronischen *Röntgendermatitis*, bisweilen auf *Hyperkeratosen* entstehende Hautkrebs, dem schon mancher Radiologe zum Opfer gefallen ist. Er sitzt auf dem Finger- oder Handrücken, am häufigsten im Bereich der Metacarpophalangealgelenke. Dank den modernen Schutzmaßregeln ist er zum Glück seltener geworden. Die Haut zeigt in seiner Umgebung die typischen Zeichen der sog. Röntgenschädigungen: Hyperkeratosen, Teleangiektasien, Glanzhaut, Deformation der Nägel usw.

92. Akut-entzündliche Prozesse an Hand und Fingern.

1. Entzündungsprozesse an den Fingern.

Trotzdem Entzündungsprozesse an Hand und Fingern das tägliche Brot der kleinen Chirurgie darstellen, geben sie uns doch hie und da interessante Probleme auf.

Ein geschwollener, geröteter Finger löst automatisch die Diagnose Panaritium aus. Unter dieser Bezeichnung wird aber sehr Verschiedenes zusammengefaßt.

Dem Weiteren sei vorangeschickt, daß wir bei jeder infektiösen Erkrankung der Finger mit automatischer Regelmäßigkeit nach dem Bestehen einer Lymphangitis am Arm und einer Lymphadenitis in der Achselhöhle suchen müssen. Selbst eine kleine, binnen wenigen Tagen geheilte Fingerverletzung kann zu einer schweren, in Eiterung übergehenden Lymphadenitis axillaris führen.

a) Die Dermatitis.

Ein Patient zeigt uns einen stark geschwollenen, geröteten, am ehesten mit einer Rübe zu vergleichenden Mittelfinger. Er hat sich eine kleine Hautverletzung zugezogen und dieselbe auf Geheiß des Arztes mit Lysolumschlägen behandelt; der Finger sei aber angeschwollen, und je mehr die Schwellung zugenommen habe, um so eifriger habe er seine Lysolumschläge gemacht. Es fällt sofort auf, daß nicht der Mittelfinger allein, sondern auch die beiden ihm zugewandten Flächen der Nachbarfinger gerötet sind. Fortleitung der Entzündung auf die Hand oder den Arm in Form von Lymphangitis fehlt, ebenso jede infektiöse Allgemeinerscheinung. Die ursprüngliche Hautverletzung ist beinahe geheilt. Die Mitbeteiligung der beiden anliegenden Flächen der Nachbarfinger erklärt sich nur durch eine *medikamentöse Dermatitis*. Weglassen eines jeden Desinfiziens und Verband mit einer nicht reizenden Salbe lassen alle Erscheinungen binnen kurzem schwinden.

Ähnliches kommt auch bei anderen Desinfizientien, so bei Sublimat, ganz besonders aber bekanntlich bei Jodoform vor, und die „*Jodoformdermatitis*" war ein häufiges Ereignis zur Zeit, wo Arzt und Patient unvermeidlich nach Jodoform rochen.

Bei tiefer sitzender, infektiöser Entzündung ist die Haut prall gespannt, elastisch, die Epidermis glatt und glänzend. Bei medikamentöser Dermatitis finden wir eine oberflächliche, derbe Infiltration, eine feinhöckerige, unebene oft durch zahlreiche deutliche Bläschen, ja große Blasen abgehobene Epidermis (Abb. 685).

Bei einer vom Arzt mit Sublimatumschlägen behandelten geringfügigen Fingerverletzung sah ich sogar eine bis zur Schulter reichende bullöse Dermitis entstehen, bei welcher der ganze Arm einer großen Wurst glich und über und über mit Blasen besetzt war.

Bei tiefer liegender Infektion klagt der Patient über einen stechenden, bohrenden, klopfenden Schmerz, der ihm Tag und Nacht keine Ruhe läßt, bei

Dermatitis mehr über ein lästiges Jucken und Brennen. Örtlicher Druck ist im ersteren Falle sehr, im letzteren nur wenig schmerzhaft.

b) Die primären Entzündungen des Nagelfalzes oder des Nagelbettes.
Beginnt die Entzündung an umschriebener Stelle, um sich allmählich auf die

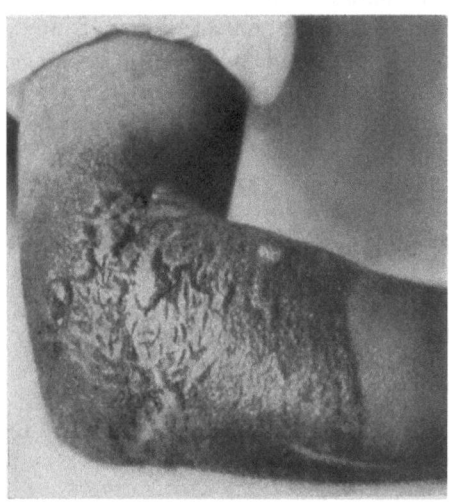

ganze Phalanx auszubreiten, so haben wir es mit oberflächlichem Ursprung derselben, mit einer *Infektion* des Nagelfalzes oder des *Nagelbettes* zu tun, auch wenn der Knochen nachträglich nekrotisch werden sollte. Der Ausgangspunkt ist meist eine kleine Rhagade des Nagelfalzes. Der Eiter sitzt subepidermoidal oder subcutan, oder in beiden Schichten zugleich — Hemdenknopfabsceß.

Läuft der Prozeß, auch ohne den Knochen zu ergreifen, nicht in gewohnter Weise ab, so müssen wir uns daran erinnern, daß schon mehrfach *luische Primäraffekte* für Panaritien gehalten worden sind, und daß es auch im sekundären Stadium eine *Paronychia syphilitica* gibt. Des-

Abb. 685. Sublimatdermatitis.

gleichen verläuft die Wunddiphtherie unter dem Bilde eines nicht heilen wollenden Panaritiums. Bakteriologischer Abstrich klärt die Sachlage. Besteht auffallende Neigung zu Panaritien, so werden wir, wenn nicht professionelle

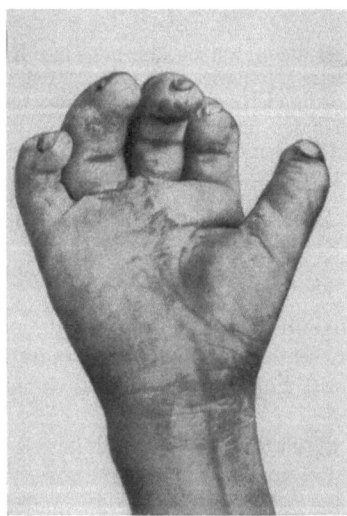

Abb. 686. Verstümmelung der Hand bei Syringomyelie.

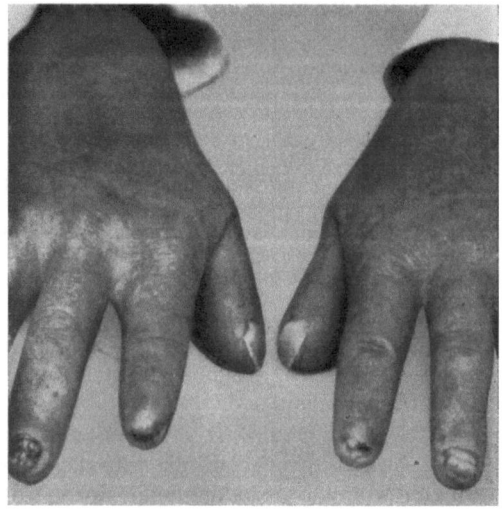

Abb. 687. Sklerodermie.

Schädigungen (Zuckerbäckerberuf!) in Frage kommen, auf Syringomyelie (s. Abb. 686), Sklerodermie (Abb. 687), RAYNAUDsche Krankheit (Abb. 688) und auf Diabetes untersuchen. An den letzteren denken wir, wenn ein gewöhnliches Panaritium einen besonders schweren Verlauf nimmt.

c) Eine irgendwo in der **Haut** oder im **subcutanen Zellgewebe** sitzende Entzündung wird sich einer primären Knochenerkrankung gegenüber durch ihre anfangs beschränkte Ausdehnung kennzeichnen. Der Eiter sitzt wie bei b). Eröffnet man den Herd nicht rechtzeitig, so kann der Prozeß auf die Sehnenscheiden übergehen und wird dann rasch weiter greifen.

d) Wir müssen hier noch des **Erysipeloids** der Finger gedenken, das von Rosenbach und später Tavel u. a. beschrieben worden ist, und das wir auch selbst wiederholt beobachtet haben. Im Anschluß an eine unbedeutende Hautverletzung entwickeln sich Rötung und derbe Schwellung der Haut, die langsam nach der Hand hin fortschreiten, ohne zu Eiterung zu führen. Allgemeinerscheinungen fehlen meist. In seltenen Fällen kommt es zu Lymphangitis, schmerzhafter Schwellung der Achseldrüsen und zu Temperatursteigerung. Bemerkenswert ist das leichte Rezidivieren der Krankheit, die sich mit Vorliebe bei Leuten findet, welche mit Fleisch und tierischen Abfällen zu tun haben. Der Erreger ist nach neueren Untersuchungen der Bacillus des Schweinerotlaufes, der sich durch den Tierversuch nachweisen läßt.

e) Viel wichtiger sind die **akuten Sehnenscheidenentzündungen.** Dieselben entstehen in der Regel nicht spontan, sondern nach einer

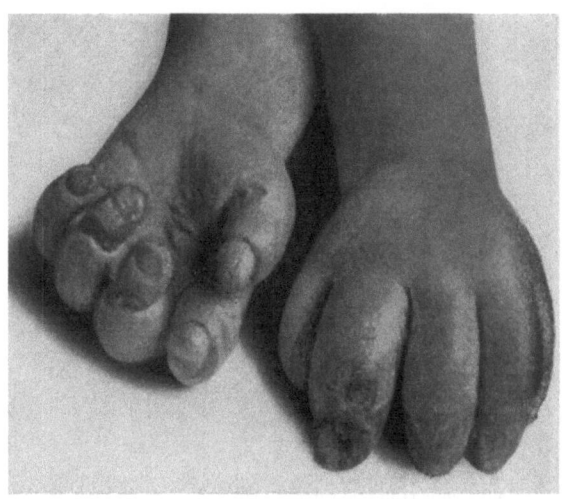

Abb. 688. Raynaudsche Krankheit.

die Sehnenscheide erreichenden Verletzung, und zwar sind Stich- bzw. Bißverletzungen viel mehr zu fürchten als weit offene Wunden, weil bei ersteren die in die Tiefe gebrachten Infektionserreger nicht ausgestoßen werden, sondern sich ungestört entwickeln können. Die Entzündung verbreitet sich rasch längs der Sehnenscheide und kann von derjenigen des Daumens auf diejenige der Kleinfingerbeuger übergehen und umgekehrt (V-förmige Phlegmone), wenn die beiden, wie häufig, in der Hohlhand miteinander in Verbindung stehen.

Tritt bei einer derartigen Vorgeschichte Schwellung des Fingers auf, so verfolge man den Verlauf der Sehnenscheide und eröffne sofort, auch ohne sichere Fluktuation abzuwarten, wenn Druckempfindlichkeit längs derselben vorhanden ist.

Von einer Ostitis oder Periostitis läßt sich die Tendovaginitis dadurch unterscheiden, daß sich der Entzündungsprozeß nicht auf das Gebiet einer Phalanx beschränkt, und daß Druckschmerz und Schwellung auf der einen Seite des Fingers ausgesprochener sind als auf der anderen. Im weiteren Verlaufe verwischt sich freilich das Symptomenbild, da sich an eine Tendovaginitis eine Periostitis und umgekehrt an eine primäre Knochenerkrankung eine sekundäre Entzündung der Sehnenscheide anschließen kann. Ist eine Verletzung auszuschließen, so muß man an *Gonorrhöe* denken. Die gonorrhoische Tendovaginitis beginnt meist sehr heftig, beinahe phlegmonös, um dann in ein ruhigeres, chronisches Stadium überzugehen. Zur Eiterung kommt es bei Mischinfektion.

Erkrankt ein Handwerker nach angestrengter Arbeit an einer schmerzhaften Schwellung im Bereiche des langen Daumenstreckers, und fühlen wir daselbst ein deutliches Knirschen, so diagnostizieren wir die sog. *Tendovaginitis crepitans*, richtiger gesagt eine fibrinöse Entzündung des Peritendineums und des Perimysiums, die meist proximal vom Bereiche der Sehnenscheide gelegen ist.

f) Die eitrige Entzündung des Knochens, sei sie nun primär oder sekundär, läßt sich erkennen:

1. an der diffusen Schwellung und Druckempfindlichkeit des ganzen Fingerumfanges in der Ausdehnung einer oder mehrerer Phalangen;

2. am Schmerz bei Stoß und Zug in der Achse;

3. im weiteren Verlauf an der falschen Beweglichkeit und Crepitation im Bereiche des Knochens selbst oder eines Nachbargelenkes.

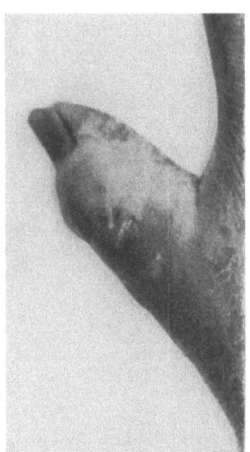
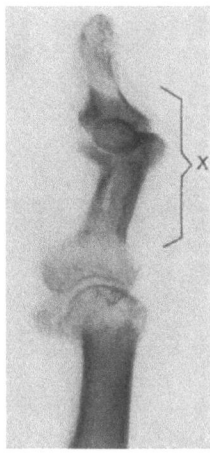

Das Röntgenbild gibt im Anfangsstadium keinen Aufschluß, wohl aber, wenn die Demarkation des abgestorbenen Knochens eingetreten ist (Abb. 689 und 690), so daß sich zwischen gesundem Knochen und Sequester eine helle Zone findet, und ferner, sobald es einmal mit oder ohne Sequestration zu periostaler Knochenneubildung gekommen ist.

Abb. 689. Sekundäres Panaritium osseum (Infektion der Strecksehnenscheide durch einen Nadelstich).

Abb. 690.   Röntgenbild desselben. × Sequestrierte Partie des Knochens.

g) Nicht unwichtig ist endlich die Kenntnis der **akuten Entzündung der Fingergelenke.** Am häufigsten ist das erste Interphalangealgelenk befallen. Der Finger hat mit seiner spindelförmigen Verdickung ein wenig die Form eines Rettichs. In den meisten Fällen handelt es sich um die Folge von traumatischen Infektionen, z. B. durch Schweinerotlauf bei Fleischergesellen. Auch in leichten Fällen bleibt das Gelenk nach Abklingen der akuten Erscheinungen oft noch wochenlang durch klare Flüssigkeit ausgedehnt, und nicht selten kommt es bei langer Dauer der Erkrankung schließlich zu Knorpelschwund. Ist die Erkrankung plötzlich, spontan aufgetreten, so denke man an *Gonorrhoe.* Auch bei Urticaria, bei Serumkrankheit, bei Syphilis kommen leichte Arthritiden der Fingergelenke vor.

Sekundär finden wir die Fingergelenke bei eitriger Tendovaginitis und Ostitis befallen. Das Krankheitsbild wird aber hier von der primären Erkrankung beherrscht, zu der die Arthritis nur als Komplikation hinzutritt.

2. Akut-entzündliche Prozesse an der Hand

sind, wenn wir von der seltenen „*primären Periostitis*" und „*Osteomyelitis der Metakarpen*" absehen, dreierlei Ursprungs. Entweder sind sie „*von den Fingern her*" fortgeleitet oder durch „*Verletzungen an der Hand selbst*" entstanden, oder es handelt sich endlich um Vereiterung der bei Handarbeitern so häufig unter den „*Schwielen der Hohlhand*" entstehenden „*Schleimbeutel*". Auch diese Abscesse zeigen gern Hemdenknopfform. Die Diagnose ist also sehr leicht zu stellen, nur erinnere man sich daran, daß auch wenn der Entzündungsherd in der *Vola* liegt, das Ödem in der Regel infolge der größeren Schlaffheit der Haut auf dem *Dorsum* am stärksten ist. Diese Eigentümlichkeit kann den Anfänger dazu verleiten, am unrichtigen Ort zu schneiden.

Oft wird dem Arzte die Frage gestellt, ob die eitrige Entzündung dieser unter den Schwielen liegenden Schleimbeutel eine Unfallfolge sei oder nicht. Hat eine noch so geringe Hautverletzung zu der Infektion geführt, so ist die Antwort klar. Die Eiterung tritt aber gelegentlich auch ohne ein solches einem Unfall gleichzustellendes Ereignis ein. In diesen letzteren Fällen haben wir den Vorgang als eine Berufserkrankung und nicht als einen Unfall aufzufassen.

Nicht unerwähnt möge bleiben, daß auch der „akute Gichtanfall" ausnahmsweise einmal an der Hand einsetzen und bei falscher Diagnose unter das Messer fallen kann. Die sehr starken Schmerzen, die bräunlichrote Verfärbung und das Fehlen von Temperatur oder Lymphdrüsenbeteiligung helfen bei der Diagnosenstellung.

93. Die chronischen Entzündungen an Hand und Fingern.

Als Sitz chronischer Entzündungen an Hand und Fingern kommen in Betracht: die Haut, die Sehnenscheiden, die Knochen und die Gelenke.

1. Die Haut.

Von den chronischen Entzündungen der Haut und des subcutanen Gewebes kommen neben dem chronischen Ekzem und dem seltenen Gumma besonders der syphilitische Primäreffekt, der Lupus, die Lepra, die Syringomyelie sowie die in das große Gebiet der RAYNAUDschen Krankheit und der Sklerodermie (Sklerodaktylie) gehörigen trophischen Störungen in Betracht (Abbildung 686—688).

Ätiologie, frühe Drüsenschwellung, vielleicht selbst schon Sekun-

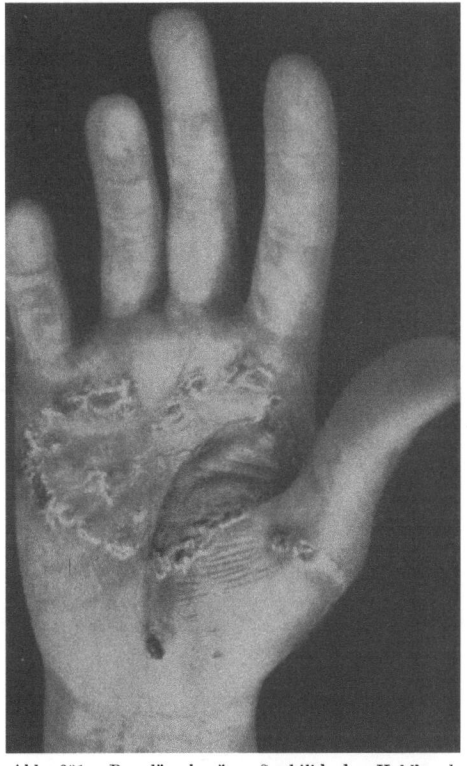

Abb. 691. Papulös-ulceröses Syphilid der Hohlhand.

därerscheinungen weisen auf den „Schanker" hin, von dem schon mancher Arzt als Opfer seines Berufes betroffen worden ist.

Ein bekannter Dermatologe sagte einst: „Wer jedes Geschwür mit den Fingern anrührt, der zeigt, daß er entweder nicht weiß, was es sein kann, oder daß er die Syphilis schon gehabt hat". Muß wirklich berührt werden, so benutze man doch zum mindesten zum Schutze für sich und seine übrigen Patienten Gummifingerlinge!

Die spätluischen Veränderungen an den Händen sitzen im Gegensatz zu den meisten anderen ähnlichen Erkrankungen in der Regel in der Hohlhand (Abb. 691).

Der „Lupus" in seinen verschiedenen Formen beginnt im Gegensatz hierzu in der Regel auf dem Hand- oder Fingerrücken (s. Abb. 692). Er wird erkannt wie anderswo, und wir verweisen insbesondere für die Unterscheidung desselben von tertiärsyphilitischen Veränderungen auf das, was wir bei Anlaß des Gesichtslupus gesagt haben. Bisweilen frißt er in die Tiefe und zerstört selbst die Sehnen, so daß es schließlich zu schweren Kontrakturen kommt. Greift die Tuberkulose auch auf die Knochen und Gelenke über, so können Zerstörungen entstehen, die an Lepra erinnern.

Als Lupus pernio und BOECKsches Sarkoid kann die Hand- und Fingertuberkulose mehr oder weniger geschwulstartige Form annehmen (Abb. 693). Der Knochen kann dabei mitbefallen sein.

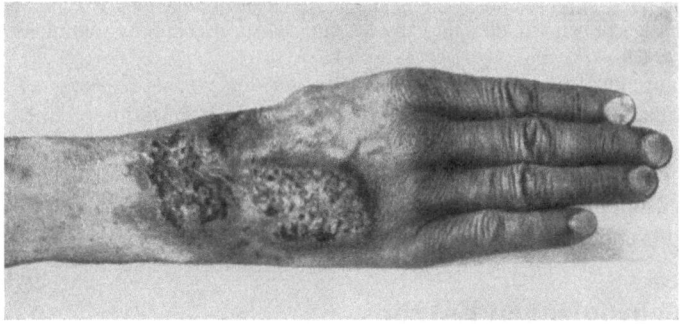

Abb. 692. Lupus des Handrückens in Form der Tuberculosis verrucosa cutis.

Auch an den „*Leichentuberkel*" der pathologischen Anatomen und ihres Personals — ein torpides umschriebenes Hautinfiltrat — und an die Hauttuberkulose der Fleischer werden wir bei gegebener Ätiologie denken.

Die „*Lepra*" der Finger ist hauptsächlich dadurch gekennzeichnet, daß sie zu Spontanamputation von Fingern führt. Neben den bekannten Lepraherden

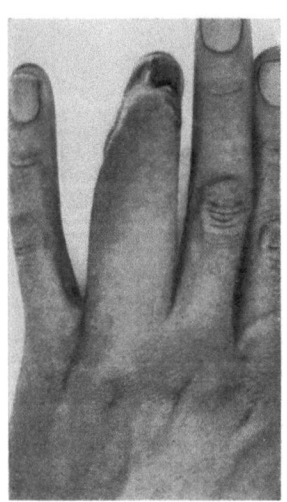

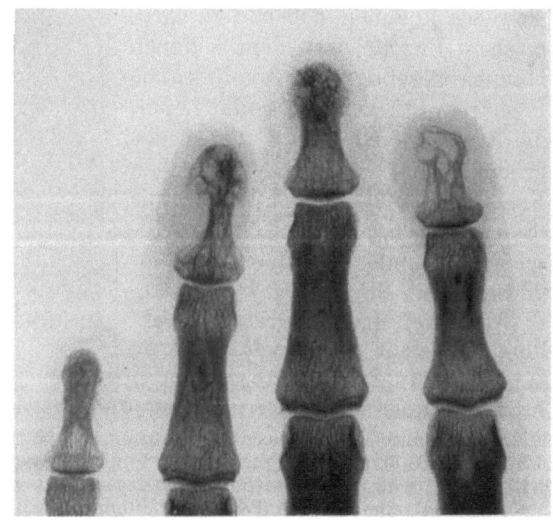

Abb. 693. Tuberkulose des Fingers vom Typus des Lupus pernio.

Abb. 694. Ostitis cystoides multiplex (JÜNGLING).

gibt es zerstreute kleine Leprazentren in wenig besuchten Gegenden, die ebenfalls zu berücksichtigen sind. Im Zweifelsfall suchen wir die als Reste der Lepra maculosa zurückbleibenden atrophischen, oberflächlich narbigen Hautveränderungen an verschiedenen Stellen des Körpers und die Verdickung der großen Nervenstämme, besonders des Ulnaris.

In Konkurrenz mit der Lepra treten die chronischen trophoneurotischen Verstümmelungen bei *Medianuslähmung, Syringomyelie,* RAYNAUD*scher* und MORVAN*scher Krankheit* und *Sklerodermie.* Maßgebend sind die Symmetrie und die nervösen Symptome, die der Patient bisweilen nicht beachtet hat. Bezeichnend für die beginnende RAYNAUDsche Gangrän sind die Anfälle von schmerzhaften Zirkulationsstörungen.

In das Kapitel der gutartigen Form von Knochentuberkulose gehört die Auftreibung der Endphalangen bei der Ostitis cystoides multiplex (JÜNGLING) (s. Abb. 694).

2. Die Sehnenscheiden.

Von Anfang an chronische, von Schwellung begleitete Sehnenscheidenentzündungen sind fast ausnahmslos tuberkulöser Natur. Am häufigsten sind die Beugesehnen ergriffen.

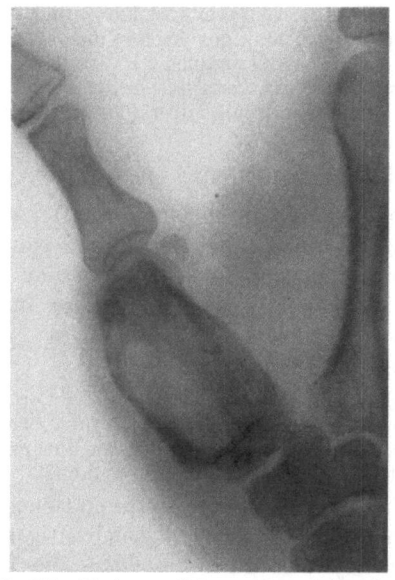

Abb. 695. Myelogene Spina ventosa tuberculosa.

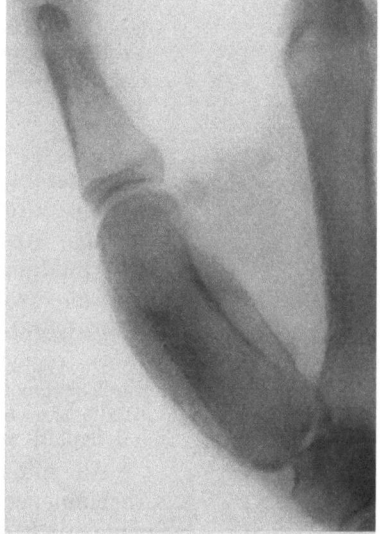

Abb. 696. Periostale Spina ventosa tuberculosa.

Wir erkennen die tuberkulöse Tendovaginitis ohne weiteres an der wulstigen Verdickung im Bereich der Sehnenscheide und an der teilweisen Versteifung der betroffenen Finger in leichter Beugestellung (Abb. 666). Nicht selten ist die gemeinsame Sehnenscheide unter dem Ligamentum carpi volare ergriffen, und die Erkrankung setzt sich von da in einzelnen Zipfeln nach dem 2.—4. Finger fort. Fluktuation fehlt oft oder ist nur im Bereiche der Hohlhand mehr oder weniger deutlich zu erkennen. Größere Ergüsse nehmen, durch das genannte Ligament eingeschnürt, Zwerchfellsackform an, und man kann die Flüssigkeit unter demselben hindurch aus der Hohlhand nach dem Vorderarm und umgekehrt verschieben. Knirschen deutet auf Reiskörperbildung hin. Anfangs sind gewöhnlich nur die Sehnenscheiden ergriffen, mit der Zeit können sich aber auch in den Sehnen spindelförmige Herde von Granulationsgewebe mit pinselförmiger Auffaserung des Sehnengewebes ausbilden. Chronische Drüsenschwellung in der Achselhöhle würde zur Bestätigung der Diagnose beitragen, ist aber nicht die Regel.

Gleichzeitiges Befallensein der dorsalen und volaren Sehnenscheiden spricht für primären Knochenherd im Carpus.

Die *gonorrhoische Tendovaginitis* ist auch bei subakutem Verlauf schmerzhafter als die tuberkulöse. Das tiefe, sehr seltene *Hohlhandlipom* könnte diagnostische Schwierigkeiten machen.

Eine Erkrankung sei noch erwähnt, die, obwohl sehr geringfügig und leicht zu beseitigen, ihren Träger doch recht erheblich quälen kann. Es ist die relative Enge des auf dem Processus styloideus radii gelegenen Sehnenscheidenfaches für den Extensor pollicis brevis und Abductor pollicis longus — eine Störung, die ich 1895 zuerst beschrieben und als *„stenosierende Tendovaginitis"* bezeichnet habe, und die seither vielfach auch von anderer Seite beobachtet worden ist (WINTERSTEIN). Die Kranken, meist weiblichen Geschlechts, klagen bei jeder Anstrengung über ausstrahlende Schmerzen nach Daumen und Vorderarm. Als einzige Zeichen finden wir Druckempfindlichkeit und meist etwas Verdickung im Bereiche des genannten Sehnenscheidenfaches.

Legt man dasselbe unter Lokalanästhesie frei, so sieht man die Sehnen in ihm eingeschnürt. Die Spaltung des Faches befreit den Patienten sofort und dauernd von seinen Beschwerden. Bei der histologischen Untersuchung findet sich bindegewebige Verdickung der Wand des Faches, bisweilen mit leichten Zeichen von chronischer Entzündung (A. VISCHER). Die Erkrankung wird trotz ihrer charakteristischen Symptome und des eindeutigen Befundes immer noch mit Tuberkulose verwechselt.

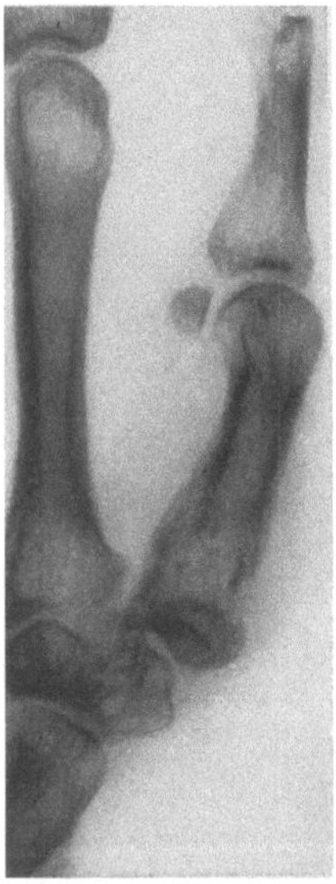

3. Der Knochen.

Entsteht an einem Mittelhandknochen oder an einer Phalanx allmählich unter geringen Schmerzen eine spindelförmige Anschwellung, die schließlich zu Eiterung und Fistelbildung führt, so handelt es sich beinahe immer um die früher als *„Spina ventosa"* bezeichnete *„Phalangentuberkulose"* (s. Abb. 695 und 696).

Die typische Form derselben ist die Auftreibung der Corticalis durch den medullären tuberkulösen Prozeß („Winddorn"). Seltener ist die *periostale* Phalangentuberkulose, die selbst im Röntgenbild mit Syphilis verwechselt werden könnte (Abb. 696 und 697).

Alle mit trophischen Störungen der Extremitätenenden verbundenen Krankheitszustände zeigen gleichzeitig auch Anomalien der *Fingernägel*, so ganz besonders die RAYNAUDsche Krankheit. Wir finden solche Anomalien aber auch bei allgemeinen Ernährungsstörungen und konstitutionellen Erkrankungen und, bisweilen auf den ersten Blick von diesen Formen nicht leicht zu unterscheiden, auch bei örtlichen infektiösen Prozessen. Als Beispiel seien die Nägel bei *Basedow-Krankheit*, bei *Epithelkörpercheninsuffizienz* und andererseits bei *Trichophytie* erwähnt.

Abb. 697. Ostitis syphilitica des ersten Metacarpus.

94. Abnorme Haltungen und Stellungen von Hand und Fingern. Schädigungen der Nerven der oberen Extremität.

Die abnormen Haltungen und Stellungen von Hand und Fingern sind teils Folgen von Innervationsstörungen, teils örtlich, durch Mißbildung, traumatische oder entzündliche Schädigungen bedingte Erscheinungen. Was nicht schon in den bisherigen Kapiteln erwähnt worden ist, das wollen wir hier zusammenfassend besprechen.

1. Folgen von Schädigungen der Nerven.

Vier Fragen stellen sich uns bei jeder Lähmung:

1. Welche Muskeln sind gelähmt?

2. Welche Hautbezirke zeigen Störungen der Sensibilität, der Gefäßinnervation, des trophischen Verhaltens?

3. Wo sitzt die Unterbrechung der Nervenleitung?

4. Welcher Art ist sie?

Die Beantwortung der beiden ersten Fragen, die Feststellung der „Ausdehnung" und „Verteilung der Lähmung" erfordert nichts weiter als Kenntnis der Muskelfunktion und der Sensibilitäts-verteilung sowie sorgfältige Untersuchung. Oft führt freilich schon ein Blick auf den Patienten zu einer annähernden Diagnose, nämlich dann, wenn die Extremität eine typische Stellung aufweist.

Hängt die pronierte Hand schlaff herunter (Fallhand) und können die Finger nicht gestreckt werden (Abb. 698), so handelt es sich um *Radialislähmung*. Liegt der Daumen gestreckt dem Zeigefinger an (Lähmung des Opponens, der Flexoren und des Abductor brevis des Daumens) (sog. Affenhand, Abb. 699), so denken wir an *Medianuslähmung* und sehen nach, ob auch die Spreizung und die Beugung des Zeige- und Mittelfingers gestört sind. Ist dies der Fall, und finden wir gleichzeitig die Sensibilität auf der Dorsalseite der Endglieder aufgehoben, so besteht kein Zweifel an dieser Diagnose. Kann der Daumen nicht aktiv

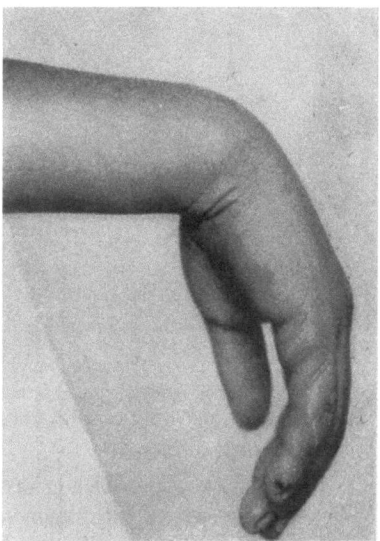

Abb. 698. Radialislähmung infolge von Messerstich (sog. Fallhand).

an den Zeigefinger angelegt werden (Lähmung des Adductor pollicis), sind die Grundglieder des 4. und 5. Fingers leicht überstreckt, während die Mittel- und Endglieder in leichter Beugung stehen, so erkennen wir die *Ulnaris-lähmung* (Abb. 700). Noch auffallender ist dieselbe in späteren Stadien, wenn

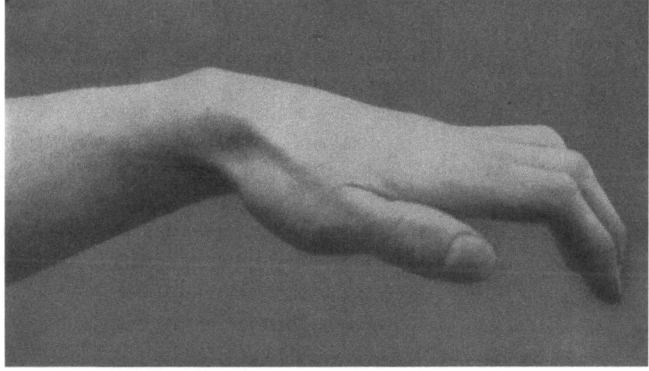

Abb. 699. Medianuslähmung (sog. Affenhand).

Daumen- und Kleinfingerballen und Interossei atrophisch sind, und die Finger die bekannte Krallenstellung: Überstreckung der Grundphalanx mit Beugung der Mittel- und Endphalanx, angenommen haben (Abb. 700 und 701).

Kann der Patient seinen Arm in der Schulter aktiv nicht heben, während wir dies passiv ohne Schwierigkeit tun können, so handelt es sich um eine Lähmung des *Nervus axillaris*, und wir werden nachsehen, ob der sensible Bezirk des Nerven (über dem M. deltoideus) empfindungslos geworden ist. Ist die

Beugung des Ellenbogens geschwächt, d. h. wird sie nur noch von der Vorderarmmuskulatur besorgt, so nehmen wir eine Lähmung des *Nervus musculo-cutaneus*

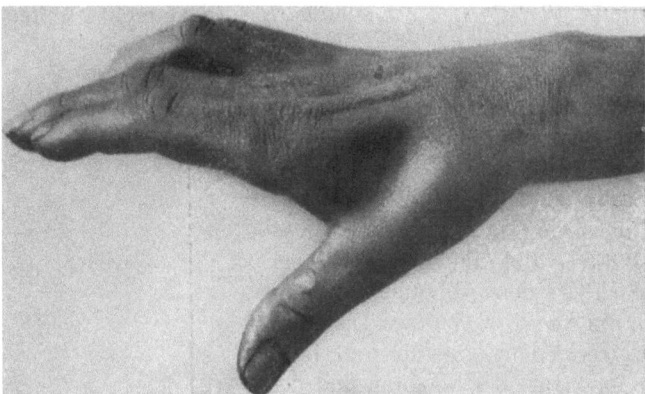

Abb. 700. Ulnarislähmung.

an und werden eine entsprechende Sensibilitätsstörung an der Außenseite des Vorderarmes suchen.

Dieser vorläufigen Orientierung hat die genaue Feststellung der gelähmten Muskeln und der anästhetischen bzw. hypästhetischen Hautgebiete zu folgen.

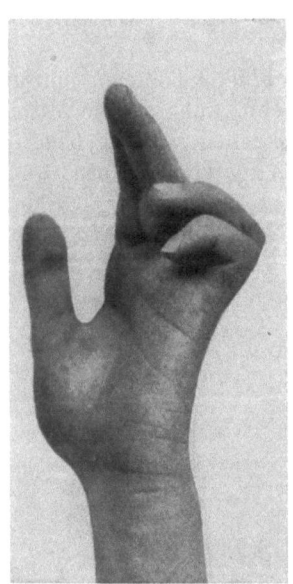

Abb. 701. Kontraktur bei alter Ulnarislähmung.

Für die chirurgische Behandlung von besonderer Bedeutung ist der dritte Punkt: der „*Sitz der Schädigung*". Oft ergibt sich derselbe ohne weiteres aus der Lage des die Störung bedingenden Gebildes (z. B. Aneurysma, Tumor) bzw. aus dem Sitz einer allfälligen Verletzung: Schnitt, Stich, Schuß, Knochenbruch. Besonders berüchtigt sind die Schnitte im Bereich des Handgelenks, welche gewöhnlich den Ulnaris, bisweilen auch den Medianus treffen, und ferner die Frakturen des Oberarmes, denen meist der Radialis zum Opfer fällt. In der Höhe des Schultergelenkes ist es der luxierte Humeruskopf, welcher den Nervus axillaris, in seltenen Fällen auch einen der großen Stämme des Plexus quetscht. Traumen, Geschwülste und Aneurysmen im Bereiche der Clavicula und aufwärts von derselben schädigen nicht mehr die einzelnen großen Nervenstämme, sondern den *Plexus* im engeren Sinne.

Auf eine so hoch gelegene Läsion weist übrigens auch die Verteilung der Motilitäts- und Sensibilitätsstörung hin, da dieselbe nicht mehr der Funktion eines einzelnen großen Stammes entspricht, sondern sich auf Gebiete mehrerer Stämme erstreckt. Eng umschriebene motorische und sensible Ausfallserscheinungen oder auch sensible Reizerscheinungen — Parästhesien, Neuralgien — weisen endlich auf einen noch höheren Sitz hin, nämlich auf die Läsion *einzelner Wurzeln*. In der Friedenspraxis finden wir diese Läsionen bei Wirbelbrüchen, Spondylitis, Rückenmarkstumoren und Wirbeltumoren, im Kriege bei Streifschüssen der Wirbelsäule.

Besitzen wir gar keinen anamnestischen Anhaltspunkt oder betrifft das Trauma gleichzeitig verschiedene Abschnitte der Extremität, so werden wir — nach genauer Bestimmung des Motilitäts- und Sensibilitätsausfalles — stets derjenigen Ätiologie den Vorzug geben, bei welcher wir alle Lähmungen von einem einzigen Punkt aus erklären können. Ein Beispiel möge dies erläutern.

Ein Arbeiter wird von einem Steinblock an Kopf, Schulter und Arm getroffen. Als wir ihn einige Wochen später zum Zwecke der Begutachtung sehen, fällt vor allem die Haltung der linken Hand auf, welche derjenigen einer Radialisparese entspricht. Eine etwas winklig geheilte Humerusfraktur im oberen Drittel gibt scheinbar die gesuchte Erklärung. Nun zeigt es sich aber, daß nicht nur die Strecker der Finger und des Handgelenkes sowie die Supinatoren gelähmt sind, sondern auch der M. deltoideus und daß auch eine dem Ausbreitungsbezirke des Nervus axillaris entsprechende Sensibilitätsstörung vorhanden ist. Hieraus wird geschlossen, daß offenbar bei Anlaß der Oberarmfraktur der N. axillaris mitgeschädigt worden ist. Dies erklärt aber die Lähmung und Atrophie der Mm. supraspinatus

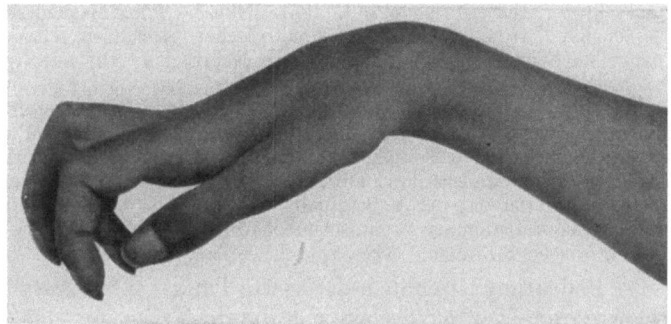

Abb. 702. Ulnaris- und Medianuslähmung (sog. Predigerhand).

und infraspinatus nicht. Das Trauma muß also noch höher oben angegriffen haben, und wir finden in der Tat eine deform geheilte Fraktur des Schlüsselbeins, dessen zentrales Fragment mit seinem peripheren Ende gerade die Gegend des ERBschen Punktes trifft.

Es handelte sich also offenbar nicht um isolierte Lähmungen der Nn. radialis, axillaris und suprascapularis, sondern um eine Quetschung des aus der 5. und 6. Wurzel zusammengesetzten Nervenstammes am sog. ERBschen Punkt zwischen Clavicula und 1. Rippe. Die Richtigkeit dieser Annahme ergab sich daraus, daß die Lähmung der Muskeln, deren Nervenfasern genau der 5. und 6. Wurzel entsprechen: der Mm. supraspinatus, infraspinatus, deltoideus, coracobrachialis, brachialis, brachio-radialis, supinator eine vollständige war, während die weiter unten austretenden, offenbar weniger direkt betroffenen Fasern der langen Fingerstrecker weniger stark geschädigt waren.

Ähnlich wie die Schädigung der oberen Plexuswurzeln bei der „ERBschen Lähmung" ein, wenn auch gewissen Abweichungen unterworfenes, doch im ganzen einheitliches Bild bietet, so ist dies auch der Fall für die Schädigung der unteren Plexuswurzeln in der sog. „KLUMPKEschen Lähmung". Hier finden wir Lähmungen im Bereiche der kleinen Handmuskeln und Sensibilitätsstörungen im Medianus- und Ulnarisgebiet, verbunden mit okulopupillaren Störungen: Miosis, Verkleinerung der Lidspalte und Zurücksinken des Augapfels. Es ergibt sich aus der geschützten Lage der unteren Wurzeln, daß dieselben seltener durch Traumen geschädigt werden und daß wir deshalb die KLUMPKEsche Lähmung eher bei Geschwülsten und bei entzündlichen Prozessen am Knochen (z. B. Spondylitis) antreffen. Bei Schußverletzungen des Plexus finden wir zwar auch gelegentlich eine Verteilung, welche diesen beiden Typen entspricht; sehr oft bestehen aber Abweichungen, welche sich durch den willkürlichen Charakter der Schußverletzungen erklären, und wo sich die Schädigung isolierter Wurzeln verbindet mit der Verletzung von Nervenstämmen.

Mehrmals sahen wir Plexuslähmungen bei Traumen, welche zu brüsker Dorsalabduktion des horizontal gehaltenen Oberarmes führten, wobei die Clavicula den Plexus gegen die erste Rippe drückte. Bei der späteren operativen Revision fand sich der Plexus daselbst in eine schwielige Platte umgewandelt vor.

Aus der Anatomie des Plexus sei daran erinnert, daß sich derselbe aus 3 Bündeln zusammensetzt:

Einem *hinteren* Bündel, der aus allen 5 Segmenten Fasern bezieht und den Radialis sowie den Axillaris bildet;

einem *lateralen* Bündel, das den N. suprascapularis, den Musculocutaneus und den oberen Schenkel des Medianus bildet;

einem *medialen* Bündel, das den Ulnaris, die medialen Hautäste der Extremität und den unteren Schenkel des Medianus bildet.

Die Lähmungserscheinungen tragen bei den verschiedenen Nervenstämmen einen verschiedenen Charakter. So tritt bei der *Radialislähmung* die Motilitätserscheinung in den Vordergrund, und die Tiefensensibilität bleibt ungestört (Eintreten der Nachbarnerven, Besorgung der Tiefensensibilität im Radialisgebiet durch den Medianus nach BELENKY). Trophische und sekretorische Störungen sind selten. Beim *Medianus* machen sich umgekehrt besonders die sensiblen, trophischen und vasomotorischen Störungen geltend, und es bestehen bei partiellen Schädigungen oft hartnäckige Neuralgien. Die mit Neuralgien verbundene Hyperästhesie wurde schon im amerikanischen Sezessionskriege von WEIR-MITCHELL beobachtet und als „Causalgie" beschrieben. Auch beim *Ulnaris* treten die sensiblen, sekretorischen und vasomotorischen Störungen viel mehr zutage als beim Radialis. Die trophischen und vasomotorischen Störungen sollen bei Medianus- und Ulnarislähmung nach MEIGE und ATHANASSIO besonders dann auftreten, wenn gleichzeitig eine schwere Gefäßverletzung, besonders Verletzung der A. brachialis besteht. Man vergesse endlich nicht, daß gerade auch bei Kriegsverletzungen organische Schädigungen durch hysterische Zustände und durch reflektorische Störungen vorgetäuscht werden.

Von großer Bedeutung ist endlich der vierte Punkt: Die „*Natur der Schädigung*". Prognose und Therapie drehen sich um die Frage, ob eine *anatomische Unterbrechung der Fasern*, oder bloß eine *funktionelle Störung* durch Druck oder blutige bzw. entzündliche Infiltration vorliegt.

Bloße motorische Lähmung mit wenigstens teilweiser Erhaltung der Sensibilität spricht für funktionelle Unterbrechung, — oder für partielle Durchtrennung des Stammes, wie das besonders bei Verletzungen durch kleine Granatsplitter oder bei Anspießung eines Nerven durch ein Knochenfragment der Fall ist.

Völlige Aufhebung aller Funktionen des Nerven beweist keineswegs anatomische Durchtrennung der Fasern. Eine solche ist wahrscheinlich, wenn der Muskeltonus und die Muskelsensibilität aufgehoben sind und wenn nicht nur Entartungsreaktion, sondern schließlich völlige Aufhebung jeder Reaktion eintritt. Hat die Aufhebung der Funktion 1 Jahr gedauert. so wird sie vielfach als endgültig angesehen. Wir haben aber Wiederkehr der Funktion nach Aufhebung des Druckes noch nach mehr als 1¹/₂ Jahren gesehen. Wir besitzen mit anderen Worten kein absolutes Kriterium für die anatomische Durchtrennung des Nerven, wennschon eine solche bei völligem Erlöschen der faradischen Reaktion wahrscheinlich ist. Für gänzliche Durchtrennung spricht auch das Auftreten trophischer und vasomotorischer Störungen, wie sie uns z. B. von der Syringomyelie her bekannt sind.

Ein Urteil über den anatomischen Zustand des Nerven erlaubt oft die Ätiologie der Lähmungen. Den Typus der stets zurückgehenden Drucklähmungen stellen die noch zu erwähnenden Narkosen-, ESMARCH- und Krückenlähmungen dar. Drucklähmungen sind auch die Lähmungen durch gutartige Tumoren, Calluswucherungen, Aneurysmen. Völlige Durchtrennung sehen wir bei Knochenbrüchen (scharfe Kante eines Fragmentes) und bei Schnittwunden. Die ganze Stufenleiter der Schädigungen zeigen die Schußwunden.

Unmittelbar nach einem Plexusschuß hängt der ganze Arm schlaff, motorisch und sensibel gelähmt herunter. Im Verlauf der nächsten Tage und Wochen, meist etwa von der 3. Woche an, kehren einzelne Funktionen wieder zurück, und der endgültige Lähmungsrest läßt sich oft erst nach 1—2 Jahren übersehen. Der zurückgehende Anteil war bedingt durch bloße mechanische Erschütterung, Quetschung, blutige Infiltration, vielleicht auch thermische Schädigung oder durch Einbettung von Nervenstämmen in schwartiges Narbengewebe. Die Ursache der bleibenden Lähmung ist neben der völligen Durchtrennung, Neurombildung im Nervenstamm, Umwachsung durch Callusmassen (besonders beim Radialis!) oder durch derbe Narbenmassen. Oft gelingt es erst bei der Operation festzustellen, welche dieser Ursachen vorlag.

Nicht immer kommt der Patient schon mit der Lähmung zum Chirurgen; dieser sieht vielmehr auch Lähmungen an den oberen Extremitäten als unerwünschte Beigabe zu seiner Behandlung entstehen. Es sind das die schon erwähnte *Narkosenlähmung*, die ESMARCH-*Lähmung* und die *Krückenlähmung*.

Die erstere, meist Axillaris- und Radialislähmung, beruht auf Einklemmung von Nervenstämmen bei emporgehobenem Arm zwischen Humerus und Thorax oder Humerus und Operationstischrand. Der Mechanismus der beiden anderen Lähmungsformen bedarf keiner weiteren Erläuterungen. Alle drei Formen haben das Gemeinsame, das beinahe nur die motorischen Fasern geschädigt sind, und daß die Lähmung nach einigen Wochen — spätestens Monaten — spontan zurückgeht. Ganz anders verhält es sich mit der *ischämischen Läh-mung* infolge zu straffen An-

liegens eines erhärtenden Ver-
bandes. Hier kommt es zu
einer direkten Schädigung des
Muskels infolge der mangeln-
den Blutzufuhr. Das End-
resultat ist hier nicht restitutio ad integrum, sondern eine
fibröse Entartung des Muskels
mit Kontrakturstellung, also
eine bleibende Schädigung.

Es ist ferner nicht zu
vergessen, daß die *hy -
sterischen*, d. h. die durch
Suggestion und Autosug-
gestion entstandenen *Lähmungen* um so mehr den
organischen Lähmungen

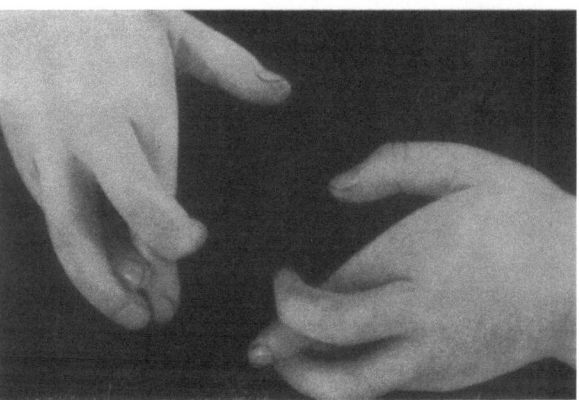

Abb. 703. Hysterische Kontraktur.

ähnlich werden, je besser das Bild dieser letzteren dem Laien bekannt wird. So ahmt der Hysterische die Fallhand nach, die er bei seinem Kameraden im Lazarett zu beobachten Gelegenheit hat usw. An Hysterie werden wir ferner stets denken bei grotesken, in kein organisches Schema passenden Finger-stellungen (Abb. 703).

Von den rein hysterischen Störungen sind zu unterscheiden die *reflektorisch bedingten Lähmungen* und *Kontrakturen*. Der Ausgangspunkt ist in der Regel eine an sich vielleicht bedeutungslose periphere Verletzung irgendwelcher Art. Ein klassisches Beispiel ist die Gewohnheitskontraktur an der unteren Extremität.

2. Stellungsanomalien des Handgelenks.

Die Hand zeigt, von den eben beschriebenen Lähmungen abgesehen, viel seltener abnorme Stellungen als der Fuß. Wir unterscheiden außer den regel-losen traumatischen Deformitäten einzig die angeborene Manus vara und die erworbene Manus valga.

Die **Manus vara**, Klumphand, mit der uns besonders Neugeborene zugeführt werden, weist stets auf einen partiellen oder völligen Defekt des Radius hin. Ist der Strahlendefekt vollständig, so fehlt auch der Daumen (Abb. 704 und 705). In 2 Fällen sahen wir eine im Anschluß an operative Entfernung eines osteo-myelitischen Radius entstandene Manus vara beim Kinde.

Die **Manus valga**, wie man nach MADELUNGs eigenem Vorschlag die „MADE-LUNGsche Handdeformität" nennen sollte, begegnen wir besonders bei weiblichen

Individuen. Man hat den Eindruck, die Hand sei volar subluxiert. Das Ulna-köpfchen, mehr oder weniger aus dem normalen Verband herausgetreten, ragt

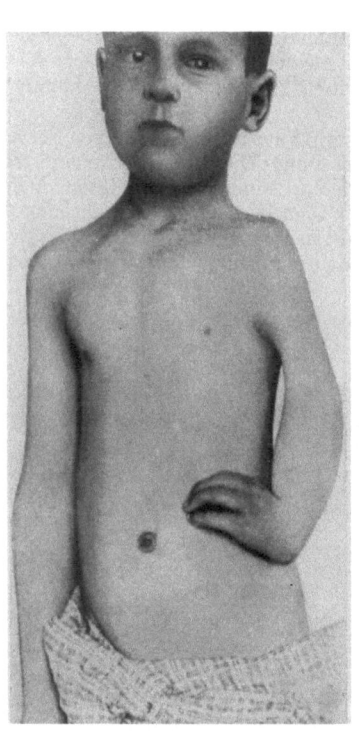

Abb. 704. Manus vara. Radius- und
Daumenmangel.

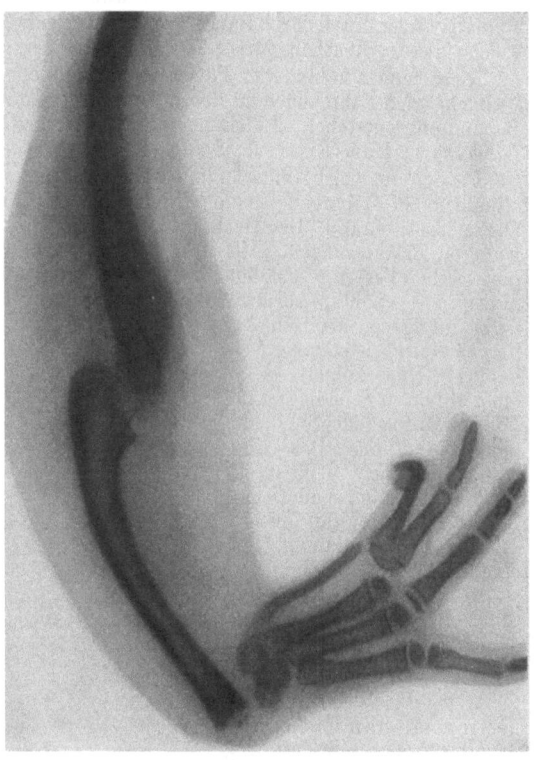

Abb. 705. Derselbe Fall im Röntgenbild.

stark dorsalwärts vor. Schmerzen bestehen, wie beim Genu valgum und dem Pes valgus, während einer gewissen Periode der Erkrankung, um dann völlig zu schwinden.

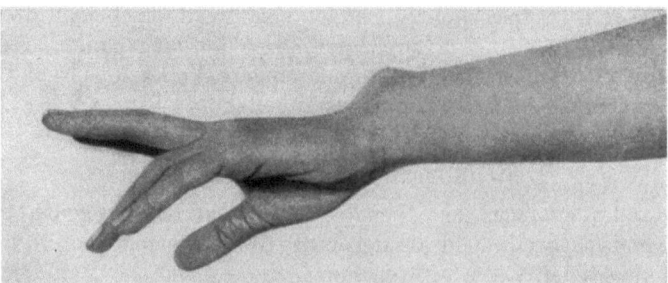

Abb. 706. Manus valga. MADELUNGsche Handdeformität.

Die Ursache ist nicht so sehr beruflicher Natur, wie man anfangs geglaubt hat, wie in der Knochenkonstitution begründet. Es handelt sich um eine meist spätrachitische Verkrüm-mung des ganzen Radius, dessen distale Gelenkfläche sich volar- und ulnarwärts neigt und so dem Handwurzelskelet die Möglichkeit gibt, nach der Vola hin abzugleiten, sich zu subluxieren (s. Abb. 706, 707 und 708). Die Diagnose kann auf den ersten Blick gestellt werden.

Ausnahmsweise gibt eine traumatische Schädigung der Epiphysenlinie zur Entstehung einer ähnlichen Deformität Anlaß. Man würde an einen solchen traumatischen Ursprung denken, wenn die Manus valga ausgesprochen einseitig wäre.

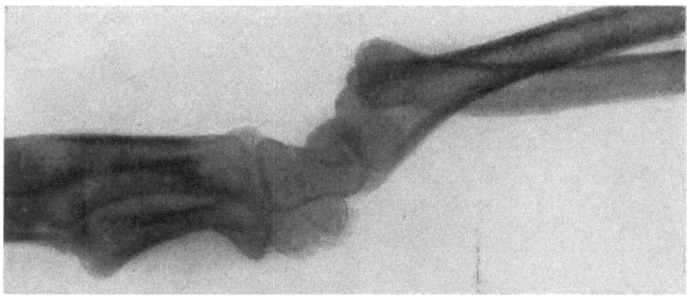

Abb. 707. Radio-ulnares Röntgenbild desselben Falles.

3. Nichtneurogene Stellungsanomalien der Finger.

Von den chirurgisch wichtigen Stellungsanomalien erwähnen wir zuerst den bisweilen hereditär und meist beidseitig vorkommenden „krummen kleinen Finger" (s. Abb. 709) (Camptodaktylie), der eher ein Schönheitsfehler als eine Behinderung ist. Zahl- und regellos sind die Stellungsanomalien, die nach Verletzung und nach tuberkulösen Erkrankungen des Knochens eintreten. Ein

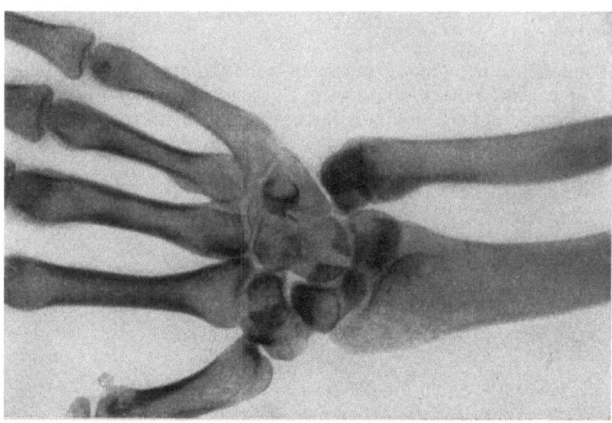

Abb. 708. Dorsopalmares Röntgenbild desselben Falles.

ganz typisches Bild hinwieder liefert die sog. „DUPUYTRENsche Kontraktur der Palmaraponeurose". Im Beginn bemerkt der Patient nur, daß der 4. und auch der 5. Finger nicht mehr völlig gestreckt werden können, und bei der Untersuchung finden wir in der Hohlhand eine nach dem betreffenden Finger hinziehende, umschriebene, außerordentlich derbe Verdickung der Palmaraponeurose und der Haut, an welcher Wülste abwechseln mit eingezogenen Stellen. Nicht selten tritt das Übel gleichzeitig oder in kurzem Intervall an beiden Händen symmetrisch auf. Die Streckung der befallenen Finger wird nach und nach immer schwieriger, die derben Wülste erstrecken sich finger- und handwärts immer weiter, und der Prozeß ergreift schließlich einen Finger nach dem anderen, bisweilen selbst den Daumen. Die derart entstandene Fingerhaltung ist so auffallend, daß sie nicht verkannt und mit nichts anderem verwechselt werden kann (Abb. 710).

Als Ätiologie wird in seltenen Fällen ein Trauma-angegeben; Heredität, Anlage zu Gicht, nervöse Einflüsse sind schon herbeigezogen worden, und mehr als einmal sah ich Alkoholismus in Frage kommen. In der Mehrzahl der Fälle werden wir freilich gar keine sichere Ätiologie

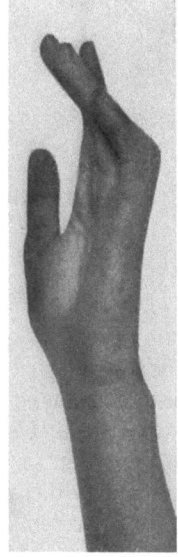

Abb. 709. Angeborener krummer kleiner Finger.

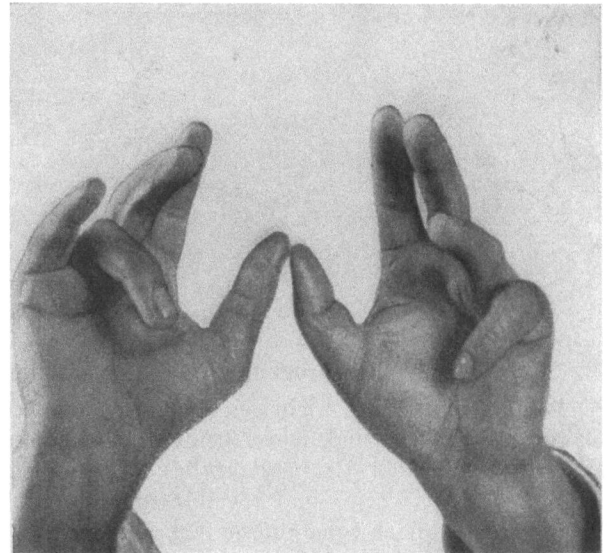

Abb. 710. Beidseitige DUPUYTRENsche Kontraktur.

herausfinden können. Wird eine DUPUYTRENsche Kontraktur als Folge eines Unfalles bezeichnet, bei dem eine Entschädigung in Aussicht steht, so werden wir nachsehen, ob nicht auch die andere Hand schon einen Beginn von Kontraktur zeigt.

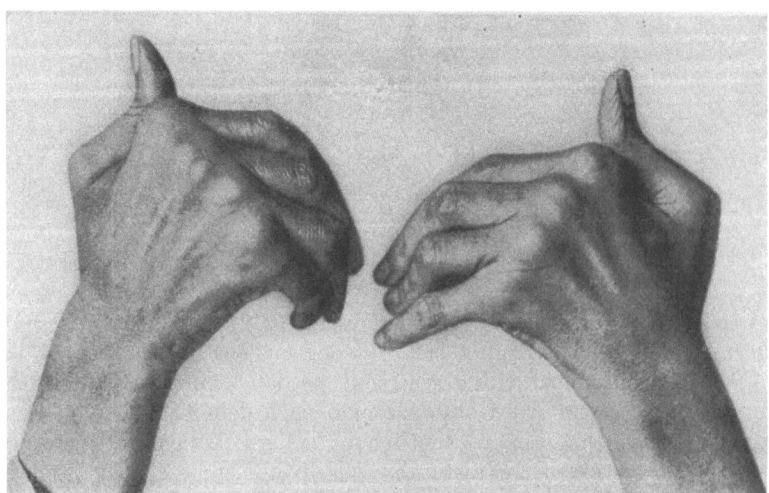

Abb. 711. Typische Fingerstellung bei chronischer deformierender Arthritis.

Anhangsweise sei noch des „*schnellenden Fingers*" gedacht. Diese Erscheinung besteht darin, daß die Bewegung des Fingers in einer gewissen Stellung gehemmt wird, um dann bei weiterer Anstrengung unter schnellender Bewegung plötzlich weiterzugehen. Das Phänomen kann auf einer Gelenkerkrankung beruhen, so z. B. auf einer abnormen Gestaltung der Gelenkenden infolge von Verletzung oder Entzündung. Gewöhnlich liegt aber die Ursache in den Sehnen oder Sehnenscheiden und besteht in einer umschriebenen Verdickung, die bei einer bestimmten Fingerstellung ein mechanisches Hindernis darstellt. Das Schnellen kann intermittierend sein und z. B. bloß frühmorgens, also nach der Nachtruhe eintreten. Das Schnellen der Strecksehne im Fingergrundgelenk kann gelegentlich auch bei der Arthrosis deformans, bedingt durch das starke ulnare Abweichen der Fingerachsen, auftreten (vgl. Abb. 711).

Hier erwähnen wir auch die *„angeborenen Mißbildungen der Finger"*, unter denen die Syndaktylie (s. Abb. 712) und die Polydaktylie die Hauptrolle spielen, während die Spalthand (Hummerklaue) erheblich seltener ist. Alle diese Mißbildungen betreffen meist beide Hände, bisweilen auch Hände und Füße zugleich und treten nicht selten familiär auf.

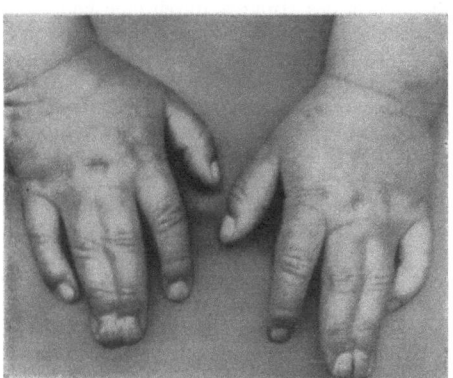

Abb. 712. Symmetrische Syndaktylie.

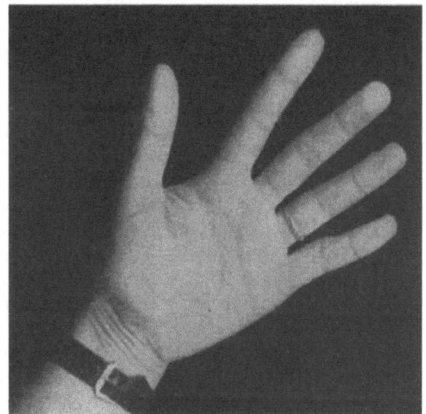

Abb. 713. „Tote Mittelfingerkuppe" bei Angiospasmus.

4. Zirkulatorische und nervöse Erkrankung.

Von RAYNAUDscher Krankheit spricht man, wenn ein oder mehrere Finger einer Hand in der Kälte abwechslungsweise Totenblässe oder Kälteblau-Verfärbung aufweisen (vornehmlich weibliches Geschlecht). Hierbei sind die Radialarterien am Handgelenk normal fühlbar. Der Krampf sitzt nur in den Fingerarterien. Anästhesierung des Ganglion stellatum löst vorübergehend den Krampf, desgleichen in der Regel lokale Wärme oder Armschleuderbewegungen. Das Leiden kommt meist beidseitig, idiopathisch vor. Bei Einseitigkeit denke man an Halsrippe oder an das Scalenus-Syndrom (s. dort). Abb. 713 zeigt einen toten Finger bei RAYNAUDscher Krankheit.

Siebenter Teil.

Erkrankungen der unteren Extremität.

95. Luxationen und Frakturen im Bereiche des Hüftgelenks.

Es gibt wohl außer dem Ellenbogen kein Gelenk, das so viel diagnostische Schwierigkeiten bereitet wie das Hüftgelenk. Der Hauptgrund liegt darin, daß die Gelenkenden dem Auge und dem tastenden Finger nicht zugänglich sind und wir infolgedessen wesentlich aus indirekten Zeichen schließen — also überlegen — müssen. Die Röntgenuntersuchung hat uns einen Teil der Arbeit abgenommen, das „Denken" aber immer noch nicht überflüssig gemacht.

Das auffallendste, Symptom aller Hüfterkrankungen ist das **Hinken.** Wir wollen uns deshalb kurz mit den wichtigsten Formen desselben beschäftigen.

Die einfachste Form ist das Hinken infolge von **Verkürzung.** Hier sinkt der Körper bei jedem Schritt nach der kranken Seite hinüber, nicht weil die Extremität nachgibt, sondern weil sie zu kurz ist. Dabei wird das Bein nicht geschont, sondern ohne Schonung als Stütze verwendet. Der Fuß wird mit der ganzen Sohle aufgesetzt, wenn die Verkürzung gering, bloß mit den Zehen dagegen, wenn sie hochgradiger ist. Deutlich sichtbar wird das Hinken beim Erwachsenen erst bei einer Verkürzung von mehr als $1^1/_2$ cm.

Ihm ähnlich ist das **paralytische Hinken** im weitesten Sinne des Wortes. Hier fehlt der einen Extremität der nötige Halt, sei es infolge von Muskellähmung, sei es infolge von Luxation. Der Patient stellt sich zwar kräftig auf das erkrankte Bein, empfindet also offenbar in demselben keinen Schmerz, knickt aber bei jedem Schritt auf der kranken Seite ein, um sich dann umso fester auf das gesunde Bein zu stellen, und das erkrankte für den nächsten Schritt sozusagen vorwärts zu werfen. Ist diese Form des Hinkens durch eine kongenitale Luxation bedingt, so sieht man überdies bei jedem Schritt den Schenkelkopf unter der Gesäßmuskulatur an der Beckenschaufel nach oben rücken. Ist das Übel beidseitig, so entsteht ein watschelnder Gang, ein sog. Entengang.

Ganz verschieden hiervon ist das Hinken infolge von **schmerzloser Versteifung** eines Gelenks. Die Extremität samt der Beckenhälfte wird sozusagen an einem Stück vorwärts bewegt, weil bei Versteifung *eines* Gelenks eine normale Funktion der übrigen Gelenke nicht denkbar ist. Dagegen wird das Bein, weil es schmerzlos ist, ohne Schonung als Stütze benutzt, was dem Körper erlaubt, sich gleichmäßig auf beide Beine zu stellen. Es gelingt dem Patienten infolgedessen bei langsamem Gehen, das Übel weniger auffällig zu gestalten. Die Glutäalfalte bleibt selbstverständlich auf der erkrankten Seite verstrichen. Einen eigentümlichen Gang sehen wir bei *beidseitiger Extremitätenversteifung.* Hier bewegt der Patient mühsam abwechselnd die eine und die andere Beckenhälfte nach vorn, und mit ihr die betreffende Extremität. Das Becken oszilliert dabei um eine vertikale, nicht wie bei der beidseitigen Luxation um eine sagittale Achse. Die Gehbewegung vollzieht sich im Kniegelenk, dessen Spiel um so ausgiebiger ist.

Beim **Schmerzhinken** ist die Bewegung irgendeines Gelenks schmerzhaft; da nun aber alle Gelenke der Extremität untereinander solidarisch sind — ein Abwickeln des Fußes ohne Bewegung im Knie- und Hüftgelenk ist unmöglich —, so versteift der Patient durch Muskeltätigkeit alle Gelenke und vermeidet es dabei soviel wie möglich, sich auf die erkrankte Extremität zu stützen, neigt also den Körper nach der gesunden Seite hin. Dieser letztere Umstand unterscheidet das schmerzhafte Hinken vom Hinken infolge schmerzloser Versteifung, mit dem es sonst die meisten Zeichen und ganz besonders auch das Verstrichensein der Glutäalfalte gemeinsam hat.

Häufig setzt sich endlich die Gehstörung aus verschiedenen Typen zusammen. So beruht sie bei einseitiger Luxatio congenita auf der Verkürzung und auf der Lockerung des Gelenks, bei alter Coxitis auf der Verkürzung und auf der Versteifung usw.

Nach diesen Vorbemerkungen kommen wir zu unserem Gegenstand zurück. Es ist für seltene Fälle denkbar, daß man bei einer Verletzung des Hüftgelenks unschlüssig bleibt, ob eine Luxation oder eine Fraktur vorliegt. In der Regel beweist aber eine solche Unschlüssigkeit nur, daß man nicht richtig untersucht oder aus dem Gefundenen nicht die richtigen Schlüsse gezogen hat. Die Projektion des Skelets in den Patienten gehört dabei zu den unerläßlichen Hilfsmitteln des diagnostischen Denkens.

A. Gang der Untersuchung.

Wir beginnen mit der *Inspektion* und achten auf die Lage und Haltung der verletzten Extremität sowie auf äußerlich sichtbare Verletzungen, Blutunterlaufungen und Schwellungen.

Die Haltung der Extremität schränkt die in Betracht kommenden Möglichkeiten schon oft sehr eng ein. Liegt der Verletzte mit völlig auswärts gedrehtem Bein hilf- und regungslos da, so wird der erfahrene Praktiker an eine Fraktur unterhalb des Schenkelhalses denken, während ein gebeugtes, einwärts gedrehtes, adduziertes Bein den Gedanken an eine Luxation wachruft. Eine rundliche

Vorwölbung in der Leistengegend darf dem Untersuchenden nicht entgehen, ebensowenig das Eingezogensein oder umgekehrt das Vorstehen der Trochantergegend, der eine Verkürzung beweisende Hochstand der einen Patella usw.

Nach dieser ersten Orientierung gehen wir zu dem für den Patienten am wenigsten schmerzhaften Akt der Untersuchung, der *Längenmessung* über, und zwar bringen wir hierbei beide Beine genau in die gleiche Stellung zum Becken.

Wir bestimmen auf beiden Seiten sowohl die Distanz zwischen Spina anterior superior ilii und Spitze des äußeren (bei starker Auswärtsrotation des inneren) Knöchels (c in Abb. 714) als auch die Entfernung von Trochanterspitze und Knöchel (b). Finden wir beide Maße auf beiden Seiten gleich, so dürfen wir im allgemeinen eine Skeletveränderung ausschließen, vorausgesetzt, daß die zum Vergleich dienende Seite nicht durch einen früheren Unfall verkürzt ist. Finden wir eine Verkürzung der einen oder der anderen Distanz, oder beider zugleich, so liegt, wenn die Verkürzung nicht auf eine frühere Verletzung oder Erkrankung zurückzuführen ist, sicher eine Luxation oder eine Fraktur vor. Ist die Spina-Malleolendistanz c verkürzt, nicht aber b (supratrochantere Verkürzung), so handelt es sich entweder um eine Luxation oder um eine Schenkelhalsfraktur. Sind beide Distanzen, b und c verkürzt, so muß die Kontinuitätstrennung unterhalb der Trochanterspitze liegen (infratrochantere Verkürzung) und kann als nur eine unterhalb der Trochanterspitze gelegene, durchgehende Fraktur sein.

Nun bestimmen wir zur Kontrolle unserer bisherigen Messungen die Lage des Trochanters zum Becken. Als erstes Mittel hierfür wird stets die Bestimmung der ROSER-NÉLATONschen Linie genannt. Dieselbe ist aber gerade diejenige Linie, welche bei Schwerverletzten am schwierigsten zu bestimmen ist. Wir werden sie also gern bei *nichttraumatischen* Stellungsanomalien benutzen, uns aber für *frische Verletzungen* an Meßmethoden halten, die keine Lageveränderung des Verletzten erfordern. Solche finden wir im BRYANTschen *Dreieck*, in der *Trochanter-Spina-Nabellinie* von SCHOEMAKER und in der PETERschen *Linie* — Methoden, auf die wir im nächsten Abschnitt genauer eingehen werden. Besonders die Bestimmung des BRYANTschen Dreiecks ist von Bedeutung, weil die Messung der horizontalen Kathete des Dreiecks die Projektion des Trochanterstandes, also die Trochanterhöhe ergibt und erlaubt, durch Vergleichung der beiden Seiten zu bestimmen, um wieviel der eine Trochanter nach oben verschoben ist.

Steht der Trochanter abnorm hoch, so handelt es sich um eine Luxation oder um eine Schenkelhalsfraktur. Steht er normal, so liegt überhaupt keine mit Verschiebung verbundene Verletzung vor, oder dieselbe sitzt unterhalb des Trochanters.

Bei leichten Einknickungen des Schenkelhalses bzw. bei Frakturen mit leichter Einkeilung kann die Verkürzung so gering sein, daß sie noch in die gewöhnlichen Fehlergrenzen der Messung fällt, und bei subperiostalen Sprüngen fehlt sie völlig. Auch bei vorderen Luxationen ist der Trochanter nicht auffallend nach oben verschoben. Hier beweist aber die sehr deutliche Annäherung desselben an die Mittellinie des Körpers, daß eine anatomische Schädigung stattgefunden hat. Eine gewisse Annäherung an die Mittellinie finden wir auch bei eingekeilten Schenkelhalsfrakturen. Dieselben unterscheiden sich aber, wie wir noch sehen werden, durch andere sehr bestimmte Zeichen von den genannten Luxationen.

Kann der Patient stehen, so gibt auch die Beckenhaltung einen guten Anhaltspunkt. Wir markieren die beiden Spinae iliacae ant. sup. und legen unter den Fuß der verkürzten Seite so viele $^1/_2$—1 cm dicke Brettchen, bis die Wasserwaage uns zeigt, daß die beiden Spinae in gleicher Höhe stehen. Bei der Betrachtung von hinten läßt die MICHAELISsche Raute da, wo sie gut ausgeprägt ist, die Beckenstellung sehr genau beurteilen (ISELIN).

Haben wir uns über die Längenverhältnisse unterrichtet, so bestimmen wir die Ausdehnung der *aktiven Bewegungen*.

Dazu legen wir den Patienten ausgekleidet auf das Bett und lassen ihn das verletzte Bein in Streckstellung heben. Tut er dies ohne Zögern, wenn auch vielleicht unter Schmerzäußerung, so liegt sicher weder eine Luxation noch eine Fraktur vor, sondern höchstens eine Distorsion oder eine Kontusion. Beugt er den Oberschenkel mit Mühe, ohne aber die Ferse vom Bett zu erheben, so kommen noch eine Fraktur mit Einkeilung und eine intrakapsuläre Fraktur in Betracht. Nun lassen wir ihn Drehbewegungen ausführen. Sind Ein- und Auswärtsrotation völlig frei, so liegt keine schwere Verletzung vor. Finden wir dagegen eine deutliche Beschränkung der aktiven Einwärtsrotation, während uns die Auswärtsrotation normal scheint oder gar über das normale Maß hinausgeht, so haben wir es am ehesten mit einer eingekeilten Schenkelhalsfraktur zu tun. Sind die aktiven Rotationsbewegungen völlig aufgehoben, und ist das Bein gleichzeitig ganz nach außen gedreht, so liegt wahrscheinlich ein Bruch unterhalb der Trochanteren vor.

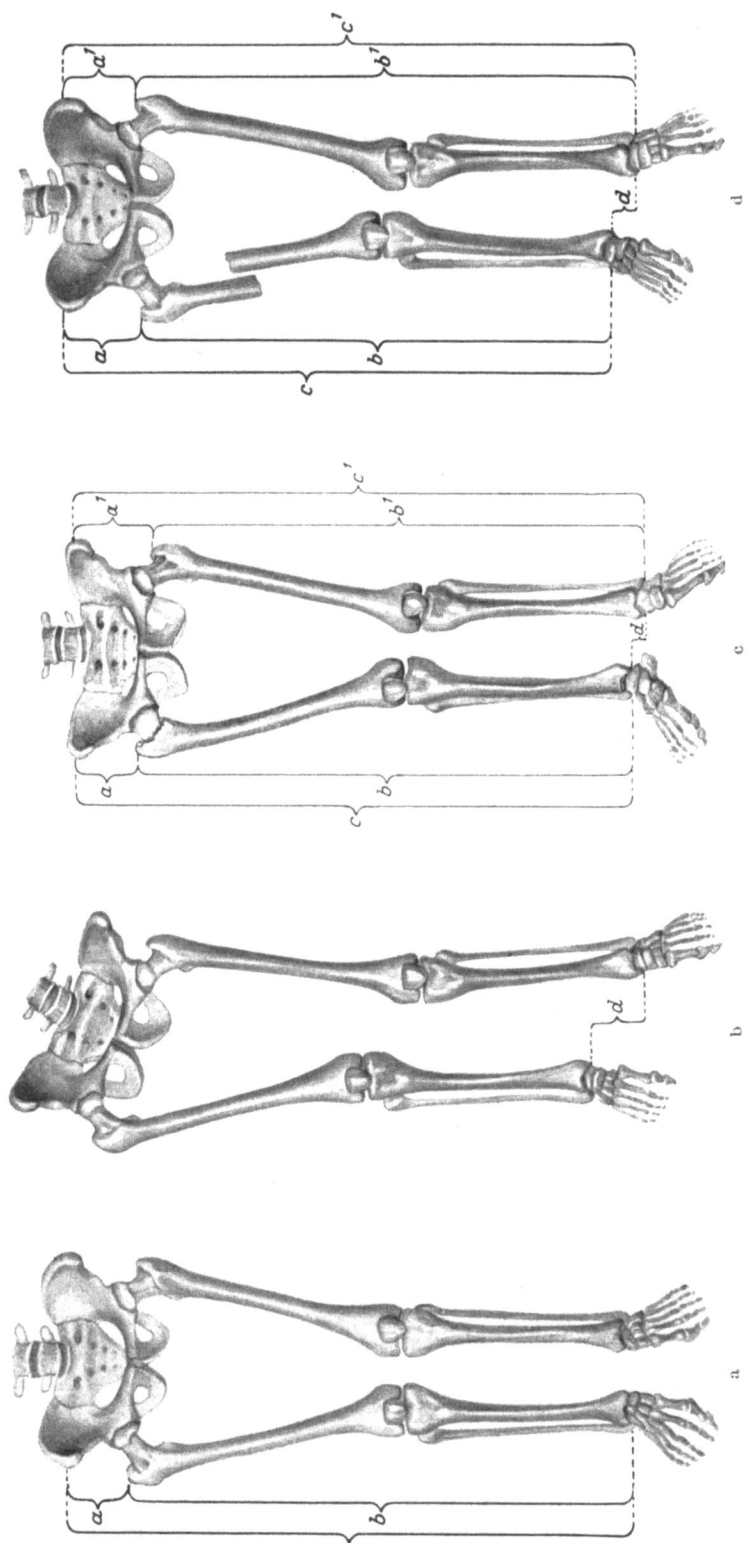

Abb. 714a—d. Längenmessung an der unteren Extremität.

a Normale Verhältnisse. *a* Trochanterhöhe, d. h. Distanz der Projektionen von Spina und Trochanterspitze auf eine horizontale Linie (beim liegenden Patienten); *b* Trochanter-Malleolendistanz, *c* Spina-Malleolendistanz. — *b* Scheinbare Verkürzung, *d* infolge von Adduktion des rechten Beines. (Die gleiche Stellung ergäbe eine scheinbare Verlängerung bei pathologischer Abduktion des linken Beines.) — *c* Wirkliche supratrochantere Verkürzung. Die Differenz der Malleolenhöhe *d* ist gleich derjenigen der Spina-Malleolendistanzen *c¹* und *c* und gleich der Differenz der Trochanterprojektionen *a¹* und *a*. Dagegen sind die Trochanter-Malleolendistanzen gleich. *d = c¹ — c = a¹ — a; b¹ = b.* Typischer Befund bei eigentlichen Schenkelhalsfrakturen, bei Coxa vara, kongenitaler Hüftluxation. — *d* Wirkliche infratrochantere Verkürzung. Die Differenz der Malleolenhöhe *d* ist gleich der Differenz der Spina-Malleolendistanzen bzw. der Trochanter-Malleolendistanzen. Dagegen ist die Trochanterhöhe beiderseits gleich. *d = c¹ — c = b¹ — b; a¹ = a.* Typischer Befund bei per- und subtrochanteren sowie bei allen noch weiter unten sitzenden Frakturen.

Weniger können wir aus den Ab- und Adduktionsbewegungen schließen, da zu denselben ein Heben des ganzen Beines erforderlich ist.

Wir gehen nun zur Prüfung der *passiven Bewegungen* über.

Finden wir die passiven Bewegungen frei oder höchstens im Sinne der Einwärtsrotation leicht eingeschränkt, so haben wir, wenn überhaupt eine schwerere Verletzung vorliegt, eine *Fraktur* vor uns. Gehen die Bewegungen in gewissen Richtungen über die normalen Grenzen hinaus, ·während wir in der entgegengesetzten Richtung einem federnden, unüberwindlichen Widerstand begegnen, so handelt es sich um eine *Luxation.*

Diese Regel erfährt nur dadurch eine leichte Einschränkung, daß wir bei eingekeilter Schenkelhalsfraktur auch passiv eine Verminderung der Einwärtsrotation, in sehr seltenen Fällen der Auswärtsrotation finden. Lassen sich die passiven Bewegungen ohne Narkose nicht untersuchen, so verzichten wir auf diesen Akt der Diagnostik und lassen ein Röntgenbild aufnehmen.

Zum Schluß der Untersuchung nehmen wir die *Palpation* vor, welche uns bei Luxationen den Schenkelkopf an abnormer Stelle nachweisen und bei Frakturen eine Verdickung der Trochantermasse und allfällige abnorme Knochenvorsprünge erkennen läßt. Die Prüfung der aktiven und passiven Bewegungen sowie die Palpation geben uns auch Gelegenheit, den Grad und die Lokalisation der *Schmerzhaftigkeit* zu beurteilen.

Wir sind nun so weit, daß wir die erhobenen Befunde für eine genauere Diagnose verwerten können.

B. Diagnose der einzelnen Verletzungsformen.

1. Luxationen.

Haben wir eine „*Luxation*" gefunden, so bleibt uns noch übrig, ihre Form zu bestimmen.

a) Finden wir den Oberschenkel nach *innen* rotiert, so kann der Kopf nur nach *hinten* gegangen sein, und es handelt sich also um eine *Luxation nach hinten.* Das bei regelmäßigen Luxationen stets erhaltene Y-Band (Lig. iliofemorale) hält dabei den Oberschenkel in Flexion und Adduktion. Sind alle drei Stellungsanomalien: Einwärtsrotation, Adduktion und Flexion verhältnismäßig wenig ausgesprochen, so ist der Kopf mehr nach oben, in der Richtung der Fossa iliaca ausgetreten (Abb. 715 und 721) — „*Luxatio iliaca*"; sind sie dagegen stark ausgeprägt, so sitzt er mehr hinten-unten — „*Luxatio ischiadica*" (Abb 716). Der Kapselriß ist im ersteren Falle hinten-oben, im letzteren Falle hinten bzw. hinten-unten. Wollen wir diese Unterschiede in eine bestimmte Regel fassen, so können wir sagen, daß eine *Luxatio iliaca dann vorliegt, wenn der Patient im Liegen imstande ist, die Flexion durch kompensatorische Lordose der Lendenwirbelsäule zu verdecken und beide Beine annähernd parallel zu stellen, und wenn er im Stehen mit dem Vorderfuß den Boden noch ohne Schwierigkeit berührt. Eine Luxatio ischiadica ist dagegen vorhanden, wenn auch bei stärkster Lendenlordose noch Flexion besteht, wenn der Verletzte im Liegen den Oberschenkel des verrenkten Beines auf den gesunden Oberschenkel legt und bei geradem Stehen mit den Zehen den Boden nicht mehr oder nur mit Mühe berührt* (s. Abb. 722).

Bisweilen finden wir bei unserer Untersuchung die Stellung einer Luxatio iliaca vor, erfahren aber, daß gleich nach dem Unfall die Stellungsanomalie viel auffallender gewesen sei. Es ist dann wahrscheinlich eine Luxatio ischiadica durch Repositionsversuche oder durch die Eigenschwere der Extremität in eine Luxatio iliaca übergegangen, indem der Kopf mehr nach oben geglitten ist.

Verwechseln können wir die hinteren Luxationen schlechterdings mit keiner anderen Hüftverletzung. Es kommen freilich — sehr selten — eingekeilte Schenkelhalsfrakturen mit Einwärtsrotation vor, welche in hohem Grade eine

hintere Luxation vortäuschen. Hier beweist aber das Fehlen des Kopfes an
abnormer Stelle, daß wir es nicht mit einer Luxation zu tun haben.

Größere diagnostische Schwierigkeiten können *Komplikationen von hinteren Luxationen
mit anderweitigen Verletzungen* bereiten. War die Verletzung durch eine sehr schwere Gewalt,
z. B. durch Verschüttung bedingt, so kann das Y-Band zerrissen sein, so daß aus der regelmäßigen eine *unregelmäßige Luxation* geworden ist. Hier fehlt die sonst für Luxationen
bezeichnende Bewegungshemmung, dagegen
werden wir um so leichter den Femurkopf
der Palpation zugänglich machen können.

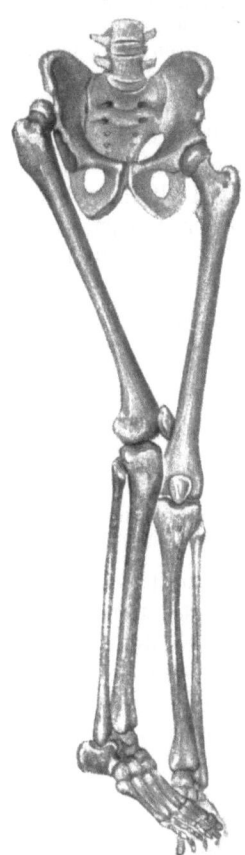
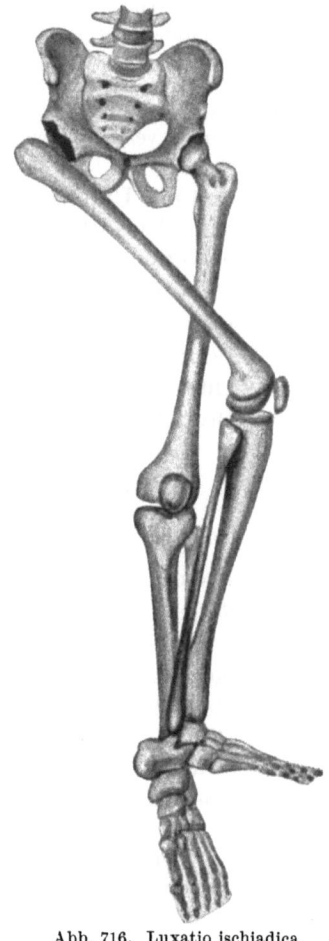

Abb. 715. Luxatio iliaca.   Abb. 716. Luxatio ischiadica.

Knacken bei Bewegungsversuchen weist auf den *Abriß eines Stückes vom Pfannenrande* hin.

Schwierig zu erkennen, weil ein ganz ungewöhnliches Bild bietend, ist die *Kombiantion
von Luxation mit Schenkelhalsfraktur*. Nur der Nachweis des bei Rotation nicht mitgehenden
Kopfes an abnormer Stelle wird auf diese Diagnose hinleiten.

b) Ist bei einer für Luxation beweisenden Bewegungsbeschränkung die
Extremität *auswärts* gedreht, so muß der Kopf nach *vorn* ausgetreten sein, es
besteht also eine *vordere Luxation*. Als weitere Kennzeichen derselben haben
wir schon die Annäherung des Trochanters an die Mittellinie kennengelernt.
Das Erhaltensein des Y-Bandes (Lig. ilio-femorale) bedingt ferner eine mehr
oder weniger deutliche Abduktion. Ist dieselbe wenig ausgesprochen, so daß das
verletzte Bein dem gesunden parallel gestellt werden kann, und steht das Bein
in Extension, so haben wir eine Luxation nach *vorn-oben* vor uns, die wir je
nach der Stelle, an der wir den Kopf finden, als „*Luxatio ilio-pectinea*" oder
als „*Luxatio pubica*" bezeichnen (Abb. 717). Der Schenkelkopf sitzt dann

sicht- und greifbar auf der Schambeinkante, bald mehr nach außen, bald mehr nach innen. Die geringe Abduktion läßt an eine Verlängerung der Extremität glauben. Dadurch, daß das gesunde Bein in Adduktion neben das verletzte

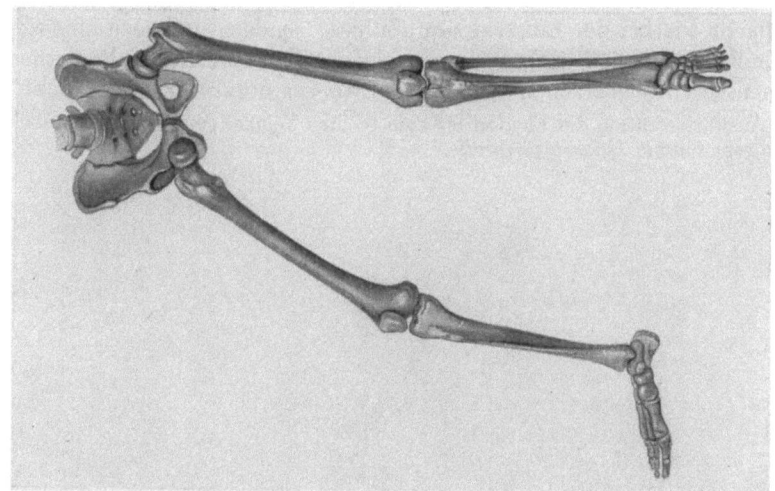

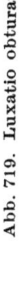
Abb. 719. Luxatio obturatoria.

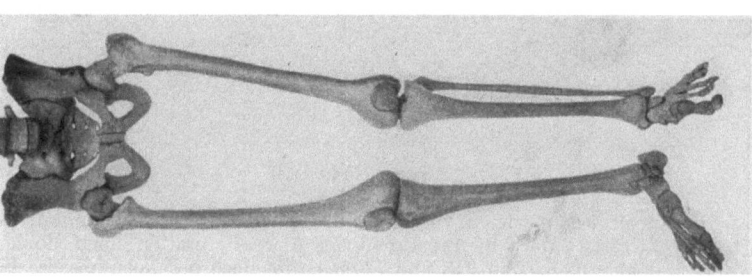
Abb. 718. Fractura intertrochanterica.

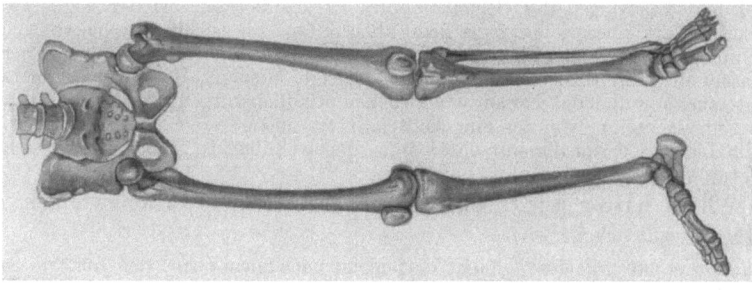
Abb. 717. Luxatio ilio-pectinea.

gelegt wird, erscheint es in der Tat kürzer — das verletzte also verlängert. Mißt man dagegen beide Beine in gleicher Stellung, so findet man eine leichte Verkürzung der Spina-Malleolendistanz.

Nebenbei sei bemerkt, daß bei dieser Luxation die A. femoralis nach innen von dem Schenkelkopf zu fühlen ist, oder durch denselben emporgehoben wird. Neuralgische Schmerzen oder Sensibilitätsstörungen im Gebiete des Nervus femoralis zeigen, daß dieser Nerv eine Zerrung erlitten hat.

Ist die Abduktion viel deutlicher ausgesprochen, als oben angenommen wurde, und mit Flexion verbunden, und ist der Kopf nicht auf dem horizontalen Schambeinast zu finden, so liegt eine „Luxatio obturatoria" vor (s. Abb. 719 und 720). Der Kopf läßt sich bei muskelkräftigen Individuen nicht deutlich abtasten. In Bestätigung der Diagnose werden wir die Trochantergegend nicht nur abgeflacht wie bei der Luxatio suprapubica, sondern geradezu eingezogen finden. Endlich schließen wir aus ausstrahlenden Schmerzen und Parästhesien an der Innenseite des Oberschenkels, daß der Nervus obturatorius gedrückt ist.

Ist bei Auswärtsrotation die Flexion bis zum rechten Winkel gesteigert, so handelt es sich um die sehr seltene Luxatio perinealis.

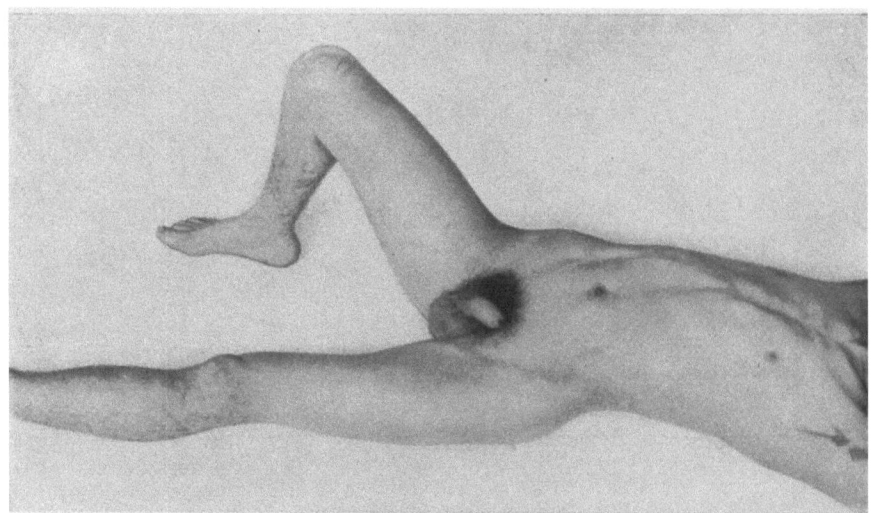

Abb. 720. Luxatio obturatoria.

Fragen wir uns noch, womit wir die vorderen Luxationen verwechseln könnten. Würde man auch bei der Luxatio pubica in Anbetracht der Auswärtsrotation einen Moment an Schenkelhalsbruch denken (vgl. Abb. 718 und 720), so gibt doch der Nachweis des Kopfes an unrichtiger Stelle sofort den Beweis für die Luxationsdiagnose. Die Annäherung der Trochantermasse an das Becken findet sich außer bei der vorderen Luxation noch beim Beckenbruch mit Eindringen des Schenkelkopfes in das Becken, bei der sog. „Luxatio centralis" (s. Abb. 724. Diese letztere ist nicht allzu selten. Sie ist überdies gekennzeichnet durch die Unmöglichkeit, außer einer gewissen Flexionsmöglichkeit Bewegungen des Hüftgelenkes passiv ausführen zu können. Dieses letztere Moment, der Druckschmerz bei rectaler Untersuchung und das Fehlen von Druckempfindlichkeit an der Trochantermasse erlaubt die Unterscheidung von der eingekeilten inter- und pertrochanteren Fraktur.

Auch die Luxatio perinealis mit ihrer ganz ungewöhnlichen Stellung läßt sich mit keiner Fraktur verwechseln.

c) Schließlich hätten wir noch die sehr seltenen Luxationen nach *oben* und nach *unten* zu erwähnen.

Die „Luxatio supracotyloidea" gleicht derjenigen nach vorn-oben, der Luxatio suprapubica, mit dem Unterschiede, daß der Schenkelkopf unmittelbar unter der Spina ilii anterior superior zu fühlen ist. Die Luxation nach unten, die „Luxatio infracotyloidea", ist gekennzeichnet durch rechtwinkelige Beugung des Oberschenkels mit geringer Auswärtsrotation und Abduktion. Sie steht also der Luxatio obturatoria am nächsten.

2. Kontusion, Distorsion, Fraktur.

Hat uns die Freiheit der passiven Bewegungen bei der vorläufigen Untersuchung eine Luxation ausschließen lassen, so haben wir vor allem zwischen „Kontusion, Distorsion" und „Fraktur" zu unterscheiden.

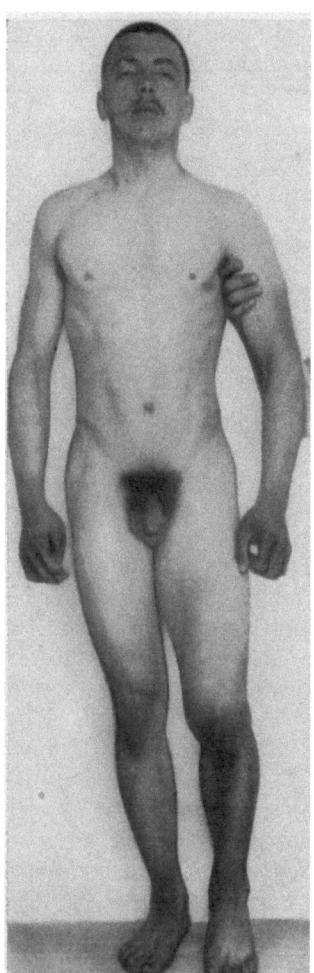

Abb. 721. Luxatio femoris
iliaca sinistra.

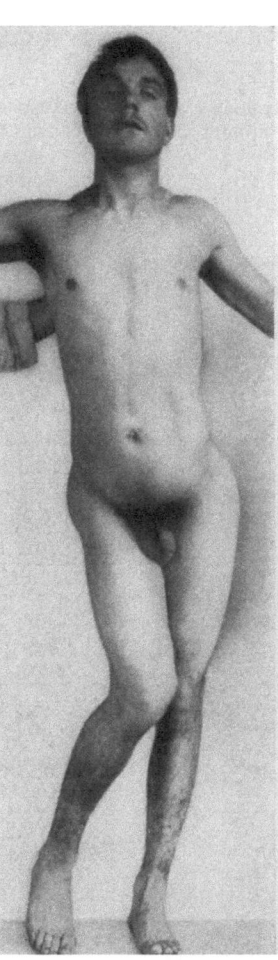

Abb. 722. Luxatio femoris
ischiadica dextra.

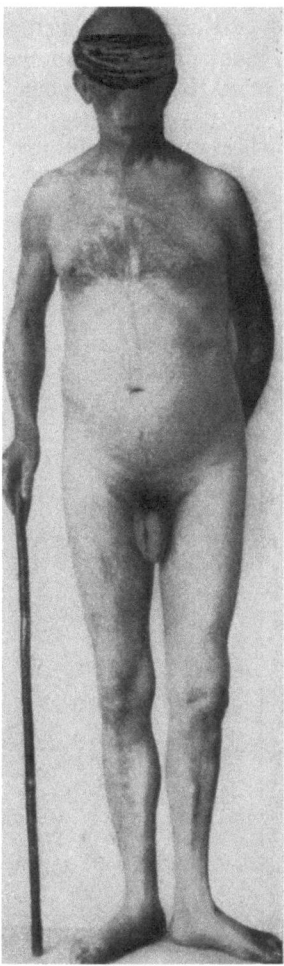

Abb. 723. Luxatio femoris
pubica sinistra.

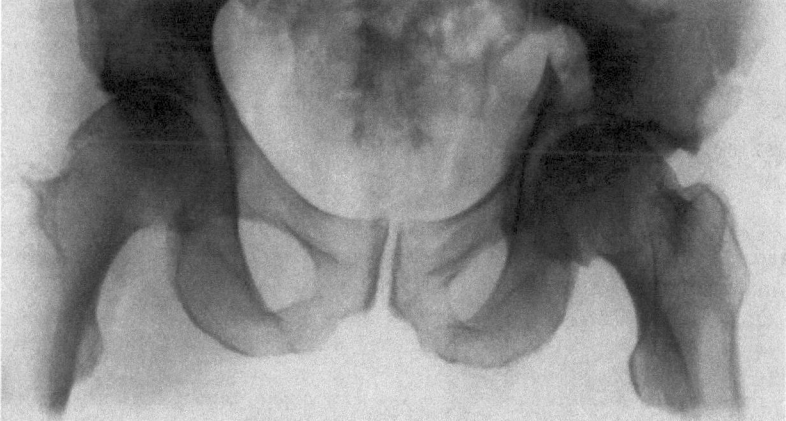

Abb. 724. Durchbruch des Pfannenbodens, „Luxatio centralis".

Einen ersten Anhaltspunkt gibt die *Anamnese*. Läßt sich der Patient nach einer vergeblichen Anstrengung zu stehen und zu gehen nach Hause tragen und ins Bett legen, so dürfen wir eine Fraktur annehmen. Geht er dagegen auf eigenen Füßen nach Hause, so handelt es sich je nach der Form des Traumas um Kontusion oder Distorsion.

Von dieser Regel gibt es freilich eine wichtige Ausnahme, im Sinne geringerer Störung bei gewissen Frakturen. Es kommt besonders bei eingekeilten Frakturen, ja selbst bei Epiphysenlösungen vor, daß der Verletzte noch auf eigenen Füßen nach Hause geht und daß die Fraktur erst erkannt wird, wenn es zur traumatischen Coxa vara gekommen ist. Selbst bei einer 81jährigen Patientin sah ich ambulanten Verlauf einer Fractura subcapitalis!

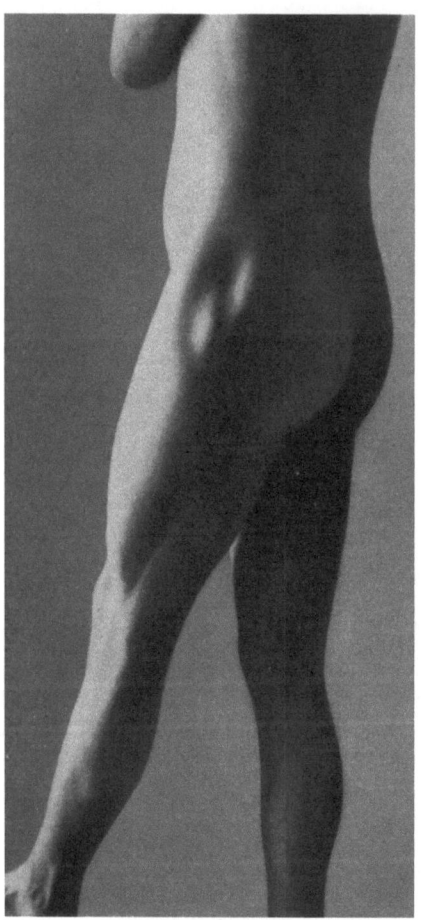

Abb. 725. Schnellende Hüfte. Tractus iliotibialis im Begriff, über den Trochanter zu gleiten.

Weiterhin berücksichtigen wir den spontanen Schmerz und die Schmerzhaftigkeit des Gelenks bei Belastung. Wie KOCHER hervorgehoben hat, ist der spontane Schmerz bei der Kontusion trotz geringer Funktionsstörung in der Regel stark, während er bei Fraktur trotz völliger Funktionsunfähigkeit sehr gering sein kann. Im Gegensatz hierzu ist der Stoßschmerz durch Stoß in der Richtung des Femurs bei Kontusion gering, oder er fehlt völlig, während er bei frischer Fraktur stets vorhanden ist. Wir kommen also zu folgender Regel:

Jedes Individuum, das nach einem an sich vielleicht unbedeutenden, die Hüfte direkt oder indirekt treffenden Trauma eine schwere Funktionsstörung zeigt, ist einer Schenkelfraktur um so verdächtiger, je auffallender der Gegensatz zwischen Funktionsstörung und spontanem Schmerz ist. Ist die Stützfunktion trotz geringer spontaner Schmerzen aufgehoben, so liegt sicher eine Fraktur vor. Eine nach Hüfttrauma aufgetretene Zwangs-Außenrotation der unteren Extremität bei noch erhaltener Rotationsmöglichkeit spricht für eingekeilte Schenkelhalsfraktur. Die obligate Außenrotation des Beines ist eine Folge des vorne gerade, hinten konkav verlaufenden Schenkelhalses. Bei axialem Trauma muß es zu einer Abwinkelung nach hinten und damit zur Außenrotation kommen.

Eine *durchgehende* Fraktur besteht, wenn eine nicht auf frühere Verletzungen zurückzuführende *Verkürzung*, oder wenn Hochstand des Trochanters, oder Annäherung des Femurs an das Becken vorhanden ist.

Partielle Brüche des Trochanters, Absprengung oder Abschälung von kleinen Stücken desselben lassen sich bei Blutdurchtränkung der Weichteile nur durch das Röntgenbild von einer einfachen Kontusion unterscheiden.

Den seltenen *völligen Abriß des großen Trochanters* werden wir aus der Haltlosigkeit der Hüfte trotz normalen Verhaltens des Gelenks und aus dem nicht leicht zu erbringenden palpatorischen Nachweis des nach oben verschobenen Fragmentes diagnostizieren. Den noch selteneren *isolierten Abriß des kleinen Trochanters* erkennt man nach LUDLOFF daran, daß der sitzende Patient sein Bein nicht heben kann. Bei pertrochanteren Frakturen ist der kleine Trochanter häufig mit abgerissen oder abgebrochen.

Aus einem knackenden Geräusch in der Hüftgegend allein dürfen wir noch nicht auf eine Knochenläsion schließen. Es gibt Fälle, bei denen unabhängig von jedem Trauma der vordere Rand der Sehne des Glutaeus maximus bzw. der Tractus iliotibialis der Fascia lata bei energischer Kontraktion des Muskels unter fühl- und hörbarem Knacken über den Trochanter gleitet, besonders wenn ein größerer Schleimbeutel dazwischen liegt, eine Anomalie, die als „hanche à ressort" beschrieben wird. Noch bezeichnender ist der deutsche Ausdruck: „schnappende" oder „schnellende" Hüfte. Abb. 725 zeigt den Tractus am Trochanter einen Augenblick vor dem Schnappen.

Kommen wir zur Annahme einer „durchgehenden Fraktur", so bleibt noch zu bestimmen, wo sie sitzt und ob sie lose oder eingekeilt ist.

Übersehen wir kurz die verschiedenen Frakturformen: Seit A. COOPER unterscheidet man bekanntlich zwischen intra- und extrakapsulären Brüchen. Da sich aber die Kapsel auf der Vorderseite weiter nach der Trochantergegend hin erstreckt als auf der Hinterseite, und da anderseits die Bruchlinie oft unregelmäßig verläuft, so ist, wie besonders KOCHER hervorgehoben hat, ein Teil der Schenkelhalsbrüche gemischt, teils intra-, teils extrakapsulär. Es ist darum zweckmäßiger, die Schenkelhalsbrüche nach ihrer Lage einzuteilen,

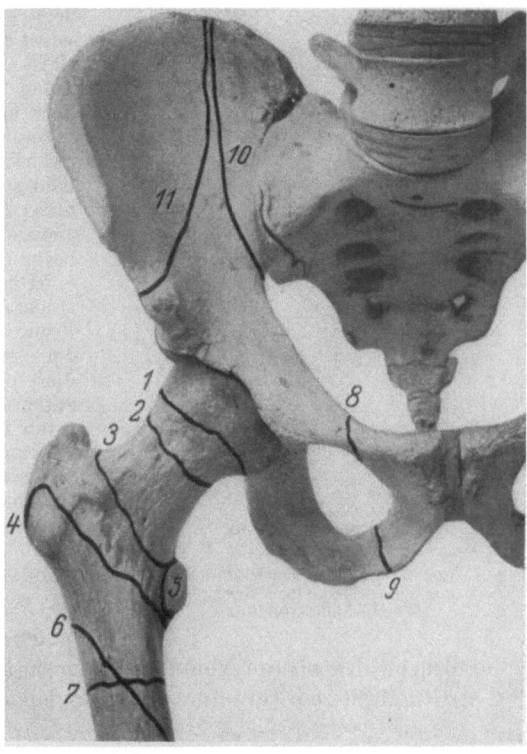

Abb. 726. Die typischen Verlaufslinien der Schenkelhals- und Beckenfrakturen. *1* u. *2* Fractura subcapitalis; *3* Fractura intertrochanterica; *4* Fractura pertrochanterica; *5* Fractura trochant. minoris; *6* u. *7* Fractura subtrochanterica; *8* u. *9* Fractura ossis pubis; *10* u. *11* Fractura ossis ilii.

unbekümmert um ihre Beziehungen zur Kapsel. Alle wichtigen Verlaufsrichtungen finden sich schon bei A. COOPER sehr zutreffend beschrieben. KOCHER hat aber durch seine

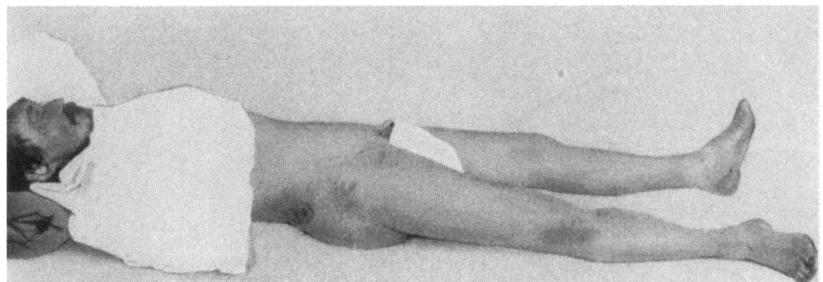

Abb. 727. Fractura subtrochanterica. Völlige Auswärtsrotation. Verkürzung. Sichtbares Hämatom.

Darstellung und Nomenklatur die einzelnen Typen noch schärfer herausgearbeitet. Wir werden deshalb der Hauptsache nach seiner Nomenklatur folgen.

Eine erste Bruchlinie (Abb. 726, *1*) liegt an der Grenze zwischen Kopf und Hals. Diese Form, von KOCHER *Fractura subcapitalis* genannt, ist, wenn rein ausgebildet, stets intrakapsulär. Öfter freilich entfernt sie sich nach unten, aus der unmittelbaren Nähe des Kopfes (Abb. 726, *2*). Eine zweite Bruchlinie liegt im Halse selbst, an seinem Übergang in die

Trochantermasse, also im Bereiche der Linea intertrochanterica (Abb. 726, *3*) — *Fractura intertrochanterica.* Sie ist in der Regel teils intra-, teils extrakapsulär. An der unteren

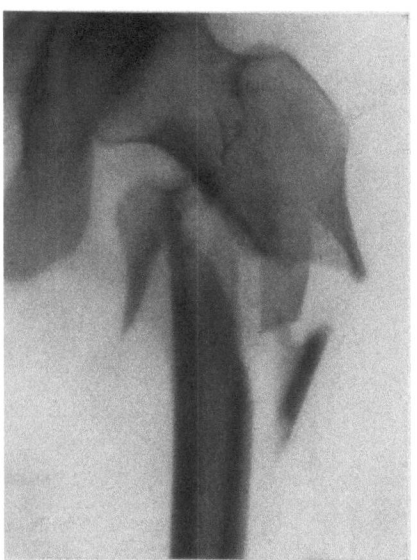

Grenze des Bereiches der Schenkelhalsfrakturen liegt endlich die durch die Trochantermasse selbst gehende *Fractura pertrochanterica,* welche meist schräg von vorn außen oben nach hinten unten innen abfällt (Abb. 726, *4*) und die häufiger ist als die reine Fractura intertrochanterica. Schon zu den Schaftbrüchen gehört die unterhalb des kleinen Trochanters bald quer, bald schräg durchgehende *Fractura subtrochanterica,* die wir aber aus Zweckmäßigkeitsgründen gemeinschaftlich mit den Schenkelhalsfrakturen besprechen werden (Abb. 726, *6* und *7*).

Die Fracturae interochanterica und pertrochanterica kommen nicht immer in reiner Form vor. Man findet vielmehr häufig eine *Sprengung der Trochantermasse* durch den in dieselbe hineingepreßten Hals. Die Bruchlinie entspricht dabei derjenigen einer intertrochanteren Fraktur, verbunden mit Sprüngen in die Trochantermasse hinein, bisweilen im Sinne einer Y-Fraktur. Ferner kommen verschiedenartige Kombinationen zwischen Fractura intertrochanterica und pertrochanterica einerseits und Fractura subtrochanterica andererseits vor, mit und ohne Absprengung des kleinen Trochanters.

Abb. 728. Fractura subtrochanterica mit Absprengung des kleinen Trochanters und Splitterbildung.

Von der Kapselanatomie unabhängig machen wir uns, wenn wir summarisch die Brüche des oberen Femurendes in *mediale* (Fractura subcapitalis et colli s. str.) und *laterale* (Fractura inter- und pertrochanterica) einteilen.

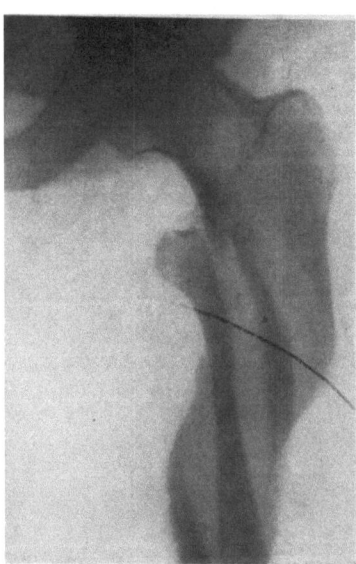

Abb. 729. Subtrochantere Torsionsfraktur des Femurs.

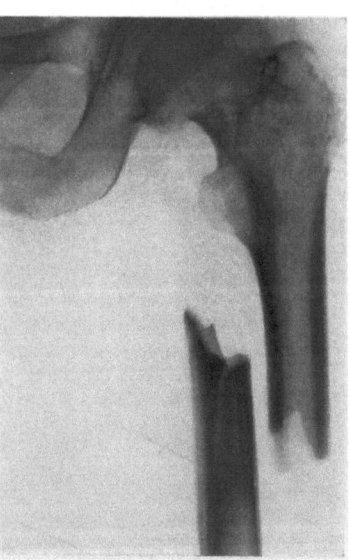

Abb. 730. Fraktur des gesunden Femurschaftes.

Die klinische Untersuchung läßt uns nicht alle Einzelheiten erkennen. Wohl aber zeigt sie uns, welcher Gruppe die Verletzung ihren Hauptzügen nach angehört — unbeschadet des genaueren Einblicks, welchen uns das Röntgenbild verschafft.

a) Wir beginnen mit der Diagnose bzw. dem Ausschluß einer *subtrochanteren Fraktur* (Abb. 727, 728 und 729). Hier fällt die Extremität der Schwere folgend nach außen, weil das untere Fragment nicht mehr durch den Glutaeus medius gehalten wird. Die falsche Beweglichkeit ist ausgesprochen, die Trochanterspitze

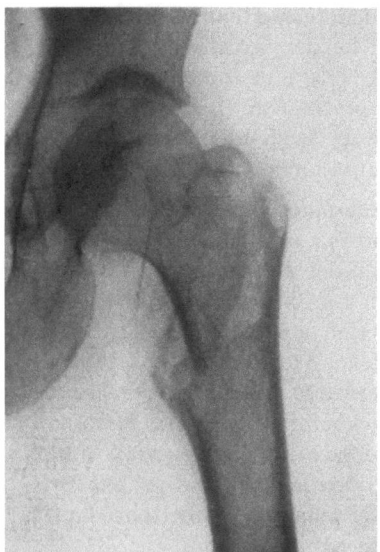

Abb. 731. Fractura pertrochanterica.

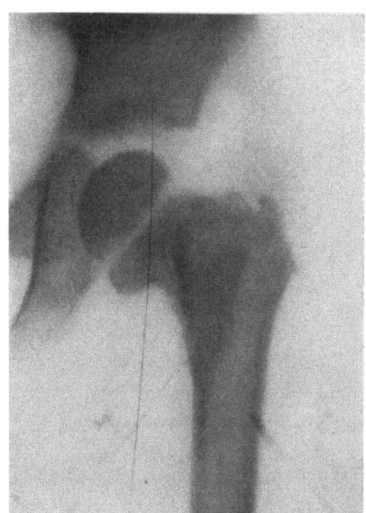

Abb. 732. Fractura pertrochanterica bei 4jährigem Mädchen.

geht bei Rotation nicht mit, und der Hauptsitz der Druckempfindlichkeit findet sich unterhalb der Trochantermasse. Der Oberschenkel ist stark geschwollen und die Extremität regungslos. Die Diagnose einer Femurschaftfraktur bietet keine Schwierigkeiten (s. Abb. 730).

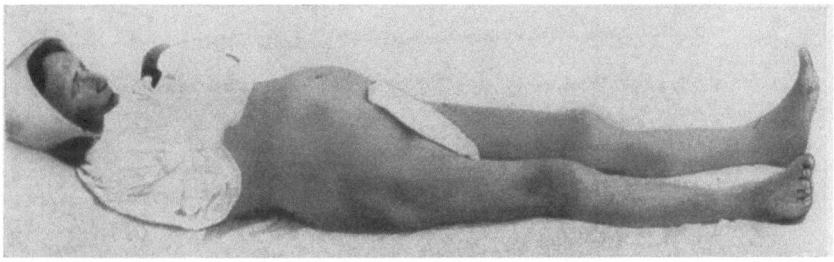

Abb. 733. Fractura intertrochanterica. Unvollständige Auswärtsrotation. Verkürzung.

b) Die Fraktur *durch die Trochantermasse* (s. Abb. 731 und 732) ist meist auch von starker Schwellung begleitet. Die Auswärtsrotation ist aber — da meist etwas Einkeilung vorhanden ist — weniger ausgesprochen. Die Untersuchung auf das Mitgehen der Trochanterspitze bei Rotation ist der Einkeilung wegen unzuverlässig. Charakteristisch ist dagegen die Verbreiterung der Trochantermasse und ihre ausgesprochene Druckempfindlichkeit. Bisweilen fühlt man in der Gegend der Trochanterspitze zwei Höcker: die eigentliche Trochanterspitze und die Spitze des unteren Fragmentes.

c) Auch bei der Fraktur *an der Basis des Halses* (der Fractura intertrochanterica, Abb. 733 und 734) ist die Wurzel der Extremität oft stark geschwollen.

Die Trochantermasse ist nicht oder wenig verbreitert und von außen her nicht druckempfindlich. Wohl aber entsteht starker Schmerz beim Eindrücken der

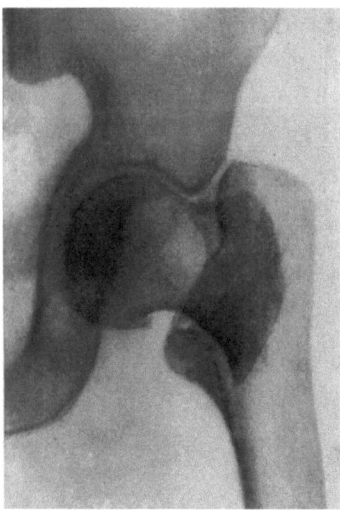

Finger in die Rinne einwärts von der Trochantermasse. Die häufigen Übergänge zwischen den beiden eben genannten Frakturformen, insbesondere das häufige Vorkommen von Sprüngen in der Trochantermasse bei Einkeilung des Halses in dieselbe, lassen es als berechtigt erscheinen, für eine summarische Diagnose die beiden als laterale Schenkelhalsbrüche zusammenzufassen.

d) Die *Schenkelhalsbrüche im engeren Sinne* (Abb. 726, *1* und *2*). Die medialen, mehr oder weniger subkapitalen Frakturen (s. Abb. 735), die ganz oder größtenteils intrakapsulär sind, zeichnen sich aus durch eine geringere Schwellung der Wurzel der Extremität. Die Trochantermasse ist nicht verbreitert und nicht druckempfindlich. Das Maximum des Druckschmerzes findet sich vorn unter-

Abb. 734. Fractura intertrochanterica.

halb der Mitte des Leistenbandes. Die Auswärtsrotation ist gering, aber sozusagen obligat, und es besteht häufig noch ein gewisser Grad von spontaner Beweglichkeit.

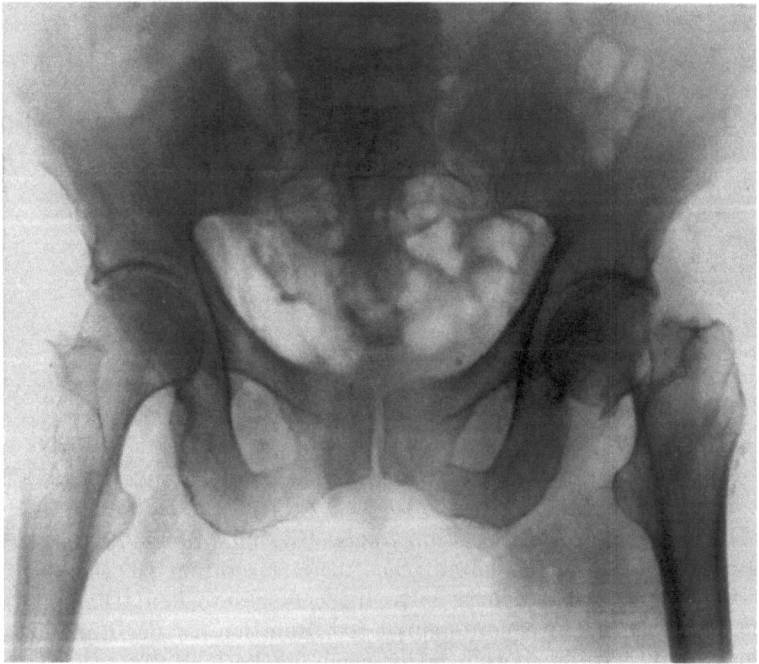

Abb. 735. Fractura subcapitalis.

Einkeilung kommt bei allen Formen vor, außer bei den subtrochanteren, ist aber viel häufiger bei den lateralen als bei den medialen Frakturen. Geringe falsche und etwas erhaltene aktive Beweglichkeit weisen auf die Einkeilung hin.

Die Prädisposition des *höheren Alters* für Schenkelhalsfrakturen jeder Art ist von alters her bekannt, doch finden wir Schenkelhalsbrüche jeder Form auch bei jüngeren Individuen, ausnahms-weise selbst bei Kindern. Für das Puber-tätsalter charakteristisch ist die Epiphysen-lösung (s. Abb. 736), welcher wir später noch begegnen werden (s. Abb. 754, 755 und 756).

Epiphysenlösung und Brüche Jugend-licher im Bereich der Epiphysenzone wer-den nicht selten anfänglich übersehen. Der Patient bleibt nach leichtem Trauma einige Tage, vielleicht auch 2—3 Wochen wegen „Hüftkontusion" oder auch ohne Diagnose im Bett und fängt dann wieder an, seiner Arbeit nachzugehen. Nach einigen Monaten kommt er zum Arzt wegen Schmerzen in der Hüfte und leichten Hinkens. Die Untersuchung er-gibt nun eine Verkürzung von 1—2 cm, entsprechenden Trochanterhochstand, Ver-minderung der Abduktionsfähigkeit und vielleicht auch leichte Auswärtsrotation.

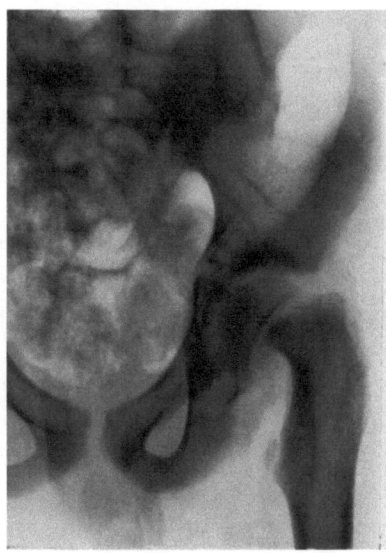

Abb. 736. Epiphysenlösung bei einem 14jährigen Mädchen.

Damit ist die Diagnose einer *Coxa vara* gestellt, und nur eine genaue Anamnese deckt den traumatischen Ursprung derselben auf.

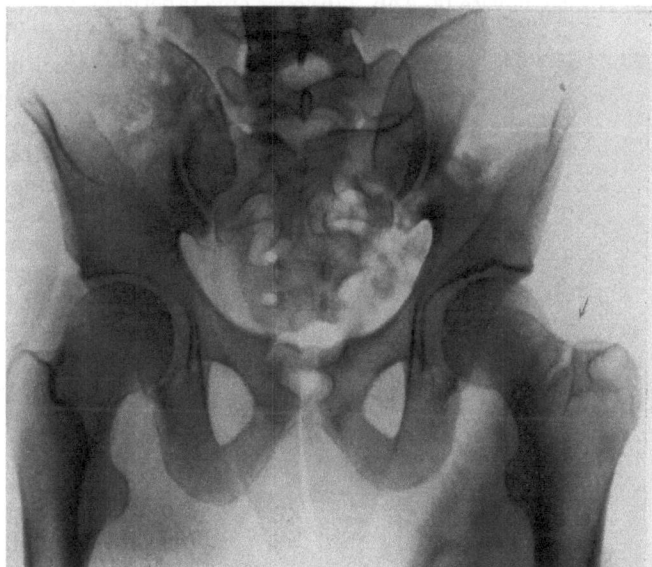

Abb. 737. Ermüdungsfraktur bei einem 20jährigen Rekruten.

Die nachträgliche klinische Unterscheidung dieser traumatischen von der spontanen Coxa vara kann geradezu unmöglich sein. Auch das einige Monate nach dem Unfall aufgenommene Röntgenbild wird nicht immer sicheren Auf-schluß geben.

Die Frage hat praktische Bedeutung bei Unfallversicherten. Wir dürfen auf Grund der bisherigen Erfahrungen den Unfall jedesmal verantwortlich machen, wenn ein Trauma

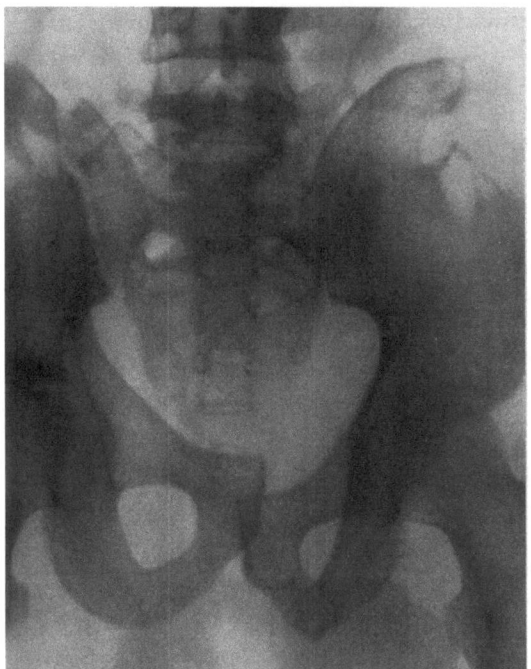

Abb. 738. Luxation der rechten Synchondrosis sacroiliaca
und der Symphyse.

wirklich nachgewiesen ist, und
wenn vor demselben keine Erscheinungen von seiten der Hüfte
bestanden hatten. Stets werden
wir auch die andere Hüfte untersuchen. Bestände dort ein Anfang von Coxa vara, dann hätte
der Unfall höchstens die Bedeutung eines verschlimmernden Momentes.

Daß die individuelle Disposition bei der Epiphysenlösung eine
Rolle spielt, das beweist folgender
Fall: Bei einem jungen Mädchen
im Pubertätsalter, dessen Röntgenbild schon vorher auf eine
Ernährungsstörung des Schenkelkopfes aufmerksam gemacht hatte,
tritt während der ärztlichen Beobachtung im Verlaufe von 2 Jahren,
jeweilen nach ganz geringfügigem
Trauma, eine Epiphysenlösung
mit daran sich anschließender
Ausbildung einer Coxa vara in
beiden Hüften ein.

Kommt eine Schenkelhals-
fraktur beim bloßen Gehen
zustande, ohne eigentliches
Trauma, so sprechen wir von
„*Spontanfraktur*". Ursache ist meist eine primäre oder metastatische Neubildung, eine Knochencyste (s. Abb. 776) oder eine tabetische Erkrankung, sei es

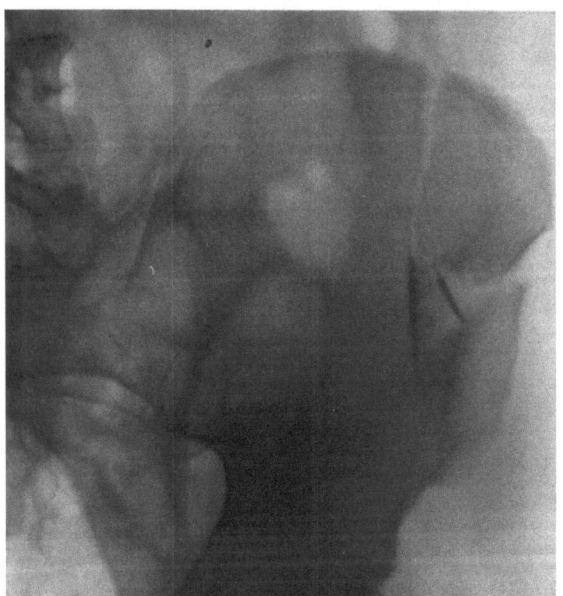

Abb. 739. Vertikaler Beckenschaufelbruch.

ein richtiges Tabesgelenk,
sei es eine bloße trophi-
sche Störung mit Schwä-
chung des Knochens, eine
Ermüdungsfraktur durch
repetierte, ungewohnte Belastung (wie im Falle der
Abb. 737, wo die schlei-
chende Ermüdungsfissur
sich während einer Rekru-
tenschule ausbildete und
zu unbestimmten „rheu-
matischen" Hüftschmerzen
Anlaß gab) oder endlich
eine hochgradige senile
Osteoporose.

Läßt sich die Schenkel-
halsfraktur, abgesehen von
den schon besprochenen
Luxationen, Kontusionen
und Distorsionen noch mit
*irgendeiner anderen Ver-
letzung verwechseln*?

Am ehesten kommt die Verwechslung mit der schon erwähnten „*Luxatio
centralis*" vor. Ebenfalls denkbar ist die Verwechslung eines Schenkelhals-
bruches mit anderen Formen des „*Beckenbruches*".

Besteht bei normalen Längenverhältnissen und normaler passiver Beweglichkeit der Hüfte eine auffallende Behinderung der aktiven Bewegungen, ganz besonders der Flexion, so müssen wir an eine nicht von *Verschiebung begleitete Beckenringfraktur* denken. Schmerz bei Druck auf die Beckenschaufel, bei Auseinanderdrängen der beiden Darmbeine und bei Stoß in der Femurachse beweisen dieselbe. Den Verlauf der Bruchlinie werden wir durch Betastung der zugänglichen Teile des Beckens, also besonders der Crista ilii, der Schambeine (in der Leiste, am Damm sowie vom Rectum her) und des Kreuzbeines zu erkennen suchen.

Finden wir bei der eben beschriebenen Funktionsstörung eine dem Auge auffallende, aber mit dem Meßband nicht nachweisbare Verkürzung, so müssen wir daraus schließen, daß das ganze die Hüftpfanne und die Spina ilii ant. sup. tragende Beckenstück durch einen *doppelten Beckenringbruch* aus seinen Verbindungen gelöst und nach oben verschoben ist (doppelter Vertikalbruch MALGAIGNES). Das Bein ist dabei meist, wie bei einer Femurfraktur, auswärts gedreht.

Scheinbare Verlängerung einer Extremität bei normalem Messungsergebnis erhalten wir auch, wenn die entsprechende Beckenhälfte infolge einer durchgehenden Fraktur im Bereiche des Schambeins und einer gleichzeitigen Lockerung oder Fraktur im Bereiche der Articulatio sacroiliaca der anderen Beckenhälfte gegenüber fußwärts verschoben ist (s. Abb. 738) Das gleiche Bild, aber noch grotesker, entsteht bei gleichzeitiger Luxation eines Iliosacralgelenks und der Schambeinfuge.

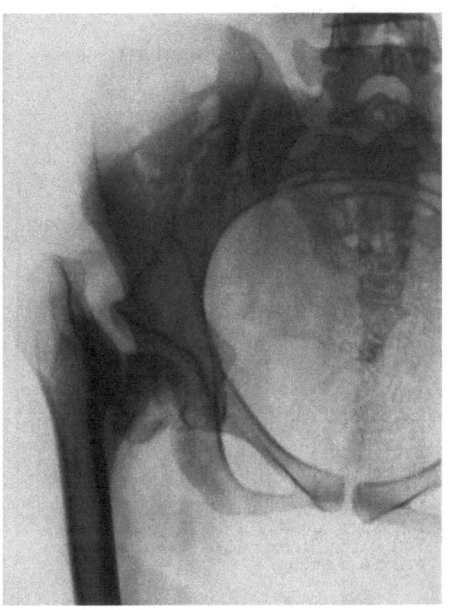

Abb. 740. Traumatische Coxa vara mit Pseudarthrosenbildung.

Besteht bei normaler passiver Beweglichkeit im Hüftgelenk und normaler Stützfunktion eine Verlängerung der Spina-Malleolendistanz ohne gleichzeitige Verlängerung der Trochanter-Malleolendistanz und ohne sichtbare Verlängerung der Extremität, so bleibt nur die Annahme eines Bruches des die Spina anterior superior tragenden Teiles *der Beckenschaufel* (s. Abb. 739) übrig (der sog. DUVERNEYschen Fraktur). Druck auf die Beckenschaufel wird ausgesprochenen Bruchschmerz und vielleicht auch Crepitation hervorrufen. Schmerz bei Stoß in der Femurachse fehlt.

Ist die Hüfte völlig frei, besteht aber Druck- und Zugschmerz im Bereich der *Articulatio sacroiliaca*, so wird es sich entweder um eine *Distorsion* derselben handeln, oder um eine in ihrer Nähe vorbeigehende *Fissur*, eine Fraktur des Seitenteils des Sacrum, deren Nachweis wir bei normalem Palpationsbefund mit Hilfe der Röntgenstrahlen leisten können.

Umschriebene Druckempfindlichkeit der Leistengegend weist auf einen „*Schambeinbruch*" hin. Bestätigt wird diese Diagnose, wenn wir auch den absteigenden Schambeinast, sei es vom Damm, sei es vom Rectum her, umschrieben druckempfindlich finden.

Bei jedem Beckenbruch werden wir das *Verhalten der Harnwege* überwachen, da die Harnröhre in verschiedener Weise geschädigt und die Blase durch einen Knochensplitter angespießt sein kann. Bisweilen sind es gerade diese Symptome von seiten der Harnwege, welche uns auf eine vorher übersehene Beckenfraktur hinweisen.

Tritt nach erlittener, besonders medialer, Schenkelhalsfraktur in der Rekonvaleszenz eine zunehmende Verkürzung des betreffenden Beines mit schlechter Belastungsfähigkeit auf, so handelt es sich um Pseudarthrosenbildung (Abb. 740) oder sekundäre Kopfnekrose.

Die folgende Übersicht wird es dem Anfänger erleichtern, sich in der Symptomatologie der Hüftverletzungen zurechtzufinden.

Aktive und passive Bewegungen nach allen Richtungen frei, aber zum Teil schmerzhaft. Stützfunktion erhalten. Keine Verkürzung.	Direktes Trauma (Ekchymosen).	. . . .	**Kontusion** (selten eingekeilte Fraktur mit geringer Verschiebung). **Distorsion.**
	Indirektes Trauma.	Aktive Flexion völlig frei. Aktive Flexion beim Sitzen nicht möglich.	**Abriß des Trochanter minor.**
Aktive und passive Bewegungen nach gewissen Richtungen abnorm frei, nach anderen federnd gehemmt. Stützfunktion, wenigstens anfangs, fast immer aufgehoben.	Bein einwärts rotiert, adduziert, flektiert. Kopf über der Beckenschaufel fühlbar.	Der Fuß berührt im Stehen (bei gestrecktem anderen Bein) noch den Boden oder wenigstens den Rücken des anderen Fußes.	**Luxatio iliaca.**
		Der Fuß berührt den Boden nicht	**Luxatio ischiadica.**
	Bein auswärts gedreht, etwas abduziert.	Bein gestreckt. Abduktion gering. Kopf über dem Schambeinkamm sicht- und fühlbar.	**Luxatio ilio-pectinea** oder **pubica.**
		Kopf daselbst nicht fühlbar.	**Luxatio centralis.**
		Bein halbgebeugt. Abduktion ausgesprochen. Kopf nicht deutlich fühlbar.	**Luxatio obturatoria.**
Aktive Bewegungen fast oder ganz aufgehoben. Passive Bewegungen allseitig frei oder höchstens im Sinne der Rotation (Einw.-R.) etw. beschränkt. Verkürzung (bisweilen sehr gering).	Trochanterstand normal. Spina-Malleolendistanz u. Trochanter-Malleolendistanz verkürzt (infratrochantere Verkürzung). Trochanterspitze geht bei Rotation nicht mit. Bein meist stark auswärts gedreht.	Trochantermasse bis oben druckempfindlich, verdickt. Bisweilen neben der Trochanterspitze das obere Ende der unteren Fragmente fühlbar.	**Fractura pertrochanterica non impacta.**
		Druckempfindlichkeit *unterhalb* der Trochantermasse. Oberes Fragment bisweilen in Flexion unter der Haut fühlbar.	**Fractura subtrochanterica.**
Aktive Bewegungen fast oder ganz aufgehoben. Passive Bewegungen allseitig frei oder höchstens im Sinne der Rotation (Einw.-R.) etw. beschränkt. Verkürzung (bisweilen sehr gering).	Trochanter abnorm hochstehend. Spina-Malleolendistanz verkürzt, Trochanter-Malleolendistanz normal (supratrochantere Verkürzung). Trochanterenspitze geht bei Rotation mit. Bein meist in halber Auswärtsrotation	Leichte aktive Beweglichkeit vorhanden. Bisweilen selbst etwas Stützfunktion. Keine Crepitation. Femur am Becken nicht verschieblich. Trochantermasse u Trochanterspitze deutlich abtastbar, von außen her nicht druckempfindlich.	**Eingekeilte Fractura intertrochanterica** oder **subcapitalis** (scharfe Unterscheidung klinisch ohne Röntgenbild oft unmöglich).
		Trochantermasse als solche verbreitert, von außen her druckempfindlich. An der Trochanterspitze zwei Höcker fühlbar.	**Eingekeilte Fractura pertrochanterica** oder Mischform mit **Fractura intertrochanterica impacta.**
		Aktive Beweglichkeit gering. Stützfunktion null. Femur am Becken verschieblich, mit Crepitation. Druckempfindlichkeit besonders unter dem POUPARTschen Band, nicht in der Trochantergegend. Der Trochanter beschreibt bei Rotation einen Bogen.	**Freie Fractura subcapitalis** bzw. **Epiphysenlösung.**
		Aktive Beweglichkeit und Stützfunktion null. Femur am Becken unter Crepitation verschieblich. Druckempfindlichkeit innen am Trochanter (von hinten gefühlt). Derselbe dreht sich um sich selbst (d. h. um seine Längsachse).	**Freie Fractura intertrochanterica.**
	Spina-Malleolendistanz normal. Passive Bewegungen frei. Aktive Bewegungen ebenfalls, dabei aber Haltlosigkeit beim Stehen.	Trochanter major umschrieben druckempfindlich.	**Fractura trochant. major.**
	Trochanter-Malleolendistanz normal, Spina-Malleolendistanz verlängert, Funktion d. Hüfte normal.	Zusammenpressen der Beckenschaufeln schmerzhaft.	**Beckenringbruch** ohne Verschiebung.
		Ebenso, aber scheinbare Verkürzung.	**Beckenschaufelbruch.** **Doppelter Vertikalbruch.**

96. Die nichttraumatischen Formveränderungen am Hüftgelenk (Luxatio coxae congenita, Coxa vara und Osteochondritis deformans juvenilis).

Das Kapitel der nichttraumatischen und nicht bakteriell-entzündlichen Veränderungen am Hüftgelenk hat in den letzten Jahren dank der sorgfältigen Röntgendurchforschung des Materials eine gewisse Wandlung erlitten, und es hat sich gezeigt, daß zwischen den früher scharf auseinandergehaltenen Zuständen: angeborene Hüftgelenksluxation, Coxa vara und Osteochondritis deformans juvenilis gewisse Beziehungen bestehen. Diese Erkenntnis verdanken wir hauptsächlich der von CALOT verlangten Berücksichtigung des Zustandes auch des anderen, d. h. des anscheinend nicht erkrankten Gelenks. Nichtsdestoweniger bieten die drei genannten Erkrankungen in ihren reinen Formen anatomisch und klinisch scharf abgegrenzte Bilder dar, und wir werden sie trotz gewisser Übergänge gesondert zu behandeln haben. Diese Übergänge könnten uns veranlassen, die Osteochondritis im Anschluß an die angeborene Luxation zu besprechen. Vom diagnostischen Standpunkt aus hat aber die Unterscheidung von Luxation und Schenkelhalsverbiegung größere Bedeutung, und andererseits finden wir wieder Beziehungen zwischen Coxa vara und Osteochondritis, so daß wir diese letztere an den

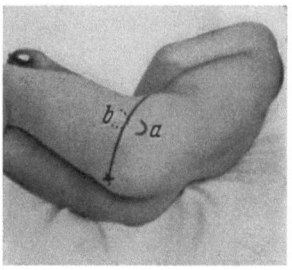

Abb. 741. Bestimmung des Trochanterstandes mittels der ROSER-NÉLATONschen Linie an einem Falle von Coxa vara. *a* wirklicher (hier erhöhter) Trochanterstand, *b* normaler Trochanterstand.

Schluß der Besprechung stellen werden. Die Osteochondritis bildet dann klinisch den Übergang zur Hüftgelenkstuberkulose, mit der sie zwar nichts zu tun hat, aber doch oft verwechselt wird.

A. Die angeborene Hüftluxation.

Zunächst die Bemerkung, daß wir noch jetzt nicht genau wissen, *wann* die Luxation entsteht. Die Tatsache, daß sie bei Neugeborenen noch nicht sicher nachgewiesen worden ist, gibt der Auffassung von LORENZ eine gewichtige Stütze, daß sie überhaupt nicht angeboren ist, sondern auf Grund von angeborenen anatomischen Bedingungen im ersten Lebensjahre zur Ausbildung kommt (sog. Pfannendachdysplasie). Nach Beobachtungen von NAGURA jedoch wäre die Luxation das Primäre, die Pfannendysplasie das Sekundäre. Er berichtet nämlich über 12 Fälle von spontaner Reposition einer kongenitalen Hüftluxation, wobei die Pfannenveränderungen sich wieder zurückbildeten.

Die angeborene Hüftluxation ist anatomisch dadurch gekennzeichnet, daß der Kopf nicht mehr in der Pfanne, sondern oberhalb oder hinter derselben sitzt, daß er aber die Kapsel nicht verlassen hat. Die erste und notwendige Folge dieser Lageveränderung ist eine *Verkürzung der Spina-Malleolendistanz* und ein *Hochstand des Trochanters*. Die Verkürzung beträgt schon im frühen Kindesalter in der Regel etwa 2 cm.

Der Hochstand des Trochanters läßt sich auf folgende Weise rasch und sicher nachweisen:

Einmal bestimmt man bei halber Beugung in der Hüfte (135⁰) die ROSER-NÉLATON*schen Linie,* welche das Tuber ischii mit der Spina iliaca verbindet. Normal liegt der Trochanter in derselben. Überragt er sie (Abb. 741), so haben wir Trochanterhochstand vor uns. Allerdings geht eine Verschiebung von ¹/₂—1 cm noch in den Bereich des Erlaubten bzw. der Fehlergrenze der Messung.

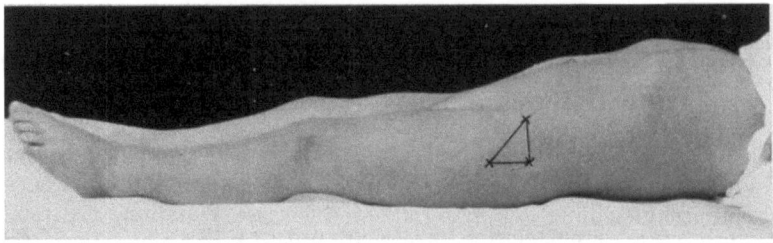

Abb. 742a. Messung des BRYANTschen Dreiecks an einem Falle von einseitiger kongenitaler Hüftluxation Normale Seite. Das Dreieck ist gleichschenklig.

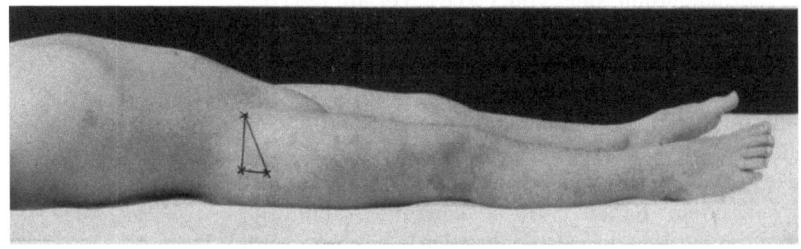

Abb. 742b. Dasselbe. Luxierte Seite. Das Dreieck ist spitzwinklig. Die vergleichende Messung der horizontalen Kathete rechts und links ergibt uns direkt die stattgehabte Verschiebung des Trochanters.

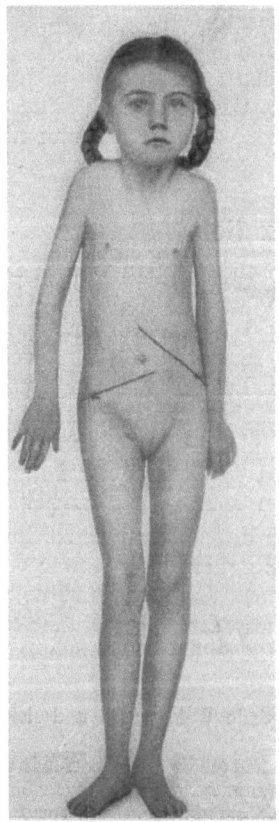

Abb. 743. Bestimmung des Trochanterstandes mittels der Trochanter-Spina-Nabellinie.

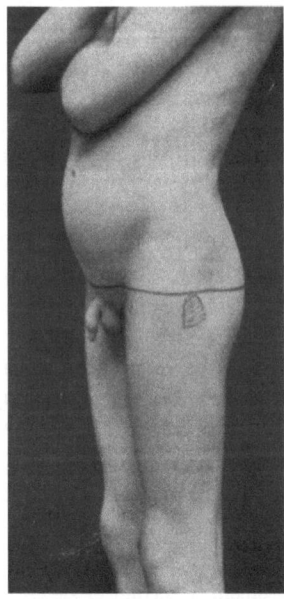

Abb. 744. PETERsche Linie.

Ferner benutzt man das Bryantsche *Dreieck*, das folgendermaßen konstruiert wird: Man verlängert bei dem flach aufliegenden Patienten die Femurachse über den Trochanter hinaus mit dem Blaustift, fällt von der Spina anterior superior aus eine Senkrechte auf diese Linie und verbindet endlich die Spina mit der Trochanterspitze. Das so erhaltene rechtwinklige Dreieck ist normalerweise ein gleichschenkliges, während bei Hochstand des Trochanters die der verlängerten Femurachse angehörige Kathete gegenüber der anderen verkürzt ist (Abb. 742a und b).

Ein noch einfacheres Mittel haben wir nach Shoemaker in der *Verlängerung der „Trochanter-Spinallinie auf den Bauch"*. Normalerweise trifft diese Verlängerung die Medianlinie in Nabelhöhe oder höher, bei Trochanterhochstand dagegen unterhalb des Nabels (Abb. 743).

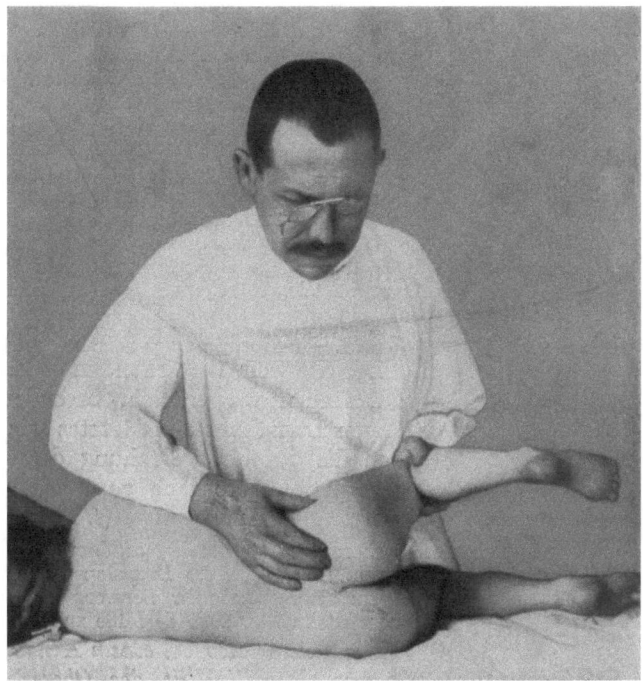

Abb. 745. Palpation des Gelenkkopfes bei kongenitaler Hüftluxation.

Endlich zieht man die „Petersche horizontale Linie" *durch den oberen Rand der Symphyse.* Die Trochanterspitze liegt bei normaler Beckenneigung in der Höhe derselben (Abb. 744).

Aus der Kapsel ist der Kopf, wie gesagt, nicht ausgetreten, sondern er hat dieselbe taschenförmig ausgezogen und ist mit ihr nach hinten gewandert. Der Oberschenkel nimmt infolgedessen dem Becken gegenüber nicht jene typische, mathematisch fixierte Stellung ein, wie wir sie von den traumatischen Luxationen her kennen, sondern die verlängerte Kapsel gibt der Beweglichkeit des Femurs einen abnorm großen Spielraum. Die angeborene Hüftluxation zeichnet sich also gerade durch die auffallend große, *akrobatenhafte Beweglichkeit des Oberschenkels* aus, und es gibt bei der kongenitalen Hüftluxation jüngerer Kinder keine pathognomonische Stellung. Mit den Jahren tritt insofern eine Änderung ein, als der Spielraum sich verkleinert; auch dann ist die Stellungsanomalie viel weniger ausgeprägt als bei den traumatischen Luxationen.

Ein weiteres wichtiges, mit dieser mangelhaften Fixation des Kopfes zusammenhängendes Zeichen ist die *Möglichkeit, denselben am Becken hin- und herzuschieben.* Dieses Zeichen, das bei nicht zu veralteter Luxatio coxae congenita nie fehlt, läßt sich allerdings bei ungebärdigen Kindern nur nachweisen, wenn wir die Muskelspannung durch Narkose ausschalten. Bevor wir aber dieses Mittel anwenden, suchen wir den *Nachweis des Kopfes an abnormer Stelle* zu leisten, und zwar werden wir ihn nach oben bzw. nach hinten-oben von der Pfanne suchen.

Hat man es mit einem etwas älteren Kinde mit geringem Fettpolster zu tun, so sieht man meist den Kopf bei jedem Schritt in der Gesäßgegend hin und her wandern. Bei ganz kleinen Kindern mit starkem Fettansatz dagegen läßt er sich weder von außen deutlich sehen, noch auch ohne weiteres durchtasten, besonders wenn er mangelhaft entwickelt ist. Ob man ohne oder mit Narkose untersuche — letztere ist bisweilen unentbehrlich —, so geht man, wie schon MALGAIGNE gelehrt hat, folgendermaßen vor (s. Abb. 745). Man legt das Kind auf die gesunde Seite, beugt das kranke Bein bis zum rechten Winkel, adduziert es, wenn nötig, etwas und sucht nun mit der einen Hand durch Druck auf den Femur vom Knie her den Schenkelkopf soweit wie möglich von der Beckenschaufel abzudrängen. Gleichzeitig führt man mit dieser Hand drehende Bewegungen aus und betastet mit der anderen Hand die Gegend des oberen Femurendes. Fühlt man daselbst *nur einen* Höcker, so ist dies der Trochanter, und es liegt keine Luxation vor. Fühlt man dagegen *zwei* Höcker, so ist notwendigerweise der eine der Trochanter, der andere der Schenkelkopf, und es besteht eine Luxation.

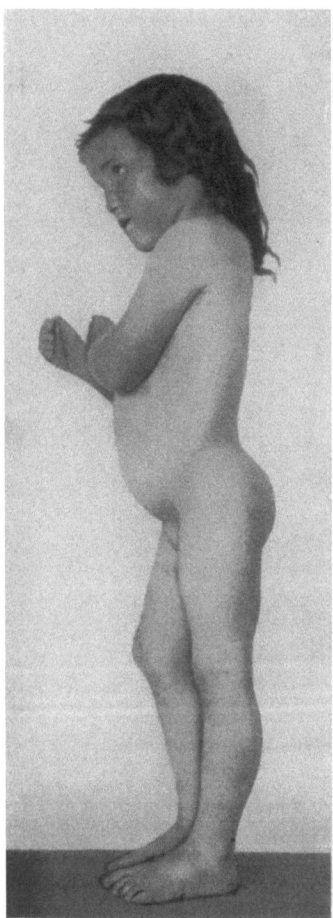

Abb. 746. Luxatio coxae congenita bilateralis (Lordose!).

Bei Kindern, die schon einige Zeit gegangen sind, finden wir endlich, besonders bei beidseitigen Luxationen, als letztes wichtiges Symptom die auf einer Drehung des Beckens um seine quere Achse nach vorn beruhende, meist hochgradige *Lendenlordose* (s. Abb. 746).

Diese letztere beruht auf dem Bestreben des Patienten, den durch die Luxation nach vorn von den Stützpunkten geratenen Schwerpunkt des Rumpfes wieder rückwärts, über die Füße zu bringen.

Finden wir also bei einem Kinde Verkürzung, abnorme Beweglichkeit des Oberschenkels, Trochanterhochstand, Verschieblichkeit des Femurs gegenüber dem Becken, Fühlbarkeit eines Höckers neben dem Trochanter und zum Überfluß noch eine Lendenlordose, so steht die Diagnose einer angeborenen Hüftluxation fest.

Das Röntgenbild wird zu unserer Diagnose nur noch einige anatomische Einzelheiten, besonders bezüglich der Form von Pfanne und Kopf hinzufügen und uns erlauben, auch den Zustand der bisweilen ebenfalls veränderten anderen Hüfte zu beurteilen.

Der *Anamnese* haben wir bis jetzt noch nicht gedacht. Dieselbe lautet beinahe immer dahin, daß man an dem Kinde im ersten Lebensjahre nichts bemerkt habe, daß dagegen gleich nach den ersten Gehversuchen ein leichtes Hinken oder, bei beidseitiger Luxation, ein Watscheln aufgefallen sei, welches als Schwäche gedeutet worden sei, und daß sich der Zustand seither eher verschlimmert habe.

Wie wir gesehen haben, sind die Zeichen so augenfällig und meist auch so leicht mathematisch sicher nachweisbar, daß in ausgesprochenen Fällen ein Übersehen kaum möglich ist. Am ehesten zu entschuldigen ist eine Fehldiagnose noch bei *beidseitiger Erkrankung* in jener Phase, in der sich die Luxation nach LORENZ erst ausbildet. Hier fehlt uns auch zur Beurteilung der abnormen Beweglichkeit und der Verkürzung die Kontrolle der gesunden Seite, und wir können auf Luxation, abgesehen von der Lordose und dem Entengang, nur aus der Verschieblichkeit des Femurs am Becken, dem Trochanterhochstand

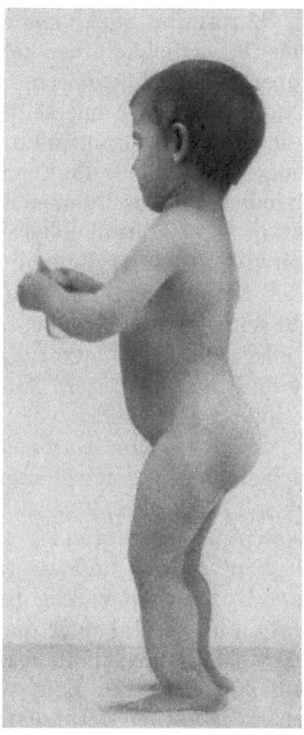 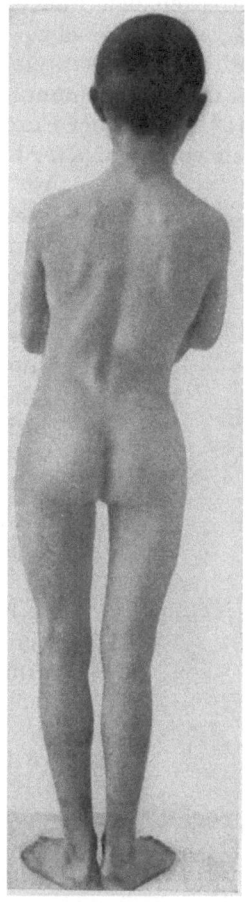

Abb. 747. Rachitische Coxa vara mit gleichzeitiger Verbiegung der Femurschäfte und kompensatorischer Lordose.

Abb. 748. Coxa vara rachitica bilateralis. Starkes Vorstehen der Trochantergegend.

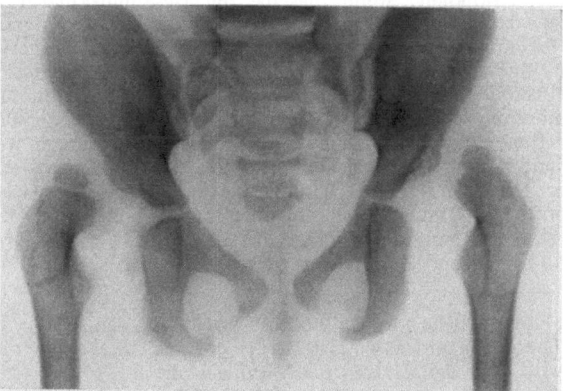

Abb. 749. Doppelseitige angeborene Hüftgelenksluxation beim Kind.

und dem Nachweis des Kopfes oberhalb oder hinter der Pfanne schließen. Die Affektion, mit der eine Verwechslung am ehesten denkbar wäre, ist die rachitische

Oberschenkelverkrümmung, besonders wenn dabei auch eine beidseitige *Coxa vara* vorhanden ist. Solche Kinder zeigen oft eine ausgesprochene Lordose, d. h. sie strecken den Bauch nach vorn, um das durch die Femurschaftverkrümmung gestörte Gleichgewicht wiederherzustellen (Abb. 747). Der Gang ist oft unbehilflich, dem Watscheln bei der angeborenen Hüftluxation ähnlich. Die scheinbare Übereinstimmung der beiden Krankheitsbilder wird noch dadurch erhöht, daß auch bei der Coxa vara die Trochanteren hoch stehen und seitlich abnorm weit vorragen (s. Abb. 748 und 749). Ein Hauptunterscheidungszeichen ist freilich die abnorme Beweglichkeit bei kongenitaler Luxation gegenüber der Abduktionseinschränkung bei Coxa vara. Nun gibt es aber einerseits Fälle von Coxa vara, bei denen die Einschränkung der Bewegungen sehr gering ist, nämlich die Coxa vara kleiner rachitischer Kinder, und andererseits Fälle von kongenitaler Luxation — meist freilich bei älteren Kindern —, bei denen die abnorme Beweglichkeit zurückgegangen ist. Ist der Schenkelkopf wenig entwickelt und deshalb nur schwer gesondert abzutasten, und liegt nicht eine ausgesprochene Luxatio iliaca, sondern die ausnahmsweise bis ins spätere Alter bestehenbleibende Luxatio supracotyloidea vor, so ist es sehr wohl denkbar, daß man ohne Untersuchung in Narkose im Zweifel bleibt. Ein Zeichen kann hiervon Wert sein, auf das TRENDELENBURG aufmerksam gemacht hat. Lassen wir ein normales Individuum auf dem einen Bein stehen und lassen wir das andere Bein in der Hüfte rechtwinklig beugen, so bleiben die Gesäßfalten horizontal oder diejenige des gebeugten Beines steht höher; läßt man das gleiche Experiment auf dem luxierten Bein ausführen, so sinkt das Becken nach der gesunden Seite, weil der Gelenkschluß fehlt, der das Becken halten sollte (s. Abb. 750).

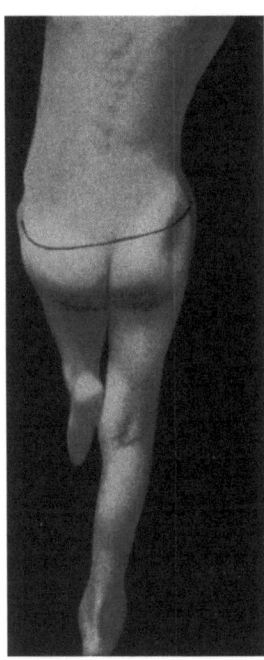

Abb. 750. TRENDELENBURGsches Zeichen bei angeborener rechtsseitiger Hüftluxation.

In Verlegenheit führt den Anfänger bisweilen auch die *spinale Kinderlähmung*, die HEINE-MEDINsche Krankheit, wenn dieselbe die Gesäßmuskulatur ergriffen hat. Die Form des Hinkens ist derjenigen bei Luxation sehr ähnlich (paralytisches Hinken). Die Atrophie der Gesäßmuskulatur läßt den Trochanter so stark hervortreten, daß der Unerfahrene glaubt, einen Schenkelkopf zu sehen. Die passive Beweglichkeit der Extremität ist infolge der Muskellähmung auffallend ausgiebig, und es kann endlich in älteren Fällen eine kleine Verkürzung eintreten. Anamnese und sorgfältige Untersuchung schützen vor einem solchen Irrtum. Bisweilen finden wir allerdings bei Lähmungen wirkliche Luxationen. Bei spinaler Kinderlähmung sind sie einseitig, bei LITTLEscher spastischer Diplegie bisweilen beidseitig. In beiden Fällen beruhen sie auf einem Überwiegen der Adduktoren und Einwärtsrotatoren (Glutaeus medius) über ihre Antagonisten. Erleichtert wird ihre Entstehung durch Abflachung der Pfanne. Die Lähmung kann das Krankheitsbild so sehr beherrschen, daß — besonders bei bettlägerigen Kindern — die Luxation völlig übersehen wird.

Eine Erkrankung, welche uns der Lordose wegen auf den ersten Blick an angeborene Hüftluxation könnte denken lassen, ist die *progressive Muskeldystrophie*. Eine genauere Untersuchung wird aber den Irrtum rasch aufdecken.

In den kongenital verrenkten Hüftgelenken spielen sich nicht selten im Laufe der Zeit Vorgänge im Sinne einer *deformierenden Arthritis* ab, welche erhebliche Beschwerden veranlassen und die Patienten bisweilen noch mehr zum Arzt treiben als die Deformität selbst.

Eine 24jährige Patientin sucht Rat wegen „rheumatischer" Schmerzen in der rechten Hüfte. Sie ist bei normaler Körperbreite etwas kurz gewachsen und fällt auf durch ihren steifen, eigentümlich gemessenen Gang. Seit ihrer Kindheit habe sie an den Hüften gelitten und sei damals wegen „allgemeiner Schwäche" behandelt worden. Bei der Untersuchung findet sich eine beidseitige angeborene Hüftgelenksluxation, rechts mit arthritischen Veränderungen. Das Röntgenbild zeigt, daß die Femurköpfe um 9 cm verschoben sind und daß sich oben in der Beckenschaufel beiderseits eine Nearthrose gebildet hat.

Bezeichnend war hier der würdevolle, langsame, steife Gang, »un port de reine«, durch den das weibliche Schönheitsgefühl in unbewußter allmählicher Anpassung so weit gekommen war, das Watscheln völlig zu verdecken. Bei anderen Patientinnen freilich fehlt dieser kompensatorische Einfluß völlig, und

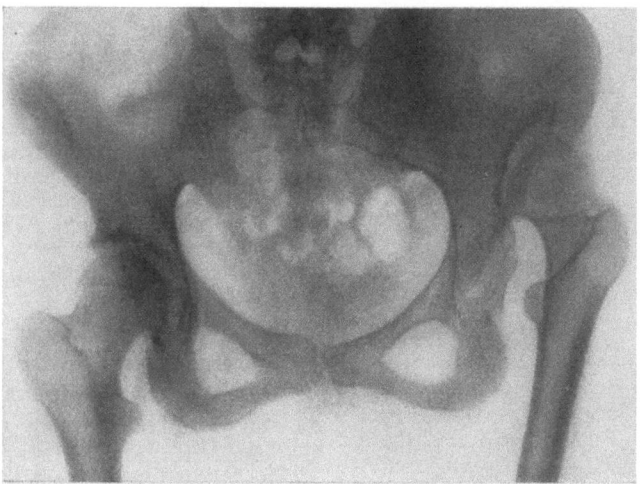

Abb. 751. Linksseitige angeborene Hüftluxation beim Erwachsenen. Bildung einer neuen Pfanne.

die Bezeichnung „Entengang" gibt nur ein schwaches Bild dessen, was wir an manchen vorgerückten Fällen zu sehen bekommen.

Wir können die Besprechung der angeborenen Hüftgelenksluxation nicht abschließen, ohne uns mit der sog. *Subluxation* auseinanderzusetzen, von welcher in der Literatur der letzten Jahre viel zu lesen war. Von Subluxation sprechen wir im allgemeinen, wenn zwei Gelenkflächen sich nur teilweise verlassen haben. Die Möglichkeit dieses Zustandes ist bei normalen Gelenkflächen durch eine abnorme Nachgiebigkeit des Bandapparates bedingt. Diese Nachgiebigkeit kann durch Trauma oder krankhafte Kapselveränderung verursacht sein. Je nach der Form des Gelenks kommen Subluxationen leicht oder gar nicht vor. Zu der letzten Kategorie gehört das normal gestaltete Hüftgelenk. Roux sagte mit Recht, daß dieses Gelenk sich so wenig subluxieren könne, wie eine Billardkugel auf einem Tassenrand stehen bleibt. Entweder ist der Kopf in der Pfanne, oder er ist draußen. Ein Mittelding gibt es nicht. In dem Maße, wie sich aber der Kopf von der Kugelform, und die Pfanne von der halbkugeligen Tassenform entfernt, wird ein teilweises Herausgleiten des Kopfes möglich, und so gibt es in der Tat Zustände, bei welchen man infolge von Abflachung der Pfanne und vielleicht auch des Kopfes den Begriff „Subluxation" anwenden darf. Wenn wir von der Annahme ausgehen, daß die sog. angeborene Hüftgelenksluxation ihre Entstehung einer abnormen Gelenkbildung verdankt, so können wir uns auch Zustände vorstellen, bei denen es nicht zum völligen Austreten des Kopfes gekommen ist, bei denen aber die normalen Beziehungen zwischen Kopf und Pfanne nicht mehr bestehen. Die Berechtigung hierzu entnehmen wir jenen Fällen, bei denen wir auf der einen Seite eine regelrechte Luxation, auf der anderen Seite aber nur eine Formveränderung von Kopf und Pfanne, mit leichtem Nach-oben-gleiten des Kopfes finden. Diese Zustände können mit der Zeit durch sekundäre, sog. arthritische Veränderungen schmerzhaft werden, und der Kopf kann noch in späteren Jahren in eine mehr oder weniger ausgesprochene Luxationsstellung geraten. Der folgende Fall ist ein Beispiel hierfür:

Eine 36jährige Patientin, bei der die Ärzte schon in der Jugend eine „Schwäche" im linken Bein gefunden hatten, fängt im Alter von 31 Jahren an, Schmerzen in der linken Hüfte zu verspüren und zu hinken. Sie zieht von Arzt zu Arzt und wird stets mit der Diagnose „Rheumatismus" bedacht. Diese Diagnose erklärt aber die Verkürzung von $1^1/_2$ cm nicht. Die Palpation ergibt bei der Fettleibigkeit der Patientin nichts Sicheres. Das Röntgenbild muß also entscheiden zwischen den Folgen einer alten Coxitis, einer deformierenden Arthritis und einer kongenitalen Luxation — und es entscheidet zugunsten der letzteren. Was die Patientin zum Arzt getrieben hatte, das war nicht die Luxation, sondern die sekundäre Arthritis.

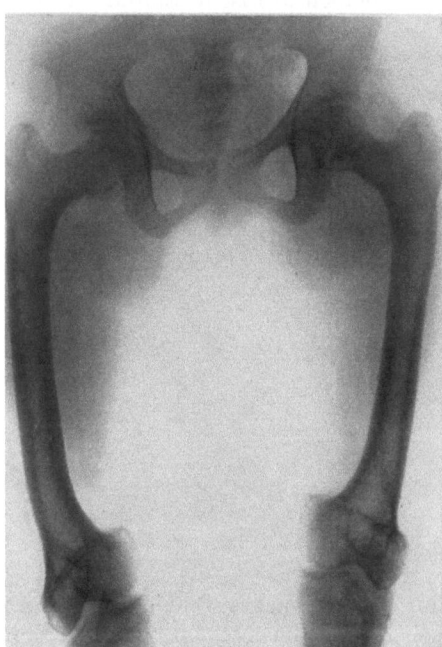

Abb. 275. Rachitische Coxa vara.

Es gibt nun verschiedene Formveränderungen des Hüftgelenks, bei denen infolge von Pfannenabflachung und Kopfveränderung sich sekundär eine Störung in den gegenseitigen Beziehungen der beiden herausbildet, welche man, wenn man den Begriff der Subluxation sehr weit faßt, unter denselben einreihen kann. Dies gilt u. a. von einzelnen Fällen von Osteochondritis deformans. Wir werden später auf die Beziehungen derselben zu den leichtesten Graden von Subluxation eingehen, wollen aber schon hier bemerken, daß man auf diesem Gebiete mit der Aufstellung von Beziehungen zu freigiebig gewesen ist.

B. Die Coxa vara.

Haben das Fehlen des Kopfes an abnormer Stelle und die Unverschieblichkeit des Femurs am Becken gezeigt, daß keine Luxation vorliegt, so können wir den Trochanterhochstand nur durch Verbiegung des Schenkelhalses — Coxa vara — erklären.

Einen geringen Trochanterhochstand bedingt auch das Endresultat der Osteochondritis deformans juvenilis, die Coxa plana, von der wir später sprechen werden.

Die „Coxa vara" beruht in den einen Fällen ausschließlich darauf, daß aus irgendeinem Grunde der stumpfe Winkel des Schenkelhalses verkleinert und in einen rechten (Abb. 752), selbst spitzen Winkel verwandelt wird (*Coxa adducta* nach KOCHER). In anderen Fällen findet sich Abknickung des Kopfes nach unten hinten und eine Drehung desselben nach hinten, bei normal gestelltem Halse (*Coxa vara im engeren Sinne* nach KOCHER).

Die Ursachen dieser Verbiegung sind dieselben wie bei anderen Knochendeformitäten, also Rachitis im Kindesalter, abnorme Belastung im Wachstumsalter und für seltene Fälle

Osteomalacie in späteren Jahren. Dabei gibt es Fälle von *unechter Coxa vara*, die auf Osteomyelitis, Tuberkulose, juvenile Kopfatrophie, Arthritis deformans und Traumen zurückzuführen sind, und endlich, ganz selten, eine angeborene Coxa vara.

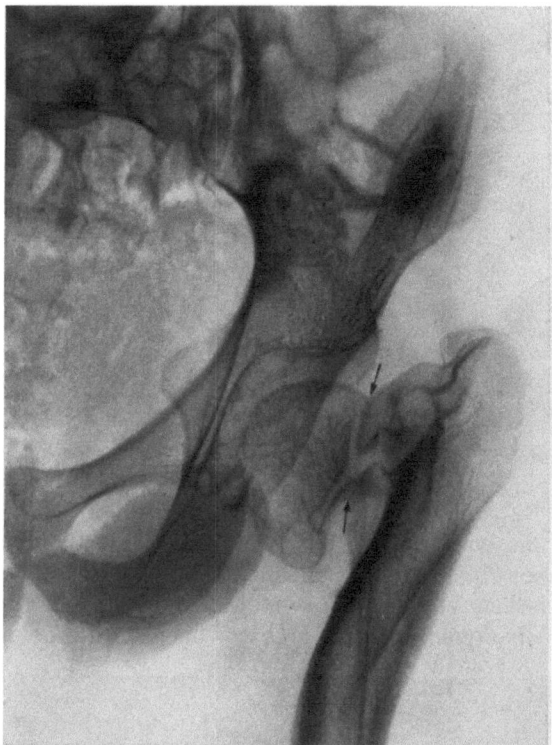

Abb. 753. Schwere Coxa vara. 15jähriger Patient. Rachitische Form mit schleichender Ermüdungsfraktur.

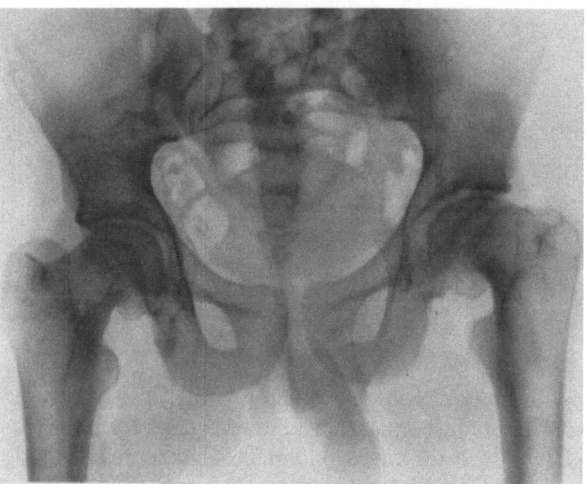

Abb. 754. Coxa vara adolescentium: Epiphyseolisthesis.

Ist Rachitis die Ursache, so ist die Erkrankung meist beidseitig, handelt es sich um
abnorme Belastung (Coxa vara adolescentium), so sehen wir sie sowohl ein- wie beidseitig
auftreten.

Auch hier müssen wir allerdings auf eine abnorme Knochenkonstitution zurückgreifen.
Ob wir dieselbe in das Kapitel der Spätrachitis einreihen oder ihr einen anderen Namen
geben, das hat wenig Bedeutung, da wir ja auch über das Wesen der Spätrachitis noch

nicht völlig unterrichtet sind. Jedenfalls ist es aber nicht zulässig, jede Coxa vara adolescentium als traumatisch zu bezeichnen — es sei denn, daß jede Belastung des Schenkelhalses als Trauma aufgefaßt werde.

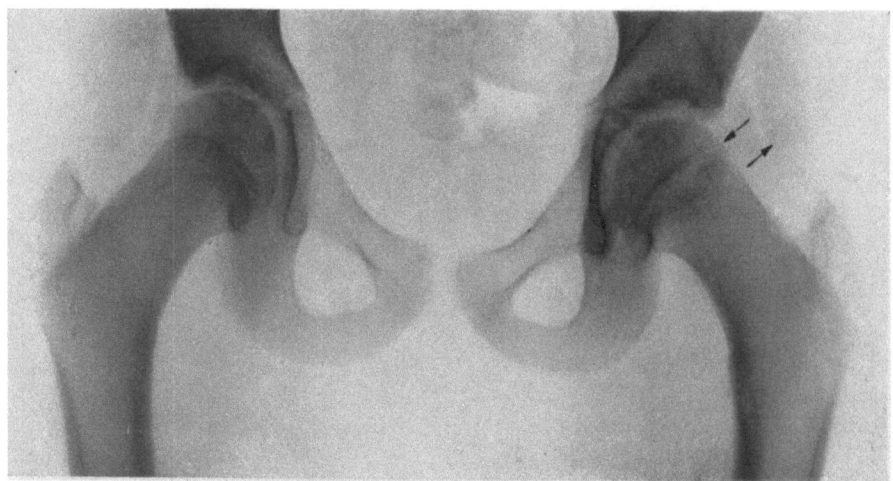

Abb. 755. Beginnendes Epiphysengleiten links. Vorstadium der Abb. 756.

Sehen wir uns zuerst einen Fall von beidseitiger kindlicher, *rachitischer Coxa vara* genauer an. Die Bein- und Fußstellung ist normal, soweit die anderweitigen rachitischen Verkrümmungen dies erlauben, und es fällt uns einzig auf, daß die Trochanteren stark ab- und sehr hochstehen. Beim Gehen zeichnet

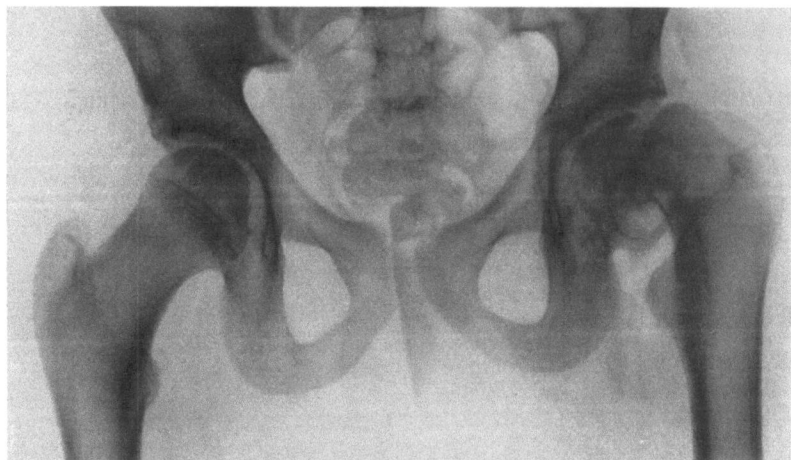

Abb. 756. Epiphysenlösung. Endstadium der Abb. 755.

sich der kleine Patient durch eine gewisse Unbehilflichkeit aus, die wir bisweilen geradezu als Watscheln bezeichnen können. Dabei erinnert das Spiel der unter der Haut sichtbaren, stark vorragenden Trochanteren ein wenig an die Bewegung des Schenkelkopfes unter der Gesäßmuskulatur bei kongenitaler Hüftgelenksluxation. Die Ähnlichkeit ist aber eine oberflächliche, und wir finden bei Coxa vara, wie schon hervorgehoben, nur *einen* Höcker, nicht *zwei* wie bei der Luxation. Untersuchen wir die einzelnen Bewegungen, so finden wir die Flexion frei, die Auswärtsrotation normal oder nur wenig gehemmt, die Abduktion dagegen eingeschränkt, bisweilen beinahe aufgehoben. Das Röntgenbild (Abb. 752) zeigt als einzige Anomalie Adduktion des Schenkelhalses an den Schaft, meist bis zu einem Winkel von etwa 90°. Das übrige Skelet wird beinahe immer noch anderweitige Zeichen rachitischen Knochenbaues finden lassen.

Die Abduktionshemmung ist recht verschieden. Sie ist gering bei kleinen Kindern, kann dagegen in etwas späteren Jahren — 8—10 Jahre — sehr ausgesprochen und das am meisten störende Symptom sein.

Bei der einseitigen Form, die selten bei Rachitis, öfter dagegen nach Schenkelhalsfrakturen, nach Osteomyelitis und Tuberkulose vorkommt, gesellt sich hierzu die Verkürzung der befallenen Extremität bzw. der Spina-Malleolenlinie und ein dementsprechendes *einseitiges Hinken.*

Komplizierter ist das Bild der im Jünglingsalter auftretenden *Coxa vara im engeren Sinne,* d. h. der Abbiegung des Kopfes nach unten und hinten meist mit gleichzeitiger Torsion des Halses, also ein Leiden, das ins Kapitel des Epiphysengleitens oder der *Epiphyseolisthesis* gehört (s. Abb. 754). Allmähliches Abbiegen und Abdrehen der wachsenden Knorpelsäulen und des Schenkelhalsknochens, wobei es nicht zur völligen Epiphysenlösung kommen muß (s. Abb. 755 und 756). Warum es auch zum Abgleiten des Kopfes nach hinten kommt, beruht auf der Konfiguration des Schenkelhalses, welcher vorne gerade, hinten konkav ist.

Würde sich der Kopf hier zur Pfanne normal stellen, so käme der Schaft, und damit die Extremität, in Adduktion, Auswärtsrotation und Hyperextension. Um diese unmögliche Stellung auszugleichen, vollzieht die Extremität — Kopf und Schaft — eine Bewegung, die sich aus Abduktion, Einwärtsrotation und Flexion zusammensetzt. Je ausgesprochener die Difformität ist, um so mehr wird die ganze Exkursionsmöglichkeit in den genannten Richtungen zur bloßen Erzielung der normalen Stellung verwendet, und um so weniger ist es möglich, das Bein noch weiter zu abduzieren, ein

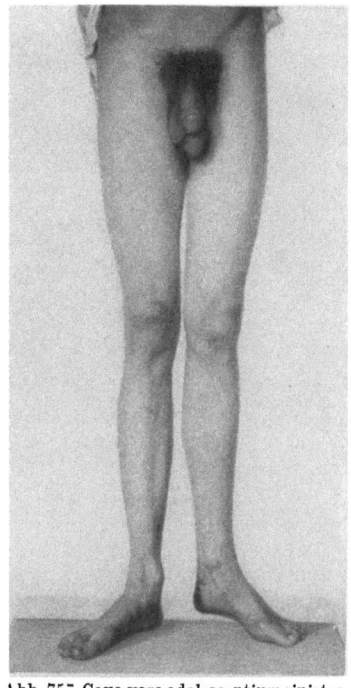

Abb. 757. Coxa vara adolescentium sinistra. Verkürzung und Auswärtsrotation bei guter Entwicklung der Muskulatur.

wärts zu drehen und zu beugen. Diese einfache Überlegung erklärt den größten Teil der Funktionsstörungen, denen wir bei dieser Form der Coxa vara begegnen.

Lassen wir den Patienten gehen, so sehen wir bei einseitiger Erkrankung ein Hinken wie bei schmerzloser Versteifung und Verkürzung der Extremität (s. Abb. 757). Das Becken wird bei jedem Schritt vorgeschoben, und die Extremität geht als steifes Ganzes mit. Bei der beidseitigen Erkrankung kommt jener eigentümliche Gang zustande, bei welchem das Becken bei jedem Schritt um eine vertikale Achse oszilliert. Dabei fällt uns auf, daß die erkrankte Extremität stets in Auswärtsrotation gehalten wird — eine selbstverständliche Folge der nicht mehr völlig kompensierbaren Abknickung des Kopfes nach hinten. Das Röntgenbild zeigt hauptsächlich Verschiebung des Kopfes in der Epiphysenlinie nach unten und hinten, an dem normal gestellten oder meist nur schwach eingebogenen Schenkelhals (Abb. 754). Das Abgleiten des Kopfes nach hinten ist aus dem Röntgenbild ohne weiteres ersichtlich, indem die „lineäre" Epiphysenzone oval oder gar kreisförmig sich darstellt (vgl. einen von der Seite oder von unten betrachteten Blätterpilz (s. Abb. 754, 755 und 756).

Fassen wir das Gesagte zusammen, so finden wir als charakteristische Zeichen bei *Coxa adducta: Vorstehen und Hochstand des Trochanters, behinderte Abduktion und — bei einseitiger Erkrankung — Verkürzung; bei Coxa vara im engeren Sinne ebenfalls Vorstehen und Hochstand des Trochanters, dabei Auswärtsrotation sowie Behinderung von Abduktion, Einwärtsrotaion und Flexion; bei einseitiger Erkrankung natürlich auch Verkürzung und einseitiges Hinken.*

Einseitige Coxa vara adolescentium wird oft mit *beginnender Coxitis* verwechselt. Die Coxa vara hat nämlich, genau wie der Plattfuß, ihr schmerzhaftes Stadium.

Ein junger Mensch (s. Abb. 757) sucht ärztlichen Rat wegen einer beginnenden „Coxitis". Er hinkt leicht nach links, doch fallen schon auf den ersten Blick zwei Dinge auf: erstens ist das Hinken kein Schmerzhinken, denn das linke Bein wird ohne Schonung fest aufgesetzt. Es scheint vielmehr auf Verkürzung zu beruhen. Ferner ist der Fuß stark auswärts gedreht. Damit ist eine Coxitis unwahrscheinlich gemacht. Im Stadium, wo dieselbe Auswärtsrotation zeigt, besteht auch etwas Abduktion und damit scheinbare Verlängerung. Außerdem ist dieses Stadium zu schmerzhaft, als daß der Fuß ohne Schonung aufgesetzt werden könnte. Wir messen das Bein und finden 2 cm Verkürzung. Auch das wäre bei einer beginnenden Coxitis nicht denkbar. Ferner besteht ein ausgesprochener Trochanterhochstand. Bei der Funktionsprüfung finden sich Abduktion, Flexion und Einwärtsrotation gehemmt. Völlige Ruhe mit Anlegung eines Zugverbandes läßt die schmerzhaften Erscheinungen in viel kürzerer Zeit schwinden, als dies bei Coxitis der Fall ist, und liefert uns damit einen weiteren klinischen Beweis für die Richtigkeit der Diagnose.

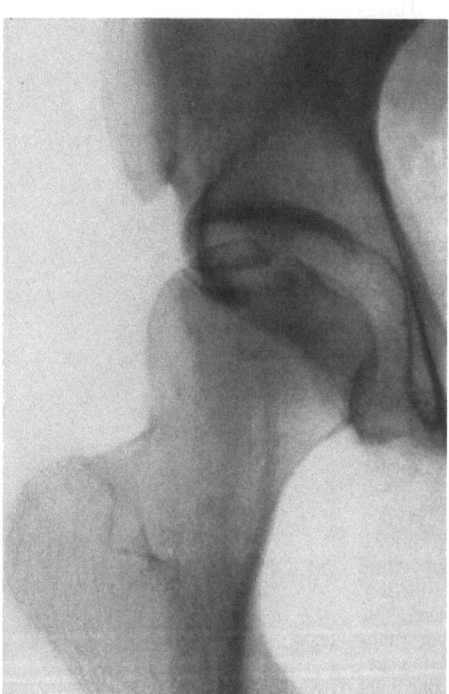

Abb. 758. Osteochondritis dissecans des Hüftgelenks (22jährig, ♂).

Diese Coxa vara adolescentium stellt also ein Spätstadium des durch chronischen Überlastungsschaden eingeleiteten Epiphysengleitens dar. Da solche Hüftgelenke mit den Jahren zunehmender Arthrosis verfallen und zu dauernder Invalidität führen, ist es außerordentlich wichtig und dankbar, solche Zustände im Entstehen zu erkennen. Längere Entlastung führt zur Heilung. Als erstes faßbares Frühsymptom (außer dem unbestimmten Ermüdungsschmerz in der betreffenden Hüfte) fällt im Röntgenbild auf, daß der Kopf nicht mehr ganz symmetrisch den Hals nach oben und unten überragt, es besteht eine Spur von Verschiebung des Kopfes nach unten (vgl. Abb. 755).

Treten, meist bei jüngeren Individuen (zwischen 17 und 30—40 Jahren), unbestimmte Hüft-Ermüdungsschmerzen auf, so denke man auch ohne die Gelenkblockierungen an Osteochondritis dissecans. Abb. 758 zeigt einen im Mausbett sitzenden osteochondritischen Körper.

C. Die Osteochondritis deformans juvenilis.

Seit ungefähr 30 Jahren ist durch verschiedene Beobachter, unter denen wir besonders LEGG, CALVÉ, PERTHES nennen, auf eine im Wachstumsalter, meist zwischen dem 8. und 12. Jahr beginnende Veränderung des Hüftgelenks aufmerksam gemacht worden, welche man der anfänglichen Reizerscheinungen wegen früher für eine beginnende Tuberkulose gehalten hatte, welche aber mit dieser Erkrankung nichts zu tun hat. Die Verwechslung wurde dadurch begünstigt, daß der Schenkelkopf in einem gewissen Stadium der Erkrankung Veränderungen zeigt, welche man glaubte als tuberkulöse Sequestrierung der Kopfkalotte deuten zu sollen.

Der junge Patient fängt an, etwas zu hinken, klagt über leichte Ermüdbarkeit und über Schmerzen in der Hüfte, ganz wie bei beginnender Tuberkulose, und wir finden, auch wieder wie bei Tuberkulose, etwas Hemmung der Abduktion, Flexion und der Auswärtsrotation, während die Extension meist ungestört bleibt. Von der bei Tuberkulose in der Regel schon früh vorhandenen leichten Flexionskontraktur ist also keine Rede. Die Palpation ergibt in den Frühstadien nichts Abnormes. Die Muskelatrophie ist geringer als bei Tuberkulose. Die Längenverhältnisse sind anfänglich normal, und erst im weiteren Verlauf stellt sich eine Verkürzung von höchstens 2 cm ein. Nach wenigen Wochen Bettruhe schwinden die Schmerzen, um sich bei lebhafterer Bewegung und stärkerer Ermüdung periodisch wieder einzustellen. Schließlich wird der Zustand völlig schmerzlos, und es bleibt von dem Krankheitsbild nur mehr eine leichte Verkürzung übrig.

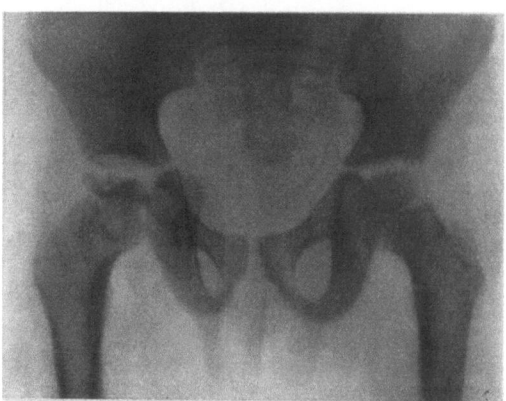

Abb. 759. Rechtsseitige LEGG-CALVÉ-PERTHESsche Osteochondritis juvenilis.

Im Röntgenbild finden wir in dem selten beobachteten Frühstadium nur eine abnorme Dichtigkeit des Kopfes, also das Gegenteil von Osteoporose. Dann stellt sich ein körniger Zerfall der Kopfepiphyse mit mehr oder weniger deutlicher Fragmentierung derselben ein (Abb. 759). Allmählich plattet sich der Epiphysenrest ab und gewinnt schärfere Konturen. Das Endresultat ist eine Abplattung des wieder völlig homogen werdenden Kopfes (Coxa plana, s. Abb. 760). Was noch man wie eine plastische Masse zusammengedrückten Kopf übrigbleibt, das überragt bisweilen die Pfanne nach außen abnorm stark, und auch nach vorn fühlt man im SCARPASchen Dreieck das Vorquellen des Kopfes in Form einer mit dem Schenkel beweglichen Resistenz. Die Pfanne zeigt im frühesten Stadium eine normale oder annähernd normale Wölbung, flacht sich aber im weiteren Verlauf der Erkrankung gleichzeitig mit dem Kopf ab und geht aus der Halbkugelform einer halben Orange in die längliche Form einer halben Citrone über. Die genaue Verfolgung des Prozesses von seinem frühesten Stadium an zeigt, daß in der Tat die Veränderung der Pfannenform wie diejenige der Kopfform sekundäre Prozesse sind, und daß es sich nicht, wie CALOT annimmt, um eine *primäre* Subluxation des Kopfes handelt. Der Umstand, daß auch die andere Seite öfter leichteste Formveränderungen zeigt, läßt vermuten, daß die Ursache des Übels in einer angeborenen Störung der Gelenkentwicklung liegt, welche zu Schädigung von Knorpel und Knochen bei normalen Belastungen führt. Mit dieser Annahme ergibt sich wenigstens morphologisch eine Brücke nach der angeborenen Hüftgelenksluxation hin. Das Vorkommen von der Osteochondritis juvenilis zum mindesten sehr nahestehenden, wenn nicht mit ihr identischen Veränderungen bei endokrinen Störungen (Kretinismus, Hypogenitalismus) veranlaßt uns andererseits, wenigstens für einen Teil der Fälle eine endokrine Ursache anzuschuldigen. Ob Traumen, Rachitis, abgelaufene akut-infektiöse Zustände ebenfalls eine ätiologische Rolle spielen, das wissen wir nicht. Sichere Beweise sind bis jetzt hierfür nicht erbracht.

In bezug auf die anatomische Form erinnert die Osteochondritis juvenilis vor allem an die Erweichung des Lunatum am Handgelenk oder an die Degeneration des Naviculare pedis und des 2. Metatarsusköpfchens (sog. KÖHLERsche Krankheit).

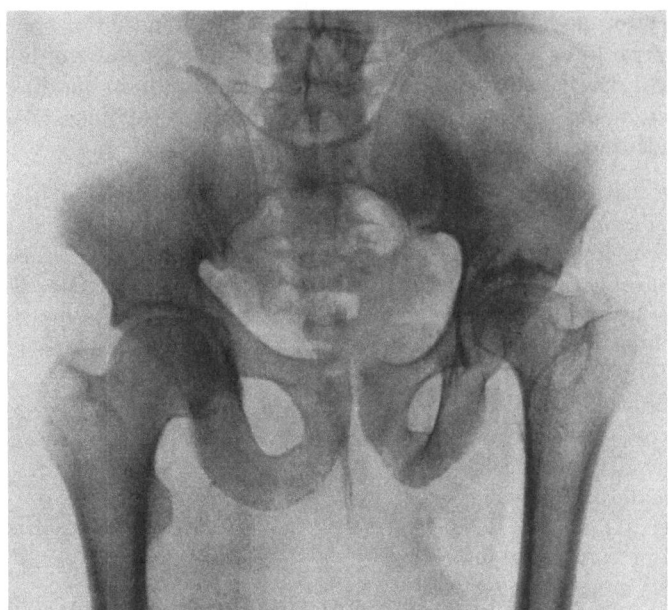

Abb. 760. Spätstadium einer PERTHESschen Osteochondritis juvenilis.

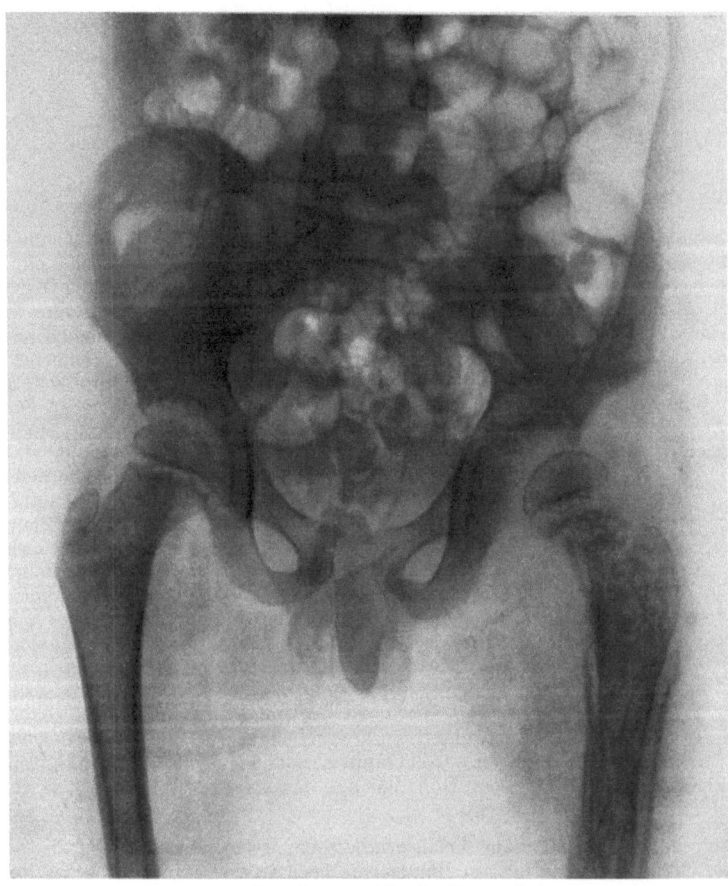

Abb. 761. Osteomyelitis des Femurschaftes.

97. Die akut-entzündlichen Erkrankungen des Hüftgelenks.

Ein Patient erkrankt plötzlich unter heftigen Schmerzen in der Hüfte und kann sein Bein nicht mehr frei bewegen. Wir nehmen an, wir hätten jede akute Erkrankung der Nachbargebilde, so eine phlegmonöse Entzündung der Crural- oder Inguinaldrüsen, einen akuten Beckenschaufelabsceß ausgeschlossen. Es bleibt also nur noch zu entscheiden übrig, ob eine akute Arthritis des Hüftgelenks oder eine Osteomyelitis des benachbarten Knochens vorliegt.

Bei der akuten *Osteomyelitis* des Femurschaftes (s. Abb. 761) oder des Beckens ist zwar jede Bewegung schmerzhaft, ähnlich wie bei der Coxitis, jedoch lassen sich die Bewegungen passiv bei der nötigen Schonung in gewissen Grenzen noch ausführen. Die lokale Druckempfindlichkeit entspricht nicht der Gelenkgegend, sondern zeigt ihren Höhepunkt entfernt von ihr. Ist sekundäre Beteiligung des Gelenks eingetreten, so vermischen sich die Symptome der beiden Erkrankungen. Bei der primären akuten Coxitis dagegen — die umschriebene Osteomyelitis des Femurkopfes und -halses und der Pfannengegend mit eingeschlossen — fällt von Anfang an die hochgradige Schmerzhaftigkeit jeder passiven Gelenkbewegung auf. Die stärkste Druckempfindlichkeit sitzt in der Gegend des Femurkopfes, also unterhalb der Mitte des POUPARTschen Bandes. Vielleicht erscheint diese Gegend bei vergleichender Inspektion und Palpation auch mehr ausgefüllt als auf der gesunden Seite. Das hohe Fieber beweist, daß eine akut-entzündliche Erkrankung vorliegt. Für ihre Ursache sei

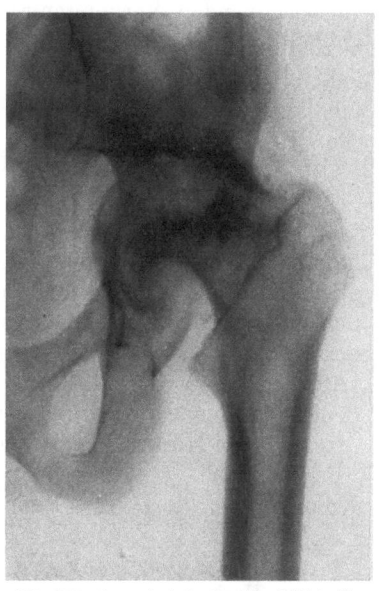

Abb. 762. Gonorrhoische Coxitis. Spätstadium.

auf das bei Anlaß der akuten Schultergelenksentzündung Gesagte verwiesen. Wir werden also neben der Staphylomykose an akuten Gelenkrheumatismus, Arthritis nach Scharlach, Typhus, Masern, Puerperalerkrankungen, Gonorrhöe denken (s. Abb. 762).

Ungewöhnlich leichter Verlauf läßt bisweilen irrtümlich Tuberkulose diagnostizieren, wenn man nicht über eine zuverlässige Anamnese verfügt.

Es wird uns ein 12jähriger Knabe zugeführt, der alle Erscheinungen einer beginnenden tuberkulösen Coxitis aufweist. Mäßige Druckempfindlichkeit bei Achsendruck und bei Druck vom Trochanter her, Fixation der Hüfte in leichter Beugung, Adduktion und Einwärtsrotation, unbedeutende Temperatursteigerungen. Dieser Zustand dauerte schon seit einer Anzahl von Wochen unverändert an. Ohne eine zuverlässige Anamnese hätten wir hier Tuberkulose annehmen müssen. Die Erkrankung hatte aber plötzlich mit starkem, wenn auch rasch vorübergehendem Fieber eingesetzt. Im Verlaufe der nächsten Monate hatte sich parallel zur Hüfterkrankung eine Osteomyelitis des linken Humerusschaftes mit Sequesterbildung entwickelt, die aber, weil sie sehr gelinde verlief, kaum beachtet worden war.

Ein Wort noch von den „*Folgen*" dieser akuten Entzündungen. Verkürzt sich auf einmal das Bein und rückt der Trochanter nach oben, so ist zu der Arthritis offenbar eine weitere Veränderung hinzugetreten, und zwar entweder eine *pathologische Luxation*, in der Regel nach hinten oben, mit Zerstörung der Kapsel, des oberen Pfannenrandes und bisweilen auch des Schenkelkopfes oder eine *Epiphysenlösung*. Palpation, passive Bewegungsversuche (vorsichtig!) und Röntgenbild lassen die genaue Diagnose stellen.

Aber auch ohne Zerstörung der Kapsel oder des Knochens kann es infolge des chronischen Ergusses zur Spontanluxation des Schenkelkopfes kommen, da die Wirkung des äußeren Luftdruckes wegfällt. Abb. 761 zeigt eine solche Spontanluxation im Beginn. Sofortiger Längszug und Abduktion bringen wieder Reposition und retten die Funktion.

98. Die chronisch-entzündlichen Erkrankungen der Hüfte.

Sehen wir von den selteneren, bei der Besprechung der Differentialdiagnose zu erwähnenden Vorkommnissen ab, so teilt sich das Gebiet der chronisch-entzündlichen Erkrankungen der Hüfte gleich in zwei große Abschnitte, von denen der eine die tuberkulöse Coxitis in sich schließt und der andere alles, was unter dem Begriff des chronischen Gelenkrheumatismus zusammengefaßt wird.

A. Die tuberkulöse Coxitis.

Wenn ein Kind unvermerkt anfängt, über Müdigkeit zu klagen und nach jedem längeren Gang zu hinken, wenn dieses Hinken den Charakter des schmerzhaften Hinkens trägt, die Glutäalfalte verstrichen ist und wenn vielleicht die Muskulatur der betroffenen Seite schon etwas atrophisch geworden ist, so denkt jeder auch nur einigermaßen Erfahrene an eine tuberkulöse Coxitis. Da das Hinken im Anfang nicht anhaltend ist, sondern nur nach Ermüdung auftritt und da es durch Aufmerksamkeit des Patienten vorübergehend unterdrückt werden kann, so spricht man mit einem unberechtigten Vorwurf von „freiwilligem Hinken". Der weitere Verlauf zeigt gewöhnlich, wie es mit dieser „Freiwilligkeit" steht. In manchen Fällen klagt das Kind viel mehr über das Knie als über die Hüfte. Eine rasche Untersuchung zeigt aber, daß das Kniegelenk frei ist.

Haben wir den Gang des entkleideten Kindes geprüft und insbesondere auf das Verhalten der Glutäalfalte geachtet, so legen wir das Kind auf einen flachen Tisch und heißen es beide Beine völlig strecken. Dabei sehen wir, daß es den Rücken aushöhlt, so daß wir die flache Hand unter der Lendengegend durchführen können. Lassen wir den Rücken völlig dem Tisch anschmiegen, so wird das Knie der kranken Seite gehoben. Schon diese erste Untersuchung zeigt, daß die Hüfte eine Zwangsstellung in leichter Beugung einnimmt, gleichviel, ob dabei im übrigen etwas Abduktion und Auswärtsrotation oder etwas Adduktion und Einwärtsrotation vorliege, — beides Stellungen, wie sie im Beginn der Erkrankung vorkommen können.

Gelingt es nicht, den Rücken völlig flach dem Tisch anschmiegen zu lassen, so benutzen wir das sehr einfache und schmerzlose Verfahren von THOMAS, d. h. wir bringen durch höchstmögliche Beugung in der Hüfte der *gesunden* Seite das Becken in den stärksten Grad von Rückwärtsneigung und damit die Wirbelsäule zum sicheren Aufliegen auf dem Tisch. Besteht auf der kranken Seite auch nur der geringste Grad von Beugekontraktur, so wird sich jetzt das Knie etwas heben, und wir können zum mindesten die Hand unter demselben durchführen (Abb. 763 und 764).

Nun bringen wir den Patienten auf dem flachen Tisch in Bauchlage und lassen ein Bein nach dem andern rückwärts heben. Der Ausfall an Streckfähigkeit wird sich sofort aus dem Verstrichenbleiben der Glutäalfalte und aus dem Winkel zwischen Femurlängsachse und Becken erkennen lassen.

Die aktive Abduktion prüfen wir durch Spreizenlassen im Stehen und achten dabei auf die symmetrische oder asymmetrische Haltung der Beine und des Oberkörpers zum Becken.

Sodann gehen wir mit der nötigen Schonung zur passiven Prüfung der einzelnen Bewegungen über, stets unter Vergleichung mit der gesunden Seite. Je mehr die Bewegungen — Flexion und Extension, Adduktion und Abduktion, Aus- und Einwärtsrotation — eingeschränkt sind, um so mehr sucht der Patient dieselben auf die Lendenwirbelsäule zu übertragen, indem er Becken und Bein als starres Ganzes wirken läßt. Mit anderen Worten: das Becken geht bei den Bewegungen mit. Wir werden uns nun weiter fragen, ob diese Fixation auf reiner Muskelwirkung oder auf einer materiellen Veränderung des Gelenks beruht. Unterschiede im Grade der Fixation bei Untersuchung nach längerer

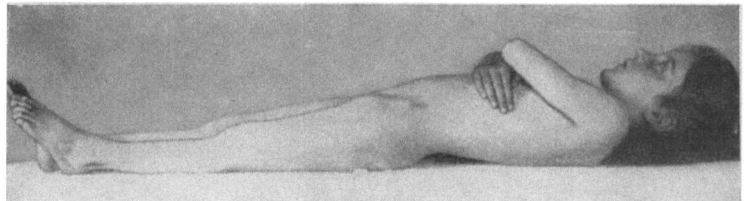

Abb. 763. Linksseitige Coxitis mit durch Lendenlordose ausgeglichener leichter Flexionsstellung.

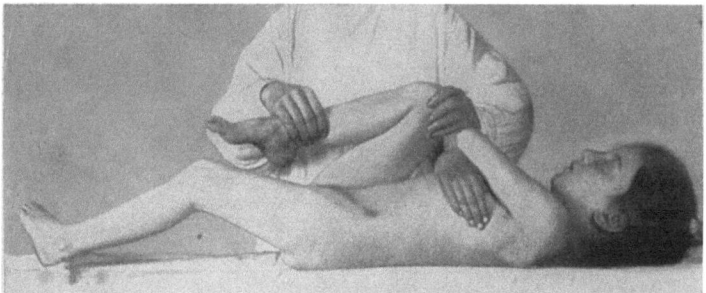

Abb. 764. Derselbe Fall. Nachweis der Flexionskontraktur durch den THOMASschen Handgriff.

Ruhe und nach stärkerer Ermüdung sprechen für muskuläre, ein stets gleichbleibendes Resultat eher für arthrogene Versteifung. Eine sichere Entscheidung erlaubt bloß die Untersuchung in Narkose, bei der die muskuläre Fixation sofort und ohne Gewaltanwendung verschwindet. Die am frühesten gehemmten Bewegungen sind gewöhnlich die Hyperextension, die Abduktion und die Rotation. Spannen sich die Adductoren bei dem Versuch der Abduktion an, sowie derselbe etwas rasch ausgeführt wird, so ist das Hüftgelenk ergriffen, selbst wenn die übrigen Bewegungen frei zu sein scheinen. Es kommt in diesem Stadium vor, daß nach einigen Wochen Bettruhe alle Symptome schwinden, so daß man glaubt, sich geirrt zu haben. Nach einigen Monaten, ja selbst noch nach Jahren stellen sie sich wieder ein und führen dann doch zum klassischen Bilde der Coxitis.

Beschränkte Bedeutung hat die Unterscheidung der Coxitis in *Stadien, je nach der Stellung.* Wie König gezeigt hat, handelt es sich bei der einen wie bei der anderen Stellung um das Bestreben des Patienten, sein Hüftgelenk zu schonen. Geht er noch ohne Krücken, so ist hierfür leichte Abduktion und Auswärtsrotation mit geringer Flexion (Abb. 765 und 766) am zweckmäßigsten. Geht der Patient dagegen mit Krücken herum, so hebt er sein krankes Bein, beugt es also stärker, aber meist noch in Abduktion (Abb. 768). Legt sich der Patient schon in einem früheren Stadium der Erkrankung zu Bett, so stützt er das gebeugte kranke Bein auf das gesunde, bringt es also in Adduktion und Einwärtsrotation (Abb. 567 und 569). *Anatomisch* begründet ist erst diejenige Stellung — ebenfalls Adduktion, Flexion und Einwärtsrotation —, welche eintritt, wenn der Kopf, sei es infolge von Zerstörung der

Kapsel, sei es durch allmähliche Zerstörung des hinteren Pfannenrandes (sog. Pfannen-wanderung, Abb. 770), seine normale Stellung verläßt und nach hinten bzw. hinten-oben gleitet. Die daraus entstehende Stellung ist dann eine Subluxations- bzw. selbst eine Luxationsstellung.

An die Funktionsprüfung schließen wir die *Palpation* an. Sie hat im Verein mit der Inspektion zu zeigen, ob abnorme Schwellungen vorhanden sind. In Betracht kommen hauptsächlich Drüsenschwellungen in der Leistengegend und nach der Oberfläche durchgebrochene Abscesse. Letztere finden wir am

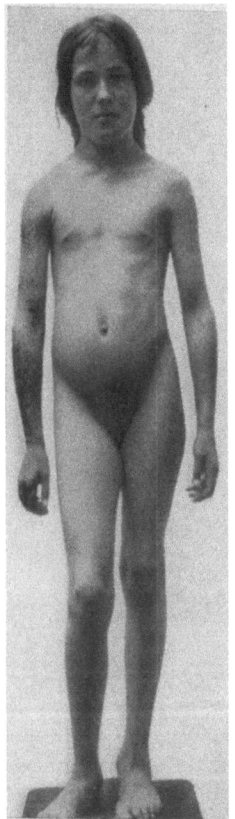 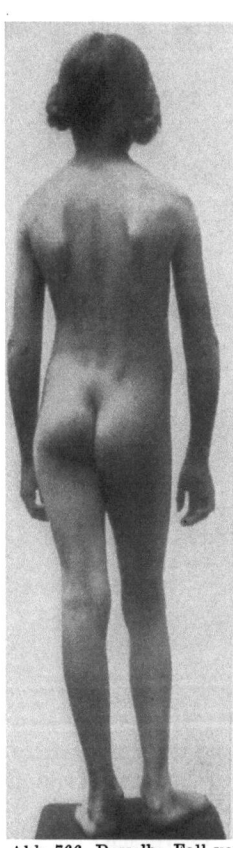 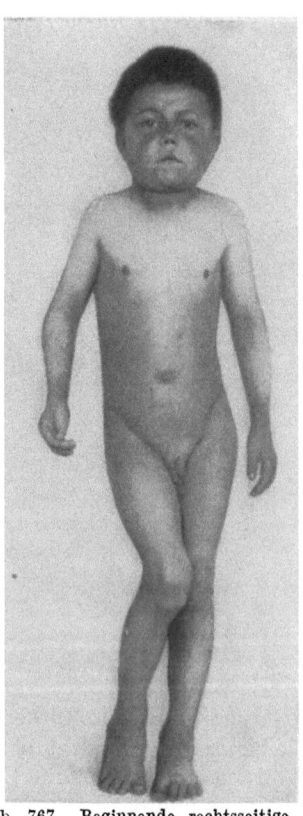

Abb. 765. Beginnende rechtsseitige Coxitis mit leichter Flexion, Auswärtsrotation und Abduktion.

Abb. 766. Derselbe Fall von hinten. Glutäalfalte verstrichen.

Abb. 767. Beginnende rechtsseitige Coxitis mit Flexion, Adduktion, Einwärtsrotation.

häufigsten vorn (s. Abb. 763, wo ein Absceß nach unten von der Spina iliaca ant. sup. sitzt), dann aber auch außen und hinten.

Die *direkte Druckempfindlichkeit* suchen wir da, wo das Gelenk unmittelbar zugänglich ist, nämlich an der Vorderfläche, unter der Mitte des Leistenbandes. Sie ist oft ein frühes Zeichen der Coxitis, wenn ihr schon weniger Bedeutung zukommt als der Funktionsstörung. Sehr wichtig ist der bisweilen auch schon früh vorhandene indirekte Schmerz bei Stoß in der Längsachse des Femurs oder vom Trochanter her. Endlich zeigt die Funktionsprüfung, ob die Extreme der Bewegungen schmerzhaft sind.

Die Differentialdiagnose gibt zu folgenden Erwägungen Anlaß:

a) Weisen alle Erscheinungen auf eine *Erkrankung der Hüfte selbst* hin, so haben wir vor allem die *subakuten Formen* der *infektiösen Coxitis* auszuschalten.

Wie schon oben bemerkt, spricht akuter Beginn der Hüfterscheinungen für einen akut-infektiösen Ursprung, auch wenn der weitere Verlauf sich chronisch gestalten sollte. Allerdings bedingen parartikuläre tuberkulöse Herde mit und ohne Durchbruch der Tuberkulose in das Gelenk bisweilen Schübe von akuten Erscheinungen, aber es sind hier doch meist leichte Gelenkerscheinungen vorangegangen, welche schon vorher auf eine Tuberkulose hinwiesen. Gegen Tuberkulose spräche ein den akuten Schub begleitender Schüttelfrost oder ein Herpes labialis, ferner eine zeitlich übereinstimmende anderweitige akute Infektion.

Ist der Beginn schleichend gewesen, so müssen wir auch dann an Tuberkulose denken, wenn die Gelenkserscheinungen im Anschluß an eine akute Infektionskrankheit aufgetreten sind. Ganz besonders gilt dies von den nach *Masern* auftretenden Coxitiden.

In zweiter Linie haben wir die *chronischen, sog. rheumatischen Arthritiden* und den *juvenilen Kopfschwund* auszuscheiden. Wir verweisen hierfür auf den Schluß des Kapitels und auf das oben über die Osteochondritis juvenilis Gesagte.

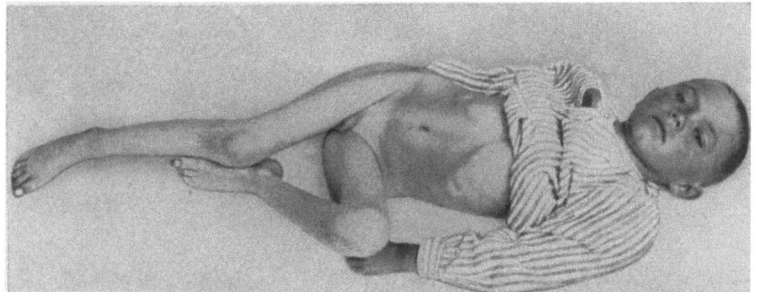

Abb. 768. Fortgeschrittene linksseitige Coxitis mit hochgradiger Flexion und Abduktion.

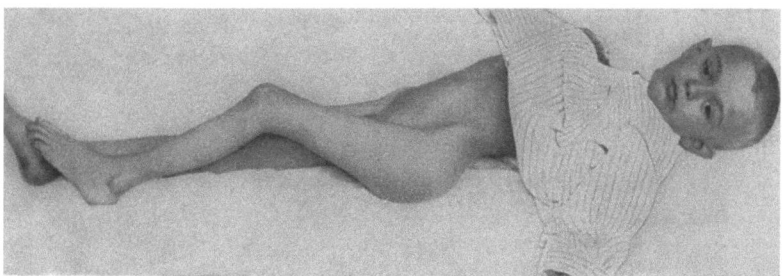

Abb. 769. Fortgeschrittene linksseitige Coxitis mit Einwärtsrotation, Adduktion und Flexion.

Daß ferner die *angeborene Hüftgelenksluxation* und die *Coxa vara* durch Stadien coxitischer Reizung gehen, in denen eine Verwechslung mit einer entzündlichen Erkrankung denkbar ist, das haben wir schon gesehen. Auch Epiphysenlösungen und Schenkelhalsfrakturen bei Kindern sind uns schon als tuberkulöse Coxitiden zugeführt worden.

An primäre oder metastatische *bösartige Geschwülste*, den Echinococcus mit eingeschlossen, werden wir denken, wenn nicht alles zum Bilde einer Coxitis passen will, besonders wenn die geringe Bewegungseinschränkung und die relative Schmerzlosigkeit der Bewegungsversuche in auffallendem Gegensatz stehen zu heftigen spontanen ausstrahlenden Schmerzen. Abb. 771 zeigt das Röntgenbild eines alten Patienten mit Becken- und Beinschmerzen, bedingt durch Metastasen eines Prostata-Carcinoms.

b) *Vom Gelenke unabhängige Erkrankungen* täuschen Coxitis vor, indem sie eine Beugekontraktur der Hüfte bedingen oder zu Schmerzen im Bereiche derselben und damit zu Schmerzhinken führen.

Unter den Ursachen nichtcoxitischer Beugekontrakturen kennen wir den *tuberkulösen Senkungsabsceß* bei Spondylitis oder Beckentuberkulose und appendicitische, ja selbst paranephritische Abscesse, wenn sie längs dem Iliopsoas an den Oberschenkel gelangen.

Die Diagnose ist leicht, wenn man am Rücken einen Gibbus sieht und die Fossa iliaca interna durch einen Absceß ausgefüllt findet. Bisweilen liegen die Dinge aber weniger

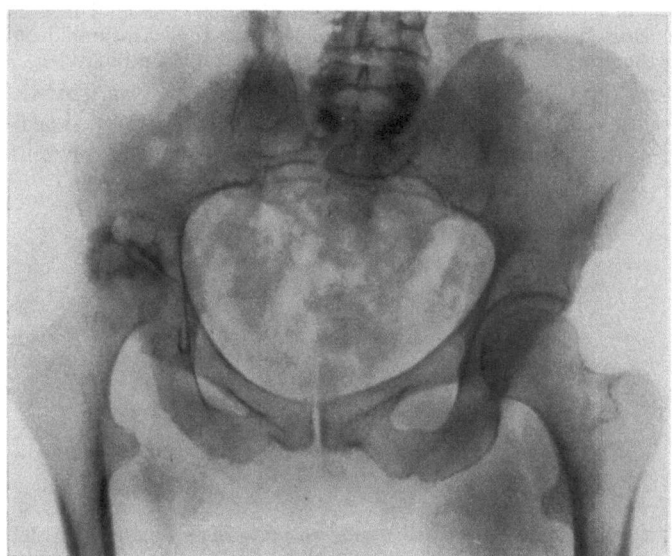

Abb. 770. Coxitis mit Pfannenwanderung.

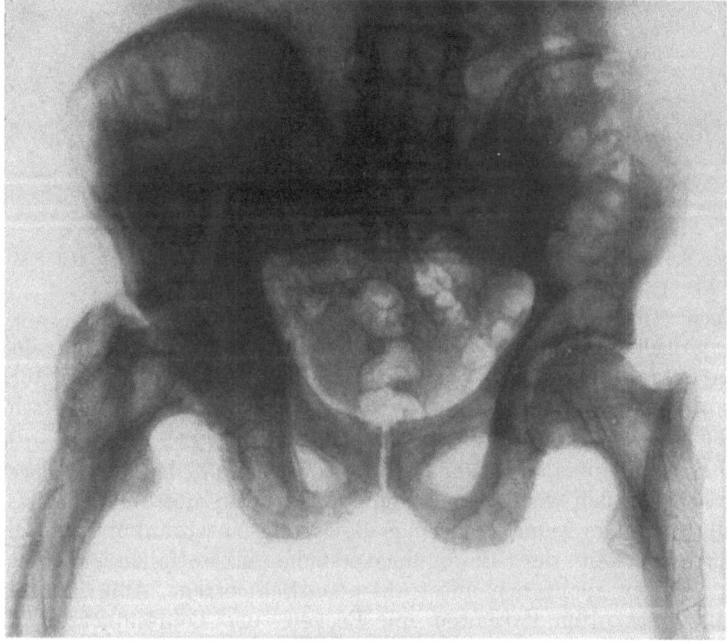

Abb. 771. Osteosklerotische Metastasen eines Prostatacarcinoms.

einfach. Bei Erwachsenen fehlt der Gibbus oft völlig, und die Verbindung des femoralen Abscesses mit der Wirbelsäule kann sich auf einen schmalen Fistelgang beschränken. Meist finden wir aber bei spondylitischem Absceß die Abduktion und die Rotation im Hüftgelenk frei, während bei Coxitis gerade diese Bewegungen zuerst leiden. Auch das Röntgenbild kann Aufschluß geben.

Ebenfalls dank der Beugekontraktur und wegen der dem Hüftgelenk unmittelbar aufliegenden Schwellung veranlaßt der *Hydrops der Bursa subiliaca*
Fehldiagnosen. Die Freiheit der Ad- und Abduktion sowie der Rotation bei
gleichzeitiger Beugekontraktur muß auf die richtige Diagnose leiten.

Durch Schmerz können *Ischias* und *periartikuläre Neuralgien*, besonders bei
weiblichen Genitalerkrankungen, eine beginnende Coxitis vortäuschen, wenn
man die Freiheit der Gelenkbewegungen nicht beachtet. Auch *Hysterische*
täuschen uns endlich Kontrakturen vor.

Es ist gerade bei kleinen Mädchen nicht immer leicht, schon bei der ersten Untersuchung zu entscheiden, ob ein hysterischer Zustand oder eine beginnende Coxitis vorliegt.
Bisweilen müssen Familienanamnese und Vorgeschichte mitverwertet werden. Ich sah ein

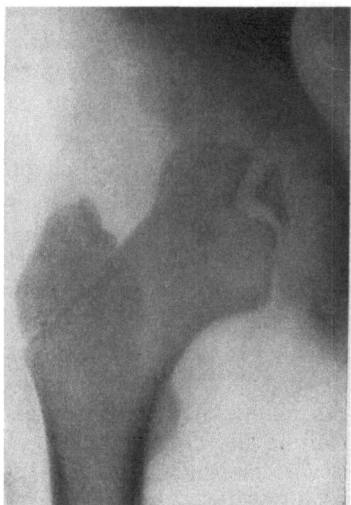 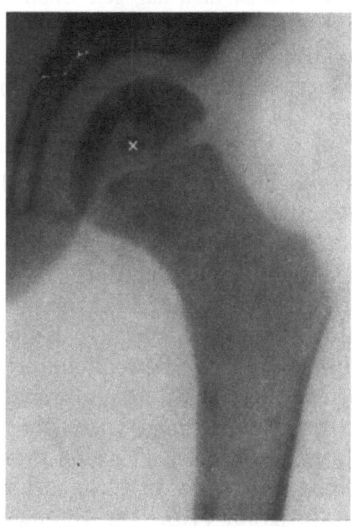

Abb. 772. Coxitis tuberculosa mit Keilherd   Abb. 773. Tuberkulöser Herd mit Sequester (×)
im Schenkelkopf.   im Schenkelkopf.

Mädchen im Laufe der Jahre verschiedene tuberkulöse Gelenkserkrankungen vortäuschen,
wobei die Kontraktur jeweilen auf die entsprechende psychische Beeinflussung hin rasch
schwand. In anderen Fällen ist man geneigt, Hysterie anzunehmen, weil die Symptome
zeitweilig aussetzen. In der Folge zeigt es sich aber, daß doch eine Coxitis vorliegt.

Sind wir unter Berücksichtigung des Gesagten zur Diagnose einer tuberkulösen Coxitis (s. Abb. 772) gekommen, so werden wir suchen, die *Form* und
den *Grad* der Erkrankung genauer zu bestimmen.

Ob das Leiden primär vom Knochen oder von der Synovialmembran ausgegangen ist, das können wir auf Grund der klinischen Erscheinungen kaum
entscheiden. Einzig der intermittierende Verlauf weist auf einen paraartikulären
Knochenherd hin. Beteiligung des Knochens — primärer oder sekundärer
Natur — werden wir ferner beim Auftreten von Abscessen annehmen.

Das einzige einigermaßen sichere Mittel, Knochenherde früh zu erkennen,
ist die *Röntgenuntersuchung*.

Ist das Knochenbild in seinen Umrissen normal, die Knorpelspalte normal breit, der
Knochen aber für die Strahlen abnorm durchlässig (Osteoporose), der Femurschaft verschmälert, so schließen wir auf Knochenatrophie durch Nichtgebrauch, wie sie bei Tuberkulose die Regel ist.

Ist der dem Gelenkknorpel entsprechende durchsichtige Streifen schmäler als auf der
gesunden Seite, das übrige Bild aber wie eben beschrieben, so nehmen wir an, daß der Knorpel
schon teilweise resorbiert ist. Gelegentlich kann im Beginn einer tuberkulösen Coxitis der
Schenkelkopfepiphysenkern größer sein als auf der gesunden Seite (LINDEMANN). In einem
Falle sahen wir sogar eine deutliche Verlängerung des kranken Beines, ausgelöst durch einen
Reiz der epiphysenliniennahen Entzündung.

Ist die scharfe Randlinie des Knochens an Kopf oder Pfanne durch eine unscharfe, unregelmäßige Begrenzung ersetzt, so ist der Knorpel zerstört und der darunterliegende
Knochen primär oder sekundär angefressen. Finden wir, welches auch der Zustand der
Knochengrenze sei, im Innern des Kopfes (Abb. 773) oder Halses oder am Becken eine durchsichtige Partie, bald scharf abgegrenzt, bald wolkig verschwommen, bisweilen von einer
dichteren Zone umgeben (Osteosklerose), mit einem undurchsichtigeren Gebilde in der Mitte
(Sequester), so steht ein primärer Knochenherd außer Zweifel. Nur hüte man sich vor der
Verwechslung mit dem sich über die ganze Kopfepiphyse erstreckenden Zerfall des Knochen-
kerns bei der juvenilen Osteochondritis und den unregelmäßigen Verdichtungen bei Arthritis deformans.

Für die Therapie hat der Nachweis eines Knochenherdes nur insofern Bedeutung, als
man daran denken wird, einen sicher gelenkfernen Herd prophylaktisch durch Operation
zu entfernen. Von der operativen Behandlung mit dem Gelenk zusammenhängender
Knochenherde ist man dagegen schon lange abgekommen. Die konservative Behandlung
gibt in jedem Alter bessere Endresultate als die operative.

In späteren Stadien der Coxitis handelt es sich darum, die *sekundären Veränderungen*, Pfannenwanderung, spontane Luxation, Epiphysenlösung, zu erkennen. Die Unterscheidung dieser verschiedenen Vorgänge ist in gewissen
Grenzen von therapeutischer Bedeutung.

Ist die Stellungsanomalie plötzlich entstanden, oder hat sie sich plötzlich
verschlimmert, vielleicht im Anschluß an ein Trauma, so liegt entweder eine
Spontanluxation, eine Epiphysenlösung oder selbst ein Bruch des Halses im
Bereiche eines größeren Herdes vor. Wir unterscheiden die beiden Vorkommnisse — Luxation und Fraktur — nach den allgemeingültigen Regeln; nur ist
beizufügen, daß bei schwerer Kapselerkrankung die Luxationsstellung weniger
ausgeprägt und die Beweglichkeit größer ist als bei einer rein traumatischen
Luxation. Ist die Stellungsanomalie nach und nach entstanden, so liegt entweder eine allmähliche Usur der Kapsel mit unmerklich sich vollziehendem
Austreten des Kopfes oder eine Pfannenwanderung mit allmählich durch Druck-
atrophie nach oben bzw. oben-hinten sich verschiebendem oberen Pfannenrande vor (Abb. 770). Die Pfanne verliert dadurch ihre kreisrunde Form und
nimmt diejenige eines Fischtellers an. Im einen wie im anderen Falle befindet
sich die Extremität in Adduktion, Flexion und Einwärtsrotation. Ein hoher
Grad von Pfannenwanderung läßt sich also von einer allmählich entstandenen
Luxation ohne Pfannenwanderung klinisch nicht unterscheiden.

Eine sichere Unterscheidung erlaubt das Röntgenbild. Es zeigt gleichzeitig auch die
Veränderungen, welche das ganze Becken erfahren hat (coxalgisches Becken, Abb. 770).
Die Beckenhälfte der erkrankten Seite ist der anderen Hälfte gegenüber abnorm stark
nach vorn geneigt, um eine frontale Achse gedreht und atrophisch.

B. Die nichttuberkulösen chronischen Erkrankungen des Hüftgelenks.

Kommt ein Patient vorgerückten Alters mit Klagen über seine Hüfte zu
uns, so ist zwar Tuberkulose immer noch möglich, doch tritt ein anderes Krankheitsbild in den Vordergrund. Wir überzeugen uns vorerst durch die Funktionsprüfung des Hüftgelenks davon, daß dasselbe wirklich der Sitz der Erkrankung
ist, und daß nicht etwa eine *Ischias* vorliegt. Ist dieselbe ausgeschlossen und
ist die Schmerzhaftigkeit des Gelenks eine verhältnismäßig geringe, so werden
wir den Fall in das große Gebiet des *chronischen Gelenkrheumatismus* einreihen,
über den wir schon bei Anlaß der Schultergelenkserkrankungen gesprochen
haben. Eine kurze Definition der klinischen Symptome läßt sich deshalb nicht
geben, weil sich dieselben nach sehr verschiedenen Richtungen hin entwickeln:
Gelenkschmerzen mit Austrahlungen nach dem Knie ohne greifbaren Befund
oder örtliche, greifbare Gelenkveränderungen oder Bewegungseinschränkungen.
Die Untersuchung der übrigen Gelenke wird stets von Nutzen sein, wenn wir

auch, gerade an der Hüfte, einen chronischen Gelenkrheumatismus nicht deswegen ausschließen dürfen, weil nur *ein* Gelenk befallen ist. Das sog. *Malum senile coxae* ist vielmehr sehr oft eingelenkig. Die klinische Untersuchung hat den Grad der Bewegungshemmung, die Druckempfindlichkeit, die Längenmaße, ein allfälliges Knirschen usw. festzustellen. Eine genaue Vorstellung vom Zustand des Skelets erhalten wir aber bloß durch die Röntgenuntersuchung.

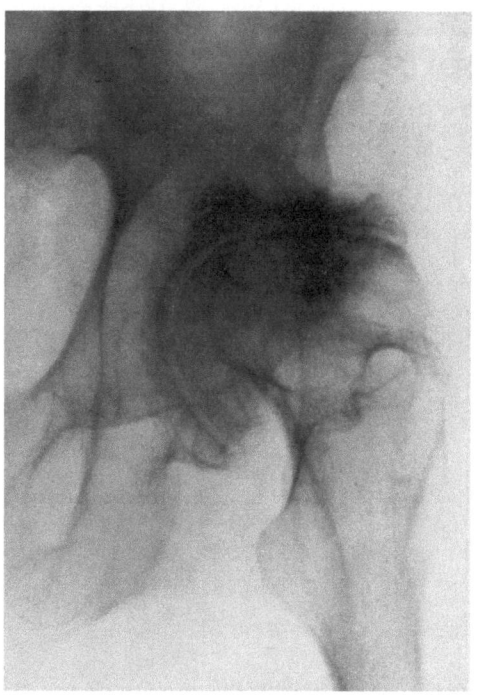

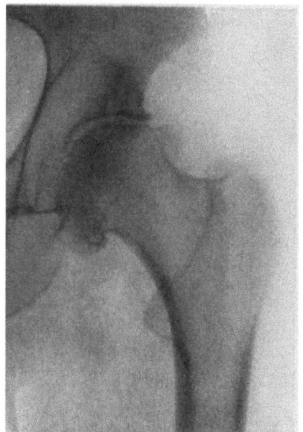

Abb. 774. Arthritis deformans.   Abb. 775. Arthritis deformans (Malum senile coxae).

In anatomischer Beziehung herrschen die *deformierenden*, teils destruierenden, teils proliferierenden Prozesse bei weitem vor (s. Abb. 774 und 775). Je nachdem die höckerigen Exostosen bei dieser Arthrosis deformans vorne, unten oder hinten sind, können Nervenreizungen im N. femoralis (Vorderseite), N. obturatorius (Innenseite) oder N. ischiadicus (Hinterseite des Oberschenkels, ausstrahlend in den Unterschenkel) auftreten.

Es ist bekannt, daß bei solchen deformierten Gelenken infolge der chronischen Reizung der starke Erguß die Gelenkkapsel sackartig nach vorne ausstülpen kann, so daß Bilder wie beim Hygrom des ileopectinealen Schleimbeutels entstehen können. Nur fehlen beim letzteren Bilde die starken Gelenkbehinderungen.

Den deformierenden folgen an Häufigkeit die *ankylosierenden* Formen.

In ätiologischer Hinsicht interessieren uns weniger diejenigen Fälle, bei welchen die Multiplizität der erkrankten Gelenke die Diagnose erleichtert, als die dauernd oder wenigstens während langer Zeit monoartikulär bleibenden Formen. Hier ist sehr oft ein Trauma der Ausgangspunkt der Erkrankung. Eine solche Ätiologie ist um so wahrscheinlicher, je jünger das Individuum ist. Bei älteren Leuten kommt dagegen einseitige deformierende Arthritis der Hüfte auch ohne nachweisbares

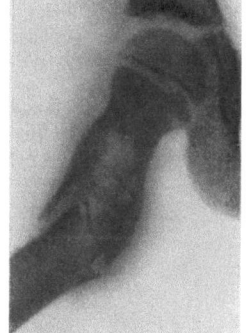

Abb. 776. Ostitis cystica der Trochantergegend mit Spontanfraktur.

Trauma vor. Groteske Verdickung der Gelenkgegend und massige Knochenneubildung muß uns veranlassen, nach den Zeichen einer *Tabes* oder einer *Syringomyelie* zu suchen. Wir finden ein ähnliches Bild aber auch öfter bei Kretinismus.

Wir haben bisher *Tuberkulose* des Alters wegen in den Hintergrund gestellt, müssen aber in anderweitig nicht genügend geklärten Fällen doch auf diese Möglichkeit zurückkommen, besonders wenn es sich um ein hereditär belastetes oder früher anderweitig tuberkulös erkranktes Individuum handelt, wenn die Schmerzhaftigkeit sehr ausgesprochen ist und wenn das Übel verhältnismäßig rasch und stetig zunimmt. Man sieht ausnahmsweise tuberkulöse Coxitis bis ins 8. Dezennium hinein! Bisweilen wird die Diagnose dadurch erschwert, daß auch die Tuberkulose nach und nach in mehreren Gelenken auftritt, und zwar völlig unter dem Bilde der nichttuberkulösen chronischen Arthritis. Wenn nicht wenigstens an *einem* der Gelenke typische Erscheinungen (Knochenherd, Sequester, Absceß) auftreten, so bleibt der Fall jahrelang, ja zeitlebens unklar.

Auch an die *Osteochondritis deformans juvenilis* nach LEGG, CALVÉ und PERTHES sei hier erinnert. Sie ist zwar keine Arthritis, es ist aber möglich, daß die Formveränderungen derselben in späteren Jahrzehnten zum Auftreten einer sekundären deformierenden Arthritis Anlaß geben, und daß auf diese Weise auch ohne Wesensgleichheit die juvenile Osteochondritis ein Vorläufer des präsenilen und senilen deformierenden Malum coxae ist.

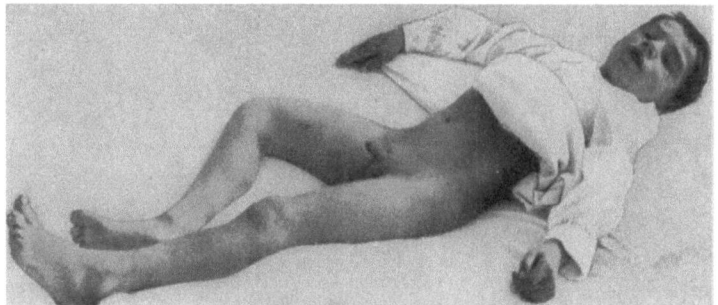

Abb. 777. Fraktur des rechten Femurschaftes.

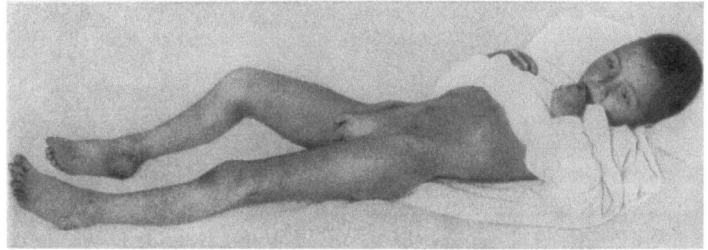

Abb. 778. Akute Osteomyelitis des rechten Oberschenkels.

Endlich führen auch Cystenbildungen im Schenkelhals zu chronischen, statischen Beschwerden (Ostitis fibrosa, s. Abb. 776).

An die Epiphyseolisthesis und die Osteochondritis dissecans muß ebenfalls gedacht werden.

Als Seltenheit seien die bei Caissonarbeitern im Anschluß an erfolgte Schübe von Luftembolien auftretenden Aufhellungszonen im Schenkelhals erwähnt, Folgen der durch Luftembolie verlegten Capillargebiete.

99. Schwellungen, Schmerzen und Geschwülste am Oberschenkel.

I. Akute Zustände.

Sehen wir einen Verunglückten nach einem schweren Trauma mit abduziertem Oberschenkel und leicht flektiertem Knie daliegen und die Extremität in völliger Auswärtsrotation der Unterlage aufruhen, so ist nur *eine* Diagnose möglich, nämlich diejenige einer „*Schaftfraktur*" des Oberschenkels. Bei genauerem Zusehen wird man den Oberschenkel verdickt und in seiner Achse leicht geknickt finden (Abb. 777).

Wird die gleiche Stellung ohne frisches Trauma unter hohem Fieber, starker Schmerzhaftigkeit und mehr oder weniger ausgesprochener Schwellung eingenommen, so nehmen wir eine „*akute Osteomyelitis*" an (s. Abb. 778 und 779).

Auf die Unterscheidung der verschiedenen Stadien derselben werden wir bei Anlaß der Tibiaosteomyelitis zu sprechen kommen. Vergleichung von Abb. 777 und 778 zeigt, wie sehr die bei frischer Femurosteomyelitis spontan eingenommene Haltung derjenigen gleicht, die wir bei Frakturen sehen.

Schmerzhafte Schwellung des Femurs infolge von subperiostalen Blutergüssen kommt bei der durch unzweckmäßige, vitaminarme Ernährung bedingten „MÖLLER-BARLOWschen Krankheit" vor, die auch an der blauroten Fär- bung des Zahnfleisches um die durchgebrochenen Zähne der Säuglinge erkannt wird.

Treten schon nach geringfügigen Traumen große Hämatome auf, so denke man an Hämo- philie.

Starke Schwellungen im Anschluß an stumpfe Traumen können durch sub- cutane Zerreißungen von Muskulatur und Gefäßen auftreten. In einem eigenen Fall wurde durch ein fallendes Brett die Streck- muskulatur eines Oberschenkels ohne Hautwunde bis auf den Knochen durch- schlagen.

Stumpfe Traumen im Bereiche der Leistenbeuge können zu Thrombosierung der Venen, seltener auch zur Thrombo- sierung, ja Zerquetschen und Zerreißung der Arteria femoralis führen. Infolge eines sofort eintretenden, arteriellen Spas- mus braucht es nicht zum gewaltigen Hämatom zu kommen. Im Gegenteil treten Zeichen von Blutarmut an der betreffenden Extremität auf: kalte, blasse oder blauweiß marmorierte Haut. Bal- diges Erlöschen der Motilität und Sensi- bilität. Verkennung dieses Zustandes führt

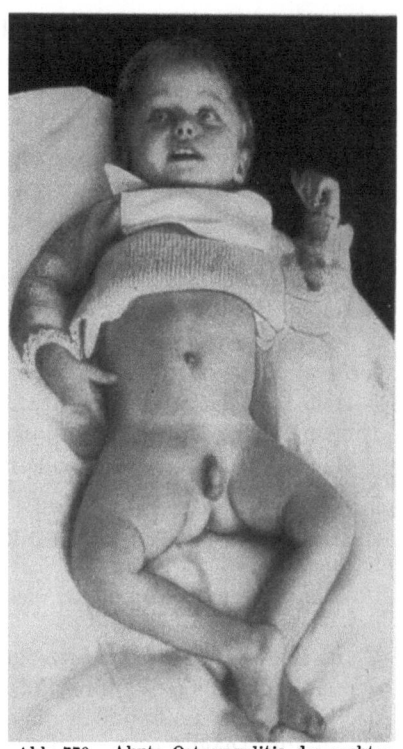

Abb. 779. Akute Osteomyelitis des rechten Oberschenkels.

zum Verlust der unteren Hälfte dieser Extremität, rasche Arteriennaht oder Venentransplantation kann die Extremität retten.

Der akute, nichttraumatische, arterielle Gefäßverschluß der unteren Extremität.

Tritt bei einem (meist herzleidenden) Menschen ein plötzlicher, heftiger Schmerz in einem Bein auf, wird dieses Bein kühl, blaß oder cyanotisch- marmoriert, so denke man an die arterielle Embolie. Fehlen des Pulses, baldige Sensibilitätsstörungen und erlöschendes Zehenspiel unterstützen die Diagnose. Das PACHON-Instrument leistet wertvolle Dienste für die Feststellung der Höhe des Verschlusses. Auch im Anschluß an Operationen oder interne Erkrankungen können arterielle Embolien irgendwohin erfolgen (über den Kurzschlußweg eines offenen Foramen ovale).

Treten Zeichen eines arteriellen Verschlusses nach vorausgegangenen thrombotischen Erscheinungen der gleichen Extremität auf, so denke man an einen arteriellen Begleitspasmus, ausgelöst durch den entzündlichen Reiz des Venenthrombus (LE RICHE). Novocain-Injektion auf die spastische Gefäßstelle öffnet den Spasmus. Im Gegensatz hierzu bleibt die arterielle Embolie prak- tisch unbeeinflußt.

II. Chronische Veränderungen.

Entsteht eine Schwellung langsam, fieberlos, so müssen wir uns vor allem darüber klar werden, ob sie von den Weichteilen oder vom Knochen ausgeht. Darüber entscheidet nur der Grad von Beweglichkeit dem Knochen gegenüber bei völliger Erschlaffung der Muskeln.

A. Schwellungen der Weichteile.

1. In der *Haut und im Unterhautzellgewebe* finden wir „*weiche Fibrome*" — das Fibroma molluscum —, „*Lipome*" besonders nach der Wurzel der Extremität hin, ferner „*cavernöse Angiome, Lymphangiome*", Pakete von „*Varicen*" und hie und da einmal ein von einem Naevus ausgehendes „*Sarkom*", alles Geschwülste, über deren Eigenschaften wir schon an anderer Stelle gesprochen haben.

2. *Unter der Haut oder noch tiefer sitzende Weichteilgeschwülste* gehen aus von den Lymphdrüsen, Gefäßen, Muskeln, Aponeurosen, Nerven und vom lockeren Bindegewebe.

a) Lymphdrüsenschwellungen. Die uns hier allein beschäftigenden „*cruralen Drüsen*" werden von der ganzen unteren Extremität, einschließlich der benachbarten Dammgegend gespeist. In diesem Bereiche werden wir also auch die Eingangspforte für Entzündungserreger suchen.

Ein junger Mann kommt in die Poliklinik mit einer kleinen Geschwulst in der Cruralgegend. Dieselbe pulsiert, oder scheint wenigstens zu pulsieren. Ergo Aneurysma, war der Schluß des jungen Assistenten. Es war aber eine der A. femoralis aufsitzende entzündete Lymphdrüse, und an einer Zehe fand sich die zu erwartende infizierte Hautverletzung.

Die Systemerkrankungen der Lymphdrüsen bieten hier dasselbe Bild wie anderwärts.

b) Aneurysmen. Ihr Sitz im Verlaufe einer größeren Arterie, fast immer der A. femoralis, und ihre Pulsation, ferner die Gefäßverhältnisse unterhalb der Geschwulst und endlich die an dieser Stelle meist traumatische Entstehung lassen die Diagnose der „*Aneurysmen*" leicht stellen. Dies gilt wenigstens vom ausgebildeten Aneurysma. Anders beim frischen arteriellen Hämatom nach Schußverletzung.

Hier entsteht im Zellgewebe eine teilweise mit Gerinnseln gefüllte Bluthöhle, deren Pulsation bisweilen sehr undeutlich ist. Diffuse derbe Schwellung der Weichteile, leichte Rötung der Haut, örtliche Temperatursteigerung, leichtes Fieber lassen vielmehr an eine beginnende Phlegmone denken, und dem nichtsahnend incidierenden Arzt kommt ein Blutschwall entgegen. Im Verlaufe der Wochen bildet sich um das Hämatom eine bindegewebige Schwarte und schließlich ein fibröser Sack aus, der mit der Arterie im Zusammenhang bleibt, und das *Aneurysma spurium traumaticum* ist fertig. Häufig trifft das Projektil gleichzeitig Arterie und Vene, so daß ein *arterio-venöses Aneurysma* entsteht. Über seine besonderen Eigenschaften haben wir uns schon in früheren Kapiteln unterhalten.

Im Anschluß an stumpfe Traumen kann es am Oberschenkel (wie anderswo) zu Hämatomen kommen, welche anstatt sich zu resorbieren a) zu chronischen Seromen umwandeln (hydrocelenartiger Inhalt) oder b) zu dauernden Blutungsschüben in die Höhle hinein Anlaß geben, so daß oft fälschlicherweise eine Hämophilie diagnostiziert wird. Gründliche Ausräumung führt erst zur Heilung.

c) Muskelgeschwülste. „*Angiome, tuberkulöse*" und „*gummöse Knoten, Muskelhernien*" und „*Muskelosteome*" verhalten sich wie an der oberen Extremität. Ein häufiges Begleitmerkmal der größeren Muskelangiome sind die Phlebolithen (s. Abb. 780). Die Osteome entwickeln sich am Oberschenkel mit Vorliebe in den besonderen Anstrengungen ausgesetzten Adductoren von Reitern („*Reiterknochen*") oder nach Muskelquetschung (Hufschlag!), oder endlich nach Muskelriß bei Überanstrengung.

Meist ist ein Zusammenhang mit dem Periost nachweisbar, doch können Verknöcherungen auch unabhängig von demselben im Muskel entstehen.

Die Sarkome der Muskeln werden wir zusammen mit denjenigen des Binde-gewebes besprechen.

d) Bindegewebe. Vom Bindegewebe gehen die meisten „*Fibrome*" und „*Sar-kome*" aus, die wir an den Weichteilen des Oberschenkels finden. Wächst eine derbe Geschwulst beweglich bleibend jahrelang heran, ohne anderswie als durch ihr Volumen zu stören, so ist sie ein Fibrom. Je rascher das Gebilde zu-nimmt, je früher es mit der Umgebung verwächst, je mehr subjektive Beschwer-den es veranlaßt, um so kernreicher ist

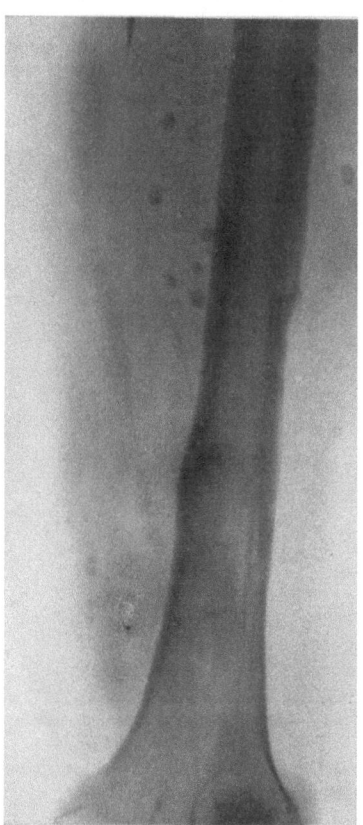

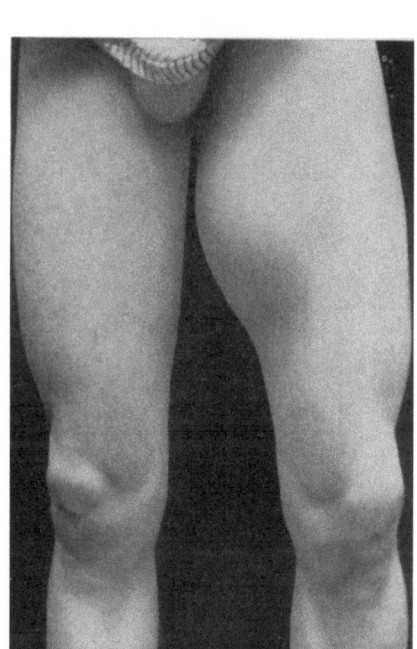

Abb. 780. Phlebolithen bei Muskelangiom am Oberschenkel.

Abb. 781. Senkungsabsceß bei Schambeintuberkulose.

es, um so mehr nähert es sich also dem Typus des Sarkoms. Eine scharfe Grenze gibt es selbst histologisch nicht und demnach auch klinisch keine sichere Diagnose. Gründliche Entfernung, bevor die Geschwulst bösartig wird, ist die einzig richtige Behandlung.

Es gibt Fibrome, die anfänglich noch als solche rezidivieren, deren histolgischer Typus sich aber mit der Zeit demjenigen des Sarkom nähert. Auch die gutartigste Geschwulst muß deshalb im Gesunden entfernt werden.

Ob das Gebilde Beziehungen zu den Muskeln hat und welche, das erkennen wir einigermaßen aus der vergleichenden Untersuchung bei erschlaffter und angespannter Muskulatur. Auf Entstehung in oder an einem Nervenstamm — also auf „*Neurofibrom*" — schließen wir aus Sitz, spindel- bis walzenförmiger Gestalt, frühem Auftreten von Neuralgien und Parästhesien und bisweilen aus der Multiplizität bzw. dem Vorkommen analoger Geschwülste an anderen Körperstellen. Bei der Palpation verspürt der Patient einen charakteristischen

..elektrischen" Schmerz in der Geschwulst oder im peripheren Verlauf des zugehörigen Nerven. Stets liegt hier die Gefahr sekundärer maligner Entartung vor.

Bisweilen gibt ein vom Becken her zwischen den Oberschenkelmuskeln heruntersteigender *kalter Absceß* Anlaß zu Zweifeln und wird für eine Neubildung gehalten, wenn sich der Ursprung nicht nachweisen läßt (s. Abb. 781). Der primäre Knochenherd kann so symptomlos verlaufen, daß erst eine Lipojodolinjektion in den Absceß ihn feststellen läßt.

In subtropischen und tropischen Gegenden, besonders in Java und in Nordafrika, ist — zuerst von STEINER — eine als *juxtaartikuläres Fibrom* bezeichnete Erkrankung beobachtet worden, bei welcher an der Reibung ausgesetzten Stellen im subcutanen Gewebe erbsen- bis faustgroße, in ihrem Innern nekrotisch zerfallende derbe Bindegewebsmassen entstehen. Abb. 833 zeigt den ersten in

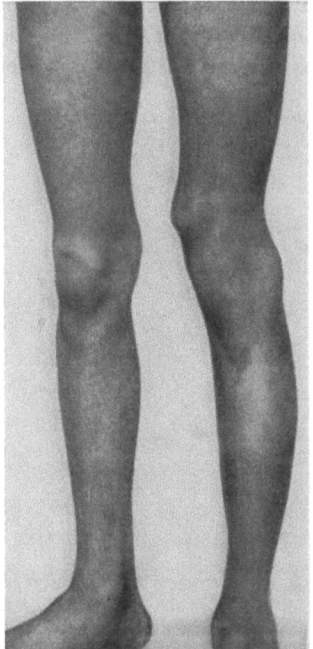

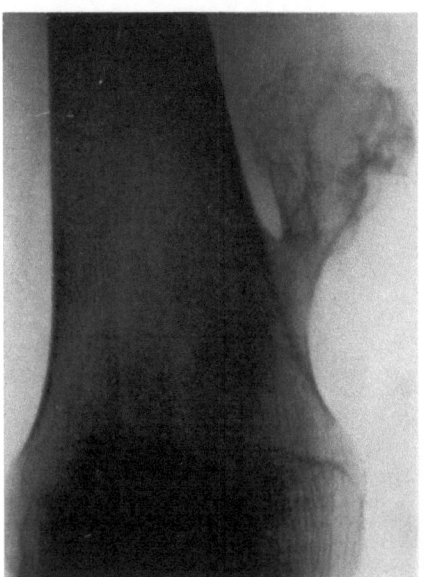

Abb. 782. Cartilaginäre Exostose des linken Femur.　　　Abb. 783. Cartilaginäre Exostose.

Europa beobachteten Fall, bei dem wir auch die jetzt allgemein angenommene syphilitische Ätiologie zum erstenmal wahrscheinlich machen konnten.

B. Schwellungen am Knochen.
1. Osteome und Chondrome.

Finden wir in der Nähe der unteren Epiphysenlinie eine scharf umschriebene kleine, etwas höckerige, knochenharte Geschwulst, so haben wir das Schulbild der sog. „cartilaginären Exostose" vor uns (s. Abb. 782 und 783).

Diese kongenital aus Knorpelversprengungen entstandenen Gebilde bestehen aus spongiösem Knochengewebe, das von einer dünnen Knorpelschicht überzogen ist, und das bis zum Abschluß der Wachstumsperiode weiterwächst, wie der Skeletteil, dem es angehört. Weil ihr Sitz meist auf der Diaphysenseite der Epiphysenlinie ist, so rücken sie nach Maßgabe des Längenwachstums des Knochens immer weiter von der Epiphyse ab. Da sich ferner ihre Entstehung oft schubweise vollzieht, so können wir an dem gleichen Knochen mehrere derartige Exostosen in verschiedener Entfernung vom Gelenk vorfinden. Bisweilen sind sie, sozusagen als liegengebliebene Teilstücke der Gelenkanlage, von einer Synovialmembran bedeckt, was ihnen die Bezeichnung „Exostosis bursata" verschafft hat. Manchmal entwickeln sich solche Exostosen in großer Zahl an verschiedenen Skeletabschnitten.

Auch unabhängig von angeborenen Störungen kommen „reine Exostosen" an beliebigen Stellen vor. Über ihre traumatische Entstehung haben wir schon bei den Muskelosteomen gesprochen.

Prognostisch unerfreulicher sind die besonders an den Epiphysen beobachteten „*Osteochondrome*", in denen Knochen und Knorpel bunt durcheinander
oder geschichtet angeordnet sind, und die sich im Röntgenbild durch ihr fleckiges

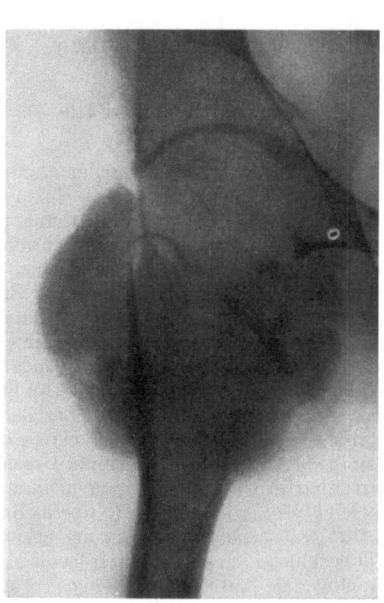 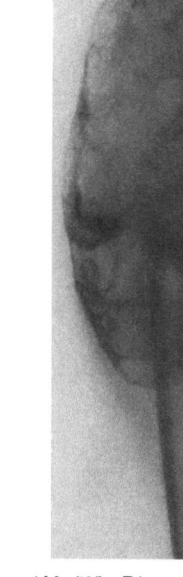

Abb. 784. Osteosarkom der Trochantergegend. Abb. 785. Riesenzellsarkom der Trochantergegend.

Aussehen auszeichnen. Sie enthalten oft eine sarkomatöse Komponente und
sind dann klinisch wie Sarkome einzuschätzen. Prognostisch zweifelhaft sind

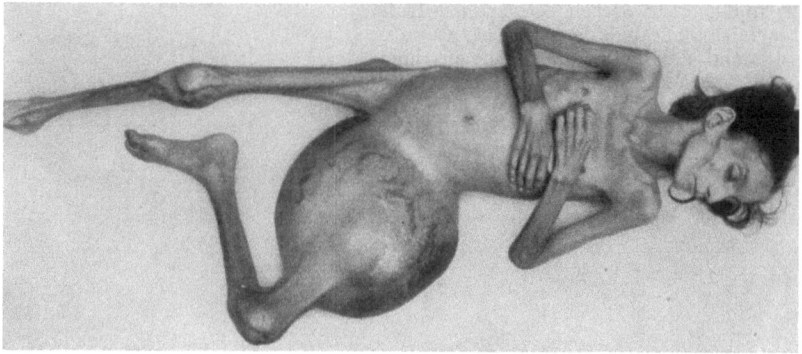

Abb. 786. Sarkom des Femurschaftes.

ebenfalls die „*reinen Chondrome*" der Epiphysengegend. Auch wenn der histologische Befund nichts der Bösartigkeit Verdächtiges aufweist, so können sie
örtlich unaufhaltsam wie Sarkome weiterwachsen und können sich auch auf
metastatischem Wege ausbreiten. Ich sah wiederholt Fälle von Enchondrom
der Trochantergegend, welche monatelang als Ischias behandelt worden waren,
bis das Röntgenbild eine Aufhellung im Trochanter zeigte, oder bis eine Spontanfraktur auf die richtige Diagnose hinwies.

2. Sarkome.

Sitzt eine Geschwulst dem Knochen breit auf oder erscheint sie als diffuse Auftreibung desselben, so liegt der Gedanke an ein „*Sarkom*" am nächsten (s. Abb. 784—789). Immerhin müssen wir einen chronisch verlaufenden entzündlichen Prozeß ausschließen, bevor wir schwerwiegende therapeutische Entschlüsse fassen.

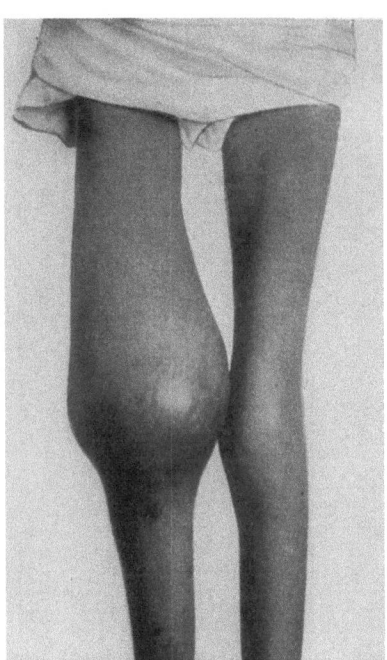

Abb. 787. Riesenzellsarkom des unteren Femurendes.

Die beiden folgenden Fälle sind belehrend:

Ein 32jähriger, sonst gesunder Mann fühlt seit einigen Wochen Schmerzen im rechten Oberschenkel. Einen bestimmten Moment ihres Beginnes kann er nicht angeben, und von einer fieberhaften Erkrankung weiß er nichts, ebensowenig von Trauma. Nachdem die Erkrankung einige Zeit, wie gewohnt, unter den Sammelbegriff des Rheumatismus eingereiht worden war, wird der Arzt aufgesucht, der eine kleine Verdickung in der Mitte des Femurs findet und an Sarkom denkt. Bei der Palpation war das Gebilde freilich etwas druckempfindlicher, als man es bei einer Geschwulst erwartet hätte. Die Röntgenuntersuchung ergab eine leichte Verdickung der Corticalis, als Schatten mit scharfer Begrenzung erkennbar. Da Tuberkulose am Femurschaft beinahe nicht vorkommt, so lautete die Diagnose auf eine ganz gelinde Form der „akuten Osteomyelitis". Die Operation ergab die geringe Menge staphylokokkenhaltigen Eiters.

Den anderen Fall sah ich als Student in der KOCHERschen Klinik. Er wurde später von KOCHER und TAVEL in ihrem Buche über die Staphylomykosen mitgeteilt. Die im unteren Teile der Femurdiaphyse sitzende Geschwulst imponierte als Sarkom. Sie zeigte unter einer derben schwartigen Hülle ein braungelbes, granulationsähnliches Gewebe. Das während der Operation von einem kompetenten pathologischen Anatomen untersuchte

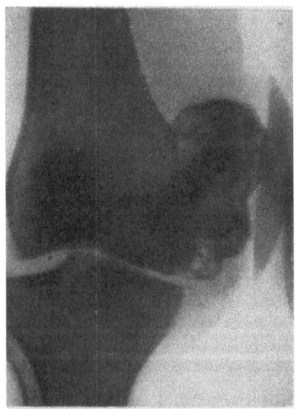

Abb. 788. Osteochondrom des Femur (wahrscheinlich aus einer cartilaginären Exostose hervorgegangen).

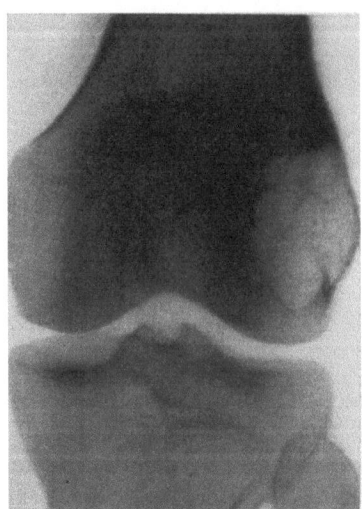

Abb. 789. Riesenzellsarkom des Condylus lateralis.

Gewebsstückchen wurde als Sarkom gedeutet. „Amputation" wäre der nächstliegende Schluß gewesen. Ein kleiner Sequester in der Tiefe wies aber auf eine andere Diagnose hin, und die Impfung auf Nährböden ließ den Staphylococcus aureus aufgehen. Das Bein blieb erhalten

Umgekehrt wird ein Sarkom bisweilen für eine entzündliche Veränderung gehalten.

Ein Mann in mittleren Jahren bemerkte nach einer Kontusion der Kniegelenksgegend eine leichte Anschwellung derselben. Ein erfahrener Praktiker nahm eine tuberkulöse Gonitis an, und ein beigezogener Chirurg stimmte dieser Diagnose bei. Unter Jodoformeinspritzungen und Zuwarten vergingen 5 Jahre. Das Knie schwoll immer mehr an, die Gelenkbewegungen blieben aber frei. Schließlich stellte das untere Femurende ein gegen 2 Fäuste großes keulenförmiges Gebilde dar. Es handelte sich um ein von einer dünnen Knochenschale bedecktes Riesenzellensarkom, ähnlich wie in dem in Abb. 785 abgebildeten Falle, wo ebenfalls zuerst an Tuberkulose gedacht worden war.

Die Hauptsache bei der Diagnose dieser Fälle ist, die Schwellung richtig zu lokalisieren. Bei Tuberkulose ist die *Kapsel* verdickt, der darunterliegende *Knochen* dagegen von normalem Umfang. Die Dicke der Kapsel läßt sich durch vergleichende Betastung an beiden Knien, besonders an den Umschlagstellen sehr leicht beurteilen. Finden wir bei einer Anschwellung der gesamten Kniegelenksgegend die bedeckenden Weichteile und die Kapsel frei, so müssen wir einen tieferliegenden Prozeß annehmen, entweder eine Knochengeschwulst, eine chronische Osteomyelitis oder eine syphilitische Verdickung des Kno-

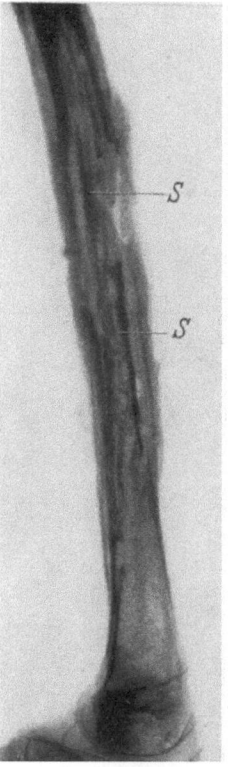 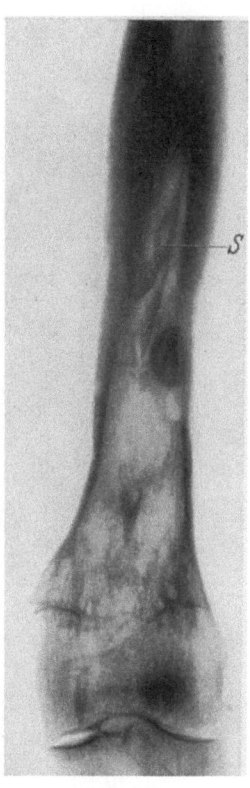

Abb. 790.   Abb. 791.

Abb. 790. Osteomyelitis femoris, einige Monate alt. Beginnende periostale Knochenbildung. *S* Sequester.

Abb. 791. Alte Osteomyelitis des Femur. *S* Sequester.

chens. Auch die Beweglichkeit gibt einen wichtigen Fingerzeig. Bei Geschwülsten und Syphilis bleibt sie sehr lange erhalten, während sie bei Tuberkulose meist schon früh mehr oder weniger eingeschränkt wird. Es gibt allerdings Fälle von Gonitis tuberculosa mit jahrelang sich erhaltender Beweglichkeit. Gerade hier fehlt aber die eben erwähnte, unsere Diagnose bestimmende Kapselverdickung nie.

Für chronisch verlaufende „*Osteomyelitis*" (s. Abb. 790 und 791) — Knochenabsceß — und gegen Sarkom spricht das Vorhandensein von Perioden mit tiefem, klopfendem Schmerz im Knochen, begleitet von akuten, vorübergehenden Gelenkergüssen bei jahrelanger Dauer des Leidens. Die in dem oben angeführten Falle vermerkten 5 Jahre dürften wohl das äußerste sein, was sich noch mit der Diagnose Sarkom vereinigen läßt. In der Regel ist der Verlauf eines Sarkoms derart, daß die Diagnose einer Neubildung sich schon früher aufdrängt.

Ein Symptom müssen wir noch berühren, nämlich das Auftreten eines deutlichen *Venennetzes* unter der Haut. Dasselbe beweist, daß die tiefer gelegenen großen Venen zusammengedrückt sind. Dies ist selten der Fall bei Tuberkulose, öfter bei chronischer Osteomyelitis und am häufigsten bei Sarkomen. Dieses subcutane Venennetz wird besonders hübsch erfaßt durch Ultrarotphotographie.

Das *Röntgenbild* zeigt bei *Osteomyelitis* eine scharf gezeichnete Schichtung,wie sie bei Sarkom meist nur in der Übergangszone nach dem gesunden Knochen vorkommt, nach dem Tumor scharf abschneidend, nach dem gesunden Abschnitt hin allmählich auslaufend. Die *Syphilis* zeigt ungeordnete reichliche Knochenneubildung mit schlechter Schichtung (s. Abb. 792). Auf die Befunde beim Sarkom werden wir am Ende dieses Kapitels genauer eingehen.

Sind wir nach Ausschaltung aller Irrtumsquellen zu der Annahme einer Geschwulst am Femur gekommen, so werden wir uns in erster Linie fragen, ob sie nicht *sekundärer, metastatischer* Natur ist. In Betracht kommen hauptsächlich Brustdrüsengeschwülste, Schilddrüsengeschwülste, Hypernephrome und melanotische Tumoren (s. Abb. 793). Ich sah bei einer Patientin beide Oberschenkel infolge von Metastasen eines Brustdrüsenkrebses einbrechen. Bezeichnend ist das folgende Beispiel:

Eine 50jährige Frau wird wegen „Coxitis" in ein Hochgebirgssanatorium gesandt. Eine plötzlich auftretende, äußerst heftige Ischias, bei gleichzeitigem Haltloswerden der Hüfte und die blasige Auftreibung der Trochantergegend lassen an Knochencyste mit Spontanfraktur denken. An der rechten Brust findet sich eine alte Operationsnarbe, und die Patientin gibt auf Befragen an, vor 8 Jahren wegen eines gutartigen Brustgeschwülstchens operiert worden zu sein. Diagnose: „Femurmetastase eines anscheinend operativ geheilten Brustkrebses". Nachfrage beim betreffenden Chirurgen und histologische Kontrolle bei Anlaß der operativen Befreiung des Ischiadicus bestätigen diese Annahme.

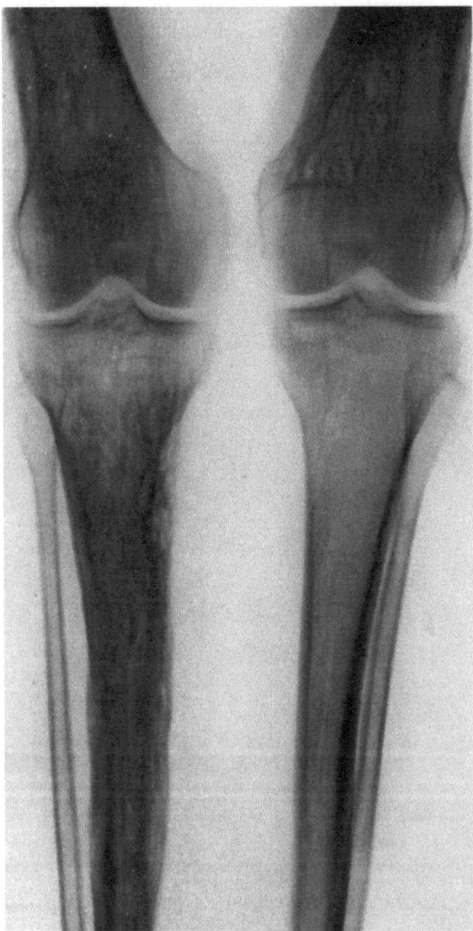

Abb. 792. Osteoperiostitis syphilitica femoris.

Eine letzte Unterscheidung ist erforderlich zwischen den *bösartigen Geschwülsten im engeren Sinn* und einer noch unklaren und in ihrer Form sehr vielgestaltigen Gruppe von Veränderungen, welche von dem schon besprochenen *Riesenzellsarkom* (dem sog. braunen Tumor) über *die Knochencysten, die Knochenaneurysmen* zu der eigentlichen *Ostitis fibrosa* geht (s. Abb. 794). Das Riesenzellsarkom, welches im Gegensatz zu einer optimistischen Auffassung auch Metastasen verursachen kann, aber in der Regel verhältnismäßig gutartig ist, verbindet diese Zustände mit den echten Neubildungen. Zentraler Zerfall eines Riesenzellsarkoms kann zu Cystenbildung führen, und man findet dann etwa noch Riesenzellen in der Auskleidung der Cyste. Wir kennen aber Knochencysten, denen überhaupt jede Auskleidung fehlt und deren Wand aus nacktem Knochen besteht. Selbst diese Cysten können rezidivieren. In anderen Fällen ist der Knochen umschrieben in ein schwartiges Bindegewebe verwandelt: die reine

Ostitis fibrosa. Man hat sich bemüht, alle diese Veränderungen als traumatisch bedingt, als Callusanomalien zu deuten. Diese Auffassung mag in einzelnen Fällen zutreffen, sie darf aber nicht verallgemeinert werden, denn sowohl Ostitis cystica wie Ostitis fibrosa kommen als fortschreitendes Leiden in multiplen Herden am ganzen Skelet vor. Wir müssen also neben den auslösenden exogenen Momenten noch eine besondere Veranlagung des Mesoderms annehmen, welcher vielleicht sogar die Hauptbedeutung zukommt. Beim Vorliegen mehrerer cystischer Knochenveränderungen findet man oft erhöhte Blutcalciumwerte

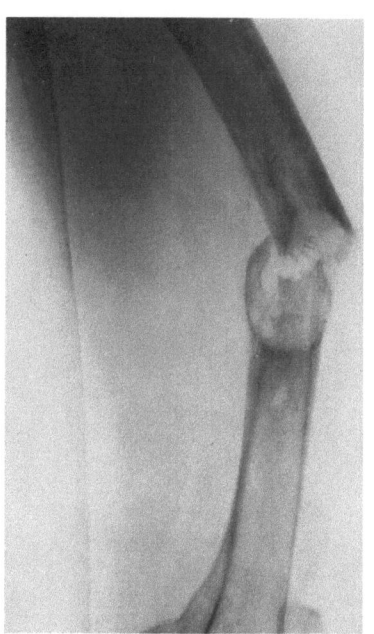

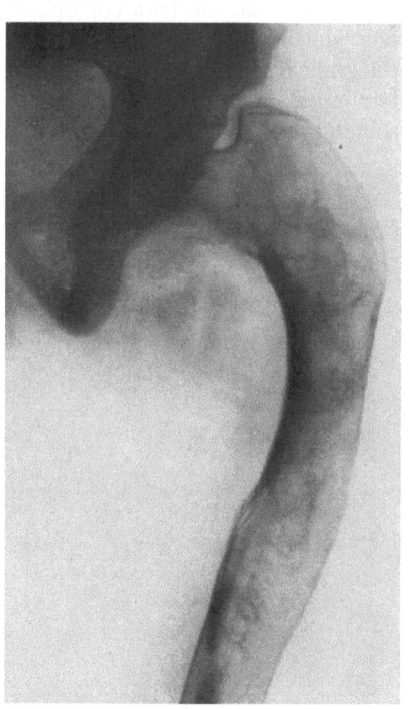

Abb. 793. Spontanfraktur (bei Melanosarkom). (Vgl. hierzu Abb. 794.)

Abb. 794. Ostitis fibrosa generalisata, 12 Jahre alt.

(über 11 mg-%). Bei Patienten über 12 Jahren können dabei ein oder mehrere Nebenschilddrüsenkörperchen adenomatös vergrößert sein.

Eine der Lieblingsstellen für die Entstehung von Veränderungen dieser Gruppe ist das obere Drittel des Femur. Besonders finden wir hier, wie übrigens auch am Humerusschaft und am unteren Drittel des Unterschenkels die verschiedenen Formen von Ostitis fibrosa und Ostitis cystica. Die Riesenzellsarkome haben wir — es mag dies Zufall sein —, öfter an der unteren Epiphyse des Femur getroffen.

Man hat sich der Prognose und der therapeutischen Indikation wegen bemüht, die Riesenzellsarkome von den bösartigen Sarkomformen schon klinisch zu unterscheiden. Riesenzellsarkome treiben den Knochen oft gewaltig auf und verwandeln die Corticalis in eine bisweilen papierdünne Schicht. Reaktive Erscheinungen von seiten des Periosts fehlen oder sind sehr gering. Im Gegensatz hierzu sehen wir bei Spindelzell- oder Rundzell- bzw. Polymorphzellsarkomen neben der Knochenzerstörung bisweilen eine ausgesprochene Reaktion des Periosts in Form von Schichtbildung in der Randzone, wolkiger oder strahliger Knochenwucherung. Diese letztere finden wir besonders bei den vom Periost ausgehenden Sarkomen. Das Röntgenbild gibt uns also bisweilen sehr bestimmte diagnostische und prognostische Hinweise, während es uns in anderen Fällen im Stich läßt. Die möglichst unmittelbar der Operation vorausgehende, oder während derselben ausgeführte *histologische Probeuntersuchung* ist darum unerläßlich, bevor wir uns zu einem verstümmelnden Eingriff entschließen.

100. Verletzungen im Bereiche des Kniegelenks.

Wenn wir nach vorn fallen, so biegen wir unwillkürlich den Oberkörper zurück, um das Gesicht vor Schaden zu bewahren. Das Knie fängt also — mit den gleichzeitig vorgestreckten Händen — den Stoß auf. Dies erklärt mit die große Häufigkeit der Kniegelenksverletzungen. Wir unterscheiden unter denselben folgende typische Vorkommnisse:

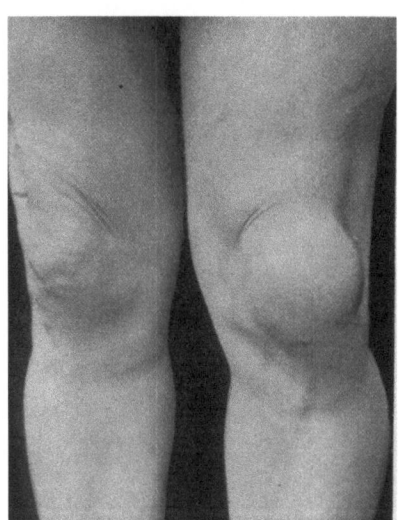

Abb. 795. Bursitis praepatellaris.

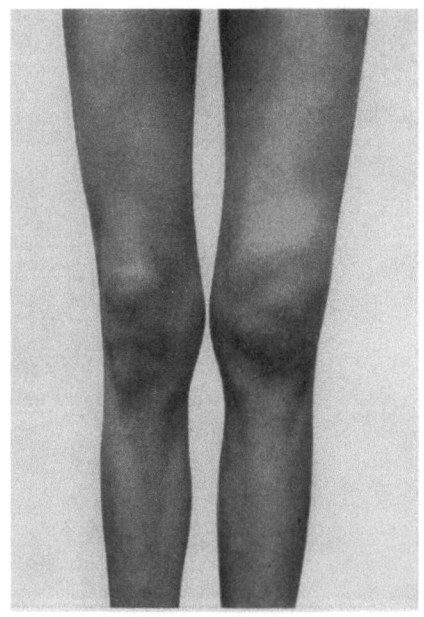

Abb. 796. Gelenkerguß bei Distorsion des Kniegelenks.

1. Finden wir nach einem Fall unmittelbar auf das Knie einen demselben vorn aufsitzenden Buckel und gibt uns die Betastung der Patellargegend das Anfühlen eines Kissens, so handelt es sich um einen „*Erguß in die Bursa praepatellaris*" (s. Abb. 795). Je rascher nach dem Fall die Schwellung aufgetreten ist, um so mehr wird sich an derselben *Blut* beteiligen, je langsamer sie erschienen ist, um so mehr werden wir sie einem *serösen Erguß* zuschreiben und von *Bursitis praepatellaris* sprechen. In späteren Stadien kann dieser Erguß völlig resorbiert werden. Es bleiben dann häufig schmerzhafte Verdickungen (Zotten, Leisten) übrig, Restzustände von chronischer Bursitis.

2. Öfter finden wir dagegen Funktionsbehinderung — Einschränkung der Flexion — und eine nicht *auf* der Kniescheibe, sondern unter derselben und um sie lokalisierte Schwellung. Die Gruben zu beiden Seiten der Patella (siehe Abb. 796) sind verstrichen, ja wulstartig vorgewölbt, der Recessus suprapatellaris[1] ist prall gefüllt (s. Abb. 797). Die Patella ist abgehoben, läßt sich zwar an

---

[1] Bei dieser Gelegenheit sei bemerkt, daß die chirurgische Bezeichnung: Recessus suprapatellaris oder subquadricipitalis oder am einfachsten: Recessus superior viel richtiger ist als die anatomische Bezeichnung: Bursa suprapatellaris. Es handelt sich nämlich, wie die Gelenkausgüsse zeigen, um einen integrierenden Bestandteil der Gelenkhöhle und nicht um eine den übrigen „Bursae" vergleichbare Nebenhöhle.

die Femurcondylen andrücken, schnellt aber sofort wieder in die Höhe, eine
Bewegung, die man — heutzutage unzutreffend — als „Tanzen" bezeichnet.
Der Ausdruck „ballottement" der Franzosen ist bezeichnender. Es handelt
sich mit anderen Worten um einen je nach der Raschheit des Entstehens mehr
blutigen oder mehr serösen Erguß in das Kniegelenk. Schürfung und Blutunterlaufung der Haut lassen direkte „*Kontusion*" annehmen. War dagegen das
Trauma ein indirektes — übertriebene Ad- oder Abduktion oder Rotationsbewegung —, so werden wir bei im übrigen gleichen Gelenkerscheinungen — Erguß
und Hemmung der Beugung — eine „*Distorsion*" annehmen.

Oft erlaubt uns der Hergang des Unfalles nicht, mit Bestimmtheit Kontusion und Distorsion auseinanderzuhalten. Wir nehmen dann die Lokalisation der Druckempfindlichkeit zu Hilfe. Bei der Kontusion sitzt dieselbe
über der Patella oder der Tuberositas tibiae. Bei der Distorsion finden wir sie
meist im Bereiche der
Seitenbänder, weil hier der
Hauptsitz der Verletzun-
gen ist. Besteht im An-
schluß an ein Trauma neben
der Druckschmerzhaftig-
keit des Seitenbandappa-
rates ein pathologisches
Seitenwackeln, so liegt eine
teilweise Zerreißung des
Seitenbandapparates vor.

Bei stärkeren Einrissen
im *medialen* Seitenband
kommt es nun nach unse-
ren Untersuchungen neben
dem vermehrten Wackeln

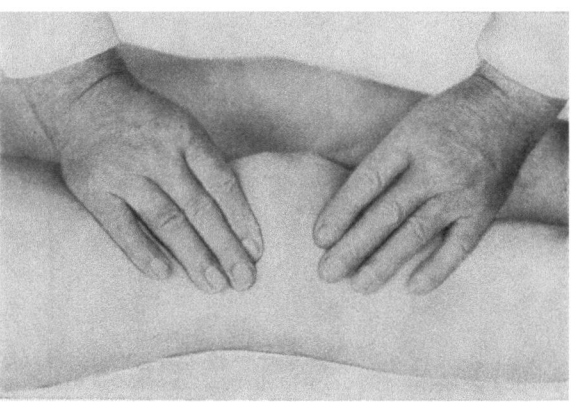

Abb. 797. Untersuchung auf Erguß ins Kniegelenk.

(Genu valgum) auch zur Ausbildung eines vorderen Schubladensymptoms
(LENGGENHAGER). Ist dieser Schubladenausschlag wesentlich größer als
8—10 mm, dann dürfen wir erst eine Verletzung auch des vorderen Kreuzbandes annehmen.

Eine isolierte Zerreißung des vorderen Kreuzbandes bei intaktem, straffem Seitenbandapparat halte ich für praktisch ausgeschlossen.

Bei der häufigen Kombination dieser beiden Bandverletzungen kann es zu
so starker vorderer Schublade kommen, daß das normale Hinterende des inneren
Meniscus durch den Femurcondylus „überfahren" wird: Mit schnappendem
Geräusch tritt eine Subluxation ein, die sich aber im Gegensatz zur Meniscus-
läsion sofort wieder löst, sobald das Knie gestreckt wird. Die schematischen
Abbildungen (Abb. 798) erläutern das Gesagte. *Eine Verletzung des hinteren
Kreuzbandes* ist nur bei Luxation oder Subluxation des Kniegelenks möglich
und ergibt die *hintere Schublade*: Der rechtwinklig im Kniegelenk gebeugte
Unterschenkel kann passiv aus der Normalstellung nach hinten verlagert werden
(vgl. Abb. 798).

Nach Ruptur des *äußeren* Seitenbandes kam es bei einem Falle zu Subluxationen des *äußeren* Meniscus, welche bei jeder Flexion auftraten und nach
Raffung des Seitenbandapparates völlig verschwanden.

Ausnahmsweise sind beide Seitenbänder bzw. ihre Ansatzpunkte an Femur
und Tibia druckempfindlich, meist nur das eine, am häufigsten das innere,
selten die Kniekehle.

Bei Kontusion und Distorsion gehen bisweilen die Störungen nicht in gewohnter Weise zurück, sondern es kommt mit der Zeit zu plötzlicher, von heftigem Schmerz begleiteter Hemmung der Bewegungen, an die sich bisweilen ein Gelenkerguß anschließt. Die Ursache dieser akuten Störung ist, wenn das Trauma in einer Kontusion bestanden hatte, am wahrscheinlichsten eine *Knorpel-* oder *Knorpel-Knochen-Absprengung* an einem der Femurcondylen, und zwar meist von der den Kreuzbändern zugewandten Fläche des Condylus medialis. Bisweilen kommt der Patient schon vor der Ablösung des ausgesprengten Knochenstückes wegen Schmerzempfindungen im Gelenk in ärztliche Beobachtung, und wir finden dann unter dem verdünnten, aber noch nicht aus seiner Umgebung ausgelösten Knorpel den schon völlig abgetrennten, oberflächlichen

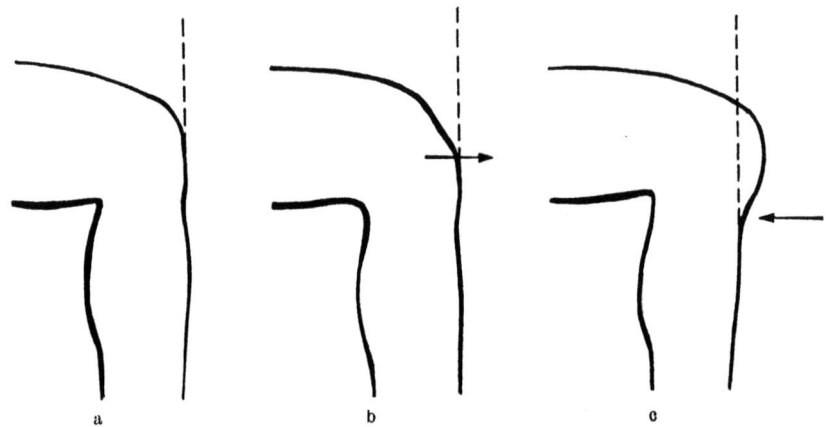

Abb. 798 a—c. a normal; b positives vorderes Schubladenzeichen, nach Läsion des medialen Seitenbandapparates und bei starkem Zeichen auch des vorderen Kreuzbandes; c positives hinteres Schubladenzeichen nach Läsion des hinteren Kreuzbandes.

Knochensequester, leicht eindrückbar in seiner Delle liegend, nur mehr durch den Knorpel festgehalten. Bisweilen ist bei beidseitiger Erkrankung das Knochenstück auf der einen Seite schon ausgelöst und wirkt als Gelenkmaus, während es auf der anderen Seite noch an Ort und Stelle fixiert, aber, wie das Röntgenbild zeigt, schon sequestriert ist. Ist die Erkrankung beidseitig, so ist sie meist streng symmetrisch, d. h. es sind Stücke aus beiden äußeren oder aus beiden inneren Condylen ausgelöst. Unserer Erfahrung nach findet sich diese Veränderung bei Kretinen häufiger als bei Individuen mit normal funktionierender Schilddrüse.

Alle diese Momente weisen darauf hin, daß es sich, so wenig wie bei der Osteochondritis deformans juvenilis des Schenkelkopfes, um reine traumatische Schädigung handelt, und KÖNIG hat mit der Aufstellung der „*Osteochondritis dissecans*“ zweifellos recht gehabt, auch wenn das auslösende Moment der Absprengung häufig ein Trauma ist. In einem Falle von wahrscheinlicher Hypophyseninsuffizienz fanden wir die Osteochondritis dissecans gleichzeitig an beiden Kniegelenken und beiden Ellenbogengelenken. Das traumatische Element wird dadurch zum Ausdruck gebracht, daß man bisweilen Menicusschädigung und Absprengung an einem Condylus gleichzeitig antrifft.

Auch bei Distorsionen hat man Knorpelabsprengungen gesehen, doch finden wir hier häufiger als Ursache der Einklemmung und übrigen Spätstörungen „*Verletzungen an den Meniscen*“. Bald handelt es sich um Abreißung des Knorpels, bald um Zerreißung — quer, längs, oder parallel zur Fläche, oder parallel zur Kante.

Symptome bei Meniscusverletzungen.

Weitaus am häufigsten ist, der mechanischen Beanspruchung gemäß, der innere Meniscus verletzt, weshalb auf diese Diagnostik eingegangen wird (mutatis mutandis gelten die Gesetze auch für den lateralen, verletzten Meniscus).

1. *Druckschmerz in der medialen* (bzw. lateralen) *Gelenkspalte*, entsprechend der Anheftungsstelle des Meniscus an der Gelenkkapsel.

Hierdurch klarer Unterschied gegenüber der reinen Distorsion, welche am Bandursprung des Epicondylus femoris, also 2—4 cm oberhalb der Gelenkspalte, Schmerzen macht.

2. *Schmerzhafter Streck- und meistens auch Beugeausfall* von 5—15°. Findet sich beim längs eingerissenen, totalluxierten Meniscus entsprechend der Abb. 799. Dieses sehr wichtige Symptom kommt dadurch zustande, daß der bogensehnenförmig durch das Gelenk ziehende, luxierte Meniscusanteil beim Streckversuch durch den medialen Condylus femoris noch weiter ins Gelenk hineingedrückt wird. Dadurch entsteht der *federnde Streckausfall und der parapatellare Zerrungsschmerz am vorderen* (und seltener auch am hinteren, poplitealen) *Anheftungspunkt des Meniscus.* Letzteres fehlt bei der seltenen, subpatellaren Einklemmung einer gestielten Gelenkmaus.

3. STEINMANN-*Zeichen I:* Schmerzen in der medialen Gelenkspalte bei Beugung und Außenrotation des Unterschenkels.

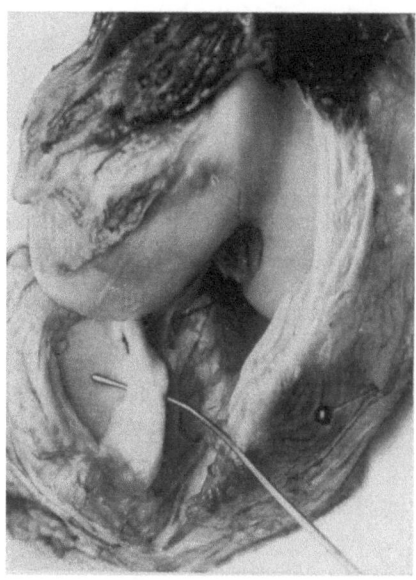

Abb. 799. Totalluxierter Meniscus, durch Sonde unterfahren (Autopsiepräparat).

Dagegen ist das STEINMANN-Zeichen II nach meinen Erfahrungen unwichtig: Wanderung des Druckpunktes in der Gelenkspalte von vorn gegen hinten bei Übergang von Streckung in Beugung.

Das BRAGARDsche Zeichen ist ebenfalls weniger wichtig: Schmerzen bei Innenrotation des gebeugten Unterschenkels in der medialen Gelenkspalte.

Auch mit dem TURNERschen Zeichen haben wir nicht viel anfangen können: Hyperästhesie der Knie-Innenseite durch Reizung des Ramus infrapatellaris N. sapheni.

Zusammengefaßt ergeben sich für die akute Meniscusverletzung im mittleren und vorderen Bereich:

Schmerzen in der Gelenkspalte,

Schmerzen bei Rotationen,

Gelenkerguß,

Beuge- und Streckhemmung bei der Totalluxation.

Symptome bei der viel selteneren Hinterhornläsion.

1. *Schmerzhaftes Schubladensymptom und Knack-Schubladensymptom* (LENGGENHAGER). Der rechtwinklig gebeugte Unterschenkel wird unter der Kniekehle gefaßt und nach vorne gezogen. Schmerzhaftes Knacken spricht für Hinterhornläsion.

2. *Schmerzhaftes Nußknackersymptom* (LENGGENHAGER). Der Untersucher hält seinen linken Vorderarm in die Kniekehle und beugt mit der rechten Hand

den Unterschenkel. Durch diese forcierte vordere Schubladenbewegung treten
Schmerzen im lädierten Hinterhorn auf (s. Abb. 800 b).

3. *Druckschmerz der hinteren Gelenkspalte* bei tiefem Daumendruck hinter
dem Seitenbandapparat (s. Abb. 801).

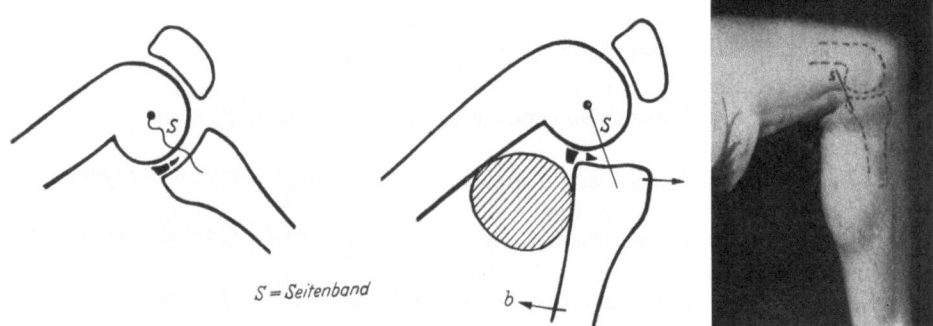

Abb. 800 a.   Abb. 800 b.   Abb. 801.

Abb. 800 a u. b. Bei Flexion über den in die Kniekehle gehaltenen Arm wird die Hinterkante der Tibia nach
vorn und oben (durch maximale Spannung des sonst in dieser Stellung erschlafften Seitenbandes) an den
Condylus femoris gedrückt. Der lädierte Meniscus wird in die Zange genommen und schmerzt oder knackt.
Abb. 801. Palpation des (linken inneren) hinteren Meniscushornes. Die ausgezogene Linie *S* bezeichnet die
Schnittführung zur Freilegung des Meniscus-Hinterhornes.

4. *Knackgeräusche bei Rotationen in 15⁰ Flexion* (nicht konstant).

5. Knackgeräusch bei Übergang von Flexion in Streckung bei dauerndem
vorderem Schubladenzug in der Kniekehle.

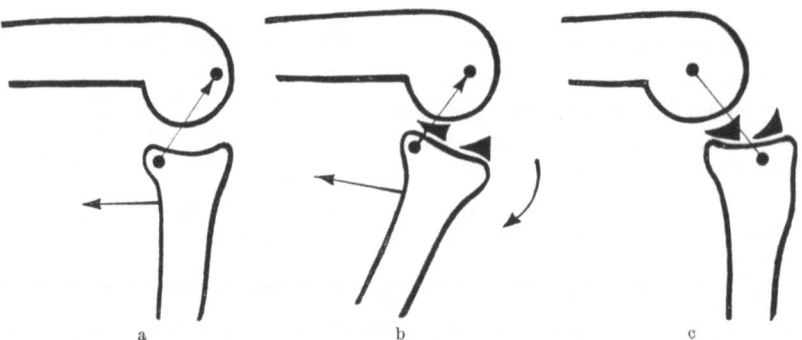

a   b   c

Abb. 802 a—c. a Bei Schwäche der vorderen Faserzüge des inneren Seitenbandes kommt es bei aktiver Beugung
zu einem Drehmoment an der Tibia zwischen gespanntem hinterem Kreuzband und den Unterschenkel-
beugern. b Dadurch kommt es zu einer Kippstellung der Tibia, die sich auf die hintere Kante stellt. Dabei
kann der hintere Rand des intakten Meniscus „überrannt" werden, er wird eingeklemmt. c Das zu schlaffe
mediale Seitenband läßt eine Luxation über den hinteren Meniscusrand zu.

Symptome bei veralteter Meniscusläsion.

So einfach die Diagnostik bei frischen Meniscusläsionen sein kann, so schwierig
kann sie in veralteten Fällen sein. Hier hilft vor allem die Anamnese.

1. *Rezidivierende Blockierungen mit oder ohne Knackgeräuschen* sprechen
beim Fehlen röntgenologischer Zeichen von Osteochondritis dissecans in höch-
stem Maße für Meniscusverletzung.

Zu verwechseln wären damit nur die schnappenden Geräusche bei starker Banderschlaffung, welche durch Provozieren der starken vorderen Schublade infolge Überfahrenwerdens
der intakten Hinterteile des Meniscus durch den Femurkondylus entstehen (s. Abb. 802 a—c).

2. *Das* PAYRsche *Zeichen.* Dasselbe ist ein außerordentlich feines Zeichen
Der Patient begibt sich in Türkensitz (Beine verschränkt, nahe an den Körper

gezogen), drückt kräftig mit seinen Händen auf die Knie und wippt. Dabei treten Schmerzen im verletzten Meniscus auf.

3. *Das Fußspitzensymptom.* Unbe-
absichtigtes Anstoßen der in Vorwärts-
bewegung befindlichen Fußspitze (Hängenbleiben) mit brüsker Außenrotation
des Fußes löst häufig eine Blockierung
aus oder ist schmerzhaft. Schlägt man
bei rechtwinklig hängendem, schlaffem

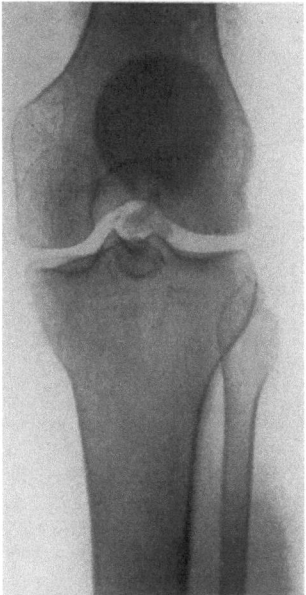

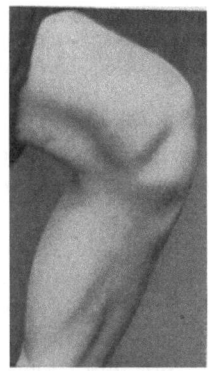

Abb. 803. Zustand einer solchen Meniscusluxation (in engster
Anlehnung an Abb. 802c) bei starker vorderer Schublade.

Abb. 804. Kreuzbandverkalkung.

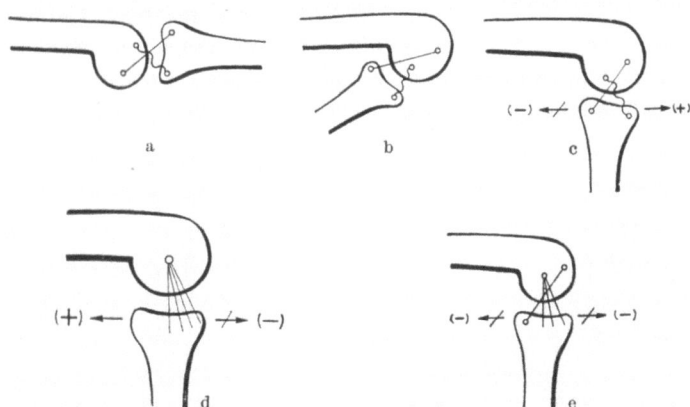

Abb. 805a—e. a Bei Streckung des Kniegelenks ist das vordere Kreuzband maximal gespannt, das hintere
schlaff. b Bei Beugung erschlafft das vordere, spannt sich das hintere Kreuzband. c Bei Entfernung des
Kapselapparates kann in Beugung das hintere Kreuzband eine Schublade nach hinten verhindern, das vordere
jedoch kann die Schublade nach vorne nicht verunmöglichen. d Der fächerförmige mediale Kapselapparat
ist dank seinem Faserverlauf imstande, eine vordere Schublade zu verunmöglichen, dagegen wird eine hintere
Schublade nicht gehemmt. e Am normalen Knie verunmöglichen das hintere Kreuzband und der mediale
Kapselapparat (inneres Seitenband im weiteren Sinne) das Zustandekommen einer Schubladenbewegung nach
vorne und hinten.

Bein unversehens von innen gegen die Fußspitze, so spürt der Patient Schmerzen im lädierten Meniscus.

4. *Das Mahlsymptom nach* MERKE. Mähende Körperdrehbewegungen bei halbgebeugten Knien bewirken im meniscuslädierten Knie Schmerzen.

5. *Knackgeräusche bei Ab- und Adduktionsbewegungen* des gestreckten Unter-
schenkels. Beruhen auf ruckartigem Auseinanderdrängen und Zurückschnappen eines längsgerissenen Meniscus.

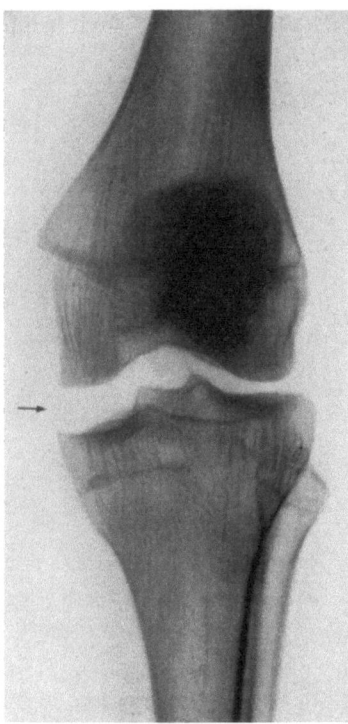

Abb. 806. Pseudoreposition nach Knie-
luxation lateral. Interposition des
Meniscus.

6. *Schmerzhaftes Brustschwimmen* mit kräftigem Beinschlag (belastete Rotationen!).

Wenig Wert hat das CAKLIN-Zeichen: Sartorius
soll hypertrophieren, bei Hebung des außenrotierten
Beines gut sichtbar. Dieses Zeichen ist aber nicht
spezifisch für veraltete Meniscusverletzung, es kann
sich auch bei Seitenbandaffektionen zeigen.

7. LAMBRINUDIS *Zeichen*. Man umfaßt von vorne-
außen mit beiden Händen den Tibiakopf des leicht
spitzwinklig gebeugten Knies. Die Daumen kommen
vorn-außen am Condylus femoris zu liegen. Bei ent-
spanntem Knie drückt man die Finger gegen die
Daumen, wodurch die Tibia nach seitwärts gedrückt
wird. Bei Längsriß des med. Meniscus hört und spürt
man einen Knacks (mit Blockierung des Gelenks bei
großem Riß).

8. MACMURRAYS *Zeichen*. Ein maximal ge-
beugter und während des Streckens außen-
rotiert gehaltener Unterschenkel bedingt Knackgeräusche.

Während der innere Meniscus viel häufiger
Tendenz zum Einreißen aufweist, neigt der
äußere Meniscus fast spezifisch zu ganglio-
matöser Degeneration. Solche *Ganglien* können
oft mandelgroß, oft nur kleinhaselnußgroß
werden. Sie finden sich häufiger in den hinteren Meniscuspartien und können Schmerzen
und Blockierungen machen. Gefunden werden
sie oft erst nach längerem Suchen am recht-
winklig hängenden Unterschenkel bei gleichzeitigen passiven Innenrotationen
und Palpation auch der hinteren Gelenkspalte (analog Abb. 801).

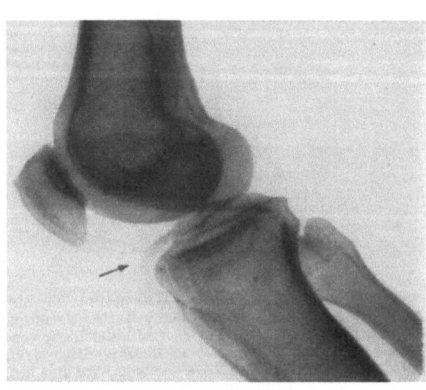
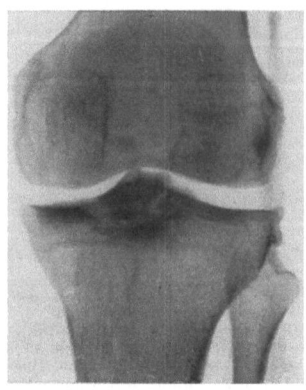

a   b

Abb. 807 a u. b. Ausriß der Eminentia intercondyloidea und Abriß eines Teils des Fibulaköpfchens bei
Hyperadduktion des Unterschenkels mit Schädigung des äußeren Seitenbandes und Ausriß des vorderen
Kreuzbandansatzes.

Gegen Gelenkmauseinklemmungen lassen sich Meniscusläsionen insofern
abgrenzen, als erstere planlos kommen und sich in der Regel immer rasch mühe-
los lösen, ohne Erguß auszulösen. Dagegen sind bei veralteten Meniscusläsionen
immer nur ganz bestimmte Bewegungen, die zu Blockierungen Anlaß geben.
Jede Blockierung ist in der Regel gefolgt durch einen neuen Schub von Gelenkerguß.

Möglich ist, daß die von E. BIRCHER betonten, funktionell bedingten Unterschiede in der anatomischen Beschaffenheit des Kniegelenks bei der Neigung zu Meniscusschädigungen eine Rolle spielen. Es ist dagegen nicht erwiesen, daß vorbestehende histologische Veränderungen für die Entstehung von Meniscusläsionen verantwortlich sind. (Daß vor längerer Zeit abgerissene oder eingerissene Menisken infolge sekundärer Ernährungsstörungen Degenerationserscheinungen aufweisen, ist verständlich. Über 60 Jahre werden keine normalen Menisken mehr gefunden, trotzdem reißen solche Menisken nicht dementsprechend vermehrt ein.)

Wir haben bis jetzt die Meniscusläsion als eine Folgeerscheinung eines Traumas besprochen. Es gibt

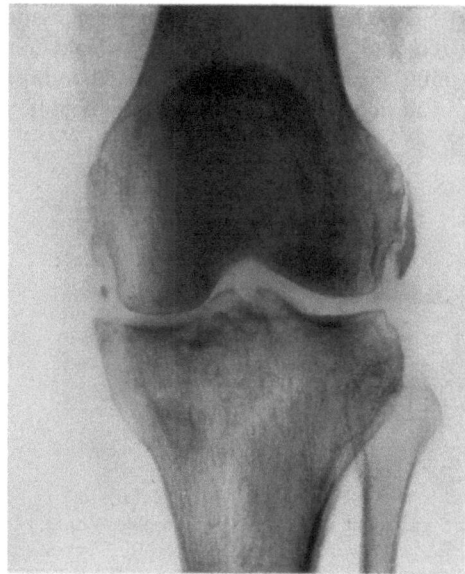

Abb. 808. STIEDAsche Knochenlamelle.

aber Fälle, in denen wir bei der Operation eine Meniscuszerreißung finden, ohne daß ein äußeres Trauma vorangegangen wäre. Es bleibt in solchen Fällen nichts anderes übrig, als ein sog. körpereigenes Trauma anzunehmen, d. h. eine Schädigung ohne äußere Gewaltein-

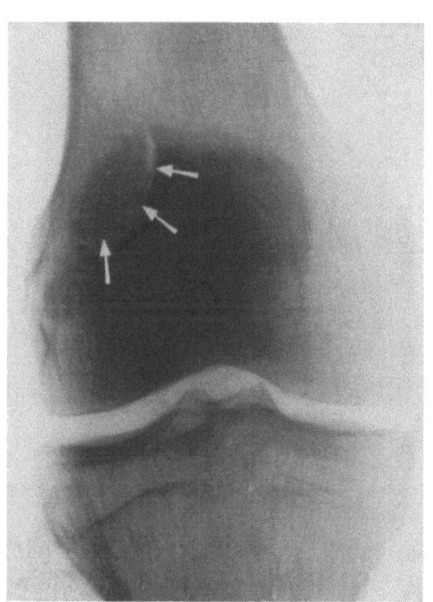

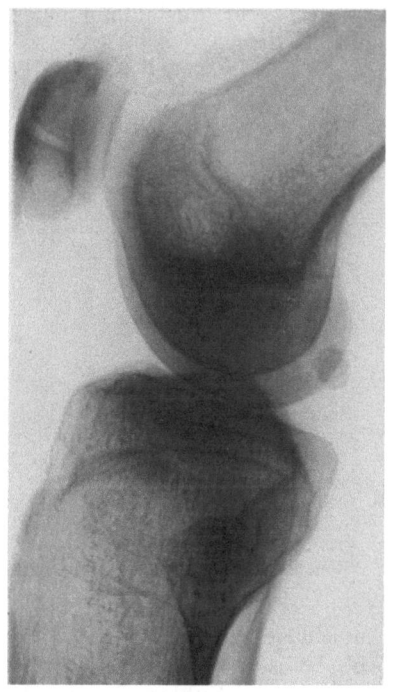

a   b
Abb. 809 a u. b. a Patella bipartita; b im Seitenbild.

wirkung, bei einer an sich das übliche Maß nicht überschreitenden Körperbewegung. Genannt sei z. B. das Sich-Erheben aus kniender Stellung bei auswärts gedrehtem Unterschenkel oder eine Körperdrehung bei fixiertem Fuß.

Als dritte Form von innerer Kniegelenksverletzung haben wir die „Zer-reißung" bzw. den „Ausriß eines Kreuzbandes" zu nennen. Abb. 804 zeigt eine Verknöcherung im Kreuzbandapparat. Entsprechend der schematischen Abb. 805 a—e können die Kreuzbänder, welche nur bei Extremstellungen gespannt sind, nicht isoliert reißen. Immer ist gleichzeitig damit eine Stelle des Kapselapparates verletzt worden. Bei Über-

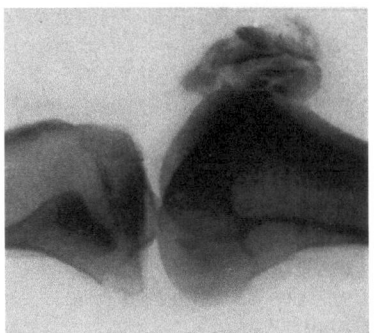

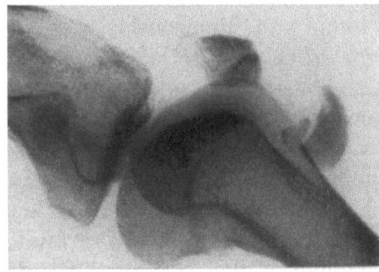

Abb. 810. Zertrümmerungsbruch der Patella.   Abb. 811. Querbruch der Patella.

streckung des Kniegelenks findet zuerst ein Riß der hinteren Kapselpartie statt, dann erst reißt eventuell auch das vordere Kreuzband ein. Bei Hyper-abduktion des Unterschenkels reißt zuerst das innere Seitenband, dann erst eventuell auch das vordere Kreuzband.

Bei Läsion des inneren Seitenbandapparates und des vorderen Kreuzbandes kommt es zur Ausbildung eines sehr starken, vorderen Schubladenzeichens,

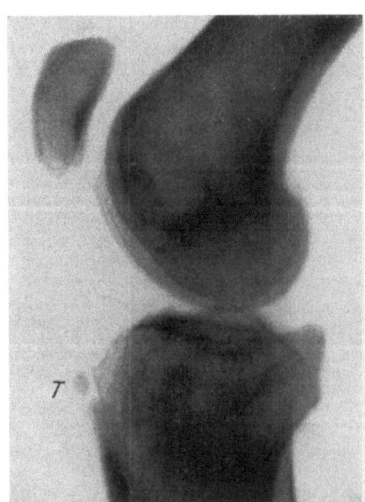

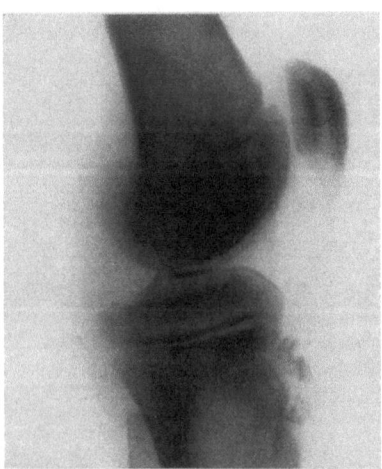

Abb. 812. Abbruch der Tuberositas tibiae.   Abb. 813. Apophysitis der Tuberositas tibiae (ohne Trauma).

Ausschläge von mehr als 1 cm, verbunden mit starkem Seitenwackeln (siehe Abb. 806). Ist das hintere Kreuzband mitverletzt (was wegen der geschützten Lage nur bei Subluxationen oder Luxationen des Kniegelenks vorkommt), so kann der rechtwinklig gebeugte Unterschenkel gegenüber dem Femur auch stark nach hinten verlagert werden: hinteres Schubladensymptom. Gelegentlich kann es zu einem Ausriß der Eminentia intercondylica (Ansatz des vorderen Kreuzbandes) kommen (s. Abb. 807). In Abb. 805 a—e sind die Bandwirkungen schematisch dargestellt.

In einzelnen Fällen findet man trotz scheinbar typischer Erscheinungen bei der Operation bloß stark gewucherte, gequollene und oft verknorpelte Lappen des Ligamentum mucosum, die wie Polypen in das Gelenk hineinhängen (HOFFA). Man muß sich aber die Menisken sehr genau ansehen, besonders auch ihren hinteren Abschnitt, da ein von hinten her ins Gelenk hineinhängender Meniscusstreifen sonst leicht der Untersuchung entgeht. Wir sehen in der HOFFASchen Zottenschwellung den Ausdruck einer häufig die Meniscuszerreißung begleitenden chronischen traumatischen Arthritis. Man darf sich also durch diesen Befund nicht von weiterem Suchen abhalten lassen.

Das *Röntgenbild* zeigt bei Absprengung von einem Condylus den Defekt an der Stelle der Absprengung, wobei das abgesprengte Stück selbst entweder noch in der Delle liegt oder sich als freier Gelenkkörper irgendwo im Kniegelenk befindet. Die osteochondritischen Gelenkkörper sind nicht zu verwechseln mit den selteneren spontan bzw. als Folge der Arthritis deformans entstandenen, bisweilen multiplen Gelenkkörpern. Am durchgesägten osteochondritischen Gelenkkörper läßt sich immer auf der einen Seite die gewölbte Knorpelbedeckung, auf der anderen Seite die noch mehr oder weniger spongiöse, an der Oberfläche von Bindegewebe bedeckte Knochenschicht erkennen. Die reine Meniscusläsion zeigt im Röntgenbild nichts Charakteristisches. Beim Kreuzbandausriß läßt sich die eine der Insertionen als abgerissen erkennen, während ein Einriß in ein Kreuzband so wenig Röntgenerscheinungen macht als ein Meniscusriß. Sauerstoffaufblasung des Gelenks kann gewisse Aufschlüsse geben, gehört aber nicht in den Rahmen der gewöhnlichen Diagnostik.

Unter den Spätfolgen der Distorsion ist noch der besonders von STIEDA beschriebene Befund einer Knochenlamelle am Condylus internus femoris zu erwähnen (s. Abb. 808).

Es kann sich um einen Abriß von Periost und Knochen im Moment des Traumas handeln oder um eine nachträgliche Knochenbildung im zerrissenen Ligament, wenn nicht in der Sehne des Vastus medialis. Diese Lamelle kann binnen einiger Monate spurlos verschwinden. Ihre operative Entfernung hat also keinen Sinn.

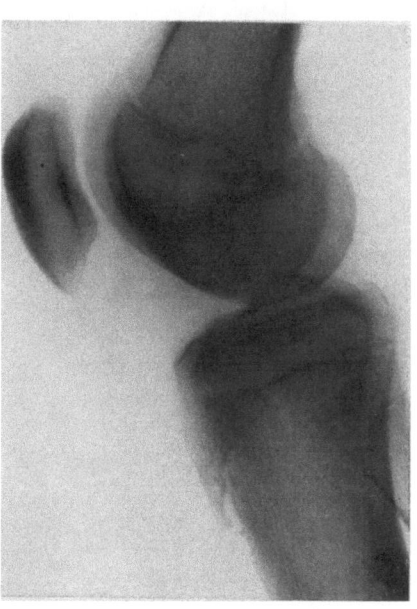

Abb. 814. Normales Bild der Tuberositas (Spina) tibiae beim jugendlichen Individuum.

In seltenen Fällen zeigt auch die Unterfläche der Kniescheibe Veränderungen, welche an Osteochondritis denken lassen und im Röntgenbild erkennbar sind. Charakteristische klinische Symptome haben dieselben nicht.

Wir kommen zu der frischen Verletzung zurück. Bei der Kontusion und der Distorsion kann der Patient sein Bein, wenn auch vielleicht unter Schmerzen, in Streckstellung heben. Ist dies nicht der Fall, so schließen wir daraus, daß entweder die Kontinuität des Streckapparates oder diejenige des Skeletts selbst gelitten hat.

3. *Die Zerreißung des Streckapparates* kann an 3 Stellen stattgefunden haben: 1. In der Quadricepssehne oberhalb der Patella, 2. durch die Patella hindurch und 3. unterhalb derselben, d. h. im Ligamentum patellae. Ein Griff auf die verletzte Gegend gibt uns schon eine annähernde Vorstellung von dem Sitz der Verletzung. Die *„Zerreißung der Quadricepssehne"*, die seltenste dieser Verletzungen, macht eine leicht fühlbare, ja selbst sichtbare Lücke oberhalb der Patella, die besonders auffallend ist, wenn sich das obere Ende der Sehne einrollt und dadurch verdickt erscheint. Etwas häufiger ist der *„Abriß des Ligamentum patellae"* hart an der Kniescheibe, wobei nicht selten etwas Knochensubstanz am Ligamentum hängen bleibt.

Diese beiden Risse, besonders der erstere, setzen krankhaft geschwächte Gewebe voraus und veranlassen uns, wenn das Alter des Patienten keine genügende Erklärung bietet, besonders nach Lues und Diabetes zu forschen.

Nicht zu verkennen ist endlich die häufigste Trennung des Streckapparates, der „*Bruch der Kniescheibe*" mit ihrer meist queren Furche durch die Patella.

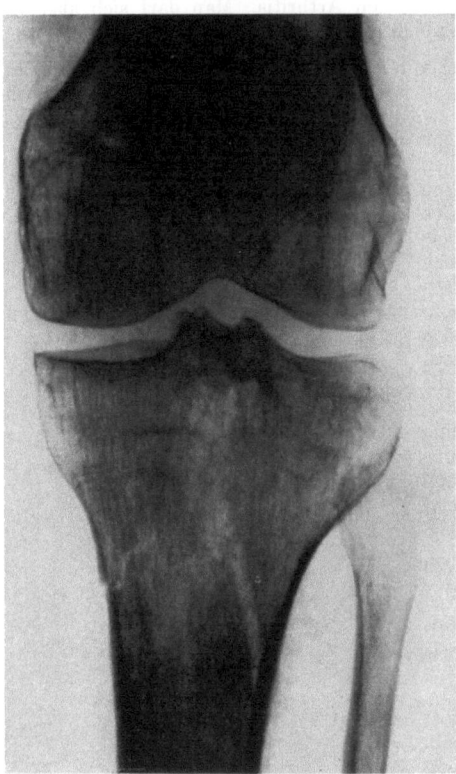

Abb. 815. Y-Fraktur der Tibia durch Stauchung mit Knickung der Fibula.

Die sog. Patella bipartita wird dem Kundigen nie eine Fraktur vortäuschen (s. Abb. 809 a und b).

Ausgesprochene Zertrümmerungsbrüche (s. Abb. 810) rühren von direktem Aufschlagen, Querbrüche (s. Abb. 811), zum Teil ebenfalls von direktem Trauma, zum kleineren Teil von Muskelzug her.

Nicht mit Frakturfolgen zu verwechseln ist die angeborene Bipartition der Patella bzw. die Teilung ihres Knochenkernes. Das kleine Fragment findet sich in der Regel, wie in Abb. 809 b, obenaußen. Die sehr seltenen schmerzhaften Zustände im Bereich der abnorm gebildeten Patella werden durch Pseudarthrosenbildung zwischen den Fragmenten erklärt (SOMMER). Endlich denke man auch an die Ermüdungsfraktur der Patella, wie ich es bei einem dieser Arbeit ungewohnten Patienten sah, der aushilfsweise mehrere Tage lang auf einer Leiter aufkniend Kirschen pflücken mußte. Die Fraktur verschwand nach 2 Monaten Ruhe.

Hier ist noch der zuerst von SCHLATTER beschriebene Abriß oder Abbruch (Abb. 812) der Tuberositas tibiae an der Epiphysenlinie von jugendlichen Individuen zu erwähnen. Eine Fragmentierung und partielle Lösung dieser Epiphyse findet sich bei jugendlichen Individuen auch ohne äußeres Trauma, als sog. SCHLATTERsche Krankheit (s. Abb. 813). Nur muß man sich hüten, die normale, verschieden geformte Epiphysenlinie (s. Abb. 814) für das Produkt eines Abrisses zu halten. Vielfach handelt es sich in diesen Fällen um bloße Zerrungsschmerzen, ohne jede grobanatomische Veränderung.

4. Finden wir Schmerzen bei Stoß in der Achse, verbunden mit starkem Bluterguß ins Kniegelenk und vielleicht auch etwas Verkürzung, so schließen wir daraus, daß nicht der Streckapparat, sondern die *Kontinuität der Extremität* gelitten hat, daß also entweder eine Fraktur des unteren Femurendes oder eine solche des oberen Tibiaendes vorhanden ist.

Diese Frakturen werden am Femur schematisch in suprakondyläre und diakondyläre (in der Epiphysenlinie des Femur liegende), ferner in Brüche des äußeren und inneren Condylus und in Y- oder T-Frakturen eingeteilt. An der Tibia finden wir Abbruch des einen oder anderen Condylus oder beider Condylen, der vorderen und der hinteren Kante des Tibiakopfes und infrakondyläre Brüche (s. Abb. 815).

Die „*suprakondyläre Fraktur*" (s. Abb. 816) trifft zwar das Gelenk nicht direkt, doch gerät das meist nach vorn-außen verschobene Fragment, der Gewalt folgend, leicht zwischen unterem Fragment und Patella in das Gelenk, so daß die dadurch eröffnete Höhle desselben an dem allgemeinen Hämatom teilnimmt.

Die diakondylär verlaufende „*Epiphysenlösung*" wird bei geringer Dislokation leicht mit einer Distorsion verwechselt. Ist die Epiphyse deutlich verschoben (meist geschieht dies nach vorn oder seitlich), so könnte die Diagnose nur durch das Vorhandensein eines großen Hämatoms erschwert werden.

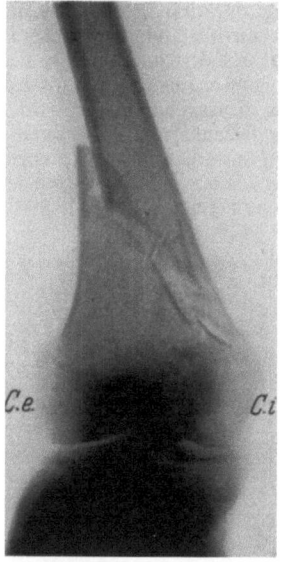

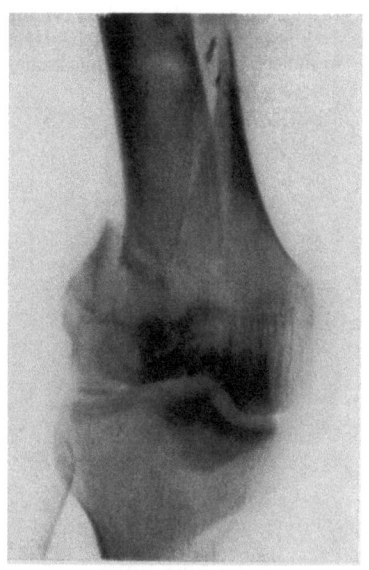

Abb. 816. Fractura supracondylica von vorn, mit typischer Verschiebung. *C. e.* Condylus externus; *C. i.* Condylus internus. Oberes Fragment nach vorn-außen verschoben.

Abb. 817. Einkeilung des Femurschaftes in die gesprengte Condylenmasse.

Die „*Condylenbrüche*" und ihre Kombination sind theoretisch an der Beweglichkeit des abgebrochenen Condylus bzw. der beiden Condylen gegenüber dem Femurschaft und an der Varus- bzw. Valgusstellung zu erkennen. Y- und T-Frakturen entstehen dadurch, daß der Femurschaft wie ein Keil zwischen die Condylen getrieben wird (Abb. 817). Die Schwellung ist aber bei diesen Frakturen meist so stark, daß eine genaue Diagnose ohne Röntgenbild nicht gestellt werden kann.

Für die entsprechenden Brüche des Tibiakopfes bezeichnend ist die geringe falsche Beweglichkeit der Fragmente, so daß die Diagnose klinisch nur aus der umschriebenen Druckempfindlichkeit, der Funktionsstörung und bisweilen der greifbaren Formveränderung gestellt werden kann. Ein genaues Urteil erlaubt bloß das Röntgenbild. Oft findet sich nur eine einseitige, zentrale Stauchungsfraktur einer Tibiakopfhälfte vor. Verschwinden des Gelenkspaltes im Röntgenbild und vermehrtes Seitenwackeln helfen zur Diagnose (s. Abb. 818).

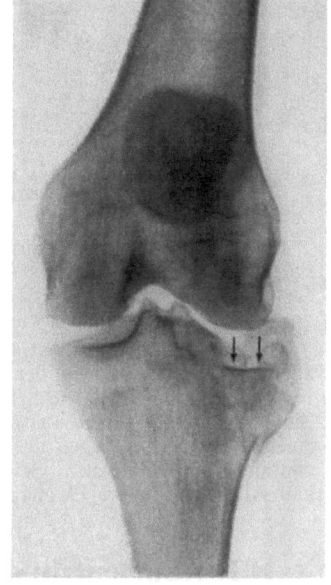

Abb. 818. Fraktur des Condylus lateralis tibiae. Ein Teil des Tibiaplateaus ist schachtartig eingestaucht worden.

Als seltene, aber immerhin typische Frakturen sind der Abbruch des Fibulaköpfchens und der Abriß seines oberen Endes zu erwähnen. Der erstere begleitet die schweren Condylenbrüche der Tibia und findet sich oft bei weiter unten, selbst im unteren Drittel liegenden Tibiabrüchen, bei welchen er oft übersehen wird.

Noch seltener sind die „*Luxationen des Kniegelenks*" und diejenigen der „*Patella*".

Die *Kniegelenksluxationen* sind — angeboren und traumatisch — nach allen Richtungen hin gesehen worden und bieten ein so groteskes Bild dar, daß die Besprechung der Differentialdiagnose überflüssig ist. Höchstens verlangen unvollständige seitliche Luxationen ein genaueres Zufühlen. Bemerkenswert ist der auch im Fall von Abb. 819a u. b beobachtete Knopflochmechanismus, durch den der eine Femurcondylus sozusagen gefangen wird. Einseitig verbreiteter Gelenkspalt im Röntgenbild deutet auf Scheinreposition, wobei der Meniscus noch total luxiert ist. Meist ist blutige Reposition in solchen Fällen unumgänglich (s. Abb. 806).

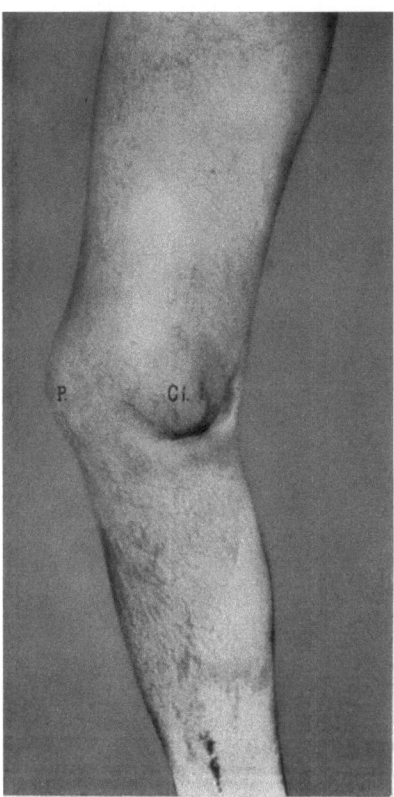 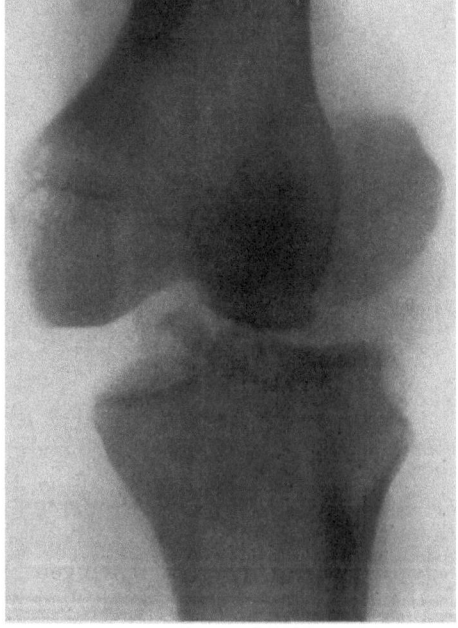

a   b

Abb. 819a u. b. Luxatio genus. a Vorstehen des durch den Knopflochmechanismus gefangenen Condylus internus femoris (*Ci.*). *P* Patella. b Dazugehöriges Röntgenbild.

Auch für die meist nach außen stattfindenden *Luxationen der Patella* muß auf die genaue Palpation verwiesen werden. Am häufigsten ist die mit Genu valgum zusammenhängende Luxation nach außen. Nur die bis jetzt bloß zweimal beschriebene Drehung um 180⁰ um die vertikale Achse dürfte schwieriger zu erkennen sein.

Häufiger als die traumatische ist die *habituelle* Luxation der Patella, bei welcher wir alle Übergänge finden, von der bloß in längeren Intervallen eintretenden „rezidivierenden" bis zur bisweilen bei jedem Schritt zustande kommenden habituellen Luxation im engeren Sinne (s. Abb. 820). Die anatomische Ursache besteht entweder im Genu valgum oder in einem stärkeren Vorragen des Condylus medialis femoris, oder es bestehen diese beiden anatomischen Anomalien gleichzeitig. Auch Schwäche des medialen Kapselapparates kann die Ursache der Patellarluxation sein.

101. Akut-entzündliche Erkrankungen des Kniegelenks.

Nur selten bieten akute Entzündungen im Kniegelenk ernstliche diagnostische Schwierigkeiten. Vor allem überzeuge man sich, daß die Erkrankung wirklich das Gelenk betrifft. Eine „*phlegmonöse Bursitis praepatellaris*" kann bei oberflächlicher Untersuchung für eine eitrige Gonitis gehalten werden, wenn der

Eiter, wie dies vorkommt, deziliterweise vorhanden ist und wenn das ganze Knie unförmlich aufgetrieben erscheint. In Wirklichkeit ist aber die Unterscheidung leicht. Bei der Bursitis sitzt die Schwellung *vor* der Patella, bei der Gonitis ist gerade die Regio praepatellaris abgeflacht, wenn nicht vertieft, und die Patella unmittelbar unter der Haut zu fühlen. Bei der Bursitis ist die Regio poplitea frei, während sie bei akuter Gonitis druckempfindlich ist.

Gehen wir zum Kniegelenk selbst über und legen wir uns vor allem die Elemente zurecht, aus denen eine solche Entzündung besteht. Dieselben sind: Flüssigkeitserguß, Kapselschwellung und Veränderungen an Knochen und Knorpel. Bisweilen ist nur einer dieser Bestandteile, häufig sind zwei und nicht selten alle drei vorhanden.

Erguß ins Gelenk gibt sich vor allem durch Ausfüllung der Gruben auf beiden Seiten der Patella und durch Auftreibung des Recessus suprapatellaris zu erkennen. Auch ein geringer Erguß läßt sich leicht nachweisen, wenn man (Abb. 797) Daumen und Zeigefinger der einen Hand auf den Recessus, die entsprechenden Finger der anderen Hand an die beiden Seiten der Patella legt und nun durch abwechselnden Druck den Erguß von oben nach unten verdrängt und umgekehrt. Ist der Erguß stärker, so bekommen wir die Erscheinung des Tanzens oder Zurückschnellens der Patella. Ist die Kapsel nach Zurückkehren eines Ergusses erschlafft, so läßt sich die Kniescheibe auffallend weit nach allen Richtungen hin verschieben.

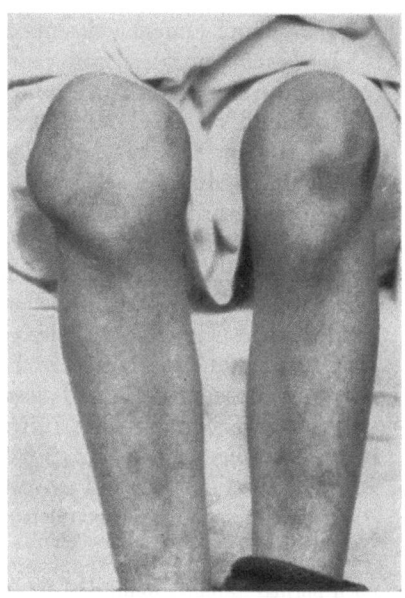

Abb. 820. Rechtsseitige habituelle Luxation der Kniescheibe. Links angedeutet.

Um *Kapselschwellungen* auch geringen Grades zu erkennen, muß man die Umschlagfalte der Kapsel an beiden Knien vergleichend abtasten. Normal läßt sie sich gerade noch durchfühlen.

Mitbeteiligung des Knochens im Sinne einer akuten Osteomyelitis läßt sich nur aus einer weit hinaufreichenden Druckempfindlichkeit vermuten.

Die Ätiologie der „akuten Gonitis" ist diejenige aller akuten Arthritiden. Wir haben uns bei der Besprechung der Erkrankungen des Schultergelenks hinlänglich über diesen Gegenstand ausgesprochen. Nur einige für das Kniegelenk typische Vorkommnisse seien hier hervorgehoben.

Bei akutem Gelenkerguß erinnern wir uns einmal dessen, was wir über *Distorsion, Meniscuseinklemmung* und *Gelenkmausstörungen* gesagt haben. Tritt der Flüssigkeitserguß periodisch auf, ohne die Zeichen von Gelenkkörpereinklemmung, so erinnern wir uns jener seltenen Fälle von nervösem *intermittierendem Hydrops* des Kniegelenks, der in das Kapitel der Angioneurosen gehört und bisweilen abwechselnd mit anderen periodischen Störungen, wie Hemikranie, vorkommt. Die harnsaure Diathese soll dem Übel zugrunde liegen können.

Wird ein Trauma in Abrede gestellt, sind auch keine ähnlichen Anfälle vorhergegangen, und ist der innerhalb weniger Tage unter starken Spannungsschmerzen aufgetretene Erguß von Temperatursteigerung begleitet, so schließen wir daraus, daß er *infektiöser Natur* ist.

Handelt es sich um einen jungen Menschen, und ist nur dies eine Gelenk ergriffen, so fragen wir nach einer gonorrhoischen Infektion. Die Diagnose Gonorrhoe werden wir auch stellen, wenn eine junge Frau sich auf der Hochzeitsreise „erkältet" hat.

Auch bei Neugeborenen mit Ophthalmoblennorrhöe ist schon metastatische Gonitis gesehen worden, ebenso bei der Gonorrhoe kleiner Mädchen.

Es kann vorkommen, daß der Gonococcus im Momente des Auftretens der Gonitis im Urethralsekret nicht mehr nachweisbar ist, ja daß die Infektion schon ziemlich weit zurückliegt.

Eine im Anschluß an das *Puerperium* oder an einen *infizierten Abort* auftretende akute Kniegelenksentzündung ist leicht ätiologisch einzuschätzen.

Im Wachstumsalter muß jede akute Gonitis an die Möglichkeit einer *akuten Osteomyelitis* eines der Nachbarknochen denken lassen. Der bisweilen rein seröse Gelenkerguß ist öfter das einzige Symptom eines umschriebenen Knochenherdes in einer Epiphyse, eines sog. Knochenabscesses.

Viel häufiger als an anderen Gelenken werden am Kniegelenk akute Arthritiden durch *direkte Verletzung* verursacht, vom Nadelstich bis zum Beilhieb. Nicht immer tritt dabei das schwere Bild der akuten eitrigen Gonitis mit starker Schwellung und hohem Fieber auf. Öfter schwillt das Knie im Verlauf mehrerer Tage allmählich an. Das Fieber ist gering und die periartikulären Veränderungen unbedeutend. Um so deutlicher zeichnet sich die Form des ausgedehnten Gelenkraumes durch die Weichteile hindurch ab. Die Harmlosigkeit der Erscheinungen läßt ein rein seröses Exsudat erwarten. Die Probepunktion zeigt aber schon eine leichte Trübung durch Fibrin und Eiterzellen. Nehmen wir den Fall sofort in zweckmäßige Behandlung, so können wir das Knie retten; warten wir länger zu, so fällt es der Versteifung anheim.

Der Krieg hat den Gelenkverletzungen ein besonderes Interesse gegeben, und zwar ganz besonders denjenigen des Kniegelenks. Von größter Wichtigkeit ist es, daß die Mitbeteiligung des Gelenkes rechtzeitig erkannt wird. Dies kann schwierig sein, wenn das Gelenk sich noch normal anfühlt, wenn der Einschuß weit vom Gelenk abliegt und wenn die Gelenkbewegungen frei sind. Bisweilen erlaubt die gleichzeitige Berücksichtigung von Einschuß, Ausschuß (wenn ein solcher vorhanden ist) und Röntgenbild eine Diagnose.

Will eine Gelenkeiterung nicht ausheilen, so sind daran bald Fremdkörper — Geschosse, Uniformfetzen —, bald abgelöste Knochenteile, ja bei jugendlichen Individuen Sequestrierung einer ganzen Epiphyse schuld, bald auch bloß weitreichende, ungenügend eröffnete Eitersenkungen, besonders von der Kniekehle aus nach Ober- und Unterschenkel. Geduld und diagnostischer Spürsinn können manche Extremität vor der Amputation bewahren.

102. Chronische Erkrankungen des Kniegelenks.

Wir werden in diesem Kapitel auch diejenigen Erkrankungen besprechen, bei denen die einzelnen Schübe zwar mehr oder weniger akut sind, der Gesamtverlauf aber ein chronischer ist.

Bei keinem Gelenk nimmt die chronische Entzündung einer und derselben Ätiologie so sehr die verschiedenen anatomischen Formen der Arthritis an und umgekehrt, wie beim Kniegelenk.

So finden wir z. B. reinen Hydrops sowohl bei chronisch traumatischer Gonitis wie bei Tuberkulose und ebenso bei neuropathischen Erkrankungen des Gelenks, Ankylose bei chronischem Gelenkrheumatismus, Blutergelenk und Tuberkulose usw.

Die chronischen Erkrankungen des Kniegelenks äußern sich im wesentlichen durch die objektiven Zeichen, welche der Differentialdiagnose besondere Aufgaben stellen, nämlich durch 1. Gelenkgeräusche, 2. chronischen oder intermittierenden Gelenkerguß, 3. Kapselverdickung[1], 4. Gelenkversteifung, 5. Deformation der Knochen, 6. intermittierende Gelenkblockierungen.

---

[1] Wenn wir von „Kapselverdickung" sprechen, so gilt dies stets von der fibrösen Kapsel und der Synovialmembran zusammen.

1. Die Gelenkgeräusche.

Wir dürfen Gelenkgeräusche nur dann als krankhaft ansehen, wenn sie stärker und konstanter sind, als die in dem gesunden Kontrollgelenk oder Gelenk eines gleichaltrigen normalen Individuums. Sie stellen sich bald als ein weiches Knirschen, bald als ein lautes Knacken dar. Deutliches Knirschen und Reiben spürt und hört man gelegentlich auch bei bindegewebig-infiltrativen Prozessen des Kapselgewebes, ohne Läsion von Knorpel und Knochen. Grobes Knacken oder Knarren spricht eher für chronischen Gelenkrheumatismus, weiches Reiben eher für Tuberkulose.

2. Der chronische Gelenkerguß.

Wie wir einen Gelenkerguß als solchen erkennen, das haben wir schon bei den akut-entzündlichen Ergüssen gesehen. Die chronisch-entzündlichen Ergüsse unterscheiden sich von ihnen nur dadurch, daß sie bei langem Bestehen einen größeren Umfang annehmen können, trotzdem aber weniger gespannt sind.

a) Werden gleichzeitig oder kurz hintereinander *mehrere Gelenke* befallen, so stellen wir die Diagnose eines „*chronischen Gelenkrheumatismus*“. Während an der Schulter mehr die adhäsiven Formen und die rein zerstörende Caries sicca vorkommt, finden wir am Kniegelenk viel häufiger exsudative Prozesse, die sich gern mit Wucherungsvorgängen verbinden. Auch die Rheumatismusdiagnose ist bisweilen freilich ein Notbehelf. Wir dürfen sie deshalb erst stellen, wenn wir andere Möglichkeiten ausgeschlossen haben. Ein Beispiel möge dies zeigen:

Ein 10jähriger Knabe wird mit Gelenkerguß in beiden Knien als der Tuberkulose verdächtig ins Spital geschickt. Wir vermuten zuerst wegen der Beidseitigkeit und wegen des Fehlens anderweitiger Anhaltspunkte einen chronischen Gelenkrheumatismus. Eine bei der Morgenvisite bemerkte, seit dem Vorabend aufgetretene Rötung des Auges mit leichter Trübung der Hornhaut läßt uns aber an die „Sünden der Väter“, an die seröse Gonitis der hereditären Lues denken. Bisweilen ist die WASSERMANNsche Reaktion bloß im Gelenkerguß positiv. Es ist eine altbekannte Tatsache, daß die seröse Gonitis und die Keratitis parenchymatosa als Äußerungen der hereditären Syphilis im gleichen Range stehen.

Fehlt ein Schub frischer parenchymatöser Keratitis, so finden wir vielleicht doch alte diffuse Hornhauttrübungen, oder es weist, außer der Beidseitigkeit des Ergusses, die Form der Zähne auf „*hereditäre Lues*“ hin. Als Ausdruck der Allergie kommt es bei Fokalinfekten (Tonsillitis, Zahngranulome usw.) zu gelegentlichen serofibrinösen Gelenkergüssen. Auch im Pyrifer-Fieber werden die besonders empfindlichen Gelenkkapseln gelegentlich schmerzhaft.

In anderen Fällen erfahren wir, daß der Patient sehr leicht und abnorm lang blutet, und daß ihm jeder Stoß einen blauen Flecken hinterläßt. Diese Angaben mitsamt der Familienanamnese genügen, um in dem Gelenkerguß das erste Stadium eines sog. „*Blutergelenks*“ zu erkennen. Bei rezidivierenden Blutergüssen kommt es unter der Wirkung des sich abbauenden Blutes und des erhöhten, chronischen Gelenkkapseldruckes zu charakteristischen Gelenkveränderungen (s. Abb. 821).

b) Ist nur *ein Gelenk* befallen, so ist das Problem ein anderes. Im Vordergrund steht jetzt die Frage, ob es sich um einen *tuberkulösen* Hydrops handelt. Daneben kommen in Betracht die chronischen oder rezidivierenden traumatischen Ergüsse, zu denen auch die Ergüsse bei Gelenkmäusen und Meniscusluxationen zu rechnen sind, ferner ungewöhnlich chronisch verlaufende, gonorrhoische Exsudate, sodann die durch die Nachbarschaft eines osteomyelitischen Knochenherdes bedingte, seröse Gonitis, tertiär syphilitische Erkrankungen, eingelenkig bleibende rheumatische Ergüsse mit Einschluß der neuropatischen Formen und endlich das häufig monoartikuläre Blutergelenk.

Sehen wir uns diese verschiedenen Möglichkeiten kurz an, die Tuberkulose für den Schluß behaltend:

„Traumatische Ergüsse" werden chronisch, wenn sich das Trauma oft wiederholt, wenn durch das Trauma ein oder mehrere Gelenkkörper (abgesprengte Knorpel und Knochen, verknorpelte Fibrinkugeln, Xanthom) entstanden sind oder eine Meniscusverletzung vorliegt (periodische Einklemmungen) oder wenn der Patient rheumatische Anlagen besitzt. Sie unterscheiden sich von der nach Trauma auftretenden Tuberkulose durch das Fehlen einer deutlich nachweisbaren Kapselverdickung und — bei Einklemmung von Gelenkmäusen oder Menisken — durch ihren intermittierenden Charakter.

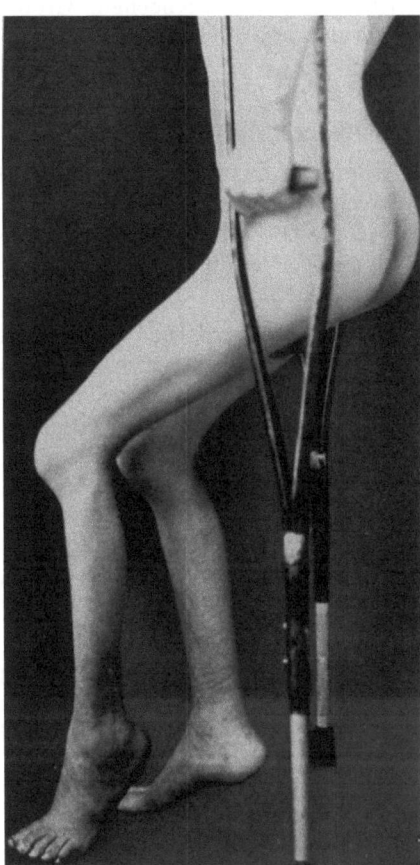

Abb. 821. Blutergelenk bei einem 20jährigen hereditären Bluter.

Bisweilen kommt es in einem Knie, dessen statische Verhältnisse durch eine intra-, ja selbst extraartikuläre Fraktur gestört sind, noch Jahre nach dem Trauma zu inter- und remittierenden serösen Ergüssen.

Die Diagnose *„chronisch gewordener gonorrhoischer Ergüsse"* ergibt sich aus der Anamnese und bisweilen aus dem Urinbefund.

„Rezidivierende osteomyelitische Nachbarschaftsergüsse" sind leicht zu erkennen, wenn der Patient die klassischen Narben einer abgelaufenen Osteomyelitis femoris oder tibiae zeigt. Sie werden dagegen oft jahrelang als „Rheumatismus" aufgefaßt, wenn von einem unerkannten juxtaepiphysären Knochenabsceß von Zeit zu Zeit ein etwas akuterer, von Gelenkerguß begleiteter Schub von Entzündung ausgeht. Schon die Anamnese muß auf die richtige Diagnose hinweisen. Bei der Untersuchung werden wir finden, daß nicht das Gelenk, sondern der benachbarte Knochen der Hauptsitz der Schwellung und des Schmerzes ist.

Die Diagnose einer *„syphilitischen Synovitis"* wird stets nur eine auf die Anamnese und die geringe Schmerzhaftigkeit der Erkrankung gestützte Vermutungsdiagnose sein, deren Richtigkeit sich erst aus der Serodiagnostik (in Blut und Gelenkerguß!) und dem Erfolg der spezifischen Behandlung ergeben wird.

Eine *„chronische monoartikuläre rheumatische Synovitis"* dürfen wir nur dann annehmen, wenn die Kapsel nicht merklich verdickt, die Temperatur über dem Gelenk nicht ausgesprochen erhöht ist, und wenn das Übel, ohne sich wesentlich zu verschlimmern, intermittierend schon jahrelang gedauert hat.

Leichte, besonders serös-fungöse Formen von Tuberkulose können sich freilich auch ohne Absceßbildung und mit leidlicher Funktion aus dem Kindesalter bis weit ins Alter der Erwachsenen hinüberschleppen. Doch ist hier die Kapsel stets deutlich verdickt.

Bei den „*neuropathischen Formen*" — Tabes, Syringomyelie — erweckt das Fehlen von subjektiven Beschwerden trotz ausgesprochener Gelenkveränderungen, sowie das frühe Hinzutreten von deformierenden Prozessen zu der reinen Synovitis rasch den Verdacht einer ursächlichen Erkrankung des Nervensystems.

Man hat diese neuropathischen Arthritiden sehr zutreffend als „Karikaturen der gewöhnlichen Arthritis" bezeichnet. Manchmal müssen die Erscheinungen der Nervenerkrankung erst gesucht werden, da die Arthropathie das erste dem Patienten auffallende Symptom des Nervenleidens sein kann.

Beim „*Blutergelenk*" entsteht die Schwellung sehr rasch und resorbiert sich bisweilen unter Temperatursteigerungen innerhalb von Tagen oder Wochen.

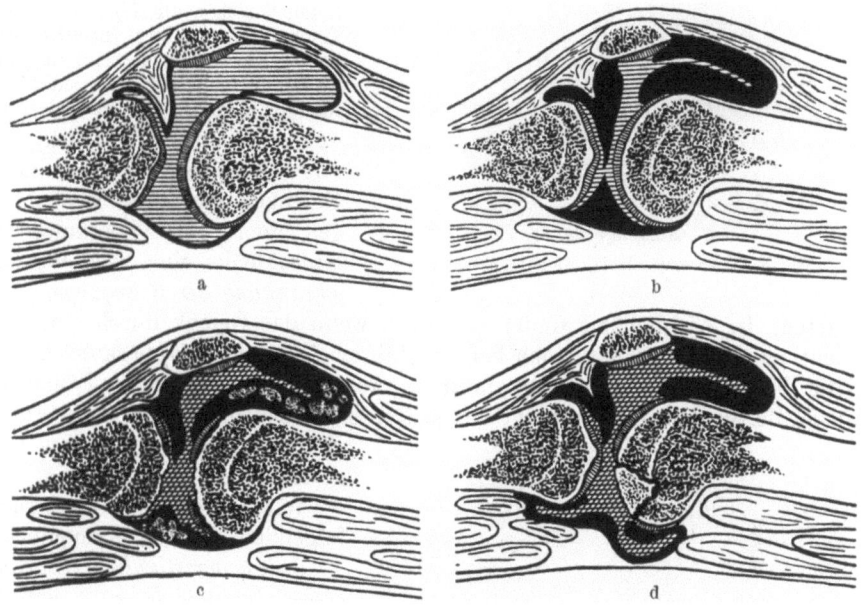

Abb. 822a—d. Schematische Darstellung der wichtigsten Formen der tuberkulösen Gonitis. Schwarz: Kapsel; einfach schraffiert: seröser Erguß; doppelt schraffiert: serös-eitriger, eitriger Erguß. a Seröse Gonitis; Knorpel erhalten; stark seröser Erguß b Fungöse Gonitis; Knorpel erhalten; wenig seröser Erguß; starke Kapselverdickung. c Fungös-eitrige Gonitis; wie b, aber käsiger Zerfall der Kapsel; eitriger Erguß; teilweise Zerstörung des Knorpels. d Primärer Knochenherd mit Sequesterbildung und fungös-eitriger Gonitis; parartikulärer Abszeß in der Kniekehle.

Nachdem sich dieser Vorgang während Monaten oder Jahren öfter wiederholt hat, tritt das Gelenk in das Stadium der arthritischen, zu Versteifung führenden Veränderungen (s. Abb. 821).

Wir kommen so auf dem Wege des Ausschlusses zu der Diagnose der weitaus häufigsten Form von seröser Gonitis, der „*Gonitis tuberculosa*". Dieselbe gehört im großen und ganzen dem jugendlichen Alter an, kommt aber auch bei Erwachsenen, ja selbst im höheren Alter häufig vor. Sie unterschiedet sich von den anderen Formen seröser Gonitis nur dadurch, daß die Kapsel stets schon von Anfang an deutlich verdickt und die Temperatur über dem erkrankten Gelenk andauernd, wenn auch bisweilen sehr wenig erhöht ist. Die Kapselverdickung muß an den *Umschlagsfalten der Kapsel* gesucht werden, also am Recessus suprapatellaris und auf den beiden Femurcondylen. Vergleichende gleichzeitige Untersuchung des gesunden Knies zeigt ohne weiteres, welchen Grad von Fühlbarkeit der Umschlagsfalten wir noch als normal ansehen dürfen.

Bei prall gefülltem Gelenk läßt sich dieses Symptom allerdings nicht nachweisen. In solchen Fällen werden wir vor der Palpation das Gelenk *punktieren* und gleich auch die

Beschaffenheit der gewonnenen Flüssigkeit zur Sicherung der Diagnose verwerten. Es wird bisweilen nachträglich sehr bedauert, wenn bei schleppend verlaufenden, nur im Anfang exsudativen Fällen diese Gelegenheit zur sicheren Diagnosenstellung vernachlässigt worden ist. Reines oder beinahe reines Blut bewiese ein Blutergelenk — oder Sarkom, ausnahmsweise einmal Kavernom. Klare, seröse oder schleimige Flüssigkeit kann sich bei jeder Form von seröser Gonitis finden, während eitrige Trübung oder das Vorhandensein von Fibrinflocken mit Wahrscheinlichkeit auf Tuberkulose hinweisen.

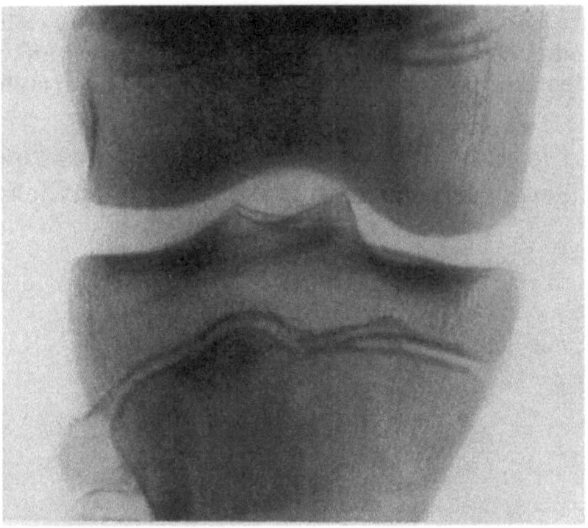

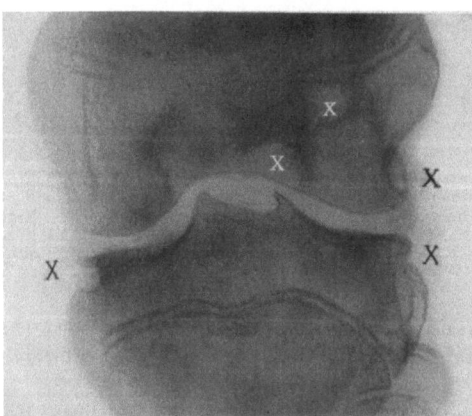

Abb. 823. Normales Knie. Epiphysenknorpel.

Zur Beurteilung der *Temperatur* genügt es, auf die beiden gleich lange entblößten Knie die beiden Hände leicht aufzulegen. Gonorrhoische, osteomyelitische und frische traumatische Ergüsse zeigen allerdings auch lokale Temperaturerhöhung; dieselbe klingt jedoch rascher ab als bei Tuberkulose, wo wir sie monatelang bei jeder Untersuchung in gleicher Weise wiederfinden.

Wir könnten versucht sein, mit Rücksicht auf die an anderen Gelenken gemachten Beobachtungen auch bei Tuberkulose des Kniegelenks eine *frühzeitige Einschränkung der Bewegungen* zu erwarten. In Wirklichkeit finden wir aber, wenn das Gelenk durch den Erguß nicht prall gespannt ist, auch bei seit Jahren bestehender tuberkulöser Synovitis bisweilen noch beinahe normale Ausschläge. In solchen Fällen tritt auch die Muskelatrophie erst viel später ein, als wir dies bei früh ankylosierender Tuberkulose zu sehen gewohnt sind.

Wir können das Gesagte kurz in folgendem Satz zusammenfassen:

Jede monoartikuläre, chronische, seröse Gonitis, bei der wir eine deutliche Verdickung der Umschlagsfalten der Kapsel und eine anhaltende ausgesprochene lokale Temperatursteigerung nachweisen können, ist auch dann als tuberkulös aufzufassen, wenn die Bewegungen noch frei sind und Muskelatrophie noch nicht ausgesprochen vorhanden ist. Nur eine ganz bestimmt gegebene anderweitige Ätiologie würde uns erlauben, von der Diagnose „Tuberkulose" abzusehen.

Abb. 824. Gonitis tuberculosa. Fungöse Form. Sekundäre Arrosion des Knochens bei X. Knorpel etwas verschmälert.

In seltenen Fällen fühlen wir in dem hydropischen Gelenk einen oder mehrere bewegliche, gelenkmausähnliche Körper, welche sich aber nicht völlig frei, sondern nur in einem bestimmten Umkreis verschieben lassen. Es handelt sich dann um die *polypöse Form der Gonitis tuberculcsa.* Die Polypen bestehen aus derbem, von Tuberkeln mehr oder weniger reichlich durchsetztem Bindegewebe.

3. Die fungöse Gonitis.

Finden wir, gleichviel, ob dabei etwas Erguß vorhanden ist oder nicht, die Kapsel *diffus* stark verdickt, wie man sagt fungös, so kommt außer der sehr seltenen „*gummösen Arthritis*" nur die „*Tuberkulose*" (s. Abb. 824) in Frage. Eine *umschriebene* fungöse Entartung der Kapsel könnte bei beweglichem Gelenk höchstens noch mit einem der seltenen „*Sarkome*" der Gelenkkapsel verwechselt werden.

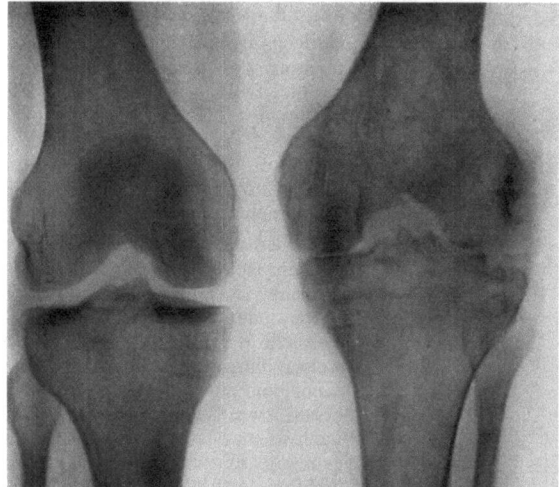

Abb. 825. Gonitis tuberculosa sinistra. Knorpel zerstört.

Von der Muskelatrophie und ihren Beziehungen zur Gelenkbeweglichkeit gilt das oben Gesagte. In den Fällen mit *früher Versteifung* dagegen läuft das diffus geschwollene, leicht

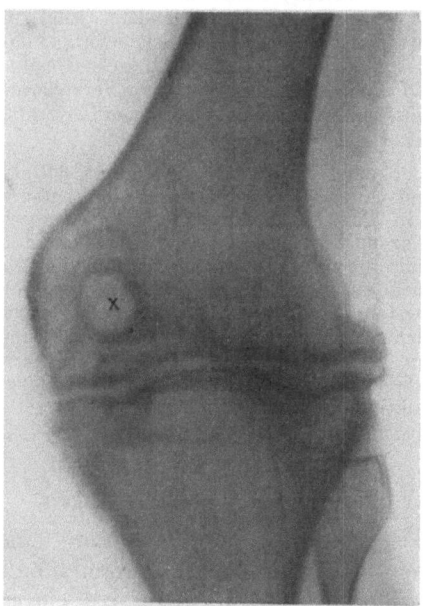

Abb. 826. Gonitis tuberculosa mit völliger Zerstörung der Gelenkflächen und mit einem Herd im Condylus medialis femoris (x).

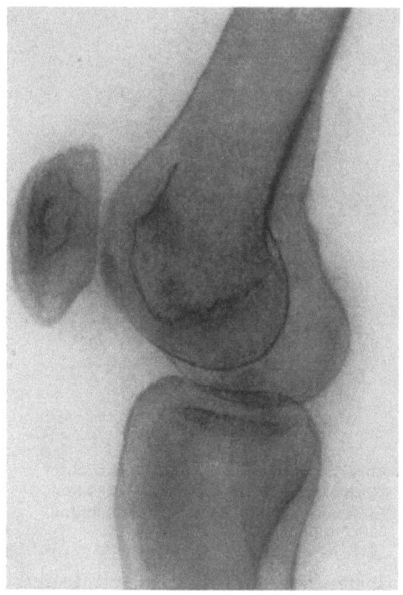

Abb. 827. Gonitis tuberculosa mit Herd in der Patella.

gebeugte Knie mehr oder weniger allmählich gegen den atrophischen Ober- und Unterschenkel aus, so daß es Spindelform annimmt.

Wenn sich an irgendeiner Stelle, häufig in der Höhe der Gelenkspalte, eine umschriebene elastische oder fluktuierende Vorwölbung zeigt, so nehmen wir eitrige Einschmelzung an.

Früher schnitt der Arzt frischweg in derartige Anschwellungen, um der alten Regel zu gehorchen: „ubi pus, ibi evacua". Heute wissen wir, daß ein derartiger Schnitt in einen tuberkulösen Knochen- oder Gelenkabsceß, mag er so aseptisch ausgeführt sein wie er wolle, beinahe unvermeidlich zu Sekundärinfektion des Gelenks durch Erreger akuter Eiterung führt und damit dem Patienten einen schweren Schaden zufügen kann. Einen tuberkulösen Absceß zu eröffnen ist nur derjenige berechtigt, der sofort die radikale Entfernung des Knochenherdes oder der Kapsel vornehmen will. — Wenn Zweifel an der tuberkulösen Natur des Leidens bestehen, so nehmen wir von gesunder Haut aus die Probepunktion vor und benutzen das Punktat zur Untersuchung im Ausstrich, zur Anlegung von Kulturen und zur Meerschweinchenimpfung.

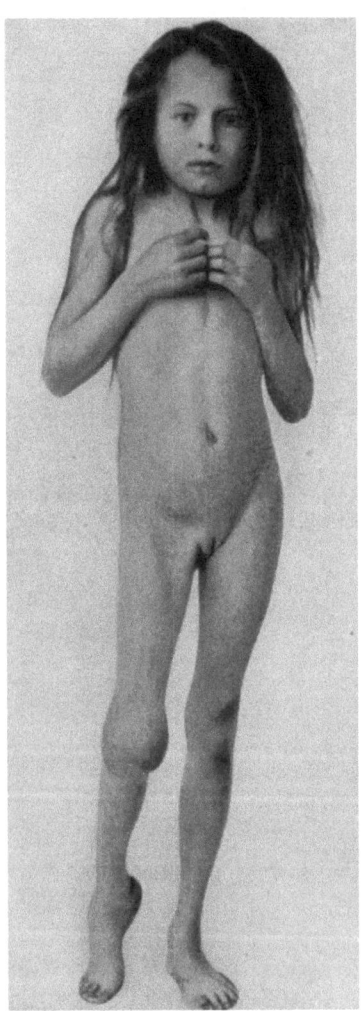

Abb. 828. Tuberkulöse Gonitis in leichter Flexionskontraktur und Valgusstellung mit Subluxation der Tibia nach hinten-außen.

Über den *Ausgangspunkt* der Erkrankung haben wir uns schon mehrfach geäußert. Sehr oft ist der Knochen *sekundär* erkrankt. Multiple kleinere Defekte an der Gelenkfläche des Knochens, besonders im Bereiche der Umschlagstellen der Kapsel (Abb. 825), weisen darauf hin. Eine *primäre* Erkrankung des Knochens werden wir annehmen, wenn bei wenig erkranktem Gelenk ein extraartikulärer Herd klinisch nachweisbar ist, oder wenn das Röntgenbild einen größeren umschriebenen Herd zeigt. Solche Herde können sowohl im Femur (Abb. 826) wie in der Tibia liegen, ausnahmsweise auch in der Patella (Abb. 827).

In seltenen Fällen schwankt man bei der Untersuchung zwischen serösem Erguß und fungöser Kapselverdickung, findet aber bei der Operation weder das eine noch das andere, sondern eine lipomartige Wucherung der Gelenkzotten, das sog. „*Lipoma arborescens*". Eine klinische Diagnose ist um so weniger möglich, als diese Veränderung bei chronischen Arthritiden verschiedener Herkunft, auch bei Tuberkulose gesehen wird.

Bei dieser Gelegenheit sei bemerkt, daß die verkäsenden und vereiternden Formen dem entsprechen, was in der Terminologie der Lungentuberkulose als „exsudativ" bezeichnet wird, während die in chirurgischem Sinne exsudativen und die fungösen Formen zur „produktiven" Tuberkulose gehören. Die erstere Form würden wir lieber als „destruktiv" bezeichnen. Sie führt zu schweren Zerstörungsprozessen, läuft jedoch rascher ab als die harmloser aussehenden, aber bisweilen Jahrzehnte dauernden produktiven Formen.

4. Die mit Versteifung verbundenen Veränderungen.

Als Ursachen der Versteifung sind zu nennen: Erstlich alle akut-entzündlichen destruktiven Prozesse, sodann das Blutergelenk, der adhäsive chronische Gelenkrheumatismus und die destruktiven Tuberkulosen. Aber auch längere Ruhigstellung nach irgendeinem Knietrauma führt öfters zu Kapselschrumpfung (bindegewebige Ankylose). Bei allen Formen ist eines der ersten Zeichen beginnender Versteifung die verminderte seitliche Beweglichkeit der Patella. Die Fixation des Gelenks ist stets zuerst eine fibröse. Nach und nach wird das Bindegewebe von Knochenbälkchen durchwachsen, und schließlich besitzen die beiden Knochen ein einheitliches, der funktionellen Beanspruchung des Ganzen entsprechendes Bälkchensystem.

Bei Fällen, die sich selbst überlassen sind, bildet sich die Versteifung meist in mehr oder weniger ausgesprochener Beugestellung aus. Häufig finden wir, und dies gilt ganz besonders für die Tuberkulose, eine leichte Valgusstellung mit gleichzeitiger Subluxation der Tibia nach hinten-außen, wie sie Abb. 828 veranschaulicht.

5. Formveränderung des Knochens.

Ob die Formveränderung des Gelenks auf einer Weichteilverdickung oder auf Veränderung des Knochens beruht, das läßt sich meist schon durch die Palpation unterscheiden, ausnahmsweise aber bloß durch das Röntgenbild. Bei Tuberkulose sind die Knochenveränderungen beinahe nur destruktiver Natur, während sich die chronische deformierende Arthritis einerseits durch Knochenabbau, andererseits durch Knochenwucherung im Bereich des Kapselansatzes auszeichnet. Im Röntgenbild stellen sich diese Leisten als schnabelförmige Fortsätze der Gelenkflächen dar. Im Zweifelsfalle entscheidet das Vorhandensein von Knochenherden oder tiefgreifenden Knochenzerstörungen für Tuberkulose, Abflachung der Gelenk-

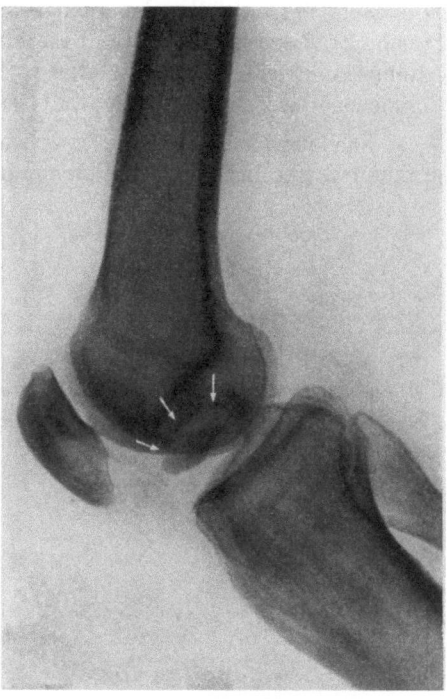

Abb. 829. Osteochondritis dissecans.

flächen mit peripheren Knochenleisten für deformierende Arthritis. Erhebliche paraartikuläre Knochenwucherungen sind der Lues verdächtig.

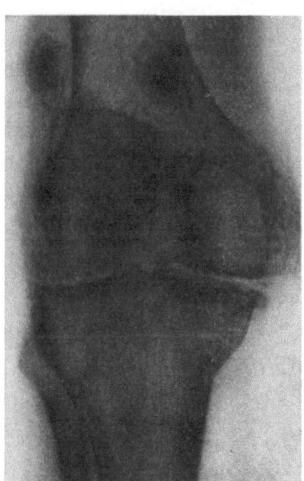

Abb. 830. Arthritis deformans mit Gelenkmäusen vom Typus verknöcherter Chondrome der Kapsel bzw. der Synovialzotten.

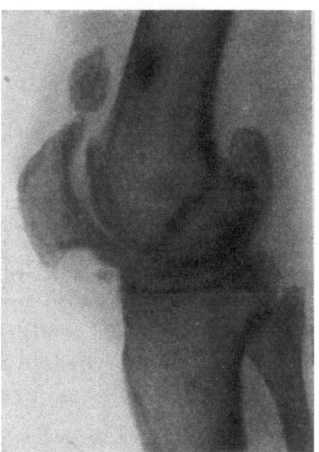

Abb. 831. Dasselbe im Profil.

6. Intermittierende Gelenkblockierungen.

Treten dieselben regellos bei den verschiedensten Gelegenheitsbewegungen auf und lösen sie sich auch ohne große Mühe, so liegt am ehesten eine Osteochondritis dissecans vor (s. Abb. 829). Es gibt aber Gelenkmäuse, welche nicht

durch dissezierenden Prozeß entstanden sind, sondern durch knorpelige Umwandlung von ins Kapselgewebe verlagerten Knorpelzellen (Chondromatose)
(s. Abb. 830 und 831) oder auch durch kalkige Verknorpelung von Fibrinballen
nach Ergüssen (s. Abb. 832). So zählte ich einmal 30 mandelgroße, freie Gelenkmäuse in einem Kniegelenk, ohne irgendwo eine Ausbruchstelle am Knorpel oder
Knochen oder eine „Brutstätte" im Kapselgewebe zu sehen.

Nach meiner Erfahrung machen kleinere Mäuse des hinteren Gelenkab-
schnittes praktisch keine Einklemmungen, da sie dort gefangen bleiben. Größere
dagegen können durch Quer-
stellung die hintere Kapsel
am Strecken hemmen. Diese
Blockierung bedingt dann ausgesprochenen Schmerz in der
Kniekehle.

Über die Blockierung durch
alte Meniscusverletzung siehe
im Kapitel über Meniscusläsion.

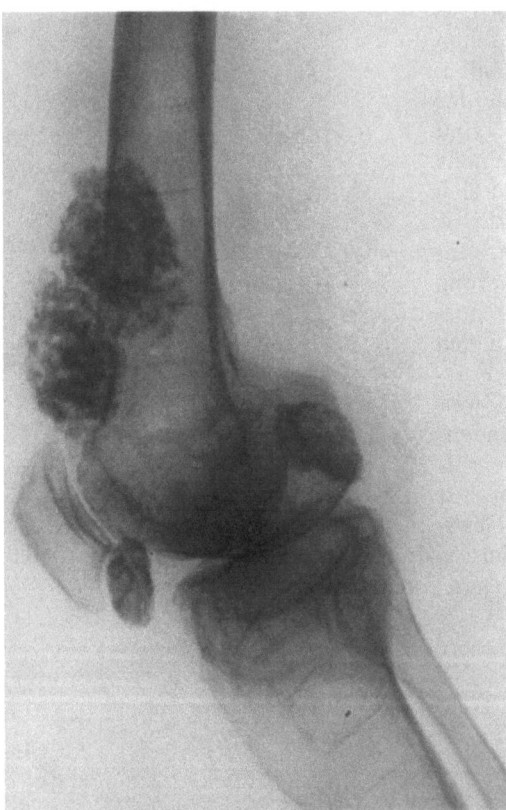

Abb. 832. Multiple, knorpelig-verkalkte Gelenkmäuse.

103. Geschwülste und geschwulstähnliche Bildungen im Bereiche des Kniegelenks.

Es gibt am Kniegelenk
Schwellungen, welche sich in
keine der bisher beschriebenen
Erkrankungen einreihen lassen:
a) Beginnen wir mit der
Vorderseite.

Ohne weiteres zu erkennen
ist an ihrem oberflächlichen
Sitz vor der Patella die chronische „*Bursitis praepatellaris*"
(Abb. 795) mit den schon
beschriebenen Restzuständen:
Dicke Zotten und Leisten im
Grunde einer oft keinen Erguß
mehr aufweisenden Bursa.

Genauere anatomische Untersuchungen haben gezeigt, daß das mandel-
bis faustgroße Gebilde bald unmittelbar unter der Haut, bald unter der oberflächlichen Fascie, bald endlich unter der tieferen Aponeurose sitzt. Für die
Operation nicht ohne Bedeutung sind die bisweilen ziemlich weit nach den
Seiten reichenden Aussackungen der Bursa.

Tuberkulose der Bursa ist sehr selten und würde einen darunter liegenden
Knochenherd vermuten lassen.

Hie und da sehen wir eine der Bursitis praepatellaris entsprechende Veränderung etwas weiter unten, vor dem Patellarband sitzen *(Bursitis praetibialis)*. Eine noch seltenere Erkrankung ist endlich die Bursitis des tiefen,
infrapatellaren Schleimbeutels, der *hinter* dem Patellarbande sitzt. Die Geschwulst hat Zwerchsackform und wölbt sich zu beiden Seiten des Ligamentes
vor. Je größer sie ist, desto mehr behindert sie die Gelenkfunktion.

Mit einem tiefen infrapatellaren Schleimbeutel kann eine „*Meniscuscyste*" verwechselt werden. Diese Cysten entsprechen in ihrer Entstehung den „Ganglien" des Handgelenks. Sie sind schon beidseitig gesehen worden, wenn auch der laterale Meniscus ganz besondere Neigung hierfür aufweist. Eine sichere Diagnose ergibt erst die Operation. Auch an anderen Stellen des Kniegelenks, so an seiner Rückfläche kommen Ganglien vor, welche mit wirklichen Schleimbeuteln verwechselt werden können. Der Prozeß ist übrigens, embryologisch aufgefaßt, wohl der gleiche, welcher zur Bildung von Gelenkspalten und Schleimbeuteln führt, nämlich die schleimige Entartung einer ursprünglich homogenen Bindegewebszone.

Von ungewöhnlichen Gebilden im Bereiche des vorderen Gelenkumfanges sind noch die seltenen „*Sarkome der Patella*" und die nicht minder ungewöhnlichen „*Lipome, Fibrome*" und „*Sarkome der Synovialmembran*" bzw. des subsynovialen Bindegewebes zu erwähnen. An der Grenze der Geschwulstbildung steht das bei verschiedenen Formen von chronischer Arthritis, so auch bei Tuberkulose beobachtete, schon erwähnte „*Lipoma arborescens*", d. h. die lipomatöse Wucherung der Gelenkzotten und die gestielten, verknorpelten Gelenkzotten (Chondromatose). Mehr zu den Stoffwechselanomalien zu rechnen sind die Xanthome oder Xanthogranulome, Xantholipome der Gelenkkapsel, welche walnuß- bis apfelgroße, lipoidreiche Geschwulstmassen darstellen können.

b) Geschwulstähnliche Gebilde im Bereich der *Kniekehle* sind mit wenigen Ausnahmen „*ausgedehnte Schleimbeutel*", Aussackungen der Kapsel bei chronischem Hydrops, besonders bei chronischer deformierender Arthritis, oder „*Aneurysmen*". Die Unterscheidung ergibt sich auf den ersten Blick und Griff aus dem Fehlen oder dem Vorhandensein von *Pulsation* und an einer allfälligen Verdrängbarkeit des Ergusses ins Gelenk hinein. Die Pulsation fehlt freilich bisweilen bei frischen traumatischen Aneurysmen und in seltenen Fällen auch bei spontanen Aneurysmen, wenn ihr Inhalt koaguliert ist.

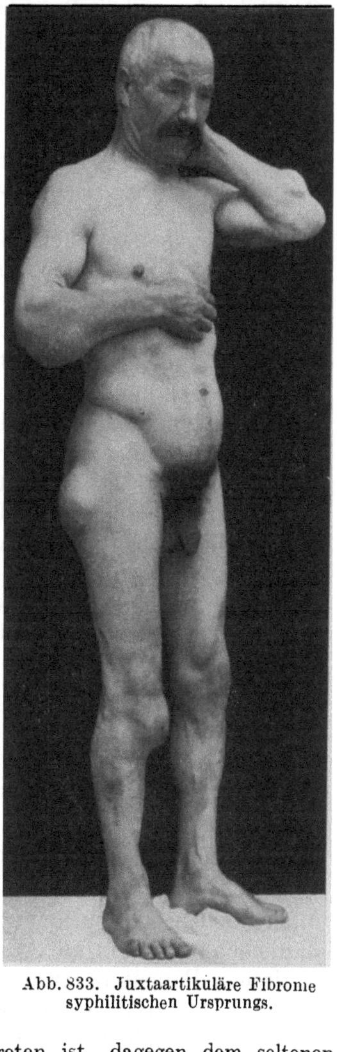

Abb. 833. Juxtaartikuläre Fibrome syphilitischen Ursprungs.

Die durch Schußverletzungen entstandenen Aneurysmen gehören dem Aneurysma spurium an, wenn die Schwellung gleich nach der Verwundung aufgetreten ist, dagegen dem seltenen Aneurysma traumaticum verum, wenn sie ganz allmählich, im Verlaufe von Wochen oder Monaten entstanden ist.

Die Aneurysmen verursachen nach einiger Zeit neuralgische Schmerzen im Unterschenkel und stellen das Knie in halber Beugung fest.

Weiche bis elastische, ja fluktuierende, nicht pulsierende Schwellungen sind in der Regel vergrößerte Schleimbeutel und gehören, wenn sie lateral sitzen, der *Bursa poplitea*, bei mehr medialem Sitz der *Bursa gastrocnemio-semimembranosa* an. Eine Verwechslung könnte mit den sehr seltenen Lipomen dieser Gegend und etwa noch mit einem kalten Abszeß stattfinden. Die Entscheidung wäre leicht, wenn sich der Inhalt der Geschwulst in das Kniegelenk verdrängen ließe, wie dies bei Bursitiden und Gelenkkapselausstülpungen bisweilen vorkommt.

Andernfalls würden wir eine auffallende Verschieblichkeit zugunsten der Diagnose eines Lipoms, atypischen Sitz, Druckempfindlichkeit und gleichzeitige Funktionsstörungen des Gelenks zugunsten derjenigen eines kalten Abscesses verwerten. Geht ein Absceß von einem extraartikulären Herd aus, so läßt er sich unter Umständen nur durch Röntgenbild und Probepunktion diagnostizieren.

Der Schleimbeutelhydrops kann auf einer chronischen (rheumatischen) serösen Gonitis beruhen und die Bursa kann selbst freie Gelenkkörper beherbergen.

Hier sei auch an die schon oben beschriebenen, meist an Schleimbeutelstellen sitzenden juxtaartikulären Fibrome (Abb. 833) erinnert.

104. Die akuten Weichteilinfektionen der unteren Extremitäten.

Wie wir oben gesehen haben, spielen für die akuten Infektionen der oberen Extremitäten die kleinen Fingerverletzungen die Hauptrolle. Von einem Stich, einem Biß geht eine akute, eitrige Sehnenscheidenentzündung aus, welche den Vorderarm befällt und welche dem Leben, wenn die Verteidigungsmechanismen nicht genügend arbeiten, in wenigen Tagen durch Allgemeininfektion ein Ziel setzen kann. Anders an der unteren Extremität. Hier tritt die Sehnenscheidenentzündung an Bedeutung völlig zurück hinter den sich unmittelbar im Unterhautzellgewebe fortpflanzenden Infektionsprozessen, die häufig mit streifenförmiger Lymphangitis und mit phlegmonöser Entzündung der cruralen Lymphdrüsen samt ihrer Umgebung verbunden sind. Den Ausgangspunkt bilden oberflächliche Hautverletzungen, infizierte Fußblasen und ähnliches. Numerisch spielen auch hier Staphylokokken und Streptokokken die Hauptrolle, doch kommen hierzu noch 2 Infektionen, welche an der oberen Extremität weniger häufig sind, nämlich die Infektion durch Tetanus und diejenige durch gasbildende Bakterien.

Die Infektionen durch die „*gewöhnlichen Eiterkokken*“ bieten für die Diagnose so wenig Schwierigkeiten, daß wir auf dieselben nicht besonders einzugehen brauchen. Erwähnt sei nur die häufige Beteiligung der Bursa praepatellaris an den in ihrer Umgebung sich abspielenden, selbst oberflächlichen Infektionsprozessen.

Einige Zeilen wollen wir dagegen dem **Tetanus** widmen.

Nicht nur der nackte Fuß des Tropenbewohners ist durch kleine Verletzungen allen möglichen Infektionen ausgesetzt, für die wir als Typen den aktinomykoseähnlichen „*Madurafuß*“, das sog. *Tropengeschwür*, und das Eindringen von tierischen Parasiten erwähnen wollen. Auch die besser geschützte untere Extremität des zivilisierten Menschen läuft manche Infektionsgefahr. Der eine tritt mit unbekleidetem Fuß auf einen Nagel, dessen Rost dem Laien mehr Eindruck macht als die bakterielle Verunreinigung, oder auf eine Glasscherbe beim Baden. Der andere wird verschüttet oder erleidet beim Sturz aus der Höhe eine Durchstechungsfraktur der Tibia, ja des Femur, dessen Ende sich in die Erde eingräbt. Häufig ist beim Landmann der Axthieb, der Schlag mit Hacke oder Pickel durch das Schuhwerk hindurch, der Sensenschnitt usw. Regel- und zahllos sind heute die Verletzungen durch Verkehrsunfälle. Alles das sehen wir als Ausgangspunkt einer tetanischen Infektion. Allgemeiner Erfahrung nach sind es weniger die glatten Schnitte, als gequetschte, zerrissene Wunden mit schwerer Gewebsschädigung, welche zum Haften der Infektion Anlaß geben. Damit ist schon gesagt, daß nicht das Vorhandensein des Bacillus allein maßgebend ist, sondern auch der Zustand der Gewebe, insofern er den

Widerstand herabsetzt und dem Tetanusbacillus die Möglichkeit zum Wuchern und Gedeihen gibt. Besonders prädisponierend zu Tetanus wirkt das Vorhandensein von Fremdkörpern in den Geweben, z. B. schon eines einfachen Holzsplitters. Gelegentlich sind aber auch recht geringfügige Traumen von Tetanus gefolgt. Ich sah tödlichen Starrkrampf bei dem typischen Nagelstich in die Fußsohle. In einer kleinen Blase unter der Epidermis fanden sich noch die NICOLAIERschen Bacillen vor.

Auch im Kriege sind es vorzugsweise die Verwundungen der unteren Extremitäten, welche zu Starrkrampf führen, sei es, daß die Keime mit den Granatsplittern aus dem aufgewühlten Erdreich mitgerissen, sei es, daß sie aus den Kleidungsstücken durch Projektile irgendwelcher Art mit in die Wunde gebracht wurden. Äußere Umstände: nasses Wetter, kotiger Boden, Verunreinigung durch tierische und menschliche Exkremente erhöhen dabei die Infektionsgefahr.

Diagnostizieren können wir an der frischen Wunde nichts. Wir können bloß durch prophylaktische Seruminjektion die durch die Vorsicht gebotene Prophylaxe ausüben, und werden das Vorhandensein von Tetanusbacillen im Wundsekret binnen 24 Stunden durch Mausimpfung feststellen.

Das voll ausgebildete Bild des Tetanus läßt sich nicht verkennen. Wie wir schon beim Kopftetanus gesehen haben, wird dagegen das Anfangsstadium oft übersehen, und Schlingbeschwerden und Trismus werden als Zeichen von Angina, Zahnperiostitis, Kiefergelenkentzündung aufgefaßt. Die Inkubationszeit schwankt in der Regel zwischen wenigen Tagen und einigen Wochen. Die Kriegserfahrung hat aber gezeigt, daß die obere Grenze viel weiter hinausgerückt werden muß, und daß es auch für den Tetanus eine „ruhende Infektion" gibt, die sich auf mehr als 1 Jahr erstrecken kann. Ein neues Trauma, ein operativer Eingriff kann diese Infektion wecken und selbst tödlich werden lassen. Die Feststellung der Inkubationszeit ist wichtig wegen der Prognose. Erwachsene retten wir trotz aller Bemühungen nur ausnahmsweise, wenn die Infektion nicht mehr als 1 Woche zurückliegt. Bei Kindern ist die Prognose etwas besser. Sind seit der Infektion 3 Wochen verstrichen, so sind die Aussichten günstig. Auftreten von höheren Temperatursteigerungen zeigt, daß der Fall ernst ist. Den besonders für die Indikation zur Magnesiumbehandlung wichtigen Grad der Intoxikation messen wir an der Starrheit der Extremitäten und der Bauchdecken.

Hier mag erwähnt sein, daß in Ausnahmefällen ein Tetanus entsteht, ohne daß eine ursächliche Verletzung aufgefunden werden könnte.

Wichtig ist ferner die Gruppe der „*gasbildenden Infektionen*".

Halten wir vor allem fest, daß die gasbildenden Infektionen weder eine *bakteriologische* Einheit darstellen, noch auch *klinisch* ein einheitliches Bild aufweisen. Am häufigsten wird der WELCH-FRÄNKELsche gasbildende Bacillus (B. perfringens) gefunden, meist mit den gewöhnlichen Eitererregern zusammen, weniger häufig Bacillen aus der Gruppe des malignen Ödems, des „Vibrion septique" von PASTEUR und des Bacillus histolyticus.

In *klinischer Hinsicht* sehen wir im Frieden und im Kriege, besonders bei unregelmäßig buchtigen, mit Straßenkot (offene Frakturen), Gartenerde (Granatverletzungen), Exkrementen (gewisse vom Darm ausgehende Infektionen), faulendem Fleisch (ich sah es bei Löwenbiß nach der Fütterung) verunreinigten Wunden die folgenden Bilder auftreten:

a) Bisweilen beschränkt sich alles auf einige Gasblasen, die mit etwas übelriechendem Eiter ab und zu aus der Tiefe kommen. Die Gasbildung spielt sich in der Wundhöhle, nicht in den Geweben ab und hört von selbst auf, wenn

Fremdkörper und nekrotische Gewebe ausgestoßen sind, oder wenn die Abseß-
höhle ausgiebig eröffnet ist. Dies sind umschriebene und umschrieben bleibende
Gasabscesse saprophytischen Ursprungs, nicht *Gasphlegmonen*.

b) In anderen Fällen tritt um die Wunde herum meist schon nach einem oder
2 Tagen eine derbödematöse Schwellung der Haut und des subcutanen Zellgewebes auf, die dem kundigen Blick durch ihren Stich ins Bräunliche, Grau-
braune oder Gelbbraune. auffällt — das „érysipèle bronzé" der französischen
Autoren. Wir geben ein der oberen Extremität angehöriges Beispiel in farbiger
Reproduktion wieder (s. Abb. 663). Vom Erysipel unterscheidet sich die Ver-

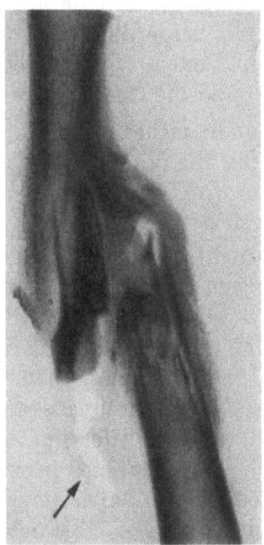

änderung durch die tiefergreifende Schwellung und
durch ihren besonderen Farbton. Mehr oder weniger
rasch, bisweilen von Stunde zu Stunde, dehnt sich
die Schwellung aus, erysipelähnlich von der Extremität nach dem Rumpfe wandernd. Der bronze-
farbenen Schwellung folgen, wenn auch verschieden
stark ausgesprochen, die Gasbildung und der Gewebszerfall.

c) Wieder in anderen Fällen kommt es, bald
schon nach 2—3 Tagen, bald erst in der zweiten
Woche, zu rascher, ausgedehnter, tiefgreifender Gangrän mit Gasbildung, der ein ganzer Extremitäten-
abschnitt zum Opfer fällt. Eine scharfe Grenze
zwischen diesem und dem vorhergehenden Typus
läßt sich nicht ziehen, weil sich in der Intensität
und dem zeitlichen Verlauf Übergänge finden von
den leichten, erysipelähnlichen Prozessen bis zu der
schwersten in die Tiefe reichenden rasch tödlichen
Gasgangrän.

Abb. 834. Fraktur des Oberschenkels mit ruhender Infektion durch malignes Ödem. Diagnose auf Grund der Gasblasen
gestellt. ↗ Gasblasen.

Mit der infektiösen Gasphlegmone nicht zu verwechseln sind:

1. Die Fälle von *primärem Gefäßverschluß* durch Zerreißung oder Thrombose und *sekundärer saprophytischer
Gasbildung* in den nekrotischen Geweben. Der Prozeß ist hier nicht fortschreitend, sondern
hält sich genau an die Demarkationszone.

2. Das *Hautemphysem*, das durch Eindringen von Luft in die Bindegewebsspalten
entsteht (Verletzung der Luftwege, Einpumpen von Luft in die Gewebe durch Muskelaktion).

Die Ausdehnung der Gasbildung läßt sich schon aus dem Knistern bei der
Palpation erschließen. Das über den emphysematösen Bezirk streichende
Rasiermesser bringt den Gasgehalt noch besser zum Ausdruck, und das Röntgenbild stellt seine Grenzen sichtbar dar. Das bronzefarbene Aussehen und die
über die Grenzen eines Erysipels hinaus in die Tiefe reichende Infiltration lassen
den Charakter der Infektion meist schon erkennen, bevor die Gasbildung deutlich
geworden ist.

Wie virulent solche Prozesse bisweilen sind, zeigt folgender Fall: Ein Knabe schneidet
sich mit einer Sichel in die Wade. Glatter Haut- und Muskelschnitt. Sofortige mechanische
Reinigung und Desinfektion mit Lysol. Vereinigung der Wundränder durch einige Stiche.
Am Tage darauf 38,3⁰. An der Wunde nichts Besonderes. In der Nacht Krämpfe, Koma
und am 3. Tage Tod. Bei der Autopsie in der Wunde einige Tropfen Eiter, einige Gasblasen.
Die Muskulatur sieht wie „gekocht" aus. Bakteriologische Diagnose: Malignes Ödem.
Auch bei der Autopsie noch keine weitergehende phlegmonöse Infiltration der Gewebe.

Ähnlich wie der Tetanus kann auch die Gasinfektion lange Zeit im Körper, etwa in
der Umgebung eines Projektils, eines Kleiderfetzens, eines Sequesters ruhen, um erst durch
einen operativen Eingriff zum Ausbruch gebracht zu werden. Selbst Zuwarten während
eines Jahres schützt nicht vor solchen Überraschungen.

Von diagnostischer Bedeutung ist der Fall von Abb. 834:

Ein 16jähriger Junge erleidet eine offene Fraktur des Oberschenkelschaftes. Das zur Wunde herausschauende untere Fragment wird vom Arzt desinfiziert und reponiert. Eiterung während einiger Wochen, ohne die Erscheinung des malignen Ödems. Spontaner Schluß der Wunde nach 2 Monaten. Später wird uns der Junge wegen Schiefheilung der Fraktur zur operativen Stellungsverbesserung zugesandt. Die Temperatur ist ab und zu um einige Zehntelgrad erhöht, und die Narbe ist leicht druckempfindlich. Deutliche Erscheinungen von Infektion bestehen nicht, und der Patient fühlt sich subjektiv wohl. Das Röntgenbild zeigt neben dem sequestrierten Ende des oberen Fragments einige kleine Gasblasen in den Geweben. Die klinische Diagnose: „Ruhendes malignes Ödem" wird durch die bakteriologische Untersuchung bestätigt. Aus den 2—3 Tropfen Eiter, die in einer Höhle des Callus gefunden werden, läßt sich der Bacillus des malignen Ödems, der Vibrion septique Pasteurs in Reinkultur züchten. Die Heilung der Wunde erfolgt nach Entfernung des Sequesters ohne jede Störung.

105. Ischias und andere schmerzhafte Erkrankungen an den unteren Extremitäten.

Die medizinische Nomenklatur kommt der Verlegenheit des Arztes durch eine Anzahl von Sammelbegriffen entgegen, welche den Vorteil haben, bei unsicherer Diagnose nichts zu präjudizieren und bisweilen dem Kranken die bittere Wirklichkeit zu verhüllen — aber den Nachteil, daß sich nicht nur der Patient, sondern auch oft der Arzt mit denselben zufrieden gibt. Zu diesen Sammelbegriffen gehört derjenige der „Ischias".

Obschon in den vorhergehenden Abschnitten mehrfach hierauf hingewiesen worden ist, so soll doch noch einmal im Zusammenhang besprochen werden, wie nicht nur der Chirurg, sondern jeder Arzt einen „Ischiaskranken" untersuchen sollte.

Daß vor allem der Urin untersucht, die Wassermannsche Reaktion vorgenommen und die Reflexe — an Patellar- und Achillessehnen und Pupillen — nachgesehen werden müssen, ist selbstverständlich, denn wir wissen, daß Diabetes, Nephritis, Syphilis, Tabes den Beschwerden zugrunde liegen können. Auch an andere Infektionen als Syphilis (Fokalinfekte in Tonsillen, Zahngranulome usw.) und ferner an Intoxikationen verschiedenster Art — an alles, was zu Neuritis führen kann, ist zu denken. Finden wir von dieser Seite keine Erklärung, so kommen die chirurgischen Möglichkeiten an die Reihe. Wir betasten die Glutäalgegend, denn „Sarkome" derselben, von Knochen oder Muskeln ausgehend, erregen als erstes Symptom oft eine hartnäckige Ischias. Sodann verfolgen wir den weiteren Verlauf des Nerven. Auch am Oberschenkel, ja noch weiter unten kann eine Ischias verursachende bösartige Geschwulst liegen. Vielleicht finden wir eine diffuse Verdickung des Femurschaftes, die auf eine chronische Osteomyelitis hinweist. Mit der Aufnahme eines Röntgenbildes werden wir nie warten, bis sie der Patient selbst verlangt. Ist ein Trauma vorhergegangen, so kann sogar ein Fremdkörper in Frage kommen.

Bei einem jungen, betrunken auf einen Haufen Rebpfähle gefallenen Mann wurde vom Arzt nach wochenlanger „Ischiasbehandlung" schließlich ein langer Splitter eines Rebpfahles herausgezogen. Die ursprüngliche Wunde war hinter dem Holzstück anstandslos zugeheilt.

Ergibt die Palpation nichts, so wenden wir uns der Untersuchung des Hüftgelenks und der Wirbelsäule zu. Ein Malum senile coxae, eine Spondylitis, ein Tumor der Lendenwirbelsäule, ein Tumor der Rückenmarkshüllen, besonders im Bereich der Cauda equina, ein Bandscheibenprolaps, eine Caries des Iliosacralgelenks, selbst eine Arthrosis deformans der Wirbelgelenke können eine Ischias vortäuschen.

Handelt es sich um einen jungen Mann, im Alter, in dem die idiopathische Ischias nicht häufig ist, so werden wir nach einem „*Tripper*" fragen, und die Harnröhre nachsehen. Auch bei Patienten höheren Alters darf man diese Ätiologie nicht vergessen.

Eine Großmutter mit weißen Haaren befragte mich wegen Ischias. Gleichzeitig habe sie einen auffallend starken weißen Fluß. Hätte mich ihr Mann nicht zwei Wochen vorher mit frischer Gonorrhoe aufgesucht, so hätte ich der Ischias kaum gleich die richtige Deutung gegeben.

Nun nehmen wir die Austastung des Mastdarmes vor, die, so wenig der Patient dies begreifen mag, zur gewissenhaften Untersuchung jedes Ischiasfalles gehört. Bei beiden Geschlechtern denken wir hierbei an Mastdarmkrebs oder an eine Beckenneubildung, beim Manne überdies an eine bösartige Prostatageschwulst, bei der Frau an eine Genitalerkrankung entzündlicher Natur, an eine Uterus- oder Ovarialgeschwulst, an Rückwärtsknickung des vergrößerten Uterus usw. Wir werden deshalb hier als Ergänzung die Untersuchung von der Scheide her hinzufügen.

Lassen sich Ischiasschmerzen infolge von bösartigen Geschwülsten von der idiopathischen Ischias klinisch unterscheiden? Erstere sind im ganzen anhaltend, letztere tritt in mehr oder weniger heftigen Schüben auf. Bei krebsiger Ischias fällt bisweilen eine eigentümliche Unruhe auf. Die Leute können, auch ohne gerade heftige Schmerzen zu verspüren, nirgends und in keiner Stellung ruhig verharren. Bei der reinen Ischias beschränken sich die Störungen auf Schmerzempfindungen; Abnahme der Sensibilität besteht in der Regel nicht. Wo sie vorhanden ist, erreicht sie meist keinen hohen Grad. Motilitätsstörungen fehlen völlig. Beides findet sich dagegen in der Regel in etwas vorgerückteren Fällen von Kompressionsischias. Wenn wir hier die durch Tumoren bedingte Ischias der Kompressionsischias gleichstellen, so ist dies cum grano salis zu nehmen. Wir wissen, daß das Carcinom auch durch Einwandern in die Lymphgefäße der Nervenstämme und durch Weiterwuchern von Krebszellen daselbst zu Reizerscheinungen führen kann. Wir werden also nach Exstirpation eines Rectum- oder Uteruscarcinoms jede „Ischias" als des Rezidivs verdächtig ansehen, auch da, wo es uns durch die Untersuchung noch nicht gelingen sollte, irgendwelche den Nerven zusammendrückende Krebsmasse nachzuweisen.

Finden sich im Anschluß an ein Trauma der Wirbelsäule Symptome von hartnäckiger Ischias oder Lumbago ohne röntgenologische Skeletveränderungen, so denke man an den Prolaps von Zwischenwirbelbandscheiben in den Rückenmarkskanal hinein. Meist trifft man diese „Bandscheibenhernien" in der untersten Lendenwirbelsäule. Bücken, Husten, Niesen verstärken die Symptome. Diese Bandscheibenprolapse können gelegentlich bei Luftfüllung des Liquorraumes zur Darstellung gebracht werden oder im Notfalle auch durch das weniger harmlose Lipiodol. Auf dem Kipptisch bleiben an Stelle des Prolapses leere Stellen (s. Abb. 513, S. 496). Wir sind in letzter Zeit ohne diese Hilfsmaßnahmen ausgekommen.

Finden wir keine organischen Veränderungen im Bereich der Ischiadicuswurzeln und des weiteren Verlaufes des Nerven, so suchen wir nach Erkrankungen, welche die *Gewebsernährung* in seinem Ausbreitungsgebiet beeinträchtigen.

Klagen alte Leute über heftige „Ischiasschmerzen" im *Unterschenkel*, bis in die Zehen hinaus, Schmerzen, die sie bisweilen ganz plötzlich befallen und zum Hinken zwingen, so denken wir an das, was CHARCOT als „intermittierendes Hinken" bezeichnet hat, und werden nach einem weiteren Zeichen fragen, nämlich nach den gleichzeitig auftretenden Zuständen von Blässe oder von blauroter Verfärbung in der schmerzenden Extremität. Wird von solchen Anfällen berichtet, und finden wir bei der Untersuchung des Fußes Zirkulationsstörungen — erst auffallende Blässe, dann Cyanose — stets mit etwas Herabsetzung der Hauttemperatur, so steht „*Gangrän*" in Aussicht (s. Abb. 835). Fehlen des Pulses in der A. dorsalis pedis und A. tibialis posterior, vielleicht auch schon in der Poplitea, bestätigt unsere Diagnose. — Die Schmerzen können mit Unterbrechungen monate-, selbst jahrelang bestehen, bevor es zu Gangrän kommt. Nur die Beschaffenheit der Arterien weist dann auf die wirkliche Ursache hin. Die Arteriosklerose läßt sich oft im Röntgenbilde sehr schön darstellen. Die vorgängige Injektion von Uroselectan in das Gefäßsystem verspricht wertvolle Aufschlüsse. Wie der Ausdruck „Gangraena senilis" sagt, werden wir an eine derartige Ätiologie der Schmerzen vor allem bei alten Leuten denken. Auch jüngere Individuen sind vor Gangrän nicht sicher, doch müssen wir hier meist eine besondere Ursache, wie Diabetes, frühzeitige, besonders syphilitische Arteriosklerose, Nicotinmißbrauch, Endocarditis verrucosa, eine Endangitis obliterans (BÜRGER), eine akute Infektionskrankheit usw. verantwortlich machen. Von letzteren kommen besonders Abdominaltyphus und Grippe

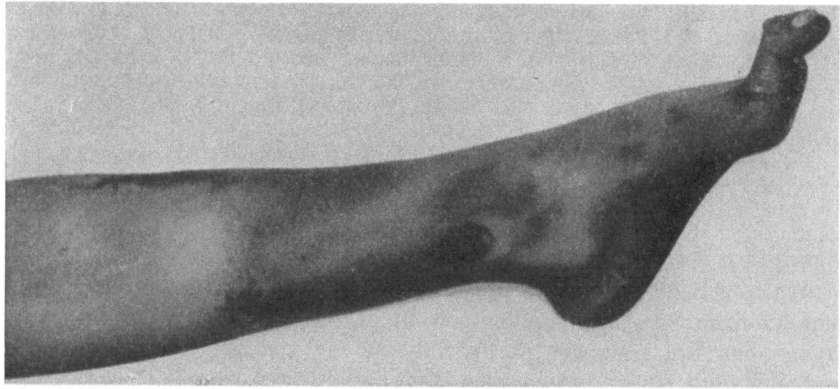

Abb. 835. Trockene Gangrän (Mumifikation).

in Frage. Bei einzelnen Schüben von Grippeepidemie sieht man gehäuft foudroyante Extremitätengangrän selbst bei kräftigen jungen Leuten.

Es gibt endlich Fälle von peripherer Gangrän, bei denen keine ursächliche Erkrankung nachgewiesen werden kann. Man hat dieselben in den Sammelbegriff der RAYNAUDschen Krankheit zusammengefaßt, deren Hauptkennzeichen das symmetrische Auftreten und das Vorhandensein ausgesprochener Anfälle von Schmerzen und Zirkulationsstörungen ist. Als Ursache muß in Ermangelung einer besseren Erklärung eine primäre Vasomotorenstörung gelten. Eine besondere ätiologische Bedeutung wurde der Syphilis zugeschrieben. Das Übel beginnt stets mit Anfällen von vasomotorischen Störungen — Blässe, Cyanose — und mit Schmerzen. Nach Wochen oder Monaten, ja selbst Jahren, kommt es in den schweren Fällen zu Gangrän. Das Auftreten derselben in der einen und der anderen unteren Extremität kann durch ein monate-, selbst jahrelanges Intervall getrennt sein. Seltener werden auch die oberen Extremitäten befallen.

An das Bild der RAYNAUDschen Gangrän ist eine ganze Gruppe von vasomotorischen, sensiblen, trophischen und sekretorischen Störungen anzureihen, die zu weniger schweren Veränderungen führen, die der Chirurg aber auch kennen muß. Handelt es sich hauptsächlich um Gefäßkrampf in den Extremitätenenden (bisweilen einschl. Nasenspitze, Ohren, Glans penis!), so spricht man vom Phänomen des „toten Fingers" (s. Abb. 713, S. 601), von *Akroasphyxie* bzw. *Akroanämie* — bei aktiver Hyperämie mit Schmerzerscheinungen von *Erythromelalgie*. Stehen Sensibilitätsstörungen im Vordergrunde, so wird der Zustand als *Akroparästhesie* bezeichnet.

Fallen besonders trophische Störungen, Geschwürsbildung auf, so gehört
der Fall in das Gebiet der *Sklerodaktylie* und der MORVANschen *Krankheit*.
Häufig verbinden sich diese Typen untereinander, und es gesellt sich zu ihnen
bisweilen noch eine Störung der Schweißabsonderung. So sehen wir Anfälle
von Hyperhidrose bei *Erythromelalgie*.

Dieses letztere Krankheitsbild verdient unser besonderes Interesse einmal wegen der
bisweilen jahrelang dauernden Schmerzen, die zu allen möglichen Diagnosen Anlaß geben,
und wegen des arteriellen, aktiven Charakters der Hyperämie. Das Glied ist anfänglich
rot und zeigt eine Erhöhung der Hauttemperatur. Erst allmählich geht der Zustand in
einzelnen Fällen in chronische Asphyxie über und kann dann zu Gangrän führen. Aus der
Erythromelalgie wird dann eine richtige RAYNAUDsche Erkrankung. In einem solchen
Falle sah ich die verschiedensten Diagnosen: Tuberkulose, Rheumatismus, Plattfuß, Hysterie
usw. stellen, bevor die Natur des Leidens erkannt wurde.

In Amerika ist von BUERGER eine Form von Gangrän beschrieben worden, welche
weder in den Rahmen der RAYNAUDschen, noch in denjenigen der gewöhnlichen präsenilen
Gangrän geht. Bei Patienten vorwiegend im 3. und 4. Dezennium treten am Fuß die Zeichen
schmerzhafter Zirkulationsbehinderung auf, welche nach Wochen und Monaten zu einer
mehr oder weniger ausgedehnten Gangrän führen. Derselbe Prozeß kann sich noch nach
Jahren an der anderen Extremität abspielen. Als Ursache wird eine chronische Endarteriitis
und Endophlebitis angegeben. Von der RAYNAUDschen Gangrän unterscheidet sich diese
Gangränform klinisch durch das Fehlen der eigentlichen akuten Schmerzanfälle, welche
für die RAYNAUDsche Krankheit im engeren Sinne bezeichnend sind. Auch finden sich die
obliterierenden Prozesse an mittelgroßen Arterien (nicht an Finger- oder Zehengefäßen
wie beim Raynaud). Im Arteriogramm stellen sich solche endarteriitisch verengten Gefäße
als dünne, glattwandige Stränge dar, im Gegensatz zu den unregelmäßig verengten arteriosklerotischen Gefäßen.

Was die Beurteilung aller dieser Fälle erschwert, das ist der Umstand, daß
sehr ähnliche Symptomenbilder sowohl bei Gefäßerkrankungen, als auch bei
organischen Erkrankungen des peripheren und des zentralen Nervensystems,
und auch ohne jeden anatomischen Befund auftreten können.

Ein wertvolles Hilfsmittel bei der Beurteilung aller Fälle von Gangrän, insbesondere
von *drohender* Gangrän ist die Untersuchung des Blutdruckes an den verschiedenen Quer-
schnitten der Extremität mittels der Manschettenmethode. Am geeignetsten hierfür ist der
Oszillograph von PACHON, bei welchem die systolischen Ausschläge für die verschiedenen
Grade von Kompression bestimmt werden. So gibt der Oszillograph bei 10cm Quecksilber
Manschettendruck am gesunden Bein z. B. Ausschläge von 7cm, während dieselben bei
dem gleichen Druck am kranken Bein vielleicht nur halb so groß oder sogar eben nur bemerkbar sind.

Wir amputierten bei einem 48jährigen Patienten den einen Unterschenkel wegen prä-
seniler Gangrän. Der andere Unterschenkel zeigt in der gleichen Höhe ebenfalls stark herab-
gesetzte Ausschläge. Das gesunde Bein ist also auch schon schwer bedroht. Es lebt noch
eine Vita minima, welche zwar bis jetzt genügt, aber die Einhaltung diätetischer und hy-
gienischer Vorschriften verlangt.

Als Ursachen für Schmerzen und „Krämpfe" im Unterschenkel, besonders
in den Waden, sind noch die „*Varicen*" anzuführen. Fehlen *oberflächliche*, so
werden bei diagnostischer Verlegenheit gern *tiefe* Varicen angeschuldigt, da
man sie nicht sehen und ihr Vorhandensein darum nicht leugnen kann.

Erst wenn unsere Untersuchung nach all den genannten Richtungen hin
negativ geblieben ist, dürfen wir uns mit der Diagnose „Ischias" begnügen.
Zu ihrer Sicherung trägt der positive Ausfall des LASÈGUEschen Zeichens bei:
heftiger Schmerz im Ischiadicus bei Streckung des Kniegelenks und gleichzeitiger maximaler Beugung des Hüftgelenks. Daß nicht immer alle sensiblen
Endäste des Ischiadicus in gleicher Weise beteiligt sind, sondern bald mehr
die Wadenäste, bald mehr die Plantaräste, das zeigt die tägliche Erfahrung.
STOFFEL hat hieraus besondere Typen gemacht.

Was wir von der Ischias gesagt haben, das gilt mutatis mutandis auch von
den „*Neuralgien im Bereiche des Nervus femoralis, des N. femoris cutaneus lateralis und des N. obturatorius*". Bei allen diesen Formen von Neuralgie denkt

freilich auch der Unerfahrene leichter als bei der Ischiadicusneuralgie an etwas Besonderes, weil sie nur selten als selbständige Erkrankungen auftreten. Wir suchen hier nach Beckengeschwülsten, Spondylitiden, Senkungsabscessen, aber auch nach retroperitonealen und inguinalen Drüsenschwellungen bösartigen Charakters. Die Primärgeschwulst kann dabei verschieden lokalisiert sein, so daß wir das ganze Quellgebiet der eben genannten Drüsen absuchen müssen. Schwer zu deuten sind die neuralgischen Zustände bei *multiplen Myelomen*, solange nicht die fleckige Aufhellung des Skelets, die Anämie und eine positive BENCE-JONESsche Eiweißreaktion im Urin die Diagnose gesichert haben.

Einer Neuralgia obturatoria kann eine Hernia obturatoria zugrunde liegen Da wir bei derselben meist erst der Einklemmung wegen gerufen werden, so müssen wir nach der Neuralgie fragen, um etwas von ihr zu erfahren. Ihr Vorhandensein erlaubt uns dann, einen inneren Darmverschluß auszuschließen.

Als Erkrankung sui generis ist die Neuralgie des N. cutaneus femoris lateralis beschrieben und mit dem Namen der „Meralgia paraesthetica" versehen worden. Dieser Name darf uns aber nicht etwa verleiten, auf eine genauere Diagnose zu verzichten. Da der Nerv durch seine Lage äußeren Schädigungen in besonderer Weise ausgesetzt ist, so muß bei Fehlen anderer zu Neuritis führender Ursachen an ein einmaliges oder wiederholtes Trauma gedacht werden (z.B. Reibung durch einen Leibgurt). Nebenbei sei bemerkt, daß man die Meralgie — als sehr indirekte Folge — selbst dem Plattfuß zugeschrieben hat.

Ferner hat man allerlei schmerzhafte Zustände am Fuß mit besonderen Namen, wie z. B. *Talalgie, Tarsalgie*, MORTONsche *Metatarsalgie, Pternalgie* usw. versehen, mit welchen der Arzt sich vorstellt, eine Diagnose gestellt zu haben, und durch welche er sich der Mühe enthoben glaubt, nach der Ursache der Schmerzen zu suchen. Diese Ursache kann, wie FRANCKE richtig bemerkt, in allen möglichen Krankheitszuständen liegen. Obenan steht an Häufigkeit der **Knick- und Plattfuß,** dann kommen Verletzungsfolgen, umschriebene entzündliche Veränderungen in Schleimbeuteln, Sehnenscheiden, Gelenken, Bändern, Fascien, ferner Gicht, und zum mindesten Neuritis (Alkohol!) und Tabes, ferner alles was wir im Anschluß an die RAYNAUDsche Krankheit besprochen haben, und endlich die verschiedenen Schmerzgefühle, über die sich die Neurastheniker beklagen, ganz abgesehen von den Beschwerden, die einfach durch schlechtes — d. h. oft zu elegantes Schuhwerk verursacht sind.

Nicht zu vergessen ist überdies, daß Frauen zur Zeit der Menopause bisweilen über Schmerzen und Parästhesien in den Beinen klagen. Auf die richtige Diagnose werden wir dadurch geführt, daß ähnliche Empfindungen sich, wenn auch weniger heftig, oft auch in den Armen einstellen.

Im Gegensatz zu dem bisher Gesagten kann uns bisweilen die idiopathische Ischias ihrerseits auch anderweitige Erkrankungen vortäuschen. Ich denke hier besonders an diejenige Form, welche man als *Ischias scoliotica* oder *Scoliosis ischiadica* bezeichnet hat (s. Kapitel 80). Die Ischiaskranken gehen oft völlig schief, den Körper bald nach der gesunden, bald nach der kranken Seite hinneigend. Weiß der Anfänger dies nicht, so wird er leicht sein Hauptaugenmerk auf die Skoliose richten und die Ischias nur als Nebensache ansehen. Das wäre in jenen seltenen Fällen gerechtfertigt, wo die Ischias die Folge einer Erkrankung der Lendenwirbelsäule, einer tuberkulösen oder deformierenden Spondylitis mit seitlicher Verbiegung der Wirbelsäule ist. Bei der wirklichen Scoliosis ischiadica handelt es sich dagegen um eine primäre Erkrankung der Nerven. In gewissen Fällen sucht der Patient durch Abduktion und leichte Flexion des Beines den Ischiadicus zu entspannen. Wie EHRET gezeigt hat, tritt in der Tat in dieser Stellung eine merkliche Annäherung der Endpunkte des Ischiadicusstammes ein. Die hierdurch bedingte Beckenneigung gleicht der Patient unwillkürlich durch Skoliosestellung und leichte Lordose der Wirbelsäule aus. Viel häufiger ist aber die Skoliose, wie die neueren Erfahrungen zu beweisen scheinen, durch die Mitbeteiligung der Lendennerven an dem neuralgischen bzw. neuritischen Prozeß bedingt.

106. Geschwüre am Unterschenkel.

Das „Unterschenkelgeschwür" ist so sehr zum typischen Begriff geworden, daß der Anfänger sich leicht vorstellt, es gäbe überhaupt am Unterschenkel nur *eine* Geschwürsform. Dem ist aber nicht so.

Abgesehen von geschwürigen Vorgängen, die sich in der Umgebung von Fistelöffnungen abspielen, und die bei tuberkulösen Fisteln meist auch tuberkulöser Natur sind (Abb. 843), kommen am Unterschenkel in unseren Breiten

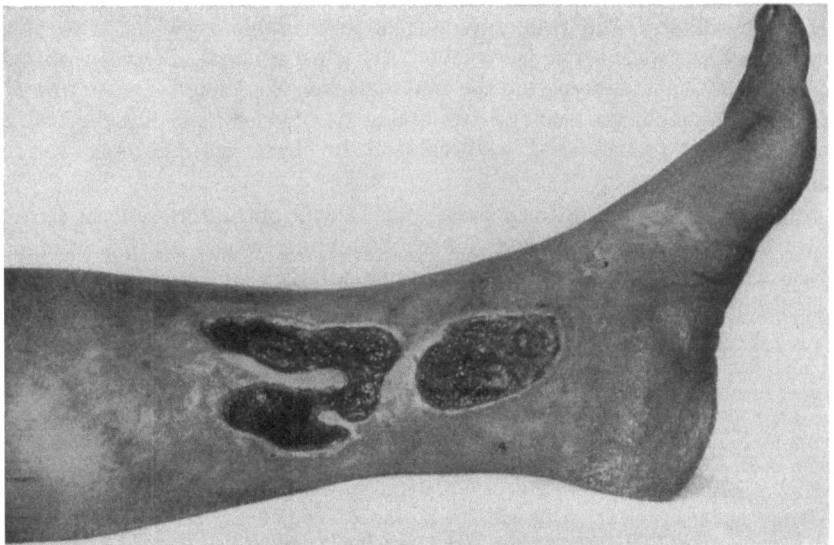

Abb. 836. Varicöses Unterschenkelgeschwür.

hauptsächlich 4 Geschwürsformen in Betracht: das varicöse, das syphilitische, das tuberkulöse Geschwür und der Hautkrebs.

Das „*varicöse Geschwür*“, dessen Diagnose dem Arzte stets schon fertig gegeben wird, übertrifft die beiden anderen Formen so sehr an Häufigkeit, daß

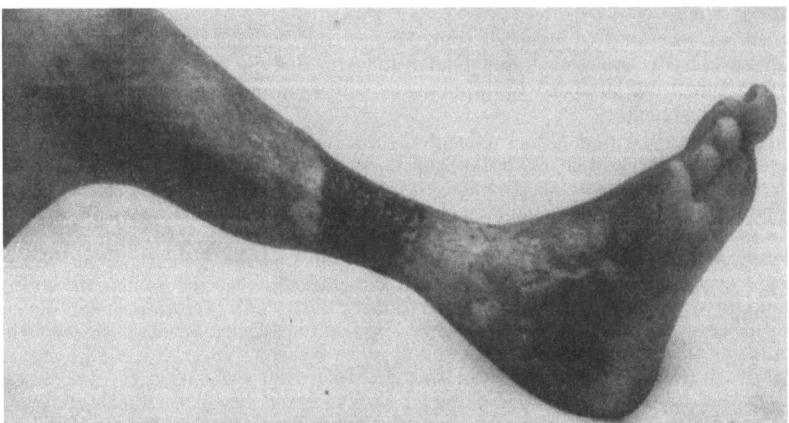

Abb. 837. Ringförmiges Unterschenkelgeschwür mit Muskelatrophie.

wir mit Fug und Recht die vom Patienten gestellte Diagnose in den meisten Fällen annehmen dürfen, allerdings nie, uns ohne das Geschwür genau anzusehen. Es bietet je nach dem Stadium, in dem wir es zu Gesicht bekommen, ein so verschiedenes Bild dar, daß von einem einheitlichen charakteristischen Aussehen keine Rede sein kann. Das eine Mal finden wir eine braunrote, derbe, stellenweise schuppende Infiltration der Haut, die in ihrer Mitte eine umschriebene, oberflächliche, auffallend schmerzhafte Erosion trägt. Der Anfänger sieht dieselbe als eine Kleinigkeit an, der man kaum den Namen Geschwür geben könne, bis ihn die Erfahrung lehrt, daß aus dieser Erosion, wenn sie nicht behandelt wird — und oft trotz aller Behandlung — ein Geschwür entsteht, das wochen- oder monatelang dauert. Ein anderes Mal stellt sich und das Unterschenkelgeschwür als ein tiefgreifender Substanzdefekt der Haut mit nekrotischem Grund und infiltrierten, bisweilen serpiginös ausgeschnittenen, steil abfallenden, selbst unterhöhlten Rändern dar. Auch dies kann ein einfaches Ulcus cruris ohne jede andere Beigabe sein. Das stinkende Sekret und die entzündlich gereizte Umgebung zeugen für die durch soziale Gründe oder einfache Trägheit bedingte Vernachlässigung. Ein anderes Mal finden wir ein flaches Geschwür mit schön granulierendem Grunde und glatten, von jungem Epithel umsäumten Rändern (Abb. 836). Hier sieht jeder, daß es sich um ein in Heilung begriffenes Geschwür handelt, bei dem Patienten und Arzt nur die Pflicht haben, den Heilungsvorgang nicht durch zweckwidriges Verhalten und ungeeignete Behandlung zu stören. Wird das Geschwür ringförmig, so schnürt die Narbenbildung die Weichteile so zusammen, daß dem Chirurgen bei der Amputation beinahe nichts mehr zu tun übrigbleibt (Abb. 837).

Sind zur Annahme eines sog. varicösen Geschwürs Varicen wirklich erforderlich? Sie sind in der Regel vorhanden; man muß sie aber bisweilen suchen und hierzu sich den Patienten im Stehen ansehen. Ist derselbe nämlich lange bettlägerig gewesen, so können selbst sehr ausgesprochene Krampfadern beinahe unsichtbar werden. Oft finden sich die Varicen eingebettet in schwartigem Narbengewebe. Im Liegen fühlt man die kollabierten Venen als deutliche Hohlrinnen längs durch den „Panzer" ziehen. Auch wenn wir so keine abnorm ausgedehnten Venen finden, sind wir noch

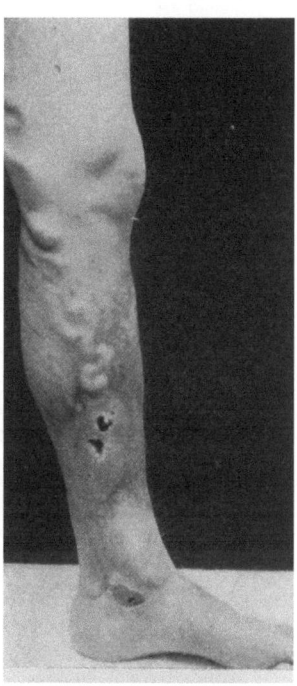

Abb. 838. Varicöser Symptomenkomplex: Varicen, diffuses Infiltrat, Geschwür; 46 Jahre alt.

nicht berechtigt, eine spezifische Grundlage des Geschwürs anzunehmen. Dasselbe kann vielmehr durch vielleicht unbedeutendes Trauma, eine Schürfung oder Hautquetschung entstanden sein, was bei den am Unterschenkel von Natur ungünstigen Heilungsbedingungen und infolge Vernachlässigung zu einem wirklichen Geschwür führt. Derartige Ulcera heilen freilich rasch zu, sobald man den Patienten ins Bett legt und für die nötige Sauberkeit in der Wundbehandlung sorgt. Umgekehrt genügt das Vorhandensein von Varicen nicht, um ein varicöses Geschwür zu diagnostizieren. Auch luische Patienten können zufällig Varicen haben, und das Vorhandensein derselben begünstigt wahrscheinlich auch die Entstehung von gummösen Vorgängen, abgesehen davon, daß auch umgekehrt der sog. „varicöse Symptomenkomplex" in einzelnen Fällen auf luische Gefäßveränderungen zurückgeführt worden ist, selbst wenn die Geschwüre als solche nicht luischen Charakter zeigten. Führen jedoch eine oder mehrere große Varicen in die unmittelbare Geschwürsnähe (wie in Abb. 838), so ist ein Zusammenhang sehr wahrscheinlich. Vgl. dagegen Abb. 839!

Aus dem *Aussehen* des Geschwürs können wir, wie sich nach dem Gesagten ergibt, zwar auf das *Stadium* schließen, in dem es sich befindet, aber nicht ohne weiteres auf einen besonderen *Ursprung*. So würde man weit fehlen, wollte man jedesmal aus etwas polycyclischer Form und serpiginösen Rändern Lues oder aus Unterhöhlung Krebs folgern. Wo sich freilich die polycyclische Form sehr deutlich ausprägt, vielleicht an mehreren Geschwüren, wo daneben auch wie mit dem Locheisen ausgeschlagene runde, nieren- oder hufeisenförmige Hautdefekte vorhanden sind, und wo wir statt des diffusen, derben, schmerzhaften Infiltrates als Anfangsstadium gut begrenzte, wenig schmerzhafte Gebilde, Hautgummen, vorfinden, da stellen wir ohne weiteres die Diagnose „*Lues*".

Ausschlaggebend ist in weniger klassischen Fällen oft die *Lokalisation* der krankhaften Verände-

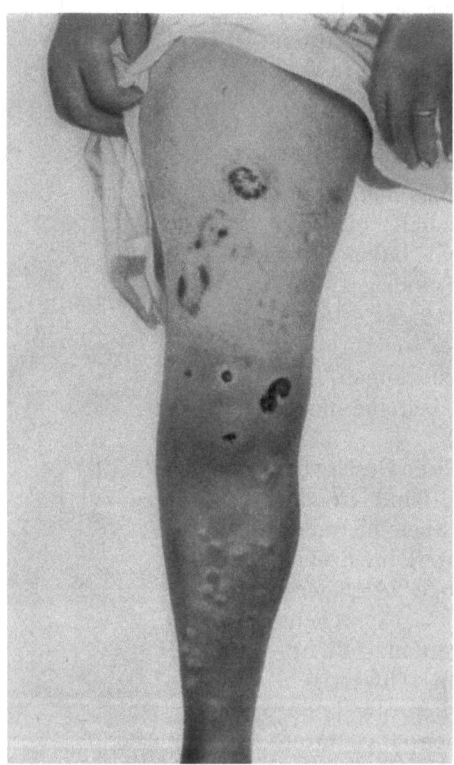

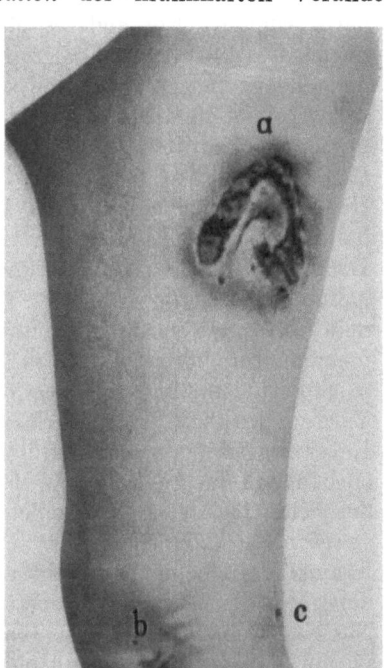

Abb. 839. Tertiärsyphilitische Geschwüre am rechten Bein bei gleichzeitigen, sehr ausgesprochenen Varicen.

Abb. 840. Derselbe Fall wie in Abb. 839, 1 Jahr später. Linkes Bein. *a* florides hufeisenförmiges Geschwür; *b* strahlige Narbe; *c* vernarbendes Geschwür.

rungen. Die gewöhnlichen Unterschenkelgeschwüre sitzen an der unteren Hälfte des Unterschenkels, bis zu den Malleolen herunter. In diesem Bereiche können sie an jeder Stelle, vorn, hinten, außen, innen auftreten und selbst ringförmig werden. Sitzt dagegen ein Geschwür höher oben, in der Nähe des Knies, oder weit unten auf dem Fußrücken, so kann es zwar immer noch von einer Verletzung oder einem geplatzten Varix herrühren; es ist aber, wenn ein derartiger Ursprung fehlt, sozusagen immer syphilitisch oder tuberkulös. Bisweilen finden wir luische Geschwüre unmittelbar auf dem Kniegelenk an einer Stelle, wo echte varicöse Geschwüre nicht vorkommen.

Abb. 839 stammt von einer kräftigen Bäuerin, die wegen „Unterschenkelgeschwür" ins Spital kam. Die reichlichen Krampfadern, mit welchen sie zur Stütze ihrer Diagnose ausgestattet war, sowie ihr ganzes Aussehen mußten den Anfänger veranlassen, von der Annahme Lues ohne weiteres Abstand zu nehmen, um so mehr, als sie 13 Geburten ohne Fehlgeburt hinter sich hatte. Die Geschwüre saßen aber an der oberen Hälfte des Unterschenkels, zum Teil vor dem Knie, und oberhalb des letzteren fand sich eine Gruppe scharf umschriebener roter, in Erweichung begriffener Infiltrate. Von der Patella der anderen Seite war eine strahlige Narbe zu sehen, die nach der Angabe der Patientin von einem ähnlichen, vor 10 Jahren durch ein „Mittel" geheilten Geschwür herrührte. Mehr brauchte es nicht, um die Diagnose zu stellen. Das Jodkalium — es war vor Wassermann und Salvarsan — leistete die erwarteten Dienste. Einige Monate später erfuhr ich zufällig von

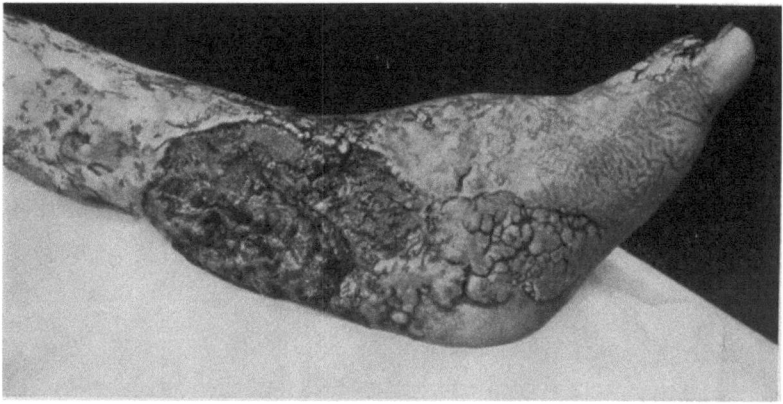

Abb. 841. Krebsig gewordenes Unterschenkelgeschwür, mit papillärer Hypertrophie der Haut am Fuße.

einem Arzte, daß er diese Frau 20 Jahre früher wegen einer frischen, von ihrem ersten Manne stammenden Lues behandelt hatte. — Nach 1 Jahr zeigte sich uns die Patientin wieder, diesmal mit einem Geschwür am linken Oberschenkel, dessen Form so bezeichnend

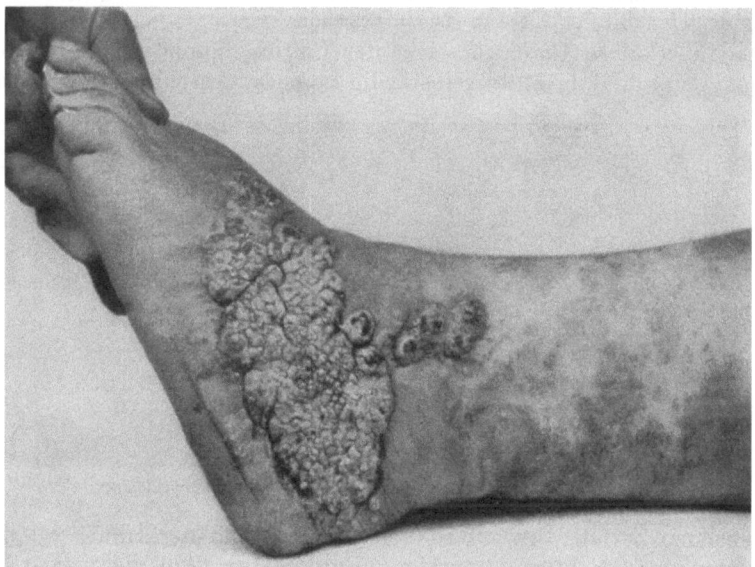

Abb. 842. Narben von luischen Geschwüren mit papillärer Hauthypertrophie am Fuße.

war, daß wir es in Abb. 840 wiedergeben. Das Bild zeigt überdies bei *b* noch die oben erwähnte, alte strahlige Narbe.

Ich habe oben gesagt, daß unterhöhlte Ränder nicht genügen, um den Verdacht auf „*Krebs*" wachzurufen. Sie sind aber hierfür auch nicht unbedingt nötig. Ein Krebs kann auch ohne dieses Zeichen vorhanden sein. Entsteht auf einer alten Narbe — diese sind ganz besonders zu Krebs geneigt — ein Geschwür, das nicht nur nicht heilen will, sondern das sich allmählich immer weiter ausdehnt, und welches — ein noch wichtigeres Zeichen — sich nie mit schönen

roten Granulationen bedecken will, so werden wir ein Stück Randpartie her-
ausschneiden und histologisch untersuchen. Bisweilen wird man erst durch das
Auftreten von derben Drüsenschwellungen in Kniekehle und Schenkelbeuge
auf die Diagnose „Krebs" aufmerksam.

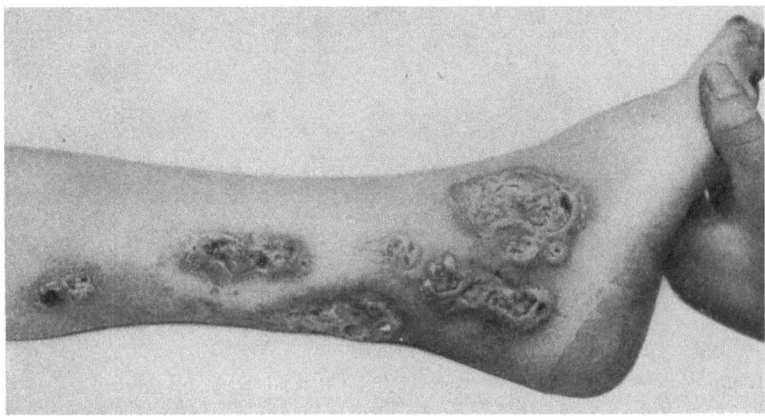

Abb. 843. Tuberkulöse Geschwüre des Unterschenkels bei Knochentuberkulose (Scrofuloderma).

Nicht mit Krebs zu verwechseln ist die papilläre Hypertrophie, die am Fuß als Äußerung
der chronischen Zirkulationsstörung bei den verschiedenen Formen von Unterschenkel-
geschwüren vorkommt (Abb. 841 und 842) und die mit der unter den gleichen Umständen
oft beobachteten diffusen Elephantiasis in Beziehung steht.

Das tuberkulöse Geschwür sieht der Chirurg besonders in der Form des
„*Skrofuloderms*", d. h. eines selbständig oder im Anschluß an Knochenherde

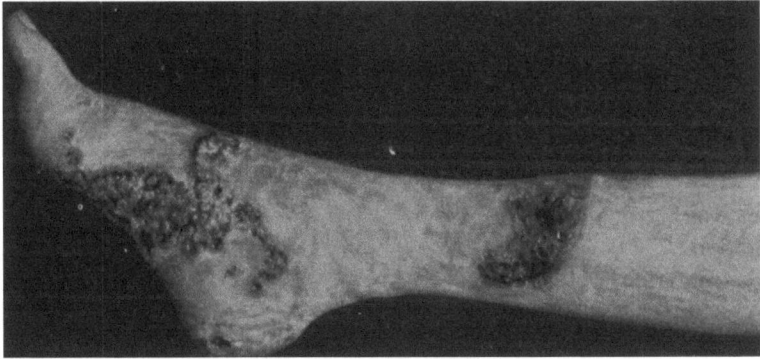

Abb. 844. Lupus exulcerans des Fußes und des Unterschenkels.

entstehenden Zerfalls des subcutanen Gewebes und der Haut, mit blauroten
Infiltraten und buchtigen, torpiden Hautdefekten (Abb. 843). Der „*Lupus*"
(Abb. 844) unterscheidet sich hiervon durch seinen oberflächlicheren Sitz und
das Fehlen von käsigem Zerfall auch da, wo er zu Geschwürsbildung führt.

Als seltene, gelegentlich auch dem Chirurgen vorgestellte, meist nicht geschwürig
werdende subcutane Tuberkulosen erwähnen wir das „*Erythema induratum*" (BAZIN) und das
„BOECKsche *Sarkoid*". Die Knoten sind bei beiden derb, und die Haut zeigt über dem
letzteren feinste Gefäßerweiterungen.

107. Schwellungen und Geschwülste am Unterschenkel.

Die Schwellungen und Geschwülste des Unterschenkels zeigen ähnliche
Verhältnisse, wie wir sie für den Oberschenkel eingehend besprochen haben.

Immerhin sind für den Unterschenkel einige Besonderheiten zu erwähnen. Wir beginnen mit den

1. Weichteilerkrankungen. Unter den gutartigen Geschwülsten sind die Fibrome und Fibroneurome hervorzuheben. Als nicht den Neubildungen angehörige Schwellung tritt ganz besonders die „*Elephantiasis*" hervor, mit ihren verschiedenen, klinisch aber nicht immer erfaßbaren Ätiologien (s. Abb. 845). Sie ist meist die Folge einer angeborenen Gefäßanomalie, oder einer erworbenen Lymphstauung (Filariosis, Exstirpation der Lymphdrüsen) oder, in ihren leichtesten Formen, eine Teilerscheinung des sog. „*varicösen Symptomenkomplexes*" (Abbildung 838).

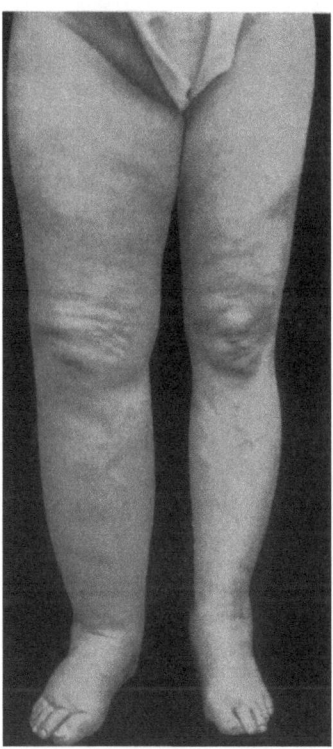

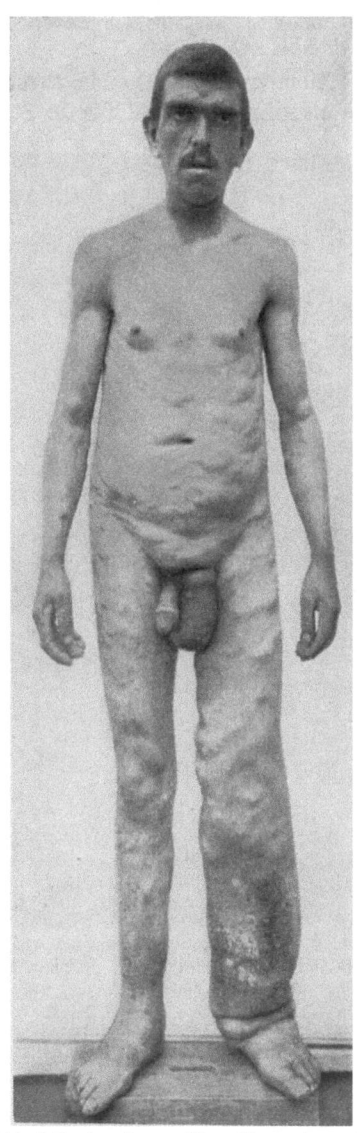

Abb. 845. Elephantiasis ohne bekannte Ursache bei 68jähriger Frau.

Abb. 846. Angeborene Neurofibromatose mit Elephantiasis.

Viel seltener hängt die Elephantiasis mit angeborenen Störungen der Lymph- und Blutgefäßentwicklung zusammen. Sie ist dann bisweilen eine Teilerscheinung einer allgemeinen (Abb. 846) oder auf die Extremität beschränkten Neurofibromatose.

Wir wollen auf das Hauptelement des varicösen Symptomenkomplexes, die „Varicen", hier kurz eingehen.

Ist die Schlängelung der Venen sichtbar, ist das Lumen derselben durchgängig, so daß sich die Geschwulst durch leichten Druck und durch Lageveränderung entleeren läßt, so bietet die Diagnose keine Schwierigkeiten dar.

Ob die Venenklappen insuffizient geworden sind, zeigt der TRENDELENBURGsche Versuch:

Entleert man durch Flachlagerung der Extremität das Blut aus den Venen und läßt dann den Patienten aufstehen, während man den Stamm der V. saphena magna durch Fingerdruck geschlossen hält, so bleiben die Varicen leer. Sobald man aber den Druck auf die Vene wegläßt, schießt das Blut sichtbar abwärts und füllt die Venenkonvolute (vgl. Abb. 847 und 848).

Auch wenn die Venen thrombosiert sind, ist die Diagnose leicht, solange sie als einzelne geschlängelte Stränge erkennbar sind. Nur in Gegenwart eines

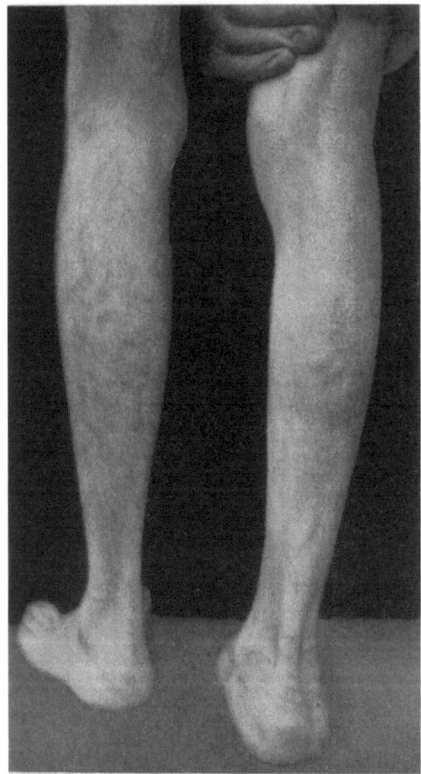 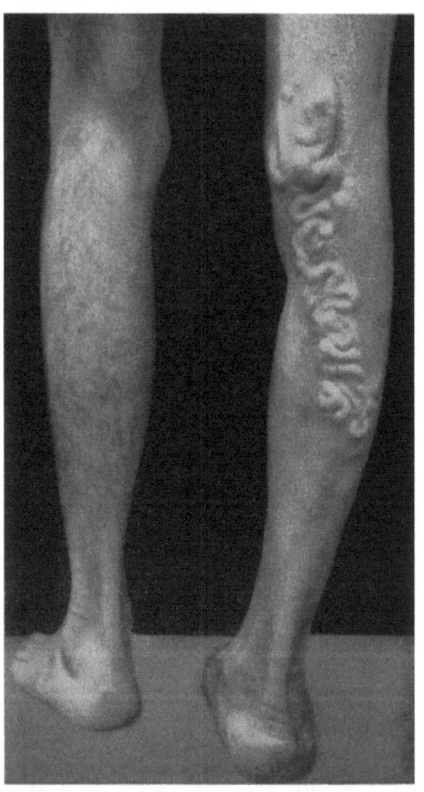

Abb. 847. Varicen nach Entleerung und während der Kompression des Stammes der V. saphena magna.   Abb. 848. Derselbe Fall nach Weglassen des Druckes auf die Vene (TRENDELENBURGsches Phänomen).

isolierten, geschwulstähnlich aussehenden, thrombosierten Venenkonvolutes könnte der Anfänger stutzig werden, wenn ihm nicht die Anamnese zu Hilfe käme.

Für die Feststellung „tiefer Varicen" (eines früher sicher zu oft gebrauchten Ausdruckes) hat sich folgender Test bewährt: Oberhalb der Kniekehle wird eine Blutdruckmanschette bei liegendem Patienten auf 250—300 mm Hg aufgepumpt. Erheben des Beines und Weißmassieren der Zehen, des Fußes und der distalen Unterschenkelhälfte. Läßt man diesen Unterschenkel senkrecht herunterhängen, so bleibt der Fuß normalerweise 1—2 Min. lang weiß. Rasche Blutfüllung (in 15—30 Sek.) spricht für größeren venösen Reflux und damit für klappeninsuffiziente tiefe Varicen, falls oberflächliche nicht gesehen werden können.

An Anstrengungs- oder Ermüdungsthrombose (Thrombose d'effort) werden wir denken, wenn bei einem Varicenträger während der Ausführung einer länger anhaltenden oder mühsamen Arbeit (Radfahren, Skilaufen, langes und rasches Gehen oder Treppaufgehen usw.) plötzlich Schmerzen in einem Varix auftreten mit baldiger Thrombosierung dieses Venenbezirks. Vorgängige leichtere Schmerzen in den chronisch überdehnten Varicen sind oft die Vorboten dieser auf Materialermüdung beruhenden Dehnungsschäden (*Kamatophlebie* nach LENGGENHAGER).

Eine der zahlreichen eigenen Beobachtungen diene als Beispiel: Ein 45jähriger Mann mit großer, präpatellarer Varice, spürt während eines Korbballspiels im Moment plötzlichen Anhaltens aus vollem Lauf (ohne mit einem Gegner zusammengestoßen zu sein) einen reißenden Schmerz in dem Varix. Erst nach 10 Min. konstatiere ich eine Thrombosierung dieses Varix, und Blau- und Gelbverfärbung nach einigen Tagen erklärten ebenfalls die Diagnose Ermüdungsthrombose oder Kamatophlebie. Die Ermüdung bezieht sich auf das *Material* der Venenwand (analog Ermüdungsfraktur am chronisch überlasteten Knochensystem).

2. Die Knochenveränderungen sind aus anatomischen Gründen der Untersuchung viel leichter zugänglich und deshalb leichter zu beurteilen als am Oberschenkel. Wir beginnen mit den akuten Veränderungen.

A. Akute Erkrankungen.

Das Paradigma für die akuten Erkrankungen ist die *„akute Osteomyelitis"*. Diese Diagnose stellen wir, wenn der Patient, meist ein junger Mensch, plötzlich unter heftigen Fiebererscheinungen erkrankt und eine mehr oder weniger ausgedehnte, hochgradig schmerzhafte Schwellung der Tibia aufweist, bei der es rasch zu Ödem und Hautrötung und weiterhin zu Fluktuation kommt. Wer das pathologisch-anatomische Bild der Erkrankung, wie es Abb. 849 schematisch und Abb. 850a—d im Röntgenbild darstellt, mit seinen verschiedenen Stadien gegenwärtig hat, der wird sich in der Diagnose leicht zurechtfinden. Zwei Umstände erleichtern dieselbe in einzelnen Fällen: ein der Erkrankung vorangegangenes Trauma und das Vorhandensein eines eitrigen Prozesses (Furunkel usw.) irgendwo im Organismus. — Von der so häufigen Beteiligung der Nachbargelenke am Entzündungsprozeß haben wir an anderer Stelle gesprochen. Dieselbe hat diagnostisch insofern Bedeutung, als bisweilen ob der Gelenkerkrankung der ursprüngliche Knochenherd übersehen wird.

Der traumatische Ursprung der Osteomyelitis ist nicht selten. Meist beträgt das Intervall nur wenige Tage. Es kann aber erheblich länger dauern, besonders bei den subakut oder chronisch verlaufenden Fällen.

Eine bakteriologische Diagnose läßt sich aus dem klinischen Befund nur dann stellen, wenn ihr eine spezifische Infektion vorangegangen ist, so Furunkulose (Staphylococcus aureus), Typhus (Typhusbacillus), Pneumonie (FRÄNKELscher Diplococcus) usw. Liegt kein derartiger Anhaltspunkt vor, so werden wir der Häufigkeit nach eine Staphylokokkenerkrankung annehmen.

Hie und da wird Weichteilentzündung und bloße Entzündung des Periosts für Osteomyelitis gehalten. Dies gilt auch von jenen flüchtigen Weichteilschwellungen, wie wir sie bei Endokarditis (mit Infektion durch einen Streptococcus vom Viridanstypus) ab und zu sehen. Ein Beispiel hierfür ist bei der Besprechung der otogenen Sepsis gegeben worden.

B. Chronische Entzündungsprozesse und Geschwülste.

Die schon beim Oberschenkel angetroffenen Schwierigkeiten in der klinischen Unterscheidung zwischen chronischen Entzündungsprozessen und Geschwülsten sind beim Unterschenkel deshalb größer, weil hier Lues und Tuberkulose in ganz anderer Weise als beim Femur mit in Konkurrenz treten.

Folgender Fall zeigt, wie schwierig die Beurteilung unter Umständen sein kann: Ein 68jähriger Mann hatte seit einem Jahr eine Schwellung an der Vorderfläche der Tibia bemerkt und dieselbe schmerzhafter Empfindungen wegen wie gewohnt dem Rheumatismus zugeschrieben. Befragung des Arztes, unentschiedenes Röntgenbild und Wegbleiben des Patienten aus ärztlicher Überwachung. Allmähliche Zunahme der Schwellung. Die Lokalisation und das Anfühlen ließen an Gumma denken, um so mehr, als der Patient Lues durchgemacht hatte. Die WASSERMANN-Reaktion war allerdings negativ. Der schmerzhafte Charakter der Affektion ließ eine akute entzündliche Erkrankung als möglich erscheinen, und

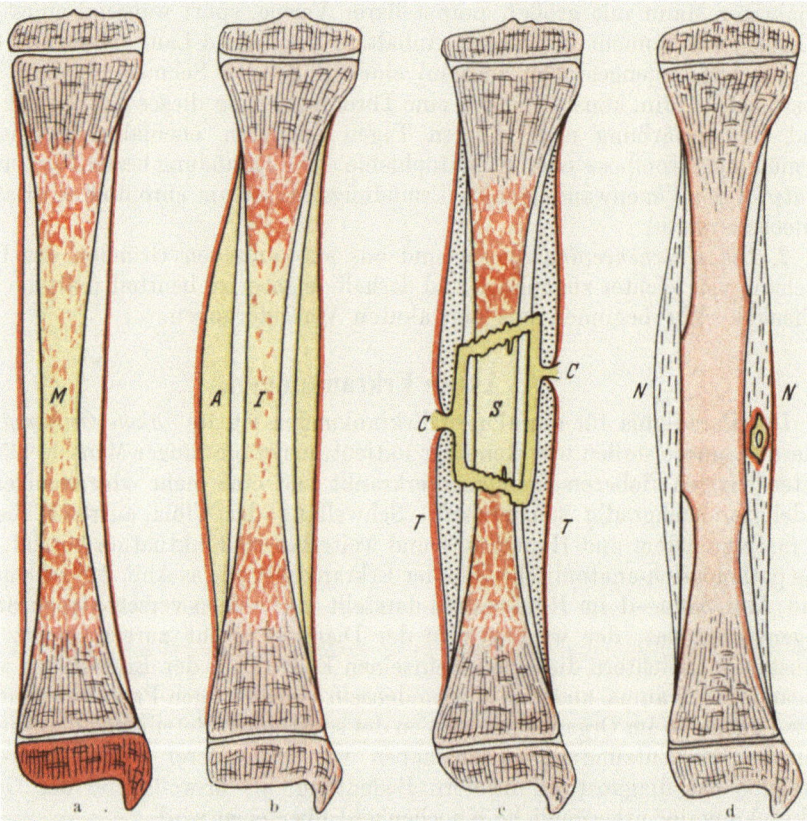

Abb. 849a—d. Verlauf der akuten Osteomyelitis der Tibia. a Entzündliche Infiltration des Knochenmarks. M Beginn der Eiterung in demselben. Entzündung des Periosts. b Eiterung innerhalb (I) und außerhalb (A) des Knochens. Das Periost durch den Eiter abgehoben. c Bildung des Ringsequesters (S). Periostale Knochenneubildung, Totenlade (T), mit Kloaken (C), Granulationsbildung im Diaphysenmark. d Ersatz des Sequesters durch den neugebildeten Knochen (N), der den Charakter von Compacta annimmt. Regeneration des Knochenmarks. Nachträgliche Bildung eines kleinen Corticalsequesters in dem neugebildeten Knochen.

Hellrot = normales Knochenmark; rot = entzündliche Infiltration; grün = Eiterbildung.

da konnten sowohl eine Typhusosteomyelitis als eine Staphylokokkenerkrankung in Betracht kommen, da der Patient Typhus hinter sich hatte, aber auch eine, kurze Zeit vor dem Auftreten der Schwellung durchgemachte Furunkulose. Die Typhusagglutination des Blutes war freilich ebenfalls negativ. Das neu aufgenommene Röntgenbild zeigte einen reinen Knochendefekt, ohne Osteosklerose in seiner Umgebung und ohne Periostreaktion. Wir diagnostizierten und fanden bei der Operation ein Sarkom.

Um Übersicht zu gewinnen, wollen wir unterscheiden:

1. Die diffusen Entzündungsprozesse.

Bei diffusen Schwellungen denken wir vor allem an gelinde Formen von „*Osteomyelitis*" und in zweiter Linie an „*Syphilis*". Die Bildung einzelner umschriebener, auf der Vorderfläche der Tibia zerstreuter Entzündungsherde läßt die Diagnose gummöser Veränderungen stellen. Bei der chronischen oder chronisch gewordenen Osteomyelitis finden wir meist eine mehr diffuse Verdickung des Knochens. Freilich treten auch hier gelegentlich umschriebene Abscesse auf, die jeweilen nach Ausstoßung eines kleinen Sequesters ausheilen (s. Abb. 851).

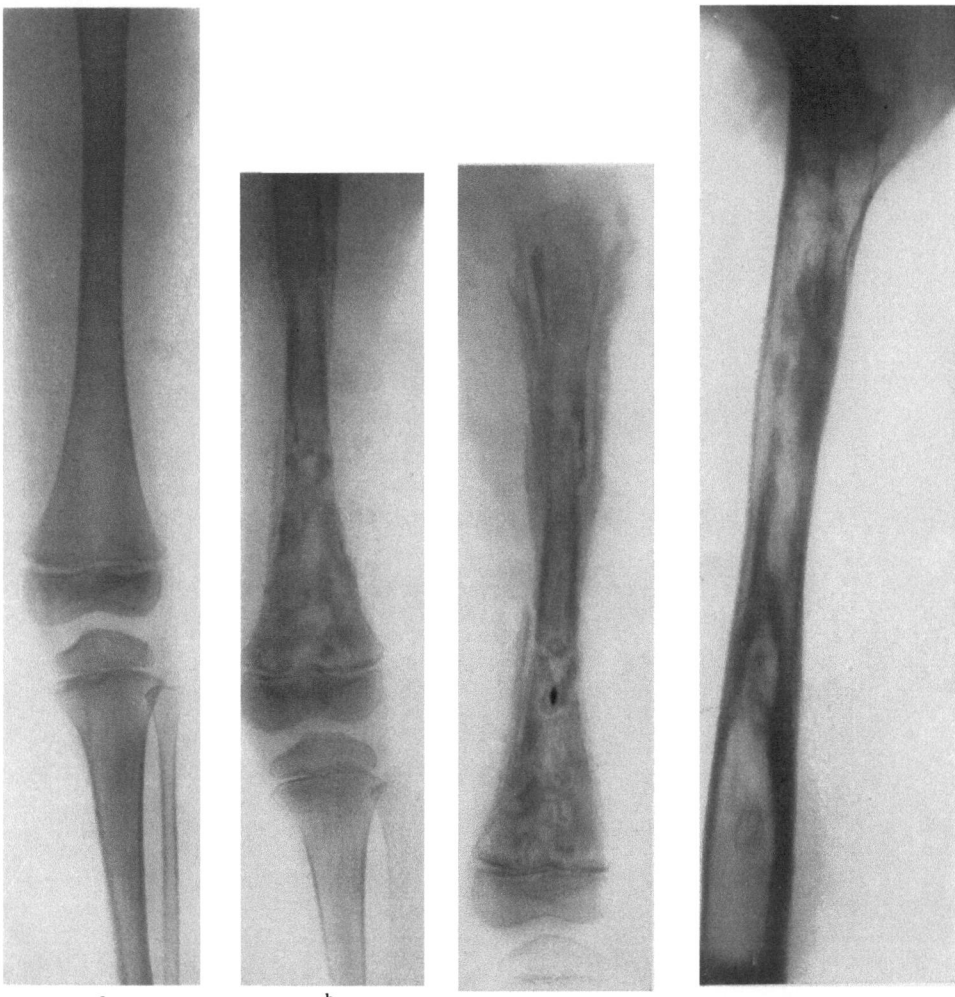

a   b   c   d

Abb. 850a—d. a Osteomyelitis acuta im Beginn, Knochen noch röntgenologisch intakt. b Zustand nach 7 Wochen. c Das Femursegment ist abgestorben (sequestriert). Zustand nach 10 Wochen. d Zustand nach der Heilung (8 Jahre später).

Im Kindesalter gibt sich die — hereditäre — Lues der Tibia meist nicht durch lokalisierte, gummöse Veränderungen, sondern als diffuse Infiltration des Periosts und im späteren Verlauf als diffuse Verdickung des Knochens zu erkennen (Abb. 852). Sie tritt, wie die chronische Osteomyelitis, oft schubweise auf, unterscheidet sich aber von der letzteren durch das Fehlen erheblicher Temperatursteigerungen und heftiger Schmerzen und meist durch die Beidseitigkeit. Bezeichnend ist dabei die Neigung der Tibia zu Verkrümmung mit Konvexität nach vorn („Säbelscheidenform"). Ausschlaggebend sind Anamnese und WASSERMANNsche Reaktion. Mit Vorliebe sind, dies sei nebenbei bemerkt, außer den Tibiae auch die Vorderarmknochen befallen.

Ein 7jähriges Mädchen leidet an periodisch auftretender, schmerzhafter Schwellung beider Tibiae. Es läßt sich eine diffuse druckempfindliche Verdickung des Knochens nachweisen (Abb. 853a und b). Fieber besteht dabei nicht. Die bisherige Behandlung ist gegen eine

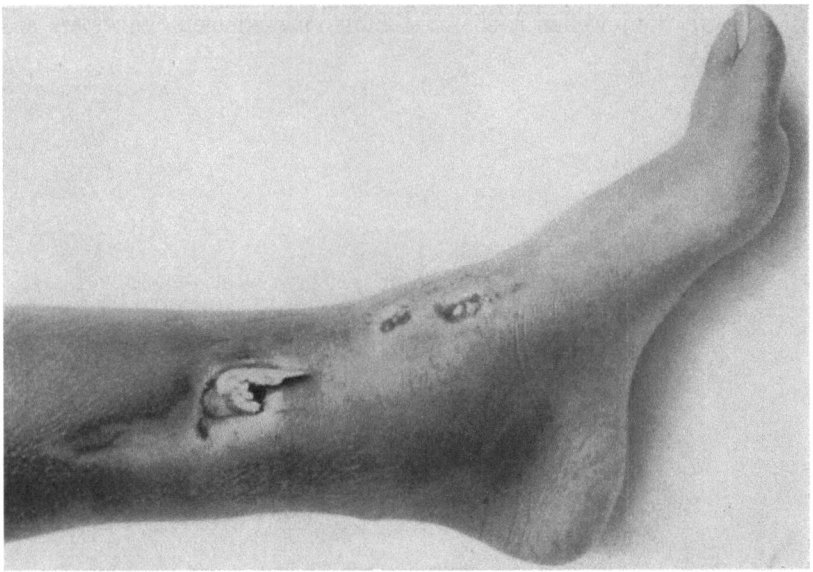

Abb. 851. Narbe, Fisteln, Geschwüre, Sequester bei Osteomyelitis tibiae.

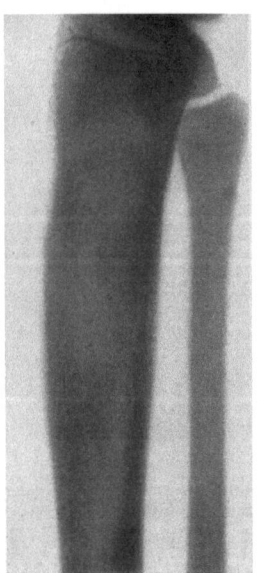

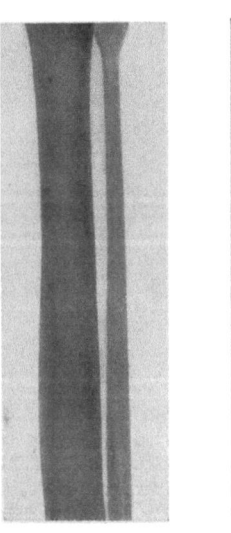

a   b

Abb. 852. Hereditäre Lues der Tibia. Umschriebene Form.

Abb. 853a u. b. a Hereditär-luische diffuse Periostitis der Tibia. b Normale Tibia eines gleich alten Kindes.

tuberkulöse Erkrankung gerichtet gewesen. Als einzigen anamnestischen Anhaltspunkt erfahren wir von der Mutter, daß der Vater zeitweise an einer geschwürigen Hauterkrankung gelitten habe. Antiluische Behandlung läßt die Erscheinungen rasch zurückgehen.

2. Die umschriebenen Schwellungen.

Wir bezeichnen als umschriebene Schwellungen die Veränderungen, bei denen die Schwellung und Druckempfindlichkeit sich höchstens auf die halbe

Länge der Tibia erstreckt, und wo die Erscheinungen deutlich von einem noch enger umgrenzten Bezirk ausgehen. Die Erkrankungen, welche hier hauptsäch-
lich in Betracht kommen, sind das isolierte „*Gumma*", die umschriebenen chronischen Formen der „*Osteomyelitis*" (d. h. in der Regel der Staphylomykose), die „*Tuberkulose*" und das „*Sarkom*".

Die Syphilis haben wir eben besprochen.

Bei Osteomyelitis tritt für die objektive Untersuchung die Schwellung und Knochenneubildung im Bereiche des Periosts in den Vordergrund, so daß man sich bisweilen mit der Diagnose einer *Periostitis* begnügt. Reine Periostitiden kommen vor, doch findet man häufiger das Knochenmark primär befallen.

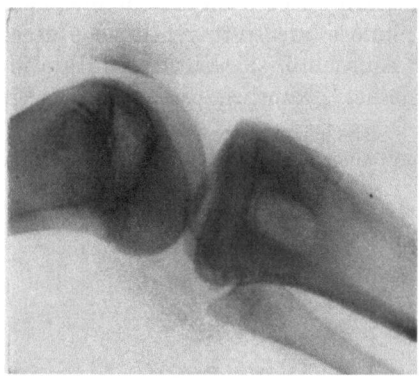

Abb. 854. Osteomyelitischer Herd (Knochenabsceß) im Tibiakopf.

Auch bei *tuberkulösen* Knochenmarksherden in der Diaphyse sieht man bisweilen eine ausgesprochene Periostreaktion in Form von Knochenneubildung. Dieselbe ist aber bescheidener als bei akut-osteomyelitischen Prozessen und weniger mächtig als bei Lues.

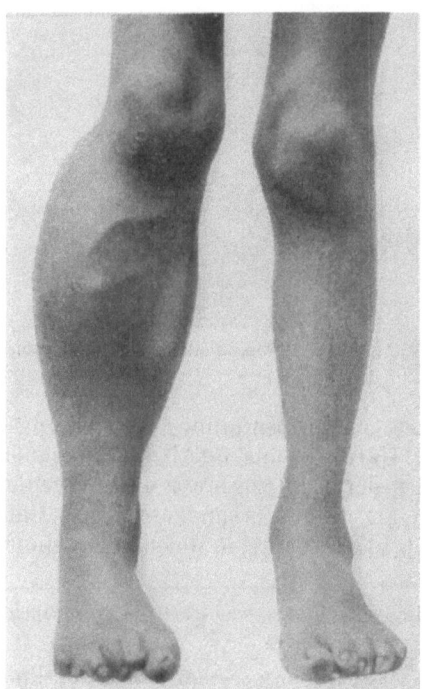

Abb. 855. Riesenzellsarkom der Fibula.

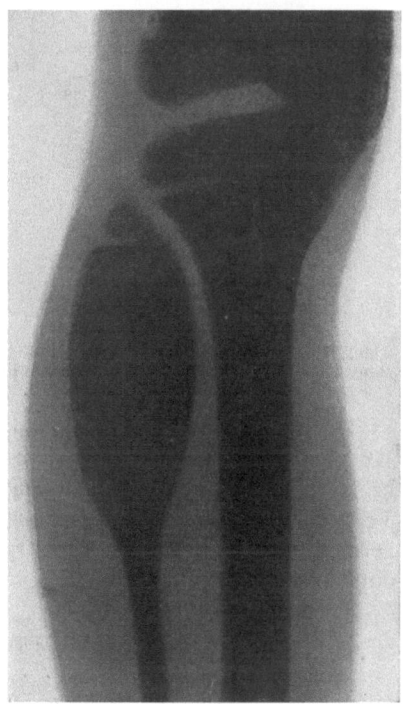

Abb. 856. Röntgenbild zu Abb. 855.

Zur weiteren Besprechung wollen wir *Diaphyse* und *Epiphyse* auseinanderhalten.

a) Früher nahm man in der *Diaphyse* Tuberkulose sozusagen nur bei Kindern an und rechnete die Diaphysenerkrankungen des Erwachsenen kurzweg zur Osteomyelitis. Dies ist im allgemeinen zutreffend. Die Erfahrung zeigt aber, daß tuberkulöse Markherde in der Tibiadiaphyse auch beim Erwachsenen vorkommen.

Gibt weder die Anamnese noch der übrige Befund — anderweitige tuberkulöse oder osteomyelitische Herde — einschließlich der Tuberkulinreaktion Aufschluß, so bleibt uns nichts übrig, als uns mit der anatomischen Diagnose eines „Knochenabscesses" zu begnügen.

Säße der Eiter schon unter der Haut, so würden Kulturen aus dem durch Probepunktion gewonnenen Material nach 2 Tagen zeigen, ob die Erreger akuter Eiterung vorhanden sind oder nicht. Negatives Ergebnis spräche mit Wahrscheinlichkeit für Tuberkulose. Ist der Eiter ohne Operation nicht zu erreichen, so werden wir die bakteriologische Untersuchung desselben nach der Operation nicht versäumen, da eine richtige Diagnose für Prognose und weitere Therapie entscheidend ist.

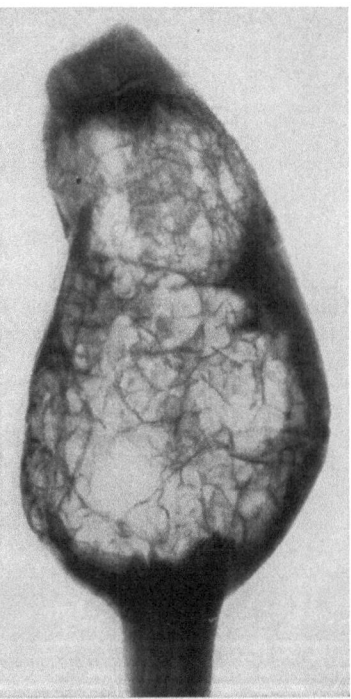

Abb. 857. Riesenzellsarkom (sog. Aneurysma) der Fibula. Röntgenbild des durch Operation gewonnenen Präparates.

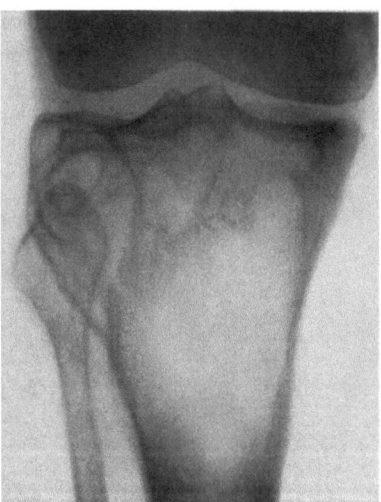

Abb. 858. Riesenzellsarkom des Tibiakopfes.

Stellt sich die Geschwulst als spindel- oder rübenförmige Auftreibung des Knochens dar, und finden wir bei der Untersuchung deutliches Pergamentknittern, so nehmen wir eine ins Gebiet der Ostitis fibrosa cystica gehörige Veränderung oder ein Riesenzellsarkom an, beim Vorhandensein von Gefäßgeräuschen ein sog. Knochenaneurysma, d. h. eine Cyste, in welche sich sekundär eine Arterie eröffnet hat.

Für die Deutung des Röntgenbildes verweisen wir auf das, was wir bei der Besprechung der Geschwülste des Humerus und des Femur gesagt haben.

b) Für die Herde in den *Epiphysen* ist das Vorherrschen der Tuberkulose allgemein anerkannt, aber Epiphysenosteomyelitiden kommen ebenfalls in Form der zentralen, sog. BRODIE-Abscesse mit oft dicker, sklerotischer Begrenzung vor (Abb. 854). Besonders in der unteren Tibia-Epiphyse kommt diese Form des Knochenabscesses oft sogar bilateral vor. Will das Krankheitsbild nicht mit demjenigen eines entzündlichen Prozesses übereinstimmen, ist die Form der Schwellung vielleicht eine etwas unregelmäßig höckerige, oder gehen ihre Dimensionen über das hinaus, was man bei umschriebenen Entzündungsprozessen zu sehen gewohnt ist, so müssen wir an eine Neubildung denken.

Für Einzelheiten verweisen wir auf die Besprechung der Geschwülste des Oberarmes und des Oberschenkels. Zu beachten ist, daß Temperatursteigerungen

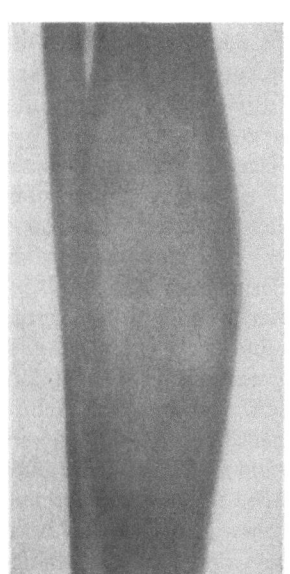

Abb. 859. In der Markhöhle entstandenes Fibrosarkom der Tibia.

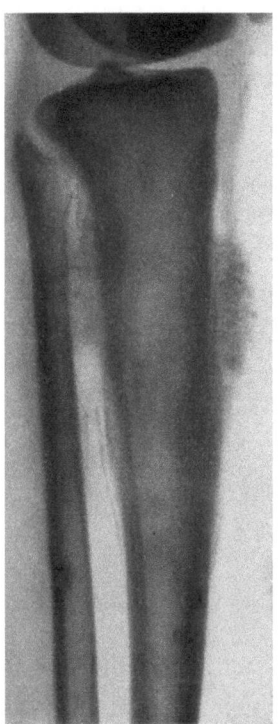

Abb. 860. Periostales Sarkom der Tibia mit radiärer Knochenwucherung.

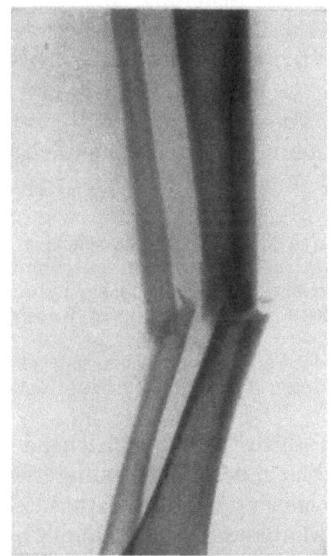

Abb. 861. Querfraktur durch direktes Trauma.

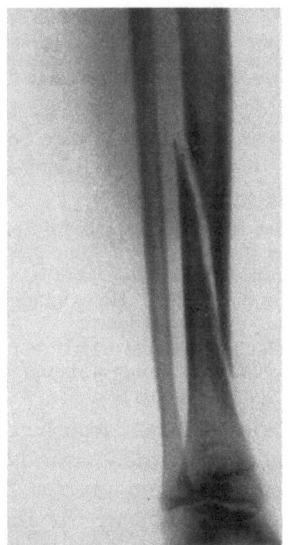

Abb. 862. Schrägfraktur durch Biegung.

von 38⁰ und mehr auch bei durchwachsenden Sarkomen beobachtet werden. Einige typische Beispiele von Unterschenkelgeschwülsten bringen die Abb. 855 bis 860.

108. Verletzungen im Bereiche des Unterschenkels und des Fußgelenks.

Den Skeletverletzungen der Knöchelgegend wollen wir einige Bemerkungen über die Diaphysenfrakturen des Unterschenkels vorausschicken, sozusagen als Paradigma für die Frakturen der langen Röhrenknochen überhaupt.

A. Unterschenkelschaft.

Jede Schaftfraktur erkennen wir sofort an der Stützunfähigkeit der Extremität und am Sitz von Schwellung und Druckempfindlichkeit. Nur isolierte

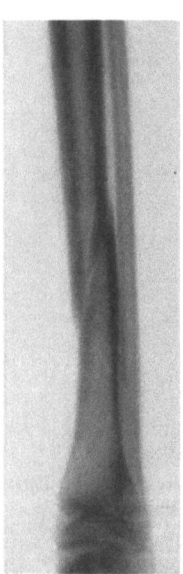 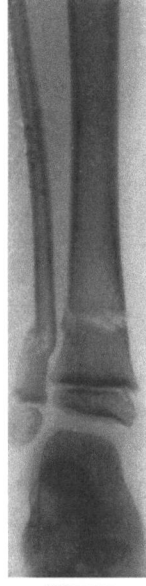

Fibulafrakturen und feine Sprünge in der Tibia können das Stehen noch erlauben. Bisweilen ist die Weichteilschwellung so gering, daß wir Form und Ausdehnung der Fraktur schon aus der Palpation der Fragmente und der Bestimmung der Zone örtlicher Druckempfindlichkeit erkennen können. Die Diagnosen Querbruch (siehe Abb. 861) und Schrägbruch (s. Abb. 862) können oft schon aus diesem Zeichen gestellt werden, während die Schraubenlinie der Torsionsfraktur (unrichtig auch Spiralbruch genannt) sich erst im Röntgenbild erkennen läßt. In anderen Fällen verdeckt das Hämatom die örtlichen Veränderungen und die Form der Fraktur läßt sich, wenn überhaupt, bloß aus dem Hergang der Verletzung erschließen: direkter Stoß verursacht quere Abscherung, Biegung Schräg- oder Dreieckbruch, Torsion Schraubenbruch (s. Abb. 863), Stauchungsfraktur (s. Abb. 864).

Abb. 863.
Schraubenfraktur
durch Torsion.

Abb. 864.
Subperiostale
Stauchungsfraktur.

Wichtig ist das Bestehen von mit hämorrhagischer Flüssigkeit gefüllten Blasen, denn es weist auf eine schwere Schädigung oder Stauung des subcutanen Zellgewebes und der tiefen Schichten der Haut hin und damit auf die Gefahr spontaner Perforation.

Im Anschluß an größere Zertrümmerungsfrakturen kommt es oft zu starkem Schock, wobei die Fettembolie eine große Rolle spielt. Wird in solchen Fällen eine unmittelbare Reposition durch Längszug verursacht, so verschlimmern sich die Schocksymptome unter dem zunehmenden Hämatomdruck, wobei noch mehr Fetttropfen in die Knochenmarkvenen gepreßt werden.

Die meisten Schwierigkeiten für die Beseitigung der Verkürzung machen uns bekanntlich die Schrägfrakturen, während die Gefahr der späteren *Pseudarthrose* hauptsächlich bei den Querfrakturen besteht.

Wie an jedem Knochen, so können auch an der Tibia schleichende Frakturen, sog. Ermüdungsfrakturen bei Überlastung des Knochenmaterials auftreten. In einem unserer Fälle kam es infolge der winkligen Ankylose nach Kniegelenkseiterung zur Bildung einer Spontanfissur in der sekundär anders belasteten Tibia.

Eine sehr wichtige Weichteilverletzung des Unterschenkels stellt die *Zerreißung der Achillessehne* dar. Wichtig deshalb, weil nach Nichterkennen sich später der traumatische Hackenfuß ausbildet (s. Abb. 939). Diese Verletzung, die durch Schlag auf die gespannte, untere Wadenpartie, aber auch durch gewollten oder ungewollten Sprung entstehen kann, wird oft übersehen, weil das Fußgelenk durch die langen Zehenbeuger noch flektiert werden kann. Die Diagnose stützt sich auf 2 Dinge:

1. Deutliche, quere *Dehiszenz* im Verlauf der Achillessehne beim passiven Dorsalbeugen des Fußgelenkes.

2. Unfähigkeit, den manuell fixierten Calcaneus aktiv flektieren zu können.

B. Knöchelgegend.

Bestimmend für den Gedankengang bei der Untersuchung traumatischer Schädigungen der Knöchelgegend ist das Vorhandensein oder Fehlen einer Formveränderung. Wir wollen deshalb dieses Moment als Einteilungsprinzip benutzen, so wenig wissenschaftlich dasselbe auf den ersten Blick auch erscheinen mag.

1. Verletzungen ohne Formveränderung.

Ist der Fuß nach einer Verletzung normal geformt geblieben oder höchstens leicht angeschwollen, so schließen wir jede Form von Luxation und von Fraktur mit Verschiebung aus. Damit engen sich unsere differentialdiagnostischen Erwägungen auf das Gebiet der Kontusion, der Distorsion und der nicht mit Verschiebung verbundenen Frakturen ein.

Auf die „*Kontusion*" gehen wir hier nicht ein, da sich die Diagnose derselben leicht aus der Natur der Verletzung ergibt, und da sie keine differentialdiagnostischen Schwierigkeiten darbietet.

Wie beim Hand- und Ellenbogengelenk, so ist auch hier die Diagnose der „*Distorsion*" eine Diagnose per exclusionem, d. h. sie ist erst erlaubt, wenn wir eine „*Fraktur*" ausgeschlossen haben. Immerhin gibt die *Anamnese* oft schon einen Fingerzeig. Klagt jemand nach einer vielleicht nicht sehr bedeutenden Gewalteinwirkung auf sein Fußgelenk (sog. Übertreten) über allmählich zunehmende, auch bei völliger Ruhe nicht gänzlich schwindende spannende Schmerzen, so läßt uns dies auf eine Distorsion schließen. Hatte er dagegen im Moment des Traumas einen heftigen Schmerz verspürt, der bei Ruhelage rasch zurückgeht und nur bei jeder Bewegung sich wieder frisch einstellt, so werden wir a priori eher eine Fraktur vermuten.

Der Grund hierfür ist einfach: Der im Augenblick des Unfalls oft nicht bedeutende, aber allmählich zunehmende und trotz der Ruhe nicht schwindende Schmerz weist auf einen Bluterguß ins Gelenk hin, wie er bei vielen Distorsionen eintritt. Eine Fraktur kann zwar auch zu einem intraartikulären Erguß führen, doch steht dieser unter geringerer Spannung, weil der Knochenbruch dem Blute einen Weg in das umgebende Gewebe geöffnet hat. Daß der Frakturschmerz, nachdem der Bruch einmal zustande gekommen ist, bei völliger Ruhe schwindet und nur durch Bewegungen wieder angefacht wird, ist eine bei allen Knochenbrüchen gemachte Erfahrung. Damit soll nicht gesagt sein, daß wir bei jeder Distorsion das eben beschriebene Bild finden. Es gibt Verstauchungen, bei denen ein *extrakapsulärer* Bänderriß im Vordergrund steht, und wo der Schmerz wie bei Frakturen, hauptsächlich auf Bewegung hin eintritt.

Auch die *Funktionsstörung* ist nicht entscheidend. Der Anfänger ist geneigt, eine Distorsion anzunehmen, wenn der Patient noch herumgeht, eine Fraktur dagegen, wenn er dies nicht mehr tut. In Wirklichkeit verhalten sich die Dinge aber oft umgekehrt. Wir sehen nicht selten Patienten mit subperiostalen Malleolenfrakturen, besonders der Fibula, herumgehen, während ein Mensch mit starkem Erguß ins Gelenk ängstlich auch dann jeden Tritt vermeidet, wenn kein Knochen verletzt ist.

Für unsere Diagnose maßgebend ist vor allem die *Lokalisation der Druckempfindlichkeit*. Bevor wir zur Palpation übergehen, prüfen wir aber noch die

Empfindlichkeit bei Stoß in der Achse. Ausgesprochener Achsendruckschmerz spricht für eine Knochenverletzung in der Kontinuität, also für eine Fraktur der Tibia oberhalb der Malleolen oder für einen Bruch im Bereich der Fuß- wurzel. Reine Malleolenfrakturen ohne starke Verschiebung zeigen dagegen meist keinen Stoßschmerz. Nun tasten wir das Knöchelgelenk ab. Diffuse druckempfindliche Schwellung im Bereich des ganzen vorderen Umfanges desselben spricht für einen unter Spannung befindlichen Bluterguß, also einigermaßen für Distorsion. Wir untersuchen weiterhin die Enden der Unter- schenkelknochen. Finden wir an der Tibia eine oberhalb der Gelenklinie

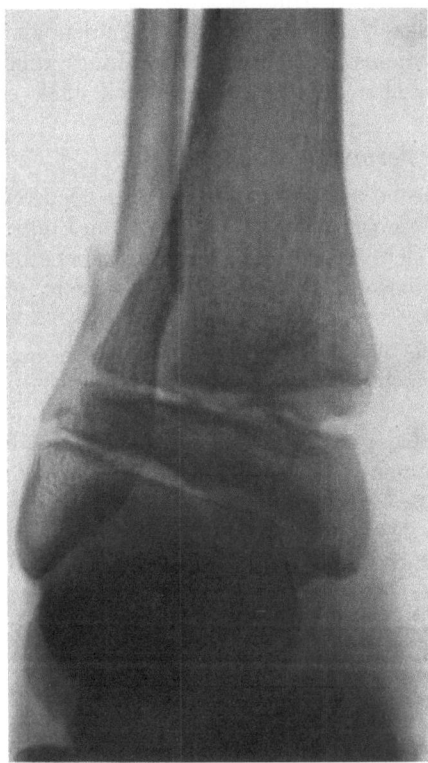

sitzende, die ganze Dicke des Kno- chens durchquerende, eng umschrie- bene Empfindlichkeit, so besteht eine supramalleoläre Fraktur, die beim wachsenden Individuum eine Epiphy- senlösung (s. Abb. 865) sein kann. Die Fibula wird in der Regel an irgend- einer Stelle bisweilen sehr hoch, ja unmittelbar unter dem Köpfchen druck- empfindlich und gebrochen sein. Fin- den wir die Kontinuität der Tibia normal, so tasten wir den Malleolus internus ab. Ist derselbe an seiner Spitze umschrieben druckempfindlich, so ist das innere Seitenband ab- oder eingerissen; wir haben also eine Distor- sion vor uns. Verläuft die Druckemp- findlichkeit quer über den Malleolus (Abb. 866, *1*) oder schräg, selbst direkt aufwärts (Abb. 866, *2* und *3*), so werden wir eine Fraktur desselben auch dann annehmen, wenn wir keine Bruch- spalte, keine scharfen Kanten und keine falsche Beweglichkeit fühlen. In gleicher Weise gehen wir am äuße- ren Knöchel vor. Auch hier beweist Druckempfindlichkeit an der Spitze einen Bänderriß, Druckempfindlich-

Abb. 865. Epiphysenlösung mit Fibulafraktur.

keit höher oben eine Fraktur. Viel öfter als an der Innenseite, aber auch nicht immer, können wir hier falsche Beweglichkeit nachweisen, indem wir das untere Fragment unter den Spitzen unserer Zeigefinger schaukeln lassen. Sitzt die Druckempfindlichkeit umschrieben am vorderen Rande der unteren Tibiafläche, so müssen wir an den Abbruch dieser Kante denken: Fractura marginalis anterior — sog. LAUENSTEINsche Fraktur (s. Abb. 867). Finden wir umgekehrt umschriebene Druckempfindlichkeit auf der Hinterseite der Tibia, besonders nach innen von der Achillessehne, so ist der isolierte Abbruch der hinteren Tibiakante wahrscheinlich, der leicht mit einer bloßen Distorsion verwechselt wird —, die von BRUNS-MEISSNER und von DESTOT beschriebene Fractura marginalis posterior.

Sehr ausgesprochener örtlicher Druckschmerz weist, von den Malleolenspitzen ab- gesehen, beinahe mit Sicherheit auf eine Schädigung des Knochens hin. Immerhin gibt es Fälle, wo der Druckschmerz auch durch einen weit hinaufreichenden Band- und Periost- abriß bedingt zu sein scheint. Selbstverständlich spielt dabei auch der individuell ver- schiedene Grad der Reaktion auf Schmerz eine Rolle.

Die Fibulafraktur läßt sich oft noch durch ein weiteres Zeichen erkennen, nämlich durch die indirekte Druckempfindlichkeit. Drücken wir in der Mitte des Unterschenkels die Fibula gegen die Tibia und verspürt der Patient dabei

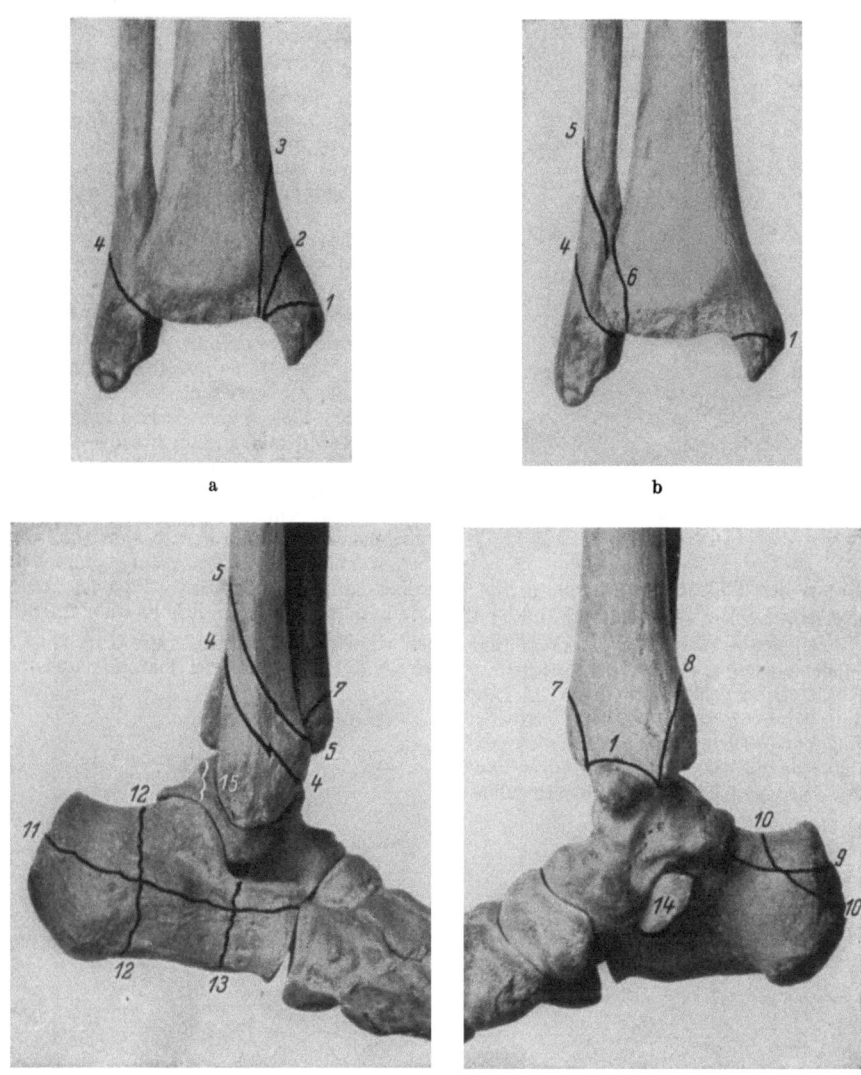

Abb. 866a—d. a Malleolenbrüche durch Adduktion. b Malleolenbrüche durch Abduktion. c Malleolenbrüche und Fersenbeinbrüche, von außen gesehen. d Ebenso, von innen gesehen.

1—3 Brüche des inneren Knöchels; *4—5* Brüche des äußeren Knöchels; *6* Fractura marginalis lateralis der Tibia (sog. 3. Fragment der Knöchelbrüche); *7* Fractura marginalis anterior; *8* Fractura marginalis posterior; *9—10* Rißbrüche des Fersenbeins; *11—13* Kompressionsbrüche des Fersenbeins; *14* Fractura sustentaculi tali; *15* Fractura processi posterioris tali.

einen umschriebenen Schmerz weiter unten, so ist an einer Fraktur oder zum mindesten an einer Fissur nicht zu zweifeln. Bei supramalleolären .Tibiafrakturen liegt die — leicht übersehene — Fibulafraktur oft am *oberen* Fibulaende.

Bei diesem Andrücken an die Tibia gibt die normale Fibula den deutlichen Eindruck des „Federns". Ist dieser federnde Widerstand aufgehoben, so liegt sicher eine Fraktur vor.

Es ist der Behandlung wegen wertvoll, die *Entstehungsweise des Bruches* und die genauere *Lage und Richtung der Bruchflächen* zu kennen. Man unterscheidet vor allem Knöchelbrüche durch gewaltsame Adduktion, durch Abduktion und durch Auswärtsrotation des Fußes (Fixation des Fußes bei Einwärtsdrehung des Beines), ferner durch Hyperflexion und Hyperextension desselben.

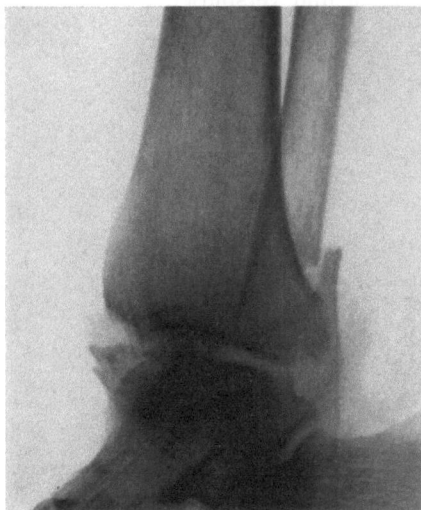

Abb. 867. Abbruch der vorderen Tibiakante. Bruch der Fibula.

Bei der *Adduktionsfraktur* (s. Abb. 868, 869 und 870) bricht regelmäßig der innere Knöchel ab, entweder in der Höhe der Gelenklinie oder mit einer schräg oder senkrecht nach oben verlaufenden Bruchlinie. Dazu gesellt sich oft eine Fraktur des äußeren Knöchels etwa in der Höhe der Gelenkspalte. Der Bruch des ersteren ist ein Biegungsbruch, derjenige des letzteren ein Rißbruch. Der Fuß steht normal oder in Adduktion, ausnahmsweise in nachträglich entstandener Abduktion.

Bei der *Abduktionsfraktur* (Abb. 871 und 872) wird der innere Malleolus in der Nähe seiner Basis abgerissen, während die Fibula nach der klassischen Anschauung an ihrer schwächsten Stelle, d. h. etwa 5—6 cm oberhalb der Knöchelspitze, wie die Röntgenbilder zeigen, oft aber auch weiter unten (Abb. 873) einknickt. Hierzu kommt ausnahmsweise ein Abriß bzw. eine Absprengung eines keilförmigen Fragmentes vom äußeren Rande der Tibia: Fractura marginalis lateralis (das „dritte Fragment" der französischen Autoren). Der Fuß steht normal oder subluxiert, in Abduktion und halber Plantarflexion.

Bei der *Fraktur durch Torsion* findet sich wie bei der Abduktionsfraktur, ein supramalleolärer Bruch der Fibula, ausnahmsweise ein Abriß am äußeren Tibiarande und meist ein Abriß des Malleolus internus. Die Fibulafraktur zeigt nicht die Form des Knickungsbruches, sondern diejenige des Schraubenbruches. Man darf aber das Bild das von hinten-oben absteigenden

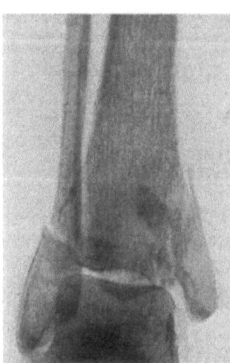

Abb. 868. Bimalleoläre Fraktur durch Adduktion. Tiefer Fibulabruch.

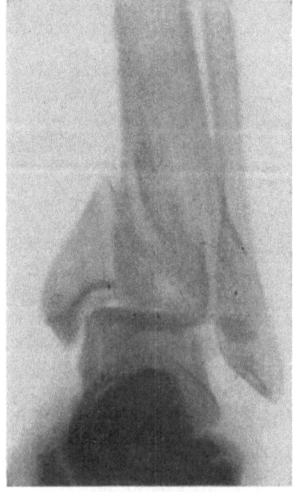

Abb. 869. Adduktionsfraktur mit Subluxation des Fußes nach innen.

Schrägbruches der Fibula nicht mit einem Schraubenbruch verwechseln. Profilaufnahme, die Platte an die Fibula gelegt, ist unerläßlich.

Auch durch übertriebene *Dorsal- und Plantarflexion* entsthen Knöchelfrakturen. Bezeichnend ist an der Fibula die schräg von hinten-oben nach vorn-unten verlaufende Bruchfläche, deren Häufigkeit zeigt, daß Gewalteinwirkungen im Sinne der Plantarflexion auch bei scheinbar reinen Ad- oder Abduktionsbrüchen eine große Rolle spielen. Durch Abriß oder Abstemmung entstehen endlich, isoliert oder mit Knöchelbrüchen verbunden, die schon erwähnten Randbrüche des Tibiaendes, die Fracturae marginales lateralis, anterior

und posterior (s. Abb. 875). Oft sieht der Bruch des inneren Knöchels, wenn er nach vorn
übergreift, im Profil aus wie eine Fractura marginalis anterior. Im Alter von 13—15 Jahren

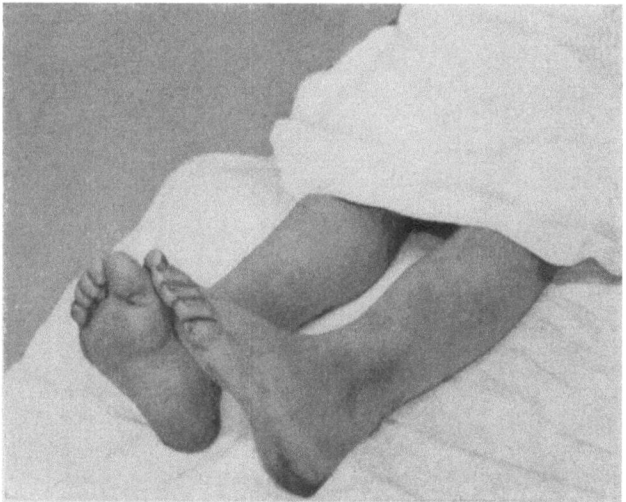

Abb. 870. Adduktionsfraktur des Malleolus internus sinister.

führt der gleiche Mechanismus zu einer Verbindung von Epiphysenlösung und Abbruch eines
Stückes hinterer Tibiafläche (L-förmige Brüche, LEUENBERGER) (s. Abb. 876). Diese
L-Fraktur kommt, wenn schon selten, auch
an der Fibula vor.

Finden wir über und an den
Malleolen sowie an den Tibiarändern
nichts Abnormes, besteht aber ein auffallender, das Gehen verhindernder

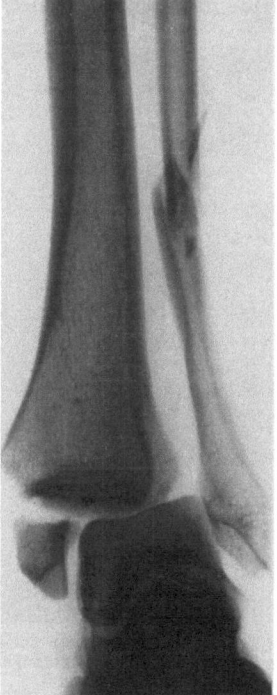

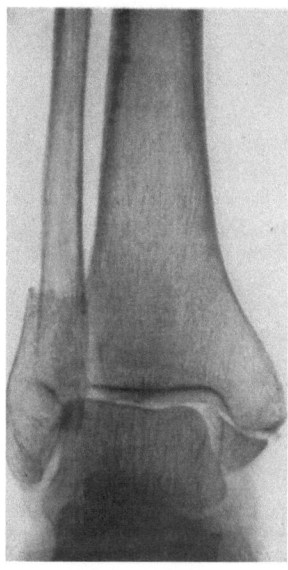

Abb. 871. Abduktionsfraktur mit Knickung der
Fibula an klassischer Stelle.

Abb. 872. Abduktionsfraktur mit Luxation des Fußes
nach innen.

Belastungsschmerz, so tasten wir die Fußwurzelknochen ab. Ist der „*Calcaneus*"
druckempfindlich, so ist *er* der Sitz der Fraktur. Wir werden dieser Verletzung

unten ein besonderes Kapitel widmen. Besteht ein Bluterguß auf der Vorderseite des Talocruralgelenks, ist der Taluskopf auffallend empfindlich und die

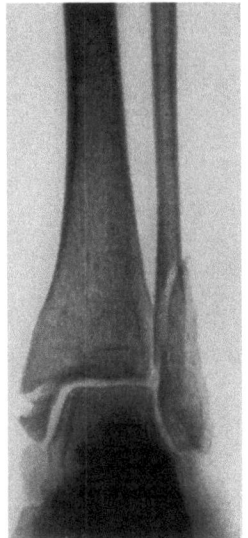

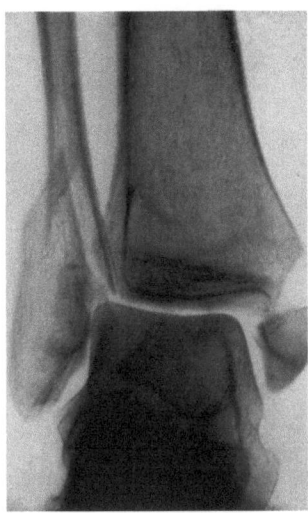

Abb. 873.　Bimalleoläre Fraktur durch Abduktion.　　Abb. 874.　Bimalleoläre Fraktur mit Torsionsschräg-
bruch der Fibula.

Dorsalflexion des Fußes sehr schmerzhaft, so stellen wir die Wahrscheinlichkeitsdiagnose „*Talusfraktur*". Die Fraktur geht meist zwischen Kopf

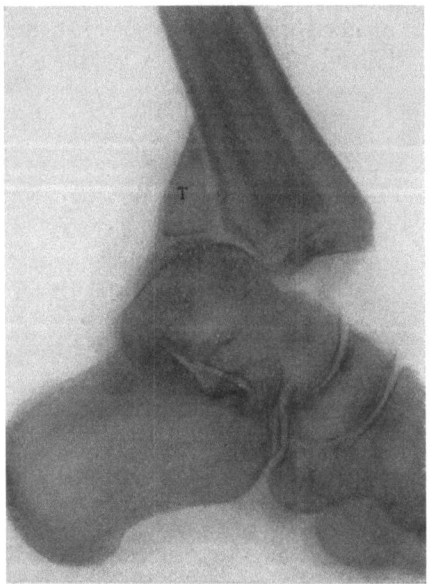

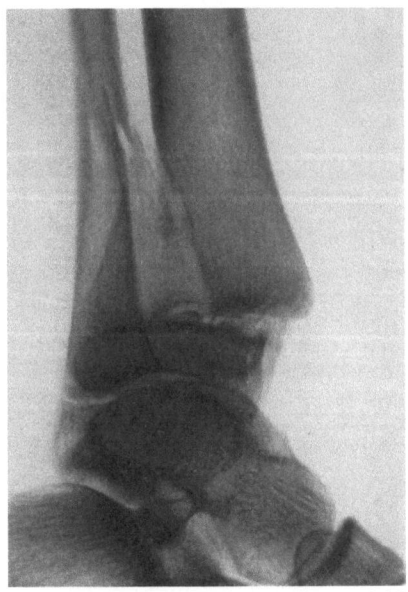

Abb. 875.　Bimalleoläre Fraktur mit Abbruch der
hinteren Tibiakante (*T*) und Luxation des Fußes nach
hinten (der Tibia nach vorn).

Abb. 876.　Epiphysenlösung an der Tibia mit hinterer Knochenabsprengung (L-Bruch). 15jähriger
Junge.

und Rolle durch und kann mit einer starken Verschiebung der Fragmente
verbunden sein (s. unten).

　　Eine sichere Diagnose der Talusfraktur erlaubt nur die Röntgenuntersuchung. Für
die Beurteilung des Röntgenbildes sei daran erinnert, daß sich am hinteren Ende des Talus

nicht selten ein kleiner Schaltknochen (Os trigonum) findet (Abb. 877), der im Anfang der Röntgendiagnostik zur irrtümlichen Diagnose einer *Fraktur des Processus posterior tali*, der sog. SHEPHERDschen Fraktur, führen konnte. Eine solche Fraktur

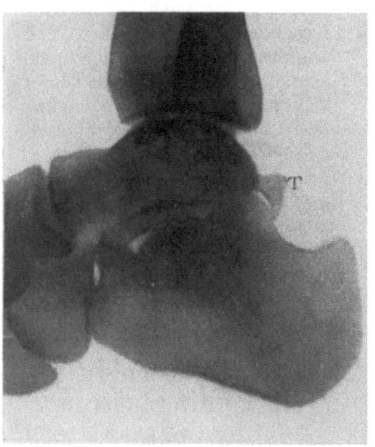

Abb. 877. Os trigonum (*T*).

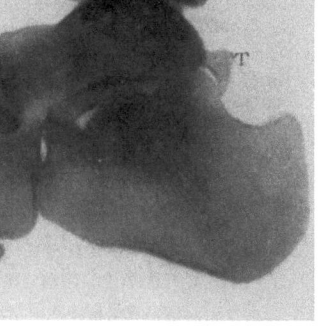

Abb. 878. Luxation der Peronealsehnen. Dieselben springen strangartig über dem Malleolus externus vor.

wird wahrscheinlich, wenn im Anschluß an ein Trauma (meist starke Plantarflexion) Druckschmerz hinter den Malleolen, vor der Achillessehne nachweisbar ist.

Sitzt der Druckschmerz *vor* dem Talus, über dem Naviculare, so handelt es sich wahrscheinlich um den sehr typischen ,,*Zertrümmerungsbruch des Naviculare*", bei welchem oft ein Fragment, ja der größere Teil des Naviculare nach dem Dorsum herausgequetscht ist. Die Ursache ist meist ein Fall aus der Höhe auf den Vorderfuß.

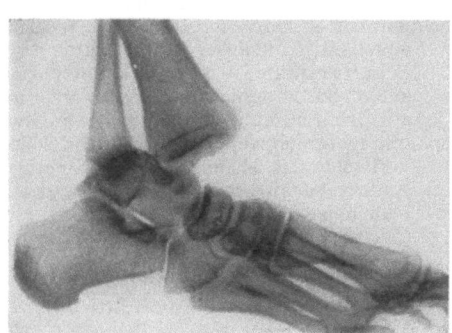

Abb. 879. Isolierte Luxation der Tibia mit hoher Fraktur der Fibula.

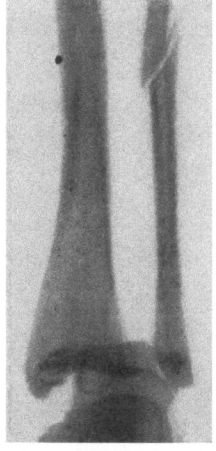

Abb. 880. Derselbe Fall. Aufnahme von vorn.

Erst wenn die sorgfältige Untersuchung des Skelets ein negatives Resultat ergeben hat, dürfen wir uns mit der Diagnose ,,*Distorsion*" begnügen. Ungenaue Diagnose und damit zu frühes Herumgehenlassen des Patienten kann zum traumatischen Plattfuß und damit zu bleibenden Beschwerden Anlaß geben.

Als besondere Form der Distorsion sei die *Zerreißung der Ligamenta malleoli lateralia* mit Sprengung der Malleolengabel erwähnt. Wir erkennen sie an umschriebenem Schmerz und vielleicht auch an einem Bluterguß oberhalb des Fußgelenks, zwischen Tibia und Fibula. Auch ist die Verschiebung von Fibula und Tibia gegeneinander in der Sagittalebene schmerzhaft.

Noch einer Verletzung sei hier gedacht, deren Kenntnis trotz ihrer Seltenheit nützlich ist. Der Patient hört vielleicht im Moment des Unfalles ein deutliches Knacken und stellt die Diagnose Knochenbruch. Ein solcher ist aber weder durch die Palpation, noch durch die Röntgenuntersuchung nachweisbar. Auch mit einer Distorsio pedis stimmt der Sitz der Druckempfindlichkeit am hinteren Rande des äußeren Knöchels nicht überein. Läßt man nun die Peronealmuskeln anspannen, so sieht man, wie ihre Sehnen, eine nach der anderen, über den Knöchel nach vorn wandern, wenn sie sich nicht schon zu Anfang der Untersuchung dort vorfinden. Es handelt sich also um die typische *„Luxation der Peronealsehnen"* (Abb. 878), und das Knacken entsprach dem Moment, in dem die Wand des Sehnenscheidenfaches einer plötzlichen, heftigen Kontraktion der Muskeln nachgab und durchriß.

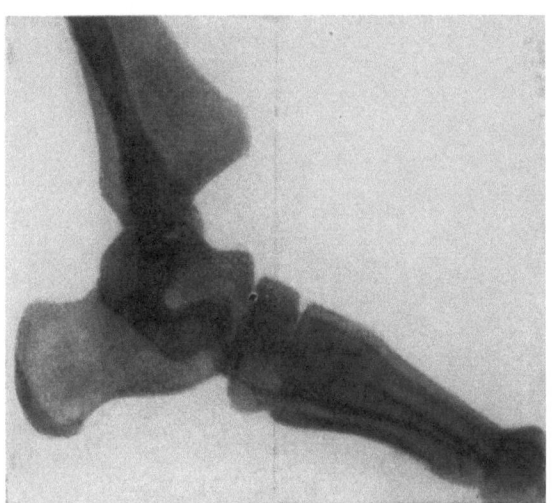

Abb. 881. Unvollständige Luxation des Fußes nach hinten.

2. Verletzungen mit Formveränderung.

Zeigt der Fuß nach einem Trauma eine Abweichung von der normalen Form, so fällt die bloße Distorsion außer Betracht. Es muß eine Luxation oder eine Fraktur oder beides zusammen vorhanden sein (s. Abb. 879, 880, 881).

Wir bringen am liegenden und am sitzenden Patienten die beiden Beine in die gleiche Stellung, die Kniescheiben genau nach vorn gerichtet, und vergleichen nun die Richtung der Achsen von Unterschenkel und Vorderfuß von vorn gesehen und die Beziehungen der Unterschenkelachse zur Fußsohle von der Seite gesehen. Bei der Inspektion von vorn her achten wir darauf, ob die Längsachse des Fußes einen abnormen Winkel mit der Unterschenkelachse bildet, oder ob sie parallel zu ihrer normalen Lage seitlich abgewichen ist. Bei der Untersuchung von der Seite her prüfen wir, ob die Unterschenkelachse sich zu weit vorn oder zu weit hinten auf den Fuß aufsetzt. Sind wir im Zweifel, ob irgendeine der genannten Abweichungen vorhanden ist, so suchen wir vorsichtig, eine Andeutung abnormer Stellung auszugleichen oder umgekehrt noch zu steigern.

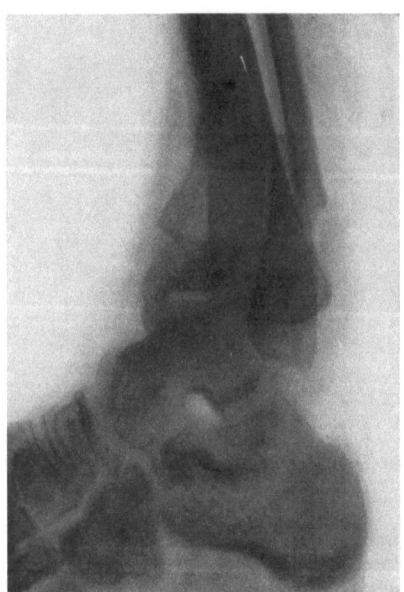

Abb. 882. Bimalleoläre Fraktur mit Verschiebung des Fußes nach vorn (veralteter Fall; sog. „Assyrerfuß").

Die häufigste Verschiebung des Fußes ist diejenige nach *hinten-außen*, wobei die Fußachse gewöhnlich mit der Unterschenkelachse einen nach außen offenen stumpfen Winkel bildet. Der Fuß ist also nach hinten-außen geglitten und etwas nach außen umgekippt. Er befindet sich dabei gewöhnlich in leichter Plantarflexion.

Die Diagnose der Fraktur geschieht nach den Regeln, die wir oben dargelegt haben.

Verschiebung im oberen Sprunggelenk ohne Zeichen von Knochenbruch läßt uns die Diagnose einer Luxation stellen. Die Malleolengabel ist ohne Schwierigkeit durch die Haut hindurch auf der Dorsalseite des Fußes durchzufühlen. Meist handelt es sich aber nicht um eine reine Luxation, sondern eine umschriebene Druckempfindlichkeit der Fibula weiter oben weist auf die begleitende Fibulafraktur hin.

Erwähnung verdient noch die Verschiebung des Fußes *nach vorn*, also der Tibia auf den hinteren Teil der Talusrolle. Es entsteht dadurch eine für später störende Deformität, die PERTHES in Vergleichung mit den assyrischen Skulpturen treffend als *Assyrerfuß* bezeichnet hat (Abb. 882).

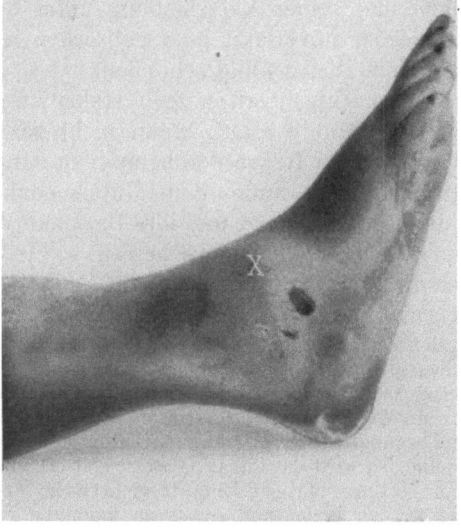

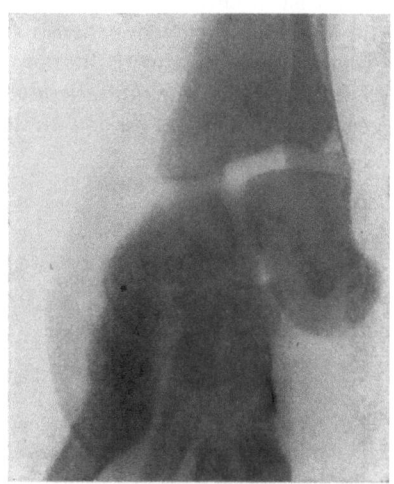

Abb. 883. Luxatio tali nach vorn außen. *X* Vorsprung des Taluskopfes. Beginnende Nekrose (Blasenbildung).

Abb. 884. Röntgenbild zu Abb. 883.

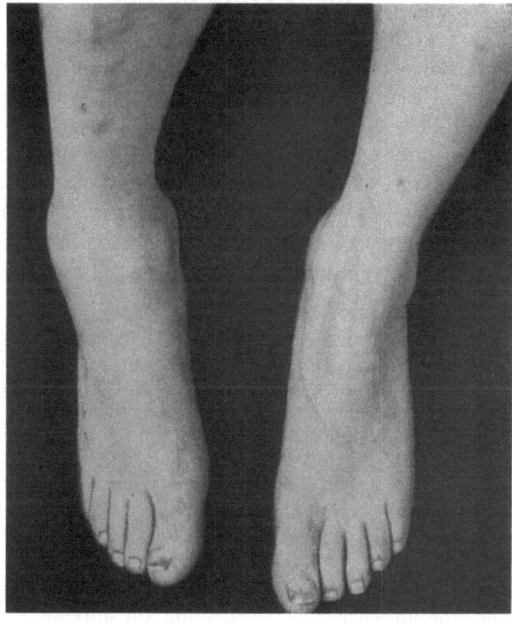

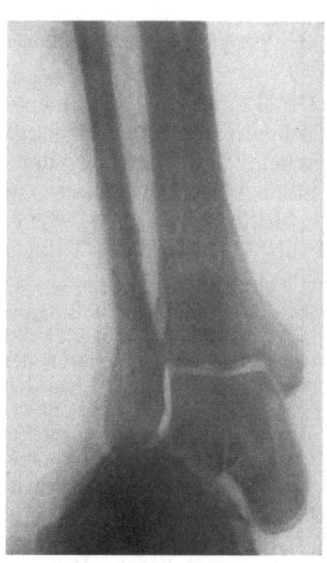

Abb. 885. Luxatio sub talo des rechten Fußes.

Abb. 886. Röntgenbild zu Abb. 885.

Wir kommen endlich zu einem hiervon ganz verschiedenen Verletzungsvorgang, der sich in derselben anatomischen Gegend abspielt. Finden wir nach einem schweren Fußtrauma an dem stark geschwollenen Fuß bald direkt nach vorn bald mehr nach innen, bald mehr außen von der vorderen

Tibiakante einen rundlichen, knöchernen Vorsprung, über dem die Haut stark angespannt ist, und ist der Fuß der Tibia gegenüber je nach der Stellung dieses Höckers nach vorn, innen oder außen verschoben, so kommt nur *eine* Diagnose in Frage, nämlich diejenige der „*Luxation des Talus*", d. h. der Auslösung des Talus aus seinen Bandverbindungen und seiner Verschiebung unter die Haut (s. Abb. 883 und 884). Ob er als solcher unverletzt oder gebrochen ist, das können wir mit Sicherheit bloß aus dem Röntgenbild schließen.

Es ist wichtig, daß wir die Diagnose der Talusluxation früh stellen, weil die über dem verschobenen Knochen angespannte Haut, wenn nicht rasch Abhilfe geschaffen wird, binnen weniger Tage der Nekrose anheimfallen kann.

Finden wir eine auffallende Verschiebung des Fußes dem Unterschenkel gegenüber, trotzdem an den Malleolen nichts zu finden ist und ihre Beziehungen zum Talus normal zu sein scheinen, so bleibt noch die Möglichkeit einer „*Luxatio sub talo*" übrig (Abb. 885 und 886).

Meist ist bei den Luxationen im Gebiet der Fußwurzel die Schwellung so stark, daß eine sichere Abtastung schwierig ist, und daß sich der Arzt mit der Diagnose: „Kontusion" oder „Distorsion" begnügt. Verzichtet er auf die Röntgenuntersuchung, so wird die Luxation meist erst erkannt, wenn sie ohne blutigen Eingriff nicht mehr reponiert werden kann, und selbst da kann die Reposition ohne Opferung eines der Knochen ein sehr schwieriges Unterfangen sein.

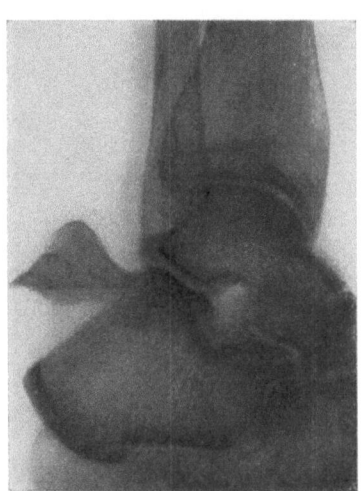

Abb. 887. Rißbruch des Fersenbeinhöckers.

109. Über den Bruch des Fersenbeins.

Ist ein Individuum aus der Höhe senkrecht auf die Fersen gefallen, und äußert es Beschwerden beim Gehen, so fassen wir die betreffende Ferse unter leichtem Druck zwischen Daumen und Zeigefinger. Wird das Bein unter lebhafter Schmerzäußerung zurückgezogen, so handelt es sich um einen Fersenbeinbruch. Dieser Bruch, der so oft für eine Malleolenfraktur oder gar für eine bloße Distorsion gehalten wird, entsteht entweder durch Zug der Achillessehne — Rißbruch (s. Abb. 887) — oder durch Zertrümmerung des Fersenbeins (siehe Abb. 888) zwischen Talus und Unterlage — Kompressionsbruch.

Als *Rißbrüche* dürfen wir nur diejenigen Frakturen auffassen, welche den Fersenhöcker betreffen, und zwar bloß dann, wenn die Frakturlinie entweder parallel zu den Knochenbalken verläuft (Abb. 887), oder bei mehr schrägem, plantarwärts gerichtetem Verlauf wenigstens die Unterfläche des Fersenbeins nicht erreicht. Die übrigen Brüche, mögen sie nun den Körper des Knochens oder den Processus anterior betreffen, sind *Kompressionsbrüche*. Aus der Ätiologie dürfen wir nicht auf die Form des Bruches schließen, da sich die Wadenmuskulatur auch bei Fall auf die Ferse plötzlich heftig zusammenzieht. Bisweilen findet man dann am gleichen Fersenbein Riß- und Kompressionsbruch.

Wir können den klinischen Erscheinungen entsprechend folgende Formen von Fersenbeinbruch unterscheiden:

1. Bei den Brüchen der ersten Gruppe zeigen die Malleolenspitzen ihren normalen Abstand vom Boden. Dagegen fällt uns eine umschriebene Verdickung am unteren Ende der Achillessehne, im oberen Teil des Fersenhöckers auf. Bei der Betastung finden wir die geschwollene Stelle druckempfindlich, nicht aber die Unterfläche des Fersenbeins. Stoß in der Achse des Unterschenkels ist nicht schmerzhaft. Der Patient kann auf dem Fuß stehen und, wenn auch mit Schmerzen, gehen. Tritt eine Ekchymose auf, so finden wir sie zu beiden Seiten der Achillessehne. Es handelt sich hier um einen Abriß des oberen Teils des Tuber calcanei.

2. In anderen Fällen fühlen wir am Ansatz der Achillessehne nichts Abnormes. Der Abstand der Malleolen vom Boden ist ebenfalls normal. Die Ferse zeigt, von hinten gesehen, keine auffallende Verbreiterung. Trotzdem vermeidet es der Patient, sich auf den

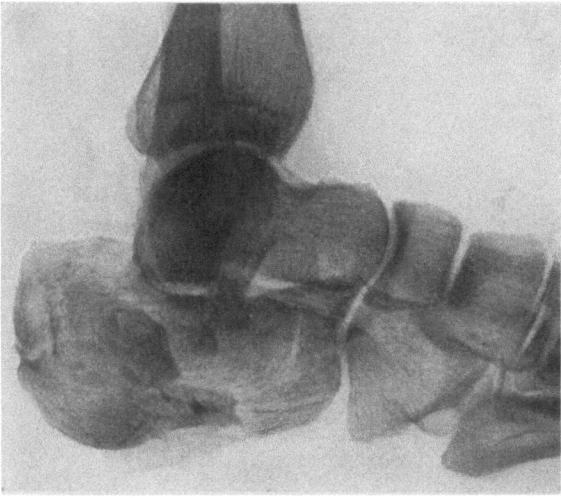

Abb. 888. Kompressionsfraktur des Calcaneus mit schwerer Zertrümmerung desselben.

verletzten Fuß zu stützen. Bei der Palpation finden wir höchstens eine leichte Verdickung, dagegen eine ausgesprochene Druckempfindlichkeit, die bald mehr nach dem Fersenhöcker hin, bald mehr an der Planta, bald mehr am Processus anterior sitzt. Auch Druck auf die Fußsohle in der Achse des Unterschenkels ist schmerzhaft. Die Ekchymose sitzt meist an

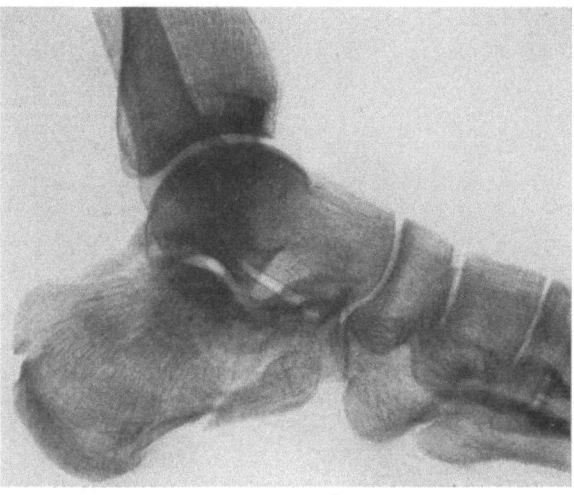

Abb. 889. Doppelter Bruch des Fersenbeins: Bruch des Tuber calcanei. Abbruch des Processus anterior.

der Fußsohle. Hier werden wir an einen *Kompressionsbruch ohne merkliche Verschiebung der Fragmente* denken.

Das Röntgenbild zeigt entweder bloß eine gewisse Verwischung der Knochenstruktur, aus der wir auf einen leichten Grad von Zertrümmerung im Inneren des Fersenbeins schließen, oder wir finden auf demselben deutliche Fissuren, teils in der Längsrichtung des Knochens, teils quer dazu, letztere besonders als Abbruch des Processus anterior (Abb. 889).

Solche Fälle werden gewöhnlich im Anfang als Distorsionen oder als Quetschungen aufgefaßt. Erst wenn die Schmerzen beim Betasten des Fußes und beim Auftreten nach 2—3 Wochen nicht weichen wollen, wird genauer untersucht, und nun findet man eine deutliche Verdickung des Fersenbeins durch den beginnenden Callus selbst in den Fällen, in denen die erste Untersuchung einen normalen Palpationsbefund ergeben hatte.

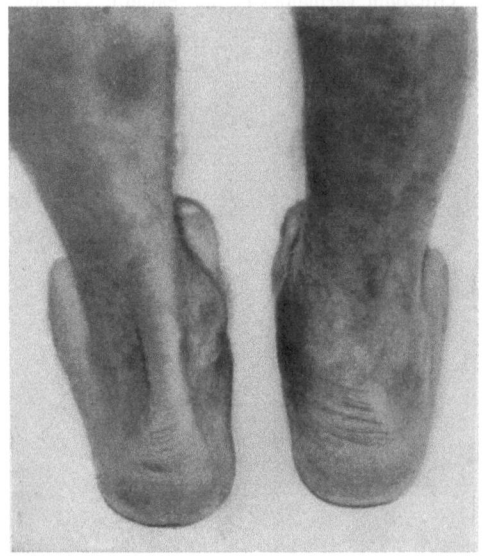 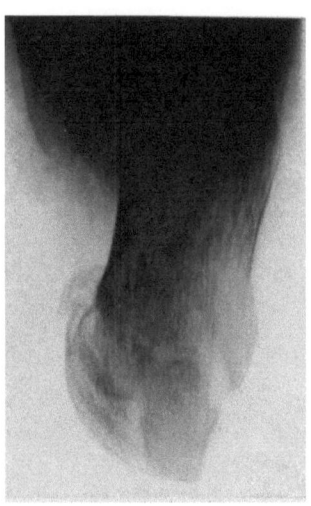

Abb. 890. Rechtsseitige Calcaneusfraktur. Verbreiterung der Ferse, Tiefstand der Knöchel, leichte Valgusstellung.   Abb. 891. Bruch des Fersenbeinhöckers, von hinten oben aufgenommen.

3. In einer dritten Gruppe finden wir von Anfang an die Ferse von hinten gesehen abnorm breit und die Malleolen tiefer stehend als auf der nichtverletzten Seite (s. Abb. 890

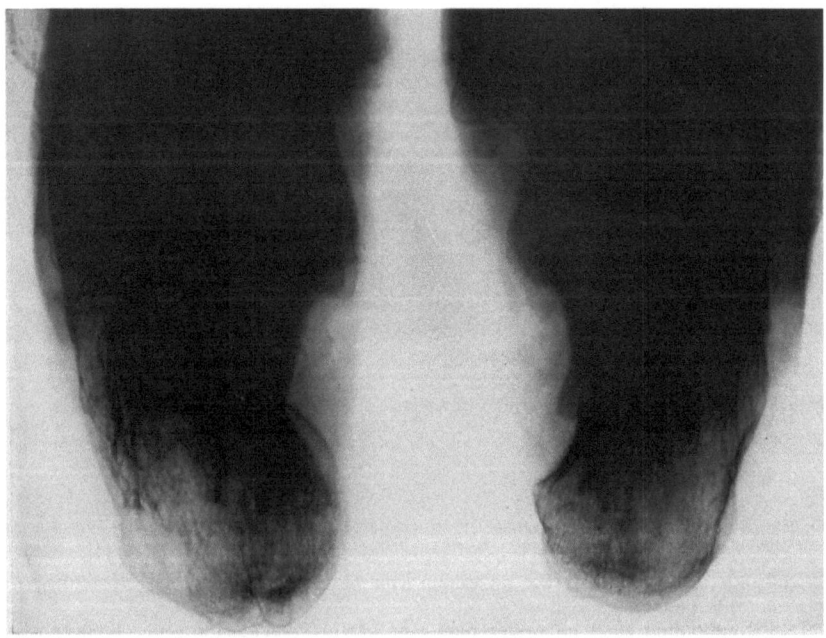

Abb. 892. Alter Fersenbeinbruch. Verbreiterung des Calcaneus.

und 892). Das Fersenbein fühlt sich verdickt an und ist sowohl bei seitlichem Druck, wie bei Druck in der Unterschenkelachse empfindlich. Es liegt ein *Zertrümmerungsbruch* vor, bei dem sich gewöhnlich Sprünge in der Längsrichtung in verschiedener Weise mit queren

Frakturen verbinden. Die Fußspur ist im Bereich der Ferse verbreitert. Die Patienten können selbst mit dieser Bruchform bisweilen noch herumgehen, wennschon unter heftigen Schmerzen. Ganz besonders gestört sind die Pronation und die Supination.

4. Auffallende Valgusstellung und Druckschmerz unter dem inneren Knöchel lassen beim Fehlen von anderweitigen Erscheinungen an den seltenen *Abbruch des Sustentaculum tali* denken.

Gruppe	Symptom	Untersymptom	Diagnose
Keine auffallende Formveränderung, höchstens etwas Schwellung.	Knochen nirgends ausgesprochen druckempfindlich, wohl aber der Bänderansatz an dem einen oder anderen Knöchel, Schmerz oft auch in der Ruhe vorhanden. Kein Achsendruckschmerz.		**Distorsion des Knöchelgelenks.**
	Knochen quer oberhalb der Malleolen druckempfindlich (meist an Tibia und Fibula). Ausgesprochener Achsendruckschmerz.		**Fractura supramalleolaris ohne Verschiebung.** Fibulabruch bisweilen ganz oben!
	Knochen an einem oder an beiden Malleolen mehr oder weniger weit oberhalb der Malleolenspitze ausgesprochen druckempfindlich. Falsche Beweglichkeit nicht immer nachweisbar, am ehesten an der Fibula. Kein Achsendruckschmerz.		**Malleolenfraktur ohne Verschiebung.**
	Rückseite der Tibia innen neben der Achillessehne druckempfindlich.		**Fractura marginalis posterior.**
	Tibia und Fibula nicht druckempfindlich. Achsendruckschmerz (bei Druck auf die Ferse) meist vorhanden, ferner Schmerz bei seitlicher Kompression des Fersenbeins.	Malleolen normal hochstehend. Schmerz am Tuber calcanei.	**Fractur des Tuber calcanei.**
		Ebenso, aber Schmerz am Körper des Fersenbeins.	**Fractura corporis calcanei** ohne Verschiebung.
		Malleolen abnorm tief stehend. Schmerz am Körper des Fersenbeins.	**Fractura corporis calcanei.** Knochen zusammengedrückt.
	Idem, aber Druckschmerz am Talus, nicht am Calcaneus. Dorsalflexion besonders schmerzhaft.		**Fractura tali.**
	Bilateraler Druckschmerz zwischen Malleolenspitzen und Achillessehne.		**Fract. processi post. tali.**
Fuß der Achse des Unterschenkels gegenüber verschoben.	Knochen nirgends druckempfindlich. Malleolengabel unter der Haut abtastbar.		**Reine Luxation** (Fuß meist nach hinten-außen verschoben).
	Beide Knochen quer oberhalb der Malleolen druckempfindlich.		**Fractura supramalleolaris mit Verschiebung,** vor dem 14. Jahre meist **Epiphysenlösung.** (Fuß meist nach hinten-außen verschoben wie bei der Luxation.)
	Knochen oberhalb der Malleolenspitze (Tibia oder Fibula) bzw. oberhalb des Malleolus (Fibula) druckempfindlich. Bisweilen gleichzeitig wirkliche Luxation.		**Malleolenfraktur mit Verschiebung.** Verschiebung des Fußes meist wie oben, seltener nach vorn. Bisweilen gleichzeitige Fractura marginalis posterior oder externa.
	Malleolen nicht druckempfindlich. Malleolengabel abnorm leicht abzutasten. Unter der gespannten Haut ragt meist nach vorn ein rundlicher Körper vor.		**Luxatio tali** (oft mit Fraktur des Talus verbunden).
	Malleolen normal anzufühlen. Malleolengabel nicht abnorm leicht abzutasten. Dabei starke Verschiebung des Fußes unterhalb des Talus. Kopf des letzteren abzutasten.		**Luxatio sub talo** (nach verschiedenen Richtungen hin vorkommend).

5. Seitliche Absprengungen lassen sich erkennen an dem umschriebenen Druckschmerz und durch die nie zu versäumende Röntgenuntersuchung von hinten-oben bei stark dorsal flektiertem Fuß (Abb. 891).

Die schematische Übersicht auf S. 711 soll das über die Verletzungen im Bereich des Fußgelenks Gesagte kurz zusammenfassen.

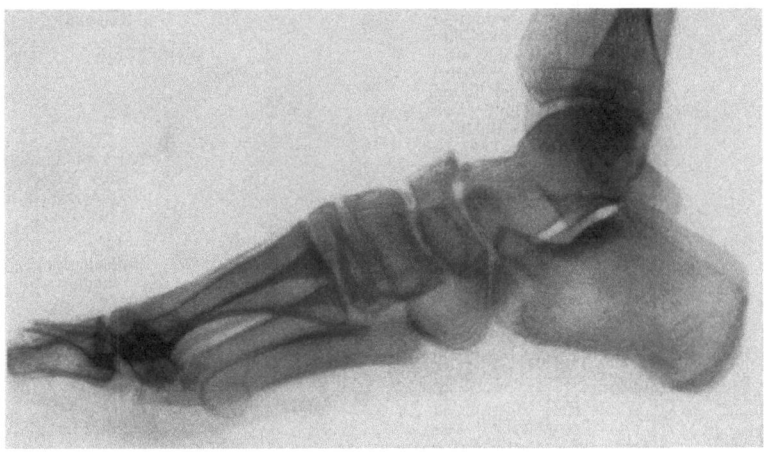

Abb. 893. Kompressionsfraktur des Os naviculare.

110. Nach vorn von den Knöchelgelenken gelegene Fußverletzungen.

Im Bereich des CHOPARTschen *und des* LISFRANCschen *Gelenks* kommen Luxationen vor, die sich durch die Palpation erkennen lassen, wenn die Weichteilschwellung nicht daran hindert. Für die genauere Diagnose der Frakturen sind wir auf das Röntgenbild angewiesen, jedoch wird durch die Bestimmung der maximalen Druckempfindlichkeit wenigstens eine erste Orientierung gegeben.

Vier typische Vorkommnisse wollen wir herausheben:

1. Die **Kompressionsfraktur des Kahnbeins,** die wir schon oben erwähnt haben. Fällt jemand aus einer gewissen Höhe auf den Vorderfuß, so wird der Stoß zum guten Teil vom Os naviculare aufgefangen und auf den Talus übertragen. Ist das Kahnbein nicht fest genug, so wird es zerdrückt und bisweilen aus dem Fußskelet herausgequetscht. Es gelangt dann auf das Dorsum desselben und ist deutlich durch Weichteile hindurch zu fühlen (Abb. 893).

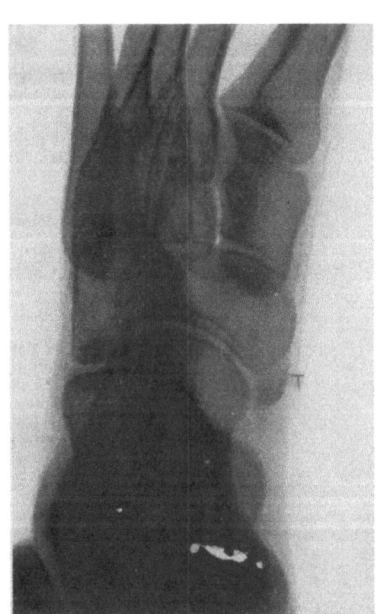

Abb. 894. Os tibiale externum (*T*).

An der Tuberositas navicularis kommt besonders beim weiblichen Geschlecht ein schon von GRUBER als Os tibiale externum beschriebener Schaltknochen vor (Abb. 894). Bänderzerrung an dieser Stelle — Apophysenschmerz — kann den Unkundigen zur Annahme einer Fraktur führen.

2. Viel häufiger ist die sog. **Fußgeschwulst** oder, besser gesagt, die **Marschfraktur eines Metatarsus.** Wenn ein schwer bepackter Soldat übermüdet nach stundenlangem Marsch anfängt, sich gehen zu lassen, d. h. wenn er nicht mehr bei jedem Schritt durch die richtige Verwendung seiner Muskeln dem Fuß die nötige Elastizität gibt, so kommt es leicht vor, daß das Metatarsalskelet auch ohne jede äußere Gewalteinwirkung überlastet wird, und daß ein Metatarsalknochen, meist ist es der zweite, etwas einknickt. Die dadurch entstehenden Erscheinungen: spontaner Schmerz, Druckempfindlichkeit von Planta und Dorsum her, Schwellung, wurden früher als entzündliche Veränderungen in den Weichteilen aufgefaßt, bis das Röntgenbild zeigte, daß eine subperiostale, meist nicht mit Dislokation verbundene „*Metatarsalfraktur*" die Ursache des Übels ist. Diese wird heute allgemein aufgefaßt als Ermüdungsbruch.

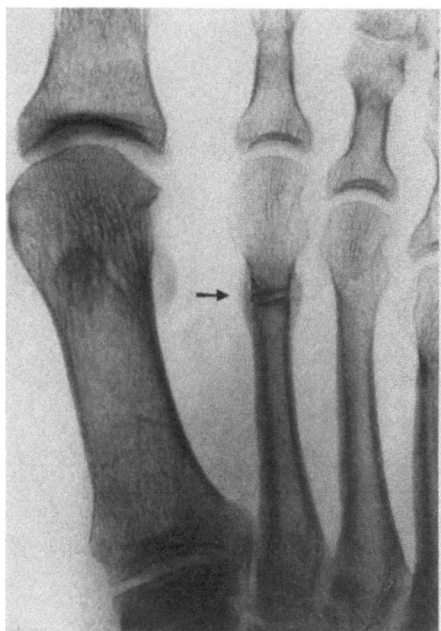

Abb. 895. „Marschgeschwulst", Ermüdungsbruch mit Callus.

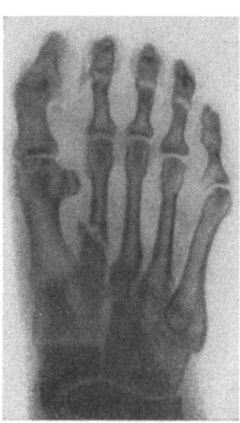

Abb. 896. Brüche der Metatarsen II und III.

Das frisch aufgenommene Röntgenbild zeigt höchstens einen feinen Sprung, meist aber gar keine Veränderung, weil der Knochensprung rein subperiostal sitzt; dagegen erscheint nach wenigen Wochen ein auf dem Röntgenbild leicht sichtbarer Callus.

Folgender Fall ist hierfür bezeichnend:

Ein schmächtig gebauter Rekrut zeigt nach einem langen Marsch die bekannten Erscheinungen der Fußgeschwulst im Bereich des linken zweiten Metatarsus. Die sofort vorgenommene Röntgenuntersuchung ergibt ein negatives Resultat. Diagnose trotzdem: Fissur. Nach einigen Wochen findet sich ein ausgesprochener Callus. Nach einigen Monaten muß der junge Mann den versäumten Militärdienst nachholen, und nun wiederholen sich, wieder nach einem langen Marsch bei vollständiger Bepackung, die gleichen Erscheinungen am rechten Fuß. Auch hier ist das sofort aufgenommene Röntgenbild negativ. Dagegen erheben wir einige Wochen später den in der Abb. 895 wiedergegebenen Befund: An dem 2. Metatarsus des zuerst geschädigten rechten Fußes finden wir eine spindelförmige, als alten Callusrest zu deutende Verdickung. Der 2. Metatarsus des zuletzt betroffenen Fußes zeigt einen noch wohl ausgebildeten frischen Callus. Derselbe junge Mann hatte vor seinem Militärdienst schwierige Besteigungen im Hochgebirge ohne jede nachteiligen Folgen für sein Fußskelet ausgeführt! Immerhin kommt die Marschfraktur auch im Zivilleben vor.

Ein junges Mädchen hat während mehrerer Tage bis zur Übermüdung berufliche Gänge auszuführen. Ohne ein besonderes Unfallereignis wird der rechte Vorderfuß schmerzhaft. Das negative Röntgenbild bringt den Arzt zur Annahme einer entzündlichen Veränderung. Noch nach 3 Wochen läßt sich Druckempfindlichkeit des 3. Metatarsalknochens vom Dorsum und von der Planta her feststellen und Zug an der Zehe ist ebenfalls schmerzhaft. Ein neues Röntgenbild zeigt eine feine Fissur an dem schmerzhaften Metatarsalschaft und eine Andeutung von Callusbildung. Weitere Frakturen der Metatarsen zeigt Abb. 896.

3. Als weitere klinisch nachweisbare, wennschon leicht übersehene, typische Verletzung des Mittelfußes wollen wir den **Bruch der Tuberositas des fünften Metatarsalknochens** erwähnen, der durch direkten Stoß, vielleicht aber auch durch Zug des M. peroneus brevis, als Abrißfraktur entsteht. Nicht mit dieser Fraktur zu verwechseln ist die im Alter von 12—14 Jahren an dieser Stelle vorhandene, von KIRCHNER und von ISELIN beschriebene Apophysenlinie (Abb. 897).

4. Bei umschriebenem Druckschmerz am Großzehenballen und Schmerzhaftigkeit der Großzehenbewegungen kann die Möglichkeit eines **Bruches eines Sesambeins** (Abb. 898) erwogen werden.

Diese Diagnose darf aber nur bei Druckempfindlichkeit des Sesambeins gestellt werden, da es auch ein Os sesamoides bipartitum gibt.

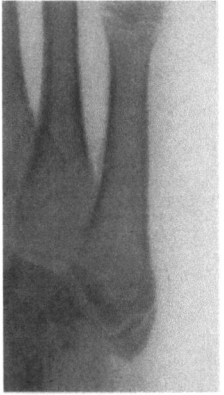

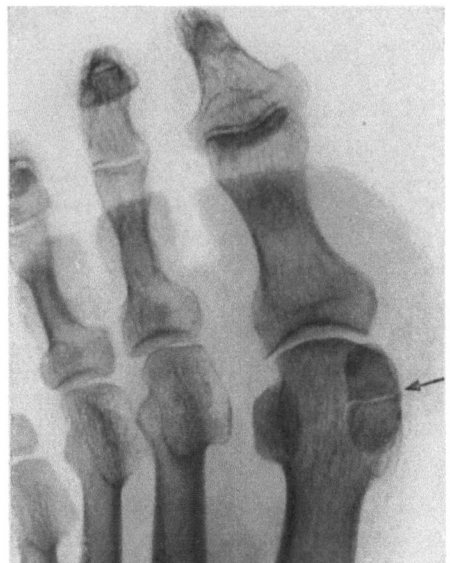

Abb. 897. Apophysenlinie an der Basis des
Metatarsus V (14jähriger Knabe).

Abb. 898. Bruch eines Sesambeins.

Auf die häufigen und vielgestaltigen, durch direkte Gewalt im Bereich der Metatarsalknochen und der Zehen verursachten Frakturen und Luxationen brauchen wir hier nicht einzugehen, da dieselben keiner Regel folgen. Zug und Druck an sämtlichen 5 Zehen zeigt uns, welche von ihnen betroffen sind, und für den Nachweis von Einzelheiten werden wir stets zum Röntgenbild greifen müssen.

111. Entzündliche Erkrankungen am Fuße.

A. Fußwurzel.

Wie man am Handgelenk bei entzündlichen Vorgängen von *Cheirarthritis* spricht, so faßt man an der Fußwurzel die entzündlichen Erkrankungen als *Podarthritis* zusammen. Während am Handgelenk bei der Kleinheit der in Frage kommenden Skeletteile eine solche Zusammenfassung berechtigt ist, müssen wir am Fuße die Diagnose sowohl bei akuten, als besonders bei chronischen Erkrankungen schärfer fassen.

1. Akute Erkrankungen.

Bei den akuten Erkrankungen gelingt es meist leicht, zu bestimmen, ob die Entzündung das Knöchelgelenk selbst oder das CHOPARTsche oder das LISFRANCsche Gelenk betrifft. In der Mehrzahl der Fälle ist allerdings das

Knöchelgelenk allein oder hauptsächlich befallen. Die Ursachen und die Grundsätze für die Diagnostik sind die gleichen wie bei den anderen großen Gelenken.

2. Chronische Entzündungen.

Bei den chronischen Entzündungen steht, wie überall, die Tuberkulose an Häufigkeit obenan. Der Patient kommt zu uns, weil er seit einigen Wochen oder Monaten Schmerzen in der Knöchelgegend verspürt und infolgedessen etwas hinkt. Oft finden wir in diesem Stadium noch keine greifbaren Veränderungen, sondern als einziges Krankheitszeichen eine gewisse Druckempfindlichkeit im Bereich der Kapsel des oberen Sprunggelenkes. Die Röntgenuntersuchung

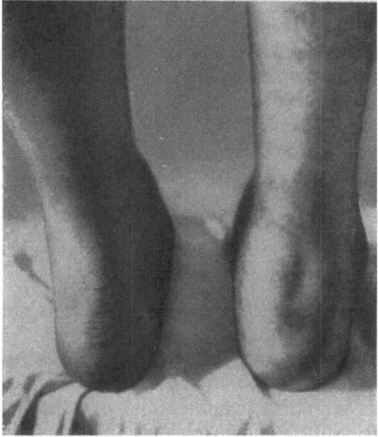

Abb. 899. Tuberkulose des rechten Fußgelenks. Die Achillessehne erscheint als Rinne zwischen den beiden seitlichen Kapselwülsten.

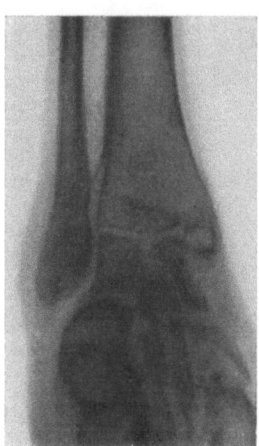

Abb. 900. Tuberkulose des Knöchelgelenks.

zeigt bloß eine auffallende Durchsichtigkeit des Skelets (Osteoporose) infolge von Schwund der Kalksalze. Ist das Übel weiter fortgeschritten, so finden wir Schwellung aller der Palpation zugänglichen Kapselteile und vielleicht schon einen paraartikulären Absceß. Ganz besonders häufig sind in diesem Stadium die Gruben zu beiden Seiten der Achillessehne verstrichen, ja die Achillessehne liegt in einer Vertiefung (Abb. 899). Im Röntgenbild sehen die Gelenkflächen der Knochen in vorgerückteren Stadien stellenweise wie angefressen aus. Ihre gegenseitige Annäherung zeigt, daß der Knorpel zum Teil schon geschwunden ist. Vielleicht erkennen wir auch einzelne Knochenherde, für deren Beurteilung wir auf das für Hüft- und Kniegelenk Gesagte verweisen.

Eine traumatische Arthritis, wie wir sie etwa nach Distorsionen und Knöchelbrüchen bei älteren Individuen auftreten sehen, fällt außer Betracht, sobald die Temperatur über dem Gelenk andauernd etwa erhöht ist und wir auf dem Röntgenbild herdförmige Aufhellungen in der Epiphyse finden — selbst dann, wenn die Gehfähigkeit noch eine befriedigende ist.

Im Stadium der Kapselschwellung kann eine Verwechslung mit „gummöser Erkrankung" und mit einem chronischen „gonorrhoischen" Erguß vorkommen. Die erstere ist freilich weniger schmerzhaft, die letztere viel schmerzhafter als im allgemeinen die Tuberkulose. Beim „Tabesfuß" (s. Abb. 902) läßt die groteske Verdickung des Gelenks, verbunden mit der Schmerzlosigkeit, die Diagnose stellen. Die Knochenveränderungen zeigt Abb. 903.

Ein fistelnder Durchbruch spricht für Tuberkulose.

Treten im Anschluß an ein Trauma chronische Schwellung und Schmerzen am Fuße auf und zeigt das Röntgenbild die charakteristischen wolkigen Aufhellungen, so handelt es sich um die „SUDECKsche Knochenatrophie", eine Art Knochenumbau reparativer Art im geschädigten Gebiet (s. Abb. 670).

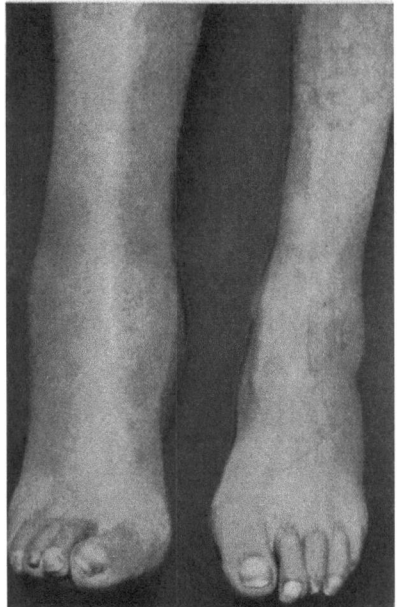

In den Tropen kommt eine der *Aktinomykose* verwandte Streptothrixerkrankung vor, die zu einem tuberkulose- oder luesähnlichen Bild führen kann. Die Infektion durchsetzt allmählich alle Gewebe des Fußes, und der Eiter enthält actinomycesähnliche Körner. Man bezeichnet diese Erkrankung als „Madurafuß".

Ist die Druckschmerzhaftigkeit streng auf die Ferse lokalisiert, so kann es sich um einen *Calcaneus*-Sporn handeln (chronische Periostreizung durch Zug der hier ansetzenden Plantarfascie).

Oft ist der *vordere* Abschnitt der Fußwurzel der Sitz der Beschwerden, und die Tuberkulose geht vom Naviculare oder einem der anderen vorderen Fußwurzelknochen, oder von den kleinen Fußwurzelgelenken aus.

Abb. 901. Rechtsseitige Tuberkulose des Knöchelgelenks.

Nichts mit Tuberkulose zu tun hat die bei Kindern beobachtete, von KÖHLER beschriebene, schmerzhafte Wachstumsstörung (Verdichtung) im Naviculare (Abb. 905, sog. Erste KÖHLERsche Krankheit (ins Kapitel der Osteochondritis juvenilis gehörend). Die Zweite KÖHLERsche Krankheit ergreift das Metatarsalköpfchen II in gleicher Weise (s. Abb. 906).

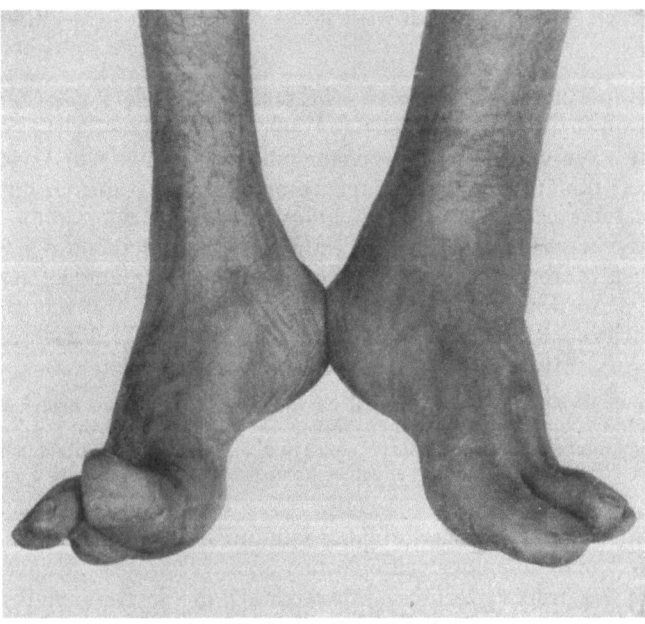

Abb. 902. Linksseitiger Tabesfuß.

Druckempfindlichkeit des Calcaneus mit Schmerzen beim Auftreten auf die Ferse weist vor allem auf eine „*Calcaneustuberkulose*" (Abb. 907, 908, 909) hin. Dieselbe stellt sich meist in Form einer oder mehrerer umschriebener Herde dar, die bisweilen Spongiosasequester enthalten.

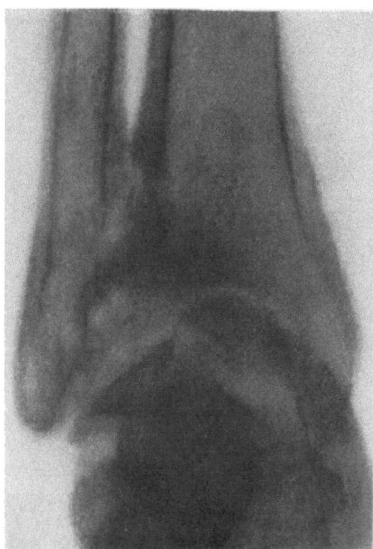

Die Erkrankung bleibt bisweilen jahrelang im Calcaneus eingeschlossen und macht sich nur von Zeit zu Zeit durch frische entzündliche Schübe bemerkbar. Dieser remittierende Verlauf und das Röntgenbild erlauben die Tuberkulose von den im Calcaneus beobachteten „*Sarkomen*" zu unterscheiden. Beim Sarkom fehlt nämlich die osteosklerotische Zone um die Aufhellung, welche wir bei länger bestehenden Tuber-

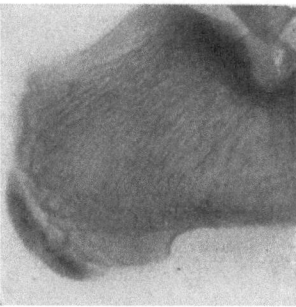

Abb. 903. Röntgenbild zu Abb. 902.

Abb. 904. Normale Apophyse des Calcaneus (Fall mit lebhaften Beschwerden).

kulosen selten vermissen (s. Abb. 909 und 910). Auf die Verwechslung von Plattfußbeschwerden mit Tuberkulose werden wir noch zu sprechen kommen.

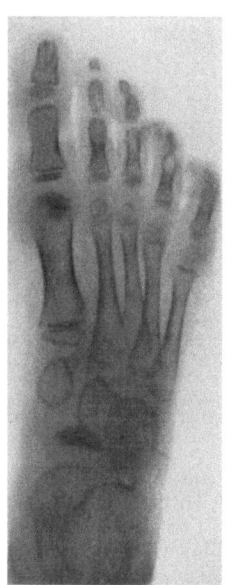

Nicht mit einer beginnenden Tuberkulose zu verwechseln ist die sog. „*Achillodynie*". Mit diesem Namen bezeichnet man eine schmerzhafte Entzündung des zwischen Achillessehne und Fersenbein gelegenen Schleimbeutels, die bisweilen auf Rheumatismus, Gicht oder Gonorrhöe beruht. Sie kann ferner nach anstrengenden Märschen, wie ich es besonders bei Soldaten gesehen habe, oder bei Bergtouren ohne jede nachweisbare derartige Prädisposition auftreten. — Unter ähnlichen Umständen hat man auch die *Bursa subcalcanea* und die *auf* der Achillessehne liegende *Bursa achillea posterior*

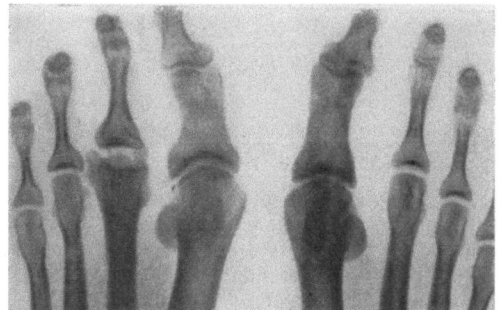

Abb. 905. KÖHLERsche Erkrankung des Naviculare.

Abb. 906. Schmerzhafte Erkrankung des 2. Metatarsalköpfchens bei 19jährigem Mädchen. Sog. Zweite KÖHLERsche Krankheit. Spätstadium.

erkranken sehen. Endlich findet man, ebenfalls nach langen Märschen, bisweilen eine traumatische bzw. entzündliche schmerzhafte Schwellung der Achillessehne selbst — *Tendinitis achillea.*

Der von der Bursa subcalcanea ausgelöste Schmerz ist unrichtig als „Talalgie", richtiger als „Calcanealgie" und zum Überfluß als „Pternalgie" bezeichnet worden. Selten sind

Exostosen des Calcaneus an solchen Beschwerden schuld. Das Röntgenbild läßt dieselben leicht erkennen. Im Wachstumsalter kommt es auch an der Apophyse des Fersenhöckers zu Zerrungsschmerzen, die man als „Apophysitis" bezeichnet hat. Kleine Unregelmäßigkeiten in der Knorpelzone dürfen nicht als pathologische Veränderungen gedeutet werden.

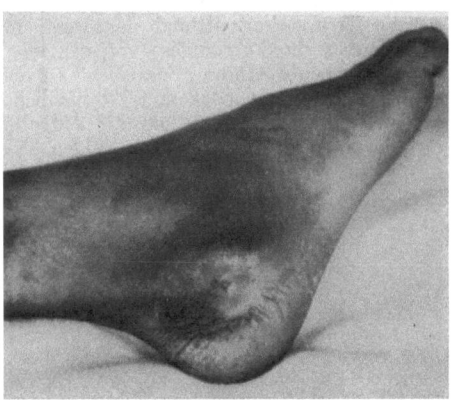

Abb. 907. Calcaneustuberkulose.
Typischer Sitz der Fistel.

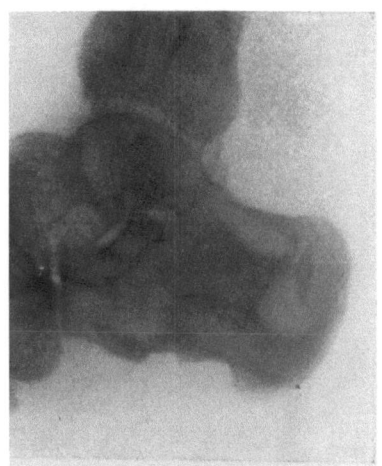

Abb. 908. Tuberkulose des Calcaneus
(tiefe Knochenabscesse).

· B. Mittelfuß und Zehen.

Wird über Nacht das erste Metatarsophalangealgelenk druckempfindlich, gerötet und spontan sehr schmerzhaft, so erkennt jeder den typischen „*Gichtanfall*". Fieber fehlt dabei in der Regel.

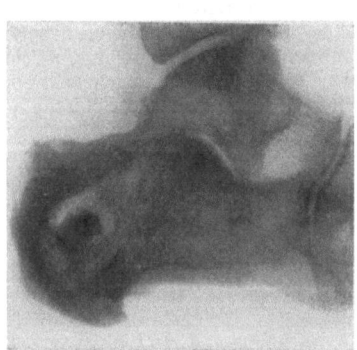

Abb. 909. Tuberkulöser Sequester, durch Silbernitrat
besser sichtbar gemacht.

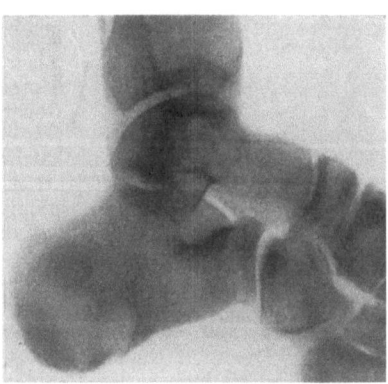

Abb. 910. Chondrosarkom des Calcaneus.

Von diagnostischem Interesse ist es, daß dieser klassische Anfall gewöhnlich den Erscheinungen visceraler Gicht vorausgeht. Seltener leitet sich der Gichtanfall mit visceralen Störungen ein, und der typische Anfall an der großen Zehe kommt erst hintendrein. So sah ich bei einem Gichtpatienten, der während 10 Jahren von Anfällen verschont geblieben war, in ununterbrochener Reihenfolge Angina, Trigeminusneuralgie, Gichtanfall am Fuß, nichteitrige Urethritis, Proktitis, Ischias, Pneumonie und Nephritis auftreten.

Ein akut-phlegmonöser Prozeß im Bereiche eines „Hallux valgus" ist auf Vereiterung des über dem Metatarsusköpfchen liegenden Schleimbeutels zurückzuführen. Wie an der Hand, so zeigen auch am Fuß diese unter Schwielen sitzenden Abscesse bisweilen die bekannte Form des Hemdenknopfes, d. h. es finden sich zwei Absceßhöhlen, die eine unter der *Epidermis*, die andere tiefer, unter der *Cutis*, beide durch eine enge Öffnung miteinander verbunden.

Intermittierende blaurote Verfärbung, vielleicht schon mit Blasenbildung an einer oder mehreren Zehen und ziehende Schmerzen im Unterschenkel und Fuß sind meist das Vorspiel einer ausgedehnteren Gangrän. Bisweilen bleibt aber die Störung in diesem Stadium stehen, das einer meiner Patienten als eine „Abzahlung an die Gangrän" bezeichnete. Die Erscheinungen legen sich nach der Opferung einer Zehe wieder, und die weitere Etappe kann noch Jahre auf sich warten lassen, wenn der Patient sie überhaupt erlebt. Die auf S. 682

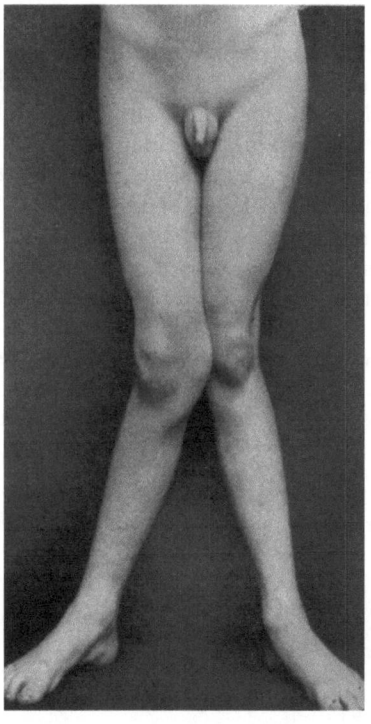 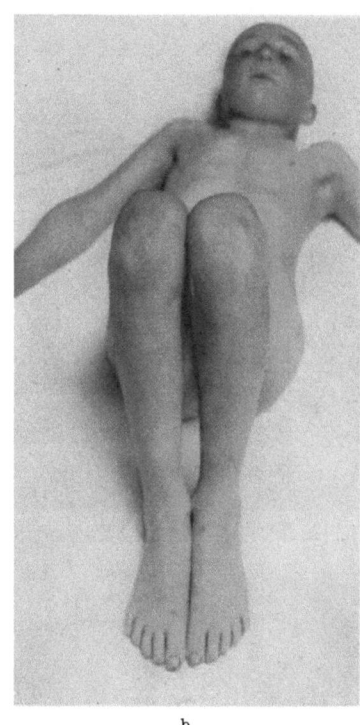

a   b

Abb. 911 a u. b. a Genua valga in Streckung, 11 Jahre alt. b Derselbe Fall in Beugung.

erwähnte oszillographische Untersuchung des Unterschenkels gibt Anhaltspunkte für die Prognose. Chronisch verändert ist das 1. Metatarsophalangealgelenk oft auch beim Mal perforant (s. unten). Wohl auf Überlastungsschaden zu beziehen ist die von KÖHLER beschriebene schmerzhafte Vergrößerung und *Deformation des 2. Metatarsalköpfchens* (Abb. 906), welche mit der Malacie des Lunatums verglichen werden kann. Auch hier bringt bisweilen ein Trauma die Beschwerden zum Ausbruch.

Bei *chronischen Entzündungsprozessen an Mittelfuß und Zehen* gelten dieselben Überlegungen, die uns bei der „*Spina ventosa*" an Hand und Fingern geleitet haben. Am häufigsten ist der 1. Metatarsus befallen.

112. Über Deformitäten an Knie, Unterschenkel und Fuß.

Die meisten Deformitäten sind so leicht zu erkennen, daß von diagnostischen Schwierigkeiten kaum die Rede sein kann. Wir werden deshalb nur einige wenige Punkte hervorheben, derentwegen der Anfänger gelegentlich stutzig wird.

A. Die Deformitäten des Kniegelenks

scheiden sich in Genu valgum, Genu varum und Genu recurvatum. Be m „*Genu valgum*" (s. Abb. 911 a und b), dem Bäckerknie, ist nur das vexier-

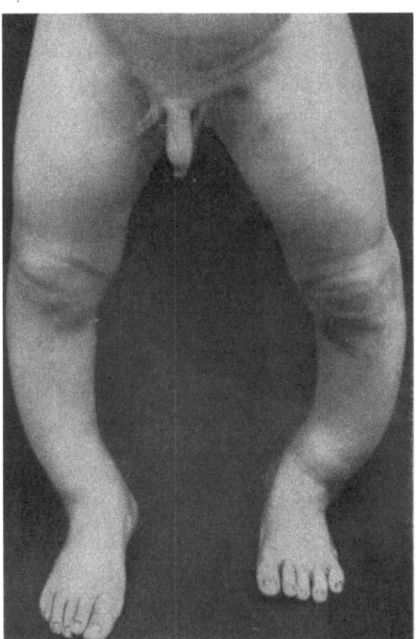

spielartige Verschwinden der Deformität in Beugestellung zu erwähnen. Die zur Valgusstellung führende Skeletveränderung sitzt an den Gelenkenden selbst und ist meist statischer bzw. spätrachitischer Natur. In der Regel den früheren Stadien der Rachitis angehörig ist das *Genu varum*, das O-Bein, welches nicht so sehr auf einer Gelenkverbildung, als auf einer Verkrümmung des unteren Femurendes und ganz besonders der Tibia beruht (s. Abb. 912). Den Hauptsitz der Verkrümmung zeigt das Röntgenbild noch besser als die äußere Form, doch gibt auch diese kaum zu diagnostischen Problemen Anlaß. Wollen groteske Stellungsanomalien wie in Abb. 913 in keinen diagnostischen Rahmen passen, so denke man an *Hysterie*.

Das „*Genu recurvatum*" hat meist traumatischen Ursprung und ist bei den Kniegelenksverletzungen erwähnt.

Abb. 912. Rachitische Genua vara, 3 Jahre alt.

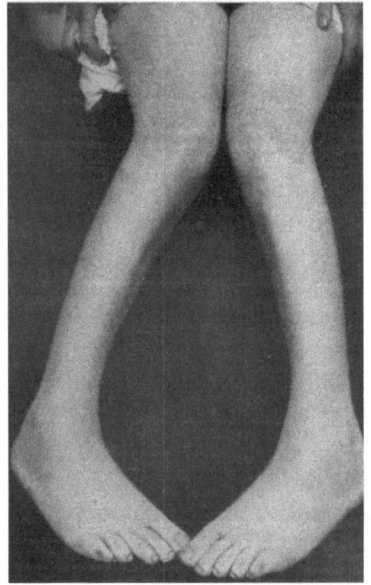

Abb. 913. Hysterische Kontraktur, 17 Jahre alt.

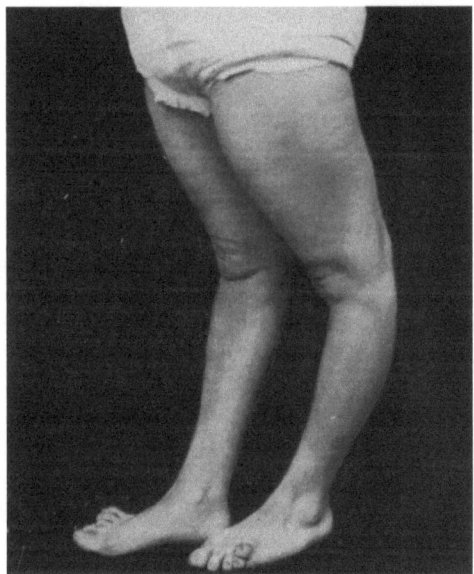

Abb. 914. Genua recurvata bei angeborener Bänderschwäche.

Es kann aber auch bei Tabes und bei angeborener multipler Banderschlaffung gefunden werden (vgl. Abb. 914).

Die in der Regel durch die Skeletform bedingte *habituelle Luxation der Patella* haben wir auf S. 664 besprochen.

B. Fußdeformitäten.

Wir können die Fußdeformitäten unbekümmert um ihre Entstehungsweise in 3 Gruppen teilen, von denen die erste einigermaßen der Pronationsstellung entspricht, während die zweite mehr oder weniger deutliche Beziehungen zur Supinationsstellung aufweist und die dritte sich aus Streck- und Beuge-anomalien zusammensetzt.

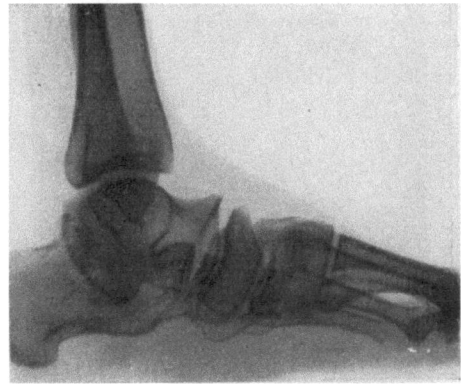

Abb. 915. Plattfuß.

1. Knick- und Plattfuß.

Die Häufigkeit der Kombination von Pes valgus und Pes planus bringt es mit sich, daß diese beiden Deformitäten meist als gleichbedeu-tend angesehen werden, und daß aus diesem Irrtum unzweckmäßige therapeutische Maßnahmen hervor-gehen.

Der „*Pes valgus*“ oder „*Knickfuß*“ ist dadurch gekennzeichnet, daß das Fersenbein nach außen abgenickt ist, d. h. daß es, statt direkt in der Fort-setzung der Achse des Unterschen-kels zu stehen, mit derselben von hinten gesehen einen nach außen offenen stumpfen Winkel bildet.

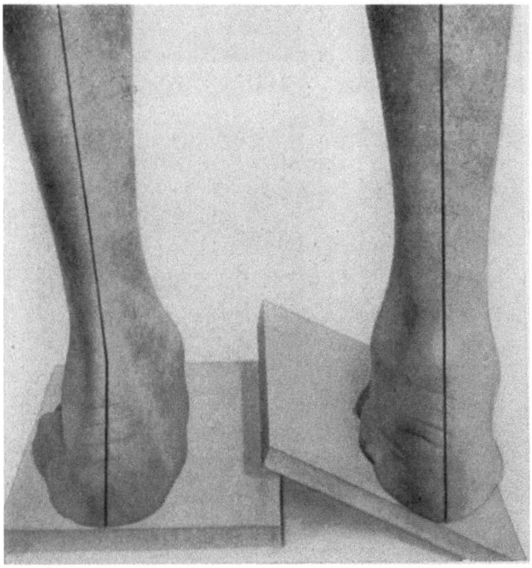

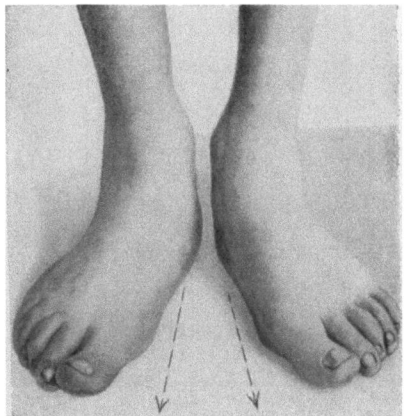

Abb. 916. Beidseitiger Pes valgo-planus. Rechts ist die Valgusstellung durch die schiefe Ebene zum Verschwinden gebracht worden.

Abb. 917. Derselbe Fall von vorn. Abweichung des Vorderfußes nach außen; die Pfeile zeigen die Stellung, welche der innere Fußrand normal einnehmen sollte.

Diese Winkelstellung schwindet, sowie wir den Fuß auf eine entsprechend geneigte schiefe Ebene stellen (Abb. 916). Damit der Fuß zum *Plattfuß*, zum „*Pes planus*“ werde, muß das Fußgewölbe einsinken (s. Abb. 915), und muß sich gleichzeitig der Vorderfuß im CHOPARTschen Gelenk abduzieren, so daß seine Achse von der auf die Verbindungslinie der Knöchel gedachten Senkrechten nach außen abweicht (s. Abb 917).

Wenn ein Pes valgo-planus diese Zeichen aufweist und vielleicht gar die grotesken Formen von Abb. 941, so wird die Diagnose auch vom Laien gestellt.

Der Fußsohlenabdruck zeigt die bekannte in den Abb. 920 und 921 wiedergegebene Form. Von diagnostischem Interesse sind nicht die schweren Fälle,

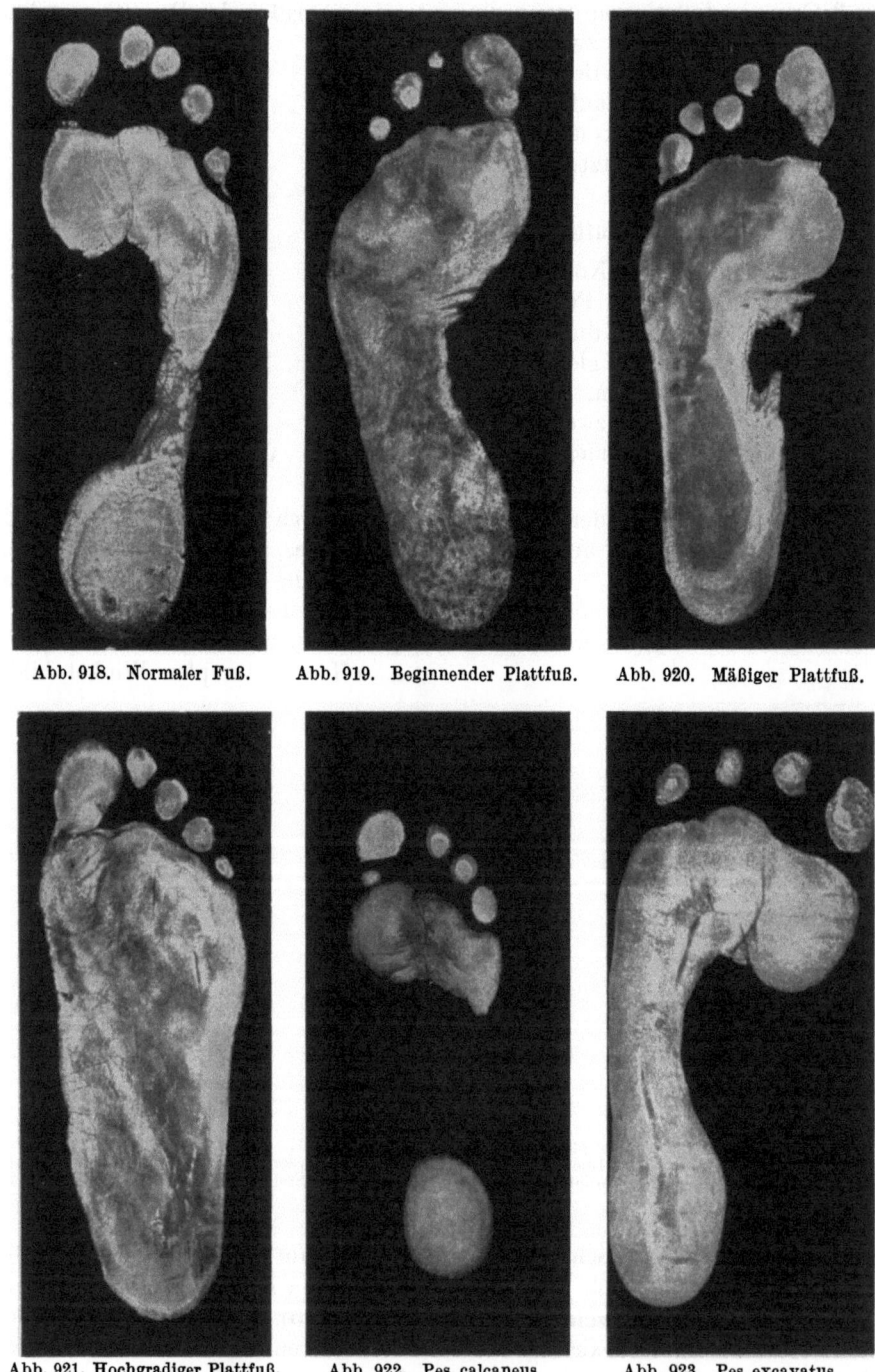

Abb. 918. Normaler Fuß.   Abb. 919. Beginnender Plattfuß.   Abb. 920. Mäßiger Plattfuß.

Abb. 921. Hochgradiger Plattfuß.   Abb. 922. Pes calcaneus.   Abb. 923. Pes excavatus.

sondern diejenigen, in denen der Patient über Schmerzen an verschiedenen Stellen der Fußwurzel klagt, ohne daß das Fußgewölbe deutlich abgeflacht wäre. Sieht man sich solche Füße genauer an, so findet man doch bisweilen

die Ferse schon leicht nach außen umgelegt und den Vorderfuß etwas lateralwärts abgewichen. Der Fußsohlenabdruck kann dabei noch beinahe normal
aussehen und höchstens eine etwas breite Verbindung von Ferse und Zehen-
ballen aufweisen (Abb. 919). Nicht immer findet sich die Valgusstellung der

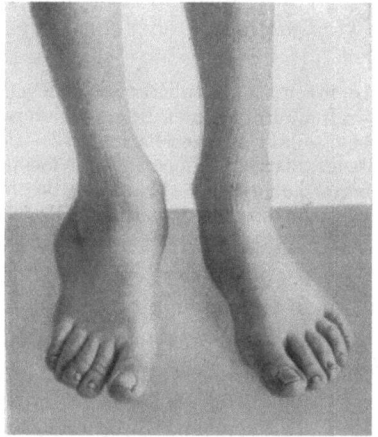

Abb. 924. Rechtsseitiger Pes valgo-planus nach traumatischer Durchtrennung der Sehne des M. tibialis
posterior.

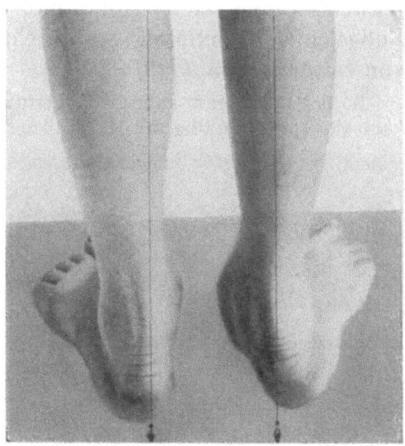

Abb. 925. Derselbe Fall von hinten.

Fußwurzel mit derjenigen des Vorderfußes vereinigt. Bisweilen wird im Gegenteil der letztere in Adduktions-(Varus-)stellung gehalten und der Patient geht
krampfhaft auf dem äußeren Fußrand. Wir haben darin einen auf die Länge
schmerzhaft werdenden Kompensationsversuch zu sehen, der so lange gelingen

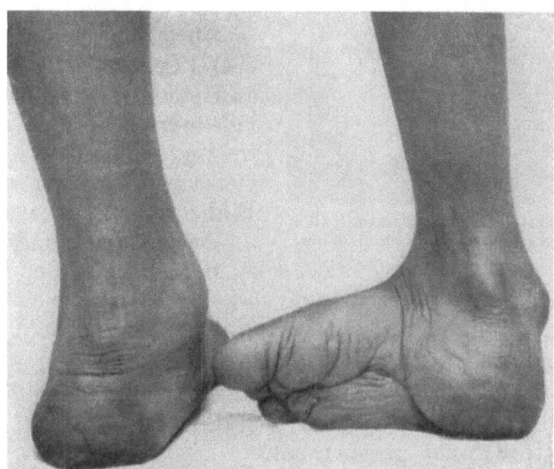

Abb. 926. Angeborener rechtsseitiger Klumpfuß und linksseitiger Pes valgo-planus.

wird, als die Muskeln der Situation Meister sind. Zuletzt wird auch hier der
Vorderfuß nach der Valgusstellung hin umkippen.

Der Schmerz ist oft auf bestimmte Stellen lokalisiert (sog. typische Schmerz-
punkte), nämlich auf das Talonaviculargelenk, den Taluskopf, die Innenseite
des Naviculare und die Gegend vor und unter dem äußeren Knöchel. In anderen
Fällen ist er mehr diffus über den ganzen Tarsus verbreitet, oder er strahlt
nach vorn zwischen die Metatarsen aus. Besonders ausgesprochen beim Stehen,
geringer beim Gehen, schwindet er rasch in der Ruhe. Gut sitzendes, genügend

festes Schuhwerk lindert, weiche Schuhe steigern ihn. Nicht selten werden
die Schmerzen ebensosehr oder noch mehr als im Fuß, in der Wade, ja selbst
im Oberschenkel verspürt. In diesem Stadium werden die schon oben ge-
würdigten Diagnosen Talalgie, Metatarsalgie usw. gestellt. Erreichen die Beschwerden eine solche Höhe, daß der Patient alle Muskeln anspannt, um die
Fußgelenke zu fixieren, so spricht man von *contractem* oder unrichtigerweise
von *entzündlichem Plattfuß.*

In diesem Stadium kann der Plattfuß einer beginnenden Fußtuberkulose gleichen. Auch
kann eine solche zufällig mit Plattfuß zusammentreffen. Entscheidet die erste Untersuchung
nicht, so läßt man den Patienten 2—3 Wochen
ruhen. Plattfußschmerzen schwinden dann,
die von Tuberkulose abhängigen Beschwerden
aber nicht oder nur in geringem Maße.

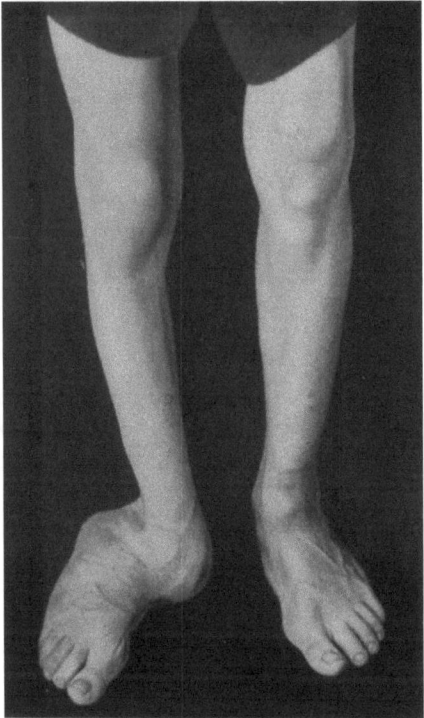

Abb. 927. Folge eines Fibuladefektes (Exstirpation
einer osteomyelitischen Fibula im Kleinkindalter).

Der Plattfuß tritt uns besonders in
2 Lebensabschnitten entgegen, nämlich
am Ende der Entwicklungsperiode — der
Plattfuß des Rekruten — und im
Klimakterium.

Der mit der Menopause häufig sich einstellenden Zunahme des Körpergewichts ist
das grazile weibliche Fußskelet nicht gewachsen. Es sinkt ein, der Fuß kippt nach außen
um, und es treten die gewohnten Plattfußbeschwerden ein, die dann quasi aus Höflich-
keit auf Rheumatismus, Neuritis, auf die meist
vorhandenen Varicen oder, wenn solche fehlen,
auf ad hoc erfundene „tiefe Varicen" zurückgeführt werden. Letztere Diagnose wird damit
begründet, „daß der Schmerz in der Tiefe der
Wadenmuskulatur empfunden werde".

Auch die nach *Verletzungen* (Knö-
chel-, Calcaneus-, Metatarsalfrakturen)
auftretenden Valgus- bzw. Plattfußbeschwerden werden oft lange Zeit unrichtig gedeutet, weil der Fuß nicht
gleich von Anfang an das klassische
Bild des Plattfußes aufweist.

An den Lähmungssymptomen leicht
zu erkennen ist der *paralytische Platt-*
fuß, der besonders bei Kinderlähmung vorkommt. Ihm gleicht der Plattfuß nach
Sehnendurchtrennung (Tibialis posterior, Abb. 924 und 925).

Am seltensten ist der Pes valgo-planus *angeboren,* wenn wir von der Tat-
sache absehen, daß die stärkere Füllung der Fußsohle mit Fett bei kleinen
Kindern und bei primitiven Völkern — z. B. bei den Negern — zur irrtümlichen
Deutung: Plattfuß Anlaß gegeben hat.

Für die Ätiologie (Raummangel in utero) interessant sind jene Fälle, wo
ein Fuß in starker Varusstellung dem anderen in Valgusstellung gehaltenen
Fuß anliegt. Abb. 926 läßt an eine solche Entstehung denken. Die Haupt-
genese des Klumpfußes scheint aber doch erbbedingt zu sein.

Finden wir auffallende Valgusstellung zusammen mit Verkürzung der Extremität und nach vorn innen konvexer Verkrümmung der Tibia, so denken wir
an den angeborenen (s. Abb. 928 und 929) oder früh erworbenen (s. Abb. 927)
„*Fibuladefekt*". Die Palpation wird in der Tat zeigen, daß der äußere Knöchel
fehlt oder mangelhaft ausgebildet ist. Auf der Tibia findet sich in der Regel
ein längsverlaufender narbiger Streifen (s. Abb. 928 und 929). Nicht selten ist

die Mißbildung beidseitig. Die Fibula fehlt ganz oder teilweise. Die Zehen sind bald vollständig vorhanden, bald auf der Kleinzehenseite unvollständig ausgebildet. Hierher gehört — als leichtester Grad der Mißbildung — die sog. VOLKMANNsche *Subluxation des Fußes nach außen.*

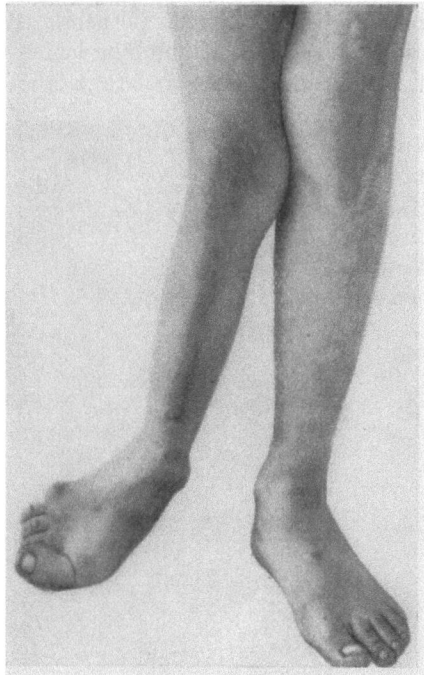 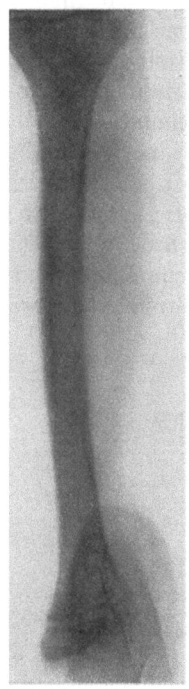

Abb. 928. Angeborener Fibuladefekt mit Pes valgus. 8jähriges Mädchen.

Abb. 929. Angeborener Fibuladefekt. Röntgenbild zu Abb. 928.

2. Klumpfuß und Hohlfuß.

Diese Formveränderungen, denen man den richtigen Namen meist auf den ersten Blick geben kann, unterscheiden sich vom Plattfuß und Knickfuß durch die überstarke Ausbildung des Fußgewölbes und durch ihre Ätiologie. Während beim Plattfuß rachitische und statische Veränderungen den angeborenen und den paralytischen Formen gegenüber bei weitem im Vordergrund stehen, so sind die in der Überschrift genannten Fußbildungen größtenteils angeboren oder paralytisch und nur selten auf Traumen, nie auf Rachitis zurückzuführen.

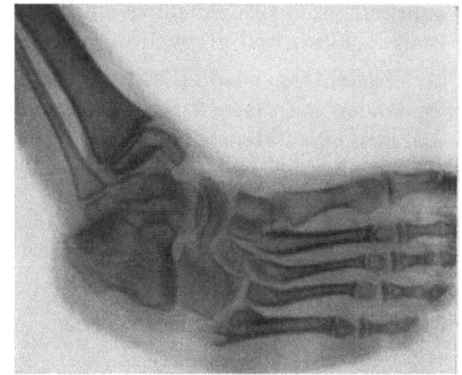

Abb. 930. Klumpfuß.

Wir fragen uns beim „*Klumpfuß*" (s. Abb. 930) und *Hohlfuß*" (siehe Abb. 931) vorerst, ob er *angeboren* oder *erworben* ist. Darüber gibt in der Regel die Anamnese Aufschluß. Aus Ein- oder Beidseitigkeit können wir dagegen nichts folgern, weil beides sowohl bei angeborenem, wie bei erworbenem Klumpfuß vorkommt. Der angeborene, d. h. bei der Geburt schon voll ausgebildete Klumpfuß (Abb. 932) wurde früher

gern auf den allerdings oft hypothetischen Raummangel im Uterus zurückgeführt. Vererbbarkeit, das merkwürdige Geschlechtsverhältnis (2 männliche
zu 1 weiblichen), die häufige Einseitigkeit und die in 10% der Fälle angetroffene
Kombination mit anderen Mißbildungen sprechen für endogene Natur dieses
Leidens. Wir finden bei ihm in der Tat keine ausgesprochenen Lähmungen
einzelner Muskeln oder Muskelgruppen, und die Raummangeltheorie ist gewiß
für einzelne Fälle zutreffend. Für die Mehrzahl der Klumpfüße lassen die am
paralytischen Klumpfuß gemachten Erfahrungen eine andere Erklärung als
wahrscheinlich erscheinen, nämlich die-
jenige einer Anomalie im neuromuskulären
Apparat, die bloß auf einer *Gleichgewichts-*
störung zwischen den einzelnen Muskel-
gruppen beruht, genauer gesagt auf einer
ungleichmäßigen Entwicklung der Vorderhornkerne auch da, wo eine grobanatomische

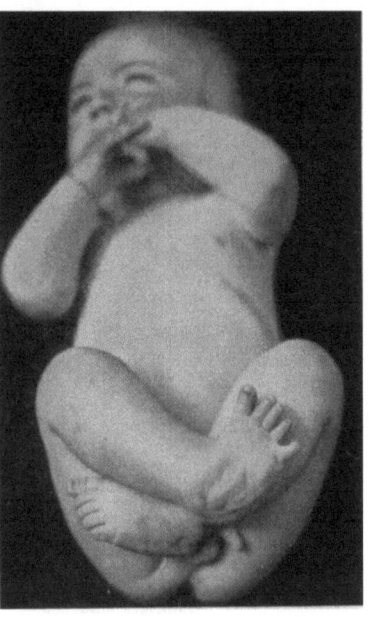

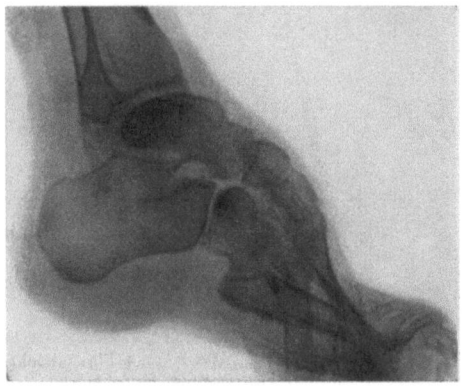

Abb. 931. Hohlfuß.   Abb. 932. Pedes vari in intrauteriner Haltung.

Mißbildung, eine schwerere Myelodysplasie fehlt. Ist dieser Gleichgewichts-
mangel ausgesprochen, so kommt er schon im intrauterinen Leben zum Ausdruck. Ist er geringfügig, so bildet sich die Difformität erst in den Jahren
stärkerer Inanspruchnahme, im Pubertätsalter aus, wie z. B. in manchen Fällen
von Hohlfuß und Hackenfuß.

Eindeutiger ist die Pathogenese bei den im Verlauf der Kindheit sich aus-
bildenden spastischen Klumpfüßen der LITTLEschen Krankheit und der angeborenen cerebralen Kinderlähmung und ferner denjenigen der FRIEDREICHschen
Tabes und der Spina bifida einschließlich der Spina bifida occulta.

Klump-Spitz-Hohlfuß	Normale Innervation des Muskels	Schlaffe Lähmung (Herabsetzung der Sehnen-reflexe)	Spastische Lähmung (Steigerung der Sehnen-reflexe)
1. Einseitiger:	Sehnenverletzungen. Kompensatorischer Spitz-fuß bei Verkürzung der Extremität. Gewohnheitskontraktur.	Ischiadicus- bzw. Peronaeusverletzung.	Cerebrale Kinderlähmung. Hirntraumen. Erworbene herdförmige Ence-phalitis.
2. Ein- oder beid-seitiger:	Angeborener Klumpfuß. Hohlfuß des Entwick-lungsalters.	Spina bifida. Poliomyelitis ant. acuta	Striatumerkrankungen.
3. Immer oder beinahe immer beidseitiger:	. . . .	Familiärer Typus der pro-gressiven neurotischen Muskelatrophie.	LITTLEsche Krankheit. FRIEDREICHsche Tabes.

Im Gegensatz zu dem spastischen Charakter angeborener neurogener Klumpfüße beruht die Klumpfußdeformität bei der meist heredofamiliären *progressiven Muskelatrophie* vom Typus CHARCOT-MARIE auf schlaffer Lähmung. Für ihre Deutung entscheidend ist das Vorkommen von schlaffen Lähmungen auch an den oberen Extremitäten.

Bei gewissen angeborenen oder erworbenen Erkrankungen des Corpus striatum sehen wir Klump- oder Spitzfußstellungen verbunden mit choreatischen bzw. athetotischen Bewegungen sowohl einseitig wie doppelseitig.

Den Typus des erworbenen paralytischen Klump- oder Hohlfußes finden wir nach Poliomyelitis anterior acuta. Bei Kriegsverwundeten häufig, in der Friedenspraxis viel seltener ist der Klumpfuß nach traumatischer Peroneusverletzung, sowie derjenige nach Hirnrindentrauma.

In zweiter Linie achten wir auf das Verhalten des *Muskeltonus* und der *Sehnenreflexe*. Die Tabelle auf S. 726 gibt eine Übersicht über die Schlüsse, die wir hieraus ziehen können.

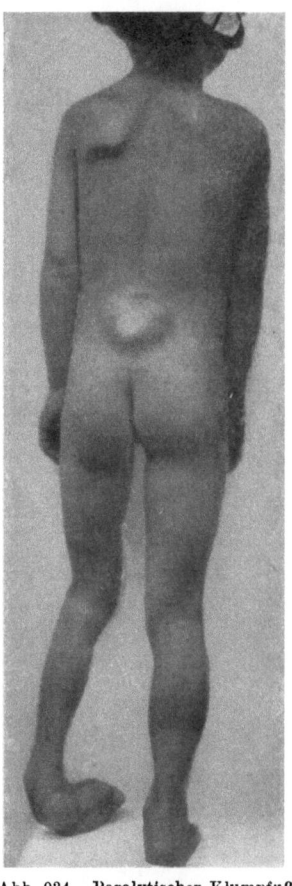

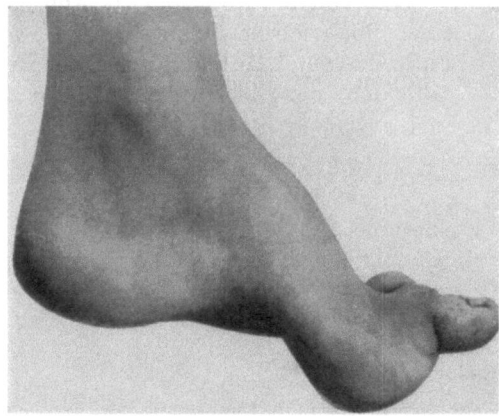

Abb. 933. Paralytischer Hohlfuß bei Spina bifida.

Abb. 934. Paralytischer Klumpfuß bei Spina bifida.

Die Schädigung der einzelnen Muskelgruppen hat bei *schlaffen* Lähmungen folgende Wirkung:

Schädigung der

Mm. peronaei	bewirkt	Klumpfuß (Supination) (s. Abb. 930),
Mm. tibiales	,,	Pes valgus (Pronation),
Mm. soleus und gastrocnemii	,.	Hackenfuß (Dorsalflexion) (s. Abb. 938 u. 939),
Mm. extens. digit. + tibialis anter.	,.	Spitzfuß (Plantarflexion) (s. Abb. 935),
Mm. interossei und lumbricales	,,	Hammerzehe.

Bei *spastischen* Lähmungen kommt die Erhöhung des Muskeltonus im spastisch-paretischen Muskel in entgegengesetztem Sinne zur Geltung. Spasmus der Tibiales normalen Peronaei gegenüber führt also zu Klumpfuß usw.

Von diagnostischem Interesse ist der Umstand, daß die Fußdeformitäten bei Spina bifida (s. Abb. 933 und 934) oft von Sensibilitätsstörungen und von Blasenlähmungen begleitet sind, während dies bei den meisten übrigen Formen nicht der Fall ist.

Bei den als LITTLEsche Krankheit zusammengefaßten Lähmungen geht die Spastizität im höheren Alter meist etwas zurück, während die Gleichgewichtsstörung zwischen den einzelnen Muskelgruppen ausgesprochen genug bleibt, um die Fußdeformität zu unterhalten, ja noch zu steigern.

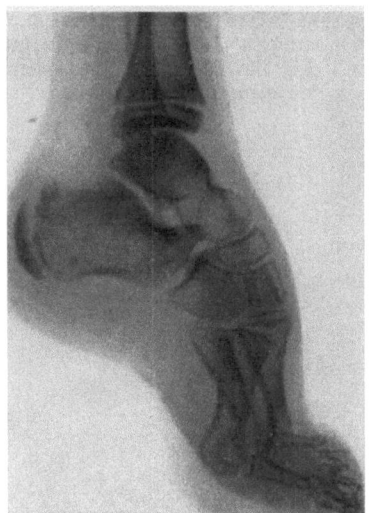

Abb. 935. Spitzfuß.

Zu erwähnen ist noch der Klumpfuß durch „*Gewohnheitskontraktur*". Ist aus irgendeinem Grunde, meist infolge einer Verletzung, die Bewegung der Knöchelgelenke und des CHOPART-schen Gelenks schmerzhaft geworden, so werden diese Gelenke muskulär fixiert, und der Fuß wird beim Gehen nicht abgewinkelt, sondern mit dem äußeren Rand, also in Klumpfuß-stellung, fest versteift aufgesetzt. Diese Stellung wird — unter psychischen Einflüssen — Hysterie, Versicherungsneurose — bisweilen noch lange nach erfolgter Heilung beibehalten, was ein Begutachter wissen muß.

In dieses Kapitel gehören die bei Kriegs-verletzungen beobachteten *Reflexkontrakturen* und *Reflexlähmungen*, über deren Abtrennung von der Hysterie wir schon bei Anlaß der Verletzungen der oberen Extremität (S. 597) gesprochen haben. Ähnliches sieht man auch nach abgelaufener Phlebitis.

3. Spitzfuß und Hakenfuß.

Während der „*Spitzfuß*" (s. Abb. 935) eine übertriebene Plantarflexion von Fußwurzel und Mittelfuß meist mit Dor-salflexion der Zehen darstellt, so ist

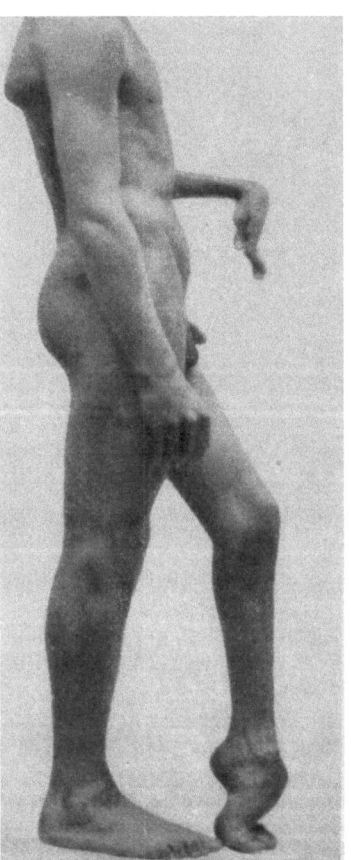

Abb. 936. Spitzfuß bei spastischer Hemiplegie (cerebrale angeborene Kinderlähmung).

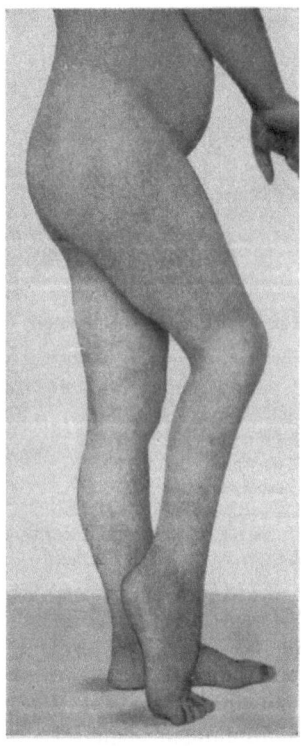

Abb. 937. Paralytischer Spitzfuß bei spinaler Kinderlähmung.

der „*Hakenfuß*" (s. Abb. 938) durch eine Dorsalflexionsstellung des Calcaneus meist mit kompensatorischer Plantarflexion des Mittel- und Vorderfußes ge-kennzeichnet. Der Spitzfuß kann eine rein kompensatorische Erscheinung bei

Verkürzung der Extremität darstellen. Coxitische Hüftkontraktur mit kompensatorischem Spitzfuß zeigen äußerlich betrachtet dasselbe Bild wie primärer Spitzfuß mit kompensatorischer Beugung im Hüftgelenk.

Das gewöhnliche Bild des Hackenfußes entsteht dann, wenn der Vorderfuß bei primärer Steilstellung des Calcaneus wieder sucht, mit dem Boden Kontakt zu gewinnen.

Wenn wir von arthrogenen, meist auf Entzündungen beruhenden Kontrakturen absehen, so entstehen Spitzfuß und Hackenfuß, wie Klumpfuß und Hohlfuß in der Regel auf Grund einer Störung im Gleichgewicht der Innervation der einzelnen Muskelgruppen, gleichviel, ob es sich um spastische Zustände, um schlaffe Lähmung oder einfach um eine angeborene Gleichgewichtsstörung der einzelnen Muskelgruppen handle. Ein klassisches Beispiel für den Einfluß der Muskelfunktion auf

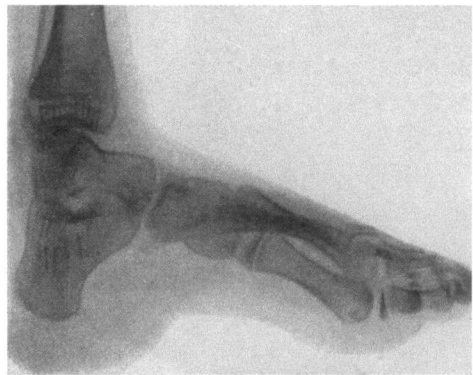

Abb. 938. Hackenfuß.

die Skeletgestaltung ist dabei die Entstehung des Hackenfußes nach Tenotomie der Achillessehne (s. Abb. 939). Im übrigen mag es genügen, auf das hinzuweisen, was wir oben bei der Besprechung des Klump- und Hohlfußes gesagt haben. Wie sich aus dem dort Auseinandergesetzten ergibt, sind Spitz- und Klumpfuß häufig miteinander verbunden, und es ist oft schwierig zu sagen, ob ein Pes equino-varus mehr equinus oder mehr varus ist.

C. Zehendeformitäten.

Mancher mit Eleganz getragener Schuh verbirgt Deformitäten, welche nicht nur das Schönheitsgefühl beleidigen würden, sondern auch dem damit Behafteten der Schmerzen wegen den Lebensgenuß verbittern können. Der heute selbst beim Schuhhändler aufgestellte Röntgenapparat dürfte schon manche Illusion zerstört haben.

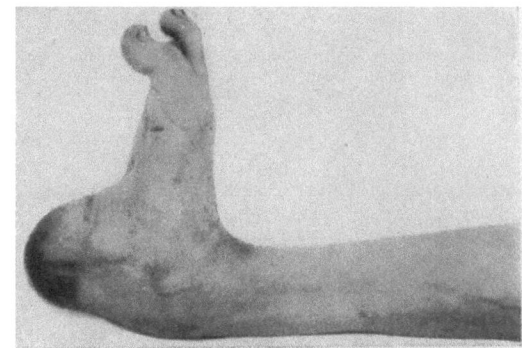

Abb. 939. Hochgradiger Hackenfuß nach Tenotomie der Achillessehne.

1. In erster Linie sei der „*Hallux valgus*" genannt. Ein Blick auf die in Abb. 940, 941, 942 und 943 dargestellten Grade des Übels sagt alles, was für die Diagnose von Belang ist.

Eine gewisse Bedeutung wird neuerdings in solchen Fällen den lateralen Sesambeinen zugeschrieben, welche sich zwischen die Köpfchen des 1. und 2. Metatarsus einschieben. Für die Genese des Hallux valgus haben die Sesambeine wohl keine Bedeutung, obwohl sie die einmal eingetretene Spreizung und Abwinkelung der Großzehe durch Interposition unterhalten können.

Der sekundären Schleimbeutelentzündungen haben wir schon gedacht. Wichtig für die Behandlung ist es, ob der Hallux valgus mit Plattfuß verbunden ist oder nicht.

2. Eine häufige Deformität ist die „*Hammerzehe*" (Abb. 940 und 944), die mehr auf angeborener, bisweilen hereditärer Anlage, d. h. auf einer Störung des Muskelgleichgewichtes, einer Schwäche der Mm. lumbricales und interossei beruht, als auf ungeeignetem Schuhwerk. Besonders

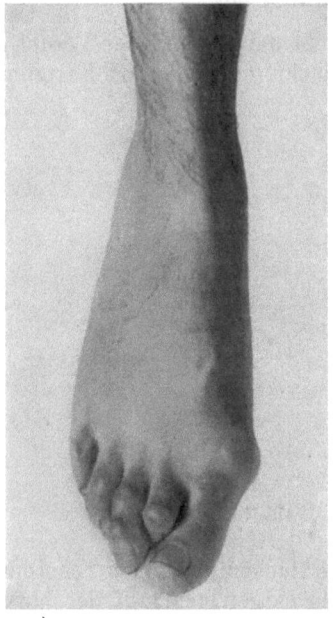

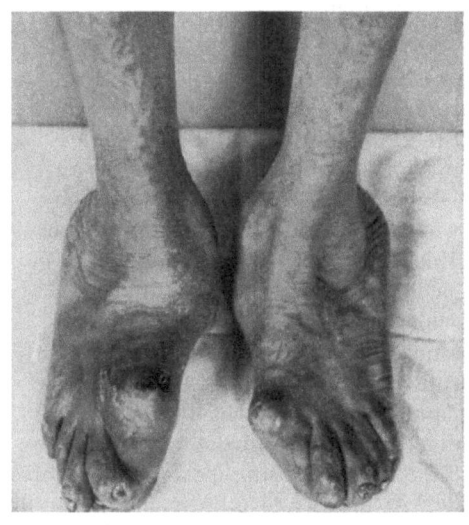

Abb. 940. Hammerzehen (besonders 2. Zehe). Leichter Hallux valgus.

Abb. 941. Pes valgo-planus höchsten Grades mit Hallux valgus.

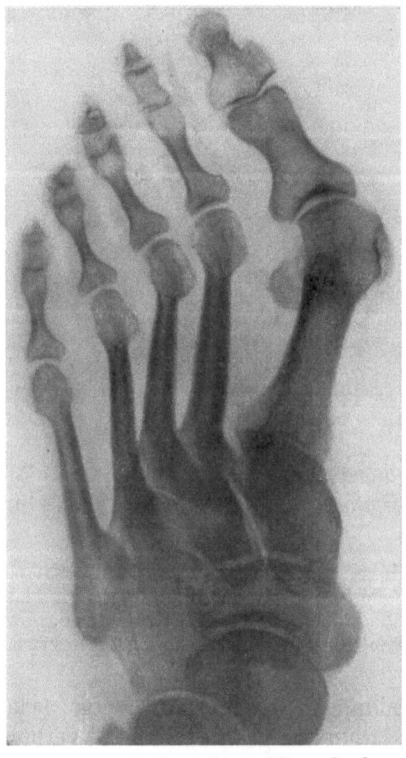

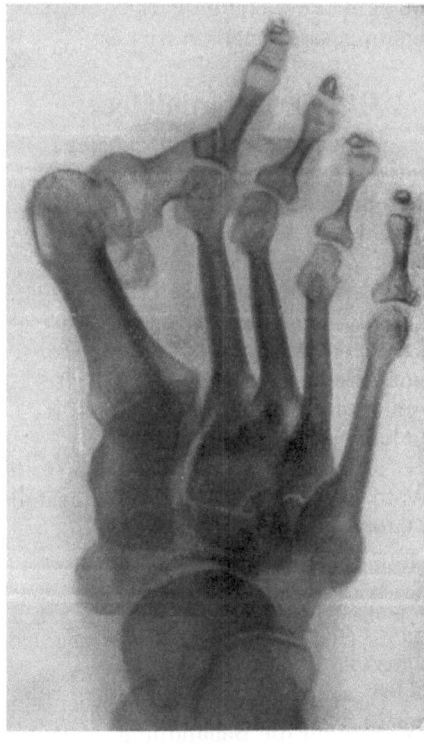

Abb. 942. Hallux valgus mäßigen Grades.

Abb. 943. Hallux valgus schwersten Grades.

naheliegend ist diese Annahme, wenn, wie in Abb. 944, alle Zehen betroffen sind. Einmal sah ich nach teilweiser Verletzung des M. tibialis in der

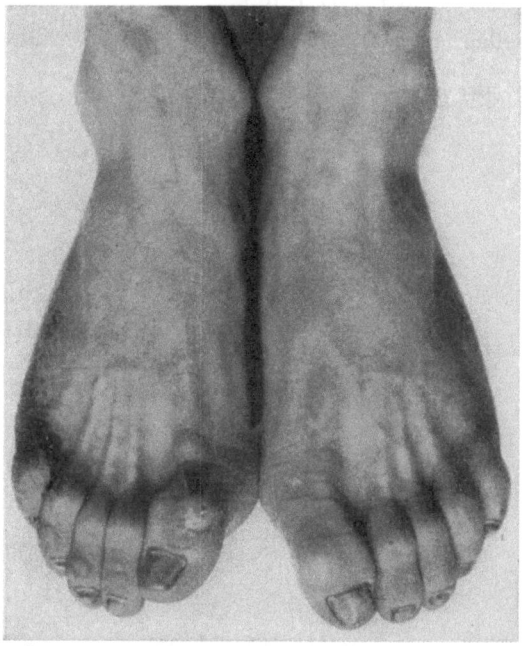

Abb. 944. Allgemeine Hammerzehenbildung. (Auf Grund einer nicht mit eigentlicher Lähmung verbundenen Störung des Muskelgleichgewichts zwischen Streckern und Beugern mit vorwiegender Schwäche der Lumbricales und Interossei.)

Wadengegend während des mehrere Wochen dauernden Krankenlagers an diesem Fuß Hammerzehen auftreten. Bisweilen verbindet sich die Hammer-

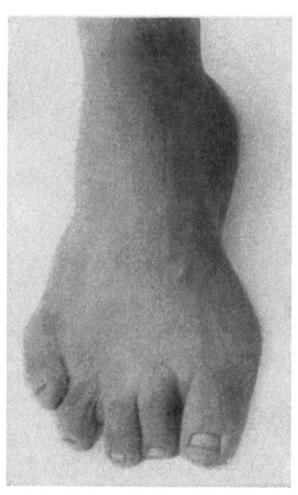
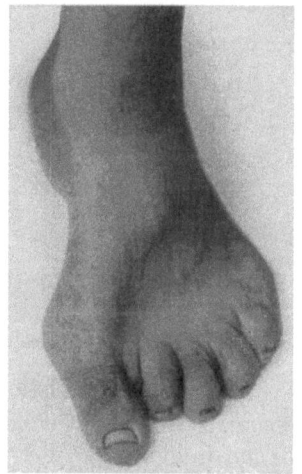
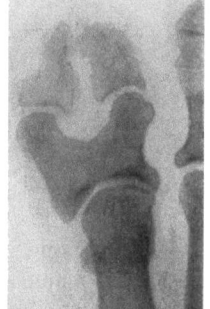

a   b   Abb. 946. Doppelzehe.
Abb. 945a u. b. Beidseitiger Spreizfuß mit Hohlfuß.

oder Klauenstellung der Zehen mit Hohlfuß. Auch hier sind es meist Schleimbeutelentzündungen, welche den Patienten zum Arzt führen.

3. Auch der meist mit anderen Fußdeformitäten — Plattfuß, Hohlfuß — verbundene „*Spreizfuß*" (Abb. 945) kann zu starken Beschwerden Anlaß geben.

Er ist an der fächerförmigen Stellung der Metatarsen und Zehen leicht zu erkennen.

„*Syndaktylie*" und „*Polydaktylie*" kommen vor wie an den oberen Extremitäten, bisweilen an Händen und Füßen gleichzeitig. Eine *Doppelzehe* zeigt Abb. 946.

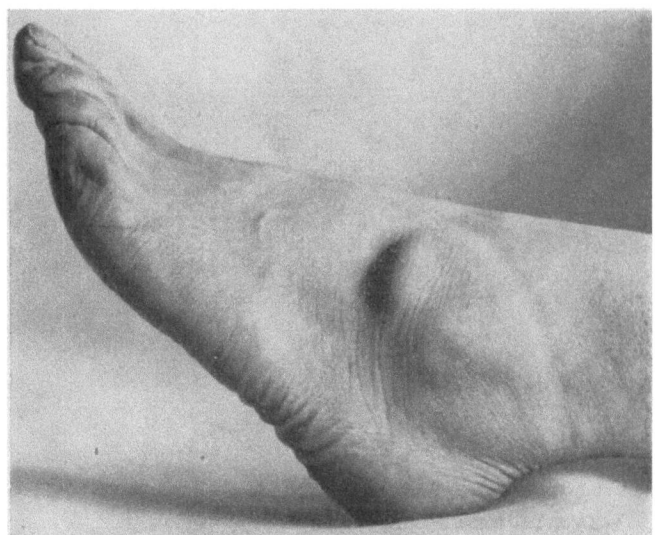

Abb. 947. Ganglion tarsi.

113. Geschwülste und Geschwüre am Fuß.

Wie an der Hand, so beobachtet man auch am Fuße die verschiedensten Geschwulst- und Geschwürsformen, aber nur wenige haben einen so typischen Charakter, daß sie Erwähnung verdienen.

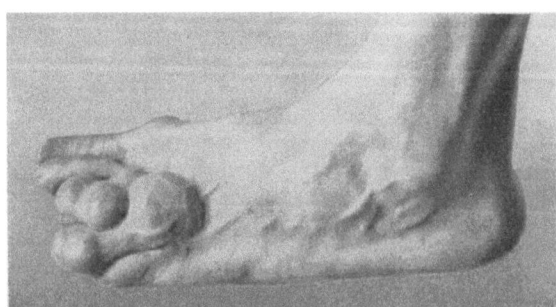

Abb. 948. Multiple Chondrome der Zehen.

1. Geschwülste.

Einmal sind als geschwulstähnliche Gebilde die „*Ganglien*" zu nennen, die, wenn schon viel seltener, in gleicher Weise wie an der Hand auch am Fuße vorkommen (Abb. 947). Sind sie klein und im äußeren Seitenband nahe unter der Fibulaspitze versteckt, so werden oft die Beschwerden auf durchgemachte Distorsion bezogen. So entfernte ich bei einem Patienten, welcher noch Jahre nach einer Fußdistorsion eine 30%ige Rente bezog, ein kleines Ganglion, wodurch die Beschwerden völlig schwanden. — Von *wirklichen Neubildungen* sind als *gutartige Geschwülste* vor allem die „*Zehenchondrome*" anzuführen, die sich wie die Chondrome der Finger verhalten (Abb. 948). Wird ein Zehennagel durch ein geschwulstartiges Gebilde allmählich abgehoben, so erinnern wir uns der schon von DUPUYTREN beschriebenen „*subungualen Exostose*". Selten sind unter oder neben den Nägeln aus dem Nagelbett entstehende „*Fibrome*", ebenfalls nicht gewöhnlich die „*Haut-hörner*" (Abb. 949).

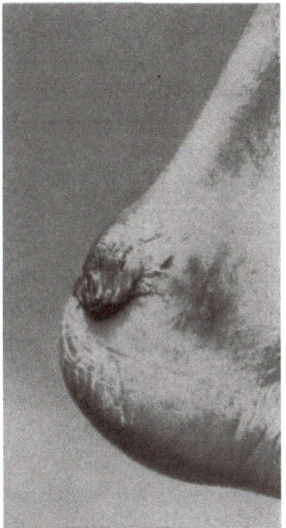

Abb. 949. Hauthorn an der Ferse.

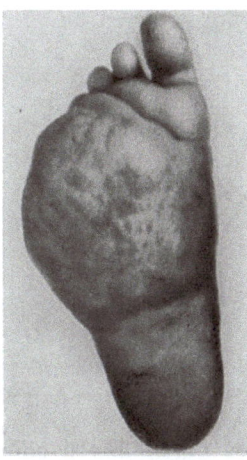

Abb. 950. Kavernöses Angiom am Fuß.

Am Mittelfuß sind besonders „*Lipome*" gesehen worden, welche sich zwischen Knochen und Plantaraponeurose ausbreiten können. Auch „*kavernöse Angiome*" kommen auf kongenitaler Grundlage am Fuße vor.

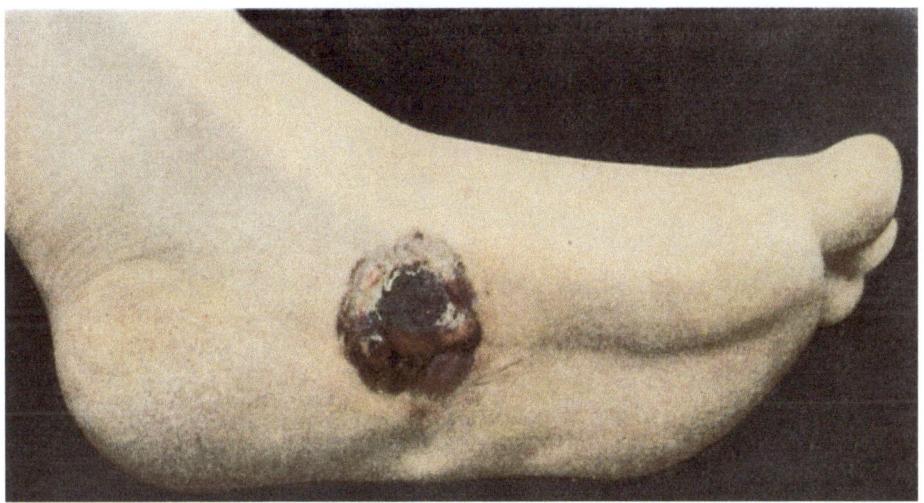

Abb. 951. Melanocarcinom.

Obwohl histologisch gutartig, durchsetzen sie doch alle Gewebe: Haut, Muskeln, Sehnen, und können so zu tiefgreifenden Zerstörungen führen. Sie sind an ihrer kleinhöckerigen Oberfläche, der bläulich durchschimmernden Blutfarbe und der Entleerbarkeit durch Druck und durch Hochlagerung zu erkennen. Abb. 950 ist ein Paradigma für das Aussehen eines kavernösen Angioms überhaupt.

Von *bösartigen Geschwülsten* sind als die häufigsten Vorkommnisse einmal die „*Melanome*" — Melanocarcinome — *der* „*Haut*" zu erwähnen, deren sehr bezeichnendes Aussehen die Abb. 951 wiedergibt. Bisweilen sehen dieselben mehr rötlich aus, und der Pigmentgehalt kommt erst im histologischen Bilde deutlich zum Ausdruck. Unter den tieferen Gebilden ist besonders der Calcaneus öfter der Sitz von „Sarkomen".

2. Geschwüre.

Zu der bekannten Trias des tuberkulösen, des syphilitischen und des krebsigen Geschwürs kommen am Fuß als häufige Vorkommnisse noch das „Mal perforant" und die umschriebene Haut-gangrän hinzu.

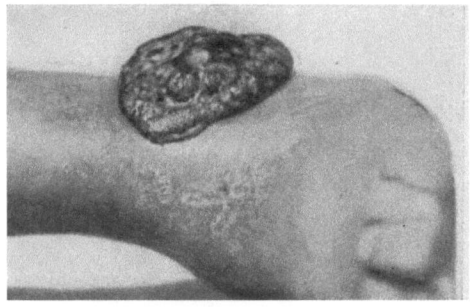

Abb. 952. Melanosarkom der Knöchelgegend.

Die Diagnose der Geschwürsart läßt sich meist schon aus der Lokalisation stellen. Beginnen wir mit dem *Fußrücken*. Hier sind Geschwüre meist tuberkulös oder syphilitisch, nur selten krebsig. Wie wir Syphilis und Tuberkulose erkennen, das haben wir schon wiederholt gesehen (s. auch Kapitel 104). Ein krebsiges Geschwür würde sich von diesen beiden Erkrankungen entweder durch das papillomatöse Aussehen oder durch den derben Rand und Grund unterscheiden. Aus umschriebener Hautgangrän, z. B. bei Diabetes, entstehen landkartenartige Geschwüre von banalem Aussehen.

An der *Fußsohle* kommen beinahe nur Krebs und neuroparalytisches Geschwür in Frage. Auf dieses letztere, das „Mal perforant", schließen wir aus

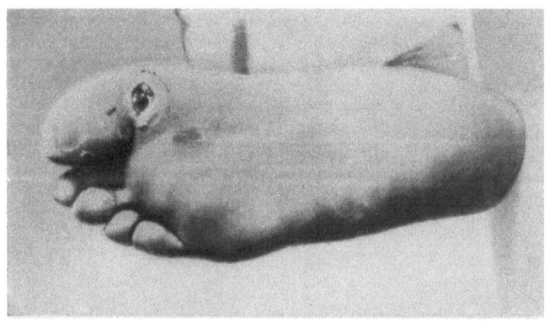

Abb. 953. Mal perforant auf Grund von Alkoholneuritis.

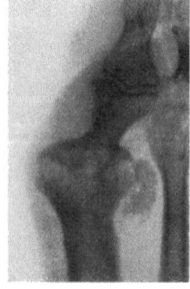

Abb. 954. Arthritis deformans bei Mal perforant.

der Lokalisation an den besonders gedrückten Stellen, also an Ferse, Groß- und Kleinzehenballen — ferner aus der geringen lokalen Schmerzhaftigkeit und aus den die Geschwürsbildung begleitenden Sensibilitätsstörungen: Anästhesie, oft verbunden mit ausstrahlenden Schmerzen. Der Rand des Geschwürs ist von verdickter Epidermis gebildet, und der zentrale Substanzdefekt greift meist bis auf Sehnen, Knochen und Gelenk über (Abb. 953 und 954). Schübe von phlegmonöser Entzündung der Umgebung gehören zum klassischen Bild der Erkrankung.

Als Ursache des Mal perforant finden wir periphere Nervenverletzungen, Alkoholneuritis, Nervenstörungen im Gefolge von Spina bifida, ferner Erkrankungen des Rückenmarks und des zentralen Nervensystems überhaupt, wie Syringomyelie, Tabes, Paralyse.

Nicht mit dem Mal perforant zu verwechseln sind die eben beschriebenen, auf „um-schriebener Hautgangrän" beruhenden Geschwüre der Arteriosklerotiker und Diabetiker. Sie sitzen mehr auf dem Dorsum und sind von heftigen neuralgischen Schmerzen begleitet (Abb. 955).

Sitzt ein Geschwür an weniger stark gedrückten Teilen der Fußsohle, so müssen wir an den seltenen „Hautkrebs" vom Typus des Cancroids und an ein

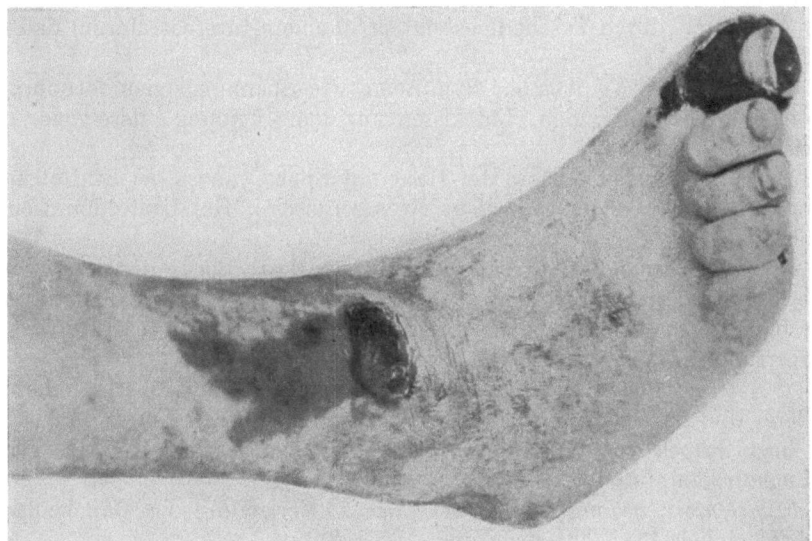

Abb. 955. Umschriebene Hautgangrän.

geschwürig gewordenes Melanocarcinom denken. Bei dem letzteren steht die Geschwulstbildung stets im Vordergrund.

Endlich wäre noch der entzündlichen und geschwürigen Vorgänge im Bereich der Zehennägel zu gedenken. Der wohlbekannte „Unguis incar-natus" kann mit einer syphilitischen Erkran-kung des Nagelbettes und mit der als Onychia maligna bezeichneten Tuberkulose desselben ver-wechselt werden. Läßt die Hartnäckigkeit des Übels Verdacht aufkommen, so werden Ana-mnese, Wassermann, histologische Untersuchung und Ergebnis einer spezifischen Behandlung ent-scheiden.

Als Nagelanomalie, die dem Chirurgen unter-breitet wird, ist die „Onychogrypnosis (Abb. 956) zu erwähnen, die nach Traumen entstehen kann, bisweilen aber auch der Ausdruck einer allgemeinen Ernährungsstörung ist.

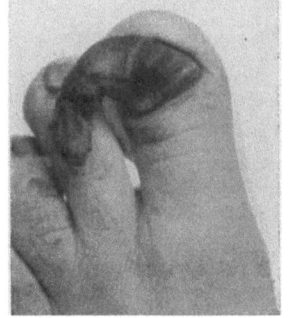

Abb. 956. Onychogrypnosis.

114. Schema der kurzen Orientierung bei Schwerverletzten.
(Verkehrsunfälle, Sturz vom Gerüst, Verschüttungen usw.)

1. Sofortige Bewußtlosigkeit deutet auf Gehirntrauma. Kopf während des Transportes hochlagern. Kinnbacken nach vorn schieben zur Ermöglichung freier Atmung. Eventuell blutigen Rachen auswischen.

2. Preß- oder Stoßatmung weist auf schwere Thoraxverletzung hin, selbst in schwer somnolentem Zustand noch vorhanden.

a) Rippen-Serienfrakturen mit paradoxem Atmen der haltlos gewordenen Brustwand. Einbinden der lädierten Thoraxhälfte dämmt schädliches Pendelatmen ein.

b) Akuter Spannungspneumothorax. Atemgeräusch nahezu aufgehoben auf kranker Seite. Bei bedrohlichem Zustand (hochgradige Cyanose, Einflußstauung, Erstickungsatmung) Anlegen einer nicht zu kleinen Verbindung mit der Außenwelt durch Taschenmesserstich in einem Intercostalraum und Offenhalten.

c) Mediastinal-Emphysem. Symptome wie Spannungspneumothorax, aber Atemgeräusche vorhanden. Luftkissen aus dem Jugulum aufsteigend. Collare Incision.

3. Herztamponade. Blässe der Haut mit Spur Cyanose bei Einflußstauung, aber erhaltenem symmetrischem Atemgeräusch. Herzbeutelpunktion oder Inzision.

4. Innere oder äußere Verblutung. Hochgradigste Blässe der gesamten Peripherie, Puls klein und frequent oder unfühlbar. Gähnen, Somnolenz, Flimmern vor den Augen, Ohrensausen, Apathie, Atmung vergrößert. Sofortige Oberkörpertieflage. Intravenöser Blutersatz.

5. Extreme Blässe mit kaltem Schweiß ohne Zeichen größerer innerer oder äußerer Blutung (keine Dämpfung im Thorax, kein Druckschmerz im Abdomen). Es liegt Schock vor. Oberkörpertieflage, warmer Kaffee, Kognak, eventuell Schmerzbekämpfung.

6. Brechreiz, abdomineller Druckschmerz. Verletzung der Baucheingeweide wahrscheinlich. Spitalbeobachtung.

7. Doppelseitige Lähmungen der Extremitäten deuten auf Wirbelsäulenverletzung mit Rückenmarksschädigung. Vorsichtiges Vermeiden von Wirbelsäulenflexionsbewegungen auf dem Transport.

Sachverzeichnis.

Abbruch der beiden Oberkiefer 90.
— der hinteren Tibiakante 875.
Abducens, Herdsymptome bei Läsion 5, 30, 31, 34.
—, Lähmung bei Schädelbasisbruch 5.
Abduktionsfraktur der Knöchel 702, 703, 704.
Abduktionsstellung des Oberarmes bei Humeruskopffraktur 530.
Abort, krimineller, Unterscheidung von Appendicitis 273.
—, —, Mastdarmverletzung bei 402.
Abriß des Condylus ext. humeri 547.
— des Epicondylus internus humeri 547, 548.
— — und externus 547.
— der Kreuzbänder 660, 664.
— des Processus coronoideus 550, 552.
— der Sehne am Biceps 560, 561.
—, isolierter des kleinen Trochanters 610.
—, völliger des großen Trochanters 610.
— des Tuberculum majus humeri 534, 575.
Abrißfraktur des Calcaneus 708.
— des Fibulaköpfchens 658, 663.
— des Radiusköpfchens 550, 551.
— der Spina tibiae 660.
— der Tuberositas metatarsi V 714.
Absceß, appendicitischer 340.
—, kalter der Bauchwand 369.
—, Bezoldscher 59, 142.
— der Brust 231.
— der Dammgegend 403.
—, epiduraler 57.
—, epigastrischer 369.
— der Fußsohle 718.
— des Gaumens 110.
— des Gehirns 43, 58.
—, glutäaler tuberkulöser 509.
— des Halses, akuter 140.
— —, chronischer 142.
— —, tuberkulöser 142.
—, tuberkulöser der Halswirbel 145.
—, — bei Halswirbelcaries 115.
— in Hemdenknopfform an der Fußsohle 718.
— des Kleinhirns bei Mittelohrentzündung 58.
— der Leber 328.
— der Lendengegend 374.
— der Lunge 204, 205.
—, mastitischer, Schema des 231.
—, mesocöliacaler appendicitischer, Unterscheidung von diffuser Peritonitis 269.
— der Milz 333.
— des Nackens 142.
— der Niere 439.
— des Oberschenkels 642, 649.

Absceß, kalter am Oberschenkel 646.
— bei Perforation eines Meckelschen Divertikels 271.
—, perinealer 404.
—, perinephritischer tuberkulöser 374, 428.
—, periproktitischer 400.
—, periurethraler 405.
—, perivesicaler 451.
— der Prostata 456.
— des Rachens 110.
—, Restabsceß, peritonitischer 341.
—, retrobulbärer 75.
—, retromammärer 231, 232.
—, retropharyngealer 110, 115.
—, retrotonsillärer 110, 127.
—, tuberkulöser der Rippe 225.
— der Samenblase 416.
—, tuberkulöser des Schädels 72.
— der Schilddrüse 142, 161.
— im Schläfenlappen 72.
—, tuberkulöser bei Spondylitis cervicalis 143.
— der Submaxillargegend 141.
— der Submentalgegend 140.
—, subphrenischer 278, 341.
—, subumbilicaler 272, 373.
— der Supraclaviculargegend 141.
—, suprasymphysärer 272.
— bei Tuberkulose des linken Ileosacralgelenkes 506, 508.
— des Unterkiefers 95, 99, 108.
—, tuberkulöser der Wirbel 505—508.
Abschälungsfraktur der Eminentia capitata humeri 549, 552.
Absprengung von Knorpel an Femurcondylen 654.
Accretio cordis 210.
Acetonämie 267.
Achillessehne, Hakenfuß nach Tenotomie der 939.
Achillodynie 717.
Achselhöhle, Abscesse 222, 223.
Achsendrehung des Darmes 366.
Achsendruckschmerz bei Fraktur 533.
Acusticus, Läsion des 5, 7, 36.
Adamantinome 107.
Adduktionsfraktur der Knöchel 702, 703.
— des Malleolus internus 870.
Adduktionsstellung des Oberarmes bei Humeruskopffraktur 532.
Adenom, cystisches des Hodens 412.
— der Leber 329.
—, toxisches der Schilddrüse 157.
Adipositas dolorosa 177.
Affengesicht bei endemischem Kretinismus 180.

Affenhand 593.
Afterabscesse 403.
Afterfistel 403.
Akroanämie 681.
Akroasphyxie 681.
Akromegalie 183.
Akromelalgie 681.
Akromioclaviculargelenk, Distorsion des 527.
—, Kontusion des 527.
—, Luxation des 527.
Akroparästhesie 681.
Aktinomykose der Bauchwand 376.
— der Brustdrüse 233.
—, Drüsen bei 97.
— des Gehirns 45.
— des Halses 144.
— der oberen Halswirbel 144.
— der Ileocöcalgegend 376.
— des Kehlkopfes 131.
— der Kiefer 98.
— der Lunge 210.
— der Mamma 233.
— der Wirbelsäule 511.
— der Zunge 124.
Aleppobeule 89.
Alexie 31.
Alkoholneuritis am Fuß, Mal perforant bei 734.
Alveolarpyorrhoe 118.
Amnesie bei Schädelfraktur 13.
Amyloidtumoren des Kehlkopfes 131.
Anaemia pseudoleucaemica infantum und Milztumor 334.
Anaesthesia dolorosa bei Kieferperiostitis 100.
Analabsceß 403.
Analfisteln, Übersicht über die 404.
Analgegend, Geschwüre tuberkulöse 397.
Analkrebs 398.
Analverletzungen 401.
Analvorfall 401.
Anarthrie 38.
Aneurysma der Art. ophthalmica 65.
— der Aorta 213.
— — carotis externa 170.
— — descendens 214.
— am Arm, verschiedene Formen des 558.
— arteriovenosum am Halse 169.
— cirsoides 79.
— — des Gesichtes 78.
— am Femur 644, 650.
— der Fibula 696.
— am Halse 169.
— spurium traumaticum am Oberschenkel 644.
Aneurysmen der Kniekehle 675.
— der Leberarterie 329.
— des Oberschenkels 644.
Angina 109.
— lacunaris 126.
— Ludovici 109.
—, PLAUT-VINCENTsche 110.
Angiome s. unter den betreffenden Körperregionen, z. B. Arm, Gesicht, Leber usw.
Angioneurosen, intermittierender Hydrops bei 675.

Anilinkrebs der Blase 452.
Ankylose des Hüftgelenkes 641.
— des Kiefergelenkes 93.
— des Kniegelenkes 672.
Anomalien der Brustdrüse 241.
— der Fingernägel 592.
— der Schädelform 53.
Anstrengungsthrombose 541, 690.
Anurie, Definition der 417.
Anus, Geschwüre des 398.
—, Krebs des 398.
—, Lues des 398.
—, Prolaps 401.
—, Sarkom 398.
—, Tuberkulose 397.
—, Ulcus simplex 398.
Aortenaneurysma 213.
Aphasie 38.
Apophyse des Metatarsus V 714.
Apophysenschmerz am Fuß 718.
Apophysitis der Spina tibiae 660.
Appendicitis 274 ff., 338.
—, Absceß bei 340.
—, akute 338.
— im Bruchsack 392.
—, chronische 343.
—, Probepunktion bei 341.
—, Schema der verschiedenen Phasen und Formen 331.
— und Schwangerschaft 273.
Appetitmangel bei Magenleiden 288.
Arachnitis 483, 484.
Arme, Aneurysma 558.
—, Frakturen am Oberarm 531.
—, — am Vorderarm 563.
—, Haltung bei Halsmarkverletzung 478.
—, Muskelhernie 561.
—, Muskeltuberkulose 560.
—, Neurofibrome 558.
—, Osteom 561.
—, Sporotrichose 560.
Armhaltung, typische, bei Halsmarkverletzungen 478.
Arteria brachialis, Aneurysma 588.
— carotis, Aneurysma 170.
— epigastrica inferior, Lage bei Leistenbrüchen 384.
— femoralis, Aneurysma 644.
— ophthalmica, Aneurysma 65.
Arteriographie 30.
Arteriosklerose der unteren Extremität 681.
—, umschriebene Gangrän am Fuß bei 735.
Arthritis deformans coxae 641.
— — mit Gelenkmäusen im Kniegelenk 673.
— — des Handgelenkes 579.
—, deformierende, Fingerstellung bei 600.
— tuberculosa der Hand 578.
— des Hüftgelenkes 640.
— des Kniegelenkes 667 ff.
— des Schultergelenkes 538.
Articulatio sacro-iliaca, Distorsion der 617.
Ascariden im Dünndarm 268.
ASHER-STREULIscher Rattenversuch 159.
Assyrerfuß 706.

Atherome s. unter den betreffenden Körperregionen.
Athyreose, angeborene 179.
Atmungsstörungen bei Hirndruck 18.
Augenlider, Bluterguß 6.
—, Xanthelasma 79.
Augenmuskelnerven, Verletzung 5.
Augenmuskelstörungen, Lokalisation 34.
— bei Morbus Basedowi 157.
Ausriß eines Kreuzbandes 660.

BABINSKI-Zeichen 18.
Bacillen, gasbildende 677.
—, Tetanus- 676.
Bacillus, DUCREYscher 464.
— perfringens, WELCH-FRÄNKELscher, gasbildender 677.
—, Tetanus- 676.
Bäckerknie 720.
Bakteriurie 418.
Balanitis 463.
Balanoposthitis 463.
Ballottement der Patella 653.
Bandform des Stuhls 350.
Bandscheibenprolaps 497.
BANTIsche Krankheit und Milz 337.
— —, Ikterus bei 334.
BARLOWsche Krankheit 118, 643.
Basedow, Ätiologie 157ff.
—, Blutbild bei 157.
—, genuiner 157.
—, Lidsymptome bei 158.
BASEDOWsche Krankheit 157.
Basisfrakturen des Schädels 6.
BASTIAN-BRUNSsches Gesetz 481.
Bauch, Fisteln 376.
—, Geschwülste, Diagnose im allgemeinen 284.
—, Verletzungen 249, 257.
—, —, offene 257.
—, Wunden durch Schnitt und Stich 257.
—, — durch Schuß 258.
Bauchdecken, Druckempfindlichkeit bei Peritonitis 259.
—, Fibrom 375.
—, Geschwülste 369.
—, Muskeltuberkulose 375.
—, Röntgenverbrennung 375.
—, Schwellungen 369.
Bauchfellentzündung 259.
Bauchfelltuberkulose 280ff.
Bauchhöhle, akute Entzündungen 259.
—, Geschwülste der 284ff.
—, Verletzungen 249ff.
Bauchorgane, Lageverhältnisse 241.
—, schematische Darstellung der tastbaren 245.
Bauchschmerzen ohne greifbare Veränderungen 265.
Bauchwand, Muskeltuberkulose der 375.
BAUHINsche Klappe 347, 350.
BAUMGARTNERsche Splenomegalie 337.
BECHTEREW-STRÜMPELL, ankylosierende Spondylitis nach 512.
Beckenbruch, Verletzungen der Harnröhre 459.

Beckenbruch, Verhalten der Harnwege bei 459.
Beckenfrakturen 610ff.
— der Beckenschaufel 616, 617.
—, typische Verlaufslinien der 611.
Beckengeschwülste 466.
Beckenniere 432.
Bein, Bäckerknie 720.
—, Genu valgum 720.
BENCE-JONESsche Eiweißreaktionen 513, 683.
BENNETsche Fraktur 574.
Berstungsfissuren am Schädel 6, 7.
Bestimmung des Gefrierpunktes des Blutes 425.
— des Harnstoffes im Urin 425.
— des Harnstoffgehaltes des Blutes 425.
— des Trochanterstandes 619.
BEZOLDscher Absceß 59, 142.
Biertripper 414.
Bimalleoläre Fraktur 704ff.
Blase, Blutungen in die 419, 449, 452.
—, Bruch 385.
—, Divertikel 452.
—, Fremdkörper in der 451.
—, Funktionsstörungen bei Rückenmarksverletzungen 479.
—, Innervation 480.
—, Krebs 453.
—, leukoplakische 452.
—, Papillom 453.
—, Rupturen 255.
—, Tenesmus 417.
—, Tuberkulose der 447.
—, Verletzung der 255.
Blasendarmfistel 451.
Blasengeschwülste 452.
Blasenhernie 385.
Blasenkatarrh 450.
Blasenmole 287.
Blasenspalte 377, 462.
Blasensteine 449.
—, infizierte 450.
—, nichtinfizierte 449.
—, sekundäre 450.
— im Röntgenbild 449.
Blastomcysten 556.
Blastomykose, Brustwandabsceß durch 225.
Bleikoliken 369.
Blut, Gefrierpunkt bei Nierenleiden 425.
— im Mageninhalt bei Magengeschwür 301.
— im Stuhl bei Magengeschwür 301.
— im Urin 419.
Blutbefund im Mageninhalt 293.
Blutbeimengung zum Stuhl bei Dickdarmaffektionen 351.
Blutbild bei Peritonitis 264.
Blutende Brust 236, 241.
Bluterbrechen, hysterisches 290.
— bei Magengeschwür 291.
Blutergelenk 667.
Blutung, extradurale 20.
—, intradurale 20.
— in Kropfcyste 160.
— bei Magenleiden 291.
— des Mastdarmes 396.

BOCHDALEKsche Gänge, Cysten der 113.
BOECKsches Sarkoid der Hand 590.
— — am Unterschenkel 688.
Bogenbruch der Wirbel 583.
Botriomykose der Finger 554, 584.
BRAGARDsches Zeichen 655.
Branchiogene Cysten 144.
— —, Carcinom 175.
Brauner Tumor 562.
Bridenileus 364.
Brillenhämatom bei Schädelfraktur 3.
BRINTONsche Cirrhose des Magens 310.
Brodie-Absceß 695, 696.
Bronchiektasie 208.
BROWN-SÉQARDsche Halbseitenläsion 482.
— Halbseitenlähmung bei Wirbelgeschwül-
     sten 500.
Brüche s. Fraktur und Hernie.
Bruchanlage 378.
—, angeborene, Schema der 378.
—, erworbene, Schema der 378.
Brucheinklemmung 390.
Bruchsack, Appendicitis 392.
—, Entzündung bei Peritonitis 392.
—, — bei Tuberkulose 392.
Brückencallus 565.
Bruns-Meißner, Fractura marginalis
     posterior 700.
Brust, blutende 236, 241.
Brustbein s. Sternum.
Brustdrüse, Absceß 231.
—, —, tuberkulöser der 233.
—, Adenom 234.
—, Aktinomykose 233.
—, Anomalien 241.
—, Cyste der 236.
—, Entzündungen der 230.
—, Fibroadenom der 235.
—, fibroepitheliale Degeneration der 233.
—, Geschwülste der 234.
—, Hypertrophie 234.
—, Krebs der 237.
—, Sarkom der 239.
—, Scirrhus der 236.
—, Syphilis der 233.
—, Tuberkulose der 233.
Brustwandabsceß, gashaltiger bei tuberkulö-
     sem Empyem 221.
—, —, Röntgenbild 221.
BRYANTsches Dreieck 603.
BUERGERsche Form von Gangrän 268.
Bulbärparalyse, Schluckbeschwerden bei
     132ff.
Buphthalmus, Unterscheidung von Ex-
     ophthalmus 64.
Bursa s. unter den betreffenden Körper-
     regionen.
Bursitis calcarea subdeltoidea 537, 538.
— olecrani 557.
— — chronica 557.
— praepatellaris 652, 674.
— praetibialis 674.
— subcalcanea 717.
— subdeltoidea 536.
—, tuberkulöse der Schulter 537.

CAKLIN-Zeichen 658.
Calcaneus, Apophyse 717.
—, Apophysitis 718.
—, Chondrosarkom 718.
—, Frakturen des 708ff.
—, —, Kompressions- 709.
—, —, Riß- 708.
—, —, Zertrümmerungs- 709.
—, Sarkom 717.
—, tuberkulöser Sequester 718.
—, Sporn 716.
—, Tuberkulose 716, 718.
CALVÉsche Osteochondritis juvenilis 619,
     630.
Capitulum humeri, Fraktur des 552.
Caput medusae des Bauches 375.
— — bei Kropf 157.
— obstipum 192.
Carcinom s. unter den betreffenden Körper-
     regionen.
Carcinose des Magens, diffuse 310.
Cardia, krebsige Stenose bei 309.
Cardiospasmus 137.
Carotisdrüse, Geschwülste der 174.
Caudaquetschung, Unterscheidung von
     Markläsion 491.
Cavernitis 463.
—, chronische des Penis 463.
Cephalohydrocele traumatica 68.
Cerebrospinalflüssigkeit, Reaktion bei ver-
     schiedenen Erkrankungen 28.
CHARCOT-MARIEsche Muskelatrophie, pro-
     gressive, Klumpfuß bei 727.
Chemische Untersuchung des Urins 418.
Chemismus des Magens 293.
CHEYNE-STOKESsche Atmung bei Hirndruck
     17.
Chiasmaläsion 31.
Cholangitis, akute 327.
—, septische 327.
Cholecystitis, akute 317.
—, gangränöse 320.
Cholecystographie 319.
Choledochuscyste, angeborene 329.
Choledochuskrebs 324.
Choledochusstein 325.
Choledochusverschluß 323.
Cholelithiasis, Röntgenbild 320.
Cholesteatom 56.
Chondrodystrophie 184.
Chondrom s. unter den betreffenden Körper-
     regionen.
CHOPARTsches Gelenk, Entzündung 712.
— —, Luxation 712.
Chordom, malignes 474.
Chorionepitheliom des Hodens 413.
Chromatopsie, Lokalisation 31.
Chylothorax 199.
Cirrhose, BRINTONsche des Magens 310.
—, hypertrophische der Leber 315.
—, LAENNECsche der Leber 316.
Clavicula s. Schlüsselbein.
CLOQUETsche Hernie 388.
Coecum mobile 347.
Colitis 343.

Colitis, Kontrasteinlauf bei schwerer, geschwüriger 344.
— mucomembranacea 345, 347.
—, Rektosigmoidoskopie bei 345.
— ulcerosa chronica 344, 345.
Colon, Syphilis 345.
—, Tuberkulose 345.
Colospasmus 264.
Commotio cerebri 12.
— spinalis 483.
Concretio cordis 210.
Contrecoupfrakturen 7.
Contrecoupverletzung 7, 16.
Contusio cerebri 14.
Coracoiditis 538.
Courvoisiersche Regel bei Choledochuskrebs 325.
Coxa adducta 626, 629.
— plana 631.
— vara 619.
— — adolescentium 627, 629.
— —, beiderseitige, rachitische Form 623.
— —, rachitische 623, 625, 627.
— — traumatica 615.
— —, unechte 627.
Coxitis, gonorrhoische 633.
—, infektiöse, subakute Formen 636.
— mit Pfannenwanderung 638.
—, sekundäre Veränderungen 640.
— tuberculosa mit Teilherd im Schenkelkopfe 639.
—, tuberkulöse 634 ff.
Cubitus valgus 546.
Cystadenoma phyllodes mammae 240.
Cysten s. unter den betreffenden Körperregionen.
Cystenkropf 151.
Cystenniere, angeborene 446.
Cysticercen 506.
— der Hirnhäute 46.
Cystoskop 423.
Cystoskopie 423.
— bei Nierentuberkulose 448.
Cystitis 450.
—, cystische 452.
—, emphysematöse 452.
—, inkrustierende 451.
— bei Nierentuberkulose, cystoskopisches Bild 448.

Dakryocystitis, phlegmonöse 74.
Dalrymplesches Zeichen bei Basedow 158.
Damm, Absceß am 402.
—, Fisteln am 402.
Darm, Infarkt 366.
—, Lageanomalien 247, 250.
—, Quetschung 251.
—, Ruptur 251.
Darmblasenfistel 451.
Darmblutungen 251.
Darmgeschwülste, Ileus durch 352.
Darmkolik 349.
Darmsteifung 349.
Darmstenose 349.
Darmtuberkulose 345.

Darmverletzungen 249 ff.
Darmverschluß 260, 348 ff.
— durch Achsendrehung des Darmes 366.
—, akuter 359.
— durch Briden 364.
— bei Cholecystitis 364.
—, chronischer 349.
— durch Gallensteine 364.
— durch innere Hernien 367.
— durch Invagination 365.
— durch Knickung 364.
— spastischer 369.
— typische Lokalisation 361.
— durch Volvulus 367.
Daumenluxation, habituelle 527.
Daumenmangel 598.
Decubitusgeschwür durch den Druck des Ringknorbels 120.
Défense musculaire 263.
Deformitäten an Knie, Unterschenkel und Fuß 719.
Dercumsche Krankheit 177.
Dermatitis der Finger 585.
—, medikamentöse 585.
— durch Röntgenverbrennung 585.
—, Sublimat- 586.
Dermoid s. unter den betreffenden Körperregionen.
Dermoidcyste des Schädels 69.
Dermoidfistel am Steiß 403.
Destot, Fractura marginalis posterior 700.
Dextroposition des Dickdarmes 242.
Diaschisis 38.
Diastase der Recti 370.
Dickdarm, Divertikulose des 354.
—, Dysenterie 344.
—, spezifische Entzündungen 345.
—, Funktionsstörungen 346.
—, Krebs 357 ff.
—, Lageanomalien 242, 247.
—, Palpation 244.
Diskushernie 497.
Dissoziation des Liquors nach Froin bei spondylitischer Markkompression 510.
Distorsion des Akromioclaviculargelenkes 527.
— der Articulatio sacroiliaca 617.
— des Fußgelenkes 707.
— der Halswirbelsäule 188.
— des Hüftgelenkes 610.
— des Kniegelenkes 652.
— der Schulter 535.
Dietrichsche Pfröpfe 209.
Diverticulosis S romani 354.
Divertikel der Blase 452.
—, Meckelsches 367.
—, —, Perforation eines 271.
— des Ösophagus 135.
Doppelureter 430.
Doppelzehe 732.
Dottergangcysten am Nabel 372.
Dottergangfistel 376.
Drehversuch zur Vestibularisprüfung 37.
Dreieck, Bryantsches 603.
Druckpuls 18.
Drüsen bei Aktinomykose 97.

Drüsenschwellungen bei Brustkrebs 237.
DUCREYscher Bacillus 464.
Ductus Botalli 210.
— thyreoglossus, Fisteln und Cysten 146, 174.
Dünndarm, Achsendrehung 366.
—, Geschwülste 286.
—, Steifung bei hochgradiger Stenose 349.
Duodenalgeschwür 303, 304.
—, Perforation des akuten 313.
Duodenalverschluß, postoperativer 364.
Duodenum bei arteriomesenterialem Darmverschluß 364.
—, Sondierung des 293.
—, Untersuchung des 288.
DUPLAYsche Periarthritis humeroscapularis 537.
DUPUYTRENsche Kontraktur 599, 600.
DUVERNEYsche Fraktur der Beckenschaufel 617.
Dysenterie, Spätstadien der Amöben- oder Bacillen- 345.
Dysmenorrhoe, Schmerz bei 267.
Dystrophia adiposogenitalis 182, 183.
Dystopia testis perinealis 413.
Dysurie 414, 421.

Echinococcus der Leber 329.
— der Lunge 218.
— der Milz 334.
Echinococcuscysten des Wirbelkanales 502.
Echinococcusreaktion nach WEINBERG 329.
Ectopia testis s. str. 413.
— vesicae 462.
EINHORN-Sonde bei Gallenleiden 321.
Eiter im Urin 418, 438.
Eiterbeimischung zum Stuhl bei Dickdarmaffektionen 351.
Ekchymose, schmetterlingsförmige bei Ruptur der Harnröhre 458.
Elephantiasis des Beines 689.
— der Labien 465.
—, angeborene Neurofibromatose mit 689.
— pedis 689.
— des Penis 463.
— scroti 406.
— — tropica 406.
Ellbogen, Arthritis deformans mit kleinen Gelenkkörpern 555.
Ellbogenentzündungsprozesse 554ff.
Ellbogen, Frakturen 542ff.
—, —, Übersichtstabelle 553.
—, typische Knochenvorsprünge am 542.
—, Luxation nach hinten 543.
—, — nach vorn 544.
—, Schema der Verletzungen 542.
—, Tuberkulose des 556.
Ellbogengelenk, normales 545.
—, —, von der Seite 545.
—, Verletzungen im Bereiche des 541.
Embolie der Lunge 207.
Embryoide Geschwülste des Hodens 413.
Embryom des Hodens 412.
Eminentia intercondyloidea, Ausriß der 658.
Emphysem des subcutanen Zellgewebes 198.

Empyem, chronisches der Gallenblase 326.
—, interlobäres der Lunge 204.
—, metapneumonisches 205.
— des Oberkiefers, chronisches 103.
— der Pleura 204ff.
— des Sinus frontalis 74.
—, tuberkulöses mit gashaltigem Brustwandabsceß 221.
—, —, Röntgenbild 221.
Empyema necessitatis 221.
Encephalocelen 67.
Encephalographie 25—27.
Encephalomeningocele 68.
Enchondrom einer Phalange 583.
Enchondrome, multiple der Finger 583.
Enteroptose 243.
Entleerungsmechanismus der Blase, Störungen des nervösen 415.
Entzündungen s. unter den betreffenden Körperregionen.
Entengang bei Luxatio coxae cong. 624.
Enuresis 414.
Epicanthus, bei mongoloider Idiotie 182.
Epicondylitis (FRANCKE) 557.
Epicondylus internus, Fraktur des 549.
Epididymitis, banale 408.
—, gonorrhoische 408.
—, subakute oder chronische ohne bekannte Ätiologie 410.
— tuberculosa 410.
Epiduraler Absceß 57.
Epilepsie, über 60.
—, JACKSONsche 63.
—, — bei traumatischem Hirndruck 19, 23.
—, Operation bei 64.
Epiphyse, Hypergenitalismus bei Tumor der 183.
—, Riesenwuchs bei Tumor der 183.
Epiphysengleiten 628.
Epiphysenlösung bei Coxitis 634.
— des Femurkopfes 615.
— am Humerus bei heredität-luischen Säuglingen 534.
— des Radius 567.
— der Tibia mit Fibulafraktur 700.
—, untere, an der Tibia 704.
Epiphyseolisthesis 627, 629.
Epispadia 462.
— mit Blasenspalte 462.
Epistropheus, Luxation des 493.
Epithelcyste am Halse 169.
— der Hohlhand 582.
Epulis 113.
Erbrechen bei Hirndruck 17.
—, hysterisches 290, 369.
— bei diffusem Magenkrebs 291.
— bei Magenleiden 291.
ERBsche Lähmung 595.
Ermüdungsfraktur 615.
Ermüdungsthrombose 541, 690.
Erschütterung des Rückenmarkes 483.
Erweichung des Lunatum, traumatische 570.
Erysipel am Schädel 66, 73.
Erysipèle bronzé 576, 678.
Erysipeloid der Finger 587.

Erythema induratum (BAZIN) am Unterschenkel 688.
Erythromelalgie 681, 682.
ESMARCH-Lähmung 596.
Eunuchoidismus 183.
Euthyreoidismus 156.
Exophthalmus, akuter 64.
— bei Basedow 157.
— pulsans 6, 65.
— — nach Schädelfraktur 65.
— —, Venenerweiterung bei 65.
— nach Schädelfraktur 65.
— bei retrobulbärem Tumor 66.
Exostose, cartilaginäre des Daumens 583.
— der I. Phalanx des Daumens 583.
—, — am Femur 646.
—, subunguale des Fußes 733.
Expansivpuls 169.
Extrapyramidale motorische Störungen 38.
Extrauterinschwangerschaft 273.
—, Unterscheidung von Appendicitis 273.
Extremitäten, obere 525 ff.
—, untere 601 ff.
—, akute, Weichteilinfektionen der unteren 676 ff.

Facialis 36.
—, Läsionen, Schema 36.
Fallhand 593.
Faltenzunge, angeborene 125.
Felsenbein, Cholesteatom 56.
Feldflaschenmagen 310.
Femur, Chondrom 646.
—, cartilaginäre Exostose am 646.
—, — des linken Femur 646.
—, reine Exostose am 646.
—, Fraktur am unteren Ende 663.
—, Knochenabsceß 649.
—, Knochenaneurysmen am 650.
—, Knochencysten 650.
—, Luxation 605.
—, Osteochondrom des 647.
—, Osteom 646.
—, Osteomyelitis 649.
—, alte Osteomyelitis 649.
—, osteomyelitischer Sequester im 649.
—, Osteoperiostitis syphilitica 650.
—, Osteosarkom des Trochanters 647.
—, Ostitis cystica 641, 651.
—, reine Ostitis fibrosa 650.
—, Riesenzellensarkom 647.
—, — des unteren Endes 648.
—, — des Trochanters 647.
—, Sarkom des 647.
—, Spontanfraktur bei Melanosarkom am 651.
Femurende, Sarkom des unteren 648.
Femurepiphyse, reine Chondrome der 647.
Femurfrakturen, obere 611 ff.
Femurschaft, Fraktur des 642.
—, Sarkom des 647.
Fersenbein s. Calcaneus.
—, Fraktur des 708.
Fersenbeinhöcker, Fraktur des 708.
Fettembolie 12.

Fetthals, MADELUNGscher 176.
Fettnekrose bei Pankreatitis 331.
Fibrinogenopenie 118.
Fibroadenomatosis mammae 236.
Fibrom s. unter den betreffenden Körperregionen.
Fibroma molluscum der Weichteile des Beines 644.
Fibromyom des Ligamentum teres 374.
—, eingekeiltes des Uterus, Unterscheidung von Beckengeschwulst 467.
Fibroneurom des N. medianus 561.
Fibula, Abduktionsfraktur an klassischer Stelle 703.
—, Aneurysma der 696.
—, angeborener Defekt der 725.
—, Fraktur 701.
—, — mit Epiphysenlösung an der Tibia 700.
—, Querfraktur 697.
—, Riesenzellsarkom 695, 696.
Fibulaköpfchen, Abriß des 663.
—, Fraktur des 658.
Finger, angeborener, krummer 601.
—, Entzündungen 585.
—, —, chronische 589.
—, Geschwülste 580 ff.
—, Mißbildungen der 601.
—, schnellender 600.
—, nicht-neurogene Stellungsanomalien der 599.
—, toter 601.
Fingergelenke, gonorrhoische Entzündung der 588.
Fingernägel, Anomalien der 592.
Fingerstellung bei deformierender Arthritis 600.
Fisteln s. unter den betreffenden Körperregionen.
Follikelblutungen des Ovariums, Unterscheidung von Appendicitis 273.
Follikelcysten am Kiefer 107.
— des Unterkiefers 107, 108.
Foveola coccygea 403.
Fractura colli anatomici humeri 533.
— condyli externi humeri 547.
— — interni humeri 547.
— diacondylica humeri 548.
— humeri subtubercularis 534.
— intertrochanterica femoris 613.
— marginalis anterior am Fußgelenk 700.
— — lateralis tibiae 702.
— — posterior von BRUNS-MEISSNER und DESTOT 700.
— olecrani 543.
— pertrochanterica femoris 613.
— pertubercularis humeri 533.
— — — in Abduktionsstellung 530.
— sterni 195.
— subcapitalis femoris 614.
— subtrochanterica 611.
— — mit Absprengung des kleinen Trochanters 612.
— supracondylica femoris 663.
— — humeri 546, 549, 552.

Fracture en bois vert des Schlüsselbeines 526, 565.
— — des Vorderarmes 565.
Fraktur des Beckens 610 ff.
— der Beckenschaufel 616, 617.
—, BENNETsche 574.
—, bimalleoläre 701, 702, 704, 706.
— des Brustbeines 195.
— des Calcaneus 728 ff.
— des Capitulum humeri 552.
— — — radii 551.
— des Condylus externus humeri 549.
—, DUVERNEYsche 617.
— des Epicondylus internus humeri 549.
— des Femur am unteren Ende 663.
— des Femurschaftes 612.
— des Fersenbeines 708 ff.
— des Fersenbeinhöckers 708.
— der Fibula 700, 701, 702, 703.
— des Fibulaköpfchens 658.
— der Finger 574.
— der Halswirbel 187.
— im Bereiche des Hüftgelenkes 601, 602.
— des Humerus, pertuberkuläre 533.
— —, suprakondyläre 549, 552.
— am oberen Humerusende, Schema der 533, 535.
— des Humeruskopfes 531, 533.
— —, Hyperextensionsstellung des Humerusschaftes 532.
— des Kahnbeines am Fuß 712.
— — der Hand 570.
— der Kniescheibe 660.
— der Knöchel durch Torsion 702.
— der Knöchelgegend 701 ff.
—, LAUENSTEINsche 700.
— des Lunatum 570.
— der Malleolen 701.
— der Metakarpen 572.
— der Basis des I. Metacarpus 572.
— des Metatarsus 713.
— des Mondbeins 572.
— des Naviculare des Fußes 705.
— — der Hand 568 ff, 570.
— des Oberkiefers 90.
— des Oberschenkels 642.
— des Oberschenkelschaftes 642.
— des Olecranons 543.
— des Os naviculare am Fuß 712.
— der Patella 660.
— pertuberkuläre 533.
— des Proc. coronoideus 528, 550.
— des III. Querfortsatzes der Lendenwirbelsäule 494.
— des Radius 564, 568.
— des Radiusköpfchens 550, 552.
— der Rippen 194, 195.
— der Scapula 533.
— des Schädels 1 ff.
— des Schambeines 617.
— des Schlüsselbeines 526.
— — in der Mitte 526.
— des akromialen Endes des Schlüsselbeines 528.
— des Schulterblattes 533.

Fraktur im Bereiche des Schultergürtels und des Schultergelenks 525 ff.
— eines Sesambeines am Fuß 714.
—, SHEPHERDsche des Talus 705.
—, subperiostale des Vorderames 565.
—, subtrochantere 612.
—, subtuberkuläre 533, 534.
—, suprakondyläre am Femur 663.
— des Talus 704.
— der Tibia am oberen Ende 662.
— des Trochanters 610.
— der Tuberositas metatarsi 714.
— der Ulna, Luxation des Radius mit 544.
— des Unterkiefers 89.
— des Unterschenkels am oberen Ende 662.
— — am unteren Ende 698.
— der Wirbelsäule 492 ff.
FREYsche Cutanreaktion 388, 398.
Fremdkörper in der Blase 451.
— in der Harnröhre 415.
— in den Luftwegen 128.
— in der Lunge 206.
— im Magen 299.
— des Mastdarmes 402.
— im Ösophagus 134.
— im Rectum 402.
— im Schädel 8.
—, Nachweis im Schädel 8.
—, —, Vierpunktmethode 8, 9.
—, —, Tiefenbestimmung nach HIRTZ und GILLET 11.
—, —, —, mittels parallaktischer Verschiebung 10.
—, —, — stereophotogrammetrische 11.
— in der Speiseröhre 134.
Frenulum, zu kurzes 463.
FRIEDREICHsche Tabes, Skoliose bei 516.
— —, Fußdeformitäten bei 726.
Funktionsprüfung der Nieren 424.
— des Schultergelenkes 336.
Funktionsstörungen von Blase und Mastdarm bei Rückenmarksverletzungen 479.
— des Dickdarmes, schematische Bilder 346.
Furunkel der Oberlippe 73.
Fuß, Absceß, paraartikulärer 715.
—, — der Fußsohle 718.
—, Angiom 733.
—, Chondrom 732.
—, Deformationen, Klumpfuß 725 ff.
—, —, Plattfuß 683, 721.
—, Deformitäten 721 ff.
—, Entzündungen 715 ff.
—, — der Fußwurzel 715 ff.
—, — am Mittelfuß und den Zehen 718.
—, Fibrom 733.
—, Ganglien 732.
—, Gangrän 682, 719.
—, Geschwulst 713.
—, Geschwüre 732, 734.
—, Gewohnheitskontraktur 728.
—, Gicht der großen Zehe 718.
—, Gonorrhoe 715.
—, Gumma 715.
—, Hautgangrän, umschriebene 735.

Fuß, Hautkrebs 735.
—, Lipom 733.
—, Luxatio sub talo 707.
—, Luxation 707.
—, Mal perforant 734.
—, Melanom 733.
—, Melanosarkom 733.
—, normaler Abdruck 722.
—, Onychia maligna 735.
—, Sarkom des Calcaneus 734.
—, Schleimbeutelentzündung 717.
—, Spina ventosa am 719.
—, Streptothrixerkrankung 716.
—, Sudeck 716.
—, Tabes 715, 716.
—, Tuberkulose 715.
—, Verletzungen 699 ff., 712 ff.
—, —, Tetanus durch 676.
—, — am Vorderfuß 712.
—, VOLKMANNsche Subluxation 725.
Fußballenstreichreflex 18.
Fußgelenk, Distorsion 699, 705.
—, Erguß, gonorrhoischer 715.
—, Frakturen 700 ff.
—, Gonorrhoe des 715.
—, Kontusionen 699.
—, LAUENSTEINsche Fraktur 700.
—, Lues des 715.
—, Luxationen 706 ff.
—, — nach hinten außen 706.
—, — nach vorn 707.
—, — sub talo 707.
—, —, VOLKMANNsche 725.
—, Tuberkulose 715 ff.
—, Verletzungen 698.
—, — mit Formveränderung der Gelenk-
            gegend 706.
—, — ohne Formveränderung 699.
—, —, Übersicht über 711.
Fußspitzensymptom 657.

Gabelrückenstellung der Hand bei Radius-
        fraktur 564.
Gallenblase, Empyem der 326.
—, Hydrops der 326.
—, Krebs der 324.
—, Perforation der 320.
Gallenfisteln am Nabel 376.
Gallensteine 321—323.
Gallensteinkolik 316.
—, Pseudo- bei Stauungsgallenblase 317.
Gallenwege, chrirurgische Erkrankungen der
        315.
—, Verschluß der, Schema der Formen 324.
Gang, watschelnder bei Luxatio coxae 624,625.
Ganglion carpi 582.
— am Fuß 732.
— der Hand 582.
— tarsi 732.
Gangrän, BUERGERsche Form 682.
— des Fußes und der Zehen 682, 719.
— —, trockene 681.
— der Lunge 204.
— der ganzen Penishaut bei Entzündungen
    und Infektionskrankheiten 464.

Gangraena senilis 681.
Gasabscesse 678.
Gasbildung, sekundäre saprophytische 678.
Gasgangrän 576.
— an den oberen Extremitäten 576.
— an den unteren Extremitäten 678.
Gasphlegmone 678.
Gastralgie 289.
Gastroptose 243, 245.
GAUCHERsche Krankheit und Milz 337.
Gaumen 114, 120.
—, Geschwülste 114.
—, Gumma 114.
—, Lähmung nach Diphtherie 132.
—, — bei der Bulbärparalyse 132.
—, Narbenbildung 132.
—, Polypen 115.
—, Sarkom 115.
—, Tuberkulose 120.
Gaumenabsceß, von einer Zahnwurzel aus-
        gehend 114.
Gaumendefekte 132.
Gedächtnisschwäche 21.
Gefäßscheidensarkome am Halse 173.
Gefäßverschluß, arteriell 643.
Gefrierpunkt des Blutes, Bestimmung des
        425.
— des Harns, Bestimmung des 424.
Gehirn s. Hirn.
Gelenkerguß im Kniegelenk, chronischer 667.
Gelenkgeräusche im Kniegelenk 667.
Gelenkkörper im Ellenbogengelenk 552.
— des Kniegelenks 673.
Gelenkmaus im Knie 673.
Gelenkmäuse im Kniegelenk, Arthritis defor-
        mans mit 673.
Gelenkperimeter 537.
Gelenkrheumatismus, chronischer, Definition
        des 540.
—, — am Ellbogen 556.
—, — des Handgelenkes 576, 579.
—, — des Hüftgelenkes 640.
—, — im Kniegelenk 667.
—, — des Schultergelenkes 539.
Gelenkverletzungen am Knie 666.
Genua valga 720.
— vara, rachitische 720.
Genu recurvatum 720.
— valgum 720.
— varum 720.
Geographische Beziehungen des Kropfes 149.
Geräusch, gurrendes bei Ileus 349.
Geschlechtskrankheit, vierte 389, 398.
Geschwülste s. unter den betreffenden Kör-
        perregionen.
Geschwüre s. unter den betreffenden Körper-
        regionen.
Gesetz, BASTIAN-BRUNSsches 481.
Gesicht, Geschwülste im 73.
—, Geschwüre im 73.
—, Lippenspalten 77.
Gesichtsfelder bei Sehstörungen 32, 33.
Gesichtsfurunkel 73.
Gibbus bei Spondylitis 509.
Gicht des Fußes 718.

Gicht, Fußschmerzen bei 683.
—, chronische Kavernitis bei 463.
— viscerale 718.
Gichtanfall an der Hand 589.
— im I. Metatarsophalangealgelenk 718.
Gleichgewicht, Störung des 37.
Gleichgewichtsfunktion, Leitung der 482.
Gleitbrüche 390.
Gliom des Rückenmarkes 502.
Gliomatose des Hirns 50.
Glossitis, akute 109.
— gummosa diffusa 125.
Glossopharyngeus, Läsion des 5.
Glottisödem 130.
Goître plongeant 151, 152.
Gonitis acuta 665.
— —, Ätiologie 665.
— chronica 666.
— fungosa 670.
— neuropathica 669.
— rheumatica 667.
— — ankylotica 666.
— syphilitica 668.
— traumatica 668.
— tuberculosa 669.
— —, schematische Darstellung der wichtigsten Formen der 669.
Gonorrhoe s. unter den betreffenden Körperregionen.
GRAEFESches Zeichen bei Basedow 158.
Granulationsgeschwülste, entzündliche, des Gehirns 47.
— des Rückenmarkes 509.
Granulome, teleangiektatische, der Hand 554.
— der Wange 88.
— an Zahnwurzelresten 114.
GRASERsche Divertikulose 353.
Grünholzfraktur 526, 565.
Grundumsatz, respiratorischer 159.
Gudernatsch, Kaulquappenversuch 159.
Gumma s. unter den betreffenden Körperregionen.
Gynäkomastie 240.

Haarausfall bei Basedow 158.
Haargeschwulst des Magens 299.
Haarschopf bei Meningocele 469.
Hämatocele testis 408, 411.
— —, traumatische 408.
Hämatom, durales 19, 20.
—, peritubares 273.
Hämatomyelie 482.
Hämaturie 419.
Hämoperikard 201.
Hämophilie 118.
—, Nierenblutungen bei 420.
—, Zahnfleischblutungen bei 118.
Hämorrhoiden 399.
—, entzündete 429.
—, innere 400.
—, schlaffe 399.
Hängekropf 155.
Hakenfuß 729.
— nach Tenotomie der Achillessehne 729.

Halbseitenläsion, BRAUN-SÉQUARDsche 501.
Hallux valgus 729.
Hals, chirurgische Erkrankungen 125ff.
—, Abscesse 140ff.
—, —, otitischer 59, 142.
—, Aktinomykose 144.
—, Aneurysma 169, 170.
—, Blutcyste 168.
—, Cysten 168, 170.
—, Dermoid, tiefes 170.
—, Drüsenschwellung 164.
—, Entzündungen 126—127.
—, Fisteln 144.
—, —, angeborene 145.
—, —, seitliche angeborene 145.
—, Geschwülste in der seitlichen Halsgegend 147ff.
—, — in der Nackengegend 175.
—, Lipom, tiefes 171.
—, Lymphgeschwülste 167, 168.
—, Phlegmone 134, 141, 142.
—, —, Holz 147.
—, spondylitischer 143.
Halsmarkverletzung, typische Armhaltung bei 478.
Halsmarkverletzungen, Höhendiagnose 484.
Halsrippe 174.
— beidseitige 175.
Halswirbel, Distorsion 188.
—, Fraktur 190.
—, Geschwülste 173.
—, Kontusion 188.
—, Luxation 187.
—, Luxationsfraktur 187.
—, Osteomyelitis 191.
—, Röntgenbild der obersten, normales 189.
—, Rotationsluxation 190.
—, Spondylitis 190.
—, Totalluxation 187.
—, Tuberkulose 192.
—, Verletzungen 187ff.
Haltungsanomalien der Hand und Finger 592.
Hammerzehe 727, 730.
Hanche à ressort 611.
Hand, akute Entzündungen an der 585.
—, chronische Entzündungen an der 589.
—, Geschwülste an der 580.
—, Sehnenscheidenentzündungen, akute der 575.
—, Tuberkulose 590.
—, Verletzungen im Bereiche der 563ff.
Handdeformität, MADELUNGsche 597, 598.
Handgelenk 568ff.
—, Arthritis deformans des 577, 579.
—, Entzündungen im Bereiche des 575.
—, normales Röntgenbild 568.
—, Stellungsanomalien des 592ff, 597.
—, Tuberkulose des 577, 581.
—, Verletzungen im Bereich des 569.
—, —, Schema der 575.
Handgriff, THOMASscher bei Flexionskontraktur der Hüfte 634, 635.
Handrücken, Cancroid 584.
—, Hautkrebse auf dem 585.

Handrücken, Ödem, hartes traumatisches des 574.
Harn, abnorme Beschaffenheit 417.
Harnapparat, Tuberkulose 447.
Harnblase s. Blase.
Harnentleerung, Störungen der 414.
Harnfisteln, angeborene 405.
— am Nabel 376.
Harngries 420.
Harninfiltration bei Blasenruptur 255.
— bei Nierenverletzungen 255.
— bei Verletzungen der Harnröhre 457, 458.
Harnkonkremente, Beurteilung der 420.
Harnleiden, Untersuchung bei 420 ff.
Harnorgane 413 ff.
Harnphlegmone bei vernachlässigter Striktur 406.
Harnretention 415.
Harnröhre, Epispadie 462.
—, Fisteln 405.
—, Fremdkörper 415.
—, Hypospadie 460.
—, Krebs 465.
—, Ruptur der 458.
--, Verengerung 415.
—, Verlegung der 415.
—, Verletzungen der 457.
—, — bei Beckenbrüchen 459.
Harnröhrenstein im Röntgenbild 321.
Harnstoff im Urin, Bestimmung 425.
Harnstoffgehalt des Blutes, Bestimmung 426.
Harnuntersuchung 418.
Harnwege, Blutungen 419.
—, Tuberkulose 447.
—, Untersuchung 420 ff.
—, Verhalten derselben bei Beckenbruch 255, 459, 617.
Hasenscharte 77, 78.
HAUDEKsche Nische 302, 303.
Haut, multiple Sarkomatose 228.
Hautanhänge, knorpelartige, vor dem Ohr 80.
Hautemphysem, Verwechslung mit Gasphlegmone 678.
Hautfibrome, multiple, am Rücken 227.
Hautgangrän, umschriebene, am Fuß 735.
Hauthörner am Fuß 733.
— des Nagelbettes 733.
Hauthorn an der Ferse 733.
— an der Glans 465.
— an der Wange 86.
Hauthypertrophie am Fuße, papillär 687.
Hautreflexe bei Rückenmarksverletzung 481.
Hautwarzen, weiche, des Gesichtes 80.
— der Hand 582.
—, senile 85.
HEINE-MEDINsche Krankheit, Füße bei 624.
Heiserkeit 130.
— bei Struma maligna 162.
Hemdenknopfabsceß der Fußsohle 718.
Hemianopsie 30.
Hemiatrophia facialis congenita 121.
Hemichromatopsie, Lokalisation 31.
Hemiplegie, spastische (cerebrale, angeborene Kinderlähmung), Spitzfuß 728.
Hepatitis, diffuse 327.

Herddiagnose bei Gehirnerkrankungen 30.
Hermaphroditismus 461.
Hernia diaphragmatica 199, 368.
— epigastrica 370.
— femoralis 385.
— —, CLOQUETsche 388.
— — externa (HESSELBACH) 388.
— funicularis, Schema der 379.
— incarcerata, Sitz der Einklemmung 393.
— —, Lebensfähigkeit des Darmes bei 395.
— —, Schnürring bei 394.
— —, Spätstenosen nach 395.
— inguinalis externa 373.
— — medialis 384.
— intermuscularis, Schema der 381.
— Littré 393.
— lumbalis 374.
— properitonealis, Schema der 378, 380.
— subcutanea, Schema der 378, 381.
— testicularis, Schema der 379.
— umbilicalis 371.
Hernien, Einklemmung innerer 367.
—, epigastrische 370.
—, innere 368.
—, intermuskuläre 380.
—, properitoneale 380.
—, subcutane 381.
— in Zwerchsackform 381.
Herpes genitalis 464.
Herzkompression bei Herzverletzung 200.
— mit gleichzeitiger Pleuraverletzung 202.
Herztamponade 200.
Herzverletzungen 200.
HESSELBACHsche Hernie 388.
Hexenschuß 474.
Hinken 602.
—, einseitiges bei Coxa vara 629.
—, intermittierendes 680.
—, paralytisches 602.
Hinterhornläsion 655.
Hinterwurzelfasern, lange, Schema der 482.
Hirnabsceß 43.
—, allgemeine Symptomatologie und Diagnostik 22.
—, Lokalisation 30, 40.
Hirn, Basis 20.
—, Brüche 67.
—, Erscheinungen bei Peritonitis 263.
Hirncysten 46.
—, allgemeine Symptomatologie und Diagnostik 22.
Hirndruck, traumatischer 11, 16.
Hirnerschütterung 11, 12.
Hirngeschwülste 50 ff.
Hirnnervenverletzungen bei Schädelbrüchen 5.
Hirnparasiten, allgemeine Symptomatologie und Diagnostik 22.
Hirnquetschung 11, 14.
Hirntumoren 47.
Hirnverletzungen, Spätfolgen 21.
HIRSCHSPRUNGsche Krankheit 285, 358.
Hirsutismus 184, 287.
— bei Geschwülsten der Nebennierenrinde 461.

Hoden, Adenom des 412.
—, Carcinom des 413.
—, chronische Schwellungen 410.
—, Dermoid 412.
—, Embryom des 412.
—, embryoide Geschwülste des 412.
—, Hämatocele 408.
—, Hydrocele 411.
—, Infarkt, embolischer 410.
—, Sarkom des 413.
—, Schmerz, spontaner bei Nierenstein 441.
—, Seminom des 413.
—, Spermatocele 411.
—, Syphilis tertiäre 413.
—, Torsion 410.
HODGKINsche Krankheit 165.
Höhendiagnose des Rückenmarkes 484.
HOFFAsche Zottenschwellung im Kniegelenk
    661.
Hohlfuß 725.
—, paralytischer 727.
Hohlhand, Epithelcyste der 582.
—, Lipom, oberflächliches 584.
—, Schleimbeutel 588.
—, Syphilid, papulös-ulceröses 589.
Holzphlegmone am Hals 147.
HORNERscher Symptomenkomplex 155.
Hüfte, chronische Entzündungen der 634.
—, schnappende 611.
—, schnellende 610.
Hüftgelenk, akute Entzündungen des 633.
—, nichttuberkulöse chronische Erkrankun-
    gen des 640.
—, Luxation 605 ff.
—, Luxationen und Frakturen 601.
—, Untersuchung des 602.
Hüftluxation, angeborene 623, 625.
Hüftverletzungen, Schema der Symptomato-
    logie der 618.
Humerus, Fraktur, pertuberkuläre 533.
—, Luxation des 530, 531.
—, Osteomyelitis des, alte diffuse 563.
—, Osteosarkom 540.
Humeruscyste mit Spontanfraktur 534.
Humerusende, Schema der Frakturen am
    oberen 533, 535.
—, oberes, Fraktur und Luxation des 531 ff.
—, Frakturen am unteren 542 ff.
—, T-Fraktur des unteren 551.
—, Y-Fraktur des unteren 550.
Humeruskopf, Tuberkulose des 537.
—, Zertrümmerungsfraktur 533.
Hummerklaue (Spalthand) 601.
Hydatide, MORGAGNIsche 411.
Hydroadenitis axilliaris 222.
Hydrocele bilocularis, Schema der 379,
    Abb. 400g.
— communicans, Schema der Abb. 400d.
— funiculi 408.
— —, Schema der Abb. 400e.
— der Säuglinge, akute 390.
— des Samenstranges 382.
— —, Schema der Abb. 400e.
— testis 384.
— —, Schema der Abb. 400f.

Hydrocele, tuberkulöse 409.
Hydrocephalus bei Hirnbruch 68.
— internus, Differentialdiagnose gegen Hirn-
    tumor 46.
Hydromyelomeningocele 469.
Hydronephrose 434.
—, angeborene 437.
—, geschlossene 436.
—, intermittierende 434.
—, offene 436.
—, remittierende 434.
—, traumatische 432.
Hygrom der Bursa subdeltoidea 537.
— — subiliaca 508, 639.
Hygroma colli cysticum congenitum, seit-
    liche Lymphcysten der Erwachsenen am
    Halse 167.
Hygrome s. Bursa.
Hypergenitalismus 183.
— bei Tumoren der Epiphysis cerebri 184.
Hypernephrom 445.
—, Pyelogramm bei 433.
—, Schädelmetastasen bei 72.
Hyperthyreose 157 ff.
Hypertrophie der Bronchialdrüsen, Unter-
    scheidung von Mediastinalgeschwülsten
    214, 215.
— der Haut am Fuße, papilläre 687.
— der Milz 334, 337.
— der Prostata 416.
— der Thymus 212.
Hypogenitalismus 183.
Hypoglossuslähmung durch Schußverletzung
    121.
Hypophyse, Kachexie durch Erkrankung
    182.
—, Tumoren der 46 ff.
Hypophysengangtumoren 49.
Hypospadia glandis 460.
— perineo-scrotalis 460.
Hypospadie 460.
Hypothyreoidismus von HERTOGHE 180.
Hysterie, Bauchschmerzen bei 265.
—, Vortäuschung von Coxitis 639.
—, — von Darmverschluß 369.
—, — von Epilepsie 60.
—, — von Lähmungserscheinungen am Arm
    597.

Idiot, mongoloider 182.
Idiotie, primäre 182.
—, thyreogene 181.
Ikterus bei BANTIscher Krankheit 316, 334.
— catarrhalis 315.
— durch Choledochusverschluß 323.
— bei Cholecystitis 318.
—, hämolytischer 315.
—, —, Milz bei 336.
—, infektiöser 315.
Ileitis terminalis 272.
Ileus 260 ff.
— durch Achsendrehung des Darmes 366.
—, akuter 359.
— bei Appendicitis 342.
—, arteriomesenterialer 364.

Ileus durch Briden 364.
— bei Cholecystitis 364.
— durch Gallensteine 364.
— bei Geschwülsten 355.
— durch innere Hernien 367.
—, intermittierender 363.
— durch Invagination 365.
— durch Knickung 364.
—, Krebs und 352.
—, typische Lokalisationen 361.
— durch Narbenstenose 353.
—, Röntgenbild bei 362.
—, spastischer 369.
—, Tuberkulose und 352.
— durch Volvulus 367.
Iliacalabsceß, spondylitischer 507.
Iliosacraltuberkulose 506.
Impressionsfraktur des Schädels 1.
Incontinentia urinae 414, 416.
Indigocarmin zur Nierenfunktionsprüfung 426.
Infarkt des Darmes 366.
— des Hodens 410.
— der Niere 440.
Infektionen, akute, der unteren Extremitäten 676 ff.
—, gasbildende 678.
— durch Tetanusbacillen 676.
Inguinalhernien s. Leistenbrüche.
Initialsklerose s. Primäraffekt.
Inkarzerierte Hernien 367, 393.
Insulom 333.
Intercostalneuralgie bei Mammacarcinom 238.
— bei Spondylitis 505.
Interlobäres Empyem 204.
Intermittierendes Hinken 680.
Invagination 365, 366.
Ischämische Lähmungen des Armes 597.
Ischias 679.
— bei Beckengeschwulst 466.
— bei Gonorrhoe 680.
—, scoliotica 683.
— bei Tripper 680.

JACKSONsche Epilepsie 62 ff.
— — bei traumatischem Hirndruck 19, 23.
Jodbasedow 160.
JÜNGLINGsche Krankheit 590.

Kachexia thyreopriva operativa 181.
Kahnbein, Fraktur an der Hand 570.
—, — am Fuß 712.
Kalkanealgie 717.
Kalkaneus s. Calcaneus.
Kamatophlebie 541, 691.
Kamptodaktylie 599.
Kankroid s. unter den betreffenden Körperregionen.
Karbunkel des Nackens 142.
— der Wange 73.
Kardia, Entfernung derselben von der oberen Zahnreihe 138.
Karotisdrüse s. Carotisdrüse.
Kartoffelnase 79.

Karzinom s. Carcinom.
Karzinose s. Carcinose.
Katheter, Übersicht über die 422.
Kaulquappenversuch von GUDERNATSCH 159.
Kavernitis s. Cavernitis.
Kavernome der Armmuskeln 559.
Kehlkopf, Entzündungen des 125 ff.
—, Krebs des 130.
—, Ödem 129.
—, Syphilis 131.
—, Traumen des 127.
—, Tuberkulose 131.
Keilwirbel, angeborener 471.
Keratoma senile, als Vorstufe zu Kankroid des Gesichtes 85.
KERKRINGsche Falten im Röntgenbild bei Ileus 362.
Kiefer, Aktinomykose 97, 98.
—, Arthritis 94.
—, Cysten 105.
—, Cystom, multilokuläres 107.
—, Entzündungen, chronische 95 ff.
—, Frakturen 89, 90.
—, Luxation 91.
—, Periostitis 96, 99.
—, Phosphornekrose 99.
—, Tuberkulose 98.
Kieferhöhlenentzündung 74.
Kiefersperre, über die 92.
— durch retrotonsilläre Abscesse 95.
— durch Eiterung der Paukenhöhle 95.
Kiemengangcyste 170.
Kiemengangfistel 146.
KIENBÖCKsche Krankheit 573.
Kinderlähmung 624, 726, 728.
—, angeborene, cerebrale und Klumpfuß 726.
—, —, — Spitzfuß bei 728.
—, Hernie bei 374.
—, Plattfuß bei 724.
—, spinale, Hinken bei 624.
—, —, Spitzfuß bei 728.
Kleinhirnabsceß 58.
Kleinhirnbrückenwinkel, Tumoren 48.
Kleinhirngeschwülste 48.
Kleinhirnseitenstrangbahn, Schema der 482.
KLIPPEL-FEILsches Syndrom 193.
Klitoris, Geschwülste der 465.
Klumpfuß 725.
—, angeborener 726.
— bei CHARCOT-MARIEscher progressiver Muskelatrophie 727.
— in intrauteriner Haltung 726.
— und angeborene cerebrale Kinderlähmung 726.
—, paralytischer bei Spina bifida 727.
Klumphand 597.
KLUMPKEsche Lähmung 595.
Knickfuß 721.
Knie, Deformitäten am 720 ff.
—, Gelenkmaus im 673.
—, Zerreißung des Streckapparates am 661.
Kniegelenk, Arthritis deformans mit Gelenkmäusen 673.
—, neuropathische Arthritis 669.
—, Distorsion 653.

Kniegelenk, akute Entzündungen 664 ff.
—, chronische Entzündungen 660 ff.
—, gonorrhoische Ergüsse 668.
—, traumatische Ergüsse 668.
—, Frakturen 662 ff.
—, Gelenkerguß bei Distorsion des 652.
—, chronischer Gelenkerguß im 667.
—, Gelenkgeräusche im 667.
—, Gelenkrheumatismus, chronischer 667.
—, Geschwülste und geschwulstähnliche Bildungen 674.
—, Gonitis tuberculosa 669 ff.
—, Gonorrhoe 668.
—, Hämophilie 667 ff.
—, intermittierender Hydrops 675.
—, tuberkulöser Hydrops 667.
—, Kreuzbandverletzung 653.
—, Lipom der Synovialmembran 675.
—, Lipoma arborescens 672, 675.
—, Lues, hereditäre 667.
—, Luxation 664.
—, Meniscusabriß 655.
—, Osteochondritis dissecans am 654, 673.
—, Palpation bei Erguß 653.
—, Sarkome 645, 648.
—, Schubladensymptom 653, 654.
—, monoartikuläre rheumatische Synovitis 668.
—, syphilitische Synovitis 668.
—, Untersuchung auf Erguß 653.
—, Verletzung im Bereich des 652.
Kniegelenksentzündung, chronische bei Syringomyelie 669.
Kniegelenkserkrankung bei Tabes, neuropathische 669.
Kniekehle, Aneurysma der 675.
—, Schleimbeutel der 675.
Kniescheibe s. auch Patella.
—, Fraktur der 660.
—, habituelle Luxation 665.
Knöchel, Abduktionsfraktur 703.
—, Fraktur durch Torsion 702.
—, Frakturen 700.
Knöchelbruch, Fibulafraktur am oberen Ende bei 701.
Knöchelgegend, Schema der Verletzungen der 701, 711.
Knöchelgelenk, Tuberkulose des 715.
Knochenabsceß im Calcaneus, tuberkulöser 716.
— am Femur (Epiphyse) 695.
— der Tibia 696.
— im Tibiakopf 695.
Knochenaneurysmen am Femur 650.
Knochencysten am Femur 650.
— am Humerus 562.
Knochenlamelle, STIEDAsche am Condylus internus femoris 659.
Knochensarkom am Femur, Röntgenbild 647.
Knopflochmechanismus 664.
Knorpelabsprengung an Femurkondylen 654.
Knorpelgeschwülste des Femur 646.
— der Parotisgegend 173.
Knorpelknötchen, SCHMORLsche, der Wirbelsäule 497.

KOCHERsche Regel zur Höhendiagnose der Rückenmarksverletzung 486.
KÖHLERsche Erkrankung und Deformation des II. Metatarsalköpfchens, 631,716.
— — des Naviculare 716, 717.
Kolloidkropf, diffuser mit Caput medusae 157.
Komedonen der Labien 465.
Kompression der Luftröhre bei Kropf 154.
— des Rückenmarkes 482.
Kompressionsfraktur des Fersenbeins 708, 709.
— des Kahnbeins des Fußes 712.
— des I. Lendenwirbels 493.
— des Lunatum 572.
— der Wirbelsäule 493.
Kondylom, spitzes 464.
—, — des Afters 499.
—, — des Penis 463.
—, — des Praeputium 464.
—, breites, des Scrotums 407.
Konglomeratkropf bei Kretinismus 150.
Konjugierte Ablenkung bei traumatischem Hirndruck 18.
Konstipation, schmerzhafte 346.
Kontraktur, ischämische der Arme 597.
— der Bauchwand bei peritonealer Reizung 259, 263.
—, DUPUYTRENsche 599.
—, hysterische der Finger 597.
—, angeborene des kleinen Fingers 600.
— bei Ulnarislähmung 594.
—, hysterische der Unterschenkel 720.
Kontrakturstellung der Wirbelsäule bei Skoliose 522.
Kontrasteinlauf bei Ileus 357.
Kontusion s. unter den betreffenden Körperregionen.
Konzentrationsversuch zur Nierenfunktionsprüfung 424.
Kopfgeschwülste, angeborene 67.
—, bösartige 71.
—, erworbene 70.
Kopfhaltung, abnorme 187.
Kopfschmerz 17, 21.
Kopftetanus 92.
— nach Ellenbogenverletzung 92.
— mit Facialislähmung 92.
Korsakow, Symptomenkomplex bei Hirnverletzungen 14.
Kotsteine 342.
Koxitis s. Coxitis.
Kraniometrie nach KOCHER und KRÖNLEIN 42.
Krebs s. unter den betreffenden Körperregionen.
Kretinismus, endemischer 178.
—, — mit Kropf 180.
—, — ohne Kropf 179.
—, Hüftgelenk bei 641.
Kreuzband, Zerreißung eines 660.
Kreuzbandverletzung, Schubladensymptom 655.
Kreuzbiß bei Luxatio mandibulae 91.
Kropf s. Struma.

Kropfblutung 160.
Kropfherz, thyreotoxisches 158.
Kropftrottel 181.
Krückenlähmung 596.
Kruralhernie 385.
KÜMMELsche Krankheit 495.
Kugelherz 202.
Kurzhals 193.
Kyphose 520.
— bei Kompressionsfraktur 517.

Labyrinth, Verletzungen 6.
Lähmung der Armnerven, Ätiologie der 592.
— des Deltoides bei Schulterluxation 527.
—, ERBSche 595.
— der Gaumenmuskulatur nach Diphtherie 132.
— — nach Bulbärparalyse 132.
—, hysterische des Armes 597.
—, ischämische 597.
—, KLUMPKEsche 595.
— der Ösophagusmuskulatur 137.
—, reflektorisch bedingte 597.
Lähmungserscheinungen bei den verschiedenen Nervenstämmen am Arm 596.
Lähmungstypen, wichtigste bei Wirbelfraktur 491.
Längenmessung der unteren Extremitäten 603.
Lageanomalien der Bauchorgane 242.
Lageveränderungen des Magens 246, 299.
Lageverhältnisse des Dickdarms 242, 247.
— des Wurmfortsatzes 243.
LAMBRINUDIS Zeichen 658.
LANEsche Knickung 347.
Larynx s. Kehlkopf.
Larynxödem 129.
Larynxstenose, diphtherische 127.
LAUENSTEINsche Fraktur am Fußgelenk 700.
L-Bruch an der Tibia 704.
Leber, Absceß 328.
—, Adenom 329.
—, Atrophie, akute gelbe 315.
—, Carcinom 329.
—, Cirrhose, hypertrophische 315.
—, Cysten 329.
—, Echinococcus 329.
—, chirurgische Erkrankungen der 315.
—, Geschwülste 328.
—, Gumma 329.
—, Lageanomalien 328.
—, Schnürlappen 328.
—, Syphilis 316, 329.
—, Vergrößerung bei biliärer Cirrhose 316.
—, — bei LAENNECscher Cirrhose 316.
—, Verletzungen 254.
L-förmige Brüche (LEUENBERGER) des unteren Tibiaendes 704.
LEGG - CALVÉ - PERTHESsche Osteochondritis juvenilis 619, 630.
Leibbinde, GLÉNARsche bei Wanderniere 433.
Leichentuberkel der Hand 590.
Leishmannia 89.
Leiste, chronische Lymphdrüsenschwellungen 644.

Leistenbruch, äußerlicher 377.
—, —, Beziehungen zur Bauchwand 378.
—, —, scrotaler 383.
—, — in Zwerchsackform 381.
—, innerer oder direkter 384, 385.
—, intermuskulärer 381.
—, Palpation beim Weib 379.
—, properitonealer 380.
—, subcutaner 381.
Leistenhernie s. Leistenbruch.
Leistenhoden, Einklemmung des 391.
Lendengegend, Schwellungen der 374.
Lendenkyphose 519.
— bei deformierender Arthritis der Lendenwirbelsäule 517.
Lendenlordose bei Luxatio coxae congenita 622.
— bei progressiver Muskeldystrophie 517.
Lendenskoliose infolge von Verkürzung des linken Beines 514.
Lepra der Finger 590.
— der Nasenhöhle 120.
Leptomeningitis cystica adhaesiva 46.
Leuenberger, L-förmige Brüche des unteren Tibiaendes 704.
Leukämie, Lymphdrüsenschwellung bei 165.
—, Milz bei 335.
—, Zahnfleischblutungen bei 118.
Leukoplakie der Zunge 121.
Lidsymptome bei Basedow 158.
Ligamentum teres, Fibrom des 374.
Linea semicircularis Douglasi, Hernien der 374.
Linie, PETERsche 603, 620.
—, ROSER-NÉLATONsche 603.
—, SHOEMAKERsche 603.
Linitis plastica des Magens 310.
Lipodystrophia progressiva 183.
Lipom s. unter den betreffenden Körperregionen.
Lipoma arborescens im Kniegelenk 672, 675.
Lippe, Angiom der 80, 112.
—, Furunkel 73.
—, Krebs 81, 117.
—, Primäraffekt 81.
—, Schleimcyste 111.
Lippengeschwür, krebsiges 81.
—, syphilitisches 81, 82.
Lippenspalte 78.
Liquor cerebrospinalis, Dissoziation bei spondylitischer Markkompression nach FROIN 510.
Liquorreaktionen 28.
Liquorstauung, akute traumatische 16.
Liquorsystem, schematische Darstellung 25.
LISFRANCsches Gelenk, Entzündung 714.
— —, Luxation 712.
LITTLEsche Krankheit, spastischer Klumpfuß bei 726.
LITTRÉsche Hernie 393.
Lordose 519.
— bei Coxa vara 623.
— bei Luxatio coxae congenita 622.
— bei Muskeldystrophie 515.

Lues s. unter den betreffenden Körper-
    regionen.
Lufteinblasung in die Bauchhöhle 288.
— — beim Milztumor 335.
Luftwege, chirurgische Erkrankung 127.
Lumbago 474.
— und Unfallgesetzgebung 475.
Lumbalhernie 374.
Lumbalisation des 1. Kreuzbeinwirbels 474.
Lumbalpunktion bei umschriebenen Er-
    krankungen des Gehirns 27.
— bei Geschwülsten des Wirbelkanals 503.
— bei traumatischem Hirndruck 20.
— bei Rückenmarksverletzung 483.
Lumbosacralmark, Lähmungstypen 487 - 491.
Lunatum, Malacie des 570.
Lungen, Absceß 204, 218.
—, —, traumatischer 207.
—, Aktinomykose 210.
—, Bronchiektasie 208.
—, Echinococcus 218.
—, Embolie 207.
—, Empyem 204.
—, Erkrankungen durch Streptothrix 206.
—, Gangrän 204.
—, Geschwülste 217.
—, Hernie 230.
—, Krebs, Schneeberger- 219.
—, Metastasen bei Struma maligna 219.
—, Sarkom 217.
—, Tuberkulose, Unterscheidung von Bron-
    chiektasie 212.
Lungenverletzungen 196.
Lupus am Fuß 688.
— exulcerans des Fußes 688.
— pernio der Hand 590.
— des Handrückens 590.
— hypertrophicus 83.
— des Ohrläppchens 88.
Lupus-Cancroid 83.
— der Nase 83.
— pernio 590.
— der Ohrmuschel 88.
— des Unterschenkels 688.
— der Wange 87.
Luxatio acromio-clavicularis 527.
— axillaris humeri 533.
— carpo-metacarpea 573.
— coxae congenita 619, 622.
— — —, doppelseitige 623.
— — —, Entengang bei 624, 625.
— cubiti posterior 543.
— femoris obturatoria 607.
— — centralis 608, 609.
— — iliaca 609.
— — ilio-pectinea 606.
— — infracotyloidea 608.
— — ischiadica 609.
— — supracotyloidea 608.
— — pubica 609.
— genu 664.
— humeri axillaris 533.
— — posterior 531.
— — subcoracoidea 530.
— mandibulae 91.

Luxatio mandibulae, einseitige 91.
— sterno-clavicularis 527.
— sub talo des Fußes 707.
— tali 707.
— testis 413.
Luxation des Akromioclaviculargelenkes 527.
— bei Coxitis, pathologische 633.
— des Daumens, habituelle 572.
— — des Grundgelenkes 574.
— des Ellbogens nach hinten 543.
— — nach vorn 549.
— am Femur, unregelmäßige 606.
— und Fraktur des oberen Humerusendes 531.
— des Fußes 704.
— der Halswirbel 187.
— im Hüftgelenk 605 ff.
— im Interkarpalgelenk 573.
— im Karpo-Metakarpalgelenk 573.
— des Kniegelenkes 664.
— der Kniescheibe, habituelle 665.
— vollständige zwischen dem II. und III.
    Lendenwirbel 492.
— des Mondbeines 571.
— der Patella 664, 665.
— des Penis 459.
— der Peronealsehnen 706.
— im Radiokarpalgelenk 573.
— des Radius am Ellbogen 544.
— — mit Fraktur der Ulna 544.
— mit Schenkelhalsfraktur 606.
— des Schlüsselbeines 526.
— im Bereich des Schultergürtels und des
    Schultergelenkes 530 ff.
— des Sternoclaviculargelenk 526.
— der Synchrondrosis sacroiliaca rechts und
    der Symphyse 616.
— des Talus 707.
— der Tibia 705.
— der Ulna am Ellbogen 549.
— des Unterkiefers 92.
— der Wirbelsäule 187, 492.
Lymphadenitis der seitlichen Halsgegend 165.
Lymphadenosen, Milz bei 335.
Lymphangiom der Weichteile des Beines 644.
— des Gesichts 78.
— kavernöses am Hals 167.
— des Mundbodens 109, 113.
— cystisches der Neugeborenen 168.
— — der Rückenhaut 229.
— des Scrotums 406.
— diffuses der Zunge 122.
— cystisches der Zunge 122.
— des Zungenrückens 122.
Lymphangioma colli cysticum 168.
Lymphdrüsen, krebsige am Hals bei einem
    kleinen Krebs der mittleren Nasen-
    muschel 167.
—, Tuberkulose am Hals 164.
Lymphdrüsenschwellungen der Leiste, chro-
    nische 644.
—, mediastinale bei Pseudoleukämie 215.
Lymphogranuloma inguinale (NICOLAS-FAV-
    RE) 389, 398.
— malignum 166.
Lymphogranulomatose, Milz bei 355.

MacMurraysches Zeichen 658.
Madelungsche Handdeformität 597, 598.
Madelungscher Fetthals 176.
Madurafuß 676, 716.
Magen, Blutungen 291.
—, Chemismus 293.
—, krebsige Entartung 307.
—, Entleerung bei Duodenalgeschwür 304.
—, Fremdkörper im 299.
—, Geschwür 302.
—, —, akute Perforation des 312.
—, Geschwulst, nicht epitheliale 312.
—, Krebs 295, 307 ff.
—, —, diffuser 310.
—, —, polypöser 311, 312.
—, —, Salzsäure bei 312.
—, Kugelfundus 297.
—, Lageveränderungen des 246, 299.
—, Motilitätsstörungen des 290.
—, Perforation 251.
—, Ptose im Röntgen 246, Abb. 320 c.
—, Röntgenbild, normales 300.
—, —, pathologisches 295.
—, Röntgenuntersuchung des 294.
—, Sanduhrform bei Geschwür 295, 301.
—, Steifung bei krebsiger Pylorusstenose 295.
—, Untersuchung des 288.
Mahlsymptom bei Meniscusverletzung 657.
Makroglossie 211.
Mal perforant, Arthritis deformans bei 734.
— — am Fuß 734.
Malariamilz 244.
Malgaigne, Vertikalbruch des Beckens 617.
—, Palpation des Schenkelkopfes nach 621.
Malleolen, Frakturen 699 ff.
Malleolenbrüche durch Abduktion 701.
— durch Adduktion 701.
Malum senile coxae 641.
Mamma, Absceß s. auch Mastitis 231.
—, —, Schema der 231.
— Aktinomykose 233.
—, Anomalien 241.
—, blutende 236, 241.
—, Carcinom 237.
—, —, Diagnose 237.
—, —, Metastasen 238.
—, —, Pagetsche Form 239.
—, —, schrumpfendes (Scirrhus) 239.
—, —, Ulceration 237.
—, Cysten 236.
— cystosarcoma phyllodes 239.
—, Entzündung, akute 230.
—, —, chronische 232.
—, Geschwülste 234.
—, —, bösartige 237 ff.
—, — der männlichen Brustdrüse 240.
—, Gumma 233.
—, Lipom 241.
—, Primäraffekt 240.
—, Sarkom 329.
—, Tuberkulose 233.
Manus valga 597.
— vara 597.
Markläsion, Unterscheidung von Cauda-quetschung 491.

Mark- und Wirbelverletzung, Beziehungen zwischen 491.
Marmorknochenkrankheit 186.
Marschfraktur des Metatarsus 713.
Masque ecchymotique bei Thoraxkompression 3.
Mastdarm, Abscesse 404.
—, Blutung 396.
—, Fissur 399.
—, Fistel 400, 403.
—, Fremdkörper im 402.
—, Funktionsstörungen bei Rückenmarksverletzung 479.
—, Geschwülste 398.
—, Krebs 398.
—, Obstipation 396.
—, Polypen 378.
—, Struktur 398.
—, Tenesmus 396.
—, Verletzungen 401.
—, Vorfall 401.
Mastitis, abszedierende 231.
— chronica 231.
—, metastatische 232.
— beim Neugeborenen 231.
— im Pubertätsalter 231.
—, puerperale 231.
Mastoiditis, Hirnerscheinungen bei 55.
Meckelsches Divertikel 367.
— —, Invagination bei 265.
— —, Perforation 271.
Mediane Halsfistel 145.
Medianus, Fibroneurom des Nervus 561.
Medianuslähmung 593, 699, 702.
Mediastinalgeschwülste 212.
Mediastinum, Sarkom des 217.
Megacolon — Hirschsprung 285, 358.
Megalosplenie 335.
Meißelfraktur des Radiusköpfchens 551.
Melanom am Fuß 733.
— des Rückens 227.
— des Zeigefingers 584.
Melanosarkom der Knöchelgegend 734.
—, Spontanfraktur des Femur bei 651.
Meningeome 51.
Meningitis 60.
—, aktinomykotische 60.
— bei Mittelohrentzündung 60.
— serosa circumscripta 503.
Meningocele 469, 471.
—, falsche 68.
— mit Haarschopf 469.
— des Nackens 175.
Meningoencephalocele des Nackens 175.
Meniscus, Hinterhornläsion 655.
—, Verletzungen 655.
Meniscuscyste 675.
Menopause, Fußschmerzen in der 683.
Menstruation, schmerzhafte, Unterscheidung von Peritonitis 267.
Meralgia paraesthecia 683.
Mesenterialcyste 287.
—, Unterscheidung von abgesackter tuberkulöser Peritonitis 283.
Mesenterialgefäße, Verschluß der 269.

Mesenterialgeschwulst 286.
Mesenterium commune 242.
— ileocoecale commune 242.
Metacarpalia, Periostitis der 588.
—, Osteomyelitis der 588.
Metacarpus 574.
—, Fraktur des 574.
—, — der Basis des I. 572.
Metatarsus 718.
—, Entzündungen 719.
—, Fraktur der Tuberositas des V. 714.
—, Frakturen 713, 714.
—, Marschfraktur 713.
Metatarsus V, Apophysenlinie 714.
Metallklang bei Ileus 349.
Metatarsalgie, MORTONsche 683.
Metatarsalköpfchen, Erkrankung des II. nach
    KÖHLER 631, 716.
MICHAELISsche Raute 603.
MIKULICZsche Krankheit der Speicheldrüse
    172.
Milchsäure im Mageninhalt, Bedeutung der
    293.
Milchstauung 232.
Milz, Abscesse 333.
—, Amyloid 334.
— bei perniziöser Anämie 334.
— und BANTISche Krankheit 334, 337.
—, Chirurgie der 333.
—, Echinococcus 334.
—, akute Entzündungen 333.
—, Exstirpation, Erfolge 337.
— und GAUCHERsche Krankheit 336.
—, Hypertrophie 334.
— bei hämolytischem Ikterus 336.
— bei Leukämie 335.
—, Lues 334.
— bei Lymphadenosen 335.
— bei Lymphogranulomatose 335.
—, Neubildungen der 335.
— bei Polycythämie 334.
— bei Polyglobulie 336.
— bei Pseudoleukämie 335.
— und Rachitis 337.
—, Ruptur 253.
—, Systems-Erkrankungen 335.
— bei Thrombopenie 336.
—, Torsion 337.
—, Tuberkulose 334.
—, Tumor und Anaemia pseudoleucaemica
    infantum 334.
Milzbrandpusteln 554.
Mischgeschwülste des weichen Gaumens 114.
— der Nieren 286, 446.
— der Parotis 172.
— der Submaxillaris 171.
Mittelfuß s. Metatarsus.
Mittelhand s. Metacarpus.
Mittelohrentzündung, chirurgische Kompli-
    kationen 54, 57.
MÖBIUSsches Zeichen bei Basedow 158.
MÖLLER-BARLOWsche Krankheit 118, 643.
Molluscum contagiosum der Lidgegend 88.
Mondbein, Luxation 571.
Morbus Gaucher 336, 337.

MORGAGNIsche Lücke bei Zwerchfellbruch
    368.
MORTONsche Metatarsalgie 683.
MORVANsche Krankheit, trophoneurotische
    Verstümmelungen bei 682.
Mumifikation des Fußes 681.
Mundboden, Dermoid 109.
—, Lymphangiome 109, 113.
—, Phlegmone 110.
Mundhöhle, Dermoid 109.
—, Entzündungen 108.
—, Geschwülste 111.
—, Ranula 112.
Muskelangiom am Arm 560.
— am Bein 644.
Muskeldystrophie, progressive, Lordose bei
    515.
Muskelgeschwülste am Oberschenkel 644.
Muskelhernie, echte, am Arm 561.
Muskelhernien am Oberschenkel 644.
Muskeltuberkulose am Arm 560.
— der Bauchwand 375.
Myelitis chronische, spastische Paraplegie bei
    501.
—, traumatische, Vortäuschung des Sitzes
    der Rückenmarksverletzung durch 484.
Myelocystocele 469.
Myelographie zur Diagnose von Geschwül-
    sten des Wirbelkanals 503.
Myelom, multiples der Wirbelsäule 513.
Myelome, neuralgische Zustände bei multip-
    len 683.
Myelomeningocele 468.
— mit Hydrocephalus 468.
— mit Polgrübchen 468.
Myositis des Kopfnickers 142.
— ossificans brachii 561.
— — am Oberschenkel 644.
Myxödem, angeborenes sporadisches 160,
    178ff.
—, erworbenes sporadisches 160, 178ff.

Nabel, Absceß 373.
—, Bruch 373.
—, Cysten 372.
—, Fibrom 373.
—, Fisteln, angeborene 376.
—, —, erworbene 376.
—, Konkremente 377.
—, Krebs 373.
—, Sarkom 373.
Nabelschnurbruch 271.
Nacken 175ff.
—, Abscesse 142.
—, Atherom 176.
—, Dermoid 175.
—, Fibrom 176.
—, Hirnbrüche 175.
—, Karbunkel 142.
—, Lipom 176.
—, Meningocele 175.
—, Sarkom 177.
Nagelbett, Fibrome 733.
—, Hauthörner 733.
—, Syphilis 586, 735.

Nagelfalz, Entzündungen des 586.
Nagelfluhkropf 151.
Narbenstenosen des Darmes 353.
— des Magens 301, 307.
— des Rachens 132.
Nase, Blutung bei Schädelbasisbruch 2.
—, Gumma 117.
—, Krebs, geschwulstartiger 82, 84.
—, Lepra 120.
—, Lues 82.
—, Lupus 82.
—, Rhinophym 79.
—, Rotz 120.
—, Sarkom 116.
—, Schleimpolyp 116.
—, Septumgeschwür 120.
Nasenhöhle, Lues 120.
—, Tuberkulose 120.
Nasenrachenfibrom 105, 115.
Nasenrachenpolypen 115.
Naviculare, Fraktur, am Fuß 705, 712.
—, — an der Hand 570.
— der Hand, alte, traumatische Cyste 570.
—, KÖHLERsche Erkrankung des 716, 717.
Nearthrose 625.
Nebenhoden, Entzündungen 408.
—, chronische Schwellungen 410.
—, Tuberkulose 410.
Nebenniere, Geschwulst der 446.
Nebennierenrinde, Geschwülste als Ursache
   von Hirsutismus und Virilismus 184, 446.
Nebenschilddrüse, bösartige Geschwülste der
   174.
Nephrolithiasis 440 ff.
Nervous Cretinism 183.
Nervus axillaris, Lähmung 537, 593.
— cochlearis, Läsion 36.
— musculo-cutaneus, Lähmung 594.
— vestibularis, Läsionen 37.
— —, Prüfung auf Nystagmus 37.
— —, Drehversuch 37.
— —, calorische Prüfung nach BARANY 37.
— —, Versuch des Voltaschwindels 37.
— —, Zeigeversuch von BARANY 37.
Netzcyste 283, 287.
Netzgeschwülste, entzündliche 285.
Netzgeschwulst 286.
Netzhernie 384, 393.
Neuralgie, des N. femoralis 682.
— des N. cut. femor. lat. 682.
— des N. infraorbitalis bei Oberkieferkrebs
   101, 103.
— des N. obturatorius 682.
— des Samenstranges 384.
— des Trigeminus 100.
—, Zustände bei multiplen Myelomen 683.
Neuritis, Fußschmerzen bei 683.
Neurofibromatose Recklinghausen, Elephan-
   tiasis bei 558.
Neuropathische Arthritis des Kniegelenkes
   669.
Nicotinabusus, Gastralgie bei 289.
Nieren, Abszeß 439.
—, Blutung bei Tumor 441, 444.
—, Eiterung, selbständige 438.

Nieren, Funktionsprüfung 424.
—, Geschwülste 444.
—, —, Röntgenbild der 446.
—, Infarkt 440.
—, Kolik bei Stein 441.
—, Ruptur 254.
—, Sarkom 445.
—, Tuberkulose 438, 447.
—, Verlagerung 242, 244.
—, Verletzung 254.
Nierenbecken, Infektion, selbständige 438.
—, Röntgenuntersuchung des 429.
Nierendiagnostik, funktionelle 424.
Nierenlager, Blutung in das 428.
Nierensteine 440, 443.
—, sekundäre 442.
Noma 111.
NUHN-BLANDINsche Zungenspitzendrüse 113.
Numerische Variationen der Wirbel 517.
Nußknackersymptom 655.
Nystagmus bei Hirnaffektionen 34.
—, Prüfungen 37.

O-Bein 720.
Oberarm, Cysten 104, 105.
—, Entzündungen am 557 ff.
—, Epiphysenlösung 534.
—, Frakturen am 531 ff.
—, Geschwülste am 557 ff.
—, Luxationen des 530 ff.
—, Neurofibrom 558.
Oberkiefer, Aktinomykose 97.
—, Empyem 103.
—, Fraktur 90.
—, Geschwülste des 111 ff.
—, Krebs, Neuralgie bei 101, 103.
—, Osteosarkom des 103.
—, Periostitis 104.
—, Tuberkulose 75, 98.
Oberlippenfurunkel 73.
Oberlippenkrebs 81.
Oberlippenprimäraffekt 81.
Oberschenkel, Abszeß 642, 649.
—, Aneurysma 644.
—, — spurium traumaticum 644.
—, Angiom 644.
—, Epiphysenlösung am oberen Ende 615.
—, Exostosen 646.
—, Frakturen am oberen Ende 608 ff.
—, — am unteren Ende 651, 662 ff.
—, Geschwülste am 642 ff.
—, Luxationen 605.
—, akute Osteomyelitis 643.
—, Schaftfraktur 642.
—, Tuberkulose 644, 648, 649.
Obstipation, proktogene 396.
Oculomotoriuslähmung bei Schädelbasisfrak-
   tur 5.
Odontome 107.
Ödem, angioneurotisches 130.
—, —, gastrointestinale Äußerungen bei 266.
— bei Beckengeschwulst 466.
— des Handrückens, hartes, traumatisches
   574.
— des Kehlkopfes 129.

Ödem, malignes, Fraktur des Oberschenkels mit ruhender Infektion durch 678.
Ösophagus, Carcinom 135, 138.
—, Divertikel 135.
—, spindelförmige Erweiterung 137.
—, Fremdkörper in 134.
—, Lues 139.
—, Röntgenuntersuchung 139.
—, Sarkom des 139.
—, funktionelle Störungen des 135.
—, Striktur 138.
—, Syphilis 139.
—, Verätzung des 134, 139.
Ohr, Blutungen bei Schädelfraktur 2.
—, Cancroid 88.
—, Lupus 88.
Olecranon, Fraktur des 543.
Oligurie, Definition der 417.
Omarthritis 538.
—, Steilstellung des Schlüsselbeins bei 538.
Onychia maligna am Fuß 735.
Onychogryposis 735.
Opticus, 5, 6, 30.
—, Verletzungen 30.
Orbita, Exophthalmus 64.
—, Phlegmone 75.
—, Sarkom 64.
Orchitis, banale 408.
—, metastatische 409.
Orientbeule 89.
ORTNERsches Symptom 20.
Os naviculare am Fuß, Fraktur 712.
— sesamoides bipartitum 714.
— tibiale externum am Fuß 712.
— trigonum am Fuß 705.
Osteochondritis deformans juvenilis, LEGG-CALVÉ-PERTHESsche 619, 630 ff.
— — —, Röntgenbild bei 631.
— der Hüfte 630.
— dissecans des Kniegelenkes 673.
Osteogenesis imperfecta 184, 185.
Osteomalacie 186.
Osteomyelitis s. unter den betreffenden Körperregionen.
Osteoporose, akute fleckige 580.
—, diffuse bei Tuberkulose im Frühstadium 580.
Osteopsathyrose 186.
Ostitis cystica der Trochantergegend 641.
— deformans, PAGETsche 103, 186.
— fibrosa 651.
— — cystica 186, 651.
— — — des Beckens 467.
— — — der Wirbelsäule 513.
— — generalisata 186, 651.
— — am Unterkiefer 106.
— des Humerus 562.
— mastoidea, abstehende Ohrmuschel bei 55.
Oszillograph von PACHON zur Beurteilung von Fußgangrän 682.
Othämatom 80.
Otitis media chronica, Hirnkomplikationen durch 54.
Ovarialcyste 283.

Ovarialcyste, abgelöste 286.
Ovarium, Einklemmung des 393.

PACHON, Oszillograph zur Beurteilung von Fußgangrän 682.
Pachydermia laryngis 131.
Pachymeningitis haemorrhagica 45.
— —, allgemeine Symptomatologie und Diagnostik 22.
—, hypertrophische 500.
PAGETsche Krankheit der Brustdrüse 237, 239.
— — des Schädelknochens 104.
Palmaraponeurose, Kontraktur der, DUPUYTRENsche 599, 600.
Palpation des Kniegelenkes bei Erguß 653.
— des Kropfes 150.
— des Schenkelkopfes nach MALGAIGNE 621.
Panaritien, Erkrankungen mit Neigung zu 586.
Panaritium ossale 588.
—, sekundäres 588.
— tendineum 587.
Pankreas, Adenom der LANGERHANSschen Zellen 53, 332.
—, Blutung 269, 330.
—, Chirurgie des 329.
—, Cysten 304, 332.
—, —, Verdrängung des Duodenums durch 304.
—, Entzündung 331.
—, Geschwülste 332.
—, Hämorrhagie 330.
—, Krebs 331.
—, Pseudocysten 332.
—, Steine 331.
Pankreatitis akute 330.
— chronische 331.
Papageienschnabel bei deformierender Spondylitis 512.
Paradidymis, Cysten der 411.
Paradoxe Atmung 196.
Paragangliome 446.
Parametritis 271.
Paranephritis 426.
Paraphimose 460.
Paraplegia dolorosa bei Caudakompression 491.
Paraplegie, spastische, bei Myelitis chronica 501.
— bei Spondylitis 510.
Paralyse, Mal perforant bei 734.
Parasiten des Gehirns, allgemeine Symptomatologie und Diagnostik 22.
Parastrumen, bösartige Geschwülste 174.
Paronychia syphilitica an den Fingern 586.
Parotis, Chondrome 172.
—, Krebs 172.
—, Mischgeschwülste 172.
—, Tuberkulose 172.
Parotitis, akute 76.
— epidemica 76.
—, sekundäre 76.
Patella, Ballottement bei Gelenkerguß 653.
— bipartita 695.

Patella, Fraktur der 660.
—, Luxation 664, 665.
Patellarreflexe, bei Wirbelsäulenverletzungen 481.
PAYRsches Zeichen 656.
Penis, Elephantiasis 463.
—, Krebs 465.
—, Luxation 459.
—, Mißbildungen 460.
—, Umschnürung 459.
—, Syphilis 464.
—, Tuberkulose 464.
—, Verletzungen 459.
Penisknochen 463.
Perforation des Duodenalgeschwürs, Symptome 313.
— der Gallenblase 320.
— des Magen- und Duodenalgeschwürs, akute 313.
—, gedeckte 313.
— des Ulcus pepticum jejuni 314.
Periarthritis humeroscapularis 537.
Pericarditis adhaesiva chronica 210.
Perichondritis laryngea 129.
Perinephritis 428, 448.
Periorchitis haemorrhagica 412.
— prolifera 412.
— serosa 412.
— —, symptomatische 412.
Periostitis s. unter den betreffenden Körperregionen.
Periproktitis 400.
Peritonealexsudat, Nachweis von 287.
— bei malignen Tumoren 287.
Peritoneum, Pseudomyxom des 287.
Peritonitis 259ff.
—, abgesackte 283.
—, —, Ausgangspunkt der 284.
—, —, Indikation zur Operation 284.
—, —, Röntgenbild bei 284.
—, —, Unterscheidung von cystischen Geschwülsten 283.
—, — von Pneumokokkenperitonitis 261.
—, défense musculaire bei 263.
—, diffuse ohne Lokalisation 268.
—, —, serös-eitrige, bei sehr virulenter Infektion 276.
—, Leukocytose bei 264.
—, periphere, nach LENNANDER 263.
—, progrediente, fibrinös-eitrige 276.
— durch Pneumokokken 261, 271, 283.
—, Restabscesse bei 341.
—, tuberkulöse 280ff.
—, umschriebene, Ursachen der 370.
Peronealsehnen, Luxation der 706.
PERTHESsche Osteochondritis juvenilis 632.
Pes calcaneus 722.
— equinus 722.
— excavatus 722.
— planus 721.
- - valgo-planus 721.
— valgus 712, 725.
— varus 722.
PETERsche Linie 603.
Petit mal 62.

Pfählungsverletzung des Mastdarmes 401.
Pfannenbrüche des Beckens 609.
Pfannenwanderung bei Coxitis 638.
Pfundnase 79.
Pharynx, Absceß 115, 127.
—, Angina 126.
—, Diphtherie 126.
—, teratoide Geschwülste 116.
—, Geschwüre 120.
—, Krebs 120.
—, Narbenstenosen des 132.
—, Sarkom 115, 117.
—, Syphilis 120.
Phenolsulfophthalein zur Nierenfunktionsprüfung 426.
Phimose 462.
Phleboliten 645.
Phlegmon ligneux 285.
Phlegmone des Mediastinums 134, 135, 142.
— des Mundbodens 110.
—, retrobulbäre 75.
—, V-förmige, der Hohlhand 587.
Phosphornekrose des Kiefers 99.
PIERRE-MARIEsche ankylosierende Spondylitis 513.
Plattfuß 721ff.
PLAUT-VINCENTsche Angina 111, 119.
Pleura, eitrige Entzündung 204.
—, Verletzung 196ff.
—, — bei Herzverletzung 202.
Pleuraexsudat bei subphrenischem Absceß 279.
Plexus brachialis, Anatomie des 596.
Pneumatocele 4.
Pneumocephalus 4.
Pneumokokkenperitonitis 261.
—, Unterscheidung von abgesackter tuberkulöser Peritonitis 283.
Pneumonie, Atemtypus, Unterscheidung von Croup 127.
—, eitrige 205.
—, metastatische, nach Bauchoperationen 207.
— im Anschluß an Spondylitis 511.
—, traumatische 197.
—, Unterscheidung von Peritonitis bei Kindern 267.
Pneumoperitoneum 288.
— bei Gallenstein 322.
— bei Milztumor 335.
Pneumothorax 196.
Podarthritis 714.
Polgrübchen bei Myelomeningocele 468.
Poliomyelitis anterior, Skoliose bei 517.
Pollakisurie, Definition der 417.
Polycythämie, Milz bei 336.
— und Milztuberkulose 334.
Polydaktylie 732.
Polyglobulie, Milz bei 336.
Polyposis des Dickdarmes 343.
Polyurie, Definition der 417.
Porencephalie, traumatische 61, 68.
Präspondylolisthesis 518.
Präzentralfurche, Bestimmung der 42.
—, Läsion der Gegend der 48.

Predigerhand 595.
Priapismus 463.
— bei Rückenmarksverletzung 479.
Primäraffekt durch Barbier 88.
— der Finger 586, 589.
— der Oberlippe 81.
— der Tonsille 118.
— der Unterlippe 88.
— des Warzenhofes 240.
Probeeröffnung des Schädels bei Hirndruck 20.
Probefrühstück 293.
Probepunktion bei Bauchgeschwülsten 288.
— bei Orchitis 409.
— bei tuberkulöser Peritonitis 284.
Processus coronoideus, Abriß des 552.
— —, Fraktur des 550.
— vaginalis peritonei, Beziehungen zu Hernie und Hydrocele 379.
Proktitis, diffuse 398.
Prolapsus ani et recti 401.
Prostata, Absceß 416, 456.
—, Cysten 456.
—, Geschwülste 454.
—, Hyptertrophie 416.
—, —, Komplikationen der 455.
—, —, Stadien der 454.
—, Krebs 456.
—, Schrumpfung 454.
—, Tuberkulose 457.
Prostatitis 457.
Protrusio bulbi bei Schädelfraktur 6.
Prurigo bei Pseudoleukämie 166.
Pseudoappendicitis 343.
— bei Hysterie 265.
— bei angioneurotischem Ödem 265.
Pseudocroup 126.
Pseudodivertikel am Magenausgang 304.
Pseudohermaphrodit, männlicher 460, 461.
Pseudohermaphroditismus 287, 446.
Pseudoleukämie, Drüsenschwellungen bei 165.
—, mediastinale Lymphdrüsenschwellung 215.
—, Milz bei 335.
—, Rachenschwellung bei 115.
Pseudomyxom des Peritoneums 287.
Pseudoschwanz 474.
Pseudospondylitiden, neuropathische 513.
Psoasabsceß 507.
Psorospermie des Dammes 407.
Pternalgie 683.
Pubertätsstruma 150.
Pubertas praecox 183.
Pulsionsdivertikel des Ösophagus 135.
Pupillen bei Hirndruck 18.
Pupilleninnervation, Störungen der, bei Rückenmarksverletzung 481.
Pupillenreaktion, hemiopische bei Hirntumoren 22.
Pupillenreflexe, Lokalisation bei 34.
—, Prüfung der 34.
—, Schema der 22.
Pyelitis 439.
Pyelogramm einer Wanderniere 431.

Pyelographie 429.
Pyelonephritis 439.
Pyeloskopie 429.
Pylorusstenose, gutartige 303.
—, krebsige 311.
—, —, Anfall von Magensteifung 290.
— der Säuglinge 306.
Pyonephrose 439.
Pyosalpinx, beiderseitige mit etwas seröser Perisalpingitis 277.
Pyramidenbahn, Läsion der 38.
Pyramidenseitenstrangbahn, Schema der 482.
Pyramidenvorderstrangbahn, Schema der 482.
Pyurie 418.

Quadricepssehne, Zerreißung der 661.
QUECKENSTEDTscher Versuch 29.
Quecksilberstomatitis 94.
QUINCKEsche Krankheit 130.
QUINCKEsches Ödem vor dem Anfall 266.
— — während des Ödemanfalles 266.

Rachen s. Pharynx.
Rachenpolyp 115.
Rachischisis posterior 468.
Rachitis 186.
—, Knochenveränderungen an der Hand bei 580.
— und Milztumor 337.
—, Rippenbuckel bei 522.
—, Wirbelsäulenverbiegung durch 519.
Radialislähmung 593.
Radius, Epiphysenlösung 567.
—, Fraktur 564.
—, —, dorsale Abweichung des distalen Fragmentes bei 564.
—, —, Radialabweichung der Hand bei 564.
—, Köpfchen, Meißelfraktur des 551.
—, Luxation mit Fraktur der Ulna 544.
—, —, isolierte 544.
—, Querbruch mit Absprengung der ulnaren Ecke 566.
—, — — der Ulnarseite 566.
—, Stauchungsfraktur 567.
—, Subluxation 550.
Radiusköpfchen, Fraktur des 550.
Radiusmangel 598.
Ranula 112.
Rattenversuch nach ASHER-STREULI 159.
Raute, MICHAELISsche 603.
RAYNAUDsche Krankheit 500, 586, 590.
— —, Füße bei 681 ff.
— —, Hände bei 586, 601.
— —, trophoneurotische Verstümmelungen bei 590.
Recessus ileo-appendiculare, Hernie des 368.
— retrocoecalis, Hernie des 368.
— suprapatellaris 652.
RECKLINGHAUSENsche Krankheit, Neurofibromatose 173.
RECLUSsche Krankheit der Brustdrüse 233.
RECLUSsches Zeichen 411.
Rectalfistel, Übersicht über 403.
Rectoskopie 398.

Rectoskopie, Beschreibung der 345.
Rectum, Carcinom 398.
—, Fremdkörper im 402.
—, Hämorrhoiden 399.
—, Papillom 398.
—, Polyp 398.
—, Prolaps 401.
—, Sarkom 398.
—, Striktur, gonorrhoische 398.
—, Syphilis 398.
—, Tenesmus 397.
—, Tuberkulose 398.
—, Verhalten bei Wirbelsäulenverletzungen 479, 481.
Rectusdiastase 370.
Recurrenslähmung bei Mediastinaltumor 652.
— bei Struma maligna 162.
Reflexbahn, Leitung der 482.
—, Schema der 482.
Reflexepilepsie 62.
Reflexerscheinungen bei Herzwunden 201.
— bei eitriger Ohrenentzündung 56.
Regel, KOCHERsche zur Höhendiagnose der Rückenmarksverletzung 486.
Reiterknochen 644.
Reizblase bei Blasengeschwür 417.
Residualharn 421.
Restabscesse bei Appendicitis, Peritonitis 260, 276, 341.
Retentio testis abdominalis 413.
— — inguinalis 413.
— urinae 414.
Retentionserbrechen bei Magenleiden 290.
Retrobulbäre Phlegmone 75.
Retroflexio uteri gravidi und Ileus 355.
Rheumatismus der Gelenke s. auch einzelne Gelenke.
— des Ellbogengelenkes 556.
— des Handgelenkes 579.
— des Hüftgelenkes 626, 634, 640.
— des Kniegelenkes 666.
— bei Lungentuberkulose, tuberkulöser 505.
— des Schultergelenkes 539.
Rhinophyma 79.
Rhinosklerom der Nasenhöhle 120.
RIEDELsche Strumitis 162.
Riesenkomedonen des Rückens 226.
Riesenwuchs bei Tumor der Epiphyse 183.
Riesenzellsarkome s. unter den betreffenden Körperregionen.
Rindenblindheit, diagnostische Merkmale 31.
Rindenschema 40.
Rindenzentrum 42.
—, Bestimmung nach KOCHER 42.
—, Projektion auf die Schädeloberfläche 42.
RINNÉscher Versuch 36.
Rippen, Chondritis, posttyphöse 225.
—, Fraktur 194, 195.
—, Ostitis, posttyphöse 225.
—, Syphilis tertiäre 225.
—, Tuberkulose 225.
Rippenbuckel bei Skoliose 522.
Risus sardonicus bei Tetanus 92.
Röntgenaufnahme s. unter den betreffenden Körperregionen.

Röntgendermatitis 585.
Röntgenhaut 87.
Röntgenkrebs 87, 585.
Röntgenuntersuchung bei Coxitis 639.
— am Ellbogen 557.
— der umschriebenen Erkrankungen des Gehirns 23.
— des Magens 294.
— des Nierenbeckens 429.
— des Ösophagus 139.
— der Wirbelsäule 483.
Röntgenverbrennung der Bauchhaut 375.
ROMBERGsche Prüfung 21.
ROSER-NÉLATONsche Linie 603.
Rotationsluxation zwischen Atlas und Epistropheus 190.
— der Halswirbel 190ff.
— der Wirbelsäule 492.
Rotzgeschwüre in der Nase 120.
Rücken, familiärer, runder 519.
—, flacher 519.
—, Lipom 228.
—, Melanom des 227.
Rückenhaut, Lymphangiom, cystisches der 229.
Rückenmark, Blutungen 482.
—, Geschwülste 500ff.
—, Halbseitenläsion 484.
—, Läsion, Unterscheidung von Caudaquetschung 491.
—, topographische Beziehung zur Wirbelsäule 490.
—, angeborene Spaltungen 470.
—, Verletzung, Bestimmung des Sitzes 484.
—, —, Motilität bei 477.
—, —, traumatische Myelitis bei 484.
—, —, partielle 482.
—, —, Prognose der 484.
—, —, Späterscheinung der 483.
—, —, totale 481.
Rückenmarksbahnen, Übersicht über die langen 482.
Rückenmarkserkrankungen, nichttraumatische 499.
Rückenmarksnerven 486, 487.
Rückenmarkssymptome bei Spondylitis 510.
Ruptur der Blase 255.
— des Darmes 251.
— der Leber 254.
— der Milz 253.
— der Niere 255.
— der schwangeren Tube 277.

Sacralgeschwulst, angeborene 473.
Sacraltuberkulose 506.
Sacralisation des 5. Lendenwirbels 473, 518.
Sacrum acutum 518.
Säbelscheidenform der Tibia bei hereditärer Lues 693.
SALOMONsche Untersuchung bei Magenkrebs 308.
Salpingitis 272.
—, gonorrhoische, Unterscheidung von Appendicitis 272.
Salzsäure bei Magenkrebs 312.

Samenblasenabsceß 416.
Samenblasenentzündung 447.
Samencysten 411.
Samenstrang, Geschwülste des 408.
—, Hydrocele 408.
—, Lipom 384, 480.
—, Neuralgie des 384.
Sanduhrmagen, krebsiger 309.
—, spastischer 301.
Saphena magna, Varix der Vena 386.
Sarkoid, BOECKsches der Hand 590.
—, — am Unterschenkel 688.
Sarkom s. unter den betreffenden Körper-
    regionen.
Sarkomatose, multiple der Haut am Rücken
    228.
Sattelnase, tertiär-syphilitische 120.
Scalenussyndrom 175.
Scapula, Fraktur 533.
—, Osteosarkom 230.
—, Sarkom 226.
—, Tuberkulose 226.
Schädel, explorative Eröffnung 20.
—, Lues 70.
—, Osteomyelitis 66.
—, Ostitis deformans 71.
—, Periostitis, akute 66.
—, Tuberkulose 71.
—, Tumoren 72.
—, akut entzündliche Vorgänge 66.
Schädelbasis, Nerven der 30.
Schädelbasisfibrom 115.
Schädelbrüche, geschlossene 1.
—, —, Symptome, direkte 1.
—, —, —, —, Brillenhämatom 3.
—, —, —, —, Impressionsfraktur 1.
—, —, —, —, Masque ecchymotique 3.
—, —, —, —, Ohrblutungen 2.
—, —, indirekte 5.
—, —, —, Exophthalmus pulsans 6, 65.
—, —, —, Hirnverletzungen 5.
—, Form derselben 6.
—, offene 8.
—, —, Schußfrakturen des Schädels 8.
Schädelfissur 7.
Schädelform, Anomalien 53.
Schädelgeschwülste 67 ff.
Schädelmetastasen einer metastasierenden
    Struma 70.
Schafkotform bei Stenose des S romanum
    350.
Schambein, Osteochondrosarkom des 467.
—, Fraktur 617.
—, Tuberkulose 508.
—, —, Senkungsabsceß bei 645.
Schanker, harter 464.
—, weicher 464.
Scharlacharthritis des Schultergelenkes 538.
Scheingeschwülste des Abdomens 284.
— des Halses 147.
Scheinhernie 374.
Scheinzwitter, männliche 460, 461.
Scheitellappen, Symptome bei Läsion 48.
Schema der Verletzungen im Bereich des
    Fußes 711.

Schema der Verletzungen im Bereich des
    Ellbogens 542.
— der Handgelenksverletzungen 575.
— der Symptomatologie der Hüftverletzun-
    gen 618.
— der Verletzungen der Knöchelgegend 711.
Schenkelbruch 385.
Schenkelhalsfraktur in engerem Sinn 614.
—, extrakapsuläre 611.
—, intrakapsuläre 611.
—, Luxation mit 606.
—, typische Verlauflinien der 611.
Schenkelhernie, Diagnose 385.
— über das Leistenband nach oben ge-
    wanderte 367.
Schenkelkopf, Palpation nach MALGAIGNE
    621.
Schiefhals s. auch Torticollis 192.
—, angeborener 193.
—, — mit S-förmiger Skoliose 517.
—, muskulärer 192.
—, spastischer 193.
—, spondylitischer 190.
Schilddrüse, Blutung in Kropfcyste 160.
—, maligne Entartung 162.
—, Entzündungen 161.
—, Fisteln 146.
Schilddrüsenfunktion, Insuffizienz 178.
—, Geschwülste, Metastasen der 163.
—, Insuffizienz, sporadische 179.
—, Kropf 150 ff.
—, Lues der 163.
—, Mangel, völliger 179.
—, Überfunktion 157.
—, Unterfunktion 160.
—, diffuse Tuberkulose 161.
Schipperkrankheit 476.
Schläfenlappenabsceß 57.
SCHLATTERsche Krankheit der Spina tibiae
    662.
Schleimbeimengung im Stuhl bei Dickdarm-
    affektion 351.
Schleimbeutel in der Hohlhand 588.
— der Kniekehle 675.
Schleimbeutelentzündung am Ellenbogen
    554, 557.
— am Fuß 717.
— am Knie 652, 664.
— an der Schulter 536.
Schleimcyste der Lippe 111.
Schleimkolik 267.
Schleimpolypen des Rachens und der Nase
    115.
— des Rectums 398.
Schluckbeschwerden 132 ff.
Schlüsselbein 525.
—, Fraktur des 526.
—, — des akromialen Endes 528.
—, — in der Mitte 526.
—, Geschwülste des 224.
—, Luxation 527.
—, Osteomyelitis 141.
—, Steilstellung bei Omarthritis 538.
Schlüsselbeindefekt, angeborener 220.
SCHMORLsche Knorpelknötchen 497.

Schneeberger Lungenkrebs 219.
Schnürlappen der Leber 328.
Schnürringe am Darm bei Einklemmung 394, 395.
SCHOEMAKER Trochanter-Spina-Nabellinie von 603, 620.
Schornsteinfegerkrebs am Scrotum 407.
Schubladensymptom 655.
Schulskoliose 524.
Schulterabflachung bei Axillarislähmung 527.
Schulterblatt s. Scapula.
—, Frakturen des 533.
Schultergelenk 529.
—, Entzündungen 536 ff.
—, Funktionsprüfung des 536.
—, Frakturen und Luxationen im Bereiche des 525.
—, Tuberkulose 537, 539.
Schultergürtel, Frakturen und Luxationen im Bereiche des 525.
Schulterlipom 228.
Schulterluxation 530.
—, Lähmung des Deltoideus bei 527.
Schulterverletzungen, Übersicht über die 535.
Schußverletzung des Schädels 8.
Schußverletzungen der Wirbelsäule 497.
Schußwunden des Bauches 258.
Schustertypus der Wirbelsäule 519.
Schwangerschaft und Appendicitis 273.
Schwanz 474.
Schweißdrüsenabsceß in der Achselhöhle 222.
Schwimmhautbildung 223.
Schwindel, cerebellarer 37.
— bei Gehirnerkrankungen 37.
— nach Hirnverletzungen 21.
— durch Vestibularisläsion 37.
Scoliosis ischiadica 515, 683.
Scrofuloderma mit Knochentuberkulose am Fuß 688.
Scrotum, Elephantiasis 406.
—, Geschwülste des 405.
—, Geschwüre am 405.
—, Kondylome, breite 407.
—, Lymphangiom des 406.
—, Schwellung des 405.
—, Tuberkulose des 407.
Seelenblindheit, Lokalisation 31.
Segmentdiagnose des Rückenmarks 484 ff.
Sehnenreflexe bei Fußdeformitäten 727.
— bei Spondylitis 510.
— bei Rückenmarksverletzung 481.
Sehnenscheiden der Finger, tuberkulöse Tendovaginitis der Beuge- 577.
Sehnenscheidenentzündungen, akute, der Hand 575.
—, —, der Finger 587.
Sehstörungen, Gesichtsfeld bei Abb. 23 a.
—, Lokalisation im Gehirn 30.
—, Schema 22.
Sella turcica, Röntgenbild 49.
Seminom des Hodens 413.
Seminommetastase 437.
Senkungsabsceß, cruraler, bei Spondylitis 386.
—, —, Unterscheidung von Femoralhernie 382.

Senkungsabsceß, Differentialdiagnose 507.
—, inguinaler 382.
— bei Schambeintuberkulose 645.
—, Spondylitis mit 505, 506.
—, —, Röntgenbild 386, 506.
—, — dorsalis 226.
—, tuberkulöser am Hals 143.
—, Verwechslung mit Sarkom der Beckenschaufel 467.
Sensibilität bei Rückenmarksverletzung 479.
Sensibilitätsschema 888, 889.
Sensorische Aphasie 38.
Septumgeschwür, rundes 120.
Sequester im Calcaneus, tuberkulöser 718.
— im Femur, osteomyelitischer 649, 693.
— bei Osteomyelitis tibiae 694.
—, tuberkulöser im Schenkelkopfe 639.
Sequesterbildung, Spondylitis mit 507.
Serologische Methoden bei Magenkrebs 308.
Sesambein, der Fußknochen, Bruch eines 714.
— bei Hallux valgus 729, 730.
Sexe indéterminé 462.
SHEPHERDsche Fraktur des Talus 705.
SHOEMAKERsche Linie 603, 620.
Sigmoid, Divertikulose 354.
Sigmoiditis 277.
— ulcerosa 345.
SIMMONDSsche Krankheit 183.
Sinistroposition des Dickdarmes 242.
Sinusitis frontalis 75.
Sinus cavernosus, Thrombose des 74.
— frontalis, Cancroid des 102.
— —, Phlegmone von demselben ausgehend 75.
— maxillaris, Cancroid des 102.
— —, chronische Entzündung 101.
— —, Verwechslung mit Oberkieferperiostitis 74.
— pericranii 4, 68.
Sinusthrombose 59.
Situs inversus abdominalis partialis inferior 242.
Skapula s. Scapula.
Sklerodactylie, trophische Störungen der Füße 682.
Sklerodermie der Finger 586.
Sklerom des Kehlkopfes 131.
Sklerose, multiple, spastische Paraplegie bei 501.
Skoliosen 514 ff.
— bei FRIEDRICHscher Tabes 516.
—, linkskonvexe, Lumbodorsale 514, 522.
—, —, totale 521.
—, rechtskonvexe 523.
—, Rippenbuckel bei 522.
—, S-förmige bei angeborenem Schiefhals 517.
—, Ursachen der 524.
Skorbut, Gangrän bei 110.
—, Zahnfleischblutungen bei 118.
Skotome, Herddiagnose 32, 33.
Skrofuloderm am Fuß 688.
— des Vorderarmes 555.
Skrofulose 164.
Skrotum s. Scrotum.

Sondierung des Duodenums bei Duodenalgeschwür 293.
— — mit der Einhornsonde bei Gallenleiden 321.
Späterscheinungen der Rückenmarksverletzungen 483.
Spätfolgen von Hirnverletzungen 21.
Spätstenosen nach Brucheinklemmung 395.
Spaltbildung, angeborene, vom 5. Lendenwirbelbogen 468, 471.
Spalthand 601.
Spannungspneumothorax, akuter 736.
Speicheldrüsen, MIKULICZsche Krankheit der 172.
Speicheldrüsenschwellung, akute 109.
Speichelfluß bei Ösophaguskrebs 135.
— bei Tabakmißbrauch 135.
Speichelstein im Gang der Sublingualis 109.
— im Röntgenbild 321.
— im STENONschen Gange 76.
Speiseröhre s. Ösophagus.
Sperma, blutiges 419.
Spermatocele 411.
Spiegelbildung im Röntgenbild bei Ileus 362.
Spina bifida 470.
— — cystica 470.
— —, Formen der 470.
— — occulta 471.
— — —, Hohlfuß bei 726, 727.
— — —, Klumpfuß bei 726.
— tibiae, Apophysitis 660.
— —, Fraktur der 660.
— —, normale 661.
— ventosa der Hand 591.
— — am Fuß 719.
— — tuberculosa, myelogene 591.
— — — periostale 591.
Spitzfuß 727, 728.
— bei spastischer Hemiplegie 728.
—, paralytischer 728.
Splanchnoptose 243.
Splenomegalie, BAUMGARTNERsche 337.
Spondylarthritis ankylopoetica 519.
Spondylitiden, nichttuberkulöse 511.
Spondylitis, akute 511.
—, ankylosierende 519.
—, —, Röntgenbild 512.
—, —, runder Rücken bei 519.
—, — nach STRÜMPEL-BECHTEREW 512.
—, cervicalis 506.
—, deformans 512, 514.
—, — und Trauma 512.
— mit Gibbus 509.
— mit beginnendem Gibbus 509.
—, Senkungsabsceß bei 505, 506.
— mit Sequesterbildung 507.
— und Trauma 510.
— tuberkulöse 504.
—, — des 3. Lendenwirbels 508.
—, — des 4. und 5. Lendenwirbels 507.
Spondylolisthesis 476, 517, 518.
Spondylose rhizomélique 513.
Spontanfraktur des Femur 616.
— bei Melanosarkom des Femur 651.
—, Humeruscyste mit 534.

Spontanfraktur bei Tabes 616.
Spontanrupturen der Milz 253.
Sporotrichose am Arm 555, 560.
Spreizfuß 731.
Sprunggelenk, Fraktur im Bereiche des 699 ff.
S romanum, Divertikulose 354.
— —, Krebs des 353.
— —, Volvulus 367.
Starkstromverbrennung 581.
Starrkrampf am Kopf 92, 93.
— nach Verwundung der unteren Extremitäten 676.
Stauungsblutungen bei Thoraxquetschung 3.
Stauungsgallenblase 317.
Stauungspapille bei Hirnabsceß 44.
— bei traumatischem Hirndruck 17.
— bei Hirngeschwülsten 23, 47.
Steifhaltung des Kopfes 192 ff.
STEINMANN-Zeichen 655.
Steinniere 440, 443.
Stellungsanomalien der Finger, nicht neurogen 599.
— der Hand und Finger 592 ff.
— des Handgelenkes 592 ff, 597.
STELLWAGsches Zeichen 158.
Stenosen des Darmes 260, 348 ff.
— des Ösophagus 135, 138.
— des Pylorus 301, 307.
Sternoclaviculargelenk, Luxation des 526.
Sternum, Gumma 225, 226.
—, Tuberkulose 225.
Sternumfraktur 195.
STIEDAsche Knochenlamelle am Condylus internus femoris 659.
Stimme, chirurgisch wichtige Merkmale der 38, 130.
Stirn, Angiom der 80.
—, Syphilid der 87.
Stirnbein, Osteom des 72.
—, Sarkom des 72.
Stirnhirn, Geschwülste des 47.
—, Hernien des 66.
Stirnlappen, Symptome bei Läsion des 47.
Stomatitis, gangränöse 94.
—, Quecksilber- 94.
—, ulceröse 110.
Streckapparat der Finger, Schema 593.
Streptokokkenangina 126.
Streptomyces 98.
Streptotrixerkrankung des Fußes 716.
— der Lunge 206.
Strikturen des Darmes, syphilitische 353.
— —, traumatische 353.
— des Ösophagus 138.
—, urethrale 415.
STRÜMPEL-BECHTEREW, ankylosierende Spondylitis nach 512.
Struma 148 ff.
— aberrata 115.
—, basedowifizierte 157.
—, Blutungen 160.
—, cystica 151.
—, diffuse 148.
—, —, dreilappige 150.
—, Entzündungen 161.

Struma, äußere Erscheinungsform 150 ff.
—, funktioneller Wert bei Kretinismus 160.
—, intrathoracica 153.
—, Lageverhältnisse 151.
— maligna 162.
— —, Diagnose 163.
— — mit Lungenmetastasen 219.
— —, Schädelmetastasen 163.
Strumitis 161.
—, RIEDELsche 162.
Stuhl, Inkontinenz 481.
Stuhlbeschwerden 396.
Stuhldrang 396.
Stuhlgang bei chronischem Ileus 350.
Stummelschwanz 474.
Sublimatdermatitis 586.
Subluxation des Fußes 699.
— der Hüfte 625.
— des Radius 550.
—, VOLKMANNsche 725.
Submaxillar-Speicheldrüse, akute Entzündung 140.
—, chronische Entzündung 171.
—, Mischgeschwülste 161.
—, Tuberkulose 172.
Submentalabscesse 140.
Suboccipitalstich zur Diagnose von Geschwülsten des Wirbelkanales 503.
— bei Rückenmarksverletzung 484.
Subphrenischer Absceß 278.
SUDECKsche Knochenatrophie 716.
Suffusion der Lider, blutige bei Schädelfraktur 6.
Supraclaviculargegend, Abscesse und Phlegmone 141.
—, Aneurysma 169, 170.
—, Geschwülste 167, 171.
Sustentaculum tali, Abbruch des 711.
Symphyse, Luxation der 616.
Symptomenkomplex, varicöser 685, 690.
Synchondrosis sacroiliaca, Luxation der 616.
Syndactylie, symmetrische 601, 732.
Synovitis des Kniegelenkes, monoartikuläre rheumatische 668.
— —, syphilitische 668.
Syphilid der Hohlhand, papillös-ulceröses 589.
— der Stirne, tertiäres 87.
Syphilis s. unter den betreffenden Körperregionen.
Syringomyelie, Hüftgelenk bei 641.
—, Kniegelenkserkrankung bei, neuropathische 669.
—, Lendenlordose bei 517.
—, Mal perforant bei 734.
—, Störungen bei 482.
—, Verstümmelung der Hand bei 586.
Systemerkrankungen der Milz 335.

Tabakabusus, Gastralgie bei 289.
Talalgie 683, 717.
Talus, Fraktur 704.
—, Luxation 707.
Tarsalgie 683.

Tastbarkeit der Bauchorgane, schematische Darstellung 245.
Tastempfindung, Leitung der 482.
—, Schema der 482.
Tastperkussion des Abdomens 262.
Taubheit infolge Schädelverletzung 6.
Tauchkropf 151, 152.
Taxis 394.
Temperatur bei Appendicitis 339, 342.
— bei Hirnquetschung 15.
— bei Peritonitis 260.
Temporalhirn, Absceß nach Ohreiterung 57.
—, Tumoren 47.
Tendinitis achillea 717.
Tendovaginitis, chronische, des M. extensor carpi ulnaris 577.
— crepitans 588.
—, gonorrhoische an der Hand 587, 591.
— der Hand und Finger 575, 587, 592.
—, stenosierende 592.
—, tuberkulöse, der Beugesehnenscheiden der Finger 508, 577, 591.
—, — der Hand 508.
Tenesmus der Blase 414.
—, reiner des Mastdarmes 396.
Teratoide Geschwülste der Kreuzgegend 471.
— — des Rachens 116.
Tertiärsyphilitische Geschwüre am rechten Bein 686.
Tetanus, Anfangsstadium 676, 677.
— nach Extremitätenverletzungen 676.
—, Facialislähmung bei 92.
—, Kopf- 93.
—, Risus sardonicus bei 92.
Tetrabromphthalein bei Gallenstein 323.
Tetrajodphthalein 323.
T-Fraktur des unteren Humerusendes 550, 551.
THOMASscher Handgriff bei Flexionskontraktur der Hüfte 634, 635.
Thorax 194 ff.
—, Chondrom 229.
—, Entzündungsprozesse, akute 219.
—, —, chronische 222.
—, —, — des Thoraxinnern 220.
—, —, — der Thoraxwand 222.
—, Fibrom 229.
—, Geschwülste der Thoraxwand 226.
—, —, bösartige 229.
—, Knochenbrüche 194.
—, Kompression des, Masque écchymotique bei 3.
—, Lipom 228, 229.
—, Lymphangiom 229.
—, Osteom 230.
—, Osteomyelitis 222.
—, Phlegmone 222.
—, Quetschung 195.
—, Sarkom 229.
—, Senkungsabsceß 226.
—, Syphilis 226.
—, Tuberkulose 221, 224, 225.
—, Verletzungen 194 ff.
Thoraxkompression 195.
Thrombasthenie (GLANZMANN) 118.

Thrombopenie 118.
Thrombose d'effort 541, 690.
— des Hirnsinus bei Mittelohrentzündung 59.
— des Sinus cavernosus 74.
— der Vena cava, caput medusae bei 375.
Thymushyperplasie 212.
Thyreoidea s. Schilddrüse.
Thyreoiditis 161.
Tibia, subperiostale Biegungsfraktur 697.
—, Epiphysenlösung, untere 700, 704.
—, Fibrosarkom der 697.
—, Fraktur am oberen Ende 662.
—, Gumma 695.
—, Knochenabsceß der 695.
—, L-förmige Brüche des unteren Endes 704.
—, hereditäre Lues 694.
—, — —, umschriebene Form, Röntgenbild 694.
—, Luxation 705.
—, normale, im Röntgenbild 694.
—, Osteomyelitis 692.
—, —, Sequester und Fistel bei 694.
—, akute Osteomyelitis, Röntgenbild 693.
—, — —, schematische Darstellung des Verlaufes 692.
—, chronische Osteomyelitis 692.
—, Ostitis 696.
—, Periostitis, hereditär luische 694.
—, Querfraktur 697.
—, Säbelscheidenform der hereditären Lues 693.
—, Sarkom der 695—697.
—, periostales Sarkom mit radiärer Knochenwucherung 697.
—, Schrägfraktur 697.
—, Schraubenfraktur 698.
—, Subluxation nach hinten 704.
—, Syphilis 692.
—, Tuberkulose 695.
—, Y-Fraktur 662.
Tibiakante, Abbruch der hinteren 704.
—, — der vorderen 702.
Tibiakopf, osteomyelitischer Herd 695.
—, Riesenzellsarkom 696.
Tic douloureux 100.
— rotatoire 194.
Tiefenbestimmung eines Fremdkörpers im Schädel 8—11.
Tiefensensibilität, Leitung der 482.
Tonsille, Angina 119 ff.
—, Geschwüre bei Krebs 119.
—, — bei Primäraffekt 119.
—, — bei tertiärer Syphilis 119.
—, — bei Tuberkulose 119.
—, Lymphosarkom 115.
—, Schwellung bei Leukämie 115.
—, — bei Pseudoleukämie 115.
Torsion s. unter den entsprechenden Körperregionen.
Torticollis 193.
— spastica 193.
Totalläsion des 481.
Totalluxation der Halswirbel 187.
— der Wirbelsäule 492.

Totalskoliose 521.
Trabekelblase bei Prostatahypertrophie 454.
— bei Tabes 454.
Trachea, chirurgische Erkrankungen 127.
— bei Kropf 154.
— Verdrängung durch spondylitischen Absceß 155.
Tractus spino-thalamicus, Schema des 482.
— rubrospinalis, Schema des 482.
Tränendrüse, Entzündung 75.
Tränensack, Tuberkulose 76.
Traktionsdivertikel des Ösophagus 137.
Trauma des Kehlkopfes 127.
— und Spondylitis 512.
— — deformans 512—514.
Traumatische Ergüsse des Kniegelenkes 667.
— Neurose 494.
TREITZsche Tasche, Hernie der 368.
TRENDELENBURGsches Zeichen bei Luxatio coxae 624.
— — bei Varicen am Bein 690.
Trepanation bei traumatischem Hirndruck 20.
Trichinose 224, 560.
Trichobezoar im Magen 299.
Trigeminus 35.
—, Neuralgie 100.
—, —, carcinomatöse 101.
Trigonocephalus 53.
Tripper, Ischias bei 680.
Trismus 92.
Trochanter femoris, isolierter Abriß des kleinen 610.
—, völliger Abriß des großen 610.
—, Fractura subtrochanterica mit Absprengung des kleinen 612.
—, Fraktur 610.
—, Osteosarkom 647.
—, —, Riesenzellsarkom 647.
—, Spina-Nabellinie von SHOEMAKER 603, 620.
Trochlearis, Verletzungen bei Schädelbasisfraktur 5.
Trommelschlegelfinger bei Bronchiektasie 208.
Tropengeschwür 676.
Tubenabort 273.
Tubenruptur 273.
—, Unterscheidung von Appendicitis 273.
Tuberculosis verrucosa cutis der Hand 582, 590.
Tuberculum majus, Abriß des 533.
Tuberkel des Gehirns 47.
— des Wirbelkanales 502.
Tuberkelbacillen im Urin bei gesunder Niere 447.
Tuberkulose s. unter den betreffenden Körperregionen.
Tuberositas ossis metatarsi V, Fraktur 714.
— tibiae, Abriß der 660.
Tumoren s. Geschwülste und einzelne Lokalisationen.
Turmschädel 53.
TURNERsches Zeichen 655.
Typhlatonie 347.

Typhlektasie 347.
Typhlite ptosique 347.
Typhlocolitis 347.
Typhus, Arthritis des Hüftgelenkes nach 633.
—, — der Wirbelgelenke nach 511.
—, Ostitis und Chondritis nach 225.
Typus inversus der Bauchorgane 242.
— adiposo-genitalis der Hypophysenkachexie 182.
—, Fröhlich der hypophysären Kachexie 183.
—, Simmonds der hypophysären Kachexie 182, 183.

Überbein an der Hand 582.
Ulcus cruris 684.
— duodeni, Röntgenbild des 303.
— durum am Penis 464.
— molle am Penis 464.
— pepticum als Ursache von Ösophagusstriktur 139.
— rodens des Gesichtes 84.
— — des Lidwinkels 84.
— — der Nase 82.
— — der Wange 84.
— simplex des Mastdarmes 398.
— ventriculi duodeni 300.
Ulna, Fraktur 563.
—, — mit Luxation des Radius 544.
—, tuberkulöser Herd in der 559.
—, Luxation 549.
Ulnarislähmung 593—595.
—, Kontraktur bei alter 594.
Unfallgesetzgebung und Lumbago 475.
Unfallhernie 389.
Unguis incarnatus 735.
Unterfunktion der Schilddrüse 160.
Unterkiefer, Aktinomykose 98.
—, Ankylose 93.
—, Bruch 89.
—, Cyste 105, 106, 108.
—, Geschwülste 105.
—, Luxation 92.
—, Osteom 108.
—, Osteomyelitis 94, 95, 96.
—, Periostitis 96.
—, Tuberkulose 94.
Unterlippe, Krebs 81.
—, Primäraffekt der 88.
—, Schleimcyste der 111.
Unterschenkel, Deformitäten 719ff.
—, Elephantiasis 689.
—, akute Entzündungen 691.
—, chronische Entzündungen 691ff.
—, Fraktur des Schaftes 698.
—, Frakturen der Malleolengegend 699ff, 701.
—, Geschwülste 688ff.
—, Geschwür, krebsig gewordenes 687.
—, —, varicöses 684.
—, —, ringförmiges 684.
—, Geschwüre 683ff.
—, Varicen 685, 689.
—, Verkrümmungen 719, 720.
—, Verletzungen 698.
Untersuchung, chemische des Urins 418.

Urachus, Fisteln am Nabel 372, 376.
Ureter, Abknickung des 432.
Ureterenkatheterismus 420—423.
— bei Tuberkulose der Niere 447.
— bei Wanderniere 431.
Uretersteine 440, 449.
Urethralsonden, Übersicht über 422.
Urethritis 414.
Urin, abnorme Beschaffenheit 417.
—, Blut im 419.
—, eitriger 418, 438.
—, Harnstoffbestimmung im 425.
—, Inkontinenz 416.
—, Konkremente im 420.
—, Konzentrations- und Verdünnungsversuch 424.
—, Retention 421.
—, Tuberkelbacillen im —, bei gesunder Niere 447.
—, chemische Untersuchung 418.
—, mikroskopische Untersuchung 419.
—, Zucker im —, bei Pankreatitis 331.
Urogenitaltuberkulose 409, 436, 447.
Uroselectan zur Darstellung der Gefäße 681·
— — der Harnwege 429.
Uterus, Cystom des 287.
—, Entzündungsprozesse im und um denselben 271.
—, gravider, Unterscheidung von Bauchgeschwulst 287.
—, — als Ursache von Darmverschluß 355.
—, Myom des 286, 287.
—, — und Blase 454.

VALLEIXsche Nervenpunkte 499.
VAQUEZsche Krankheit, Blutbild 336.
Variationen, numerische und Schulskoliose 524.
Varicen 682.
—, TRENDELENBURGscher Versuch bei 690.
—, Unterscheidung der Beschwerden von Ischias 682.
Varicöser Symptomenkomplex 685, 690.
Varicöses Unterschenkelgeschwür 683ff.
Varicocele 383.
Varix aneurysmaticus am Halse 169.
— der Vena saphena magna 386.
VATERsche Papille 331.
Vena saphena, Varicen derselben 685.
Venenthrombose im retrobulären Fettgewebe 74.
— des Mesenteriums 269.
Ventilpneumothorax 186.
Ventilverschluß bei Blasenstein 449.
Ventrikulographie 25—27.
Ventrikulogramm bei Gliomatose 29.
Verätzung des Ösophagus 139.
Verätzungsstriktur des Ösophagus 138.
Verbiegung der Wirbelsäule 515, 519.
Verbrennung durch Starkstrom 581.
Verdünnungsversuch zur Nierenfunktionsprüfung 424.
Verlagerungen der Baucheingeweide, angeborene 242.

Verletzungen s. unter den betreffenden Körperregionen.
Verrenkungen s. Luxationen.
Verruca senilis des Gesichtes 87.
Verstopfung, reine 350, 396.
Versuch, TRENDELENBURGscher bei Varicen 690.
Vertikalbruch Malgaigne des Beckens 617.
Verzettelte Dünndarmfüllung 284.
Vestibularis, Funktionsprüfung 37.
—, Funktionsstörung 37.
—, Verletzung 6.
Vibrion septique von PASTEUR 677.
Vierpunktmethode zum Fremdkörpernachweis im Schädel 8.
VIRCHOW-TROISIERsche Drüse 292, 325.
Virilismus 184.
— bei Geschwülsten der Nebennierenrinde 461.
Vision nulle 31.
— obscure 31.
Vogelgesicht infolge von Kieferankylose 93.
— bei Unterkieferbruch 90.
VOLKMANNsche Subluxation des Fußes 725.
Voltaschwindel, Versuch des 37.
Volvulus 366, 367.
— ileocöcaler 367.
— des S romanum 367.
Vomitus matutinus der Alkoholiker 290.
Vorderarm, Entzündungen 557ff.
—, Frakturen 563ff.
—, Geschwülste 557ff.
—, Luxationen am Ellenbogen 543, 549.
—, Skrofuloderm 555.
Vorderarmknochen, Tuberkulose der 562.
Vorderfuß, Verletzungen des 712.
Vorfall des Afters 401.

Wabenlunge 209.
Wachstumsstörungen über 177.
WAHLsches Zeichen 349.
Wanderleber 244, 328.
Wandermilz 244.
Wanderniere 244, 428ff.
—, Pyelogramm einer 435.
Wange, Geschwülste 86, 87.
—, Karbunkel 73.
—, Lupus 87.
—, Molluscum contagiosum 88.
—, Ulcus rodens 84.
Warzen des Gesichtes 80.
— an der Hand und Finger 580.
—, multiple 582.
Warzenfortsatzentzündung 54.
—, abstehende Ohrmuscheln bei 55.
—, Schema der Komplikationen bei 57.
WEBERscher Versuch 36.
WEILsche Krankheit 327.
WEINBERGsche Reaktion 329.
WELCH-FRÄNKELscher gasbildender Bacillus (B. perfringens) 677.
WERLHOFsche Krankheit 336.
WINSLOWsches Loch, Hernie des 368.
Wirbel, Hämangiom 501.

Wirbel, Osteomyelitis 191.
—, Syphilis 511, 513.
—, Tuberkulose 192.
Wirbelkanal, Myelographie bei Geschwülsten im 503.
—, Tuberkel 502.
Wirbelsäule, tuberkulöse Abscesse 505.
—, Aktinomykose 511.
—, sacrale Anhängsel 474.
—, Geschwülste 499.
—, Röntgenbild bei malignen Geschwülsten 514.
—, Kompressionsbruch 495.
—, Neubildungen 513.
—, Rachischisis posterior 468.
— und Rippen, asymmetrische Ausbildung infolge Cervicodorsalskoliose 516.
—, Röntgenuntersuchung 514.
—, topographische Beziehungen zum Rückenmark 490.
—, Sacrum acutum 518.
—, Schustertypus 519.
—, Spondylitis deformans 512ff.
—, — tbc. 504.
—, numerische Variationen 517.
—, angeborene Veränderungen 469ff.
—, Verbiegungen 515, 519.
—, Verletzungen 477, 492ff.
—, —, Bestimmung von Natur und Grad derselben 481.
—, —, — des Sitzes 478, 484.
—, —, Blasen-Mastdarmstörungen bei 479 bis 481.
—, —, Formen derselben 492.
—, —, Haltung der Arme bei Halswirbel- 478.
Wirbel- und Markverletzung, Beziehung zwischen 491.
WOHLGEMUTH-Diastasennachweis 331.
Wolfsrachen 132.
Wortblindheit, Lokalisation 31.
Wuchernde Struma nach LANGHANS 162.
— — mit linksseitiger Ptose durch Schädelmetastase 163.
Wurmfortsatz in Eingeweidebrüchen 392.
—, Entzündung 338.
—, Lage des 243, 338.
Wurzelcysten an Zähnen 93, 107.
Wurzelläsion des Plexus brachialis 595.
Wurzelsymptome bei Geschwülsten des Wirbelkanales 500.

Xanthelasma im Gesicht 79.

Y-Band im Hüftgelenk 606.
Y-Fraktur der Femurkondylen 662, 663.
— des unteren Humerusendes 550.
— des Schenkelhalses 612.
— der Tibiadurchstauchung 662.

Zahn, Absceß am Gaumen 114.
—, Cyste 93, 107.
—, — am Gaumen 105.
—, — am Oberkiefer 104.

Zahn, Absceß des Unterkiefers 105, 106, 108.
—, Fistel 96.
Zahnfleisch, Bismuth- und Bleisaum 118.
—, Blutung bei Hämophilie usw. 118.
—, Epulis 113.
—, Geschwüre 118.
—, bei Ikterus 118.
—, bei Leukämie 118.
—, bei MÖLLER-BARLOWscher Krankheit 118.
—. Retention 93, 105.
—, Riesenzellsarkom 114.
—- bei Skorbut 118.
—-, Tuberkulose 118.
Zehen, Chondrom 732.
—, Deformitäten 729.
—, Exostose 733.
—, Gangrän 719, 734.
—, Geschwülste 732.
—, Gicht 718.
Zeichen, TRENDELENBURGsches bei Luxatio
    coxae 624.
—, — bei Varicen 690.
Zeigefinger, Melanon des 584.
Zeigeversuch von BARANY 37.
Zellgewebsemphysem nach Thoraxquet-
    schung 197.
Zentralwindung, Bestimmung derselben auf
    der Schädeloberfläche 42.
Zentren der Blasenfunktion 480.
Zerebrospinalflüssigkeit s. Cerebrospinal-
    flüssigkeit.

Zerreißung eines Kreuzbandes 660.
—- der Ligamenta malleoli lateralis 705.
— des Streckapparates am Knie 661.
Zirrhose s. Cirrhose.
Zunge 120ff.
—, Aktinomykose 124.
—, Angiom 122.
—, chronische Erkrankungen 120.
—, Faltenzunge 125.
—, Gumma 123.
—, Krebs 123.
—, Leukoplakie 121.
—-, Lipom 122.
—, Lymphangiom 122.
—, Makroglossie 121.
— bei Peritonitis 261.
—, Sarkom 122.
—, Syphilis 123.
—, Tuberkulose 123.
Zungenbein, Periostitis 141.
Zungenkropf 115.
Zungenrücken, Lymphangiom 122.
Zungenspitzendrüse, NUHN-BLANDINsche 113.
Zwerchfellbrüche 199, 368.
Zwerchfellbruch, linksseitiger 244.
Zwerchsackhernie 381.
Zwergwuchs 186.
— thyreopriva 179.
Zysten s. Cysten.
Zystitis s. Cystitis.
Zystoskopie s. Cystoskopie.

If you have any concerns about our products,
you can contact us on
ProductSafety@springernature.com

In case Publisher is established outside the EU,
the EU authorized representative is:
Springer Nature Customer Service Center GmbH
Europaplatz 3, 69115 Heidelberg, Germany

Printed by Libri Plureos GmbH
in Hamburg, Germany